APARELHO DIGESTIVO

Clínica e Cirurgia 2

3ª Edição

CIRURGIA E CLÍNICA CIRÚRGICA

Outros livros de interesse

Abaunza e Rasslan – Problemas Complexos em Cirurgia Abdominal (edição em espanhol)
Alcidarta – Cirurgia Dermatológica em Consultório
Alcino Lázaro – Tratamento do Câncer Reto-Anal
Almiro – Dessangramento e Garroteamento dos Membros Inferiores - Suas Aplicações em Cirurgia Segmentar e Ortopédica
Aun – Cirurgia Endócrina
Birolini – Cirurgia de Emergência – Com Testes de Auto-Avaliação
Bogossian – O Choque 3ª ed.
Bogossian – Choque Séptico
Bogossian – Traumatismo Torácico
Brasilino de Carvalho – Fundamentos e Prática da Cirurgia da Cabeça e do Pescoço
Browse – Exame Clínico do Paciente Cirúrgico – Fundamentos Diagnósticos
Burihan – Condutas em Cirurgia – Departamento de Cirurgia da Escola Paulista de Medicina, UNIFESP
Cabrera e Lacoste – Cirurgia da Insuficiência Cardíaca Grave
CBC (Colégio Brasileiro de Cirurgiões) – Clínicas Brasileiras de Cirurgia
- Vol. 1/96 – Marcos Moraes – Princípios Gerais de Cirurgia Oncológica
- Vol. 2/96 – Fernando Barroso – Cirurgia da Doença Péptica Gastroduodenal
- Vol. 3/96 – João Marchesini – Doença do Refluxo Gastroesofágico
- Vol. 1/97 – Alcino Lázaro – Hérnias da Parede Abdominal
- Vol. 2/97 – Ximenes e Saad Jr. – Cirurgia Torácica
- Vol. 3/97 – Habr-Gama – Doença Inflamatória Intestinal
- Vol. 2/98 – Savassi e Rodrigues – Complicações em Cirurgia do Aparelho Digestivo
- Vol. 1/99 – José Antonio – Cirurgia Ambulatorial
- Vol. 2/99 – Margarido – Aspectos Técnicos em Cirurgia
- Vol. 3/99 – Oliveira – Cirurgia Cardiovascular

Cesaretti – Assistência em Estomaterapia – Cuidando do Ostomizado
Condon e Nyhus – Manual de Diagnóstico e Terapêutica em Cirurgia
Dan – Nutrição Oral, Enteral e Parenteral na Prática Clínica 3ª ed. (2 vols.)
Dancini – Noções Básicas para o Residente em Cirurgia Cardíaca
Delta Madureira – Técnicas Avançadas em Cirurgia Laparoscópica
Drummond – Dor Aguda – Fisiopatologia, Clínica e Terapêutica
Evandro Freire – Trauma: A Doença do Século (2 vols.)
Fernando Paulino – Cirurgia das Vias Biliares
Fortuna – O Pós-Operatório Imediato em Cirurgia Cardíaca – Guia para Intensivistas, Anestesiologistas e Enfermagem Especializada
Furtado – Transradial, Diagnóstico e Intervenção Coronária
Gayotto e Avancini – Doenças do Fígado e Vias Biliares (2 vols.)
Goffi – Técnica Cirúrgica 4ª ed.
Isac Filho – Cirurgia Geral – Pré e Pós-Operatório
Josias de Freitas e Figueiredo – Atlas de Cirurgia de Ambulatório 2ª ed.
Margarido – Técnica Cirúrgica Prática – Bases e Fundamentos
Marques Vieira, Pacheco e Marcus – Clínica Cirúrgica – Fundamentos Teóricos e Práticos (2 vols.)
Marques Vieira e Rodrigues – Condutas em Cirurgia – Gástrica, Biliar, Hepática, Pancreática, Endócrina, Esofagiana
Martins e Cury – Temas de Cirurgia Pediátrica
Matos de Sá – Diagnóstico e Tratamento dos Tumores da Cabeça e Pescoço
Morimoto e Birolini – Normas e Condutas em Cirurgia do Trauma – Hospital das Clínicas – FMUSP
Novais – Como Ter Sucesso na Profissão Médica 2ª ed.
Parra e Saad – Instrumentação Cirúrgica 3ª ed.
Parra e Saad – Noções Básicas das Técnicas Operatórias
Pinotti – Acesso ao Esôfago Torácico por Transecção Mediana do Diafragma
Protásio da Luz – Nem só de Ciência se Faz a Cura
Rasslam – O Doente Cirúrgico na UTI
Rasslam – Emergências Traumáticas e Não Traumáticas – Manual do Residente e do Estudante
Rocha e Silva – Choque (Série Clín. Bras. Med. Intens.)
Saad – Atlas de Cirurgia do Fígado
Silva e Friedman – Sepse (Série Clín. Bras. Med. Intens.)
Speranzini – Tratamento Cirúrgico das Hérnias das Regiões Inguinal e Crural – Estado Atual
Stolf e Jatene – Tratamento Cirúrgico da Insuficiência Coronária
Touloza – Metodologia Cirúrgica – Conhecimento e Arte
Tozzi e Reina – Manual de Condutas Cirúrgicas do Hospital Universitário da USP

APARELHO DIGESTIVO
Clínica e Cirurgia 2

3ª Edição

JÚLIO CEZAR UILI COELHO

*Professor Titular e Coordenador da Disciplina de Cirurgia do Aparelho Digestivo da Universidade Federal do Paraná, UFPR. Mestre, Doutor em Medicina (PhD) e Ex-*clinical Fellow *da Universidade de Illinois, Chicago, Estados Unidos. Doutor em Medicina pela Universidade de Limburg, Maastricht, Holanda. Doutor em Medicina e Ex-professor Visitante da Universidade de Heidelberg, Alemanha. Pós-doutoramento e Ex-professor Assistente Visitante da Universidade do Texas, Houston, Estados Unidos. Livre-docente pela Universidade de São Paulo, USP, Ribeirão Preto, São Paulo.*

Com a colaboração de 311 notáveis especialistas

Atheneu

São Paulo • Rio de Janeiro • Ribeirão Preto • Belo Horizonte

EDITORA ATHENEU

São Paulo —	*Rua Jesuíno Pascoal, 30* *Tels.: (11) 3331-9186 • 223-0143 •* *222-4199 (R. 25, 27, 28 e 30)* *Fax: (11) 223-5513* *E-mail: edathe@terra.com.br*
Rio de Janeiro —	*Rua Bambina, 74* *Tel.: (21) 2539-1295* *Fax: (21) 2538-1284* *E-mail: atheneu@atheneu.com.br*
Ribeirão Preto —	*Rua Barão do Amazonas, 1435* *Tel.: (16) 636-8950 • 636-5422* *Fax: (16) 636-3889* *E-mail:editoratheneu@netsite.com.br*
Belo Horizonte —	*Rua Domingos Vieira, 319 — Conj. 1.104*

PROJETO GRÁFICO: Equipe Atheneu

PRODUÇÃO EDITORIAL: Milena Viana

CAPA: Ofício Estúdio

Dados Internacionais de Catalogação na Publicação (CIP)
(Câmara Brasileira do Livro, SP, Brasil)

Coelho, Júlio Cezar Uili
Aparelho digestivo: clínica e cirurgia/Júlio Cezar Uili Coelho. — São Paulo: Editora Atheneu, 2006.

ISBN 85-7379-709-6

1. Aparelho digestivo — Cirurgia 2. Aparelho digestivo — Doenças 3. Clínica médica I. Título.

04-5704 CDD-616.3
NLM-WI 100

Índices para catálogo sistemático:

1. Aparelho digestivo: Clínica e cirurgia: Medicina 616.3

APARELHO DIGESTIVO — Clínica e Cirurgia — 3ª Edição
Coelho, J. C. U.

COLABORADORES

AbuShady El-Rooby

Professor Titular e Chefe do Departamento de Medicina Tropical da Universidade do Cairo, Egito

Adávio de Oliveira e Silva

Professor Livre-docente da Faculdade de Medicina da Universidade de São Paulo, FMUSP

Adérson Omar Mourão Cintra Damião

Assistente-doutor do Departamento de Gastroenterologia da Faculdade de Medicina da Universidade de São Paulo, FMUSP

Adrian D. Montenovo

Instrutor de Clínica Cirúrgica da Faculdade de Ciências Médicas da Universidade Nacional de Rosário, Rosário, Argentina

Ajácio Bandeira de Mello Brandão

Professor Adjunto de Gastroenterologia da e Mestre em Hepatologia pela Fundação Faculdade Federal de Ciências Médicas de Porto Alegre, FFFCMPA. Hepatologista do Grupo de Transplante Hepático, Irmandade Santa Casa de Misericórdia de Porto Alegre, ISCMPA-FFFCMPA

Åke Danielsson

Professor Titular e Chefe da Disciplina de Gastroenterologia da Universidade de Umeå, Uppsala, Suécia

Alessandro Osvaldt

Mestre e Doutor em Cirurgia pela Universidade Federal do Rio Grande do Sul, UFRGS. Cirurgião do Grupo de Vias Biliares e Pâncreas do Hospital de Clínicas de Porto Alegre

Alexander Porley Hornos

Médico pela Fundação Faculdade Federal de Ciências Médicas de Porto Alegre, FFFCMPA. Estagiário do Serviço de Gastroenterologia e Hepatologia da FFFCMPA/Santa Casa de Porto Alegre. Bolsista da Fundação de Amparo à Pesquisa do Estado do Rio Grande do Sul, FAPERGS

Alexandre Coutinho Teixeira de Freitas

*Médico do Serviço de Transplante de Pâncreas do Hospital de Clínicas da Universidade Federal do Paraná, UFPR. Mestre em Clínica Cirúrgica pela UFPR. Doutor em Clínica Cirúrgica pela Universidade Federal do Paraná e Universidade de Yale, Estados Unidos. Ex-*fellow *do Departamento de Transplante de Órgãos da Universidade de Yale*

ALEXANDRE LAGES SAVASSI-ROCHA

Cirurgião Geral. Membro do Grupo de Esôfago, Estômago e Duodeno e do Grupo de Urgência do Instituto Alfa de Gastroenterologia do Hospital das Clínicas da Universidade Federal de Minas Gerais, HC-UFMG

ALFREDO FLORO CANTALICE NETO

Professor Adjunto de Pediatria da Fundação Faculdade Federal de Ciências Médicas de Porto Alegre, FFFCMPA. Gastroenterologista e Hepatologista Pediátrico do Hospital da Criança Santo Antônio, Irmandade Santa Casa de Misericórdia de Porto Alegre, ISCMPA-FFFCMPA

ÁLVARO ANTÔNIO BANDEIRA FERRAZ

Mestre e Doutor pela Universidade Federal de Pernambuco, UFPE. Professor Adjunto do Departamento de Cirurgia da UFPE. Professor Livre-docente da Universidade de São Paulo, USP, Ribeirão Preto. Chefe da Unidade de Transplantes do Hospital das Clínicas da Universidade Federal de Pernambuco, HC-UFPE

ALVARO ZÚNIGA DÍAZ

Professor do Departamento de Cirurgia Digestiva da Faculdade de Medicina da Pontifícia Universidade Católica do Chile, Santiago, Chile

ANA CRISTINA BORDÓN DE CORVALÁN

Professora Assistente da Primeira Cátedra de Clínica Cirúrgica da Universidade Nacional de Assunção, Paraguai. Mestre e Doutora pelo Programa de Pós-graduação de Cirurgia da Universidade Federal do Paraná, UFPR

ANDRÉ LYRA

Doutor em Gastroenterologia. Médico do Serviço de Gastro-hepatologia do Hospital São Rafael e do Hospital Aliança, Salvador, Bahia

ANDREA FRILLING

Professor do Departamento de Cirurgia Geral e Transplante da Universidade de Essen, Essen, Alemanha

ANDRES T. BLEI

Professor Titular de Medicina Interna, Seção de Gastroenterologia e Hepatologia da Northwestern University, Chicago, EUA

ANGELITA HABR-GAMA

Professora Titular da Faculdade de Medicina da Universidade de São Paulo, FMUSP

ÂNGELO ALVES DE MATTOS

Professor Titular da Disciplina de Gastroenterologia da Fundação Faculdade Federal de Ciências Médicas de Porto Alegre, FFFCMPA. Livre-docente em Gastroenterologia. Vice-coordenador do Curso de Pós-graduação em Hepatologia da FFFCMPA

ANNE KAROLINE GROTH

Médica do Serviço de Cirurgia do Aparelho Digestivo do Hospital das Clínicas da Universidade Federal do Paraná, HC-UFPR

ANTONIO CARLOS LIGOCKI CAMPOS

Professor Titular e Coordenador do Programa de Pós-graduação de Cirurgia da Universidade Federal do Paraná, UFPR. Professor Adjunto do Departamento de Nutrição da UFPR.
*Ex-Professor Assistente e Ex-*fellow *do Departamento de Cirurgia da State University of New York.*
*Ex-*fellow *do Departamento de Cirurgia da Universidade de Montpellier, Montpellier, França. Mestre e Doutor em Medicina pelo Departamento de Cirurgia da UFPR*

ANTONIO CELSO BUSNARDO

Professor Adjunto do Departamento de Anatomia da Universidade Estadual de Londrina. Doutor em Medicina (PhD) pela Faculdade de Medicina de Ohio, Toledo, EUA

ANTONIO FREDERICO NOVAES DE MAGALHÃES

Professor Titular da Disciplina de Gastroenterologia do Departamento de Clínica Médica da Faculdade de Ciências Médicas da Universidade Estadual de Campinas, Unicamp

ANTONIO LINARES RODRIGUEZ

Professor Titular e Chefe do Departamento de Clínica Médica da Universidade de Oviedo, Oviedo, Espanha

ANTONIO NOCCHI KALIL

Professor Adjunto-doutor do Departamento de Cirurgia Geral da Fundação Faculdade Federal de Ciências Médicas de Porto Alegre, FFFCMPA, e da Universidade Luterana do Brasil. Chefe dos Serviços de Cirurgia Geral da Santa Casa e Cirurgia Oncológica do Hospital Santa Rita. Coordenador do Grupo de Transplante Hepático Infantil da Santa Casa. Diploma Universitário de Cirurgia Hepatobiliar e Transplante Hepático da Universidade de Paris XI

ANTONIO SÉRGIO BRENNER

Médico do Hospital de Clínicas da Universidade Federal do Paraná, HC-UFPR. Professor Adjunto em Clínica Cirúrgica da Faculdade Evangélica de Medicina do Paraná. Mestre e Doutor em Clínica Cirúrgica pela UFPR

ANTONY T. R. AXON

Gastroenterologista Consultante da Leeds General Infirmary, Leeds, Inglaterra

ARNALDO DE JESUS DOMINICI

Professor Adjunto da Disciplina de Gastroenterologia da Universidade Federal do Maranhão, UFMA. Coordenador do Serviço de Gastroenterologia do Hospital Universitário Presidente Dutra da UFMA

ARNULF THIEDE

Chefe da Clínica Cirúrgica da Universidade de Würzburg, Alemanha

AYTAN MIRANDA SIPAHI

Assistente-doutor do Departamento de Gastroenterologia da Faculdade de Medicina da Universidade de São Paulo, FMUSP

BEATRIZ DEOTI SILVA RODRIGUES

Residente de Coloproctologia do Hospital das Clínicas Samuel Libânio, Pouso Alegre, Minas Gerais

BERNARDO DUARTE

Professor Adjunto de Cirurgia e Chefe do Serviço de Emergência da Universidade de Illinois, Chicago, EUA

BERNARDO GUTIÉRREZ CUEVAS

Professor Titular de Pós-graduação do Departamento de Cirurgia da Universidade do México. Médico Adjunto da Unidade de Coloproctologia da Cidade do México

BERNARDO DE TOLEDO BARROS CHATAGNIER

Professor Voluntário do Departamento de Cirurgia da Universidade Federal de Santa Catarina, UFSC. Cirurgião do Hospital Governador Celso Ramos. Associado do Colégio Brasileiro de Cirurgiões

BRIAN J. ROWLANDS

Professor Titular e Chefe do Departamento de Cirurgia da Queen's University de Belfast, Irlanda do Norte

CARLOS BARROS MOTT

Professor Associado Livre-docente e Chefe do Grupo de Pâncreas da Disciplina de Gastroenterologia Clínica da Universidade de São Paulo

CARLOS FERNANDO DE MAGALHÃES FRANCESCONI

Professor Adjunto do Departamento de Medicina Interna da Universidade Federal do Rio Grande do Sul, UFRGS, e da Pontifícia Universidade Católica do Rio Grande do Sul. Chefe do Serviço de Gastroenterologia do Hospital de Clínicas de Porto Alegre

CARLOS QUINTANA VILLAR

Professor Titular de Medicina na Divisão de Gastroenterologia da Pontifícia Universidade Católica do Chile, Santiago, Chile

CARLOS SANDOVAL GONÇALVES

Chefe do Serviço de Gastroenterologia do Hospital Universitário Cassiano Antonio de Moraes. Professor Adjunto do Centro Biomédico da Universidade Federal do Espírito Santo, UFES

CARLOS ZASLAVSKY

Mestre e Doutor em Gastroenterologia pela Universidade Federal do Rio Grande do Sul, UFRGS. Gastroenterologista do Hospital da Criança Santo Antonio, Irmandade Santa Casa de Misericórdia de Porto Alegre, ISCMPA, e do Hospital Materno-infantil Presidente Vargas, Porto Alegre

CAROLINA GOMES GONÇALVES

Médica do Hospital Nossa Senhora das Graças de Curitiba

CAROLINE POSSA MARRONI

Residente de Clínica Médica da Fundação Faculdade Federal de Ciências Médicas de Porto Alegre, FFFCMPA

CARY GENTRY

Fellow *da Clínica de Cólon e Reto de Orlando, Flórida, EUA*

CEDRIC G. BREMNER

Professor de Cirurgia da Divisão de Cirurgia Torácica e de Aparelho Digestivo Alto, Keck School of Medicine, University of Southern California, EUA

CHARLES B. ROSEN

Diretor da Divisão de Transplante Hepático da Faculdade de Medicina Mayo e da Clínica e Fundação Mayo, Rochester, Minnesota, EUA

CHRIS E. FORSMARK

Professor Assistente e Chefe do Serviço de Endoscopia Diagnóstica e Terapêutica da Divisão de Gastroenterologia, Hepatologia e Nutrição da Universidade da Flórida, Gainesville, Flórida, EUA

CHRISTIAN HERFARTH

Professor Emérito e Ex-chefe do Departamento de Cirurgia da Universidade de Heidelberg, Alemanha

CHRISTOPH ERICH BROELSCH

Professor e Chefe do Departamento de Cirurgia Geral e Transplante da Universidade de Essen, Essen, Alemanha

CLAUDIO AUGUSTO MARRONI

Professor Adjunto de Gastroenterologia da Fundação Faculdade Federal de Ciências Médicas de Porto Alegre, FFFCMPA. Mestre em Farmacologia pela FFFCMPA. Doutor em Gastroenterologia pela Faculdade de Medicina da UFRGS. Hepatologista do Grupo de Transplante Hepático, Irmandade Santa Casa de Misericórdia de Porto Alegre, ISCMPA-FFFCMPA

CLAUDIU SUPURAN

Professor de Gastroenterologia do Centro Médico de Pesquisa e Assistência da Romênia, Silvaniei-Salaj, Romênia

CLEBER DARIO PINTO KRUEL

Professor Adjunto do Departamento de Cirurgia da Faculdade de Medicina da Universidade Federal do Rio Grande do Sul, UFRGS. Coordenador do Curso de Pós-graduação — níveis mestrado e doutorado da Faculdade de Medicina da UFRGS. Chefe do Serviço de Cirurgia Geral do Hospital de Clínicas de Porto Alegre da UFRGS

CLEBER ROSITO PINTO KRUEL

Mestrando de Cirurgia Geral da Faculdade de Medicina da Universidade Federal do Rio Grande do Sul, UFRGS. Especialista em Cirurgia Geral

CLEMENTINO ZENI NETO

Médico do Hospital de Clínicas da Universidade Federal do Paraná, UFPR. Mestre e Doutor pelo Curso de Pós-graduação em Cirurgia pela UFPR

CRISTINA FLORES

Médica Contratada do Serviço de Gastroenterologia do Hospital de Clínicas de Porto Alegre e Mestre em Gastroenterologia pela Universidade Federal do Rio Grande do Sul, UFRGS

CRISTINE LENGLER

Médica Gastroenterologista do Grupo de Doença Inflamatória Intestinal do Hospital São Luiz, São Paulo

DAN L. WAITZBERG

Professor Associado da Disciplina de Cirurgia do Aparelho Digestivo do Departamento de Gastroenterologia da Faculdade de Medicina da Universidade de São Paulo, FMUSP. Coordenador do Laboratório de Metabologia e Nutrição em Cirurgia da FMUSP – LIM 35

DANIEL CZARNEVICZ

Professor Adjunto do Departamento de Cirurgia da Faculdade de Medicina da Universidade de Montevidéu, Uruguai

DANIELA LEMOS MARQUES

Médica pela Fundação Faculdade Federal de Ciências Médicas de Porto Alegre, FFFCMPA. Bolsista do CNPq

DARIO BIROLINI

Professor Titular do Departamento de Cirurgia da Faculdade de Medicina da Universidade de São Paulo, FMUSP

DAVID C. HITCH

Professor Titular de Cirurgia Pediátrica da State University of New York, Syracuse, EUA

DAVID K. A. MAGEE

Fellow *do Departamento de Cirurgia da Universidade da Flórida, EUA*

DÉCIO CHINZON

Disciplina de Gastroenterologia Clínica do Hospital das Clínicas da Universidade de São Paulo, USP. Doutor em Gastroenterologia pela USP

Delta Madureira Filho

Professor Adjunto do Departamento de Cirurgia da Universidade Federal do Rio de Janeiro, UFRJ

Dinarte José Giraldi

Professor Titular de Pediatria. Departamento de Pediatria da Universidade Federal do Paraná, UFPR

Dirk J. Gouma

Professor Titular do Departamento de Cirurgia da Universidade de Amsterdam, Holanda

Dominique Araújo Muzzillo

Professora Adjunta da Disciplina de Gastroenterologia da Universidade Federal do Paraná, UFPR. Médica do Serviço de Hepatologia do Hospital de Clínicas da UFPR. Doutorado (PhD) pela Universidade de Nagoya, Japão

Dominique Larrey

Professor do Serviço de Hepatologia e Unidade de Pesquisas de Fisiopatologia Hepática, Hospital Beaujon, Clichy, França

Dorina Barbieri

Livre-docente em Pediatria pela Universidade de São Paulo, USP. Ex-chefe da Unidade de Gastroenterologia do Instituto da Criança do Hospital das Clínicas da USP

Dulce R. Guarita

Médica Assistente do Grupo de Pâncreas da Disciplina de Gastroenterologia da Universidade de São Paulo, USP

Edgardo Torterolo

Professor Agregado do Departamento de Cirurgia da Faculdade de Medicina da Universidade de Montevidéu, Uruguai

Edmundo Machado Ferraz

Professor Titular de Técnica Cirúrgica e Cirurgia do Aparelho Digestivo da Universidade Federal de Pernambuco, UFPE. Chefe do Serviço de Cirurgia Geral do Hospital das Clínicas da UFPE

Edna Strauss

Professora da Faculdade de Medicina da Universidade de São Paulo, FMUSP. Livre-docente em Gastroenterologia. Médica do Serviço de Cirurgia e Transplante do Fígado da FMUSP

Eduardo Braga

Mestrando da Universidade Federal da Bahia, UFBA. Médico do Serviço de Gastro-hepatologia do Hospital São Rafael, Salvador, Bahia

EDUARDO GARCIA VILELA

Professor Substituto do Departamento de Clínica Médica da Faculdade de Medicina da Universidade Federal de Minas Gerais, UFMG. Mestre e Doutorando em Gastroenterologia pela UFMG. Gastroenterologista e Membro dos grupos de Transplante de Órgãos do Aparelho Digestivo e de Proctologia e Intestino do Instituto Alfa de Gastroenterologia do Hospital das Clínicas da UFMG e Membro do Serviço de Gastroenterologia do Hospital Felício Rocho, Minas Gerais

EDUARDO RAMOS

Fellow *do Departamento de Cirurgia da Universidade Estadual de New York, Syracuse, EUA*

EDUARDO SAMPAIO SIQUEIRA

Mestre e Doutor pela Universidade Federal de São Paulo, Unifesp. Médico dos Setores de Endoscopia da Universidade Federal de Pernambuco, UFPE, e Real Hospital Português de Beneficência em Pernambuco

EDVALDO FAHEL

Professor Titular de Clínica Cirúrgica da Escola Baiana de Medicina e Saúde Pública. Professor Adjunto de Clínica Cirúrgica da Faculdade de Medicina da Universidade Federal da Bahia, UFBA. Doutor em Cirurgia pela Fundação Faculdade Federal de Ciências Médicas de Porto Alegre, FFFCMPA. Chefe do Serviço de Cirurgia Geral I do Hospital São Rafael, HSR. Chefe do Programa de Residência Médica em Cirurgia do HSR. Membro da Comissão de Pós-graduação em Cirurgia da Faculdade de Medicina da UFBA. Titular do Colégio Brasileiro de Cirurgiões. Titular do Colégio Brasileiro de Cirurgia Digestiva. Titular da Sociedade Brasileira de Videocirurgia

EDWARD ARTHUR BENSON

Cirurgião Consultante Sênior da Leeds General Infirmary da Universidade Leeds, Leeds, Inglaterra

EIKE SEBASTIAN DEBUS

Doutor em Medicina pela Universidade de Kiel, Alemanha. Livre-docente pela Universidade de Würzburg, Alemanha

ELEAZAR CHAIB

Professor Livre-docente do Serviço de Cirurgia do Fígado e Hipertensão Portal do Hospital das Clínicas da Faculdade de Medicina da Universidade de São Paulo, HC-FMUSP

ERIC G. WEISS

Cirurgião do Departamento de Coloproctologia da Cleveland Clinic Florida, Ft. Lauderdale, EUA

ESTHER BUZAGLO DANTAS-CORRÊA

Gastroenterologista do Hemocentro de Santa Catarina e do Hospital Universitário da Universidade Federal de Santa Catarina, UFSC. Mestre em Medicina Interna pela UFSC. Subcoordenadora do Núcleo de Estudos de Gastroenterologia e Hepatologia do Departamento de Clínica Médica da UFSC

EULER AZARO

Coordenador de Coloproctologia do Serviço de Cirurgia Geral I do Hospital São Rafael. Professor Assistente de Cirurgia da Escola Baiana de Medicina e Saúde Pública. Doutor em Cirurgia pela Fundação Faculdade Federal de Ciências Médicas de Porto Alegre, FFFCMPA. Titular do Colégio Brasileiro de Cirurgiões. Titular do Colégio Brasileiro de Cirurgia Digestiva

EVALDO DACHEUX DE MACEDO FILHO

Chefe do Serviço de Endoscopia do Hospital Nossa Senhora das Graças, Curitiba

FÁBIO GUILHERME C. M. DE CAMPOS

Doutor pela Faculdade de Medicina da Universidade de São Paulo, FMUSP. Médico Assistente da Disciplina de Coloproctologia do Departamento de Gastroenterologia do Hospital das Clínicas da FMUSP. Titular da Sociedade Brasileira de Coloproctologia. Vice-presidente da Sociedade Paulista de Cirurgia Videolaparoscópica, Sobracil-São Paulo. Secretário Geral da Sociedade Brasileira de Videocirurgia, Sobracil Nacional

FÁBIO LUIZ WAECHTER

Cirurgião do Aparelho Digestivo e Mestre em Medicina pela Universidade Federal do Rio Grande do Sul, UFRGS

FATHI ISKANDER BOULOS

Professor Titular e Chefe do Departamento de Cirurgia da Universidade do Cairo, Egito

FAUSTO EDMUNDO LIMA PEREIRA

Professor Titular de Patologia da Universidade Federal do Espírito Santo, UFES. Núcleo de Doenças Infecciosas, CBM, UFES

FERNANDO CORDEIRO

Professor Titular da Disciplina de Clínica Cirúrgica da Faculdade de Medicina do Centro de Ciência da Vida, CCV, da Pontifícia Universidade Católica de Campinas, PUC-Campinas. Mestre do Capítulo de São Paulo do Colégio Brasileiro de Cirurgiões

FERNANDO HINTZ GRECA

*Professor Titular de Disciplina de Técnica Operatória da Pontifícia Universidade Católica do Paraná, PUC-PR. Professor Adjunto do Departamento de Cirurgia da Universidade Federal do Paraná, UFPR. Doutor em Medicina pelo Curso de Pós-graduação em Cirurgia Experimental da Escola Paulista de Medicina, São Paulo. Ex-*fellow *do Departamento de Cirurgia do General Hospital da Universidade de Birmingham, Inglaterra*

FERNANDO TARCÍSIO MIRANDA CORDEIRO

Professor Titular de Gastroenterologia da Universidade Federal de Pernambuco, UFPE

FIDEL RUIZ MORENO

Professor Titular do Departamento de Cirurgia da Universidade do México. Presidente Honorário Vitalício da Sociedade Mexicana dos Cirurgiões do Reto e Cólons. Membro Emérito da Academia Mexicana de Cirurgia. Diretor da Unidade de Coloproctologia da Cidade do México

FLAIR JOSÉ CARRILHO

Professor Titular da Disciplina de Gastroenterologia Clínica da Faculdade de Medicina da Universidade de São Paulo, FMUSP

FLÁVIO ANTONIO QUILICI

Professor Titular da Disciplina de Gastroenterologia e Coordenador do Curso de Pós-graduação da Faculdade de Medicina do Centro de Ciência da Vida, CCV, da Pontifícia Universidade Católica de Campinas, PUC-Campinas. Presidente da Sociedade Brasileira de Endoscopia Digestiva. Ex-presidente da Sociedade Brasileira de Coloproctologia

FLORENTINO DE A. CARDOSO FILHO

Cirurgião Geral e Oncológico. Mestre em Cirurgia pela Faculdade de Medicina da Universidade Federal do Ceará, UFCE. Membro Titular do Colégio Brasileiro de Cirurgiões. Diretor Geral do Hospital Geral de Fortaleza, SESA/SUS

FRANCISCO SÉRGIO PINHEIRO REGADAS

Professor Titular e Coordenador da Disciplina de Clínica Cirúrgica do Departamento de Cirurgia da Faculdade de Medicina da Universidade Federal do Ceará, UFCE. Diretor da Unidade de Serviços Cirúrgicos do Hospital das Clínicas da UFCE

FRANK G. MOODY

Professor Emérito do Departamento de Cirurgia da Universidade do Texas, Houston, EUA

G.E. COREMANS

Professor Titular do Departamento de Gastroenterologia do Hospital Universitário de Gasthuisberg, Leuven, Bélgica

GARY C. VITALE

Professor Adjunto do Departamento de Cirurgia da Universidade de Louisville, EUA

GEORGE H. GREELEY JR.

Professor Titular do Departamento de Cirurgia da Universidade do Texas, Galveston, EUA

GERHARD F. BUESS

Professor e Chefe da Seção de Cirurgia Minimamente Invasiva da Universidade Eberhard-Karls, Tuebingen, Alemanha

GIACOMO PIERO BASADONNA

Professor Titular e Chefe do Serviço de Transplante da Universidade de Massachusetts, Massachusetts, EUA

GIOVANI A. BEMVENUTI

Professor Adjunto em Clínica Médica da Universidade Federal do Rio Grande do Sul, UFRGS

GIOVANNA M. DA SILVA

Fellow *do Departamento de Coloproctologia da Cleveland Clinic Florida, Ft. Lauderdale, EUA*

GUILHERME M. R. CAMPOS

Chefe Assistente de Unidade da Divisão de Cirurgia Torácica e de Aparelho Digestivo Alto, Departamento de Cirurgia, Keck School of Medicine, University of Southern California, EUA

GUILLERMO GOMEZ

Professor Adjunto do Departamento de Cirurgia da Universidade do Texas, Galveston, EUA

GUSTAVO JUSTO SCHULZ

Mestrando do Programa de Pós-graduação de Cirurgia da Universidade Federal do Paraná, UFPR

HANNELORE T. LOEVY

Professora Titular do Departamento de Odontopediatria da Faculdade de Odontologia da Universidade de Illinois, Chicago, EUA

HARRY M. RICHTER III

Professor de Cirurgia do Departamento de Cirurgia da Universidade de Illinois, Chicago, EUA

HEE SIK SUN

Professor Titular e Chefe do Departamento de Clínica Médica do Hospital St. Mary da Universidade Católica, Seul, Coréia

HÉLIO MOREIRA

Professor Titular do Departamento de Cirurgia da Faculdade de Medicina da Universidade Federal de Goiás, UFGO. Chefe do Serviço de Coloproctologia

HÉLIO MOREIRA JÚNIOR

Médico Assistente Voluntário do Serviço de Coloproctologia do Departamento de Cirurgia da Faculdade de Medicina da Universidade Federal de Goiás, UFGO

HENRI BISMUTH

Professor da Universidade de Paris e Chefe do Serviço Centro Hepatobiliar, Hospital Paul-Brousse, Paris, França

HENRI JOYEUX

*Professor Titular de Cirurgia da Universidade de Montpellier I, França. Chefe do Departamento de Cirurgia e Nutrição e do Centro de Pesquisas em Nutrição e Cancerologia Experimental do Centro Regional de Luta contra o Câncer de Montpellier Centre Val D'Aurelle,
Paul Lamarque, França*

HENRIQUE WALTER PINOTTI

Professor de Cirurgia do Aparelho Digestivo da Faculdade de Medicina da Universidade de São Paulo, FMUSP, São Paulo

HUMBERTO ARENAS MARQUES

Professor do Departamento de Cirurgia da Clínica de Hiperalimentação e Cirurgia de Guadalajara, Guadalajara, México

HUUG OBERTOP

Professor Titular e Chefe do Departamento de Cirurgia da Universidade de Amsterdam, Amsterdam, Holanda

IAN C. LAVERY

Cirurgião do Departamento de Coloproctologia da Cleveland Clinic, Cleveland, Ohio, EUA

IDÍLIO ZAMIN JÚNIOR

Especialista em Gastroenterologia pela Federação Brasileira de Gastroenterologia. Especialista em Endoscopia Digestiva pela Sociedade Brasileira de Endoscopia Digestiva. Mestre em Hepatologia pela Fundação Faculdade Federal de Ciências Médicas de Porto Alegre, FFFCMPA

IOAN PUSCAS

Professor Titular e Chefe do Departamento de Gastroenterologia do Hospital Simleu Silvaniei, Salaj, Romênia

ISAC JORGE FILHO

Doutor em Cirurgia. Coordenador do Grupo de Cirurgia do Curso de Medicina da Universidade de Ribeirão Preto. Chefe do Serviço de Gastroenterologia da Santa Casa de Ribeirão Preto

ISAO NAKANO

Professor Titular do Segundo Departamento de Medicina Interna da Universidade de Nagoya, Japão

ISMAEL MAGUINIK

Professor Adjunto do Departamento de Medicina Interna da Universidade Federal do Rio Grande do Sul, UFRGS. Chefe da Unidade de Endoscopia Digestiva do Hospital de Clínicas de Porto Alegre

IVAN CECCONELLO

Professor Associado da Disciplina de Cirurgia do Aparelho Digestivo, Departamento de Gastroenterologia da Faculdade de Medicina da Universidade de São Paulo, FMUSP. Diretor do Serviço de Cirurgia do Esôfago do Hospital de Clínicas da FMUSP

IZRAIL CAT

Professor Titular de Pediatria. Departamento de Pediatria, Universidade Federal do Paraná, UFPR

IWAN AUGUSTO COLLAÇO

Professor Adjunto, Mestre de Clínica Cirúrgica do Setor de Ciências da Saúde da Universidade Federal do Paraná, UFPR. Coordenador da Disciplina de Cirurgia do Trauma da UFPR. Coordenador do Serviço de Cirurgia do Trauma do Pronto-Socorro do Hospital do Trabalhador da UFPR

J. HEIN ALLEMA

Professor Titular do Departamento de Cirurgia da Universidade Amsterdã, Holanda

J. W. A. J. REEDERS

Professor Titular do Departamento de Radiologia da Universidade de Amsterdã, Holanda

JAIME NATAN EISIG

Disciplina de Gastroenterologia Clínica do Hospital das Clínicas da Universidade de São Paulo, USP. Doutor em Gastroenterologia pela USP

JAMES CHRISTENSEN

Professor Titular de Gastroenterologia da Universidade de Iowa, Iowa, EUA

JINRYO TAKEDA

Professor Adjunto do Primeiro Departamento de Cirurgia da Universidade de Karume, Japão

JOÃO BATISTA MARCHESINI

Mestre e Doutor em Clínica Cirúrgica pela Universidade Federal do Paraná, UFPR. Responsável pelo Grupo de Cirurgia Bariátrica do Serviço de Cirurgia Geral do Hospital de Clínicas da UFPR. Ex-residente e Ex-chefe dos Residentes do Departamento de Cirurgia do Graduate Hospital da Universidade da Pennsylvania, EUA

JOÃO CAETANO DALLEGRAVE MARCHESINI

Mestre em Clínica Cirúrgica pela Universidade Federal do Paraná, UFPR, e Especialista em Endoscopia pela Sociedade Brasileira de Endoscopia Digestiva, Sobed. Ex-residente da Disciplina de Cirurgia do Aparelho Digestivo da UFPR

JOÃO CARLOS PROLLA

Professor Titular em Clínica Médica da Universidade Federal do Rio Grande do Sul, UFRGS

JOÃO GILBERTO MAKSOUD

Professor Titular de Cirurgia Pediátrica da Faculdade de Medicina da Universidade de São Paulo, FMUSP. Chefe do Serviço de Cirurgia Pediátrica do Instituto da Criança do Hospital das Clínicas da FMUSP. Chefe da Unidade de Transplante Hepático do Instituto da Criança

JOÃO GUSTAVO CELANI DUARTE

Professor Auxiliar de Cirurgia da Faculdade de Medicina da Universidade Estácio de Sá. Mestrando de Cirurgia da Universidade Federal do Rio de Janeiro, UFRJ

JOAQUIM GAMA-RODRIGUES

Professor Titular da Disciplina de Cirurgia do Aparelho Digestivo da Faculdade de Medicina da Universidade de São Paulo, FMUSP. Diretor da Divisão de Clínica Cirúrgica II do Hospital de Clínicas da FMUSP

JOAQUIM JOSÉ FERREIRA

Professor Adjunto do Departamento de Cirurgia da Faculdade de Medicina da Universidade Federal do Rio de Janeiro, UFRJ. Ex-presidente da Sociedade Brasileira de Coloproctologia

JOHN F. WELKIE

Chefe dos Residentes do Departamento de Cirurgia da Faculdade de Medicina de Ohio, Toledo, Ohio, EUA

JOHN H. BARKER

Professor Adjunto do Departamento de Cirurgia da Universidade de Louisville, Louisville, EUA. Doutor em Medicina pela Universidade de Heidelberg, Alemanha

JOHN L. BELL

Professor Titular do Departamento de Cirurgia da Universidade do Tennessee, Nashville, EUA

JOHN L. ROMBEAU

Professor Titular e Diretor do Serviço de Nutrição do Departamento de Cirurgia da State University of Pennsylvania, Philadelphia, EUA

JORGE EDUARDO FOUTO MATIAS

*Médico do Serviço de Cirurgia do Aparelho Digestivo e Transplante Hepático do Hospital de Clínicas da Universidade Federal do Paraná, UFPR. Mestre em Clínica Cirúrgica pela UFPR. Doutor em Cirurgia Digestiva e Ex-*clinical Fellow *da Universidade de Montpellier I, Montpellier, França. Ex-cirurgião Assistente do Institute Pierre et Marie Curie, Paris, França*

JORGE M. MORONI

Professor Titular de Clínica Cirúrgica da Faculdade de Ciências Médicas da Universidade Nacional de Rosário, Rosário, Argentina

JORGE MASSAYUKI YOKOCHI

Radiologista do Hospital Vita de Curitiba

JORGE PEREIRA-LIMA

Professor Titular do Curso de Pós-graduação em Hepatologia da Fundação Faculdade Federal de Ciências Médicas de Porto Alegre, FFFCMPA

JORGE R. RIBAS TIMI

Professor Adjunto de Cirurgia Vascular da Universidade Federal do Paraná, UFPR. Doutor em Cirurgia pela UFPR. Cirurgião Vascular do Hospital Nossa Senhora das Graças, Curitiba.
Membro Titular do Colégio Brasileiro de Cirurgiões

JOSÉ ALFREDO DOS REIS JÚNIOR

Professor Assistente de Cirurgia da Pontifícia da Universidade Católica de Campinas. Mestre em Cirurgia pela Universidade Federal de São Paulo, Unifesp

JOSÉ ALFREDO DOS REIS NETO

Professor Titular de Clínica Cirúrgica da Pontifícia da Universidade Católica de Campinas. Livre-docente de Cirurgia da Universidade Estadual de Campinas, Unicamp. Presidente da Associação Latino-americana de Cirurgia

JOSÉ ANTONIO CARRASCO ROJAS

Chefe do Serviço de Suporte Nutricional do Hospital Angeles Del Pedregal, México

JOSÉ ARTUR SAMPAIO

Cirurgião do Aparelho Digestivo e Mestre em Medicina

JOSÉ DE RIBAMAR SABÓIA DE AZEVEDO

Professor Adjunto de Cirurgia da Universidade Federal do Rio de Janeiro, UFRJ. Mestre e Doutor em Cirurgia pela UFRJ

JOSÉ EDUARDO MONTEIRO DA CUNHA

Professor Associado da Faculdade de Medicina da Universidade de São Paulo, FMUSP. Diretor do Serviço de Cirurgia de Vias Biliares e Pâncreas do Hospital das Clínicas da FMUSP

JOSÉ FÉLIX PATIÑO RESTREPO

Professor Honorário de Cirurgia da Universidade da Colômbia, Bogotá, Colômbia. Professor Clínico de Cirurgia da Faculdade de Medicina da Universidade de Yale, New Haven, Connecticut, EUA. Chefe do Departamento de Cirurgia da Fundação Santa Fé de Bogotá, Bogotá DC, Colômbia

JOSÉ HYPPOLITO DA SILVA

Professor Livre-docente de Cirurgia do Aparelho Digestivo, Coloproctologia. Departamento de Gastroenterologia do Hospital das Clínicas da Faculdade de Medicina da Universidade de São Paulo, HC-FMUSP

JOSÉ JUKEMURA

Médico Assistente Doutor do Serviço de Cirurgia de Vias Biliares e Pâncreas do Hospital das Clínicas da Faculdade de Medicina da Universidade de São Paulo, HC-FMUSP

JOSÉ LUIZ DE GODOY

Mestre e Docteur en Sciences (PhD) da Université Paris V (René Descartes), Paris, França. Ex-assistant Étranger de l'Université Claude Bernard, Hôpital Debrousse, Lyon, França. Ex-médecin Résident Étranger du Collège de Médecine des Hôpitaux de Paris, Paris, França. Ex-chirurgien Attaché-Associé à l'Hôpital d'Enfants Armand Trousseau, Paris, França. Cirurgião Pediatra da Disciplina de Cirurgia Pediátrica e Cirurgião do Serviço de Transplante Hepático do Hospital de Clínicas da Universidade Federal do Paraná, UFPR

JOSÉ MÁRCIO NEVES JORGE

Professor Associado da Disciplina de Coloproctologia da Faculdade de Medicina da Universidade de São Paulo, FMUSP

JOSÉ PAULO TEIXEIRA MOREIRA

Membro do Serviço de Coloproctologia do Departamento de Cirurgia da Faculdade de Medicina da Universidade Federal de Goiás, UFGO

JOSÉ ROBERTO LAMBERTUCCI

Professor Titular da Disciplina de Doenças Infecciosas e Parasitárias do Departamento de Clínica Médica da Faculdade de Medicina da Universidade Federal de Minas Gerais, UFMG, Belo Horizonte

JOSÉ VICENTE MARTINS CAMPOS

Professor de Gastroenterologia Geral e Pediátrica do Instituto Brasileiro de Estudos e Pesquisas em Gastroenterologia. Professor de Pós-graduação de Gastroenterologia Pediátrica da Faculdade de Ciências Médicas da Santa Casa de São Paulo

JOSEPH R. BLOOMER

Professor Titular da Divisão de Gastroenterologia, Hepatologia e Nutrição da Universidade de Minnesota, Minneapolis, EUA

JÚLIO CARLOS PEREIRA-LIMA

Professor Adjunto do Serviço de Gastroenterologia e Hepatologia da Fundação Faculdade Federal de Ciências Médicas de Porto Alegre, FFFCMPA. Santa Casa de Porto Alegre. Mestre e Doutor em Medicina. Pesquisador do CNPq

JÚLIO CESAR PISANI

Professor Adjunto e Chefe da Disciplina de Gastroenterologia da Universidade Federal do Paraná, UFPR

JÚLIO RAFAEL MARIANO DA ROCHA

Médico Assistente-doutor do Serviço de Cirurgia do Esôfago do Hospital de Clínicas da Faculdade de Medicina da Universidade de São Paulo, HC-FMUSP

JÚLIO RICARDO TORRES BERMUDEZ

Especialista em Cirurgia Geral. Cirurgião do Centro de Cirurgia Endoscópica do Hospital Universitário Geral Calixto Garcia, Havana, Cuba

JUNJI MACHI

*Professor de Cirurgia da Universidade do Havaí, EUA. Mestre e Doutor pela Universidade de Illinois, Chicago, EUA. Ex-*fellow *do Departamento de Cirurgia da Universidade de Illinois, Chicago, EUA*

JURANDIR MARCONDES RIBAS FILHO

Professor Adjunto de Clínica Cirúrgica da Faculdade Evangélica de Medicina do Paraná. Mestre e Doutor em Clínica Cirúrgica pela Universidade Federal do Paraná, UFPR

K. V. NARAYANAN MENON

Professor Assistente e Senior Associate Consultant da Faculdade de Medicina da Fundação e Clínica Mayo, Rochester, Minnesota, EUA

KAREN A. JOHNSON

Chefe dos Residentes do Departamento de Cirurgia do Hospital St. Raphael, New Haven, Connecticut, EUA

KEN KIMURA

Professor Titular e Diretor do Serviço de Cirurgia Pediátrica do Departamento de Cirurgia da Universidade de Iowa, Cidade de Iowa, EUA

KEVEN R. WEDGWOOD

Cirurgião Consultante do Hospital de Hull, Hull, Inglaterra

KHURSHEED N. JEEJEEBHOY

Professor Titular do Departamento de Clínica Médica da Universidade de Toronto, Toronto, Canadá

KIYOSHI HASHIBA

Professor Livre-docente do Departamento de Cirurgia da Faculdade de Medicina da Universidade de São Paulo, FMUSP. Chefe do Serviço de Endoscopia Geral do Hospital Universitário da Universidade de São Paulo, USP

KLAUS W. SCHAARSCHMIDT

Professor Livre-docente e Chefe da Divisão de Cirurgia Pediátrica da Universidade de Münster, Alemanha

KUNIO TSUKADA

Professor Assistente do Departamento de Cirurgia da Universidade de Medicina de Odontologia de Tóquio, Japão

LLOYD M. NYHUS

Professor de Cirurgia da Universidade de Illinois, Chicago, EUA

LORETE MARIA DA SILVA KOTZE

Professora Adjunta do Curso de Medicina da Pontifícia Universidade Católica do Paraná, PUC-PR. Professora Adjunta (aposentada) da Disciplina de Gastroenterologia do Departamento de Clínica Médica da Universidade Federal do Paraná, UFPR. Doutora em Medicina, Área de Gastroenterologia Clínica, pela Universidade Federal de São Paulo, Unifesp. Membro Internacional do Colégio Americano de Gastroenterologia. Chefe do Serviço de Gastroenterologia do Hospital Universitário Cajuru. Membro Titular e Vice-presidente da Academia Paranaense de Medicina. Títulos de Especialista em Gastroenterologia, Gastroenterologia Pediátrica e Clínica Médica

LUCAS PEREIRA-LIMA

Médico pela Fundação Faculdade Federal de Ciências Médicas de Porto Alegre, FFFCMPA. Bolsista do CNPq

Luciano Coelho de Souza

Especialista em Clínica Médica pela Universidade Federal de Minas Gerais, UFMG. Residente de Gastroenterologia do Hospital Felício Rocho, Belo Horizonte

Luciano Dias de O. Reis

Chefe do Departamento de Cirurgia do Hospital Municipal de Santo Antônio da Platina, Paraná. Ex-residente de Cirurgia da Enfermaria Geral de Leeds, Universidade de Leeds, Inglaterra

Luis Barneo Serra

Professor Adjunto da Universidade de Oviedo. Médico Adjunto da Cirurgia Geral do Hospital Nossa Senhora de Cavadonga de Oviedo, Espanha

Luis Estrada González

Professor Titular da Universidade de Oviedo. Chefe do Departamento de Cirurgia Geral do Hospital Nossa Senhora de Cavadonga de Oviedo, Espanha

Luiz Alberto Rodrigues de Moraes

Professor Adjunto e Chefe do Serviço de Cirurgia Geral do Hospital Universitário João de Barros Barreto da Universidade Federal do Pará, UFPR

Luiz Augusto Carneiro D'Albuquerque

Professor Associado do Departamento de Gastroenterologia da Faculdade de Medicina da Universidade de São Paulo, FMUSP

Luiz Felipe de Paula Soares

Professor Adjunto da Disciplina de Gastroenterologia do Departamento de Clínica Médica da Universidade Federal do Paraná, UFPR

Luiz Gonzaga Vaz Coelho

Professor Titular do Departamento de Clínica Médica da Faculdade de Medicina da Universidade Federal de Minas Gerais, UFMG. Subchefe do Instituto Alfa de Gastroenterologia do Hospital das Clínicas da UFMG, Belo Horizonte

Luiz Lyra

Professor Titular e Chefe do Serviço de Gastro-hepatologia da Faculdade de Medicina da Universidade Federal da Bahia, UFBA

Luiz Pereira-Lima

Professor Titular de Cirurgia da Fundação Faculdade Federal de Ciências Médicas de Porto Alegre, FFFCMPA

Luiz Renato Teixeira de Freitas

Professor Adjunto da Disciplina de Gastroenterologia da Universidade Federal do Paraná, UFPR

LUIZ ROBERTO LOPES

Professor Assistente-doutor da Disciplina de Moléstias do Aparelho Digestivo, Departamento de Cirurgia, Faculdade de Ciências Médicas da Universidade Estadual de Campinas, Unicamp, São Paulo

LUIZ ROHDE

Professor Titular do Departamento de Cirurgia da Faculdade de Medicina da Universidade Federal do Rio Grande do Sul, UFRGS. Coordenador do Mestrado/Doutorado em Cirurgia da Universidade Federal do Rio Grande do Sul

M. ISABEL T. D. CORREIA

Professora Adjunta do Departamento de Cirurgia da Universidade Federal de Minas Gerais, UFMG. Doutora em Cirurgia do Aparelho Digestivo pela Universidade de São Paulo, USP. Coordenadora do Grupo de Nutrição do Instituto Alfa do Hospital das Clínicas da UFMG. Coordenadora do Serviço de Terapia Nutricional da Associação dos Amigos Mario Penna, Belo Horizonte, MG

MAGALY GEMIO TEIXEIRA

Professora Livre-docente pela Faculdade de Medicina da Universidade de São Paulo, FMUSP. Médica-supervisora da Disciplina de Coloproctologia do Departamento de Gastroenterologia do Hospital das Clínicas da FMUSP. Titular da Sociedade Brasileira de Coloproctologia

MARCEL CERQUEIRA CESAR MACHADO

Professor Titular do Departamento de Cirurgia da Universidade de São Paulo, USP

MARCELO AUGUSTO F. RIBEIRO JÚNIOR

Doutor em Cirurgia pela Universidade Federal de São Paulo, Escola Paulista de Medicina, Unifesp-EPM. Médico Colaborador do Serviço de Cirurgia do Fígado e Hipertensão Portal do Hospital das Clínicas da Faculdade de Medicina da Universidade de São Paulo, HC-FMUSP

MARCELO AVERBACH

Doutor em Cirurgia pela Faculdade de Medicina da Universidade de São Paulo, FMUSP. Cirurgião e Colonoscopista do Hospital Sírio-libanês

MARCELO CURY

Pós-graduando da Disciplina de Gastroenterologia da Universidade Federal de São Paulo, Unifesp

MARCO AURÉLIO D'ASSUNÇÃO

Médico-chefe do Serviço de Endoscopia do Hospital São Camilo, Pompéia, São Paulo. Médico-assistente do Serviço de Endoscopia do Hospital Sírio-libanês, São Paulo. Membro Titular da Sobed

MARCO AURÉLIO M. L. LACERDA

*Chefe do Setor de Gastroenterologia do Hospital Nossa Senhora das Graças de Curitiba. Ex-*fellow *Pesquisador em Hepatologia da Universidade de Minnesota, Minneapolis, EUA. Ex-*fellow *Clínico em Hepatologia da Clínica Mayo, Rochester, Minneapolis, EUA*

Marco Aurélio Raeder da Costa

Mestre em Clínica Cirúrgica pela Universidade Federal do Paraná, UFPR. Fellow *do Serviço de Transplante de Órgãos da Universidade de Massachusetts, Estados Unidos*

Marcos de Abreu Bonardi

Residente Sênior de Coloproctologia da Unidade de Coloproctologia do Serviço de Cirurgia Geral do Hospital de Clínicas da Universidade Federal do Paraná, UFPR. Membro Filiado da Sociedade Brasileira de Coloproctologia

Marcos F. Moraes

Professor de Cirurgia Oncológica da Universidade Gama Filho. Professor e Diretor do Programa de Oncobiologia da Universidade Federal do Rio de Janeiro, UFRJ. Vice-presidente da World Federation of Surgical Oncology Societies. Membro Titular da Academia Nacional de Medicina

Marcos Fortes

Professor Auxiliar de Ensino da EBMSP. Preceptor do Internato de Cirurgia Geral do Hospital São Rafael. Preceptor da Residência de Cirurgia Geral do Hospital São Rafael. Membro do Grupo Brasileiro de Melanoma. Titular do Colégio Brasileiro de Cirurgia Digestiva. Membro Efetivo e Especialista da Sociedade Brasileira de Cancerologia

Maria de Lourdes Abreu Ferrari

Professora Auxiliar do Departamento de Clínica Médica da Faculdade de Medicina da Universidade Federal de Minas Gerais, UFMG. Membro do Grupo de Proctologia e Intestino do Instituto Alfa de Gastroenterologia do Hospital das Clínicas da UFMG

Maria de Lourdes P. Biondo-Simões

Professora-doutora da Universidade Federal do Paraná, UFPR e Pontifícia Universidade Católica do Paraná, PUC-PR

Maria Helena Itaqui Lopes

Professora Adjunta do Departamento de Medicina Interna da Faculdade de Medicina da Pontifícia Universidade Católica do Rio Grande do Sul, PUC-RS. Doutora em Clínica Médica

Maria da Penha Zago-Gomes

Professora Assistente do Centro Biomédico da Universidade Federal do Espírito Santo, UFES

Mário Benedito Costa Magalhães

Professor de Gastroenterologia da Faculdade de Ciências Médicas da Universidade do Vale do Sapucaí, Minas Gerais, e da Faculdade de Ciências da Saúde da Universidade de Alfenas, Minas Gerais. Mestrado em Gastroenterologia

Mário Sérgio Borges da Costa

Cirurgião do Setor de Emergência e do Grupo de Vias Biliares e Pâncreas do Hospital de Clínicas de Porto Alegre. Mestre pela Universidade Federal do Rio Grande do Sul, UFRGS

MARVIN L. CORMAN

Chefe do Departamento de Cirurgia do Cólon e Reto do Long Island Jewish Medical Center, New York, EUA

MASAKO NAGASHIMA

Professor do Departamento de Cirurgia do Hospital Infantil de Pesquisa da Faculdade de Medicina de Quioto, Japão

MASSIMO MALAGÓ

Professor do Departamento de Cirurgia Geral e Transplante da Universidade de Essen, Alemanha

MICHAEL HOROWITZ

Professor de Medicina da Universidade de Adelaide, Austrália

MICHAEL J. EDWARDS

Professor Titular do Departamento de Cirurgia da Universidade de Louisville, Kentucky, EUA

MICHAEL M. ABECASSIS

Professor Assistente de Cirurgia e Diretor do Programa de Transplante de Fígado da Northwestern University, Chicago, EUA

MICHAEL M. MEGUID

Professor Titular e Diretor do Serviço de Nutrição e Metabolismo do Departamento de Cirurgia da State University of New York, Syracuse, EUA

MICHAEL R. B. KEIGHLEY

Professor Titular e Chefe do Departamento de Cirurgia do General Hospital da Universidade de Birmingham, Inglaterra

MÔNICA BEATRIZ PAROLIN

Hepatologista. Coordenadora Clínica do Serviço de Transplante Hepático do Hospital de Clínicas da Universidade Federal do Paraná, UFPR. Doutora em Medicina Interna pela UFPR

MOUNIR AZMY RIZK-ALLAH

Professor Assistente do Departamento de Cirurgia do Hospital Escola Bilharz, Cairo, Egito

MOYSÉS MINCIS

Professor Titular da Disciplina de Gastroenterologia da Universidade Federal de São Paulo, Escola Paulista de Medicina, Unifesp-EPM. Professor Titular da Disciplina de Gastroenterologia da Faculdade de Ciências Médicas de Santos

NEIL R. THOMFORD

Professor Emérito do Departamento de Cirurgia da Faculdade de Medicina de Ohio, Toledo, EUA

NELSON ADAMI ANDREOLLO

Professor Livre-docente e Associado da Disciplina de Moléstias do Aparelho Digestivo, Departamento de Cirurgia, Faculdade de Ciências Médicas da Universidade Estadual de Campinas, Unicamp

NELSON ARY BRANDALISE

Professor Livre-docente e Associado da Disciplina de Moléstias do Aparelho Digestivo, Departamento de Cirurgia, Faculdade de Ciências Médicas da Universidade Estadual de Campinas, Unicamp

NELSON AUGUSTO ROSÁRIO FILHO

Professor Titular de Pediatria, Departamento de Pediatria da Universidade Federal do Paraná, UFPR

NICOLAU GREGORI CZECZKO

Professor Doutor da Universidade Federal do Paraná, UFPR, e da Faculdade Evangélica do Paraná. Membro do Colegiado do Programa de Pós-graduação em Princípios da Cirurgia da Faculdade Evangélica do Paraná. Membro da Comissão Nacional de Avaliação de Programas da CAPES. Mestre do Capítulo do Paraná do Colégio Brasileiro de Cirurgiões

NILS ROMAN FRÜHAUF

Professor do Departamento de Cirurgia Geral e Transplante da Universidade de Essen, Essen, Alemanha

NORBERT SENNINGER

Professor Titular e Chefe do Departamento de Cirurgia da Universidade de Muenster, Alemanha

NORMAN W. WEISBRODT

Professor Titular do Departamento de Fisiologia da Universidade do Texas, Houston, Texas, EUA

OLIVAL DE OLIVEIRA JR.

Mestre em Cirurgia pela Universidade Federal do Paraná, UFPR. Professor Voluntário de Cirurgia Colorretal da Pontifícia Universidade Católica do Paraná. Membro Titular da Sociedade Brasileira de Coloproctologia

OLIVAL RONALD LEITÃO

Professor Titular de Clínica Médica II da Faculdade Evangélica de Medicina do Paraná

ORLANDO DE CASTRO E SILVA JÚNIOR

Professor Associado, Livre-docente, Coordenador do Grupo de Fígado e Transplante Hepático da Disciplina de Gastroenterologia do Departamento de Cirurgia e Anatomia da Faculdade de Medicina de Ribeirão Preto da Universidade de São Paulo

ORLANDO JORGE MARTINS TORRES

Professor Livre-docente do Departamento de Cirurgia da Universidade Federal do Maranhão, UFMA. Mestre e Doutor em Clínica Cirúrgica pela Universidade Federal do Paraná, UFPR. Coordenador da Disciplina de Clínica Cirúrgica III e do Mestrado em Clínica Cirúrgica da UFMA

OSVALDO MALAFAIA

Professor Titular do Departamento de Cirurgia do Setor de Ciências da Saúde da Universidade Federal do Paraná, UFPR. Professor Titular de Metodologia Científica e Coordenador do Programa de Pós-graduação em Princípios de Cirurgia da Faculdade Evangélica do Paraná. Vice-coordenador do Curso de Pós-graduação em Clínica Cirúrgica da UFPR. Livre-docente e Doutor pela UFPR

PAOLO ROGÉRIO DE OLIVEIRA SALVALAGGIO

Mestre e Doutor em Cirurgia pelo Curso de Pós-graduação em Cirurgia da Universidade Federal do Paraná, UFPR. Pós-doutorado em Imunologia de Transplante pela Yale University, New Haven, EUA. Atual Clinical Fellow *em Cirurgia de Transplante da Northwestern University, Chicago, EUA*

PATRÍCIA LOFÊGO GONÇALVES

Serviço de Gastroenterologia do Hospital Universitário Cassiano Antônio de Moraes da Universidade Federal do Espírito Santo, UFES

PAUL ANGULO

Professor de Medicina da Divisão de Gastroenterologia e Hepatologia da Faculdade de Medicina da Clínica Mayo, Rochester, Minnesota, EUA

PAULO A.F.P. CORRÊA

Cirurgião e Colonoscopista do Hospital Sírio-libanês

PAULO AFONSO NUNES NASSIF

Mestre e Doutor em Clínica Cirúrgica pela Universidade Federal do Paraná, UFPR. Professor Adjunto da Faculdade Evangélica do Paraná

PAULO AMARAL

Professor Adjunto de Clínica Cirúrgica da Escola Baiana de Medicina e Saúde Pública. Coordenador do Serviço de Cirurgia Geral I do Hospital São Rafael. Doutor em Cirurgia da Fundação Faculdade Federal de Ciências Médicas de Porto Alegre, FFFCMPA. Supervisor do Programa de Residência em Cirurgia Geral do Hospital São Rafael. Membro da Comissão Científica da Sobracil. Titular do Colégio Brasileiro de Cirurgia Digestiva. Titular do Colégio Brasileiro de Cirurgiões

PAULO CESAR ANDRIGUETTO

*Médico do Hospital das Clínicas da Universidade Federal do Paraná, UFPR. Cirurgião do Hospital Nossa Senhora das Graças, Curitiba. Preceptor Geral da Residência Médica do Hospital Nossa Senhora das Graças. Ex-*fellow *do Departamento de Cirurgia da Universidade de Montpellier, França*

PAULO ROBERTO ARRUDA ALVES

Professor-doutor do Serviço de Cirurgia do Cólon e Reto do Hospital das Clínicas da Universidade de São Paulo

PAULO ROBERTO OTT FONTES

Professor Livre-docente. Mestre e Doutor em Cirurgia. Departamento de Cirurgia da Fundação Faculdade Federal de Ciências Médicas de Porto Alegre, FFFCMPA. Coordenador do Curso de Pós-graduação em Hepatologia da FFFCMPA

PAULO ROBERTO SAVASSI-ROCHA

Professor Titular do Departamento de Cirurgia da Faculdade de Medicina da Universidade Federal de Minas Gerais, UFMG. Chefe do Instituto Alfa de Gastroenterologia do Hospital das Clínicas da UFMG. Presidente do Colégio Brasileiro de Cirurgia Digestiva. Pesquisador do CNPq

PETER FUNCH-JENSEN

Professor Adjunto do Departamento de Cirurgia Gastroenterológica. Chefe do Laboratório de Motilidade Gastrointestinal da Universidade de Aarhus, Dinamarca

PETER THOMMESEN

Professor Titular do Departamento de Radiologia da Universidade de Aarhus, Dinamarca

PHILLIP P. TOSKES

Professor Titular, Chefe Associado dos Serviços Clínicos e Diretor da Divisão de Gastroenterologia, Hepatologia e Nutrição da Universidade da Flórida, Gainesville, Flórida

RAMA R. DANDAMUDI

Fellow *do Departamento de Cirurgia da Universidade de Illinois, Chicago, EUA*

RAPHAEL E. POLLOCK

Professor Adjunto do Departamento de Cirurgia do M.D. Anderson Cancer Center, da Universidade do Texas, Houston, EUA

RAQUEL SUSANA M. DE MIRANDA TORRINHAS

Bióloga Chefe do Laboratório de Metabologia e Nutrição em Cirurgia da Faculdade de Medicina da Universidade de São Paulo, FMUSP. Doutoranda em Ciências pelo Programa de Oncologia da FMUSP

RAUL CHATAGNIER FILHO

Professor Titular de Cirurgia da Universidade Federal de Santa Catarina, UFSC. Chefe do Serviço de Cirurgia do Hospital Universitário da UFSC. Chefe do Serviço de Cirurgia do Hospital Gov. Celso Ramos. Titular do Colégio Brasileiro de Cirurgiões

RAUL CUTAIT

Professor Associado do Departamento de Cirurgia da Faculdade de Medicina da Universidade de São Paulo, FMUSP. Diretor Geral do Centro de Oncologia do Hospital Sírio-libanês. Responsável pelo Setor de Colonoscopia do Hospital Sírio-libanês

RAÚL HUMBERTO FELIX CAMACHO

Professor Adjunto do Departamento de Cirurgia da Universidade do México. Médico Adjunto da Unidade de Coloproctologia da Cidade do México

REGINALD V. N. LORD

Professor Assistente de Cirurgia, Serviço de Cirurgia Torácica e Digestiva Alta, Departamento de Cirurgia, Keck School of Medicine, University of Southern California, EUA

REGINALDO CENEVIVA

Professor Titular e Chefe da Disciplina de Gastroenterologia Cirúrgica do Departamento de Cirurgia e Anatomia da Faculdade de Medicina de Ribeirão Preto da Universidade de São Paulo, USP

REGINALDO WERNECK LOPES

Professor Sênior do Departamento de Clínica Médica da Universidade Federal do Paraná, UFPR

RENATO ARAÚJO BONARDI

Professor Adjunto-doutor do Departamento de Cirurgia da Universidade Federal do Paraná, UFPR, e da Pontifícia Universidade Católica do Paraná. Chefe da Unidade de Coloproctologia do Serviço de Cirurgia Geral do Hospital de Clínicas da UFPR. Membro Titular da Sociedade Brasileira de Coloproctologia. Fellow *da American Society of Colon and Rectal Surgeons*

RENATO FERREIRA DA SILVA

Professor-doutor do Departamento de Cirurgia da Faculdade de Medicina de São José do Rio Preto, FAMERP, SP. Diretor da Unidade de Cirurgia e Transplante de Fígado do Hospital de Base FUNFARME/FAMERP, SP. Research Fellow *da Universidade de Birmingham, Reino Unido*

RENATO GONÇALVES MARTINS

Chefe do Serviço de Oncologia Clínica do Instituto Nacional de Câncer. Mestre pela Universidade de Harvard

RENATO VALMASSONI PINHO

Chefe do Serviço de Coloproctologia do Hospital Nossa Senhora das Graças de Curitiba. Ex-residente do Departamento de Cirurgia do Washington Hospital Center, Washington D.C., EUA

RENÉ ADAM

Professor da Universidade de Paris, Centro Hepatobiliar, Hospital Paul-Brousse, Paris, França

Ricardo C. Rocha Moreira

Cirurgião Vascular. Diplomado pelo American Board of Surgery. Doutor em Cirurgia pela Universidade Federal do Paraná, UFPR. Chefe do Serviço de Cirurgia Vascular do Hospital Nossa Senhora das Graças, Curitiba, Paraná. Membro Titular e Ex-mestre do Capítulo do Paraná do Colégio Brasileiro de Cirurgiões

Ricardo Mincis

Professor Mestre da Disciplina de Gastroenterologia da Faculdade de Ciências Médicas de Santos. Mestre em Gastroenterologia pelo Instituto Brasileiro de Estudos e Pesquisas em Gastroenterologia

Ricardo Zaslavsky

Médico pela Universidade Federal do Rio Grande do Sul, UFRGS

Rita de Cássia Martins Alves da Silva

Professora-doutora do Serviço de Gastroenterologia do Departamento de Medicina Integrada da Faculdade de Medicina de São José do Rio Preto, FAMERP, SP. Hepatologista Chefe da Unidade de Cirurgia e Transplante de Fígado do Hospital de Base, FUNFARME/FAMERP, SP. Research Fellow *da Universidade de Birmingham, Reino Unido*

Rob Fraser

Professor de Medicina da Universidade de Adelaide, Adelaide, Austrália

Roberto da Silveira Moraes

Médico do Serviço de Cirurgia do Aparelho Digestivo do Hospital das Clínicas da Universidade Federal do Paraná, UFPR. Doutor em Cirurgia Experimental pela Escola Paulista de Medicina

Roberto de Cleva

Professor Livre-docente da Disciplina de Gastroenterologia Clínica da Faculdade de Medicina da Universidade de São Paulo, FMUSP. Chefe da Unidade de Terapia Intensiva do Hospital das Clínicas da Faculdade de Medicina da Universidade de São Paulo, HC-FMUSP

Roberto Oliveira Dantas

Professor-doutor da Disciplina de Gastroenterologia do Departamento de Clínica Médica da Faculdade de Medicina de Ribeirão Preto, Universidade de São Paulo

Roberto Ruhman Daher

Professor Titular-doutor do Instituto de Patologia Tropical e Saúde Pública, IPTSP, da Universidade Federal de Góias, UFGO. Diretor do IPTSP 1978-1982/1988-1992. Membro Fundador da Sociedade Brasileira de Hepatologia (SBH). Presidente da SBH 1981-83. Membro Fundador da Academia Goiana de Medicina. Presidente da Academia Goiana de Medicina 1999-2000

Roberto Saad Jr.

Professor Titular da Disciplina de Cirurgia Torácica do Departamento de Cirurgia da Faculdade de Ciências Médicas da Santa Casa de São Paulo

RODRIGO M. DE MELLO VIANNA

Professor Assistente de Clínica Cirúrgica da Divisão de Transplante Hepático e Multivisceral da Universidade de Miami

ROGÉRIO ANTUNES PEREIRA FILHO

Professor Associado da Disciplina de Gastroenterologia do Departamento de Clínica Médica da Faculdade de Ciências Médicas da Universidade Estadual de Campinas, Unicamp

RONALD L. E. THOMPSON

Research Fellow *do Departamento de Cirurgia da Queen's University de Belfast, Irlanda do Norte*

RONALDO MÁFIA CUENCA

Mestre e Doutor pela Universidade Federal do Paraná, UFPR. Titular do Colégio Brasileiro de Cirurgia Digestiva e Colégio Brasileiro de Cirurgiões

ROSÂNGELA PASSOS DE JESUS

Professora Assistente da Escola de Nutrição da Universidade Federal da Bahia, UFBA. Doutoranda em Ciências pelo Programa de Fisiopatologia Experimental da Faculdade de Medicina da Universidade de São Paulo, FMUSP

SAMI KAMAL ABDELMALEK

Professor Assistente do Departamento de Cirurgia do Hospital Escola Ahmed, Maher, Cairo, Egito

SAMIR RASSLAN

Professor Titular da Disciplina de Cirurgia de Emergência do Departamento de Cirurgia da Faculdade de Ciências Médicas da Santa Casa de São Paulo

SANG YONG CHOO

Professor Titular e Diretor do Departamento de Cirurgia do Hospital St. Mary da Universidade Católica, Seul, Coréia

SCHLIOMA ZATERKA

Professor Convidado Gastrocentro da Universidade Estadual de Campinas, Unicamp. Presidente do Núcleo Brasileiro de Estudos do H. pylori. *Doutor em Medicina pela Faculdade de Medicina da Universidade de São Paulo, FMUSP*

SENDER JANKIEL MISZPUTEN

Professor Adjunto e Chefe da Disciplina de Gastroenterologia da Escola Paulista de Medicina da Universidade Federal de São Paulo, Unifesp

SÉRGIO BRENNER

Professor Titular e Chefe do Serviço de Cirurgia Geral do Hospital de Clínicas da Universidade Federal do Paraná, UFPR. Professor Adjunto e Chefe do Serviço de Cirurgia Geral do Hospital Universitário Evangélico de Curitiba

SERGIO W. LARACH

Professor Associado do Departamento de Cirurgia da Universidade da Flórida, EUA

SEUNG JIN YOO

Professor Adjunto do Departamento de Cirurgia do Hospital St. Mary da Universidade Católica, Seul, Coréia

SILVÂNIA PIMENTEL

Surgical Fellow *da Divisão de Transplante Hepático do Departamento de Cirurgia da Clínica Mayo, Rochester, Minnesota, EUA*

SIMON G. ALLAN

Professor Titular de Oncologia do Palmerston North Hospital, Palmerston North, Nova Zelândia

SÔNIA PENTEADO

Médica Assistente Doutora do Serviço de Cirurgia de Vias Biliares e Pâncreas do Hospital das Clínicas da Faculdade de Medicina da Universidade de São Paulo, HC-FMUSP

STEVEN D. WEXNER

Diretor Clínico da Cleveland Clinic da Flórida. Diretor do Departamento de Cirurgia Colorretal da Cleveland Clinic da Flórida. Diretor do Programa de Residência em Cirurgia Colorretal da Cleveland Clinic da Flórida

STHELA MARIA MURAD REGADAS

Mestre em Cirurgia. Pós-graduanda (Nível de Doutorado) da Faculdade de Medicina da Universidade Federal do Ceará, UFCE. Especialista em Coloproctologia e Titular da Sociedade Brasileira de Coloproctologia

SUZANE KIOKO ONO-NITA

Professora-doutora Docente da Disciplina de Gastroenterologia Clínica da Faculdade de Medicina da Universidade de São Paulo, FMUSP

SVEN DAHLGREN

Professor Titular e Chefe do Departamento de Cirurgia da Universidade de Umeå, Uppsala, Suécia

TELESFORO BACCHELLA

Professor Associado Livre-docente do Departamento de Gastroenterologia da Universidade de São Paulo, USP

TERUO KAKEGAWA

Professor Titular e Chefe do Primeiro Departamento de Cirurgia da Universidade de Karume, Japão

THOMAS P. RÜEDI

Professor Titular e Chefe do Departamento de Cirurgia do Hospital Regional de Chur, Suíça

TOM R. DEMEESTER

The Jeffrey P. Smith Professor e Chefe do Departamento de Cirurgia, Keck School of Medicine, University of Southern California, EUA

TORBJØRN LØTVEIT

Professor Titular do Departamento de Cirurgia do Hospital Nacional da Universidade de Oslo, Noruega

ULRICH ANDREAS DIETZ

Mestre e Doutor em Clínica Cirúrgica pela Universidade Federal do Paraná, UFPR. Doutor em Medicina pela Universidade de Würzburg, Alemanha. Professor Adjunto da Faculdade Evangélica do Paraná

ULYSSES G. MENEGHELLI

Professor Titular do Departamento de Clínica Médica da Faculdade de Medicina de Ribeirão Preto da Universidade de São Paulo, USP

VANDACK NOBRE

Professor Assistente da Disciplina de Doenças Infecciosas e Parasitárias do Departamento de Clínica Médica da Faculdade de Medicina da Universidade Federal de Minas Gerais, UFMG

VANISE DALLAVECCHIA D'ASSUNÇÃO

Médica responsável pelo Serviço de Fisiologia Digestiva da UniGastro, Campinas. Médica responsável pelo Serviço de Endoscopia e Fisiologia Digestiva do Instituto Médico e Diagnóstico de Salto e Itu

VENKATACHALA I. SREENIVAS

Professor Assistente de Cirurgia da Universidade de Yale. Diretor do Programa de Cirurgia do Hospital St. Raphael, New Haven, EUA

VIRGÍNIO CÂNDIDO TOSTA DE SOUZA

Professor Titular do Departamento de Clínica Cirúrgica da Faculdade de Ciências Médicas da Universidade do Vale do Sapucaí, Minas Gerais. Coordenador Didático Pedagógico em Clínica Cirúrgica da Faculdade de Ciências da Saúde da Universidade de Alfenas, Unifenas

WALDOMIRO DANTAS

Professor Titular Voluntário do Departamento de Clínica Médica da Universidade Federal de Santa Catarina, UFSC. Professor do Curso de Pós-graduação em Ciências Médicas da UFSC. Coordenador do Núcleo de Estudos de Gastroenterologia e Hepatologia do Departamento de Clínica Médica da UFSC

WERVISTON L. DE FARIA

Research Associate *da Divisão de Transplante Hepático e Multivisceral da Universidade de Miami, EUA*

WILLIAM ABRÃO SAAD

Professor Titular da Faculdade de Medicina da Pontifícia Universidade Católica, PUC, de Sorocaba. Professor Titular da Faculdade de Medicina da Universidade de Santo Amaro. Professor Associado do Departamento de Gastroenterologia da Faculdade de Medicina da Universidade de São Paulo, FMUSP. Professor Livre-docente do Hospital das Clínicas da FMUSP, HC-FMUSP. Diretor do Serviço de Cirurgia do Fígado e Hipertensão Portal do HC-FMUSP

WILLIAM ABRÃO SAAD JÚNIOR

Mestre em Cirurgia do Aparelho Digestivo do Serviço de Cirurgia do Fígado e Hipertensão Portal do Hospital das Clínicas da Faculdade de Medicina da Universidade de São Paulo, HC-FMUSP

WOLFGANG TIMMERMANN

Doutor em Medicina pela Universidade de Kiel, Alemanha. Livre-docente pela Universidade de Würzburg, Alemanha. Professor de Cirurgia da Universidade de Würzburg, Alemanha

YONG F. LI

Professor Adjunto do Departamento de Cirurgia da Universidade do Texas, Houston, Texas, EUA

YONG-RAN ZHU

Professor Adjunto do Departamento de Cirurgia do Hospital Hua-Shan, Universidade Médica de Shanghai, China

YOSHIO MISHIMA

Professor Titular e Chefe do Departamento de Cirurgia da Universidade de Medicina de Odontologia de Tóquio, Japão

ZACARIAS ALVES DE SOUZA FILHO

Professor Titular de Clínica Cirúrgica do Setor de Ciências da Saúde da Universidade Federal do Paraná, UFPR. Professor Titular de Clínica Cirúrgica do Centro de Ciências Biológicas e da Saúde da Pontifícia Universidade Católica do Paraná, PUC-PR. Professor Livre-docente de Técnica Operatória e Cirurgia Experimental da UFPR. Membro Titular do Colégio Brasileiro de Cirurgiões

DEDICATÓRIA

Este livro é dedicado aos professores

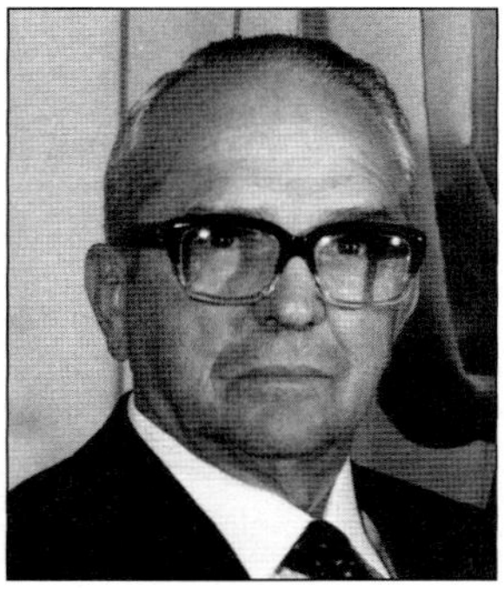

Giocondo Villanova Artigas

Professor Emérito do Departamento de Cirurgia da Universidade Federal do Paraná, Curitiba, Brasil

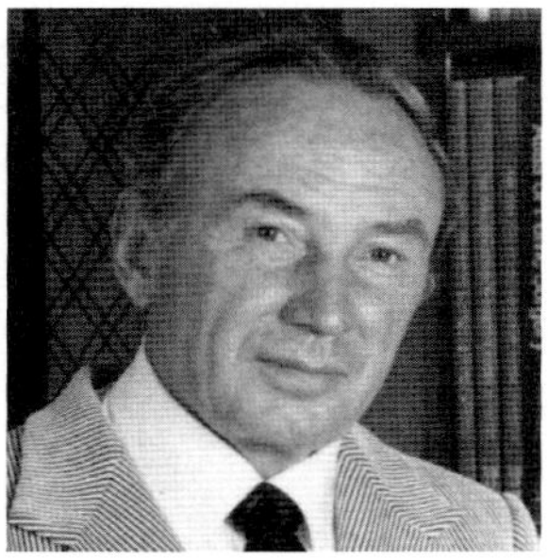

Frank G. Moody

Professor Titular do Departamento de Cirurgia da Universidade do Texas, Houston, EUA

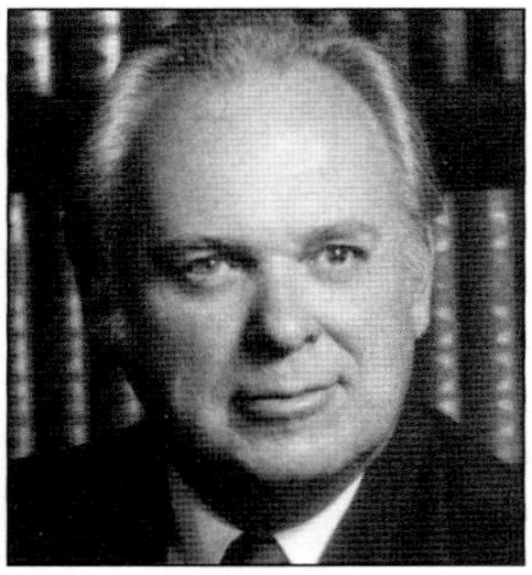

Lloyd M. Nyhus

Professor Titular do Departamento de Cirurgia da Universidade de Illinois, Chicago, EUA

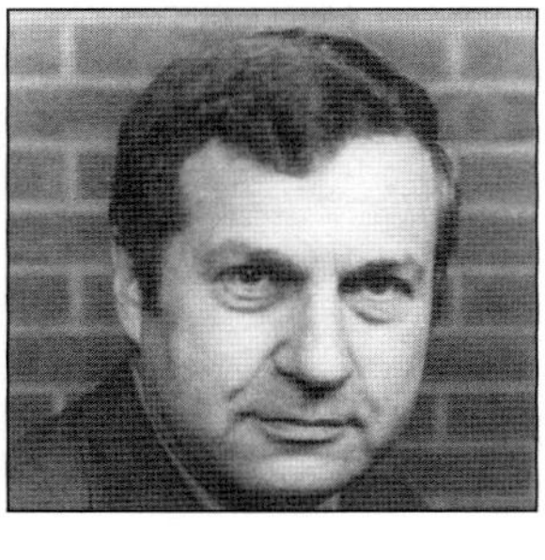

Bernard Sigel

Professor Titular do Departamento de Cirurgia do Medical College of Pennsylvania, Philadelphia, EUA

cujas vidas têm sido devotadas à excelência da medicina, à pesquisa e à formação de médicos.

O progresso científico acelerado de todas as áreas da cirurgia nas últimas décadas levou à criação de várias especialidades que gradativamente se desmembraram da cirurgia geral, de modo que, atualmente, esta praticamente se restringe à Cirurgia do Aparelho Digestivo. Um enorme benefício surgiu com a criação dessa especialidade: houve uma maior integração entre clínicos, cirurgiões e endoscopistas que se dedicam ao estudo e tratamento das doenças do aparelho digestivo. Atualmente, estes participam e cooperam intimamente em reuniões clínicas, congressos e sociedades dessa especialidade. Em algumas escolas médicas brasileiras foi criado o Departamento de Doenças do Aparelho Digestivo, no qual uma equipe multidisciplinar trabalha harmonicamente. O maior beneficiado é, sem dúvida alguma, o paciente.

Refletindo essa nova realidade, foram editadas as duas primeiras edições deste livro-texto em 1990 e 1996. Com o rápido avanço médico e a ampla aceitação desta obra, resolvemos editar a sua terceira edição, destinada a todos aqueles interessados nos diversos aspectos clínicos e cirúrgicos das doenças do aparelho digestivo e estruturas anatômicas relacionadas. O livro divide-se em 157 capítulos, agrupados em 11 partes. As principais técnicas cirúrgicas, inclusive as de videolaparoscopia, foram incluídas, facilitando a compreensão e o aprendizado, sem a necessidade de um livro específico de técnica operatória. A biologia molecular aplicada à gastroenterologia, um dos maiores avanços científicos dos últimos anos, foi adicionada.

Uma outra inovação em termos de livro-texto de medicina nacional é a cooperação de um número expressivo de renomados professores do exterior. Colaboradores de 25 países estrangeiros gentilmente participaram da elaboração de 73 capítulos desta obra.

Agradecemos aos autores dos capítulos pela dedicação e elevada qualidade científica. Esta obra é um produto da participação e do empenho de todos os professores das Disciplinas de Gastroenterologia e Cirurgia do Aparelho Digestivo da Universidade Federal do Paraná. Nossos sinceros agradecimentos aos residentes e doutorandos do Departamento de Cirurgia do Hospital de Clínicas e do Hospital Nossa Senhora das Graças, em especial a Drª Carolina Gomes Gonçalves, pelo auxílio incansável nas várias etapas deste livro. Agradecemos à Giuliana Coelho pela elevada qualidade artística e criatividade na escolha da ilustração para a capa do livro.

Minha gratidão aos meus pais, Fábio e Nefege, pelo carinho e amor constantes.

À minha esposa Karla, que contribuiu intensamente na padronização dos capítulos, e às minhas filhas Caroline e Christine, pela compreensão, incentivo e amor diuturnos.

APRESENTAÇÃO

A especialidade de gastroenterologia clínica e cirúrgica continua a progredir a passos rápidos, impulsionada por uma explosão virtual de novos conhecimentos e tecnologia durante as duas últimas décadas. Júlio Coelho e seus colaboradores, no texto *Aparelho Digestivo — Clínica e Cirurgia*, descreveram as características essenciais do diagnóstico e tratamento das afecções que comprometem o aparelho digestivo. Além disso, eles fornecem uma base estrutural e funcional de cada sistema no seu estado normal. A definição do normal é de máxima importância, não somente para o cirurgião que deve tratar lesões avançadas de cada órgão mas também para o gastroenterologista e o radiologista, que devem diagnosticar uma disfunção através da comparação de resultados obtidos com uma variedade de procedimentos de imagem e exames bioquímicos com aqueles que podem ser observados em uma pessoa hígida.

O livro será útil não somente para os médicos em prática, mas também para os estudantes em vários níveis de formação. Estamos satisfeitos de observar a ênfase cirúrgica, desde que a maioria das doenças do aparelho digestivo requer tratamento cirúrgico quando não responde à terapêutica médica. Embora 157 capítulos possam representar uma obra extensa tanto para escrever como para ler, o livro com certeza será um dos textos mais completos desse assunto. Os capítulos abrangem tópicos específicos, desde doenças periodônticas a hemorróidas, o que o torna um texto abrangente sobre as afecções comuns e incomuns do adulto e da criança.

Desejamos cumprimentar o Professor Júlio Coelho e seus colaboradores por essa excelente contribuição a essa importante área da medicina, e estamos orgulhosos de termos tido a oportunidade de trabalhar intimamente com ele durante os anos de sua formação como cirurgião do aparelho digestivo. Ele representa, do nosso ponto de vista, um modelo para o futuro: um cirurgião que é igualmente seguro e eficiente no laboratório, à beira do leito, na clínica e no centro cirúrgico no que diz respeito aos cuidados necessários ao paciente.

Frank G. Moody
Lloyd M. Nyhus
Bernard Sigel

FOREWORD

The field of digestive surgery continues to evolve at a rapid pace, thrust forward by a virtual explosion of new knowledge and technology during the past two decades. Coelho and his authors in their text, Clinical and Surgical Gastroenterology, *bring forward the essential features of the diagnosis and treatment of the pathologic entities that affect the digestive tract and its appendages. Furthermore, they provide a structural as well as a functional background for each system in its normal state. Definition of the normal is of utmost importance, not only for the surgeon who must treat advanced lesions within each organ system, but also for the radiologist and gastroenterologist who must diagnose dysfunction by comparing a variety of imaging techniques and biochemical analyses to those which would be anticipated in a well person.*

The text will be useful not only to clinicians in practice, but also to students at various levels of their education. We were pleased to see a surgical emphasis, since most disease states within the digestive system require an operative approach when neglected or unresponsive to a medical approach. While 157 chapters may represent an awesome undertaking in both writing and reading, the book clearly will emerge as the most comprehensive text on the subject. The chapters address specific topics from periodontic diseases to hemorrhoids, making it an authoritative text on the common and the unusual digestive disorders of the adult and child.

We wish to compliment Professor Coelho and his associates for this outstanding contribution to this important field and are proud that we had an opportunity to work closely with him during his formative years as a digestive surgeon. He represents, from our point of view, a role model for the future, a surgeon who is equally comfortable and effective in the laboratory, at the bedside, in the clinic, and in the operating room in serving the needs of the patient.

Frank G. Moody
Lloyd M. Nyhus
Bernard Sigel

SUMÁRIO

VOLUME 1

PARTE 1 — CAPÍTULOS GERAIS

PARTE 2 — CAVIDADE ORAL

PARTE 3 — ESÔFAGO

PARTE 4 — ESTÔMAGO E DUODENO

PARTE 5 — INTESTINO DELGADO

PARTE 6 — APÊNDICE, INTESTINO GROSSO E ÂNUS

VOLUME 2

PARTE 7 — FÍGADO

PARTE 8 — VIAS BILIARES EXTRA-HEPÁTICAS

PARTE 10 — PERITÔNIO E PAREDE ABDOMINAL

PARTE 11 — RETROPERITÔNIO, MESENTÉRIO E OMENTO

PARTE 7

FÍGADO

CAPÍTULO 95

Anatomia e Fisiologia do Fígado

Charles B. Rosen
Silvânia Pimentel

ANATOMIA

Situação Anatômica e Ligamentos

O fígado é maior órgão sólido do organismo, pesando em média 1.200-1.500 g e medindo 12 a 15 cm no plano coronal e 15 a 20 cm no plano transversal. Situa-se entre o quinto espaço intercostal e a margem costal direita. No adulto, o fígado equivale a 1,8% a 3% do peso corporal total, e na criança é relativamente maior, chegando a 5% do peso.

Ligamentos Hepáticos

O fígado é totalmente recoberto por peritônio, exceto na sua porção posterior, onde o peritônio reflete-se em direção ao diafragma, formando os ligamentos triangulares direito e esquerdo. Na sua porção anterior, o peritônio forma o ligamento falciforme, continuando em direção à parede abdominal anterior. Na sua margem livre está o ligamento redondo, que contém a veia umbilical normalmente obliterada. O ligamento falciforme divide-se para formar os ligamentos coronarianos anterior direito e esquerdo; os ligamentos coronarianos posteriores são reflexões do peritônio diafragmático. Os ligamentos coronarianos anteriores e posteriores se unem de cada lado para formar os respectivos ligamentos triangulares. À esquerda, o ligamento coronariano posterior se une ao ligamento redondo e ambos continuam póstero-lateralmente para formar o ligamento gastro-hepático (omento menor). Sua margem livre estende-se do duodeno às estruturas do hilo hepático, formando assim o ligamento hepatoduodenal. Este ligamento vai recobrir a artéria hepática, a veia porta, o ducto biliar, vasos linfáticos e nervos no hilo hepático. Normalmente o ducto biliar se encontra à direita, a artéria hepática à esquerda e a veia porta posteriormente a essas estruturas. O ligamento coronariano direito se estende anteriormente até a flexura hepática do cólon, formando o ligamento hepatocólico. Posteriormente, o ligamento coronariano cursa no sentido caudal até o pólo superior do rim direito, formando o ligamento hepatorrenal.

A veia cava passa pelo retroperitônio na área nua do fígado, sendo envolvida por uma ponte de parênquima entre os lobos direito e caudado.

Lobos Anatômicos

O ligamento falciforme, anteriormente, e o omento menor, posteriormente, dividem o fígado em lobos direito e esquerdo. Os segmentos menores do lobo direito são o lobo caudado na superfície posterior e o quadrado inferiormente (Fig. 95.1).

Anormalidades anatômicas têm sido diagnosticadas com maior freqüência, devido ao uso disseminado de técnicas de imagem como a tomografia computadorizada e o ultra-som. Lobos acessórios têm sido reportados, sendo raros e sem significância clínica. O *lobo de Riedel* ocorre de forma relativamente freqüente e é na verdade uma projeção distal do lobo direito, não sendo dessa forma considerado um lobo acessório verdadeiro. A atrofia lobar pode ocorrer, sendo na maioria das vezes causada por obstruções ao fluxo portal ou biliar no lobo afetado e associado à hipertrofia do lobo oposto[1]. Agenesia do lobo direito é rara e pode ser a causa de hipertensão portal do tipo pré-sinusoidal, além de hipertrofia do lobo esquerdo. Cirrose ou colangiocarcinoma hilar devem ser excluídos como causa da atrofia lobar.

Irrigação Sangüínea

O fígado tem suprimento sangüíneo duplo, proveniente da veia porta e artéria hepática. A veia porta, formada pela confluência das veias esplênicas e mesentérica

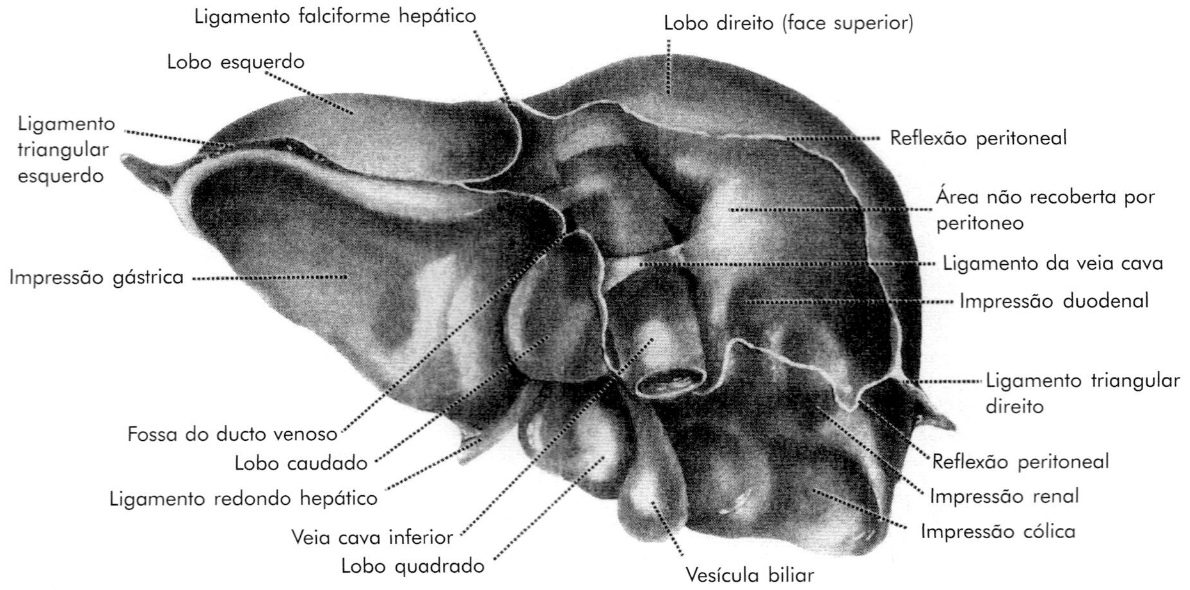

Fig. 95.1 — *Face póstero-inferior do fígado. Lobos anatômicos e os ligamentos hepáticos.*

superior, é responsável por 70% do fluxo sangüíneo, enquanto a artéria hepática, originária do tronco celíaco, provê 30%. Esses dois sistemas estão em constante equilíbrio: se o fluxo portal aumenta, automaticamente o fluxo arterial diminui, e vice-versa.

Normalmente, 1.500 ml de sangue/minuto circulam através do fígado, equivalente a 30% do débito cardíaco. O esquema desse sistema de irrigação sangüínea e as respectivas pressões estão representados na Fig. 95.2.

Veia Porta

A veia porta transporta o sangue rico em nutrientes proveniente de todo o trato digestivo, baço, pâncreas e vesícula biliar, necessário à fisiologia hepática. A veia porta é formada posteriormente à cabeça do pâncreas pela confluência das veias esplênica e mesentérica superior. Ela recebe também tributárias como a veia pancreatoduodenal, veia gástrica esquerda (ou veia coronária) e veia cística. O tronco da veia porta passa posteriormente pelo ligamento hepatoduodenal atrás da artéria hepática e do ducto biliar, dividindo-se em veias porta direita e esquerda para os respectivos lobos hepáticos. O ramo direito é mais curto e largo que o esquerdo, o último está conectado à veia cava inferior pelo ligamento venoso. Antes de adentrar o lobo esquerdo, a veia porta esquerda emite ramos aos lobos quadrado e caudado. Algumas vezes o suprimento para o lobo caudado vem de um ramo próximo à bifurcação da veia porta, podendo em certas situações ser facilmente lesado durante procedimentos cirúrgicos nessa região.

Além dos ramos portais maiores, o fígado recebe irrigação de outras veias da circulação esplâncnica, como o sistema venoso parabiliar de *Couinaud*[2]. Esse plexo de grande variabilidade proveniente das veias pancreatoduodenal e piloroduodenal passa entre o ducto biliar comum e a artéria hepática, dividindo-se no hilo e fazendo parte da rede venosa na placa hilar. Esse plexo também emite ramos para veias em segmentos próximos ao hilo, incluindo ramos diretos para os lobos quadrado e caudado.

Anomalias da Veia Porta

Anomalias da veia porta são relativamente raras. Em alguns casos, um ramo da veia porta esquerda proximal pode suprir a porção anterior do lobo direito[3]. Malformações como pâncreas acinar, duplicação da veia porta e má-rotação intestinal podem estar associadas à presença de veia porta pré-duodenal[4]. Ausência congênita da veia porta está associada à derivação portossistêmica[5]. Atresia da veia porta, uma malformação congênita, está freqüentemente associada a outras anomalias vasculares e normalmente ocorre em resposta à injúria neonatal como onfalite e trombose da veia porta[6]. A atresia biliar muitas vezes também se associa à trombose da veia porta. Outras anomalias podem existir em decorrência de hipertensão portal, que leva ao desenvolvimento de colaterais intra e extra-hepáticas. As colaterais extra-hepáticas têm importância na fisiopatologia das varizes de esôfago.

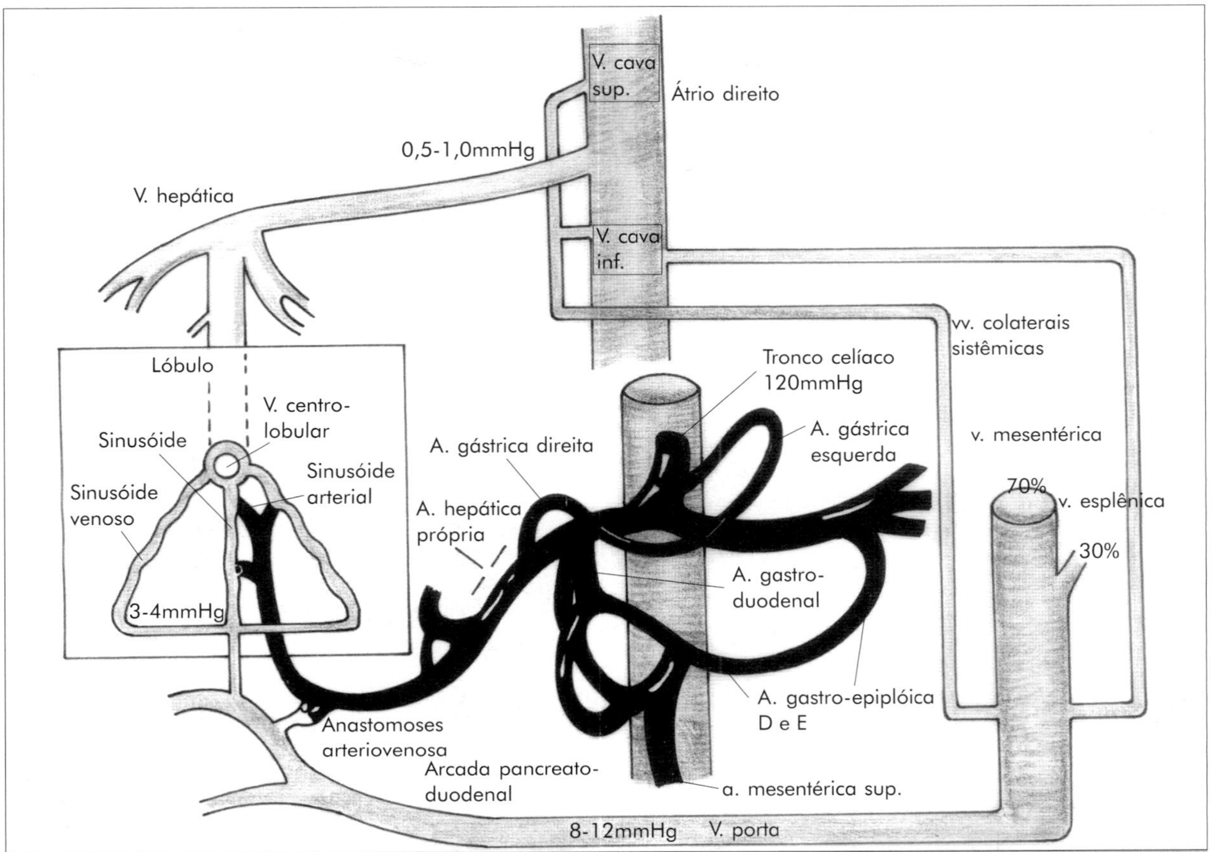

Fig. 95.2 — *Irrigação sangüínea hepática e respectivas pressões. (Adaptado da referência 2.)*

Veias Hepáticas

A drenagem sangüínea do fígado para circulação sistêmica é realizada pelas três maiores veias hepáticas: direita, média e esquerda (Fig. 95.3). A distribuição dessas veias pode variar, na maioria dos casos as veias esquerda e média se unem antes de entrar na veia cava, enquanto a direita tem conexão direta. Em 20% dos casos pode haver duas veias hepáticas direitas, e em 23% pode ocorrer a existência de uma outra veia média ou de uma veia inferior direita, as quais drenam os segmentos V e VI respectivamente[7-8]. O lobo caudado e o parênquima adjacente normalmente drenam diretamente para a veia cava inferiormente à saída das veias hepáticas para a veia cava. Quando ocorre trombose de um veia hepática principal, o lobo caudado é normalmente poupado, sofrendo hiperplasia compensatória[9].

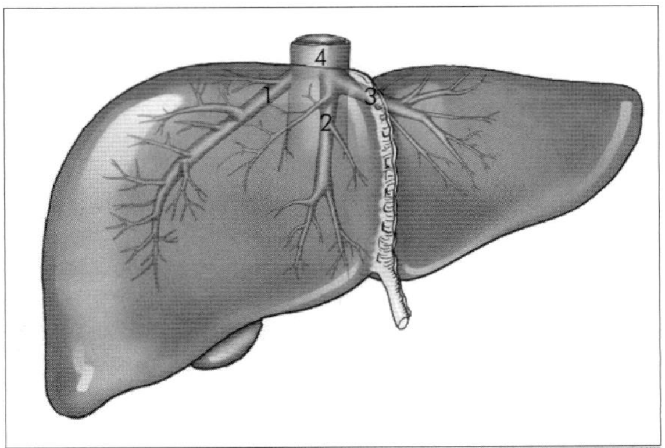

Fig. 95.3 — *Desenho esquemático mostrando as veias hepáticas direita (1), média (2) e a esquerda (3) confluindo para a veia cava supra-hepática (4).*

Artéria Hepática

A artéria hepática é o segundo maior ramo do tronco celíaco[10]. É inicialmente denominada artéria hepática comum até o ponto onde dará o ramo gastroduodenal, passando a ser denominada artéria hepática própria. Cursa juntamente com a porção superior do pâncreas para a direita. Durante seu trajeto dá origem a vários ramos, como as gástricas direita e esquerda, gastroepiplóicas direita e esquerda, supraduodenal, retroduodenal, pancreatoduodenais superior e inferior e, em alguns casos, artérias hepáticas aberrantes e artéria frênica inferior[11].

Em 91% dos casos sobe em direção ao fígado, passando anteriormente à veia porta e em relação à via biliar.

Em 64% dos casos seu trajeto é póstero-lateral esquerdo. A artéria cística se origina ao nível da parte superior do *triângulo de Calot*, que é formado pelo ducto cístico lateralmente, pelo ducto hepático comum medialmente e pela superfície inferior do fígado superiormente.

Anomalias da Artéria Hepática (Fig. 95.4)

Até 50% dos indivíduos podem apresentar anomalias da artéria hepática.[12] O conhecimento dessas anomalias se tornou muito importante desde o advento do transplante hepático, ressecções hepáticas mais amplas e quimioterapia intra-arterial. A anomalia mais comum é a origem da artéria hepática direita da artéria mesentérica superior, ocorrendo em 25% dos casos. Essa artéria anômala pode cruzar o triângulo de Calot, com risco de ser lesada durante colecistectomias, por ser confundida com a artéria cística[1]. Quase na mesma percentagem ocorre a origem da artéria hepática esquerda na artéria gástrica esquerda[10,13]. Estes vasos aberrantes podem ser a única fonte para o suprimento sangüíneo para o respectivo lobo hepático, levando à isquemia quando lesados. Em geral a artéria hepática mantém circulação colateral através de anastomoses com ramos arteriais vindos do tronco celíaco e da artéria mesentérica superior. Anastomoses entre as artérias direita e esquerda podem ocorrer. Essa comunicação entre o suprimento arterial evita isquemia nos casos em que a ligadura de uma artéria se faz necessária para o controle de hemorragias, visto que essas anastomoses podem restabelecer o fluxo arterial em curto período de tempo[14].

Ductos Biliares Intra-Hepáticos

A disposição dos ductos hepáticos ocorre de maneira análoga à distribuição dos ramos da veia porta. À direita os ductos hepáticos anterior e posterior se unem para formar o ducto hepático direito e se unir ao ducto esquerdo, originando o ducto hepático comum. Em 28% dos casos esses ductos segmentares anterior e posterior direitos se anastomosam de forma independente com o ducto hepático esquerdo. No lado esquerdo, os ductos lateral e medial irão se unir para formar o ducto hepático esquerdo. O lobo caudado tem o seu próprio sistema de ductos, que drenam para ambos os ducto hepáticos, direito e esquerdo[15].

Os ductos direito e esquerdo se unem, formando o ducto hepático comum, que após aproximadamente 4 cm irá receber o ducto cístico e formar o ducto biliar comum. Essa junção ocorre aproximadamente a 2,5 cm da borda superior do duodeno.

Vasos Linfáticos

O fígado contém duas redes de vasos linfáticos, uma subserosa superficial e outra interna no parênquima. Os vasos subserosos estão em comunicação direta com os vasos linfáticos ao redor da vesícula biliar. No parênquima, os vasos linfáticos têm origem nos lóbulos hepáticos no *espaço perivascular de Disse* e drenam ao redor dos vasos da tríade portal e na periferia do lóbulo hepático, saindo juntamente com a artéria hepática e a veia porta em direção ao hilo hepático. Existe uma extensa comunicação entre o sistema linfático superficial e intraparenquimatoso.

Inervação

O fígado é inervado por fibras eferentes simpáticas e parassimpáticas. Nervos do sistema simpático têm origem em fibras pós-ganglionares do gânglio celíaco. Os nervos parassimpáticos têm origem nos nervos vagos direitos e nos ramos hepáticos do vago esquerdo. No hilo hepático esses nervos formam os plexos hepáticos.

A inervação sensória ocorre via sistema simpático aferente originado de nervos esplâncnicos e do nervo frênico direito, que são responsáveis pela irradiação da dor originada no fígado para o ombro direito e dermátomos T9-L1.

Segmentação Funcional

O fígado é dividido em segmentos funcionais com base na vascularização, cujo conhecimento é essencial nas ressecções hepáticas. Cantlie, em 1898, sugeriu a divisão anatômica do fígado em lobos direito e esquerdo usando a linha que passa da fossa da vesícula biliar até a veia cava inferior, a *linha de Cantlie*. Essa divisão coincide com a divisão dos ramos direito e esquerdo da veia porta[16].

Usando modelos de injeção de material plástico intravascular seguida por corrosão do parênquima, a vascularização foi mais bem definida por Couinaud, que propôs a segmentação usada atualmente, baseada na distribuição da veia porta. Os lobos direito e esquerdo são divididos em quatro segmentos menores. O fígado direito é dividido vertical e horizontalmente em quatro partes iguais (segmentos V-VIII). O lobo esquerdo é dividido em anterior e posterior (segmentos II e III), o lobo caudado (segmento I) e a porção entre o ligamento falciforme e a linha de Cantlie é o segmento IV[17]. A numeração dos segmentos inicia-se no lobo caudado (segmento I) e segue no sentido horário até o segmento VIII (Fig. 95.5).

Anatomia Microscópica

O fígado é formado por subunidades microscópicas denominadas lóbulos hepáticos; cada um deles apresenta os mesmos componentes arranjados de forma regular piramidal (Fig. 95.6). Na região central do lóbulo hepático situa-se uma veia central tributária da veia hepática (ou veia centrolobular), e na periferia o trato portal, contendo o ducto biliar e ramos da veia porta e da artéria hepática. A partir do trato portal o lóbulo é dividido em zonas: zona 1 (ao redor do trato portal),

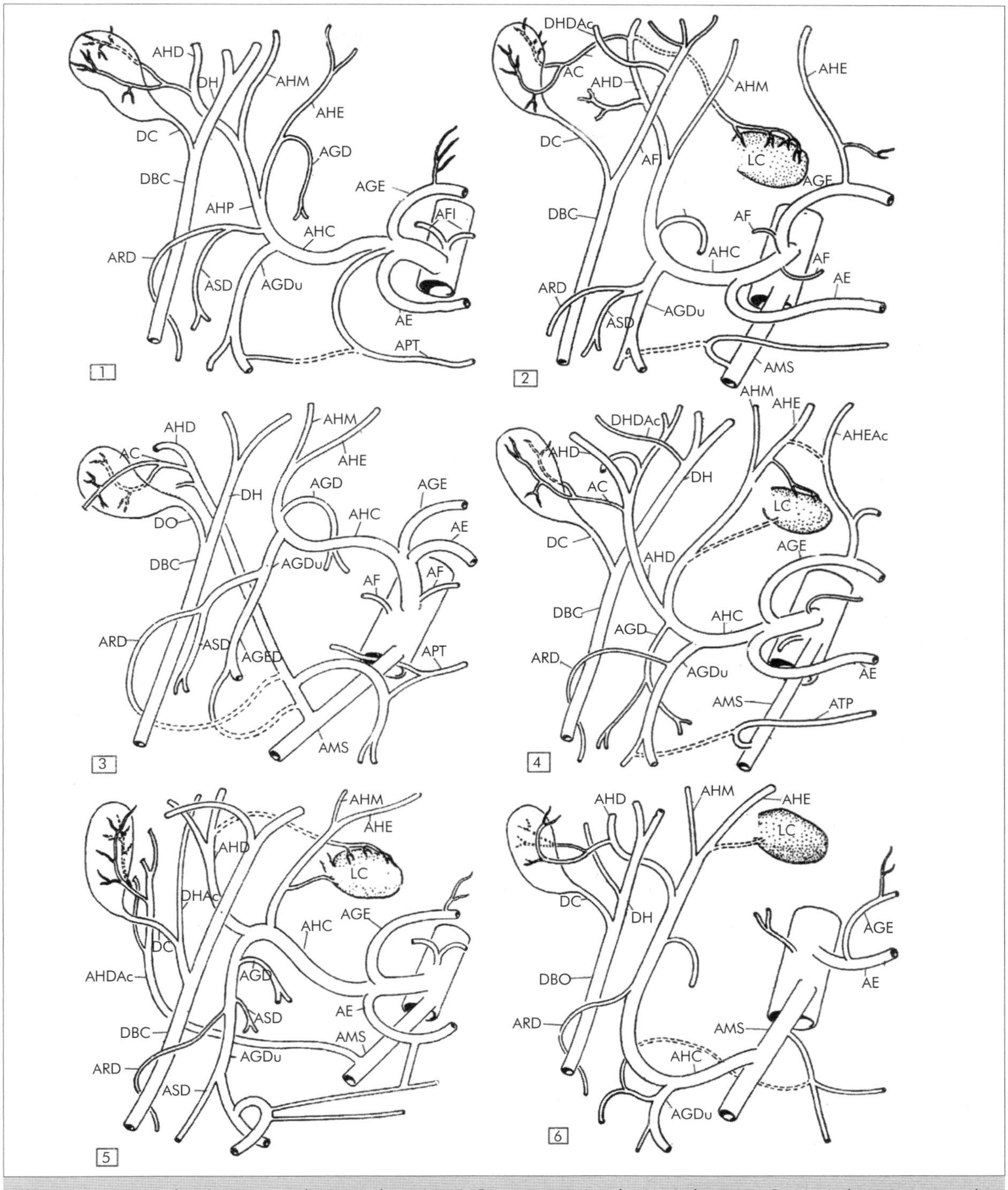

Fig. 95.4 — *Anomalias anatômicas da artéria hepática: 1. Disposição típica da artéria hepática. 2. Artéria hepática esquerda, ramo da a. gástrica esquerda. 3. A. hepática direita, ramo da mesentérica superior. 4) A. hepática esquerda acessória, ramo da a. gástrica esquerda. 5. A. hepática direita acessória, ramo da mesentérica superior. 6. Ausência do tronco celíaco, a. hepática comum, ramo da a. mesentérica superior. (Legenda: AHC — artéria hepática comum, AGDu — artéria gastroduodenal, AHP — artéria hepática própria, ASD — artéria supraduodenal, ARD — artéria retroduodenal, AHE — artéria hepática esquerda, AHD — artéria hepática direita, AGD — artéria gástrica direita, AGE — artéria gástrica esquerda, AHM — artéria hepática média, AFI — artéria frênica inferior, AE — artéria esplênica, APT — artéria pancreática transversa, AMS — artéria mesentérica superior, AC — artéria cística, AHEAc — artéria hepática esquerda acessória, AHDAc — artéria hepática direita acessória, DBC — ducto biliar comum, DC — ducto cístico, DH — ducto hepático, DHDAc — ducto hepático direito acessório, LC — lobo caudado.) (Adaptado da referência 10.)*

zona 2 (intermediária) e zona 3 (em contato com a veia centrolobular), (Fig. 95.7). Entre os tratos portais estão as placas formadas por hepatócitos e sinusóides. Os hepatócitos compreendem 60% do tecido hepático e estão conectados através de *gapjunctions,* as quais têm papel importante na transmissão de impulsos nervosos da zona 1 para a zona 3. Os hepatócitos também estão em contato através de *tight junctions,* que formam os canalículos biliares e coalescem drenando no ducto biliar. A superfície sinusoidal é coberta por uma camada de endotélio fenestrado que recobre o espaço de Disse, e permite a passagem de moléculas maiores, incluindo lipoproteínas. Entre os sinusóides são encontrados as células fagocitárias do sistema reticuloendotelial (células de Kupffer), células de Ito e lipócitos. A comunicação entre as arteríolas e os ramos da veia porta ocorre na porção terminal dos sinusóides.

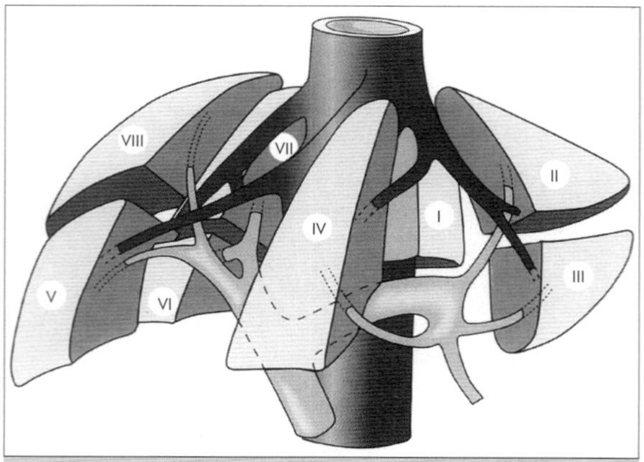

Fig. 95.5 — *Segmentação hepática funcional do fígado, conforme a nomenclatura de Couinaud. (Adaptado da referência 25.)*

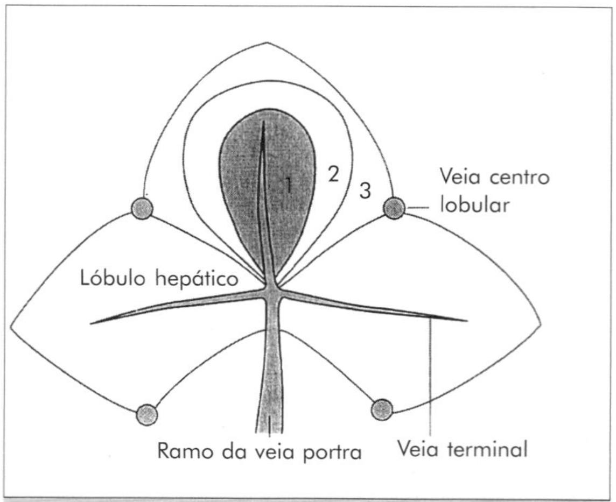

Fig. 95.6 — *Esquema das zonas do trato portal. (Adaptado da referência 25.)*

FISIOLOGIA

A função hepática pode ser dividida em duas categorias: sintética/metabólica e secreção/excreção.

Funções Sintética e Metabólica

O fígado tem como função essencial prover fonte de energia constante para todo o organismo, sendo capaz de armazenar e modular nutrientes conforme necessidades dos órgãos periféricos. A modulação da atividade hormonal do fígado sofre influência do pâncreas, adrenais, tireóide e regulação neuronal.

Metabolismo dos Carboidratos

O fígado tem a habilidade de armazenar glicogênio e sintetizar glicose a partir de outros precursores (gliconeogênese) [18-20]. O processo da gliconeogênese envolve produtos metabólicos não-oxidativos da glicose (piruvato e lactato) provenientes de eritrócitos e tecido muscular durante períodos de exercício extenuante ou inanição.

Metabolismo dos Ácidos Graxos

Os ácidos graxos também são fonte importante de energia para o fígado, sendo capazes de fornecer grandes quantidades de ATP, além de eficiente forma de armazenamento de energia a longo prazo[21]. O fígado tem papel central na regulação da síntese e finalmente transporte de ácidos graxos para outros órgãos.

Síntese Protéica

O fígado é responsável pela síntese de proteínas séricas envolvidas na coagulação como fibrinogênio (fator I), fatores dependentes da vitamina K (II, VII, IX, X), proteína C e S, além do importante papel de remover da circulação os fatores ativadores do plasminogênio, prevenindo a fibrinólise. O fígado também produz proteínas de transporte como a albumina e proteínas para transporte de ferro. A capacidade sintética do fígado pode ser avaliada através de medidas dos níveis séricos dessas proteínas. As proteínas mais importantes sintetizadas pelo fígado e suas respectivas funções estão listadas na Tabela 95.1.

Funções de Secreção e Excreção

O fígado produz a bile, fluido aquoso alcalino constituído por vários compostos orgânicos, incluindo sais biliares, colesterol, lecitina e bilirrubina, derivados da atividade dos hepatócitos. As células dos ductos biliares adicionam água, $NaHCO^3$ e outros sais inorgânicos à bile.

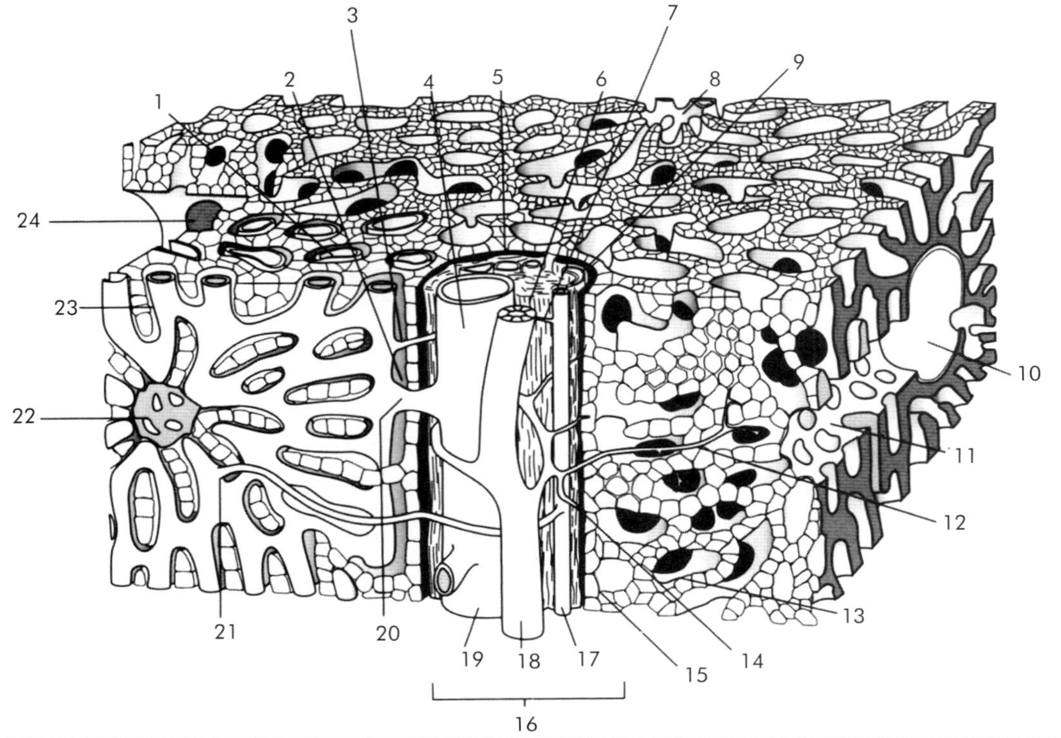

Fig. 95.7 — *Anatomia microscópica do fígado. (Adaptado da referência 25.) (Legenda: 1. Sinusóide, 2. Espaço perissinusoidal de Disse, 3. Capilar arterial, 4. Veia porta, 5. Placa limitante, 6. Tecido conjuntivo periportal, 7. Capilar arterial, 8. Veia centrolobular, 9. Vaso linfático, 10. Veia sublobular, 11. Veia centrolobular, 12. Ducto biliar intralobular, 13. Canalículos biliares na superfície (raros), 14. Ducto biliar no canal portal, 15. Placa limitante, 16. Tríade portal, 17. Artéria hepática, 18. Ducto biliar, 19. Veia porta, 20. Vênulas, 21. Capilar arterial drenando para o sinusóide intralobular, 22. Veia centrolobular, 23. Espaço perissinusoidal de Disse, 24. Veia centrolobular.)*

Tabela 95.1
Principais Proteínas Produzidas pelo Fígado

Proteína	*Função*	*Associação com doença hepática*
Albumina	Proteína carreadora, reguladora osmótica	Diminuída na doença hepática crônica
Alfafetoproteína	Proteína carreadora	Aumentada no carcinoma hepatocelular
Alfa 1 antitripsina	Inibe elastina	Mutações causam doença respiratória e hepática
Ceruloplasmina	Ferroxidase	Diminuída na doença de Wilson
Fibrinogênio	Precursor da fibrina, processo cicatricial	Diminuído na doença hepática crônica
Transferrina	Proteína carreadora de ferro	Aumentada na deficiência de ferro
Ferritina	Forma de armazenamento de ferro	Aumentada na hemocromatose

Os sais biliares são produzidos pelo fígado a partir do colesterol e são excretados na bile. Têm importante papel na digestão de gorduras, agindo como detergentes. Juntamente com o colesterol e a lecitina, permitem a absorção de gorduras através da formação de micelas. Depois de participarem da digestão e absorção de gorduras, a maior parte dos sais biliares é reabsorvida pelo íleo terminal e volta ao fígado através da veia porta para serem reutilizados. Esse sistema de reciclagem é chamado de circulação êntero-hepática. Apenas 5% dos sais biliares são perdidos nas fezes por dia. Essa porção é reposta por novos sais biliares sintetizados pelo fígado.

A bilirrubina, outro importante componente da bile, é o produto resultante da degradação da porção heme da hemoglobina, sendo na verdade um resíduo excretado na bile. No intestino dará a cor marrom às fezes. Na luz intestinal, uma pequena quantidade de bilirrubina é reabsorvida para a circulação sangüínea, sendo responsável pela cor amarela na urina. Se a excreção de bile não ocorre, devido à obstrução completa do ducto biliar por um cálculo, por exemplo, as fezes se tornam claras.

Dentro das funções de excreção, o fígado tem importante papel na detoxificação ou degradação de resíduos orgânicos, hormônios, drogas e outras substâncias exógenas.

O fígado está envolvido no armazenamento de ferro, contendo aproximadamente 10% do estoque total de ferro do organismo, predominantemente ligado à ferritina dentro dos hepatócitos. Em síndromes caracterizadas pelo excesso de ferro, o fígado é o órgão mais afetado. O fígado indiretamente atua na absorção de vitaminas lipossolúveis (A, D, E, K), as quais são dependentes de uma adequada formação de micelas de ácidos graxos pelos ácidos biliares no intestino. Colestase ou interrupção na excreção de bile acarreta má absorção e conseqüentemente deficiência de vitaminas lipossolúveis. [22]

Regeneração Hepática

O fígado tem a capacidade de regeneração e reposição de seu tecido[23]. Essa regeneração está baseada na proliferação de hepatócitos até atingir a massa necessária para a manutenção da função hepática normal. Essa habilidade é evidente no cenário de transplante hepático, quando o tamanho do enxerto pode se expandir ou regredir com o passar do tempo para se adequar ao tamanho do receptor[24]. Com base nesse conhecimento foi possível o desenvolvimento do transplante hepático intervivos.

REFERÊNCIAS BIBLIOGRÁFICAS

1. Wanless IR. Physioanatomic considerations. In *Schiff's Diseases of the liver*. 8th ed., Philadelphia, Lippincott-Raven Publishers: 3-36, 1999.
2. Couinaud, C. The parabiliary venous system. *Surg Radiol Anat* 10:311-316, 1988.
3. Madding GF, Kennedy PA. Trauma of the liver. In: Calne RY, ed. *Liver surgery with operative color illustrations*. Philadelphia: WB Saunders: 5- 22, 1982.
4. Stevens JC, Morton D, McElvee R, Hamit HF. Preduodenal portal vein: two cases with differing presentation. *Arch Surg* 113:311-313, 1978.
5. Morgan G, Superina R. Congenital absence of portal vein: two cases and a proposed classification system for portosystemic vascular anomalies. *J Pediatric Surg* 29:1239-1241, 1994.
6. Wanless IR. Noncirrotic portal hypertension: recent concepts. *Prog Liver Dis* 14:265-278, 1996.
7. Honda H, Yanaga K, Onitsuka H, et al. Ultrasonographic anatomy of veins draining the left liver: feasibility of the live related transplantation. *Acta Radiol*. 32:479-484, 1991.
8. Cheng YF, Huang TL, Chen CL, et al. Variations of the middle and inferior right hepatic veins: application in hepatectomy. *J Clin Ultrasound* 25:175-182, 1997.
9. Tavill AS, Wood EJ, Creel L, Sherlock S, et al. The Budd-Chiari syndrome. Correlation between hepatic scintigraphy and the clinical, radiological and pathological findings in 19 cases of hepatic venous outflow obstruction. *Gastroenterol* 68:509-518, 1975.
10. Michaels NA. Newer anatomy of liver: variant blood supply and collateral circulation. *JAMA* 172:125-132, 1960.
11. Michels NA. Collateral arterial pathways to the liver after ligation of hepatic artery and removal of celiac axis. *Cancer* 6:708-723, 1953.
12. Daseler EH, Anson BJ, Hambley WC, Reimann AF. The cystic artery and constituents of the hepatic pedicle: study of 500 specimens. *Surg Gynecol Obstet* 85:47-63, 1947.
13. Bengmark S, Rosengren K. Angiographic study of the collateral circulation to the liver after ligation of the hepatic artery in man. *Am J Surg* 119:620-624, 1970.
14. Mays ET. Critical wounds of liver and juxtahepatic veins. *Am Surg* 43:635-655, 1977.
15. Healey, J.E. Jr, Schroy, PC. Anatomy of the biliary ducts within the human liver: Analysis of the prevailing pattern of branchings and the major variations of the biliary ducts. *Arch Surg* 66:599-616, 1953.
16. Cantlie J. On a new arrangement of the right and left lobes of the liver. *Proc Ana Soc Great Britain and Ireland* 32:4-9, 1898.
17. Couinaud C. Notes sur l'architecture anatomic e chirurgicale du foie. *Presse Medicale* 33:709-712, 1954.
18. Pilkis SJ, Granner DK. Molecular physiology of the regulation of hepatic gluconeogenesis and glycolysis. *Annu Rev Physiol* 54:885-909, 1992.
19. Granner D, Pilkis S. The genes of hepatic glucose metabolism. *J Biol Chem* 265: 10173-10176, 1990.
20. Alonso MD, Lomako J, Lomako WM, Whelan J W. A new look at the biogeneses of glycogen. *FASEB J* 9:1126-1136, 1995.
21. Seifter S, Englard S. Energy metabolism. In Arias IM (ed). *The liver biology and pathobiology*. 3rd ed., New York, Raven Press: 323-314, 1994.
22. Sokol RJ. Fat-soluble vitamins and their importance in patients with cholestatic liver diseases. *Gastroenterology Clin North Am* 23:673-705, 1994.
23. Fausto N, Webber EM. Liver regeneration. In Arias IM (ed). *The liver biology and pathobiology*. 3rd ed., New York, Raven Press: 1059-1084, 1994.
24. Steer CJ. Liver regeneration. *FASEB J* 9:1396-1400, 1995.
25. Sherlock S. Anatomy and function. In Sherlock, S. *Diseases of the liver and biliary system*. 11th ed., Oxford, Blackwell: 1-17, 2002.

96

CAPÍTULO

Avaliação do Paciente com Doença Hepática

Edna Strauss

História Clínica

As doenças hepáticas costumam ser oligossintomáticas ou mesmo assintomáticas, e o exame físico associado a dados laboratoriais contribui de forma definitiva para o diagnóstico. A história clínica, entretanto, é de fundamental importância no diagnóstico de várias hepatopatias.

Identificação

Nome/Raça ou Etnia

Além de servir para a óbvia identificação do paciente, o nome poderá fornecer subsídios quanto à raça ou etnia, é importante na caracterização da doença. Um nome japonês, por exemplo, já poderá lembrar ao médico da maior suscetibilidade dessa raça ao vírus da hepatite B (VHB) [46]. No Brasil, entretanto, como ocorre grande miscigenação de raças e cores, nem sempre é possível definir com exatidão esse dado.

Sexo

Algumas doenças acometem preferencialmente homens ou mulheres. Assim, enquanto a cirrose alcoólica, a hemocromatose e mesmo a hepatite crônica pelo VHB são mais freqüentes nos homens, as hepatites auto-imunes, a cirrose biliar primária e a obstrução biliar por coledocolitíase são mais comuns nas mulheres[34].

Idade

A idade é fator de importância fundamental. No período neonatal, até 30 dias de vida, a síndrome ictérica geralmente se deve à icterícia fisiológica do recém-nascido, mas após 30 dias deve ser feito o diagnóstico diferencial entre atresia de vias biliares e colestase neonatal. Antes dos 6 meses de vida as hepatites por vírus são quase inexistentes, o que é explicado pelo fato de, entre nós, a maior parte das mães estar naturalmente imunizada contra o vírus da hepatite A (VHA), transferindo passivamente essa imunidade a seus filhos. Já para as hepatites pelo vírus B (VHB) e pelo vírus da hepatite C (VHC), a mãe pode ser transmissora da doença, desde que seja portadora do vírus. Porém, quando ocorre a transmissão, ela se faz pelas contaminações durante o parto, havendo um período de incubação do vírus superior a 3 meses para que a doença se manifeste clinicamente na criança[32]. No caso da hepatite C, é normal o achado de anti-VHC no recém-nascido de mãe contaminada, sendo que o diagnóstico de hepatite C na criança só pode ser realizado após 12 meses de permanência do anticorpo, associado à positividade do RNA-VHC em duas ocasiões distintas. No adulto, há vários outros exemplos da influência da idade no diagnóstico, como, por exemplo, a ocorrência de icterícias constitucionais nos jovens, assim como outras doenças hereditárias, como a doença de Wilson (degeneração hepatolenticular).

Profissão/Ocupação

Além de informar-se sobre a profissão do paciente, é interessante que o médico saiba com maior precisão a natureza de sua ocupação. Por exemplo, a profissão de operário poderá não fazer lembrar de hepatopatia, mas o eventual uso de substâncias tóxicas durante o trabalho orientará o médico quanto a possível associação etiológica no desencadeamento de lesão hepática. Também é clássico que os garçons e indivíduos que trabalham em bares costumam tomar álcool em excesso, podendo desenvolver doença hepática alcoólica, mesmo quando assintomáticos.

Estado Civil/Atividade Sexual

No mundo moderno o estado civil mantém sua importância jurídica, mas perdeu totalmente qualquer significado médico. Assim sendo, o questionamento válido sobre a vida emocional do paciente e a presença de parceiro(a) sexual ou outras eventuais preferências deve ser realizado, mas apenas após uma entrevista prolongada, quando o médico já conseguiu conquistar a confiança de seu paciente. A transmissão sexual das hepatites por vírus B faz com que esse interrogatório adquira particular importância, pois a homossexualidade e a promiscuidade sexual constituem fatores de risco, além de serem meio de difusão e perpetuação dessas infecções[45].

Procedência Remota/Atual

O local de origem ou a estada prolongada do paciente em determinadas áreas geográficas fazem-no suscetível à aquisição de determinadas doenças, endêmicas em certas regiões. Considerando apenas o território nacional e as hepatopatias, temos que o cisto hidático é mais comum no Sul do país, enquanto a esquistossomose acomete nordestinos e mineiros; amebíase hepática tem sido descrita com freqüência no Ceará, enquanto a hepatite delta é endêmica no oeste da Amazônia[44,30].

QUEIXA PRINCIPAL/HISTÓRIA DA MOLÉSTIA ATUAL

Muitas vezes os pacientes não fornecem história clínica por estarem em encefalopatia hepática ou em choque hipovolêmico devido à hemorragia digestiva alta. Nessas circunstâncias, os dados são obtidos através de familiares ou acompanhantes do paciente.

Em condições não-emergenciais, deve-se obter uma história clínica do próprio paciente, através de seu relato espontâneo. Nas fases crônicas de sua doença o hepatopata queixa-se pouco, sendo freqüentemente levado à consulta por seus familiares, por terem notado icterícia ou ascite. Já nas doenças agudas, o início da enfermidade costuma ser mais bem definido, porém os sintomas são pouco específicos: anorexia, mal-estar, febre, náuseas, sendo que o aparecimento da icterícia aponta para o envolvimento do fígado. Procurando intervir o mínimo possível, o médico anotará a ordem cronológica do aparecimento dos diferentes sintomas.

ANAMNESE DIRIGIDA

É muito freqüente que o paciente não se refira espontaneamente a alguns sintomas importantes na avaliação da hepatopatia. Assim sendo, o médico deve questioná-lo sobre itens específicos, porém de maneira a não induzir uma falsa afirmação.

Icterícia, Colúria, Acolia Fecal e Prurido

A forma de instalação, eventuais flutuações e a progressão da icterícia são dados importantes a serem pesquisados durante a anamnese dirigida. A colúria costuma acompanhar as hiperbilirrubinemias com predomínio da fração conjugada e deve ser diferenciada da hematúria. Por vezes, a colúria precede o surgimento de icterícia em alguns dias. O questionamento sobre fezes acólicas ou hipocólicas deve ser muito preciso, de preferência pedindo-se ao paciente que aponte a coloração das fezes (tons esbranquiçados ou acinzentados costumam estar presentes em paredes, móveis ou objetos próximos).

O sintoma de prurido, que aponta para o diagnóstico de icterícia colestática intra ou extra-hepática, também deve ser questionado com cautela. O prurido intenso leva a evidentes escoriações que serão visualidas ao exame físico, podendo não ter sido referido na anamnese espontânea. O prurido da colestase, de etiopatogenia desconhecida, parece não se relacionar com os níveis de sais biliares, podendo ter origem neurogênica central. O uso de substâncias antagonistas de opióides endógenos tem provocado alívio do sintoma, sugerindo que opióides endógenos estejam envolvidos na patogênia do prurido da colestase[16].

Ascite/Edema

O paciente deve ser questionado sobre aumento recente do volume abdominal, o qual pode ser devido ao acúmulo de água (ascite), mas também por excesso de panículo adiposo. Neste último caso, é importante que o médico esteja atento ao diagnóstico de esteato-hepatite, devida à obesidade, particularmente quando associada ao diabetes do tipo 2. Essa condição clínica pode levar a alterações de enzimas hepáticas, associada à presença de esteatose ao ultra-som. Seu reconhecimento clínico como entidade nosológica é relativamente recente[7], sendo aceito que no amplo espectro da doença está incluída a evolução para a cirrose[25].

A ascite pode ser devida a afecções hepáticas, pancreáticas, a alterações do peritônio abdominal, de origem inflamatória ou neoplásica, ou ainda conseqüente a alterações renais, cardiocirculatórias ou sistêmicas. Assim, é importante o diagnóstico diferencial cuidadoso. De forma semelhante ao que ocorre nos problemas pancreáticos e peritoneais, a ascite do hepatopata costuma preceder os edemas, ao contrário do que ocorre nos pacientes cardíacos, renais ou hipoalbuminêmicos.

A ascite, quando aparece no hepatopata crônico, costuma ser insidiosa, sempre indolor, acompanhada de oligúria. Se o paciente ou os familiares forem bons observadores, relatarão que o peso corporal estacionou ou pouco aumentou, pela concomitância da perda de massa muscular, principalmente em braços e pernas.

A presença de circulação colateral na parede abdominal raramente é referida pelo paciente, mas hérnia umbilical protrusa, nos casos de ascite volumosa, torna-se uma queixa freqüente. O edema de membros inferiores é ascendente e pode atingir a bolsa escrotal, causando grande desconforto ao paciente. Nem sempre a ascite de hepatopata acompanha-se de edemas de membros inferiores, sendo essa associação importante na conduta terapêutica.

Hemorragia Digestiva Alta/Sangramentos

A hemorragia digestiva no hepatopata constitui sintoma de maior gravidade do que em outras doenças do tubo digestivo. De fato, nossa experiência demonstra índice de mortalidade por hemorragia digestiva alta em 30% dos casos[41], qualquer que seja o episódio hemorrágico. A morbidade desse sintoma é considerável, sendo freqüente a descompensação hepática após hemorragia digestiva alta, com aparecimento de ascite, icterícia, encefalopatia ou infecções.

O diagnóstico diferencial de hematêmese é feito com os vômitos em borra de café (por estase gástrica), e para a melena é importante diferenciar das fezes escuras conseqüentes ao uso de sulfato ferroso, quando elas não apresentam o odor característico da melena e costumam ser formadas.

O hepatopata crônico, além de sangrar pela ruptura de varizes esofágicas, também tem maior propensão a fazê-lo por gastrite ou úlcera péptica[6]. Apenas o diagnóstico endoscópico nas primeiras 24 horas poderá confirmar a origem do sangramento.

Sangramentos gengivais, petequiais ou equimoses freqüentes podem ser queixas tanto iniciais como evolutivas, nas hepatopatias crônicas e também nas hepatites agudas, em sua forma fulminante. Em ambos os casos esses sintomas são devidos à insuficiência hepatocelular, pela intensa alteração dos fatores da coagulação sangüínea, quase todos sintetizados no fígado[4].

Encefalopatia Hepática

Queixas de alterações do comportamento, com manifestações nitidamente neuropsíquicas, podem ocorrer como forma de apresentação ou na evolução clínica dos hepatopatas, sendo referidas pelos familiares e não propriamente pelo paciente. Muitas vezes este é levado ao psiquiatra ou mesmo internado em sanatórios. Uma anamnese bem-feita, aliada a dados do exame físico, levantará a hipótese de hepatopatia. Por vezes, inadvertidamente, um médico prescreve sedativos para um paciente "agitado". O uso dessas drogas piora o quadro clínico, levando o paciente aos graus III e IV de encefalopatia hepática, ou seja, coma superficial e profundo. Desde que o neurologista afaste sinais de localização cerebral para justificar o quadro, sendo estabelecido o diagnóstico de coma metabólico, deve-se cogitar a encefalopatia hepática por insuficiência hepatocelular ou por colaterais portossistêmicas.

SINTOMAS GERAIS NO CURSO DE HEPATOPATIA

Dor

A dor é queixa eventual, raramente importante no paciente hepatopata. Nas hepatites agudas, pode ocorrer dor discreta em hipocôndrio direito, por aumento do volume hepático e distensão da cápsula de Glisson. Nos cistos, abscessos ou tumores, sempre que houver crescimento do órgão, pode ocorrer dor, a qual geralmente é surda e contínua.

Nas hepatopatias crônicas não costuma haver dor. Assim, quando o hepatopata crônico, particularmente o cirrótico, começar a apresentar dor na região hepática, deve-se suspeitar de transformação maligna (hepatocarcinoma). Se, entretanto, o paciente apresentar ascite, o aparecimento de dor abdominal sugere peritonite bacteriana espontânea, sendo indicada investigação adequada, com cultura de líquido ascítico.

Febre

A febre acompanha vários tipos de hepatopatias. Entre as hepatopatias agudas por vírus, todas podem evoluir com febre, mas é a hepatite pelo vírus A que provoca febre alta (até 39°C), podendo haver febrícula nas outras etiologias (até 37°C). Nas formas crônicas de hepatopatias, o aparecimento de temperaturas pouco acima do normal costuma ser explicado pela própria doença, porém febres altas sugerem infecções bacterianas associadas[4], exceto na hepatite alcoólica, que pode cursar com febre alta, leucocitose e desvio para a esquerda, sem qualquer processo infeccioso concomitante.

Os abscessos hepáticos, quer piogênicos quer amebianos, também cursam com febre elevada, queda do estado geral e dor no hipocôndrio direito.

Anorexia/Emagrecimento

São muito freqüentes em hepatopatias, tanto agudas como crônicas, mas sua ausência não afasta a hipótese de comprometimento hepatocelular. Por serem sintomas freqüentes e inespecíficos, não auxiliam muito o diagnóstico. Alguns alcoolistas crônicos apresentam-se com anorexia e emagrecimento, e, após terem sido exaustivamente investigados quanto à presença de neoplasia, chega-se ao diagnóstico de cirrose.

Astenia

Embora inespecífico, esse sintoma precisa ser valorizado. Nas hepatites agudas ele costuma ser sintoma inicial, precedendo a icterícia e nas formas anictéricas pode ser o único sintoma. Também nas hepatites crônicas, com ou sem fase aguda inicial, o sintoma predominante é a astenia. Assim, sendo valorizada por alguns pacientes e negligenciada por outros, a astenia é sintoma freqüente e por vezes único em hepatopatias.

Dores Articulares e Musculares/Alterações Cutâneas

Nas infecções virais as dores articulares podem ocorrer por depósito de imunocomplexos. Assim, os vírus hepatotrópicos, tanto o VHB como o VHC, podem produzir esse sintoma, por vezes mais intenso e associado a manifestações extra-hepáticas como glomerulonefrite, crioglobulinemia, artrite reumatóide e poliarterite nodosa[28]. Já as dores musculares, quando intensas e associadas à icterícia, sugerem leptospirose, infecção que acomete simultaneamente fígado e rins.

As alterações cutâneas, próprias de hepatopatia, além da icterícia e equimoses (já referidas), são as aranhas vasculares/telangiectasias e o eritema palmar. É possível, embora raro, que o paciente procure o médico por apresentar esses sinais.

Outra queixa possível, no paciente hepatopata, é o aparecimento de "bola" no abdômen, com localização no hipocôndrio direito, epigástrio ou hipocôndrio esquerdo. Essa impressão do paciente pode corresponder efetivamente à palpação do fígado no hipocôndrio direito ou epigástrio, ou ainda à palpação do baço no hipocôndrio esquerdo.

Amenorréia/Alterações da Libido

Na evolução da cirrose hepática não são infreqüentes as queixas de amenorréia na mulher e de impotência no homem.

CONDIÇÕES DE VIDA E HÁBITOS DO PACIENTE

Tornou-se clássico na literatura médica brasileira perguntar ao paciente se ele já tomou banho em "lagoa de coceira". Entretanto, a procedência do paciente e o conhecimento, por parte do médico, das microrregiões endêmicas de esquistossomose são mais importantes do que a eventual resposta a essa pergunta, que aliás é freqüentemente negativa, mesmo em esquistossomóticos.

De fato, sabe-se que o prurido não é uma constante após banhos em águas infectantes. Além disso, em cidades interioranas, a contaminação se faz através, principalmente, de pequenos córregos, atrás ou próximo às residências, e onde os moradores se banham, lavam suas roupas e utensílios de cozinha, além de defecarem.

Alcoolismo

Classicamente, aceitava-se que provável lesão hepática pelo álcool podia ocorrer quando a ingestão diária de bebidas alcoólicas, por tempo superior a 10 anos, fosse igual ou maior do que 80 gramas de etanol puro ao dia, calculável pela seguinte fórmula:

$$\text{Quantidade/dia} = \frac{\text{dose em ml x grau x 0,8}}{100}$$

em que:

Bebida	Grau
cerveja	06
vinho	12
conhaque, rum	40
uísque	43
pinga	46

Atualmente sabemos, por estudos epidemiológicos bem conduzidos, que doses diárias iguais ou superiores a 40 g/dia para o homem e 20 g/d para a mulher são suficientes para causar lesão hepática. Embora o surgimento de cirrose exija tempo de consumo superior a 7 anos, a hepatite alcoólica pode se desenvolver com apenas 3 anos de alcoolismo crônico. Assim sendo, na avaliação do paciente com doença hepática alcoólica, os dados sobre etilismo compreendem o tipo de bebida ingerida e seu respectivo teor alcoólico, o tempo de consumo e sua quantidade[39,40].

Mais recentemente, para facilitar a anamnese, convencionou-se utilizar o número de drinques. A lata de cerveja, o cálice de vinho e a dose de uísque ou pinga correspondem a aproximadamente 20 g de etanol puro (1 drinque). Desta forma, dois ou mais drinques diários são suficientes para o desenvolvimento de doença hepática alcoólica.

Toxicomania

Nem sempre é simples se obter do paciente a informação de que é usuário de drogas. Embora a maconha e outros tóxicos inalados ou ingeridos não atinjam diretamente o fígado, o viciado em drogas cedo ou tarde iniciará o uso de substâncias mais fortes, injetáveis.

O costume, entre os viciados, de se drogar em grupo, usando as mesmas seringas e agulhas, além de total falta de assepsia, leva a contaminações diversas, entre elas as hepatites B, C e delta.

Tabagismo

Esse vício, amplamente aceito pela sociedade, interfere apenas indiretamente nos hepatopatas. Na hepatite aguda é comum o paciente apresentar aversão ao cigarro, mas nas fases crônicas isso não costuma ocorrer. Desaconselha-se o tabagismo nas fases descompensadas da hepatopatia crônica devido às freqüentes complicações pulmonares, que chegam a ser causa de óbito nesses pacientes.

ANTECEDENTES PESSOAIS/FAMILIARES

Sendo as hepatites causas possíveis de hepatopatia, o interrogatório sobre eventual hepatite em passado recente ou remoto é de fundamental importância. A hepatite contraída em idade escolar, com sintomas leves e de curta duração, pressupõe o diagnóstico de hepatite pelo vírus A, a qual secura sem deixar seqüelas. Entretanto, sem exames sorológicos específicos, que estabelecem o diagnóstico etiológico durante a fase aguda da doença, o diagnóstico será sempre presuntivo.

Como os diversos tipos de hepatites podem causar infecção hepática assintomática e, persistindo no organismo, levar à hepatopatia crônica (exceto as hepatites A e E), o médico deve, no interrogatório de antecedentes, procurar dados epidemiológicos sugestivos de eventual contato com os vírus B, C e delta. Os dados a serem pesquisados são basicamente os seguintes: (a) injeções com agulhas não-descartáveis (toxicômanos ou não); (b) outros contatos com agulhas: acupuntura, tatuagem etc.; (c) transfusões de sangue ou hemocomponentes até 1993, quando sorologia para o anti-VHC passou a ser realizada nos doadores de sangue; (d) cirurgias ou hospitalizações prévias, principalmente os hemodialisados e pacientes submetidos a circulação extracorpórea por cirurgias cardíacas; (e) ser de área de saúde (médicos, enfermeiros, atendentes etc.), estando em contato com sangue e/ou secreções de pacientes; (f) homossexualismo masculino/ promiscuidade sexual; (g) ter familiares com hepatite ou portadores do vírus (com ou sem doença hepática).

Nos antecedentes pessoais, além da enumeração de outras doenças agudas ou crônicas que lhes tenham ocorrido recentemente, é importante averiguar o uso de medicamentos. De fato, sabe-se que são poucas as drogas para as quais ainda não se descreveu algum tipo de dano hepatocelular. O uso de tranqüilizantes, anti-hipertensivos, tuberculostáticos, alguns analgésicos e mesmo certos laxantes é capaz de provocar hepatopatias, para citar apenas os mais freqüentes. Outros tóxicos ambientais, usados na indústria ou na agricultura, como DDT, organofosforados etc., também podem ser hepatotóxicos.

A averiguação de doenças hepáticas ou icterícias na família pode trazer importantes subsídios ao diagnóstico de algumas hepatopatias mais raras, que têm componente hereditário familiar, como a síndrome de Gilbert e Dubin-Johnson, a doença de Wilson, a deficiência de alfa-1-antitripsina, a hemocromatose etc.

EXAME FÍSICO

De posse dos dados da história e com a hipótese de hepatopatia já levantada, podemos orientar o exame físico na busca de sinais que auxiliem o diagnóstico.

Inspeção Geral. Postura/Marcha/Atitude

Nas encefalopatias hepáticas, o paciente pode apresentar-se sonolento, com desvios de comportamento ou agitado, irritado, agressivo e ocasionalmente com alterações de postura e marcha.

Fácies/Fala/Hálito

Não existe uma fácies típica para hepatopata adulto, sendo referido o aumento das parótidas nos alcoolistas, sinal este pouco freqüente em nossa experiência. Em hepatologia pediátrica uma fácies típica tem sido descrita na síndrome de Alagille: fronte larga e proeminente, olhos profundos e bem espaçados e queixo pontiagudo. A fala arrastada, com dificuldade de articulação das palavras, ou então o olhar desatento e longínquo do paciente durante a consulta ou visita médica podem ser sugestivos de encefalopatia, exigindo exames neurológicos mais acurado ou testes psicométricos para diagnóstico. O hálito hepático, que se assemelha ao de maçã podre, já foi muito valorizado no diagnóstico da encefalopatia hepática, mas, além de ser extremamente subjetivo, não costuma ser precoce.

Coloração da Pele e das Mucosas

Pela simples inspeção o médico poderá notar a icterícia, quando em graus moderados ou intensos. Entretanto, a detecção de icterícias leves exige boa iluminação, de preferência com a luz natural, sendo importante a pesquisa desse sinal em mucosas e escleras, com finalidade de não confundir a cor amarelada da pele, conseqüente ao uso de atebrina ou devida à hipercarotenemia. A cor escura da pele ocorre nas colestases prolongadas e severas, enquanto o tom bronzeado sugere hemocromatose. A anemia deve igualmente ser investigada.

Xantelasmas/Xantomas

Sinais encontradiços nas cirroses biliares e/ou colestases crônicas, os xantelasmas costumam surgir ao redor dos olhos ou dos lábios. Essa variedade plana do acúmulo de lipídios na pele também pode ocorrer sob as mamas, na região palmar ou no pescoço. Já os xantomas, com sua forma tuberosa, estão associados a níveis mais elevados de lipídios circulantes e são caracteristicamente encontrados em superfícies extensoras, como cotovelos, joelhos, tornozelos ou nádegas, além de cicatrizes.

Equimoses/Hematomas

Equimoses e eventualmente hematomas são achados freqüentes em hepatopatias graves, tanto agudas como crônicas, sendo devidos a importantes alterações da coagulação sangüínea.

Aranhas Vasculares/Telangiectasias

As aranhas vasculares são achados cutâneos muito encontradiços em cirrose hepática de qualquer etiologia, embora sejam mais freqüentes nos alcoolistas[2]. Podem ser encontradas em alcoolistas sem cirrose e em enfermidades como artrite reumatóide, tireotoxicose e outras, além de poderem surgir na gravidez e em pessoas normais, por problemas constitucionais. Elas se distribuem preferencialmente pelo tórax, pescoço, face e membros superiores; raramente são encontradas em abdômen ou membros inferiores. De coloração vermelho-viva ou esmaecida, têm três partes: corpo, raios (ou pernas) e eritema circunjacente. Existem em tamanhos variados, e, quando grandes, o corpo pode apresentar-se mais elevado e sua pulsatilidade ser evidente. Para sua caracterização, deve-se pressionar a parte central com lâmina de vidro ou ponta fina, o que ocasiona imediato desaparecimento dos raios e do eritema. Aceita-se que o achado de aranhas vasculares em número superior a 5, desde que bem caracterizados, sugere hepatopatia ou pelo menos alcoolismo crônico. Devemos diferenciá-las das telangiectasias, que são formações vasculares lineares e não- uniformes, sem a estrutura aracneiforme.

Eritema Palmar/Contratura de Dupuytren

O eritema palmar, localizado preferencialmente nas regiões tenar, hipotenar e polpas digitais, preservando a região central das mãos, é muito freqüente nas cirroses, principalmente de etiologia alcoólica, não sendo sinal específico de hepatopatia. Assim como as aranhas vasculares, ele ocorre na gravidez, em pessoas normais ou associado a outras enfermidades.

A contratura de Dupuytren ou da fáscia palmar, abrangendo freqüentemente os tendões flexores do terceiro, quarto e quinto dedos, pode ser encontrada na cirrose alcoólica, mas não é um sinal freqüente[42].

Unhas Brancas/Hipocráticas (em Vidro de Relógio)

Alterações ungueais têm sido descritas na cirrose hepática. Entre elas, as unhas brancas e as unhas em vidro de relógio são eventualmente encontradas, embora não sejam sinais caracteríticos, podendo associar-se a outras enfermidades, principalmente cardiopatias ou pneumonias.

Queda de Pêlos/Distribuição Feminina

Freqüentemente citada na literatura, a queda de pêlos nos cirróticos nem sempre é evidente. Já a distribuição dos pêlos da região pubiana, em casos de cirrose avançada, assume no homem o aspecto triangular, próprio do sexo feminino[1].

Condição Nutricional: Desnutrição/Obesidade

Há grande polêmica quanto a métodos de avaliação nutricional, principalmente em hepatopatias crônicas[43], sendo ainda valorizada a impressão subjetiva obtida na simples inspeção do paciente. A atrofia muscular constitui dado de grande importância na avaliação clínica das hepatopatias crônicas. Ela se torna evidente assim que o paciente desnuda tronco e membros superiores e também no exame completo dos membros inferiores. Mesmo sem utilizar o paquímetro para a mensuração adequada, na meia altura do braço, o médico constata, de forma freqüente e em casos iniciais de cirrose, um desgaste muscular visível. Outros dados cutâneos ou de alterações de cabelos e pêlos, comuns na desnutrição grave, são pouco observados na cirrose hepática. Por outro lado, a obesidade é o principal fator de risco para o desenvolvimento de esteato-hepatite não-alcoólica (NASH)[22]. Ao exame físico, chama a atenção para essa doença o acúmulo de gordura na região abdominal. Desta forma a circunferência da cintura é um dos parâmetros mais valorizados atualmente, devendo estar abaixo de 98 cm para o homem e 80 cm para a mulher.

Ginecomastia

Esse sinal pode ser suspeitado à inspeção, mas só pode ser comprovado pela palpação. O acúmulo de tecido adiposo nessa região deve ser diferenciado de glândulas mamárias pela consistência característica. A ginecomastia é freqüentemente dolorosa quando de sua instalação, podendo ser unilateral. Surge relacionada a transtornos fisiológicos, como a puberdade, enfermidades variadas, como doenças endócrinas, renais, respiratórias ou hepáticas, e freqüentemente está associada ao uso de alguns medicamentos, como a espironolactona.

Exame Físico do Abdômen

Veias abdominais dilatadas (Circulação colateral)

A visualização das veias dilatadas na parede abdominal, significando a presença de conexões do sistema venoso portal com veias do peritônio, veia epigástrica ou umbilical, ocorre na síndrome de hipertensão portal e freqüentemente associa-se com ascite. A circulação colateral portal deve ser diferenciada de vasos colaterais provenientes de obstrução da veia cava inferior. Nessa última condição as veias são mais proeminentes nos flancos e podem ocorrer no dorso. A direção do fluxo, pela técnica da compressão venosa entre dois dedos, nem sempre pode ser verificada devido à ineficácia das válvulas em veias dilatadas. Entretanto, se o fluxo é descendente em veias situadas abaixo da cicatriz umbilical, a circulação colateral é devida à hipertensão portal.

Fístulas arteriovenosas concomitantes ou causadoras de hipertensão portal podem ter origem congênita, traumática ou tumoral e, quando grandes, produzem ruído arterial evidente, que deve ser investigado com estetoscópio no quadrante superior direito do abdômen.

Ascite

O exame abdominal do hepatopata pode iniciar-se com o paciente de pé, para melhor visualização das ascites volumosas, principalmente quando associadas a herniações. O umbigo pode apresentar-se protruso e freqüentemente com orifício herniário. Edema de parede abdominal ou celulite não são achados raros.

A presença de líquido na cavidade abdominal deve ser pesquisada pelas manobras palpatórias clássicas, como sinal de piparote, macicez móvel e círculos de Skoda. A percussão cuidadosa do abdômen fornece importantes subsídios para o diagnóstico diferencial entre ascite verdadeira (líquido livre na cavidade peritoneal) e coleções líquidas encistadas, como, por exemplo, o cisto de ovário.

Caso a ascite não seja muito tensa, a manobra do rechaço permite identificar e até mesmo delimitar a borda inferior do fígado ou do baço aumentados, embora não seja possível definir o tipo de superfície ou a consistência desses órgãos por essa manobra.

Hepatomegalia/Atrofia Hepática

A grande maioria das doenças hepáticas cursa com hepatomegalia. O fígado é normalmente palpável no rebordo costal direito (RCD); portanto, toda vez que ele ultrapassar esse limite, pode-se estar frente a uma hepatomegalia. Algumas exceções a essa regra devem ser mencionadas, já que a hepatometria não é sistematicamente realizada. Nas crianças, variando conforme a idade, o fígado costuma ultrapassar o RCD em 2 a 3 cm. Nos enfisematosos ou portadores de qualquer anormalidade que rebaixe o diafragma direito, um fígado normal poderá ser palpado abaixo do RCD. Uma variedade anatômica, o lóbulo de Riedel, é outra condição rara em que se palpa o fígado bem abaixo do RCD. Em todas essas condições, pela superfície e principalmente pela consistência fibroelástica característica do órgão, o médico experiente irá concluir por sua normalidade.

Nos aumentos difusos do fígado, seu lobo esquerdo também se torna palpável, sendo de localização epigástrica. É possível ainda aumento seletivo ou preferencial do lobo esquerdo, sendo seu exemplo mais característico a esquistossomose hepatoesplênica. Assim sendo, a região epigástrica sempre deve ser palpada à procura de fígado, antes de se excluir a existência de hepatomegalia. Além disso, algumas enfermidades hepáticas, como cistos, abscessos ou tumores, podem situar-se tanto no lobo direito como apenas no lobo esquerdo do fígado.

Qualquer que seja o método semiológico utilizado na palpação do fígado, é necessário lembrar a grande utilidade da manobra de inspiração profunda quando a compressão do diafragma rebaixa o fígado de encontro às mãos do médico, permitindo verificar sua mobilidade com melhor acesso à superfície e consistência, principalmente quando a hepatomegalia não é muito acentuada.

A avaliação da superfície do fígado (lisa, irregular, nodular ou bocelada) nem sempre é fácil ou possível, devido à espessura ou a alterações do tecido celular subcutâneo e do tecido adiposo subjacentes. Esse dado, entretanto, associado ao da consistência do órgão, fornece subsídios muito importantes ao diagnóstico. Assim, um fígado aumentado, liso, doloroso ou não, porém de consistência mole, deve corresponder à congestão recente ou colestase. Na hepatite aguda, o fígado é liso, pode ser doloroso, mas a consistência é muito próxima ao normal. Cistos e abscessos podem apresentar superfície lisa ou bocelada e consistência variável. Nos casos de fígado liso, com bordas rombas e consistência aumentada, deve-se levantar a hipótese de hepatopatia crônica. Mesmo nas cirroses, a superfície pode ser aparentemente lisa ou mais freqüentemente mostrar-se irregular ou francamente nodular. Embora bastante endurecido, o fígado na cirrose não chega a ser pétreo, como é o caso de vários tumores hepáticos.

A atrofia hepática ocorre em fases finais da cirrose ou nas hepatites graves, com evolução fulminante. Apenas a percussão do gradil costal, na altura da linha hemiclavicular direita, com mensuração da área de macicez hepática, permite inferir sobre o dado da atrofia, ao exame físico. Assim, principalmente quando obtivermos diminuição dessa área em medidas sucessivas, afastadas causas de erro como a interposição de alça colônica ocasionando timpanismo local, podemos inferir clinicamente sobre a possibilidade de atrofia hepática. Essa hipótese, atualmente, é facilmente confirmada pelo exame de ultra-som.

Esplenomegalia

O aumento do baço pode ser verificado através da palpação do órgão, quando ele ultrapassa o rebordo costal esquerdo (RCE), ou então inferido pelo achado percutório de macicez na extremidade do gradil costal esquerdo, na altura da linha axilar anterior (espaço de Traube).

Nos grandes aumentos de baço, ele costuma estender-se além do umbigo ou até a fossa ilíaca esquerda, como ocorre eventualmente na esquistossomose mansônica ou, ainda, em doenças metabólicas, principalmente na criança. Por vezes é possível caracterizar a massa que está sendo palpada como sendo baço, pelas bordas e chanfraduras peculiares. Entretanto, sempre que isso não for possível, impõe-se o diagnóstico diferencial com vários tumores ou cistos localizáveis nessa região. A mobilidade do baço com inspiração profunda e sua não-mobilidade ao rechaço posterior são dados complementares que auxiliam sua caracterização. Outra possibilidade de erro são os fígados tumorais que avançam para o hipocôndrio esquerdo, sugerindo, numa palpação descuidada, a presença de hepatoesplenomegalia.

Os baços menores, ocupando apenas o hipocôndrio esquerdo, oferecem menores possibilidades de erro, exceto a clássica confusão entre ponta de baço e costela flutuante, em pacientes obesos ou musculosos.

OUTROS ACHADOS RELEVANTES

Flapping/Alterações Psíquicas

Por ser a encefalopatia hepática complicação grave no curso da cirrose ou, mais raramente, das hepatites agudas, o clínico deve estar atento a eventuais manifestações neurológicas. Na prática, o sinal clínico mais útil é o *flapping*, ou adejo, que costuma aparecer nas fases iniciais da encefalopatia hepática, devendo ser pesquisado com os braços estendidos e com hiperextensão dos punhos. Mantendo-se o paciente nessa posição por alguns minutos, observa-se o movimento de *flapping*, que se caracteriza e se diferencia dos tremores pela falta de uniformidade: a queda dos dedos é lenta, sendo rápida a volta à posição inicial. Outras alterações neurológicas podem ser detectadas, todas elas caracterizando encefalopatia de origem metabólica. Embora o gastroepatologista esteja habilitado a fazer o diagnóstico de encefalopatia hepática pelo exame físico do paciente, em casos de dúvida impõe-se a consulta do neurologista, para exame mais detalhado.

Outro tipo de alteração neurológica em hepatopatia, principalmente em etiologia alcoólica, é a polineuropatia periférica, que se manifesta predominantemente em membros inferiores e deve ser pesquisada sempre que houver o sintoma de parestesias cutâneas.

Linfoadenomegalia/Edemas

A palpação cuidadosa das cadeias linfáticas e a caracterização de linfonodos aumentados fornece subsídios importantes, principalmente em doenças infecciosas com envolvimento hepático, como a mononucleose ou em neoplasias hepáticas.

Nas hepatopatias, além da ascite, podem surgir edemas em outras regiões do corpo, particularmente em membros inferiores. Muito raramente, nas hipoalbuminemias acentuadas ou na associação com desnutrição grave, o edema pode ser generalizado.

Anel de Kayser-Flieischer

Esse sinal é de extrema importância para o diagnóstico da doença de Wilson. Deve ser pesquisado com lâmpada de fenda e consiste no depósito de cobre na membrana de Descemet[12].

EXAMES LABORATORIAIS

Grande variedade de exames laboratoriais está disponível para a avaliação de hepatopatia, sendo necessário que os pedidos de exame sejam feitos de acordo com finalidades bem estipuladas, para que se atinjam metas específicas, sem o risco desnecessário de falso-positivos. Assim sendo, separamos os exames necessários ao diagnóstico etiológico daqueles úteis na diferenciação de diagnósticos sindrômicos e, finalmente, num terceiro grupo, alocamos os testes laboratoriais comumente utilizados na avaliação da função hepatocelular.

Exames Laboratoriais para Diagnóstico Etiológico das Hepatopatias

Hepatites por Vírus

Por técnicas sensíveis de ensaio imunoenzimático é possível atualmente determinar marcadores sorológicos correspondentes aos antígenos e/ou anticorpos dos 5 vírus de hepatites reconhecidos até o momento como autênticos agentes etiológicos das hepatites. Por técnicas de biologia molecular, além da detecção e quantificação (carga viral) dos VHB e VHC, tem sido possível a identificação de outros vírus (G, TTV e outros) candidatos a serem agentes etiológicos de hepatites agudas ou crônicas, sem confirmação.

A presença de anticorpo contra o vírus da hepatite A (anti-VHA) do tipo IgM caracteriza a fase aguda da hepatite A, enquanto o anti-VHA IgG ou total é indicativo da ocorrência de hepatite do tipo A no passado e de imunidade atual[8].

Para a hepatite do tipo B (HVB) existem vários marcadores séricos. O anti-HBc do tipo IgM caracteriza a fase aguda da doença, enquanto o AgHBs (antigo antígeno Austrália) é marcador de infecção pelo VHB, tanto na fase aguda como na doença crônica. O surgimento de anti-HBs caracteriza imunidade, estando sempre acompanhado pelo anti-HBc total, exceto nas pessoas vacinadas. Outros marcadores séricos do VHB — AgHBe / anti-HBe — são comumente realizados. Enquanto a presença do AgHBe (sempre associada ao AgHBs) indica infectividade e replicação viral, o seu anticorpo tanto pode significar ausência de replicação como o surgimento de mutações do VHB. Algumas vezes torna-se necessária a determinação do DNA-VHB por técnica de biologia molecular para confirmar que o vírus continua ativo e replicante[6].

A hepatite C, antigamente denominada não-A não-B, também pode ser diagnosticada pela determinação do anti-VHC (antivírus da hepatite C) por ensaio imunoenzimático [37]. Os ensaios realizados na primeira metade dos anos 1990 (1ª. geração) foram substituídos por outros de segunda e terceira gerações, muito mais sensíveis e específicos[38]. Embora esse marcador continue sendo de aparecimento tardio, o intervalo entre o início de sintomas de hepatite aguda e sua detecção gira em torno de 30 dias. Assim, no início da fase aguda da hepatite C o diagnóstico precoce é realizado com a determinação do RNA do VHC por PCR[38], ou pela soroconversão do anti-VHC de negativo para positivo.

Como a hepatite E ocorre preferencialmente em epidemias por contaminação fecal-oral, a determinação do seu anticorpo (anti-VHE) não é realizada rotineiramente em nosso país, embora casos esporádicos tenham sido descritos.

A hepatite pelo vírus D (ou delta), de distribuição geográfica peculiar, é mais comum no oeste da Amazônia[44] e em grupos de usuários de drogas. A co-infecção com o VHB é de diagnóstico mais difícil e bom prognóstico, enquanto a superinfecção é mais freqüente. Assim, nas hepatites crônicas ou cirrose, deve-se solicitar o anticorpo contra a HVD apenas nos indivíduos AgHBs positivos que tenham dados epidemiológicos ou clínicos sugestivos da associação[13].

Nos casos de hepatite em que todos os marcadores virais anteriormente citados forem negativos, deve-se excluir algumas doenças infecciosas causadas por vírus, como o Epstein-Barr e o citomegalovírus, que embora não sejam propriamente hepatotrópicos, podem causar hepatite em pacientes susceptíveis, permanecendo a hipótese de vírus ainda não-identificados[37].

Hepatopatias Não-Virais

Em várias hepatopatias crônicas a sugestão etiológica pode basear-se em dados laboratoriais. Assim, na hepatite auto-imune, a sugestão diagnóstica se faz pela presença de auto-anticorpos[15]. Entre eles, o anticorpo antimúsculo liso (SMA) e o anticorpo antinúcleo (ANA) são os mais comumente encontrados, e o diagnóstico correto se faz levando em consideração sua titulação. Aceitam-se atualmente três tipos de hepatite auto-imune, conforme a positividade dos auto-anticorpos. São eles: tipo 1, com positividade do SMA, particularmente em sua fração antiactina, em títulos superiores a 1/80 ou ANA; tipo 2 com a presença do anticorpo antimicrossomal fígado-rim (anti-KLM1)[5], mais comum em crianças e adolescentes, e tipo 3, mais rara, na qual é possível detectar a presença de auto-anticorpos contra antígeno hepático solúvel[24]. Na cirrose biliar primária, o laboratório fornece importante subsídio para o diagnóstico, mostrando títulos aumentados do auto-anticorpo antimitocondrial, ou mais especificamente de sua fração anti-M2.

Na hemocromatose, os níveis plasmáticos de ferro podem estar elevados ou normais, sendo freqüente porém pouco específica a elevação acentuada da ferritina, por ser ela proteína de fase aguda. Assim, o percentual de saturação de transferrina, quando maior que 50%, é o melhor indicador da doença[31]. Atualmente, é possível a determinação de mutações do gene HFE, responsável pela maioria dos casos de hemocromatose[2]. Na doença de Wilson, em que metal acumulado é o cobre, o diagnóstico laboratorial se faz pela diminuição da concentração sérica de ceruloplasmina e excreção urinária aumentada de cobre[11].

Na porfiria cutânea tardia, outra doença metabólica familiar associada à hepatopatia, o diagnóstico laboratorial é realizado pelo grande aumento da concentração urinária de uroporfirinas[14]. Na deficiência de alfa-1-antitripsina, também doença metabólica familiar que evolui para a cirrose, podem ser observados níveis muito baixos ou nulos de alfa-1-globulina na eletroforese de proteínas, levando à suspeita diagnóstica. No entanto, é a determinação dos níveis séricos de alfa-1-antitripsina que define o diagnóstico, sendo interessante a fenotipagem, já que na homozigose (PiZZ) a doença é mais grave[33].

Exames Laboratoriais para Diagóstico Sindrômico de Hepatopatias

Hepatites Agudas

A determinação das transaminases séricas, de preferência pelo método enzimático otimizado (ALT, AST), é necessária para a confirmação do diagnóstico clínico de hepatite aguda. Quando os níveis das transaminases ultrapassam 10 vezes o valor máximo normal, essa confirmação torna-se simples. Muito raramente, as transaminases atingem níveis assim elevados em obstruções biliares [26] ou na insuficiência circulatória[35].

Níveis de transaminases pouco acima de duas vezes o valor máximo normal também podem ocorrer em hepatites agudas, principalmente na hepatite pelo VHC.

Hepatites Crônicas

A manutenção de níveis poucos elevados de transaminases (entre duas e cinco vezes o valor máximo normal), por período de tempo igual ou superior a 6 meses, precedida ou não de quadro agudo de hepatite, faz o diagnóstico sindrômico de hepatite crônica, que deve ser confirmado pelo exame histopatológico de fragmento hepático[10].

Icterícia Hemolítica

Nos quadros ictéricos, o laboratório auxilia na diferenciação sindrômica entre os quadros pré-hepáticos (ou hemolíticos) e aqueles de origem hepática. No fracionamento das bilirrubinas observa-se o predomínio da fração indireta ou não conjugada. Devido à presença de hemólise, também ocorrem anemia, aumento de reticulócitos e consumo de haptoglobina.

Icterícias Constitucionais

As síndromes de Gilbert, Dubin-Johnson e Rotor têm como base diagnóstica testes laboratoriais, como o fracionamento das bilirrubinas e a curva de excreção da bromossulfaleína, além da normalidade dos testes de função hepatocelular.

Colestase

Nas colestases, as bilirrubinas alcançam seus maiores níveis, contrastando com pequena elevação das transaminases. Entretanto, são outras enzimas, basicamente a fosfatase alcalina e a gama-glutamil-transferase (GGT), que aumentam consideravelmente tanto nas colestases intra como extra-hepáticas. Na eletroforese de proteínas, as betaglobulinas também se elevam, devido ao aumento da fração lipídica.

Ascite por Hipertensão Portal

A ascite conseqüente à hipertensão portal de origem hepática (cirrose ou esquistossomose) pode ser caracterizada através da bioquímica do líquido ascítico. Os níveis de proteínas costumam ser pouco elevados, não ultrapassando 3 g%, acompanhados de baixos níveis de colesterol (20 a 40 mg%)[36].

Síndrome Neoplásica

A presença de tumores hepáticos pode ser corroborada por dados laboratoriais. No hepatocarcinoma, os níveis de alfafetoproteínas se elevam acima de 100 ng, enquanto a determinação do antígeno carcinoembriônico é indicada para a detecção de metástases hepáticas de tumores de cólon, já o CA19-9 é marcador para outras metástases, como a de pâncreas.

O aumento da fosfatase alcalina na ausência de outros sinais de colestase, o aumento de alfa-2-globulinas na eletroforese de proteínas, assim como o aumento das plaquetas, do fator V e do fibrinogênio na evolução da cirrose, são dados laboratoriais que sugerem a presença de tumor hepático.

Exames Laboratoriais para Avaliação de Função Hepatocelular

Bilirrubinas

Na evolução da hepatopatia crônica, afastados a síndrome colestática e fatores precipitantes, como hemorragias e infecções, o aumento gradual dos níveis séricos de bilirrubinas torna-se índice fidedigno de baixa reserva funcional hepática e, portanto, mau prognóstico.

Enzimas

Diversas enzimas, sintetizadas e armazenadas no hepatócito, são liberadas para a circulação em condições patológicas, o que ocasiona aumento de seus níveis séricos. Outra enzima, a pseudocolinesterase, tem sua síntese diminuída no comprometimento crônico e grave do fígado, o que se reflete em níveis séricos baixos. Excetuados os casos de alterações constitucionais, a determinação dessa enzima constitui um bom teste para avaliar disfunção hepatocelular.

As transaminases, que se apresentam elevadas nos processos agudos de agressão hepatocelular, mostram-se pouco elevadas nas hepatopatias crônicas, podendo apresentar-se com valores normais nas cirroses inativas. Por estarem associadas à lesão real de hepatócitos, essas enzimas são muito úteis na avaliação geral de doenças do fígado, embora não reflitam disfunção hepática propriamente dita, já que esse orgão tem reserva funcional muito grande.

Proteínas

A dosagem total de proteínas e seu fracionamento em albumina e globulinas são bastante úteis na avaliação funcional do fígado, apesar de ser teste inespecífico, visto que se alteram em várias outras enfermidades. Excluídas outras causas possíveis de hipoalbuminemia, a falta de síntese dessa proteína pelo fígado é indicativa de baixa reserva funcional. Por outro lado, o aumento das gamaglobulinas, achado freqüente nas hepatopatias crônicas, não se relaciona com a função do hepatócito, mas com a hiperatividade dos macrófagos hepáticos ou células de Kupffer.

Dá-se preferência, na avaliação das proteínas séricas, a seu fracionamento eletroforético. Em termos de reserva funcional, esse exame pode fornecer, nas hepatites fulminantes, níveis diminuídos de alfa-1 e alfa-2-globulinas, por deficiência de síntese e rápido *turnover*, antes que ocorra queda nos níveis de albumina.

Testes de Coagulação

Os fatores de coagulação são, em sua maioria, sintetizados no fígado. Dessa forma, eles se constituem em bons parâmetros para avaliação de reserva funcional hepática. O mais utilizado e difundido é o tempo de protrombina. Descartados erros técnicos e possível deficiência de vitamina K, esse teste constitui parâmetro precoce de baixa reserva funcional, tanto em hepatites agudas como nas hepatopatias crônicas mais avançadas. A determinação do fator V, embora menos utilizada, é mais específica para problemas hepáticos, e também as baixas dosagens do fibrinogênio são indicativas de escassa reserva funcional do fígado.

Outros Testes Funcionais

O estudo da eliminação de alguns corantes pelo fígado, como a bromossulfaleína e o verde de indocianina, tem sido utilizado como teste de avaliação funcional hepática. Nesses casos, o objetivo do teste é detectar alterações mínimas ou iniciais. Por outro lado, quando a hepatopatia já é conhecida, os testes laboratoriais pretendem quantificar a extensão do dano hepatocelular, ou seja, medir o que resta de reserva funcional. A Tabela 96.1 mostra os valores de parâmetros laboratoriais úteis na avaliação de reserva funcional hepática.

várias hepatopatias. Pela arteriografia seletiva de tronco celíaco é possível obter-se imagem arterial de todo o fígado, com características diversas, conforme o tipo de comprometimento hepático: cirrose, esquistossomose, hemangiomas, tumores, cistos etc.

A portografia, que pode ser realizada de várias maneiras, como esplenoportografia, fase venosa da arteriografia seletiva ou portografia transepática, é de particular interesse no estudo da hipertensão portal. De forma semelhante, a supra-hepatografia possibilita as medidas de pressão venosa livre e ocluída, importantes na caracterização de hipertensão portal pré ou pós-sinusoidal. Além disso, esse último exame está indicado para confirmação diagnóstica da síndrome de Budd-Chiari[19].

Tabela 96.1
Reserva Funcional

Parâmetros Laboratoriais	*Boa*	*Pouco Alterada*	*Muito Alterada*
Bilirrubinas totais	< 2,5 mg%	2,5 a 6 mg%	> 6 mg%
Albuminemia	> 3,5 mg%	2,5 a 3,5 mg%	< 2,5mg%
Atividade de protrombina	80 a 100%	40 a 79%	< 40%
Pseudocolinesterase	1.900 a 3,200 U	800 a 1.900 U	< 800 U

Exames de Imagem

Radiologia. Radiografia Simples do Abdômen

A radiografia simples é útil na avaliação das cúpulas frênicas elevadas por tumores ou abscessos hepáticos. A presença de níveis líquidos ou bolhas gasosas na área hepática, associados a processo infeccioso, sugere microrganismos produtores de gás. A avaliação de hepatomegalia pela radiografia simples é possível, porém outros métodos de imagem são mais específicos.

Radiografia Contrastada de Esôfago, Estômago e Duodeno

Esse método auxilia na detecção de varizes de esôfago. Entretanto, o surgimento de hipertensão portal pode ser devido a causas extra-hepáticas. Não é raro que o hepatopata crônico apresente úlcera péptica, por vezes clinicamente silenciosa.

Angiografias

A injeção de contraste nos vasos aferentes ao fígado constitui meio diagnóstico importante na avaliação de

Atualmente, tanto o ultra-som com Doppler como a angiorressonância, métodos não-invasivos, têm possibilitado a avaliação vascular do fígado, reservando-se os cateterismos apenas para os casos de maior dificuldade diagnóstica, ou para a necessidade de medidas pressóricas diretas.

Colangiografias

A injeção de contraste, após cateterismo endoscópico das vias biliares no nível do papila duodenal, está indicada nas colestases mecânicas, com o intuito visualizar vias biliares intra e extra-hepáticas para conhecer a natureza e a localização dos obstáculos ao fluxo biliar. Sempre que outros exames, como a ultra-sonografia prévia, indicarem que o obstáculo está localizado abaixo do ducto cístico, deve-se dar preferência à colangiografia endoscópica. Por outro lado, se o obstáculo estiver provavelmente situado próximo ao hilo hepático, a colangiografia percutânea seria a mais indicada. A realização de colangiografia é mandatória na suspeita de colangite esclerosante primária[4]. Mais recentemente, a colangiorressonância está se firmando como um método não-invasivo de boa visualização das vias biliares intra e extra-hepáticas.

Ultra-Sonografia

O exame ultra-sonográfico do abdômen superior permite avaliar tamanho e forma do fígado, bem como sua textura e contornos. Uma das alterações mais comuns é a atenuação de feixes sonoros, indicativa de depósito gorduroso em hepatócitos. Outra utilidade do US é no diagnóstico da icterícia obstrutiva extra-hepática, sugerida pelas vias biliares intra-hepáticas dilatadas.

Nos processos difusos, como as hepatites crônicas ou fases iniciais da cirrose, a imagem ultra-sonográfica é incapaz de identificar processo inflamatório, necrose hepática, assim como várias graduções de fibrose. Por ser examinador-dependente, o resultado do US é variável, conforme o adestramento e a experiência do profissional que o realiza. Em mãos competentes, as alterações de textura ou discretas nodularidades na superfície do fígado podem sugerir o diagnóstico de cirrose.

No caso de massas hepáticas, o ultra-som permite avaliar sua consistência líquida ou sólida, assim como a presença de resíduos, sugestivos de processo infeccioso. Os nódulos sólidos detectados ao US devem ser objeto de estudo cuidadoso para a diferenciação entre benignos e malignos. O recurso do Doppler, com estudo dinâmico da vascularização arterial e venosa, fornece importantes subsídios para esse diagnóstico. Além disso, o controle ultra-sonográfico periódico das cirroses, principalmente causadas por VHB e VHC, é de fundamental importância para a detecção precoce de hepatocarcinoma[47]. Em tumores hepáticos primários e secundários, enquanto o US abdominal, a TC convencional ou helicoidal e a ressonância magnética apresentam sensibilidade entre 60% e 80%, o ultra-som intra-operatório consegue valores de 93% a 97% [23].

Tomografia Computadorizada

Esse exame permite imagem do fígado por vezes superior ao exame ultra-sonográfico, principalmente em pacientes obesos ou com muitos gases. Além disso, a utilização de contraste por via oral define as relações do fígado com o estômago e o duodeno, enquanto o contraste venoso permite visualização mais definida de vasos e ductos biliares. Suas indicações assemelham-se àquelas da ultra-sonografia, e a cirrose pode ser sugerida pela visualização de nódulos nítidos na superfície hepática. Diferentemente do ultra-som, existe uma sistematização na obtenção das imagens, o que a torna menos examinador-dependente, mas necessita também de bom suporte tecnológico.

Ressonância Magnética

Essa técnica não-invasiva de visualização hepática, embora bastante dispendiosa, parece fornecer melhores detalhes estruturais do fígado, sendo particularmente útil na caracterização e mesmo na diferenciação de alguns tumores.

Além da colangiorressonância e da angiorressonância, já citadas, a espectroscopia do cérebro por ressonância magnética tem se mostrado método sensível na avaliação de encefalopatia hepática[18].

Outros Procedimentos Diagnósticos

Endoscopia Digestiva

O exame endoscópico de esôfago, estômago e duodeno permite a avaliação de lesões do trato digestivo alto, eventualmente relacionadas com hepatopatias. Nas formas graves das hepatites agudas, o sangramento digestivo pode ser devido a úlceras em mucosa de esôfago e/ou estômago, avaliáveis ao exame endoscópico. Além de verificar número, calibre e extensão das varizes esofágicas, o exame endoscópico permite também uma abordagem terapêutica, que é a esclerose ou ligadura de cordões varicosos[21,29]. As úlceras duodenais e a gastrite erosiva são causas possíveis de hemorragia digestiva no hepatopata e são mais bem avaliadas à endoscopia[27].

Métodos Gráficos/EEG

A avaliação clínica continua sendo o melhor parâmetro para diagnóstico de encefalopatia (EH). No eletroencefalograma (EEG), a diminuição de freqüência de ondas, com aumento de sua amplitude e aparecimento de ondas trifásicas, é diagnóstico de encefalopatia de origem metabólica, sugestivas de EH. Nos casos de EH crônica, a monitoração com EEG é importante na avaliação de gravidade da síndrome, pois as alterações inicialmente metabólicas podem tornar-se efetivamente orgânicas e irreversíveis. No seguimento de pacientes submetidos a cirurgias de hipertensão portal com derivação portossistêmica, o EEG poderá demonstrar, precocemente, alterações em pacientes que não apresentam qualquer evidência clínica de encefalopatia hepática[20].

Alguns métodos gráficos, denominados potenciais evocados, que podem ser visuais, auditivos ou somatossensitivos, são úteis no diagnóstico de encefalopatia latente em pacientes com cirrose. Mais recentemente, foi desenvolvido um dispositivo que permite avaliar a capacidade de discriminação visual e o estado geral de alerta pela determinação do limiar de freqüência crítica de fusão dos sinais luminosos. Diferentemente dos métodos psicométricos, não sofre interferência de aprendizado ou nível intelectual, podendo, repetidamente, ser utilizado à beira do leito, possibilitando quantificação objetiva das variações para melhora ou piora da encefalopatia[17].

Biópsia Hepática

O diagnóstico das hepatites crônicas é fundamentalmente anatomopatológico, enquanto a cirrose, principalmente em suas fases iniciais, só pode ser confirmada pelo resultado da biópsia hepática. Em fases mais avançadas, quando os parâmetros clínico-laboratoriais mostram grave comprometimento da função hepatocelular, a biópsia hepática está contra-indicada pelos métodos convencionais, sendo possível a sua realização pela via transjugular. Nas doenças metabólicas e na caracterização de diferentes tipos histológicos de tumores, a biópsia hepática é de fundamental importância[9].

REFERÊNCIAS BIBLIOGRÁFICAS

1. Bannister P, Oakes J, Sheridan P. Sex hormone changes in chronic liver disease. *Quart J Med* 63:305-13, 1987.
2. Brissot P, Moirand R, Guyader D et al. Hemochromatosis after the gene discovery: revisiting the diagnostic strategy. J Hepatol 28:14-8, 1998.
3. Chamone DAF, D'Amico EA, Villaça PR. Fígado e hemostasia in: Gayotto LCC & Alves VAF. Doenças do Fígado e vias biliares. Ed. Atheneu, São Paulo, pp. 59-68, 2001.
4. Chapman RWG, Marborgh BA, Rhodes JM et al. Primary sclerosing cholangitis: A review of its clinical features, cholangiography and hepatic histology. *Gut* 21: 870-7, 1980.
5. Czaja AJ, Manns MP, Homburger HA. Frequency and significance of antibodies to liver / kidney microsome type 1 in adults with chronic active hepatitis. *Gastroenterology* 103:1290-5, 1992.
6. Da Silva LC. Hepatites agudas e crônicas. 2 ed., São Paulo, Sarvier, 1995
7. Diehl AM. Nonalcoholic steatohepatitis. *Sem Liv Dis* 19:221-9, 1999.
8. Dienstag JL. Hepatitis A virus: virologic, clinical and epidemiologic studies. *Human Path* 12:1097-106, 1981.
9. Gayotto LCC. Biópsia hepática. In: Gayotto LCC & Alves VFA. Doenças do fígado e vias biliares. Ed. Atheneu, São Paulo, pp 151-163, 2001.
10. Gayotto LCC, Alves VAF. Patologia das hepatites. In: Silva LC. *Hepatites agudas e crônicas*. 2 ed, São Paulo, Sarvier, 40-55. 1995.
11. Gibb K, Walshe JM. A study of the caeruloplasmin concentration found in 75 patients with Wilson's disease, their kinships and various control groups. *G J Med* 48:447-53, 1979.
12. Gollan JL, Gollan TJ. Wilson disease in 1998: genetic diagnostic and therapeutic aspects. J Hepatol 28:28-36, 1998.
13. Granato C, Strauss E, Vitvisky L, et al. An Elisa method using serum derived HDAg for the sorological detection of HDV antigens and antibodies. *Rev Inst Med Trop São Paulo* 29:388-91, 1987.
14. Grossaman MF, Bickers DR, Poh-Fitzpatriack MB, et al. Porphyria cutanea tarda: Clinical features and laboratory findings in 40 patients. *Am J Med* 67: 277-86, 1979.
15. Johnson PJ, McFarlane IG. Meeting report: international autoimmune hepatitis group. *Hepatology* 18:998-1005, 1993.
16. Jones EA, Bergasa NV. The pruritus of cholestasis: from bile acid to opiate agonists. *Hepatology* 11:84-7, 1990.
17. Kircheis G, Wettstein M, Timmermann L, et al. Critical flicker frequency for quantification of low-grade hepatic encephalopathy. *Hepatology* 35:357-366, 2002.
18. Kreis R, Rosas BD, Farrow NA, Ackerman Z. Metabolic disorders of the brain in chronic hepatic encephalopathy detected with H-1 MR spectroscopy. *Radiology* 182-19, 1992.
19. Krell L, Faston JW, Clain D. Vascular radiology in the Budd-Chiari syndrome. *BR J Radiol* 40: 765-70, 1967.
20. Laidlaw J, Read AE. The EEG in hepatic encephalopathy. *Clin Sci* 24: 109-20, 1963.
21. Laine L, Cook D. Endoscopic ligation compared with sclerotherapy for the treatment of esophageal varices bleeding: a meta-analysis. Ann Intern Med 123:280-7, 1995.
22. Ludwig J, Viggiano TR, McGill DB, Ott BJ. Nonalcoholic steatohepatitis. Mayo Clinic experience with a hitherto unnamed disease. *Mayo Clin Proc* 55:434-8, 1980.
23. Machado MM, Cerri GG. Ultra-sonografia intra-operatória (USIO) do fígado. *Radiol Bras* 33:15-8, 2000.
24. Maddrey WC. Subdivisions of idiopathic autoimmune chronic active hepatitis. *Hepatology* 7: 372-5, 1987.
25. Mathiesen C, Younossi ZM, Gramlich T, et al. Nonalcoholic fatty liver: a spectrum of clinical and pathological severity. *Gastroenterology* 116:1413-9, 1999.
26. Mossberg SM, Ross G. High serum transaminases activity associated with extra hepatic biliary disease. *Gastroenterology* 45: 345-52, 1963.
27. Orloff MJ, Chandler JG, Alderman SJ, et al. Gastric secretion amd peptic ulcer following portocava shunt in man. *Ann Surg* 170: 515-24, 1969.
28. Ouzan D, Tremisi PJ, Strauss E, et al. Superiority of plasma exchange combined vidarabin over classic therapy in the management of polyarteritis nodosa associated with hepatitis B virus. *Plasma Ther Transf Technol* 487-92, 1985.
29. Paquet KJ, Oberhammer E. Sclerotherapy of bleeding esophageal varices by mean of endoscopy. *Endoscopy* 10:7-12, 1978.
30. Pinto C, Almeida A. Geographical distribuition and frequency of schistosoma mansoni in Brazil. *Rev Brasil Med* 2:1000-8, 1994.
31. Powell LW, Halliday JW, Cowlistaw LJ. Relation ship between serum ferritin and total body iron stores in idiopathic haemochromatosis. *Gut* 19:538-42, 1978.
32. Schweitzer II. Vertical transmission of the hepatitis B surface antigen. *Amer J Med Sci* 270:287-91, 1975.
33. Sharp HL. Alpha-1 antitripsin: an ignored protein in understanding liver disease. *Semin Liver Dis* 2: 314-28, 1982.
34. Sherlock S, Dooley J. *Diseases of the liver and biliary system*. 11 ed., Oxford, London, Edinburg Blackwell Publishing Company, 2002.
35. Sherlock S. The liver in circulatory failure.In: Schiff L, Schiff, ER. *Diseases of the liver*. Philadelphia, J B Lippincott Company, 1431-7, 1993.
36. Strauss, E. Provas de função hepática. *Prat Hosp* 1: 17-21, 1990.
37. Strauss, E. Interpretação clínica dos marcadores sorológicos das hepatites virais. *Rev Bras Med* 47: 568-77, 1990.
38. Strauss, E. Hepatite C. Rev Soc Bras Med Trop 34:69-82, 2001.
39. Strauss, E. Alcoolismo: Vício ou doença? *Rev Hosp Clic Fac Med São Paulo* 48:103-5, 1993.
40. Strauss E. Doença hepática alcoólica. In: Kalil AN, Coelho C & Strauss E. Fígado e vias biliares — Clínica e cirurgia. Ed. Revinter, Rio de Janeiro, pp. 227-236, 2001.
41. Strauss E, Pinheiro Jr A, Dos Santos WR. História natural da hemorragia digestiva alta na cirrose hepática. *GED* 3:113-9, 1984.
42. Strauss E, Lacet CMC, Maffei Jr RA, et al. Etiologia e apresentação da cirrose hepática em São Paulo: análise de 200 casos. *GED* 7:119-23, 1988.
43. Strauss E, Massuda HK. Avaliação nutricional em cirróticos. *Arq. Gastroenterol S. Paulo* 23:211-6, 1986.
44. Strauss E, Gayotto LCC, Da Silva, LC, et al. Unexpected low prevalence of delta antibodies in the east Amazon region and São Paulo evidence for regional differences in the epidemiology of delta hepatitis virus within Brazil. *Transac Roy Soc Trop Med Hyg* 81:73-4, 1987.
45. Szmmuness W, Mich MI, Prince AM, et al. On the role of sexual behavior in the spread of hepatite B infection. *Ann Inter Med* 83: 489-85, 1975.
46. Tong MJ, Weiner JM, Ashcaval MW, et al. A comparative study of hepatitis B viral markers in the family members of Asian and Non-Asian patients with hepatitis B surface antigen-positive hepatocelular carcinoma and with chronic hepatitis infection. *J Infect Dis* 140:506-12, 1979.
47. Wittenberg J, Ferrucci JT. Radiographically guided needle biopsy of abdominal neplasm — who-where-why? *J Clin Gastroenterol* 1:273-84, 1979.

CAPÍTULO 97

Icterícia

Jorge Pereira-Lima
Júlio Carlos Pereira-Lima
Lucas Pereira-Lima
Alexander Porley Hornos
Daniela Lemos Marques

Introdução

Icterícia é a cor amarelada da pele e das mucosas em virtude da hiperbilirrubinemia. O aumento da concentração de bilirrubina no sangue sem alteração apreciável da cor da pele ou das mucosas constitui a icterícia latente. Em adultos, o limiar plasmático da bilirrubina para o aparecimento da icterícia é considerado em torno de 2 mg%; em recém-nascidos, de 8 a 9 mg%. Não se conhecem exatamente as razões para esses diferentes limiares, supondo-se, no entanto, depender da riqueza do conteúdo da elastina da pele[79].

A cor amarela da pele e das mucosas, na icterícia, depende fundamentalmente do conteúdo de bilirrubina nos tecidos, com a porção do pigmento circulante tendo um papel muito pequeno. A afinidade dos tecidos em relação à bilirrubina depende do seu conteúdo em elastina. Daí por que são as conjuntivas (e não a esclerótica) os primeiros locais clinicamente apreciáveis da icterícia, o que explica o período de latência que existe entre a hiperbilirrubinemia e a icterícia clinicamente manifesta[200].

Tanto no plasma quanto no fluido intersticial, a bilirrubina está ligada às proteínas. Por isso a pigmentação da pele pela bilirrubina depende da irrigação sangüínea e do conteúdo protéico do fluido extravascular. O tecido cicatricial, por exemplo, é bem menos amarelado do que o tecido normal, e os exsudatos são mais amarelados do que os transudatos. Esse fato também explica a icterografia ou dermografia amarela – espontânea ou artificial –, isto é, o desenvolvimento de placas amarelas de urticária em pacientes com icterícia latente[200].

Uma pigmentação amarela da pele, mas não das mucosas, ocorre na hipercarotenemia e após a ingestão de drogas, como por exemplo o cloridrato de quinacrina.

Distribuição da Bilirrubina nos Tecidos

A bilirrubinorraquia em adultos é tanto mais provável quanto maior e mais longa for a hiperbilirrubinemia. A passagem da bilirrubina para o líquor independe de inflamação meníngea e, conseqüentemente, mesmo na presença de icterícia leve ou de curta duração, a bilirrubinorraquia não é sugestiva de doença de Weil[145].

Acidentes vasculares cerebrais são comuns em alcoolistas, e um líquor xantocrômico tem sido considerado uma das melhores indicações para o diagnóstico de hemorragia subaracnóidea recente. Em hepatopatas crônicos com icterícia e em encefalopatia portossistêmica, a bilirrubinorraquia não tem essa mesma importância diagnóstica.

Nas icterícias intensas, os fluidos são amarelos, o que talvez possa explicar a xantopsia. Similarmente, nos pacientes bastante ictéricos o pigmento biliar pode ser encontrado no suor, no sêmen e no leite materno.

Nos recém-nascidos e raramente nos adultos em determinadas situações, nas quais há grandes elevações da bilirrubina não-conjugada, pode haver deposição de bilirrubina nos núcleos da base e em outras regiões do SNC (*kernicterus*).

Intensidade da Icterícia

Em tese, a intensidade da icterícia depende da produção de bilirrubina e da capacidade do organismo de excretar o pigmento formado. A produção de bilirrubina pode variar em diferentes pessoas, além do que podem formar-se outros produtos derivados do catabolismo da heme que não a bilirrubina.

A excreção do pigmento biliar pode fazer-se através dos rins, da passagem da bilirrubina do sangue para a luz intestinal, por meio da parede intestinal e da descamação epitelial. Essas considerações explicam por que, mesmo após uma obstrução completa das vias biliares, a intensidade da icterícia é variável, estabilizando-se a bilirrubinemia em cerca de 3 semanas.

Nas colestases prolongadas, a coloração da pele torna-se esverdeada, provavelmente devido à biliverdina e a outros pigmentos[161]. A cor da pele é mais intensamente amarelada nas icterícias hepatocelulares e obstrutivas em relação às formas hemolíticas, apesar de níveis iguais de bilirrubinemia total, o que se deve ao fato de que, nas duas primeiras formas de icterícia, a bilirrubina conjugada hidrossolúvel penetra mais facilmente nos fluidos corporais, impregnando mais intensamente a pele.

Metabolismo da Bilirrubina

A bilirrubina provém da degradação da heme, que é a ferroprotoporfirina IX. É um composto de cor amarela, insolúvel na água, e, embora considerada um produto de desgaste, a sua formação é essencial para a vida dos mamíferos, pois se constitui na única maneira de eliminação da heme. A menos que o acúmulo da heme liberada dos eritrócitos senescentes seja evitado, nova heme não será sintetizada, pois enzimas importantes, tais como o citocromo e também a hemoglobina, não serão formadas[15]. De outro lado, a sua eliminação do organismo é fundamental para a vida dos mamíferos, pois seu acúmulo pode interferir nas membranas fosfolipídicas intracelulares, podendo causar encefalopatia, hemólise e disfunção tubular renal.[9] Recentemente foi atribuída à bilirrubina, quando em concentrações fisiológicas, uma função importante como antioxidante, protegendo as membranas intracelulares da peroxidação lipídica[177], graças à doação de um átomo de hidrogênio do C^{10} da ponte metênica central da bilirrubina.

Operacionalmente, distinguem-se cinco fases bem definidas do metabolismo da bilirrubina:

1. Formação.
2. Transporte plasmático.
3. Captação hepática e transporte intracelular.
4. Conjugação.
5. Excreção e destino do pigmento biliar nos intestinos.

Formação

Química

A bilirrubina consiste em quatro anéis pirrólicos ligados entre si por três pontes de carbono, uma ponte metênica central ($-CH^2-$) e duas periféricas, constituídas pelo grupo metilênico ($=CH-$). Convencionalmente, a bilirrubina é representada por uma fórmula linear com dois grupos carboxilas livres sob a forma de restos de ácidos propiônicos nos anéis B e C e mais dois grupos polares representados pelo oxigênio nos anéis A e D (Fig. 97.1).

A notável discrepância existente entre a presença desses grupamentos polares e a hidroinsolubilidade da bilirrubina se deve a duas circunstâncias:

1. O oxigênio nos anéis A e D se encontra sob a forma lactâmica ($-C=O$) e não-lactâmica ($-C-OH$).
2. As ligações duplas nas posições 4-5 e 15-16 quando na configuração Z ou trans.

Essas configurações proporcionam a formação de ligações hidrogeniônicas intramoleculares, unindo o grupo $-COOH$ do ácido propiônico com os grupos $-C=O$ e $-NH$ da metade oposta da molécula, fazendo com que a molécula de bilirrubina se dobre sobre si mesma, reduzindo a sua polaridade.

A heme é a protoporfirina IX. A bilirrubina provém da clivagem da heme seletivamente na ponte metênica-alfa (entre os anéis pirrólicos contendo os grupos vinila), donde o nome bilirrubina IX-α.

Os isômeros estruturais IX-β, IX-γ, IX-δ são derivados não-enzimáticos da protoporfirina IX por clivagem nas pontes metênicas β, γ e δ, respectivamente. Esses isômeros são incapazes de formar as ligações hidrogeniônicas, sendo portanto mais solúveis do que o isômero e excretados na bile sem serem conjugados. Nas condições normais eles aparecem na bile em quantidades mínimas[17].

Os estudos espectroscópicos e cristalográficos por meio dos raios X mostram que a bilirrubina IX-α não é uma estrutura espacial plana, mas enrolada, convoluta, em que os grupos hidrofílicos carboxila, ceto e aminados são ligados por pontes hidrogeniônicas intramoleculares, tanto no estado sólido quanto em solventes não-polares. Essas pontes de hidrogênio compelem as ligações duplas adjacentes aos anéis pirrólicos externos (A e D) a uma configuração ZZ (do alemão *zusammen*, junto), em que os ligantes de maior prioridade de cada átomo formando a ligação dupla estão no mesmo lado da ligação dupla, em oposição a quando ficam em lados opostos – configuração E (*entgegen*, do alemão, oposto). As ligações hidrogeniônicas constituem um verdadeiro escudo em relação aos locais hidrofílicos, impedindo a interação deles em soluções polares, tornando a bilirrubina IX-α (Z-Z) nativa insolúvel em água em pH fisiológico. Em solução alcalina, as seis ligações intramoleculares são abertas, com conseqüente exposi-

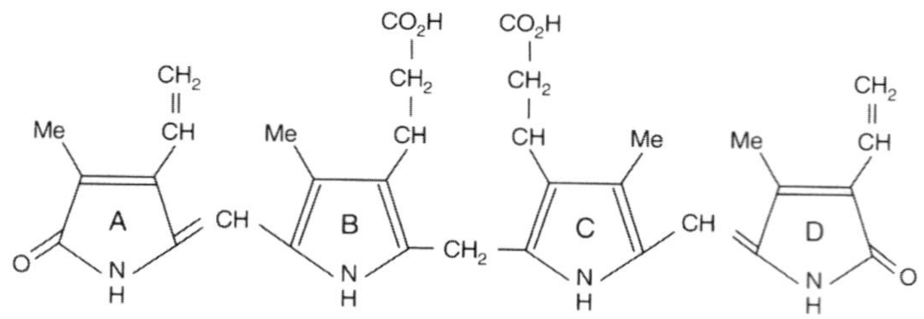

Estrutura da bilirrubina IX-α

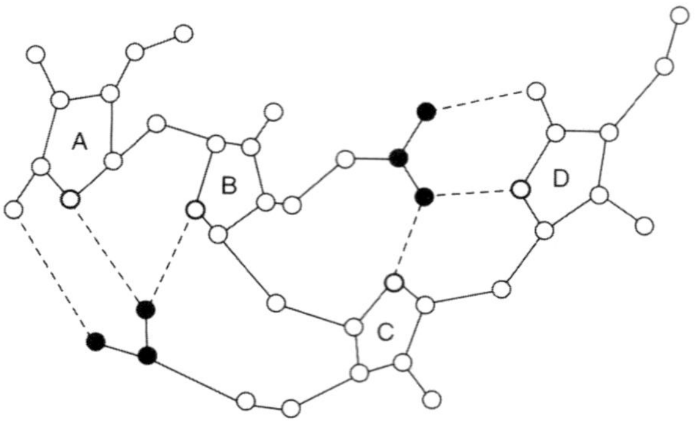

Fig. 97.1 — *Fórmula linear convencional da bilirrubina IX-α e a representação num plano da conformação tridimensional da sua molécula, mostrando as ligações hidrogeniônicas entre cada um dos grupos –COOH e –C=O e =NH dos anéis A e D do lado oposto da molécula.*

ção de diversos locais hidrofílicos e uma aumentada solubilidade aquosa[9].

Embora a bilirrubina IX-α (Z-Z) constitua a maior parte dos pigmentos biliares excretados nos intestinos, a sua eliminação não se faz sob a forma não-conjugada em virtude de sua pequena hidrossolubilidade. Para tal, há necessidade de sua conjugação no hepatócito, onde há a formação de ésteres de carboidratos, principalmente de glicuronídeos, em uma ou ambas as cadeias laterais das ligações hidrogeniônicas intramoleculares, tornando a bilirrubina mais hidrossolúvel.

Existem também os isômeros geométricos ou de configuração, em que os átomos de carbono da ponte metilênica periférica (4 ou 15) podem ser transitoriamente convertidos a ligações simples sob a ação da luz, com comprimento de onda a 400 a 500 nm, permitindo a rotação de 180° de um ou ambos os anéis pirrólicos externos (A e D) [178]. Esse fato resulta em quatro possíveis isômeros de configuração: 4Z, 15Z (forma nativa); 4Z, 15E; 4E, 15Z; ou 4E, 15E. Esses isômeros não são capazes de formar ligações hidrogeniônicas internas, sendo excretado sob a forma não-conjugada. Coletivamente chamados de fotobilirrubina, eles se constituem no fundamento da fototerapia no tratamento das hiperbilirrubinemias do recém-nascido. Esses fotoisômeros são termodinamicamente instáveis, mas são parcialmente estabilizados pela ligação à albumina. Uma vez na bile, revertem rapidamente à forma estável Z-Z[120, 178]. O fotoisômero EZ, quando exposto à luz, sofre uma ciclização intramolecular irreversível do grupo vinila C-3, dando lugar à fotobilirrubina II[179]. Uma ciclização adicional intramolecular pode ocorrer, resultando numa forma cíclica EE. Os isômeros estruturais ou lumirrubinas são bem mais estáveis do que os isômeros de configuração.

O acúmulo de ciclobilirrubina EZ ocorre na presença de uma função hepática deficiente, e foi demonstrado que o anel de azaciclopentadieno pode ser polimerizado para formar uma substância bilifucsina-símile, o pigmento que pode ser o responsável pela coloração observada na síndrome da criança bronzeada, uma complicação rara da fototerapia.

A fotoisomerização é o principal mecanismo de remoção da bilirrubina do organismo exposto à fototerapia. Sob a ação da luz azul, a bilirrubina na pele das crianças ictéricas dá lugar às fotobilirrubinas I e II, que são rapidamente liberadas para o plasma(Fig. 97.2). A explicação de que a pele embranquece durante a fototerapia e a fotobilirrubina aparece na bile um certo tempo após o início da fototerapia sugere que a fotoisomerização envolve basicamente os depósitos de bilirrubina na pele e no tecido subcutâneo antes que no plasma circulante[122]. À medida que os fotoisômeros são removidos, eles são substituídos por bilirrubina plasmática, o que resulta numa queda da bilirrubinemia. A eficácia terapêutica da fototerapia prossegue até a bilirrubinemia atingir uma concentração plasmática em torno de 5 mg%. Os vários fotoisômeros formados durante a fototerapia têm sido identificados no plasma dos recém-nascidos ictéricos pela cromatografia líquida de alta precisão[137] e pelo método fluorimétrico[106]. Os isômeros geométricos da bilirrubina podem alcançar cerca de 25% da concentração plasmática da bilirrubinemia total em recém-nascidos ictéricos sob fototerapia[106]. Os isômeros estruturais da bilirrubina (lumirrubinas) são rapidamente excretados na bile, e nos intestinos são mais estáveis que os isômeros geométricos. Sob a ação da fototerapia, a remoção total da bilirrubina pelas fezes e pela urina é largamente dependente da formação das lumirrubinas[49, 133] Em ratos Gunn, em que a atividade da uridina-difosfoglicuroniltransferase é nula, os fotoisômeros são excretados na bile independentemente da bilirrubina, não deslocando a bilirrubina nativa dos seus locais de união à albumina plasmática. Desde que a fotobilirrubina é produzida mesmo em baixa intensidade de luz, como a luz do dia, pequenas quantidades de fotoisômeros são formadas e excretadas em todas as crianças ictéricas e em pacientes com doença de Crigler-Najjar quando expostos à luz ambiente visível[122].

Formação da Bilirrubina a Partir da Heme

A bilirrubina provém da degradação da heme, e essa conversão envolve três enzimas: hemeoxigenase (microssomal), NADPH-citocromo-C-redutase (microssomal) e a biliverdina-redutase (citosólica).

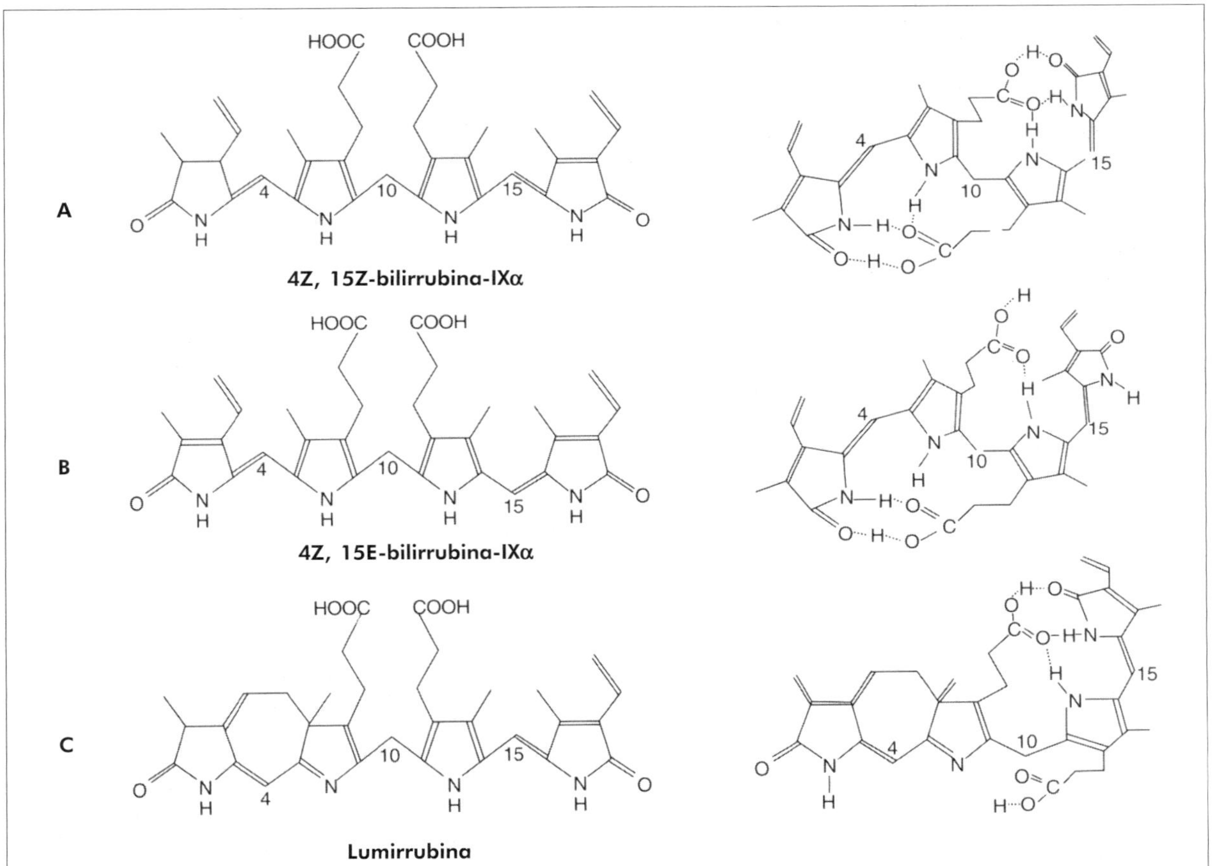

Fig. 97.2 — *Fotoquímica da bilirrubina. A absorção de luz pode gerar uma variedade de isômeros da bilirrubina, com representações de fórmulas químicas mostradas à esquerda e estruturas tridimensionais à direita de cada painel. As pontes de carbono nas posições 4, 10 e 15 são apresentadas em cada desenho. As ligações hidrogeniônicas são demonstradas com linhas pontilhadas.* ***A)*** *A forma nativa 4Z, 15Z-bilirrubina é demonstrada.* ***B)*** *A rotação de um anel pirrólico externo com reformulação da ligação dupla na ponte de carbono resulta no isômero configuracional 4Z, 15E-bilirrubina. Um isômero estrutural é formado a partir do isômero 4E,15Z-bilirrubina (não demonstrado), envolvendo ciclização intramolecular irreversível pela ligação do grupo C-3 vinílico no anel pirrólico adjacente, resultando numa nova estrutura com um anel de 7 componentes chamado (****C****) lumirrubina. Note a perda da ligação hidrogeniônica nas partes B e C, resultando em exposição da parte polar ao meio aquoso e tendendo a aumentar sua solubilidade aquosa. (Adaptado de Ennever JF: Blue light, green light, white light, more light: treatment of neonatal jaudice. Clin Perinatol 17:467, 1990, com permissão.)*

A hemeoxigenase faz a cisão seletiva da heme na ponte metênica α, resultando na formação de uma molécula de CO e outra de biliverdina IX-α. Investigações recentes sugerem que a hemeoxigenase existe sob a forma de duas isoenzimas, pelo menos nos tecidos dos ratos, embora os locais de ação sejam idênticos[42].

A atividade da hemeoxigenase é dependente do oxigênio molecular e da NADPH, sendo esta última regenerada pela NADPH-citocromo-C-redutase. Sua maior atividade é referente à heme livre, mas, também, é bastante ativa em relação às proteínas, tais como a mioglobina, catalase, peroxidase e citocromos P-450 e B5, mas não com o citocromo C, porque aqui a heme forma duas ligações covalentes com a apoproteína, e, portanto, não pode ser clivada pela hemeoxigenase[15].

A hemeoxigenase reconhece outras metaloporfirinas que não a férrica; isto é, ela é capaz de agir cataliticamente em porfirinas em que o átomo central seja um metal que não o ferro, como, por exemplo, o estanho e o cromo[22]. Como essas metaloporfirinas sintéticas não se unem ao oxigênio molecular, elas não são degradadas metabolicamente por rupturas do anel e não dão lugar à formação de bilirrubina, além de uma grande e rápida excreção biliar da heme[100]. O uso dessas metaloporfirinas sintéticas na redução de uma intensa hiperbilirrubinemia em crianças prematuras, ou em outras crianças de risco, merece maior investigação.

A hemeoxigenase se encontra principalmente no baço e também nos hepatócitos e células de Kuppfer e, em menor extensão, na medula óssea, células tubulares renais proximais, macrófagos e plexo coróide[77].

Na maioria dos vertebrados não-mamíferos, a degradação da heme termina nessa etapa com a formação da biliverdina, que é excretada na bile sem ser conjugada. Nos mamíferos, a biliverdina é reduzida na sua ponte metênica central, formando a bilirrubina pela ação da enzima citosólica biliverdina-C-redutase dependente do NADPH. Essa enzima é mais abundante nos tecidos ricos em hemeoxigenase e sempre está presente em excesso. Por isso, a biliverdina é raramente detectada no plasma ou na bile. Formas múltiplas de biliverdina-redutase têm sido detectadas em tecidos de ratos, permanecendo ainda não esclarecida[86] a significância fisiológica dessa heterogeneidade molecular.

Estudos *in vivo* indicam que o tempo total requerido para a biotransformação de heme em biliverdina, a sua redução em bilirrubina e a sua conjugação e excreção canalicular é da ordem de 1 a 2 minutos[9]. É interessante observar que a biliverdina, passível de ser excretada na bile sem ser conjugada, é reduzida a bilirrubina, potencialmente tóxica, necessitando ser conjugada para ser excretada. Não há ainda explicação adequada para esse fato. Postula-se que o sistema placentário seja impermeável à biliverdina, mas não à bilirrubina. Nessas condições, a biliverdina não seria aumentada nos tecidos fetais, embora ainda não se tenha demonstrado qualquer efeito tóxico desse último pigmento para o feto[17].

A função antioxidante sugerida para a bilirrubina, ao lado da vitamina E, do ascorbato, da hidroquinona e de outros, servindo para defender o organismo dos compostos ou radicais resultantes do metabolismo intermediário normal do oxigênio, justificaria o enigma da transformação biliverdina/bilirrubina[117].

Fontes da Bilirrubina

A produção diária de bilirrubina em adultos normais, quando apreciada por meio da bilirrubina marcada, é de 3,9 +/- 0,7 mg/kg, ou seja, 250 a 350 mg/dia.[12] Uma vez que a heme é degradada *in vivo* em quantidades eqüimolares de CO e bilirrubina, a medida da produção de CO em pessoas normais reflete a transformação total da heme, enquanto a transformação da bilirrubina marcada plasmática aprecia somente a fração do pigmento que entra no plasma antes de sua excreção e, pois, não leva em consideração a fração de bilirrubina que é formada no hepatócito e excretada diretamente na bile. Por isso, os estudos com bilirrubina marcada fornecem valores um pouco menores do que aqueles calculados a partir da produção de CO.

A bilirrubina provém primariamente dos eritrócitos senescentes seqüestrados pelas células reticuloendoteliais do baço, medula óssea e fígado. No homem, o componente prostético da heme é responsável por cerca de 70% a 80% da bilirrubina produzida. Embora todas as células dos mamíferos tenham quantidades variáveis de heme na forma de hemoproteínas (citocromos mitocondriais e microssomais) essenciais para o metabolismo aeróbico, a quantidade de heme é tão pequena e o seu metabolismo é tão lento (p. ex., mioglobina), que a contribuição para a produção diária de bilirrubina é bastante reduzida. Faz exceção o fígado, em que a atividade metabólica das enzimas microssomais e da heme é grande e também é capaz de captar a hemoglobina livre e os complexos haptoglobinas/hemoproteínas. Quando a capacidade de apreensão da haptoglobina é excedida, a hemoglobina livre pode ser filtrada pelos glomérulos renais e parcialmente apreendida pelas células tubulares dos túbulos convolutos renais, onde é convertida em bilirrubina. Assim, tanto a célula hepática quanto o rim assumem importância na formação da bilirrubina em situações de hemólise intravascular. O fato de não ser usual uma hemoglobina livre significativa em estados hemolíticos, e a regra ser a hiperbilirrubinemia não-conjugada, traduz uma maior degradação da heme em relação à liberação de hemoglobina e provavelmente também em relação à depuração da bilirrubina pelo fígado[9] (Tabela 97.1).

A administração dos precursores radiomarcados da heme - ^{15}N, ^{14}C-glicina ou ^{14}C-amino δ-aminolevulínico- a pessoas ou animais veio demonstrar a existência da chamada bilirrubina precoce. Com efeito, a maior parte do pigmento biliar marcado é excretada nas fezes de 90 a 150 dias após a administração dos precursores, correspondendo ao fim do período de vida dos eritróci-

Tabela 97.1
Fontes de Bilirrubina

Origem	*Local de produção*	*Contribuição à produção de bilirrubina após injeção do precursor marcado da heme (glicina ou ácido δ-aminolevulínico)*
Catabolismo da hemoglobina		
• Eritrócitos senescentes	Sistema reticuloendotelial (baço, medula óssea, fígado)	70-80% da produção total
• Destruição dos eritrócitos neoformados	Medula óssea ou baço	Bilirrubina precoce (2º componente) — 10 a 20%
• Extravasamento sangüíneo	Hematomas subcutâneos (p. ex., macrófagos)	Variável
• Hemólise intravascular	Hepatócito — células tubulares renais	Variável
Metabolismo da heme não-eritróide e hemoproteínas		
• Enzimas contendo heme (triptofano, pirrolase, citocromo P-450, catalase e outras hemoproteínas)	Hepatócitos	Bilirrubina precoce (1º componente) — 10%
• Reservatório heme livre	Hepatócitos e medula óssea	Bilirrubina precoce fase inicial do 1º componente

tos. Cerca de 10 a 20% do isótopo marcado aparece nos primeiros dias após a administração do radioisótopo. A administração do ácido δ-aminovulínico marcado veio demonstrar a existência de, pelo menos, dois componentes da bilirrubina precoce[156]. O componente inicial — 12 a 24 horas — parece ser derivado de hemoproteínas e da heme no fígado, e o segundo, predominantemente, da produção prematura dos eritrócitos neoformados, quer na medula óssea ou logo após serem liberados no sangue (3 a 5 dias). A contribuição hepática para a produção de bilirrubina total parece estar entre 23 a 37%[97].

A maioria da contribuição hepática provém dos citocromos microssomais P-450 e B5, catalase, triptofano-pirrolase e citocromo β-mitocondrial.

Transporte Plasmático

A bilirrubina, uma vez formada, é liberada na circulação, onde o pigmento se une de modo reversível à albumina. O mecanismo de liberação do pigmento das células onde é formado para a albumina ainda é desconhecido, presumindo-se que seja por difusão passiva.

No plasma, a bilirrubina não-conjugada tem uma solubilidade reduzida, menor que 0,006 mg/dl, e durante o seu transporte no plasma a maior parte circula ligada reversivelmente à albumina. Quando a relação molar bilirrubina/albumina é inferior a 1:1 (equivalente a uma concentração plasmática de 35 mg/dl), a bilirrubina se liga a um local da albumina de grande afinidade, com uma constante de associação a 37°C dita ser de 3×10^7 (mol/l) [1,113]. Como esse local é relativamente hidrofóbico, ânions orgânicos hidrossolúveis em baixa concentração, que também se unem à albumina, e modificações no pH de 6 a 10 não são capazes de interferir apreciavelmente na união da bilirrubina com a albumina. Acima de uma relação molar de 1:1, o pigmento biliar se une a um ou dois locais adicionais de menor afinidade. Nessas condições, a bilirrubina pode ser deslocada desses locais secundários por outros ânions orgânicos e por menores variações de pH. Essa fração de bilirrubina livre no plasma, embora quantitativamente bastante pequena, é conceitualmente muito importante, pois somente ela é capaz de atravessar as membranas celulares, como a barreira hematoencefálica e a membrana sinusoidal do hepatócito. Não existem ainda métodos analíticos diretos, precisos, para a sua determinação. Usando a técnica de peroxidase, Brodersen [27] calculou que no adulto normal a concentração de fração livre de bilirrubina é de 7 pg% e em recém-nascidos, o limite acima do qual se pode desenvolver a icterícia nuclear é de 2,9 ng%. Esse nível de bilirrubina livre é alcançado quando aproximadamente 80% do local de grande afinidade da albumina é saturado com bilirrubina.

Numerosos compostos que competem com a bilirrubina nos seus locais de grande afinidade são capazes de deslocá-la, possibilitando a sua transferência para o cérebro, aumentando o risco da icterícia nuclear em recém-nascidos. Esse é o caso dos ácidos graxos de cadeia longa. O aumento da relação molar ácidos graxos/albumina até 4:1 bloqueia progressivamente os locais de afinidade da bilirrubina para albumina nos locais secundários. Como o leite humano contém grandes concentrações de ácidos graxos, os níveis elevados desses ácidos livres presentes no plasma de crianças alimentadas ao seio podem resultar no deslocamento da bilirrubina da albumina. A infusão de heparina em ratos também causa uma significativa redução da capacidade de retenção plasmática da bilirrubina. Isso provavelmente se deve à ação dos ácidos graxos livres, cuja concentração plasmática é aumentada pela ativação induzida pela heparina ou pela liberação de lipase lipoprotéica. Esse efeito da heparina deve ser levado em consideração quando a exsanguineotransfusão dos neonatos ictéricos envolve o uso de sangue heparinizado[198].

Numerosas drogas são capazes de competir com a bilirrubina nos seus locais de grande afinidade com a albumina. Assim ocorre com algumas sulfonamidas (p. ex. sulfisoxazol), antibióticos (derivados da penicilina, como a ampicilina)[27,28], analgésicos e compostos antiinflamatórios não-esteróides (salicilato, indometacina, fenilbutazona), contrastes iodados para colangiografia, diuréticos (p. ex., furosemida)[166,196]. É necessário lembrar que a associação de um ligante com a albumina muitas vezes resulta numa modificação da conformação da molécula, modificação esta que aumenta ou diminui a afinidade de ligantes para outros locais[85,91,105]. Por fim, alguns compostos, como benzodiazepínicos, circulam fortemente ligados à albumina, mas em diferentes locais daqueles da bilirrubina, não podendo deslocar o pigmento de seu ponto de ligação com a albumina[30].

A passagem da bilirrubina para os tecidos é um processo reversível, dependendo, de um lado, da concentração do complexo albumina-bilirrubina e, de outro, da presença de moles de albumina com regiões não-ocupadas pelas moléculas de bilirrubina. Esse fato explica a importância dos níveis de bilirrubina não-conjugada na precipitação da icterícia nuclear do recém-nascido, bem como o valor terapêutico da exsanguineotransfusão, da infusão de albumina, e a importância das drogas acima referidas. Isso porque, ocupando as regiões de apreensão da bilirrubina na molécula de albumina, reduzem o poder de retirar a bilirrubina dos tecidos.

A bilirrubina conjugada é também transportada no plasma ligada à albumina, embora de modo não tão firme quanto a forma não-conjugada. Isso pode explicar a observação de que a fração de bilirrubina conjugada não-ligada à albumina, mas não a bilirrubina não-conjugada, é filtrada pelos glomérulos. A fração filtrada é largamente reabsorvida pelos túbulos renais, e a porção não-reabsorvida dá origem à bilirrubinúria ou colúria.

Nas doenças hepatobiliares (p. ex., hepatites agudas e/ou crônicas, cirrose), nos processos colestáticos e nas hiperlipidemias conjugadas hereditárias (p. ex., doença de Dubin-Johnson), uma fração variável de 8 a 90% da bilirrubina total é ligada à albumina por covalência[195]. É chamada de bilirrubina zeta, delta[107], biliproteína[121] ou Bil-Alb[195]. A proporção relativa dessa fração no plasma aumenta com a duração da doença. A estrutura química dessa fração de bilirrubina ainda não foi definida, havendo a sugestão de que para a sua formação seja imprescindível uma falência do mecanismo excretório associado à integridade do mecanismo de conjugação da bilirrubina[108,195]. Estudos experimentais demonstraram que a formação da biliproteína é de natureza não-enzimática e resultante da migração da acila do éster glicuronídeo de bilirrubina a um núcleo nucleofílico (p. ex, grupo NH^2) da molécula da albumina, possivelmente num resíduo de lisina[121,164] com perda do meio glicuronil[164]. O conhecimento dessa fração de bilirrubina vem dar a explicação para dois fatos de observação comum nas situações de hiperbilirrubinemia conjugada:

a) desaparecimento da colúria durante a fase de diminuição da icterícia — nessa circunstância, somente há o complexo deltabilirrubina — albumina, já desaparecidos os mono- e diglicuronídeos do plasma (como o complexo não é filtrado pelo glomérulo, não aparece na urina);
b) o desaparecimento lento da hiperbilirrubinemia após a resolução de uma doença hepatobiliar.

O *turnover* prolongado do complexo bilirrubina — albumina (12 a 14 dias) contribui para o demorado desaparecimento da icterícia[195].

A lipoproteína de densidade elevada (HDL) tem sido implicada no transporte da bilirrubina no plasma, com base em estudos da bilirrubina circulante em ratos analbuminêmicos[183]. Mesmo na presença da normoalbuminemia, a lipoproteína de densidade elevada (HDL), bem como a de densidade baixa (LDL), se mostrou de importância no transporte plasmático da bilirrubina[84]. A importância desse fato nas condições fisiológicas está para ser esclarecida. Como a dissociação da bilirrubina da HDL é cerca de 250 vezes mais rápida do que a dissociação da albumina, as lipoproteínas séricas poderiam gozar de um importante papel na liberação da bilirrubina para a membrana do hepatócito, particularmente em situações de hipoalbuminemia, hiperlipidemia e hiperbilirrubinemia[84].

Captação Hepática

Em condições normais, a bilirrubina é removida rapidamente do plasma pelo hepatócito por um processo mediado por um transportador saturável, obedecendo à cinética de Michaelis-Menten e partilhado, ao menos em parte, por outros ânions orgânicos (BSP, p. ex.). Cerca de três diferentes sistemas de transporte têm sido descritos para a captação hepatocitária da bilirrubina e outros ânions orgânicos, cada um deles tendo diferentes pesos moleculares e pontos isoelétricos. São a OABP (*organic anion binding protein*), a BBBp (*billirrubin-BSP binding protein*) e o BLT (bilitranslocase)[187]. Cada um desses sistemas de transporte é dominante com diferentes concentrações de substrato e regido por diferentes forças (potencial de membrana, pH intracelular, concentrações de albumina e Cl^- etc.). A dissociação do ligante da albumina é o fator limitante, e mecanismos físico-químicos podem responsabilizar-se pela rápida captação de bilirrubina e compostos relacionados[9, 77].

Os hormônios esteroidais modulam a captação desses ânions orgânicos (p. ex., os estrógenos aumentam a captação). Uma raça mutante de ovelhas Southdown apresenta uma captação reduzida de ânions orgânicos, tais como a bilirrubina, BSP, fundamentando a existência de um sistema comum de transportadores para esses ânions, diferentemente dos ácidos biliares, que são transportados para o interior da célula hepática por mecanismos diferentes.

Existem evidências experimentais de que a bilirrubina reflui do hepatócito para o plasma[76,97]. No homem, a quantidade refluída oscila em torno de 40% da bilirrubina captada[11]. Em pacientes com hiperbilirrubinemia não-conjugada em que a atividade de conjugação de bilirrubina está deficiente, a captação da bilirrubina está normal, mas há aumento da quantidade de bilirrubina refluída para o plasma. Em pacientes com a síndrome de Gilbert ou a de Crigler-Najjar, por exemplo, a quantidade de bilirrubina refluída atinge 98%[10]. Isso significa que a captação inicial da bilirrubina é independente da sua captação no citoplasma e subseqüente metabolismo, mas, dado o fluxo bidirecional da bilirrubina, o resultado final da captação reflete a remoção irreversível do pigmento pelas vias metabólicas intracelulares. A bilirrubina conjugada é captada pelo hepatócito mais rapidamente que a não-conjugada, havendo competição entre ambas as formas de pigmento e outros ânions orgânicos, o que sugere que o mecanismo de captação hepatocitária da bilirrubina conjugada seja o mesmo para a forma não-conjugada.

No interior do hepatócito, a bilirrubina é provavelmente ligada, em parte, a uma ligandina protéica citosólica, também conhecida como proteína B, proteína Y ou glutation S-transferase B[23]. Além da bilirrubina, essa proteína se une a uma variedade de ligantes, tais como carcinógenos, heme, corantes sintéticos, agentes colecistográficos e hormônios[84]. A proteína citoplasmática Z é provavelmente a proteína transportadora dos ácidos graxos, pois tem uma grande afinidade para os ácidos graxos de cadeia longa e é encontrada na mucosa intestinal, fígado, miocárdio e outros tecidos, e capta e metaboliza ácidos graxos; seu papel no transporte e no armazenamento da bilirrubina permanece a ser provado.[186] É interessante que na síndrome de Gilbert a concentração hepatocítica de ligandina é normal, mas a da proteína Z está reduzida no fígado e no plasma[98].

A ligação da bilirrubina e outros ânions orgânicos à ligandina diminui o refluxo desses ligantes para o plasma. O papel da ligandina referente à ligação com a bilirrubina tem sido recentemente revisto[209]. Diversos argumentos sugerem que a ligandina não serve como uma proteína de transporte da bilirrubina da membrana plasmática para o reticuloendoplasma. A ligandina pode na realidade funcionar como um mecanismo regulador que pode tornar lenta a difusão citosólica da bilirrubina e talvez diminuir o refluxo do pigmento biliar para o plasma, aumentando o resultado final de captação hepática da bilirrubina[194]. Uma captação hepática aumentada dos ânions orgânicos ocorre em conseqüência da indução dos níveis hepáticos de ligandina em virtude da administração de fenobarbital[134, 155, 209] ou da tireoidectomia[203]. Entretanto, deve ser lembrado que o fenobarbital tem numerosos outros efeitos no fígado, tais como o estímulo ao fluxo sangüíneo do fígado e da secreção biliar, que podem responsabilizar-se por esse efeito. Investigações experimentais, no entanto, sugerem que a ligandina está envolvida no refluxo de bilirrubina para o plasma. No citosol nativo, a maior parte da ligandina está ligada ao glutation reduzido, e nessa forma esse complexo se une mais fortemente à bilirrubina do que à albumina, limitando assim o refluxo do ânion orgânico para o plasma[114].

Como a ligandina não parece facilitar o transporte de bilirrubina não-conjugada desde a membrana sinusoidal do hepatócito até o reticuloendoplasma, o mecanismo alternativo aceito é de que a bilirrubina monomérica é capaz de uma difusão espontânea e rápida através da fase aquosa entre as membranas hepatocitárias[9].

Análise cinética e um modelo matemático da bilirrubina radiomarcada demonstram que uma grande proporção da bilirrubina neoformada no fígado a partir da heme hepática reflui para o plasma sob a forma não-conjugada antes de sua conjugação e excreção na bile. Outra fração de bilirrubina gerada no fígado é excretada diretamente na bile sem passagem prévia pelo plasma. Estudos cinéticos em ratos evidenciaram que as quantidades de bilirrubinas formadas no hepatócito, refluídas para o plasma e excretadas para a bile são respectivamente duas e quatro vezes maior que aquelas para a bilirrubina captada diretamente do plasma[75]. Isso sugere que não há mistura entre a bilirrubina exógena e endógena, evidenciando uma compartimentalização no transporte intracelular do pigmento. Estudos experimentais em ratos evidenciaram que os glicuronídeos da bilirrubina formados no fígado são parcialmente desconjugados no hepatócito e eliminados para o plasma, explicando assim as pequenas elevações da bilirrubina não-conjugada nos processos de colestase[78].

Conjugação

A conjugação da bilirrubina IX-α é essencial para que ela seja eficazmente excretada. A esterificação de uma ou das duas cadeias laterais de ácido propiônico com o ácido glicurônico ou outro carboidrato torna a bilirrubina IX-α hidrossolúvel, propiciando a sua excreção biliar. Sendo a bilirrubina IX-α uma molécula assimétrica, o monoglicuronídeo de bilirrubina (MGB) existe sob a forma de dois isômeros — o C8 ou o C12 —, de acordo com a posição do átomo de carbono ao qual o ácido glicurônico estiver ligado.

Nos mamíferos em geral virtualmente quase toda a bilirrubina é excretada na bile sob a forma de ésteres carboxílicos em que um ou dois restos propiônicos são esterificados com um monossacarídeo — ácido glicurônico, glicose e xilose. A abundância relativa desses compostos é variável com as espécies. Na maioria dos mamíferos predomina a conjugação com o ácido glicurônico, que, no homem, no macaco rhesus e no rato, representa mais de 90% dos resíduos de carboidratos[20]. A bile do homem adulto normal é constituída de 70% a 90% de diglicuronídeos, 4% a 25% de monoglicuronídeos e de 1,5% a 5% de bilirrubina não-conjugada[79]. Interessante assinalar que a bilirrubina IX-α é o pigmento predominante na bile vesicular fetal. A bilirrubina IX-α monoglicosídeo é o primeiro pigmento biliar conjugado a aparecer, e o monoglicuronídeo é predominante no neonato. A superioridade quantitativa dos diglicuronídeos aparece num momento ainda não-determinado entre o nascimento e a vida adulta[20].

A conjugação da bilirrubina evita a circulação êntero-hepática da bilirrubina a partir do intestino ou da vesícula.

A enzima responsável pela conjugação da bilirrubina é a uridina difosfato glicuronosil-transferase (UDPGT). Esta enzima existe principalmente no fígado, mas também é encontrada no jejuno, no rim do rato e na pele[9]. A formação extra-hepática de glicuronídeos de bilirrubina foi demonstrada em animais hepatectomizados[63], em ratos Gunn — em que a atividade dessa enzima é nula —, em que se enxertou jejuno ou rins de ratos normais[61,92]. A postulação de que a formação de glicuronídeos dependeria de uma reação enzimática de dismutação de duas moléculas de monoglicuronídeos com a formação de uma molécula de diglicuronídeo e outra de bilirrubina não-conjugada não foi evidenciada *in vivo*[83].

A bilirrubina-UGT (B-UGT) é um membro de uma família de UGT que catalisa a glicuronidação de muitos substratos, tais como hormônios esteroidais, carcinógenos e drogas[90]. As várias UGT são distribuídas em vários tecidos como fígado, rins, intestinos, pele, pulmão, epitélio olfativo e testículos. A B-UGT está localizada basicamente no reticuloendoplasma liso e rugoso de hepatócito, e uma única isoforma catalisa a conversão da bilirrubina ao MGB C^8 e C^{12} e, após, ao DGB. Há suspeitas de que uma só subunidade de B-UGT possa ser responsável pela sínese de MGB, mas para a formação do DGB haveria necessidade de um homotetrâmero[94]. A síntese dos monoglicuronídeos (C^8 e C^{12}) ocorre no mesmo local ativo dos diglicuronídeos[8]. A B-UGT é mais eficiente em converter a bilirrubina em monoglicuronídeo do que a conversão de BDG em BMG. Em humanos, 80% do pigmento biliar na bile está como BDG,e a relação BDG/MGB não se altera em casos de hemólise. Ao contrário, nas situações em que houver retardo na excreção biliar há um aumento na produção de BDG em relação à MGB, provavelmente em virtude de um maior tempo de contato entre o MGB e a enzima conjugante.

Transporte Intracelular dos Glicuronídeos de Bilirrubina

Pouco se sabe a respeito dos mecanismos de transporte dos glicuronídeos de bilirrubina do seu local de síntese até a membrana canalicular[28]. No entanto, presume-se que sejam extremamente eficientes e rápidos Assim, uma porção de BMG é rapidamente removida de sua enzima de conjugação antes de sua conversão em BDG. A excreção hepática dos pigmentos biliares é fisiologicamente regulada. Os sais biliares e, o edema osmótico do hepatócito, por exemplo, são capazes de aumentar o transporte canalicular dos ânions orgânicos para a bile.

As proteínas de transporte responsáveis pela secreção dos conjugados de bilirrubina são o cMOAT (*canalicular multispecific organic anion transport*) e a MRP (*multiple drug resistant protein*).

Nas desordens colestáticas, o acúmulo de bilirrubina no plasma resulta ou do efluxo direto do pigmento do hepatócito para a circulação ou, então, da regurgitação do conteúdo biliar no plasma por via transcelular ou paracelular. Na síndrome de Dubin-Johnson, pode haver uma redisdribuição da isoenzima MRP para a membrana lateral do hepatócito, onde o efluxo para o plasma é possível. Não se sabe se esse mecanismo existe em outras desordens[9]. Estudos cinéticos em ratos mutantes e em fígados isolados e perfundidos evidenciaram que uma pequena fração dos glicuronídeos de bilirrubina é desconjugada e volta para a circulação. Esse fato explica o aumento de bilirrubina não-conjugada ao lado da fração conjugada em processos hepatocelulares e obstrutivos. Discute-se se a desconjugação se deve principalmente à enzima β-glicuronidase ou por uma reação de reversão da conjugação. A desconjugação hepática da fração conjugada se verifica tanto em situações normais quanto nas colestases. A β-glicuronidase é uma hidralase ácida localizada tanto nos lisossomas quanto nos microssomas de diversos órgãos, incluindo fígado e rins. Uma proteína acessória — a egasina — é requerida para a manutenção da forma microssomal nesse compartimento. A egasina forma um complexo com a β-glicuronidase dentro da luz do reticuloendoplasma, constituindo um complexo estável, com uma vida média de diversos dias.

Postula-se que a UGT reside parcialmente na luz do reticuloendoplasma. Desse modo, os glicuronídeos nascentes estão expostos à ação da β-glicuronidase. A β-glicuronidase microssomal modula a quantidade de excreção dos glicuronídeos de bilirrubina. Camundongos mutantes deficientes na forma microssomal da β-glicuronidase excretam maiores quantidades de glicuronídeos de bilirrubina do que camundongos normais, tanto em condições normais quanto em estados hiperbilirrubinêmicos.

A excreção dos pigmentos biliares na luz dos canalículos biliares se faz contra um gradiente de concentração — a concentração dos pigmentos biliares na bile é 40 vezes maior que no plasma. O transporte de bilirrubina do plasma para a bile tem uma capacidade máxima — a Tm ou capacidade secretória máxima. Postula-se que a excreção canalicular é a etapa limitante em todo o transporte do pigmento.

O processo de excreção canalicular pode envolver diversos componentes de um sistema transportador de membranas, diferente para os ácidos biliares, mas compartilhado por uma variedade de ânions orgânicos como BSP, rosa-bengala, contrastes colecistográficos etc. Parece haver dois ou três sistemas de transporte de membrana que apresentam especificidade superponível. Assim, a excreção biliar de BC e da BSP é deficiente na síndrome de Dubin-Johnson e na ovelha mutante Corriedale, onde a excreção de BSP não-conjugada e do taurocolato é normal[77].

Vias Alternativas do Metabolismo da Bilirrubina

A desconjugação hepática dos conjugados de bilirrubina ocorre em condições normais[74] e colestáticas[1]. A desconjugação pode dever-se ou a uma reação reversível UGT-bilirrubina[40] ou à ação da β-glicuronidase[1]. A reversibilidade da reação bilirrubina conjugada× bilirrubina não-conjugada depende de uma série de fatores, tais como pH (o valor ótimo é de 5,1), da presença de nucleotídeos trifosfato e da presença de detergentes. A importância fisiológica dessa reação de desconjugação ainda não está definida. Ela pode, entretanto, tornar-se importante quando durante uma lesão hepatocitária houver uma redução do pH em virtude, por exemplo, da produção de ácido lático durante a glicólise anaeróbica. Há, nessas condições, uma ativação da desconjugação, e os níveis de bilirrubina não-conjugada no plasma aumentam junto com os da forma conjugada, não em virtude de uma deficiência de UDPG-T, mas pelo acúmulo da forma não-conjugada resultante da desconjugação da bilirrubina[43].

A oxidação da bilirrubina pode ocorrer em diversos órgãos, incluindo fígado, rins, cérebro e intestino delgado[205]. A oxidação intracelular da bilirrubina se deve à família do citocromo P-450. A indução dos mesmos reduz os níveis plasmáticos de bilirrubina e acelera o *turnover* da bilirrubina nos ratos Gunn, cuja atividade da UDGT é nula[139,187]. No entanto, parece que outros mecanismos que não a indução enzimática sejam responsáveis por essa situação. Há a sugestão de que a oxidação enzimática da bilirrubina seja de importância primária em condições em que a conjugação da bilirrubina esteja deficiente.

A clorpromazina — um indutor do citocromo P-450 — foi administrada a uma criança de 13 anos com a síndrome de Crigler-Najjar I. Uma apreciável redução de bilirrubina foi observada. Quando da administração, a BT era de 23 mg% mesmo após 2 meses de fototerapia (8 horas/dia). A clorpromazina 5 mg, 3 ×/dia, VO, foi então administrada, e já no 12º dia de tratamento a BT era de 14 mg%. Com a suspensão da clorpromazina, houve um aumento da BT para 19 mg%. Com a readministração do medicamento, a criança durante 2 anos vem sendo mantida com fototerapia e clorpromazina, mantendo os níveis de BT abaixo de 15 mg%, sem qualquer complicação neurológica.

Há necessidade de maior experiência e estudos para definir a importância da oxidação da bilirrubina no tratamento dessas situações[99].

Metabolismo Intestinal

Em adultos saudáveis, a bilirrubina conjugada não é absorvida nem na vesícula biliar nem no intestino delgado, dados o tamanho da molécula e sua hidrossolubilidade. Desse modo, não há uma circulação êntero-hepática apreciável do pigmento biliar[174]. No íleo terminal e no cólon os conjugados de bilirrubina são primeiro hidrolisados à forma não-conjugada pelas β-glicuronidases bactéricas. A bilirrubina é, então, reduzida pela ação das bactérias do cólon a uma série de compostos tetrapirrólicos insolúveis, coletivamente chamados urobilinogênios. Em recém-nascidos e sob a ação de antibióticos não há formação de urobilinogênio e a bilirrrubina é diretamente excretada nas fezes. O urobilinogênio (estercobilinogênio quando aparece nas fezes) é incolor, e a urobilina (estercobilina), de cor amarelo-alaranjada, sendo um produto de oxidação, forma-se após as fezes serem expostas ao ar ambiente[201]. Por isso o estercobilinogênio — incolor — não pode responsabilizar-se pela cor das fezes. Esta parece depender de polímeros dos dipirrometanos, provavelmente originários da heme precocemente marcada e de pigmentos carotenóides da alimentação[201].

Em adultos normais, a excreção fecal de estercobilinogênio oscila de 40 a 280 mg/24 h. Valores aumentados expressam maior produção de bilirrubina, isto é, hemólise. Como, entretanto, a conversão de bilirrubina em estercobilinogênio é variável, quantidades ainda dentro do elastério da normalidade não excluem um processo hemolítico.

Uma parte do estercobilinogênio formado é absorvida no intestino grosso, onde menos de 20% da quantidade produzida diariamente é absorvida em virtude de a absorção no cólon ser pequena; cerca de 90% do reabsorvido é excretado pelo fígado na bile[105]. Os 10% restantes alcançam a circulação sistêmica e são excretados na urina pelos rins (1 a 4 mg/24 h), correspondendo a 2% da produção diária de urobilinogênio.

Cerca de 80% do urobilinogênio circula no sangue ligado à albumina, assim que somente uma pequena fração é excretada pelo rim por meio da filtração glomerular. Postula-se também que o urobilinogênio seja excretado pelos túbulos proximais e que uma difusão não-iônica, dependente do pH, se verifique no néfron distal[22]. Há uma variação diurna na excreção urinária do urobilinogênio, alcançando seus valores máximos entre 12 e 16 horas.

A apreciação quantitativa da urobiligenúria depende, pois, de uma série de fatores: quantidades de bilirrubina conjugada no intestino, presença de bactérias no intestino, trânsito intestinal (constipação ou diarréia), função renal e momento da coleta. Isso torna a urobiligenúria de pequena importância no estudo do paciente ictérico, exceção feita para evidenciar o retorno da excreção biliar que se segue à melhora da obstrução biliar ou durante a recuperação de uma hepatite[15].

Classificação das Icterícias

O metabolismo da bilirrubina permite deduzir que, em condições normais:

1. Quase toda a bilirrubina produzida, exceto uma parte daquela formada no hepatócito, entra no compartimento plasmático.
2. O fígado é o único órgão que remove a bilirrubina do plasma e a conjuga.
3. A bilirrubina conjugada é unidirecionalmente excretada para o canalículo biliar.

Dessa maneira, a concentração plasmática da bilirrubina em condições normais depende de duas variáveis: (1) a quantidade de bilirrubina produzida; e (2) depuração hepática da bilirrubina.

$$BR = PBR/C_{BR}$$

Em que BR é bilirrubina plasmática, PBR é a produção de bilirrubina e C_{BR} é a depuração hepática da mesma. Para um valor constante de PBR, a BR varia de maneira inversamente proporcional à C_{BR}, configurando a curva representativa dessa variação uma hipérbole retangular, análoga à relação existente entre a concentração da creatinina plasmática e a sua depuração renal (Fig. 97.3).

A curva representativa da relação BR/ C_{BR} é relativamente achatada na região correspondente à zona de depuração hepática normal, mas bastante inclinada na região de depuração reduzida. Isso explica por que os indivíduos normais podem ter uma apreciável redução da função hepática sem que haja maiores aumentos na BR, e, de outro lado, em pacientes com função hepática alterada, pequenas perdas na sua capacidade de depuração hepática podem ter grandes aumentos na BR.

É também evidente que, mantendo-se constante a C_{BR}, a BR é uma função linear da PBR. Para um PBR de 40 mg/kg/dia, isto é, 8 a 9 vezes maior do que o normal, a BR não excede 4 mg%. Sabendo-se que o limite superior da síntese de hemoglobina em resposta à hemólise crônica é de aproximadamente oito vezes o normal, a produção máxima de bilirrubina nessas condições é oito vezes o normal ou cerca de 40 mg/kg/dia, o que significa uma BR de 4 mg%. Essas condições não valem para os episódios hemolíticos agudos e maciços, em que PBR pode exceder oito vezes o normal, o que explica o fato da observação comum de que as icterícias hemolíticas puras não têm uma concentração plasmática da bilirrubina maior do que 4 mg% (Fig. 97.4)[10,11].

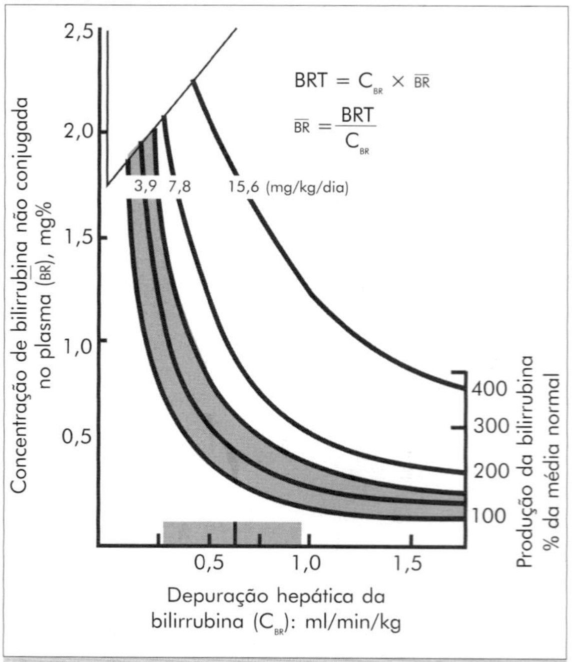

Fig. 97.3 — *Relação entre a produção de bilirrubina e sua depuração plasmática e a sua concentração no sangue. No eixo das abscissas, a parte mais escura representa o elastério da normalidade relativo à depuração (média +/- DP); a produção normal da bilirrubina é representada pela área com traços.*

Com base nessas considerações, as icterícias podem classificar-se em:

1. Produção aumentada.
2. Defeito na captação.
3. Defeito na conjugação.
4. Defeito na excreção.

As três primeiras formas caracterizam-se por uma hiperbilirrubinemia não-conjugada; a última, por uma hiperbilirrubinemia conjugada. As principais formas de icterícia por aumento da bilirrubina não-conjugada em recém-nascidos e em adultos estão descritas nas Tabelas 97.2 e 97.3.

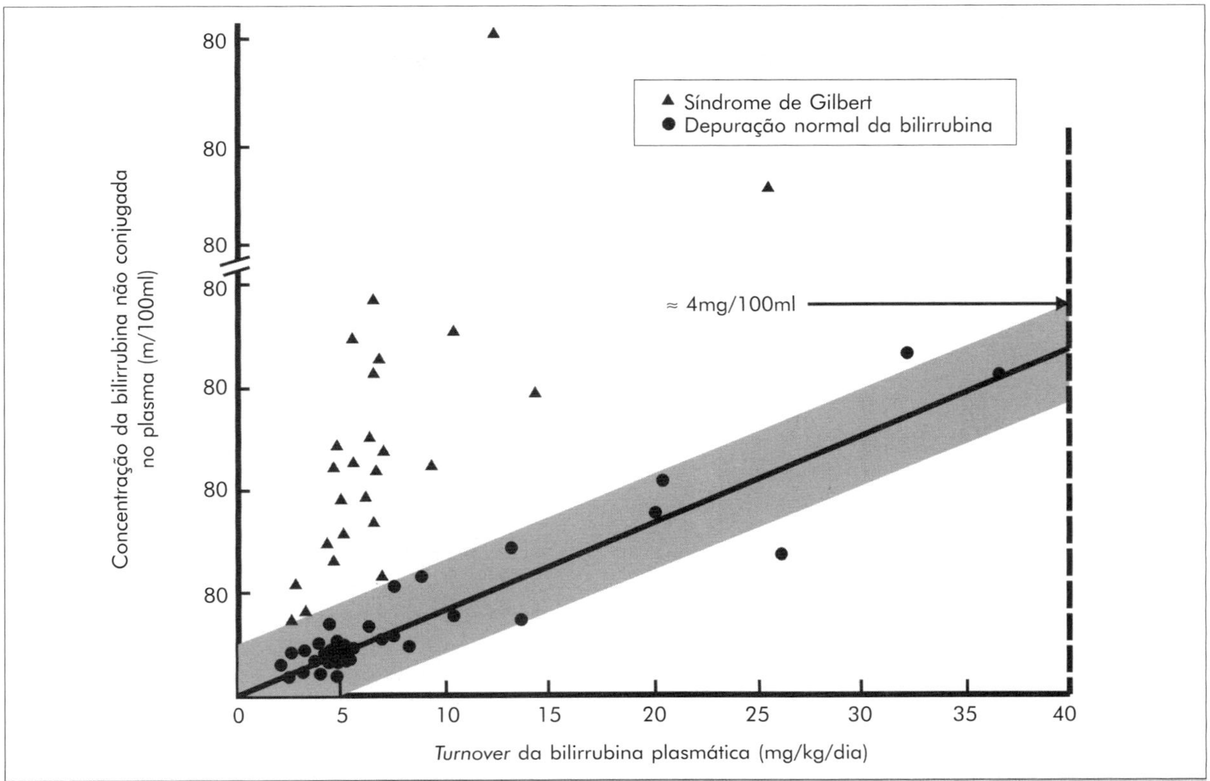

Fig. 97.4 — *Relação entre a produção de bilirrubina e a sua concentração plasmática.*

Tabela 97.2 Icterícias Não-Conjugadas do Recém-Nascido
• Fisiológica
• Hemolítica
• Hiperbilirrubinemia neonatal familiar transitória (Lucey-Driscoll)
• Crigler-Najjar, tipos I e II
• Icterícia pelo leite materno
• Icterícia associada à obstrução intestinal alta
• Icterícia associada ao hipotireoidismo
• Icterícia associada ao uso de drogas (p. ex., novobiocina)

Aumento da Produção

O aumento da produção de bilirrubina é devido a quatro causas fundamentais:

1. Hemólise.
2. Eritropoese anormal com conseqüente eritropoese ineficaz aumentada.
3. Aumento na destruição da heme não-hemoglobínica do fígado e outros tecidos.
4. Destruição dos eritrócitos extravasados (hematomas).

Os eritrócitos senescentes são reconhecidos e fagocitados pelos fagócitos do SER no fígado e no baço. A degradação da hemoglobina faz-se então dentro da célula, isto é, no compartimento extravascular. Quando a hemólise é intravascular, no entanto, a célula hepática e aquela dos túbulos proximais renais participam da formação de bilirrubina. Nos processos hemolíticos intravasculares, dependendo da etiologia e da intensidade da hemólise, a hemoglobina é oxidada com a conversão do Fe^{++} em Fe^{+++}, isto é, forma-se a metemoglobina. Há a rápida dissociação da heme oxidada (hemina) da globina com a formação da metealbumina e heme-hemopexina. A heme de todas essas hemoproteínas (Fig. 97.5) é liberada no hepatócito, dissociando-se da molécula de albumina previamente e mantendo-a no sangue circulante. Essa é a razão pela qual nos processos hemolíticos agudos a albumina sangüínea permanece inalterada, enquanto a haptoglobina e a hemopexina têm as suas concentrações plasmáticas reduzidas[16].

Hemólise

Por motivos já expostos, o aumento da concentração plasmática de BT total é pequeno, até 4-5 mg%,

Tabela 97.3
Icterícias Não-Conjugadas do Adulto

Produção aumentada
Adquirida
• Hemólise
• Anemia hemolítica auto-imune
• Transfusão de sangue
• Hematoma maciço
• Embolia pulmonar
Congênita
• Hemólise
• Defeitos da membrana das hemácias (p. ex., esferocitose)
• Defeitos enzimáticos (deficiência em glicose-6-fosfato desidrogenase)
• Hemoglobinopatias (p. ex., drepanocitose)
• Eritropoese ineficaz
• Talassemia
• Porfiria eritropoética
• Diseritropoese idiopática
Depuração diminuída
Captação diminuída
• Adquirida
— Ácido flavaspídico
— Rifampicina
— Agentes de contraste iodados
• Congênitas
— Síndrome de Gilbert (?)
Conjugação diminuída
• Adquirida
— Hepatite crônica persistente
— Doença de Wilson
— Fibrose porta não-cirrótica
• Congênita
— Síndrome de Gilbert (?)
— Síndrome de Crigler-Najjar I e II

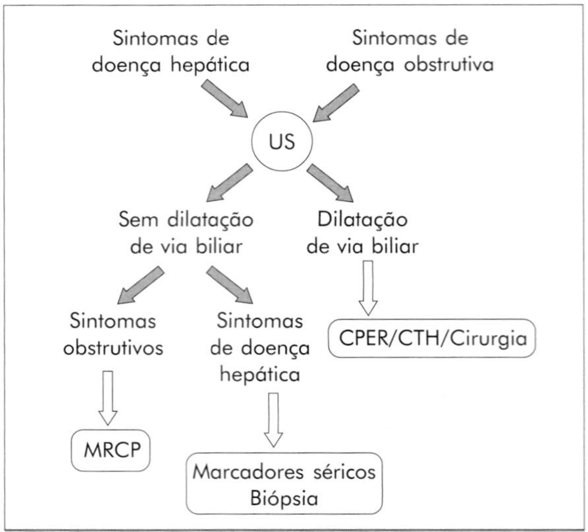

Fig. 97.5 — *Vias de percurso da heme a partir da degradação eritrocitária (seta cheia = fisiológico; seta vazada = patológico). (Adaptado de Bissel[16].)*

embora durante as crises hemolíticas possa atingir níveis bem mais elevados. A concentração plasmática de BT pode ser normal, embora haja uma redução de 50% na sobrevida nas hemácias desde que a depuração hepática da bilirrubina esteja normal. Níveis plasmáticos de bilirrubina conjugada podem estar aumentados em associação com disfunção hepática[151], doença de Wilson[152], drogas[153], infecções agudas[154], ou quando a quantidade de bilirrubina produzida e conjugada excede o Tm biliar da bilirrubina conjugada, como nas crises hemolíticas[155] ou após múltiplas transfusões de sangue[6].

Nos processos hemolíticos dependentes de anormalidades hereditárias, a icterícia também é leve e freqüentemente está associada a doenças febris[82].

A formação de cálculos pigmentares é a principal complicação da produção excessiva de bilirrubina durante longo tempo.

Uma produção aumentada de bilirrubina, na dependência das hemoproteínas hepáticas, tem sido demonstrada em animais experimentais após a hepatectomia parcial e a desobstrução do colédoco ou durante o tratamento com fenobarbital[90]. No entanto, apesar da importância dessa fonte na produção fisiológica da bilirrubina, não se conhecem casos em seres humanos de hiperbilirrubinemia dela derivada.

Recentemente foram publicados dois casos com síntese aumentada de bilirrubina hepática[207]. Infelizmente esses casos não foram devidamente caracterizados, o que dificulta, por exemplo, a inclusão desse mecanismo patogênico num subgrupo da síndrome de Gilbert[153].

Eritropoese Ineficaz

Numerosas situações, tais como anemia ferropriva, anemia perniciosa, talassemia, porfiria eritropoética e envenenamento por chumbo[9,12], podem acompanhar-se de eritropoese ineficaz com acentuado aumento na formação da bilirrubina recém-marcada. Esses pacientes não apresentam evidências de hemólise aumentada, mas têm anormalidades na síntese da heme no interior dos normoblastos.

A eritropoese ineficaz é a base da hiperbilirrubinemia por *shunt*[92]. Esse grupo de doenças é heterogêneo, freqüentemente familiar, e é caracterizado por icterícia assintomática, aumento do estercobilinogênio e sobrevida normal ou quase normal das hemácias[86]. Há hiperplasia eritróide de medula óssea, reticulócitos, *turnover* aumentado de ferro com diminuição da incorporação dos reticulócitos nas hemácias, hemossiderose nas células hepáticas e células de Kupffer. O prognóstico é bom, havendo predisposição para litíase biliar.

Sintomas, anormalidades ao exame físico, hiperbilirrubinemia não-conjugada, reticulocitose, anemia, anormalidades morfológicas das hemácias e, de acordo com as situações, eletroforese da hemoglobina e medulograma são capazes de estabelecer o diagnóstico.

Neste capítulo não serão discutidas as situações específicas do recém-nascido.

CRIGLER-NAJJAR TIPO I

É uma síndrome hereditária autossômica recessiva, caracterizada por hiperbilirrubinemia não-conjugada intensa (> 20 mg%) desde os primeiros dias de vida. A maioria desses pacientes morre nos primeiros 15 meses em conseqüência da encefalopatia bilirrubínica[10,41,153]. Raros são os pacientes que apresentam as primeiras manifestações neurológicas na adolescência.

Clinicamente, exceção feita às alterações neurológicas, quando existentes, nenhuma outra alteração que não a icterícia é observada. A bilirrubinemia total oscila de 15 a 50 mg%, todo o pigmento sendo virtualmente não-conjugado[129]. As fezes são de cor normal ou amarelo-pálida, e a concentração de bilirrubina na bile é menor do que 4 mg% (normal 50-100 mg%), sendo a maior parte não-conjugada, e observam-se pequenas quantidades da fração conjugada, sobretudo de monoconjugados[59].

A patogenia dessa síndrome consiste na ausência total da glicuronidação da bilirrubina em virtude de uma completa falta da atividade da B-UGT. Nesses pacientes há também uma menor atividade para a glicuronidação dos fenóis. Isso sugere que a síndrome é a resultante de uma mutação na região do gene que codifica as UGT-Br-2 e a UGT-P (fenólica) [93].

Não existe terapêutica eficaz para essa síndrome. Os pacientes não respondem ao fenobarbital[4]. Em crianças, a fototerapia é capaz de reduzir a bilirrubinemia a 10 mg%, mas requer a aplicação da luz por período de até 12 horas, o que a torna impraticável. À medida que a criança cresce, a fototerapia vai perdendo a sua eficácia, ou por causa do espessamento da pele ou pela alteração da relação volume/superfície[153]. Na ausência de lesão cerebral, o transplante de fígado seria justificável.

CRIGLER-NAJJAR TIPO II

Também conhecida como síndrome de Arias, foi descrita pela primeira vez por Arias, em 1962[4].

São pacientes que se apresentam fenotipicamente similares ao tipo I de Crigler-Najjar, mas diferem fundamentalmente na resposta ao fenobarbital, que é capaz de provocar uma redução de, no mínimo, 25% dos níveis de bilirrubina do plasma.

Habitualmente, a bilirrubinemia nesses pacientes é menor do que 20 mg%, e o *kernicterus* é raro. Os monoglicuronídeos respondem por 30% ou mais dos pigmentos excretados na bile. A atividade da B-UGT é usualmente menor do que 10% do normal.

A transmissão hereditária não está ainda bem definida, tendo sido sugerida uma herança autossômica dominante com penetrância incompleta[4] ou recessiva autossômica[87].

Recentemente, Bosma *et al.*[21] estudaram a genética molecular de uma família com essa síndrome. Concluíram que a síndrome resulta de uma mutação na região variável do éxon da B-UGT[1] que codifica a região aminoterminal da isoenzima.

O tratamento consiste na administração de fenobarbital (180-200 mg/dia), sendo que esses pacientes respondem com queda dos níveis de bilirrubinemia a 5 mg%. Devem ser evitadas todas as situações capazes de aumentar os níveis de bilirrubina não-conjugada — jejum prolongado, infecções, álcool etc. O mecanismo de ação do fenobarbital é desconhecido.

SÍNDROME DE GILBERT

É uma síndrome heterogênea, genética, caracterizada por uma hiperbilirrubinemia não-conjugada crônica, de pequena intensidade (< 5 mg%), benigna e com fígado estruturalmente conservado. Na definição clássica da síndrome, a hemólise é explicitamente excluída. Entretanto, até 42% desses pacientes apresentam um discreto encurtamento da sobrevida das hemácias, não sendo a hemólise, no entanto, suficiente para justificar a hiperbilirrubinemia.

É a mais freqüente alteração congênita do metabolismo da bilirrubina, com a sua prevalência na população calculada em torno de 5%. No entanto, dada a natureza intermitente da icterícia, é de se presumir que essa porcentagem seja na realidade bem maior.

Embora a herança autossômica dominante tenha sido sugerida, ela tem sido questionada.

A atividade da B-UGT está usualmente reduzida em 60-70%, e os monoglicuronídeos na bile estão aumentados em 30%.

A patogenia não está ainda esclarecida, pois a atividade residual da B-UGT é suficiente para conjugar a produção diária normal de bilirrubina, embora, é claro, a atividade enzimática apreciada possa não refletir o que é fisiologicamente disponível.

A base molecular dessa síndrome é ignorada. A melhora da icterícia pelo fenobarbital sugere a presença de uma atividade normal da B-UGT[2]. Como as B-UGT são enzimas dependentes dos lipídios de membrana, anormalidades destes poderiam ser a causa em pelo menos alguns pacientes. Isso, inclusive, poderia explicar os defeitos de captação dos ânions orgânicos observados em alguns pacientes com essa síndrome.

Clinicamente, os pacientes são assintomáticos. Exceção feita à icterícia, o exame físico é normal. Queixas de fadiga, astenia e manifestações dispépticas são secundárias ao conhecimento que o paciente passa a ter da anormalidade bioquímica.

A síndrome com freqüência é detectada após situações que produzem maior destruição eritrocitária ou ingestão calórica reduzida, tais como doenças febris, exercícios físicos intensos, pós-operatório etc.

Não há nessa síndrome qualquer influência sobre a capacidade intelectual, fertilidade ou longevidade.

Histologia Hepática

À microscopia óptica o fígado é normal. Alguns investigadores [6,159] observaram um acúmulo de pigmento lipofucsina-símile predominantemente em torno das vênulas hepáticas terminais. O exame pela microscopia eletrônica ou não evidencia qualquer alteração ou então mostra hipertrofia do sistema reticuloendoplasmático liso[44,123].

Heterogeneidade da Síndrome

As Tabelas 97.4 e 97.5 demonstram a heterogeneidade dessa síndrome.

Esses diferentes aspectos da síndrome de Gilbert evidenciam que ela se constitui de um grupo heterogêneo de distúrbios, cada um com o seu próprio defeito molecular, ignorando-se, ainda hoje, a correlação entre as alterações morfológicas e farmacocinéticas[153].

Diagnóstico

O diagnóstico dessa síndrome pode ser feito de diferentes maneiras:

- *Determinação da Depuração da Bilirrubina com ^{14}C,* que possibilita um diagnóstico inequívoco da síndrome. No entanto, dadas as complicações técnicas de que se reveste, sua realização é limitada apenas a alguns centros de pesquisa.
- *Biópsia de Fígado e Apreciação Quantitativa da Atividade da B-UGT.* O estudo histológico do fígado não demonstraria qualquer anormalidade, ficando a determinação da enzima também restrita a poucos centros de investigação.
- *Teste de Restrição Calórica.* A hiperbilirrubinemia não-conjugada do jejum é conhecida desde as observações de Gilbert *et al.*[71]. A magnitude da mesma foi investigada como um meio de diagnóstico da síndrome de

Tabela 97.4
Heterogeneidade Morfológica da Síndrome de Gilbert

	Tipo A	*Tipo B*
Retículo endoplasmático liso	Hipertrofiado	Normal
Densidade microssômica	Diminuída	Normal
Atividade da cb-glicosidase	Elevada	Normal
Glicuronidases lisossômicas	Elevadas	Elevadas
Resposta ao jejum	90%	42%
Resposta ao ácido nicotínico	60%	35%

Tabela 97.5
Heterogeneidade Funcional da Síndrome de Gilbert

	Tipo 1	*Tipo 2*	*Tipo 3*
Captação da bilirrubina	Diminuída	Diminuída	Diminuída
Conjugação da bilirrubina	Diminuída	Diminuída	Diminuída
Captação da BSP	Normal	Diminuída	Diminuída
Transporte intracelular da BSP	Normal	Diminuída	Normal
Captação da endocianina verde	Normal	Normal	Diminuída

Gilbert. Os autores verificaram que o aumento da bilirrubina não-conjugada no plasma não é restrito àqueles que têm uma redução na atividade da UDPG-T, mas um fenômeno generalizado. Uma meta-análise mostrou que o jejum de 36-48 h de 60 controles normais conduz a um aumento em média de 1,88 vez nos níveis de bilirrubinemia, comparado a um aumento de 2,66 vezes em 44 indivíduos com a síndrome de Gilbert[56]. Da mesma maneira, em ratos foi confirmada essa observação, embora o aumento da BT tenha sido bem maior em ratos Gunn, destituídos de UDPG-T[104]. Os mecanismos que envolvem esse aumento estão presentes nos humanos normais e presumivelmente são independentes da atividade da UDPG-T, embora os incrementos da BT sejam maiores nas situações em que há deficiência da conjunção da bilirrubina.

A possibilidade de uma anormalidade genética no gene UDPGT (UGT1), tal como aquela detectada em pacientes com a síndrome de Gilbert, deve ser afastada. Investigadores japoneses [89] concluíram que pessoas saudáveis e pacientes com a síndrome de Gilbert com mutações na UGT1-A1 apresentam valores mais altos de bilirrubinemia do que aqueles sem a mutação.

As mutações na UGT1-A1 são relacionadas à hiperbilirrubinemia do jejum em pessoas saudáveis anictéricas, particularmente aquelas com mutações no TATA box ou na região codificante da UGT1-A1.

Os estudos de Gärtner *et al.*[67] realizados em ratos vieram demonstrar que o jejum não altera a captação hepática, o transporte intracelular e a conjugação da bilirrubina. Presumivelmente há um aumento da oferta do pigmento biliar ao fígado. Há indicação de que a hiperbilirrubinemia resulte de uma reabsorção intestinal aumentada da bilirrubina não-conjugada em virtude de uma menor excreção fecal com conseqüente aumento da desconjugação da bilirrubina[104].

Uma dieta normocalórica sem lipídios ou uma infusão de solução glicosada sem lipídios causa um aumento na bilirrubina plasmática, efeito que é rapidamente reversível pela adição de uma pequena quantidade de lipídios[72]. Outra possibilidade é o aumento espontâneo da hidrólise que ocorre no trato biliar nos períodos de jejum devido à ação de β-glicuronidase na bile. O jejum torna o fluxo biliar mais lento, possibilitando maior tempo para a hidrólise e diminuindo a secreção de ácidos biliares, o que reduziria a capacidade das micelas biliares de seqüestrar a bilirrubina não-conjugada quando a bile fosse diminuída na luz intestinal, deixando uma maior quantidade para a reabsorção[183].

Na prática, administra-se uma dieta de 400 cal/dia, durante 36-72 horas. Um aumento de 2 a 3 vezes no valor de BT faria o diagnóstico da síndrome[140]. Para outros autores, independentemente dos valores prévios à dieta, um aumento de 1,4 mg% de BT ou mais à custa da bilirrubina não-conjugada virtualmente confirmaria o diagnóstico da síndrome[59].

- *Teste do Ácido Nicotínico.* A administração endovenosa de 50 mg de ácido nicotínico em pacientes com a síndrome de Gilbert causa um aumento de 2 a 3 vezes na BNC dentro de 3 horas da administração. A concentração máxima de BT se verifica em 120 minutos, e os níveis de BT não retornam aos níveis anteriores em 5 horas. Em pessoas normais ou em pacientes com hemólise ou hepatopatias, os valores alcançados são bem menores[66]. O mecanismo de ação é desconhecido, podendo estar na dependência de um aumento na fragilidade osmótica dos eritrócitos, com conseqüente aumento na seqüestração esplênica[133].

  O ácido nicotínico parece competir com a bilirrubina na captação hepática [68]. A especificidade desse teste é bastante discutida[64,131].

- *Teste da Indução Enzimática.* A administração de 180mg/dia de fenobarbital durante 1 ou 2 semanas normaliza a hiperbilirrubinemia em pacientes com a síndrome de Gilbert. O mecanismo de ação é desconhecido.

  Recentemente, autores japoneses mostraram a quase normalização dos níveis de bilirrubinemia nessa síndrome, pela administração de corticóides (30 mg/dia, durante 5 dias)[133].

- *Orientação Pragmática.* Um relatório recente de sete centros europeus e norte-americanos concluiu que na maioria das vezes nenhum dos testes acima descritos ou mesmo a biópsia de fígado são essenciais para o diagnóstico da síndrome[135]. A recomendação desse grupo limita-se a indivíduos assintomáticos com hiperbilirrubinemia não-conjugada isolada. Após história clínica e exame físico cuidadosos, os pacientes devem ser submetidos a uma avaliação laboratorial, consistindo em hemograma com contagem de reticulócitos, transaminases, fosfatase alcalina, γ-glutamiltranspeptidase e determinação da concentração das bilirrubinas em jejum e pós-prandial. Caso todos esses exames sejam normais, o paciente deve ser revisado duas ou três vezes nos primeiros 12 ou 18 meses. A manutenção da normalidade desses exames estabeleceria um diagnóstico presuntivo da síndrome de Gilbert.

No entanto, ao fazer-se o diagnóstico da síndrome de Gilbert, deve-se lembrar de que numerosas doenças adquiridas podem apresentar o mesmo perfil de bilirrubinemia — doenças cardíacas, esteatose hepática, alcoolismo, cirrose, doença do trato biliar, hepatite viral, tumores malignos, infecções, anastomose portocava, tireotoxicose, bem como naqueles que vivem em grandes altitudes[9].

SÍNDROME DE DUBIN-JOHNSON

Descrita pela primeira vez por Dubin e Johnson [49] e Sprinz e Nelson[176] de modo independente, é uma síndrome de evolução benigna caracterizada por uma hiperbilirrubinemia conjugada crônica, flutuante, com um depósito de um pigmento escuro no fígado, mais intensamente na região centrolobular. A natureza desse pigmento ainda não está totalmente esclarecida. Os primeiros investigadores [49,176] sugeriram estar o pigmento relacionado às lipofuscinas. Mais tarde outras investigações apontaram estar o pigmento na dependência da melanina[3]. Finalmente, estudos mais recentes indicam não ser o pigmento nem melanina, nem porfirina, mas provavelmente polímeros de metabólitos da adrenalina[185,191].

É uma síndrome hereditária autossômica recessiva, incidindo nos mais variados grupos étnicos. Entre os judeus é freqüente a associação com uma deficiência do fator VII da coagulação. Entretanto, esses dois defeitos parecem não ser relacionados, mas resultantes da herança coincidente dessas duas situações[202].

Muitos testes têm sido sugeridos para identificar os portadores. Recentemente, Mendez *et al.* estudaram duas famílias, cada uma com três irmãos afetados[125]. Em ambas as famílias os pais eram consangüíneos, e os probandos (do inglês *propositii*) apresentaram icterícia crônica e o teste de Mandema positivo. Os pais em ambas as famílias, embora clinicamente normais, apresentaram o pigmento escuro no fígado. Sugeriu-se que a deposição desse pigmento poderia ser considerada manifestação do gene no heterozigoto.

Clinicamente, em geral, os pacientes são assintomáticos. Afora a icterícia, o exame físico é inexpressivo. Ela pode manifestar-se com a gravidez e o uso de pílulas anticoncepcionais[38].

A bilirrubinemia oscila de 2 a 5 mg%, ocasionalmente podendo atingir 25 mg%; cerca de 50% ou mais da BT reage diretamente com o diazorreativo. Sugeriu-se, no entanto, através da análise por cromatografia líquida de alta precisão, que quantitativamente o pigmento mais importante é o não-conjugado e, contrariamente ao que acontece nos processos colestáticos, em geral os diglicuronídeos estão em maior proporção do que os monoglicuronídeos. Isso em parte pode refletir a bilirrubina, que, após a conjugação no fígado, é desconjugada no hepatócito e reflui para o plasma[158].

A colecistografia oral não visualiza a vesícula biliar.

A retenção da bromossulfaleína em 45 minutos é normal ou discretamente aumentada, mas 90% dos pacientes apresentam um aumento da retenção aos 90 minutos em virtude do refluxo da bromossulfaleína conjugada do fígado para o sangue. É o teste de Mandema[119].

O refluxo da bromossulfaleína para o plasma é virtualmente patognomônico da síndrome de Dubin-Johnson, e é demonstrável em mais de 90% dos portadores da síndrome. Com corantes que não precisam de conjugação para sua excreção biliar (dibromossulfaleína, ICG, rosa-bengala) não se observa o aumento secundário da concentração no plasma.

Na síndrome de Dubin-Johnson encontra-se uma anormalidade diagnóstica e específica da excreção de coproporfirina urinária. Em pessoas saudáveis a urina contém isômeros I e III da coproporfirina, o isômero III representando 75% do total. Na síndrome de Dubin-Johnson a quantidade de coproporfirina excretada é normal ou pouco aumentada, mas o isômero I constitui 80% do total. A combinação de uma excreção total normal de coproporfirina com mais de 80% constituída pelo isômero I é diagnóstica dessa síndrome. Nos heterozigotos obrigatórios — fenotipicamente normais — há valores intermediários, e a coproporfirina I representa 35% da excreção total de coproporfirina[202].

Defeito Molecular

Com o emprego de anticorpos contra o MRP humano, foi demonstrada a inexistência da expressão canalicular do MRP no fígado nos portadores dessa síndrome. Um isômero do MRP parece estar localizado na membrana lateral do hepatócito nesses pacientes, podendo ser o responsável pelo refluxo dos compostos conjugados característicos dessa síndrome.

Uma mutação na base do códon 1066 do cDNA codificante para o cMOAT foi identificada nesses pacientes. A mutação resulta em alterações no produto protéico, tornando uma proteína não-funcionante.

Tratamento

O tratamento consiste em assegurar ao paciente a benignidade da condição.

SÍNDROME DE ROTOR

É uma síndrome muito rara, hereditária, autossômica recessiva, caracterizada por uma hiperbilirrubinemia crônica, intermitente, predominantemente do tipo conjugado[146]. O fígado é histologicamente normal. Os pacientes são assintomáticos. Exceção feita à icterícia, o exame físico é normal.

A vesícula é geralmente visualizada à colecistografia. A retenção da bromossulfaleína está consideravelmente aumentada aos 45 minutos, não se verificando, no entanto, o fenômeno do rebote. A excreção total urinária das coproporfirinas está aumentada 250-500% comparada com o controle; o isômero I está proporcionalmente aumentado[202], resultados esses observados na maioria dos distúrbios hepatobiliares. É uma síndrome benigna, que no seu tratamento não exige qualquer restrição.

COLESTASE INTRA-HEPÁTICA

Recorrente Benigna

É também uma síndrome rara, descrita pela primeira vez por Summerskill e Walshe em 1959[182]. Tem caráter familiar, embora se desconheça o modo de herança. A doença é considerada hereditária, recessiva autossômica com pouca penetrância. Essa forma de colestase, a colestase recorrente da gravidez e aquela ocasionada pela pílula anticoncepcional tem ocorrido na mesma família e também nos mesmos pacientes[161].

Caracteriza-se clinicamente por surtos repetidos de colestase — icterícia, colúria e prurido. Durante a fase pré-ictérica, que varia de 2 a 4 semanas, há mal-estar, anorexia e prurido. O período de icterícia oscila de poucas semanas a diversos meses; os períodos assintomáticos, de meses a anos. Durante o período colestático, há aumento da atividade da fosfatase alcalina, e histologicamente as alterações são as de uma colestase intrahepática, incluindo as observadas à microscopia eletrônica[161]. Entre os episódios da doença, o fígado é estrutural e funcionalmente íntegro.

O tratamento é sintomático. Para alívio do prurido, pode usar-se colestiramina ou fenobarbital.

Colestase

Consiste em um impedimento ao fluxo biliar canalicular[150]. Há, então, uma falência na capacidade secretória do hepatócito em conseqüência do que se acumulam no sangue os produtos normalmente excretados pela bile. O fluxo biliar diminuído pode ser inferido através do aumento das bilirrubinas no plasma.

Do ponto de vista histológico, a colestase expressa-se por retenção do pigmento biliar, em ordem decrescente, no hepatócito, no canalículo e nas células de Kupffer. No parênquima hepático, a colestase é primeiramente centrolobular (zona 3 de Rappaport), estendendo-se, com a evolução do processo, para a periferia do lóbulo (zonas 2 e 1).

A colestase expressa-se, do ponto de vista bioquímico, por um aumento no sangue da bilirrubina conjugada e da atividade de uma série de enzimas, tais como a fosfatase alcalina, a 5'-nucleotidase e a γ-glutamiltranspeptidase. Nas formas crônicas, há hipercolesterolemia e a presença da lipoproteína X (LP-X).

Patogenia

A secreção biliar é um processo extremamente complexo, nela interferindo uma série de fatores. A Tabela 97.6, adaptada de Schaffner[161], procura, por ordem anatômica, identificar os locais em que, pelo menos teoricamente, se iniciam os processos colestáticos. Cada uma das possibilidades identificadas no quadro pode iniciar a colestase, e, uma vez desencadeado o processo, muitas se não todas as anormalidades, como numa cascata, podem desenvolver-se.

A colestase da obstrução mecânica extra-hepática é, apenas aparentemente, fácil de explicar. O fluxo biliar bloqueado mecanicamente produz um aumento na pressão intrabiliar, provocando um impedimento na excreção do hepatócito. No entanto, a árvore biliar é distensível e leva um certo tempo para chegar ao nível de 300 mm de H_2O, isto é, a pressão necessária para impedir a secreção biliar. Antes de chegar a esse limite, as características da colestase já aparecem. Não se sabe se mecanismos neurais ou humorais alteram a função hepatocitária nessas circunstâncias, já tendo sido descrita uma citocina colestática, embora ainda não confirmada.

Tabela 97.6
Mecanismos da Colestase

Mecanismos da Colestase
Alterações na membrana basolateral do hepatócito • Atividade reduzida da ATPase Na^+K^+ • Atividade reduzida da Na^+H^+ • Transporte reduzido sódio-dependente dos ácidos biliares • Transporte reduzido sódio-independente dos ácidos biliares
Alterações citoplasmáticas • Mau funcionamento das proteínas transportadoras • Perda da polaridade celular • Transporte vesicular transcelular impedido • Hipoatividade do RE • Mau funcionamento do aparelho de Golgi • Atividade lisossômica aumentada • Distribuição alterada do Ca^{++}
Alterações citoesqueléticas • Alteração na função ou distribuição dos microfilamentos, encurtamento das microvilosidades, peristaltismo canalicular impedido, dilatação canalicular • Mau funcionamento dos microtúbulos ou a sua despolimerização • Anormalidade dos filamentos intermediários (citoceratina)
Diminuição do transporte dos ácidos biliares para o canalículo • Redução ou disfunção da proteína de 100 Kda • Energia insuficiente para o transporte • Alteração na excreção independente dos ácidos biliares
Alterações na membrana canalicular • Fluidez diminuída • Permeabilidade aumentada • Impedimento na troca Cl^-/HCO^-_3 • Permeabilidade aumentada da junção comunicante • Permeabilidade aumentada dos dúctulos proliferados

Classificação

A colestase pode ser produzida por um processo obstrutivo demonstrável nos ductos extra-hepáticos ou nos grandes ductos biliares intra-hepáticos ou, então, por alterações anatomicamente não-demonstráveis (Tabela 97.6).

Uma história clínica minuciosa e um exame físico cuidadoso são capazes de fazer o diagnóstico causal de uma icterícia em 70% das vezes.

Os principais elementos a serem levados em consideração são:

- *Sexo.* A litíase biliar é mais freqüente no sexo feminino, sobretudo em mulheres obesas e multíparas. As obstruções neoplásicas incidem mormente no homem.
- *Idade.* As obstruções extra-hepáticas são bem mais freqüentes na idade adulta.

  Icterícia por droga é rara na infância.
- *Ocupação.* Uma atividade que permite o manuseio fácil do álcool (por exemplo, garçons) levanta a suspeita de uma hepatopatia alcoólica. A leptospirose é sugerida quando há contato com a urina de ratos.
- *História Familiar.* É de auxílio no diagnóstico das formas hemolíticas congênitas, nas síndromes de Gilbert, de Dubin-Johnson, de Rotor etc.
- *Contatos Prévios.* Exposições a drogas, história de transfusão de sangue, plasma, contatos com pacientes, em unidades de diálise renal, ou com ictéricos particularmente em berçários, acampamentos, escolas etc., devem ser levados em consideração.
- *Início.* As formas obstrutivas de natureza neoplásica em geral iniciam-se lenta e progressivamente; a litíase do colédoco, em regra, tem o seu começo marcado pela "cólica biliar". O desenvolvimento rápido de uma icterícia sugere uma forma hemolítica ou uma lesão parenquimatosa.
- *Dor Abdominal.* Nas hepatites virais a dor é referida como uma sensação de distensão, peso ou tração no hipocôndrio direito (HD). É excepcional a dor intensa. Na litíase do colédoco a dor é de início epigástrico, estendendo-se para o HD e o ângulo inferior da escápula. Pode estar ausente em pessoas idosas, e o seu valor como elemento firme de diagnóstico é marcante quando o seu aparecimento precede de 12 a 24 horas a icterícia. Uma história de "dispepsia biliar" é destituída de qualquer importância. A dor é a regra no carcinoma de pâncreas; em 50% a 80% dos pacientes é a queixa inicial. Aumenta em regra após as refeições e pode melhorar quando o paciente se inclina para a frente ou assume a posição de prece maometana. A dor pode ser aliviada com freqüência pela administração de aspirina, o que constitui um bom teste diagnóstico[126].
- *Febre.* Nas hepatites virais agudas, a febre precede o aparecimento da icterícia, desaparecendo em geral com o início da fase ictérica. Em regra, é do tipo contínuo. A febre de início repentino, com calafrios, é significativa como expressão de colangite, mais freqüentemente na dependência de coledocolitíase. Acidentes colangíticos em casos de câncer de pâncreas oscilam em torno de 6% dos casos[164].
- *Prurido.* É o sinal isolado de maior significância como expressão de colestase. Ele pode limitar as atividades normais e dificultar a conciliação do sono.

Sua causa é ainda desconhecida. Embora as alterações patogênicas responsáveis pelo prurido da colestase possam estar presentes em todos os pacientes com colestase, as diferenças individuais interferem na sua percepção. Nem todos os pacientes com colestase têm prurido, bem como não há paralelismo entre a intensidade do prurido e a da colestase[96]. Quando o prurido é observado nas hepatites virais agudas, com exceção das formas obstrutivas, ele é transitório e de pequena intensidade. Nas formas extra e intra-hepáticas de icterícia, ele é freqüente, de grande intensidade e de duração dependente do processo obstrutivo. É mais freqüente nas lesões obstrutivas de natureza maligna (75% dos casos) do que naquelas de natureza benigna (50% dos casos). É manifestação proeminente de algumas doenças como cirrose biliar primária, colestase recorrente da gravidez e colestase benigna recorrente familiar.

Classicamente, o prurido tem sido considerado o resultado da ação de uma substância prurígena nas terminações nervosas periféricas, independentemente da retenção dos ácidos biliares[64,70]. No entanto, há fortes argumentos para atribuir o prurido da colestase ao aumento do tônus opiodérgico central. Ignora-se quais os ligantes dos receptores opióides centrais que são responsáveis pelo prurido ou mesmo quais os antagonistas dos opiáceos que podem ser considerados ótimos para o tratamento do prurido da colestase a curto ou longo prazo[96]. Também se desconhece o local de síntese dos opióides endógenos que medeiam o prurido da colestase. Como conseqüência do aumento da concentração plasmática dos opióides endógenos[184], pode haver maior transferência dos mesmos do plasma para o cérebro.

Como o sistema opióide, o sistema serotonina modula a percepção à dor e pode também modular a percepção ao prurido, sobretudo se importantes conexões entre esses sistemas — opióide e serotonina — existem nas áreas cerebrais que medeiam a nocicepção.

Os argumentos em favor da origem central do prurido de colestase seriam que: o tônus opiodérgico no SNC está aumentado na colestase e que antagonistas dos opiáceos reduzem a atividade da coçadura em pacientes com prurido da colestase[96].

No entanto, existem numerosas questões em aberto:

1. Qual a procedência do nível excessivo de opióides endógenos na colestase?
2. Por que a interrupção parcial ou total de circulação extra-hepática dos ácidos biliares alivia o prurido da colestase?
3. Os opióides endógenos poderiam ser um prurígeno que não ácidos biliares e que seriam liberados pelo fígado em conseqüência do grande acúmulo de ácidos biliares no fígado devido à colestase?

4. Em resumo, são ainda reduzidos os dados relativos aos mecanismos do prurido da colestase. Não se pode excluir que outros sistemas neurotransmissores participem na produção do prurido da colestase[96].
5. O tratamento do prurido da colestase ainda não está definido. Os tratamentos mais freqüentemente usados se baseiam na redução das concentrações sangüíneas de prurígenos putativos. Exemplos incluem resinas trocadores de ânions, como colestiramina e colestipol, e drogas indutoras de enzimas hepáticas, como rifampicina, fenobarbital e flumecinol. Procedimentos invasivos têm sido tentados, como plasmaférese, hemoperfusão com carvão, derivação externa da bile. Anti-histamínicos, benzodiazepínicos têm sido tentados para facilitar o sono, mas podem impedir as atividades que exigem concentração mental. Raios ultravioleta, lignocaína, andrógenos e hidroxietil rutosídeos têm sido utilizados, mas não só não têm um fundamento racional como não demonstraram ser eficazes.

Modernamente, os antagonistas dos opiáceos parecem ser a melhor forma de tratar o prurido da colestase. A naloxona, subcutânea ou intramuscular, é bastante útil em situações de emergência resultantes de uma grande exacerbação do prurido da colestase. Seu inconveniente é a administração obrigatória por via parenteral, o que impede o seu uso para tratamento prolongado. O nalmefeno é outro antagonista dos opiáceos e tem a vantagem de ser usado por via oral.

O propofol é um agente anestésico de curta duração. Sua ação antiprurígena independe de sua ação hipnótica, e seu efeito depende da depressão da excitação ventral e dorsal da medula produzida pelos agentes opióides endógenos. Seu uso é por via endovenosa.

O ondansetron é um antagonista dos receptores de 5-HT^3 da serotonina. Sua administração é por via endovenosa. Em trabalhos controlados, parece ter havido uma melhora transitória no prurido da colestase. Seus efeitos parecem depender de uma modulação da neurotransmissão central opiodérgica, ou da diminuição da neurotransmissão serotoninérgica ou de ambas[96].

Em alguns pacientes, a qualidade de vida em conseqüência do prurido pode tornar-se tão pobre que o transplante hepático está indicado independentemente de evidências de desconjugação hepática ou índices prognósticos[96].

- *Emagrecimento.* É a regra nas icterícias de causa neoplásica. Pode observar-se nas hepatites (anorexia) e na coledocolitíase (náuseas e vômitos).
- *Cirurgia do Trato Biliar.* Icterícia após cirurgia biliar sugere litíase residual, estenose traumática ou hepatite pós-transfusional.
- *Ressecção de um Tumor.* Caso a icterícia se desenvolva nos primeiros 6 meses da cirurgia, a hipótese de hepatite deve ser sugerida. Nos primeiros 2 ou 3 anos, a possibilidade de metástase é grande. Após esse intervalo de tempo, uma outra causa de icterícia deve ser considerada.
- *Colúria e Acolia.* São de grande importância ao diagnóstico das icterícias. Serão feitas, no decorrer do capítulo, referências a esses aspectos.

EXAME FÍSICO

Fígado

Nas hepatopatias agudas, o aumento do tamanho do fígado é pequeno. A impossibilidade de se apreciar a macicez hepática num paciente com icterícia recente sugere necrose maciça.

Nas colestases extra-hepáticas completas, o fígado está aumentado e proporcional à intensidade da icterícia. Nos processos expansivos intra-hepáticos, na cirrose biliar primária, a icterícia é discreta e a hepatomegalia, acentuada.

A consistência, a superfície e a borda do fígado têm grande importância para a possibilidade diagnóstica de cirrose e neoplasia. A ausculta sobre a região hepática pode revelar a existência de um sopro arterial puramente sistólico ou com acentuação sistólica. Sugere a presença de um hepatoma ou hepatite alcoólica. O sopro de natureza arterial deve ser distinguido daquele de natureza venosa que se observa nos casos da síndrome de Cruveilhier-Baumgarten.

Vesícula Palpável

A vesícula palpável numa icterícia crônica quase sempre traduz uma obstrução maligna do colédoco (sinal de Courvoisier-Terrier). Outras causas capazes de conduzir à palpação da vesícula incluem divertículo duodenal justa-ampular, pancreatite crônica, pseudocisto pancreático etc. De outro lado, é preciso também lembrar a possibilidade de a distensão da vesícula independer da obstrução do colédoco — compressão do colo vesicular pelo lobo quadrado hipertrofiado (hepatoma e cirrose) e cálculo no cístico e aderências ao redor do cístico, por exemplo[52].

Esplenomegalia

Nas formas hemolíticas, a esplenomegalia é a regra. Faz exceção a anemia hemolítica por hemoglobinopatia S e S-C, em virtude da auto-esplenectomia produzida por infartos esplênicos repetidos.

Na ausência de uma doença hemolítica, a esplenomegalia sugere uma icterícia parenquimatosa (p. ex., hepatite viral aguda, cirrose).

Na presença de uma icterícia obstrutiva, a esplenomegalia pode desenvolver-se em conseqüência de acessos freqüentes de colangite, aparecimento de cirrose biliar secundária ou por compressão ou invasão tumoral de veia esplênica.

Ascite

Num paciente com icterícia a sua presença sugere cirrose, metástases peritoneais ou invasão da veia porta pelo tumor.

Circulação Colateral

Indica hipertensão portal, e a causa provável é a cirrose.

Linfadenopatia Cervical

Sugere hepatite viral aguda, mononucleose infecciosa ou doença de Hodgkin.

Olhos

Deve ser feita pesquisa sistemática do anel de Kayser-Fleischer.

Hálito

Na identificação da encefalopatia portossistêmica.

O estado mental e sinais de hipogonadismo e de hiperestrogenismo são freqüentes nos cirróticos, sobretudo de etiologia alcoólica. Petéquias e equimoses traduzem defeitos na coagulação do sangue, podendo estar relacionadas à trombocitopenia. Escoriações resultantes do prurido, pigmentação melânica excessiva, dedos em baqueta de tambor, xantomas e hiperceratose podem ser encontrados nas colestases crônicas. Úlceras de perna são freqüentes nas icterícias hemolíticas congênitas.

ETAPA LABORATORIAL

Exames de Rotina

Hemograma

Anemia na ausência de perdas sangüíneas sugere um processo hemolítico, hiperesplenismo ou infiltração da medula. O estudo da morfologia dos eritrócitos é importante (p. ex., drepanócitos). Contagem de reticulócitos maior que 3% evidencia hemólise, excluída a hemorragia aguda ou resposta ao tratamento hematínico. Estabelecida a natureza hemolítica da icterícia, são úteis o teste da resistência globular, o de Coombs, eletroforese da hemoglobina etc.

Leucocitose com desvio à esquerda é a regra na colangite, leptospirose, neoplasias hepáticas. Na hepatite viral é comum a leucopenia. Uma eosinofilia sugere uma hepatite por drogas.

Uréia

Na ausência de nefropatia prévia, um aumento da uréia no sangue sugere leptospirose, hepatite por agentes que simultaneamente ajam sobre o fígado e os rins (p. ex., tetracloreto de carbono), ou colangite (as angiocolites uremigênicas dos franceses). A insuficiência renal funcional complicando a falência hepática (síndrome hepatorrenal) deve também ser levada em consideração.

Hemossedimentação

Na hepatite viral aguda, a sedimentação globular é normal. Na mononucleose infecciosa ela está elevada, como também na leptospirose. Nas obstruções extra-hepáticas, sobretudo de causa neoplásica, costuma estar aumentada.

Exame de Urina

Exceção feita à presença de bilirrubinúria, que estabelece a diferenciação entre as icterícias por dificuldade excretória da bilirrubina e as demais, o exame comum de urina é de pouco auxílio. Proteinúria é comum em qualquer tipo de hepatopatia. A amiloidose, na qual ela pode ser excessiva, raramente se acompanha de icterícia.

Provas de Função Hepática

As chamadas provas funcionais hepáticas podem ser classificadas de diferentes maneiras. Do ponto de vista de diagnóstico diferencial das icterícias, preferimos agrupá-las conforme apreciem uma alteração parenquimatosa, uma alteração na permeabilidade biliar ou então nas mistas, isto é, indicam uma ou outra situação (Tabelas 97.7 a 97.9). Além dessas, na determinação da etiologia de uma determinada icterícia há os marcadores séricos (Tabela 97.10).

A seguir teceremos alguns comentários sobre as provas de função hepática que julgamos de maior relevância.

Provas Mistas

- *Apreciação Quantitativa da Bilirrubinemia.* O processo mais comumente usado para avaliação quantitativa da bilirrubinemia envolve a reação de Van den Bergh. Dois tipos fundamentais de diazorreação foram descritos por Van den Bergh: direta e indireta. Em uma — a indireta — a reação se processaria com a adição de um acelerador, tal como o álcool metílico, o benzoa-

Tabela 97.7
Causas Adquiridas e Congênitas de Hiperbilirrubinemia Não-Conjugada

Adquiridas	*Congênitas*
Hemólise	
• Produção	
— Anemia hemolítica auto-imune	Defeitos na membrana eritrocitária (esferocitose)
— Grandes transfusões de sangue	Defeitos enzimáticos (deficiência de glicose 6-fosfato-desidrogenase)
— Hematomas maciços	Hemoglobinopatias
— Embolia ineficaz	
Eritropoese ineficaz	
• Aumentada	
— Anemia ferropriva	
— Anemia perniciosa	Talassemia
— Envenenamento pelo chumbo	Porfiria eritropoética
Captação hepática diminuída	
• Depuração	
— Ácido flavaspídico	Síndrome de Gilbert
— Agentes iodados de contraste	
— Rifampicina	
Conjugação diminuída	
• Diminuída	
— Hepatite crônica persistente	Síndrome de Gilbert
— Doença de Wilson	Crigler-Najjar, tipos I e II
— Fibrose porta não-cirrótica	

to de cafeína e outros. Na outra — a direta — ela se processaria rapidamente sem qualquer acelerador.

Das diferentes modificações propostas ao método originariamente apresentado, a que teve maior aceitação foi a de Malloy-Evelyn, posteriormente modificada por Ducci-Watson. Por esse último método, a bilirrubina total (BT) é lida aos 15 minutos após a adição de álcool; a direta imediata (BDI), 1 minuto após o acréscimo do diazorreativo; a bilirrubina direta total (BDT) é lida empiricamente também aos 15 minutos, e a bilirrubina indireta seria a diferença entre BT e BDI. Não há qualquer razão para avaliação da BDT. A fração de reação direta imediata é considerada a bilirrubina conjugada, e a fração de reação indireta, a bilirrubina não-conjugada.

Os valores máximos normais aceitos para a concentração da BT pelos métodos convencionais oscilam de 0,8 a 1,2 mg%, refletindo essas diferenças o método analítico usado e se os limites de confiança foram de 95% ou 99%.

Em pessoas normais, virtualmente toda a bilirrubina encontra-se sob a forma não-conjugada, os valores obtidos para a BDI (até 0,2 mg%) representando artifícios na dependência de substâncias, tais como o ácido ascórbico, ácidos biliares, uréia etc. Técnicas bem mais precisas, como a cromatografia líquida de alta precisão, vieram evidenciar a inexistência virtual de bilirrubina conjugada nas condições normais.

Numerosas substâncias presentes no plasma são capazes de interferir na diazorreação ou na sua determinação fotométrica. A lipemia, o ácido ascórbico e a heme são exemplos. Em pacientes com insuficiência renal e tratados com propranolol, a diazorreação pode dar lugar a resultados elevados de bilirrubina.

A determinação da BDI é variável de acordo com os diferentes métodos. Se a BT for superior a 5 mg%, essas diferenças não importam significativamente. Ao contrário, adquirem excepcional importância quando a BT for discretamente elevada, como na síndrome de Gilbert ou na doença hemolítica, em que valores mais altos de BDI poderiam excluir tais hipóteses diagnósticas.

O fracionamento das bilirrubinas tem grande importância no diagnóstico das icterícias. Nas hiperbilirrubinemias não-conjugadas, a BDI não excede 20% da BT. O fracionamento da bilirrubina conjugada em mono- e diglicuronídeos não mostrou qualquer valor no diagnóstico das icterícias.

- **Colúria.** A colúria ou bilirrubinúria consiste na presença de bilirrubina na urina. Depende da presença no plasma de bilirrubina conjugada não-ligada à albumina por covalência. Dessa maneira, a colúria não é detectada em pessoas normais ou em pacientes com os diferentes tipos de hiperbilirrubinemia não-conjugada. A filtração glomerular é o principal mecanismo de excreção renal do pigmento, havendo também sugestões de que ele seja reabsorvido nos túbulos renais. Na urina predomina o pigmento diconjugado, apesar de no soro predominarem os monoconjugados. Esse fato parece depender ou da conversão renal dos mono-

Tabela 97.8
Causas Adquiridas e Congênitas de Hiperbilirrubinemia Conjugada

Doença Hepática
- Disfunção hepatocelular aguda ou crônica
  - — Lesão hepatocelular:
    - — Hepatite viral
    - — Drogas (álcool, acetaminofen, alfametildopa etc.)
    - — Isquemia (hipotensão, oclusão vascular)
    - — Desordens metabólicas (doença de Wilson, síndrome de Reye)
    - — Relacionada à gravidez (esteatose aguda, pré-eclâmpsia)
  - — Lesão hepatocelular crônica:
    - — Hepatite viral
    - — Hepatotoxinas
    - — Hepatite auto-imune
    - — Metabólicas (doença de Wilson, hemocromatose, deficiência de alfa-1-antitripsina)
- Doença hepática com componente colestático predominante
  - — Doença infiltrativa difusa:
    - — Doenças granulomatosas
    - — Amiloidose
    - — Neoplasias primárias ou secundárias
  - — Inflamação dos ductos biliares e/ou espaços portais:
    - — Cirrose biliar primária
    - — Doença do enxerto *versus* hospedeiro
    - — Drogas (p. ex., clorpromazina, eritromicina)
  - — Miscelânea:
    - — Colestase intra-hepática recorrente benigna
    - — Nutrição parenteral total
    - — Estrógenos
    - — Esteróides anabolizantes
    - — Infecções bacterianas
    - — Colestase do pós-operatório
    - — Relacionadas à gravidez (colestase recorrente da gravidez, hiperêmese gravídia)
    - — Apresentações raras da hepatite viral aguda

Obstrução dos Ductos Biliares
- Coledocolitíase
- Doença dos ductos biliares
  - — Inflamação/infecção:
    - — Colangite esclerosante primária
    - — Colangiopatia da SIDA
    - — Quimioterapia hepática arterial
    - — Estenose pós-operatória
  - — Neoplasias
- Compressão da via biliar
  - — Neoplasias:
    - — Carcinoma de pâncreas
    - — Linfadenopatia metastática no hilo hepático
    - — Hepatoma
  - — Pancreatites aguda e crônica

Tabela 97.9
Provas de Função Hepática

Mistas
- Bilirrubinemia total e fracionada
- Bilirrubinúria
- Urobilinogênio urinário

Necrose ou inflamação parenquimatosa
- Aminotransferases (pirúvica e oxalacética)
- Atividade da protrombina e sua resposta à administração parenteral de vitamina K
- Proteinograma

Permeabilidade biliar
- Fosfatase alcalina
- Gamaglutamiltranspeptidase
- 5′-nucleotidase
- Leucocinoaminopeptidase

Tabela 97.10 Marcadores Etiológicos
Hepatite viral • Vírus A – anticorpos IgM e IgG • Vírus B – HbsAg, anti-Hbc IgG e IgM • Vírus C – anti-VHC, PCR-RNA • Vírus D – anti-VHD-IgG e IgM • Outras evidências sorológicas de etiologia viral (citomegalovírus, Epstein-Barr, herpes etc.)
Auto-anticorpos para a cirrose biliar primária e hepatite auto-imune • Antimitocôndria • Antimúsculo liso, antinúcleo • LKM (*liver, kidney, microssomal*)
Miscelânea • Alfafetoproteína (carcinoma hepatocelular) • Ceruloplasmina (doença de Wilson) • Saturação de ferro sérico e ferritina (doença de armazenamento do ferro) alfa-1-antitripsina

em diconjugados ou, então, da eliminação preferencial desses últimos[14,57,73].

A presença de colúria traduz sempre uma icterícia por bloqueio excretório da bilirrubina. Os métodos correntemente em uso são capazes de detectar concentrações tão baixas quanto 0,05 mg% de bilirrubina na urina[103]. Na prática, a colúria pode ser reconhecida pelo fato de a urina manchar a roupa íntima ou, então, a espuma apresentar a mesma cor da urina.

A importância da sua detecção reside em excluir uma hiperbilirrubinemia não-conjugada e também em diagnosticar precocemente, antes do desenvolvimento da icterícia, uma hepatite viral ou tóxica.

Na fase de convalescença de hepatite viral aguda, embora o paciente ainda esteja ictérico e com aumento da bilirrubina conjugada, pode não mais haver colúria. Isso parece depender do fato de que, tardiamente nos processos colestáticos, a bilirrubina conjugada se ligue por covalência à albumina.

Resultados falso-negativos em virtude da deterioração da bilirrubina são observados quando a colúria é pesquisada mais de 2 horas após a coleta da urina. Reações positivas podem ser mascaradas pela presença na urina de substâncias intensamente coradas, como o *pyridium*[111].

- **Acolia.** Consiste na coloração esbranquiçada das fezes em virtude da redução considerável ou da ausência dos pigmentos bilirrubinóides ou não-bilirrubinóides nas fezes. A cor marrom das fezes é aproximadamente proporcional à quantidade excretada na bile. Embora o estercobilinogênio não seja o responsável pela coloração das fezes[109,204], a sua determinação quantitativa assumiria importância por traduzir a menor ou maior quantidade de bile derramada na luz intestinal, ou então de elementos bioativos da dieta que também sofrem uma circulação êntero-hepática e que seriam retidos em pacientes com processos colestáticos[109].

Nas condições normais, a quantidade de estercobilinogênio fecal oscila de 40 a 280 mg/24 h. Nas obstruções totais da via biliar, a quantidade não ultrapassa 5-6mg/24[24]. Nos processos hemolíticos, pode exceder 300mg/24 h.

Embora a inspeção das fezes seja uma investigação importante no diagnóstico diferencial da icterícia, a apreciação quantitativa do estercobilinogênio não é necessária. O método em si não é prático, pois exige a coleta de fezes durante 3 dias, e o grande elastério da normalidade possibilita que quantidades ainda dentro da normalidade não excluam um processo hemolítico.

Provas de Função Parenquimatosa

- **Aminotransferases.** Os níveis de aminotransferase oxalacética — AST ou TGO — e da pirúvica — ALT ou TGP estão elevados em quase todas as hepatopatias. As maiores elevações são encontradas nas hepatites virais ou tóxicas e com choque circulatório (isquemia hepática). Reduções nos seus níveis podem apontar a recuperação ou, ao contrário, um pior prognóstico no sentido de expressar um pequeno número de células remanescentes. Nas obstruções biliares agudas, os seus níveis podem ser bem elevados, mas declinando rapidamente nas primeiras 24-72 horas, apesar da permanência da obstrução.

A relação TGO/TGP se encontra elevada na doença hepática alcoólica. Uma relação maior que dois é fortemente sugestiva de etiologia alcoólica, desde que a TGP não esteja maior que 300 UI. Tudo parece depender da deficiência em piridoxal-5'-fosfato, freqüente entre alcoólatras, quer por catabolismo aumentado quer por menor captação. A piridoxal-5'-fosfato é bem mais importante para a síntese da TGP do que para a TGO.

É importante lembrar que o diagnóstico de hepatopatia em pacientes com uremia não pode limitar-se à determinação da atividade dessas enzimas. A atividade da TGO tem sido observada como estando diminuída em pacientes sob hemodiálise prolongada. A causa ainda não está devidamente esclarecida. Recentemente foi observado que os níveis de TGO estão reduzidos em urêmicos, aumentando, no entanto, com a diálise. Isso faria sugerir a existência de uma substância dialisável no soro desses pacientes capaz de inibir a atividade dessa enzima.

O estudo de outras enzimas, tais como a desidrogenase láctica, a desidrogenase isocítrica, a desidrogenase do ácido glutâmico e o sorbitol desidrogenase, não veio acrescentar nada aos méritos das aminotransferases[180].

- **Atividade da Protrombina.** O fígado sintetiza seis fatores de coagulação — fator I (fibrinogênio), fator II (protrombina), fatores V, VII, IX e X. Como a maioria desses fatores está em excesso no sangue, somente uma grande deficiência funcional do fígado para a síntese dessas proteínas é capaz de produzir anormalidades na coagulação sangüínea.

O prolongamento do tempo de protrombina pode depender de outras causas que não uma hepatopatia — deficiência congênita dos fatores de coagulação, coagulopatia de consumo, deficiência em vitamina K e ingestão de drogas que antagonizam o complexo da protrombina. Um teste adequado para distinguir se o tempo de protrombina é alterado por deficiência de vitamina K ou por diminuição da síntese dos fatores de coagulação secundária a uma lesão hepatocelular consiste na administração parenteral de 10 mg da vitamina K^1 (filoquinona) (teste de Quick). Um aumento no mínimo de 20% da concentração de protrombina 24 horas após significa deficiência de aporte da vitamina (colestase).

- **Albumina.** Sintetizada exclusivamente pela célula hepática, a sua vida média é de 21 dias. Diversos fatores influenciam os seus níveis séricos — ingestão protéica adequada, perdas nos espaços linfáticos e compartimentos extravasculares, diluição causada pela retenção de sódio e água, inibição da sua secreção pelo álcool ou drogas apesar de uma capacidade normal de síntese, redução compensatória da sua degradação em relação à menor síntese, lenta modificação dos seus níveis séricos em virtude da sua longa vida média. Esses aspectos mostram o pouco valor da sua determinação em quadros agudos. Somente 15% dos pacientes com evidência de cirrose têm níveis normais de albumina.

Provas de Permeabilidade Biliar

Entre as provas que apreciam a permeabilidade biliar, deve ser citada a atividade da fosfatase alcalina.

A fosfatase alcalina refere-se a um grupo de enzimas com diferentes propriedades físico-químicas e especificidade de substrato amplamente superponível.

As grandes elevações da atividade da enzima ocorrem na colestase e no carcinoma hepatocelular. O mecanismo dessa elevação resulta da indução enzimática pelos ácidos biliares aumentados pelo processo colestático. A colestase resulta também no aparecimento de uma fosfatase alcalina anormal no sangue. Trata-se da enzima com alto peso molecular cuja origem é ainda discutida.

Em pacientes com cirrose, sobretudo com grupo sangüíneo O, encontra-se um aumento da enzima de origem intestinal. Parece depender de uma produção local pelos fibroblastos ou, então, da deficiência hepática em lidar com a sobrecarga de enzima que chega ao fígado em virtude de um maior fluxo linfático existente no cirrótico.

Algumas situações podem conduzir a uma redução na atividade dessa enzima, como na doença de Wilson com hemólise, por exemplo. Talvez a causa resida na substituição do zinco pelo cobre com conseqüente inativação da enzima.

Quando há dúvida quanto à origem hepática do aumento da atividade da fosfatase alcalina, entendemos ser útil a determinação da γ-glutamiltranspeptidase[47,180].

EXAMES DE IMAGEM

Apesar do desenvolvimento da tomografia computadorizada (TC) helicoidal e da colangiopancreatografia por ressonância magnética (MRCP) na última década do século XX, a ultra-sonografia (US) continua sendo a pedra angular no diagnóstico diferencial das formas obstrutiva e não-obstrutiva de icterícia colestática. A colangiografia por via endoscópica (CPER) ou transparietal (CTH) segue sendo o padrão ouro no diagnóstico diferencial da icterícia colestática. Entretanto, devido à morbidade desses dois últimos métodos, esses procedimentos atualmente são usados quase que exclusivamente com fins terapêuticos[35,147,164,168].

A US é método inócuo, de baixo custo, destituído de qualquer desconforto e de maior disponibilidade que a TC, a MRCP e a cintilografia de vias biliares; entretanto, seu maior percalço é o fato de ser um exame examinador-dependente. A sensibilidade da US e da TC para distinguir uma icterícia obstrutiva de uma hepatocelular é de, pelo menos, 90%[168]. Cabe destacar que por meio da história clínica e do exame físico um clínico arguto é capaz de separar corretamente, em pelo menos 75% a 90% das vezes, os pacientes com icterícia obstrutiva daqueles com icterícia hepatocelular[33,112,153,160]. A condição quase que *sine qua non* para determinar a sensibilidade dos dois métodos citados acima é a presença de dilatação da via biliar. Essa situação limita a acurácia desses dois exames, principalmente nos casos de coledocolitíase, quando a sensibilidade é inferior a 50% nos casos em que não há dilatação de via biliar[148]. Quanto maior o tamanho do cálculo, mais longo o tempo de história clínica, e quanto mais elevada a bilirrubinemia, maior será a sensibilidade da ecografia no diagnóstico de coledocolitíase[155]. A dilatação da via biliar está na dependência da pressão ductal e do tempo decorrido desde a obstrução. Por esses motivos, a sensibilidade da US e da TC é maior para a detecção de estenoses malignas da via biliar do que para patologias benignas[148]. A principal vantagem da TC em relação à ecografia no diagnóstico diferencial da icterícia é que a TC visualiza melhor o pâncreas, não é operador-dependente e adquire imagens adequadas em pacientes obesos ou com muito gás no abdômen superior. Por outro lado, a US é superior na detecção de cálculos (a TC com contraste evidencia quase que exclusivamente cálculos que contenham cálcio), não necessita de contraste, pode ser portátil e é mais disponível e barata [112]. Ambos os exames não são complementares, mas competidores na abordagem diagnóstica inicial da icterícia. Ou seja, o clínico deverá solicitar um ou outro exame e, conforme o caso, a partir de um desses dois, solicitar um tipo de colangiografia ou avaliar uma etiologia hepatocelular para a icterícia.

A cintilografia com bromotrimetril ou HIDA é exame pouco utilizado na prática clínica para o diagnóstico diferencial das icterícias. Entretanto, esse exame é bastante útil na demonstração de permeabilidade de anastomoses biliodigestivas — em especial hepaticojejunostomias ou na demonstração de dilatações ductais localizadas, como nos cistos de via biliar (variando da doença de Caroli ao cisto simples de colédoco) ou na colangite esclerosante[46,149].

A endossonografia (ES) é outro método que pode ser usado no diagnóstico diferencial das icterícias e também no diagnóstico das doenças biliopancreáticas em geral. Além disso, pode ser usada como método terapêutico, no caso da drenagem de pseudocistos de pâncreas que estejam comprimindo a via biliar e provocando colangiopatia pancreática[34,35,158].

A ES, ao contrário da ecografia transabdominal, apresenta alta sensibilidade no diagnóstico da coledocolitíase, sendo empregada rotineiramente por alguns serviços como método de rastreamento em pacientes com suspeita de coledocolitíase previamente a uma colecistectomia laparoscópica. Num estudo avaliando 62 pacientes consecutivos com suspeita de coledocolitíase, a ES obteve uma sensibilidade de 97% para o diagnóstico de cálculos da via biliar principal, contra 75% da TC e 25% da ecografia abdominal; esta última apresentou sensibilidade extremamente baixa nesse estudo. Portanto, a ES apresenta sensibilidade semelhante à da CPER para a detecção de cálculos, porém lhe falta a capacidade terapêutica da CPER. Cabe dizer que a ES é também exame invasivo, embora com menos complicações que a CPER[2,24,83,147].

À luz do conhecimento atual, não há exame que seja superior à ES no diagnóstico do câncer de pâncreas, bem como no seu estagiamento[31,35,128,147,158,172,199]. Entretanto, a capacidade diagnóstica da endossonografia em tumores proximais da via biliar é limitada. Além disso, esse procedimento não consegue distinguir com a exatidão necessária alguns casos de pancreatite crônica com pancreatite focal ou câncer de pâncreas[34,83,147,157].

A colangiografia por ressonância magnética é método novo, não-invasivo, que permite a visualização dos tratos biliar e pancreático; entretanto, cerca de 3% dos pacientes não conseguem realizar o exame devido à "claustrofobia", apesar da não-invasividade do método. O exame é baseado na capacidade de produzir imagens de ressonância magnética aliado a computadores que subtraem porções indesejadas das imagens e as reconstroem em terceira dimensão, embora a projeção seja feita sempre em duas dimensões. Entretanto, a MRCP apresenta como desvantagem o fato de não distinguir adequadamente cálculo de tecido humano; assim sendo, quando a MRCP detecta uma obstrução, ela não consegue definir algumas vezes se a lesão se trata de cálculo, estenose ou compressão extrínseca. Além disso, a maioria dos aparelhos atuais não tem capacidade de manipulação no intuito de distinguir lesões de artefatos de imagem[5,83,147].

Das técnicas disponíveis de MRCP, a que se utiliza da rápida aquisição de imagens (SS-RARE) é considerada a melhor[38,88].

A MRCP é bastante sensível e específica na avaliação de estenoses da via biliar, apresentando sensibilidade e especificidade similares às da CPER[115,204], embora falhe em estenoses de ductos secundários, como na pancreatite crônica ou na colangite esclerosante[5,158]. No diagnóstico de coledocolitíase, a sensibilidade da MRCP é inferior à da CPER, variando de 71% a 92%[83,115,175], principalmente pela não-detecção de cálculos inferiores a 0,5cm [5], e na visualização de ductos secundários.

Soto *et al.*, avaliando prospectivamente 46 pacientes encaminhados para realização de CPER, conseguiram obter imagens da via biliar em 44 (97,5%). Nesses 44 pacientes, a sensibilidade da MRCP para detecção de dilatação ductal foi de 96,3%; estenoses biliares, 90%, e anormalidades intraductais 100%. A especificidade encontrada foi de 94,1%. A CPER foi utilizada como padrão ouro. Isso demonstra que há uma excelente correlação diagnóstica entre ambos os métodos, e embora a MRCP detecte se há obstrução ou não, bem como seu local, a natureza da obstrução não consegue ser bem definida, caso o exame seja feito de maneira cega, ou seja, com desconhecimento da história clínica[147,175]. Recentemente, Rösch *et al.*[158] compararam a acurácia diagnóstica da CPER, MRCP, CT e US em pacientes com icterícia colestática com dilatação ductal e sem evidência de cálculo à US. A sensibilidade dos métodos foi similar (90%), com a MRCP apresentando especificidade de 65%, a CPER de 70% e a ES de 80% ($p > 0{,}05$).

Apesar da boa acurácia da MRCP, que varia de 83% a 100% para o diagnóstico de dilatação ductal, de 77% a 100% para o reconhecimento do nível de obstrução e de 78% a 100% para o diagnóstico da estenose *per se*, na prática clínica a dilatação ductal, o nível de obstrução e a distinção entre estenose e litíase são feitos com grande acurácia pela US[5,158]. Quando há suspeita de tumor e se defende a possibilidade de ressecção do mesmo, o estagiamento deve ser realizado ou com ES ou com TC. Se a suspeita for de tumor biliar, poder-se-ia utilizar rotineiramente a MRCP, uma vez que o crescimento desses cânceres nas vias biliares é o fator determinante da possibilidade de ressecção do mesmo, pois esses tumores progridem, ao menos inicialmente, ao longo da via biliar, e não por disseminação metastática[38]. As técnicas invasivas de colangiografia (por endoscopia ou percutaneamente) possibilitam diagnóstico e tratamento em uma só sessão. Em estudo realizado em um centro terciário, o percentual de pacientes necessitando de MRCP antes da CPER foi muito pequeno[46]. A grande maioria dos estudos publicados analisando o papel da MRCP no diagnóstico diferencial das icterícias incluiu uma grande gama de indicações absolutamente desnecessárias para o exame [5,158] que não são empregadas na prática clínica, sendo a solicitação da MRCP um ônus a mais para o sistema de saúde.

Assim sendo, a MRCP se apresenta como um excepcional método não-invasivo de avaliar tanto o sistema ductal biliopancreático como de detectar lesões extraductais na região. A MRCP teria o potencial de ser o método inicial de escolha para o diagnóstico de patologias biliopancreáticas, não fossem sua ainda escassa disponibilidade e alto custo[5,147,158]. Apesar da excelente capacidade diagnóstica da MRCP, esse exame ainda não conseguiu definir seu papel no algoritmo diagnóstico da icterícia colestática, principalmente pelo grande incremento de custos que uma MRCP traz consigo.

Na grande maioria das vezes, com a história clínica, os exames laboratoriais e a US chega-se a um diagnóstico de certeza ou de grande suspeição se há obstrução biliar, e, havendo obstrução, se sua etiologia é por litíase biliar ou por estenose maligna. Havendo dilatação da via biliar, o paciente deve ser encaminhado a um procedimento propedêutico-terapêutico, seja por via endoscópica, radiológica, ou mesmo cirurgicamente. Do ponto de vista do algoritmo diagnóstico, em pacientes ictéricos e com baixa probabilidade de apresentar icterícia obstrutiva, a US é suficiente. Se não há evidências de obstrução, uma causa hepatocelular deve ser buscada. Se a ecografia mostra dilatação biliar, uma CPER ou CTH deve ser solicitada de acordo com a suspeita clínica (cálculo, tumor, altura do tumor, possibilidades cirúrgicas). Caso haja suspeita clínica de obstrução e a ecografia não demonstre dilatação ductal (ou cálculo sem dilatação ductal), a MRCP é a opção de escolha antes de prosseguir na avaliação de uma doença parenquimatosa (Fig. 97.6).

Biópsia Hepática

Os estudos de imagens nas doenças hepatobiliares reduziram bastante a indicação da biópsia de fígado no diagnóstico das colestases. Ela está indicada quando uma massa intra-hepática for detectada, afastada a hipótese de um cisto ou de um hemangioma. Em casos de colestase crônica, a biópsia só está indicada após os estudos de imagem, colangiografia e testes laboratoriais especiais terem sido realizados (Fig. 97.7).

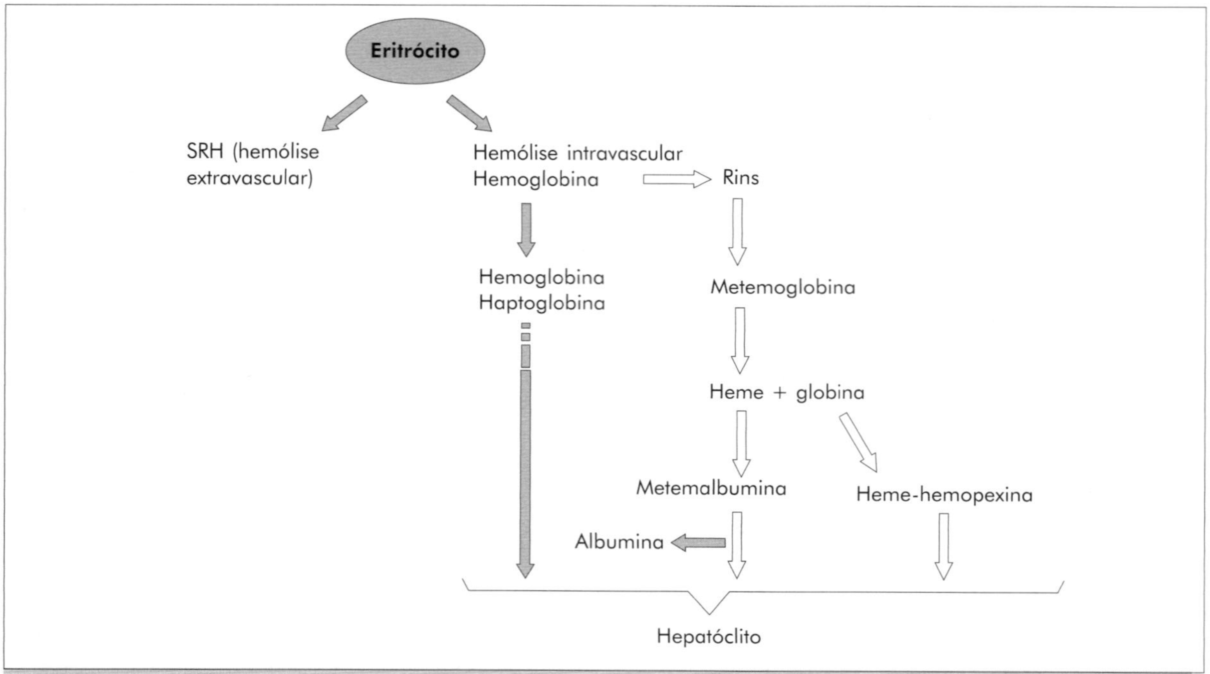

Fig. 97.6 — *Algoritmo diagnóstico das icterícias colestáticas.*

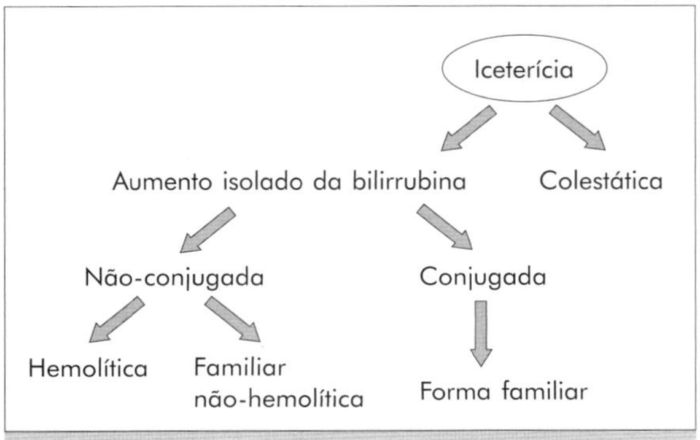

Fig. 97.7 — *Algoritmo de investigação das icterícias.*

Nas hepatites agudas, de natureza viral ou prolongada, a biópsia de fígado raramente é indicada. Quando novas entidades causais forem descobertas, a biópsia será necessária para identificar as doenças por ela produzidas. Uma biópsia pode ser necessária para esclarecer uma hepatite por droga e definir as reações adversas envolvendo o fígado e o resultado do uso de novas drogas. Nas hepatites crônicas, a biópsia é importante para determinar a atividade da doença e avaliar quantitativamente a fibrose.

Referências Bibliográficas

1. Acocella G, Jenconi IT, Armas-Merino R, et al. Does desconjugation of bilirubin glucuronide occur in obstructive jaundice? *Lancet* 1: 68-70, 1968.
2. Amouyal P,. Amouyal G, Levy P, et al. Diagnosis of choledocolithiasis by endoscopic ultrasonography. *Gastroenterology* 106: 1062-7, 1994.
3. Arias IM, Blumberg W. The pigment in Dubin-Johnson syndrome. *Gastroenterology* 77:820-21 (letter), 1979.
4. Arias IM, Gartner IM, Cohen M, et al. Chronic nonhemolytic unconjugated hyperbilirubinemia with glucuromyl transferase deficiency: clinical, biochemical, pharmacologic, and genetic evidence for heterogenicity. *Am J Med* 47:395-409, 1969.
5. Baillie J. Magnetic resonance cholangiopancreatography: the gastroenterologist's perspective. *Gastrointest Endosc* 55 (7) (suppl): S13-S15, 2002.
6. Barth RF, Grimley PM, Berk PD et al. Excess lippofucsin accumulation in constitutional hepatic dysfunction (Gilbert's syndrome). *Arch Pathol Lab Med* 91: 41-7, 1971.
7. Becker SD, La Mont JT. Postoperative jaundice. *Sem Liver Dis* 8:183-90, 1988.
8. Bergasa NV, Jones EA. The pruritus of cholestasis: potential pathogenic and therapeutic implications of opioids. *Gastroenterology* 108: 1582-8, 1995.
9. Berg CL, Crawford JM, Gollan JL. Bilirubin metabolism and the pathophysiology of jaundice. In Schiff ER, Sorrel MF, Maddrey WC. *Schiff's disease of the liver*. 8th ed.Philadelphia: Lippincott-Raven, pp 147-92, 1999.
10. Berk PD. Bilirubin metabolism and the hereditary hyperbilirubinemias. In Berk JE. *Bockus gastroenterology*. 4th ed. Philadelphia: WB Saunders, Cap.149, pp 2732-97, 1985.
11. Berk PD, Howe RB, Bloomer Jr, et al. Studies of bilirubin kinetics in normal adults. *J Clin Invest* 48:2176-90, 1969.
12. Berk PD, Noyer C. Hereditary hyperbilirubinemics. In Haubrich WS, Schaffner F, Berk JF. *Bockus gastroenterogy*. 5th ed. Philadelphia: WB Saunders, 1906-30, 1994.
13. Berk PD, Rodkey FL, Blaschke TF. Comparison of plasma bilirubin turnover and carbon monoxide products in man. *J Lab Clin Medicine* 83: 29-37, 1974.
14. Biling BH. An assessment of the value of bile pigments determinations in the diagnosis of jaundice. *Postgraduate Med I* (Suppl. 14): 19-25, 1983.
15. Biling BH. Bilirubin Metabolism. In Schiff L. and Schiff E. *Disease of the liver*, 6th ed. Philadelphia: JB Lippincott, 1987, pp 103-27.
16. Bissel DM. Formation and elimination of bilirubin. *Gastroenterology* 1975; 69:519-38.
17. Blanckaert N, Heirwegh KPM, Zaman Z. Comparison of the biliary excretion of the isomers of bilirubin-IX in Wistar and homozigous Gunn rats. *Biochem J* 164: 229-36, 1977.
18. Blanckaert N, Fevery J. *Physiology and pathophysiology — A textbook of liver disease*. 2nd ed. Philadelphia: WB Saunders, Cap.11, pp 254-89, 1990.
19. Blanckaert N, Kabra PM, Farina FA. Measurement of bilirubin and its monoconjugates and diconjugates in human serum by alkaline methanolysis and high performance liquid chromatography. *J Lab Clin Med* 96: 198-212, 1980.
20. Blanckaert N, Schhhmid R. Physiology and pathophysiology of bilirubin metabolism. In Zakim A, Boyer TH. *Hepatology — A textbook of liver disease*. Philadelphia: WB Saunders, pp 246-96.
21. Bosma PJ, Chowdhury NR, Goldhoorn BG et al. Sequence of exons and flanking regions of human bilirubin-UDP-glucuronosyltransferase gene complex and identification of a genetic mutation in a patient with Crigler-Najjar syndrome type I. *Hepatology* Cap.15, pp 941-47, 1992.
22. Bourke E, Milne MD, Stokes GS. *Mechanisms of renal excretion of uobilinogen Gut* 2: 1510-2, 1965.
23. Boyer TD. The glutathione S-transferases: an update. *Hepatology* 9: 486-96, 1989.
24. Braden BF, Duval Jr, MK. Obstructive jaundice due to cancer. *Arch Surg* 86:89-92, 1963.
25. Brass CA, Wrchota EM, Gollan JL. Bilirubin is a potent inhibitor of lipid peroxidation in hepatic microsomal membranes. *Hepatology* 10: 609 (Abstract), 1989.
26. Brink MA, Méndez-Sánches N, Carey MC. Bilirubin cycles enterohepatically after ileal resection in the rat. Gastroenterology 110: 1945-57, 1996.
27. Brodersen R. Prevention of kernicterus, based on recent progress in bilirubin chemistry. *Acta Paediatrica Scandinavica* 66: 25-34, 1977.
28. Brodersen R, Ebbesen F. Bilirubin-displacing effect of ampicilin, indomethacin, chlorpromazine, gentamicin and parabens in vitro and in newborn infants. *J Pharmaceutical Sciences* 72: 248-53, 1983.
29. Brodersen R, Früs-Hansen B, Stem L. Drug-induced displacement of bilirubin from albumin in the newborn. *Developmental Pharmacology and Therapeutics* 6: 217-29, 1983.
30. Brodersen R, Sjödin T, Sjoholm I. Independent binding of ligands to human serum albumin. *J Biol Chem* 252:5067-72, 1977.
31. Caletti G, Odegaard S, Rosch T, et al. Endoscopic ultrasonography (EUS): a summary of the conclusions of the working party for the tenth World Congress of Gastroenterology, Los Angeles, California, October 1994. *Am J Gastroenterol* (Suppl.): 520-9, 1994.
32. Caroli J. Diagnosis des ictères. In Caroli J.Ribet A, Pataf A (Ed). *Précis des maladies du foie, du pancréas et des voies biliares*. Paris: Masson et Cie., Editeurs, 1975, pp 185-97.
33. Caroli J. *Les ictères par rétention*. Paris: Masson et Cie., Editeurs, 1956.
34. Chang KJ. Endoscopic ultrasound: therapeutic applications — finally! In Leung JW, Chung S. ASGE postgraduate course: Frontiers of the therapeutic endoscopy (Syllabus), pp 89-94, 1997.
35. Chem CH, Tseng LJ, Yang CC, et al. The accuracy of endoscopic ultrasound, endoscopic retrograde cholangiopancreatography, computed tomography, and transabdominal ultrasound in the detection and staging of primary ampullary tumors. *Hepato-Gastroenterology* 48: 1750-1753, 2001.

36. Choudari CP, Fogel E, Kalayci C, et al. Therapeutic biliary endoscopy. *Endoscopy* 31(1):80-7, 1999.
37. Chowhury JR, Chowdhury NR. Conjugation and secretion of bilirubin. *Seminars in Liver Disease* 3: 11-23, 1983.
38. Coakey FV, Qayyum A. Magnetic resonance cholangiopancreatography. *Gastrointest Endosc* 55 (7) (suppl): S2-S12, 2002.
39. Cohen L, Lewis C, Arias IM. Pregnancy, oral contraceptives, and chronic familial jaundice with predominantly hyperbilirubinemia (Dubin-Johnson syndrome). *Gastroenterology* 62: 1182-90, 1972.
40. Crawford JM, Gollan JL. Transcellular transport of organic anions in hepatocytes: still a long way to go. *Hepatology* 14: 192-97 (Editorial), 1991.
41. Crigler JF, Najjar VA. Congenital familial nonhemolytic jaundice with kernicterus. *Pediatrics* 10: 169-80, 1952.
42. Cruse I, Maines MD. Evidence suggesting that the two forms of heme oxigenase are products of different genes. *J Biol Chemistry* 263: 3348-53, 1988.
43. Cuypers HTM, Ter Haar EM, Jansen PLM. UDP-glucuronyltransferase-catalyzed deconjugation of bilirubin monoglucuronide. *Hepatology* 4: 918-22, 1984.
44. Dawson J, Carr-Locke DL, Talbot IC, et al. Gilbert's syndrome: evidence of morphological heterogeneity. *Gut* 20: 848-53, 1979.
45. Desmet VJ, Bullens AM, Groote DE. A clinical and histochemical study of cholestasis. *Gut* 11:516-23, 1970.
46. Devonshire DA, Sahai AV, Yeoh KG, Kay C, Feldman D, Tang H, et al. Is MRCP worthwhile when ERCP is planned? A prospective trial in a referral center. *Gastrointes Endosc* 47: AB28, 1998.
47. Dooley J, Dick R, Viamonte Jr M. Imaging in hepatobiliary disease. Oxford: Blackwell Scientific Publications, 1987.
48. Dragosies B, Ferenci P, Pesendorfer F, et al. Gamma-glutamyltranspeptidase (GGTP): its relationship to other enzymes for diagnosis of liver disease. In Popper H, Schaffner F. *Progress in liver disease*. New York: Grune & Stratton, pp 436-49, 1976.
49. Dubin IN, Johnson FB. Chronic idiopathic jaundice with unidentified pigment in liver cells — A new clinicopathologic entity with a report of 12 cases. *Medicine* 33:155-97, 1954.
50. Ducei H, Watson CJ. The quantitative determination of the serum bilirubin with special reference to the prompt reacting and the chloroform-soluble type. *J Lab Clin Med* 30:293-300, 1945.
51. Edelweiss EL. Leptospiroses humanas — Contribuição ao seu estudo, Tese de concurso à Livre-Docência, Faculdade de Medicina — UFRGS. Porto Alegre. Livraria do Globo, 1962.
52. Eiband JM, Fred HL, Jordan Jr GL. Jaundice and enlargement of the gallbladder: a diagnostic problem. *Am J Dig Dis* 11:664-8, 1966.
53. Ennever JF, Costarino AT, Polin RA, et al. Rapid clearance of a structural isomer of bilirubin during phototherapy. *J Clin Invest* 79:1674-8, 1987.
54. Fahrlander H, Huber F, Glour F. Intrahepatic retention of bile in severe bacterial infections. *Gastroenterology* 47: 590, 1964.
55. Felsher BF, Rickard D, Redeker AG. The reciprocal relation between caloria intake and the degree of hyperbilirubinemia in Gilbert's syndrome. *N Eng J Med* 183: 170-2, 1970.
56. Fevery J. Fasting hyperbilirubinemia: unraveling the mechanism involved. *Gastroenterology* 113: 1798-1800 (Editorial), 1997.
57. Fevery J. Renal bilirubin clearance in liver patients. *Clinical Chimica Acta* 17: 63-70, 1967.
58. Fevery J. The bilirubin diglucuronide controversy. *J Hepatology* 1: 437-42, 1985.
59. Fevery J, Blanckaert N, Heiweigh KPM. Unconjugated bilirubin and an increased proportion of bilirubin monoconjugated in the bile of patients with Gilbert's syndrome and Crigler-Najjar syndrome. *J Clin Invest* 60: 970-9, 1977.
60. Flood CA, Seegal D, Spock B, et al. The differential diagnosis of jaundice. A study of 235 cases on non hemolytic jaundice due to carcinoma, calculus in the common bile duct and liver degeneration. *Am J Med Sci* 185: 358-64, 1933.
61. Foliot A, Christofurov B, Petite JP, et al. Bilirubin UDP-glucuronosy transferase activity of Wistar rat kidney. *Am J Physiol* 229: 340-3, 1975.
62. Foulk WT, Butt HR, Owen CA et al. Constitutional hepatic dysfunction (Gilbert's disease): its natural history and related syndrome. *Medicine* 38: 25-46, 1959.
63. Franco D, Preaux AM, Bismuth H, et al. Extra-hepatic formation of bilirubin glicuronides in the rat. *Biochemics et Biophysical Acta* 286: 55-61, 1972.
64. Freedman MR, Holybach RT, Ferguson DR. Pruritus in cholestasis: no direct causative role in bile acid retention. *Am J Med* 70: 1011-15, 1981.
65. Freeny PC. Pancreatic imaging — new modalities. *Gastroenterology Clinics of North America* 28: 723-46, 1999.
66. Fromke VL, Miller D. Constitutional hepatic dysfunction (CHD; Gilbert's disease) — A review with special reference to a characteristic increase and prolongation of the hyperbilirubinemic response to nicotinic acid. *Medicine* 51: 451-64, 1972.
67. Gärtner U, Goeser T, Wolkoff AW. Effect of fasting on the uptake of bilirubin and sulfobromophtalein by the isoled perfused rat liver. *Gastroenterology* 113: 1707-13, 1997.
68. Gentile S, Tiribelli C, Baldini G, et al. Sex differences of nicotinate-induced hyperbilirubinemia in Gilbert's syndrome. *J Hepatol* 1: 417-29, 1985.
69. Ghent CN. The pruritis of cholestasis. *Hepatology* 30: 586 (letter), 1999.
70. Ghent CN, Bloomer JR, Klatskin G. Elevations in skin tissue levels of bile acid in human cholestasis: relation to serum levels and to pruritus. *Gastroenterology* 73: 1125-30, 1977.
71. Gilbert A, Lereboullet P, Herscher M. Les trois cholémies congénitales. *Bulletins et Memoirs de la Société Médicale des Hôpitaux de Paris* 24: 1203-10, 1907.
72. Gollan JL, Bateman C, Billing BH. Effects of dietary composition on the unconjugated hyperbilirubinemia in Gilbert's syndrome. *Gut* 17: 335-40, 1976.
73. Gollan JL, Dallinger KJC, Billing BH. Excretion of conjugated bilirubin in the isolated perfused rat kidney. *Clinical Sciences and Molecular Medicine* 54: 381-9, 1978.
74. Gollan JL, Hammaker L, Licko V, et al. Bilirubin kinetics in intact rats and isolated perfused liver. Evidence for hepatic deconjugation of bilirubin glucuronides. *J Clin Invest* 67: 1003-15, 1981.
75. Gollan JL, Hammaker L, Schmid R et al. Transport differences between exogenously administered and endogenously formed hepatic bilirubin. *Gastroenterology* 82:1229 (Abstract), 1982.
76. Gollan JL, McDonaugh AF, Schmid R. Biliverdin IX cx: a new probe of hepatic bilirubin metabolism. *Gastroenterology* 72: 1186 (Abstract), 1977.
77. Gollan JL, Schmid R Bilirubin metabolism and hyperbilirubinemic disorders. In Wright R, Millward-Sadler GH, Alberti KGMM. *Liver and biliary disease — pathophysiology, diagnosis, management*. London: WB Saunders, 13:255-95, 1979.
78. Gollan JL, Schmid R. Bilirubin update: formation, transport and metabolism. In Popper H, Schaffner F. *Progress in liver disease*. New York: Grune & Stratton, Cap.7, pp 261-83, 1982.
79. Gray CH. *Bile pigments in health and disease*. Springfield, IL: Charles C Thomas, 1961.
80. Gregory PB, Klatskin G. Splenomegaly in uncomplicated biliary tract and pancreatic disease. *Gastroenterology* 62: 436-40, 1972.
81. Guiband L, Bret PM, Reinhol C, et al. Diagnosis of choledocholithiasis: value of MR cholangiography. *AJR* 163:847-50, 1994.
82. Hauser SC, Gollan JL. Bilirubin metabolism and hyperbilirubinemia disorders. In Millward-Sadler GH, Wright, Arthur: Wright's Liver and Biliary Disease. 3rd ed. London: WB Saunders, 1992.
83. Hawes R. MRCP, endoscopic MR, virtual endoscopy. In Leung JW, Chung S. ASGE postgraduate course: frontiers of the therapeutic endoscopy (Syllabus), pp 97-101, 1997.

84. Hoppin AG, Groessling W, Gollan JL et al. The role of lipoprotein and erythrocitic membranes in the transport of organic anions in blood. *Gastroenterol*ogy 108: A1086 (Abstract), 1995.
85. Hsia JC, Er SS, Tab CT, et al. Human serum albumin: an allosteric domain model for bilirubin binding specificity — an enantiomeric spin label study. *J Biol Chem* 257: 1724-89, 1982.
86. Huang TJ, Trkshel GM, Maines MD. Detection of 10 variants of biliverdin reductase in rat liver by two-dimensional gel electrophoresis. *J Biol Chem* 264: 784-89, 1989.
87. Hunter JA, Thompson RPH, Dumm PM et al. Inheritance of type 2 Crigler-Najjar hyperbilirubinemia. *Gut* 14: 46-9, 1973.
88. Irie H, Honda H, Tajima T, et al. Optimal MR cholangiopancreatographic sequence and its clinical application. Radiology 206: 379-87, 1998.
89. Ishihara T, Gabazza FC, Adachi Y, et al. Genetic basis of fasting hyperbilirubinemia. *Gastroenterology* 116: 1272 (letter), 1999.
90. Israels LG. The bilirubin shunt and shunt hyperbilirubinemia. In Popper H, Schaffner F. *Progress in liver diseases*. New York: Grune & Stratton, 15: 1-12, 1970.
91. Jacobsen J, Brodersen R. Albumin — bilirubin binding mechanism. *J Biol Chem* 258: 6319-26, 1983.
92. Jaffe BM, Burgos AA, Martinez-Noack M. The use of jejunal transplants to treat a genetic enzyme deficiency. *Ann Surg* 223: 649-53, 1996.
93. Jansen PLM, Mulder GL, Burchell B et al. New developments in glucuronidation research: report of a workshop or glucuronidation, its rule in health and disease. *Hepatology* 15: 532-44, 1992.
94. Jansen PLM, Onde Elferink RPJ. Hereditary hyperbilirubinemia: a molecular and mechanistic approach. *Seminars in Liver Disease* 8: 168-78, 1988.
95. Jeghers H, Edelstein LM. Pigmentation of the skin. In MacBryde CM. signs and symptoms. 4th ed. Philadelphia: JB Lippincott, pp 855-99, 1964.
96. Jones EA, Bergasa NV. The pruritus of cholestasis. *Hepatology* 29:1003-6, 1999.
97. Jones EA, Shraeger R, Bloomer Jr,et al. Quantitative studies of the delivery of hepatic synthesized bilirubin to plasma utilizing &-aminolevulinic acid-$4^{14}C$ and bilirubin-^{3}H in man. *J Clin Invest* 51:2450-58, 1972.
98. Kamisaka K, Maezawa H, Inagaki T, et al. A low molecular weight binding protein for organic anions (Z protein) from human hepatic cytosol: purification and quantitation. *Hepatology* 1: 221-7, 1981.
99. Kapitulnik J, Bircher J, Hadorn HB. Chlorpromazine (CPZ) reduces plasma bilirubin (BR) levels in Crigler-Najjar syndrome type 1 (CNS-1). *Hepatology* 10: A558 (Abstract), 1989.
100. Kappas A, Drummond GS, Simionatto CS, et al. Control of hemeoxigenase and plasma levels of bilirubin by a sinthetic heme analogue, tin-protoporphyrin. *Hepatology* 4: 336-41, 1984.
101. Killenberg PG, Stevens RD, Wildermann RF, et al. The laboratory method as a variable in the interpretation of serum bilirubin fractionation. *Gastroenterology* 78: 1011-15, 1980.
102. Kitamura T, Alroy J, Gatmaitan Z, et al. Defective biliary excretion of epinefrin metabolites in mutant (TR) rats: relation to the pathogenesis of black liver in the Dubin-Johnson syndrome and Corriedale sheep with an analogous excretory defect. *Hepatology* 15: 1154-9, 1992.
103. Klatskin G. An improved test for bilirrubin in urine. *N Engl J Med* 248:712-15, 1953.
104. Kotal P, Vitek L, Fevery J. Fasting-related hyperbilirubinemia in rats: the effect of decreased intestinal mobility. *Gastroenterology* 111: 217-23, 1996.
105. Kragh-Hansen U. Molecular aspects of ligand binding to serum albumin. *Pharmacological Reviews* 33: 1746, 1981.
106. Lamolla AA, Blumberg WE, McClead R, et al. Photoisomerized bilirubin in blood from infants receiving phototherapy. *Proc Nat Acad Sciences USA* 78: 1882-86, 1981.
107. Lauff JJ, Kasper ME, Wu TW, et al. Isolation and preliminary characterization of a fraction of bilirubin in serum that is firmly bound to proteins. *Clin Chem* 28: 629-37, 1982.
108. Lester R. Not two, but three bilirubin. *N Engl J Med* 309:183, 1983.
109. Lester R, Sachdev A, Van Thiel DH. What makes stool brown? *Gastroenterology* 74: 1055 (Abstract), 1978.
110. Lester R, Scumer W, Schmid R. Intestinal absorption of bile pigments. IV-Urobilinogen absorption in man. *N Engl J Med* 272:939-43, 1965.
111. Lewitt RE, Ostrow JC. Hemolytic jaundice and gallstones. *Gastroenterology* 78: 821-30, 1980.
112. Lidofsky SD. Jaundice. In. Feldman M, Friedman LS, Sleisenger MH. *Gastrointestinal and liver disease*. 7th ed, Philadelphia, Saunders: 249-264, 2002.
113. Lidofsky SD, Scharschmidt BF, Jaundice. In Sleisenger MH, Fordtran JS. *Gastrointestinal disease — Pathophysiology, diagnosis/management*. 5th ed. Philadelphia: WB Saunders, pp 1765-76, 1993.
114. Lightner DA, Reisinger M, Landen GL. On the structure of albumin-bounded conformational enantiomers. *J Biol Chem* 261: 6034-38, 1986.
115. Listowsky I, Gatmaitan Z, Arias IM. Ligandin retains and albumin loses bilirubin binding capacity in liver cytosol. *Proc Natl Acad Sci USA* 75:1213-16, 1978.
116. Lomonto D, Pavone P, Laghi A, et al. Magnetic resonance cholangiopancreatography in the diagnosis of biliopancreatic disease. *Am J Surg* 174:33-8, 1997.
117. Magun AM. Free radicals, antioxidants, and bilirubin. *Gastroenterology* 94: 852-53 (comments), 1988.
118. Malloy HT, Evelyn KA. The determination of bilirubin with the photoelectric colorimeter. J. Biol Chem 1937; 2: 481-6.
119. Mandema F, de Fraiture WH, Niewig HO, et al. Familial chronic idiopathic jaundice (Dubin-Johnson disease) with a note on bromosulphalein metabolism in this disease. *Am J Med* 28:42-50, 1971.
120. McDonagh AF, Palma LA. Hepatic excretion of circulating bilirubin photoproducts in the Gunn rat. *J Clin Invest* 66: 1182-85, 1980.
121. McDonagh AF, Palma LA, Lauff JJ, et al. Origin of mammalian biliprotein and rearrangement of bilirubin glicuronides in vivo in the rat. *J Clin Invest* 74:763-70, 1984.
122. McDonagh AF, Palma LA, Lightner DA. Blue light and bilirubin excretion. *Science* 208:145-51, 1980.
123. McGee JOD, Allan JB, Russel RI, et al. Liver ultrastructure in Gilbert's syndrome. *Gut* 16:220-24, 1975.
124. McIntyne N, Clink HM, Levi AJ, et al. Hemolytic anemia in Wilson's disease. *N Engl J Med* 273:439-44, 1967.
125. Mendez H, Pereira-Lima J, Brandão A, et al. Manifestação do heterozigoto na síndrome de Dubin-Johnson. Ver AMRIGS 27:275-80, 1983.
126. Moertel CG, Ahmann DL, Taylor W, et al. Aspirin and pancreatic cancer pain. *Gastroenterology* 60: 552-53, 1971.
127. Morgan RGH, Wormsley KG. Cancer of the pancreas. *Gut* 18:580-96, 1977.
128. Mukai H, Nakagima M, Yasuda K, et al. Evaluation of endoscopic ultrasonography in the pre-operative staging of carcinoma of the ampulla of Vater and common bile duct. *Gastrointest Endosc* 38: 676-83, 1992.
129. Muraca M. Blanckaert N. Gilbert's syndrome and Grigler-Najjar disease exhibit characteristic serum bilirubin patterns. *Hepatology* 2: 749 (Abstract), 1982.
130. Muraca M, Blanckaert N. Liquid-chromatographic assay and identification of mono and diester conjugates of bilirubin in normal serum. *Clinical Chemistry* 29: 1767-71, 1983.
131. Muraca M, Fevery J, Blanckaert N. Relationships between serum bilirubins and production and conjugation of bilirubin. *Gastroenterology* 92: 309-17, 1987.
132. Ohkubo H, Musha H, Okuda K. Studies on nicotinic acid interaction with bilirubin metabolism. *Dig Dis Sci* 24: 700-704, 1979.

133. Ohkubo H, Okuda K, Iida S. Effects of corticosteroids on bilirubin metabolism in patients with Gilbert's syndrome. *Hepatology* 1: 168-72, 1981.
134. Okenda H, Tavoloni N, Blaschke TF. Phenobarbital does not increase early labeling of bilirubin from 4 (^{14}C) &-aminolevulinic acid in man and rat. *Hepatology* 14: 1153, 1991.
135. Okolicsanyi L, Fevery J, Billing B, et al. How should mild isolated unconjugated hyperbilirubinemia be investigated? *Seminars in Liver Disease* 3: 36-41, 1983.
136. Olsson R, Lindstedt G. Evaluation of tests for Gilbert's syndrome. *Acta Med Scand* 207: 425-8, 1980.
137. Onishi S, Isobe K, Ito S. Demonstration of a geometric isomer of bilirubin-IX cx in the serum of a hyperbilirubinemic newborn infant and the mechanism of jaundice phototerapy. *Biochemical J* 190: 533-6, 1980.
138. Onishi S, Isobe K, Ito S. Metabolism of bilirubin and its photoisomers in newborn infants during phototherapy. *J Biochemistry* 100: 789-95, 1986.
139. Ostrow JD. Therapeutic amelioration of jaundice: old and new strategies. *Hepatology* 8: 683-9, 1988.
140. Owens D, Sherlock S. Diagnosis of Gilbert's syndrome — role of reduced caloric intake test. *Brit Med J* 3: 589-63, 1973.
141. Palmer RH. Fasting hyperbilirubinemia. *Gastroenterology* 115: 799-800 (correspondence), 1990.
142. Pereira-Lima J, Brandão ABM, Marroni CA et al. Manifestações clínicas da litíase vesicular. *Ver AMB* 16: 397-402, 1970.
143. Pereira-Lima J, Delgado PG, Jeffman J. Glicuronídeos de bilirrubina no diagnóstico diferencial das icterícias. *Arq Gastroenterol* 2: 173, 1965.
144. Pereira-Lima J, Delgado PG. Valor do fracionamento das bilirrubinas no diagnóstico diferencial das icterícias. *Revista da AMRIGS* 5: 89-94, 1961.
145. Pereira-Lima J, Kalil T, Macedo MF. Bilirrubina no sangue e no líquor em pacientes ictéricos. Arq Bras Gastroenterol 1975; 12: 89-93.
146. Pereira-Lima J, Utz E, Roisemberg I. Hereditary nonhemolytic conjugated hyperbilirubinemia without abnormal liver cell pigmentation — a family study. *Am J Med* 40: 628-33, 1966.
147. Pereira-Lima JC, Scmitt AC et al. Diagnóstico e tratamento dos cistos de via biliar através da colangiopancreatografia endoscópica retrógrada. *GED* 19: 45-9, 2000.
148. Pereira-Lima JC. Colangiopancreatografia endoscópica retrógrada: indicações propedêuticas. *Ver AMRIGS* 41(2): 98-102, 1997.
149. Pereira-Lima JC. Resultados a longo prazo (7 a 10 anos) da papilotomia endoscópica no tratamento da coledocolitíase e análise multivariada de fatores prognósticos para recidiva de doença biliopancreática. Tese de Doutorado — UFRGS, Porto Alegre, 1996.
150. Popper H,. Cholestasis: the future of a past and present riddle. *Hepatology* 1: 187-91, 1981.
151. Powell IW, Hemingway EH, Billing BH, et al. Idiopathic unconjugated hyperbilirubinemia (Gilbert's disease): a study of 42 families. *N Engl J Med* 217:108-12, 1967.
152. Pratt DS, Kaplan MM. Evaluation of the liver. In Schiff ER, Sorrell MF, Waddrey WC: Laboratory Tests in Schiff's Disease of the Liver. 8th ed. Philadelphia: Lippincott-Raven, cap.7, pp 205-44, 1999.
153. Reichen J. Familial unconjugated hyperbilirubinemic syndromes. *Semin Liver Dis* 3:24-35, 1983.
154. Reyes H, Levi AJ, Arias IM. Studies of Y and Z, two hepatic cytoplasmic organic anion-binding proteins: effect of drugs, chemicals, hormones and cholestasis. *J Clin Invest* 50: 2242, 1971.
155. Rhoden EL, Zordan RA, Pereira-Lima JC, Pereira-Lima L. Estudo comparativo entre a ultra-sonografia e a fosfatasemia alcalina no diagnóstico da coledocolitíase. *Revista do Colégio Brasileiro de Cirurgiões* 21:117-9, 1994.
156. Robinson SH, Lester R, Crigler JF et al. Early-labeled peak of bile pigment in man. Studies with glycine-^{14}C and &-aminolevulinic acid-3H. *N Engl J Med* 227: 1323-29, 1967.
157. Rösch T, Classen M. Endoscopic ultrasonography. In Cotton PB, Tytgat GNJ, Williams CB (Eds). *Annual of gastrointestinal endoscopy*. London: Current Science Ltd., 66-82, 1997.
158. Rösch T, Meining A, Frühmorgen S, et al. A prospective comparison of the diagnostic accuracy of ERCP, MRCP, CT and EUS in biliary strictures. *Gastrointest Endosc* 55: 870-6, 2002.
159. Rosenthal P, Kabra P, Blanckaert N, et al. Homozygous Dubin-Johnson syndrome exhibits a characteristic serum bilirubin pattern. *Hepatology* 1: 540 (Abstract), 1981.
160. Sagild U, Dalgaard OZ, Tygstrup N. Constitutional hyperbilirubinemia with unconjugated bilirubin in the serum and lipochrome-like pigment granules in the liver. *Ann Intern Med* 56: 308-14, 1962.
161. Schaffner F. Iatrogenic jaundice. *JAMA* 174:1690-95, 1960.
162. Schaffner F. Jaundice. In Haubrich WS, Schaffner F, Berk JE. *Bockus gastroenterology*. 5th ed. Philadelphia: WB Saunders: 129-37, 1994.
163. Schalm L, Weber AP. Jaundice with conjugated bilirubin in hyperhemolysis. *Acta Med Scand* 176: 549-55, 1964.
164. Shah SK, Mutignani M, Costamagna G. Therapeutic biliary endoscopy. Endoscopy 34 (1) 43:53, 2002.
165. Scott AJ. Bacteria and disease of the biliary tract. *Gut* 12: 487-92, 1971.
166. Seligorn U, Shani M, Ramon B, et al. Dubin-Johnson syndrome in Israel II — Association with factor VII deficiency. *Quart J Med* 39: 569-84, 1970.
167. Shankaran S, Poland RL. Displacement of bilirubin from albumin by furosemid. J Pediatrics 90:642-6, 1977.
168. Sherlock S. Jaundice. *Diseases of the liver and biliary system*. 7th ed. Oxford: Blackwell Scientific Publications, 1985, pp 194-208.
169. Schimizu S, Kutsumi H, Fujimoto S et al. Diagnostic endoscopic retrograde cholangiopancreatography, *Endoscopy* 31 (1): 74-9, 1999.
170. Shupek M, Wolkiff AW, Scharschmidt BF et al. Studies of the kinetics of purified conjugated bilirubin ^3H in the rat. *Am J Gastroenterol* 70: 259-64.
171. Simionatto CS, Anderson KE, Drummond GS et al Studies of the mechanism of Sn-protoporphyrin suppression of hyperbilirrubinemia — Inhibition of heme oxidation and bilirubin production. *J Clin Invest* 75:513-21, 1985.
172. Snady H, Cooperman A, Siegel J. Endoscopic ultrasonography compared with computed tomography with ERCP in patients with obstructive jaundice or small peripancreatic mass. *Gastrointest Endosc* 38: 27-34, 1992.
173. Snyder AL, Satterlee W, Robinson SH, et al. Conjugated plasma bilirubin in jaundice caused by pigment overload. *Nature* 213: 93-7, 1967.
174. Soloway RD. The increasingly complex molecular life cycle of bilirubin. Gastroenterology 110:2013-14 (Editorial), 1996.
175. Soto JA, Barish MA, Yucel EK, et al. Magnetic resonance cholangiography: comparison with endoscopic retrograde cholangiopancreatography. *Gastroenterology* 110:589-97, 1996.
176. Sprinz H, Nelson RS. Persistent nonhemolytic hyperbilirubinemia associated with hipochrome-like pigment in liver cells: report of 4 cases. *Ann Int Med* 41:952, 1954.
177. Stocker R, Glazer NA, Ames BN. Antioxidant activity of albumin — bound bilirubin. *Proc Nat Acad Sci USA* 84: 5918-22, 1987.
178. Stoll MS, Zenone EA, Ostrow JD. Excretion of administered and endogenous photobilirubins in the bile of the jaundiced Gunn rat. *J Clin Invest* 68: 131-41, 1981.
179. Stoll MS, Vicker N, Gray CH. Concerning the structure of photobilirubin II. *Biochemical Journal* 201:179-88, 1982.
180. Stolz A, Kaplowitz N. Biochemical tests for liver disease. In Zakim D, Boyer TD. Hepatology — *A textbook of liver disease*. 2nd ed. Philadelphia: WB Saunders, pp 637-7, 199.
181. Stone WJ, McKinney TD, Warnock LG. Spurious hyperbilirubinemia in uremic patients on propranolol therapy. *Clin* 1979; 25: 1761-4, 1990.
182. Summerskill WHJ, Walshe JM. Beningn recurrent intrahepatic "obstructive" jaundice. *Lancet* 2: 686-90, 1959.
183. Suzuki N, Yamaguchi T, Nakajima H. Role of high-density lipoprotein in transport of circulating bilirubin in rats. *J Biol Chem* 263:5037-43, 1988.

184. Swain MIG, Rothman RB, Xu H, et al. Endogenous opioids accumulate in plasma in a rat model of acute cholestasis. *Gastroenterology* 103: 620-35, 1992.
185. Swartz HM, Sarna T, Varma RR. On the nature and excretion of the hepatic pigment in the Dubin-Johnson syndrome. *Gastroenterology* 76: 958, 1979.
186. Theilmann L, Stollman YR, Arias IM, et al. Does Z-protein have a role in transport of bilirubin and bromlosulfophtalein by isolated perfused rat liver? *Hepatology* 4: 923-6, 1984.
187. Tiribelli C, Ostrow JD. New concepts in bilirrubin-chemistry transport and metabolism: report of the Second International Bilirubin Workshop, April 9-11, 1992. Trieste, Italy. *Hepatology* 17: 715-36, 1993.
188. Tisdale WA, Klatskin G, Kinselle FD. The significance of the direct-reacting fraction of serum bilirubin in hemolytic jaundice. *Am J* 1959; 26:214-27, 1959.
189. Van Dam J.Magnetic resonance cholangiography: a field with attraction. Gastroenterology 108: 1948-49 (selected summaries), 1995.
190. Van Hootegem P, Fevery J, Blanckaert N. Serum bilirubins in hepatobiliary disease: comparison with other liver function tests and changes in the postobstructive period. *Hepatology* 5: 112-17, 1985.
191. Varma RR, Sarna T. Hepatic pigments in Dubin-Johnson syndrome and mutant Corriedale sheep are not melanin. *Gastroenterology* 84: A1401, 1983.
192. Watson CJ. The importance of the fractional serum bilirubin determination in clinical medicine. *Ann Int Med* 45: 351-8, 1956.
193. Weisiger RA. Dissociation from albumin: a potentially rate-limiting step in the clearance of substances by the liver. *Proc Natl Acad Sci USA* 82:1563-67, 1985.
194. Weisiger RA. When is a carrier not a membrane carrier? The cytoplasmatic transport of amphipatic molecules. *Hepatology* 24: 1288, 1996.
195. Weiss JS, Gautam A, Lauff JJ et al. The clinical importance of a protein-bound fraction of serum bilirubin in patients with hyperbilirubinemia. *NEngl J Med* 309: 147-50, 1983.
196. Wennberg RB, Rasmussen LF, Ahlfors CE. Displacement of bilirubin from human albumin by 3 diuretics. *J Pediatrics* 90:647-50, 1977.
197. Whiting JR, Narciso JP, Chapman V, et al. Desconjugation of bilirubin-IX alpha glicuronides: a physiologic role of hepatic microsomal beta-glucuronidase. *J Biol Chem* 268:23197, 1993.
198. Wiegand UW, Soda DM, Levy G. Effect of heparin on bilirubin clearance in rats: pharmacokinetics consequences of extensive hepatic extraction of plasma protein binding inhibitors. *J Pharmaceutical Sciences* 69:1228-30, 1980.
199. Wieserma MJ, Hawes RM, Lehman GA, et al. Prospective evaluation of endoscopic ultrasonography and endoscopic retrograde cholangiopancreatography in patients with chronic abdominal pain of suspected pancreatic origin. *Endoscopy* 25:555-64, 1993.
200. With TK. *Biology of bile pigments*. Copenhagen: Arne Frost-Hansen Publishers, 1954.
201. With TK. Stercobilin and colour of feaces: a perpetual text book error. In Bouchier IAD, Biling BH. *Bilirubin metabolism*. Oxford: Blackwell Scientific Publications, 1967.
202. Wolkoff AW. Inheritable disorders manifested by conjugated hyperbilirubinemia. *Sem Liv Dis* 3: 65-72, 1983.
203. Wolkoff AW, Garesky CA, Sellin J et al. Role of ligandin in transfer of bilirubin from plasma into liver. *Am J Physiol* 236:E638, 1979.
204. Yamaguchi K, Chijiiwa K, Shimizu S, et al. Comparison of endoscopic retrograde and magnetic resonance cholangiopancreatography in the surgical diagnosis of pancreatic diseases. *Am J Surg* 175:203-8, 1998.
205. Yokosuka O, Billing B. Enzimatic oxidation of bilirubin by intestinal mucosa. *Biochimica et Biophysica Acta* 923:268-74, 1987.
206. Yoshida H, Inagaki T, Hirano M, et al. Analyses of azopigments obtained from the delta fraction of bilirubin from mammalian plasma (mammalian biliprotein). *Biochem J* 248:79-84, 1987.
207. Zeneroli ML, Piaggi V, Cremonini C, et al. Sources of bile pigment overproduction in Gilbert's syndrome — studies with a nonradiation bilirubin kinetics and with delta (3,5-^{3}H) aminolevulinic acid and 2-^{14}C-labeled glycine. *Clin Sci* 62: 643-9, 1982.
208. Zieve L, Hill F, Hanson M, et al. Normal and abnormal variations and clinical significance of the one-minute and total serum bilirubin determinations. *J Lab Clin Med* 38: 446-69, 1951.
209. Zucker SD, Groessling W, Gollan JL. Intracellular transport of small hydrophobic compounds by the hepatocyte. *Sem Liver Dis* 16: 159, 1996.

CAPÍTULO 98

Ascite

Luiz Lyra
Eduardo Braga
André Lyra

A palavra ascite é procedente da língua grega, e na área médica significa uma condição de acúmulo de fluido patológico dentro da cavidade abdominal. Essa complicação é observada em pacientes com patologias diversas, incluindo doenças infecciosas e malignas do peritônio e doenças crônicas do fígado. A ascite está associada à descompensação e pior prognóstico nos pacientes com cirrose hepática. No paciente com cirrose hepática, a sobrevida é de 50% após 1 ano e de 20% após 5 anos do aparecimento da ascite. A ascite *per se* pode ser causa de desconforto, afetando a qualidade de vida, porém sem apresentar complicações inerentes ao acúmulo do líquido intra-abdominal. Alguns pacientes, entretanto, desenvolvem complicações como peritonite bacteriana ou síndrome hepatorrenal.

Fisiopatologia da Ascite no Paciente com Cirrose

A patogenia da ascite no indivíduo com cirrose hepática é multifatorial e envolve alterações da função renal, alterações de sistemas neuro-humorais e anormalidades da microcirculação hepática.

Um dos principais distúrbios da função renal observados no cirrótico é a retenção isoosmótica de sódio[23,21]. Esta retenção é secundária a uma reabsorção elevada de sódio nos túbulos renais, proximais e distais. Isso proporciona uma retenção excessiva de água, o que leva, por sua vez, a um aumento do volume extracelular que, finalmente, em um dado momento, se localizará na cavidade peritoneal e/ou no tecido intersticial.

Aspectos fortemente sugestivos de que a retenção de sódio é importante na patogenia da ascite são que essa alteração pode ser observada antes da formação da ascite e a diminuição da oferta de sódio ao paciente pode ser eficaz em tratar ou melhorar a ascite[15].

Alterações hormonais contribuem para a retenção excessiva de sódio. Hiperaldosteronismo é observado em uma parcela significativa de pacientes com cirrose e ascite[4,8,9]. A aldosterona, que é produzida após estimulação do sistema renina–angiotensina–aldosterona, promove a reabsorção de sódio no néfron distal. Pacientes que retêm maior quantidade de sódio são os que apresentam níveis mais elevados de aldosterona no plasma. Essa elevação ocorre em conseqüência de uma maior secreção do hormônio, já que o clareamento da aldosterona é normal ou até mesmo aumentando nos cirróticos[29]. O sistema renina–angiotensina–aldosterona parece estar ativado nesses pacientes, proporcionando uma produção aumentada da aldosterona[2,3].

Os níveis plasmáticos de renina estão aumentados na maioria dos pacientes com cirrose e ascite, entretanto, cerca de 30% desses indivíduos apresentam níveis normais de renina e aldosterona. A excreção urinária de sódio nos pacientes com níveis normais de renina e aldosterona geralmente é maior do que a observada nos indivíduos com hiperaldosteronismo. Além disso, há uma correlação positiva entre a concentração plasmática da aldosterona e da renina. A administração de inibidores da enzima de conversão da angiotensina II em pacientes com renina plasmática elevada está associada a uma redução significativa da resistência vascular periférica e da pressão arterial[7]. Isso não é observado nos indivíduos que não apresentam ativação do sistema renina–angiotensina–aldosterona, sugerindo que o aumento da renina plasmática ocorre em conseqüência de liberação aumentada e não de catabolismo reduzido.

O sistema nervoso simpático (SNS) estimula a reabsorção de sódio nos túbulos proximais, na alça de Henle, nos túbulos distais e coletores. A norepinefrina é um neurotransmissor liberado nas terminações nervosas simpáticas pós-sinápticas. Os níveis plasmáticos de norepinefrina são uma estimativa da atividade do sistema nervoso simpático. Uma série de estudos tem demonstrado que o sistema nervoso simpático apresenta-se ativado nos cirróticos. Os níveis plasmáticos de norepinefrina estão elevados nos pacientes com ascite, enquanto encontram-se normais nos pacientes sem ascite[18]. Alguns autores observaram que os níveis aumentados parecem ser secundários a uma ativação do SNS, e não a uma eliminação reduzida da norepinefrina[24]. Essa ativação é generalizada e provavelmente ocorre em vários leitos vasculares, incluindo rins, órgãos esplâncnicos, coração e músculo[44]. Mensuração direta das taxas de descargas dos nervos musculares simpáticos periféricos mostra-se aumentada em pacientes cirróticos com ascite e normal em cirróticos compensados, sendo essa outra importante evidência da ativação do SNS na patogenia da ascite[13]. A atividade nervosa simpática do paciente com cirrose se correlaciona positivamente com a atividade do sistema renina–angiotensina–aldosterona, e, inversamente, com a excreção urinária de sódio. Cirróticos com níveis normais de renina plasmática e aldosterona também apresentam níveis normais de norepinefrina.

Os peptídeos natriuréticos são uma família de substâncias envolvidas na regulação da excreção de sódio. Elas incluem o peptídeo natriurético atrial, o peptídeo natriurético cerebral, o peptídeo natriurético tipo C e a urodilatina, que possuem potente ação natriurética e vasodilatadora. Essas substâncias, ao contrário da ação do sistema renina–angiotensina–aldosterona e do SNS, inibem a reabsorção de sódio nos túbulos coletores distais. As concentrações plasmáticas dos peptídeos, natriurético atrial e natriurético cerebral, encontram-se significativamente aumentadas em cirróticos com ascite e normais em pacientes sem ascite[16,22]. A alta concentração plasmática de peptídeo natriurético atrial ocorre em conseqüência de uma produção cardíaca aumentada, e não de uma redução do seu sistema de catabolismo, e pode ser observada mesmo em vigência de níveis normais de renina, aldosterona e norepinefrina. Portanto, a retenção de sódio no cirrótico não pode ser explicada por uma deficiência da produção de peptídeos natriuréticos. Conseqüentemente, nos indivíduos com cirrose e ascite, é possível que exista uma resistência, em nível renal, à ação do peptídeo natriurético atrial, mediada por outros sistemas antinatriuréticos[38]. O hormônio natriurético, que é um inibidor da bomba de sódio, também se encontra aumentado nos pacientes com cirrose e ascite.

É válido ressaltar que muitos cirróticos com ascite apresentam excreção reduzida de água livre pelo néfron. A conseqüência clínica mais importante dessa alteração é o desenvolvimento de hiponatremia dilucional. Essa alteração não é essencial para o desenvolvimento da ascite.

Algumas teorias foram formuladas com o objetivo de explicar a ativação do sistema renina–angiotensina–aldosterona e do sistema nervoso simpático nos cirróticos, como a teoria do *underfilling* e do *overflow*. Entretanto, a teoria mais recente é a da vasodilatação arteriolar periférica[39]. Essa hipótese considera que uma vasodilatação arterial na circulação esplâncnica causaria uma redução da pressão arterial sistêmica, o que levaria a uma ativação homeostática (dependente de barorreceptores) do sistema renina–angiotensina–aldosterona e do sistema nervoso simpático, favorecendo a retenção de sódio. Além disso, a vasodilatação arterial na circulação esplâncnica poderia proporcionar um aumento secundário do fluxo da microcirculação esplâncnica, o que levaria a uma elevação da pressão capilar, da permeabilidade e da formação de linfa. Por outro lado, a fisiopatologia das alterações circulatórias e da hipertensão portal no cirrótico envolve uma série de fatores que incluem, entre outros, a participação essencial do vasodilatador óxido nítrico. O resultado final é a formação de uma circulação hiperdinâmica caracterizada por uma resistência vascular sistêmica reduzida e por um débito cardíaco elevado.

DIAGNÓSTICO

Pela história clínica, pode ser possível deduzir-se que o aumento de volume abdominal referido pelo paciente se deve à ascite. A instalação e o início dos sintomas permitem que se diferencie ascite de gordura no paciente obeso, na medida em que o acúmulo de líquido costuma ser mais rápido e os sintomas decorrentes fazem com que o paciente procure atenção médica. Fatores de risco para desenvolvimento de hepatopatias crônicas devem ser questionados. Ingesta de etanol (risco de hepatopatia alcoólica), hemotransfusões, tatuagens, seringas compartilhadas, uso de drogas ilícitas, promiscuidade sexual, história familiar de hepatopatia (risco de hepatite viral), obesidade, diabetes, dislipidemia (risco de esteato hepatite não-alcoólica), exposição profissional, uso de medicamentos (risco de hepatotoxicidade) devem ser sempre questionados.

Na investigação do paciente com hepatopatia crônica, compensado e que desenvolve ascite ou que aumenta a ascite quando estava bem controlado com dieta e diuréticos, é importante considerar a possibilidade dos seguintes eventos: progressão e agravamento da cirrose, presença de hepatite alcoólica ou de hepatite viral superposta, hemorragia digestiva, desenvolvimento de peritonite bacteriana espontânea ou de outras infecções em curso e presença de carcinoma hepatocelular[30].

A maioria dos indivíduos com hepatopatia que desenvolve ascite costuma apresentar outros estigmas de insuficiência hepática, como icterícia, eritema palmar (principalmente em eminência hipotenar, poupando o centro palmar), telangiectasias (face, tórax e ombros), massa muscular diminuída, circulação colateral visível e ginecomastia. *Flapping* deve ser sempre pesquisado, indicando, quando presente, encefalopatia hepática. O tamanho e a consistência do fígado variam de acordo com a causa e o estágio da doença. Nos estágios avançados de cirrose, ele se torna contraído e não é palpável. Hepatomegalia costuma estar presente na doença alcoólica, principalmente quando há muita esteatose e na vigência de hepatite alcoólica. O baço pode ser palpável. Para detecção de ascite pelo exame físico é necessário o acúmulo de cerca de 1.500 ml de líquido na cavidade peritoneal[20]. A sensibilidade e a especificidade para detecção de ascite variaram entre 50% a 94% e 29 a 82% em um estudo comparando dados de exame físico com a ultra-sonografia como *padrão ouro* [10]. A ausência de macicez em flanco é um preditor acurado para excluir-se a possibilidade de ascite. Em menos de 10% dos casos ascite vai estar presente sem esse achado. Quando macicez em flanco está presente, é interessante pesquisar-se macicez móvel, configurando a presença de ascite. Estase de jugulares deve ser sempre pesquisada, já que não costuma estar presente na ascite por insuficiência hepática, devendo-se pesquisar outras patologias para justificar tal achado.

O método de imagem mais custo-efetivo para confirmação da suspeita clínica é a ultra-sonografia de abdome superior, permitindo que seja detectada ascite quando pelo menos 100 ml de líquido peritoneal estão presentes[17], devendo sempre fazer parte da investigação do paciente. Através da ultra-sonografia, torna-se possível a descrição de características do fígado que possam sugerir cirrose, como heterogeneidade do parênquima, tamanho dos lobos, contornos serrilhados, e, ainda, a identificação de sinais de hipertensão portal, descrevendo-se a característica da vascularização, aumento do calibre da veia porta (acima de 1,2 cm) e esplenomegalia. Nódulos hepáticos, podendo corresponder a carcinoma hepatocelular, são muitas vezes diagnosticados pela ultra-sonografia.

PARACENTESE DIAGNÓSTICA

A drenagem de líquido ascítico através da paracentese, além de confirmar a presença de ascite, fornece subsídios para a definição de sua etiologia e permite o diagnóstico de infecção associada. Estima-se entre 10% a 20% a prevalência de peritonite bacteriana espontânea em pacientes cirróticos[19].

Recomenda-se que todo paciente com ascite de início recente, aqueles hospitalizados e aqueles que cursem com deterioração clínica tenham o líquido peritoneal puncionado para estudo. As complicações associadas à paracentese são raras e incluem hematoma de parede abdominal em 1% dos casos, hemoperitônio e infecção secundária em apenas 0,01%[37]. É importante ressaltar que não existem trabalhos bem-controlados que impeçam o procedimento na vigência de coagulopatia, comum no hepatopata, à exceção de pacientes com fibrinólise ou coagulação intravascular disseminada[25]. Não há subsídios à transfusão de plasma ou plaquetas de rotina, antes do procedimento. Alguns autores sugerem a transfusão prévia de plasma quando o RNI >2,0.

O aspecto do líquido puncionado pode ajudar no diagnóstico etiológico e na identificação de complicações associadas à ascite. Na cirrose não-complicada a coloração tende a ser amarelo citrino ou, eventualmente, tende a uma coloração meio aquosa se a concentração de bilirrubina for muito baixa. A infecção espontânea da cavidade peritoneal pode ocasionar turvação. A coloração opalescente ou mesmo "leitosa" geralmente é decorrente de uma concentração elevada de triglicerídeos, podendo ser confundida com pus, mas caracteriza a "ascite quilosa". Nesses casos deve-se considerar a possibilidade de neoplasia, embora pacientes cirróticos sem neoplasia possam ter o líquido ascítico com característica quilosa. O líquido sanguinolento representa, muitas vezes, apenas acidente de punção do subcutâneo, mas quando há sangue vivo puncionado em mais de um sítio o sangramento ocorreu antes da punção atual, podendo ter sido ocasionado por punção anterior de uma colateral ou estar presente na vigência de malignidade. Estima-se que cerca de 50% dos pacientes com carcinoma hepatocelular têm sangue no líquido ascítico. A coloração amarronzada deve-se à grande concentração de bilirrubina no líquido.

No líquido ascítico devem ser analisados:

1. *Celularidade com diferencial*. Uma contagem de polimorfonucleares (PMN) > 250 células/mm^3 indica que o líquido está infectado, ou seja, diagnóstico de peritonite bacteriana espontânea. A celularidade deve ser efetuada em qualquer punção, e o resultado não deve demorar mais que 1 hora, uma vez que a antibioticoterapia precoce pode impedir a evolução desfavorável do paciente[42]. A maioria dos autores recomenda o uso de cefotaxima ou ceftriaxona na vigência de peritonite bacteriana espontânea, devendo-se evitar antibióticos nefrotóxicos, como aminoglicosídeos. Quando a celularidade está bastante elevada, há necessidade de estabelecer o diagnóstico diferencial entre peritonite bacteriana espontânea e peritonite bacteriana secundária, muitas vezes decorrente de complicações abdominais como perfuração intestinal.
2. *Gradiente soro-ascite de albumina* (albumina sérica — albumina do líquido ascítico). Quando o resultado da subtração da albumina sérica menos albumina do líquido ascítico for maior do que 1,1 g/dl, é indicativo de hipertensão portal em 97% dos casos, mas se < 1,1 g/dl, é compatível com ausência de hipertensão portal[33]. O gradiente de albumina substitui as determinações de exsudato/ transudato, não sendo mais necessária a classificação do líquido ascítico daquela maneira.
3. *Dosagem de proteína do líquido ascítico*. Se < 1,0g/dl, associa-se a alto risco para desenvolvimento de peritonite bacteriana espontânea, podendo ser considerada profilaxia com antibiótico[35].
4. *Culturas bacterianas do líquido ascítico* devem ser obtidas em todos os casos de ascite de início recente, em todos os pacientes admitidos com ascite e naqueles que manifestem qualquer piora clínica com febre, leucocitose, dor abdominal, azotemia, acidose, confusão mental, encefalopatia hepática, hemor-

ragia digestiva ou piora da icterícia. Pacientes em programa de paracenteses terapêuticas não têm indicação de culturas rotineiramente. Cerca de 10 ml de líquido ascítico devem ser injetados em meios de hemocultura à beira do leito, aumentando para cerca de 85% a sensibilidade do crescimento bacteriano quando a contagem de PMN é superior a $250/mm^3$.[31] Na peritonite bacteriana espontânea a cultura identifica geralmente 1 ou, às vezes, 2 bactérias. A positividade do Gram para identificação de bactéria é inferior a 10%, não tendo indicação de sua realização, exceto quando há suspeita de peritonite bacteriana secundária pós-perfuração intestinal.

5. *Citologia oncótica* — Apenas em situações em que há carcinomatose peritoneal a pesquisa de células neoplásicas no líquido ascítico costuma estar positiva. Em outras neoplasias em que há ascite mas não há carcinomatose peritoneal a citologia geralmente é negativa. Dessa maneira, não se espera a identificação de células neoplásicas no líquido ascítico em pacientes com carcinoma hepatocelular, já que não costuma haver metástase peritoneal.
6. *Outros testes com menor especificidade* — Em pacientes com peritonite secundária à dosagem de LDH no líquido ascítico é maior que o limite sérico superior, a glicose está geralmente abaixo de 50 mg/dl e a proteína superior a 1 g/dl.

Alguns estudos mostram uma relação LDH ascite/soro de aproximadamente 0,4 na cirrose não-complicada; próxima a 1 na peritonite bacteriana espontânea e superior a 1 em casos de peritonite secundária e carcinomatose peritoneal. Em casos de perfuração intestinal e principalmente na ascite pancreática a amilase tende a elevar-se. Na ascite quilosa a dosagem de triglicerídeos costuma ser superior a 200 mg/dl. A amilase no líquido ascítico deve ser solicitada na suspeita de perfuração intestinal, mas costuma elevar-se principalmente em casos de ascite pancreática. Dosagem de bilirrubina no líquido ascítico superior à dosagem sérica pode relacionar-se à perfuração intestinal ou biliar. Na suspeita de tuberculose peritoneal é necessária a realização de biópsia peritoneal com histologia e cultura do material obtido, já que os resultados com pesquisa de BAAR e cultura do líquido ascítico, além da identificação da atividade de ADA (adenosina deaminase), têm resultados conflitantes. Dosagem de antígeno carcinoembrionário, lactato, fibronectina e colesterol são testes cujos resultados necessitam ser validados em estudos mais consistentes para sua adoção na prática clínica.

TRATAMENTO

O objetivo da terapia consiste em reduzir o volume da ascite e do edema periférico sem depleção intravascular. O controle da ascite está associado a maior conforto para o paciente, diminuição da sensação de saciedade precoce, otimização de mecânica ventilatória, redução do risco de formação de hérnias de parede abdominal e ruptura diafragmática, além de aumentar a concentração de opsoninas, o que pode contribuir para a prevenção de peritonite bacteriana espontânea[34]. Além disso, a ascite, *per se*, predispõe ao desenvolvimento de certas complicações, como peritonite bacteriana espontânea. Em aproximadamente 90% dos casos o controle da ascite se dá com abstinência alcoólica, restrição de sódio e uso adequado de diuréticos. Para os pacientes refratários a esse regime, as opções consistem em paracenteses terapêuticas e inserção de TIPS. O transplante hepático deve ser considerado em todo paciente com hepatopatia que desenvolve ascite.

TRATAMENTO DE CAUSAS REVERSÍVEIS

A diminuição da pressão portal tem sido observada em alguns pacientes após abstinência alcoólica, com possível resolução da ascite e melhor resposta a diuréticos. Pacientes cirróticos, independentemente da etiologia da ascite, devem abster-se completamente da ingesta de etanol.

Repouso no Leito

A posição em pé relaciona-se a níveis séricos elevados de aldosterona, com maior retenção de sódio, enquanto o repouso em decúbito proporciona aumento da natriurese em pacientes cirróticos. Nenhum estudo, entretanto, demonstrou reais benefícios na resolução da ascite ao adotar-se a restrição ao leito.

Restrição de Sódio

Uma série de investigações vem sendo conduzida ressaltando a importância da dosagem da concentração urinária de sódio no acompanhamento de pacientes cirróticos com ascite.

Sem uso de diuréticos, a excreção renal de sódio em pacientes cirróticos geralmente é menor do que 20mmol/dia. Recomenda-se, nesses pacientes, a ingestão de 88 mmol de sódio/dia (aproximadamente 1g/dia)[45]. Um dos objetivos a ser alcançado é manter a excreção urinária de sódio acima de 78 mmol/dia (88 mmol/dia de ingesta subtraindo 10 mmol/dia de excreção não-urinária). Paciente que não segue a dieta hipossódica ingere em média cerca de 200 mmol de sódio/dia. Essa conduta proporciona a retenção hídrica de aproximadamente 20 litros em 2 semanas.

Em pacientes com doença hepática muito descompensada e com comprometimento significativo da natriurese, a restrição de sódio para 44 mmol/dia e até 22 mmol/dia pode ser necessária.

A melhor resposta ao uso de diuréticos é observada em pacientes que seguem a dieta hipossódica. Somente indivíduos que atingem a excreção urinária de sódio superior a 78 mmol/dia vão apresentar controle adequado da ascite apenas com a dieta hipossódica, sem necessitar do uso de diuréticos.

Restrição Hídrica

Na medida em que a excreção de água está relacionada à excreção de sódio, não se recomenda restrição hídrica a pacientes com ascite, exceto em situações em que o sódio sérico esteja menor do que 120 mmol.

Diuréticos

Não existem dúvidas quanto ao desenvolvimento de hiperaldosteronismo em pacientes cirróticos. A espironolactona, por bloquear os receptores da aldosterona no túbulo contorcido distal, deve ser usada como primeira escolha, na dose de 100 mg/dia, podendo ser aumentada até 400 mg/dia. Sua absorção é otimizada se administrada durante a alimentação. Seu efeito diurético inicia-se geralmente após 48 horas, com pico de ação em 2 semanas. Dessa maneira, a dose deve ser ajustada apenas semanalmente. Efeitos colaterais incluem hiperpotassemia e ginecomastia dolorosa. Nessa circunstância, a amilorida pode ser utilizada, iniciando-se com uma dose de 5 mg/dia. Geralmente torna-se necessária a adição de um diurético de alça, como a furosemida, para controle da ascite. Sua ação tem início após 30 minutos da administração oral, com pico de ação em cerca de 1 a 2 horas. Embora seja um diurético potente, isoladamente sua ação não é tão efetiva quanto se associado a espironolactona. Seu mecanismo de ação se dá na alça de Henle, onde evita a reabsorção de sódio. Sem a espironolactona, entretanto, o sódio que atinge o ducto coletor distal é rapidamente reabsorvido pela ação da aldosterona, aumentada no paciente cirrótico. A administração parenteral da furosemida pode trazer reduções abruptas da taxa de filtração glomerular, podendo desencadear disfunção renal, devendo ser evitada[11]. As doses usuais para início da terapêutica são 100 mg de espironolactona e 40 mg de furosemida até um máximo de 400 mg de espironolactona e 160 mg de furosemida. Uma relação de 100:40 costuma manter a normopotassemia[36].

Como Monitorizar a Resposta Terapêutica?

A dieta hipossódica e a associação entre os dois diuréticos permitem uma resposta terapêutica adequada em cerca de 90% dos pacientes. Parâmetros clínico-laboratoriais a serem seguidos durante a terapêutica incluem a pesagem diária do paciente e medidas de sódio urinário. A perda ponderal deve corresponder a 500 mg/dia, já que perdas maiores estão associadas à hipovolemia e desenvolvimento de insuficiência renal por hipoperfusão renal. Caso a perda ponderal esteja inadequada, a dosagem de 24 horas de sódio urinário deve ser realizada. Pacientes com dosagem acima de 78 mmol/dia sem perda ponderal adequada estão ingerindo acima de 88 mmol/dia de sódio e não são considerados resistentes a diuréticos, devendo ter enfatizada a importância da dieta hipossódica[1]. Em pacientes com excreção inferior a 78 mmol/dia, é recomendável o aumento da dose dos diuréticos. A relação urinária sódio/potássio > 1 é indicativa de uma excreção de sódio > 78 mmol/dia em 90% dos pacientes, podendo servir de parâmetro naqueles indivíduos tratados em ambulatórios, com dificuldade para coleta urinária de 24 horas[32]. Em pacientes com encefalopatia e sódio sérico <120 mmol/l ou creatinina > 2 mg/dl, o uso de diuréticos deve ser suspenso.

TRATAMENTO DA ASCITE REFRATÁRIA

Caracteriza-se pela impossibilidade da resolução da ascite ou por sua recorrência precoce, que não consegue ser prevenida por dieta hipossódica e terapêutica medicamentosa intensiva em um período de pelo menos 1 semana[5]. Subdivide-se em *diurético-resistente*, quando não consegue ser resolvida, a despeito de dieta hipossódica associada a doses máximas de diuréticos (espironolactona, 400 mg/dia + furosemida, 160 mg/dia), e em *diurético-intratável*, quando há complicações com o uso de diuréticos, impedindo a otimização da dosagem diurética efetiva. Alguns autores enfatizam que os pacientes não podem estar em uso de inibidores de prostaglandinas[6]. A falência à terapêutica pode manifestar-se sob a forma de:

1. Perda ponderal ausente ou mínima, associada à excreção urinária de sódio inadequada (<78 mmol/dia) a despeito de diuréticos
2. Complicações associadas ao uso de diuréticos: encefalopatia hepática, insuficiência renal, hiponatremia, hipo- ou hiperpotassemia.

Recentemente foi demonstrado que após uma dose parenteral de 80 mg de furosemida, uma dosagem subseqüente de sódio urinário < 50 mmol/l é indicativa de ascite refratária, enquanto uma dosagem de sódio urinário > 80 mmol/l indica ascite responsiva a diuréticos[41].

Uma vez caracterizada a ascite refratária, as opções terapêuticas incluem:

1. *Paracenteses terapêuticas*: Vários estudos controlados têm mostrado que paracenteses repetidas podem ser seguras e efetivas no controle da ascite tensa. A freqüência da necessidade da realização de paracenteses é compatível com a adesão adequada à dieta hipossódica. A concentração de sódio do líquido ascítico é equivalente à do plasma (cerca de 130 mmol/l). A cada 6 litros de líquido ascítico drenado removem-se cerca de 780 mmol de sódio (130 mmol/l × 6 litros = 780 mmol). Pacientes ingerindo 88 mmol de sódio/dia (1 grama), com perdas

não-urinárias de 10 mmol/dia e sem excreção urinária, retêm 78 mmol/dia. Dessa maneira, a drenagem de 6 litros equivale aproximadamente à retenção de 10 dias de sódio (780 mmol:78 mmol/dia) em um paciente sem excreção urinária. A drenagem de 10 litros equivale a 17 dias. Pacientes que necessitem de paracenteses de 10 litros em um intervalo de tempo menor do que 2 semanas não estão seguindo a dieta adequada. Recomenda-se a realização de paracentese terapêutica apenas em pacientes considerados resistentes a diuréticos que são menos sensíveis à depleção de volume. A expansão plasmática tem sido realizada com albumina (50% no momento da punção e 50% após 6 horas), embora ainda não se tenha demonstrado real impacto na sobrevida. Outros expansores como dextran-70, hemacel e até mesmo solução salina já foram utilizados, sem, no entanto, vantagens sobre a albumina. Paracentese total é o procedimento terapêutico mais eficiente e seguro para mobilizar ascites volumosas. Recomenda-se a administração de 8 g de albumina intravenosa para cada litro de ascite removida, quando a quantidade de líquido retirado for maior do que 5 litros. Para paracenteses < 5 litros, a albumina pode ser substituída por outros expansores como dextran-70. Logo após a paracentese, deve ser iniciado o uso de diuréticos e dieta hipossódica. Em resumo:

a) Albumina é o melhor expansor plasmático.
b) A dose recomendada de albumina é de 8 g por litro de líquido ascítico retirado.
c) Apenas para paracenteses abaixo de 5 litros pode ser usado outro expansor plasmático mais econômico.

2. *Shunts peritoneovenosos* — As derivações de LeVeen e de Denver foram preconizadas na década de 70 como tratamento fisiológico da ascite, porém as complicações a longo prazo, inclusive perda da patência e formação de fibrose, comprometendo a cirurgia de transplante, praticamente excluíram esses procedimentos da rotina. Atualmente podem ser empregados em pacientes que não sejam candidatos a transplante ou a paracenteses terapêuticas.
3. *TIPS* — A derivação portossistêmica transjugular intra-hepática, procedimento efetuado pelo radiologista, vem sendo preconizada em alguns serviços de hepatologia como benéfico àqueles pacientes com ascite refratária, principalmente enquanto aguardam o transplante hepático. A principal complicação é o desenvolvimento de encefalopatia hepática em alguns pacientes, geralmente nos 2 primeiros meses, e obstrução da prótese após 2 anos.
4. *Transplante hepático* — Considerando-se a sobrevida em 2 anos de 50% em cirróticos com ascite e em 12 meses de 25% na ascite refratária, o transplante hepático deve ser considerado terapêutica definitiva em pacientes com ascite refratária, principalmente quando as listas de espera de órgãos são superiores a 1 ano.

Tratamento e Profilaxia da Peritonite Bacteriana Espontânea

Define-se peritonite bacteriana espontânea (PBE) como a infecção do líquido ascítico no paciente cirrótico, na ausência de uma fonte contígua de infecção. A prevalência de PBE em pacientes cirróticos hospitalizados gira em torno de 10% a 30%. Em 70% dos casos, os microorganismos envolvidos são bactérias aeróbicas gram- negativas entéricas, sendo a *Escherichia coli* a mais comum. Cocos gram-positivos, *Streptococcus* sp., são isolados em cerca de 20%, e enterococos em 5% dos casos. Na vigência de PBE a mortalidade encontra-se em torno de 40%, com alguns autores estimando-a em torno de 20 a 30%[14]. O diagnóstico e o início precoce de antibioticoterapia parecem ser responsáveis por essa queda na mortalidade, antes estimada em até 80%. Conforme descrito anteriormente, o diagnóstico de PBE pode ser feito através de uma contagem de polimorfonucleares superior a 250/mm^3 na ausência de outros processos inflamatórios intra-abdominais.

Diversos esquemas terapêuticos têm sido preconizados com sucesso para tratamento da PBE, tendo taxas de sucesso superiores a 80%, com subsídios em diversos estudos. O primeiro estudo bem-desenvolvido para tratamento da PBE foi descrito em 1985, mostrando que a cefotaxima foi mais eficaz que a combinação ampicilina/tobramicina, com resolução da PBE em 86% dos casos tratados com cefotaxima comparados a 61% no grupo tratado com a combinação de antibióticos[12]. Posteriormente foi verificado que outras cefalosporinas como ceftriaxona são também efetivas, embora nenhuma delas tenha sido comparada diretamente com a cefotaxima. Em avaliação randomizada e controlada, a cefotaxima foi comparada com a associação de amoxacilina/clavulanato. Os resultados mostraram que ambos os esquemas apresentaram as mesmas taxas de resolução, complicações, tempo de hospitalização e mortalidade hospitalar[27]. Os aminoglicosídeos não devem ser utilizados em hepatopatas devido ao risco elevado de desenvolvimento de disfunção renal.

A possibilidade de antibioticoterapia oral para tratamento da PBE tem sido preconizada por alguns autores. Em estudo bem-conduzido[26], foi comparada a cefotaxima com ofloxacina oral para tratamento de PBE não-complicada, com creatinina <3 mg e ausência de hemorragia digestiva, encefalopatia graus II-IV, choque séptico e íleo adinâmico. Nesse estudo, a taxa de resolução foi semelhante em ambos os grupos (85%), assim como a mortalidade hospitalar (em torno de 20%). Outros autores demonstraram benefício em iniciar-se o tratamento com ciprofloxacino por via parenteral, seguindo-se posteriormente a droga por via oral[43]. O desenvolvimento de disfunção renal no paciente com PBE constitui-se no marcador mais importante de mortalidade. Já foi observado que o volume arterial efetivo está reduzido no paciente cirrótico, com piora da perfusão renal na vigência de infecção em curso. Recentemente, para o tratamento da PBE não complicada, o uso de cefotaxima foi comparado ao uso associado da cefotaxima com albumina, na tentativa de aumentar a expansão vascular. As taxas de resolução da infecção mostraram-se semelhantes nos dois grupos (94% × 98%), porém os pacientes que receberam albumina desenvolveram significativamente menos disfunção renal (10% × 33%), com menor mortalidade hospitalar (10% × 29%) e após 3 meses (22% × 41%). A dose da albumina foi 1,5 g/kg durante as 6 primeiras horas, seguida de 1 g/kg no 3º dia. O subgrupo de pacientes que mais se beneficiaram mostrava níveis de creatinina >1,0 mg/dl e/ou bilirrubina >4 mg/dl antes do tratamento[40]. Investigações subseqüentes são necessárias para que se adote de rotina a conduta da associação com a albumina.

O uso de diuréticos e paracenteses terapêuticas, por reduzirem a perfusão renal, é evitado na vigência de PBE.

A duração do tratamento da PBE deve ser suficiente para reduzir a contagem de PMN do líquido ascítico para um nível inferior a 250/mm³. Alguns estudos têm observado redução em 5 dias, enquanto em outros pelo menos 8 dias são necessários, sendo recomendado, como medida mais prudente, manter o tratamento durante 8 dias. A ausência de resposta terapêutica é definida por persistência ou piora das manifestações clínicas de PBE, manutenção de PMN acima de 250 após o 2º ou 3º dia de tratamento, crescimento de bactéria não-sensível ao antibiótico, superinfecção por patógeno não-sensível e efeitos colaterais durante a terapia. Em pacientes em uso crônico de quinolona para profilaxia de PBE aumenta a prevalência de infecção por bactérias gram-positivas, assim como de gram-negativas resistentes a quinolonas. Até o momento, há evidências para preconizar a manutenção da cefotaxima como primeira escolha[28].

As indicações de profilaxia de PBE em pacientes cirróticos incluem de maneira bem-estabelecida os pacientes com ascite que já tiveram PBE anteriormente, inclusive em análises de custo–benefício, e aqueles que tenham sangramento digestivo, independentemente da presença de ascite. No primeiro caso a profilaxia é por tempo indeterminado ou até o transplante hepático, devendo ser feita com norfloxacino na dose de 400mg/dia.

Na segunda situação, deve ser feita durante 7 dias com norfloxacino na dose de 400 mg de 12/12 h (Tabela 98.1). Uma meta-análise mostrou haver benefício significativo na profilaxia de PBE no subgrupo de pacientes com sangramento digestivo (95% dos pacientes não desenvolveram PBE na vigência de profilaxia × 87% na ausência).

Em pacientes cirróticos com dosagem de proteína no líquido ascítico menor do que 1 mg/dl pode haver benefício na profilaxia com antibióticos, embora os resultados ainda sejam conflitantes. Uma importante consideração relacionada ao uso prolongado de quinolonas é a possibilidade de desenvolvimento de resistência bacteriana. Estudos vêm sendo conduzidos na tentativa de se estimar o real impacto nessa situação clínica.

Tabela 98.1
Indicações e Duração da Descontaminação Intestinal para Prevenir a Peritonite Bacteriana Espontânea (PBE) em Pacientes Cirróticos

Indicações	*Duração da profilaxia*
Pacientes cirróticos recuperando-se de episódio prévio de PBE	Definitivamente ou até o transplante hepático
Pacientes cirróticos com sangramento gastrointestinal	7 dias
Pacientes cirróticos com ascite e níveis baixos de proteína (≤ 1,0g/l) no líquido ascítico	Sem consenso

REFERÊNCIAS BIBLIOGRÁFICAS

1. Angeli P and Gatta A. Management of patients with cirrhosis and ascites in Arroyo V, Rodes J. Therapy in hepatology 2002 Barcelona, *ARSMedica*: 43-51, 2002.
2. Arroyo V, Bosch J, Gaya-Beltran J, Kravetz D, Estrada L, Rivera F, Rodes J. Plasma renin activity and urinary sodium excretion as prognostic indicators in nonazotemic cirrhosis with ascites. *Ann Intern Med* 94:198-201, 1981.
3. Arroyo V, Bosch J, Mauri M, Ribera F, Navarro-Lopez F, Rodes J. Effect of angiotensin-II blockade on systemic and hepatic haemodynamics and on the renin-angiotensin-aldosterone system in cirrhosis with ascites. *Eur J Clin Invest* 11:221-9, 1981.
4. Arroyo V, Bosch J, Mauri M, Viver J, Mas A, Rivera F, Rodes J. Renin, aldosterone and renal haemodynamics in cirrhosis with ascites. *Eur J Clin Invest* 9:69-73, 1979.
5. Arroyo V, Gines P, Gerbes AL, et al. Definition and diagnostic criteria of refractory ascites and hepatorenal syndrome in cirrhosis. *Hepatology* 23:164, 1996.
6. Arroyo V, Gines P, Rimola A, et al. Renal function abnormalities, prostaglandins and effects of nonsteroidal anti-inflamatory drugs in cirrhosis with ascites. *Am J Med* 81:104, 1986.
7. Arroyo V, Planas R, Gaya J, Deulofeu R, Rimola A, Perez-Ayuso RM, Rivera F, Rodes J. Sympathetic nervous activity, renin-angiotensin system and renal excretion of prostaglandin E2 in cirrhosis. Relationship to functional renal failure and sodium and water excretion. *Eur J Clin Invest* 13:271-8, 1983.
8. Bernardi M, Santini C, Trevisani F, Baraldini M, Ligabue A, Gasbarrini G. Renal function impairment induced by change in posture in patients with cirrhosis and ascites. *Gut* 26:629-35, 1985.
9. Bernardi M, Trevisani F, Santini C, De Palma R, Gasbarrini G. Aldosterone related blood volume expansion in cirrhosis before and during the early phase of ascites formation. *Gut* 24:761-6, 1983.
10. Cattau E, Benjamin SB, Knuff TE, et al. The accuracy of the physical exam in the diagnosis of suspected ascites. *JAMA* 247:1164, 1982.
11. Daskalopoulos G, Laffi G, Morgan T, et al. Immediate effects of furosemide on renal hemodynamics in chronic liver disease with ascites. *Gastroenterology* 92:1859, 1987.
12. Felisart J, RinnolaA, Arroyo V, Perez RM, et al. Randomized comparative study of efficacy and nephrotoxicity of ampicilin plus tobramycin versus cefotaxime in cirrhotic with severe infections. *Hepatology* 5:457, 1995.

13. Floras JS, Legault L, Morali GA, Hara K, Blendis LM. Increased sympathetic outflow in cirrhosis and ascites: direct evidence from intraneural recordings. *Ann Intern Med* 114:373-80, 1991.
14. Garcia-Tsao G. Current management of the complications of cirrhosis and portal hypertension: variceal hemorrhage, ascites and spontaneous bacterial peritonitis. *Gastroenterology* 120:726, 2001.
15. Gauthier A, Levy VG, Quinton A, Michel H, Rueff B, Descos L, Durbec JP, Fermanian J, Lancrenon S. Salt or no salt in the treatment of cirrhotic ascites: a randomised study. *Gut* 27:705-9, 1986.
16. Gines P, Jimenez W, Arroyo V, Navasa M, Lopez C, Tito L, Serra A, Bosch J, Sanz G, Rivera F. Atrial natriuretic factor in cirrhosis with ascites: plasma levels, cardiac release and splanchnic extraction. *Hepatology*; 8:636-42, 1988.
17. Goldberg BB, Goodman GA, Clearfield HR. Evaluation of ascites by ultrasound. *Radiology* 96:15, 1970.
18. Henriksen JH, Moller S, Ring-Larsen H, Christensen NJ. The sympathetic nervous system in liver disease. *J Hepatol* 29:328-41, 1998.
19. Hoefs JC. Spontaneous bacterial peritonitis: prevention and therapy. *Hepatology* 12:76-79, 1990.
20. Inadomi J, Cello JP, Koch J. Ultrasonographic determination of ascitic fluid. *Hepatology* 24:549-553, 1996.
21. Jimenez W, Arroyo V. Pathogenesis of sodium retention in cirrhosis. *Hepatology* 17:788-93, 1993.
22. Kawasaki H, Uemasu J, Maeda N, Hirayama C, Kobayashi T, Sakurai H. Plasma levels of atrial natriuretic peptide in patients with chronic liver disease. *Am J Gastroenterol* 82:727-31, 1987.
23. Levy M. Sodium retention and ascites formation in dogs with experimental portal cirrhosis. *Am J Physiol* 233:F572-85, 1977.
24. Macgilchrist AJ, Howes LG, Hawksby C, Reid JL. Plasma noradrenaline in cirrhosis: a study of kinetics and temporal relationship to ascites formation. *Eur J Clin Invest* 21:238-43, 1991.
25. McVay PA, Toy PTCY. Lack of increased bleeding after paracentesis and thoracocentesis in patients with mild coagulation abnormalities. *Transfusion* 13:164-168, 1991.
26. Navassa M, Follo A, Llovet JM et al. Randomized, comparative study of oral ofloxacin vs intravenous cefotaxime in spontaneous bacterial peritonitis. *Gastroenterology* 11:1011-7, 1996.
27. Ricart E, Soriano G, Novella MT, et al. Amoxacilin-clavulanic acid vs. Cefotaxime in the therapy of bacterial infections in cirrhotic patients. *J Hepatolog* 32:596-602, 2000.
28. Rimola A, Garcia-Tsao G, Navasa M, et al. and the International Ascites Club. Diagnosis, treatment and prophylaxis of spontaneous bacterial peritonitis: a consensus document. *J Hepatol* 32:142-53, 2000.
29. Rosoff L Jr, Zia P, Reynolds T, Horton R. Studies of renin and aldosterone in cirrhotic patients with ascites. *Gastroenterology* 69:698-705, 1975.
30. Runyon BA, Diagnosis and evaluation of patients with ascites. *UpToDate* 2003.
31. Runyon BA, Canawati HN, Akriviadis EA. Optimization of ascitic fluid culture technique. *Gastroenterology* 95:1351-8, 1988.
32. Runyon BA. Care of patients with ascites. *N Engl J Med* 330:337-42, 1994.
33. Runyon BA, Montano AA, Akriviadis EA et al. The serum-ascites albumin gradient is superior to the exsudate-transudate concept in the differential diagnosis of ascites. *Ann Intern Med* 117:215-22, 1992.
34. Runyon BA, Van Epps DE. Diuresis of cirrhotic ascites increases its opsonic activity and may help prevent spontaneous bacterial peritonitis. *Hepatology* 6:396-404, 1986.
35. Runyon BA. Low-protein-concentration ascitic fluid is predisposed to spontaneous bacterial peritonitis. *Gastroenterology* 91:1343-50, 1986.
36. Runyon BA. Management of adult patients with ascites caused by cirrhosis. AASLD Guideline. *Hepatology* 27:264-70, 1998.
37. Runyon BA. Paracentesis of ascitic fluid: a safe procedure. *Arch Intern Med* 146:2259, 1986.
38. Salerno F, Badalamenti S, Incerti P, Capozza L, Mainardi L. Renal response to atrial natriuretic peptide in patients with advanced liver cirrhosis. *Hepatology* 8:21-6, 1988.
39. Schrier RW, Arroyo V, Bernardi M, Epstein M, Henriksen JH, Rodes J. Peripheral arterial vasodilation hypothesis: a proposal for the initiation of renal sodium and water retention in cirrhosis. *Hepatology* 8:1151-7, 1988.
40. Sort P, Navasa M, Arroyo V et al. Effect of intravenous albumin on renal impairment and mortality in patients with cirrhosis and spontaneous bacterial peritonitis. *N Engl J Med* 341:403-9, 1999.
41. Spahr L, Villeneuve J, Tran HK, et al. Furosemide-induced natriuresis as a test to identify cirrhotic patients with refractory ascites. *Hepatology* 33:28-31, 2001.
42. Such J, Runyon BA. Spontaneous bacterial peritonitis. *Clin Infect Dis* 27:669-74, 1998.
43. Terg R, Cobas S, Fassio E, et al. Oral ciprofloxacin after a short course of intravenous ciprofloxacin in the treatment of spontaneous bacterial peritonitis: results of a multicentre, randomized study. *J Hepatol* 33:564-9, 2000.
44. Willett I, Esler M, Burke F, Leonard P, Dudley F. Total and renal sympathetic nervous system activity in alcoholic cirrhosis. *J Hepatol* 1:639-48, 1985.
45. Yeung E, Wong F. The management of cirrhotic ascites. *Medscape General Medicine* 4-14, 2002.

99

CAPÍTULO

Peritonite Bacteriana Primária

Esther Buzaglo Dantas-Corrêa
Waldomiro Dantas

INTRODUÇÃO

Peritonite bacteriana primária ou espontânea (PBE) é uma importante complicação da ascite. Ela é conceituada como a contaminação bacteriana do líquido ascítico, na ausência de fonte local, conhecida, de infecção. De forma mais pura, pode ser definida como "ascite da qual podem ser cultivadas bactérias, com contagem elevada de polimorfonucleares (PMN) e sem fonte patológica intra-abdominal de infecção (víscera perfurada ou abscesso)"[11,17]. Caracteriza-se por cultura positiva, quase sempre monomicrobiana, e pela presença de mais de 250 PMN/mm^3 no líquido ascítico (LA).

PBE foi descrita pela primeira vez no final do século dezenove, e em algumas publicações do início do século vinte[17]. É muito provável que Ludwig van Beethoven tenha falecido em conseqüência dessa entidade nosológica[50]. Em 1964, Conn sistematizou a condição, e juntamente com Fessel, em 1971, fez o primeiro estudo pormenorizado da condição clínica, analisando 30 episódios em cirróticos do West Haven Veteran Administration Hospital, comparando-os com 46 casos reportados na literatura mundial até a época[9,10].

Em 1975, Pinto Corrêa e Conn publicaram extensa monografia sobre o assunto, e desde então houve um grande número de inserções na literatura mundial, destacando-se os trabalhos de Hoefs, Runyon, Ginés, Rímola, Titó, Gerber, Pinzello, Soriano, Toledo, Garcia-Tsao e outros[22-25,33,34,36,50-52,54,55,58-62,63-66,68-78,92,93,95,96,98].

Empiema bacteriano espontâneo (EBE) é uma condição semelhante à PBE, ocorrendo no espaço pleural. Caracteriza-se pela presença de mais de 500 PMN/mm^3 no líquido pleural, com cultura positiva[98]. Aparece em cirróticos com ascite, algumas vezes associando-se à PBE. São critérios para diagnóstico: (1) cultura positiva de líquido pleural, ou mais de 500 PMNs/mm^3 no líquido pleural; (2) evidências de derrame pleural antes do episódio infeccioso; (3) características de transudato, em cirróticos com ascite[98] (Tabela 99.1).

Os pacientes podem ser assintomáticos ou apresentar febre, calafrios e dispnéia. Quando se associa à PBE, muitas vezes o mesmo microorganismo é encontrado tanto no líquido pleural como no líquido ascítico. O antibiótico de escolha para o tratamento é cefotaxima, na dose de 4 gramas por dia. Geralmente não é necessária a drenagem pleural[98].

Os conceitos de peritonite bacteriana secundária (PBS), de ascite neutrocítica ou neutrofílica (AN) e de bacterascite monomicrobiana não-neutrocítica (BMN), ou simplesmente bacterascite (BA) serão apresentados a propósito do diagnóstico diferencial.

INCIDÊNCIA

A incidência da PBE está aumentando em virtude do reconhecimento mais fácil e da introdução da paracentese como método rotineiro de investigação em todo paciente com ascite[35,62,65]. Ela foi considerada rara no passado, mas hoje calcula-se que ocorra em 10% a 27% dos cirróticos com ascite, sobretudo se são incluídos os casos de AN[2,43,65,97].

PBE é mais comum na cirrose alcoólica, mas pode ser encontrada também em cirrose de outras etiologias e em condições, como hepatite viral aguda, doença de Wilson, síndrome de Budd-Chiari, carcinomatose peritoneal, insuficiência cardíaca congestiva, síndrome nefrótica, linfomas e lúpus eritematoso sistêmico[26,30,38-41,49,58,91,96]. É bem menos freqüente nas ascites não associadas à doença hepática crônica, em que são elevadas as cifras de proteínas e de complemento do LA, assim como a capacidade de opsonização dos neutrófilos ali presentes[61,71,72].

Tabela 99.1 Características do Empiema Bacteriano Espontâneo (EBE)
a) cultura positiva de LP, ou
b) > 500 PMNs/mm³ no LP
c) evidências de derrame pleural antes do episódio infeccioso
d) características de transudato
e) cirróticos com ascite

LP = líquido pleural
PMN = neutrófilos polimorfonucleares

ETIOLOGIA

Os gram-negativos aeróbicos são responsáveis por cerca de dois terços dos casos de PBE, e *Escherichia coli* é o microorganismo mais freqüentemente encontrado[17,43,90]. *Klebsiella* e *Enterobacter* seguem-se em ordem de freqüência[17]. Pneumococo, outros estreptococos e enterococo representam cerca de 29% dos germes identificados. Anaeróbios e microaerófilos são raramente encontrados em cultura de LA na PBE, e excepcionalmente se vê cândida, clamídia, campilobacter, gonococo e listéria[14,17,31,43,81,86,89]. Em 8% as culturas são polimicrobianas. A baixa prevalência de microorganismos anaeróbicos se deve à alta tensão de oxigênio presente no LA, que impede o desenvolvimento desses agentes, e à pequena capacidade de sofrerem translocação da luz intestinal para os linfáticos[81,89]. Cultura positiva para germes incomuns, como *Salmonella* por exemplo, geralmente está associada a cifras elevadas de proteína no LA e ocorre em outras condições diferentes de hepatopatia crônica[97].

FISIOPATOLOGIA

Bacteremia transitória ocorre muito freqüentemente, sendo as bactérias removidas da circulação pelos mecanismos de defesa do hospedeiro imunocompetente. O cólon, o trato genitourinário, a árvore respiratória, o tecido subcutâneo e a pele são fontes potenciais importantes de microorganismos[5,10,32]. Atos simples, tais como mastigar e escovar os dentes, são seguidos de bacteriemia. Procedimentos invasivos, como endoscopia digestiva, sobretudo com finalidade terapêutica (esclerose de varizes, por exemplo), ou cateterismo vesical, broncoscopia e colonoscopia, podem causar bacteriemia transitória[5].

Nos pacientes com doença hepática crônica e hipertensão portal, além da maior possibilidade de migração de bactérias dos cólons para a corrente sangüínea por passagem transmural ou por translocação, há prejuízo de "clareamento", em virtude de diminuição da atividade do sistema reticuloendotelial, e por quemoatração alterada dos leucócitos e opsonização deficiente das bactérias[53,54,71,97].

Translocação bacteriana — migração de bactérias dos cólons para linfonodos mesentéricos, com disseminação subseqüente na circulação — ocorre com relativa freqüência em cirróticos e em condições como a síndrome da insuficiência de múltiplos órgãos e sistemas e o choque hemorrágico. É um dos mecanismos mais importantes de bacteriemia nesses pacientes[17] e exerce um importante papel na patogenia da PBE [20]. Inicialmente a translocação bacteriana foi considerada conseqüência da hipertensão portal, porém em estudos experimentais com ratos cirróticos só foi observada naqueles que apresentavam ascite e que tinham função hepática mais comprometida [21], além de pressão portal mais elevada[29], relacionando ambos, a insuficiência hepática e o aumento da pressão portal, com a patogenia da translocação bacteriana[28].

Observou-se que gram-negativos entéricos translocam muito facilmente, enquanto os anaeróbicos o fazem raramente. Isso explica a alta prevalência de *Escherichia coli* e outros gram-negativos aeróbicos e a raridade do achado de anaeróbicos nas culturas de LA na PBE[10,41,51,95]. Ocasionalmente a contaminação do líquido ascítico pode ocorrer através da pele, ou das tubas, em mulheres com infecção de órgãos pélvicos[24,74].

São fatores predisponentes ao desenvolvimento da PBE uma cifra de proteína igual ou inferior a 1 g/dl no LA, hemorragia digestiva, episódios anteriores de PBE e doença hepática grave, com encefalopatia hepática, atividade protrombínica igual ou menor que 45% e bilirrubinemia superior a 4 mg/dl (Tabela 99.2)[2,54,55,61,92,93]. Quando são considerados apenas cirróticos com proteína no líquido ascítico igual ou inferior a 1g/dl, níveis de bilirrubina sérica maiores que 3,2 mg/dl e contagem de plaquetas inferior a 98.000/mm³ são considerados fatores independentemente associados a um risco maior de desenvolvimento de PBE extra-hospitalar[28].

Tabela 99.2 Fatores Predisponentes ao Desenvolvimento da PBE
1) proteína = ou < 1 g/dl no LA
2) doença hepática grave
3) episódios anteriores de PBE
4) hemorragia digestiva

QUADRO CLÍNICO

PBE pode ser assintomática, o que acontece em média em 10% dos casos, ou manifestar-se por descompensação súbita e inexplicável da hepatopatia[17,50,51,95].

Febre e dor abdominal, com ou sem descompressão dolorosa, é a forma mais comum de apresentação[10,34,50,51,95]. Eventualmente há hipotermia e hipotensão, diarréia, refratariedade a diuréticos e piora inexplicável da função renal[11,13,24,26,30,34,44,95,96]. Ascite é condição indispensável, mas ocasionalmente ela pode não ser aparente no momento de instalação da infecção[8,94]; por esse motivo, recomenda-se a realização de exame ultra-sonográfico diante de um quadro clínico muito sugestivo de PBE, quando a ascite não é clinicamente demonstrável[94].

DIAGNÓSTICO

O diagnóstico de PBE depende de um alto grau de suspeição e da realização rotineira de paracentese em todos os cirróticos com ascite no momento da internação[62]. Como metade dos casos se manifesta durante a hospitalização, recomenda-se a mesma medida sempre que houver probabilidade de ocorrência dessa complicação[62,65]. No material colhido, cerca de 20 a 40 ml, determina-se a quantidade de proteínas e se procede à contagem celular, global e diferencial; é necessário que se coloque de 10 a 20 ml em frasco de hemocultura e à beira do leito, encaminhando-se ao laboratório para cultura[64]. Em virtude da escassa quantidade de bactérias no LA, cerca de 1 a 2 por mm³ de líquido, é muito provável que, quando o material chegue ao laboratório para ser semeado, não mais existam microorganismos viáveis[64,74,76].

Hemoculturas costumam ser positivas em 53% e uroculturas em torno de 44% dos pacientes com PBE, geralmente isolando-se o mesmo microorganismo[32].

DIAGNÓSTICO DIFERENCIAL

O diagnóstico diferencial deverá ser feito com peritonite bacteriana secundária (PBS), com ascite neutrofílica (AN) e com bacterascite (BA).

Peritonite bacteriana secundária (PBS) é a infecção do líquido ascítico por fonte infecciosa local, geralmente perfuração intestinal ou abscesso. Ela é bem menos freqüente que PBE, calculando-se que apenas 15% das ascites infectadas em cirróticos se devam à PBS[75]. Tanto os sintomas como o exame físico não são úteis para o diagnóstico diferencial.

A distinção entre PBE e PBS é crucial, porquanto o atraso em se estabelecer o tratamento cirúrgico na peritonite secundária pode conduzir a complicações graves ou mesmo ser fatal, enquanto intervenção cirúrgica num paciente com ascite primariamente infectada tem altas morbidade e mortalidade estimadas em 85%[73,75]. A diferenciação se baseia no achado de pelo menos duas das três seguintes alterações (Tabela 99.3[1,68,73]:

Na PBE: (1) proteínas do LA inferiores a 1 g/dl; (2) glicose igual à glicemia, em determinação simultânea; (3) desidrogenase do lactato (DHL) menor que o limite superior do normal no soro. A cultura do LA costuma ser monomicrobiana e a contagem de PMN inferior a 10.000/mm³. Após a instituição do antibiótico adequado, o LA rapidamente se torna estéril e a contagem de PMN cai acentuadamente[1,68].

Tabela 99.3
Diagnóstico Diferencial entre Peritonite Bacteriana Espontânea (PBE) e Peritonite Bacteriana Secundária (PBS)

PBE
1. pts < 1 g/dl
2. glicose = glicemia (simultânea)
3. DHL < limite superior do normal no soro
4. cultura monomicrobiana
5. PMN <10.000/mm³ no LA
Após antibioticoterapia
6. LA rapidamente estéril
7. contagem PMN cai acentuadamente
PBS
1. pts > 1 g/d
2. glicose < 1/2 da glicemia (50 mg/d)
3. DHL > limite superior do normal no soro
4. cultura polimicrobiana
5. PMN> 10.000/mm³ no LA
Após antibioticoterapia
6) cultura continua positiva
7. PMN no LA continuam elevados

DHL = desidrogenase do lactato
PMN = neutrófilos polimorfonucleares
LA = líquido ascítico

Na PBS, as proteínas do LA geralmente ultrapassam 1 g/dl, a glicose é menor que a metade da glicemia (em geral inferior a 50 mg/dl), a DHL é mais elevada no LA que o limite superior no soro, a cultura quase sempre é polimicrobiana, e a quantidade de PMN no LA em geral é maior que 10.000/mm³. Depois de iniciada a antibioticoterapia, a cultura do LA persiste positiva e as cifras de PMN continuam elevadas[73].

Ascite neutrofílica (ou neutrocítica) com cultura-negativa, ou simplesmente ascite neutrofílica (AN), é considerada equivalente à PBE e deve ser tratada como tal[17,34,69,90]. Define-se como cultura negativa a elevada quantidade de PMN no LA (500 ou mais por mm³), na ausência de fonte conhecida local de infecção, como perfuração de víscera ou abscesso, e de outras causas de aumento dos PMN no LA (carcinomatose peritoneal, pancreatite, serosite, ascite hemorrágica ou punção acidental de vaso durante a paracentese)[57,67] (Tabela 99.4). Representa, em muitos casos, PBE com cultura falsamente negativa, por técnica inadequada ou baixa concentração de bactérias, pelo que é às vezes referida como "provável PBE"[17,43,59,69,80].

A incidência aproximada da AN é de 4% nos cirróticos com ascite[69]. No grupo dos pacientes com cifras elevadas de PMN no LA, a freqüência tem variado de 7% (estudos recentes, com cultura à beira do leito) a 44% (estudos mais antigos com técnicas tradicionais de cul-

Tabela 99.4 Critérios para Diagnóstico de Ascite Neutrofílica (AN)
a) > 500 PMN/mm³ no LA b) cultura negativa no LA c) ausência de outras causas > PMNs no LA: — carcinomatose peritoneal — pancreatite — ascite hemorrágica — serosite — punção acidental de vaso
Na prática considera-se AN como PBE, tratando-se todos os casos.

PMN = neutrófilos polimorfonucleares
LA = líquido ascítico

tura), com média de 22%[17]. Hemocultura é positiva em 33% dos casos[17]. A gravidade da doença hepática, os sintomas e sinais e as alterações laboratoriais no LA e no sangue são idênticos nos pacientes com PBE e com AN, mas o curso é mais benigno nesses últimos, com mortalidade menor e sobrevida mais longa[48,69,90].

Bacterascite monomicrobiana não-neutrofílica (ou neutrocítica) (BMNN), ou bacterascite (BA), é definida como ascite com cultura positiva e menos de 250 PMN/mm³, na ausência de fonte local de infecção[48,66] (Tabela 99.5). Provavelmente representa o estágio precoce de colonização do LA por bactérias, e é análoga à bacteriemia espontânea[66]. A incidência é de 8% dos cirróticos com ascite. Se não tratados, 38% dos casos evoluem para PBE, mas 62% se resolvem espontaneamente, sem necessidade de tratamento[66]. Na observação de Runyon, todos os pacientes que evoluíram de BA para PBE se tornaram sintomáticos[66]. Em uma publicação francesa, os pacientes assintomáticos com BMNN raramente desenvolveram PBE[48].

Tabela 99.5 Características da Bacterascite Monomicrobiana Não-Neutrofílica (BMN ou BA)
a) cultura positiva monomicrobiana
b) PMN < 250/mm³
c) ausência de fonte infecciosa intra-abdominal

BA é menos grave do que PBE. Antibioticoterapia não é necessária, a menos que existam sintomas e sinais convincentes de infecção. É recomendável repetir a paracentese e nova contagem de PMNs, quando a cultura continuar positiva, mesmo que o paciente persista assintomático[66].

PROGNÓSTICO

PBE é uma condição grave, com mortalidade que varia de 9% a 90% e média de 70%[10,44,50,93,94,96]. A mortalidade tem diminuído com o diagnóstico precoce, graças à paracentese de rotina na internação, repetida quando há suspeita clínica da complicação, e ao tratamento precoce com cefalosporinas de terceira geração[15,65,92].

São fatores preditivos de mortalidade (Tabela 99.6) a ocorrência de encefalopatia ou de insuficiência renal, o achado de bilirrubinemia superior a 8 mg/dl, de albuminemia menor que 2,5 g/dl, de mais de 85% dos leucócitos do sangue periférico ou do líquido ascítico constituídos por neutrófilos, e de uma atividade protrombínica muito baixa[93]. Entre esses, a disfunção renal decorrente da diminuição do volume arterial circulante efetivo causado pela infecção[16, 45] é o fator preditivo mais sensível de mortalidade intra-hospitalar[16]. Por outro lado o prognóstico melhora nos pacientes que têm febre acima de 38°C [36, 81].

Tabela 99.6 Fatores Preditivos de Mortalidade na PBE
1. Encefalopatia
2. > 85% dos leucócitos = neutrófilos (sangue periférico/LA)
3. Bilirrubinemia > 8 mg/dl
4. Albuminemia < 2,5 g/dl
5. Insuficiência renal
6. TAP muito baixo
Febre acima de 38°C torna o prognóstico melhor

LA = líquido ascítico
TAP = atividade protrombínica

Embora mais de 90% dos episódios de PBE se desenvolvam em pacientes sem história prévia dessa infecção[56] as recidivas são freqüentes. Segundo Titó *et al.*, 51% voltaram a apresentar novo episódio de PBE após se recuperarem do primeiro[92]. Quanto à mortalidade, 79% dos que se recuperaram do primeiro episódio faleceram no seguinte, e a probabilidade de óbito após 1 ano foi de 38%, após 2 anos, de 27%, e após 3 anos, de 16%, sendo maior do que nos cirróticos sem PBE[92].

PROFILAXIA

Por se tratar de condição com alta mortalidade e que recidiva freqüentemente, torna-se muito importante fazer a profilaxia. Medida imperiosa é a erradicação da ascite, condição necessária para que se instale a PBE. Os diuréticos aumentam a concentração de proteínas e de complemento do LA, e conseqüentemente melhoram a capacidade de opsonização[33,71,72]. Ao contrário, o tratamento com paracenteses evacuadoras não modifica a quantidade de proteínas do LA, não acrescentando esse benefício, mas não há diferenças significativas na incidência de PBE entre os cirróticos submetidos aos dois tratamentos da ascite[72,78,84].

Em cirróticos com ascite e hemorragia digestiva por rotura de varizes esofágicas, a administração oral de amicacina, neomicina e nistatina, desde o momento da internação até 2 dias após cessar a hemorragia, diminuiu os riscos de infecção[55].

Descontaminação intestinal seletiva com norfloxacino aumenta a concentração da fração C3 do complemento, tanto no soro como no líquido ascítico, e inibe a flora intestinal aeróbica, diminuindo os riscos de PBE[22,71,84,88]. No entanto, em virtude do alto custo e do possível aparecimento de complicações relacionadas ao uso contínuo de antibióticos, especificamente a emergência de cepas de bactérias resistentes e a mudança do espectro de microorganismos causadores de PBE e de outras infecções[42] tornam necessária a seleção criteriosa dos pacientes para profilaxia[20]. Verificou-se, porém, que infecção por *Escherichia coli* resistente a norfloxacino não é mais grave do que as causadas por cepas não-resistentes e que não existe significativa resistência cruzada entre norfloxacino e os antibióticos habitualmente utilizados no tratamento da PBE[47].

Pacientes cirróticos com hemorragia digestiva desenvolvem mais freqüentemente PBE durante a hospitalização[37,55,85], e devem receber antibioticoterapia profilática, pois, além da redução na freqüência das infecções, a adoção dessa medida determina também diminuição na mortalidade[7]. Episódio prévio de PBE constitui indicação para profilaxia com antibióticos, pois, embora não determine modificação na taxa de sobrevida, demonstrou ser uma medida com excelente relação custo–benefício[99]. Recomenda-se que seja usada indefinidamente ou até que se proceda ao transplante hepático após o primeiro episódio de PBE e nos cirróticos com menos de 1 grama de proteínas no LA[22,84], particularmente naqueles que apresentarem também cifras de bilirrubina sérica maiores do que 3,2 mg/dl e contagem de plaquetas inferiores a 98.000/mm³, por se constituírem um subgrupo com maior risco[28]. Nesse último grupo, a profilaxia poderia ser limitada ao período da internação do paciente.

Norfloxacino, 400 mg ao dia, por via oral, tem sido a droga mais estudada na profilaxia da PBE. Trimetoprim-sulfametoxazol, utilizado por via oral, 1 comprimido por dia, 5 dias por semana, também se mostrou eficaz na profilaxia, embora o tempo médio de acompanhamento tenha sido de apenas 3 meses[82]. Outra alternativa já estudada é a utilização de doses semanais de 750 mg de ciprofloxacino[57]. Pacientes cirróticos que sobrevivem a um episódio de PBE tornam-se candidatos a transplante hepático e devem ser encaminhados para centros que disponham dessa terapêutica.

TRATAMENTO

Sob o ponto de vista prático, são as seguintes as indicações para o tratamento de pacientes suspeitos de PBE[87] (Tabela 99.7):

Tabela 99.7 Indicações de Tratamento em PBE
1. > 500 PMN/mm³ de LA (paciente assintomático)*
2. Quadro clínico compatível c/PBE e PMN> 250/mm³ de LA
3. Quadro clínico típico de PBE, independentemente da quantidade de PMN do LA

** Excluir causas não-infecciosas de PMN > 500/mm³ de LA*
LA = líquido ascítico
PMN = neutrófilos polimorfonucleares

1. Quando há mais de 500 PMN/mm³ de LA, mesmo que estejam assintomáticos e que a cultura do LA seja negativa. Carcinomatose peritoneal, pancreatite, serosite, ascite hemorrágica e punção acidental de vaso devem ser excluídas, naturalmente, como causa do aumento de PMN no LA.
2. Quando existe quadro clínico compatível com PBE e mais de 250 PMN/mm³ de LA.
3. Se o quadro clínico é típico de PBE, independentemente da quantidade de PMN do LA[10,62].

Cefotaxima, na dose de 4 a 6 g/dia (1 g de 6/6 horas, ou 2 g de 8/8 ou de 12/12 horas) é a droga de escolha, pois em cerca de 85% dos casos o microorganismo isolado é sensível[93] (Tabela 99.8). Ceftriaxona, embora mais potente que cefotaxima, o que permitiria dose menor, é menos ativa na PBE porque tem penetração de apenas 20% a 40% no LA, contra cerca de 100% da cefotaxima.

Tabela 99.8 Tratamento da PBE
1. Cefotaxima, 4 a 6 g/dia (1 g de 6/6 h, ou 2 g, de 8/8 ou de 12/12 horas)
2. Monitorizar LA com paracenteses a cada 48 horas
Suspender antibiótico quando PMN < 250 mm³*
Reconsiderar diagnóstico/antibiótico se PMN cair menos de 50% após 48 horas de tratamento

**Manter por 10 dias, se cultura foi positiva.*

O tratamento com cefotaxima deve ser iniciado precocemente, logo após a paracentese e o resultado da citologia, e o LA monitorizado com contagem de PMN a cada 48 horas, para documentar a queda da celularidade e ausência de crescimento bacteriano[67]. A monitorização pode ser dispensada naqueles pacientes com cirrose avançada, sintomas característicos, proteínas no líquido ascítico inferior a 1,0 g/dl, desidrogenase lática no LA inferior ao limite sérico superior do normal, glicose maior que 50 mg/dL, um microorganismo típico e resposta clínica evidente[67]. A antibioticoterapia poderá ser interrompida com segurança quando a quantidade de PMN foi inferior a 250/mm^3 [42], mas alguns recomendam que se a cultura foi positiva ela se prolongue por 10 dias a partir do início do tratamento[36,93]. Runyon *et al.* demonstraram que o tratamento foi igualmente eficaz quando cefotaxima foi empregada, na dose de 2 g de 8/8 horas, por 5 ou por 10 dias[79].

O diagnóstico de PBE, assim como o antibiótico que está sendo utilizado, deverá ser reconsiderado se não houver queda de PMN maior que 50% após as primeiras 48 horas de tratamento. Havendo possibilidade de infecção por germe anaeróbico, que constitui circunstância rara, poderá ser acrescentado metronidazol. Caso o microorganismo isolado seja estreptococo, a associação de amoxicilina com ácido clavulânico, nas doses de 1 g e 250 mg, respectivamente, de 6/6 horas, é recomendável[27].

Aztreonam, monobactâmico de espectro antimicrobiano estreito mas com excelente penetração em tecidos, age, como os aminoglicosídeos, contra gram-negativos aeróbicos e facultativos. Na dose de 1 g por via intravenosa de 8/8 horas, foi eficiente no tratamento da PBE causada por *Escherichia coli* e *Klebsiella*, mas observaram-se casos de superinfecção por estreptococos[3]; é inferior a cefotaxima no tratamento da PBE[4]. É possível que seja eficaz em doses menores, e deve substituir os aminoglicosídeos, que, por serem altamente nefrotóxicos, devem ser usados apenas como último recurso, em pacientes cirróticos[19].

Ofloxacino é uma quinolona que atinge altas concentrações no líquido ascítico após a primeira dose oral[18]. Seu emprego foi estudado com boa resposta em pacientes selecionados, com infecção adquirida na comunidade e creatinina sérica inferior a 3 mg/dl, e que não apresentavam vômitos, choque séptico, encefalopatia graus II a IV, hemorragia digestiva e íleo[46]. Os resultados foram idênticos aos obtidos com cefotaxima endovenosa, porém ainda são necessários estudos confirmatórios para recomendar o uso de tratamento oral para essa grave infecção[46, 67].

Insuficiência renal se desenvolve freqüentemente nos pacientes com PBE (30% a 40% dos casos), mesmo após o controle da infecção, sendo muitas vezes irreversível e determinante do óbito. A adição de albumina humana endovenosa ao tratamento convencional com cefotaxima nos pacientes com PBE demonstrou reduzir significativamente a freqüência de lesão renal e a taxa de mortalidade. Recomenda-se a utilização de 1,5 g de albumina por quilograma de peso corporal durante as primeiras 6 horas de tratamento, repetindo-se, na dose de 1 g/kg de peso, 3 dias após[83]. Devido aos elevados custos das altas doses de albumina, entretanto, essa medida terapêutica deve ser restrita a pacientes com doença hepática avançada ou com lesão renal grave, e talvez no futuro, e após estudos controlados, doses menores de albumina possam ser utilizadas em pacientes selecionados[6].

REFERÊNCIAS BIBLIOGRÁFICAS

1. Akriviadis EA, Runyon BA. The value of an algorithm in differentiating spontaneous from secondary bacterial peritonitis. *Gastroenterology* 98:127-133, 1990.
2. Almdal TP, Skinhoj P. Spontaneous bacterial peritonitis in cirrhosis: incidence, diagnosis, and prognosis. *Scand J Gastroenterol* 22:295-300, 1987.
3. Ariza J, Gudiol F, Dolz C, et al. Evaluation of aztreonam in the treatment of spontaneous bacterial peritonitis in patients with cirrhosis. *Hepatology* 6:906-910, 1986.
4. Ariza J, Xiol X, Esteve M, et al. Aztreonam versus cefotaxime in the treatment of gram-negative spontaneous peritonitis in cirrhotic patients. *Hepatology* 14:91-98, 1996.
5. Barnes PF, Arevalo C; Chan LS, Wong SF, Reynolds TB. A prospective evaluation of bacteremic patients with chronic liver disease. *Hepatology* 8:1099-1103, 1988.
6. Bass NM. Intravenous albumin for spontaneous bacterial peritonitis in patients with cirrhosis. *N Engl J Med* 341:443-444, 1999.
7. Bernard B, Grange JD, Khac EN, et al. Antibiotic prophylaxis for the prevention of bacterial infections in cirrhotic patientes with gastrointestinal bleeding: a meta-analysis. *Hepatology* 29:1655-1661, 1999.
8. Brolin RE. Fulminant onset of spontaneous bacterial peritonitis. *Dig Dis Sci* 27:364-366, 1982.
9. Conn HO. Spontaneous peritonitis and bacteremia in Laennec's cirrhosis caused by enteric organisms: a relatively common but rarely recognized syndrome. *Ann Intern Med* 60:568-580, 1964.
10. Conn HO, Fessel JM. Spontaneous bacterial peritonitis in cirrhosis. Variation on a theme. *Medicine* 50:161-197, 1971.
11. Conn HO. Spontaneous bacterial peritonitis. Multiple revisitation. *Gastroenterology* 70:455-457, 1976.
12. Conn HO. Acidic ascitic fluid: a leap forward (or a step?). *Hepatology* 2:507-510, 1982.
13. Crossley IR, Williams R. Spontaneous bacterial peritonitis. *Gut* 26:325-331, 1985.
14. Epstein M, Calia FM, Gabuzda GJ. Pneumococcal peritonitis in patients with postnecrotic cirrhosis. *N Engl J Med* 278:69-73, 1968.
15. Felisart J, Rimola A, Arroyo V, et al. Cefotaxime is more effective that is ampicillin-tobramycin in cirrhotics with severe infections. *Hepatology* 5:457-462, 1985.
16. Follo A, Llovert JM, Navasa M. Renal impairment after spontaneous bacterial peritonitis in cirrhosis: incidence, clinical course, predictive factors and prognosis. *Hepatology* 20:1495-1501, 1994.
17. Garcia-Tsao G. Spontaneous bacterial peritonitis. *Gastroent Clin* 21:257-275, 1992.
18. Garcia-Tsao G. Treatment of spontaneous bacterial peritonitis with oral ofloxacin: inpatient or outpatient therapy? *Gastroenterology* 111:1147-1150, 1996
19. Garcia Tsao G. Further evidence against the use of aminoglycosides in cirrhotic patients. *Gastroenterology* 114:612-613, 1998.
20. Garcia-Tsao G. Identifying new risk factors for spontaneous bacterial peritonitis: how important is it? *Gastroenterology* 117:495-499, 1999.

21. Garcia-Tsao G, Lee FY, Barden GE, Cartun R, West AB. Bacterial translocation to mesenteric lymph nodes is increased in cirrhotic rats with ascites. *Gastroenterology* 108:1835-1841, 1995.
22. Ginés P, Rimola A, Planas R, et al. Norfloxacin prevents spontaneous bacterial peritonitis recurrence in cirrhosis: Results of a double-blind, placebo-controlled trial. *Hepatology* 12:716-724, 1990.
23. Gitlin N, Stauffer JL, Silvestri RC. The pH of ascitic fluid in the diagnosis of spontaneous bacterial peritonitis in alcoholic cirrhosis. *Hepatology* 2:408-411, 1982.
24. Gitlin N. Spontaneous bacterial peritonitis. Current Opinion in *Gastroenterology* 5:358-361, 1989.
25. Gitlin N. Ascitic fluid in bacterial peritonitis: a poor prognosis sign?. Hepatology Elsewhere. *Hepatology* 11:896-898, 1990.
26. Gonciarz M, Petelenz M, Gonciarz Z. Spontaneous bacterial peritonitis associated with ascites due to malignant lymphoma. *Am J Gastroent* 84:988, 1989.
27. Grange JD, Amiot X, Grange V, et al. Amoxicillin-clavulanic acid therapy of spontaneous bacterial peritonitis: A prospective study of twenty-seven cases in cirrhotic patients. *Hepatology* 11:360-364, 1990.
28. Guarner C, Sola R, Soriano G, et al. Risk of a first community-acquired spontaneous bacterial peritonitis in cirrhotics with low ascitic fluid protein levels. *Gastroenterology* 117:414-419, 1999.
29. Gupta TK, Chung MK, Toruner M, Groszmann RJ. Endothelial dysfunction in the intrahepatic microcirculation of the cirrhotic rat. *Hepatology* 28:926-931, 1998.
30. Hallak A. Spontaneous bacterial peritonitis. *Am J Gastroenterol* 84:345-350, 1989.
31. Ho H, Zuckermann MJ, Polly SM. Spontaneous bacterial peritonitis due to Campylobacter coli. *Gastroenterology* 92:2024-2025, 1987.
32. Ho H, Guerra LG, Zuckerman MJ, Pere JF, Polly SM. Urinary tract infection: A predisposing factor for spontaneous bacterial peritonitis. *Gastroenterology* 98:A593, 1990.
33. Hoefs JC. Increase in ascites white blood cell and protein concentrations during diuresis in patients with chronic liver disease. *Hepatology* 1:249-254, 1981.
34. Hoefs JC, Canawati HN, Sapico FL, et al. Spontaneous bacterial peritonitis. *Hepatology* 2:399-407, 1982.
35. Hoefs JC. Diagnostic paracentesis: A potent clinical tool. *Gastroenterology* 98:230-236, 1990.
36. Hoefs JC. Spontaneous bacterial peritonitis: Prevention and therapy. *Hepatology* 12:776-781, 1990.
37. Hsieh Wj, Lin HC, Hwang SJ, et al. The effect of ciprofloxacin in the prevention of bacterial infection in patients with cirrhosis after upper gastrointestinal bleeding. *Am J Gastroenterol* 93:962-966, 1998.
38. Isner J, MacDonald JS, Schein PS. Spontaneous streptococcus pneumonia peritonitis in a patient with metastatic gastric cancer. *Cancer* 39:2306-2309, 1977.
39. Krensky Am, Ingelfinger FR, Grupe WE. Peritonitis in childhood nephrotic syndrome. *Am J Dis Child* 136:732-736, 1982.
40. Kurtz RC, Bronzo RL. Does spontaneous bacterial peritonitis occur in malignant ascites? *Am J Gastroenterol* 77:146-148, 1982.
41. Lipsky PE, Hardin JA, Schour L, Plotaz PH. Spontaneous peritonitis and systemic lupus erythematosus. *JAMA* 232:929-931, 1975.
42. Llovet JM, Rodriguez-Iglesias P, Moitinho E, et al. Spontaneous bacterial peritonitis in patients with cirrhosis undergoing selective intestinal decontamination. A retrospective study of 229 spontaneous bacterial peritonitis episodes. *J Hepatol* 26:88-95, 1997.
43. Mattos, AA. Peritonite bacteriana espontânea e suas variantes. Tese de Livre-Docência, Fundação Faculdade Federal de Ciências Médicas de Porto Alegre, 1992.
44. Mihas AA, Toussaint J, Hsu H, Dotherow P, Achord JL. Spontaneous bacterial peritonitis in cirrhosis: Clinical and laboratory features, survival, and prognostic indicators. *Hepato-Gastroenterology* 39:520-522, 1992.
45. Navasa M, Follo A, Filella X, et al.Tumor necrosis factor and interleukin-6 in spontaneous bacterial peritonitis in cirrhosis: relationship with the development of renal impairment and mortality. Hepatology 1998;27: 1227-1232.
46. Navasa M, Follo A, Llovet JM, et al. Randomized, comparative study of oral ofloxacin *versus* intravenous cefotaxime in spontaneous bacterial peritonitis. *Gastroenterology* 111:1011-1017, 1996.
47. Ortiz J, Vila MC, Soriano G, et al. Infections caused by Escherichia coli resistant to norfloxacin in hospitalized cirrhotics patients. Hepatology 1999;29:1064-9.
48. Pelletier G, Lesur G, Ink O, et al. Asymptomatic bacterascites: Is it spontaneous bacterial peritonitis? *Hepatology* 14:112-115, 1991.
49. Person JL, Anderson DS, Brower RA. Spontaneous bacterial peritonitis in Wilson's disease. *Am J Gastroenterol* 82:66-68, 1987.
50. Pinto Correia J, Conn HO. Spontaneous bacterial peritonitis in cirrhosis: Endemic or epidemic? *M Clin N Amer* 59:963-981, 1975.
51. Pinzello G, Simonetti RG, Craxí A, et al. Spontaneous bacterial peritonitis: A prospective investigation in predominantly nonalcoholic cirrhotic patients. *Hepatology* 3:545-549, 1983.
52. Pinzello G, Virdone R, Lojacono F, et al. Is the acidity of ascitic fluid a reliable index in making the presumptive diagnosis of spontaneous bacterial peritonitis. *Hepatology* 6:244-247, 1986.
53. Rajkovik IA, Williams R. Abnormalities of neutrophil phagocytosis, intracellular killing and metabolic activity in alcoholic cirrhosis and hepatitis. *Hepatology* 6:252-262, 1986.
54. Rimola A, Soto R, Bory F, et al. Reticuloendothelial system phagocytic activity in cirrhosis and its relation to bacterial infections and prognosis. *Hepatology* 4:53-58, 1984.
55. Rimola A, Bory F, Terés J, et al. Oral, nonabsorbable antibiotics prevent infection in cirrhotics with gastrointestinal hemorrhage. *Hepatology* 5:463-467, 1985.
56. Rimola A, Salmeron JM, Clemente G et al. Two different dosages of cefotaxime in the treatment of spontaneous bacterial peritonitis in cirrhosis. Results of a prospective, randomized, multicenter study. *Hepatology* 21:674-679, 1995.
57. Rolachon A, Cordier L, Bacq Y, et al. Ciprofloxacin and long-term prevention of spontaneous bacterial peritonitis: results of a prospective controlled trial. *Hepatology* 22:1171-1174, 1995.
58. Runyon BA. Spontaneous bacterial peritonitis associated with cardiac ascites. *Am J Gastroenterol* 79:796, 1982.
59. Runyon BA, Hoefs JC. Culture-negative neutrocytic ascites. *Hepatology* 5:911, 1985.
60. Runyon BA. Fatal bacterial peritonitis secondary to non-obstructive colonic dilatation (Ogilvie's syndrome) in cirrhotic ascites. *J Clin Gastroenterol* 8:687, 1986.
61. Runyon BA. Low-protein-concentration ascitic fluid is predisposed to spontaneous bacterial peritonitis. *Gastroenterology* 91:1343-1346, 1986.
62. Runyon BA. Paracentesis of ascitic fluid: a safe procedure. *Arch Intern Med* 146:2259-2261, 1986.
63. Runyon BA. Patients with deficient ascitic fluid opsonic activity are predisposed to spontaneous bacterial peritonitis. *Hepatology* 6:1139, 1986.
64. Runyon BA. Ascitic fluid bilirubin concentration as a key to choleperitoneum. *J Clin Gastroenterol* 9:543-545, 1987.
65. Runyon BA. Spontaneous bacterial peritonitis: An explosion of information. *Hepatology* 8:171-175, 1988.
66. Runyon BA. Monomicrobial nonneutrocytic bacterascites: A variant of spontaneous bacterial peritonitis. *Hepatology* 12:710-715, 1990.
67. Runyon BA. Management of adult patients with ascites caused by cirrhosis. *Hepatology* 27:264-272, 1998.
68. Runyon BA, Hoefs JC. Ascitic fluid analysis in the differentiation of spontaneous bacterial peritonitis from gastrointestinal tract perforation into ascitic fluid. *Hepatology* 4:447-450, 1984.
69. Runyon BA, Hoefs JC. Culture-negative neutrocytic ascites: A variant of spontaneous bacterial peritonitis. *Hepatology* 4:1209-1211, 1984.

70. Runyon BA, Hoefs JC. Ascitic fluid chemical analysis before, during and after spontaneous bacterial peritonitis. *Hepatology* 5:257, 1985.
71. Runyon BA, Morrissey RL, Hoefs JC, Wyle FA. Opsonic activity of human ascitic fluid: a potentially important mechanism against spontaneous bacterial peritonitis. *Hepatology* 5:634-637, 1985.
72. Runyon BA, Van Epps DE. Diuresis of cirrhotic ascites increases its opsonic activity and may help prevent spontaneous bacterial peritonitis. *Hepatology* 6:396-399, 1986.
73. Runyon BA, Hoefs JC. Spontaneous vs secondary bacterial peritonitis: differentiation by response of ascitic fluid neutrophil count to antimicrobial therapy. *Arch Intern Med* 146:1563-1565, 1986.
74. Runyon BA, Canawati HN, Akriviadis EA. Optimization of ascitic fluid culture technique and explanation of the insensivity of the conventional method. *Hepatology* 7:1055, 1987.
75. Runyon BA, Hoefs JC, Canawati HN. Polymicrobial bacterascites: a unique entity in the spectrum of infected ascitic fluid. *Arch Intern Med* 146:2173-2175, 1986.
76. Runyon BA, Canawati HN, Akriviadis. Optimization of ascitic fluid culture technique. *Gastroenterology* 95:1351-1355, 1988.
77. Runyon BA, Hoefs JC, Morgan TR. Ascitic fluid analysis in malignancy-related ascitis. *Hepatology* 8:1104-1109, 1988.
78. Runyon BA, Antillon MR, Montano AA. Effect of diuresis versus therapeutic paracentesis on ascitic fluid opsonic activity and serum complement. *Gastroenterology* 97:158-162, 1989.
79. Runyon BA, McHutchison JG, Antillon MR, et al. Short-course versus long-course antibiotic treatment of spontaneous bacterial peritonitis. A randomized controlled study of 100 patients. *Gastroenterology* 100:1737-1742, 1991.
80. Sell TL: Culture-negative neutrocytic ascites. *Hepatology* 5:911, 1985.
81. Sheckman P, Onderdonk AB, Bartlett JG. Anaerobes in spontaneous peritonitis. *Lancet* 2:1123, 1977.
82. Singh N, Gayowsky T, Yu VL, Wagener MM. Trimethoprim-sulfametthoxazole for the prevention of spontaneous bacterial peritonitis in cirrhosis: A randomized trial. *Ann Intern Med* 122:595-598, 1995.
83. Sort P, Navasa M, Arroyo V, et al. Effect of intravenous albumin on renal impairment and mortality in patients with cirrhosis and spontaneous bactgerial peritonitis. *NEJM* 341:403-409, 1999.
84. Soriano G, Guarner C, Teixidó M, et al. Seletive intestinal decontamination prevents spontaneous bacterial peritonitis. *Gastroenterology* 100:477-481, 1991.
85. Soriano G, Guarner C, Tomas A, et al. Norfloxacin prevents bacterial infection in cirrhotics with gastrointestinal hemorrhage. *Gastroenterology* 103:1267-1272, 1992.
86. Stassen WN, McCullough AJ, Hilton PK. Spontaneous bacterial peritonitis caused by Neisseria gonorrhoeae: evidence for a transfallopian route of administration. *Gastroenterology* 88:804-807, 1985.
87. Stassen WN, McCullough AJ, Bacon BR, et al. Immediate diagnostic criteria for bacterial infection for ascitic fluid: evaluation of ascitic fluid polymorphonuclear leukocyte count, pH, and lactate concentration, alone and in combination. *Gastroenterology* 90:1247-1254, 1986.
88. Such J, Guarner C, Soriano G. Selective intestinal decontamination increases serum and ascitic fluid C3 levels in cirrhosis. *Hepatology* 12:1175-1178, 1990.
89. Targan SR, Chow AW, Guze LB: Role of anaerobic bacteria in spontaneous peritonitis of cirrhosis. Report of two cases and review of the literature. *Am J Med* 62:397-403, 1977.
90. Terg R, Levi D, Lopez P, et al. Analysis of clinical course and prognosis of culture-positive spontaneous bacterial peritonitis and neutrocytic ascites. Evidence of the same disease. *Dig Dis Scie* 37:1499-1504, 1992.
91. Thomas FB, Fromkes JJ: Spontaneous bacterial peritonitis associated with acute viral hepatitis. *J Clin Gastroenterol* 4:259-262, 1982.
92. Titó L, Rimola A, Ginés P, et al. Recurrence of spontaneous bacterial peritonitis in cirrhosis: frequency and predictive factors. *Hepatology* 8:27-31, 1988.
93. Toledo C, Salmerón J-M, Rimola A et al. Predictive factors of infection resolution and survival in patients treated with cefotaxime. *Hepatology* 17:251-257, 1993.
94. Villa E, Rubiany L, Barchi T, Ferretti I, Manenti F. Fulminant onset of spontaneous bacterial peritonitis. *Dig Dis Sci* 28:381, 1983.
95. Weinstein MP, Iannini PB, Stratton CW, Eickhoff TC. Spontaneous bacterial peritonitis: a review of 28 cases with emphasis on improved survival and facts influencing prognosis. *Am J Med* 64:592-598, 1978.
96. Wilcox CM, Dismukes WE. Spontaneous bacterial peritonitis. A review of pathogenesis, diagnosis, and treatment. *Medicine* 66:447-456, 1987.
97. Woolf GM, Runyon BA. Spontaneous Salmonella infection of high-protein noncirrhotic ascites. *J Clin Gastroent* 12:430-432, 1990.
98. Xiol X, Castellote, J, Baliellas C, et al. Spontaneous bacterial empyema in cirrhotic patients: Analysis of eleven cases. *Hepatology* 11:365-370, 1990.
99. Younossi ZM, McHutchison JG, Ganiats TG. An economic analysis of norfloxacin prophylaxis against spontaneous bacterial peritonitis *J. Hepatol* 27:295-298, 1997.

100

CAPÍTULO

Encefalopatia Hepática

Mônica Beatriz Parolin
Reginaldo Werneck Lopes
Júlio Cezar Uili Coelho

A encefalopatia hepática (EH) compreende um amplo espectro de anormalidades neuropsiquiátricas que ocorrem em pacientes com disfunção hepática significativa, desde que excluídas outras doenças cerebrais conhecidas[14]. Essas manifestações neuropsiquiátricas, que variam desde déficits neurológicos discretos até o coma profundo, podem estar presentes na insuficiência hepática aguda e crônica e são potencialmente reversíveis[4].

Em 1998, durante o XI Congresso Mundial de Gastroenterologia em Viena, foi consenso a proposição de nova terminologia para padronizar a designação das diferentes apresentações clínicas da EH (Tabela 100.1)[14].

A EH associada à falência hepática aguda (tipo A) caracteriza-se pelo desenvolvimento de estado confusional agudo que pode rapidamente evoluir para o coma, edema cerebral e hipertensão intracraniana (ver Capítulo 101). A EH tipo B ocorre em portadores de *shunts* portossistêmicos sem doença hepatocelular intrínseca. Já a do tipo C, que corresponde à maioria dos casos de EH, incide em pacientes cirróticos com hipertensão portal ou *shunts* portossistêmicos, tema principal do presente capítulo.

O desenvolvimento de EH no cirrótico indica mau prognóstico; a probabilidade de sobrevida após a instalação da EH é estimada em 20% a 40% após 1 ano e em 15% a 20% após 3 anos[6,30]. A maioria dos episódios é precipitada por hemorragia gastrointestinal, uremia, uso de medicamentos sedativos ou diuréticos que aumentam a produção renal de amônia, distúrbios hidroeletrolíticos (hipo- ou hiperpotassemia, hiponatremia), desidratação, transgressão dietética (ingestão excessiva de proteínas), constipação intestinal e infecções. O termo *EH episódica* implica evento autolimitado em que o paciente retorna ao seu estado neurológico normal após a recuperação. Quando nenhum fator precipitante é identificado, considera-se a EH *espontânea*.

O termo *EH recorrente* aplica-se aos pacientes que desenvolveram dois ou mais episódios de EH durante o ano. Considera-se *EH persistente* quando déficits cognitivos estão permanentemente presentes e têm impacto negativo sobre as atividades sociais e laborativas do indivíduo. A EH pode ser graduada em leve (grau I) ou grave (II a IV), de acordo com a magnitude do prejuízo sobre a autonomia do paciente. Em alguns casos, há necessidade de tratamento contínuo, pois sua interrupção resulta no imediato aparecimento de sintomas (*EH dependente de tratamento*). Raramente, pacientes podem desenvolver forma crônica grave de EH, conhecida como degeneração hepatocerebral. Nessa forma, existe perda considerável e irreversível de substância cinzenta cerebral, cuja manifestação clínica envolve distúrbio motor, com paralisia espástica persistente[25].

Contrastando com EH sintomática, os pacientes com *EH mínima* (também conhecida como subclínica) não apresentam sintomas clínicos de disfunção cerebral reconhecíveis, porém testes neuropsicológicos e neurofisiológicos detectam anormalidades[14,37]. Embora não esteja totalmente estabelecido o real impacto clínico da EH mínima, evidências indicam que esse distúrbio pode afetar o desempenho dos pacientes em tarefas que dependem de reflexos rápidos, memória visual ou habilidades motoras delicadas, comprometendo a qualidade de vida. Pode, também, servir de previsão para a ocorrência de EH manifesta[16,31,33-36]. Estudos tomográficos com emissão de pósitrons demonstram que, mesmo nas fases precoces da EH, existe redução significativa da utilização da glicose em várias regiões corticais que se correlacionam com a função cognitiva do paciente[20].

Fisiopatologia

Embora os mecanismos fisiopatológicos que levam à alteração do estado mental na insuficiência hepática

Tabela 100.1
Nomenclatura Proposta para EH[14]

Tipo	Nomenclatura	Subcategoria	Subdivisão
A	EH associada à falência hepática aguda		
B	EH associada a *shunts* (*bypass*) portossistêmicos sem doença hepatocelular		
C	EH associada à cirrose e hipertensão portal/*shunts* portossistêmicos	EH episódica	Precipitada Espontânea Recorrente
		EH persistente	Leve Grave Dependente de tratamento
		EH mínima	

ainda não estejam plenamente elucidados, sabe-se que a EH é, primariamente, uma falha no processo de neurotransmissão. Estudos recentes em tecidos cerebrais de autópsias de pacientes com EH, bem como em modelos experimentais de EH, revelam que da insuficiência hepática resulta alteração de expressão de vários genes codificadores de proteínas-chave no controle da excitabilidade neuronal, bem como da bioenergética do tecido cerebral[8,27].

As diferentes teorias que têm sido propostas para explicar a patogenia da EH compartilham do mesmo fundamento: compostos neuroativos formados a partir de substâncias nitrogenadas presentes no intestino afetam adversamente a função cerebral. Tais compostos alcançariam a circulação sistêmica, como resultado da detoxificação hepática insuficiente e da presença de *shunts* venosos intra- e extra-hepáticos. Uma vez no sistema nervoso central, produziriam alterações em múltiplas vias de neurotransmissão, afetando o estado de consciência e comportamento. Anormalidades em diversos sistemas neurotransmissores como as vias glutamatérgicas, serotoninérgicas, GABAérgicas (GABA: ácido gama-aminobutírico) e das catecolaminas, entre outras, têm sido descritas em estudos experimentais sobre EH[5,7].

Considera-se que a insuficiência hepatocelular seja, provavelmente, o fator preponderante na instalação da EH, e os *shunts* circulatórios contribuintes secundários. Essa premissa baseia-se na baixa prevalência de EH em pacientes com *shunts* portossistêmicos e função hepática preservada. *Shunts* intra e extra-hepáticos espontâneos ou construídos (cirurgias de derivação portossistêmica, TIPS) contribuem e/ou agravam a encefalopatia nos pacientes cirróticos, quer pela redução da perfusão hepática e conseqüente agravamento da insuficiência hepatocelular, quer pelo maior desvio das substâncias nitrogenadas de origem intestinal que ganham rapidamente a circulação sistêmica. Pacientes com cirrose sem *shunts* portossistêmicos calibrosos geralmente apresentam episódios de EH desencadeados por eventos definidos. Por outro lado, pacientes com episódios espontâneos de EH recorrentes ou EH persistente devem ser investigados para *shunts* portossistêmicos calibrosos, geralmente no leito esplenorrenal[4,5,23].

Entre as potenciais neurotoxinas de origem colônica que afetam negativamente a neurotransmissão, a amônia conta com o maior respaldo na literatura, sendo elemento-chave na patogenia da EH[7,24,26]. Embora as bases moleculares da EH ainda não estejam totalmente elucidadas, níveis elevados de amônia e seu principal metabólito, a glutamina, são considerados importantes fatores responsáveis pelas funções cerebrais alteradas, incluindo a falência de múltiplos sistemas neurotransmissores, bem como alterações no metabolismo energético cerebral[8,27]. A hiperamonemia, possivelmente em conjunto com outros compostos neuroativos, induz a alterações funcionais e estruturais nos astrócitos, células fundamentais para a manutenção da função cerebral, e considerados hoje elementos centrais na EH[4].

Observações que correlacionam a participação da amônia na instalação da EH incluem a presença de níveis sangüíneos elevados dessa substância em 80% a 90% dos pacientes com EH, assim como a correlação entre sua concentração arterial e o grau de anormalidades clínicas (nível de consciência) e eletrofisiológicas. Outros fatos correlatos: a maioria dos fatores precipitantes de EH resulta ou pode resultar em hiperamonemia; estratégias de tratamento que reduzam a formação, absorção ou aumentem a eliminação de amônia são usadas com sucesso no tratamento dos episódios de EH, e evidências consistentes demonstram que a elevação crônica de amônia resulta em alterações nos astrócitos, células importantes para a adequada manutenção da função cerebral[18,24].

A amônia tem origem exógena e endógena. Os maiores níveis são encontrados no sangue portal e resultam da atividade da urease da flora bacteriana dos cólons sobre o material nitrogenado existente na luz (resíduos alimentares, sangue), bem como da formação da amônia a partir da quebra da glutamina pela glutaminase presente na mucosa do território esplâncnico drenado pelo sistema portal[4,5,11]. Em condições normais, cerca de 80% da amônia é eficientemente removida da circulação na primeira passagem pelo fígado, servindo como substrato-chave para a síntese hepática de uréia e, em menor grau, da glutamina[5,25]. Além do ciclo da uréia, a síntese de glutamina pelo fígado, músculos e cérebro é uma rota alternativa importante na detoxificação da amônia. A glutamina age como carreador de nitrogênio na forma não-tóxica, podendo ser captada por órgãos como intestino delgado e rins, os quais podem convertê-la subseqüentemente em amônia[4,5,19].

Vários distúrbios periféricos contribuem para a instalação de hiperamoniemia nos cirróticos, como a redução da detoxificação hepática e a passagem direta da amônia presente do sangue portal para a circulação sistêmica devido a *shunts* intra e extra-hepáticos. Em estudo recente, Damink *et al.* demonstraram que o metabolismo da glutamina na mucosa do território esplâncnico drenado pelo sistema porta contribui significativamente para a hiperamoniemia observada em cirróticos. Tal fenômeno poderia explicar, em parte, o sucesso limitado das terapias clínicas atuais que visam primariamente reduzir a produção de amônia nos cólons[11].

Além do fígado, os rins e a musculatura esquelética participam ativamente do metabolismo da amônia. A glutamina circulante é o principal precursor para a síntese renal de amônia. Em condições normais, os rins atuam como "doadores" de amônia, sendo que 70% da amônia formada é liberada para a circulação sistêmica, enquanto 30% é excretada pela urina. Na hipopotassemia (perdas urinárias excessivas induzidas por diuréticos, diarréia, vômitos, deficiências nutricionais) observa-se aumento da concentração da amônia nas veias renais, possivelmente por alteração na amoniogênese renal, o que justificaria a precipitação de EH na presença desse distúrbio eletrolítico[15]. Alguns estudos demonstraram que na presença de hiperamoniemia pode ocorrer um mecanismo adaptativo que resulta no aumento da excreção urinária de amônia[4,12].

A musculatura esquelética participa da detoxificação periférica da amônia, captando-a e convertendo-a em glutamina, a qual é posteriormente liberada para a circulação. Esse processo pode estar comprometido nos cirróticos, os quais freqüentemente apresentam redução de massa muscular. Múltiplos fatores concorrem para a espoliação muscular: deficiência nutricional, inatividade e citocinas circulantes, como o fator de necrose tumoral-alfa, que ativam fatores de transcrição, com resultante redução da síntese de miosina[4,15]. Damink *et al.* observaram que em pacientes cirróticos a quantidade de amônia captada pelo músculo esquelético é significativamente menor do que a quantidade liberada na forma de glutamina, sugerindo que parte da glutamina liberada pelos músculos resulta do catabolismo protéico[11]. Os autores constataram que a musculatura esquelética remove mais amônia da circulação que o fígado cirrótico.

Essas observações enfatizam a importância da manutenção do bom estado nutricional e da preservação da massa muscular nos cirróticos. Tais medidas favorecem a detoxificação da amônia nos músculos e podem evitar ou minimizar o catabolismo protéico, o qual atua como gerador de quantidades extras de glutamina, substrato na formação de amônia pelos rins e intestino delgado.

Outro possível efeito deletério da desnutrição é a depleção de micronutrientes como o zinco. O impacto da deficiência de zinco (co-fator para as enzimas participantes do ciclo da uréia) na patogenia da EH é ainda controverso. Estudo experimental em ratos cirróticos demonstrou aumento na síntese da uréia após a administração crônica de zinco[29]. Efeito benéfico da suplementação de zinco foi observado em estudo clínico de portadores de cirrose alcoólica[21]. Ao contrário, estudos com seguimento a curto prazo sobre a suplementação de zinco não demonstraram melhoria significativa dos testes neuropsicológicos[28].

Embora os conhecimentos adquiridos apontem para a amônia como a neurotoxina preponderante na EH, possivelmente outros compostos neuroativos como os benzodiazepínicos "endógenos", em ação sinérgica com a amônia, contribuam para as anormalidades neurológicas encontradas nesses pacientes. Postula-se que os benzodiazepínicos "endógenos" teriam origem a partir da flora bacteriana colônica e, ao agirem sobre os complexos GABA-benzodiazepínicos presentes no tecido cerebral, aumentariam a atividade inibitória GABAérgica[5,32]. A ativação desse complexo inibitório pode explicar a maior sensibilidade dos portadores de insuficiência hepática aos sedativos como o diazepam e o efeito benéfico, ainda que transitório, dos antagonistas dos benzodiazepínicos (flumazenil) em alguns desses pacientes. Recentemente depósitos excessivos de manganês, especialmente nos gânglios da base, têm sido implicados na gênese de sintomas extrapiramidais (tremores) em pacientes com EH[5,24].

Muitos são os avanços na compreensão dos mecanismos pelos quais a amônia e seu principal metabólito, a glutamina, interferem nas funções cerebrais. Mais do que neurotoxicidade direta, a amônia provavelmente induz a alterações estruturais e funcionais nos astrócitos, além de afetar a neuroquímica cerebral. Nos últimos anos os astrócitos têm sido intensamente investigados quanto ao seu papel na patogenia da EH, sendo possivelmente o principal alvo da toxicidade da amônia. Inúmeros estudos experimentais e em humanos sobre EH detectaram a presença de anormalidades anatômicas e funcionais nos astrócitos, enquanto os neurônios são poupados[3,4]. Alterações como Alzheimer tipo II são descritas em pacientes com cirrose que falecem de coma hepático. Por outro lado, edema dos astrócitos é caracteristicamente observado em modelos experimentais de falência hepática aguda, bem como em alguns relatos em humanos[3]. Essas células da glia estão localizadas estrategicamente entre os neurônios e os capilares. Tal posição favorece sua função de assegurar balanço adequado entre o consumo neuronal de energia e a captação de glicose dos capilares. Além disso, os astrócitos controlam o meio extracelular que circunda os neurônios mediante a recaptação de neurotransmissores, CO_2 e íons. Modernamente, a EH é considerada uma gliopatia, na qual a comunicação normal entre neurônios e astrócitos encontra-se interrompida por alterações morfológicas e funcionais das células gliais[3,26].

Os astrócitos são o local de detoxificação da amônia no cérebro. Como o cérebro não dispõe do ciclo completo da uréia, a amônia é eliminada pela síntese da glutamina através da amidação do glutamato, oriundo principalmente do meio extracelular (ciclo glutamato-glutamina). Essa reação é catalisada pela glutamina-sintetase, presente exclusivamente nos astrócitos. Em circunstâncias normais, o astrócito forma a glutamina que se difunde passivamente para o fluido extracelular e, subseqüentemente, para o neurônio pré-sináptico, em cujo interior é transformada novamente em glutamato. Quando liberado na fenda sináptica, o glutamato pode ligar-se aos receptores pós-sinápticos e induzir alterações na neurotransmissão. Além disso, o glutamato é novamente captado pelos astrócitos através da ação de vários transportadores. Muitas dessas etapas do ciclo glutamato–glutamina estão alteradas em modelos experimentais de EH e na insuficiência hepática fulminante. Em condições de hiperamonemia, o processo de difusão passiva da glutamina presente nos astrócitos fica prejudicado pelo pH intracelular mais alcalino. O acúmulo de glutamina nos astrócitos, substância osmoticamente ativa, promove entrada de água e edema celular[3]. Embora o edema cerebral caracteristicamente se instale na EH associada à insuficiência hepática fulminante, pacientes cirróticos podem desenvolver edema cerebral, ainda que em menor grau[4,9,13,17].

Amplas evidências indicam a presença de adaptação osmótica do cérebro na doença hepática crônica. Estudos experimentais avaliando diretamente a concentração dos osmolitos orgânicos e estudos clínicos com medida indireta através de espectroscopia por ressonância nuclear magnética (RNM) demonstram a perda de mioinositol, taurina e glicerofosfocolina, substâncias osmoticamente ativas utilizadas pelos astrócitos para regular a osmolaridade intracelular. Esse processo de adaptação torna o cérebro mais vulnerável a um segundo insulto osmótico, como, por exemplo, na hiponatremia. Além da amônia, outros fatores implicados no edema dos astrócitos incluem ligantes dos receptores benzodiazepínicos periféricos e citocinas como o fator de necrose tumoral-alfa, cujos níveis encontram-se elevados na doença hepática crônica[3,4].

Os astrócitos são fundamentais para o adequado funcionamento dos neurônios[38]. Na EH, além das alterações morfológicas, os astrócitos apresentam anormalidades funcionais, como alteração na expressão de receptores, transportadores e enzimas[8]. Por conseguinte, o intercâmbio metabólico entre neurônios e astrócitos fica comprometido afetando negativamente a neurotransmissão. Por exemplo, a menor expressão do transportador GLT-1, responsável pela recaptação do glutamato pelos astrócitos, aumenta o nível extracelular dessa substância, alterando a neurotransmissão glutamatérgica. Na presença de quantidades excessivas de glutamato ocorre redução da densidade dos receptores pós-sinápticos para o glutamato no tecido cerebral (*downregulation*), comprometendo a neurotransmissão glutamatérgica (via excitatória)[4,32]. Outra alteração encontrada na hiperamonemia é a maior expressão da sintetase do óxido nítrico neuronal constitucional, resultando na síntese aumentada de óxido nítrico, cujas conseqüências clínicas incluem dificuldade de memória e aprendizado, além de contribuir para o edema cerebral. Outro exemplo do comprometimento da comunicação entre astrócitos e neurônios é a alteração GABAérgica. A ligação da amônia e outros ligantes como o manganês aos receptores benzodiazepínicos periféricos, presentes nas mitocôndrias dos astrócitos, leva à geração de neuroesteróides. Os neuroesteróides são potentes ligantes dos receptores GABA, inibidores da transmissão neural. Também a amônia pode exercer efeito direto sobre a neurotransmissão GABAérgica[1,4,8].

Aliada às alterações em vários sistemas de neurotransmissão, evidências indicam que a amônia pode interferir em vários pontos do metabolismo energético cerebral.

Entre os possíveis mecanismos envolvidos na alteração da bioenergética cerebral estaria a indução da transição da permeabilidade mitocondrial nos astrócitos, processo capaz de causar disfunção mitocondrial. A alteração no metabolismo mitocondrial parece ser um dos importantes mecanismos associados às anormalidades cerebrais encontradas na EH e em outros estados de hiperamonemia[27].

Estudos clínicos e experimentais contribuíram sobremaneira para ampliar nosso conhecimento sobre os intrincados mecanismos envolvidos na patogenia da EH, embora ainda existam muitas lacunas. Merecem destaque os estudos sobre o importante papel dos astrócitos nessa síndrome neurológica, bem como os múltiplos mecanismos pelos quais a amônia afeta a neurotransmissão e a bioenergética cerebral. Que tais descobertas resultem em opções terapêuticas mais eficazes na EH sem dúvida representa um desafio para os próximos anos.

MANIFESTAÇÕES CLÍNICAS E DIAGNÓSTICO

A consideração do diagnóstico de EH parte de duas premissas: (a) presença de disfunção hepática significativa subjacente; (b) alterações do estado de consciência ou comportamento, ou graus variáveis de distúrbio motor generalizado.

A crença de que, invariavelmente, todos os pacientes com EH devam apresentar manifestações clínicas óbvias de insuficiência hepática é errônea. Embora essa regra se aplique à grande maioria dos casos, portadores de condições associadas a *shunts* portossistêmicos exuberantes (trombose de veia porta, esquistossomose etc.) podem desenvolver EH, por exemplo, após sangramento digestivo volumoso[24]. A presença de fatores de risco para doença hepática pela anamnese, bem como indícios físicos e nos exames complementares de disfunção hepatocelular, e *shunts* portossistêmicos auxiliam na identificação de casos de doença hepática até então não-diagnosticados (Tabela 100.2) Vale a pena enfatizar que é incomum pacientes cirróticos com função sintética bem preservada desenvolverem EH clínica, exceto na presença de um fator desencadeante significativo como sangramento digestivo volumoso.

As manifestações clínicas da EH abrangem alterações do estado mental, anormalidades neuromusculares, hálito hepático (*foetor hepaticus*) e hiperventilação (nas fases mais avançadas). As alterações do estado mental variam desde anormalidades sutis até o coma, incluindo mudanças no nível de consciência, na função intelectual e na personalidade. Uma das manifestações precoces da EH é a inversão do ritmo do sono, segundo a qual o paciente tende a dormir durante o dia e permanecer acordado à noite. Com a progressão do quadro surgem desorientação, confusão, sonolência excessiva, letargia, perda de consciência, com falta de resposta a estímulos externos, e, finalmente, coma profundo, conforme demonstra a Tabela 100.3. Nos casos mais avançados (EH III ou IV) o nível de consciência pode ser avaliado empregando-se a escala de Glasgow[5,23]

Tabela 100.2
Indicativos da Possível Presença de Doença Hepatocelular e/ou Shunts Portossistêmicos até então não Diagnosticados

História
- Antecedentes de fatores de risco para hepatite B e C
- Antecedentes de uso abusivo de álcool
- Residência em área endêmica para esquistossomose
- História familiar de cirrose
- Antecedentes de sepse umbilical (trombose da veia porta)
- Antecedentes de pancreatite (trombose da veia esplênica)
- Antecedentes de uso de drogas hepatotóxicas (p. ex., metotrexato)

Exame físico
- Hálito hepático
- Ginecomastia, aranhas vasculares
- Hepatomegalia, esplenomegalia, circulação colateral abdominal
- Icterícia, equimoses, perda de massa muscular
- Ascite, edema de membros inferiores
- Atrofia testicular, redução da pilificação corporal (homens)

Testes laboratoriais
- Manifestações hematológicas de hiperesplenismo
- Hipergamaglobulinemia
- Níveis elevados de amônia no sangue
- Alterações nas provas de função hepática

Tabela 100.3
Graduação Clínica das Manifestações da EH

Graduação	Achados
Mínima	• Ausência de alterações detectáveis na personalidade ou no comportamento. Alterações em testes psicométricos.
I	• Mudanças no ritmo do sono, humor e comportamento (euforia ou depressão). Redução da atenção, tremor, dificuldade na escrita. Pode apresentar *flapping*.
II	• Letargia ou apatia, desorientação, sonolência, redução da compreensão, comportamento inapropriado. *Flapping* é comum.
III	• Desorientação grosseira, estupor ou coma mas com resposta a estímulos dolorosos.
IV	• Coma profundo sem resposta a estímulos dolorosos.

Em relação às alterações neuromusculares, nas fases iniciais há, caracteristicamente, hipertonia e hiperreflexia, enquanto nas fases mais avançadas observam-se hipotonia e hiporreflexia. *Asterixis* ou *flapping* reflete a falha de manter ativamente a postura e parece resultar de anormalidades na função dos centros motores supra-espinhais. Esse sinal pode ser facilmente percebido com os braços em extensão horizontal, ou com o antebraço fixo e as mãos posicionadas em um ângulo de 60° em relação ao punho. Nessas posições, os músculos antigravitacionais não sustentam a postura e o tremor das mãos é bem nítido. O *asterixis* também pode ser observado em qualquer posição sustentada, como a protrusão da língua, dorsoflexão do pé, fechamento forçado dos olhos. Esse sinal está freqüentemente, mas não invariavelmente, presente nos quadros de EH. A presença de *asterixis* não é patognomônica da EH, podendo ocorrer em outras formas de encefalopatia metabólica, como uremia, hipoxemia, hipopotassemia, insuficiência cardíaca congestiva e tumores no lobo frontal. Achados atípicos na EH incluem alterações motoras assimétricas por tempo prolongado, hipoventilação, alucinações visuais vívidas, convulsões e diaforese, esses três últimos mais sugestivos de *delirium tremens*[23,24].

Hálito hepático consiste em odor desagradável peculiar que geralmente ocorre em pacientes com EH, embora possa estar presente em cirróticos na ausência dessa complicação. Tal odor tem sido associado a produtos derivados do intestino, em particular mercaptanos, os quais são de natureza volátil e expelidos pela respiração. Hiperventilação pode ser observada em pacientes cirróticos nas fases mais adiantadas de EH e seria resultado de anormalidades como acidose e hipopotassemia, ácidos graxos de cadeia curta e estimulação ventilatória induzida pela amônia[23].

Na grande maioria dos episódios agudos de EH em cirróticos, algum fator precipitante pode ser identificado (Tabela 100.4). Sepse e drogas que atuam no sistema nervoso central podem ser causa independente de encefalopatia ou precipitar EH em cirróticos. A correta identificação e a remoção do fator desencadeante da EH são fundamentais para a reversão do quadro neurológico.

Em contraste com a insuficiência hepática fulminante, a EH que se instala no paciente cirrótico raramente reflete perda aguda da função hepática. Exceções incluem: surto de hepatite alcoólica, reativação ou superinfecção de vírus hepatotrópico, uso de droga hepatotóxica, distúrbio circulatório agudo (p. ex., trombose de veia porta, hepatite isquêmica, descompensação da função hepática após cirurgia ou instalação de TIPS). Embora o implante do TIPS em paciente cirrótico possa por si só desencadear quadro de EH, deve-se sempre excluir os outros fatores precipitantes já mencionados. A instalação de EH espontânea, particularmente, em natureza recorrente ou persistente, deve levantar a suspeita de *shunts* portossistêmicos volumosos[14,23,24].

É importante considerar que a EH é um diagnóstico de exclusão, e outras causas potenciais de alteração do estado mental devem ser afastadas nos pacientes cirróticos (Tabela 100.5).

Tabela 100.4 Fatores Precipitantes de EH na Cirrose
• Sangramento gastrointestinal
• Azotemia
• Infecções (especialmente peritonite bacteriana espontânea)
• Constipação
• Consumo abusivo de proteínas na dieta
• Desidratação
• Hipopotassemia, alcalose metabólica
• Uso de sedativos, benzodiazepínicos, barbitúricos
• Insulto hepático agudo Hepatite aguda viral, hepatite alcoólica Drogas hepatotóxicas Cirurgias Hepatocarcinoma
• *Shunts* portossistêmicos (cirúrgico, TIPS)

Tabela 100.5 Diagnóstico Diferencial de Alterações do Estado Mental em Pacientes Cirróticos
• Encefalopatias metabólicas — Hipoxia, hipercapnia, hipoglicemia, coma diabético, azotemia, hiponatremia, acidose
• Distúrbios em sistema nervoso central — Doenças cerebrovasculares, hemorragia subaracnóidea, tumor intracraniano, hematoma subdural, infecções intracranianas (meningite, encefalite), encefalopatia pós-ictal, distúrbios neuropsiquiátricos primários
• Toxinas — Álcool (intoxicação, *delirium tremens*, sínd. de Wernicke-Korsakoff) — Drogas sedativas, hipnóticos, tranqüilizantes, analgésicos — Metais pesados
• Sepse

A determinação do nível sérico de amônia pode ser útil na avaliação inicial quando existe dúvida sobre a presença de disfunção hepática significativa ou de outras causas potenciais de alteração do estado de consciência. Entretanto, algumas considerações são pertinentes: a) níveis elevados por si sós não são diagnósticos de EH; b) níveis normais não excluem o diagnóstico; c) a avaliação clínica (e não a monitorização do nível sérico de amônia) serve de parâmetro para avaliar a resposta ao tratamento[5,22]. Caso o teste seja feito, alguns cuidados são necessários[22]:

a) utilizar sangue arterial, colhido em recipiente com gelo;
b) o material deve ser processado imediatamente em laboratório experiente, caso contrário os níveis de amônia se elevam artificialmente na temperatura ambiente;

c) o teste não é confiável após grande atividade muscular (convulsão).

Exames para excluir outras causas de anormalidades do estado mental incluem eletroencefalograma (EEG), exames de imagem do sistema nervoso central (especialmente em pacientes com estupor ou coma ou manifestações atípicas como alterações motoras assimétricas), punção lombar (pacientes com febre inexplicada, leucocitose ou outros sinais sugestivos de irritação meníngea). As alterações no EEG não são específicas da EH e são sujeitas a grande variabilidade de interpretação. Seu papel nos pacientes com EH está limitado a situações nas quais a causa da alteração do estado mental não está clara e em estudos clínicos[5,23].

Os exames de imagem como tomografia computadorizada (TC) e ressonância nuclear magnética (RNM) se prestam mais para afastar outras lesões em quadros neurológicos agudos do que para o diagnóstico propriamente dito da EH. Estudos de imagem puramente morfológicos demonstram, com freqüência, algumas anormalidades nos cirróticos. Atrofia cortical é comum, particularmente em alcoolistas crônicos. Pacientes com cirrose hepática, mesmo sem evidência de EH, exibem na RNM sinal hiperintenso simétrico em T1 nos gânglios da base. Estudo minucioso de outras áreas como substância branca, estruturas do sistema límbico e extrapiramidal pode também revelar hipersinal em T1. Tais anormalidades se correlacionam com o grau de insuficiência hepática e tendem a desaparecer após o transplante hepático. O depósito excessivo de manganês tem sido implicado na gênese de tais alterações[5,14].

Novas técnicas de imagem baseadas em alterações bioquímicas aparecem como métodos promissores no estudo dos pacientes com EH. A espectroscopia por RNM permite a mensuração de vários metabólitos comuns no tecido cerebral. Em pacientes com EH observa-se um padrão característico: aumento do pico glutamina/glutamato associado à redução do sinal do mioinositol e da colina, possivelmente fruto de alterações na homeostase do volume celular[10,14]. Essa técnica pode ser útil no diagnóstico de EH em casos selecionados, como pacientes sem sinais evidentes de disfunção hepática e/ou *shunts* portossistêmicos, bem como nas formas de EH mínima[10,14]. Tais alterações mostraram-se reversíveis após o transplante hepático segundo observações de Cordoba *et al.*[9]. A TC com emissão de pósitrons fornece imagens do cérebro que refletem um processo bioquímico ou fisiológico específico (na dependência do marcador utilizado). Essa técnica permite mensuração do fluxo sangüíneo cerebral, metabolismo da amônia, metabolismo da glicose. Entretanto, limitações ao método incluem custo elevado, necessidade de tempo prolongado para execução e dificuldade de interpretação das medições efetuadas[14].

TRATAMENTO DA ENCEFALOPATIA HEPÁTICA NO PACIENTE CIRRÓTICO

Encefalopatia Aguda

A estratégia de tratamento da EH nos cirróticos fundamenta-se em três princípios: excluir outras causas de alteração do estado mental e, quando presentes, tratá-las (Tabela 100.5); identificar corretamente e corrigir os fatores precipitantes da EH (Tabela 100.4); iniciar prontamente o tratamento da EH (medidas gerais e específicas).

Medidas Gerais

Conforme mencionado anteriormente, na maioria dos episódios de EH em cirróticos é possível se identificar um ou mais fatores precipitantes. O aumento de produtos nitrogenados secundários a sangramento digestivo e/ou uremia responde por mais da metade dos casos de EH aguda. Além das informações advindas da avaliação clínica e fornecidas pelos familiares, exames complementares auxiliam na identificação de distúrbios hidroeletrolíticos, azotemia, indícios de sangramento ou infecção. Como a EH pode ser a manifestação inicial de quadro infeccioso, é recomendável a realização rotineira de radiografia de tórax, urocultura e análise completa do líquido ascítico. Uma das causas precipitantes mais comuns de EH no cirrótico é o sangramento digestivo. Na maioria das ocasiões, a ocorrência de sangramento digestivo é facilmente identificada pela história clínica. Nos casos em que a exteriorização clínica não é evidente, sinais como queda importante do hematócrito e a natureza do material aspirado pela sonda nasogástrica são indicadores úteis. A realização da endoscopia digestiva, tão logo as condições clínicas do paciente permitam, identifica a localização e a natureza da lesão sangrante (varicosa, úlcera péptica), oferecendo simultaneamente a possibilidade terapêutica.

Todas as medicações de que o paciente faz uso devem ser revisadas, com especial atenção para diuréticos, sedativos, drogas hepatotóxicas ou nefrotóxicas. A Tabela 100.6 sugere, de forma sucinta, as medidas gerais a serem adotadas no atendimento de cirrótico admitido com EH. A manutenção da integridade das vias aéreas merece especial atenção nos pacientes com grave rebaixamento do nível de consciência (graus III/IV), devendo ser consideradas a intubação endotraqueal e a instalação de sonda nasogástrica. A contenção no leito é recomendável para a prevenção de quedas e lesões corporais, particularmente nos pacientes com agitação psicomotora. Evitar, sempre que possível, o uso de sedativos. A correta identificação do fator precipitante, sua correção e tratamento são, sem dúvida, o fundamento para o sucesso terapêutico.

Tabela 100.6 Medidas Gerais no Tratamento da EH Aguda no Cirrótico
• Identificar e corrigir fatores precipitantes Controlar sangramento gastrointestinal e corrigir anemia Diagnosticar e tratar infecções Corrigir distúrbios hidroeletrolíticos e ácido-básico (hipo- ou hiperpotassemia, hipo- ou hipernatremia)
• Assegurar integridade das vias aéreas; considerar intubação endotraqueal nas formas avançadas de EH (III/IV)
• Evitar sedativos, tranqüilizantes, analgésicos, drogas hepatotóxicas e nefrotóxicas
• Garantir aporte calórico adequado (solução glicosada, dieta)
• Reposição multivitamínica, tiamina e folatos
• Prevenir constipação intestinal
• Prevenir peritonite bacteriana espontânea na presença de sangramento digestivo

Medidas específicas

Nutrição

A terapia nutricional dos pacientes cirróticos durante os episódios de EH merece especial atenção. A restrição de proteína na dieta deve ser mantida pelo menor tempo possível porque: a) menos de 10% dos episódios da EH são precipitados por ingestão excessiva de proteína; b) restrição protéica prolongada contribui para agravar a desnutrição (freqüente nessa população) e favorece o catabolismo muscular, o que seria fonte adicional de amônia; c) balanço nitrogenado positivo auxilia na regeneração hepática e aumenta a capacidade de detoxificação da amônia pela musculatura esquelética[5,32].

Nos casos graves de EH (grau III/IV) a via oral é suspensa por 24 a 48 horas e o aporte calórico é fornecido através de solução glicosada, a qual pode ser enriquecida com reposição de vitaminas. A nutrição enteral pode ser iniciada por sonda, caso o paciente ainda permaneça impossibilitado de se alimentar por via oral após esse período. À medida que ocorre melhora do nível de consciência, a proteína é gradualmente reintroduzida, iniciando-se com 0,5 g/kg/dia e aumentando progressivamente até 1 a 1,5 g/kg/dia.

Redução dos Produtos Nitrogenados de Origem Colônica

Limpeza Intestinal

Considerando que as neurotoxinas envolvidas na patogenia da EH são oriundas dos cólons, a limpeza intestinal é procedimento fundamental. Para alcançar tal finalidade, duas modalidades terapêuticas são empregadas: limpeza mecânica e uso de dissacarídeos sintéticos não-absorvíveis[5,22,23,24].

As lavagens intestinais são úteis nas fases iniciais do tratamento, particularmente nos pacientes constipados e naqueles cujo episódio de EH foi desencadeado por sangramento digestivo. A instalação de sonda nasogástrica (SNG) auxilia tanto na lavagem e aspiração dos resíduos de sangue presentes na cavidade gástrica como na administração de medicamentos.

Os dissacarídeos sintéticos não-absorvíveis, representados classicamente pela lactulose, constituem a primeira linha farmacológica no tratamento da EH. A lactulose, resistente às dissacaridases intestinais, alcança os cólons, onde é metabolizada pela flora bacteriana em ácidos orgânicos. A acidificação colônica determina aumento da peristalse, tem efeito laxativo osmótico, além de reter amônia sob a forma de amônio na luz intestinal, o que reduz sua absorção [5,15,32]. Na EH aguda a lactulose deve ser administrada via oral (VO) ou via SNG, na dose de 30 a 40 ml a cada hora, até que se iniciem evacuações líquidas. A posologia é, então, gradualmente reduzida e ajustada para assegurar 2 a 3 evacuações diárias. A lactulose pode ser administrada na forma de enema de retenção (300 ml de xarope adicionados a 700 ml de água), com o paciente na posição de Trendelenburg. Alguns inconvenientes da administração da lactulose incluem sua pouca palatabilidade (gosto muito adocicado), flatulência e cólicas abdominais. Deve-se evitar o uso de doses excessivas de lactulose, porque pode resultar em diarréia profusa, com desidratação e hipernatremia. Uma opção para a lactulose é o lactitol, dissacarídeo não-absorvível similar à lactulose, disponível já na Europa, eficiente e com vantagens que incluem melhor palatabilidade e menor incidência de náusea e flatulência[24,32].

Se após 72 horas de instituição das medidas acima mencionadas não ocorrer melhora do quadro neurológico, deve-se considerar[22]:

a) a causa da EH não foi corretamente identificada ou o caso não está recebendo a terapia adequada;
b) o tratamento administrado não está sendo efetivo por liberação inadequada da lactulose no intestino delgado ou no cólon direito. Isso pode ocorrer em pacientes comatosos nos quais há relutância em se passar SNG pelo temor de induzir sangramento de varizes digestivas.

Antibióticos

O uso de antibióticos, particularmente a neomicina e o metronidazol, constitui a segunda linha de tratamento da EH. O mecanismo presumido de ação é a redução da flora bacteriana colônica e, conseqüentemente, da formação de amônia e de outras substâncias potencialmente neurotóxicas. A neomicina também afeta a mucosa intestinal, reduzindo a atividade da glutaminase nas vilosidades intestinais. A neomicina é administrada VO ou via SNG na dose de 0,5 a 1,0 g. a cada 6 horas durante 1 a 2 semanas, com retirada gradual. Esse composto também pode ser empregado sob a forma de enema de retenção (1 a 2 g em 100 a 200 ml de solução salina isotônica), 2 a 3 vezes ao dia[5,32]. A combinação de lactulose e neomicina parece ter efeito aditivo e pode ser empregada em casos resistentes. O metronidazol (250 mg 3 a 4 vezes ao dia) é também efetivo no tratamento da EH não-responsiva à lactulose. Outras opções de antimicrobianos que podem ser utilizados no tratamento da EH incluem a vancomicina (250 mg VO 4 vezes ao dia) e a rifaximina[22,32]. A rifaximina (derivada da rifamicina), é praticamente não-absorvível após administração e vem merecendo vários estudos na literatura européia. Os resultados preliminares indicam que, além de eficaz, tem bom perfil de tolerância[32].

Outras Terapias

Em casos selecionados de cirróticos com EH nos quais se suspeita da ingestão de benzodiazepínicos, pode-se administrar o antagonista dos benzodiazepínicos (flumazenil), na dose de 1 mg EV em *bolus*[5].

A ornitina-aspartato provê substrato para a formação da uréia (ornitina) e para síntese da glutamina, aumentando as duas principais rotas de detoxificação da amônia. Disponível em formulação para usos oral e endovenoso, os estudos preliminares na EH aguda e crônica trazem resultados encorajadores[5,22].

O benzoato de sódio, empregado no tratamento de crianças com defeitos no ciclo da uréia, resulta na excreção urinária aumentada de nitrogênio. Administrado sob a forma de xarope, mostrou-se, em alguns estudos, eficaz no tratamento da EH aguda e crônica[22,32].

Encefalopatia Crônica

Muitos dos princípios terapêuticos aplicados na condução dos episódios agudos de EH também são úteis na forma crônica. Mediante acompanhamento clínico cuidadoso e educação dos pacientes e familiares, pode-se evitar e prevenir muitos dos fatores desencadeantes da EH.

Devido ao catabolismo protéico aumentado na cirrose, recomenda-se consumo de 1 a 1,5 g/kg/dia de proteína, preferencialmente fracionada ao longo das refeições diárias. Conforme mencionado anteriormente, um balanço nitrogenado positivo pode auxiliar na regeneração hepática, aumentar a capacidade da musculatura estriada e detoxificar a amônia. Deve-se encorajar o consumo de proteína vegetal e produtos lácteos, embora as carnes não devam ser proscritas. Um dos benefícios da proteína vegetal é o elevado teor de fibras, o que promove, pela evacuação, aumento da excreção fecal de nitrogênio, em grande parte devido à incorporação do nitrogênio pelas bactérias fecais. Nos pacientes com EH crônica, intolerantes a todo tipo de proteína dietética, pode-se lançar mão dos suplementos à base de aminoácidos de cadeia ramificada. Pacientes com deficiência de zinco, complicação comum em cirróticos desnutridos, se beneficiam de suplementação com acetato de zinco[5].

Além do aconselhamento dietético, a prescrição de lactulose é a primeira escolha no tratamento dos casos de EH crônica. A dose deve ser adaptada para assegurar 2 a 3 evacuações diárias (em geral 30 ml, VO, 2 a 4 vezes ao dia). Outra opção é o lactitol (12 gramas, VO, 4 vezes ao dia). Os antibióticos devem ser reservados aos pacientes que respondem mal aos dissacarídeos ou àqueles que não apresentam diarréia ou acidificação das fezes. Os inconvenientes do uso crônico de antibióticos como a neomicina e o metronidazol são os potenciais efeitos adversos, como nefrotoxicidade, ototoxicidade e neurotoxicidade[5]. Além disso, o uso crônico de antibióticos altera a flora bacteriana intestinal, favorecendo diarréia, má absorção e supercrescimento bacteriano[15]. Nos pacientes de EH crônica não-responsivos aos dissacarídeos e antibióticos, pode-se tentar o uso do benzoato de sódio[22].

Casos de EH recorrente sem fator precipitante evidente, bem como aqueles refratários a todas as formas de tratamento clínico, devem ser pesquisados quanto à presença de *shunts* portossistêmicos naturais calibrosos, especialmente no leito esplenorrenal. Muitos desses *shunts* podem ser ocluídos com sucesso através de técnicas de radiologia intervencionista[5]. Cerca de 75% a 90% dos pacientes que desenvolvem EH após implante do TIPS respondem ao tratamento médico (dieta, lactulose, antibióticos). Quando tais medidas não controlam a EH, pode-se reduzir o calibre da prótese ou, eventualmente, obstruir o *shunt*[32].

Devido ao impacto negativo que a EH crônica acarreta na qualidade de vida, somado ao fato de ser um indicador de mau prognóstico, tais fatos induzem a encaminhar esses pacientes para avaliação da viabilidade de um transplante hepático.

Encefalopatia Hepática Mínima

A EH mínima, cuja prevalência oscila entre 60% e 70% dos cirróticos, pode afetar inclusive indivíduos com doença hepática clinicamente compensada. Conforme se mencionou no início, essa entidade, diagnosticada habitualmente através de testes psicométricos, pode afetar o desempenho dos pacientes em tarefas que dependam de atenção, reflexos rápidos, memória visual ou habilidade motora. Além disso, outra queixa que aflige uma parcela significativa desses indivíduos são as perturbações do sono (insônia).

O tratamento da EH mínima dependerá do impacto dos déficits neurofisiológicos sobre a qualidade de vida do paciente. Casos selecionados podem se beneficiar de orientação dietética e, eventualmente, de dissacarídeos não-absorvíveis. Benzodiazepínicos devem ser evitados nos pacientes com dificuldades de sono[5,14].

REFERÊNCIAS BIBLIOGRÁFICAS

1. Basile AS, Jones EA. Ammonia and GABA-ergic neurotransmission: interrelated factors in the pathogenesis of hepatic encephalopathy. *Hepatology* 25:1303-1305, 1997.
2. Blei AT. Hepatic encephalopathy. In Bircher J, Benhamou JP, McIntyre N, Rizzetto M, Rodés J. (Eds.) *Oxford textbook of hepatology*. 2nd ed. Oxford, Oxford University Press: 765-786, 1999.
3. Blei AT. Brain edema and portal systemic encephalopathy. *Liver Transpl*. 6:S14-S20, 2000.
4. Blei AT. The pathophysiological basis of the treatment of hepatic encephalopathy in cirrhosis. In Arroyo V, Bosch J, Bruix J, Ginès P, Navasa M, Rodés J. (Eds.) *Therapy in hepatology*. Barcelona, Ars Medica, 81-87, 2001.
5. Blei AT, Córdoba J. Hepatic encephalopathy. *Am J Gastroenterol* 96:1968-1976, 2001.
6. Bustamante J, Rimola A, Ventura PJ, et al. Prognostic significance of hepatic encephalopathy in patients with cirrhosis. *J Hepatol* 30:890-895, 1999.
7. Butterworth RF. The neurobiology of hepatic encephalopathy. *Semin Liver Dis* 16:235-244, 1996.
8. Butterworth RF. Neurotransmiter dysfunction in hepatic encephalopathy: new approaches and new findings. *Metab Brain Dis* 16:55-65,2001.
9. Cordoba J, Alonso J, Rovira A, et al. Is cerebral edema a component of the syndrome of hepatic encephalopathy? *J Hepatol* 35:598-604, 2001.
10. Cordoba J, Hinojosa C, Sampedio F, et al. Usefulness of magnetic ressonance spectroscopy for diagnosis of hepatic encephalopathy in a pacient with relapsing confusional syndrome. *Dig Dis Sci* 46:2451-2455, 2001.
11. Damink SWMO, Jalan R, Redhead DN, et al. Interorgan ammonia and amino acid metabolism in metabolically stable patients with cirrhosis and a TIPSS. *Hepatology* 36:1163-1171, 2002.
12. Dejong CHC, Deutz NEP, Soeters PB. Renal ammonia and glutamine metabolism during liver insufficiency-induced hyperammonemia in the rat. *J Clin Invest* 92:2834-2840, 1993.
13. Donovan JP, Schafer DF, Shaw BW Jr, et al. Cerebral oedema and increased intracranial pressure in chronic liver disease. *Lancet* 351:719-721, 1998.
14. Ferenci P, Lockwood A, Mullen K, et al. Hepatic encephalopathy — Definition, nomenclature, diagnosis, and quantification: final report of the Working Party at the 11th World Congress of Gastroenterology, Vienna, 1998. *Hepatology* 35:716-721, 2002.
15. Fitz G. Systemic complications of liver disease. In Fedman M, Scharschmidt BF, Sleisenger MH. (Eds.) *Sleisenger & Fordtran's gastrointestinal and liver disease: pathophysiology, diagnosis, management*. 6th ed. Philadelphia: WB Saunders Company: 1334-1354, 1998.
16. Groeneweg M, Quero JC, De Bruijn I, et al. Subclinical hepatic encephalopathy impairs daily functioning. *Hepatology* 28:45-49, 1998.
17. Haussinger D, Kircheis G, Fisher R, et al. Hepatic encephalopathy in chronic liver disease: a clinical manifestation of astrocyte swelling and low-grade cerebral edema? *J Hepatol* 32:1035-1038, 2000.
18. Kramer L, Tribl B, Gendo A, et al. Partial pressure of ammonia versus ammonia in hepatic encephalopathy. *Hepatology* 31:30-34, 2000.
19. Lockwood AH, McDonald JM, Reiman RE, et al. The dynamics of ammonia metabolism in man. Effects of liver disease and hyperammonemia. *J Clin Invest* 63:449-460, 1979.
20. Lockwood AH, Weissenborn K, Burchert W, et al. Correlations between neuropsychological test performance and brain glucose metabolism in non-alcoholic cirrhotics. In Yurdaydin C, Bozkaya H (Eds.) *Advances in hepatic encephalopathy and metabolism in liver disease*. Ankara, University Press: 319-324, 2000.
21. Marchesini G, Fabbri A, Bianchi G, et al. Zinc supplementation and amino acid-nitrogen metabolism in patients with advanced cirrhosis. *Hepatology* 23:1084-1092, 1996.
22. Mullen KD. Hepatic encephalopathy. In Friedman LS, Keeffe EB. (Eds.) *Handbook of liver disease*. Edinburg, Churchill Livingstone: 185-195, 1998.
23. Mullen KD, Dasarathy S. Hepatic encephalopathy. In Schiff ER, Sorrell MF, Maddrey WC. (Eds). *Schiff's diseases of the liver*. 8th ed. Philadelphia, Lippincott-Raven Publishers: 545-581, 1999.
24. Mullen KD, Sarbah AS, Kyprianou A. Portosystemic encephalopathy. In Bacon BR, Di Bisceglie AD. (Eds.) *Liver disease: diagnosis & management*. 1st ed. New York: Churchill Livingstone, 251-260, 2000.
25. Nomura F, Ohnishi K, Terabayahu H, et al. Effect of intrahepatic portal-systemic shunting on hepatic ammonia extraction in patients with cirrhosis. *Gastroenterology* 20:1478-1481, 1994.
26. Norenberg MD. Astrocytic-ammonia interactions in hepatic encephalopathy. *Semin Liver Dis* 16:245-253, 1996.
27. Rao KV, Norenberg MD. Cerebral energy metabolism in hepatic encephalopathy and hyperammonemia. *Metab Brain Dis* 16:67-78, 2001.
28. Riggio O, Ariosto F, Merli M, et al. Short-term oral zinc supplementation does not improve chronic hepatic encephalopathy. Results of a double-blind crossover trial. *Dig Dis Sci* 36:1204-1208, 1991.
29. Riggio O, Merli M, Capocaccia L, et al. Zinc supplementation reduces blood ammonia and increases liver ornithine transcarbamylase activity in experimental cirrhosis. *Hepatology* 16:785-789, 1992.
30. Rimola A. Indications of liver transplantation in patients with portal hypertension. In Arroyo V, Bosch J, Bruix J, Ginès P, Navasa M, Rodés J. (Eds.) *Therapy in hepatology*. Barcelona, Ars Medica, 73-79, 2001.
31. Romero-Gomez M, Boza F, Garcia-Valdecasas MS, et al. Subclinical hepatic encephalopathy predicts the development of overt hepatic encephalopathy. *Am J Gastroenterol* 96:2718-2723, 2001.
32. Schenker S, Bay M. Portal systemic encephalopathy. *Clin Liv Dis* 1:157-184, 1997.
33. Schomerus H, Hamster W, Blunck H, et al. Latent portosystemic encephalopathy: I. Nature of cerebral functional defects and their effect on fitness to drive. *Dig Dis Sci* 26:622-630, 1981.
34. Schomerus H, Hamster W. Quality of life in cirrhotics with minimal hepatic encephalopathy. *Met Brain Dis* 16:37-41, 2001.
35. Srivastava A, Mehta R, Rothke SP, et al. Fitness to drive in patients with cirrhosis and portal systemic shunting: a pilot study evaluating driving performance. *J Hepatol* 21:1023-1028, 1994.
36. Watanabe A, Tuchida T, Yata Y, et al. Evaluation of neuropsychological function in patients with liver cirrhosis with special reference to their driving ability. *Metab Brain Dis* 10:239-248, 1995.
37. Weissenborn K, Ennen JC, Schomerus H, et al. Neuropsychological characterization of hepatic encephalopathy. *J Hepatol* 34:768-773, 2001.
38. Ullian EM, Sapperstein SK, Christopherson KS, et al. Control of synapse number by glia. *Science* 291:657-661, 2001.

101

CAPÍTULO

Insuficiência Hepática Fulminante

Paolo Rogério de Oliveira Salvalaggio
Michael M. Abecassis
Andres T. Blei

Introdução

Insuficiência hepática fulminante é uma síndrome que gera disfunção aguda do metabolismo hepático. A incidência da síndrome é baixa, porém sua apresentação clínica é dramática. Mesmo com a evolução dos cuidados de terapia intensiva, os progressos técnicos e o grande avanço do transplante de fígado, a insuficiência hepática fulminante ainda apresenta alta morbimortalidade. Somente nos Estados Unidos, a insuficiência hepática fulminante levou a óbito aproximadamente 7.500 pessoas entre 1980-88, com uma taxa de mortalidade de aproximadamente 3,5 por milhão de habitantes.

Definição

Insuficiência hepática fulminante é definida como desenvolvimento de sinais e sintomas de disfunção hepatocelular (icterícia, coagulopatia e encefalopatia hepática) em pacientes com ausência prévia de história de doença hepática.

O termo insuficiência hepática fulminante (IHF) foi inicialmente descrito por Trey e Davidson (1970) para definir alteração do estado mental (encefalopatia) até 8 semanas após o início da sintomatologia em indivíduos previamente sadios[57]. Desde então, diversas definições foram elaboradas para classificar pacientes com IHF de acordo com a gravidade da doença e sua mortalidade (Tabela 101.1).

Tandon *et al.* (1982) utilizaram o termo insuficiência hepática subaguda em pacientes ictéricos por mais de 4 semanas, com doença hepática aguda, ascite e ausência de encefalopatia[55].

Bernuau et al. (1986) subdividiram a síndrome em hepatite fulminante, na qual a ocorrência de encefalopatia iniciava-se até 2 semanas após o início da icterícia e hepatite subfulminante, na qual a ocorrência de encefalopatia iniciava-se entre 2-12 semanas após o início da icterícia[4]. Ainda no mesmo ano, Gimson *et al.* utilizaram o termo insuficiência hepática de início tardio para pacientes cuja ocorrência de encefalopatia hepática iniciava-se entre 8-24 semanas após o início dos sintomas[23].

Na última década houve uma tendência progressiva em se utilizar os termos sugeridos por O'Grady *et al.* (1993), que dividiram os pacientes em portadores de insuficiência hepática hiperaguda (ocorrência de encefalopatia hepática iniciada até 7 dias após o início da icterícia), aguda (8-28 dias) e subaguda (5-12 semanas)[43].

Uma definição clara dos termos utilizados é importante para a comparação de diferentes tratamentos e esquemas terapêuticos. Da mesma maneira, a evolução temporal da IHF tem importância etiológica e prognóstica. Doença de evolução ultra-rápida pode ser associada com hepatite herpética, isquemia hepática ou toxicidade por acetaminofen ou outras drogas. Por outro lado, longos intervalos entre o início dos sintomas e a encefalopatia podem sugerir uma etiologia viral[43]. Da mesma maneira, pacientes com doença de início mais abrupto apresentam maior chance de desenvolver encefalopatia, enquanto pacientes com doença de duração maior que 2 semanas apresentam maior chance de desenvolver hipertensão portal e suas complicações[11].

Infelizmente, não há definição e termos aceitos universalmente. No presente capítulo serão utilizados o termo falência hepática aguda como termo genérico e a definição original de Bernuau para IHF e subfulminante, que são os extremos da síndrome de falência hepática aguda[57].

Etiologia

Assim que o diagnóstico de IHF seja realizado (coagulopatia, icterícia e alteração do estado mental),

Tabela 101.1
Insuficiência Hepática Fulminante: Termos e Definições

Autores	*Termo*	*Tempo*	*Definição*
Trey & Davidson[57]	Insuficiência hepática fulminante	<8 semanas	Sintomas
Tandon *et al.*[57]	Falência hepática subaguda	4 semanas	Sintomas
Gimson *et al.*[23]	Insuficiência hepática de início tardio	8-24 semanas	Sintomas
Bernuau *et al.*[4]	Fulminante Subfulminante	2 semanas 12 semanas	Icterícia e coagulopatia
O'Grady *et al.*[43]	Hiperaguda Aguda Subaguda	8 dias 8-28 dias 4-24 semanas	Icterícia

a investigação da causa deve ser iniciada. Algumas delas apresentam tratamento específico e podem ser revertidas. Outras contra-indicam o transplante hepático (Tabela 101.2).

Vale ressaltar que existe uma diferença geográfica entre as causas mais freqüentes de IHF. Em termos mundiais, as causas mais comuns são as hepatites virais (destaca-se a hepatite B) e as intoxicações (destaca-se aquela por acetaminofen)[22,46,58]. Na América do Norte, Inglaterra e Dinamarca a intoxicação por acetaminofen é a causa mais freqüente de IHF. No entanto, superdosagem de acetaminofen vem sendo reduzida drasticamente nesses países e é praticamente inexistente em outros locais[10,15,36,39,58].

IHF causada por vírus da hepatite A (HVA) ocorre em 0,35% dos adultos afetados pelo vírus e mais raramente em crianças, com maior incidência e mortalidade em pacientes idosos[17]. Vírus da Hepatite B (HVB) gera IHF em 1% dos casos[32]. A resposta imunológica do hospedeiro ao HVB parece determinar o desenvolvimento de infecção mais grave e dano celular mais extenso. IHF pode ser causada por reativação do HVB, bem como por mutação do vírus ou em casos de co-infecção pelo vírus da hepatite delta[34]. Vírus da hepatite E (HVE) é causa comum de IHF em países subdesenvolvidos, sendo a causa mais comum de IHF na Índia e apresenta maior mortalidade em mulheres grávidas (15-20%)[24,31]. Devido a mecanismos imunológicos ainda não totalmente esclarecidos, o vírus da hepatite C (HVC) é muito raramente associado com IHF[32]. Outros vírus causam raramente IHF ou ainda não possuem relação clara com estabelecimento de IHF[7,13,18,19,21,30].

Tabela 101.2
Causas de Insuficiência Hepática Fulminante

Infecciosas	• Vírus: HVA, HVB, HVC, HVD, HVE, e mais raramente citomegalovírus, vírus Epstein-Barr, adenovírus, coxsackie B, togavírus, vírus transmitido por transfusão (TTV), parvovírus B19, herpesvírus 6, herpes simplex vírus tipos I e II, vírus de febre hemorrágica e da varicela • Infecção bacteriana severa • Tuberculose • Toxina do *Bacillus cereus*
Drogas	• Ver Tabela 101.3
Isquemia	• Hepatite isquêmica, choque, doença de Budd-Chiari aguda, doença venooclusiva aguda, insuficiência cardíaca e cardiomiopatia
Metabólicas	• Gravidez: *"HELLP syndrome"* e infiltração gordurosa, galactosemia, intolerância à frutose, α-1-antitripsina, tirosinemia, hemocromatose, síndrome de Reye e doença de Wilson
Neoplasia	• Linfoma e metástases (mama, pulmão, próstata e melanoma)
Outras	• Doenças causadas pelo calor, toxinas (ver Tabela 101.3), doença de Still do adulto, hepatite auto-imune, não-funcionamento primário do transplante hepático (isquemia, complicações vasculares ou rejeição), hepatectomia parcial e criptogênica

Inúmeras drogas podem gerar IHF, porém não é estabelecida uma relação direta entre dose e efeito. Considera-se que essas reações são idiossincráticas, mediadas pela formação de reação imunológica que interrompe o funcionamento do hepatócito[33]. Alguns pacientes podem apresentar predisposição genética a essas reações (variante da isoenzima P-450), e também há um efeito somatório com uso de álcool [33]. O Tabela 101.3 apresenta uma lista de medicamentos e compostos que podem gerar IHF.

Tabela 101.3
Lista de Drogas e Compostos que Podem Gerar Insuficiência Hepática Fulminante

Idiossincráticas	*Dose-dependentes*
Halotano	Acetaminofen
Isoniazida	CCl_4
Fenitoína	Fósforo amarelo
Sulfas: mais freqüentemente sulfassalazina	Toxina do *Bacillus cereus*
Tiazolinedionas	Toxina da *Amanita phalloides*
Rifampicina	Toxina da anêmona-do-mar
Ácido valpróico	Aflatoxina
Dissulfiram	
Antiinflamatórios: o piroxicam apresenta o maior risco	
Antidepressivos: tricíclicos e inibidores da monoaminoxidase	
Cocaína e ecstasy	
Ervas medicinais: jin bu huan, chaparral, germander, *Atractylis gummifera*, pennaróia	
Outros: amiodarona, linisopril, interferon α, ecarazina, flutamida, ciclofosfamida, paroxetina, omeprazol, DDI e fialuridina	

O acetaminofen apresenta uma margem de segurança pequena com a dose diária recomendada (4 g/dia), e sua hepatotoxicidade é dose-dependente. Doses de 150 mg/kg (cerca de 10 g) podem gerar necrose. Já a superdosagem (>12 g) produz necrose hepatocelular na grande maioria dos casos. Alcoólatras, desnutridos e pacientes em uso de drogas que interferem com isoenzimas P-450 apresentam maior risco de hepatotoxicidade por acetaminofen, que pode ser ainda maior se ele for utilizado em jejum[1,10,60].

Mulheres grávidas podem desenvolver IHF devido à eclâmpsia *("HELLP syndrome")* ou infiltração gordurosa (ver Capítulo 117).

Diversas doenças metabólicas podem causar IHF. Embora infreqüente, IHF devido à Doença de Wilson é fatal se não for tratada com transplante hepático[35]. Neoplasias podem gerar IHF, especialmente em infiltrações extensas do parênquima hepático por metástases ou linfoma[26,27,38,56]. O transplante de fígado é contra-indicado nesses casos.

Em 10-44% dos portadores de IHF não se descobre a causa (IHF criptogênica).

PATOGENIA

Embora existam diversas causas de IHF, algumas similaridades entre o fator desencadeante, a geração de dano e o aparecimento de sintomas clínicos podem ser notadas. Sabe-se que as células de Kupffer exercem papel fundamental como liberadoras de citocinas e eicosanóides. Os mediadores mais importantes são IL-1, IL-6, TNF-α, óxido nítrico e endotoxina[16,51]. Esses produtos induzirão alterações circulatórias e hipoxia tecidual seguida de cascata inflamatória que podem gerar translocação bacteriana e insuficiên cia de órgãos e sistemas. Para uma revisão da patogenia da IHF, consulte Petelkian & Levy e Blei[5,45].

PATOLOGIA

Coagulopatia grave pode contra-indicar a realização de biópsia hepática[12]. O achado mais proeminente é necrose hepatocelular, com graus variáveis de colestase e infiltração gordurosa. Raramente, a necrose pode ser esparsa ou até mesmo ausente, como em casos de infiltração gordurosa da gravidez, hepatotoxicidade por ácido valpróico ou síndrome de Reye. Presume-se que nesses casos um dano mitocondrial prejudique a glicólise aeróbica, gerando depósitos gordurosos. As alterações histológicas dependerão da causa, e muitas vezes a extensão da necrose hepatocitária impede a identificação do possível fator causador da IHF.

APRESENTAÇÃO CLÍNICA

O paciente previamente saudável desenvolve tipicamente sinais e sintomas inespecíficos como náusea e mal-estar. Vômito é comum, mas dor abdominal é pouco freqüente. Posteriormente ocorre o aparecimento de icterícia. Esta é inicialmente discreta, mas posteriormente se torna grave, não apresentando relação com sintomas neuropsiquiátricos. Taquicardia, taquipnéia, febre e hipotensão são sinais tardios. O tamanho e a consistência do fígado são variáveis de acordo com o estágio e a causa da IHF. Sinais neurológicos focais, febre alta ou uma resposta lenta ao tratamento convencional devem servir como alerta para a investigação de outras possíveis causas de encefalopatia (ver Capítulo 110). Consulta e transferência imediata para um centro médico especializado em tratamento de doenças hepáticas e transplante de fígado devem ser realizadas precocemente antes que o paciente apresente coagulopatia, instabilidade hemodinâmica e coma hepático.

Pacientes que apresentam uma evolução clínica mais gradual (semanas em vez de dias) raramente desenvolverão edema cerebral. Ascite e insuficiência renal podem piorar o prognóstico da IHF[44].

Duração dos sinais/sintomas, história de exposição a agentes que causem IHF, presença de um fígado duro, aranhas vasculares e esplenomegalia, especialmente em pacientes alcoólatras ou portadores de hepatite viral, são características de um quadro de agudização de doença hepática crônica. A diferenciação dessa situação clínica e de IHF (Tabela 101.4) deve ser intensamente investigada pelo médico devido à potencial reversibilidade da agudização da doença crônica. Muitas vezes, falência hepática aguda é a primeira manifestação de doença hepática crônica.

nico, e é a complicação metabólica mais freqüente da IHF, ocorrendo em 40% dos pacientes. Alcalose respiratória pode ocorrer inicialmente para compensar a acidose metabólica causada por acetaminofen. Acidose metabólica ocorre mais tarde (em 10-50% dos pacientes) e é mais freqüentemente causada por acúmulo de ácido láctico em pacientes comatosos com hipoxemia e hipotensão. Hiperlactatemia (ácido láctico maior que 5 mmol/ml) está relacionada a um prognóstico reservado. Hipopotassemia, hipocalcemia e retenção hídrica também são comuns. Hipofosfatemia e hipomagnesemia estão relacionadas a um melhor prognóstico, estando relacionadas à regeneração celular. Plaquetopenia e diminuição ou ausência de síntese dos fatores I, II, V, VII, IX e X manifestam-se clinicamente como coagulopatia, alterando o TAP e KPTT. Coagulação intravascular disseminada pode ocorrer em pacientes com IHF devido a um aumento de consumo e diminuição de produção dos fatores de coagulação. Coagulopatia aumenta o risco de hemorragia gastrointestinal e cerebral e o número de complicações cardiovasculares.

Edema Cerebral e Encefalopatia Hepática

Encefalopatia hepática é utilizada como critério de definição de IHF. Sua gravidade pode variar desde al-

Tabela 101.4
Insuficiência Hepática Fulminante: Diferenciação de Doença Hepática Aguda e Agudização de Doenca Hepática Crônica

	Aguda	*Agudização da Doença Hepática Crônica*
História	Curta	Longa, com piora gradativa
Estado nutricional	Bom	Ruim
Fígado	Aumentado/normal/diminuído	Aumentado e duro
Baço	Aumentado/normal	Aumentado
Aranhas vasculares e estigmas de doença hepática	Ausentes	Presentes

Disfunção hepatocelular, coagulopatia, edema cerebral e encefalopatia hepática, infecção, insuficiência renal e instabilidade hemodinâmica são complicações da IHF discutidas a seguir[3].

Disfunção Hepatocelular, Coagulopatia e Complicações Metabólicas

Alterações na neoglicogênese e na glicogenólise geram hipoglicemia persistente, de difícil controle clí-

terações do afeto, insônia, dificuldade de concentração até coma profundo. A instalação da encefalopatia é geralmente súbita e pode preceder a instalação de icterícia. Agitação, insônia, alterações da personalidade, do caráter e do comportamento, bem como pesadelos, cefaléias e tonturas, podem ocorrer como sintomas iniciais. O diagnóstico clínico de edema cerebral pode ser difícil de ser estabelecido na fase inicial da IHF, ocorrendo somente na sua fase avançada, quando estupor ou coma profundo estão presentes. Edema cerebral ocorre em 75-80% dos pacientes com encefalopatia de grau IV [32]. Hálito hepático está geralmente presente. A presença de asterix é geralmente transitória e pode passar despercebida. A tomografia computadorizada de crânio apresenta baixa sensibilidade na detecção de edema cerebral na fase inicial da doença. Existem múltiplos fatores envolvidos na fisiopatologia da encefalopatia gerada pela IHF, tais como hipoglicemia, sepse, hipoxemia e edema cerebral (ver Capítulo 100)[5]. A dosagem de amônia sérica está relacionada com hérnia de uncus, porém sua utilidade clínica ainda é controversa[8]. Importante salientar que alterações neurológicas são também responsáveis por 25% de exclusão de transplante hepático dos pacientes com IHF e por 20% da mortalidade após transplante hepático em portadores de IHF. A progressão do edema cerebral aumenta a pressão intracraniana e prejudica a perfusão cerebral, gerando dano neurológico. Os sinais clínicos clássicos de aumento da pressão intracraniana (tríade de Cushing) são hipertensão arterial, bradicardia e alteracões da freqüência respiratória. Outros sintomas neurológicos podem também estar presentes, porém na evolução inicial da IHF esses sinais podem estar ausentes. Ao mesmo tempo, aumento da pressão intracraniana pode causar hérnia de úncus, que é a causa mais freqüente (80%) de morte nos pacientes com IHF. Monitorização contínua da pressão intracraniana é aconselhada, visando à sua manutenção abaixo de 20 mmHg e da pressão de perfusão cerebral maior que 50 mmHg. Para esse fim, cateteres epidurais são os mais utilizados na prática clínica, por apresentarem menor morbimortalidade que outros cateteres de monitorizacão da pressão intracraniana (subdurais, parenquimatosos e ventriculares)[6]. Monitorização contínua da atividade cerebral (eletroencefalografia) é utilizada em alguns centros, porém pouca utilidade prática tem sido demonstrada. Na evolução clínica do coma hepático, outras causas de coma devem ser investigadas, para que se prove causa–efeito das alterações neurológicas.

Infecção e Falência de Múltiplos Órgãos

Cerca de 80-90% dos pacientes portadores de IHF desenvolvem infecção bacteriana. Bacteremia é encontrada em cerca de 25% dos mesmos[47]. Infecção é responsável por 25% das exclusões de transplante hepático e por cerca de 40% das mortes de pacientes com IHF[47]. A intensidade da resposta inflamatória sistêmica está relacionada com a evolução clínica e o prognóstico. Três fatores aumentam o risco de infecção em pacientes portadores de IHF: translocação bacteriana, disfunção imune (função das células de Kupffer, redução do complemento, liberação de endotoxina e citocinas e quebra das barreiras naturais à infecção devido à realização de procedimentos invasivos) e alterações neurológicas [35,49]. Os locais mais freqüentes de infecção são os tratos urinário e respiratório, e as infecções mais comuns são as bacterianas geradas por *Staphylococcus* e *Streptococcus*, responsáveis por cerca de 65% das mesmas[47]. Infecção fúngica ocorre em um terço dos pacientes e é mais comumente causada por *Candida albicans*. Insuficiência renal e uso prolongado de antibióticos associados à disfunção imune predispõem a um aumento do número de infecções fúngicas. Uma abordagem agressiva para que se diagnostique e se trate precocemente infecções deve ser utilizada em pacientes portadores de IHF.

Síndrome Hiperdinâmica e Hipóxia Tissular

Portadores de IHF apresentam um estado hiperdinâmico, marcado pela presença de aumento do débito cardíaco (dobra em relação à população normal) e pela diminuição da resistência vascular periférica (diminui em 65% em relação à população normal). A conseqüência clínica mais evidente é a tendência à hipotensão arterial e hipoperfusão tissular. Alterações da microcirculação (derivação arteriovenosa) também contribuem para a hipoxia tissular. Hiperlactatemia, acidose metabólica, dificuldade de manutenção da pressão arterial e necessidade do uso de drogas vasoativas são marcadores importantes da hipoxia tissular.

Complicações Pulmonares, Pancreáticas e Renais e Insuficiência de Múltiplos Órgãos

Atelectasia, infecção, broncoaspiração e hipoxemia devido a *shunt* arteriovenoso são comuns em portadores de IHF. Edema pulmonar pode complicar IHF em 40% dos portadores de edema cerebral. O desenvolvimento de pulmão de choque aumenta consideravelmente a mortalidade e contra-indica transplante hepático. Manejo cuidadoso da reposição hídrica e uso de diuréticos são fundamentais no cuidado do paciente. Pancreatite aguda necrotizante não é incomum em pacientes com IHF. Ela é de difícil identificação e raramente é responsável pela morte desses pacientes. Aproximadamente metade dos pacientes portadores de IHF desenvolve insuficiência renal aguda, que geralmente é multifatorial, reversível e associada a um pior prognóstico da doença (mortalidade de 90-100%). Uremia não reflete a gravidade da disfunção renal devido à alteração do metabolismo hepático da uréia. Para balanço hídrico adequado, diálise pode ser necessária, e formas de hemofiltração contínuas (venovenosa ou arteriovenosa) são preferidas, por estarem associadas à menor instabilidade hemodinâmica. A insuficiência de múltiplos órgãos aumenta a mortalidade de pacientes com IHF e pode contra-indicar o transplante hepático.

DIAGNÓSTICO E FATORES PROGNÓSTICOS[3]

A Tabela 101.5 sumariza os exames que devem ser inicialmente solicitados e acompanhados seriadamente nos casos de IHF (Tabela 101.5). Os testes bioquímicos, hematológicos, de função hepática (ver Capítulo 96) e de função renal, bem como o grau de encefalopatia e os testes de coagulação, servirão como nível basal do paciente e deverão ser seguidos diariamente na evolução da IHF. Coagulopatia é o fator prognóstico mais importante na IHF e também é o primeiro marcador a ser normalizado em pacientes que apresentam resolução da IHF. Plaquetopenia pode indicar presença de coagulação intravascular disseminada. Bilirrubina sérica serve como marcador prognóstico para pacientes não-usuários de acetaminofen. A presença de acidose metabólica grave serve como marcador prognóstico para pacientes usuários de acetaminofen. Albuminemia baixa denota prognóstico reservado, bem como o estabelecimento de hipoglicemia. O nível de transaminases não apresenta correlação prognóstica, porém os níveis séricos tendem a cair com a deterioração do quadro clínico. A determinação da amônia sérica pode estar elevada, e dados mais recentes sugerem que a mesma apresenta valor prognóstico.

O prognóstico depende extensamente do fator etiológico. Acetaminofen e hepatite A apresentam menor mortalidade. Reação a drogas e IHF criptogênica estão associadas a maior mortalidade. Tempo de evolução dos sintomas e desenvolvimento de encefalopatia, gravidade da encefalopatia e a presença de complicações também influenciam diretamente o índice de mortalidade. Acidose, hiperlactatemia e hipoglicemia apresentam correlação com má evolução clínica. Tempo de protrombina é o melhor indicador isolado da evolução clínica do paciente. Diversas classificações são utilizadas para determinação do prognóstico de pacientes portadores de IHF (Tabela 101.6). Os critérios do Hospital King's College são utilizados na maioria dos centros de doenças do fígado como fator prognóstico e indicação de transplante hepático. Os critérios foram identificados após a revisão dos dados clínicos de 588 pacientes e utilização de regressão linear[25]. Embora sua utilidade já tenha sido comprovada, esses critérios podem não ter aplicação mundial, devido a diferenças regionais. Da mesma maneira, outros modelos criados podem ser mais úteis quando utilizados na instituição criadora do mesmo. O uso de biópsias seriadas, amônia, fator V e volumetria hepática não parece avaliar corretamente o prognóstico da doença[5]. Na ausência de encefalopatia hepática a mortalidade da falência hepática aguda é de 0-5%.

Tabela 101.5
Lista de Testes Utilizados para a Investigação e Monotorização de Pacientes Portadores de Insuficiência Hepática Fulminante

Hematologia	• Hemograma, tipo sangüíneo e testes da coagulação
Bioquímica	• Glicemia, bilirrubinas, transaminases, albumina, amilase, eletrólitos, gasometria arterial, fatores V e VIII, fibrinogênio, ácido láctico e amônia séricos
Microbiologia e virologia	• Marcadores para hepatites virais, auto-imune e doenças metabólicas (ver Capítulos 108-12). Culturas do sangue, catarro, urina e fezes (aeróbios, anaeróbios e fungos)
Outros essenciais	• EEG, controle da pressão intracraniana, radiografia de tórax e controle de ingesta e excreção de líquidos
Adicionais (nem sempre necessários)	• Dosagem de álcool e drogas, uso de cateter venoso central e de artéria pulmonar para monitorização hidroeletrolítica, dosagem dos eletrólitos urinários e imagem do fígado (ecografia, tomografia computadorizada e ressonância magnética)

Monitorização da pressão intracraniana e eletroencefalograma (EEG) têm sido utilizados para a avaliação do quadro clínico e a determinação do prognóstico de pacientes portadores de IHF, já que tomografia computadorizada de crânio não é confiável para a detecção precoce de edema cerebral. Monitorização contínua pode ser necessária em pacientes com encefalopatia de graus 3-4 (ver Capítulo 110).

Durante a década de 90 houve uma importante diminuição na mortalidade de pacientes portadores de IHF em centros especializados em tratamento de doenças hepáticas devido ao uso de transplante hepático urgente como opção terapêutica e um tratamento mais agressivo incluindo monitorização, procedimentos invasivos (controle da pressão intracraniana e uso de cateter de Swan-Ganz).

Em grandes séries, a resolução espontânea da doença (sem transplante de fígado) varia de 20-30%. A sobrevivência dos pacientes dependerá mais diretamente da parada de destruição dos hepatócitos e do suporte e manutenção da função de órgãos vitais. Na verdade, a capacidade regenerativa dos hepatócitos não-lesados encontra-se preservada ou muitas vezes até aumentada nos quadros de IHF. Dessa forma, a recuperação completa da massa hepática é a norma em pacientes que sobrevivem a IHF.

Tabela 101.6
Fatores Prognósticos que São Indicadores de Transplante Hepático na Insuficiência Hepática Fulminante

Critérios do King's College[42]	Critérios de Clichy[42]
Intoxicação por acetaminofen • pH <7,3 (depois de haver correção da hidratação) independentemente do grau de encefalopatia ou • RNI >6,5 + creatinina > 3 mg/dl (com encefalopatia de graus 3-4)	• Fator V<20% (idade <de 30 anos) ou 30% (idade maior que 30 anos) • Confusão e/ou coma
Outras causas • RNI >6,5 ou 3 dos seguintes: • RNI >3,5 • Idade >40 ou <10 • Etiologia: hepatite viral não-A, não-B ou drogas	
Duração da icterícia até aparecimento de encefalopatia menor que 7 dias	
Bilirrubina sérica>18 mg/dl	

TRATAMENTO, MONITORIZAÇÃO E EVOLUÇÃO

Cuidados Gerais

Com a utilização do transplante de fígado e a monitorização em unidade especializada em tratamento de doenças do fígado e sob cuidados de terapia intensiva, a sobrevida dos pacientes portadores de IHF vem aumentando. O cuidado do paciente deve ser multiprofissional, envolvendo intensivistas, cirurgiões, nefrologistas, neurologistas, infectologistas, hepatologistas, entre outros. Quando falência hepática aguda encontra-se instalada, a administração de medicamentos alopáticos hepatotóxicos, homeopáticos e ervas medicinais deve ser cessada imediatamente. Avaliação individual e reintrodução seletiva deve fazer parte de opinião conjunta da equipe médica multidisciplinar que coordena o cuidado do paciente portador de IHF, baseado no potencial efeito sedativo, hipotensor, hepato- e nefrotóxico das drogas. Portadores de malária, diabetes e insuficiência adrenal ou tireoidiana são exceções. Nesses casos, quinino, insulina e hormonioterapia devem ser mantidos. O grau de encefalopatia hepática e glicemia deve ser avaliado a cada hora e registrado no prontuário do paciente, juntamente com os outros parâmetros clínicos monitorizados em unidade de terapia intensiva. Esses parâmetros podem variar abruptamente e exigir tratamento urgente. Solução contendo glicose a 50% (100 ml) deve ser utilizada sempre que o paciente for admitido, transportado ou apresentar glicemia menor que 60 mg/dl. Cuidado deve ser estabelecido para que se obtenha um controle hidroeletrolítico adequado, evitando-se sobrecarga hídrica. O uso de cateter de Swan-Ganz permanece controverso e não deve ser rotineiro. No entanto, em pacientes em choque, sepse, com disfunção miocárdica ou falência renal, sua utilização pode contribuir valiosamente para a melhor reposição hídrica e manutenção da estabilidade hemodinâmica. A hipotensão arterial é de dificil controle, e drogas vasoativas podem ser utilizadas. Hemofiltração contínua deve ser instituída com um aumento da creatinina acima de 4,5 mg/dl. Nutrição enteral e profilaxia para sangramento gastroduodenal também devem ser instituídas. Mesmo na presença de intenso catabolismo, dieta hiperprotéica deve ser evitada. Antibioticoterapia de amplo espectro deve ser utilizada, inclusive com a utilização de antifúngicos, até que se obtenham resultados finais das culturas do sangue, urina e secreção pulmonar. Coagulopatia deve ser tratada com a utilização de doses rotineiras de vitamina K, associada à infusão de plasma fresco e plaquetas em caso de sangramento ou realização de procedimentos invasivos. O tratamento da encefalopatia hepática encontra-se detalhado no Capítulo 110. Investigação intensiva da sua causa, bem como a profilaxia e o tratamento precoce, apresenta melhores resultados. Monitorização da pressão intracraniana deve ser realizada rotineiramente em pacientes com encefalopatia hepática de graus 3-4. O controle do edema cerebral prolonga a sobrevida do paciente e aumenta as chances da realização de transplante hepático. Aumento da pressão intracraniana acima de 30 mmHg por mais de 5 minutos deve ser prontamente tratado com a infusão de solução de manitol a 20% (dose de 0,3-1 g/kg a cada 4 horas), elevação da cabeceira a 20-30 graus e hiperventilação (com o objetivo de manter a $PaCO_2$ menor que 25). Não há benefício no uso de corticóide no tratamento da IHF, bem como no uso de estimuladores da regeneração hepática, plasmaférese e prostaglandina E. Em caso de não resposta a manitol, tiopental ou pentobarbital (3-5 mg/kg) podem ser utilizados. Na presença de insuficiência renal, hipotensão pode ser gerada e deve ser tratada. Ondas epileptiformes no EEG podem ser tratadas com fenitoína para a redução do consumo neuronal de oxigênio.

Tratamento Específico

O uso de antídotos específicos infelizmente é disponível somente para uma minoria das causas de IHF. N-acetil-cisteína é eficaz como antídoto a superdosagens de acetaminofen [25]. O tratamento deve ser iniciado assim que se suspeite do diagnóstico de IHF, independentemente da causa [2]. A dose inicial é de 140 mg/kg via oral, seguida de dose de manutenção de 70 mg/kg a cada 4 horas por 5 dias. Em casos de IHF causada por hepatite herpética, o aciclovir intravenoso deve ser utilizado. Envenenamento por amanita deve ser tratado com o uso de penicilina (antagoniza a toxina), silibilina (bloqueio da absorção), estimulação da diurese e uso de carvão. O uso de D-penicinilamina pode evitar ou atrasar a indicação de transplante hepático quando IHF é causada pela doença de Wilson. Trombólise, descompressão da pressão portal cirúrgica ou radiologicamente (TIPS) podem ser utilizadas em portadores de síndrome de Budd-Chiari aguda. Aciclovir pode ser efetivo para o tratamento clínico de hepatite por vírus herpes simplex tipo 1. Rápida indução do parto pode reverter a IHF gerada pela gravidez.

Suporte Hepático Artificial[53]

- *Sistemas de Suporte Artificial do Fígado.* Hemoperfusão com carvão, sistemas de diálise, detoxificação baseada em microesferas (MBS) e de recirculação das moléculas absorvíveis (MARS) vêm sendo utilizados em estudos pilotos e experimentais, apresentando ainda pouca aplicabilidade clínica.
- *Sistemas de Suporte Bioartificial do Fígado (BAL).* O uso de hepatócitos de suínos tem sido estudado clinicamente com resultados preliminares promissores. O dispositivo de suporte hepático extracorpóreo (ELAD) utiliza perfusão sangüínea através de membranas fibrosas côncavas que são cercadas por hepatócitos de linhagens tumorais de humanos (C3A). Também recentemente transplante de hepatócitos vem apresentando sucesso experimental e acredita-se que possa ser utilizado no futuro para tratamento da IHF ou como ponte para transplante hepático.
- *Perfusão extracorpórea do fígado.* Este sistema apresenta a capacidade de reproduzir todas as funções do fígado e é capaz de tratar IHF ou funcionar como ponte para o transplante hepático. Consiste na utilização de fígados que não são utilizados para transplante (doadores marginais) ou de porcos que são mantidos a temperatura controlada à beira do leito. O sangue da veia femoral é perfundido e retorna à veia jugular ou axilar através do uso de uma bomba centrífuga. O fator limitante é o desenvolvimento de rejeição vascular 2-4 horas após o início da perfusão devido à presença de anticorpos humanos pré-formados contra o epitélio suíno[40].
- *Xenotransplante.* Espera-se que a utilização de porcos transgênicos possam diminuir a falta de órgãos e a mortalidade de pacientes portadores de IHF na lista de espera por um órgão. O uso de porcos transgênicos a proteínas regulatórias do complemento humano (CD55 e CD59) evita que a cascata de complemento se desenvolva e permite que a rejeição vascular possa ser evitada.

Transplante Hepático

Mortalidade da IHF sem a utilização de transplante hepático é de até 80%. Embora cirurgia não seja a terapia ideal para IHF, o transplante de fígado é a única modalidade terapêutica que comprovadamente aumenta a sobrevida desta síndrome na atualidade. Embora a cirurgia seja tecnicamente menos difícil neste grupo de pacientes que apresentam fígado atrófico, associado à ausência de aderências e circulação portal colateral, a sobrevida varia de 50-90%. Utilização de órgãos não ideais (doadores marginais, incompatibilidade ABO e infiltração gordurosa), associado à severidade do quadro clínico do paciente e riscos da imunossupressão geram uma mortalidade perioperatória de 10-30%. Um grande dilema em portadores de IHF é a decisão de quando listar o paciente para transplante[9]. Teoricamente, somente pacientes que não sobreviveriam sem a realização de transplante (80%) deveriam ser listados. Ao mesmo tempo, se a indicação não for precisa, pacientes previamente saudáveis necessitarão de imunossupressão indefinidamente e estarão sujeitos às complicações da mesma. Na prática, o intervalo entre muito cedo e muito tarde torna-se extremamente curto, devendo o paciente " ser listado" para transplante assim que o diagnóstico for realizado. Se um doador tornar-se disponível, o paciente deve ser reavaliado em relação da necessidade e ausência de contra-indicação ao transplante hepático. Além das contra-indicações usuais ao transplante hepático (Capítulo 119), presença de SARA, pressão intracraniana>35 mmHG por mais de 2 horas ou dilatação pupilar fixa por mais de uma hora também contra-indicam a realização de transplante[20]. Aparentemente, dos pacientes portadores de IHF, crianças apresentam maior benefício com o transplante hepático que adultos. A utilização de *split livers*, redução hepática e utilização de doadores vivos tem sido descrita com bons resultados para o tratamento de IHF[14,37,41,50,54,59]. Maior preocupação se deve à possibilidade de evolução inadequada do doador, o que pode contribuir para uma maior morbidade pós-operatória do mesmo, bem como do receptor que sofre o risco de receber massa hepática insuficiente. A presença de uma autorização para cirurgia de auto-risco é obrigatória e não pode estar ligada à pressão psicológica da família. Na década de 90, a utilização de transplante hepático auxiliar tornou-se uma opção atrativa para pacientes portadores de IHF. Nestes casos, o fígado apresenta uma chance de se recuperar da falência aguda em 50-60% dos casos e o aloenxerto pode ser removido, evitando-se que o paciente necessite terapia imunossupressora indefinidamente[28,29,48,52].

REFERÊNCIAS BIBLIOGRÁFICAS

1. Artnak KE, Wilkinson SS. Fulminant hepatic failure in acute acetaminophen overdose. Dimens Crit. Care Nurs., 17:135-144, 1998.
2. Ben-Ari Z, Vaknin H, Tur-Kaspa R. N-acetylcysteine in acute hepatic failure (non-paracetamol-induced). Hepatogastroenterology, 47:786-789, 2000.
3. Bernstein D, Tripodi J. Fulminant hepatic failure. Crit. Care Clin., 14:181-197, 1998.
4. Bernuau JR, Benhamou JP. Fulminant and subfulminant liver failure: definitions and causes. Semin. Liver Dis., 6:97-106, 1986.
5. Blei AT. Pathophysiology of brain edema in fulminant hepatic failure, revisited. Metab. Brain Dis., 16:85-94, 2001.
6. Blei AT, Olafsson S, Webster S et al. Complications of intracranial pressure monitoring in fulminant hepatic failure. Lancet, 341:157-158, 1993.
7. Charlton M, Adjei P, Poterucha J et al. TT-virus infection in North American blood donors, patients with fulminant hepatic failure, and cryptogenic cirrhosis. Hepatology, 28:839-842, 1998.
8. Clemensen JL. Cerebral herniation in patients with acute liver failure is correlated with arterial ammonia concentration. Hepatology, 29: 648, 1999.
9. Cox KL, Berquist WE, Castillo RO. Paediatric liver transplantation: indications, timing and medical complications. J. Gastroenterol. Hepatol., 14:S61-66, 1999.
10. Dargan PI, Jones AL. Acetaminophen poisoning: an update for the intensivist. Crit. Care, 6: 108-110, 2002.
11. Dhiman RK, Makharia GK, Jain S et al. Ascites and spontaneous bacterial peritonitis in fulminant hepatic failure. Am. J. Gastroenterol., 95:233-238, 2000.
12. Donaldson BW, Gopinath R, Wanless IR et al. The role of transjugular liver biopsy in fulminant liver failure: relation to other prognostic indicators. Hepatology, 18: 1370-1376,1993.
13. Egawa H, Inomata Y, Nakayama S et al. Fulminant hepatic failure secondary to herpes simplex virus infection in a neonate: A case report of successful treatment with liver transplantation and perioperative acyclovir. Liver Transpl. Surg., 4: 513-515, 1998.
14. Eguchi S, Yanaga K, Fujita F et al. Living-related right lobe liver transplantation for a patient with fulminant hepatic failure during the second trimester of pregnancy: report of a case. Transplantation, 73:1970-1971, 2002.
15. Eguia L, Materson BJ. Acetaminophen-related acute renal failure without fulminant liver failure. Pharmacotherapy, 17: 363-370, 1997.
16. Essani NA, Fisher MA, Farhood A et al. Cytokine-induced upregulation of hepatic intercellular adhesion molecule-1 messenger RNA expression and its role in the pathophysiology of murine endotoxin shock and acute liver failure. Hepatology, 21: 1632-1639,1995.
17. Fagan E, Yousef G, Brahm J et al. Persistence of hepatitis A virus in fulminant hepatitis and after liver transplantation. J. Med. Virol., 30: 131-136, 1990.
18. Fahy RJ, Crouser E, Pacht ER. Herpes simplex type 2 causing fulminant hepatic failure. South Med. J, 93:1212-1216,2000.
19. Feranchak AP, Tyson RW, Narkewicz MR, et al. Fulminant Epstein-Barr viral hepatitis: orthotopic liver transplantation and review of the literature. Liver Transpl. Surg., 4:469-476, Nov,1998.
20. Fujiwara K, Mochida S. Indications and criteria for liver transplantation for fulminant hepatic failure. J. Gastroenterol., 37:S74-77, 2002.
21. Ghosh A, Ghoshal UC, Kochhar R, et al. Infectious mononucleosis hepatitis: report of two patients. Indian J. Gastroenterol., 16:113-114, 1997.
22. Gill RQ, Sterling RK. Acute liver failure. J.Clin. Gastroenterol, 33:191-198, 2001.
23. Gimson AE, et al. Late-onset of hepatic failure: clinical, serological, and histological features. Hepatology, 6:288-294, 1986.
24. Hamid SS, Jafri SM, Khan H, et al. Fulminant hepatic failure in pregnant women: acute fatty liver or acute viral hepatitis? J. Hepatol., 25:20-27, 1996.
25. Harrison PM, Keays R, Bray GP, et al. Improved outcome of paracetamol-induced fulminant hepatic failure by late administration of acetylcysteine. Lancet, 335: 1572-1573, 1990.
26. Hashimoto Y, Kimura G, Tsuboi N, et al. A case of prostatic small cell carcinoma. Hinyokika Kiyo, 46:425-427, 2000.
27. Ihara N, Yashiro N, Kinoshita T, et al. Diffuse intrasinusoidal liver metastasis of small cell lung cancer causing fulminant hepatic failure: CT findings-a case report. Radiat. Med., 19:275-277, 2001.
28. Ikegami T, Shiotani S, Ninomiya M, et al. Auxiliary partial orthotopic liver transplantation from living donors. Surgery, 131:S205-210, 2002.
29. Jaeck D, Boudjema K, Audet M, et al. Auxiliary partial orthotopic liver transplantation (APOLT) in the treatment of acute liver failure. J. Gastroenterol., 37: S88-91, 2002.
30. Karetnyi YV, Beck PR, Markin RS, et al. Human parvovirus B19 infection in acute fulminant liver failure. Arch. Virol., 144: 1713-1724, 1999.
31. Krawczynski K. Hepatitis E. Hepatology, 17: 932-941, 1993.
32. Lee WM. Acute liver failure. N. Engl. J. Med., 329:1862-1872, 1993.
33. Lee WM. Drug-induced hepatotoxicity. N. Engl. J. Med., 333:1118-1127, 1995.
34. Lee WM. Hepatitis B virus infection. N. Engl. J. Med., 337:1733-1745, 1997.
35. Lee WM. Fulminant Hepatic Failure. In: Schiff, E.R.S., M.F.; Maddrey, W.C., ed. Schiff's Diseases of the Liver. Philadelphia, PA, USA: Lippincott-Raven Publishers, p.879-895, 1999.
36. Makin AJ, Williams R. Acetaminophen-induced hepatotoxicity: predisposing factors and treatments. Adv. Intern. Med., 42: 453-483, 1997.
37. Marcos A, Ham JM, Fisher RA, et al. Emergency adult to adult living donor liver transplantation for fulminant hepatic failure. Transplantation, 69: 2202-2205, 2000.
38. Martelli O, Coppola L, De Quarto AL et al. Fulminant hepatic failure caused by diffuse intrasinusoidal metastatic liver disease: a case report. Tumori, 86: 424-427, 2000.
39. McClain CJ, Price S, Barve S, et al. Acetaminophen hepatotoxicity: An update. Curr. Gastroenterol. Rep., 1: 42-49, 1999.
40. Mora N, Kaptanoglu L, Zhang Z, et al. Single vs. dual vessel porcine extracorporeal liver perfusion. J. Surg. Res., 103:228-235, 2002.
41. Nishizaki T, Hiroshige S, Ikegami T, et al. Living-donor liver transplantation for fulminant hepatic failure in adult patients with a left-lobe graft. Surgery, 131:S182-189, 2002.
42. O'Grady JG, Alexander GJ, Hayllar KM, et al. Early indicators of prognosis in fulminant hepatic failure. Gastroenterology, 97: 439-445, 1989.
43. O'Grady JG, Williams R. Acute liver failure: redefining the syndromes. Lancet, 342:273-275, 1993.
44. Ostapowicz GF, Schiodt FV, et at. Results of a prospective study of acute liver failure at 17 tertiary care centers in the United States. Ann. Intern. Med., 137: 947-954, 2002.
45. Petelkian KM. Role of cytokines and immune mechanisms in acute liver failure. In: Lee, W.M., Williams, R., ed. Acute liver failure. Cambridge: Cambridge Press, p.67-78, 1997.

46. Poddar U, Thapa BR, Prasad A, et al. Natural history and risk factors in fulminant hepatic failure. Arch. Dis. Child, 87:54-56, 2002.
47. Rolando NH, Brahm J, et al. Prospective study of bacterial infection in acute liver failure: an analysis of 50 patients. Hepatology, 11:49, 1990.
48. Rosenthal P, Roberts JP, Ascher NL, et al. Auxiliary liver transplant in fulminant failure. Pediatrics, 100:E10, 1997.
49. Sherlock SD. Acute Liver Failure. In: Sherlock, S.D., J, ed. Diseases of the Liver and Biliar System. Oxford, England: Blackwell Publishers, 111-126, 2000.
50. Sterneck M, Fischer L, Buggisch P, et al. Transplantation of complete and split liver grafts for patients with fulminant hepatic failure. Z.Gastroenterol., 34: 795-800, 1996.
51. Streetz K, Leifeld L, Grundmann D, et al. Tumor necrosis factor alpha in the pathogenesis of human and murine fulminant hepatic failure. Gastroenterology, 119: 446-460, 2000.
52. Sudan DL, Langnas AN, Shaw Jr.. Long-term follow-up of auxiliary liver transplantation for fulminant hepatic failure. Transplant. Proc., 29:485-486, 1997.
53. Sugimachi K, Shimada M. An ideal liver support system and xenotransplantation. Nippon Geka Gakkai Zasshi, 103: 294-299, 2002.
54. Tanaka K, Uemoto S, Inomata Y, et al. Living-related liver transplantation for fulminant hepatic failure in children. Transpl. Int., 7: S108-110, 1994.
55. Tandon BN, Joshi YK, Krishnamurthy L, et al. Subacute hepatic failure; is it a distinct entity? J. Clin. Gastroenterol., 4: 343-346, 1982.
56. Thompson DR, Faust TW, Stone MJ, et al. Hepatic failure as the presenting manifestation of malignant lymphoma. Clin. Lymphoma, 2: 123-128, 2001.
57. Trey CD. The management of fulminant hepatic failure. In: Popper, H.S., F., ed. Progress in Liver Diseases. New York, NY, USA: Grune & Stratton, p.282-298, 1970.
58. Turvill, J. L.; Burroughs, A. K.;Moore, K. P. Change in occurrence of paracetamol overdose in UK after introduction of blister packs. Lancet, 355: 2048-2049, 2000.
59. Uemoto S, Inomata Y, Sakurai T, et al. Living donor liver transplantation for fulminant hepatic failure. Transplantation 70: 152-157, 2000.
60. Zimmerman HJ, Maddrey WC. Acetaminophen (paracetamol) hepatotoxicity with regular intake of alcohol: analysis of instances of therapeutic misadventure. Hepatology, 22: 767-773, 1995.

102

CAPÍTULO

Hipertensão Portal

Antonio Nocchi Kalil
Júlio Cézar Uili Coelho
René Adam
Henri Bismuth

Introdução

O sistema porta é formado pela veia porta e suas tributárias, as veias esplênica, mesentérica superior e mesentérica inferior. É um sistema sem válvulas, que se inicia nos sinusóides esplênicos, pancreáticos, intestinais e da vesícula biliar e termina nos sinusóides hepáticos. É o único sistema do organismo que está compreendido entre sinusóides.

O fluxo sangüíneo hepático normal é de 1.500 ml/minuto, representando 20% do débito cardíaco. A veia porta é responsável por 75% do fluxo sangüíneo para o fígado, e a artéria hepática, por somente 25%. Entretanto, a artéria hepática é responsável por cerca de 60% do oxigênio consumido pelo fígado. A veia porta mede em média 6,5 cm de extensão e 0,8 cm de diâmetro e é formada pela união da veia mesentérica superior com a veia esplênica. Este último vaso recebe a veia mesentérica inferior.

A pressão portal é dinâmica e varia com mudanças da postura, pressão intra-abdominal e respiração. Normalmente a pressão na veia porta é baixa, inferior a 10-15 cm de água, porque a resistência nos sinusóides hepáticos é também baixa[38]. Entretanto, qualquer causa que dificulte o fluxo sangüíneo no sistema porta pode ocasionar uma elevação na pressão venosa portal. Hipertensão portal é definida como uma pressão no sistema portal acima de 25-30 cm de água quando medida trans-operatoriamente ou quando a pressão sinusoidal transmitida a partir da veia hepática é superior a 4 mmHg.

A hipertensão portal é de fundamental importância atual devido ao grande número de condições que podem ocasioná-la, à sua elevada incidência e às suas graves complicações, que são associadas à morbidade e à mortalidade expressivas.

Etiologia e Classificação

A hipertensão portal quase sempre resulta da obstrução sangüínea no sistema porta. Anatomicamente, o local da obstrução pode ser pré-hepático, hepático ou pós-hepático. Muito raramente, a hipertensão portal pode ser secundária a um aumento no fluxo sangüíneo portal. A Tabela 102.1 mostra uma classificação da hipertensão portal que é baseada em critérios anatômicos e etiológicos.

A causa mais comum de hipertensão portal é a cirrose hepática. Em algumas regiões do Brasil, a esquistossomose hepática é ainda a causa mais comum. As principais afecções que causam hipertensão portal são discutidas em detalhes nos seus respectivos capítulos.

A *hipertensão portal por obstrução pré-hepática* pode ser devida a diversas causas. Sepse, pileflebite, contraceptivos orais, invasão tumoral podem ocasionar trombose das veias porta ou esplênica. A transformação cavernomatosa da veia porta é devida à trombose desta secundária a processos infecciosos no sistema porta[83]. Compressões extrínsecas, como nas doenças do pâncreas, levam à obstrução segmentar da veia esplênica[83].

Hipertensão portal por obstrução intra-hepática. Na cirrose hepática, a obstrução ao fluxo sangüíneo ocorre em todos os níveis: espaços porta, sinusóides e veias hepáticas. A fibrose portal e os nódulos de regeneração comprometem os espaços portais e as veias hepáticas, respectivamente. As alterações estruturais do fígado aumentam a resistência vascular,

Tabela 102.1 Etiologia e Classificação da Hipertensão Portal
A. Obstrução Pré-Hepática 1. Trombose da veia porta e/ou esplênica 2. Compressão extrínseca 3. Anomalias congênitas 4. Idiopática
B. Obstrução Intra-Hepática 1. Cirrose 2. Esquistossomose 3. Doenças infiltrativas 4. Fibrose hepática 5. Outras doenças venooclusívas 6. Idiopática
C. Obstrução Pós-Hepática 1. Síndrome de Budd-Chiari 2. Insuficiência cardíaca
D. Aumento do Fluxo Sanguíneo Portal 1. Fístula artéria hepática-veia porta 2. Fístula arteriovenosa esplênica

e o local primário é sinusoidal (sinusóides dentro dos nódulos). Contribuem também as alterações da microcirculação: capilarização dos sinusóides e anastomoses vasculares intra-hepáticas entre ramos das veias porta e hepáticas e entre ramos da artéria hepática e da veia porta.

A forma hepatoesplênica da esquistossomose cursa com hipertensão portal. Os ramos venosos intra-hepáticos da veia porta são obstruídos por fibrose dos espaços portais (fibrose de Symmers), provavelmente conseqüente à presença de ovos, granulomas e vermes mortos. Há proliferação angiomatóide perivenosa e inflamação crônica dos espaços portais, sendo a primeira alteração de origem discutível, se arterial ou venosa. O parênquima hepático, em geral, é preservado, bem como o fluxo sangüíneo total, agora dependente do sistema arterial. Complexos imunes podem ser responsáveis pela progressão da doença nas fases avançadas. Alterações da microcirculação, à semelhança da cirrose, produzem bloqueio sinusoidal. Na esquistossomose, a hipertensão portal é pré-sinusoidal na maioria dos pacientes e tem dois componentes: bloqueio intra-hepático em espaços portais e aumento do fluxo sangüíneo ocasionado pela esplenomegalia. Nas fases avançadas, pode haver bloqueio parassinusoidal devido ao comprometimento da microcirculação (cicatrização do fígado esquistossomótico)[5].

As lesões que infiltram ou comprimem as estruturas vasculares intra-hepáticas, como sarcoidose, tuberculose, amiloidose, doenças mieloproliferativas, carcinoma metastático, doença policística, raramente associam-se à hipertensão portal e, excepcionalmente, cursam com manifestações clínicas.

A obstrução biliar extra-hepática em fases avançadas pode cursar com hipertensão portal pela fibrose portal e periportal (cirrose biliar secundária).

A fibrose hepática congênita é uma malformação autossômica recessiva, rara, caracterizada por comprometimento não-universal dos espaços portais, abundante tecido conjuntivo e dilatação dos ductos biliares. Associa-se freqüentemente a outras malformações como dos ductos biliares intra-hepáticas (doença de Caroli) e dos rins (dilatação dos túbulos coletores ou cistos).

A hiperplasia nodular regenerativa é uma entidade rara e de reconhecimento difícil, mesmo pela biópsia com agulha. É caracterizada pela presença de nódulos múltiplos que comprometem a circulação venosa intra-hepática, causando hipertensão portal com varizes de esôfago, sendo rara a ascite. Hipótese interessante para explicá-la é a da perfusão heterogênea do parênquima hepático por obstrução dos ramos da veia porta. Pode associar-se a outras doenças, como artrite reumatóide e metaplasia mielóide.

A transformação nodular parcial é uma lesão muito rara que pode ser associada à hiperplasia nodular regenerativa, com comprometimento nodular preferentemente da região peri-hilar, o que sugere que ambas as lesões possam ser aspectos ou fases distintas de uma mesma doença.

A esclerose hepatoportal cursa com hipertensão portal pelo espessamento focal ou difuso das paredes dos ramos da veia porta. Pode ser de etiologia desconhecida e é mais comum na Índia e no Japão. Algumas causas são sugeridas em certos pacientes como: arsênico, sulfato de cobre, cloreto de vinil, azatioprina e hipervitaminose A. Para alguns, é conseqüência da obstrução dos ramos da veia porta, associada ou não à trombose da mesma.

A hipertensão portal idiopática é uma condição rara, definida pela ausência de doença hepática e de qualquer obstáculo extra-hepático. Em alguns pacientes, a histopatologia do fígado pode mostrar aspectos da esclerose hepatoportal, e alguns fatores etiológicos dessa última são aqui também propostos. As alterações histopatológicas semelhantes e os fatores etiológicos comuns sugerem que a esclerose hepatoportal e a hipertensão portal idiopática constituem uma única condição com fases evolutivas distintas. O mecanismo da hipertensão portal na forma idiopática é desconhecido, mas a obstrução parcial dos sinusóides por fibrose demonstrada somente pela microscopia eletrônica e a obliteração de pequenos ramos da veia porta são possíveis fatores envolvidos.

Na doença venooclusiva, as grandes veias de drenagem são poupadas, o que a diferencia da síndrome de Budd-Chiari. É um bloqueio por processo inflamatório da parede venosa que ocasiona fibrogênese. Como conseqüência, a congestão centrozonal evolui para fibrose e cirrose. A hipertensão portal está presente tanto na fase aguda como na crônica. Em certas áreas geográficas, é causada pelo consumo de bebidas contendo crotalária e senêcio, os quais exercem efeitos tóxicos através de alcalóides da pirrolidina contidos na composição desses vegetais. Outras causas de doenças venooclusivas são irradiação, drogas antineoplásicas e estado pós-transplante de medula óssea (ver Capítulo 116). A lesão venosa oclusiva pelo álcool tem mecanismos múltiplos, desde o infiltrado inflamatório crônico da parede das vênulas centrais e a esclerose perivenular com obliteração gradual da luz das veias centrais até as lesões venooclusivas propriamente, devidas à proliferação da íntima, fibrose e estreitamento da luz das veias centrais e sublobulares. A hipertensão portal pode manifestar-se nas hepatites alcoólicas sem cirrose, devida a esses mecanismos e aliada à compressão causada pela gordura na esteatose.

A peliose hepática é uma lesão que consiste na presença de cavidades ou espaços repletos de sangue, distribuídas ao acaso dentro do lóbulo hepático e limitadas por hepatócitos, correspondendo aos sinusóides dilatados (ver Capítulo116). É em geral assintomática e encontrada em pacientes que usam certas drogas como esteróides androgênicos ou anabolizantes e em pacientes tratados com imunossupressores.

Hipertensão portal por obstrução pós-hepática. A obstrução pós-hepática ao fluxo venoso é quase sempre devida à oclusão da veia hepática (síndrome de Budd-Chiari) por trombose, invasão tumoral ou por membranas congênitas. A causa mais comum de trombose das veias hepáticas é uma endoflebite, mas pode ocasionalmente estar associada a distúrbios da coagulação sangüínea ou ser idiopática (ver Capítulo 116). Alguns casos de trombose das veias hepáticas ocorrem em mulheres jovens sem uma causa conhecida. Esses casos têm sido atribuídos ao uso de contraceptivos orais. Clinicamente, hepatomegalia, dor abdominal e ascite predominam, e o exame histopatológico revela distensão dos sinusóides, congestão centrolobular, necrose e hemorragia. A insuficiência cardíaca grave pode ocasionar hipertensão portal.

Hipertensão portal por aumento do fluxo sangüíneo portal. Fístulas arteriovenosas envolvendo veias do sistema portal intra ou extra-esplênica podem raramente ocasionar hipertensão portal[84]. Apesar de o aumento do fluxo portal ser o principal fator etiológico da hipertensão portal nesses casos, a biópsia hepática geralmente evidencia esclerose das vênulas portais, sugerindo uma elevação secundária da resistência vascular.

FISIOPATOLOGIA

A inter-relação entre fluxo sangüíneo e resistência vascular portal determina a pressão portal. Assim, a pressão no sistema pode elevar-se devido a um aumento na resistência ou no real aumento do fluxo sangüíneo portal. Em geral, o primeiro mecanismo é o que predomina, devido à capacidade do sistema em adaptar-se às variações pressóricas. Esse aumento na resistência pode localizar-se em qualquer ponto ao longo do eixo esplenoportal, na circulação intra-hepática ou na via de saída supra-hepática.

A hipertensão portal é definida pelo aumento patológico na pressão venosa portal. Isso aumenta o gradiente entre a pressão porta e a pressão da veia cava inferior acima da variação normal, que é de 2 a 6 mmHg. Hipertensão portal clinicamente significativa só acontece quando esse gradiente ultrapassa 10 mmHg. As hemorragias de varizes são raras ou virtualmente nunca acontecem enquanto esse gradiente é menor que 12 mmHg.

QUADRO CLÍNICO

As manifestações clínicas dos pacientes com hipertensão portal são relacionadas à doença primária e/ou a uma das quatro maiores conseqüências clínicas da hipertensão portal: (1) circulação colateral portossistêmica; (2) esplenomegalia congestiva; (3) encefalopatia hepática; (4) ascite. Muitos pacientes com hipertensão portal são totalmente assintomáticos, enquanto outros apresentam uma clínica bastante exuberante. Ver capítulos correspondentes para as manifestações clínicas das doenças primárias.

Circulação Colateral Portossistêmica

A alteração mais característica da hipertensão portal é o desenvolvimento de circulação colateral entre o sistema porta e a circulação sistêmica. Inúmeras veias tornam-se dilatadas, incluindo as do plexo hemorroidário, da parede abdominal e da junção esofagogástrica. A dilatação do plexo hemorroidário é responsável pela elevada incidência de hemorróidas em pacientes com hipertensão portal (Fig. 102.1).

As veias umbilical e paraumbilicais comunicam-se com e dilatam as veias superficiais da parede abdominal. A presença de circulação colateral na parede abdominal é um sinal clínico importante de hipertensão portal que se caracteriza por veias dilatadas e tortuosas que se irradiam do umbigo para o abdômen superior e tórax inferior. A presença de várias veias dilatadas e tortuosas que se dispõem radiadas em torno do umbigo é denominada cabeça de medusa (*caput medusae*), que é um sinal incomum. Avalia-se melhor a circulação colateral com fotografias infravermelhas ou com o uso de óculos com lentes apropriadas.

A distribuição de colaterais e a direção do fluxo sangüíneo são importantes na diferenciação da hipertensão portal da obstrução da veia cava inferior. Na hipertensão portal, as colaterais são mais acentuadas no centro do abdômen do que nos flancos e o fluxo sangüíneo se irradia em direção oposta ao umbigo. Ao contrário, na obstrução da veia cava inferior, as colaterais

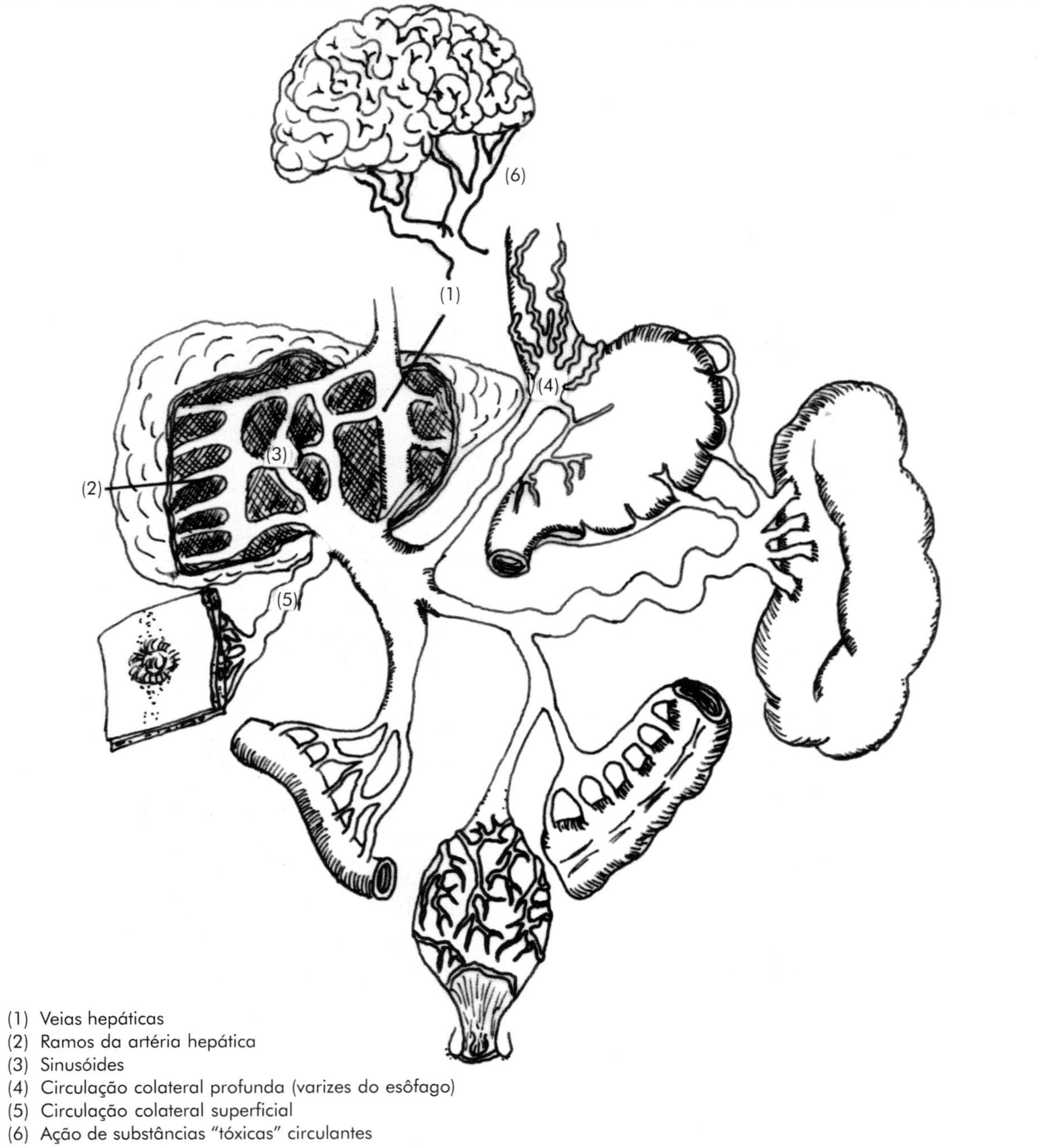

Fig. 102.1 — *Alterações secundárias à hipertensão portal.*

são mais proeminentes nos flancos e a direção do fluxo é do abdômen inferior para o superior, com o objetivode levar o sangue para as tributárias da veia cava superior. A presença de ascite tensa pode ocasionar obstrução funcional da veia cava inferior e dificultar o diagnóstico clínico baseado na circulação colateral.

Um sopro venoso pode ser auscultado no epigástrio ou região umbilical e é devido à circulação venosa intensa nos vasos umbilical e paraumbilicais no ligamento falciforme e região periumbilical. O sopro pode ser acentuado na inspiração, durante a sístole e com o paciente sentado ou em pé. Um frêmito pode também ser sentido no epigástrio ou região umbilical. A presença de sopro na região umbilical, secundário à circulação colateral intensa nessa região, é denominada *síndrome de Cruveilhier-Baumgarten*.

A circulação colateral da veia gástrica esquerda para as veias ázigos e hemi-ázigos é responsável pelo aparecimento de varizes esofagogástricas, que podem não se expressar clinicamente ou podem romper-se e causar hemorragia digestiva alta. Varizes esofagogástricas se desenvolvem em 50 a 60% dos pacientes com cirrose hepática, e cerca de um terço desses pacientes sangra pelas mesmas em um período de 2 anos do diagnóstico das varizes. Entretanto, após o primeiro sangramento, a probabilidade de um segundo episódio de sangramento pelas varizes sem tratamento é de 70% em 2 anos. O maior risco de recorrência de hemorragia é no período imediatamente após o sangramento, e depois diminui com o tempo.

A precipitação da ruptura das varizes está relacionada com: (1) Gravidade da doença hepática. Pacientes com doença hepática descompensada têm maior chance de sangramento pelas varizes e têm prognóstico pior do que os pacientes com doença hepática compensada. (2) Tamanho das varizes. Quanto maiores as varizes, maior é a possibilidade de ruptura. O tamanho das varizes também correlaciona-se com a gravidade da doença hepática. Aparentemente o risco torna-se significativo quando a pressão portal ultrapassa 12 mmHg. (3) Presença de sinais vermelhos nas varizes na endoscopia. (4) Ingestão de álcool por pacientes com cirrose alcoólica. A ingestão atual de álcool aumenta a chance de ruptura de varizes do esôfago em pacientes com cirrose alcoólica, quando comparado com pacientes em abstinência. (5) A ingestão de aspirina e de antiinflamatórios não-hormonais também parece aumentar o risco de rotura de varizes do esôfago, e pacientes com varizes do esôfago devem ser aconselhados a não ingerirem essas medicações. (6) A ruptura das varizes pode ser precipitada por refluxo de secreção gástrica para o esôfago, pela passagem de certos alimentos ou presença de sonda nasogástrica que ocasionam ulcerações esofágicas. O refluxo de ácido não é um fator importante em todos os pacientes, pois a ruptura de varizes esofagogástricas tem sido observada em pacientes com acloridria, e a incidência de sangramento por ruptura das varizes nos pacientes que receberam bloqueadores H_2 não é significativamente diferente daquela do grupo controle.

A hemorragia geralmente se manifesta por hematêmese significativa, a qual é precedida, acompanhada ou seguida por melena. Ocasionalmente pode ocorrer somente melena ou enterorragia, sendo a última devida ao aumento do peristaltismo intestinal ocasionado pela presença de sangue em grande volume no trato gastrointestinal. A realização de endoscopia digestiva alta é o primeiro exame para diferenciar hemorragia digestiva alta da baixa em pacientes com enterorragia sem outras indicações da etiologia.

Nas crianças, a hemorragia digestiva alta é quase sempre secundária à ruptura de varizes esofagogástricas, que geralmente é a primeira manifestação da hipertensão portal e quase sempre é secundária à trombose da veia porta. Nesses casos, a hemorragia é bem tolerada e somente ocasionalmente é a causa de morte. Muitas dessas crianças apresentam inúmeros episódios de hemorragia.

No adulto, ruptura das varizes esofagogástricas compreende somente um quarto a um terço dos casos de hemorragia digestiva alta maciça. Em pacientes cirróticos com hemorragia digestiva alta, a ruptura das varizes é a causa de hemorragia em aproximadamente 50%, gastrite em 30% e úlcera duodenal em 9%. Entretanto, a ruptura das varizes é responsável pela grande maioria dos casos de hemorragia digestiva alta intensa nesses pacientes, enquanto no sangramento por gastrite este é quase sempre leve ou moderado. Atualmente, acredita-se que a incidência de úlcera péptica em pacientes cirróticos é similar à da população geral. A hemorragia pode ser devida à ruptura de varizes em qualquer outro segmento do trato gastrointestinal.

Esplenomegalia

Ocorre em 80% dos pacientes com hipertensão portal conforme demonstrado em necropsias, portanto a sua ausência não exclui o diagnóstico de hipertensão portal. Não existe correlação entre o tamanho do baço e o grau de hipertensão. A esplenomegalia é geralmente indolor, apesar de infarto esplênico ou trombose da veia esplênica poderem causar dor em hipocôndrio esquerdo. O hiperesplenismo pode resultar em redução de qualquer um ou de todos os elementos celulares do sangue, causando anemia, leucopenia ou trombocitopenia, principalmente esta última. Em fases iniciais, pode haver manifestações de hiperesplenismo (pancitopenia) sem aumento volumétrico do baço, causado apenas pela hipertensão intra-sinusoidal esplênica.

Encefalopatia Hepática

É uma síndrome orgânica cerebral complexa caracterizada por sinais e sintomas neuropsiquiátricos e alterações eletroencefalográficas características. Essa complicação raramente ocorre em pacientes com obstrução do sistema portal extra-hépatico e é mais comum em pacientes com cirrose do que com esquistossomose hepática[34]. É mais freqüentemente desencadeada por hemorragia digestiva alta, infecções agudas, distúrbios hidroeletrolíticos, grande ingestão de proteínas, deterioração da função hepática e após derivações cirúrgicas portossistêmicas. As manifestações clínicas variam desde pequenas alterações da personalidade até graves confusões mentais, estupor e coma. Euforia, depressão, distúrbios do sono, fala confusa, comportamento inapropriado, hiper-reflexia, convulsão, hálito hepático (*fetor hepaticus*) e *flapping* (asterixis) são mais freqüentes.

Asterixis é uma palavra derivada do grego que significa impossibilidade de assumir uma posição fixa. O asterixis é mais facilmente desencadeado com o paciente em decúbito dorsal, com os braços ao lado do corpo, mãos estendidas em relação ao punho e os dedos separados. Como o paciente é incapaz de manter uma posição fixa, tremores arrítmicos e rápidos são observados em alguns segundos, os quais consistem em desvios dos dedos e flexão e extensão dos dedos e punhos. Em casos mais graves, podem ocorrer flexão e extensão do cotovelo e ombro. O asterixis pode também ser desencadeado pela extensão da mão em relação ao punho pelo examinador. Esse sinal pode também ser observado em outras condições como uremia, insuficiência respiratória e outras doenças metabólicas cerebrais. Importante ressaltar-se que asterixis tende a desaparecer em fases avançadas de encefalopatia.

Geralmente, as manifestações clínicas aparecem e deterioram rapidamente. Entretanto, manifestações crônicas têm sido descritas. Pacientes com manifestações crônicas desenvolvem degeneração hepatocerebral crônica progressiva, que é caracterizada por um lento declínio na função intelectual, de sintomas psiquiátricos, ataxia cerebelar, tremor, coréia, atetose e mielopatia.

Ascite

O desenvolvimento de ascite é freqüentemente acompanhado de hemodiluição, edema e redução no volume urinário. É mais comum na hipertensão portal associada à obstrução das veias supra-hepáticas ou dos sinusóides intra-hepáticos com insuficiência hepatocelular. É menos comum nos casos de bloqueio dos sinusóides intra-hepáticos sem insuficiência hepática ou nos casos de obstrução da veia porta extra-hepática.

DIAGNÓSTICO

O diagnóstico de hipertensão portal é geralmente feito indiretamente pela demonstração de suas manifestações como circulação colateral, esplenomegalia, encefalopatia e ascite. Além do diagnóstico de hipertensão portal, é importante determinar a causa e as alterações associadas.

A história clínica, o exame físico e os exames laboratoriais são essenciais e já foram discutidos nas seções das doenças primárias e nas manifestações clínicas deste capítulo.

Diagnóstico de Varizes Esofagogástricas

A radiografia contrastada do esôfago, estômago e duodeno detecta as varizes em 1/4 a 3/4 dos pacientes com varizes esofagogástricas. A esplenoportografia, a umbilicoportografia e a fase venosa da arteriografia diagnosticam varizes em média na metade a 3/4 dos pacientes. A endoscopia é atualmente o melhor método para o diagnóstico desta complicação, com uma sensibilidade de 90 a 100%. Na presença de hemorragia, a endoscopia é também o melhor método diagnóstico.

Diagnóstico da Pressão Portal Aumentada

A determinação da pressão portal é raramente indicada clinicamente, mas pode ser determinada pelas seguintes técnicas: (1) cateterismo cirúrgico da veia porta ou tributária; (2) punção transepática percutânea; (3) cateterismo transjugular da veia porta; (4) cateterismo da veia hepática (cateter com balão); e (5) punção da polpa esplênica. A pressão portal pode ainda ser determinada durante a endoscopia pelo registro da pressão das varizes esofagianas diretamente, através de punção, ou indiretamente, através de aferidores endoscópicos que estimam a pressão por simples compressão do vaso varicoso.

Visualização do Sistema Portal

A opacificação do sistema porta é indicada nas seguintes condições: (1) pacientes com hipertensão portal em que se planeja realizar uma anastomose cirúrgica portossistêmica ou em que se suspeita de trombose da anastomose no pós-operatório; (2) determinar o diagnóstico e a etiologia da hipertensão portal nos casos não confirmados por outros métodos; (3) terapêutica angiográfica da hemorragia por ruptura das varizes esofagogástricas.

A ultra-sonografia com Doppler pode ser empregada na visualização do sistema porta e é geralmente o exame inicial devido ao seu custo reduzido, por não ser invasiva e por não usar radiação e substância de contraste. Podem ser adequadamente visualizadas as dimensões da veia porta, circulação colateral, inclusive varizes esofagogástricas, presença ou não de trombose da veia porta, e permite determinar a direção e velocidade do fluxo sangüíneo portal[74]. Pode fornecer importantes informações quanto às características do fígado e à etiologia da hipertensão portal. A perviedade da veia umbilical pode também ser facilmente determinada.

A angiorressonância também tem sido usada com grande freqüência, principalmente em pacientes com função renal comprometida, que não podem receber material de contraste[77].

A tomografia computadorizada pode também fornecer dados importantes quanto às características do fígado, à etiologia da hipertensão portal, à presença de varizes esofagogástricas e à própria veia porta. A administração percutânea intra-esplênica de radioisótopos tem sido utilizada para avaliar o fluxo sangüíneo no sistema porta e a permeabilidade de anastomoses portossistêmicas.

A visualização do sistema porta pode ser feita pela fase venosa da arteriografia seletiva, esplenoportografia, venografia portal transepática e venografia umbilical. Dos métodos invasivos, a fase venosa da arteriografia seletiva (artéria mesentérica superior e artéria esplênica ou tronco celíaco) é o método mais empregado para opacificação do sistema porta. Após a administração, o contraste é levado pela artéria esplênica ou mesentérica superior, retorna pelas veias de mesmo nome e posteriormente passa para a veia porta, produzindo um venograma. A não-visualização da veia porta sugere trombose da veia porta ou fluxo portal invertido. Este último pode ser confirmado pela visualização da veia porta durante a fase venosa da arteriografia hepática seletiva. A não-visualização da veia esplênica na presença de múltiplas colaterais esplênicas sugere trombose da veia esplênica. Quando se pretende fazer uma anastomose portossistêmica com a veia renal, é também importante a visualização da veia renal através da fase venosa da arteriografia renal. A visualização do sistema porta é também importante para determinar o tamanho e a posição da veia esplênica e a presença de varizes esofagogástricas.

A esplenoportografia (punção esplênica transparietal), a venografia portal transepática (cateterização transparietal de um ramo da veia porta no fígado) e a venografia umbilical (cateterização da veia umbilical no umbigo) opacificam melhor o sistema porta, principalmente as colaterais, e permitem medir a pressão portal. Entretanto, esses procedimentos estão associados a um maior número de complicações do que quando comparados com a fase venosa da arteriografia. A esplenoportografia é o procedimento de escolha nos pacientes com suspeita de obstrução da veia porta extra-hepática.

TRATAMENTO

O tratamento do fator etiológico pode ser importante no controle das complicações da hipertensão portal como hemorragia digestiva, encefalopatia hepática e ascite. Um exemplo freqüente é a importância da suspensão da ingestão de álcool em cirróticos com hepatite alcoólica subjacente. Entretanto, na maioria dos pacientes com hipertensão portal estabelecida, não há redução das varizes esofágicas e a ruptura das mesmas permanece uma ameaça constante. O tratamento da hemorragia por ruptura das varizes do esôfago será discutido neste capítulo. O tratamento da ascite e da encefalopatia portossistêmica será apresentado nos Capítulos 98 e 100, respectivamente.

Aproximadamente 25% a 50% dos pacientes com hipertensão portal sangram por ruptura das varizes esofagogástricas. É uma das emergências médicas mais dramáticas e graves. O rápido e efetivo controle da hemorragia é crítico e requer uma cooperação harmoniosa entre endoscopistas, radiologistas, clínicos e cirurgiões. Várias técnicas são disponíveis para o controle da hemorragia, como a esclerose endoscópica, a ligadura elástica e a derivação portossistêmica intra-hepática (TIPS). Alguns fármacos que modificam a hemodinâmica do sistema venoso portal são também utilizados no seu tratamento.

Medidas Gerais

O tratamento deve ser iniciado concomitantemente aos métodos diagnósticos. A perda sangüínea deve ser determinada e imediatamente reposta para evitar agravamento das funções hepática e renal. Para tanto, é importante o controle freqüente da freqüência cardíaca, pressão arterial, pressão venosa central, débito urinário, volume do aspirado gástrico e peso das evacuações.

Solução salina isotônica ou de Ringer lactato deve ser infundida em duas veias de grosso calibre enquanto se aguarda a obtenção de sangue. A prevenção ou correção de coagulopatias deve ser realizada com plasma fresco. As plaquetas devem ser administradas quando a contagem no sangue for inferior a 40.000/mm^3. Distúrbios metabólicos, principalmente alcalose metabólica, devem ser evitados, pois a alcalose provoca desvio da curva de oxiemoglobina para a esquerda e facilita o transporte de amônia através da barreira hemocerebral e pode agravar ou desencadear a encefalopatia portossistêmica. É importante a administração de lactulona e de enemas para evitar essa complicação. Neomicina deve ser administrada pela sonda nasogástrica se sinais de encefalopatia são manifestos.

Tratamento Farmacológico

Os medicamentos vasoativos indicados para a redução da pressão portal devem atuar através da diminuição da resistência intra-hepática e do débito esplâncnico e aumento da capacidade de complacência vascular esplâncnica. Por outro lado, não devem alterar a função hepática, bem como não devem induzir efeitos colaterais significativos. Até o momento não existe um fármaco ideal que satisfaça as condições mencionadas. Atualmente, dois agentes são empregados para o tratamento da fase aguda do episódio hemorrágico — a terlipressina e a somatostatina; para a prevenção da recidiva hemorrágica, o propranolol é o fármaco mais freqüentemente indicado.

Vasopressina e Terlipressina

A vasopressina é um hormônio da hipófise posterior que possui as seguintes propriedades: (a) atividade antidiurética; (b) aciona o sistema fibrinolítico da coagulação e libera o fator VIII; (c) efeito vasoconstritor esplâncnico e coronariano, causa bradicardia, redução do débito cardíaco, das pressões portal e supra-hepática, do fluxo hepático total, e aumento da pressão sistêmica.

Os efeitos adversos podem ser cardíacos e sistêmicos, como infarto miocárdico, insuficiência cardíaca, edema agudo de pulmão, infarto mesentérico e redução do aporte de oxigênio aos tecidos periféricos. A incidência dessas complicações é relativamente baixa, estimada em cerca de 5%. A associação da vasopressina com vasodilatadores como a nitroglicerina ou o nitroprussiato diminui significativamente a incidência dos efeitos sistêmicos.

Sua administração através de um cateter seletivamente colocado na artéria mesentérica superior não oferece vantagens em relação à infusão venosa periférica da droga, e a última via deve ser preferida por apresentar menos complicações[10]. Pode ser empregada em injeção endovenosa de 20 U com 100 ml de solução de glicose a 5% durante 10 minutos e repetida três a quatro vezes ao dia, ou então através de infusão contínua de 0,4 U/min no máximo por 2 horas. Embora favoreça o controle do sangramento pelas varizes esofagianas em 50% a 60%, não aumenta a sobrevida dos pacientes cirróticos. Atualmente, após a introdução da terlipressina, a vasopressina não deve ser mais usada clinicamente.

A terlipressina (Glypressin®) é um análogo sintético da vasopressina, a triglicil-lisina vasopressina, a qual é liberada gradualmente na circulação, após ter sido convertida lentamente no organismo em vasopressina por um processo enzimático. Assim, apresenta uma vida média mais longa (6 a 10 horas). É administrada na dose de 2 mg a cada 6 horas por via endovenosa. Está associada a menos efeitos colaterais do que a vasopressina.

Somatostatina e Octreotida

A somatostatina e o seu análogo de ação prolongada, a octreotida, podem ser efetivos no controle do sangramento por ruptura de varizes do esôfago, devido à sua capacidade de reduzir o fluxo sangüíneo para os órgãos intra-abdominais e conseqüentemente da pressão portal. A dose recomendada de octreotida é de 25 mg/hora por infusão endovenosa contínua por 5 dias.

Propranolol

O propranolol é um bloqueador beta-adrenérgico não-seletivo que possui os seguintes efeitos hemodinâmicos: diminuição do débito cardíaco; diminuição do débito venoso portal; aumento do débito da artéria hepática; redução do fluxo do sistema ázigos; diminuição da pressão venosa hepática bloqueada; modifica moderadamente a pressão portal; e mantém relativamente o fluxo sangüíneo hepático total. A redução do fluxo das veias ázigos parece ser a responsável pela redução da ruptura das varizes do esôfago.

O mecanismo de ação do propranolol provavelmente é misto, tanto por redução do débito cardíaco (bloqueio beta-1) como por ação de vasoconstrição arterial esplâncnica (bloqueio beta-2). Outros bloqueadores seletivos beta-l, como o atenolol e o metaprolol, são menos efetivos que o propranolol.

O uso do propranolol, bem como os seus resultados, é controvertido[32]. Enquanto vários autores obtiveram resultados extremamente favoráveis, outros não demonstraram benefício na prevenção de novos episódios de hemorragia e na sobrevida. Uma meta-análise de 11 estudos controlados evidenciou que betabloqueadores não-seletivos reduzem a recidiva do sangramento e apresentam uma tendência para reduzir a mortalidade.

É utilizado na dose inicial de 20 mg ao dia, administrado duas ou mais vezes, ajustando-se a dose até que a freqüência cardíaca reduza em 25% em relação à obtida antes do início da terapêutica[29]. O propranolol não deve ser utilizado quando há cardiopatias, asma brônquica, diabetes e gravidez, e apresenta as seguintes desvantagens: metabolismo hepático, e portanto a sua dose deve ser ajustada em hepatopatias; é ineficaz na cirrose grupo C de Child; pode desencadear encefalopatia e aumentar a retenção de sódio[35].

A avaliação dos pacientes que estão recebendo propranolol e apresentam um novo episódio de hemorragia é difícil pela falta de resposta vasomotora, fato raro pelas observações de vários trabalhos[35,44]. A administração intravenosa de isoproterenol ou de glucagon, pode ser necessária para a reversão do quadro de hipotensão.

Tratamento Endoscópico

O tratamento endoscópico (escleroterapia ou ligadura elástica) é o método mais freqüente usado tanto para o tratamento da hemorragia por varizes rotas do esôfago como para a sua profilaxia.

A esclerose endoscópica foi utilizada pela primeira vez em 1939 e abandonada após o desenvolvimento de técnicas cirúrgicas para a descompressão do sistema da veia porta. Devido aos resultados cirúrgicos insatisfatórios e aos avanços tecnológicos dos endoscópios, esse método foi reintroduzido no início da década de 70. Atualmente é utilizada no tratamento do episódio agudo da hemorragia e na prevenção de novos episódios. Seu emprego profilático em pacientes que nunca tiveram sangramento é controvertido, e a maioria dos autores não o utiliza.

Escleroterapia para Controle da Hemorragia

Ainda não existe consenso quanto ao melhor método de escleroterapia. As principais variações são em relação ao tipo de substância esclerosante (oleato de etanolamina, álcool absoluto, sulfato de tetradecil sódico, polidocanol ou morruato de sódio) e ao método de injeção (intravariceal, perivariceal ou combinado)[14].

A tendência atual é a de fazer injeção combinada da substância esclerosante, pois, na prática, o endoscopista não tem certeza do local de injeção. Quando o local de sangramento é identificado e o paciente está instável, somente a variz rota é esclerosada; se as condições gerais do paciente permitirem, todas as varizes são esclerosadas ao nível da junção esofagogástrica e 5 cm proximalmente a ela. Entretanto, quando os pontos de sangramento não são visualizados, a substância esclerosante é injetada em toda a circunferência esofagiana 2 a 3 cm acima da junção esofagogástrica, devido à elevada freqüência de ruptura das veias situadas a esse nível[14,31].

Uma vez que é difícil a realização de escleroterapia em pacientes com hemorragia maciça, é recomendável o controle temporário do sangramento com o balão ou terlipressina ou somatostatina. Na maioria das vezes, injetam-se 10 a 15 ml de substância esclerosante por sessão e repete-se a injeção em 2 a 4 dias. Se o sangramento for controlado, novas sessões são repetidas a cada 1 ou 2 semanas para a profilaxia de novos episódios de ruptura das varizes. Após a obtenção da obliteração das varizes, endoscopias de controle devem ser realizadas a cada 4-6 meses para novas escleroterapias se houver recidiva das varizes.

Os efeitos da escleroterapia das varizes esofágicas podem ser de três tipos: desaparecimento total das varizes, espessamento com redução do calibre das varizes e discreta fibrose sem alteração do calibre. Esse último grupo de pacientes evidentemente é o que apresenta maior incidência de recidiva hemorrágica.

O controle do episódio de hemorragia das varizes do esôfago é bom, geralmente acima de 85%, sendo os piores resultados observados nos pacientes do grupo C de Child, principalmente devido aos distúrbios de coagulação. Ao contrário, os resultados do controle da hemorragia das varizes do fundo gástrico são uniformemente ruins devido à inacessibilidade endoscópica das varizes dessa região.

As complicações da escleroterapia ocorrem em 2-10% dos pacientes, sendo as mais comuns dor retroesternal, disfagia, febre, derrame pleural, pneumonite aspirativa, mediastinite, piora do sangramento e ulceração, perfuração e estenose esofágica[35,39]. Casos esporádicos de pericardite, abscesso cerebral e trombose da veia porta têm sido descritos. A mortalidade da escleroterapia é de 1-3% na maioria das séries.

Escleroterapia para Prevenção da Hemorragia

Injeções de substâncias esclerosantes são realizadas a intervalos de aproximadamente 2 a 4 semanas por 3 a 6 meses. Vários estudos demonstraram que a escleroterapia reduz a freqüência de novos episódios de sangramento. Entretanto, a recorrência de sangramento ocorre em aproximadamente 50% dos pacientes, sendo a maioria no primeiro ano. Nos pacientes esquistossomóticos, a recidiva é de aproximadamente 20%, provavelmente devido à melhor função hepática. Vários estudos sugerem melhora da sobrevida após sessões repetidas de escleroterapia.

Ligadura Elástica Endoscópica das Varizes

O método consiste em aplicar anéis elásticos sobre as varizes, de modo a causar estrangulamento e obliteração das mesmas[45]. Os instrumentos atuais permitem aplicar 6 a 10 anéis com uma única inserção no esôfago. A aplicação dos anéis na ponta do endoscópio reduz o campo de visão do endoscopista, podendo limitar a aplicação deste método durante o episódio de hemorragia. Alguns estudos sugerem que a ligadura elástica pode ser superior à escleroterapia na prevenção da hemorragia[45,46,72].

Derivação Portossistêmica Intra-Hepática (TIPS)

Esse procedimento tem como objetivo descomprimir o sistema portal através da criação de uma derivação do fluxo sangüíneo (*shunting*) do sistema portal para a circulação sistêmica. Um cateter é introduzido em uma veia supra-hepática através da veia jugular interna. Nesse ponto, é feito um pertuito através do parênquima hepático até um ramo da veia porta. Uma prótese auto-expansível é colocada para que se mantenha a perviedade do pertuito, através do qual o sangue é desviado (Fig. 102.2).

As indicações para esse procedimento são apresentadas na Tabela 102.2 e incluem controle de hemorragia por varizes e controle provisório de manifestações de hipertensão portal, servindo como uma "ponte" para o transplante hepático[8,14,17]. Atualmente, esse procedimento não deve ser recomendado como tratamento inicial para pacientes com hemorragia secundária a varizes esofagogástricas rotas, mas sim após falha dos tratamentos menos invasivos, como tratamento endoscópico e farmacológico.

As contra-indicações da derivação portossistêmica intra-hepática estão listadas na Tabela 102.3.

As complicações com esse procedimento incluem:

1. Encefalopatia. Está bem demonstrada que essa derivação não é seletiva.
2. Estenose e obstrução da prótese ocorrem em até 50% dos pacientes em um período de 1 ano[14].

A estenose é geralmente devida à hiperplasia de neoíntima, que reveste a prótese. A estenose pode ser tratada com dilatação com balão ou colocação de uma prótese adicional. Com um radiologista intervencionista experiente, elevada taxa de sucesso com pequeno índice de complicações pode ser conseguida[8]. A sua maior vantagem é que o procedimento não é cirúrgico e portanto evita as complicações relacionadas com um procedimento cirúrgico de grande porte realizado em um paciente com hepatopatia grave.

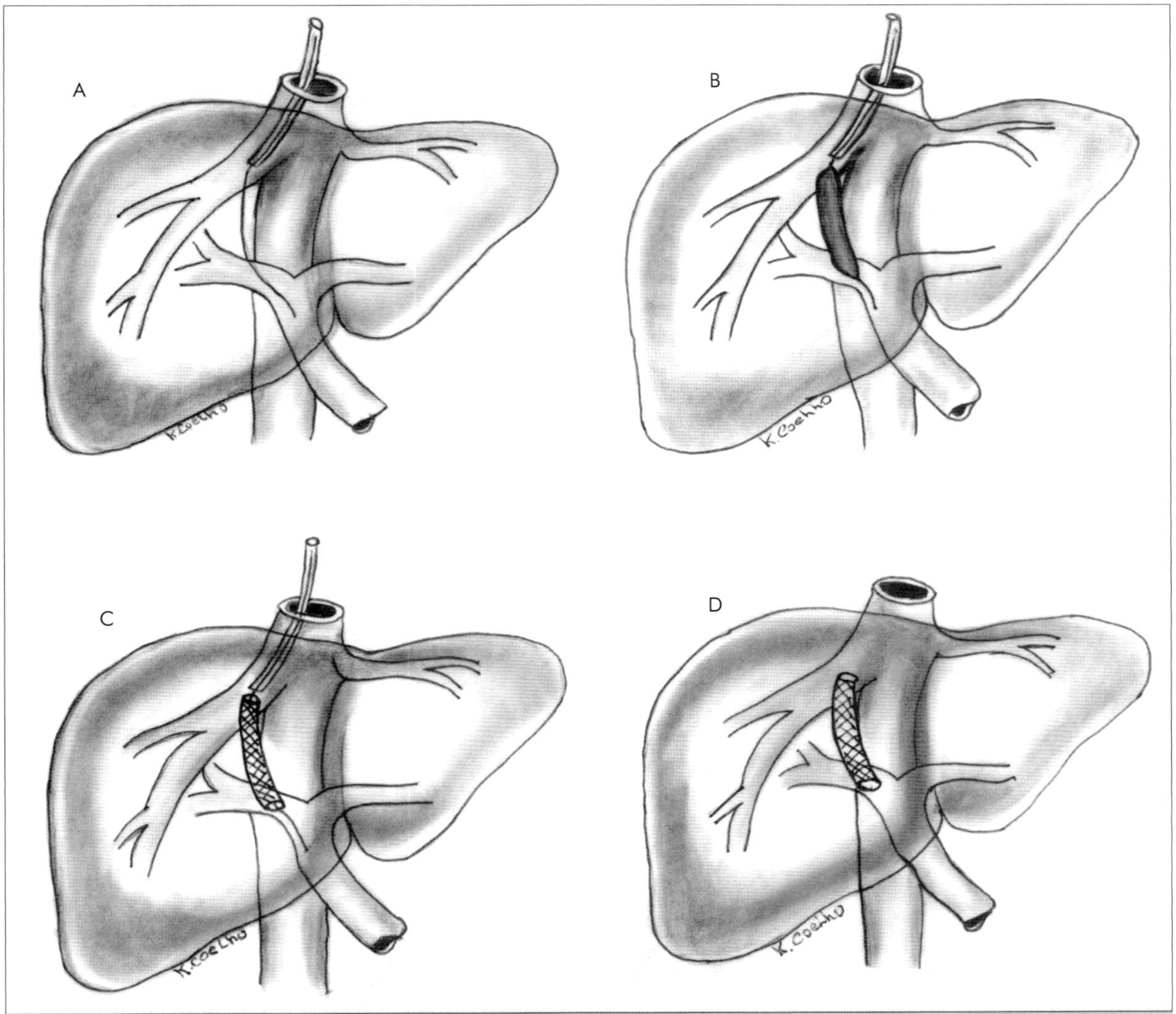

Fig. 102.2 — *Derivação portossistêmica intra-hepática (TIPS). A figura A mostra uma agulha perfurando uma veia hepática e um ramo da veia porta de grande calibre. A figura B mostra o balão dilatado para criar um trajeto de maior calibre no parênquima hepático. O balão de dilatação foi passado através de um fio-guia deixado no trajeto da figura anterior. A figura C evidencia a colocação de uma prótese de metal auto-expansível. A figura D mostra a prótese auto-expansível adequadamente colocada, criando uma derivação portossistêmica entre um ramo da veia porta e a veia hepática.*

Tamponamento Esofágico

O emprego do balão de Sengstaken-Blakemore é um excelente método para controlar temporariamente a hemorragia por ruptura das varizes esofagogástricas. Apesar de coibir a hemorragia em 75% dos pacientes, a desinsuflação do balão é seguida de recorrência do sangramento em 20-50% dos pacientes. Além disso, várias complicações, algumas fatais, têm sido observadas com o uso do balão, como ulcerações e necrose da asa do nariz, necrose isquêmica do esôfago, perfuração do esôfago por insuflação inadvertida do balão gástrico no esôfago ou por necrose isquêmica, migração do balão esofágico insuflado para a orofaringe com conseqüente asfixia e aspiração de saliva. Essa última complicação pode ser evitada pela sutura de uma sonda nasogástrica de pequeno calibre na porção proximal do balão esofágico do tubo de Sengstaken-Blakemore. A aspiração contínua da sonda nasogástrica evita o acúmulo de saliva no esôfago. Para reduzir a taxa de complicações, é importante observar a técnica de colocação do balão de Sengstaken-Blakemore (Tabela 102.4).

Devido à elevada taxa de recorrência de sangramento após a desinsuflação do balão e à possibilidade de complicações letais, muitos autores o empregam somente temporariamente, enquanto o paciente é preparado para outra forma terapêutica definitiva (escleroterapia, embolização ou cirurgia).

Tabela 102.2 Indicações da Derivação Portossistêmica Intra-Hepática
Documentadas • Sangramento por varizes esofagogástricas não-controladas por terapia medicamentosa ou endoscópica • Sangramento recidivante por varizes esofagogástricas não controladas por terapia medicamentosa ou endoscópica • Ascite refratária • Hidrotórax refratário de origem hepática • Hipertensão portal por obstrução pós-hepática
Promissoras • Gastropatia ou colopatia hipertensiva • Síndrome hepatorrenal
Não-Indicada • Tratamento inicial para controle de hemorragia ou profilaxia

Tabela 102.3 Contra-indicações da Derivação Portossistêmica Intra-Hepática
Contra-Indicações Absolutas • Insuficiência cardíaca direita • Hipertensão pulmonar primária • Doença hepática policística • Insuficiência hepática grave • Trombose da veia porta com transformação cavernomatosa
Contra-Indicações Relativas • Obstrução biliar • Tumores hepáticos hipervasculares • Tumores hepáticos • Infecção sistêmica, intra-hepática ou peritoneal ativa • Encefalopatia hepática grave • Trombose da veia porta sem transformação cavernomatosa

TRATAMENTO CIRÚRGICO

A mortalidade da hemorragia por varizes em pacientes cirróticos é alta: 25% dos pacientes morrem em 1 semana e 65% 1 ano após o primeiro episódio de sangramento[75]. A prevenção e o tratamento da hemorragia por varizes têm sido sempre um desafio e incluem um grande leque de tratamentos, desde farmacoterapia, escleroterapia ou ligadura elástica até a cirurgia de desvascularização ou de derivação portossistêmica. Entretanto, nenhuma dessas formas de tratamento tem demonstrado claramente aumento de sobrevida.

Os *shunts* cirúrgicos permanecem como tratamento de escolha na prevenção de sangramento recorrente por varizes em pacientes com boa função hepática (Child A/B) e hipertensão portal[36,42]. O transplante hepático, por outro lado, resulta em aumento da sobrevida para a maioria dos pacientes com doença hepática em estágio final[58]. Entre as terapêuticas utilizadas para a prevenção do sangramento de varizes esofágicas, o transplante é considerado a única terapia efetiva tanto no controle da hepatopatia subjacente quanto na diminuição da hipertensão portal em pacientes com cirrose[37]. Assim, ele tem sido proposto por muitos como a terapia definitiva da hipertensão portal em indivíduos cirróticos. Essa atitude parece lógica, em teoria, dadas as conhecidas deficiências dos tratamentos clínicos e cirúrgicos na hipertensão portal. Entretanto, essa política deve primeiro ser demonstrada pela comparação com outros tratamentos, demonstrando melhores resultados. Assim, o transplante hepático não pode ser considerado tratamento-padrão em comparação com a terapia farmacológica ou os procedimentos cirúrgicos convencionais. Seu uso rotineiro implicaria uma dificuldade logística humana, técnica e financeira, mas acima de tudo a utilização ideal dos enxertos hepáticos, tendo em vista o número limitado de órgãos disponíveis para transplante. As controvérsias em relação ao tratamento cirúrgico da hipertensão portal podem ser resumidas nos seguintes tópicos:

Tabela 102.4 Protocolo para Uso do Balão de Sengstaken-Blakemore Modificado
A. Antes da colocação 1. Certificar-se da integridade dos balões. 2. Amarrar uma sonda nasogástrica nº 14 no tubo acima do balão esofágico. 3. Esvaziar o estômago com uma sonda nasogástrica e retirá-la. 4. Inserir o balão pelo nariz.
B. Após a colocação 1. Conectar o tubo gástrico sob aspiração intermitente. 2. Conectar o tubo esofágico sob aspiração contínua. 3. Insuflar o balão gástrico com ar de 25 em 25 ml até 100 ml. O aparecimento de dor pode indicar insuflação do balão indevidamente localizado no esôfago. 4. Tracionar delicadamente o balão através do tubo em direção proximal e fixar o tubo no nariz. A fixação do tubo em capacete de motociclista evita ulceração do nariz. 5. Insuflar mais 150 ml de ar no balão gástrico. 6. Ocluir seguramente o tubo do balão gástrico. 7. Insuflar o balão esofágico até a pressão de 24-25mmHg, ocluir o seu tubo e certificar-se da pressão adequada a cada hora. 8. Obter radiografia do tórax para certificar-se da posição dos balões. 9. Desinsuflar os balões gástricos e esofágicos após 24 horas e remover o tubo se a hemorragia não recidivar nas próximas 24 horas.

1. Qual a técnica cirúrgica preferencial?
2. Existe uma modalidade de tratamento cirúrgico da hipertensão portal que deve ser preferida no candidato a transplante?
3. Qual é o momento do transplante hepático nesses pacientes?

OPÇÕES CIRÚRGICAS

A **anastomose portocava término-lateral** é, na atualidade, raramente indicada pela incidência proibitiva de encefalopatia crônica e o risco de induzir ascite, além de não descomprimir a rede sinusoidal intra-hepática (Fig. 102.3). Apesar de normalizar os níveis de pressão porta, piora a vasodilatação periférica e pulmonar, causando, assim, importantes distúrbios hemodinâmicos no paciente[49].

A **anastomose portocava látero-lateral** é hoje o método preferencial na maioria dos centros (Fig. 102.4). Os sinusóides intra-hepáticos são descomprimidos pelo fluxo hepatofugal acima da anastomose, e isso alivia a ascite originada tanto da cápsula hepática como da vasculatura mesentérica. Além disso, esse *shunt* pode ser reversível em caso de encefalopatia crônica que se desenvolva pós-operatoriamente. O *shunt* portocava parcial preserva a função hepática a longo prazo e minimiza a encefalopatia pós-operatória, comparado com o *shunt* portocava término-lateral, segundo estudo randomizado recente[15].

Nossa preferência é utilizar a **anastomose portocava de tamanho reduzido em H** (anastomose calibrada), que envolve uma prótese interposta (Fig. 102.4). Utilizamo-la não somente pela evidência de que atua como um *shunt* parcial verdadeiro com uma baixa taxa de ressangramento e uma baixa incidência de encefalopatia mas porque também é reversível quando necessário e não complica um transplante subseqüente. O uso de próteses de 10 mm parece ser o melhor, pois permite evitar a trombose e mantém o fluxo portal hepatopedal. Já a sua utilização para tratamento da ascite necessita ser mais bem estudado, em nossa experiência, a ascite é reduzida, mas pode transitoriamente persistir em algum grau por não ser a hipertensão portal completamente descomprimida como nos *shunts* portossistêmicos totais.

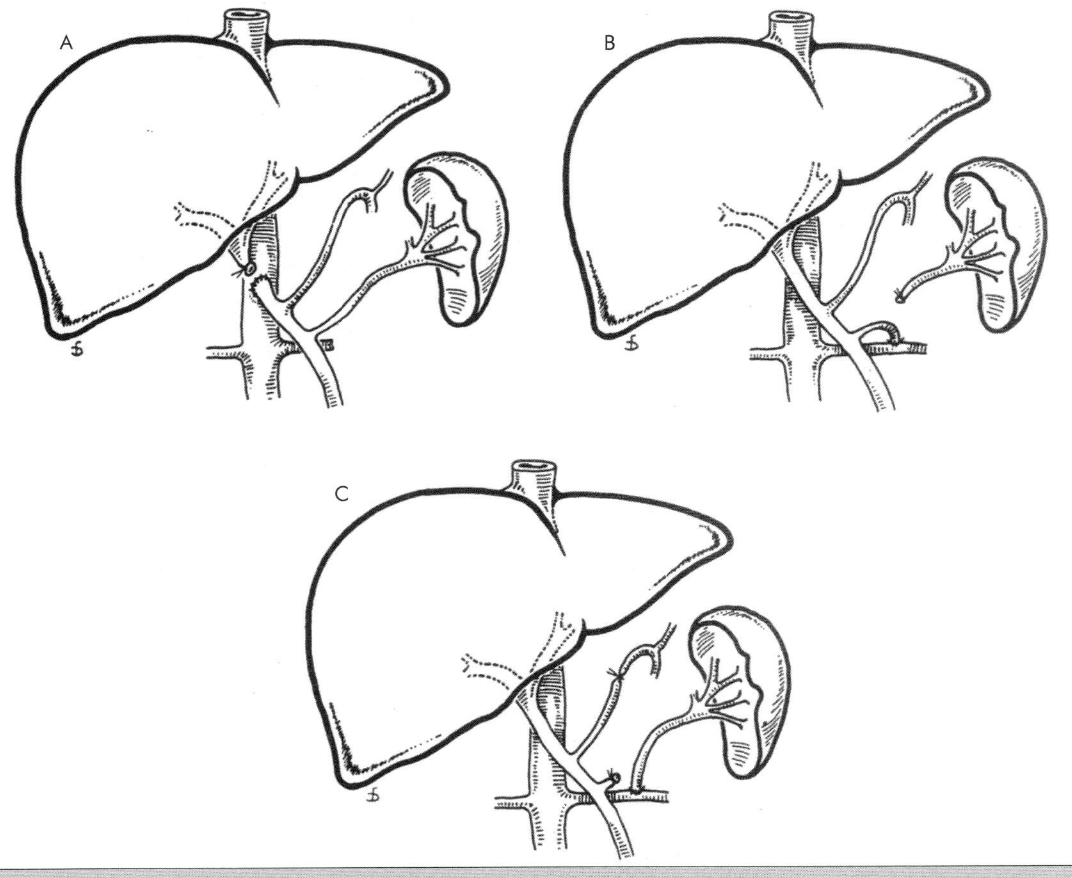

Fig. 102.3 — *Tipos de anastomose portossistêmica. A) Anastomose portocava término-lateral. B) Anastomose esplenorrenal central. C) Anastomose esplenorrenal distal. (Modificado de Blumgart LH. Surgery of the liver and biliary tract, 2nd ed.,1994.)*

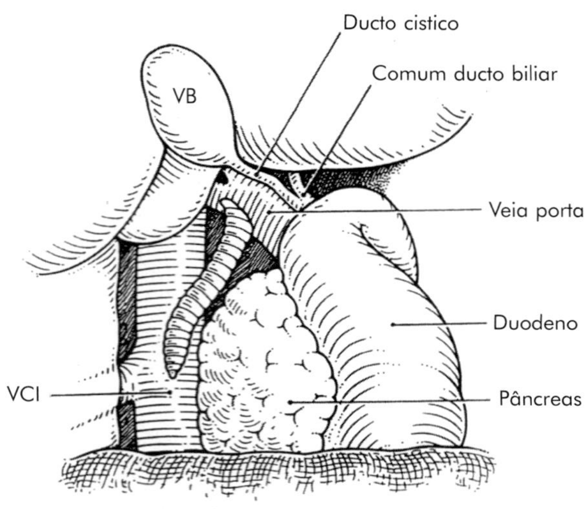

Fig. 102.4 — *Anastomose portocava látero-lateral calibrada. (Modificado de Blumgart LH. Surgery of the liver and biliary tract, 2nd ed., 1994.)*

Esses *shunts* portossistêmicos têm sido utilizados há muitos anos para o tratamento da hemorragia secundária à ruptura de varizes esofagogástrica. Apesar de ser aceito como um procedimento efetivo para prevenir a recorrência do sangramento por varizes, vários fatores têm impedido a sua aplicação em larga escala, incluindo uma incidência significativa de encefalopatia pós-operatória e um risco teórico de deterioração da função hepática. O principal fator relacionado ao desenvolvimento desses é a perda do fluxo portal hepático. Um conceito atrativo de derivação parcial do sistema portal foi introduzido por Bismuth e Hepp em 1967, com o objetivo de reduzir suficientemente a pressão portal para prevenir a hemorragia por varizes mas ainda manter um fluxo hepático portal adequado. Isso envolvia uma anastomose portocava látero-lateral com um pequeno enxerto, mas a comparação dessa técnica com os *shunts* totais não revelou diferença em termos de recorrência do sangramento por varizes, encefalopatia ou sobrevida a longo prazo. O mesmo ocorre pelo aumento, com o tempo, do diâmetro do enxerto anastomosado, levando a uma falência dessa derivação parcial do fluxo portal a longo prazo. As derivações seletivas do sistema portal, quer seja a anastomose esplenorrenal distal ou a anastomose da veia gástrica esquerda à cava, foram introduzidas posteriormente com o objetivo semelhante de manter a perfusão portal, mas novamente isso não foi obtido a longo prazo. O conceito de *shunt* portocava parcial foi reintroduzido em 1983 por Sarfeh *et al.*, que relataram resultados encorajadores com o uso de próteses não-expansíveis de pequeno diâmetro. Os resultados iniciais com o uso de prótese interposta para *shunts* portossistêmicos revelaram uma taxa alarmante de trombose, e isso diminuiu o entusiasmo com o uso de materiais protéticos. Entretanto, a maioria desses estudos utilizava próteses de Dacron, e, quando essas eram realizadas com PTFE, as taxas de trombose eram muito menores. Uma dificuldade inicial com as próteses de PTFE foi a incidência significativa de trombose perioperatória do *shunt* causada por dobramento da prótese, mas esse problema foi resolvido como o uso de próteses anelares. Observamos uma perviedade do *shunt* de 96% quando utilizada essa prótese. Collins *et al.*, em um acompanhamento de 72 pacientes consecutivos, observaram uma perviedade de 95% em 7 anos, com probabilidade para ausência de sangramento de varizes de 92%[18].

Quando o gradiente de pressão portocava intraoperatório foi medido e o percentual de redução após o *shunt* calculado, foi observada uma correlação significativa entre a média de diminuição do gradiente e a diminuição do tamanho da prótese. Isso reforça os resultados de alguns estudos, como o de Zervos *et al.*, que mostraram significativa redução da pressão portal e do fluxo através da prótese mantendo efetivo fluxo hepático com enxertos de diâmetro reduzidos[88]. Como tem sido sugerido que a redução do gradiente portocava de mais de 2/3 previne o fluxo hepatopedal, e isso não foi obtido em nosso grupo inicial com enxertos de 12 mm, nossa política desde então tem sido utilizar próteses de 8 e 10 mm.

Além das vantagens sobre as anastomoses convencionais, acreditamos que o *shunt* portocava parcial também tem muitas vantagens sobre a alternativa mais freqüentemente utilizada: anastomose esplenorrenal distal (Figs. 102.5 a 102.7). Existem vários pré-requisitos restritivos a essa anastomose que não são necessários para a anastomose portocava calibrada, como a ausência de ascite intratável, um sistema esplenoportal pérvio com ótimas condições anatômicas e uma veia esplênica com diâmetro maior do que 7 mm. Soma-se a isso o fato de que a descompressão adequada da junção gastroesofagiana em pacientes submetidos a **anastomose esplenorrenal distal** pode levar até 6 semanas em alguns pacientes, tornando sua utilização inapropriada em situações de emergência. Mesmo em pacientes cuidadosamente selecionados, pode ser descoberto durante a cirurgia que não é tecnicamente possível realizar esse *shunt*. Utilizando os critérios descritos acima, Paquet[62] *et al.* observaram que aproximadamente 10% dos pacientes com cirrose eram candidatos ideais para esse tipo de anastomose (esplenorrenal distal). A longo prazo, a manutenção da perfusão portal é bastante favorável para os pacientes com anastomose portocava, comparando com a referida perda de seletividade da anastomose esplenorrenal distal na maioria dos pacientes.

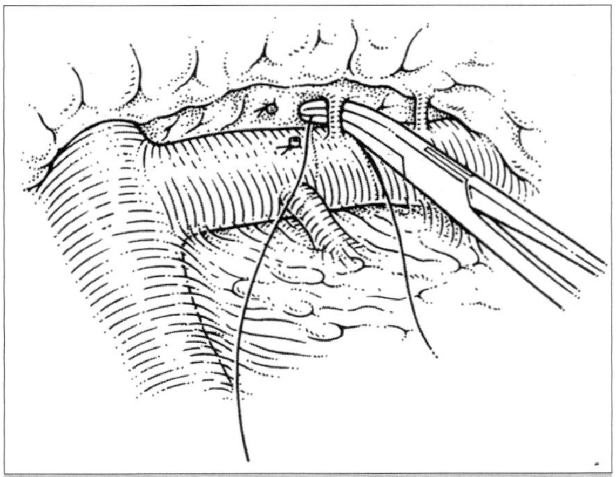

Fig. 102.5 — *Anastomose esplenorrenal. Isolamento das tributárias do pâncreas para veia esplênica. Esses vasos são finos e requerem dissecção cuidadosa. (Modificado de Blumgart LH. Surgery of the liver and biliary tract, 2nd ed., 1994.)*

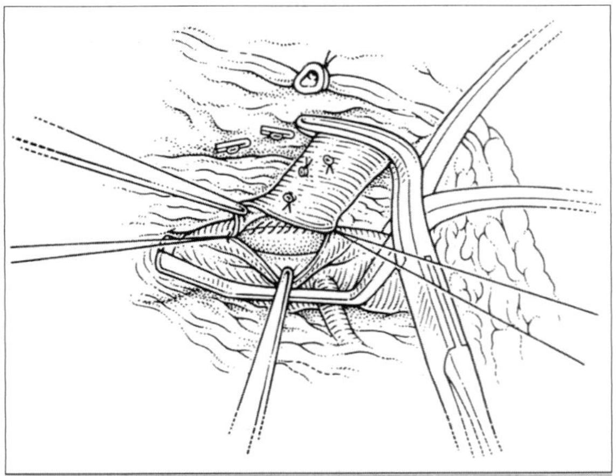

Fig. 102.6 — *Anastomose esplenorrenal distal. Anastomose posterior é feita com sutura contínua. Os clamps devem estar distantes para que não haja tensão na anastomose. (Modificado de Blumgart LH. Surgery of the liver and biliary tract, 2nd ed., 1994.)*

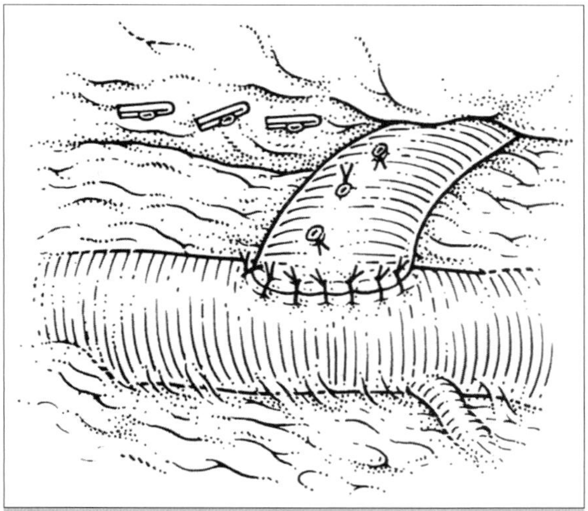

Fig. 102.7 — *Anastomose esplenorrenal distal. A sutura anterior é completada com pontos separados. (Modificado de Blumgart LH. Surgery of the liver and biliary tract, 2nd ed., 1994.)*

Quando comparado com TIPS, no manejo de sangramento recorrente por cirrose hepática, o *shunt* esplenorrenal distal mostrou menores taxas de recorrência de sangramento, encefalopatia e bloqueio do *shunt*. Entretanto, a taxa de ascite foi maior entre esses pacientes. Não houve diferença na sobrevida entre esses dois grupos. Ambos os procedimentos foram efetivos em controlar insuficiência renal, esplenomegalia e sinais de hiperesplenismo[41]. Não acreditamos que o abandono geral dos *shunts* portossistêmicos no fim dos anos 70 e 80 tenha sido justificado. Isso ocorreu por sérios erros em estudos comparando anastomoses portossistêmicas totais com tratamento médico, e, com o desenvolvimento da anastomose portocava em H, o verdadeiro *shunt* parcial foi obtido[1].

Existem alguns fatores prognósticos claros que identificam situações em que os *shunts* devem ser evitados. Pacientes com doença aguda incluindo hepatite alcoólica e alcoolistas ativos devem ser excluídos. Pacientes com cirrose Child C e encefalopatia crônica estabelecida não são obviamente candidatos para *shunts,* e os melhores resultados do transplante permitem agora outra forma de tratamento para esse grupo de pacientes. Pacientes com idade acima de 60 anos têm sido relatados como de pior prognóstico[12], embora outros estudos não tenham confirmado esse achado[19,26].

Outro problema está relacionado com o momento da cirurgia, que claramente tem um impacto considerável nos resultados. As anastomoses profiláticas têm a atração de serem efetuadas em pacientes estáveis que não tiveram alterações hemodinâmicas secundárias a uma hemorragia, o que normalmente é um fator associado a boa função hepática. Vários estudos controlados, entretanto, têm demonstrado de maneira conclusiva que essas anastomoses profiláticas para prevenir a ocorrência de sangramento não alteram a sobrevida a longo prazo. Isso se deve provavelmente à natureza imprevisível do sangramento por varizes, em que somente 1/3 dos pacientes com varizes comprovadas vão apresentar sangramento[82]. Por outro lado, 90% dos pacientes que sangraram vão ressangrar em algum momento.

Os *shunts* de emergência têm sido associados, geralmente, a uma alta mortalidade operatória, aproximadamente 50%, e não dispomos de análises de estudos controlados para conclusões definitivas. É certo que a escleroterapia e o tratamento farmacológico são mais efetivos no controle de situações de emergência[83]. Ocasionalmente, a cirurgia pode ser realizada quando o tratamento convencional falha, e nessas circunstâncias é melhor que seja realizada num estágio relativamente precoce. A maioria dos autores concorda que o *shunt* eletivo é a melhor opção; entretanto, o intervalo entre a cirurgia e o sangramento agudo varia entre os grupos[80]. Nós originalmente retardamos a cirurgia por 6 semanas após o sangramento agudo, mas isso pode ser reduzido para 3 semanas se o paciente rapidamente apresenta ressangramento. As técnicas cirúrgicas dos *shunts* não-seletivos usados são importantes, apesar do fato de todos atuarem como anastomoses portossistêmicas totais, exceto a anastomose portocava calibrada. A escolha do procedimento é baseada na anatomia portal, em procedimentos prévios, e na possibilidade futura de transplante.

As **anastomoses mesentérico-cava** são utilizadas quando a veia porta principal não é adequada para a anastomose; isso ocorre particularmente na síndrome de Budd-Chiari, em que a hipertrofia do segmento I do fígado torna difícil a aproximação da veia porta e da veia cava (Figs. 102.8 a 102.10). Apesar dos relatos de alto risco de trombose desse *shunt* por outros autores, nós não encontramos esse problema em uma série de 18 enxertos mesentérico-cava para síndrome de Budd-Chiari.

A **anastomose esplenorrenal central** é certamente mais difícil de ser efetuada, e a associação com esplenectomia torna o procedimento mais útil nos casos de hiperesplenismo importante. Também é preferida quando cirurgias prévias no hipocôndrio direito tornam a anastomose direta mais difícil; também é especialmente útil em casos de reconstrução biliar em pacientes que podem ter associado um cavernoma portal. Nessas circunstâncias, temos realizado uma anastomose esplenorrenal látero-lateral por via retroperitoneal, postergando a cirurgia de reconstrução biliar para 6 meses, aguardando os benefícios completos dessa descompressão portal. Tanto a anastomose esplenorrenal como a mesocava podem ser indicadas em casos de hipertensão portal extra-hepática, quando o risco de encefalopatia com o fígado normal é reduzido.

A verdadeira mortalidade das anastomoses não-seletivas ainda necessita de grandes estudos multicêntri-

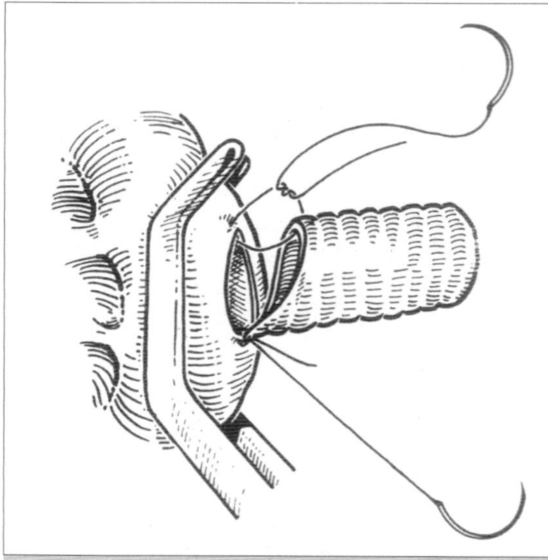

Fig. 102.8 — *Anastomose mesentérico-cava. Dois pontos de ângulo de prolene 4-0 são colocados para posicionar o enxerto de Dacron ou Gortex. Ambas as linhas de sutura são efetuadas por fora do enxerto. (Modificado de Blumgart LH. Surgery of the liver and biliary tract, 2nd ed., 1994.)*

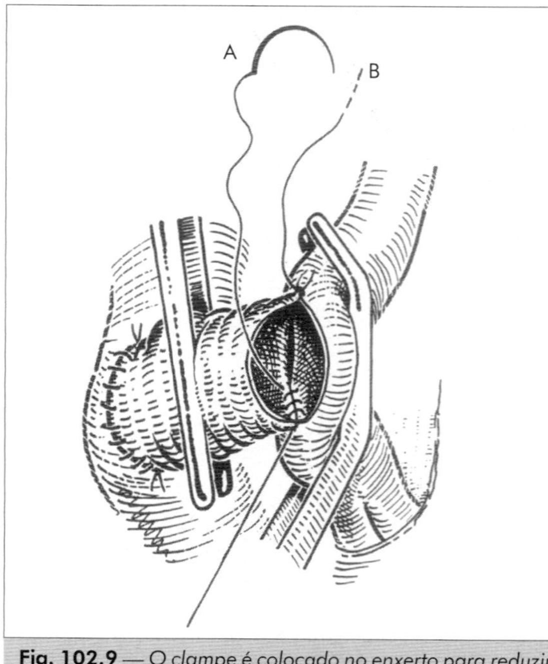

Fig. 102.9 — *O clampe é colocado no enxerto para reduzir a tensão na linha de sutura até que a anastomose posterior esteja completada. Para iniciar a anastomose, uma sutura no canto inferior com prolene 5-0 é passada de fora para dentro do enxerto, imediatamente acima e posterior ao ângulo mais baixo da sutura (A); a porção final da anastomose é realizada com a agulha saindo na parede da veia mesentérica superior imediatamente acima do ângulo (B). (Modificado de Blumgart LH. Surgery of the liver and biliary tract, 2nd ed., 1994.)*

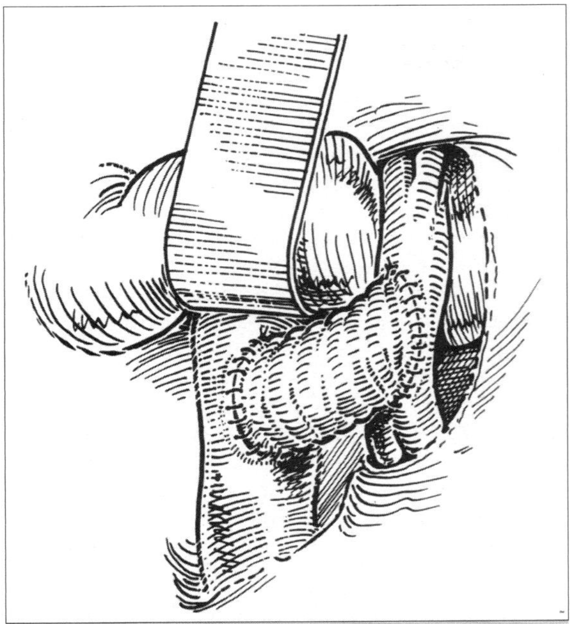

Fig. 102.10 — *Anastomose mesentérico-cava completada. Para prevenir um aumento na pressão na linha de sutura, o clampe de Satinsky da veia cava inferior é aberto antes e só depois o clampe da veia mesentérica superior. (Modificado de Blumgart LH. Surgery of the liver and biliary tract, 2nd ed., 1994.)*

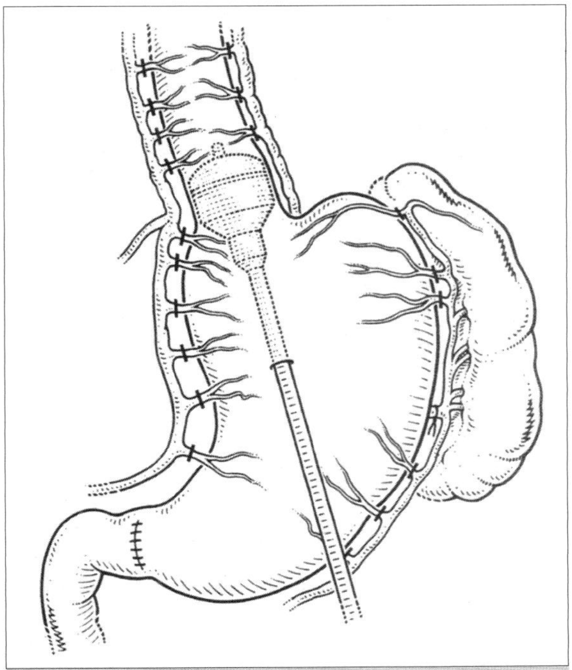

Fig. 102.11 — *Representação esquemática da cirurgia de Sugiura. A desvascularização esofágica deve incluir apenas os vasos transversos (veias perfurantes). (Modificado de Blumgart LH. Surgery of the liver and biliary tract, 2nd ed., 1994.)*

cos para ser bem estabelecida; em nossa experiência, é de 1,3%. O ressangramento deve ser avaliado por endoscopia, já que um grande número de nossos casos foi de origem não-varicosa; alguns dos pacientes estudados em estudos controlados de *shunts* e tratamento médico não tiveram confirmação endoscópica do local do sangramento. A perviedade do *shunt* deve ser regularmente controlada através de ultra-som com Doppler, especialmente em pacientes com anastomose portocava calibrada, para confirmar a conservação do fluxo hepatopedal.

A **técnica de desvascularização ou procedimento de Sugiura-Futagawa** é uma técnica sem *shunt* que não tem o risco do desenvolvimento de encefalopatia hepática, com o objetivo de erradicação das varizes esofagianas. A cirurgia consiste numa extensa desvascularização da transição esôfago-gástrica com transecção esofagiana e esplenectomia (Figs. 102.11 e 102.12). Os resultados obtidos por Sugiura-Futagawa foram impressionantes, e levaram alguns cirurgiões no mundo ocidental a avaliar a eficácia desse procedimento, sem obter os mesmos resultados, com algumas exceções[60].

Recentemente, um estudo comparando o tratamento eletivo da hipertensão portal durante 10 anos com betabloqueador (propranolol), escleroterapia e cirurgia (*shunts* seletivos e operação de Sugiura-Futagawa) mostrou que a taxa de ressangramento foi significativamente menor no grupo cirúrgico. A sobrevida foi me-

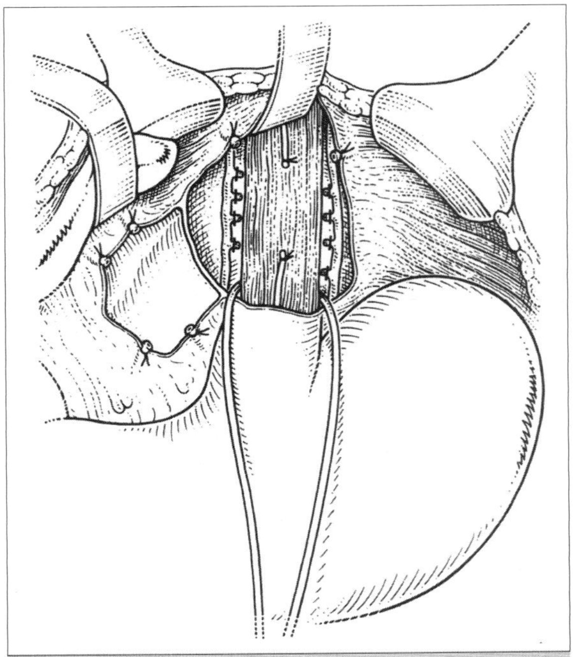

Fig. 102.12 — *Técnica de exposição esofagiana para desvascularização. O diafragma é aberto sagitalmente e o pericárdio liberado do diafragma. O nervo vago é seccionado. (Modificado de Blumgart LH. Surgery of the liver and biliary tract, 2nd ed., 1994.)*

lhor para os pacientes de baixo risco (Child A) nos três grupos, sem diferença significativa entre eles[60]. Outro trabalho randomizado demonstrou a diminuição de tamanho de varizes esofágicas em pacientes com hipertensão portal tratados com *shunt* esplenorrenal proximal, em comparação com procedimento de desvascularização esofagogástrica com esplenectomia, sugerindo melhor eficácia da anterior[57].

Tratamento no Paciente Candidato a Transplante Hepático

É lógico pensar na possibilidade de um futuro transplante de fígado na estratégia de todos os potenciais candidatos que necessitarão de um tratamento prévio da hipertensão portal. O ideal é propor um tratamento que seria o mais eficiente para o período de espera e que minimizaria a dificuldade da cirurgia de transplante quando necessária. A estratégia deve também estimar o intervalo de tempo entre o tratamento específico do sangramento das varizes e o transplante. Basicamente, quanto maior é o período estimado até o transplante, mais eficiente deve ser o tratamento da recorrência do sangramento das varizes[44].

É referido que os procedimentos cirúrgicos causam dificuldades técnicas para a cirurgia de transplante, devido às aderências pós-operatórias que poderiam causar hemorragias importantes no contexto de coagulopatia e hipertensão portal. Por isso, a maioria das unidades de transplante prefere a escleroterapia ou a ligadura de varizes endoscópica como medida inicial para os potenciais candidatos a transplante[11,38]. Essa modalidade de tratamento não interfere com o transplante subseqüente[31,39]. Em nossa série, a sobrevida após transplante de 93 pacientes submetidos previamente a escleroterapia foi similar à de outros 93 pacientes transplantados com sangramento prévio de varizes não-tratados por escleroterapia. Entretanto, a escleroterapia ou ligadura elástica nem sempre controla a hemorragia, sendo a sua taxa de ressangramento ao redor de 50% aos 2 anos, e ela não está indicada em pacientes com varizes gástricas ou gastropatia hipertensiva.

Ainda que o transplante provavelmente proporcione maior sobrevida a longo prazo, uma cirurgia de derivação portossistêmica ou de desvascularização pode ser uma ponte efetiva para o transplante por vários anos em pacientes com boa reserva hepática[53,65]. Em nossa opinião, as cirurgias não derivativas (desvascularização) devem ser evitadas porque levam à persistência da hipertensão portal e a um aumento de dificuldades técnicas no transplante, subseqüente à necessidade de uma dissecção muito extensa. Os *shunts* portossistêmicos foram inicialmente relatados como prejudiciais na evolução de pacientes transplantados por aumentarem a perda sangüínea operatória e a morbidade, e a recomendação inicial é evitá-los em potenciais candidatos a transplante[13]. As anastomoses esplenorrenal e mesocava têm sido propostas como uma melhor alternativa nesses pacientes, devido à mínima dissecção hilar com um aumento da sobrevida após o transplante comparada aos outros *shunts*. Nossa experiência é diferente, não tendo até o momento sido observada qualquer diferença em termos de perda sangüínea operatória, morbidade ou mortalidade entre pacientes com e sem *shunts* portossistêmicos prévios em pacientes submetidos a transplante, e isso tem sido confirmado por estudos de outros autores[3,11]. Dessa forma, continuamos a considerar a anastomose portocava calibrada a melhor opção para pacientes com boa reserva hepática, mesmo na possibilidade de um futuro transplante de fígado[3]. Entretanto, fizemos uma pequena modificação técnica minimizando a dissecção portal e implantando um enxerto de PTFE alto no nível da veia porta e baixo no nível da veia cava. Isso é feito com o objetivo de utilizar o *shunt* como uma derivação durante o transplante, além de permitir um desmantelamento mais fácil da anastomose. Nesse aspecto, vale ressaltar que uma sobrevida melhor foi observada em 27 pacientes transplantados com *shunts* prévios para hemorragia quando comparados a 159 pacientes transplantados depois de procedimentos não-derivativos (sobrevida de 5 anos de 96% × 77%), enquanto não existia diferença entre os dois grupos em termos de função hepática pré-transplante e de doença hepática.

A anastomose portocava intra-hepática por via radiológica (**TIPS**) tem sido a principal novidade na terapia para hipertensão portal em candidatos potenciais ao transplante hepático[43]. Essa técnica foi adicionada ao armamentário dos procedimentos "minimamente invasivos" para hipertensão portal, sendo efetiva tanto para descompressão das varizes como para a conduta da ascite intratável[59,80]. TIPS, quando comparado com escleroterapia, foi mais eficaz que esta na prevenção da recorrência de sangramento de varizes. Contudo, não houve diferença na sobrevida final entre esses dois métodos, além de a incidência de encefalopatia aumentar. Logo, não deve ser considerado tratamento de primeira escolha na prevenção de recorrência de sangramento[14,48,61]. Em outro estudo, mostrou-se melhor relação custo–benefício, a curto prazo, no uso de TIPS na prevenção de novos episódios de sangramento em relação à escleroterapia e ligadura de varizes esofágicas[70]. Em recente estudo, demonstrou-se um aumento na sobrevida de pacientes com ascite refratária ou recorrente, quando comparado ao uso da paracentese de alívio[68]. Soma-se a isso o fato de que teoricamente facilita o transplante hepático por aliviar a hipertensão portal no pré-operatório[66]. Nossa estratégia tem sido utilizá-lo quando a escleroterapia falha em indivíduos com disfunção hepática (Child B e C) moderada a severa. Esse método tem o potencial de ser salvador quando a escleroterapia falha naqueles pacientes com insuficiência hepática grave como uma ponte para o transplante. Mais especificamente, os pacientes de grau B em que a escleroterapia falha e que têm provas de coagulação ruins e aqueles de grau C são os que se beneficiam mais deste procedimento antes do transplante hepático[54].

Um estudo identificou possíveis fatores que podem predizer a mortalidade de pacientes portadores de hepatopatia avançada (Child C). Entre esses, podem ser citados hemorragia digestiva que necessite de TIPS de emergência, TGP > 100 UI/l, bilirrubina total > 3,0 mg/dl e encefalopatia prévia sem relação com o sangramento[16]. Já outro estudo determinou que pacientes com doença hepática avançada, particularmente se idoso e em episódio agudo de sangramento, apresentam mau prognóstico (maior mortalidade e ressangramento)[87]. Esse método, como todos os outros, deve ser cuidadosamente pesado em termos de risco e benefício para o paciente individualmente[28]. O risco do TIPS nesses pacientes é a deterioração da função hepática, que poderia afetar de maneira adversa a possibilidade de um transplante[6]. Nos pacientes que são submetidos a transplante após a colocação de TIPS, a transfusão de sangue intra-operatória não difere daquela em indivíduos em que não se usa TIPS[76]. Além disso, os pacientes que receberam TIPS como tratamento pré-transplante não apresentaram qualquer diferença significativa em termos de sobrevida do paciente ou enxerto. Para tanto, o TIPS deve ser o tratamento de escolha para sangramento de varizes recorrente ou incontrolável quando o transplante hepático é vislumbrado num curto período e para os pacientes que podem resistir tanto ao procedimento quanto à necessidade de aguardar por um órgão. É importante salientar, também, que o *shunt* seja corretamente inserido no fígado, de modo a não aumentar a morbidade e mortalidade cirúrgicas, facilitando tecnicamente o transplante subseqüente[17].

Contudo, esse não é um método isento de intercorrências. É alta a incidência de estenose ou trombose do *shunt* no primeiro ano (até 50% dos casos)[24]. A estenose que ocorre nesse é secundária a hiperplasia da neoíntima (causa mais freqüente) ou trombose no seu interior. Pode ser utilizada para a correção dessa intercorrência a dilatação do TIPS com um cateter-balão ou, em certos casos, a colocação de outro *shunt*. A oclusão total ocorre em 10-15% dos pacientes. Em ambos os casos (estenose ou trombose), pode-se ter, como manifestação clínica, a ocorrência de novo episódio de sangramento de varizes. Com esses dados, não parece ser indicado o uso de TIPS como tratamento a longo prazo para pacientes com hipertensão portal[52].

O Momento do Transplante

Como existe concordância geral de que os pacientes Child C devem ser considerados imediatamente para transplante hepático após o controle do sangramento, e obviamente que não existam contra-indicações, a questão no momento da indicação refere-se apenas aos pacientes Child A ou B. O principal fator na decisão de transplantar é que a deterioração da função hepática é geralmente lenta para a categoria de Child C e a ocorrência de complicações associadas da cirrose como peritonite bacteriana, ascite intratável ou encefalopatia. O paciente com essa doença pode levar vários anos para deteriorar a sua função hepática, desde o episódio inicial de sangramento por varizes até o momento de ser considerado para transplante hepático. Entretanto, algumas vezes a deterioração da função hepática ocorre em poucos meses, demonstrando a importância clínica de um acompanhamento estrito de pacientes cirróticos a cada 4-6 meses. É óbvio que a decisão de transplantar também deve considerar o controle apropriado do sangramento por um ou mais métodos atuais. Isso pode ser observado na grande maioria dos casos. Entretanto, os episódios de recorrência de sangramento por varizes na vigência dos tratamentos convencionais podem ser por si sós uma indicação de transplante hepático, independentemente da função do fígado. A decisão deve, finalmente, ser tomada caso a caso pela associação da gravidade da doença hepática, dinâmica da deterioração da função hepática e experiência médica, que coloca na balança a expectativa de vida do paciente em risco e a sobrevida esperada após o transplante. Alguns autores têm proposto estabelecer o momento do transplante hepático através de resultados obtidos de testes quantitativos de função hepática como a capacidade de eliminação de galactose e o metabolismo hepático da lidocaína. Infelizmente, os valores preditivos desses testes não têm sido estabelecidos. Assim, a classificação mais usada de pacientes cirróticos é a de Child, mas seu valor prognóstico ainda deve ser determinado[50]. Em nossa experiência, os fatores de coagulação que não são levados em conta na classificação de Child representam o melhor indicador de reserva hepática. Por esse motivo, eles foram incluídos na nossa classificação de cirrose[11] e são um dos mais importantes critérios de transplante em nossa experiência quando seus valores estão abaixo de 50% do controle.

Independentemente dos parâmetros envolvidos na decisão, a política de selecionar certos pacientes para tratamento paliativo e outros para transplante hepático deve ser justificada em termos de igualdade de chances para todos os doentes[78]. Por isso, deve ser demonstrado que a deterioração da função hepática, enquanto a hipertensão portal é controlada por tratamento paliativo, não afeta a evolução após o transplante. Tem sido referido que a sobrevida de 5 anos dos enxertos transplantados em pacientes Child C, independentemente de uma história de hemorragia por varizes, foi pior quando comparada a enxertos transplantados em pacientes com uma função hepática inicial melhor[2,38]. Em nossa experiência no tratamento de pacientes com história prévia de sangramento por varizes, a evolução a longo prazo não foi influenciada significativamente pelo grau pré-transplante de insuficiência hepática, sugerindo que o consenso geral de transplantar pacientes grau C e somente tratar a hipertensão portal nos outros doentes pode ser uma estratégia razoável. Também o momento do transplante deve possibilitar a prevenção de morte em pacientes durante o período de acompanhamento do tratamento paliativo e subseqüentemente durante o momento em que o paciente está na lista de espera para transplante hepático[57]. Portanto, a decisão para o transplante hepático deve ser parte de um plano de tratamento global para um determinado paciente, que deve ser acompanhado regularmente por um médico, preferencialmente não envolvido seletivamente no transplante, mas que seja especialista no tratamento da hipertensão portal em cirróticos. Finalmente, se considerarmos que o momento adequado para decisão do transplante preserva as chances de sucesso depois da sua realização, a questão que permanece é se a história de sangramento por varizes pode afetar ou não isoladamente a evolução após o transplante.

REFERÊNCIAS BIBLIOGRÁFICAS

1. Abou JMM, Grant DR, Ghent CN, et al. Effect of portosystemic shunts on subsequent transplantation of the liver. *Surg Gynecol Obstet* 172:215, 1991.
2. Adam R, Kalil AN, Bismuth H. Tratamento cirúrgico da hipertensão portal. In Kalil NA, Coelho JCU, Strauss E. *Fígado e vias biliares. Clínica e cirurgia*. 1ª ed., Rio de Janeiro, Livraria e Editora Revinter, 155-159, 2001.
3. Adam R, Diamond T, Bismuth H. Partial portocaval shunt: Renaissance of an old concept. *Surgery* 111:610-6, 1992.
4. Alam I, Bass NM, Gee L et al. Hepatic tissue levels of endothelin-1 correlate with severity of chronic liver disease and ascites. *Am J Gastroenterol* 95:199, 2000.
5. Alves CAP, Alves AR, Abreu WN, Andrade ZA. Hepatic artery hypertrophy and sinusoidal hypertension in advanced schistosomiasis. *Gastroenterology* 72:126-8, 1977.
6. Azoulay D, Castaing D, Dennison A, et al. Technique and pitfalls of transjugular intrahepatic portosystemic shunts. In: *Minimally invasive surgery and new technology*. Quality Medical Publishing. St Louis, p. 182, 1994.
7. Bass NM. Role of TIPS in portal hypertension: Variceal bleeding and ascites. *Technol Vasc Intervent Radiol* 1:44, 1998.
8. Bass NM, Yao FY. The role of the interventional radiologist: Transjugular procedures. *Gastrointest Endosc Clin N Am* 11:131, 2001.
9. Bernard B, Grange JD, Khac EN et al. Antibiotic prophylaxis for the prevention of bacterial infections in cirrhotic patients with gastrointestinal bleeding: A meta-analysis. *Hepatology* 29:1655, 1999.
10. Bini EJ, Lascarides CE, Micale PL et al. Mucosal abnormalities of the colon in patients with portal hypertension: An endoscopic study. *Gastrointest Endosc* 52:511, 2000.
11. Bismuth H, Adam R, Mathur S, Sherlock D. Option for elective treatment of portal hypertension in cirrhotic patients in the transplantation era. *Am J Surg* 160:105-10, 1990.
12. Bismuth H, Sherlock D, Adam R. The present day usage of non selective shunts. In Okuda K, Benhamou JP (Eds). *Portal hypertension. Clinical and functional aspects*. Springer, Berlin, Heidelberg, New York, p. 519, 1991.
13. Brems JJ, Hiatt JR, Klein AS, et al. Effect of a prior portosystemic shunt on subsequent liver transplantation. *Ann Surg* 209:51-6, 1989.
14. Cabrera J, Maynar M, Granados R, et al. Transjugular intrahepatic portosystemic shunt versus sclerotherapy in the elective treatment of variceal hemorrhage. *Gastroenterol* 110:832-9, 1996.
15. Capussotti L, Veragra V et al. Liver function and encephalopathy after partial vs direct side-to-side portocaval shunt: a prospective: a prospective randomized clinical trial. *Surgery* 127:614-21, 2000.
16. Chalasani N, Clark WS, Martín LG, et al. Determinants of mortality in patients with advanced cirrhosis after transjugular intrahepatic portosystemic shunting. *Gastroenterology* 118:138-44, 2000.
17. Chui AK, Rao AR, et al. Liver transplantation in patients with transjugular intrahepatic portosystemic shunts. *Aust N Z J Surg* 70:493-5, 2000.
18. Collins JC, Ong MJ, Rypins EB, et al. Partial portocaval shunt for variceal hemorrhage: longitudinal analysis of effectiveness. *Arch Surg* 133:590-2, 1998.
19. Cuervas MV, Millian I, Gavaler JS, et al. Prognostic value of preoperatively obtained clinical and laboratory data in predicting survival following orthotopic liver transplantation. *Hepatology* 6:922, 1986.
20. D'Amico G, Pagliaro L, Bosch J. Pharmacological treatment of portal hypertension: An evidence-based approach. *Semin Liver Dis* 19:475, 1999.
21. D'Amico G, Politi F, Morabito A, et al. Octreotide compared with placebo in a treatment strategy for early rebleeding in cirrhosis: A double blind, randomized pragmatic trial. *Hepatology* 28:120, 1998.
22. de Franchis R, Primignani M. Endoscopic treatments for portal hypertension. *Semin Liver Dis* 19:439, 1999.
23. De Lèdinghen V, Heresbach D, Fourdan O, et al. Anti-inflammatory drugs and variceal bleeding: A case-control study. *Gut* 44:270, 1999.
24. Dohrenwend M et al. Clinical outcome, shunt patency and survival after transjugular intrahepatic portosystemic shunt. *Gastroenterol* 106:A885, 1994
25. Ekataksin W, Kaneda K. Liver microvascular architecture: An insight into the pathophysiology of portal hypertension. *Semin Liver Dis* 19:359, 1999.
26. European FK506 Multicentre Liver Study Group. Randomized trial comparing tacrolimus (FK506) and cyclosporin in prevention of liver allograft rjection. *Lancet* 344:423, 1994.
27. Fevery J, Nevens F. Oesophageal varices: Assessment of the risk of bleeding and mortality. *J Gastroenterol Hepatol* 15:842, 2000.
28. Freeman RB, Fitz Maurice SE, Greenfield AE,et al. Is the transjugular intrahepatic portocaval shunt procedure beneficial for live transplant recipients? *Transplantation* 58:297-300, 1994.
29. Garcia-Pagan JC, Escorsell A, Moitinho E, et al. Influence of pharmacological agents on portal hemodynamics: Basis for its use in the treatment of portal hypertension. *Semin Liver Dis* 19:427, 1999.
30. Garcia-Villarreal L, Martinez-Lagares F, Sierra A, et al. Transjugular intrahepatic portosystemic shunt versus endoscopic sclerotherapy for the prevention of variceal rebleeding after recent variceal hemorrhage. *Hepatology* 29:27, 1999.
31. Garrett KO, Reilly JJ, Schade RR, et al. Bleeding esophageal varice: Treatment by sclerotherapy and liver transplantation. *Surgery* 104:819, 1988.
32. Gournay J, Masliah C, Martin T, et al. Isosorbide mononitrate and propranolol compared with propranolol alone for the prevention of variceal rebleeding. *Hepatology* 31:1239, 2000.
33. Goulis J, Patch D, Burroughs AK. Bacterial infection in the pathogenesis of variceal bleeding. *Lancet* 353:139, 1999.
34. Grace ND, Groszmann RJ, Garcia-Tsao G, et al. Portal hypertension and variceal bleeding: An AASLD single topic symposium. *Hepatology* 28:868, 1998.
35. Helmy A, Hayes PC. Review article: Current endoscopic therapeutic options in the management of variceal bleeding. *Aliment Pharmacol Ther* 15:575, 2001.
36. Henderson JM. The timing and role of non-transplant surgery in management of variceal bleeding. *Gastrointestinal Endosc Clin N Am* 9:331-45, 1999.
37. Henderson JM. Liver tansplantation for prtal hpertension. *Gastroenterol Clin North Am* 21:197, 1992.
38. Ho KS, lashner BA, Emond JC, Baker AL. Prior esophageal variceal bleeding does not adversely affect survival after orthotopic liver transplantation. *Hepatology* 18:66-72, 1993.
39. Johnston GW, Rodgers HW. A review of 15 year's experience in the use of sclerotherapy in the control of acute hemorrhage from esophageal varices. *Br J Surg* 60:797, 1973.
40. Kamath PS, Lacerda M, Ahlquist DA et al. Gastric mucosal responses to intrahepatic portosystemic shunting in patients with cirrhosis. *Gastroenterology* 118:905, 2000.

41. Khaitiyar JS, Luthra SK et al. Transjugular intrahepatic portosystemic shunt versus distal splenorrenal shunt-a comparative study. *Hepatogastroenterology* 47:492-7, 2000.
42. Knechtle SJ, D' Alessondro AM, Armbrust MJ, et al. Surgical portosystemic shunts for treatment of portal hypertensive bleeding: outcome and effect on liver function. *Surgery* 126:708-11, 1999.
43. La Berge JM, Ring EJ, Gordon RL, et al. Creation of transjugular intrahepatic protosystemic shunts with the Wallstent endoprosthessis: Results in 100 patients. *Radiology* 187:413, 1993.
44. Lebrec D, Hilton P, Munoz C et al. The effect of propranolol on portal hypertension in patients with cirrhosis: A hemodynamic study. *Hepatology* 2:523, 1982.
45. Lo GH, Lai KH, Cheng TS, et al. Prophylactic banding ligation of high-risk esophageal varices in patients with cirrhosis: A prospective, randomized trial. *J Hepatol* 31:451, 1999.
46. Lo GH, Lai KH, Cheng JS, et al. The additive effect of sclerotherapy to patients receiving repeated endoscopic variceal ligation: A prospective, randomized trial. *Hepatology* 28:391, 1998.
47. Lo GH, Lai KH, Cheng JS, et al. Endoscopic variceal ligation plus nadolol and sucralfate compared with ligation alone for the prevention of variceal rebleeding: A prospective, randomized trial. *Hepatology* 32:461, 2000.
48. Luca A, D'Amico J, et al. TIPS for prevention of recurrent bleeding in patients with cirrhosis: meta-analysis of randomized clinical trials. *Radiology* 212:411-21, 1999.
49. Luca A, Garcia-Pagan JC, et al. Effects of end-to-side portocaval shunt and distal splenorenal shunt on systeminc and pulmonary haemodynamics in patients with cirrhosis. *J Gastroenterol Hepatol* 14:1112-8, 1999.
50. Maggi U, Rossi G, Colledan M, et al. Child-Pugh score and liver transplantation. *Transplant Proc* 25:1769, 1993.
51. Malinchoc M, Kamath PS, Gordon FD, et al. A model to predict poor survival in patients undergoing transjugular intrahepatic portosystemic shunts. *Hepatology* 31:864, 2000.
52. Meyer KM, et al. A retrospective study of the efficacy of transjugular intrahepatic portosystemic shunts. *Ann Surg* 62:76-80, 1996.
53. Mazzaferro V, Todo S, Tzakis AG, et al. Liver transplantation in the patient with previous portosystemic shunt. *Am J Surg* 160:111, 1990.
54. Menegaux F, Keefe EB, Baker E, et al. Comparison of transjugular and surgical portosystemic shunts on the outcome of liver transplantation. *Arch Surg* 129:1018, 1994.
55. Merkel C, Bolognesi M, Sacerdoti D, et al. The hemodynamic response to medical treatment of portal hypertension as a predictor of clinical effectiveness in the primary prophylaxis of variceal bleeding in cirrhosis. *Hepatology* 32:930, 2000.
56. Merkel C, Marin R, Sacerdoti D, et al. Long-term results of a clinical trial of nadolol with or without isosorbide mononitrate for primary prophylaxis of variceal bleeding in cirrhosis. *Hepatology* 31:324, 2000.
57. Millikan WJ, Henderson JM, Stewart MT, et al. Change in hepatic function, hemodynamics and morphology after liver transplant: Physiological effect of therapy. *Ann Surg* 209:513, 1989.
58. Neuberger J, Altman DG, Christensen E, et al. Use of prognostic index in evaluation of liver transplantation for primary biliary cirrhosis. *Transplantation* 41:713-6, 1986.
59. Ochs A, et al. The transjugular intrahepatic portosystemic stent-shunt procedure for refractory ascites. *N Engl J Med* 332:1192-7, 1995.
60. Orozco H, Mercado MA, et al. A comparative study of the elective treatment of variceal hemorrhage with beta-blockers, sclerotherapy and surgery: a prospective, controlled and randomized trial during 10 years. *Ann Surg* 232:216-9, 2000.
61. Papatheodoridis GV, Gouli J, et al. Transjugular intrahepatic portosystemic shunt comparated with endoscopic treatment for prevention of variceal rebleeding: A meta-analysis. *Hepatology* 30:612-22, 1999.
62. Paquet KJ, Mercado MA, Aichner W, et al. Conservative and semi-invasive modalities for treating bleeding esophageal varices. *Hepatogastroenterology* 37:561, 1990.
63. Pinzani M, Gentilini P. Biology of hepatic stellate cells and their possible relevance in the pathogenesis of portal hypertension in cirrhosis. *Semin Liver Dis* 19:397, 1999.
64. Raia S, Mies S, Macedo AC. Portal hypertension in schistosomiasis. *Clin Gastroent* 14:57-82, 1985.
65. Rikkers LF, Jin G, Langnas AN, et al. Shunt surgery during the era of liver transplantation. *Ann Surg* 226:51-7, 1997.
66. Ring EJ, Lake JR, Roberts JP, et al. Using transjugular intrahepatic portosystemic shunts to control variceal bleeding before liver transplantation. *Am Intern Med* 116:304, 1992.
67. Roberts LR, Kamath PS. Pathophysiology of variceal bleeding. *Gastrointest Endosc Clin N Am* 9:167, 1999.
68. Rössle M, Ochs A, Gülberg V, et al. A Comparison of paracentesis and transjugular intrahepatic porto systemic shunting in patients with ascites. *N Engl J Med* 342:1701-7, 2000.
69. Rouillard SS, Bass NM, Roberts JP et al. Severe hyperbilirubinemia after creation of transjugular intrahepatic portosystemic shunts: Natural history and predictor of outcome. *Ann Intern Med* 128:374, 1998.
70. Russo MW, Zacks SL, et al. Cost-effectiveness analysis of transjugular intrahepatic portosystemic shunt versus endoscopic therapy for the prevention of recurrent esophageal variceal bleeding. *Hepatology* 31:358-63, 2000.
71. Sanyal AJ. Hepatic venous pressure gradient: To measure or not to measure, that is the question. *Hepatology* 32:1175, 2000.
72. Sarin SK, Lamba GS, Kumar M, et al. Comparison of endoscopic ligation and propanolol for the primary prevention of variceal bleeding. *N Engl J Med* 340:998, 1999.
73. Sarin SK, Shahi HM, Jain M et al. The natural history of portal hypertensive gastropathy: Influence of variceal eradication. *Am J Gastroenterol* 95:2888, 2000.
74. Shapiro RS, Stancato-Pasik A, Glajchen N, et al. Color Doppler applications in hepatic imaging. *Clin Imaging* 22:272, 1998.
75. Smith JL, Graham DY. Variceal hemorrhage: Critical evaluation of survival analysis. *Gastroenterology* 82:968-73, 1982.
76. Somberg K, Roberts J. The impact of transjugular intrahepatic portosystemic shunts (TIPS) on liver transplantation: A controlled analysis. (Abstract) XV World Congress of the Transplantation Society, September, Kyoto, Japan.
77. Stafford-Johnson DB, Chenevert TL, Cho KJ et al. Portal venous magnetic resonance angiography: A review. *Invest Radiol* 33:628, 1998.
78. Starzl TE, Iwatsuki S, Shaw BW et al. Analysis of liver transplantation. *Hepatology* 4:47S, 1984.
79. Teran JC, Imperiale TF, Mullen KD, et al. Primary prophylaxis of variceal bleeding in cirrhosis: A cost-effectiveness analysis. *Gastroenterology* 112:473, 1997.
80. Terblanche J. The surgeon's role in the management of portal hypertension. *Ann Surg* 209:381, 1989.
81. Tripathi D, Hayes PC. Review article: A drug therapy for the prevention of variceal haemorrhage. *Aliment Pharmacol Ther* 15:291, 2001.
82. Van Twuyver E, Mooijaart RJD, Tem Berge IJM, et al. Pretransplantation blood transfusion revisited. *N Engl J Med* 325:1210, 1991.
83. Valla DC, Condat B. Portal vein thrombosis in adults: Pathophysiology, pathogenesis and management. *J Hepatol* 32:865, 2000.
84. Vauthey JN, Tomczak RJ, Helmberger T, et al. The arterioportal fistula syndrome: Clinicopathologic features, diagnosis, and therapy. *Gastroenterology* 113:1390, 1997.
85. Westaby D, Williams R. Status of sclerotherapy for variceal bleeding in 1990. *Arch Surg* 160:32, 1990.
86. Wiest R, Groszmann RJ. Nitric oxide and portal hypertension: Its role in the regulation of intrahepatic and splanchnic vascular resistance. *Semin Liver Dis* 19:411, 1999.
87. Williams D, Waugh R et al. Mortality and rebleeding following transjugular intrahepatic portosystemic stent shunt for variceal hemorrhage. J Gastroenterol Hepatol 1998;13:163-9.
88. Zervos EE, Goode SE, Rsemurgy AS. Small-diameter H-graft portocaval shunt reduces portal flow yet maintains effective hepatic blood flow. *Am Surg* 64:71-5, 1998.

103

CAPÍTULO

Doenças Infecciosas e Parasitárias do Fígado

Roberto Ruhman Daher

Considerações Gerais

Anualmente os óbitos por doenças infecciosas e parasitárias representam, segundo a OMS, cerca de 1/3 das mortes por doenças. Os mecanismos de transmissão incluem o contato de pessoa a pessoa, a ingestão de água e alimentos contaminados, as picadas de insetos e contatos variados com animais (Tabela 103.1).

Para se alcançar uma melhor compreensão do comprometimento hepático por agentes infecciosos, deve-se considerar os mecanismos de defesa próprios do órgão e como eles se inserem no contexto das respostas sistêmicas do organismo humano a essa agressão. Os microorganismos alcançam a intimidade do órgão principalmente pela via hematogênica — artéria hepática e veia porta — às vezes pela via biliar ou por contigüidade, e raramente pela via linfática. A própria localização topográfica do órgão, entre a circulação porta e a circulação geral, constitui-se fator de importância no sistema de defesa. As células hepáticas recebem tanto o sangue portal como o arterial através dos sinusóides, os quais possuem quatro tipos de células, que se distribuem no espaço sinusoidal e perissinusoidal e compõem o sistema de defesa próprio do órgão contra a invasão por microorganismos: (1) células endoteliais, que formam as paredes dos sinusóides; (2) células de Kupffer, representantes do sistema monofagocitário (SMF) no fígado; (3) células de Ito; e (4) *pit cell*.[50,66,137]. As células sinusoidais, perissinusoidais e os hepatócitos formam um sistema interligado, que interage para a manutenção do equilíbrio funcional e da integridade do fígado[135].

As células endoteliais exercem funções de endocitose, e pelas pequenas fenestrações que possuem em sua membrana permitem a comunicação entre o espaço sinusoidal e o espaço de Disse, garantindo uma contínua filtração de sangue no nível sinusoidal, impedindo que grandes partículas penetrem no órgão[53,74,138]. As células de Ito, além de armazenarem gordura e vitamina A, constituem-se na principal fonte dos componentes do tecido conjuntivo do fígado, relacionando-se com a fibrogênese hepática que permeia várias das hepatopatias crônicas causadas por microorganismos[25,55,71].

Tabela 103.1
Participação das Doenças Infecciosas e Parasitárias na Mortalidade Anual no Mundo, e seus Modos de Transmissão

Mortes causadas por doenças		
• Doenças infecciosas e parasitárias	17.300.000	(33,0%)
• Outras causas	34.600.000	(67,0%)
Principais modos de transmissão das DIP*		
• Pessoa a pessoa	11.200.000	(64,7%)
• Água e alimentos	3.700.000	(22,0%)
• Insetos	2.300.000	(13,0%)
• Animais	60.000	(0,3%)

* *DIP = doenças infecciosas e parasitárias.*

As células de Ito têm também a propriedade de se contraírem, diminuindo seus diâmetros, participando ativamente do controle do fluxo de sangue do espaço perissinusoidal para o espaço de Disse. Em relação às *pit cell,* sabe-se hoje que são linfócitos — *natural killers* — com elevado nível de atividade citolítica contra células tumorais[136].

O principal componente desse sistema de defesa é a célula de Kupffer, que constitui cerca de 80 a 90% dos macrófagos fixos do organismo, e além de suas funções fagocíticas (endocitose, pinocitose e fagocitose), participa do processo imunológico, ativando linfócitos, modulando a resposta imune e processando antígenos provenientes dos intestinos.

A interdependência entre macrófagos e linfócitos caracteriza a resposta imune. O macrófago é importante na ativação do linfócito da resposta imunológica. O macrófago não possui especificidade antigênica; um único macrófago é capaz de reconhecer inúmeros antígenos, sendo essa capacidade geneticamente determinada pelo gene *Ir gen*[138].

Sob condições especiais, em situações de agressão ao fígado, a permeabilidade dos sinusóides se altera em função do aumento do diâmetro dos poros das células endoteliais, modificando o conteúdo do filtrado que alcança o espaço de Disse, interferindo no mecanismo de controle da fibrogênese, onde a célula de Ito tem participação destacada[25,50,66,71].

A função fagocítica das células de Kupffer pode estar deprimida ou exacerbada em inúmeras situações[13,70,83,118]. Em enfermidades associadas a uma depressão da fagocitose fetal, as células de Kupffer podem atuar com maior intensidade do que em condições fisiológicas. A célula de Kupffer pode concorrer para a cronificação de doenças hepáticas, causadas por microorganismos, em decorrência da diminuição de sua função macrofágica, por anormalidade intrínseca ou por inibição da fagocitose, assim como pela falência na seqüestração de imunocomplexos e incapacidade de interação com os linfócitos[139].

Em presença de hepatopatia crônica, títulos elevados de anticorpos para *E. coli*, bacteróides, salmonelas e endotoxinas, estas, mesmo na ausência de evidências de bacteremia gram-negativa, são freqüentemente encontradas na circulação. Isso ocorre em função de uma falha da célula de Kupffer em fazer o *clearance* do sangue portal, neutralizando os antígenos e endotoxinas provenientes dos intestinos[67,82,94,104,110]. A diminuição na pressão de perfusão do sangue no território porta por *shunts* portossistêmicos intra- e extra-hepáticos é a provável explicação para essa incapacidade.

A capacidade de fagocitar bactérias da célula de Kupffer tem importante papel no controle e na modulação de várias infecções[116]. Além disso tem grande interação com as infecções virais e papel capital no processamento dos antígenos oriundos do intestino, apresentando o antígeno aos linfócitos, modulando pois a resposta imunológica[68]. Ultrapassada a barreira sinusoidal, o microorganismo e/ou seus produtos determinam no tecido hepático uma série de alterações que despertam mecanismos fisiopatogênicos variados, levando a alterações hemodinâmicas e metabólicas sistêmicas, estas independentes da presença do microorganismo, com quebra do equilíbrio entre as células sinusoidais, perissinusoidais e o hepatócito, determinando o surgimento de doença hepática.

Existem doenças crônicas de grande prevalência e potencial patogênico para o fígado — subnutrição e desnutrição, alcoolismo, esquistossomose mansônica, hepatites pelo vírus B e C etc., além das situações de imunodepressão e imunossupressão, que podem predispor ou modificar a resposta do órgão, *background* de difícil avaliação clínica.

As reações à agressão por microorganismos têm várias determinantes — pelo lado do hospedeiro: condições imunitárias, estado funcional do órgão e via de penetração do agente; pelo lado do microorganismo: espécie, cepa, virulência e tamanho do inóculo. Os vários mecanismos fisiopatológicos despertados condicionam lesões parenquimatosas difusas ou localizadas — inflamação, necrose, granulomas, abscessos, cistos e fibrose — hiperplasia do SMF, lesões das vias biliares intra e extra-hepáticas e obstrução venosa portal.

CONSIDERAÇÕES CLÍNICAS

A resposta do fígado à agressão microbiana manifesta-se com os mesmos sinais e sintomas das enfermidades não-infecciosas, traduzidas nas síndromes de insuficiência hepática, hipertensão portal e hiperesplenismo. A Tabela 103.2 lista as manifestações clínicas mais freqüentes do comprometimento hepático nessas enfermidades.

A febre é própria dos processos infecciosos e nas hepatopatias apresenta características que devem ser

Tabela 103.2
Sinais e Sintomas Clínicos nas Hepatopatias por Microorganismos

Gerais	*Insuficiência hepática*
• Febre • Anemia • Emagrecimento • Hemorragias cutâneas	• Icterícia • Hepatomegalia • Edemas
Hipertensão porta	*Hiperesplenismo*
• Esplenomegalia • Ascite • Varizes esofágicas • Hemorragia digestiva • Circulação colateral visível	• Anemia • Leucopenia • Plaquetopenia • Púrpura

analisadas, pois auxiliam no diagnóstico. Nos processos virais (hepatites, febre amarela etc.), surge nos primeiros dias da doença, coincidindo com o período de viremia, e geralmente desaparece com o surgimento da icterícia. Na malária possui ritmo característico, febre de três em três (terçã) ou de quatro em quatro dias (quartã), sempre no mesmo horário, na dependência da espécie do plasmódio e das condições imunológicas do hospedeiro. Febre alta, diária, sempre no mesmo horário, sugere abscessos piogênicos. Na leptospirose surge abruptamente, podendo-se determinar com exatidão o momento de início da doença.

A icterícia nos processos infecciosos responde aos vários mecanismos conhecidos para sua gênese: hemólise (na malária com baixa densidade parasitária), colestase intra-hepática (é o mecanismo presente na maioria das enfermidades estudadas neste capítulo) e colestase extra-hepática (ascaridíase e paracoccidioidomicose). Na Tabela 103.3 apresentamos as principais doenças infectoparasitárias que cursam com colestase.

Tabela 103.3
Colestase nas Doenças Infecciosas e Parasitárias

A – Colestase intra-hepática	
Hepatites virais	— Febre amarela
Leptospirose	— Amebíase hepática
Calazar	— Malária
Paracoccidioidomicose	
B – Colestase extra-hepática	
Ascaridíase	— Paracoccidioidomicose
Fasciolíase	— Outras distomíases

A hepatomegalia desenvolve-se a partir de mecanismos variados, dependendo do agente etiológico. Nos casos agudos a consistência é normal ou um pouco aumentada, e há aumento da sensibilidade à palpação, simulando eventualmente uma colecistopatia. A tumefação, a proliferação das células de Kupffer, o infiltrado inflamatório e a dilatação sinusoidal são os principais fatores envolvidos no aumento do órgão na fase aguda. Nas doenças com evolução crônica (esquistossomose, por exemplo), a hepatomegalia está também associada à proliferação fibroblástica e ao desenvolvimento de granulomas.

A esplenomegalia auxilia no diagnóstico diferencial das doenças infecciosas com lesão hepática, pois tem um comportamento próprio em várias delas. Pode estar presente (malária, hepatite viral) ou ausente (febre amarela), constituindo-se às vezes em importante parâmetro no diagnóstico de formas graves ou complicadas (esquistossomose). Na esplenomegalia aguda, o baço apresenta-se com consistência normal e doloroso à palpação, e nos processos crônicos é duro e indolor. A esplenomegalia normalmente regride ao tamanho normal após resolução clínica, mesmo quando atinge dimensões muito grandes, ocupando mais de 2/3 do volume abdominal, como, por exemplo, em crianças com calazar. O baço, quando aumentado de tamanho, é friável e pode romper-se com mais facilidade.

A hipertensão portal, como todo seu cortejo sintomático (ascite, circulação colateral visível no abdome, varizes esofágicas e hemorragias digestivas), merece registro pela sua ocorrência na malária, e às vezes em alguns casos de hepatite viral aguda. Mas é na esquistossomose mansônica grave e nas hepatites crônicas que essa síndrome comparece com maior exuberância e freqüência. Na paracoccidioidomicose a ascite é geralmente de natureza quilosa, provocada pela obstrução dos linfáticos abdominais.

CONSIDERAÇÕES DIAGNÓSTICAS

O diagnóstico das hepatopatias de natureza infecciosa processa-se da mesma forma que o de outras hepatopatias, utilizando-se dos procedimentos propedêuticos radiológicos e laboratoriais disponíveis para a análise morfológica e funcional do órgão. No estudo morfológico do abdome, utilizam-se a radiologia simples, a ultra-sonografia, a tomografia computadorizada, a ressonância magnética etc. As análises bioquímicas definem as alterações funcionais, e o diagnóstico etiológico é determinado, quer diretamente, pelo encontro do agente causal em fluidos, secreções e material de biópsia colhidos do paciente, ou indiretamente, pela demonstração da sua presença ou passagem pelo organismo através de provas imunológicas diversas.

LESÕES GRANULOMATOSAS DO FÍGADO

Os granulomas hepáticos são relativamente freqüentes, sendo encontrados em cerca de 3 a 10% das biópsias hepáticas realizadas em hospitais gerais[62]. Pode ocorrer em qualquer parte do lóbulo hepático, sendo mais freqüente próximo ao espaço porta. A maioria desses granulomas é de natureza infecciosa e de etiologia variada como mostra a Tabela 103.4.

Pelo que foi exposto, pode-se inferir que a reação do fígado à agressão por microorganismos é determinada pelo estado funcional do órgão, pelas condições imunológicas do hospedeiro, via de penetração e condições próprias do agente agressor, tais como espécie, cepa, virulência etc.

Dessa forma, a discussão específica vai privilegiar, dentro de cada grupo, aquelas enfermidades que melhor traduzem o comportamento fisiopatológico, e várias delas deixarão de ser mencionadas por terem merecido capítulos específicos nesta obra (hepatites pelos vírus A, B, C, D e E, esquistossomose mansônica

Tabela 103.4
Doenças Infecciosas que Cursam com Hepatopatia

Riquétsias*	Vírus	Bactérias*
• Febre Q	• Hepatites • Febre amarela • Mononucleose • Citomegalia • Rubéola • Sarampo • Varicela	• Brucelose • Hanseníase • Leptospirose • Listeriose • Sífilis • Tuberculose
Helmintos	*Fungos**	*Protozoários*
• Ascaridíase • Capilaríase hepática* • Cisticercose • Esquistossomose* • Estrongiloidíase* • Fasciolíase • Hidatidose • *L. migrans* visceral*	• Paracoccidioidomicose • Histoplasmose • Coccidioidomicose	• Amebíase • Calazar • Malária • Toxoplasmose

**Quadro histológico de hepatite granulomatosa.*

e doenças que evoluem com formação de cistos e abscessos), ou por não possuírem prevalência clínica ou epidemiológica que justifiquem sua abordagem.

VÍRUS

Febre Amarela

A febre amarela (FA) é uma arbovirose de evolução aguda, do grupo das febres hemorrágicas transmitidas por mosquitos, cujo agente etiológico é um arbovírus do grupo B, pertencente ao gênero *Flavivirus* da família Flaviviridae. Embora clinicamente a enfermidade seja a mesma, do ponto de vista do ciclo evolutivo e epidemiológico podem-se distinguir duas formas da FA, a urbana, cujo vetor é o *Aedes aegypti* e hospedeiro intermediário o homem doente; e a forma silvestre, que tem por vetores o *Haemagogus sabethes* e o *A. leucocelaenus,* sendo o macaco e o homem doente os hospedeiros intermediários.

A doença existe na África e Américas Central e do Sul. A forma urbana foi erradicada do Brasil, não existindo relato de casos desde 1942. No entanto, possuímos a maior área endêmica de FA silvestre do continente, ocupando as matas da Região Amazônica e do Centro-Oeste[113,122,123].

A FA constitui-se no momento em grande preocupação para a saúde pública, em face do risco de sua urbanização, pela reintrodução do *A. aegypti* na maioria das grandes cidades brasileiras e pelo aumento das correntes migratórias ocasionado pelo desenvolvimento de projetos agropastoris e garimpos[133,109]. Essa aproximação entre o agente etiológico e o vetor poderá reatar o elo rompido da cadeia epidemiológica.

Clinicamente, a FA caracteriza-se por um início abrupto, febril, de curta duração, 2 ou 3 dias, ao qual se segue uma forma indefinida oligossintomática, ou a evolução para formas mais graves, com comprometimentos hepático, renal e hemorrágico. Cefaléia, dores musculares generalizadas, prostração e calafrios são sintomas da fase inicial da doença[9].

Após algumas horas instalam-se os sinais de comprometimento digestivo: náuseas, vômitos e, às vezes, diarréia. Esse quadro pode regredir e evoluir para cura ou caminhar para formas mais graves (Tabela 103.5).

Como se observa, o comprometimento digestivo na FA é preponderante, chamando atenção a participação hepática com icterícia, de intensidade variável, e hepatomegalia pouco acentuada. Não há esplenomegalia, e a dor intensa no andar superior do abdômen pode simular outras enfermidades[37].

Tabela 103.5
Formas Clínicas da Febre Amarela[5]

Forma Clínica	Descrição
Frustra	• Quadro infeccioso sem sinais de localização • Duração fugaz • Cura rápida
Digestiva	• Manifestações digestivas sem icterícia • Hemorragia digestiva raramente
Ictero-hemorrágica	• Icterícia • Hemorragia sistêmica
Ictero-hemorrágica-renal	• Forma clássica • Icterícia • Hemorragia • Insuficiência renal aguda

A patologia da FA é pouco conhecida e baseia-se em estudos experimentais em macacos e casos humanos fatais. Particularmente o fígado mostra-se pouco aumentado de volume, de consistência macia e coloração amarelada. Na maioria dos casos há necrose mediozonal, mais ou menos alargada, respeitando-se os hepatócitos em torno da veia centrolobular e do espaço porta. Há numerosas células em degeneração eosinofílica — corpúsculos de Rocha Lima — Councilman —, e notam-se também, menos freqüentemente, os corpúsculos intranucleares de Magarino Torres. O infiltrado inflamatório é pobre e predominantemente constituído por mononucleares. Há proliferação das células do sistema monofagocitário e graus variáveis de esteatose[115].

Em material de biópsia, realizada em convalescentes que apresentaram na fase aguda as formas graves da doença, o quadro histológico do fígado é bem diverso, chamando a atenção o intenso infiltrado inflamatório, necrose focal, degeneração em balão e colestase, dados que são superponíveis aos encontrados em outras hepatites agudas, virais ou tóxicas. Assim, ao passo que nos casos fatais as lesões encontradas no fígado são patognomônicas da febre amarela, nos pacientes que evoluíram favoravelmente a biópsia hepática mostrou que, pelo contrário, o aspecto é inespecífico.

O diagnóstico laboratorial da FA baseia-se em exames que demonstram o agente etiológico e naqueles que traduzem o grau de comprometimento funcional e anatômico dos diversos órgãos. O isolamento do vírus é possível no período inicial da doença. Ultrapassado o período de viremia, temos que lançar mão da sorologia (fixação de complemento, inibição da hemaglutinação e neutralização), que exige pelo menos duas determinações, uma na fase aguda e outra na convalescença. Outra forma seria o diagnóstico histológico pelo encontro de lesões típicas no fígado, com material colhido *postmortem* por viscerotomia ou necropsia.

Em relação à análise funcional, demonstra-se comprometimento hepático pela elevação da bilirrubinemia total, com predomínio da fração conjugada sobre a livre. As transferases mostram elevações bem acentuadas (20 a 60 vezes o valor normal), com predomínio, na maioria dos casos, da AST sobre a ALT. Também a fosfatase alcalina se eleva, assim como o colesterol total. Nos pacientes com manifestações hemorrágicas, o tempo de protrombina mostra-se aumentado, havendo diminuição das plaquetas e do fibrinogênio[23]. Em vários casos das formas graves houve aumento da amilasemia. Nos pacientes com insuficiência renal constatou-se a clássica elevação da uréia e da creatinina, com urina de baixa densidade e mostrando proteinúria. hematúria e cilindrúria[9].

Não há tratamento específico. As medidas terapêuticas resumem-se a condutas que visam à reposição volêmica, à correção da anemia, ao equilíbrio eletrolítico, ao controle do choque e da hemorragia e ao tratamento da insuficiência renal[9].

Felizmente a FA é uma doença evitável, e a vacina, eficaz a partir de 15 dias de sua aplicação, promove proteção com duração de pelo menos 10 anos. Ultimamente tem ocorrido uma certa preocupação com efeitos indesejáveis da vacina, mas, quando comparados ao número de vacinas já aplicadas no país — algo em torno de 2 milhões —, essas poucas ocorrências não comprometem a sua eficácia[83,99]. A doença confere imunidade permanente, e a imunidade passiva transmitida pelas mães imunes aos recém-natos dura por 6 meses. Não se tem conhecimento de recidivas ou cronificação.

BACTÉRIAS

Leptospirose

A leptospirose (LP) é uma doença febril causada por espiroquetas do gênero *Leptospira*, traduzindo quadro clínico de instalação abrupta e comprometimento sistêmico.

A LP é uma zoonose que envolve um número muito grande de patógenos do gênero *Leptospira*, sendo de importância as espécies *L. interrogans* e *L. biflexa*. Apenas a primeira delas é patogênica para o homem, e a segunda é de vida saprofítica. Cada uma delas apresenta inúmeros sorogrupos e dezenas de sorotipos. Os animais domésticos e silvestres, que também podem apresentar a doença, são reservatórios das leptospiras, principalmente cães, ratos, bovinos, suínos, ovinos, caprinos, eqüinos, roedores silvestres e marsupiais. O rato é o principal responsável pela transmissão da doença ao homem, tendo a água como elo de ligação nas zonas endêmicas; daí a importância epidemiológica dos banhados e culturas irrigadas, do trabalho em minas subterrâneas, dos esgotos e sobretudo das enchentes[101]. A forma de contágio é a oral direta, através da ingestão de líquidos ou alimentos contaminados com a urina do animal portador. A LP é uma doença de distribuição universal, com variações sazonais em sua incidência, que no Brasil corresponde ao período de janeiro a abril.

Dados da OMS publicados em 1999, referentes a um período de 10 anos, revelam a ocorrência no Brasil de 28.360 casos de LT (80% em homens), com uma média anual de 250 óbitos (0,8%). Nesse mesmo período os sorotipos mais detectados foram: *ictero-haemorrhagiae, grippotyphosa, canícola, javanica, ballum* e *pamona,* sendo os reservatórios mais detectados os roedores, cães, porcos e ratos[108].

Resumindo a importância da leptospirose ao homem, observa-se que o sorotipo *ictero-haemorrhagiae* é o de maior importância patogênica, causando a forma ictero-hemorrágica, também denominada doença de Weil[36]. Na LP, cujo período de incubação é de 3 a 24 dias, podemos reconhecer duas formas clínicas bem distintas: a forma anictérica e a forma ictérica. Na forma anictérica temos duas fases: a fase septicêmica e a fase imune. Vários estudos demonstram que o fígado

(71%) e os rins (63%) são os órgãos mais freqüentemente acometidos, vindo a seguir o sistema cardiovascular (31,5%), os pulmões (26%), o sistema hematológico (21%) e o sistema nervoso central (5%)[103,104].

Na forma anictérica o quadro instala-se abruptamente, com cefaléia, calafrios e febre elevada. Mal-estar geral, dores musculares (principalmente nas panturrilhas), anorexia, náuseas e vômitos acompanham os pacientes por todo o período de bacteremia, que dura de 3 a 4 dias. Em casos mais sérios, outros sintomas aparecem: congestão conjuntival, ardência nos olhos, fotofobias, sufusões hemorrágicas, epistaxe e hematêmese podem estar presentes, além de sintomas respiratórios — tosse, escarros hemoptóicos —, traduzindo quadro de pneumonite, e neurológicos por comprometimento meníngeo e encefálico. Às vezes instalam-se uma pancreatite aguda, e vários tipos de exantema, ou mesmo eritema nodoso. Há hepatomegalia dolorosa à palpação, e raramente nota-se esplenomegalia[102].

Na forma ictérica os fatos marcantes, além dos sintomas iniciais, são o aumento do fígado e a icterícia acentuada, cuja cor amarela misturada ao vermelho da congestão conjuntival confere um aspecto peculiar ao paciente. A icterícia surge na primeira semana de doença e traduz a lesão do aparelho bileexcretor, ao nível de ultra-estrutura celular, a que se soma o componente hemolítico. Acolia fecal e prurido cutâneo fazem parte do quadro. Nessa forma o comprometimento renal é freqüente, assim como importantes manifestações hemorrágicas. A quase-totalidade dos óbitos pertence a essa forma clínica.

O quadro histopatológico em material de necropsias realizadas tardiamente (mais de 4 h após o óbito) caracteriza-se por um destrabeculamento hepático, esteatose macrogoticular e degeneração hialina do citoplasma de alguns hepatócitos[12,105,107]. Há hiperplasia e hipertrofia das células de Kupffer, que exibem franca atividade fagocitária. Há moderado infiltrado linfo-histiocitário dos espaços porta.[12] Em material de biópsia, ou necropsias recentes (menos de 2 h do óbito), o quadro histológico é bem diverso. Há preservação do trabeculamento hepático, colestase acentuada, trombos biliares, presença de corpúsculos de Councilman, com certa concentração desses fenômenos na região centrolobular. Há intensa proliferação das células do SMF[28,48,105-107].

O diagnóstico laboratorial da leptospirose é estabelecido pelo encontro da leptospira, durante o período bacteriêmico, no plasma, urina, líquido cefalorraquidiano, fragmentos de rim ou fígado. Pode-se tentar também a hemocultura e a inoculação em cobaia. A comprovação indireta é feita por técnicas sorológicas (soroaglutinação), considerando-se confirmado o caso que apresente conversão sorológica com aumento de pelo menos 4 vezes dos títulos obtidos nas fases aguda e/ou de convalescença.

Caracteriza-se laboratorialmente por anemia hipocrômica e discreta leucocitose com neutrofilia. Nos pacientes com comprometimentos renal há aumento da uréia e da creatinina. Há hiperbilirrubinemia acentuada (atinge 40 a 60 mg%), com predomínio da fração conjugada, e as aminotransferases (AST, ALT) se elevam pouco. A fosfatase alcalina aumenta nos casos com colestase acentuada.

O tratamento específico da leptospirose é feito usando-se penicilina ou tetraciclinas. Com a penicilina G cristalina, as doses são de 6 a 12 milhões de unidades, divididas em 4 doses diárias, por 10 dias; com a tetraciclina, 2 g divididos em 4 tomadas diárias, também por 10 dias. A precocidade da instalação da antibioticoterapia é fundamental para o sucesso terapêutico, assim como da diálise peritoneal, nos que desenvolvem insuficiência renal. A par do tratamento específico, medidas gerais deverão ser tomadas na dependência do quadro apresentado pelo paciente, ressaltando-se aquelas ligadas ao desequilíbrio hidroeletrolítico e à insuficiência renal.

FUNGOS

Paracoccidioidomicose (Blastomicose Sul-americana)

A paracoccidioidomicose (blastomicose sul-americana) é uma micose profunda ocasionada pelo *P. brasiliensis*. É uma doença de evolução crônica, que se caracteriza por lesões de gânglios linfáticos, pele, mucosas e órgãos internos.

A doença é endêmica em toda a América Latina e acomete preferencialmente rurícolas na idade adulta. Crianças e jovens, quando acometidos, fazem formas disseminadas graves. Predomina francamente no sexo masculino e não tem preferência racial[16,17,80,101]. Pouco se conhece sobre a biologia do fungo e a forma de contágio, e sua descoberta no solo sugere as vias inalatória e tegumentar para sua penetração no organismo humano[84,99].

Dependendo da situação imunológica do indivíduo, a infecção pode evoluir para doença clínica ou permanecer em estado de latência[81,84]. O período de incubação pode ser superior a 20 anos. A doença ocorre sob forma bipolar, correspondendo ao pólo maligno as formas graves, disseminadas, com imunidade celular deprimida, e ao pólo benigno as formas localizadas[96,101].

As lesões teciduais provocadas pelo *P. brasiliensis* resumem-se numa reação granulomatosa, mesclada com quadro inflamatório exsudativo, com presença de numerosas células de Langhans e infiltrado linfoplasmocitário. Este quadro histológico é encontrado na pele, mucosas, gânglios linfáticos e órgãos internos: pulmões, intestinos, fígado, baço, sistema nervoso central etc.

No comprometimento hepatobiliar devemos considerar as lesões provocadas pela presença do fungo nas estruturas celulares e as provocadas por compressão das vias biliares extra-hepáticas por gânglios enfartados ou pela tumefação da cabeça do pâncreas (Tabela 103.6).

Tabela 103.6 Causas de Colestase Extra-Hepática na Paracoccidioidomicose
• Compressão por gânglios enfartados
• Edema da cabeça do pâncreas
• Granuloma coledociano
• Fibrose pós-tratamento

Tabela 103.7 Complicações Abdominais na Paracoccidioidomicose
1. Enterocolite ulcerativa
2. Ascite
3. Abdômen agudo • Suboclusão intestinal • Perfuração intestinal • Apendicite paracoccidioidomicótica • Fístula estercoral
4. Enterorragia

O comprometimento hepatobiliar é sempre secundário à disseminação da doença a partir de lesões preexistentes em outros órgãos. Pode ocorrer por via hematogênica ou por contigüidade. Sem dúvida a disseminação a partir de lesões intestinais, via sistema porta, constitui mecanismo fundamental da invasão do órgão pelo fungo. Daher *et al.* biopsiaram o fígado de 16 pacientes com a forma disseminada crônica sem comprometimento intestinal e encontraram em 10 deles infiltrado inflamatório inespecífico no espaço porta, e em apenas um caso observaram a presença do *P. brasiliensis*, contrapondo-se à riqueza de parasitas que se observa quando há participação intestinal.[40]

Contam-se as seguintes alterações: infiltrado inflamatório discreto nas formas benignas, sendo mais intenso, com áreas de necrose e reação granulomatosa, nas formas disseminadas graves. Há alargamento dos espaços porta, com proliferação fibrogênica[27,108,129]. Freqüentemente observam-se necrose centrolobular e granuloma sinusoidal; a limitante externa do lóbulo pode estar destruída. Há proliferação das células de Kupffer, e gigantócitos, tipo corpo estranho, e células de Langhans estão presentes.

O comprometimento hepatobiliar traduz-se clinicamente por hepatomegalia e icterícia.[109] Nas formas disseminadas com participação intestinal observa-se hepatomegalia em 50 a 60% dos casos; o fígado mostra consistência aumentada, superfície lisa e dor à palpação[12,40,69]; em cerca de 30% desses casos ocorre esplenomegalia[109]. Hipertensão porta e colecistite paracoccidioidomicótica ocorrem raramente[40,105,114,139]. Nos casos com compressão das vias biliares extra-hepáticas a vesícula biliar mostra-se aumentada de volume distendida, tensa e dolorosa (sinal de Curvoisier)[33]. A icterícia ocorre em cerca de 20% dos casos dessa forma clínica e constitui-se em sinal de gravidade e mau prognóstico[17]. Clínica e laboratorialmente, comportam-se como uma colestase intra ou extra-hepática[38].

Não é incomum que se acompanhe de outros sinais e sintomas tradutores do extenso comprometimento sistêmico: perda de peso, febre, anemia, edema, adenopatias, lesões cutâneas e quadro abdominal tumultuado (Tabela 103.7).

O diagnóstico da paracoccidioidomicose é facilmente confirmado pelo encontro do parasita no tecido hepático, o que faz da biópsia hepática o principal método diagnóstico. O perfil bioquímico e o padrão radiológico à ultra-sonografia (USG) e à colangiografia percutânea (CTPH) são de obstrução das vias biliares.

O tratamento da paracoccidioidomicose é essencialmente clínico. A medicação de primeira escolha repousa nos sulfamídicos associados ou não aos antifólicos[15,131]. A Anfotericina B é uma alternativa para situações mais graves, quando se deseja um efeito mais rápido. Recentemente tem sido proposto o uso do cetoconazol, porém seu uso está limitado por sua ação hepatotóxica, principalmente colestática[45,100].

A hepatite granulomatosa e a colestase por compressão extra-hepática geralmente respondem ao tratamento clínico, reservando-se a intervenção cirúrgica para os casos refratários. A derivação biliodigestiva está indicada nas estenoses das vias biliares extra-hepáticas e nas retrações hilares (fibrose) pós-tratamento específico.

PROTOZOÁRIOS

Malária

A malária é uma doença causada por protozoários de gênero *Plasmodium*, dos quais quatro espécies têm importância para o homem. *P. falciparum, P. vivax, P. malariae* e *P. ovale*. A transmissão faz-se de homem a homem, intermediada por um mosquito do gênero *Anopheles*. Acidentalmente pode ocorrer a transmissão por transfusão de sangue, e a via transplacentária tem importância restrita às zonas endêmicas.

O parasita se reproduz no anofelino por esporogonia, completando seu ciclo biológico no organismo humano — esquizogonia — em duas fases: a primeira no hepatócito — fase pré-eritrocítica, e a segunda nas hemácias — fase eritrocítica. Após a picada do mosquito, os esporozoítos alcançam a corrente sangüínea, indo se alojar nos hepatócitos, onde se multiplicam em escala geométrica, intumescendo a célula hepática até sua ruptura, completando o ciclo esquizogônico pré-eritrocítico. As formas liberadas — merozoítas — são infectantes para as hemácias, onde a reprodução assexuada prossegue — ciclo esquizogônico eritrocítico —, com a formação de trofozoítas, esquizontes, rosáceas e merozoítas sanguíneos, que irão parasitar novas hemácias, enquanto os gametócitos masculinos e femininos, ao passarem para os anofelinos, promoverão o ciclo sexuado do parasita. Em regiões de clima temperado, formas parasitárias do *P. vivax* e do *P. malariae* — denominadas hipnozoítas — permanecem latentes no hepatócito, passando à corrente sangüínea em 6 a 11 meses do ataque primário.

A malária constitui-se hoje na mais importante endemia parasitária do globo terrestre, calculando-se que 2 bilhões da população mundial e aproximadamente 1/4 da população brasileira estejam expostos à doença[8,133]. A incidência no planeta é da ordem de 400 milhões de casos anuais, dos quais cerca de 300.000 ocorrem na Amazônia brasileira. Os óbitos por malária no mundo superam 1 1/2 milhão, ocorrendo principalmente na África e no Sudeste da Ásia. Adultos primoinfectados, crianças e gestantes pagam o maior tributo à infecção palustre. A epidemiologia da malária tem se modificado em função da grande mobilidade das populações e do fluxo migratório do campo para a cidade, fazendo com que termos como urbanização da malária, malária em campos de refugiados, malária entre colonizadores, malária importada, malária entre viajantes e malária de aeroporto ocupem cada vez mais o vocabulário dos pesquisadores em malária[86].

A malária grave (malária por *P. falciparum*) é uma enfermidade sistêmica, que tem nas alterações microvasculares e metabólicas os fundamentos de sua fisiopatogenia[127,121]. Na Fig. 103.1 condensamos a seqüência de eventos, a partir da presença do *P. falciparum* nas hemácias, até a anemia, hipoglicemia e anoxia, determinantes do comprometimento sistêmico encontrado na malária grave.

Assenta-se esse quadro, determinando maior ou menor repercussão clínica, na densidade parasitária e capacidade antigênica do parasita, e no estado imunitário do hospedeiro. O principal fator de agravo é, sem dúvida, a densidade parasitária, o que faz do *P. falciparum* — que alcança cifras superiores a 500.000 trofozoítas/mm^3 de sangue — a espécie determinante das formas graves[107]. As outras espécies não atingem números tão expressivos — < 50.000 no *P. vivax* e < 10.000 no *P. malariae* —, sendo um dos fatores desse determinismo a preferência dessas espécies pelos tipos de hemácias: *P. vivax* e *P. ovale* somente parasitam reticulócitos, *P. malariae* prefere as hemácias velhas, enquanto *P. falciparum* parasita toda e qualquer hemácia[107].

A infecção palustre transcorre em três fases bem marcadas cujas principais condicionantes estão referidas na Tabela 103.8.

Clinicamente, o acesso palustre caracteriza-se por febre, mialgia, astenia, anemia e hepatoesplenomega-

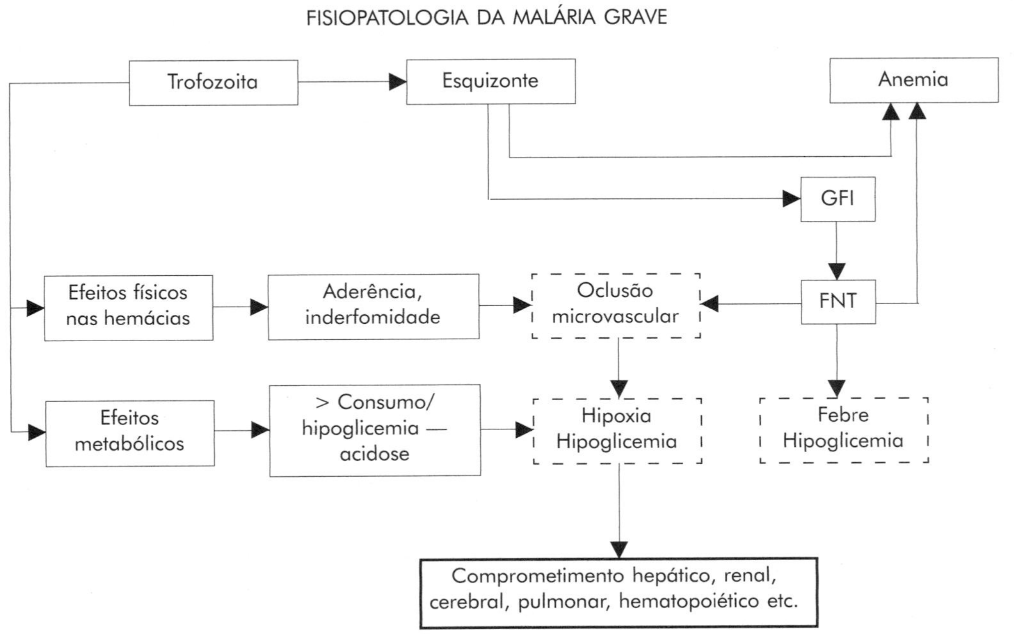

Fig. 103.1 — *Seqüência de eventos determinados pelo P. falciparum, que culminam em alterações microvasculares e metabólicas sistêmicas, que levam à anoxia tecidual, substrato principal do comprometimento dos vários órgãos e tecidos. GFI = glicosilfosfatidil-inositol. FNT = fator de necrose tumoral. (Modificado de Krogstad DJ.)*

Tabela 103.8
Fases Clínicas da Malária*

Ocorrências	*Fases*		
	Pré-Eritrocítica	*Eritrocítica*	*Sistêmica*
Parasitismo	Hepatócito	Eritrócitos	Eritrócitos
Forma	Merozoíto Hipnozoítos	Trofozoítas Esquizontes	Esquizontes Gametócitos
Duração	8 a 37 dias	48 a 72 horas	Variável
Fisiopatogenia	Dano hepático não-demonstrado	Hemácias rompem: liberam heme e antígenos	Anemia, capilarite, CIVD, choque, anoxia

lia, ocorrendo manifestações de maior gravidade, interessando os demais órgãos e sistemas, na dependência dos níveis parassistêmicos.

A malária acomete o fígado em dois momentos: na fase pré-eritrocítica do ciclo evolutivo do plasmódio e na fase de repercussão sistêmica da doença. Enquanto no período pré-patente não se tem demonstrado alterações importantes[64], na fase sistêmica há dano hepatocelular[136,138] e repercussão funcional de uma verdadeira hepatite malárica[29,41,46,91,108,112,95,58]. A gravidade do quadro clínico e laboratorial está associada ao nível parasitêmico, e tem na icterícia e na hepatomegalia as expressões maiores do comprometimento hepático[7,43,90,75].

Não há referências de evolução para hepatopatia crônica na malária, mesmo nas ocasionadas por *P. vivax* e *P. malariae* de evolução recidivante e protraída[36,76,77]. Os casos graves de malária por *P. falciparum* com manifestações hemorrágicas, insuficiência renal, icterícia e comprometimento do sistema nervoso central podem confundir-se com as formas graves de hepatite viral aguda, febre amarela, leptospirose e outras doenças septicêmicas. O fígado encontra-se aumentado de volume em cerca de 85% dos casos, ocorrendo esplenomegalia em 80%[24,30]. A icterícia tem prevalência variável na dependência dos parâmetros utilizados para definir a amostra estudada, mas em 120 casos consecutivos internados para tratamento Daher *et al.* observaram sua presença em 32% dos casos — 70% quando se tratava da malária grave[41,42].

O comprometimento sistêmico na malária por *P. falciparum* preside as manifestações clínicas e o prognóstico em relação à vida, pois os óbitos crescem proporcionalmente ao número de órgãos comprometidos, conforme podemos inferir dos dados da Tabela 103.9.

Na malária o perfil bioquímico do sangue traduz o nível de intensidade do comprometimento hepático. Nas formas com baixa parasitemia há discreto aumento das transferases (AST, ALT) e a hiperbilirrubinemia se faz à custa da fração livre (hemólise), enquanto nas formas com parasitemia elevada aquelas enzimas alcançam 20 a 30 vezes o valor normal, e o aumento da bilirrubinemia é predominantemente da fração conjugada (colestase intra-hepática)[31,42]. Nesses casos costumam ocorrer aumentos da fosfatase alcalina e da 5-nucleotidase. Muito embora na maioria dos pacientes os níveis protéicos mantenham-se normais, podem ocorrer níveis bem baixos de albuminemia nas formas graves, e as frações alfa-1 e gama das globulinas se elevam na fase aguda, assim permanecendo após a cura parasitária[119]. A atividade protrombínica desce a níveis críticos nas formas graves com manifestações hemorrágicas[7,24].

Tabela 103.9
Número de Óbitos Ocorridos em Pacientes com Malária Grave em Relação ao Número de Órgãos Acometidos (N = 336)

Nº de órgãos acometidos	*Nº de pacientes*	*Nº de óbitos*	*%*
Um	82	–	–
Dois	79	–	–
Três	48	3	6
Quatro	64	35	55
> Quatro	63	35	55

Do ponto de vista histológico observam-se proliferação das células do sistema monofagocitário e presença do pigmento malárico (merozoína) em praticamente todos os casos[126,127]. Essas alterações podem persistir por mais de 180 dias[127]. Muito embora o fígado seja o órgão mais freqüentemente comprometido na fase sistêmica da doença, as lesões hepáticas não determinam quadros fatais isoladamente, havendo necessidade de associação com outras complicações, principalmente as renais para que isso aconteça. De toda forma, observam-se infiltrado inflamatório portal, necrose focal, raramente difusa, e centrolobular. Há dilatação sinusoidal, e freqüentemente se observa degeneração eosinofílica dos hepatócitos e células do sistema monofagocitário (corpúsculos de Councilman). A colestase intra-hepática é também observada com alguma freqüência.

Essas alterações estão presentes mesmo nos pacientes com formas menos graves e que se submeteram a biópsia hepática[26]. Na Tabela 103.10 estão relacionados os achados histológicos em 21 pacientes na fase aguda de malária por *P. falciparum* e *P. vivax* antes do início do tratamento específico[40,42,117].

Tabela 103.10
Biópsia Hepática na Malária antes do Tratamento (n = 21)

Alterações	Nº	%
Proliferação do sistema monofagocitário	21	100
Pigmento malárico	17	81
Corpúsculos de Rocha Lima-Councilman	17	81
Infiltrado portal	11	71
Dilatação sinusoidal	6	29
Colestase intra-hepática	5	24

O tratamento da malária ressente-se da oferta de novas drogas antimaláricas, e o desenvolvimento de resistência é a grande preocupação dos pesquisadores. Os esquemas propostos a seguir procuram racionalizar o uso de antimaláricos, segundo recomendações da OMS e do Comitê Técnico-Consultivo do Programa de Controle Integrado da Malária no Brasil, levando-se também em consideração a experiência brasileira[2].

I — Malária por *P. vivax* e *P. malariae* — Cloroquina: 10 mg/kg (dose inicial) + 5 mg/kg 6/24 e 48 h após; e primaquina: 0,25 mg/kg/dia durante 14 dias consecutivos.

II — Malária por *P. falciparum* não-complicada — Sulfato de Quinino: 25 mg/kg/dia divididos em 3 doses diárias durante 7 dias; a droga alternativa é a mefloquina: 15 mg/kg dose única em uma ou duas tomadas. A primaquina, como gametocida, é usada em ambos os esquemas: 45 mg em dose única no sexto dia de tratamento.

III — Malária grave por *P. falciparum* — Os pacientes devem ser tratados em ambiente hospitalar. A medicação de escolha recai nos derivados da artemisina, combinados com a mefloquina e primaquina. Artesunato: 1 mg/kg, EV, diluído em 50 ml de solução glicosada a 5% (injetar em 2 a 5 minutos), em 4 doses às 0/4/24 e 48 h; pode-se usar também o Artemether: 2 mg/kg, IM de 12/12 h no 1º dia, e a cada 24 h por mais 4 dias. Em ambos os casos usar mefloquina: 45 mg em dose única + primaquina: 45 mg/kg, também em dose única, no 6º dia. A clindamicina (20 mg/kg/dia, divididos em 2 tomadas de 12/12 h) ou a doxicilina (3,5 mg/kg, divididos em 2 tomadas de 12/12 h) ambas por via oral e durante 5 dias, são alternativas à mefloquina.

IV — Malária em crianças: Utiliza-se o mesmo esquema do adulto no tratamento das malárias por *P. vivax e P. malariae*, sem a primaquina. Na malária por *P. falciparum*, tanto nos casos graves como nos não-complicados, o tratamento é feito com sulfato de quinino: 10 mg/kg em 3 doses de 8/8 h, VO durante 10 dias. Em crianças com mais de 2 anos de idade pode-se usar a mefloquina (15 mg/kg em dose única).

V — Malária em gestantes: há riscos de hipoglicemia, aborto ou parto prematuro, além da toxicidade dos antimaláricos para a mãe e para o feto — razões suficientes para a paciente ser tratada em ambiente hospitalar. O tratamento da gestante difere em dois pontos importantes: não se pode usar a primaquina, nem a Mefloquina; utiliza-se o sulfato de quinino (30 mg/kg por dia VO ou EV por 3 dias) + Clindamicina (20 mg/kg/dia, em 4 tomadas de 6/6 h, VO ou EV, durante 5 dias).

Com os antimaláricos empregados atualmente na prática médica diária não se observa ação tóxica sobre o fígado, mesmo nos pacientes ictéricos, mas há recentes relatos na literatura de hepatite por mefloquina[131,132]. Em uma série de 21 pacientes biopsiados antes e depois do tratamento com doses elevadas de cloroquina, observou-se melhora do quadro histológico hepático[41,42].

Calazar

O calazar é uma zoonose de canídeos e roedores, causada por protozoários pertencentes ao complexo *L. donovani*, subgênero e gênero *Leishmania*, da família *Trypanosomatidae* — *Leishmania donovani* e *Leishmania infantum* no Velho Mundo, e *Leishmania chagasi* nas Américas. O reservatório doméstico é o cão, e o silvestre, outros canídeos e roedores; a doença é transmitida ao homem pelos flebótomos. O calazar é classificado como uma zoonose: *canídeos ↔ vetor → homem;* mas em algumas regiões da terra se comporta como uma antroponose: *homem → vetor → homem.*

É uma doença febril de longa duração que, não tratada, evolui para o óbito num prazo máximo de 2 anos. Traduz-se clinicamente por febre irregular, emagrecimento, hepatoesplenomegalia, anemia, hemorragia digestiva, epistaxe e queda de pêlos.

Sua ampla distribuição pelas regiões tropicais e subtropicais, alcançando a Ásia, África, Europa e América, com suas múltiplas espécies de flebótomos e reservatórios, determina tipos epidemiológicos variados

[3,21,44] Napier definiu cinco tipos de comportamento epidemiológico da doença (Tabela 103.11)[97].

Clinicamente,o calazar se comporta como uma doença do sistema monofagocitário, havendo repercussões em todos os órgãos ricos em células desse sistema. Após a penetração do parasita no organismo humano, decorre um período de incubação cuja duração não é bem estabelecida, mas que se estende entre 10 dias e 36 meses. Há uma variada gama de sinais e sintomas que marcam o início da doença e que podem se instalar de forma gradual ou abrupta.

Os sintomas são de grande multiplicidade de acordo com os órgãos e sistemas acometidos, variando sua ocorrência e intensidade com o período de evolução da doença, como mostra de forma sintética a Tabela 103.12.

O principal aspecto da patologia do calazar é a acentuada hiperplasia do sistema monofagocitário, com hipoplasia hemolinfopoética que evolui progressivamente para a aplasia medular. Há também hiperplasia do setor plasmocitário, o que determina elevados aumentos das gamaglobulinas. A fibrogênese está estimulada e há diminuição da síntese da albumina pelo fígado, o que contribui para a baixa das proteínas plasmáticas, ao lado das perdas por defeito de absorção pela inflamação dos intestinos[5].

O quadro histopatológico é de uma reticulopatia parasitária com acentuada hiperplasia das células do sistema monofagocitário e grande infiltrado plasmocitário. Particularmente em relação ao fígado observa-se, a par da infiltração por células plasmáticas, acentuada hiperplasia das células de Kupffer, que exemplifica sua capacidade fagocitária na riqueza de parasitas encontrados no seu interior, formando verdadeiros "ninhos de leishmânias".

O diagnóstico de calazar pode ser estabelecido de forma direta pelo encontro do parasita em material colhido dos órgãos e tecidos ricos em células do sistema monofagocitário (pela ordem: baço, medula óssea, fígado, gânglios linfáticos, pele, sangue periférico e mucosa nasal). Preferimos as punções de medula óssea e fígado (pelo risco contido na punção de um baço hipertrofiado e geralmente friável), que, na nossa experiência, permitem o diagnóstico em 95% dos casos[18]. Os métodos indiretos são representados pela anemia e leucopenia acentuada, pela intensa disprotidemia com formidáveis aumentos de gamaglobulinas (> 30%), levando à positividade as provas de labilidade protéica, e as alterações de ordem imunológica, representadas pelos títulos significativos nas provas de fixação do complemento (>1:100), imunofluorescência indireta (>1:32) e hemaglutinação passiva (>1:16).

No tratamento específico do calazar utiliza-se um arsenal quimioterápico variado pertencente ao grupo dos antimoniais pentavalentes e diamidinas aromáticas, e um antibiótico. Recentemente tem-se levantado a hipótese de que a resposta terapêutica no calazar dever-se-ia não à ação parasiticida dessas drogas, mas sim a um efeito modulador exercido por elas sobre o sistema imunológico, ativando-o. A grande experiência nacional no tratamento do calazar prende-se ao uso do antimoniato de N-metiglucamina, mais conhecido com o nome de glucantime. É apresentado em ampolas de 5 cc, em solução contendo 30% de antimônio, para uso intramuscular ou endovenoso. Recomenda-se para os adultos 3 ampolas por vez, aplicadas em dias alternados, até o limite máximo de 250 ml para crianças e 80 ml para lactentes. Neves recomenda o uso de 5 ml duas vezes por semana, durante 5 semanas (10 ampolas), por via intramuscular, tanto para adultos como para crianças[103].

Nos casos em que o uso do glucantime é inviável, a droga de escolha é a anfotericina B, em doses, esquemas e precauções idênticos aos preconizados para o

Tabela 103.11
Tipos Epidemiológicos do Calazar e Suas Principais Características

Características principais	*Localização*	*Vetor*	*Reservatório*	*Faixa etária*
Tipo indiano	Índia e China	*P. argentipes* *P. chinensis*	Homem	< 20 anos
Mediterrâneo	Europa, Ásia, África e Noroeste da China	*P. erniciosus* *P. chinensis*	Cães	< 5 anos
Tipo sudanês				
sudanês 1	Norte e Centro do Sudão	*P. orientalis* Homem/homem	Carnívoros, felídeos, roedores silvestres	16 a 35 anos
sudanês 2	Sul do Sudão e Quênia	*P. Martini*	Roedores	6 a 15 anos
Tipo Ásia Central	Ásia Central	L. *longipalpis*	Cão, chacal e raposa	> 10
Tipo americano	Américas Central e do Sul	L. *longipalpis*	Cão e raposa	0 a 10 anos

Tabela 103.12
Manifestações Clínicas do Calazar[2,3,4,125,132]

PERÍODO INICIAL

- *Sintomas Gerais*
  1. Febre
  2. Calafrio
  3. Sudorese
  4. Palidez
  5. Emagrecimento
  6. Queda de pêlos
  7. Gengivorragia
- *Sintomas Mioarticulares*
  1. Astenia
  2. Mialgia
  3. Dores articulares
- *Sintomas Digestivos*
  1. Inapetência
  2. Diarréia
  3. Disenteria
  4. Prisão de ventre
  5. Hepatomegalia
  6. Esplenomegalia
  7. Hematêmese
  8. Melena
- *Sintomas Ginecológicos*
  1. Amenorréia
  2. Menorragia
- *Sintomas Respiratórios*
  1. Tosse seca
  2. Expectoração
  3. Epistaxe
- *Sintomas Neurológicos*
  1. Apatia
  2. Sonolência
  3. Prostração
  4. Agitação
  5. Convulsões

PERÍODO DE ESTADO

- Febre irregular
- Anemia
- Esplenomegalia
- Hepatomegalia
- Emagrecimento
- Edema
- Ascite
- Hemorragias

PERÍODO FINAL

- Caquexia
- Hemorragias
- Pneumonias
- Otites
- Amigdalites
- Disenterias
- Nefrites
- Toxemia
- Nefrose
- Miocardite
- Púrpura

tratamento das infecções fúngicas. Inicia-se com doses de 0,25 mg/kg de peso, aumentando-se progressivamente até a dose útil de 1 mg/kg peso. A dose total eficaz situa-se entre 15 e 25 mg/kg de peso.[102]

HELMINTOS

As doenças causadas por helmintos podem levar a quadros de comprometimento hepático, e mereceram de Marcial-Rojas a seguinte classificação (Tabela 103.13)[85].

Tabela 103.13
Tipos de Lesões Hepáticas Causadas por Helmintos

A) Colestase extra-hepática
  1. Ascaridíase
  2. Diastomíases
     a) fasciolíase
     b) clonorquíase
     c) opistorquíase
     d) dicrocelíase

B) Obstrução vascular
  1. Esquistossomose
     a) mansônica
     b) japônica
     c) hematóbia

C) Lesões parenquimatosas
  1. Lesões císticas
     a) hidatidose
     b) cisticercose
  2. Lesões granulomatosas
     a) capilaríase hepática
     b) estrongiloidíase
     c) toxocaríase
  3. Lesões mistas
     a) paragonimíase
     b) pentastomíase

Ascaridíase

A ascaridíase é a doença de maior prevalência mundial, existindo distribuído pelo globo terrestre mais de 1,4 bilhão de indivíduos parasitados, principalmente na Ásia e na América Latina. Essa parasitose é ocasionada pelo nematódeo *Ascaris lumbricoides*, e a infestação dá-se através do ciclo êntero-oral podendo ser adquirida logo nos primeiros meses de vida.

Clinicamente a ascaridíase pode apresentar três complicações de grande importância e gravidade: 1. oclusão intestinal causada pelo enovelamento de vários vermes; 2. apendicite e peritonite, quando há perfuração da parede intestinal pelo parasita; 3. invasão da árvore biliar e/ou pancreática, determinada pela grande mobilidade que possui o áscaris, o que facilita sua penetração por esses ductos (Tabela 103.14)[85,120].

Tabela 103.14
Comprometimento Hepatobiliar e Pancreático em 500 Pacientes com Ascaridíase*[72,120]

Localização	N	%
Duodeno	274	(54,8)
Vias biliares	171	(34,2)
Fígado	40	(8,0)
Vesícula biliar	8	(1,6)
Pâncreas	7	(1,4)
Quadro clínico		
Cólica biliar	280	(56,0)
Colangite aguda	121	(24,2)
Colecistite aguda	64	(12,8)
Pancreatite aguda	31	(6,2)
Abscesso hepático	4	(0,8)

* *Adaptado de Khuroo MS, 1990.*

Nesses casos, a sintomatologia depende do número de áscaris que invadem as vias biliares, mas geralmente surge dor intensa no epigástrio ou no hipocôndrio direito, com irradiação semelhante à da cólica biliar, seguida de náuseas e vômitos. A febre surge alguns dias após o início da doença. O fígado aumenta de tamanho, e a icterícia aparece na minoria dos casos. Pode ocorrer a libertação de ovos pela destruição do verme adulto das vias biliares, levando a quadros de colangite e às vezes de múltiplos pequenos abscessos hepáticos. Raramente pode ocorrer perfuração da vesícula biliar pelo verme, dando lugar a uma peritonite biliar.

O diagnóstico por imagem foi enriquecido e facilitado pelo uso da ultra-sonografia e colangiografia por ressonância magnética[52].

O quadro laboratorial é de colestase associada a processo infeccioso agudo. Há aumento das bilirrubinas nos casos que evoluem com icterícia, sempre à custa da fração direta, a fosfatase alcalina se eleva e as transaminases pouco se alteram. O hemograma evidencia leucocitose, com neutrofilia e desvio à esquerda, e acentuada eosinofilia.

As alterações ao nível da histopatologia hepática mostram a presença do verme ou de restos dele, juntamente com o aspecto de múltiplos pequenos abscessos contendo material necrosado. Há formação de granulomas em volta dos ovos do parasita, com alguma proliferação fibroblástica e infiltrado de células plasmáticas, eosinófilos e linfócitos[85].

Atualmente a retirada dos vermes das vias biliares é feita preferencialmente por via endoscópica, reservando-se a cirurgia para os casos em que esse procedimento fracassa. Há necessidade do tratamento específico para se evitar recidivas, e nos casos de abscesso hepático, sendo as drogas de preferência o albendazol (dose única: 400 mg para o adultos e 10 mg/kg para crianças) e o levamizol (dose única: 150 mg para o adulto, 80 mg para crianças com mais de 8 anos e 40 mg para as com menos de 8 anos).

REFERÊNCIAS BIBLIOGRÁFICAS

1. Ahsan T, Rab SM, Shekhani MS. Falciparum malaria or fulminant hepatic failure? *J Pak Med Assoc* 43:206-8,1993.
2. Alecrim MGC, Carvalho LM, Fernandes MC. Tratamento da malária com artesunato (retocaps) em crianças da Amazônia brasileira. *Revista da Sociedade Brasileira de Medicina Tropical* 33:163-8, 2000.
3. Alencar JE. Leishmaniose visceral no Novo Mundo. *Publ Méd* 196:71-87,1958.
4. Alencar JE. Aspectos clínicos do calazar americano. Proc. 6ª Int. Cong. Trop. Med. Malaria, 3:718-746, 1958. *Rev Bras Malar D Trop* 2:19-44, 1959.
5. Alencar JE, Neves J. Leishmaniose visceral (calazar). In Veronesi. *Doenças infecciosas e parasitárias.* Rio de Janeiro. Guanabara Koogan. 7ª ed., 724-738, 1982.
6. Alencar JE. Leishmaniose visceral no Brasil. *Rev Med Univ Fed* Ceará 17/18: 129-148, 1977/78.
7. Almeida Netto JC. Malária por *Plasmodium falciparum*. Correlação da densidade parasitária com as repercussões sistêmicas da doença e a resposta terapêutica. Tese UFG. Goiânia, 1970.
8. Almeida Netto JC. Malária. In NEVES. *Doenças infecciosas e parasitárias em pediatria.* 1ª ed., Rio de Janeiro, Guanabara Koogan, 517-526, 1981.
9. Almeida Netto, J C & Leite M S B. Febre Amarela. In Veronesi. *Doenças infecciosas e parasitárias.* 7ª ed., Rio de Janeiro, Guanabara-Koogan, 163-171, 1982.
10. Alves VAF, Siqueira SAC, Pestana CB. Patologia da leptospirose. Análise crítica dos aspectos morfológicos e imuno-histoquímicos relevantes para a compreensão da patogenia. *Rev Inst Adolfo Lutz* 49:75-80, Jun, 1989,
11. Andrade, ALSS. Paracoccidioidomicose linfática abdominal. Contribuição ao seu estudo. Tese UFG. Goiânia, 1983.
12. Arean V M. The pathologic anatomy and pathogenesis of fatal human leptospirosis (Weil's disease). *Am J Path* 40:293-423, 1962.
13. Atkinson J P, Frank M M. The effect of bacilus Calmette-Guerin-indu-ced of sensitizes erythrocytes. *J.Clin. Invest.*, 53:1742-1749, 1974.
14. Bahú Mda G, Baldisseroto M, Custodio CM, Gralha CZ, Mangili AR. Hepatobiliary and pancreatic complications of ascariasis in children: a study of seven cases. *J Pediatr Gastroenterol Nutr* 33:271-5, 2001.
15. Barbosa W, Daher R R. Blastomicose Sul-Americana (paracoccidioidomicose). In Veesil. *Doenças infecciosas e parasitárias*. 7a. ed., Rio de Janeiro, Guanabara Koogan, pp.683, 1982.
16. Barbosa W, Daher RR. Tratamento da blastomicose sul-americana com RO 4-4393. *Rev Goiana Med* 12:49, 1966.
17. Barbosa W. Blastomicose sul- americana. Contribuição ao seu estudo no Estado de Goiás. Tese. UFG., Goiânia, 1968.
18. Barbosa W. Subsídios ao estudo do calazar em Goiás. *Rev Goiana Med* 12:3-26, 1966.
19. Baruffa G, Cury P. Contribuição ao estudo do calazar em Mato Grosso. *Rev Pat Trop* 2:345-361, 1973.
20. Beckingham IJ, Cullis SN, Krige JE, Bornman PC, Terblanche J. Management of hepatobiliary and pancreatic Ascaris

infestation in adults after failed medical treatment. *Br J Surg* 85:907-10, 1998.
21. Biagi. Citado por Alencar JE & Neves J Leishmaniose visceral (calazar.). In Veesi. *Doenças infecciosas e parasitárias.* Rio de Janeiro. Guanabara Koogan. 7ª. ed., pp. 724-738, 1982.
22. Biozzi G, Stiffel C. The physiopathology of the reticuloendothelial cells of the liver and spleen. *Prog Liver Dis* 2:166-191, 1965.
23. Borges APA, Oliveira GSC, Almeida Netto J C. Estudo da coagulação sangüínea na febre amarela. *Rev Pat Trop* 2:142-149, 1973.
24. Boulos M. Comprometimento hepático na malária. Correlação clínico–bioquímico–histopatológica. Tese USP. São Paulo, 1983.
25. Bouwens L, De Bleser P, Vanderkerken K, Geerts B, Wisse E. Liver cell heterogeneity: functions of non-parenchimal cells. *Enzyme* 46: 155-68, 1992.
26. Brito T, Barone AA, Faria RM. Human liver biopsy in *P. falciparum* and *P. vivax*: a light and electron microscopy study. *Virch Arch* 348:220, 1969.
27. Brito T, Castro R M, Shiroma M. Biópsia hepática na blastomicose Sul-Americana. *Rev.Inst.Med.Trop. São Paulo*, 10;188, 1968.
28. Brito T. Liver biopsy in human leptospirosis. A light and electron microscopy study. *Virchows Arch Anat* 342-61-69, 1967.
29. BritoT, Meira JA, Bassoi ON. Contribuição ao estudo da malária. II Patologia do fígado na malária aguda. *Rev Inst Méd Trop São Paulo* 4:105, 1962.
30. Brooks MH, Malloy JP, Barteloni PJ. Pathophisiology of acute falciparum malaria. I. Correlation of clinical and biochemical abnormalites. *Am J Med* 43:735, 1967.
31. Campos R, Helkis H, Amato Neto. Transaminase glutâmico-oxalacética no soro de pacientes com malária. *Rev Inst Med Trop São Paulo* 1:273, 1959.
32. Carvalho FG, Vieira ARM, Matos HJS, Silva MISP, Lima JMC, Lomelino MR, Gonçalves AJR. Alterações histológicas hepáticas na leptospirose: estudo em material de autópsia. Arq Brás Méd; 59:309-11, 1985 Out.
33. Chaib E, Oliveira CMC, Prado PS, Santana LLD, Toloi Junior N, Mello JB. Obstructive jaundice caused by blastomycosis of the limph nodes around the common bile duct. *Arq Gastroenterol* 25:198-202, 1988.
34. Ciceroni L, Stepan E, Pinto A, Pizzocaro P, Dettori G, Franzin L, Luipidi R, Mansueto S, Manera A, Ioli A, Marcuccio L, Grillo R, Ciarrochi S, Cinco M. Epidemiological trend of human leptospirosis in Italy between 1994 and 1996. *Eur J Epidemiol* 16:79-86, 2000.
35. Clerke AM, Leuva AC, Joshi C, Trivedi SV. Clinical profile of leptospirosis in South Gujarat. *J Posgrad Med* 48:117-8, 2002.
36. Correia M O A, Veronesi R, Brito T. Leptospiroses. In Veronese. *Doenças infecciosas e parasitárias.* Rio de Janeiro. Guanabara Koogan, 7a. ed., 573-592, 1982.
37. Daher RR, Almeida Netto JC, Leite MSB, Pinheiro FP. Digestive manifestations in yellow fever. Study of 40 confirmed cases. *Dig Dis Sci* 31:382S, 1986.
38. Daher RR, Barbosa W. Comprometimento hepático na paracoccidioidomicose (blastomicose sul-americana). In Oliveira e Silva,D'Albuquerque. *Hepatologia clínica e cirúrgica.* 1ª ed., São Paulo, Sarvier, 511-516, 1986.
39. Daher RR, Vasconcelos W M P, Cardoso VM. Fígado e blastomicose sul-americana. *J Brás Med* 25:83-90, 1973.
40. Daher RR. Enzimas no diagnóstico das hepatopatias — determinação de 12 enzimas no soro sangüíneo de pacientes com enfermidades hepáticas. Tese. UFG.Goiânia, 1967.
41. Daher RR. O fígado na malária humana. In Oliveira e Silva, D'Albuquerque. *Hepatologia clínica e cirúrgica.* 1ª ed., São Paulo, Sarvier, 505-510, 1986.
42. Daher RR, Almeida Netto JC, Cardoso VM. Hepatic changes in malaria. Study of 121 cases. Does malaria hepatitis exist? *Dig Dis Sci* 31:3975, 1986.
43. Daher RR, Doles J. Valor da determinação da atividade enzimática do soro sangüíneo no diagnóstico das enfermidades hepáticas. *Rev. Goiana Med* 18:139-160, 1972.
44. Deane LM. Leishmaniose visceral no Brasil. Estudos sobre reservatórios e transmissores realizados no Estado do Ceará. Tese de Docência Livre. Fac. Med.Univ. São Paulo, 1965.
45. Del Negro G. Ketoconazole in paracoccidiodomycosis. A long-term therapy study with prolonged follow-up. *Ver Inst Méd Trop São Paulo* 24:27-35, 1982.
46. Deller Jr J J, Cifarelli P S, Bergue S, Buchanan R. Malaria hepatitis. *Milit Med* 132:614-622, 1967.
47. Diamond B. Macrophages in the immune response. In Arias I, Popper H, Schachter D, Shafritz DA. *The liver: Biology and pathobiology.* First ed., New York. Raven Press. 525-533, 1982.
48. Dotti F, Sabione C. II quadro histomorfológico del fegato nelle leptospirose benigna: Studio bioptico com particolare riguardo alle forme anicteriche. *Arch Pat Clin Med* 36:81-101, 1959.
49. Duarte F, Paola D, Madi K, Rios Gonçalves AJ. Patologia da leptospirose: ensaio de correlação anatomoclínica. *Arq Bras Méd* 66:325-4, 1992.
50. Fahimi H D. Sinusoidal endothelial cells and perisinusoidal fatstoring cells. Structure and function. In Arias I, Popper H, Schachter D, Shafritz DA. *The liver. Biology and pathobiology.* 1a. ed., New York, Raven Press, 495-506, 1982.
51. Ferreira MS. Contribuição para o estudo clínico-laboratorial e terapêutico da forma juvenil da paracoccidioidomicose. *Rev Patol Trop* 22:267- 406, 1993.
52. Ferreyra NP, Cerri GG. Ascariasis of the alimentary tract, liver, pâncreas and biliary system: its diagnosis by ultrasonography. *Hepatogastroenterology* 45:932-7, 1998.
53. Frazer R, Bowler L M, Day W A. High perfusion pressure damages the sieving ability of sinusoidal endothelium in rat livers. *Br J Exp Pathol* 61:222- 228, 1980.
54. Galler R, Pugachev KV, Santos CL, Ocran SW, Jabor AV, Rodrigues SG, Marchevsky RS, Freire MS, Almeida LF, Cruz AC, Yamamaura AM, Rocco IM, da Rosa ES, Sousa LT, Vasconcelos PF, Guirakhoo F, Monath TP. Geerts A. History, heterogeneity, developmental biology, and functions of quiescent hepatic stellate cells. *Semin Liver Dis* 21:311-35, 2001.
55. Geertz A. History, heterogeneity, developmental biology, and functions of quiescent hepatic stellate cells. *Seminar Liver Dis* 21:311-35, 2001.
56. Genaro O. Leishmaniose visceral americana. In Neves DP. Parasitologia humana, São Paulo, Editora Atheneu: 56-59, 2000.
57. Gendron Y, Prieur J, Gaufroy X, Gras C. Les leptospiroses en Polynésie Française: étude de 120 observations. *Med Trop (Mars)* 52:21-7,1992.
58. Goljan J, Nahorski W, Felczac-Korzybska I, Gorski J, Myjak P. Liver injury in the course of malaria. *Int Marit Health* 51:30-9, 2000.
59. González AH, Regalado VC, Van den Ende J. Non-invasive management of Ascaris lumbricoides biliary tract migration: a prospective study in 69 patients from Ecuador. *Trop Med Int Health* 6:146-50, 2001.
60. Gotsman I, Azaz-Livshits T, Fridlender Z, Muszkat M, Ben-Chetrit E. Mefloquine induced acute hepatitis. *Pharmacotherapy* 20:1517-9, 2000.
61. Grieco A, Vecchio FM, Natale L, Gasbarrini G. Acute fatty liver after malaria prophylaxis with mefloquine. *Lancet* 353:295-6,1999.
62. Guckian JC, Perry JE. Granulomatous hepatitis. An analysis of 63 cases and review of the literature. *Ann Intern Med* 65:1081-1100, 1969.
63. Guerra HL, Sardinha TM, Da Rosa AP, Lima e Costa MF. *Rev Panam Salud Pública* 2:115-120, 1997.
64. Hollingdale MR. Malaria and the liver. *Am Ass Study Liver Dis* 5:327-335, 1985.
65. Hwang CM, Kim TK, Ha HK, Kim PN, Lee MG. Biliary ascariasis: MR cholangiography findings in two cases. *Korean J Radiol* 2:175-8, 2001.
66. Ito T. Recent advances in the study on the fine structure of the hepatic sinusoidal wall: A review. *Gunma Rep Med Sci* 6:119-163, 1973.

67. Jacob AI, Goldberg PK, Bloom NL. Endotoxin and bacteria in portal blood. *Gastroenterology* 72:1268-1270, 1977.
68. Jonas EA, Summerfield JA. Kupffer cells. In Arias I, Popper H, Schachter D, Shafritz DA., *The Liver: Biology and pathobiology.* 1a. ed., New York, Raven Press, 507-524, 1982.
69. Kaplan J E, Saba T M. Humoral deficiency and reticuloendothelial depression after traumatic shock. *Am.J. Physiol.*, 230:7-14, 1976.
70. Kaplan J E, Saba T M. Platelet removal from the circulation by the liver and spleen. *J.Physiol*, 235: H314-H320, 1978.
71. Kawada N. The hepatic perisinusoidal stellate cell. *Histol Histopathol* 12:1069-80,1997.
72. Khuroo MS, Zargar SA, Mahajan R. Hepatobiliary and pancreatic ascariasis in India. *Lancet* 335:1503-1506, 1990.
73. Kimura H, Nagasaka T, Hoshino Y, Hayashi N, Tanaka N, Xu JL, Kuzushima K, Morishima T. Severe hepatitis caused by Epstein-Barr virus without infection of hepatocytes. *Hum Pathol* 32:757-62, 2001.
74. Kmiec Z. Cooperation of liver cells in health and disease. *Adv Anat Embryol Cell Biol* 161: III-XIII, 1-151,2001.
75. Kochar D, Kumawat BL, Karan S, Kochar SK, Agarwal RP. Severe and complicated malaria in Bikaner (Rajasthan), Western India. *Southeast Asian J Trop Med Public Health*; 28:259-67, 1997.
76. Krotoski WA, Bray RS, Garnham PCC. Observations on early and late post-sporozoite tissue stages in primate malaria. II. The hypnozoite of *Plasmodium cynomolgi bastianelli* from 3 to 105 days after infection and detection of 36 to 40 hour pre-erythrocytic forms. *Am J trop Med. Hyg* 31:211-225, 1982.
77. Krotoski W A, Collins W E, Bray R S. Demonstration of hypnozoites in sporozoite transmitted *Plasmodium vivax* infection. *Am J Trop Med Hyg* 31:1291-1293, 1982.
78. Krotoski W A, Krotoski D M, Garnham P C C. Relapses in primate malaria: Discovery of two populations of exoerytrhocytic stages. Preliminary note. *Br. Med. J.*, 280:153-154, 1980.
79. Kwiatkowski D, Cannon JG, Manogue KR. Tumor necrosis factor production in falciparum malaria and its association with schizon rupture. *Clin Exp Immunol* 77:361-66, 1989.
80. Lacaz CS. South American blastomicosis. *An Fac Méd São Paulo*, 29:9, 1955/56.
81. Lacaz CS, Passos Filho MCR, Fava Neto C, Macarron B. Contribuição para o estudo da "blastomicose infecção". Inquérito com a paracoccidioidina. Estudo sorológico e clínico-radiológico dos paracoccidioidino-positivos. *Rev Inst Med Trop São Paulo* 1:245, 1959.
82. Liehr H, Grun M. Endotoxins in liver disease. *Prog Liver Dis* 6:313-326, 1979.
83. Liu YK. Phagocytic capacity of reticuloendothelial system in alcoholics. *J Reticuloendothel Soc* 25:605-613, 1979.
84. Londero AT. Paracoccidioidomicose: I. Patogenia, formas clínicas, manifestações pulmonares e diagnóstico. *J Pneumol* 12:41-57, 1986
85. Marcial-Rojas R A. Strongyloidiasis. In Marcial-Rojas RA *Pathology of protozoal and helminthic disease*. 1ª ed., Baltimore, The Williams & Wilkins Co., 711-133, 1971.
86. Martens P, Hall L. Malaria on the move: human population movement and malaria transmission. *Emerg Infect Dis* 62:103-9, 2000.
87. Martinez R, Bellucci AD, Fiorillo AM. A tomografia computadorizada na avaliação do comprometimento abdominal na paracoccidioidomicose. *Rev Soc Bras Med Trop* 21:47-50, 1988.
88. Marzochi MCA, Marzochi KBF, Schubach AO. Leishmaniose visceral americana (calazar americano ou neotropical). In Cimerman B, Cimerman S. Parasitologia humana e seus fundamentos gerais. São Paulo:Editora Atheneu, 65-80, 1999.
89. Massad E, Coutinho FA, Burattini MN, Lopez LF. The risk of yellow fever in a dengue infested area. *Trans R Soc Trop Med Hyg* 95:370-4, 2001.
90. Mazumder R, Mishra RK, Mazumder H, Mukherjee P. Jaundice in falciparum malaria – some prospective observations. *J Indian Med Assoc* 100:312-4, 2002.
91. McMahon Jr. AE, Kelsey JE, Derauf DE. Hepatitis of malarial origin. *Arch Intern Med* 93:379, 1959.
92. Meis JFGM, Verhave, JP, Ponnudural T. Fine structure of the liver stage of the malaria parasite. *Cell Tiss Rev* 244:345-350, 1986.
93. Mondet B. Considérations sur l'épidémiologie de la fiebre jaune au Brésil. *Bull Soc Pathol Exot* 94:260-7, 2001.
94. Mumford RS. Endotoxins and the liver. *Gastroenterology* 75: 532-535, 1978.
95. Murthy GL, Sahay RK, Sreenivas DV, Sundaram C, Shantaram V. Hepatitis in falciparum malaria. *Trop Gastroenterol* 19:152-4, 1998.
96. Mussatti CC. Imunidade celular na paracoccidioidomicose. Tese. Escola Paulista de Medicina, São Paulo, 1974.
97. Napier LE. Citado por Alencar J E, Neves J. Leishmaniose visceral (calazar). In Veronesi. *Doenças infecciosas e parasitárias.* Rio de Janeiro. Guanabara Koogan. 7ª ed., 724-738, 1982.
98. Naquira-Vildoso F, Marcial-Rojas RA. Fascioliasis. In Marcial Rojas RA, *Pathology of protozoal and helminthic disease.* 1a. ed., Baltimore, The Williams & Wilkins Co., 477-489, 1971.
99. Negroni P. El "*Paracoccidioides brasiliensis*" vive saprofiticamente en el suelo argentino. *Pren Med Argent* 53:2381, 1966.
100. Negroni R, Gonzalez Montaner L J, Palma Beltron O. Resultados del ketocanazol (R41400) en el tratamiento de la paracoccidioi domicosis y la histoplasmosis. *Rev Argent Micol* 2:12, 1979.
101. Negroni R. Observaciones personales sobre las micosis de Lutz (blastomicosis sud-americana) en la Argentina. Tese. Buenos Aires, 1968.
102. Neves J, Lobo Martins NRL. Casos de leishmaniose visceral americana resistentes tratados pela Anfotericina B. Trabalho apresentado no II Cong. Soc. Bras. Med. Trop. 1-4 Fev, Salvador, BA, 1967.
103. Neves J. Tratamento da leishmaniose visceral americana pelo antimoniato de N-metiglucamina. Subsídio para o conceito de cura. Tese. Fac. Med. da UFMG, 1963.
104. Nolan JP. The role of endotoxin in liver injury. *Gastroenterology* 69:1346-1356, 1975.
105. Passarelli N. *Blastomycosis of the digestive tract. Review of literature and presentation of 3 cases*. Imprensa da Universidade de Minas Gerais, 2ª ed, Minas Gerais, p. 297, 1962.
106. Patwari A, Aneja S, Berry A M, Grosh S. Hepatic dysfunction in childhood malaria. *Arch. Dis. Child.*, 54:139, 1979.
107. Pessoa SB. Malária. In: Pessoa SB. Parasitologia Médica. Rio de Janeiro: Guanabara Koogan, p. 297, 1972.
108. Pinto WP. Contribuição ao estudo do comprometimento hepático na paracoccidioidomicose. Tese. São Paulo, 1980.
109. Prata A. Yellow fever. *Mem Inst Oswaldo Cruz* 95, Suppl 1:183-7, 2000.
110. Prytz H, Holst-Christensen J, Korner B, Liehr H. Portal venous and systemic endotoxemia in patients without liver disease and systemic endotoxemia in patients with cirrhosis. *Scand J Gastroenterol* 11:857, 1976.
111. Rajajee S, Shankar J, Dhattatri L. Pediatric presentations of leptospirosis. *Indian J Pediatr* 69:851-53,2002.
112. Ramachandran S, Pereira M V F. Jaundice and hepatomegaly in primary malaria. *J. Trop. Med.Hyg.*, 79:205, 1976.
113. Reed W. Propagation of yellow fever, observations based on recent researches. *Méd Record* 60:201, 1901.
114. Rocha A, Portilho DU, Almeida HO, Lopes ER, Santos SP. Abdome agudo por colecistite blastomicótica. Relato de um caso. *Rev Goiana Med* 26:63, 1980.
115. Rocha Lima H. O diagnóstico pós-mortal da febre amarela. *Folha Med* 7:169, 1926.
116. Rogers DE. Host mechanisms witch act to remove bacteria from the blood-stream. *Bact Rev* 24:50-66, 1960.
117. Rosen S, Roycroft DW, Hano J E, Barry KG. The liver in malaria. Electronmicroscopic observation on a hepatic biopsy obtained 15 minuts post mortem. *Arch Path* 83:271, 1967.
118. Saba T M, Di Luzio NR. Effects of X-iradiation on reticuloendothelial phagocytic function and serum opsonic activity. *Am J Physiol* 216:910-914, 1969.

119. Sadun E H, Williams JS, Martin LK. Serum biochemical changes, in malarial infection in man, chimpanzees and mice. *Milit Med* 131:1094, 1966.
120. Sandouk F, Haffar S, Zada MM, Graham DY, Anand BS. Pancreatic-biliary ascariasis: experience of 300 cases. *Am J Gastroenterol* 92:2264-7, 1997.
121. Schofield L, Hackett F. Signal transduction im most cell by a glicosylphophatidil-inositol toxin of malaria parasites. *J Exp Med* 177:145-3,1993.
122. Serie C, Casals R, Panthier R, Boes P, Williams MC. Etudes sur la fièvre en Ethiopie. 2. Enquete serologique sur la population humaine. *Bull Wld Hlth Org* 38:843-854, 1968.
123. Shortt HE, Fairley NHL, Coveli G. The preerythocytic stage of Plasmodium falciparum. *Trans R Soc Trop Méd Hyg* 44:405-419, 1949.
124. Shortt HE, Garnham PCC, Covell G. The preerytrhocytic stage of human malaria. Plasmodium vivax. *Br Med J* 1:547, 1948.
125. Silva J R. Leishmaniose visceral (calazar). Tese Cat. Clin. D. Trop & Inf. Fac. Nac. Med. Univ. Bras. Rio de Janeiro, 1957.
126. Spitz S. The pathology of acute falciparum malaria. *Milit Surg* 99:555, 1946.
127. Srichaikul T. A study of pigmentation and other changes, in the liver in malaria. *Am J Trop Med Hyg* 8:110, 1959.
128. Srivastava A, Khanduri A, Lakhtakia S, Pandey R, Choudhuri G. Falciparum malaria with acute liver failure. *Trop Gastroenterol* 17:172-74, 1996.
129. Teixeira F, Gayotto LC, Brito T. Morphological patterns of the liver in South American blastomycosis. *Histopathology*, 2:231, 1978.
130. Valencia A, Silva AR, Silva CJM. Terapêutica da malária. In: Marques AC. *Manual de terapêutica da malária*. Brasília, Fundação Nacional de Saúde;12-41, 2000.
131. Valle ACF, Wanke B, Wanke NCF, Santos N, Perez M. Tratamento da paracoccidioidomicose: estudo retrospectivo de 500 casos. II — Avaliação dos resultados terapêuticos com sulfamídicos, anfotericina B, associação sulfametoxazol trimetoprim, cetoconazol e miconazol. *Ann Brás Dermatol* 68:65-70, 1993.
132. Veronesi R. Leishmaniose visceral: estudo do quadro clínico, hematológico e eletroforético. *Rev Hosp Clin* São Paulo 9:13, 1954.
133. Wernsdofer W H. The importance of malaria in the world. In Kreier. *Malaria*. New York, Academic Press, Vol 1.1, 1980.
134. Wilairatana P, Looareessuwan S, Charoenlarp P. Liver profile changes and complications in jaundiced patients with falciparum malaria. *Trop Med Parasitol* 45:298-302, 1994.
135. Williams GM, Iatropoulos MJ. Alteration of liver cell function and proliferation: differentiation between adaptation and toxicity. *Toxicol Pathol* 30:41-53,2002.
136. Wisse E, Braet F, Luo D, De Zanger R, Jans D,Crabbé E, Vermolsen A. Structure and function of sinusoidal lining cells in the liver. *Toxico Pathol* 24: 100-11, 1996.
137. Wisse E, Knook D L. The investigation of sinusoidal cells: A new approach to the study of liver function. *Prog Dis* 6:153-171, 1979.
138. Wisse E. An electronmicroscopic study of the fenestrated endothelial lining of rat liver sinudoids. *J Ultrastruct Res* 31:125-150, 1970.
139. Wright R. Hyperglobulinaemia and viral antibodies in liver disease. *Minerva Gastroenterol* 22:181-183.
140. WHO. Leptospirosis worldwide, 1999. Weekly Epidemiological Record. 29:237-4,1999.

CAPÍTULO 104

Doenças Hepáticas Causadas por Medicamentos e Agentes Químicos*

Dominique Larrey

Introdução

Consideradas raras até há 20 anos, as hepatopatias medicamentosas são atualmente muito importantes. Essa evolução deve-se a alguns fatores:

1. As hepatopatias medicamentosas são facilmente reconhecidas nos dias atuais, devido ao progresso dos exames sorológicos das doenças virais e aos ótimos métodos de imagem disponíveis (ultra-sonografia, colangiografia, tomografia computadorizada, ressonância magnética), que permitem diagnosticar ou excluir numerosas doenças das vias biliares ou do parênquima hepático. Além disso, muitos medicamentos utilizados por várias décadas foram reconhecidos como hepatotóxicos somente há poucas décadas, como, por exemplo, a aspirina, a papaverina, a amiodarona e a amodiaquina[46,90,103].
2. Existe um aumento do número de medicamentos disponíveis no mercado que podem causar lesões hepáticas. Atualmente mais de 600 medicamentos são potencialmente hepatotóxicos[90,103].
3. O espectro das lesões hepáticas causadas por medicamentos é bastante diversificado. Inicialmente restritas às lesões hepáticas do tipo citolítica e colestática, as alterações hepáticas medicamentosas incluem hepatite crônica, cirrose, colestase crônica, lesões vasculares hepáticas e tumores (Tabela 104.1)[90,103].

Em geral, a lesão hepática é definida quando os testes de função hepática estão elevados duas vezes acima do limite normal, incluindo os exames de alanina aminotransferase, fosfatase alcalina ou níveis de bilirrubinas. A gravidade da lesão hepática induzida por medicamentos varia de alterações menores na estrutura e função hepática, não-específicas, até alterações importantes, como insuficiência hepática, cirrose e neoplasias. Em situações clínicas complexas, a toxicidade dos medicamentos pode interagir com outras causas de lesão hepática; exemplos importantes incluem: transplante de medula óssea, quimioterapia, terapia anti-retroviral para vírus da imunodeficiência adquirida (HIV), hepatite viral crônica e esteato-hepatite não-alcoólica em pacientes com a síndrome plurimetabólica[17].

Epidemiologia

A hepatotoxicidade é responsável por menos de 5% dos casos de icterícia ou hepatite aguda na comunidade, e menos ainda pelos casos de doença hepática crônica. Sua ocorrência ainda é pequena, sendo o risco para a maioria dos medicamentos de 1 a 10 por 100.000 indivíduos expostos[21,56].

Paracetamol (acetaminofen) e outros medicamentos são responsáveis por 25% a 40% dos casos de insuficiência hepática aguda. A freqüência geral de doença hepática induzida por medicamentos como porcentagem de todas a reações adversas a medicamentos é estimada entre 3% e 9% no mundo[56].

Em um estudo epidemiológico recente realizado por Sgro *et al.* foi demonstrada uma taxa padronizada de incidência de 8,1 casos por 100.000 habitantes ao ano. Nesse trabalho também foi demonstrado que os medicamentos mais comumente envolvidos foram agentes antimicrobianos (25% dos casos), psicotrópicos (22,5%), hipolipemiantes (12,5%) e antiinflamatórios não-esteroidais[85].

Capítulo traduzido pela Dra. Carolina Gomes Gonçalves.

Tabela 104.1
Alterações Hepáticas Medicamentosas e Principais Medicamentos Responsáveis

Hepatite	
• Aguda	
— Citolítica	Paracetamol, halotano
— Mista	Diclofenaco dextropropoxifeno
• Hepatite crônica e cirrose	Ácido tienílico, metildopa
Colestase	
• Aguda	
— Hepatocelular	Estrogênios, clorpromazina
— Alteração dos pequenos canais biliares	Clorpromazina Carbamazepina
• Crônica	
— Alteração de pequenos canais biliares (pseudocirrose biliar primária)	Clorpromazina Carbamazepina
— Alteração dos grandes canais biliares (colangite esclerosante)	FUDR por via intra-arterial
Granulomatose	Alopurinol, carbamazepina
• Esteatose	
— Macrovesicular	Corticóides , metotrexato
— Microvesicular	Tetraciclina, ácido valpróico
Fosfolipidose e lesões pseudo-alcoólicas	Amiodarona, perexilina
Doenças vasculares do fígado	
• Lesões arteriais hepáticas	Contraceptivos orais
• Lesões vasculares portais	Contraceptivos orais
• Fibrose perissinusoidal	Vitamina A, metotrexato
• Dilatação sinusoidal	Contraceptivos orais, azatioprina
• Peliose	Androgênios, azatioprina
• Obstrução de pequenas veias supra-hepáticas	Azatioprina, 6-tioguanina
• Trombose das grandes veias supra-hepáticas	Contraceptivos orais
Tumores	
• Adenomas	Contraceptivos orais, androgênios
• Carcinoma hepatocelular	Androgênios
• Angiossarcoma	Cloreto de vinila, androgênios
• Colangiocarcinoma	dióxido de tório

Na maioria dos casos de lesão hepática relacionada a medicamentos, estes são a única causa de lesão hepática. Em outros casos, os medicamentos podem aumentar o risco relativo para determinados tipos de doença hepática que poderiam ocorrer mesmo na ausência de exposição a medicamentos. A síndrome de Reye após o uso de aspirina é um exemplo, assim como a ocorrência de trombose venosa hepática após o uso de contraceptivos hormonais orais[21,56,93,83].

FATORES DE RISCO

Vários fatores podem predispor à ocorrência de hepatopatias causadas por medicamentos e agentes químicos, e os principais são:

a) *Doença hepática:* a presença de hepatopatia altera o metabolismo de medicamentos proporcionalmente ao grau de insuficiência hepática[10]. Assim, pacientes com alteração no TAP e albumina sérica e que apresentam ascite e encefalopatia, têm maior chance de apresentar doenças hepáticas causadas por medicamentos. Pacientes com hepatite B ou C crônica podem ter risco aumentado de lesão hepática após terapia antituberculosa e anti-retroviral[91], após uso de ibuprofeno e possivelmente após uso de antiinflamatórios não-esteroidais[3,80,95].

b) *Idade e Sexo:* a maioria das reações hepáticas a medicamentos é menos comum em crianças[9]; as crianças parecem ter menor incidência de lesão hepática causada por drogas quando comparadas com adultos com o mesmo nível plasmático de paracetamol. Entretanto, existem lesões que ocorrem com maior freqüência em crianças, como a hepatotoxicidade induzida por ácido valpróico e a síndrome de Reye[4,43]. Em adultos, sabe-se que o risco de hepatotoxicidade associada à isoniazida, nitrofurantoína, halotano, diclofenaco, troglitazona e etretinato é maior em pessoas acima de 40 anos. As lesões hepáticas causadas por medicamentos são mais freqüentes no sexo feminino.

c) *Genética:* fatores genéticos predispõem a doença hepática induzida por medicamentos[50]. Existe uma grande variação individual quanto ao metabolismo hepático de vários medicamentos. Alguns indivíduos têm incapacidade genética para realizar uma biotransformação específica, enquanto outros o fazem de forma acelerada.

d) *História pregressa de reações adversas a medicamentos:* geralmente aumentam o risco de reações adversas ao mesmo medicamento ou a outros agentes. Uma reação prévia ao mesmo medicamento é o principal fator predisponente para gravidade da doença hepática induzida por medicamentos[1].

e) *Exposição concomitante a outros medicamentos:* pacientes em uso de múltiplas drogas têm maior probabilidade de desenvolver uma reação adversa do que aqueles usando apenas um medicamento[17]; os mecanismos para a reação adversa incluem o aumento do metabolismo de uma segunda medicação, através das enzimas do citocromo P-450, para metabólitos tóxicos.

f) *Álcool:* a ingestão crônica e excessiva de álcool aumenta a gravidade da hepatotoxicidade induzida por acetaminofen, isoniazida e niacina, além de predispor a fibrose hepática induzida por metotrexato[82,95].

g) *Estado nutricional:* a obesidade está fortemente associada ao risco de hepatite por halotano e parece ser um fator de risco independente para fibrose hepática em pacientes em uso de metotrexato e tamoxifeno; de outro lado, o jejum é um fator predisponente para a hepatotoxicidade por acetaminofen[95].

DIAGNÓSTICO DAS HEPATOPATIAS MEDICAMENTOSAS

A lesão hepática induzida por medicamentos pode simular praticamente qualquer síndrome clínica ou lesão patológica que pode ocorrer no fígado. Para se fazer o diagnóstico de doença hepática induzida por drogas, deve haver correlação cuidadosa da história, exame clínico e laboratorial, e também, eventualmente, da biópsia hepática.

Geralmente é difícil estabelecer o diagnóstico de hepatite medicamentosa. Na maioria das vezes trata-se de um diagnóstico de exclusão, exceto em casos particulares como os seguintes:

a) quando existe uma relação evidente entre a ingestão do medicamento e a lesão hepática, como, por exemplo, na ingestão maciça de paracetamol;
b) quando existe marcador específico, como, por exemplo, a presença de anticorpos séricos anti-LKM2 para o ácido tienílico, ou anticorpos antimitocôndrias do tipo M6 para a iproniazida[32];
c) quando houve recidiva de hepatite após a reingestão do mesmo medicamento.

Diferentes métodos foram descritos para estabelecer a relação entre a ingestão de medicamentos e a hepatite[90,103]. O esquema analítico baseia-se:

a) na especificidade dos achados clinicopatológicos;
b) na relação entre ingestão do medicamento, sua interrupção e evolução de hepatopatia;
c) na exclusão de outras causas possíveis.

É necessária uma história completa e detalhada de toda medicação e compostos químicos utilizados; todas as exposições devem ser consideradas. São imprescindíveis todas as informações sobre o tempo de utilização e a relação temporal com os sintomas e exames laboratoriais de doença hepática.

Entre os casos particulares de hepatites agudas citolíticas ou mistas, deve-se excluir várias outras causas de hepatopatias através da pesquisa de alcoolismo crônico, relação epidemiológica de hepatite viral ou cardiopatia com isquemia hepática. Devem-se realizar igualmente:

a) exames sorológicos para pesquisa de infecção recente pelo vírus da hepatite A, B ou C, pesquisa do vírus citomegálico, vírus Epstein-Barr e vírus do herpes;
b) sorologia para pesquisa de infecção por vírus delta nos portadores de antígeno HBs;
c) pesquisa de anticorpos séricos antitecido;
d) ultra-sonografia para pesquisa de obstrução das vias biliares.

Finalmente, é conveniente pesquisar sinais de hipersensibilidade (erupção cutânea, febre, eosinofilia) que, apesar de não-específicos, orientam não somente para uma causa medicamentosa mas também para um mecanismo imunoalérgico.

A biópsia hepática é dispensável na maioria dos casos. Entretanto, ela é muito útil quando o exame histológico permite:

a) afirmar uma causa não-medicamentosa;
b) mostrar uma lesão específica ou muito sugestiva de uma causa medicamentosa ou de um medicamento em particular;
c) precisar as lesões quando se trata de um medicamento que pode induzir hepatite crônica (por exemplo, uma colestase prolongada), ou um medicamento cuja hepatotoxicidade não é conhecida.

Existem alguns achados na biópsia hepática que sugerem a hepatotoxicidade por medicamentos, por exemplo:

1. Infiltrado inflamatório e eosinófilos proeminentes.
2) Hepatite granulomatosa, com granulomas e lesão hepatocelular semelhante à hepatite.
3) Hepatite colestática (lesões hepatocelular e colestática concomitantes).
4) Lesão aguda intensa com necrose zonal, submaciça ou maciça.
5) Qualquer combinação de achados histológicos não-usuais, atípicos para qualquer uma das lesões hepáticas conhecidas.

Nenhum desses achados é específico para a toxicidade por medicamentos, mas, em pacientes com biópsia hepática com esses achados num país desenvolvido, esses são mais freqüentemente encontrados em doença hepática induzida por drogas do que em qualquer outra doença hepática inflamatória intrínseca[29].

A readministração do medicamento considerado responsável deve ser proscrita principalmente quando se trata de hepatite citolítica do tipo imunoalérgica, na qual reingestão, mesmo em baixas doses e por curto período de tempo, pode levar à hepatite fulminante.

Para as hepatotoxinas conhecidas como a isoniazida e o diclofenaco, a monitorização mensal das aminotransferases é sugerida durante os primeiros 6 meses de tratamento. Uma vez que várias reações a drogas vêm se desenvolvendo, o uso apenas da monitorização não é um método seguro de prevenção da hepatotoxicidade. Muitas reações fatais a drogas podem ser evitadas se os agentes forem suspensos ao primeiro sinal da doença. A educação dos pacientes, portanto, é essencial para a prevenção da hepatotoxicidade induzida por drogas.

MECANISMOS DAS HEPATITES MEDICAMENTOSAS

O mecanismo pelo qual os medicamentos causam lesão hepática ainda não está completamente esclarecido. Lesão hepatocelular induzida por medicamentos foi extensamente estudada; entretanto, eles podem também lesar o epitélio biliar, vasos sangüíneos e vários outros componentes mesenquimais do fígado[29].

Em muitos casos de lesão hepática por agentes medicamentosos o mecanismo de lesão não é previsível, e ocorrem principalmente em indivíduos altamente susceptíveis (lesão idiossincrásica). Poucas medicações produzem metabólitos que causam lesão hepática de maneira uniforme e dose-dependente, essas são drogas intrinsecamente hepatotóxicas. Exemplos incluem o paracetamol e os salicilatos.

Doença hepática causada por medicamentos que produzem lesão hepática de forma idiossincrásica ocorre de forma não-dose-dependente e geralmente não pode ser reproduzida em modelos de animais experimentais. A lesão hepática idiossincrásica foi subdividida por Zimmerman[103] em dois subgrupos:

1. Agentes que agem através de mecanismos imunes (hipersensibilidade ou alergia à droga).
2. Agentes que levam à produção de metabólicos tóxicos através do metabolismo anaeróbio (idiossincrasia metabólica).

Em alguns casos, alguns medicamentos parecem agir através de mais de um mecanismo[57].

PAPEL DOS METABÓLITOS ATIVOS

O mecanismo da hepatotoxicidade permanece desconhecido para a maioria dos medicamentos. A hepatotoxicidade pode estar ligada ao próprio medicamento (hepatoxinas diretas), que pode causar alteração importante da homeostase celular (tetraciclina, perexilina, fósforo) [76,75]. Nesse caso, a hepatotoxicidade relaciona-se com a dose administrada e não há manifestação de hipersensibilidade. A hepatotoxicidade pode estar ligada por outro lado à transformação do medicamento em um metabólito tóxico (hepatoxinas indiretas), a maior parte das drogas que causam lesão hepática pertence a esse grupo[75,76]. Esse metabólito pode ser estável (5-fluorouracil). Muito mais freqüentemente trata-se de metabólitos ativos instáveis (paracetamol, ácido tienílico, eritromicina, halotano, isoniazida)[46,66,76].

FORMAÇÃO DOS METABÓLITOS ATIVOS

A eliminação dos medicamentos lipossolúveis necessita da biotransformação de dois metabólitos hidrossolúveis. As reações de biotransformação são realizadas em grande parte no fígado. Entre elas, a reação de oxigenação devida às isoenzimas do citocromo P-450 e a reação de acetilação são particularmente importantes. Geralmente os metabólitos formados não são tóxicos. Entretanto, para certos medicamentos, a oxidação pelo citocromo P-450 propicia a formação de metabólitos ativos tóxicos[30,66,76]. A toxicidade potencial desses metabólitos está limitada por diversos mecanismos de proteção[46,66,76]:

a) conjugação do metabólito ao glutation;
b) transformação de epóxidos instáveis em diidrodióis não-tóxicos;
c) inativação do citocromo P-450 pelo metabólito que o formou;
d) proteção da peroxidação lipídica pela vitamina E, pela glutation peroxidase, pela catalase e pelas metalotioneínas e outros antioxidantes sulfidrílicos.

Quando esses mecanismos de proteção são insuficientes, os metabólitos ativos podem fixar-se de maneira covalente sobre certos constituintes hepáticos como as proteínas, os lipídios insaturados ou ácidos nucléicos, produzindo lesões irreversíveis em estruturas subcelulares importantes, particularmente as mitocôndrias e as membranas celulares[46,66,76]. Esse mecanismo pode resultar em uma lesão hepática do tipo tóxica ou do tipo alérgica (hipersensibilidade), como já foi mencionado[66,76].

Fatores que promovem o acúmulo de hepatotoxinas incluem alterações genéticas em enzimas que permitem a formação de metabólitos nocivos, competição por outras drogas e depleção dos substratos necessários para a detoxificação do metabólito.

MECANISMOS IMUNOLÓGICOS

Além da ativação de processos inflamatórios com lesão hepática por formação de metabólitos ativos, como descrito acima, mecanismos imunológicos podem ser responsáveis por certas reações adversas idiossincráticas. Nesses casos, a lesão hepática geralmente está associada a outros sintomas de hipersensibilidade, caracterizados por febre, erupção cutânea, eosinofilia ou outras reações alérgicas. As reações de hipersensibilidade a medicamentos são imprevisíveis, dependentes da susceptibilidade do paciente, e não são dose-dependentes. Exemplos característicos de reações imunemediadas no fígado incluem anestésicos halogenados, antidepressivos tricíclicos, deidralazina e anticonvulsivantes[100]. As reações imunemediadas tendem a ter início agudo; entretanto, ocorrem dentro de poucas semanas após o início da terapia ou podem se desenvolver várias semanas após o tratamento ter sido descontinuado.

Existem vários mecanismos patogênicos propostos. A hipótese mais aceita é a dos haptenos, que postula que metabólitos de drogas podem agir como haptenos e ligar-se covalentemente a macromoléculas carreadoras, como proteínas. Essa ligação covalente é percebida como um composto "estranho" ao organismo pelo sistema imune, causando um ataque imunológico que pode envolver constituintes hepatocelulares normais[41]. Apesar de a hipótese dos haptenos ser a mais aceita, ela não explica muitos aspectos da hepatite induzida por drogas. Por exemplo, a ligação covalente (haptenação) ocorre regularmente com várias drogas, que raramente causam toxicidade imunemediada (p. ex., halotano).

Outra hipótese que pode ajudar a explicar a hepatite imunemediada é a hipótese do "perigo". De acordo com esta hipótese, o sistema imune não consegue diferenciar diretamente constituintes próprios do organismo de constituintes "estranhos" e, dessa forma, apenas responde a um organismo "estranho" se esse antígeno está associado a um sinal de perigo. Assim, um metabólito reativo pode não apenas ter que modificar uma proteína mas deve também lesar ou causar estresse celular para induzir uma resposta imune. Por exemplo, o halotano pode causar uma lesão hepática leve devido à toxicidade direta. Essa lesão pode ser um sinal de perigo, o qual estimula o início de uma hepatite imunemediada em indivíduos susceptíveis. Outro exemplo é a toxicidade da sulfonamida em pacientes com HIV[63,100].

Anticorpos antienzimas do citocromo P-450 podem ser formados após a utilização de certas drogas. O metabólito pode ligar-se especificamente a determinadas enzimas P-450 que o produziram e formar um neoantígeno que, uma vez apresentado ao sistema imunológico, pode iniciar uma resposta imune. Os anticorpos anticitocromo P-450 formados são direcionados contra as isoenzimas particulares que metabolizaram a droga. Um exemplo disso é a medicação deidralazina, a qual é transformada pela enzima do citocromo P-450 CYP1A2. Uma vez metabolizada a um intermediário reativo, esse medicamento liga-se covalentemente à enzima 1A2, induzindo a formação de auto-anticorpos contra a CYP1A2.

Esse tipo de mecanismo imonopatogenético que pode operar em alguns casos de doença hepática induzida por medicamentos pode causar a perda da auto-regulação do sistema imune, gerando a auto-imunidade induzida por medicamentos. Esse mecanismo pode levar à formação de auto-anticorpos, como o anticorpo anti-enzimas microssomais hepáticas e renais (anticorpos LKM). Para o ácido tienílico, a enzima do citocromo P-450 2C9 (CYP2C9) é o alvo dos anticorpos LKM, enquanto os auto-anticorpos que circulam após a hepatite por halotano são direcionados contra a CYP2E1. Auto-anticorpos não-específicos como os antinucleares ou antimúsculo liso podem estar presentes após hepatite por nitrofurantoína, metildopa ou hepatite por minociclina. Assim como na auto-imunidade espontânea, na auto-imunidade mediada por medicamentos pode haver predisposição genética para anomalias da tolerância imunológica[17].

Apesar das várias hipóteses propostas, sabe-se que para o início da lesão tecidual estimulada pelo sistema imune vários mecanismos devem ser acionados:

1. Os neoantígenos formados devem ser apresentados de maneira imunogênica (por células de Kupffer em associação com moléculas mistas de histocompatibilidade (MHC).
2. Células T $CD4^+$ apropriadas devem ser apresentadas para ajudar a induzir a resposta imune.
3. O antígeno derivado do medicamento junto com uma molécula MHC de classe II deve ser expresso em células-alvo para atrair células T $CD8^+$ citotóxicas.

Células dos ductos biliares expressam maior quantidade de antígenos MHC classe II, o que pode explicar por que essas células são possíveis alvos da hepatite colestática induzida por medicamentos.

Estudos recentes também ressaltam o papel do sistema imune inato presente em abundância no fígado, representado pelas células NKT, que são linfócitos que coexpressam receptores de antígenos de células T e receptores NK. Essas células constituem mais da metade do compartimento de células T do fígado. Sabe-se que essas células têm múltiplas funções, incluindo atividade citotóxica, reconhecimento de tumores, proteção contra hepatite experimental e regulação de reações imunes.[12,15,60] Alguns trabalhos prévios documentaram uma associação entre diminuição do número de células NKT e progressão de algumas doenças auto-imunes, sugerindo que essas células podem controlar seu desenvolvimento[28].

FÍGADO E METABOLISMO DOS MEDICAMENTOS

O fígado é o principal local de metabolização dos medicamentos. Por meio da circulação porta, o fígado é exposto aos medicamentos e às toxinas absorvidos pelo trato gastrointestinal. Através de reações de oxidação, redução, acetilação e hidrólise, as drogas tornam-se mais hidrofílicas e, dessa forma, são mais facilmente excretadas.

O metabolismo das drogas é realizado através de reações que são denominadas reações de Fase 1, Fase 2 e Fase 3. Essa denominação refere-se à suposta ordem natural das reações para o objetivo final, que é a eliminação da droga. Fase 1 refere-se a reações iniciais, em que há uma modificação direta da estrutura da droga antes que ela possa ser conjugada (Fase 2) ou eliminada (Fase 3). Alterações em qualquer uma dessas fases de metabolização hepática podem propiciar o aparecimento de lesões induzidas por medicamentos.

Fase 1

A maioria das reações de Fase 1 é catalisada por oxidases microssomais codificadas por uma superfamília de genes (composta por 57 genes) chamadas de citocromo P-450. São enzimas cujos componentes-chave são hemoproteínas. Existem mais de 20 enzimas diferentes de citocromo P-450 (CYP) no fígado humano, e membros de uma mesma subfamília de citocromo P-450 podem catalisar reações em velocidades completamente diferentes[17,31]. Estas enzimas realizam o metabolismo de muitos compostos endógenos (hormônios esteróides), além de inúmeros medicamentos.

As enzimas citocromo P-450 (CYPs) podem ser estimuladas ou inibidas por vários medicamentos e outras substâncias, por exemplo, o álcool e a isoniazida estimulam a indução de um produto gênico específico da superfamília das citocromo P-450, induzindo a atividade catalítica da CYP2E1; fenobarbital e fenitoína induzem a expressão de múltiplas CYPs.

Nas reações de Fase 1 ocorre a hidroxilação ou oxidação dos medicamentos pelas enzimas P-450, e pode haver a formação de metabólitos intermediários reativos. Um exemplo típico é o metabólito do paracetamol (acetoaminofen) catalisado pela enzima CYP2E1, a N-acetil-r-benzoquinona imina (NAPQI), que é responsável pela lesão hepática na intoxicação pelo acetaminofen. Outros metabólitos parecem ser potencialmente reativos, como os catalisados após a metabolização da toglitazona[97] e da metildopa[17]. Os tipos de espécies químicas reativas que podem ser formados pela oxidação enzimática das CYPs incluem radicais de carbono, radicais de nitrogênio, metabólitos de oxigênio eletrofílicos e espécies reduzidas de oxigênio.

A expressão das enzimas do citocromo P-450 podem sofrer variações determinadas geneticamente; além disso, podem ocorrer alterações de acordo com a idade, sexo, estado nutricional e presença de doenças concomitantes. Sabe-se que a expressão das enzimas CYP pode sofrer um pequeno declínio com a idade (redução de até 10%)[26], assim como a expressão de certas enzimas CYP específicas como a CYP3A4 e 2E1 é menor no sexo feminino. A obesidade e o jejum aumentam a atividade da CYP2E1. Doença hepática severa está associada a uma diminuição dos níveis totais das CYP assim como a redução da perfusão hepática; o resultado é uma diminuição do *clearance* de medicamentos que normalmente são rapidamente metabolizados pelo fígado[17,31].

Fase 2

Nas reações da Fase 2 (conjugação) ocorre a conjugação de radicais ou ligantes polares aos metabólitos das drogas formados na Fase 1. As enzimas responsáveis incluem glicuronosil transferases, sulfatases, glutation-S-transferases e acetil e aminoácido N-transferases. Os conjugados resultantes são altamente hidrossolúveis e podem ser excretados na bile ou na urina.

Essas reações constituem um importante mecanismo de proteção contra a lesão induzida por metabólitos reativos de medicamentos hepatotóxicos.

O antioxidante mais importante no fígado dos mamíferos é o glutatião (L-gamaglutamil-L-cisteína-glicina)[38,65]. A depleção do glutatião ou a deficiência da glutatião-S-transferase podem agravar doenças hepáticas induzidas por drogas. Os níveis hepáticos de glutatião podem ser aumentados através do estímulo de sua síntese com o fornecimento do substrato cisteína. Esse mecanismo é utilizado para a terapia da intoxicação pelo acetaminofen.

O glutatião é produzido no citosol celular. O glutatião mitocondrial é mantido através da captação ativa a partir do citosol. Esse sistema de transporte é alterado pelo uso crônico de etanol, sendo um alvo potencial para a toxicidade dos medicamentos. Sabe-se também que a toxicidade induzida pelo paracetamol só se manifesta quando o nível hepático total de glutatião cai abaixo de 10%, que é o nível requerido para depletar o glutatião mitocondrial[66].

Em geral, as reações da Fase 2 não são tóxicas, sendo consideradas reações de detoxificação, mas podem haver exceções.

Fase 3

É a eliminação hepática dos medicamentos, que envolve proteínas de transporte ligadas a ATP. Essas proteínas estimulam o bombeamento (dependente de energia) de conjugados endógenos e conjugados de metabólitos de drogas na bile. A regulação da expressão e da atividade dessas proteínas de transporte para eliminação das drogas é complexa e ainda está sendo estudada. Sabe-se que alterações da sua expressão ou função podem predispor ao acúmulo de medicamentos, estase biliar ou lesão hepática colestática; isso já foi demonstrado com estrógenos[33,88].

HEPATITE TÓXICA PELA FORMAÇÃO DE METABÓLITOS ATIVOS

No homem distinguem-se dois tipos de hepatite tóxica: aquela devida à ingestão de altas doses de medicamentos (hepatotoxinas intrínsecas) e a idiossincrásica[66,76].

Hepatite Tóxica após Ingestão de Altas Doses de Medicamentos (Hepatotoxinas Intrínsecas ou Diretas)

É produzida por compostos químicos que causam lesão hepática predizível, a qual pode ser reproduzida em modelos experimentais e é dose-dependente. O próprio composto químico ou um de seus metabólitos é responsável pela lesão hepática. A maioria das hepatotoxinas não é usada como agente terapêutico, como toxinas fúngicas, tetracloreto de carbono, fósforo e metais (ferro, cobre e mercúrio), entretanto, há algumas ainda em uso, como o acetaminofen (paracetamol)[103].

A intoxicação por paracetamol ocorre quando essa medicação é ingerida acima da dose terapêutica recomendada de 1 a 4 gramas diários. Lesões hepáticas graves (AST > 1.000U/l) ocorrem após doses de cerca de 15 a 25 g. Entretanto, em pacientes em uso crônico de álcool, doses de apenas 2 a 6 g podem estar associadas à hepatotoxicidade fatal[82,102]. Nesses casos, a formação maciça de metabólitos ativos é maior que a capacidade de desintoxicação e leva a uma forte depleção do glutatião hepático[77]. Isso resulta em uma necrose dos hepatócitos, algumas vezes fatal. Quando o paciente melhora e novamente ingere paracetamol em dose terapêutica, a hepatite não recidiva[77].

Os indicadores de mau prognóstico para a hepatite induzida por acetaminofen são os seguintes: coma hepático de grau IV, acidose, distúrbio de coagulação grave e persistente, insuficiência renal e diminuição da ALT associada com piora do tempo de protrombina[61].

Nos casos graves, o óbito ocorre geralmente entre o 4º e o 18º dias, geralmente por edema cerebral ou sepse complicando a insuficiência de múltiplos órgãos. Entretanto, na maioria dos casos ocorre recuperação completa.

Tratamento

A lavagem gástrica é uma alternativa para pacientes com menos de 4 horas após a ingestão da medicação. A dosagem sangüínea de acetaminofen é mandatória no momento da apresentação, e após 4 horas da ingestão os níveis sangüíneos são um marcador confiável do risco de lesão hepática.

A administração de cisteína estimula a síntese hepática de glutatião reduzido, protegendo o fígado. N-acetil-cisteína é o agente de escolha. A administração oral é a preferida. A dose de ataque é de 140 mg/kg, seguida pela administração de 70 mg/kg de 4/4 horas por 72 horas[8,17].

Casos de insuficiência hepática grave podem ser revertidos se houver a administração de N-acetil-cisteína dentro de 12 a 16 horas da ingestão de acetaminofen[87]. A administração tardia, 16 a 36 horas após a ingestão, diminui a mortalidade nos casos de hepatoxicidade por acetaminofen[61].

Transplante hepático pode ser necessário nos casos de insuficiência hepática aguda em pacientes selecionados. O índice de sobrevida excede 70%. (Ver Capítulo 119)[5].

Além do acetaminofen (paracetamol), vários outros medicamentos podem causar doença hepática por hepatotoxicidade direta, dose dependente. Entre eles pode-se citar a niacina. A toxicidade ocorre com doses maiores que 2 g ao dia. O início da lesão hepática geralmente ocorre com 6 meses de uso da medicação, mas pode aparecer até mesmo 4 anos após seu início.

Hepatite Tóxica Idiossincrásica

Aparece de maneira imprevisível, mesmo quando se utilizam doses terapêuticas[90,103]. Vários fatores que favorecem o aparecimento dessa hepatite foram identificados[76]. São eles: (a) fatores fisiológicos como a obesidade, que favorece a toxicidade pelo paracetamol experimentalmente, diminuindo a capacidade do fígado de ressintetizar o glutation[52]; (b) fatores nutricionais: a baixa idade e a desnutrição diminuem o glutation hepático e aumentam a toxicidade de certos medicamentos como, por exemplo, o paracetamol[90]; (c) uma indução enzimática que pode aumentar a formação de metabólitos ativos a partir de outro medicamento. Dessa maneira, a rifampicina aumenta a toxicidade da isoniazida[72] e o alcoolismo crônico aumenta a toxicidade do paracetamol[72]; (d) fatores genéticos[37,50,51]: o déficit de uma isoenzima do citocromo P-450 hepático está implicado na toxicidade da perexilina[69]; o fenótipo acetilador lento favorece a toxicidade das sulfonamidas[50]; o déficit de certos mecanismos de desintoxicação dos metabólitos ativos contribui para a hepatotoxicidade do halotano, da fenitoína e das sulfonamidas[50]. A hepatotoxicidade associada à toglitazona é um exemplo recente da hepatotoxicidade direta idiossincrásica[7,42,70]. Essa droga é predominantemente metabolizada pelo fígado pela conjugação ao sulfato ou ácido glicurônico. Entretanto, um metabolismo intermediário catalisado por enzimas do citocromo P-450 (CYP2C8, CYP3A4 e CYP2C19) pode ocorrer, e polimorfismo nessas últimas enzimas pode ser responsável pela sua hepatotoxicidade[97].

As hepatotoxinas idiossincrásicas causam lesão hepática de forma imprevisível, e apenas em um pequeno grupo de indivíduos que são susceptíveis. Essas lesões não são dose-dependentes e dificilmente podem ser reproduzidas em modelos experimentais. Exemplos incluem a isoniazida.

A hepatotoxicidade idiossincrásica pode ser por reações metabólicas ou de hipersensibilidade.

O prognóstico para os pacientes com insuficiência hepática aguda causada por drogas com reação idiossincrásica é ruim, com mortalidade superior a 80% em muitas séries.

- *Hipersensibilidade (imunoalérgica)* — É um tipo de reação idiossincrásica na qual o medicamento causa lesão mediada imunologicamente. Essa hepatotoxicidade geralmente ocorre após um período de latência (sensibilização), geralmente 1 a 5 semanas após o início da medicação. Pode ser reconhecida pela presença de sintomas característicos de hipersensibilidade como febre, erupções cutâneas ou eosinofilia.
- *Reação idiossincrática metabólica* — Refere-se à susceptibilidade existente em alguns indivíduos a algumas drogas que, em doses convencionais, geralmente são seguras. Na maioria das pessoas os medicamentos ou drogas são metabolizados e eliminados pelo organismo sem a produção de lesão hepática. Entre-

tanto, numa minoria de indivíduos esses medicamentos são metabolizados e produzem substâncias (metabólitos) intermediárias que se comportam como toxinas intrínsecas e causam lesão hepática. Nesses casos não há sinais de hipersensibilidade e o período de latência não é conhecido ou previsível.

As alterações anatomopatológicas incluem alterações citotóxicas como esteatose microvesicular, necrose zonal ou combinações de lesões[17]. As mitocôndrias geralmente são o principal alvo de lesão. O primeiro agente reconhecido a causar essa síndrome clinicopatológica foi a tetraciclina em altas doses (acima de 2 g /dia por mais de 4 dias). Outras drogas conhecidas que causam doença hepática por este mecanismo idiossincrásico metabólico são: ácido valpróico, fialuridina, medicamentos anti-retrovirais (zidovudina e didanosina), aspirina, flutamida, entre outras[17].

HEPATITE ALÉRGICA (MEDIADA IMUNOLOGICAMENTE) PELA FORMAÇÃO DE METABÓLITOS ATIVOS

Pode-se suspeitar de um mecanismo alérgico quando uma hepatite está associada a manifestações de hipersensibilidade (febre, erupções cutâneas, eosinofilia) e sobretudo quando a hepatite recidiva precocemente após nova administração do medicamento[75,76,90,103]. A fixação de metabólitos ativos sobre proteínas da membrana plasmática do hepatócito pode modificar essas proteínas e transformá-las em neoantígenos. Estes neoantígenos poderão desencadear uma reação imunitária dirigida contra os hepatócitos, levando a uma hepatite. Um mecanismo semelhante foi demonstrado na hepatite por halotano[75,76]. Certas hepatites medicamentosas estão associadas à presença de auto-anticorpos no soro. Alguns desses auto-anticorpos são específicos; por exemplo, os anticorpos antimitocôndrias do tipo M6 (hepatite pela iproniazida) e os anticorpos anti-LKM2 dirigidos contra uma isoenzima do citocromo P-450 (hepatite pelo ácido tienílico) [32].

Classificação

As reações hepáticas aos medicamentos mimetizam todas as doenças hepáticas conhecidas, mas a classificação é difícil porque é muito freqüente a superposição entre as várias categorias de lesão hepática. Algumas medicações podem estar associadas a mais de uma síndrome, e, dessa forma, pode haver discordância entre as características clinicolaboratoriais e histopatológicas da doença hepática.

Para o clínico, a classificação mais útil de toxicidade a drogas é aquela que é baseada em parâmetros clínicos, laboratoriais e histopatológicos.

As síndromes clínicas podem variar desde simples alterações das provas de funções hepáticas a alterações importantes, como hepatites agudas fulminantes ou até mesmo quadros de hepatite crônica, cirrose e mesmo neoplasias.

Alteração das Provas de Função Hepática

Devido ao uso de exames bioquímicos de rotina, muitos casos de lesão hepática leve são detectados em pacientes assintomáticos que apenas apresentam alteração das enzimas hepáticas (alanina aminotransferase e aspartato aminotransferase e/ou da fosfatase alcalina). Muitos medicamentos conhecidos como a isoniazida, a difenil-hidantoína e muitos medicamentos hipolipemiantes como as estatinas freqüentemente causam lesão hepática subclínica, a qual pode persistir ou regredir, mesmo com a continuação do uso do medicamento.

Entretanto, nem sempre essas alterações refletem lesão morfológica, podendo indicar lesão subclínica ou descarga enzimática sem injúria tissular. Essas respostas adaptativas associadas com medicamentos incluem casos como a rifampicina e o ácido flavaspídico, que causam hiperbilirrubinemia, ou agentes como a fenitoína e a varfarina que causam aumentos da GGT (gamaglutamiltransferase) e da fosfatase alcalina através da indução das enzimas microssomais[103].

Hepatites Agudas

A hepatite aguda constitui a forma mais freqüente de lesão hepática medicamentosa e provavelmente a mais grave. Geralmente é indistinguível das hepatites virais, mas ocasionalmente pode aparecer eosinofilia, sugerindo a participação de medicamentos.

É caracterizada histologicamente pela presença de inflamação hepática com morte e/ou degeneração de hepatócitos. Lesões mais graves incluem necrose hepática maciça. Essas lesões podem estar associadas a hepatites fulminantes ou subfulminantes. Essas lesões envolvem todas as zonas dos ácinos, com balonização e apoptose dos hepatócitos, e uma resposta inflamatória predominantemente linfocítica. Muitas drogas, incluindo isoniazida, sulfonamidas, halotano, diclofenaco e cetoconazol, podem causar esse tipo de lesão.

Há casos em que ocorre necrose coagulativa aguda, sendo que essa necrose é típica das hepatotoxinas intrínsecas como o acetaminofen em altas doses ou cogumelos venenosos.

A apresentação clínica é variável, ocorrendo desde formas assintomáticas a quadros de icterícia importante associada a náuseas, astenia, dor abdominal e vômitos. A evolução para hepatite fulminante não é incomum.

Alguns medicamentos com mecanismo de ação imunoalérgico podem induzir, além do quadro de hepatite, alterações de hipersensibilidade, como febre, eosinofilia, erupções cutâneas etc.

Hepatites Agudas Citolíticas

Aspectos Histológicos

A lesão característica é a necrose do hepatócito. Quando ela se situa principalmente na região centrolobular e tem pouca atividade inflamatória, é bastante sugestiva de lesão de origem medicamentosa[90,103]. No entanto, freqüentemente o aspecto histológico é semelhante ao observado nas hepatites virais e associado a uma necrose e um infiltrado inflamatório não-sistematizado. Apesar disso, o diagnóstico é ainda orientado para uma origem medicamentosa, porque essas lesões não-específicas são associadas a granulomas (alopurinol), esteatose microvesicular (pirprofeno), ou hepatócitos gigantes (clometacina), ou porque o infiltrado inflamatório contém inúmeros eosinófilos na ausência de doenças parasitárias[75,90].

Aspectos Clínicos e Laboratoriais

A hepatite aguda pode manifestar-se de diferentes maneiras. Pode ser assintomática, revelada ao acaso pela elevação das transaminases. Pode ser anictérica, revelada por sintomas não-específicos como náuseas, vômitos, astenia, anorexia, dor abdominal; ou ainda pode ser ictérica. Pode finalmente iniciar como hepatite fulminante, caracterizada pelo aparecimento rápido de insuficiência hepatocelular e de encefalopatia hepática, ou, ainda, pode manifestar-se como forma subfulminante caracterizada por agravamento gradativo, com encefalopatia que aparece após 15 dias ou mais do início da icterícia[75,90,103]. Devido a essa possibilidade de formas graves é que se considera a hepatite aguda citolítica como a forma mais grave de hepatite aguda[75,90,103].

Laboratorialmente a alteração essencial é o aumento acentuado das transaminases, devido à necrose hepatocitária. As outras características laboratoriais são mais variáveis, dependendo em grande parte da gravidade do acometimento hepático. Habitualmente, a fosfatase alcalina é normal ou discretamente elevada[75,90,103].

Hepatites Mistas

Em certos casos de hepatite aguda medicamentosa, ocorrem necrose hepatocelular e colestase, a qual é denominada hepatite mista[103]. Este tipo de hepatite medicamentosa é muito freqüente, e alguns exemplos característicos de medicamentos que podem levar a esse tipo de hepatite são os antidepressivos tricíclicos, vários antiinflamatórios não-esteróides da família dos arialcanóides e o dextropropoxifeno[24,75,90,103]. Esse tipo de lesão é caracterizada por lesão hepatocelular, apoptose e inflamação do parênquima, além de um grau significativo de colestase intra-hepática. A gravidade da hepatite depende do grau de necrose. Nenhum caso foi descrito após administração de macrolídeos, com os quais a colestase é predominante. Ao contrário, uma hepatite fulminante pode seguir-se à administração de amitriptilina ou pirprofeno, com os quais a necrose pode predominar[75,90,103].

Medicamentos Implicados

Várias centenas de medicamentos são capazes de induzir à hepatite aguda citolítica ou mista. Uma lista dos principais medicamentos responsáveis está na Tabela 104.2. Os mais importantes causadores de hepatite fulminante ou subfulminante são paracetamol, ácido tienílico, amodiaquina, halotano, isoniazida, pirprofeno, sulfamidas e lisinopril[44,75,90,103].

Dos quase 2.000 casos estimados de insuficiência hepática aguda que ocorrem por ano nos Estados Unidos, aproximadamente um terço é devido a medicamentos; o acetaminofen (paracetamol) é a principal causa, sendo responsável por 20% dos casos, enquanto outros agentes respondem por 12% a 15% do total[83].

Dos medicamentos com reações idiossincrásicas imunoalérgicas, os principais envolvidos nas hepatites agudas incluem a nitrofurantoína, a metildopa[102,103], a fenitoína[25], barbitúricos como o fenobarbital[68], sulfonamidas[59] e sulfassalazina[6]. Por outro lado, casos de hepatite aguda citolítica por drogas com ação idiossincrásica metabólica são causados principalmente pela isoniazida, cetoconazol, troglitazona, flutamida[2,22].

Evolução das Hepatites Agudas Citolíticas e Mistas

Na maioria dos casos de hepatite aguda citolítica, o paciente melhora em poucas semanas após a parada da administração do medicamento responsável[90,103]. Entretanto, em certos pacientes com hepatite associada a auto-anticorpos (iproniazida, ácido tienílico), o acontecimento hepático pode continuar a agravar-se apesar da parada da administração do medicamento[75,90]. A persistência do tratamento pode levar ao aparecimento secundário de uma hepatite ou de uma hepatopatia crônica. A evolução da hepatite fulminante é geralmente fatal. Se o paciente sobrevive, a cura se faz sem seqüelas, e não há evolução para hepatite crônica. Um transplante hepático de urgência pode ser necessário (ver Capítulo 119).

Geralmente o prognóstico das hepatites mistas parece ser melhor; entretanto, em casos raros, a evolução pode se fazer com uma colestase prolongada[47].

Hepatite Crônica e Cirrose

A persistência na administração de um medicamento responsável por necrose hepática pode levar ao aparecimento de um quadro clínico e histológico de hepatite crônica e até de cirrose[55,75,90,103]. Uma evolução como essa é observada nas seguintes ocasiões: (1) quando a hepatite aguda inicial é assintomática; (2) quando, na presença de hepatite clinicamente manifesta, o medicamento responsável não foi identificado; (3) quando o medicamento é readministrado posteriormente e quando a cura foi incompleta; (4) quando a doença hepática continua a evoluir apesar da parada do tratamento. Isso pode acontecer porque o medicamento pode ser armazenado nos tecidos em grande quantidade e é então relançado na circulação progressivamente (perexilina, amiodarona)[73,86]. Pode ocorrer também em certas hepatites agudas associadas a fenômenos auto-imunes (ácido tienílico, iproniazida)[75,90].

Tabela 104.2
Principais Medicamentos Causadores de Hepatite Aguda Citolítica e/ou Mista

Anestésicos	• Clorofórmio, ciclopropano, enflurano, éter, fluroxeno, halotano, metoxiflurano, tricloroetileno.
Antineoplásicos	• Carmustina, clorambucil, clorozotocina, cisplatina, ciclofosfamida, citosina arabinosídeo, dacarbazina, estramustina, hidroxicarbamida, indicina, 6-mercaptopurina, mitramicina, mitomicina, procarbazina, estreptozotocina, 6-tioguanina, vincristina.
Medicamentos cardiovasculares	• Ácido nicotínico, ácido tienílico, ajmalina e derivados, aprindina, benzodiarona, captopril, clortalidona, diidralazina, diltiazem, disopiramida, furosemida, hidralazina, alfametildopa, mexiletina, nifedipina, papaverina, fenindiona, politiazida, procainamida, piridinol carbamato, quinidina, espironolactona, suloctidil, ticlopidina, verapamil.
Medicamentos utilizados em gastroenterologia	• Carbonato de cálcio, clanamida, cimetidina, dantrona,dissulfiram, oxifenatiazina, ranitidina, tritiozina, salassulfapiridina.
Medicamentos utilizados em endocrinologia	• Acetoexamida, carbimazol, carbutamida, clorpropamida, ciclofenila, glibenclamida, glibutiazol, metaexamida, metimazol, propiltiouracil, tamoxifeno, tiouracil, tolazamida, tolbutamida.
Medicamentos utilizados nas doenças infecciosas e parasitárias	• Ácido nalidíxico, ácido para-aminossalicílico, amodiaquina, derivados arsenicais, carbazona, carbenicilina, cefalexina, cloranfenicol, clindamicina, cloxacilina, dapsona, eritromicina e derivados, etionamida, griseofulvina, hicantona, isoniazida, cetoconazol, levamizol, mebendazol, mepacrina, minociclina, nitrofurantoína, oxacilina, fenazopiridina, piperazina, protionamida, pirazinamida, saramicetina, sulfadiazina, sulfadimetoxina, sulfatodoxina, sulfamizol, sulfametoxipiridina, sulfametizol, sulfametoxazol, sulfanilamida, sulfapiridina, sulfassuccidina, sulfataladina, sulfisoxazol, tiocetazona, tiabendazol, trolendomicina, triparsamida.
Medicamentos utilizados em neuropsiquiatria	• Amineptina, amitriptilina, bromocriptina, carbamazepina, clordiazepóxido, desidramida, diazepam, dosulptina, haloperidol, imipramina, isaxinina, isocarboxazida, iproniazida, legortril, levodopa, loxapina, mebenazina, metiapina, metilfenidato, mianserina, nialamida, nomifensina, opipramol, fenacemida, pemolina, fenelzina, feniprazina, fenobarbital, fenoxiproperazina, fenitoína, fetenilato, trazodona, viloxazina, zimelidina.
Medicamentos utilizados nas doenças reumáticas, gota e analgésicos	• Acetaminofen (paracetamol), ácido niflúmico, ácido tolfenâmico, alopurinol, aspirina, baclofeno, benorilato, benoxaprofeno, carprofeno, clometacina, colchicina, dantroleno, dextropropoxifeno, diclofenaco, diflunisal, fembufeno, feprazono, flubiprofeno, glafenina, ibufenaco, ibuprofeno, indometacina, cebuzona, naproxeno, oxifenilbutazona, fenopirazona, fenilbutazona, piroxicam, pirprofeno, proquazona, piritinol, sais de ouro, sudoxicam, sulindaco, probenecida, zoxazolamina.
Medicamentos utilizados nas doenças nutricionais	• Ciprieptamina, fenofibrate, gemifibrozil, nicotinamida, pletroril
Medicamentos utilizados em dermatologia	• Etrelinato, metoxsaleno, terfenamida

Adaptado da publicação de Pessayre e Larrey [75] e Stricker e Spoelstra.[90]

As mulheres são mais propensas a desenvolver hepatite crônica devido a drogas do que os homens. Idosos também têm maior risco.

A doença hepática crônica induzida por medicamentos pode ser considerada de acordo com duas grandes categorias: doença necroinflamatória crônica e doença colestática crônica. A doença necroinflamatória crônica é caracterizada pela persistência (mais de 6 meses) de elevações das aminotransferases séricas ou pela presença de fibrose ou cirrose na biópsia hepática. Os medicamentos podem produzir a lesão necroinflamatória através da hepatotoxicidade direta, produzindo necrose hepatocelular pela produção de metabólitos reativos; através da estimulação do sistema imunológico caracterizada por características clínicas e marcadores de auto-imunidade; ou através de mecanismos de ação que permanecem não-esclarecidos. A doença hepática crônica colestática é definida como a persistência da interrupção do fluxo biliar que mimetiza a cirrose biliar primária na biópsia hepática[89].

Causas de fibrose e cirrose hepática induzida por medicamentos incluem o metotrexato como o principal exemplo[57,58].

Como exemplos de medicamentos hepatotóxicos diretos que causam lesão necroinflamatória crônica podemos citar: isoniazida e acetaminofen. Medicamentos com ação imunoalérgica que causam hepatopatia crônica são o ácido tielínico, diclofenaco, minociclina, benzarona, diidralazina, fenofibrato e clometacina, entre outros. Medicamentos que agem por mecanismos mistos ou desconhecidos incluem halotano, aldomet, nitrofurantoína, dantrolene, propiltiouracil, *ecstasy*, tamoxifeno, entre outros[89].

Medicamentos que causam lesão colestática crônica são a clorpromazina e a fenitoína.

Aspectos Anatomoclínicos

Aspectos Histológicos

A hepatite crônica ativa é caracterizada por lesões portais e lobulares. As lesões portais são constituídas por um infiltrado inflamatório geralmente associado a uma fibrose mais ou menos extensa. As lesões lobulares são periportais e associam-se a um infiltrado inflamatório e a uma necrose em saca-bocado dos hepatócitos. A cirrose é caracterizada por destruição da arquitetura lobular, fibrose extensa e nódulos de regeneração[90,103].

Aspectos Clínicos e Laboratoriais

As manifestações são muito variáveis. Algumas vezes os pacientes são assintomáticos ou apresentam-se com astenia secundária à hepatite crônica. Ao contrário, podem ocorrer icterícia, hepatomegalia, ascite ou manifestações de hipertensão portal. As transaminases estão elevadas, e os níveis de fosfatase alcalina são variáveis, podendo ser normais ou ainda discretamente elevados. Pode haver hipoalbuminemia, diminuição da taxa de protrombina e hipergamaglobulinemia[20,103].

As alterações hepáticas são muito freqüentemente associadas à presença de anticorpos antitecido no soro. Os mais freqüentes são anticorpos antimúsculo liso e/ou anticorpos antinucleares, e mais raramente os anticorpos antimicrossomiais ou antimitocondriais[32]. Ao contrário do que se observa no curso das hepatites auto-imunes, o título de auto-anticorpos tende a diminuir após a interrupção da administração do medicamento responsável.

Além dos medicamentos indicados no Tabela 104.3, é provável que a maior parte dos medicamentos responsáveis por uma necrose hepatocelular seja potencialmente capaz de levar à hepatite crônica ou à cirrose.

Excetuando-se os casos citados acima, as hepatopatias crônicas medicamentosas tendem a melhorar após a parada do medicamento responsável. A melhora é freqüentemente lenta, e elevações discretas dos níveis de transaminases podem persistir. O mesmo pode ocorrer para os anticorpos antitecido. Geralmente persiste uma fibrose ou uma cirrose inativa como seqüela[75,77,90,103].

Tabela 104.3 Principais Medicamentos Responsáveis por Hepatite Crônica e/ou Cirrose
• Ácido tienílico
• Amiodarona
• Clometacina
• Dantrolene
• Halotano
• Iproniazida
• Metotrexato
• Alfametildopa
• Nitrofurantoína
• Papaverina
• Vitamina A

Adaptado de Pessayre e Larrey[75].

Colestase

Definições — Mecanismos

A colestase é definida como um conjunto de manifestações devidas à diminuição ou mesmo parada de secreção da bile. Os medicamentos podem levar à colestase por três mecanismos diferentes[16,44,78]: (1) alteração na secreção biliar pelo hepatócito nos canalículos (colestase hepatocelular). Nesse caso, a colestase pode ser pura e isolada sem lesão do hepatócito, ou ainda associada a algumas lesões moderadas dos hepatócitos (hepatite colestática)[79]; (2) obstrução dos canais biliares intra-hepáticos resultante do acometimento de pequenos canais biliares portais; (3) obstrução dos canais biliares de maior calibre. A colestase pode ainda ser aguda, prolongada ou crônica.

A maioria dos casos de colestase induzida por medicamentos é de casos de doenças agudas que regridem prontamente após a suspensão do agente ofensivo. Entretanto, a melhora pode ser postergada devido ao seqüestro do medicamento no tecido adiposo ou à persistência da destruição dos ductos biliares. Alguns medicamentos podem levar à colestase crônica com icterícia prolongada e características semelhantes às da cirrose biliar primária. A síndrome de colestase crônica causada pela lesão aguda com perda dos ductos biliares interlobulares é chamada de síndrome do desaparecimento dos ductos biliares (*vanishing bile duct syndrome)*[17].

Aspectos Clínicos e Laboratoriais

Ao contrário da icterícia hepatocelular, a qual é caracterizada por picos de elevação nos níveis das aminotransferases, as formas predominantemente colestáticas são caracterizadas principalmente por elevações da fosfatase alcalina (valores maiores que três vezes o limite normal) e de outros marcadores de colestase, como a γ-glutamil transpeptidase ou a 5-nucleotidase. A colestase manifesta-se essencialmente por icterícia e prurido. Colúria e acolia podem estar presentes. Hepatomegalia moderada ocorre em alguns casos. Laboratorialmente, a colestase é caracterizada por um aumento da concentração de bilirrubina conjugada, ácidos biliares e colesterol no sangue, e de bilirrubina conjugada na urina. Existe um aumento da atividade sérica da fosfatase alcalina, da 5-nucleotidase e da gamaglutamil transferase. A atividade sérica das transaminases está habitualmente normal ou discretamente elevada[48,90].

As manifestações clínicas são icterícia, prurido, anorexia, náuseas e fadiga. Dor abdominal e desconforto, mimetizando colecistite aguda, pode ocorrer em algumas formas de colestase induzida por medicamentos, como a icterícia causada por eritromicina e amoxacilina-clavulanato. Manifestações sistêmicas sugerindo hipersensibilidade (febre, erupções cutâneas e eosinofilia) são características de certas formas de colestase por medicamentos, como a causada pela clorpromazina[100,101]. O tratamento é baseado no alívio dos sintomas, com particular atenção ao prurido, o qual é aliviado com a colestiramina. Fenobarbital e anti-histamínicos são geralmente inefetivos e causam sedação. Em casos intratáveis, o ácido ursodesoxicólico tem mostrado resultados promissores.

Aspecto Histológico

A colestase pura é caracterizada por depósitos granulares de bilirrubina nos hepatócitos. Os canalículos são mais ou menos dilatados e contêm pigmentos biliares[79].

A lesão principal é a presença de cilindros biliares nos canalículos distendidos. O pigmento biliar é mais comumente visto na zona 3 (zona centrilobular) do fígado e pode também ser visto nos hepatócitos. A proliferação ductular é freqüentemente observada na colestase.

Colestase Aguda Hepatocelular

Vários medicamentos podem levar ao aparecimento de colestase aguda através de alteração da excreção de bile do hepatócito (Tabela 104.4).

Colestase Pura

A colestase pura ou isolada ocorre predominantemente na região centrolobular e não está associada à necrose ou inflamação. A colestase pura é observada com raros medicamentos, principalmente os contraceptivos orais, estrogênios e androgênios anabolizantes[29,47]. A icterícia secundária ao uso de contraceptivos orais é rara, porém, quando ocorre, aparece principalmente no curso dos seis primeiros ciclos. Sua maior freqüência em alguns países (Escandinávia, Chile) sugere a existência de uma predisposição genética[47].

A administração de troleandomicina, que forma um complexo inativo com a isoenzima do citocromo P-450 responsável pelo metabolismo oxidativo dos estrogênios, aumenta consideravelmente a freqüência de colestase com contraceptivos orais[54]. Essas colestases puras regridem constantemente com a parada da administração do medicamento[47].

Hepatite Colestática

Além das lesões da colestase pura, associa-se infiltrado inflamatório portal geralmente polimorfonuclear (ocasionalmente com eosinófilos) e algumas vezes necrose moderada dos hepatócitos[34,35,79]. Muitos medicamentos podem levar à hepatite colestática. Os mais característicos são os fenotiazídicos, em particular a clorpromazina[48], a eritromicina[85] e os antidepressivos tricíclicos[9], sulfoniluréias, flutamida[2], ciprofloxacino e metformina. A colestase está freqüentemente associada a sinais de hipersensibilidade (febre, erupção cutânea, hipereosinofilia) e dor abdominal[14]. Em certos casos, os sinais podem simular uma obstrução aguda das vias biliares. A hepatite recidiva precocemente após readministração da droga[90]. A clorpromazina, a eritromicina, a amitriptilina, a troleandomicina, a imipramina e a

Tabela 104.4
Colestase Hepatocelular Medicamentosa

Colestase pura • Contraceptivos orais • Estrogênios e troleandomicina • Progestativos (noretinodrel, noretisterona) • Esteróides anabolizantes	
Hepatite colestática	
• Psicotrópicos	• Fenotiazinas: aceprometazina, clorpromazina, flufemazina, proclorperazina, promazina, tioridazina, trifluoperazina • Benzodiazepínicos: clordiazepóxido, flurazepam, triazolan • Barbitúricos: barbital, fenobarbital • Antidepressivos tricíclicos e similares: amineptina, amitriptilina, desipramina, imipramina, iprindol, mianserina. • Outros antidepressivos: haloperidol, trazodona • Estimulantes do apetite: pizotilina
• Antibióticos e antiparasitários	• Macrolídeos: eritromicina e derivados, troleandomicina • Beta-lactâmicos: cefalosporinas, cloxacilina, dicloxacilina, floxacilina, flucoxacilina, oxacilina, penicilina • Tuberculostáticos: etambutol • Sulfamidas: sulfametoxazol-trimetoprim • Nitrofurantoína • Antifúngicos: griseofulvina, cetoconazol • Anti-helmínticos: niclofolan, tiabendazol
• Anti-reumáticos e medicamentos utilizados no tratamento da gota	• Antiinflamatórios não-esteróides: benoxaprofeno, diclofenaco, fembufeno, indometacina, isoxicam, cetoprofeno, naproxeno, fenilbutazona, piroxicam, sulindaco • Sais de ouro • D-penicilamida • Alopurinol • Glafenina
• Sulfaminas hipoglicemiantes	• Carbutamida, clorpropamida, glibenclamida, tolazamida, tolbutamida
• Antitireoidianos	• Derivados da tiouréia, carbimazol, metimazol
• Medicamentos cardiovasculares, anti-hipertensivos e anticoagulantes	• Antiarrítmicos: ajmalina e derivados, disopiramida, flecainida, nifedipina, propafenona, verapamil • Hipotensores: captopril, hidrazina, alfametildopa • Anticoagulantes: warfarin • Antiagregantes plaquetários: ticlopidina
• Antineoplásicos e imunossupressores	• Aminoglutetimida, azatioprina, clorozotocina, ciclosporina, citosina, arabinosida
• Antiulcerosos	• Cimetidine, ranitidina

amitriotilina são transformadas em metabólitos ativos que poderão levar a uma reação imunológica responsável pela colestase[44,76]. Habitualmente, essas hepatites colestáticas regridem rapidamente após a parada da administração do medicamento responsável. Em alguns pacientes, no entanto, uma colestase crônica pode persistir[44,103]. Existe algumas vezes uma hepatotoxicidade cruzada entre diferentes fenotiazídicos[23,24,103], entre antidepressivos tricíclicos[44,53] e entre os compostos de eritromicina[74].

Colestase Aguda por Alteração de Pequenos Canais Biliares

A colangite aguda é caracterizada histologicamente por uma inflamação dos canais biliares portais[79]. Tipicamente, os canais biliares estão dilatados, o epitélio biliar está necrosado e o infiltrado inflamatório é abundante, contendo linfócitos, neutrófilos e algumas vezes eosinófilos. Essa lesão está freqüentemente associada a uma colangiolite correspondente a uma inflamação dos dúctulos[44,79]. Isso acontece apenas com um número pequeno de medicamentos e é uma lesão rara[44].

Ocorre principalmente com ajmalina, alopurinol, carbamazepina, clorpromazina, fenitoína e barbitúricos[44]. A colangite aguda medicamentosa manifesta-se essencialmente por icterícia e prurido. Da mesma forma, a hepatite colestática está freqüentemente associada a sinais de hipersensibilidade, dor abdominal, e pode simular uma obstrução aguda das vias biliares[44,47,48]. A parada da administração do medicamento responsável leva à cura em algumas semanas. Entretanto, excepcionalmente a colangite aguda pode ocasionar colestase prolongada (barbitúricos)[44,45].

Colestase Crônica Devida à Alteração de Pequenos Canais Biliares

Na maioria dos casos, as hepatites colestáticas ou mistas induzidas por medicamentos evoluem para a cura em poucas semanas após a suspensão da administração do medicamento responsável[90]. Entretanto, em alguns pacientes a hepatite aguda é seguida de colestase prolongada, muitas vezes por até muitos anos[44,103]. Essa evolução foi observada com aproximadamente 20 medicamentos[44,103], principalmente a clorpromazina[34,35,103], e, mais raramente, a ajmalina[52], os antidepressivos tricíclicos[23,24,53] e os derivados arsenicais[44].

Aspectos Clinicopatológicos

Existem dois tipos de colestase prolongada causada por medicamentos[44,103]. A forma mais grave simula um quadro de cirrose biliar primária, a qual é caracterizada pela persistência ou agravamento da icterícia e do prurido após hepatite aguda e pelo aparecimento freqüente de xantomas e xantelasmas[17,44,103]. Existe um grande aumento da atividade sérica da fosfatase alcalina e da gamaglutamiltransferase, bilirrubinas e colesterol. As lesões histológicas consistem principalmente em lesões portais associadas ao desaparecimento dos canais biliares interlobulares, um infiltrado inflamatório moderado polimorfonuclear e ainda uma proliferação neoductular[17,44,103].

A colestase colangiodestrutiva é uma forma de lesão que envolve os ductos biliares interlobulares. Pode levar à lesão colestática crônica e progredir para a síndrome do desaparecimento dos ductos biliares (*vanishing bile duct syndrome)*, e mais de 30 medicamentos estão implicados na formação dessa síndrome; entre eles podemos citar amoxacilina-clavulanato, clindamicina, eritromicina, clorpromazina, amitriptilina, barbitúricos, ajamalina, azatioprina, etinilestradiol[57,58].

Apesar de haver um quadro clínico exuberante, o prognóstico parece ser relativamente favorável[17,44,90,103]. Na maioria dos casos, a icterícia desaparece, muitas vezes tardiamente e, algumas vezes, anos após o início da doença. Em certos casos, no entanto, a síndrome parece ser irreversível, a icterícia persiste e se desenvolve cirrose biliar.

A forma menos grave parece ser mais freqüente que a mais grave. A icterícia e o prurido desaparecem rapidamente após a hepatite aguda. Entretanto, persiste o aumento da fosfatase alcalina e da gamaglutamil transferase[44,103]. O mecanismo responsável pela destruição progressiva dos canais biliares de pequeno calibre ainda é desconhecido[11]. Pode ser auto-imune[52,62], através da ação dos medicamentos ou de seus metabólitos como haptenos, acionando uma resposta imune contra o epitélio biliar; ou ligado a uma alteração do metabolismo dos sais biliares consecutiva à hepatite aguda medicamentosa inicial[11]. Sabe-se que muitos dos medicamentos conhecidos produzem esse tipo de colestase pela formação de metabólitos reativos.

Colestase Decorrente da Alteração dos Canais Biliares de Maior Calibre (Colangioesclerose Septal)

É também chamada de colangite esclerosante iatrogênica, e é semelhante à colangite esclerosante primária, porém com o envolvimento de grandes ductos. O tratamento das metástases hepáticas no câncer colorretal pela administração direta de fluroxidina na artéria hepática é responsável por um quadro de colangite esclerosante em 25% a 50% dos pacientes tratados. As lesões estenosantes acometem mais freqüentemente a confluência dos canais hepáticos e poupam a porção distal do canal hepático comum. A evolução é variável, e a estenose é reversível em alguns pacientes. Entretanto, na maioria dos casos elas persistem, apesar da interrupção da quimioterapia. Elas podem estar ligadas ao efeito tóxico da fluroxidina sobre as arteríolas que vascularizam a parte superior do canal hepático comum, provocando lesões isquêmicas[44]. A injeção peroperatória de formol ou de solução salina hipertônica na tentativa de esterilizar um cisto hidático pode levar ao aparecimento de colangite esclerosante quando o cisto se comunica com as vias biliares.

Granulomatose

A granulomatose hepática é caracterizada pela presença de múltiplos granulomas no fígado. Estes granulomas são arredondados, formados por histiócitos epitelióides envoltos por células inflamatórias geralmente linfocitárias e contendo freqüentemente células gigantes. Os granulomas induzidos por medicamentos não possuem necrose caseosa. Podem estar associados a um infiltrado inflamatório ou a outras lesões como colestase hepatocelular, esteatose, necrose hepática ou alterações dos pequenos canais biliares intra-hepáticos[19,64]. Os principais medicamentos responsáveis por granulomatose hepática estão indicados na Tabela 104.5.

Tabela 104.5 Medicamentos Responsáveis pela Indução de Granulomatose Hepática
Principais medicamentos • alopurinol • carbamazepina • fenilbutazona • quinidina • sulfamidas antibacterianas
Outros medicamentos • ajmalina • alfametildopa • aspirina • clorpropamida • diazepam • diltiazem • glibenclamida • halotano • hidralazina • isoniazida • nitrofurantoína • penicilina • D-penicilamina • fenitoína • procainamida • quinino

Adaptado principalmente da publicação de McMaster e Hennigar[64] e Stricker e Spoesltra[90].

A granulomatose hepática aparece habitualmente no decorrer dos primeiros meses de tratamento. Ela é assintomática na maioria dos casos; entretanto, quando os granulomas são muito numerosos, pode haver hepatomegalia, ou, mais raramente, icterícia. Os testes de função hepática estão pouco alterados. Existe essencialmente um aumento da fosfatase alcalina e da gamaglutamiltransferase. O diagnóstico baseia-se no exame histológico[64,90,103]. A granulomatose hepática de causa medicamentosa está freqüentemente associada a manifestações clínicas e laboratoriais de hipersensibilidade. A formação de granulomas induzidos por medicamentos está provavelmente ligada a um mecanismo imunoalérgico[64]. Habitualmente as alterações hepáticas desaparecem após a suspensão do medicamento responsável[64,90,103].

As características clínicas iniciais são febre e sintomas sistêmicos (cefaléia, mialgia) entre 10 dias e 4 meses após o ínicio do tratamento. Mais de 50 drogas têm sido associadas com os granulomas hepáticos[103], entretanto, para a maioria delas, existe apenas relatos de casos isolados, de forma que as relações etiológicas reais são obscuras. As reações granulomatosas podem tomar várias formas: granulomas simples sem outra lesão associada; hepatite granulomatosa acompanhada de apoptose e inflamação parenquimatosa; colangite granulomatosa ou vasculite granulomatosa com ou sem outros componentes de lesão hepática. Algumas drogas, como as sulfonamidas, sulfoniluréias, fenilbutazona e quinidina tem sido claramente associadas com doença hepática granulomatosa.

Para vários medicamentos que causam hepatite granulomatosa, a exposição continuada leva a tipos mais graves de doença hepática, como a hepatite colestática com ou sem lesão de ductos biliares ou a necrose hepática.

Esteatose

A esteatose é definida pelo acúmulo de lipídios, principalmente de triglicerídeos, nos hepatócitos. O diagnóstico é histológico. Distinguem-se dois tipos de esteatose: macrovesicular e microvesicular (ver Capítulo 106)[17,90,101,103].

Na esteatose macrovesicular o hepatócito é ocupado por um único vacúolo lipídico que desloca o núcleo para a periferia. A esteatose macrovesicular geralmente é assintomática. Entretanto, quando é maciça, pode manifestar-se por hepatomegalia ou dor no hipocôndrio direito, com alterações moderadas nos testes de função hepática[17,90,103]. Sua principal causa é o alcoolismo. Os principais medicamentos responsáveis são os corticóides, o metotrexato e a asparginase[17,90,103]. A esteatose está associada a uma necrose dos hepatócitos no decorrer de algumas hepatites citolíticas. A esteatose macrovesicular resulta provavelmente de muitos mecanismos, e o principal pode ser a inibição da secreção hepática dos triglicerídeos[17,90,103].

Apesar de a esteatose estar mais comumente relacionada a obesidade, diabetes, alcoolismo ou terapia com corticosteróides, a amiodarona e várias outras drogas e toxinas podem causar várias alterações similares. Entretanto, a esteato-hepatite causada por medicamentos é um evento raro. O termo esteato-hepatite induzida por drogas é utilizado quando essa associação resulta de um efeito tóxico direto da medicação sobre o fígado. Por outro lado, corticosteróides, tamoxifeno e estrógenos podem precipitar a esteato-hepatite não-alcoólica em patientes com predisposição pela exacerbação da resistência à insulina, obesidade central e hipertrigliceridemia. Para alguns agentes implicados como causadores de cirrose e doença hepática gordurosa, a associação pode ser coincidente porque a esteato-hepatite não-alcoólica é um componente comum nos casos de síndrome plurimetabólica ou de resistência à insulina. A esteato-hepatite causada por medicamentos está associada a terapias prolongadas (acima de 6 meses) e, possivelmente, ao acúmulo dessas medicações no organismo, o qual, no caso do maleato de perexilina, é favorecido por um polimorfismo genético da CYP2D6, que leva a uma diminuição do tempo de oxidação da perexilina. O mecanismo tóxico parece envolver lesão mitocondrial, a qual causa esteatose devido à disfunção na beta-oxidação dos ácidos graxos e leva à produção de espécies reativas de oxigênio e depleção de ATP[17,18].

A esteatose microvesicular é diferente da anterior nos aspectos histológico, clínico e evolutivo. Vesículas pequenas estão associadas à disfunção celular considerável, porém sem morte celular. Esta é a lesão característica da esteatose causada por gravidez, altas doses de tetraciclina e a síndrome de Reye associada à aspirina. Histologicamente, a esteatose microvesicular é caracterizada pela presença de pequenos vacúolos lipídicos justapostos que dão um aspecto claro aos hepatócitos, os quais não deslocam o núcleo. Para o diagnóstico é necessário uma coloração especial para gordura (Oil Red O), quando esta se apresenta em moderada quantidade[90,103]. Clinicamente, a esteatose microvesicular é geralmente assintomática e manifesta-se por astenia, náuseas, vômitos e elevação moderada das transaminases. Quando a lesão é maciça, pode ocorrer insuficiência hepatocelular grave, muitas vezes fatal[101,102]. Observam-se freqüentemente manifestações extra-hepáticas associadas como insuficiência renal, alterações neurológicas, coagulação intravascular disseminada. Os principais medicamentos responsáveis são as ciclinas administradas em altas doses por via endovenosa, ácido valpróico e aspirina (associada à síndrome de Reye)[90,101,102,103]. Em certos casos, a esteatose microvesicular está associada à necrose dos hepatócitos[13,101] (pirprofeno, ácido valpróico) ou ainda a hepatite colestática[23,24] (amineptina). Nesse último caso, ela não é geralmente grave. A esteatose microvesicular pode resultar principalmente da inibição da oxidação mitocondrial hepática dos ácidos graxos[23].

Fosfolipidose e Lesões Pseudo-Alcoólicas

A fosfolipidose hepática corresponde ao acúmulo de fosfolipídios nos lisossomas dos hepatócitos, sendo evidenciada com estudos histoquímicos. Manifesta-se histologicamente por esteatose microvesicular, e na microscopia eletrônica observam-se compostos lamelares pseudomielínicos nos lisossomas volumosos. No homem, a fosfolipidose foi observada com três medicamentos antianginosos, o maleato de perexilina, a amiodarona e a 4-4 dietilamino-etoxiexestrol[73,86,90]. A fosfolipidose hepática ocorre muito freqüentemente quando os medicamentos são administrados em altas doses e por tempo prolongado. Geralmente é assintomática e não traz conseqüências clínicas. Em alguns casos, entretanto, a fosfolipidose está associada a uma hepatopatia pseudo-alcoólica[73,86,90]. Pode ainda manifestar-se por astenia, hepatomegalia e elevação moderada das transaminases. Nessa fase o exame histológico mostra evidências de lesões semelhantes às encontradas na hepatite alcoólica, além de esteatose, presença de corpúsculos de Mallory nos hepatócitos e um infiltrado inflamatório de neutrófilos polimorfonucleares. Essa alteração hepática é descoberta muitas vezes tardiamente quando existem fibrose ou cirrose, e manifesta-se por ascite, icterícia e hemorragia digestiva. A mortalidade nesse caso é bastante elevada. A presença de fosfolipidose associada a lesões pseudo-alcoólicas sugere a origem medicamentosa; no entanto, esse fato não é argumento fundamental porque pode existir isoladamente e ocorrer com determinadas doses acumuladas, ao menos para amiodarona. Após a parada do medicamento responsável, a evolução geralmente corresponde a uma regressão lenta das alterações hepáticas. Em certos casos, no entanto, a alteração hepática continua a agravar-se e pode evoluir para cirrose e até para a morte[73,86]. Esse agravamento deve-se à liberação progressiva do medicamento na circulação sangüínea a partir de locais onde está acumulado[73,86]. Dessa maneira, o medicamento pode permanecer detectável no plasma durante muitos meses após o início de sua administração[86].

Nos casos particulares da perexilina, a hepatotoxicidade e a neurotoxicidade estão relacionadas à deficiência genética de uma isoenzima do citocromo P-450 hepático[69]. Essa isoenzima que metaboliza a perexilina, a debrisoquina e muitos outros medicamentos, está deficiente em cerca de 3 a 10% dos pacientes[37,51]. Nesses pacientes com deficiência, a perexilina que é metabolizada inadequadamente pode acumular-se de maneira importante no fígado[48,69].

Doenças Vasculares do Fígado

Lesões vasculares dão origem a vários tipos incomuns de doença hepática, incluindo obstrução venosa hepática, dilatação sinusoidal, dilatação e destruição dos sinusóides (*peliose hepatis*), fibrose perissinusoidal com hipertensão portal não-cirrótica e hiperplasia nodular regenerativa (ver Capítulo 116). Medicamentos e agentes químicos são as causas mais comuns de lesão vascular hepática[56] O principal mecanismo é a toxicidade dose-dependente às células endoteliais vasculares e sinusoidais, mas fatores de risco adicionais incluem interações entre drogas usadas concomitantemente com radioterapia.

Fibrose Perissinusoidal (Hipertensão Portal Não-Cirrótica)

A fibrose perissinusoidal resulta do acúmulo de fibras de colágeno no espaço de Disse. Pode ser assintomática ou manifestar-se por hepatomegalia e/ou hipertensão portal[92,98,99]. A administração prolongada de vitamina A é a principal causa iatrogênica de fibrose perissinusoidal[36]. Essa lesão está ainda associada a uma hiperplasia das células de Ito e, algumas vezes, a dilatação sinusoidal. Os outros principais medicamentos responsáveis pela fibrose perissinusoidal são a azatioprina, a 6-mercaptopurina, o metotrexato e os derivados arsenicais[92,98,99].

Dilatação Sinusoidal

Essa lesão é caracterizada por dilatação dos sinusóides e ausência de obstrução dos vasos eferentes do fígado[92,98,99]. Sua causa principal é a ingestão de contraceptivos orais e, mais raramente, a azatioprina. Essa lesão é freqüentemente assintomática. Pode, no entanto, causar febre, hepatomegalia e dor abdominal, podendo simular colecistite aguda[92,98,99].

Peliose

Essa alteração é caracterizada pela existência de cavidades intralobulares preenchidas por sangue, que não possuem endotélio, distribuídas no parênquima hepático, sem localização preferencial[92,93,98,99]. Quando as lesões são moderadas, a doença é freqüentemente assintomática. Quando as lesões são mais intensas, elas podem manifestar-se por hepatomegalia, sinais de hipertensão portal ou insuficiência hepatocelular e, às vezes, hemoperitônio[92,94,98,99]. Os principais medicamentos ou agentes químicos responsáveis são anticoncepcionais orais, esteróides androgênicos e anabolizantes[35], azatioprina, cloreto de vinila, tamoxifeno, vitamina A e os derivados arsenicais[92,98,99].

O diagnóstico é suspeitado na presença de hepatomegalia inexplicada em um paciente em uso de drogas que causam esse tipo de lesão.

Obstrução das Pequenas Veias Supra-Hepáticas: Doença Venoclusiva

Essa doença é caracterizada por obstrução fibrótica concêntrica e não-trombótica da luz dos pequenos vasos centrolobulares [99](ver Capítulo 116). Existem ainda dilatação sinusoidal e atrofia e/ou necrose dos hepatócitos na região centrolobular[99]. Resulta de dano endotelial, com edema da íntima e espessamento e fragmentação da parede venosa. É o tipo mais comum de doença vascular hepática induzida por drogas e é freqüentemente fatal. Distinguem-se duas formas clínicas: uma forma aguda, caracterizada por dor abdominal aguda e ascite, e que evolui para cura, ou ainda para insuficiência hepatocelular fatal; e uma forma crônica, clinicamente similar à cirrose[92,99]. Inicialmente descrita após ingestão de alcalóides da pirrolizidina que está presente em determinadas plantas (plantas das espécies senêcio e crotalária), a doença venoclusiva é ainda essencialmente decorrente de radioterapia e de quimioterapia por transplante de medula óssea. Observa-se igualmente no decorrer da administração de diversas tiopurinas (azatioprina, citarabina, 6-mercaptopurina, 6-tioguanina)[92,99].

O início da lesão ocorre geralmente 2 a 10 semanas após o início da terapia. A hepatotoxicidade é, ao menos em parte, dose-dependente.

Trombose dos Grandes Vasos Supra-Hepáticos: Síndrome de Budd-Chiari

A síndrome de Budd-Chiari é caracterizada por trombose dos grandes vasos supra-hepáticos, que resulta em congestão hepática com predominância centrolobular associada com necrose hepatocitária (ver Capítulo 116). O quadro clínico pode ser agudo, simulando cirrose cardíaca com dor abdominal, ascite, ou ainda crônico, simulando cirrose ascítica[92,99]. A ingestão de contraceptivos orais e mais particularmente os estrogênios, dobra o risco de desenvolvimento dessa afecção[94], principalmente nos pacientes que já possuem outras doenças trombogênicas, em particular uma síndrome mieloproliferativa latente[48]. Os contraceptivos orais podem igualmente causar trombose da veia porta ou hiperplasia da íntima das artérias hepáticas. Esta hiperplasia na maioria das vezes é assintomática[17,92,99].

Mecanismos

Podemos constatar que muitas dessas doenças vasculares são decorrentes da ingestão de agentes químicos similares. Enfatiza-se a hipótese de que certas doenças, em particular a dilatação sinusoidal, a peliose e a fibrose perissinusoidal, podem constituir expressões próximas de uma doença da parede sinusoidal[98].

Sabe-se que o mecanismo primário é a toxicidade dose-dependente, agindo sobre as células endoteliais vasculares e sinusoidais. A ativação de células inflamatórias do sistema imune também pode ser importante[17].

Tumores

Adenoma Hepático

O adenoma hepático é um tumor benigno encapsulado, composto de hepatócitos normais dispostos em traves relativamente regulares. A freqüência desse tumor é maior com o uso prolongado de contraceptivos orais (mais de 5 anos)[81]. A incidência anual em mulheres que não usam contraceptivos orais é de aproximadamente 1 em 1 milhão, e naquelas que usam contraceptivos orais a incidência aumenta para 34 em 1 milhão de pessoas[81]. Considera-se que o composto estrogênico da pílula seja o principal responsável por essa complicação. O risco de aparecimento de um adenoma é igualmente maior quando há ingestão prolongada de esteróides anabolizantes e androgênicos[35]. Alguns casos isolados de adenoma foram observados em pacientes que ingerem clonifeno e noretisterona.

O adenoma geralmente é assintomático. Algumas vezes, manifesta-se com hepatomegalia, dor abdominal ou, mais raramente, hemorragia intraperitoneal ou intratumoral, principalmente nos adenomas de maior tamanho. Em alguns casos, ocorre degeneração para carcinoma hepatocelular[35]. A parada da ingestão de contraceptivos orais pode levar, em alguns casos, à regressão do tumor.

Carcinoma Hepatocelular

O carcinoma hepatocelular é um tumor maligno desenvolvido a partir dos hepatócitos. O risco do desenvolvimento de carcinoma hepatocelular aumenta pela administração prolongada de esteróides androgênicos[17,35]. Do mesmo modo, ainda que seja controverso, existem muitos argumentos que sugerem que a administração prolongada de contraceptivos orais aumenta o risco de desenvolvimento de carcinoma hepatocelular[20,71]. O risco relativo aumenta cerca de 7 a 10 vezes com utilização da pílula durante 8 anos ou mais em mulheres que têm entre 20 e 50 anos[20,71]. O carcinoma hepatocelular observado após a ingestão de contraceptivos orais ou de esteróides androgênicos e anabolizantes tem certas particularidades que o diferenciam do carcinoma hepatocelular que aparece após cirrose[35]. Surge principalmente em pessoas relativamente jovens (20 a 50 anos). Não há elevação importante na concentração sérica da alfafetoproteína. Raramente há invasão vascular ou metástases. Em certos casos, parece que o carcinoma hepatocelular induzido por androgênios pode regredir após a parada do tratamento[17,35].

Angiossarcoma

O angiossarcoma é um tumor maligno raro que se desenvolve a partir da célula endotelial sinusoidal. É atribuído em 1/3 dos casos a agentes tóxicos. Esse tumor pode ser observado após exposição a certos agentes químicos, em particular o cloreto de vinila, o sulfato de cobre, o arsênio, sais de cobre e o dióxido de tório (Thorotrast®, um contraste de vida média muito longa, que não é mais utilizado em radiologia) ou após a ingestão de androgênios[90,103].

Colangiocarcinoma

O colangiocarcinoma é um tumor maligno muito raro composto de células semelhantes às células epiteliais biliares. Esse tumor foi observado em pacientes expostos ao dióxido de tório (Thorotrast®)[90].

REFERÊNCIAS BIBLIOGRÁFICAS

1. Aithal PG, Day C. The natural history of histologically proved drug induced liver disease. Gut 44:731-5, 1999.
2. Andrade RJ, Lucena MI, Fernandez MC, et al. Fulminant hepatic failure associated with flutamide therapy for hirsutism. Lancet 353:983, 1999.
3. Andrade RJ, Lucena MI, Garcia-Cortes M, et al. Chronic hepatitis C, ibuprofen, and liver damage. Am J Gastroenterol 97:1954-5, 2002.
4. Belay ED, Bresee JS, Holman RC, et al. Reye's syndrome in the United States from 1981 through 1997. N Engl J Med 340:1377-82, 1999.
5. Bernal W, Wendon J, Rela M, et al. Use and outcome of liver transplantation in acetaminophen-induced liver failure. Hepatology 27:1050-5, 1998.
6. Besnard M, Debray D, Durand P, et al. Fulminant hepatitis in two children treated with sulfasalazine for Crohn's disease. Arch Pediatr 6:643-6, 1999.
7. Bissell DM, Gores GJ, Laskin DL, Hoofnagle JH. Drug-induced liver injury: mechanisms and test systems. Hepatology 33:1009-13, 2001.
8. Buckley NA, Whyte IM, O'Connell DL, Dawson AH. Oral or intravenous N-acetylcysteine: Which is the treatment of choice for acetaminophen (paracetamol) poisoning? J Toxicol Clin Toxicol 37:759-67, 1999.
9. Buratti S, Lavine JE. Drugs and the liver: advances in metabolism, toxicity, and therapeutics. Curr Opin Pediatr 14:601-7, 2002.
10. Callaghan R. Desmond PV, Paull P, Mashford ML. Hepatic enzyme activity is the major factor determining elimination rate of high-clearance drugs in cirrhosis. Hepatology 18:54-60, 1993.
11. Campbell CB, McGuffie C, Weedon AP, Powell LW. Cholestatic liver disease associated with diphenylhidantoin therapy. Possible pathogenic importance of altered bile salt metabolism. Am J Dig Dis 22:255-62, 1977.
12. Carnaud C, Lee D, Donnars O, et al. Cross-talk between cells of the innate immune system: NKT cells rapidly activate NK cells.J Immunol 163:109-20, 1999.
13. Danan G, Trunet P, Bernuau J, Degott, et al. Pirprofen-induced fulminant hepatitis. Gastroenterology 89:210-13, 1985.
14. Devuyst O. Acute cholestatic hepatitis with rash and hypereosinophilia associated with ranitidine treatment. Acta Clin Belg 48:109-14, 1993.
15. Doherty DG, Norris S, Madrigal EL, et al. The human liver contains multiple populations of NK cells, T cells, and CD3+ CD56+ natural T cells with distinct cytotoxic activities and Th1, Th2, and Th0 cytokine secretion patterns. J Immunol 163:2314-21, 1999.
16. Erlinger S. What is cholestasis in 1985? J Hepatol 1:687-93, 1985.
17. Farrel GC. Liver diseases caused by drugs, anesthetics, and toxins. In: Feldman (ed). Sleisenger & Fordtran's gastrointestinal and liver disease, 7th ed. Elsevier Science, 2002.
18. Farrell GC. Drugs and steatohepatitis. Semin Liver Dis 22:185-94, 2002.
19. Fauci AS, Wolff SM. Granulomatous hepatitis. In: Popper H, Schaffner (eds).Progress in liver diseases, Vol. V, pp 609-621. New York, Grune and Stratton, 1976.
20. Forman D, Vincent TJ, Doll R. Cancer of the liver and the use of oral contraceptives. Br Med J 292:1357-61, 1986.
21. Friis H, Andreasen PB: Drug-induced hepatic injury: An analysis of 1,100 cases reported to the Danish Committee on Adverse Drug Reactions between 1978 and 1987. J Intern Med 232:133-8, 1992.
22. Garcia Cortes M, Andrade RJ, Lucena MI, et al. Flutamide-induced hepatotoxicity: report of a case series. Rev Esp Enferm Dig Jul;93(7):423-32, 2001.
23. Geneve J, Larrey D, Pessayre D, Benhamou JP. Structure tricyclique des médicaments et hépatotoxicité. Gastroenterol Clin Bio 11:242-49, 1987.
24. Geneve J, Hayat-Bonan B, Degott C, et al. Inhibition of mitochondrial oxidation of fatty acids by pirprofen. Role in microvesicular steatosis due to this nonsteroidal anti-inflammatory drug. J Pharmacol Exp Ther 242:1133-37, 1987.
25. Gennis MA, Vemuri R, Burns EA, et al. Familial ocurrence of hypersensitivity to phenytoin. Am J Med 91:631-4, 1991.
26. George J, Byth K, Farrell GC. Age but not gender selectively affects expression of individual cytochrome P-450 proteins in human liver. Biochem Pharmacol 50:727-30, 1995.
27. George J, Byth K, Farrel GC. Influence of clinicopathological variables on CYP protein expression in human liver. J Gastroenterol Hepatol 11L:33-9, 1996.

28. Godfrey DI, Hammond KJ, Poulton LD, et al. NKT cells: facts, functions and fallacies. Immunol Today 21:573-83, 2000.
29. Goodman ZD. Drug hepatotoxicity. Clin Liver Dis 6:381-97, 2002.
30. Guengerich FP, Liebler DC. Enzymatic activation of chemicals to toxic metabolites. CRC Crit Rev Toxicol 14:259-307, 1985.
31. Hasler JA. Pharmacogenetics of cytochromes P-450. Mol Aspects Med 20(1-2):12-24, 25-137, 1999.
32. Homberg JC, Abuaf N, Helmy-khalil S, et al. Drug-induced hepatitis associated with anticytoplasmic organelle autoantibodies. Hepatology 5:722-27, 1985.
33. Huang L, Smit JW, Meijer DK, et al. Mrp2 is essential for estradiol-17beta(beta-D-glucuronide)-induced cholestasis in rats. Hepatology 32:66-72, 2000.
34. Ishak KG, Irey NS. Hepatic injury associated with the phenothiazines. Clinicopathologic and follow-up study of 36 patients. Arch Pathol 93:283-304, 1972.
35. Ishak KG, Zimmerman HJ. Hepatotoxic effects of the anabolic/androgenic steroids. Semin Liver Dis 7:230-36, 1987.
36. Jacques EA, Buschmann RJ, Layden TJ. The histopathologic progression of vitamin-A induced hepatic injury. Gastroenterology 1979; 76:599-602.
37. Jacqz E, Hall SD, Branch RA. Genetically determined polymorphisms in drug oxidation. Hepatology 1986;6:1020-32.
38. Kaplowitz N. Mechanisms of liver cell injury. J Hepatol 32 (S1):39-47, 2000.
39. Kemeny MM, Battifora H, Blayney DW et al. Sclerosing cholangitis after continuous hepatic artery infusion of FUDR. Ann Surg 202:176-81, 1985.
40. Kenemy N, Daly J, Reichman B, et al. Intrahepatic or systemic infusion of fluorodeoxyuridine in patients with liver metastases from colorectal carcinoma. A randomized trial. Ann Intern Med 107:459-65, 1987.
41. Knowles S, Uetrecht J, Shear NH. Idiosyncratic drug reactions: the reactive metabolite syndrome. Lancet 356:1587-91, 2000.
42. Kohlroser J, Mathai J, Reichheld J, Barmer BF, Bonkovsky HL. Hepatoxicity due to troglitazone: report of two cases and review of adverse events reported to the United States Food and Drug Administration. Am J Gastroenterol 95:272-76, 2000.
43. Konig SA, Schenk M, Sick C et al. Fatal liver failure associated with valproate therapy in a patient with Friederich's disease: Review of valproate hepatotoxicity in adults. Epilepsia 40:1036-40, 1999.
44. Larrey D, Amouyal G, Pessayre D et al. Amitriptyline-induced prolonged cholestasis. Gastroenterology; 94:200-3, 1988.
45. Larrey D, Bobany G, Bernuau J et al. Fulminant hepatitis after lisinopril administration. Gastroenterology 99:1832-3, 1990.
46. Larrey D, Castot A, Pessayre D, Merigot P et al. Amodiaquine-induced hepatitis. A report of seven cases. Ann Intern Med 104:801-3, 1986.
47. Larrey D, Erlinger S. Drug-induced cholestasis. Baillieres Clin Gastroenterol 2:423-52, 1988.
48. Larrey D, Hadengue A, Pessayre D et al. Carbamazepine-induced acute cholangitis. Dig Dis Sci 32:554-57, 1987.
49. Larrey D, Letteron P, Foliot A et al. Effects of pregnancy on the toxicity and metabolism of acetaminophen in mice. J Pharmacol Exp Ther 237:283-91, 1986.
50. Larrey D, Pageaux GP. Genetic predisposition to drug-induced hepatotoxicity. J Hepatol 26(S2):12-21, 1997.
51. Larrey D, Pessayre D, Benhamou JP. Polymorphisme génétique du métabolisme hépatique des médicaments. Gastroenterol Clin Biol 9:522-31, 1985.
52. Larrey D, Pessayre D, Duhamel G, et al. Prolonged cholestasis after ajmaline-induced acute hepatitis. J Hepatol 2:81-7, 1986.
53. Larrey D, Rueff B, Pessayre D, et al. Cross hepatotoxicity between tricyclic antidepressants. Gut 27:726-27, 1986.
54. Larrey D, Vial T, Micaleff A, et al. Hepatitis associated with amoxycillin-clavulanic acid combination. Report of 15 cases. Gut 33:368-71, 1992.
55. Larrey D. Découverte tardive de l'hépatotoxicité des médicaments. Gastroenterol Clin Biol 15:875, 1991.
56. Lee WM: Drug-induced hepatotoxicity. N Engl J Méd 333:1118-1127, 1995.
57. Lewis JH, Schiff ER: Methotrexate-induced chronic liver injury: Guidelines for detection and prevention. Am J Gastroenterol 88:1337-45, 1988.
58. Lewis JH. Drug-induced liver disease. Med Clin North Am 84:1275-311, 2000.
59. Lindgren A, Olsson R. Liver reactions from trimethroprim. J Intern Med 236:281-4, 1994.
60. Liu ZX, Kaplowitz N. Immune-mediated drug-induced liver disease. Clin Liver Dis 6:467-86, 2002.
61. Makin AJ, Wendon J, Williams R. A 7-year experience of severe acetaminophen-induced hepatotoxicity (1987-1993). Gastroenterology 109:1907-16, 1995.
62. Manivel JC, Bloomer JR, Snover DC. Progressive bile duct injury after thiabendazole administration. Gastroenterology 93:245-49, 1987.
63. Matzinger P. Tolerance, danger, and the extended family. Annu Rev Immunol12:991-1045, 1994.
64. Mc Master KR, Hennigar GR. Drug-induced granulomatous hepatitis. Lab Invest; 44:61-73, 1981.
65. Meister A. Glutathione. In: Arias IM, Jakoby WB, Popper H, et al. (eds.): The Liver. Biology and pathobiology, 2nd ed. New York, Raven Press, p 401, 1988.
66. Mitchell JR, Jollow DJ, Potter WZ et al. Acetaminophen-induced hepatic necrosis. IV. Protective role of glutathione. J Pharmacol Exp Ther 187:211-7, 1973.
67. Mitchell JR, Jollow DJ. Metabolic activation of drugs to toxic substances. Gastroenterology 68:392-410, 1975.
68. Mockli G, Crowley M, Stern R et al. Massive hepatic necrosis in a child after administration of Phenobarbital. Am J Gastroenterol 84:820-2, 1989.
69. Morgan MY, Reshef R, Shah RR, et al. Impaired oxidation of debrisoquine in patients with perhexiline liver injury. Gut 25:1057-64, 1984.
70. Murphy EJ, Davern TJ, Shakil AO, Shick L, Masharani U, Chow H, Freirse C et al. Troglitazone-induced fulminant hepatic failure. Acute Liver Failure Study Group. Dig Dis Sci 45:549-553, 2000.
71. Neuberger J, Forman D, Doll R, Williamns R. Oral contraceptives and hepatocellular carcinoma. Br Med J 292:1355-57, 1986.
72. Pessayre d, Bentata M, Degott C et al. Isoniazid-rifampin fulminant hepatitis. A possible consequence of the enhancement of isoniazid hepatotoxicity by enzyme induction. Gastroenterology 72:284-9, 1977.
73. Pessayre D, Bichara M, Feldmann G et al. Perhexiline maleate-induced cirrhosis. Gastroenterology 76:170-7, 1979.
74. Pessayre D, Larrey D, Funck-Brentano C, Benhamou JP. Drug interactions and hepatitis produced by some macrolide antibiotics. J Antimicrob Chemother 16 (S A), 181-94, 1985.
75. Pessayre D, Larrey D. Acute and chronic drug-induced hepatitis. Bailliéres Clin Gastroenterol 2:385-422, 1988.
76. Pessayre D. Mécanismes des hépatites médicamenteuses. Med Sci 2:373-9, 1986.
77. Prescott LF. Paracetamol overdosage. Pharmacological considerations and clinical management. Drugs 25:290-314, 1983.
78. Reichen J, Simon FR. Mechanisms of cholestasis. Int Rev Exp Pathol 26:231-74, 1984.
79. Review by an International Group. Histopatology of the intrahepatic biliary tree. Liver 3:161-75, 1983.
80. Riley TR 3rd, Smith JP. Ibuprofen-induced hepatotoxicity in patients with chronic hepatitis C: A case series. Am J Gastroenterol 93:1563-5, 1998. 1998
81. Rooks JB, Ory HW, Ishak KG et al. The Cooperative Liver Tumor Study Group — epidemiology of hepatocellular adenoma. The role of oral contraceptive use. JAMA 242:645-8, 1979.

82. Schimdt LE, Dalhoff D, Poulsen HE. Acute *versus* chronic alcohol consumption in acetaminophen-induced hepatoxicity. Hepatology 35:876-82, 2002.
83. Schiodt FV, Atillasoy E, Shakil AO et al: Etiology and prognosis for 295 patients with acute liver failure. Liver Transpl Surg 5:29-34, 1999.
84. Seeff LB, Cuccherini BA, Zimmerman HJ et al. Acetaminophen hepatotoxicity in alcoholics. A therapeutic misadventure. Ann Intern Med 104:399-404, 1986.
85. Sgro C, Clinard F, Ovazir K, Chanay H et al. Incidence of drug-induced hepatic injuries: a French populational-based study. Hepatology 36:451-55, 2002.
86. Simon JB, Manley PN, Brien JF, Armstrong PW. Amiodarone hepatotoxicity simulating alcoholic liver disease. N Engl J Med 311:167-72, 1984.
87. Smilkstein MJ, Knapp GL, Kulig KW, et al. Efficacy of oral N-acetylcysteine in the treatment of acetaminophen overdose. Analysis of the National Multicentre Study (1976-1985). N Engl J Méd 319:1557-62, 1988.
88. Stieger B, Fattiger K, Madon J, et al. Drug and estrogen-induced cholestasis through inhibition of the hepatocellular bile salt export pump (Bsep) of rat liver. Gastroenterology 118:422-30, 2000.
89. Strader DB, Seeff LB. Drug-induced chronic liver disease. Clin Liver Dis 2:501-22, 1998.
90. Stricker BHCH, Spoelstra P. Drug-induced hepatic injury. A comprehensive survey of the literature on adverse drug reactions up to. Elsevier, Amsterdam, 1985.
91. Sulkowski MS, Thomas DL, Mehta SH, et al. Hepatotoxicity associated with nevirapine or efavirenz-containing antiretroviral therapy: Role of hepatitis B and C infections. Hepatology 35:182-9, 2002.
92. Wong WM, Wu PC, Yuen MF et al. Antituberculosis drug-related liver dysfunction in chronic hepatitis B infection. Hepatology 31:201-6, 2000.
93. Valla D, Benhamou J-P: Drug-induced vascular and sinusoidal lesions of the liver. Bailliére's Clin Gastroenterol 2:481-500, 1988.
94. Valla D, Casadevall N, Lacombe C et al. Primary myeloproliferative disorder and hepatic vein thrombosis. A prospective study of erythroid colony formation in vitro in 20 patients with Budd-Chiari syndrome. Ann Intern Med 103:329-34, 1985.
95. Valla D, Le MG, Poynard T et al. Risk of hepatic vein thrombosis in relation to use of oral contraceptives. A case-control study. Gastroenterology 90:807-11, 1986.
96. Whitcomb DC, Block GD. Association of acetaminophen hepatotoxicity with fasting and ethanol use. JAMA 272:1845-50, 1994.
97. Yamazaki H, Shibata A, Suzuki M et al. Oxidation of troglitazone to a quinone-type metabolite catalyzed by cytochrome P-450 2C8 and P-450 3A4 in human liver microsomes. Drug Metab Dispôs 27:1260-6, 1999.
98. Zafrani ES, Feldmann G. Existe-t-il une pathologie propre au sinusoíde hépatique? Gastroenterol Clin Biol 10:105-7, 1986.
99. Zafrani ES, Pinaudeau Y, Dhumeaux D. Drug-induced vascular lesions of the liver. Arch Intern Med 143:495-502, 1983.
100. Zimmerman HJ, Manns MP, Obermayer-Straub P. Cytochrome P-450 and uridine triphosphate-glucuronosyltransferase: model autoantigens to study, virus-induced, and autoimmune liver disease. Hepatology 26:1054-66, 1997.
101. Zimmerman HJ, Ishak KG. Valproate-induced hepatic injury: analyses of 23 fatal cases. Hepatology 2:591-7, 1982.
102. Zimmerman HJ, Maddrey WC. Acetaminophen (paracetamol) hepatotoxicity with regular intake of alcohol: Analysis of instance of therapeutic misadventure. Hepatology 22:767-73, 1995.
103. Zimmerman HJ. Hepatotoxicity. The adverse effects of drugs and other chemicals on the liver. 2nd ed. Philadelphia, Lippincott Williams &Wilkins, 1999.

105

CAPÍTULO

Doença Hepática Alcoólica

K. V. Narayanan Menon
Silvânia Pimentel

O álcool é o mais importante agente causador de doença hepática em países ocidentais, sendo responsável por 40 a 80% dos casos de cirrose em diferentes países. A doença hepática alcoólica (DHA) compreende um quadro clínico-histológico amplo, incluindo esteatose hepática, hepatite alcoólica e finalmente cirrose hepática. A esteatose é a fase inicial e reversível, podendo evoluir para condições mais graves com hepatite alcoólica e cirrose. Estudos recentes têm mostrado prognóstico reservado para pacientes com cirrose alcoólica, com sobrevida média em 5 e 10 anos de 23% e 7%, respectivamente[1,2]. A DHA permanece como problema de difícil manejo, uma vez que o diagnóstico na maioria das vezes ocorre numa fase na qual o dano hepático é praticamente irreversível. A falta de entendimento sobre os mecanismos fisiopatológicos da DHA explica a pouca disponibilidade de tratamento realmente efetivo. Até o momento, a conduta da DHA baseia-se na abstinência alcoólica, medidas de suporte, tratamento de complicações decorrentes de infecções e hipertensão portal, além da manutenção de balanço nitrogenado positivo através de suporte nutricional.

Epidemiologia e Patogênese

O consumo médio de álcool nos EUA é de aproximadamente 7 litros *per capita*/ano. A média de consumo de álcool é usualmente reportada pelo número de unidades por semana (1 unidade = 1 copo de vinho ou 270 ml de cerveja). Uma unidade contém 7 gramas de álcool. O risco relativo para o desenvolvimento de cirrose em consumidores de 28 até 41 unidades de álcool por semana num período de 12 anos é de 3% para o sexo masculino e 4% para o sexo feminino[3]. Vários outros estudos mostram que alcoolistas têm uma chance de 20-30% durante toda a vida de desenvolver cirrose[3]. Existe uma relação clara entre o consumo total de álcool e a taxa de óbitos decorrente de cirrose, porém essa relação não é baseada na simples relação dose/toxicidade. O limiar no consumo de álcool necessário para o desenvolvimento de DHA avançada varia substancialmente de indivíduo para indivíduo e é influenciado por outros fatores que não somente o consumo absoluto de álcool. Fatores genéticos podem predispor determinados indivíduos à toxicidade hepática induzida pelo álcool. Polimorfismos genéticos específicos têm sido detectados em pacientes com DHA, notadamente mutações na expressão do fator de necrose tumoral (FNT) e mutações no sistema enzimático de metabolização do álcool, incluindo desidrogenase alcoólica, desidrogenase aldeídica e sistema microssomal de oxidação do etanol[4].

Infecção pelo vírus da hepatite C (VHC) também contribui para a severidade da lesão hepática em pacientes com DHA. Alguns estudos têm mostrado que a obesidade também deve ser considerada fator contributório para a injúria hepática[5-7].

Indivíduos do sexo feminino têm risco significativamente maior para o desenvolvimento de DHA em qualquer nível de consumo de álcool[8-10]. Apesar de vários mecanismos já terem sido propostos para explicar essa maior suscetibilidade, o metabolismo retardado do álcool no estômago e a atividade da desidrogenase alcoólica na mulher são os fatores mais aceitos.

História e Exame Físico

A história de uso de bebida alcoólica é a informação clínica mais importante, porém de difícil obtenção. Geralmente o abuso de álcool é minimizado pelo paciente e familiares. A anamnese com vários integrantes da família se faz necessária na tentativa de obter informações sobre o real consumo alcoólico. Alguns questionários foram desenvolvidos no intento de clarificar o uso e abuso de álcool. Alguns desses, como o Inventário Multifásico de Personalidade de Minnesota[11] e o Teste para Detecção de Alcoolismo de Michigan[12], têm sido usados principalmente com propósitos de pesquisa, por serem muito extensos.

Questionários simplificados são mais usados na prática clínica, incluindo perguntas que indiquem a dependência alcoólica, como: o uso de álcool pela manhã logo ao acordar, sentimento de culpa e rancor pelo uso de álcool e necessidade de parar com o consumo de álcool.

Clinicamente, esses pacientes podem apresentar desde um quadro totalmente assintomático até hepatite alcoólica, exibindo sintomas como fadiga, anorexia, perda de peso e outros sintomas inespecíficos como náuseas e vômitos. Hepatite grave pode se manifestar através de manifestações clínicas relacionadas à hipertensão portal, incluindo sangramento gastrointestinal, ascite e encefalopatia hepática. O diagnóstico de quadros concomitantes causando hepatite aguda e crônica, como hepatite viral, doença de Wilson e hepatite induzida por drogas, é muito importante. A hepatomegalia é o principal achado de exame físico em pacientes com hepatite alcoólica. Outros sinais irão depender da gravidade do insulto hepático e podem incluir icterícia, esplenomegalia, sopro hepático, vasos colaterais e ascite. Cirrose alcoólica pode ocorrer antes, concomitantemente ou depois de um episódio de hepatite alcoólica. A história clínica e os sintomas são similares àqueles presentes em outras formas de doença hepática terminal. Além disso, desnutrição, neuropatia periférica, pancreatite, demência ou cardiomiopatia podem coexistir como manifestações extra-hepáticas da toxicidade por álcool.

Exames Laboratoriais

Devido à dificuldade em se obter informações confiáveis a respeito do uso de álcool, vários marcadores bioquímicos têm sido estudados na tentativa de detectar abuso de álcool. A maioria dos exames tradicionalmente usados identifica de forma indireta o uso abusivo de álcool através da avaliação do dano hepático. Esses incluem níveis elevados de gamaglutamiltransferase (gamaGT) e transaminases, as quais estão elevadas até 5 a 10 vezes o valor normal, na ausência de uso concomitante de acetaminofen. A alanina aminotransferase (ALT) normalmente está menos elevada que a aspartato-aminotransferase (AST), pois o álcool afeta diretamente a sua síntese; se o contrário ocorrer, deve-se suspeitar de presença concomitante de hepatite viral ou esteatohepatite não-alcoólica[13]. Apesar de grande importância diagnóstica, os níveis de transaminases não têm nenhuma influência no prognóstico. Pelo fato de serem marcadores indiretos da lesão hepática, têm baixa sensibilidade e especificidade, em geral menor que 70%. O volume corpuscular médio (VCM) também pode estar aumentado devido à ação tóxica direta do álcool na medula óssea, sendo também um teste de baixa sensibilidade (em torno de 50%) como marcador para uso de álcool. Novos testes têm sido estudados, incluindo: transferrina deficiente em carboidrato, AST mitocondrial e o produto resultante da divisão desses valores pela transferrina total e AST, respectivamente[14]. A transferrina deficiente em carboidrato é resultante da quebra da transferrina, que pode ocorrer em resposta ao uso de grandes quantidades de álcool e independe da lesão hepática resultante[15]. Seu nível sérico permanece elevado por até algumas semanas após a ingesta de álcool. É um teste específico para detecção de álcool, porém tem baixa sensibilidade, o que contra-indica seu uso como teste de rotina no diagnóstico de alcoolismo[16,17]. A AST mitocondrial é uma fração específica da AST que é liberada pelos hepatócitos em níveis elevados na presença de abuso de álcool[14]. Apesar de inicialmente promissores, nenhum desses dois testes mostrou-se de grande utilidade sob os pontos de vista prático e econômico quando comparados ao produto AST/ALT e aos níveis séricos de gamaGT e VCM.

Outros testes refletem a gravidade da injúria hepática causada pelo álcool, avaliando a função hepática, como o tempo de protrombina e níveis de bilirrubina sérica. Além de diagnósticos, esses testes têm importância prognóstica, através do cálculo do "fator discriminante de *Maddrey*" (DF), [DF = 4,6 (tempo de protrombina em segundos — controle) + bilirrubina sérica (mg/dl)]. Valores acima de 32 são capazes de identificar pacientes com elevado risco de óbito e ao mesmo tempo pacientes que irão se beneficiar do uso de corticosteróides[18]. A classificação de Child-Pugh, que além dos valores laboratoriais acima inclui dados clínicos como presença de ascite e encefalopatia, tem sido utilizada com o mesmo objetivo[19,20].

Exames de Imagem

O ultra-som abdominal é mandatório na presença de doença clínica. Exclui obstrução extra-hepática e é relativamente sensível (94%), porém menos específico (84%) no diagnóstico de esteatose hepática. A presença de fígado atrofiado e irregular caracteriza cirrose. Características de hipertensão portal, esplenomegalia ou varizes podem ser evidentes ao ultra-som, porém muitas vezes ele não é tão eficaz na determinação da presença de doença parenquimatosa e fibrose. O ultra-som Doppler pode ser usado para determinar a perviedade de vasos como a veia porta, que, quando ocluída, pode ser a causa de deterioração da função hepática e de ascite.

A tomografia computadorizada também irá confirmar a presença de esteatose hepática, e juntamente com o ultra-som tem papel importante na detecção de carcinoma hepatocelular, o qual pode ocorrer em 5% a 15% dos fígados cirróticos.

Histologia

A biópsia hepática é desnecessária para o diagnóstico de esteatose hepática por álcool, uma vez que essa condição é reversível e relativamente benigna. Porém, em alguns pacientes, a biópsia deve ser realizada para determinar o grau do dano hepático causado pelo álcool e excluir a presença de cirrose. Com os avanços no diagnóstico laboratorial, a DHA é na maioria da vezes diagnosticada depois da exclusão de causas infecciosas, genéticas e metabólicas, podendo em último caso requerer confirmação histológica[21,22]. A biópsia hepática tem importância assegurando o diagnóstico e determinando a extensão do dano tecidual, porém pode apresentar complicações como sangramento, principalmente no grupo de pacientes com coagulopatia e plaquetopenia. Por isso, a relação risco/benefício deve ser individualizada com base no quadro clínico e na necessidade de confirmação diagnóstica para implementação de terapia[23,24].

Os achados histológicos característicos para hepatite alcoólica são: balonização, corpúsculos de Mallory e infiltração neutrofílica do parênquima. Cirrose alcoólica representa o aspecto final da doença hepática alcoólica, na qual a fibrose se estende entre as veias centrolobulares, formando micronódulos de aproximadamente 2-4 mm em diâmetro, caracterizando a cirrose micronodular. A fibrose é provavelmente resultante da morte do hepatócito com subseqüente colapso e síntese de colágeno pelas células de Ito no espaço de Disse. Características de esteatose e hepatite alcoólica podem se sobrepor a cirrose já estabelecida, sugerindo doença ativa com dano hepático contínuo, e provavelmente uso contínuo de álcool. Vale ressaltar que achados histológicos da hepatite alcoólica são muito similares aos observados na esteato-hepatite não-alcoólica. Porém o quadro clínico mais grave identifica o paciente com hepatite de origem alcoólica.

CONDUTA TERAPÊUTICA

A conduta terapêutica depende da extensão da injúria hepática causada pelo álcool. A presença de simples esteatose hepática não requer outro tratamento que não a abstinência. Já a hepatite alcoólica requer maior atenção, principalmente tratamento de suporte uma vez que um tratamento realmente efetivo ainda está em processo de desenvolvimento[25]. Na cirrose hepática, a única opção terapêutica com potencial curativo é o transplante hepático, limitado a um seleto grupo de pacientes.

Abstinência de Álcool e Tratamento da Dependência Alcoólica

O fator mais importante a curto e a longo prazo na sobrevida de pacientes com doença hepática alcoólica é a abstinência de álcool. Pacientes que se recuperam de um episódio de hepatite alcoólica e mantêm-se abstêmios podem apresentar melhora clínica e laboratorial progressiva em períodos variados de até 6 meses, com sobrevida de 80% em 7 anos; se, ao contrário, esses pacientes continuarem ingerindo álcool a sobrevida cai para 50% nesse mesmo período[26]. Obviamente, se a cirrose já estiver presente, a sobrevida será adversamente afetada, além de acarretar outras complicações[27]. O tratamento do alcoolismo requer conduta multidisciplinar, incluindo especialistas em alcoolismo.

Nutrição

Os alcoolistas são na sua maioria desnutridos, devido a uma combinação de fatores que incluem: dieta não-balanceada, anorexia e encefalopatia. Esses pacientes requerem adequado suporte nutricional para a manutenção de um balanço nitrogenado positivo. Em geral, o requerimento calórico e protéico está aumentado no grupo de pacientes com hepatite alcoólica devido ao grande consumo energético decorrente do estresse metabólico e da desnutrição de base. A via enteral é a ideal, porém em pacientes com doença em fase avançada, com anorexia e encefalopatia, a via parenteral é necessária, sem no entanto apresentar benefício na sobrevida, principalmente por aumentar as chances de complicações infecciosas decorrentes do acesso parenteral. Atualmente, encefalopatia hepática não é indicação para restrição protéica, e a maioria dos pacientes pode tolerar até 60 gramas de proteína diariamente. Pacientes que apresentam encefalopatia comprovadamente desencadeada por proteínas na dieta beneficiam-se da substituição de proteínas de origem animal por aminoácidos de cadeia ramificada ou proteínas vegetais. Alguns estudos têm sugerido o uso de esteróides anabolizantes como a oxandrolona para pacientes malnutridos, porém estudos adicionais são necessários nessa área[26].

Hipertensão Portal

Os pacientes com cirrose alcoólica e aqueles com hepatite alcoólica isolada podem desenvolver complicações decorrentes da hipertensão portal. A hipertensão portal pode ocorrer mesmo na ausência de cirrose devido à ação direta do álcool aumentando a pressão portal[28].

As complicações mais comuns da hipertensão portal que exigem tratamento incluem: encefalopatia hepática, sangramento de varizes de esôfago, ascite, peritonite bacteriana espontânea e síndrome hepatorrenal. Todas essas complicações estão associadas a piora no prognóstico da doença. O tratamento específico da hipertensão portal é mencionado no Capítulo 102.

Infecção

Infecção é a principal causa de morte em pacientes com hepatite alcoólica. Desnutrição em pacientes cirróticos e procedimentos invasivos agravam o risco para infecções. A ação do álcool aumentando a permeabilidade do intestino para bactérias também é um fator importante como causa de infecções. Esses pacientes estão particularmente propensos a infecções como peritonite bacteriana espontânea, pneumonia aspirativa e celulite de membros inferiores.

Por serem pacientes debilitados e com certo grau de imunodeficiência, pacientes com hepatite alcoólica devem ser agressivamente tratados na presença de infecção.

Uso de Corticosteróides na Hepatite Alcoólica

A hepatite alcoólica é uma forma de processo inflamatório causando lesão hepática. Apresenta também alta incidência de marcadores auto-imunes, sugerindo um componente auto-imune na patogenia da lesão. Corticosteróides têm potente ação antiinflamatória e podem ser utilizados no tratamento de hepatite alcoólica. Estudos clínicos randomizados e meta-análises não chegaram a um consenso quanto ao uso de corticosteróides para pacientes com hepatite alcoólica[29,30]. Alguns estudos mais recentes mostraram que o uso de corticosteróides pode ser benéfico num subgrupo de pacientes com encefalopatia[31-33]. Até o presente momento essa opção terapêutica está restrita a pacientes com FD maior que 32 e/ou encefalopatia hepática na ausência de infecção ativa, sangramento gastrointestinal e falência renal. Mesmo assim, o benefício na sobrevida nesse grupo ainda é modesto, em torno de 25% a 30%, com uma taxa de mortalidade de quase 50%.

Transplante Hepático

A cirrose alcoólica é na atualidade a segunda indicação mais freqüente para transplante hepático nos Estados Unidos. Apesar de ser popularmente considerada uma indicação com prognóstico duvidoso, pacientes submetidos a transplante hepático por cirrose alcoólica têm excelente sobrevida, inferior apenas àqueles transplantados por doença colestática[34,35]. (Fig. 105.1) Para a obtenção de bons resultados nesse grupo, a correta avaliação e seleção de pacientes com baixa chance para recidiva são essenciais. O uso de álcool após o transplante acarreta sérias conseqüências, pelo fato de o enxerto ser mais suscetível ao álcool, desenvolvendo cirrose mais rapidamente. O álcool também interfere no metabolismo das drogas imunossupressoras, além de ter uma repercussão negativa na opinião pública e na doação de órgãos[36]. Alguns estudos mostram taxas de recidiva no uso de álcool em torno de 15 a 30% dos pacientes[37]. Porém esses dados podem estar subestimados, pois muitos pacientes não admitem a recidiva.

Atualmente, a maioria dos centros que realiza transplante hepático exige um período mínimo de abstinência de 6 meses além de tratamento adequado para a dependência de álcool, antes do transplante hepático. Pacientes com hepatite alcoólica não são candidatos a transplante hepático pela ausência de abstinência e alta mortalidade peroperatória.

Na maioria das vezes o processo de seleção quanto ao transplante é feito pelo clínico geral que previamente seleciona os pacientes com maiores chances de se beneficiarem do transplante hepático, não encaminhando todos os pacientes com cirrose alcoólica para um centro de transplante[37].

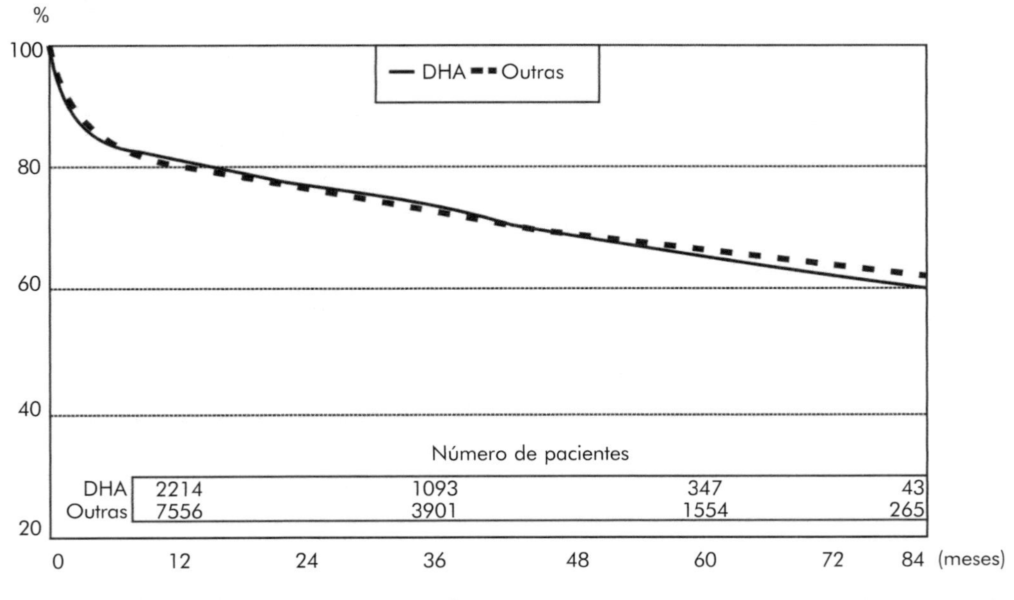

Fig. 105.1 — *Sobrevida após transplante hepático entre pacientes adultos, comparando a sobrevida entre pacientes transplantados por doença hepática alcoólica (DHA) e transplantados por outras causas.*

NOVAS OPÇÕES TERAPÊUTICAS BASEADAS NA PATOGENIA DA DHA

Devido à falta de terapias efetivas e à alta mortalidade em pacientes com hepatite alcoólica e cirrose alcoólica, novas terapias têm sido estudadas. A maioria dessas potenciais formas de tratamento é baseada na modulação de mecanismos patogênicos envolvidos no desenvolvimento da doença hepática alcoólica.

Fator de Necrose Tumoral (FNT)

Evidências baseadas em estudos experimentais têm sugerido que citocinas sejam fatores desencadeantes e perpetuadores da lesão hepática induzida pelo álcool através de apoptose e necrose celular[38-40]. Em particular, a apoptose parece ser o evento principal na doença hepática alcoólica[41]. O processo se inicia com os efeitos do álcool no intestino, aumentando a permeabilidade da parede intestinal, o que facilita a captação de endotoxinas derivadas do intestino para a circulação portal. No fígado, essas endotoxinas são fagocitadas predominantemente pelas células de Kupffer, estimulando a liberação de FNT-α. O estímulo de seus receptores desencadeia duas cascatas: cascata de morte celular e cascata mediada pelo fator nuclear κβ (FNκβ). A última cascata estaria envolvida na inibição da morte celular e prevenção da citotoxicidade. Com essas duas cascatas antagônicas, questiona-se qual seria a razão pela qual pacientes com doença hepática alcoólica seriam mais suscetíveis à de morte celular induzida pelo FNT mesmo em presença do FN κβ. Depleção de antioxidantes mitocondriais como a glutationa durante a exposição ao álcool tem sido proposta como mecanismo explanatório para a citotoxicidade causada pelo FNT[42]. Outra explicação seria a produção de fatores citotóxicos pelo próprio FN κβ na presença de álcool. Outros fatores têm sido detectados em pacientes com hepatite alcoólica, como um aumento na expressão de marcadores de apoptose, incluindo o receptor de morte celular Fas e seu ligante[43-45].

Várias linhas de pesquisa favorecem a hipótese de que o FNT seria o principal elemento na patogenia da lesão hepática associada à hepatite alcoólica. Apoiando esse conceito estão ações biológicas do FNT causando febre, neutropenia e hipotensão, características clínicas também presentes em pacientes com hepatite alcoólica[46]. O nível sérico de FNT-α está aumentado em pacientes com hepatite alcoólica e pode ser correlacionado com mortalidade[47,48]. Esse aumento é decorrente da produção aumentada por parte dos monócitos e células de Kupffer, sugerindo que esses pacientes apresentam um limiar menor para a liberação de FNT na presença de endotoxinas[49]. Com base nas hipóteses mencionadas, alguns estudos com animais têm sido realizados usando anticorpos contra o FNT-α, na tentativa de suprimir a lesão hepática causada pela exposição crônica ao álcool[50]. Outras formas de inibição do FNT, como a pentoxifilina que inibe a liberação de FNT, poderiam ser benéficas em pacientes com hepatite alcoólica[51]. Apesar de muitas evidências, somente o FNT não é suficiente para causar toda a lesão hepática[52]. Assim, as citoquinas

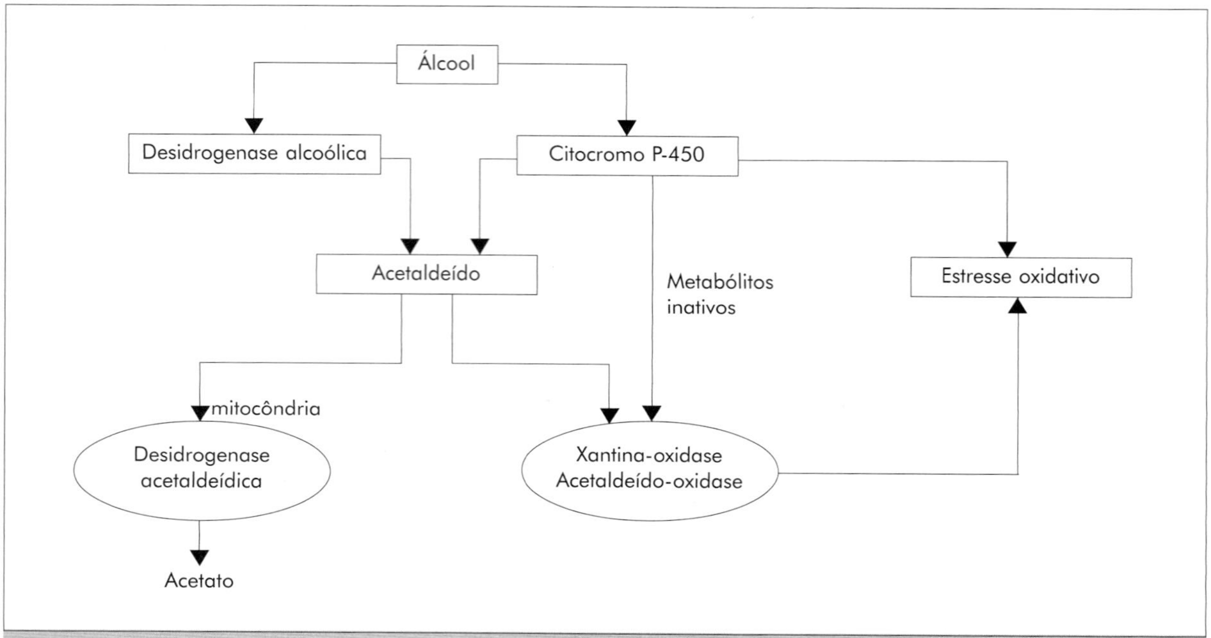

Fig. 105.2 — *Metabolismo do álcool no fígado. O álcool é metabolizado através de dois principais sistemas enzimáticos, desidrogenase alcoólica e citocromo P-450, resultando em acetaldeído e outros metabólitos, incluindo radicais livres, que levam ao estresse oxidativo.*

proinflamatórias têm seu papel na patogenia e/ou em sintomas da lesão hepática alcoólica. Como exemplos, as interleucinas 6 e 8 estão elevadas em pacientes com doença hepática alcoólica e têm correlação com a gravidade da doença[53]. Outros mecanismos têm sido sugeridos, como o estresse oxidativo, a peroxidação lipídica e o acetaldeído.

Estresse Oxidativo e Lesão da Membrana Hepática

A lesão hepática ocorre em parte através do estresse oxidativo e oxidantes derivados da NADPH oxidase e/ou citocromo P-450[54,55]. Além disso, antioxidantes incluindo S- adenosil-l-metionina e glutationa estão reduzidos, acarretando exacerbação do desequilíbrio entre oxidantes e antioxidantes[56]. O estresse oxidativo em conjunção com a formação de acetaldeído e peroxidação lipídica, pode contribuir para alterações na função da membrana celular permitindo a lesão do hepatócito, característica da doença hepática alcoólica[57] (Fig. 105.2) .

Regeneração Hepática

A hepatite alcoólica é caracterizada por morte e dano ao hepatócito. Por isso, terapias que estimulem a proliferação de hepatócitos são promissoras[58]. Esse conceito foi testado em pacientes com hepatite alcoólica através do tratamento com insulina e glucagon, os quais são potenciais estimuladores da regeneração hepática. Porém os resultados foram pouco encorajadores, muitas vezes pelo alto risco de hipoglicemia[25]. Terapias utilizando agentes hepatotróficos mais seletivos, como o fator de crescimento do hepatócito, são promissoras, mas ainda não-testadas devido ao potencial para o desenvolvimento de tumores malignos.

Degradação do Colágeno

O desenvolvimento de fibrose hepática pode significar irreversibilidade das alterações morfológicas em pacientes com hepatite alcoólica. O acetaldeído, produto do metabolismo do álcool, pode ter papel importante no desenvolvimento de fibrose relacionada ao abuso de álcool, uma vez que é capaz de estimular a deposi-

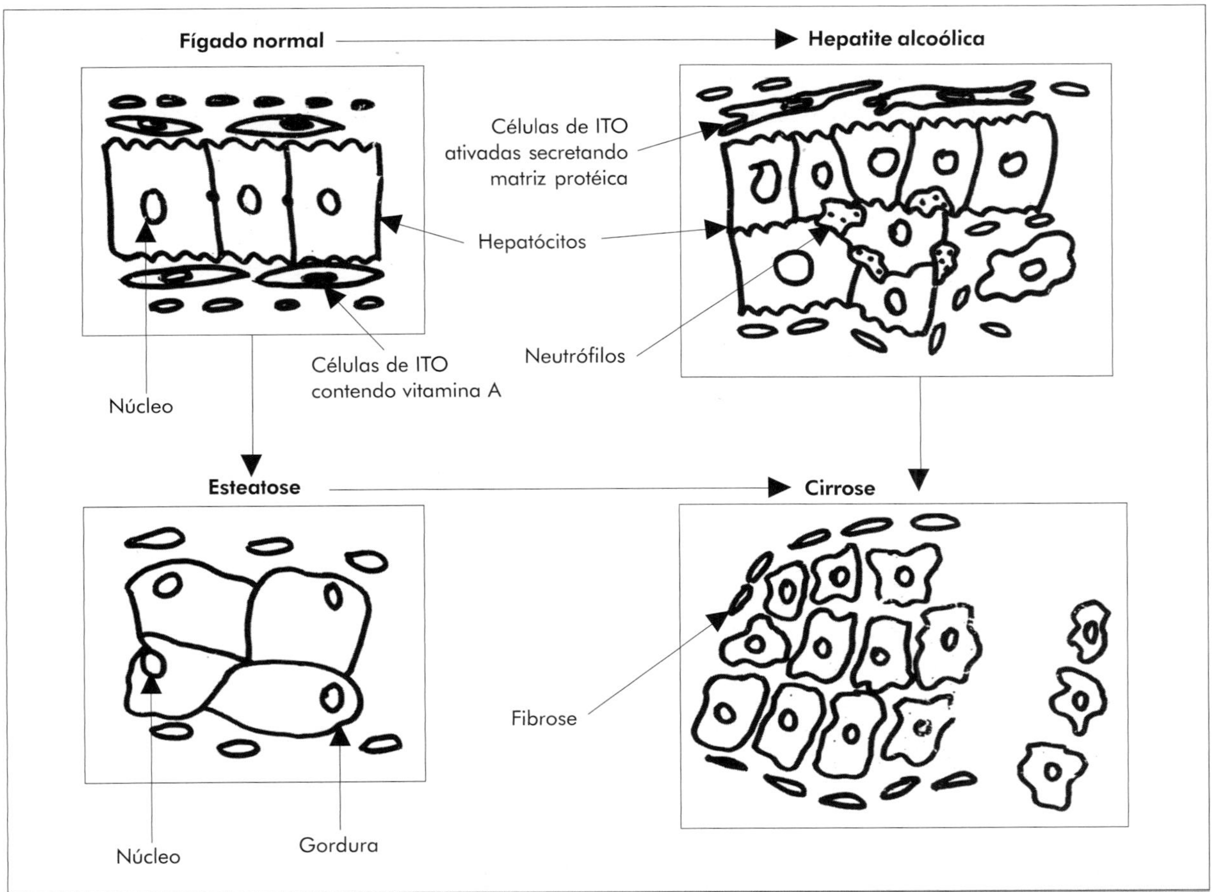

Fig. 105.3 — *Indução de alterações morfológicas pelo álcool.*

ção de colágeno pelas células de Ito[59] (Fig. 105.3). Por isso, terapias que inibam e revertam a deposição de colágeno permanecem como a grande meta para aqueles que estudam cirrose hepática. A colchicina tem sido analisada, pois inibe a deposição de colágeno. Um estudo clínico inicial sugeriu benefício em pacientes com cirrose alcoólica por álcool; todavia, nenhum benefício foi mostrado em pacientes com hepatite alcoólica[60,61]. Estudos com o uso de fosfatidilcolina, agente que se mostrou efetivo em reduzir fibrose hepática em experimentos com animais, estão em andamento em humanos.

Devido à gradual elucidação dos mecanismos fisiopatológicos da ação do álcool no tecido hepático, prevê-se que o tratamento da DHA será possível num futuro próximo.

REFERÊNCIAS BIBLIOGRÁFICAS

1. Propost A, Propst T, Zangerl G. Prognosis and life expectancy in chronic liver disease. *Dig Dis Sci* 40: 1805-1815, 1995.
2. Chedid A, Mendenhall CL, Gartside P. Prognostic factors in alcoholic liver disease. *Am J Gastroenterol* 86: 210-216, 1991.
3. Sheron, N. Alcoholic liver disease. In O'Grady, J. *Comprehensive clinical hepatology*. Philadelphia, Mosby-Year Book: 19.2-19.18, 2000
4. Grove J, Daly AK, Bassendine MF, Day CP. Association of a tumor necrosis factor promoter polymorphism with susceptibility to alcoholic steatohepatitis. *Hepatology* 26:143-146, 1997.
5. Pares A, Barrera JM, Caballeria J, et al. Hepatitis C virus antibodies in chronic alcoholic patients: association with severity of liver injury. *Hepatology* 12:1295-1299, 1990.
6. Naveau S, Giraud V, Borotto E, Aubert A, Capron F, Chaput JC. Excess weight risk factor for alcoholic liver disease. *Hepatology* 25:108-111, 1997.
7. Iturriaga H, Bunout D, Hirsch S, Ugarte G. Overweight as a risk factor or a predictive sign of histological liver damage in alcoholics. *Am J Clin Nutr* 47:235-238, 1988.
8. Becker U, Deis A, Sorensen TI, et al. Prediction of risk of liver disease by alcohol intake, sex, and age: a prospective population study. *Hepatology* 23:1025-1029, 1996.
9. Loft S, Olesen KL, Dossing M. Increased susceptibility to liver disease in relation to alcohol consumption in women. *Scand J Gastroenterol* 22:1251-1256, 1987.
10. Morgan MY, Sherlock S. Sex-related differences among 100 patients with alcoholic liver disease. *BMJ* 1:939-941, 1977.
11. Hays RD, Revetto JP. Old and new MMPI-derived scales and the short-MAST as screening tools for alcohol disorder. *Alcohol* 27:685-695, 1992.
12. Storgaard H, Nielsen SD, Gluud C. The validity of the Michigan Alcoholism Screening Test (MAST). *Alcohol* 29:493-502, 1994.
13. Sorbi D, Boynton J, Lindor KD. The ratio of aspartate aminotransferase to alanine aminotransferase: potential value in differentiating nonalcoholic steatohepatitis from alcoholic liver disease. *Am J Gastroenterol* 94:1018-1022, 1999.
14. Lumeng L. New diagnostic markers of alcohol abuse. *Hepatology* 6:742-745, 1986.
15. Halm U, Tannapfel A, Mossner J, Berr F. Relative versus absolute carbohydrate-deficient transferrin as a marker of alcohol consumption in patients with acute alcoholic hepatitis. *Alcohol Clin Exp Res* 23:1614-1618, 1999.
16. Salaspuro M. Carbohydrate-deficient transferrin as compared to other markers of alcoholism: a systematic review. *Alcohol* 19:261-271, 1999.
17. Heinemann A, Sterneck M, Kuhlencordt R, et al. Carbohydrate-deficient transferrin: diagnostic efficiency among patients with end-stage liver disease before and after liver transplantation. *Alcohol Clin Exp Res* 22:1806-1812, 1998.
18. Carithers RL Jr, Herlong HF, Diehl AM. Methylprednisolone therapy in patients with severe alcoholic hepatitis. A randomized multicenter trial. *Ann Intern Med* 110:685-690, 1989.
19. Christensen E, Schlichting P, Fauerholdt L, et al. Prognostic value of Child-Turcotte criteria in medically treated cirrhosis. *Hepatology* 4:430-435, 1984.
20. Orrego H, Israel Y, Blake JE, Medline A. Assessment of prognostic factors in alcoholic liver disease: toward a global quantitative expression of severity. *Hepatology* 3:896-905, 1983.
21. Sanchez GC, Baunsgaard P, Lundborg CJ. A comparison between clinical diagnosis and histopathological findings in liver biopsies. *Scand J Gastroenterol* 15:985-991, 1980.
22. Levin DM, Baker AL, Riddell RH, Rochman H, Boyer JL. Nonalcoholic liver disease: overlooked causes of liver injury in patients with heavy alcohol consumption. *Am J Med* 66:429-434, 1979.
23. Atterbury CE. Should we routinely perform liver biopsy in suspected alcoholic liver disease? *J Clin Gastroenterol* 10:605-607, 1988.
24. McCullough AJ, O'Connor JF. Alcoholic liver disease: proposed recommendations for the American College of Gastroenterology. *Am J Gastroenterol* 93:2022-2036, 1998.
25. Morgan MY. The treatment of alcoholic hepatitis. *Alcohol Alcohol* 31:117-134, 1996.
26. Alexander JF, Lischner MW, Galambos JT. Natural history of alcoholic hepatitis, II: the long-term prognosis. *Am J Gastroenterol* 56:515-525, 1971.
27. Powell WJ Jr, Klatskin G. Duration of survival in patients with Laennec's cirrhosis: influence of alcohol withdrawal, and possible effects of recent changes in general management of the disease. *Am J Med* 44:406-420, 1968.
28. Luca A, Garcia-Pagan JC, Bosch J, et al. Effects of ethanol consumption on hepatic hemodynamics in patients with alcoholic cirrhosis. *Gastroenterology* 112:1284-1289, 1997.
29. Imperiale TF, McCullough AJ. Do corticosteroids reduce mortality from alcoholic hepatitis? A meta-analysis of the randomized trials. *Ann Intern Med* 113:299-307, 1990.
30. Christensen E, Gluud C. Glucocorticoids are ineffective in alcoholic hepatitis: a meta-analysis adjusting for confounding variables. *Gut* 37:113-118, 1995.
31. Lesesne HR, Bozymski EM, Fallon HJ. Treatment of alcoholic hepatitis with encephalopathy: comparison of prednisolone with caloric supplements. *Gastroenterology* 74(2, pt 1):169-173, 1978.
32. Helman RA, Temko MH, Nye SW, Fallon HJ. Alcoholic hepatitis: natural history and evaluation of prednisolone therapy. *Ann Intern Med* 74:311-321, 1971.
33. Conn HO. Steroid treatment of alcoholic hepatitis: the yeas and the nays [editorial]. *Gastroenterology* 74(2, pt 1):319-322, 1978.
34. Pereira SP, Williams R. Liver transplantation for alcoholic liver disease at King's College Hospital: survival and quality of life. *Liver Transpl Surg* 3:245-250. 31, 1997.
35. Belle SH, Beringer KC, Detre KM. Liver transplantation for alcoholic liver disease in the United States: 1988 to 1995. *Liver Transpl. Surg.* 3:212-9, 1997.
36. Lucey MR. Issues in selection for and outcome of liver transplantation in patients with alcoholic liver disease. *Liver Transpl Surg* 3:227-230, 1997.
37. Hoofnagle JH, Kresina T, Fuller RK, et al. Liver transplantation for alcoholic liver disease: executive statement and recommendations: summary of a National Institutes of Health workshop held December 6-7, 1996, Bethesda, Maryland. *Liver Transpl Surg* 3:347-350, 1997.
38. Hill DB, Devalaraja R, Joshi-Barve S, Barve S, McClain CJ. Anti-oxidants attenuate nuclear factor-k B activation and tumor necrosis factor-a production in alcoholic hepatitis patient monocytes and rat Kupffer cells, in vitro. *Clin Biochem* 32:563-570, 1999.
39. McClain CJ, Barve S, Barve S, Deaciuc I, Hill DB. Tumor necrosis factor and alcoholic liver disease. *Alcohol Clin Exp Res* 22(5, suppl):248S-252S, 1998.

40. Faubion WA, Gores GJ. Death receptors in liver biology and pathobiology. *Hepatology* 29:1-4, 1999.
41. Nanji AA. Apoptosis and alcoholic liver disease. *Semin Liver Dis* 18:187-190, 1998.
42. Colell A, Garcia-Ruiz C, Miranda M, et al. Selective glutathione depletion of mitochondria by ethanol sensitizes hepatocytes to tumor necrosis factor. *Gastroenterology* 115:1541-1551, 1998.
43. Kawahara H, Matsuda Y, Takase S. Is apoptosis involved in alcoholic hepatitis? *Alcohol Alcohol* 29(suppl 1):113-118, 1994.
44. Galle PR, Hofmann WJ, Walczak H, et al. Involvement of the CD95 (APO-1/Fas) receptor and ligand in liver damage. *J Exp Med* 182:1223-1230, 1995.
45. Natori S, Rust C, Stadheim LM, Srinivasan A, Burgart LJ, Gores GJ. Hepatocyte apoptosis is a pathologic feature of human alcoholic hepatitis. *J Hepatol* 34:248-253, 2001.
46. Thiele DL. Tumor necrosis factor, the acute phase response and the pathogenesis of alcoholic liver disease. *Hepatology* 9:497-499, 1989.
47. Bird GL, Sheron N, Goka AK, Alexander GJ, Williams RS. Increased plasma tumor necrosis factor in severe alcoholic hepatitis. *Ann Intern Med* 112:917-920,1990.
48. Felver ME, Mezey E, McGuire M, et al. Plasma tumor necrosis factor alpha predicts decreased long-term survival in severe alcoholic hepatitis. *Alcohol Clin Exp Res* 14:255-259, 1990.
49. McClain CJ, Cohen DA. Increased tumor necrosis factor production by monocytes in alcoholic hepatitis. *Hepatology* 9:349-351, 1989.
50. Iimuro Y, Gallucci RM, Luster MI, Kono H, Thurman RG. Antibodies to tumor necrosis factor alfa attenuate hepatic necrosis and inflammation caused by chronic exposure to ethanol in the rat. *Hepatology* 26:1530-1537, 1997.
51. Akriviadis E, Botla R, Briggs W, Han S, Reynolds T, Shakil O. Pentoxifylline improves short-term survival in severe acute alcoholic hepatitis: a double-blind, placebo-controlled trial. *Gastroenterology* 119:1637-1648, 2000.
52. Memon RA, Grunfeld C, Feingold KR. TNF-[alpha] is not the cause of fatty liver disease in obese diabetic mice [letter]. *Nat Med* 7:2-3, 2001.
53. Hill DB, Marsano L, Cohen D, Allen J, Shedlofsky S, McClain CJ. Increased plasma interleukin-6 concentrations in alcoholic hepatitis. *J Lab Clin Med* 119:547-552, 1992.
54. Kono H, Rusyn I, Yin M, et al. NADPH oxidase-derived free radicals are key oxidants in alcohol-induced liver disease. J Clin Invest. 106:867-872, 2000.
55. Rust C, Gores GJ. Apoptosis and liver disease. *Am J Med* 108:567-574, 2000.
56. Lieber CS. Alcoholic liver disease: new insights in pathogenesis lead to new treatments. *J Hepatol* 32(1, suppl):113-128, 2000.
57. Yamada S, Mak KM, Lieber CS. Chronic ethanol consumption alters rat liver plasma membranes and potentiates release of alkaline phosphatase. *Gastroenterology* 88:1799-1806, 1985.
58. Diehl AM. Alcohol and liver regeneration. Clin Liver Dis. 2:723-738, 1998.
59. Friedman SL. Acetaldehyde and alcoholic fibrogenesis: fuel to the fire, but not the spark. *Hepatology* 12(3, pt 1):609-612, 1990.
60. Kershenobich D, Vargas F, Garcia-Tsao G, Tamayo RP, Gent M, Rojkind M. Colchicine in the treatment of cirrhosis of the liver. *N Engl J Med* 318:1709-1713, 1988.
61. Akriviadis EA, Steindel H, Pinto PC, et al. Failure of colchicine to improve short-term survival in patients with alcoholic hepatitis. *Gastroenterology* 99:811-818, 1990.

CAPÍTULO 106

Doença Hepática Gordurosa Não-Alcoólica

Paul Angulo
Silvânia Pimentel

A doença hepática gordurosa não-alcoólica (DHGNA) compreende um amplo espectro de lesões hepáticas que vão desde simples esteatose, evoluindo para esteato-hepatite (ou esteato-hepatite não-alcoólica) até um quadro de fibrose avançada e cirrose. Este quadro lembra a injúria hepática induzida pelo álcool, ocorrendo porém em pacientes sem história de abuso dessa substância. As implicações clínicas da DHGNA estão mais centradas em sua prevalência na população geral do que em sua potencial progressão para cirrose e falência hepática. A DHGNA deve ser diferenciada de esteatose com ou sem hepatite de causa secundária (Tabela 106.1), uma vez que elas tem patogenia e prognóstico distintos[1].

Fatores de Risco

Obesidade, *diabetes mellitus* não-insulino-dependente (DMNID) e dislipidemia são as co-morbidades mais comumente associadas à DHGNA, doença que afeta qualquer faixa etária ou grupo racial. Em pacientes com DHGNA, a prevalência da obesidade relatada em várias séries é de 30% a 100%, DMNID de 10% a 75% e dislipidemia de 20% a 92%[2-18]. Pacientes obesos têm um aumento de 4,6 vezes na prevalência de DHGNA quando comparados a indivíduos não-obesos saudáveis. Pacientes diabéticos tipo II, independentemente do índice de massa corporal (IMC), têm aumento significativo na prevalência e gravidade de DHGNA. Metade dos pacientes dislipidêmicos apresentou sinais compatíveis com DHGNA em um estudo na qual avaliação por ultra-som abdominal foi utilizada. A hipertrigliceridemia tem maior importância como fator de risco no desenvolvimento de DHGNA do que a hipercolesterolemia.

Prevalência

A DHGNA é a causa mais comum de anormalidades em testes de função hepática nos doadores de sangue dos Estados Unidos, sendo causa de elevação assintomática de aminotransferases em até 90% dos casos após outras causas de doenças hepáticas terem sido excluídas.

A DHGNA afeta de 10% a 24% da população geral de diferentes países. Essa percentagem aumenta para 57,5% a 74% em grupos de pacientes com IMC = 30 kg/m^2. A esteatose está presente em 2/3 da população adulta obesa e em mais de 90% de indivíduos severamente obesos (IMC= 35 kg/m^2) na ausência de DMNID[19,20]. Esteato-hepatite afeta cerca de 3% dos indivíduos não-obesos, 19% dos obesos e quase metade dos indivíduos morbidamente obesos[19,20]. Aproximadamente 21% a 78% (em média 50%) dos pacientes com DMNID têm sinais de DHGNA. Em crianças obesas, DHGNA pode atingir índices de 22,5% a 53,8%.

Quase 100% dos pacientes severamente obesos com DMNID apresentam algum grau de esteatose, sendo 50% já na forma de esteato-hepatite e 19% na forma de cirrose[21].

Apresentação Clínica

A maior parte dos pacientes com DHGNA não tem sintomas ou sinais clínicos de doença hepática ao diagnóstico inicial, porém alguns pacientes podem referir queixas inespecíficas de fadiga, mal-estar e sensação de plenitude ou desconforto em abdômen superior direito. Hepatomegalia é o único sinal ao exame físico em muitos pacientes. *Acantosis nigrans* pode ser encontrada em crianças com DHGNA[16,17]. A presença de estigmas de doença crônica hepática e diminuição do número de plaquetas sugerem doença avançada com cirrose estabelecida. Uma grande proporção de pacientes com diagnóstico prévio de cirrose criptogênica compartilha vários sinais clínicos e características demográficas sugerindo DHGNA como provável causa da cirrose[22].

Tabela 106.1
Causas de Doença Hepática Gordurosa Não-Alcoólica

Nutricional	*Drogas*[b]	*Metabólica/Genéticas*	*Outras*
Desnutrição proteicocalórica Nutrição parenteral total Perda de peso rápida Cirurgia gastrointestinal para obesidade	Glicocorticóides Estrogênios sintéticos Ácido acetilsalicílico Bloqueadores do canal de cálcio Amiodarona Tamoxifeno Tetraciclina Metotrexato Ácido valpróico Cocaína Agentes antivirais Zidovudina Didanosina Fialuridina	Lipodistrofia Disbetalipoproteinemia Doença de Weber-Christian Doença de Wolman Doença hepática aguda gordurosa da gestação	Doença inflamatória intestinal Diverticulose intestinal com desequilíbrio da flora intestinal Infecção por HIV Toxinas hepáticas ambientais Envenenamento por fósforo Exposição a petroquímicos Solventes orgânicos Toxina do *Bacillus cereus*

[a] *Adaptação da referência nº 1.*
[b] *Lista parcial de agentes que produzem doença hepática gordurosa em humanos. Algumas dessas drogas produzem também inflamação.*

CARACTERÍSTICAS LABORATORIAIS

A anormalidade laboratorial mais comumente encontrada na DHGNA é a elevação discreta a moderada de aspartato aminotransferase (AST) e/ou alanina aminotransferase (ALT) sérica. A relação AST/ALT é geralmente menor que 1, aumentando proporcionalmente com o aumento da fibrose hepática, até a fase de cirrose, quando essa relação perde sua precisão diagnóstica[13]. Fosfatase alcalina sérica e/ou γ-glutamil transpeptidase estão acima do limite normal em muitos pacientes, não sendo porém tão elevadas quanto na hepatite alcoólica[3,4,10]. No estágio de cirrose, testes laboratoriais revelando hipoalbuminemia, aumento do tempo de protrombina e hiperbilirrubinemia traduzem a falência funcional do órgão. Níveis elevados de ferritina sérica são encontrados em até metade dos pacientes, enquanto elevação da saturação de transferrina é encontrada em 6% a 11% dos pacientes[7,13,15]. Índices hepáticos de ferro estão dentro dos níveis normais[7,12,13,15]. Recentemente foi sugerido que heterozigotos para o gene da hemocromatose podem ter um risco aumentado para DHGNA[23], porém estudos mais abrangentes têm mostrado que essa relação nem sempre é verdadeira[12,13,15,24-26].

CARACTERÍSTICAS RADIOLÓGICAS

A infiltração gordurosa do fígado produz ecogenicidade aumentada de forma difusa ao ultra-som, o qual tem sensibilidade de 89% e 77% e especificidade de 93% e 89% na detecção de esteatose e fibrose hepática, respectivamente.

A infiltração gordurosa do fígado apresenta-se à tomografia computadorizada como parênquima de baixa densidade. Ocasionalmente apresenta-se na forma de lesões focais intercaladas por áreas aparentemente normais, podendo ser erroneamente interpretadas como massas de características malignas. Nesses casos a ressonância magnética tem sido útil ao distinguir tumores de infiltração gordurosa focal. A cirrose tem característica ultra-sonográfica e tomográfica única, a despeito de sua etiologia.

CARACTERÍSTICAS HISTOLÓGICAS

A DHGNA é histologicamente indistinguível da doença hepática causada pelo álcool[25]. A biópsia hepática pode mostrar um amplo espectro de alterações, como esteatose, infiltração inflamatória celular mista, balonização de hepatócitos, necrose, núcleo de glicogênio, corpúsculos hialinos de Mallory e fibrose. Esteatose apresenta-se predominantemente como gordura macrovesicular, e, quando discreta, está tipicamente concentrada na zona acinar 3, sendo de distribuição difusa quando moderada ou severa. O infiltrado inflamatório usualmente consiste em neutrófilos e linfócitos, predominando na zona 3. Balonização dos hepatócitos resulta do acúmulo intracelular de fluidos, resultando em edema celular. Corpos hialinos de Mallory são encontrados nos hepatócitos balonizados da zona 3, não sendo esse achado específico de DHGNA. Corpos hialinos de Mallory são encontrados em aproximadamente 50% dos adultos portadores de DHGNA, sendo notadamente esparsos ou ausentes em crianças[9,16,17]. Tratos portais são relativamente poupados desse processo inflamatório; ao contrário, crianças apresentam predomínio de acometimento portal em relação ao infiltrado lobular[9].

Presença de fibrose na DHGNA sugere doença mais avançada com dano hepático severo. Uma revisão de vários estudos, compreendendo um total de 673 biópsias hepáticas, mostrou que até 66% dos pacientes no momento do diagnóstico apresentam algum grau de fibrose, sendo esta intensa (fibrose septal/cirrose) em 25%, e cirrose em 14%[1]. O arranjo da fibrose é uma das características da DHGNA. O depósito de colágeno ocorre primeiramente no espaço pericelular ao redor da veia centrolobular e no espaço perissinusoidal da zona 3. Esse arranjo ajuda a distinguir DHGNA e doença hepática alcoólica de outras formas de doença hepática na qual a fibrose mostra uma distribuição portal (zona acinar 1) inicial.

Na presença de cirrose, os achados de esteatose e atividade de necrose inflamatória não estão mais presentes[6,7].

PATOGENIA

A patogenia da DHGNA permanece ainda pouco conhecida desde a primeira descrição da doença. A razão pela qual alguns pacientes desenvolvem somente esteatose enquanto outros evoluem para esteato-hepatite e posteriormente para cirrose hepática não está completamente esclarecida. Diferenças na distribuição de gordura ou nos sistemas oxidativos influenciados pela predisposição genética podem ser uma explicação.

Retenção de lipídios dentro dos hepatócitos, a maioria na forma de triglicerídeos, é essencial para o surgimento da DHGNA porém a primeira anormalidade metabólica que leva a esse acúmulo de lipídios ainda não é bem explicada, podendo ser decorrente da resistência à insulina e/ou de alterações nos mecanismos de captação, síntese, degradação ou secreção de lipídios pelo fígado. Até o momento, resistência à insulina é o fator de maior reprodutividade no desenvolvimento experimental de DHGNA[27], o qual parece ser multifatorial, tendo sido identificados vários mecanismos moleculares envolvidos na inibição da insulina, tais como ácidos graxos que inibem a captação periférica de glicose mediada por insulina e fator de necrose tumoral que diminui a fosforilação induzida por insulina no substrato do receptor de insulina, afetando o transporte de glicose. Essa resistência à insulina leva ao acúmulo de gordura nos hepatócitos, através de lipólise e hiperinsulinemia[28,29].

Esse aumento nos níveis intra-hepáticos de ácidos graxos é fonte de estresse oxidativo, que acarreta a progressão de esteatose para esteato-hepatite até cirrose.

DIAGNÓSTICO

O diagnóstico de DHGNA é usualmente suspeitado em indivíduos com elevação assintomática de aminotransferases, achados radiológicos de esteatose hepática ou hepatomegalia persistente. Apesar de serem importantes na determinação da presença ou não de infiltração gordurosa no fígado, os estudos de imagem não podem ser usados na avaliação da extensão do dano hepático. A existência de DHGNA e sua gravidade só serão confirmadas com a biópsia hepática.

Primeiramente no diagnóstico de DHGNA o abuso de álcool deve ser excluído como causa da doença hepática, considerando-se abuso de álcool o consumo diário de doses iguais ou maiores de 20 g para mulheres e de 30 g para homens. Outras etiologias, tais como vírus, doença auto-imune, metabólicas/hereditárias e doença hepática induzida por droga, devem ser descartadas através da investigação individualizada.

PAPEL DA BIÓPSIA HEPÁTICA

A biópsia hepática, além de confirmar o diagnóstico de DHGNA em pacientes com fatores de risco estabelecidos (obesidade, diabetes e dislipidemia), tem papel relevante no diagnóstico de pacientes que não se enquadram entre esses fatores de risco, bem como naqueles pacientes que não apresentam melhora laboratorial após redução do peso e controle metabólico adequado.

Tabela 106.2
Preditores de Fibrose Intensa (Septal/Cirrose)[a]

Variável	*Razão de chances*	*Intervalo de confiança de 95%*	
		Limite inferior	*Limite superior*
Idade = 45 anos	5,6	1,5	21,7
Obesidade (IMC = 30 kg/m²)	4,3	1,4	13,8
AST/ALT > 1	4,3	1,5	12
Diabetes mellitus do tipo 2	3,5	1,2	9,8

[a] *Adaptado da referência nº 13.*

Determinados fatores, tais como idade maior de 45 anos, presença de obesidade ou diabetes do tipo II e relação AST/ALT maior que 1, são importantes indicadores de fibrose hepática avançada (Tabela 106.2), indicando assim situações nas quais a biópsia hepática terá maior impacto prognóstico[13].

HISTÓRIA NATURAL DA DOENÇA

A história natural da DHGNA ainda não é completamente entendida. Certas características, como dano histológico no momento do diagnóstico e sua evolução, têm grande valor na evolução dessa doença. A análise de cinco diferentes séries envolvendo pacientes que tiveram biópsias de fígado e que foram seguidos num período que variou de 3,5 a 11 anos· mostrou que 28% desses pacientes apresentaram progressão do dano hepático, 59% permaneceram essencialmente iguais e 13% mostraram melhora ou resolução da lesão hepática[5-8,15]. A doença hepática foi responsável por raros óbitos que ocorreram nessas séries, incluindo 1 caso de carcinoma hepatocelular. Assim, conclui-se que a DHGNA segue um curso relativamente benigno, podendo em alguns casos evoluir para cirrose e suas complicações.

Casos em que se verifica esteatose pura à biópsia inicial parecem ter o melhor prognóstico dentro do espectro da DHGNA, enquanto esteato-hepatite ou fibrose avançada são associados ao pior prognóstico[6,8,12,15]. A progressão para fibrose hepática observa-se apenas em pacientes com processo de necrose inflamatória à primeira biópsia hepática[15]. Pacientes com esteato-hepatite exibiram alto índice de mortalidade relacionada à doença hepática, o que pode ser explicado pela aumentada prevalência de cirrose entre esses pacientes[12].

IMPLICAÇÕES DA ESTEATOSE HEPÁTICA NO TRANSPLANTE HEPÁTICO E EM RESSECÇÕES HEPÁTICAS

A esteatose tem diversas implicações no transplante e em cirurgias hepáticas em geral. Em doadores cadáveres, a prevalência de esteatose varia de 13% até 50%. Esteatose moderada a severa é encontrada em aproximadamente 20% dos potenciais doadores, sendo esses órgãos mais propensos ao desenvolvimento de falência primária do enxerto. Mesmo em casos em que se verifica esteatose mínima, a sobrevida do enxerto e do paciente após o transplante hepático estará reduzida. Nota-se também discreto aumento da incidência de estenoses biliares não-isquêmicas. Devido a essas razões, órgãos com esteatose severa devem ser descartados[30].

A presença de esteatose também tem sido vista como potencial fator de risco para grandes ressecções hepáticas. Pacientes que apresentam comprometimento maior que 30% do parênquima hepático por esteatose requerem tempo maior de cirurgia e maior número de transfusões, com chances aumentadas de desenvolver falência hepática pós-ressecção e conseqüentemente maior índice de mortalidade quando comparados aos pacientes com mínima ou nenhuma esteatose[31].

TERAPIA FARMACOLÓGICA

O desenvolvimento de medicamentos que possam diretamente reduzir ou reverter o dano hepático independentemente da perda de peso é a grande meta atual[32]. Até o momento, estudos-piloto com duração menor que 1 ano têm sido publicados, incluindo medicamentos como genfibrozil, vitamina E (alfatocoferol), cloridrato de metformina, ácido ursodesoxicólico, betaína e as tiazolidinedionas (rosiglitazona e pioglitazona) (Tabela 106.3). Essas medicações indicaram melhora nos parâmetros laboratoriais e também certa melhora histológica, porém a avaliação futura através de ensaios randomizados que incluam parâmetros clínicos relevantes se faz necessária.

RECOMENDAÇÕES GERAIS

Em geral, em pacientes com DMNID ou dislipidemia o controle metabólico otimizado é mandatório, apesar de nem sempre reverter a esteatose já estabelecida.

A melhora de parâmetros laboratoriais ocorre praticamente em todos os adultos e crianças obesas após significativa redução do peso. Da mesma forma, o grau de infiltração gordurosa normalmente melhora nesses pacientes, porém o grau de necrose inflamatória e fibrose, quando presentes, tendem a progredir. O tempo envolvido na perda de peso tem papel importante na melhora ou piora da histologia hepática. Em pacientes com alto grau de infiltração gordurosa, a perda de peso rápida pode promover necrose inflamatória, fibrose portal e colestase, sendo por isso preconizada redução inferior a 1.600 g/semana em adultos.

O tratamento dos pacientes com DHGNA que já apresentam esteato-hepatite deve ser priorizado, visto que esse é o grupo com maiores chances de complicações. Além de adequado controle metabólico o uso de drogas experimentais está indicado.

Na presença de cirrose, o transplante hepático é a única terapia efetiva. Vale ressaltar que a DHGNA pode recorrer no enxerto ou se desenvolver em pacientes transplantados por cirrose criptogênica[33,34].

CONCLUSÕES

A DHGNA tem elevada prevalência na população mundial. Resistência à insulina e estresse oxidativo têm importância crítica na patogenia da DHGNA. A biópsia hepática permanece como o mais sensível e espe-

Tabela 106.3
Drogas Avaliadas no Tratamento de DHGNA

Autor	*Droga*	*Nº de Pacientes*	*Comparado com*	*Duração do tratamento*	*Aminotransferases*	*Histologia*
Laurin *et al.* (1996)	UDCA	24	Quadro inicial	12 meses	Melhora	Melhora
Laurin *et al.* (1996)	Clofibrato	16	Quadro inicial	12 meses	Sem melhora	Sem melhora
Guma *et al.* (1997)	UDCA + dieta	24	Somente dieta	6 meses	Melhora†	NR
Ceriani *et al.* (1998)	UDCA + dieta	31	Somente dieta	6 meses	Melhora†	NR
Holoman *et al.* (2000)	UDCA	24	Quadro inicial	6-12 meses	Melhora	NR
Basaranoglu *et al.* (1999)	Genfibrozil	46	Sem tratamento	1 mês	Melhora	NR
Abdelmalek *et al.* (2000)	Betaína	8	Quadro inicial	12 meses	Melhora	Melhora
Gulbahar *et al.* (2000)	N-acetilcisteína	11	Quadro inicial	3 meses	Melhora	NR
Lavine (2000)	Vitamina E	11*	Quadro inicial	4-10 meses	Melhora	NR
Caldwell *et al.* (2001)	Troglitazona	10	Quadro inicial	3-6 meses	Melhora	Melhora
Hasegawa *et al.* (2001)	Vitamina E	22	Somente dieta	12 meses	Melhora	Melhora†
Marchesini *et al.* (2001)	Metformina	14	Quadro inicial	4 meses	Melhora	NR
Neuschwa & Rertetri (2002)	Rosiglitazona	30	Quadro inicial	3-12 meses	Melhora	NR
Nair (2002)	Metformina	25	Quadro inicial	3-6 meses	Melhora	NR

UDCA, ácido ursodesoxicólico;
** Estudo realizado em crianças*
†Biópsia hepática realizada em 9 pacientes após tratamento.
NR = não-realizada

cífico meio para obtenção de informações diagnósticas e prognósticas. Esteatose pura parece ter o melhor prognóstico dentro do espectro da DHGNA, porém com considerável potencial de progressão para esteato-hepatite, fibrose e até mesmo cirrose. Terapia medicamentosa visando à doença hepática de base é promissora, porém até o momento não é efetiva e disponível para todos os pacientes com DHGNA. A redução do peso, quando sustentada, pode melhorar a doença hepática. Transplante hepático é a terapia de escolha para pacientes com doença hepática terminal descompensada, porém a DHGNA pode recorrer no enxerto após o transplante em certos casos.

REFERÊNCIAS BIBLIOGRÁFICAS

1. Angulo P. Nonalcoholic fatty liver disease. *N Engl J Med* 346:1221-1231, 2002.
2. Adler M, Schaffner F. Fatty liver hepatitis and cirrhosis in obese patients. *Am J Med* 67:811-816, 1979.
3. Itoh S, Yougel T, Kawagoe K. Comparison between nonalcoholic steatohepatitis and alcoholic hepatitis. *Am J Gastroenterol* 82:650-654, 1987.
4. Diehl AM, Goodman Z, Ishak G. Alcohol-like liver disease in nonalcoholics. *Gastroenterology* 95:1056-1062, 1988.
5. Lee RG. Nonalcoholic steatohepatitis. A study of 49 patients. *Hum Pathol* 20:594-598, 1989.
6. Powell EE, Cooksley GE, Hanson R, Searle J, Halliday JW, Powell LW. The natural history of nonalcoholic steatohepatitis: a follow-up study of forty-two patients for up to 21 years. *Hepatology* 11:74-80, 1990.
7. Bacon BR, Farahvash MJ, Janney CG, Neuschwander-Tetri BA. Nonalcoholic steatohepatitis: an expanded clinical entity. *Gastroenterology* 107: 1103-1109, 1994.
8. Teli MR, James OFW, Burt AD, Bennett MK, Day CP. The natural history of nonalcoholic fatty liver: a follow-up study. *Hepatology* 22:1714-1719, 1995.
9. Baldridge AD, Peres-Atayde AR, Graeme-Cook F, Higgins L, Lavine JE. Idiopathic steatohepatitis in childhood: a multicenter retrospective study. *J Pediatr* 127:700-704, 1995.
10. Cortez-Pinto E, Baptista A, Camilo ME, Valente A, Saragoca A, Carniero de Maura M. Nonalcoholic steatohepatitis. Clinicopathological comparison with alcoholic hepatitis in ambulatory and hospitalized patients. *Dig Dis Sci* 41:172-179, 1996.
11. George DK, Goldwurm S, MacDonald GA et al. Increased hepatic iron concentration in non-alcoholic steatohepatitis is associated with increased fibrosis. *Gastroenterology* 114:311-318, 1998.

12. Matteoni CA, Younossi ZM, Gramlich T, Boparai N, Liu YC, McCullough AJ. Nonalcoholic fatty liver disease. A spectrum of clinical and pathological severity. *Gastroenterology* 116:1413-1419, 1999.
13. Angulo P, Keach JC, Batts KP, Lindor KD. Independent predictors of liver fibrosis in patients with nonalcoholic steatohepatitis. *Hepatology* 30:1356-1362, 1999.
14. Knobler H, Schattner A, Zhornicki T et al. Fatty liver — an additional and treatable feature of the insulina resistance syndrome. *QJM* 92:73-79, 1999.
15. Ratziu V, Giral P, Charlotte F et al. Liver fibrosis in overweight patients. *Gastroenterology* 118:1117-1123, 2000.
16. Rashid M, Roberts EA. Nonalcoholic steatohepatitis in children. *JPGN* 30:48-53, 2000.
17. Manton ND, Lipsett J, Moore DJ, Davidson GP, Bourne AJ, Couper RTL. Non-alcoholic steatohepatitis in children and adolescents. *MJA* 173:476-479, 2000.
18. Ballentani S, Saccoccio G, Masutti F et al. Prevalence of and risk factors for hepatic steatosis in Northern Italy. *Ann Intern Med* 132:112-117, 2000.
19. Wanless IR, Lentz JS. Fatty liver hepatitis (steatohepatitis) and obesity: an autopsy study with analysis of risk factors. *Hepatology* 12:1106-1110, 1990.
20. Silverman JF, O'Brien KF, Long S et al. Liver pathology in morbidly obese patients with and without diabetes. *Am J Gastroenterol* 85:1349-1355, 1990.
21. Creutzfeldt W, Frerichs H, Sickinger K. Liver diseases and diabetes mellitus. *Prog Liver Dis* 3:371-407, 1970.
22. Caldwell SH, Oelsner DH, Iezzoni JC, Hespendheide EE, Battle EH, Driscoll CJ. Cryptogenic cirrhosis: clinical characterization and risk factors for underlying disease. *Hepatology* 29:664-669, 1999.
23. Bonkovsky HL, Jawaid Q, Tortorelli K et al. Non-alcoholic steatohepatitis and iron: increased prevalence of mutations of the HFE gene in non-alcoholic steatohepatitis. *J Hepatology* 31:421-429, 1999.
24. Mendler MH, Turlin B, Moriand R et al. Insulin resistance-associated hepatic iron overload. *Gastroenterology* 117:1155-1163, 1999.
25. Brunt EM, Janney CG, Di Bisceglie AM, Neuschwander-Tetri BA, Bacon BR. Nonalcoholic steatohepatitis: a proposal for grading and staging the histological lesions. *Am J Gastroenterol* 94:2467-2474, 1999.
26. Younossi ZM, Gramlich T, Bacon BR et al. Hepatic iron and nonalcoholic fatty liver disease. *Hepatology* 30:847-850, 1999.
27. Marchesini G, Brizi M, Morselli-Labate AM et al. Association of nonalcoholic fatty liver disease with insulin resistance. *Am J Med* 107:450-455, 1999.
28. Boden G. Role of fatty acids in the pathogenesis of insulin resistance and NIDDM. Diabetes. 46:3-10, 1997. [Erratum, *Diabetes* 46:536, 1997.]
29. Hotamisligil GS, Peraldi SP, Budavari A, Ellis R, White MF, Spiegelman BM. IRS-1-mediated inhibition of insulin receptor tyrosine kinase activity in TNF-alpha- and obesity-induced insulin resistance. *Science* 271:665-668,1996
30. Marsman WA, Wiesner RH, Rodriguez L et al. Use of fatty donor livers is associated with diminished early patient and graft survival. *Transplantation* 62:1246-1251, 1996.
31. Behrns KE, Tsiotos GG, DeSouza NF et al. Major steatosis as potential risk factor for major hepatic resection. *J Gastroenterol Surg* 2:292-298, 1998.
32. Angulo P, Lindor KD. Treatment of nonalcoholic fatty liver: present and emerging therapies. *Semin Liver Dis* 21:81-88, 2001.
33. Charlton M, Kasparova P, Weston S et al. Frequency of nonalcoholic steatohepatitis as a cause of advanced liver disease. *Liver Transpl* 7:608-614, 2001.
34. Contos MJ, Cales W, Sterling RK et al. Development of nonalcoholic fatty liver disease after orthotopic liver transplantation for cryptogenic cirrhosis. *Liver Transpl* 7:363-373, 2001.

107

CAPÍTULO

Cirrose Hepática

Moysés Mincis
Ricardo Mincis

O termo cirrose originou-se da palavra grega *kippós*, que significa "amarelo cor-de-palha", "cor amarelo tostado". Embora se atribua comumente a Laennec a primeira descrição de cirrose[77], sabe-se que desde épocas bem anteriores os gregos e romanos já sabiam da existência de fígado de consistência aumentada e tamanho diminuído[9,43]. No século II d.C., Aretaüs descreveu inflamação do fígado, salientando que seria condição capaz de produzir endurecimento (cirrose) do órgão. Em 1590, foi descrita, pela primeira vez, cirrose com ascite; em 1685, cirrose hepática descompensada, e, em 1761, a hipertensão portal[43]. Carswell, em 1838, apresentou a primeira descrição histológica detalhada da cirrose hepática[19]. Laennec, em 1819, considerou septos fibrosos no fígado cirrótico como novas estruturas que se desenvolveram conseqüentemente à formação de novo tecido conjuntivo[77], e Rokitansky, em 1842, sugeriu que a cirrose seria resultante da reação de tecido conjuntivo a distúrbios circulatórios e à inflamação[140]. Todavia, fibrogênese ativa como parte integrante do processo cirrótico teria sido identificada 100 anos antes[43]. O conceito atual de cirrose baseou-se, em parte, na definição proposta por Rössle em 1930. Segundo esse cientista, há na cirrose pelo menos três fenômenos fundamentais: lesão hepatocelular, formação de tecido conjuntivo e tendência dos hepatócitos à regeneração irregular. Paul Ehrlich, em 1884, realizou a primeira biópsia hepática no homem. Estava interessado em estudar o conteúdo de glicogênio hepático em paciente diabético[39]. Mais recentemente, Rubin e Lieber trouxeram grande contribuição ao estudo dessa hepatopatia ao demonstrarem pela primeira vez que se pode obter, experimentalmente, administrando etanol a babuínos, cirrose hepática semelhante à do homem[143]. Resultados de estudos epidemiológicos mostraram que a cirrose constitui causa importante de mortalidade. Quando se consideram ambos os sexos e todas as raças e todos os grupos etários, a cirrose representa a oitava principal causa de morte nos Estados Unidos (cerca de 13,6 por 100.000 pessoas). Entretanto, quando se consideram as décadas mais produtivas da vida (35 a 54 anos), a cirrose representa naquele país, em homens e mulheres adultos, respectivamente, as quarta e quinta causas de morte[44]. Embora não sejam conhecidos índices referentes à morbidade, é válido supor que sejam muito elevados.

Consultando a literatura, pode-se observar que há várias definições para cirrose hepática.

Do ponto de vista anatomopatológico, pode-se conceituar cirrose como doença crônica do fígado na qual ocorreram destruição difusa e regeneração de células parenquimatosas desse órgão e na qual o aumento difuso de tecido conjuntivo resultou em desorganização da arquitetura lobular e vascular[26].

Uma definição satisfatória e concisa é a que considera cirrose como processo hepático difuso caracterizado por fibrose e transformação da arquitetura normal em nódulos estruturalmente anormais[4,5]. Portanto, para a definição de cirrose, adotamos o critério anatomopatológico. Deve-se diferenciar cirrose de fibrose[130]; naquela, encontramos sempre nódulos de regeneração; na fibrose hepática, qualquer que seja seu tipo (centrizonal, periportal ou interlobular), aqueles elementos não estão presentes. As alterações anatômicas fundamentais (inflamação do parênquina e necrose, regeneração nodular e proliferação de tecido conjuntivo) podem ou não estar "em atividade"[42]. Esta atividade poderia ser detectada através de dados clínicos, laboratoriais e morfológicos.

CLASSIFICAÇÃO

Há várias classificações propostas para a cirrose hepática, sendo comumente mais adotados dois tipos: morfológica e etiológica. Alguns consideram importante incluir também o critério funcional. Segundo a classificação morfológica, as cirroses podem ser dos seguintes padrões:

1. Micronodular.
2. Macronodular.
3. Mista (micronodular e macronodular).
4. Septal incompleta (multilobular).

- *Cirrose Micronodular* — Essa denominação foi proposta para substituir as anteriores: cirrose regular, septal, uniforme, monolobular, nutricional e de Laennec. Macroscopicamente, observam-se nódulos de tamanho pequeno relativamente uniformes. O aspecto microscópico caracteriza-se pela presença de septos fibrosos finos e de largura uniforme. Esta oscila entre 0,05 e 0,1 cm. Por dentro desses septos, o parênquima hepático acha-se dividido em pequenos nódulos uniformes, regulares, e cujo tamanho varia entre 0,1 e 0,3 cm. Os vasos aferente e eferente que suprem os nódulos acham-se geralmente nos septos fibrosos, razão pela qual não se observam (nos nódulos), na maioria das vezes, espaço porta e veias eferentes. Com o decorrer do tempo, a cirrose micronodular transforma-se em macronodular[38]. Esse tipo de cirrose é observado na primeira fase dos etilistas crônicos, os quais podem posteriormente apresentar cirrose macronodular[105], especialmente quando permanecem algum tempo em abstinência alcoólica.
- *Cirrose Macronodular* — Foi também denominada cirrose pós-necrótica, irregular e pós-colapso. Caracteriza-se pela presença de nódulos de tamanho variável, em geral entre 0,1 e 0,3 cm de diâmetro. Alguns nódulos entretanto podem atingir 5 cm de diâmetro[96]. Os septos fibrosos variam quanto à sua espessura e são, freqüentemente, extensos.
- *Cirrose Mista* — Caracteriza-se pela existência de áreas com aspecto morfológico micronodular e outras com aspecto macronodular. Alguns autores denominam cirrose mista àquela em que macrolóbulos e microlóbulos estão presentes em igual freqüência. A cirrose mista, segundo alguns hepatologistas, seria a forma mais freqüente nos paises ocidentais.
- *Cirrose Septal Incompleta* — Denominação proposta para substituir a de pós-hepática e tipo B de Nagayo. A fibrose septal é proeminente, podendo o parênquima ter perfil acinar normal quando os nódulos são grandes. Alguns septos fibrosos terminam no parênquima sem qualquer conexão com septos adjacentes ou espaços portais. Os nódulos são geralmente maiores do que os da cirrose micro e macronodulares, oscilando entre 0,5 e 1,0 cm de diâmetro[120a].

A classificação morfológica possibilitaria, em muitos casos, identificar a etiologia da cirrose[45,80,160]. A classificação etiológica está descrita na Tabela 107.1.

Ao se estudar a etiologia da cirrose, verifica-se que há causas adquiridas e congênitas (genéticas). Por vezes, entretanto, não se consegue identificar a causa (cirroses de causas desconhecidas). Há também algumas "causas não-demonstradas" (desnutrição, micotoxinas, esquistossomose) que poderiam ser, eventualmente, segundo alguns autores, causas de cirrose, mas não comprovadas. Lembrar ainda que, por vezes, a etiologia da cirrose é multifatorial.

Tabela 107.1
Classificação Etiológica da Cirrose Hepática

• Álcool
• Hepatite viral
• Obstrução biliar
• Cirrose hepática congestiva
• Hemocromatose
• Degeneração hepatolenticular (moléstia de Wilson)
• Cirrose hepática auto-imune
• Drogas e toxinas
• Deficiência de alfa-1-antitripsina
• Fibrose cística
• Galactosemia
• Glicogenoses
• Tirosinemia hereditária
• Intolerância hereditária à frutose
• Outros distúrbios metabólicos
• Telangiectasia hemorrágica hereditária
• Sífilis
• Hipervitaminose A
• Sarcoidose
• Cobre
• Curto-circuito intestinal
• Cirrose infantil da Índia
• Cirrose hepática idiopática ou criptogenética
• Não-demonstradas — desnutrição — micotoxinas — esquistossomose

A classificação funcional pode ser importante, pois em geral permite avaliar a existência de insuficiência hepática e de hipertensão portal, e possibilita estudo evolutivo. O estudo da insuficiência hepática deve basear-se em dados clínicos (icterícia, ascite, encefalopatia hepática) e laboratoriais (hipoalbuminemia, elevação dos níveis de bilirrubinemia, deficiência de protrombina não-relacionada com a vitamina K).

A presença de hipertensão portal pode ser sugerida pelos dados clínicos (esplenomegalia) e confirmada por dados endoscópicos (varizes esofagogástricas), além de métodos para a medida da pressão portal.

O estudo evolutivo fundamenta-se em dados clínicos, bioquímicos e histológicos, e possibilita informar se a cirrose se apresenta em fase estacionária, regressiva ou progressiva.

Sherlock[154,155] sugere que em cada paciente o estudo diagnóstico deva ser feito em termos morfológico, etiológico e funcional.

A classificação de Child e Turcotte, modificada por Pugh, utilizada para avaliação prognóstica em cirróticos, pode integrar o estudo funcional desses pacientes (Tabela 107.2).

Embora comumente seja necessário o consumo de 160 g/dia de etanol para induzir hepatite ou cirrose alcoólica, homens podem desenvolver doença hepática alcoólica significativa com apenas 40g/dia e mulheres com 20g/dia[118,126]. Alguns autores consideram dose tóxica 35 g/dia de etanol[146].

A cirrose se forma, em geral, após 10 ou mais anos de consumo alcoólico. Entretanto, essa lesão pode estabelecer-se após período mais curto, na dependência de vários fatores[62]. Experimentalmente, em alguns dos babuínos estudados, a cirrose desenvolveu-se em menos de 1 ano de administração de etanol. No homem, entretanto, o período necessário para o desenvolvimento dessa lesão é bem maior.

A continuidade de ingestão alcoólica favorece os efeitos tóxicos do álcool. Alguns autores acreditam que o consumo etílico exclusivamente em fins de semana pode, de um modo geral, ocasionar comprometimento hepático menos acentuado do que o produzido pela ingestão diária. A descontinuidade favorece a "recuperação" do dano hepático[95,97,98].

Tabela 107.2
Classificação de Child-Turcotte, Modificada por Pugh

	1 Ponto	*2 Pontos*	*3 Pontos*
Ascite	Ausente	Leve/Moderada	Tensa
Encefalopatia	Ausente	Graus I/II	Graus III/IV
Albuminemia	> 3,5g/dl	3,0 a 3,5g/dl	< 3,0 g/dl
Bilirrubinas	< 2,0 g/dl	2,0 a 3,0 g/dl	> 3,0 g/dl
TAP (s > controle)	< 4 s	4 a 6 s	> 6 s

TAP = tempo protrombina;
Child A = 5 a 6 pontos;
Child B = 7 a 9 pontos;
Child C = 10 a 15 pontos.

ETIOLOGIA

Há muitos anos vêm sendo realizados trabalhos experimentais e clínicos com o objetivo de estudar a ação do álcool etílico (etanol) sobre o fígado[20,28,31,35,36,40,49,53-55,59,63,68,70,74,84-86,88,92,114,117,120,134,141,142,165]. Atualmente, a quase totalidade dos autores admite que o etanol seja substância hepatotóxica, podendo causar vários tipos de lesões no fígado, inclusive cirrose.

O etanol é o agente causal mais comum de cirrose nos países ocidentais [81,103a,103b]. Entretanto, somente pequena porcentagem (eventualmente 20%) entre os etilistas desenvolve cirrose. A Tabela 107.3 mostra os riscos para a cirrose. Quanto maior a quantidade de etanol, maior será o risco para desenvolver cirrose.

Tabela 107.3
Fatores de Risco para Cirrose Alcoólica

Quantidade de etanol ingerida
Tempo de ingestão (anos)
Continuidade
Dano hepático "inicial"
Sexo feminino
Fator genético
Desnutrição

Verificou-se que o dano hepático "inicial" é de grande importância, pois dele dependeria a evolução para formas mais ou menos graves da doença hepática alcoólica. Em estudo prospectivo realizado em 258 pacientes, observou-se que o número de casos de evolução para cirrose foi muito maior entre os etilistas que apresentavam no início da pesquisa esteatose intensa e, principalmente, hepatite alcoólica. Os autores concluíram que a formação da cirrose não dependeu necessariamente da quantidade de etanol consumido, nem da duração dessa ingestão, mas do dano hepático inicial[157].

A mulher é mais suscetível que o homem à cirrose hepática. Embora, desenvolva cirrose praticamente na mesma idade que o homem, ela começa a ingerir bebidas alcoólicas, em média, alguns anos mais tarde, consome menos álcool por dia, e os períodos de ingestão etílica excessiva são mais curtos. A concentração de etanol no sangue (por grama de álcool ingerido) é maior na mulher, fato que poderia ser significativo na progressão da doença hepática.

O fator genético é considerado importante por alguns autores, os quais encontraram prevalência de antígeno de histocompatibilidade B_8 (HLA-B_8) em pacientes com cirrose alcoólica[8,151]. Determinante genético ligado ao HLA-B_8 poderia aumentar o índice de desenvolvimento da cirrose[151]. Outros autores, entretanto, não encontraram a associação mencionada.

Aspectos genéticos importantes dizem respeito ao metabolismo do etanol. Sabe-se atualmente que há polimorfismo genético quanto à álcool desidrogenase (ALD) e à aldeído desidrogenase (ALDH)[14,16], ou seja, há isoenzimas de ALD e de ALDH com atividades diferentes. Cerca de 90% dos orientais têm isoenzimas atípicas da ALD, e pelo menos 50% não apresentam a isoenzima $ALDH_2$[172]. Rubor cutâneo e cefaléia (entre outros sintomas) observados em orientais, na vigência de ingestão etílica, poderiam ser explicados pelos defeitos associados da variante ALD_2, de alta atividade e presença de isoenzima $ALDH_2$ deficiente[173].

Com relação à desnutrição, não há evidência, como mencionado, de que possa produzir cirrose no homem[11,21]. Entretanto, constitui co-fator importante, capaz de desencadear cirrose hepática a partir de vários tipos de lesões hepáticas alcoólicas e não-alcoólicas. Alguns autores procuraram correlacionar o aparecimento de cirrose em pacientes submetidos a operações de *bypass* jejunoileal para tratamento da obesidade, com a desnutrição que essa ocasiona.

Por vezes, a etiologia da cirrose é multifatorial. Exemplos: etanol e vírus B[108], etanol e vírus C[145]; etanol, vírus C e deficiência da alfa-1-antitripsina.

• *Hepatite viral* — Não há evidência de que a hepatite pelo vírus A possa evoluir para hepatite crônica (ou cirrose). Essa característica seria devida, eventualmente, ao fato de a infecção pelo vírus A da hepatite ser mais citopática do que imunogênica, ou seja, não haveria necessidade de contribuição do sistema imunológico do hospedeiro para produzir dano hepatocelular. Alguns, entretanto, postularam que o dano hepático poderia também ser mediado por processo imunopatológico[82].

O vírus da hepatite B pode causar hepatite aguda ou crônica[18,32], não se sabendo por que a maioria dos pacientes desenvolve processo agudo com posterior eliminação do vírus, enquanto outros permanecem com a infecção e desenvolvem hepatite crônica. Após hepatite aguda, ocorreriam resolução em 90% dos casos, estado de portador em 5%, evolução para a hepatite crônica persistente em 3,5% e para hepatite crônica ativa em 1,5%[119]. A hepatite crônica persistente, classicamente considerada benigna, pode às vezes evoluir para a hepatite crônica ativa[148]. Quando a hepatite B e a hepatite delta (vírus delta) são adquiridas simultaneamente (co-infecção), a doença hepática raramente evolui para a cronicidade[156]. Diferentemente, essa evolução ocorre quando portadores crônicos do vírus B desenvolvem superinfecção pelo vírus delta (pois essa associação favorece a cronificação da doença). Portadores do vírus da hepatite B com hepatopatia crônica pelo vírus delta comumente apresentam hepatite crônica ativa ou cirrose, sendo mais rara (nessa coexistência de agentes etiológicos) a presença da hepatite crônica persistente ou da hepatite lobular. A evolução da hepatite crônica ativa para a cirrose ocorre em elevada porcentagem de casos e nem sempre a partir das formas sintomáticas, e não necessariamente entre os que apresentam alterações bioquímicas acentuadas. Quando a hepatite B evolui para cirrose, a sobrevida em 5 anos é de 55% dos casos, sendo a insuficiência hepática e as complicações da cirrose as causas principais de mortalidade[169].

O vírus da hepatite C representa importante causa de cirrose hepática[34]. A transmissão é principalmente pós-transfusional e evolui comumente para hepatite crônica. Segundo alguns autores, somente 10% dos casos de hepatite crônica ativa pelo vírus C evoluem para cirrose[33], enquanto outros, baseados em trabalhos prospectivos, mencionam prevalência de 22%[2]. Os pacientes com esse vírus correm maior risco de evolução para a cirrose do que os com o vírus da hepatite B. Embora o desenvolvimento da cirrose possa ocorrer em tempo muito curto, cerca de 4 meses a 1 ano após o início da hepatite C, na maioria das vezes o diagnóstico é estabelecido após muitos anos de seguimento[135]. A evolução para a cirrose pode ocorrer em pacientes assintomáticos.

• *Obstrução da Via Biliar Extra-Hepática* — Qualquer processo que ocasione obstrução da árvore biliar (cálculos, tumores, estenoses, compressões extrínsecas, entre outros) pode, após algum tempo, desencadear cirrose biliar secundária. Contudo, a obstrução da árvore biliar por tempo prolongado não resulta sempre, necessariamente, em cirrose hepática. Observou-se em estudo que essa lesão esteve presente em 8,6% dos casos de obstrução da árvore biliar[152]. A disponibilidade de modernos métodos diagnósticos (possibilitando a desobstrução em época mais oportuna) vem reduzindo a incidência desse tipo de cirrose. A obstrução surge mais comumente em conseqüência de lesão benigna do que maligna, fato relacionado com a duração mais curta de vida nessa última situação. A cirrose se desenvolve, em geral, após período de obstrução superior a 1 ano, embora possa, ocasionalmente, ser observada após 3 meses. Ocorre mais freqüentemente na obstrução total do que na parcial, razão pela qual não se observa, comumente, cirrose biliar em pacientes com colangite ascendente, que está geralmente associada à obstrução incompleta. A patogenia da cirrose biliar secundária não é bem conhecida. Quanto às características anatomopatológicas, apresenta-se na primeira fase sob a forma de cirrose portal, podendo, com a progressão do comprometimento hepático, ser indistinguível da de outros tipos de cirrose (em fase avançada).

- *Congestão Passiva (Cirrose Congestiva)* — A cirrose cardíaca é uma conseqüência incomum de insuficiência cardíaca crônica. É observada principalmente em pacientes com insuficiência descompensada de longa duração, especialmente entre os que apresentam insuficiência tricúspide, pericardite constritiva ou miocardiopatia chagásica. Pode-se observá-la também em indivíduos com endometriose, obstrução da veia hepática ou de seus ramos (síndrome de Budd-Chiari). O dano hepático na congestão passiva seria secundário à hipoxia (favorecido pela estase), especialmente na zona 3 de Rappaport (áreas periféricas do lóbulo hepático), onde a tensão de oxigênio é, em condições normais, menor do que nas áreas 1 de Rappaport (centrais dos espaços portais). O lobo esquerdo do fígado pode sofrer mais do que o direito as conseqüências da congestão passiva. A condição predisponente mencionada torna a área centrolobular particularmente sensível a distúrbios metabólicos, explicando eventualmente os níveis muito elevados das transaminases (por vezes 5.000-10.000 unidades ou mais). O padrão histológico da cirrose congestiva na fase inicial é característico, com tendência à formação de fibrose, primeiramente, centrolobular. Em fase mais avançada, pode perder o seu perfil histológico específico.

- *Hemocromatose* — O fígado é particularmente vulnerável a distúrbios associados com deposição hepática excessiva de ferro. A doença hepática é importante causa de morbidade e mortalidade nessas condições[174].

A hemocromatose é uma síndrome que se caracteriza pelo aumento do conteúdo total de ferro no organismo, com a sua deposição predominantemente nas células parenquimatosas, sobretudo do fígado, coração e pâncreas. Menção especial deve ser feita com relação ao efeito do consumo crônico de álcool. Admite-se que este possa acelerar o acúmulo de ferro em indivíduos geneticamente predispostos à hemocromatose primária. Do mesmo modo, esta pode desenvolver-se mais facilmente quando há dano hepático de outra etiologia. A deposição de ferro no fígado precede o aparecimento de fibrose hepática, que em fase inicial, apresenta-se como finos septos que se estendem dos tratos portais, circundando lóbulos intactos. Está presente em 67,4% dos casos[80a]. Na fase avançada da doença, o padrão é de uma cirrose macronodular.

- *Degeneração Hepatolenticular (Doença de Wilson)* — O cobre é essencial para a função hepática. Entretanto, quando há deposição excessiva, ocorrem danos no fígado e em outros órgãos. Na degeneração hepatolenticular, há acúmulo de cobre no fígado, cérebro, rins e córnea, por mecanismo não muito conhecido. Várias hipóteses foram apresentadas, parecendo mais aceita atualmente a que relaciona o acúmulo desse metal à diminuição da excreção biliar de cobre (devido provavelmente a defeito localizado nos lisossomas dos hepatócitos)[159]. A doença de Wilson é um distúrbio hereditário do metabolismo do cobre, transmitido em caráter autossômico recessivo. Pode ocasionar doença hepática aguda e crônica, inclusive cirrose do tipo macronodular[110].

- *Hepatite Crônica Ativa Auto-Imune (Lupóide)* — Doença hepática de etiologia desconhecida, que incide predominantemente em mulheres, as quais são HBs Ag negativas. O início da doença é insidioso em cerca de 70% dos casos, e nos outros 30% é semelhante ao de uma hepatite aguda viral. A cirrose está presente em um terço dos casos biopsiados em "fase precoce". Em geral, desenvolve-se rapidamente, sendo observada na maioria dos casos cerca de 2 anos após o início[113]. O padrão morfológico dessa cirrose é, comumente, macronodular.

- *Drogas e Toxinas* — Algumas drogas podem produzir dano hepático crônico evoluindo para cirrose[102]. Exemplos: metotrexato, alfametildopa, oxifenisatina, isoniazida, amiodarona, sulfonamidas, nitrofurantoína, clorpromazina, entre outras. Algumas toxinas industriais e ambientais também podem, muito raramente, produzir cirrose. Exemplos: tetracloreto de carbono, trinitrotolueno, dioxinas, arsênico, micotoxinas, alcalóides pirrolizidinas, cloreto de vinila.

De um modo geral, a doença hepática induzida por medicamentos (inclusive a cirrose) é mais freqüentemente observada em grupos de pacientes que tomaram drogas durante longos períodos: epilépticos, doentes utilizando antiarrítmicos, antidepressivos ou tuberculostáticos, ou entre aqueles expostos a doses altas de agentes tóxicos, como os que estão sob tratamento com terapia antineoplásica. Quanto aos padrões morfológicos das cirroses induzidas por drogas, podem ser classificadas em hepatocelulares e hepatocanaliculares. As primeiras podem ser micronodulares (por exemplo: tetracloreto de carbono, alfametildopa, metotrexato, aflatoxina) e macronodulares (tetracloreto de carbono). Quanto às cirroses hepatocanaliculares (tipo biliar primária) produzidas por drogas, citaremos as seguintes: clorpromazina, arsenicais orgânicos, tolbutamida, tiabendazol e ajmalina.

- *Deficiência de Alfa-1-Antitripsina* — Essa doença é hereditária, transmitida de forma autossômica recessiva, constituindo importante causa de cirrose na infância e na adolescência e, raramente, em adultos.

A alfa-1-antitripsina é uma glicoproteína sintetizada no fígado, a qual migra na fração alfa-1-globulina à eletroforese de proteínas. Inibe enzimas proteolíticas (função protetora em tecidos). Durante a inflamação, há aumento de síntese dessa glicoproteína, que é transportada para que atue inibindo a liberação de enzimas proteolíticas pelas células lesadas.

As crianças que apresentam deficiência de alfa-1-antitripsina podem nascer prematuramente ou com peso abaixo do normal, sendo que em 75% dos casos há colestase. Cerca de 25% dos casos evoluem para cirrose e hipertensão portal, vindo a falecer na adolescência.

Temos visto, ocasionalmente, em adultos com cirrose de etiologia alcoólica e não-alcoólica, deficiência de alfa-1-antitripsina associada.

A confirmação diagnóstica baseia-se na dosagem de alfa-1-antitripsina.

- *Fibrose Cística do Pâncreas (Mucoviscidose)* — Doença rara, especialmente entre negros e orientais, cuja incidência seria de 1 em cada 2.000 crianças caucasianas. Além de haver comprometimento do pâncreas e das vias respiratórias (bronquiectasias e enfisema pulmonar crônico), observa-se, comumente, esteatose hepática. Em aproximadamente 50% dos casos, há dilatação dos ductos biliares intra-hepáticos (por material eosinofílico), produzindo fibrose biliar focal, podendo evoluir para cirrose (em aproximadamente 5% dos casos).
- *Galactosemia* — Nessa doença de caráter hereditário há deficiência de uma enzima (galactose-1-fosfato uridil transferase), que é essencial para o metabolismo da galactose. Os efeitos tóxicos estão relacionados com o acúmulo de galactose-1-fosfato nos tecidos. O mecanismo pelo qual ocorre a toxicidade não é conhecido. As manifestações clínicas são observadas, em geral, logo após o nascimento, quando são comuns icterícia e hepatomegalia. Nessa fase, o exame histológico mostra esteatose, colestase e/ou cirrose macronodular. Do ponto de vista clínico, vale lembrar que a presença de cirrose de etiologia não-identificada, em paciente jovem com catarata, exige formular a hipótese diagnóstica de galactosemia.
- *Glicogenoses* — Há várias doenças nas quais o glicogênio se apresenta aumentado ou anormal nos tecidos. São 11 os tipos de glicogenoses descritos, todos, exceto o tipo VI, autossômicos recessivos. O depósito mencionado de glicogênio localiza-se no fígado, na mucosa gastrointestinal, nos rins, músculos, eritrócitos, ou generalizadamente. As glicogenoses são observadas mais freqüentemente em crianças, variando consideravelmente quanto à intensidade da doença e seu quadro clínico. A cirrose pode ser observada, embora raramente, nos tipos III e IV.
- *Tirosinemia Hereditária* — Caracteriza-se por deficiência, principalmente, da enzima funaril ocetoocetato hidroxilose. Essa doença hereditária autossômica recessiva pode ser observada sob a forma aguda ou crônica. Na aguda há, predominantemente, vômitos, diarréia, infecção, atraso no desenvolvimento, hepatoesplenomegalia e morte por insuficiência hepática. Na forma crônica há, nos primeiros meses de vida, dados de insuficiência hepática e alterações de túbulos renais. Pode surgir cirrose (micronodular, macronodular ou mista).
- *Intolerância Hereditária à Frutose* — Doença autossômica recessiva resultante da deficiência da enzima frutose-1-fosfato ou da frutose-1,6-difosfatase. Há intoxicação pela frutose. Pode-se apresentar sob a forma aguda ou crônica. Os achados histológicos podem ser semelhantes aos observados na galactosemia.
- *Outros Distúrbios Metabólicos* — Merece ser mencionado que no *diabetes mellitus*, particularmente tipo II (insulino-independente), pode haver quadro histológico semelhante ao da hepatite alcoólica. Sua evolução para a cirrose é, entretanto, incomum. Cirrose tem sido por vezes observada na doença de Gaucher, na mucopolissacaridose, na cistinose, na doença de Wolman, entre outras.
- *Telangiectasia Hemorrágica* — Essa doença hereditária caracteriza-se pela presença de deformidades de pequenas veias e capilares no pulmão, intestino, fígado, baço, rim, cérebro, aorta, ossos, conjuntiva e retina. Não se sabe se essas alterações vasculares desempenham papel importante na etiologia da cirrose. O dano hepático pode estar também associado à hepatite pós-transfusional. Os pacientes com telangiectasia hereditária referem, freqüentemente, epistaxes e dores em cólica na região do hipocôndrio direito.

Há, comumente, hepatoesplenomegalia. Podem existir hipertensão portal e sangramento de varizes esofagogástricas. No exame histológico observa-se acentuada deposição de traves de fibrose, que envolvem cavidades cheias de sangue. Esta fibrose desorganiza a estrutura lobular, formando nódulos. O estudo angiográfico possibilita detectar a presença de hemangiomas cavernosos, aneurismas de artéria hepática e fístulas arteriovenosas. Nessa doença há, portanto, lesões vasculares específicas associadas à cirrose, resultando em quadro histológico distinto.

- *Sífilis* — O *Treponema pallidum* pode ser causa de cirrose somente quando a forma da sífilis é congênita. Sabe-se que a gestante portadora desse agente transmite a infecção sifilítica em 100% dos casos. O fígado é afetado intensamente (como ocorre em qualquer infecção transplacentária). Inicialmente, há hepatite difusa, porém, gradualmente, surge tecido fibroso entre as células hepáticas e nos tratos portais, ocasionando posteriormente cirrose. As reações sorológicas para lues são positivas, e a microscopia eletrônica confirma a presença de espiroquetas.

- *Hipervitaminose A* — A cirrose resultante de hipervitaminose A é, geralmente, conseqüência de ingestão dessa vitamina sob a forma comercial. O uso recomendado de vitamina A oscila em torno de 5.000 U ao dia. As doses capazes de produzir efeitos hepatotóxicos variam, segundo alguns autores, entre 40.000 e 1.000.000 U ao dia. O aparecimento da cirrose é comumente precedido por sintomas e sinais de toxicidade, que incluem hepatomegalia, queda de cabelos, alterações dermatológicas, prurido e, ocasionalmente, sintomas relacionados com aumento da pressão intracraniana (cefaléia, náuseas, vômitos). A vitamina A se deposita nas células de Ito (lipócitos), que seriam precursoras de fibroblastos. O acúmulo dessa vitamina nessas células estimularia a fibrogênese. Elementos para o diagnóstico compreendem a anamnese e o aumento dos níveis dessa vitamina no soro e no tecido hepático.
- *Sarcoidose* — Os granulomas hepáticos devidos à sarcoidose ou a outras etiologias são focais quanto à sua distribuição e, geralmente, não evoluem para cirrose. Ocasionalmente, pode-se observar cirrose com hipertensão portal em pacientes com sarcoidose crônica. Vale lembrar, também, que pode haver hipertensão portal na sarcoidose hepática sem cirrose.
- *Cobre* — Há casos descritos de cirrose induzida pelo cobre utilizado em setor da indústria de vinho[129]. Inalação, durante longo tempo, de *spray* de fungicida que contém sais de cobre pode produzir dano hepático. Essa doença é caracterizada, histologicamente, por hiperplasia e hipertrofia de células de Kupffer, proliferação de células sinusoidais, fibrose e, ocasionalmente, cirrose micronodular e angiossarcoma. Essas lesões são similares àquelas produzidas pelo arsênico, dióxido coloidal de tório e cloreto de vinil.
- *Curto-Circuito Intestinal* — As derivações jejunoileal e jejunocólica, utilizadas no tratamento da obesidade mórbida, podem ocasionar esteatose, esclerose perivenular (central), com aspecto morfológico semelhante ao da hepatite alcoólica micronodular (em 2-16% dos casos). Um marcador histológico que indicaria a propensão à cirrose é a fibrose pericentral. Várias hipóteses foram apresentadas, com o intuito de explicar o desenvolvimento das hepatopatias mencionadas. Entre essas teorias, merecem ser mencionadas: desnutrição, deficiência de aminoácidos essenciais e de vitamina E, desequilíbrio com relação à proporção hidratos de carbono-proteínas, absorção de peptídeos tóxicos resultantes de má absorção de grandes volumes de alimentos ingeridos, efeito hepatotóxico de ácido litocólico e etanol endógeno (resultante de proliferação de flora bacteriana, no segmento excluído de alça intestinal).
- *Cirrose Infantil da Índia* — Ocorre predominantemente em crianças da Índia e da Indonésia. Entretanto, casos semelhantes foram observados também no hemisfério ocidental inclusive nos Estados Unidos. Esse tipo de cirrose de etiologia desconhecida é observado em crianças com idade entre 6 meses e 4 anos. Clinicamente, as manifestações podem variar, desde a forma de hepatite crônica até sintomas de cirrose hepática descompensada. O padrão morfológico é micronodular.
- *Cirrose Idiopática ou Criptogenética* — Essa denominação refere-se às cirroses, cuja etiologia não foi determinada após anamnese adequada, exames laboratoriais e histológicos. O número de casos dessas cirroses vem diminuindo após o aparecimento dos marcadores imunológicos do vírus B e C da hepatite, de doenças imunológicas e métodos especiais para o diagnóstico de doenças metabólicas. Nos Estados Unidos, estima-se que as cirroses criptogenéticas representem apenas 10% dos casos de cirroses. Na Inglaterra, entretanto, a cirrose criptogenética representa cerca de um terço do total de casos de cirroses.
- *Não-Demonstradas: Desnutrição* — Como mencionado, a desnutrição constitui co-fator para o desenvolvimento da cirrose[66]. Não se demonstrou, até a presente data, existir correlação causal direta entre desnutrição e cirrose. No entanto, a avaliação do estado nutricional constitui medida muito importante, especialmente em nosso meio, onde é muito freqüente a desnutrição caloricoprotéica. Em algumas investigações, observou-se que a desnutrição atinge 44% dos pacientes que necessitam de tratamento clínico e até 50% dos doentes aos quais havia sido indicado tratamento cirúrgico[15,16]. Em muitos casos, as condições nutricionais por ocasião da alta hospitalar são piores do que por ocasião da internação[168]. O tratamento adequado da desnutrição poderá impedir a progressão de alguns tipos de doenças hepáticas e ainda favorecer sua regressão.
- *Micotoxinas* — Quadro inistinguível do da cirrose infantil da Índia foi observado em indivíduos que ingeriam, cronicamente, alimentos contaminados com aflatoxina B_1, derivada do *Aspergillus flavus*.
- *Esquistossomose* — Alguns autores consideram que, ocasionalmente, a esquistossomose pode causar cirrose hepática. O quadro anatomopatológico característico na forma hepatoesplênica plenamente desenvolvida é a fibrose de Symmers. Nesta, o fígado encontra-se aumentado, principalmente à custa do lobo esquerdo, com superfície externa apresentando nodulações grosseiras de tamanho variável e reentrâncias conseqüentes a espessas áreas de fibrose. À primeira vista, poder-se-ia confundir com a cirrose pós-necrótica, porém, ao corte, verifica-se que as nodulações não constituem nódulos hiperplásicos. A lesão fundamental é essencialmente vascular, e caracteriza-se por neoformação conjuntiva, vascular, hiperplásica e sistematizada em torno da árvore portal. Na esquistossomose hepatoesplênica compensada, o estado funcional hepático é bom. Na fase descompensada, as manifestações clínicas podem ser seme-

lhantes às da cirrose, com alterações funcionais hepáticas significativas. Essa descompensação, que alguns denominam "cirrotização", pode ser conseqüente à ação de diversos fatores, entre os quais hemorragia digestiva maciça, hepatite viral, alcoolismo, ou resultante da própria evolução da doença (progressão das alterações vasculares intra-hepáticas). Na Tabela 107.4 consta a relação entre a etiologia e o tipo de cirrose.

Das considerações feitas sobre a etiologia, merece ser salientado que, na prática médica diária, observam-se mais freqüentemente três tipos de cirrose: a alcoólica, a viral e a criptogenética. Há por vezes, como mencionado, mais de um fator etiológico presente, quando se estuda um grupo de pacientes com cirrose.

Tabela 107. 4
Relação entre a Etiologia e o Tipo de Cirrose

Alcoolismo	• Micronodular • Macronodular • Misto • Septal incompleto
Hepatite viral	• Macronodular • Micronodular (rara)
Auto-imunidade	• Macronodular • Biliar primária
Obstruções biliares	• Biliar secundária
Drogas, tóxicos	• Macronodular • Biliar
Criptogenéticas	• Micronodular • Macronodular
Hemocromatose	• Micronodular
Moléstia de Wilson	• Macronodular
Deficiência de alfa-1-antitripsina	• Micronodular • Macronodular

PATOGENIA

Há três mecanismos patológicos principais que se associam formando a cirrose: morte de células, fibrose e regeneração. O processo inicia-se, comumente, após ter ocorrido morte de células, de maneira constante e persistente, durante longo período[93]. Desse modo, compreende-se ser necessário que o agente causal atue durante longo tempo para produzir a cirrose. Como exemplo, costuma-se mencionar a capacidade do metotrexato de produzir cirrose, quando administrado regularmente (ainda que em pequenas doses) durante 2 ou mais anos. O tempo necessário (com relação ao dano e à morte de células), embora longo, pode variar consideravelmente. Como mencionado, a cirrose alcoólica se desenvolve, em geral, após 10 ou mais anos de ingestão etílica. Entretanto, ocasionalmente, a hepatite alcoólica pode formar-se em menos de 1 ano de consumo de doses elevadas de etanol, e a cirrose, em aproximadamente 18 meses após a hepatite alcoólica[41]. Considerações semelhantes podem ser feitas com relação ao citado metotrexato. A administração desse medicamento em pacientes com psoríase induz cirrose, em média, após 4 anos[94], mas em alguns casos em apenas 18 meses[7].

Vários mecanismos podem produzir morte celular: isquemia, dano induzido por toxina, resposta imunológica a antígenos de membrana celular, entre outros. Para muitos desses mecanismos existe via final comum, cálcio-dependente.

A fibrose (excesso de tecido conjuntivo do fígado) é considerada, geralmente, parte do processo de reparação, mas admite-se também que a fibrogênese possa iniciar-se diretamente, sem intervenção do processo de necrose. Este poderia, eventualmente, ser o mecanismo pelo qual a hipervitaminose A, por tempo prolongado, poderia induzir a formação de cirrose[65]. Nessa condição, a fibrogênese poderia, por si só, produzir dano e morte de hepatócitos (possivelmente por impedimento da chegada, de modo adequado, a essas células, de sangue sinusoidal). Alguns autores consideram o $TGF\beta_1$ (*transforming growth factor*) o principal envolvido na fibrogênese.

Há 12 tipos genéticos de colágeno[138], sendo esta a proteína mais abundante dos mamíferos e a principal constituinte da matriz extracelular hepática. A molécula de colágeno é composta por três cadeias polipeptídicas, denominadas cadeias α, que têm forma helicoidal e se entrelaçam umas sobre as outras, adquirindo conformação em triplica hélice, formando estrutura rígida semelhante a um delgado segmento de corda. Foram caracterizadas 23 cadeias alfa. Os vários tipos de colágeno diferem quanto ao conteúdo, à seqüência primária de aminoácidos X e Y, determinados geneticamente, em sua imunorreatividade. Os colágenos tipo I, II e III são denominados intersticiais por formarem fibras nos tecidos e os tipos IV e V são os que estão com maior intimidade com as células. Os colágenos VI,VII,VIII,IX e X foram recentemente caracterizados. Os colágenos tipos I e II, dependendo da espécie considerada, representam 80%-90% do total de colágeno do fígado humano. No homem, em condições normais, o coeficiente da relação entre colágeno tipos I e III é igual a 1, apresentando ambos distribuição semelhante, com localização nos tratos portais, nas veias hepáticas terminais, nas paredes arteriais e no espaço de Disse. O colágeno IV está presente nas membranas basais dos vasos, dúctulos biliares, nervos e espaço de Disse. O colágeno tipo V encontra-se em algumas membranas basais e na região perissinusoidal em contato íntimo com a membrana plasmática dos hepatócitos, e o colágeno tipo I, em algumas membranas basais e espaço de Disse[52].

Nos estádios iniciais da fibrose, em que o aumento do conteúdo de colágeno não é tão grande, os colágenos tipos I e III apresentam-se em proporções similares às encontradas em fígado normal. Nas cirroses avançadas, o conteúdo de colágeno aumenta cerca de 5-7 vezes, com predomínio de colágeno tipo I e aumento na relação entre os colágenos tipos I e III. Vale ressaltar que modificações na distribuição dos diferentes tipos de colágenos e concomitante distorção da arquitetura do fígado podem ser mais importantes do que o aumento do conteúdo do colágeno em si. A principal alteração seria, eventualmente, resultante de mudança na relação parênquima (células) e estroma (matriz extracelular)[139].

Com relação ao terceiro mecanismo patológico, ou seja, a regeneração, vale lembrar que em condições normais a população de hepatócitos é relativamente estável, com taxa de renovação baixa. Em determinadas condições, entretanto, o fígado tem capacidade de restaurar aproximadamente três quartos de sua própria massa, no prazo de 6 meses. Na cirrose, a regeneração surge provavelmente em resposta à morte celular, porém outros mecanismos podem também estar envolvidos[93].

Na cirrose ocorre profunda alteração do fígado, modificando completamente os seus aspectos macroscópicos e histológicos, assim como a micro e a macrocirculação[96]. Como conseqüência, surgem várias alterações fisiopatológicas, algumas das quais serão abordadas neste capítulo.

- *Hipertensão Portal* — Denomina-se hipertensão portal à elevação de pressão em todo ou em parte do sistema venoso portal. Em condições normais a pressão portal é de 7mmHg. Quando a pressão é determinada por punção de baço, os valores máximos normais são de 200 mm de água[167]. Embora em alguns cirróticos os níveis de pressão portal possam estar normais, na maioria dos casos os valores tensionais estão elevados. A hipertensão e a estase estão geralmente associadas. Entretanto, pode existir hipertensão sem estase. A estase é definida em termos de velocidade do fluxo[22]. A hipertensão portal pode apresentar, várias complicações, entre as quais ascite, hiperesplenismo e encefalopatia portossistêmica. Cada uma dessas pode, por sua vez, favorecer o aparecimento de outras complicações (por exemplo: peritonite bacteriana espontânea, cujo aparecimento depende, como condição *sine qua non*, da presença de ascite). Conseqüência dramática, por vezes letal, da hipertensão portal é o sangramento das varizes esofagogástricas
- *Alterações Hemodinâmicas Sistêmicas e Pulmonares* — Pacientes com cirrose apresentam, especialmente em fase avançada da doença, alterações das circulações sistêmica e pulmonar. Há, freqüentemente, estado circulatório hipercinético, com aumento de débito cardíaco. Ocorrem vasodilatação e diminuição da resistência vascular periférica, com aumento do fluxo sangüíneo em vários órgãos (baço, pulmão), especialmente ao nível da pele e dos músculos. Por outro lado, no rim, há tendência a vasoconstrição, com diminuição do fluxo plasmático. Observa-se, na prática diária, que cirróticos raramente apresentam hipertensão arterial. A hipercinesia circulatória seria, segundo alguns, resultante da vasodilatação periférica e da formação de curto-circuitos arteriovenosos (no sistema musculocutâneo, nos pulmões e em outros órgãos). Os curto-circuitos arteriovenosos no pulmão podem causar diminuição de PO_2 no sangue arterial e da afinidade da hemoglobina pelo oxigênio. Ocorrem também curto-circuitos entre o sistema porta e os pulmões.
- *Diminuição na Função de Síntese* — A insuficiência hepática é uma das conseqüências da cirrose. Há, nessa disfunção, diminuição na síntese de albumina, fatores plasmáticos da coagulação e de outras substâncias, com repercussão importante sobre o estado geral do paciente.
- *Alterações Hematológicas* — Cirróticos apresentam freqüentemente anemia, que pode ser devida a várias causas: deficiência de ferro e de ácido fólico, presença de hemólise, sangramentos, entre outras. Pode haver hiperesplenismo, cuja hipótese diagnóstica deve ser formulada quando há anemia, leucopenia e plaquetopenia. Menção especial deve ser feita à alteração na coagulação que pode existir em alcoolistas com ou mesmo sem cirrose hepática. Há, comumente, aumento de tempo de sangramento, relacionado com a plaquetopenia (conseqüente à inibição na formação desses elementos) e alteração na função das plaquetas. A disfunção plaquetária pode ocorrer mesmo na ausência de plaquetopenia[78].
- *Ascite* — Ascite representa conseqüência local de um desequilíbrio entre os fatores que favorecem a exsudação de líquido do compartimento vascular e os que mantêm o volume vascular. Vários fatores estão comumente envolvidos na formação da ascite e estas podem atuar em conjunto para produzir retenção de líquido dentro da cavidade abdominal. Entre os fatores mencionados estão incluídos a hipertensão portal, a diminuição da pressão oncótica do plasma, o aumento da produção hepática de linfa e algumas alterações renais e hormonais.

Há duas teorias principais sobre a fisiopatologia da ascite: a teoria denominada, pelos autores de língua inglesa, *underfill theory* e a teoria conhecida como *overflow theory*[89]. A primeira admite que a seqüestração de líquido na cavidade peritoneal, ocasionando redução da volemia efetiva, traria como conseqüência vários distúrbios, especialmente a retenção renal de sódio e água, visando repor a volemia. Segundo a *overflow theory*, o fator primário na patogenia da ascite seria a retenção renal de sódio. Há elementos a favor e contra essas duas teorias. Mas, fundamentalmente, essas teorias não são mutuamente excludentes.

• *Peritonite Bacteriana Espontânea (PBE)* — Denomina-se PBE à infecção do líquido ascítico, associada com cultura positiva (crescimento de um tipo de bactéria) e presença de 250=/mm³ de polimorfonucleares (PMN). A PBE é complicação comum em pacientes com cirrose, principalmente de etiologia alcoólica. Casos de doenças hepáticas (não-cirróticas) foram relatados como causa de PBE: doença de Wilson, Deficiência de alfa-1-antitripsina, hepatite aguda viral intensa, insuficiência hepática fulminante, entre outras.

Embora conhecida anteriormente, foram as publicações de Conn e Fessel, em 1971, Hoefs *et al.* em 1972 e Correia e Conn, em 1975, que despertaram grande interesse pelo estudo da PBE. A prevalência em cirróticos é estimada em 8%-22%, conforme os autores consultados, e os índices de mortalidade oscilam em torno de 40%, apesar dos progressos do tratamento com antibióticos. Vale mencionar que há relatos na literatura de casos de PBE em pacientes com ascite, mas sem hepatopatias[26,27,29] (Tabela 107.5). Todavia, devemos salientar que essa ocorrência é rara. Do ponto de vista prático, podemos afirmar que a PBE ocorre, na grande maioria das vezes, em pacientes com cirrose principalmente alcoólica[23] e ascite. As infecções do líquido ascítico costumam ser classificadas em quatro modalidades (Tabela 107.6).

Vários microorganismos têm sido responsabilizados como agentes causadores de PBE. Quanto à prevalência desses agentes na PBE há algumas discrepâncias na literatura. De um modo geral os germes mais freqüentemente encontrados seriam, em ordem decrescente: *Escherichia coli* (responsável por aproximadamente 30% dos casos), *Streptococcus pneumoniae, Klebsiella pneumoniae, Streptococcus* alfa-hemolítico, *Streptococcus* beta-hemolítico, *Streptococcus faecalis, Streptococcus* grupo D. Pode-se ainda encontrar meningococos, *Clostridium, Listeria, Pasteurella, Haemophilus Pseudomonas,*

Tabela 107.5
Algumas Condições Patológicas Não-Hepáticas em que se Observou Peritonite Bacteriana Espontânea*

Síndrome nefrótica
Lúpus eritematoso disseminado
Neoplasia peritoneal
Insuficiência cardíaca
Metaplasia mielóide
Diálise peritoneal
Shunts de LeVeen e ventrículo peritoneal

Tabela 107.6
Classificação das Infecções do Líquido Ascítico

Modalidade	*Análise do Líquido*
Peritonite bacteriana espontânea	PMN ≥ 250/mm³, uma bactéria
Ascite neutrofílica, cultura negativa	PMN ≥ 250/mm³, cultura negativa
Peritonite bacteriana secundária	PMN ≥ 250mm³, múltiplos organismos
Bacterioascite monomicrobial	PMN<250/mm³, uma bactéria

Arizonas, Campylobacter, Yersinia, Vibrio, Neisseria gonorrohea, entre outros[26]. Caso curioso de PBE foi recentemente descrito, em cirróticos com ascite ocasionada por *Pasteurella multocida* (PM), que está comumente associada a infecções da pele e tecidos moles após mordida ou arranhadura de animais, principalmente de gatos. Nesse caso, a transmissão por gato teria sido causada por colonização da PM na mucosa nasofaringiana. Cerca de 77% dos casos de PBE seriam causados por *E. coli, Streptococcus* (principalmente pneumococos) e *Klebsiella*. As bactérias anaeróbicas raramente seriam observadas na PBE, provavelmente devido ao PO_2 relativamente alto do líquido ascítico, que se aproxima do PO_2 do sangue arterial. Fungos não causam PBE.

Aspecto interessante diz respeito ao número relativamente pequeno de bactérias no líquido ascítico de pacientes com PBE, o qual varia entre 10 a 10.000/mm³. Esse número é extremamente baixo quando comparado ao existente na infecção das vias urinárias.

A patogenia da PBE não está completamente esclarecida, havendo alguns mecanismos propostos para explicá-la. Devemos inicialmente lembrar que a quasetotalidade dos microorganismos que causam PBE tem origem no intestino. Admitia-se, até há algum tempo, que flora intestinal virulenta pudesse romper a mucosa intestinal, permitindo que a bactéria translocasse a parede intestinal e atingisse diretamente o líquido ascítico. Atualmente acredita-se que a translocação da bactéria da luz intestinal para os nódulos linfáticos mesentéricos representa a primeira fase na patogenia da PBE (e não a migração transmural da bactéria do intestino diretamente para o líquido ascítico). Interessante mencionar que a mucosa intestinal normal funciona como filtro seletivo, ou seja, as bactérias gram-negativas aeróbicas se translocam mais facilmente do que as gram-positivas e as anaeróbicas. A translocação de bactérias pode ocorrer de forma intermitente nos pacientes com hipertensão portal e pode representar mecanismo importante na patogenia da PBE. Essa translocação intermitente estaria relacionada à incapacidade do fígado em remover bactérias da corrente sangüínea.

Esse fato seria devido (pelo menos em parte) à existência de anastomoses portossistêmicas que possibilitam às bactérias seguir através de curto-circuito, sem haver sua captação no sistema reticuloendotelial, que, provavelmente, representa o local mais importante de remoção das bactérias. Vale mencionar que em cirróticos ocorre, freqüentemente, alteração da permeabilidade da mucosa intestinal. Nesses pacientes há também deficiência dos fatores defensivos contra infecções. Concentração deficiente de complemento sérico e disfunção do sistema reticuloendotelial e neutrofílico em cirróticos com ascite predispõem à persistência e à extensão da bacteremia. No líquido ascítico as bactérias terão condições favoráveis ao seu crescimento se o índice opsônico e a concentração do complemento forem baixos (o que ocorre freqüentemente na cirrose). A deficiência do processo de opsonização no cirrótico está inversamente relacionada com a concentração de proteínas no líquido ascítico. Níveis de proteínas <1 g/dl são particularmente propensos à PBE[45a]. Aspecto importante com relação à etiopatogenia diz respeito a afirmação de muitos autores segundo a qual a PBE é comumente doença iatrogênica, nosocomial. Argumento a favor dessa assertiva é o aparecimento freqüente de PBE pelo menos 1 semana após a hospitalização e relacionado com procedimentos médicos invasivos.

A Fig. 107.1, segundo Runyon, esquematiza a patogênia da PBE.

Vários fatores contribuem para o aparecimento da PBE em cirróticos. Em alguns estudos verificou-se que a PBE ocorre mais freqüentemente em cirróticos Child B ou C do que em A ou B e em cirróticos hospitalizados do que em cirróticos não-hospitalizados. Cirróticos são mais propensos a infecções bacterianas devido a múltiplos defeitos em sua defesa imunológica. Aspecto importante diz respeito à eliminação da bactéria da corrente sangüínea pelo sistema reticuloendotelial. Como referido, são fatores de risco: deficiente atividade opsônica, baixa concentração do complemento C_3, fibronectina e, sobretudo, baixa concentração total de proteínas no líquido ascítico. Embora no passado se acreditasse que a paracentese constituía fator de risco para PBE, estudos prospectivos possibilitaram demonstrar que não havia esse risco. Demonstrou-se que a hemorragia gastrointestinal está relacionada ao aparecimento da PBE e que o uso de antibióticos não-absorvíveis contri-

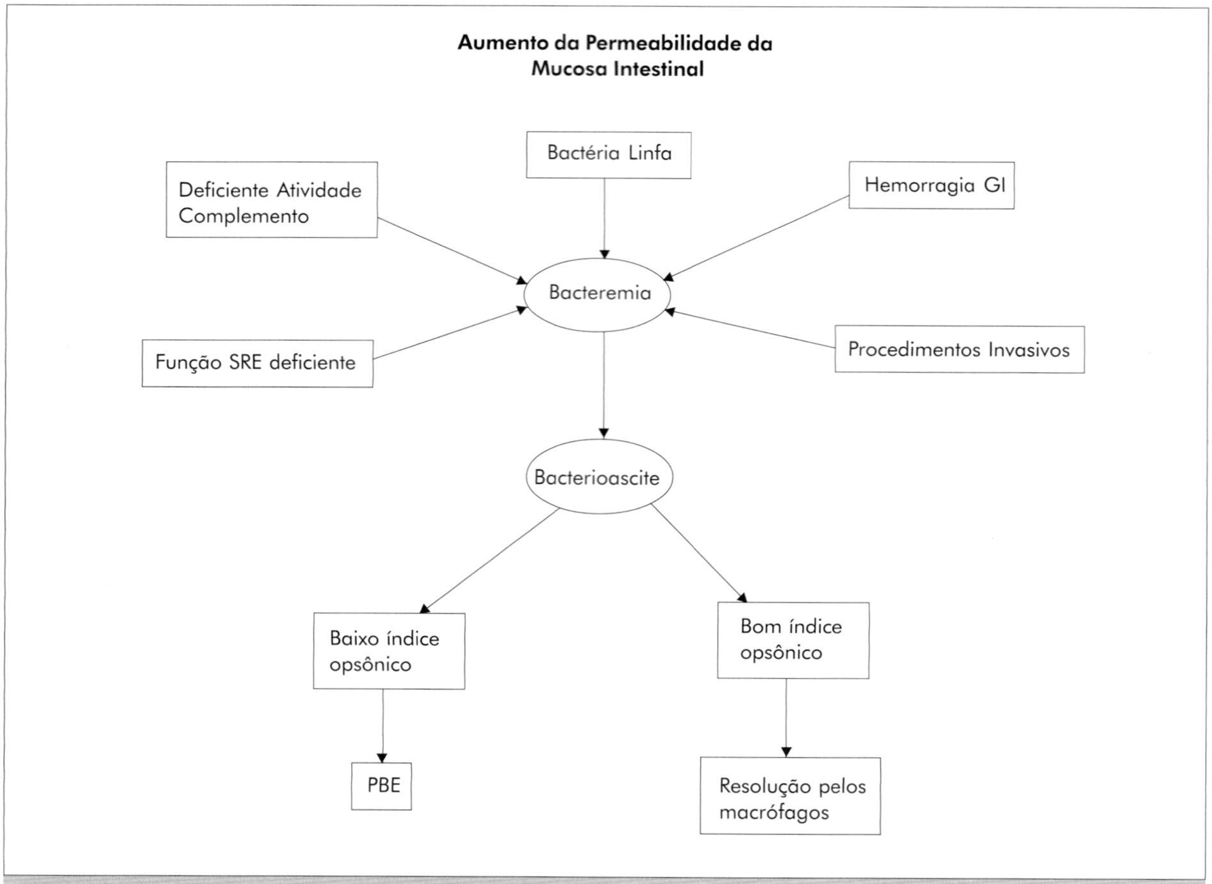

Fig. 107.1 — *Patogenia da peritonite bacteriana espontânea.*

bui para prevenir o aparecimento de bacteremia e de PBE (pós-hemorragia gastrointestinal).

São considerados também fatores de risco: manipulação dentária ou gengival, intubação endotraqueal, massagem de foco infectado, uso de sondas na uretra ou bexiga, cateter intravascular, entre outros. Alguns autores mencionam que a escleroterapia endoscópica pode desencadear PBE. Há discrepâncias quanto aos índices de bacteremia que ocorre após esse procedimento. Os índices variaram entre 5% e 31%. As diferenças quanto aos índices de prevalência de bacteremia após escleroterapia endoscópica de varizes do esôfago poderiam eventualmente estar relacionadas com a técnica utilizada, número de injeções, comprimento e diâmetro da agulha, local de injeção, esterilização do equipamento utilizado, entre outros fatores.

- *Síndrome Hepatorrenal* — Denomina-se síndrome hepatorrenal à disfunção renal que ocorre secundariamente à doença hepatobiliar e que se caracteriza pela ausência de alterações anatômicas renais significativas, função tubular e capacidade de concentração urinária conservadas, baixa excreção urinária de sódio e, quase sempre, oligúria. A maioria dos pacientes com síndrome hepatorrenal apresenta cirrose hepática, principalmente com ascite intensa e resistente a tratamento. Pode, ocasionalmente, existir na hepatite aguda viral, hepatite alcoólica, após trauma hepático, após hepatectomia e em associação com obstrução do trato biliar ou metástases hepáticas. Com relação ao tipo de cirrose, parece estar mais freqüentemente associado à etiologia alcoólica.

A patogenia não é conhecida. Sabe-se, entretanto, que a insuficiência renal é funcional. Alguns elementos falam a favor dessa afirmativa: (a) as alterações patológicas renais são insignificantes e inconstantes; (b) a angiografia *post-mortem* mostra notável reversão do acentuado *shunt* corticomedular de sangue; (c) melhora da função renal após transplante hepático ou naqueles poucos casos em que a função hepática tenha melhorado; (d) rins de pacientes com síndrome hepatorrenal desenvolveram função normal quando transplantados a pacientes com doença renal em fase terminal e função hepática normal.

Segundo alguns autores, a síndrome hepatorrenal seria resultante da diminuição da volemia efetiva, que ocasiona vasoconstrição aferente renal, mediada pelo aumento do tônus e pela estimulação do sistema renina–angiotensina. Em favor dessa hipótese há o conhecimento de que situações que podem diminuir o volume plasmático efetivo (desidratação, hemorragias, uso excessivo de diuréticos) desencadeiam síndrome hepatorrenal. Por outro lado, a normalização desse volume com o emprego de expansores, da válvula peritoniojugular de Le Veen ou cirurgia de descompressão portal pode, ocasionalmente, reverter a síndrome hepatorrenal. Entretanto, em muitos pacientes com síndrome hepatorrenal, não há elementos sugestivos de diminuição da volemia efetiva, nem resposta satisfatória ao tratamento instituído visando expandir a volemia.

Alguns autores acreditam que na síndrome hepatorrenal haja substâncias vasoativas acumuladas (por causa da insuficiência hepática e da hipertensão portal). Entre essas merecem ser lembradas as endotoxinas, formadas a partir de bactérias intestinais que podem ocasionar vasoconstrição renal[90]. A angiotensina II poderia desempenhar papel importante, pois é capaz de ocasionar vasoconstrição considerável, com diminuição da filtração glomerular e retenção de sódio.

A bradicinina e outras cininas sintetizadas no rim podem participar na modulação do fluxo sangüíneo intra-renal e na função renal. Na síndrome hepatorrenal, haveria diminuição dos níveis de pré-calicreína[121], resultando em diminuição na formação de bradicinina, considerada vasodilatador fisiológico.

As prostaglandinas renais, especialmente as E, desempenham papel especial na manutenção do tônus vascular e da função renal, atuando em interação com os sistemas calicreína-cinina e renina-angiotensina. A diminuição dessas prostaglandinas (por qualquer mecanismo, inclusive por inibição em sua formação, conseqüentemente ao uso de medicamentos, como os antiinflamatórios não-esteróides) resultaria em redução de seu efeito vasodilatador, favorecendo o aparecimento da síndrome hepatorrenal.

Estudos experimentais sugerem que a glomerulopressina possa participar na síndrome hepatorrenal. A glomerulopressina, que tem a propriedade de estimular a filtração glomerular e que atuaria estimulando a síntese de prostaglandinas, estaria diminuída na cirrose hepática avançada.

Resultados de alguns estudos sugerem que a relação entre o vasodilatador prostaglandina E_2 e o vasoconstritor tromboxano A_2 (E_2 / TxA_2), mais do que os níveis absolutos de prostaglandinas E_2, pode modular a vasoconstrição renal na síndrome hepatorrenal[176]. Excreção urinária de prostaglandina E_2 e de tromboxano B_2 (metabólito não-enzimático de TxA_2) foi dosada em 14 pacientes com síndrome hepatorrenal. Observou-se que, enquanto os níveis de prostaglandina E_2 estavam diminuídos (em comparação com os níveis de indivíduos normais), os níveis TxB_2 estavam significativamente elevados. Assim, sugere-se que o desequilíbrio entre vasodilatador e o vasoconstritor contribui para o aparecimento da síndrome hepatorrenal.

- *Encefalopatia Hepática*[116,153,154,162,163,164] — A encefalopatia hepática é uma síndrome neuropsíquica caracterizada por deterioração intelectual, alteração do estado de consciência e modificação da personalidade em pacientes com doença hepática intensa e/ou derivação portossistêmica. A encefalopatia hepática pode ocorrer em doenças hepáticas, agudas e crônicas, de várias etiologias. Entretanto, na maioria das vezes é observada em cirróticos, que apresentam, quase sempre, anastomoses portocavas espontâneas.

Algumas hipóteses sobre a patogenia da encefalopatia hepática foram apresentadas: (a) metabolismo alterado da energia cerebral; (b) amônia; (c) sinergismo de neurotoxinas; (d) falsos neurotransmissores; (e) complexo GABA/benzodiazepínico receptor[67]. Nenhuma delas teve sua validade definitivamente demonstrada experimentalmente. Sabe-se que vários mecanismos estão envolvidos na encefalopatia hepática, desconhecendo-se, entretanto, quais os importantes. "Quase certamente a etiologia é multifatorial"[30]. De uma maneira simplista, duas hipóteses poderiam ser apresentadas. A primeira admite que a encefalopatia hepática resulta da perda de um fator (ou fatores) essencial, vital, ainda não-identificado, que o fígado em condições normais sintetiza. A segunda hipótese admite que o fígado não esteja capacitado para desintoxicar uma ou várias toxinas que afetam a função cerebral.

PATOLOGIA DA CIRROSE HEPÁTICA

Aspecto de interesse prático diz respeito ao estudo da correlação entre a etiologia e o tipo, ou seja, o padrão morfológico da cirrose. Como algumas etiologias, pode estar associada a mais de um padrão morfológico. Entretanto, dados anatomopatológicos, além de fundamentais para a confirmação diagnóstica de cirrose, podem contribuir para o estudo etiológico dessa doença hepática.

QUADRO CLÍNICO

- *Idade* — A cirrose hepática ocorre, na maioria das vezes, em indivíduos cuja idade varia entre 40 e 70 anos. Entretanto, as cirroses denominadas genéticas são mais comuns na infância e na adolescência.
- *Sexo* — As cirroses alcoólicas, as cirroses criptogenéticas e a hemocromatose são mais freqüentes em homens. A cirrose biliar primária e a auto-imune (que se desenvolve a partir da hepatite crônica ativa auto-imune) são doenças predominantemente da mulher.
- *Região e Raça* — A cirrose pode ser observada em indivíduos de qualquer região ou raça. A prevalência verificada em alguns estudos está provavelmente relacionada à freqüência de fatores etiológicos (alcoolismo, vírus, entre outros) nas regiões consideradas. Contudo, alguns autores salientam a importância de maior ou menor suscetibilidade de indivíduos ou grupos étnicos.

Sintomatologia

Como conseqüência da formação da cirrose, duas modalidades fundamentais de alterações irão ocorrer: insuficiência hepatocelular e hipertensão portal. Os sintomas apresentados pelos pacientes com cirrose estão relacionados com essas duas alterações e, ainda, com a etiologia (p. ex., alcoolismo), tipos de complicações da cirrose (hemorragia, peritonite bacteriana espontânea, encefalopatia hepática) e com repercussão geral (anemia, desnutrição proteicocalórica). Em alguns cirróticos, os sintomas são devidos predominantemente à insuficiência hepática, em outros, à hipertensão portal e, em um terceiro grupo, devidos a ambas (insuficiência hepática e hipertensão).

Durante meses ou anos, o cirrótico pode estar assintomático e o diagnóstico ser feito ocasionalmente durante uma laparotomia. A incidência de cirrose assintomática (considerando-se o período compreendido entre o seu aparecimento e o óbito) é, em alguns estudos, de 41% na Suécia, 49% na Suíça, 19% nos Estados Unidos e 18% na Inglaterra[96]. A cirrose assintomática é mais freqüente em indivíduos idosos. Os sintomas mais comuns são: anorexia, náuseas, desconforto e dor no abdômen, fraqueza, cansaço fácil e emagrecimento. Outros sintomas: urina escura (colúria), hematêmese e melena, aumento do volume do abdômen (ascite) e edema (dos membros inferiores ou mesmo anasarca), febre, alterações psíquicas (observados ocasionalmente pelos familiares). A Tabela 107.8 esquematiza os sintomas de pacientes com cirrose.

Ao exame físico podem-se verificar (na dependência de vários fatores, entre os quais da etiologia e da fase evolutiva) sinais de desnutrição, hipertrofia das parótidas, aranhas vasculares, ginecomastia, dedos hipocráticos, perda e distribuição anormal de pêlos e atrofia testicular. Sinais correspondentes a alterações hemorrágicas podem ser observados, sendo as mais comuns púrpuras, petéquias, epistaxes e gengivorragias. O tamanho do fígado pode ser normal, aumentado (mais comumente) ou diminuído. Varia segundo o tipo de cirrose e com os períodos evolutivos da doença. A consistência, entretanto, está sempre aumentada e pouco sensível, de superfície irregular e às vezes nodular. Há comumente esplenomegalia.

Icterícia, ascite e edema são sinais comuns na fase descompensada. Na encefalopatia hepática, verifica-se comumente asterixe (*flapping*). Pode haver circulação colateral do tipo porta ou portocava inferior.

Derrames pleurais, mais comumente à direita, são observados em 5-10% dos casos de cirrose com ascite.

DIAGNÓSTICO

O estudo diagnóstico deve incluir dados clínicos, laboratoriais, ocasionalmente métodos diagnósticos por imagem, esofagogastroduodenoscopia e métodos histopatológicos de fragmentos de fígado, obtidos por punção-biópsia ou, preferentemente, através da laparoscopia. O diagnóstico etiológico pode constituir elemento fundamental para a orientação e avaliação prognóstica. A cirrose alcoólica pode, muitas vezes, apresentar melhor prognóstico do que as cirroses de outras etiologias. A cirrose conseqüente à doença de Wilson pode, por vezes, responder satisfatoriamente ao tratamento clínico.

Exames Laboratoriais

O fígado é o maior laboratório bioquímico do organismo, e, como tal, desempenha mais de 200 funções[61]. Em decorrência da cirrose hepática, várias funções, em graus diversos quanto à intensidade, estão comprometidas. Compreende-se, pois, que haja vários graus e tipos de insuficiência hepática. Interessa aqui, entretanto, a grande insuficiência hepática que pode ser detectada através das provas de função hepática, que estão comumente alteradas, principalmente na cirrose hepática descompensada. Vale lembrar que ocasionalmente cirróticos em fase compensada podem apresentar testes de função hepática absolutamente normais. Por outro lado, os testes mencionados não possibilitam propriamente o diagnóstico de cirrose, mas o de disfunção hepática.

As bilirrubinas séricas podem estar aumentadas, em conseqüência à deficiência funcional hepática. Entretanto, podem estar relacionadas com hemólise ou colestase. Na cirrose compensada, a bilirrubina está normal na maioria dos casos.

As transaminases (TGO e TGP) podem estar elevadas, estando, em geral, a primeira mais elevada do que a TGP. Os aumentos dos níveis séricos dessas enzimas não são muito acentuados (em geral, duas a quatro vezes o seu valor normal). Em interessante estudo realizado em 177 pacientes com doenças hepáticas não-alcoólicas de várias etiologias, observou-se que a relação TGO/TGP menor do que 1 pode ser sugestiva da presença de cirrose hepática[171]. Em algumas investigações verificou-se que a relação TGO/TGP igual ou maior do que 2 seria sugestiva de hepatite ou cirrose alcoólica[24]. Falsas elevações de TGO foram identificadas em pacientes que receberam estolato de eritromicina ou ácido para aminossalicílico e, também, durante cetoacidose diabética[147].

A fosfatase alcalina pode ter origem óssea, hepática, intestinal ou placentária. Ocasionalmente, pacientes com tumores malignos primários (pulmão, fígado) podem apresentar elevações séricas dessa enzima (não necessariamente relacionadas com a presença de metástases). Nas cirroses hepatocelulares, a fosfatase alcalina pode estar aumentada, em geral até duas vezes o valor normal. Na cirrose biliar, a fosfatase alcalina está muito aumentada, e nas primárias pode elevar-se ainda na fase inicial da doença. Quando essa enzima está persistentemente elevada em um cirrótico, sem icterícia, deve-se formular a hipótese de coexistência de tumor primitivo ou metastático do fígado[109].

A gamaglutamil transpeptidase (GGTP) sérica está freqüentemente aumentada na cirrose hepática, em geral apresentando valores até seis vezes o limite máximo da normalidade. Não parece ter valor prognóstico.

Em estudo realizado sobre isoenzimas da GGTP, observou-se que o coeficiente da relação GGTP adulto/GGTP fetal foi maior no grupo de cirróticos descompensados do que nos compensados[128].

O aumento da GGTP pode estar relacionado ao consumo crônico de álcool, à doença hepática, a ambas as situações e a processo colestático, entre outras condições.

O colesterol total está geralmente diminuído nas cirroses hepatocelulares graves, podendo, entretanto, estar aumentado nas cirroses biliares.

A hemossedimentação pode estar aumentada nas cirroses ativas com manifestações sistêmicas, mas esse aumento pode também corresponder a doença associada.

A albumina é sintetizada exclusivamente pelas células parenquimatosas do fígado e tem vida média de aproximadamente 20 dias. Por causa dessa longa vida, os níveis de albuminemia podem estar normais nas doenças hepáticas, ainda que graves. Hipoalbuminemia pode ser conseqüente à diminuição de síntese ou a perda excessiva. Essa diminuição ocorre em indivíduos desnutridos ou que apresentam doença hepática crônica importante. Hipoalbuminemia secundária à perda excessiva de albumina ocorre em pacientes com síndrome nefrótica ou com enteropatia com perda protéica.

A eletroforese das proteínas séricas de cirróticos mostra, freqüentemente, hipoalbuminemia e hipergamaglobulinemia e, ainda, fusão beta–gama (alteração qualitativa da curva eletroforética). Essas alterações não são patognomônicas de cirrose, sendo, entretanto, muito sugestivas de hepatopatias crônicas[106,107]. Na cirrose compensada pode haver níveis normais de albumina sérica. A gamaglobulina está aumentada na maioria dos pacientes com cirrose. A fusão das beta–gama (gamopatia policlonal) seria sugestiva de atividade intensa. A fração alfa-1-globulina, quando muito diminuída ou ausente, poderia corresponder à hepatite crônica ativa ou cirrose secundária à deficiência de alfa-1-antitripsina.

As imunoglobulinas IgA, IgG e IgM estão elevadas. A elevação sérica de IgG é a alteração mais comum das imunoglobulinas, especialmente nas cirroses que se desenvolveram a partir de hepatite e na cirrose criptogenética. A elevação de IgM é mais freqüentemente observada na cirrose biliar primária, e a de IgA, na cirrose alcoólica (segundo alguns, "característica" dessa cirrose). Entretanto, em estudo recente em alcoolistas com cirrose, observou-se que a IgM foi a imunoglobulina que mais se elevou e também a que mais freqüentemente estava elevada[127].

Testes para estudos da hemostasia devem sempre ser realizados em cirróticos. Todos os fatores de coagulação, com exceção do fator VIII, são sintetizados no fígado. A vida média desses fatores é curta, variando entre 6 horas (fator VI) e 5 dias (fibrinogênio). Na cirrose hepática, especialmente quando existe disfunção hepática, pode haver diminuição de síntese de fatores da coagulação. O tempo de atividade da protrombina e o tempo de tromboplastina parcial podem estar alterados. Esses testes podem, de certo modo, informar sobre o grau de insuficiência hepática e o potencial de sangramento (este deve ser conhecido, especialmente quando se pretende utilizar métodos invasivos). Plaquetopenia é freqüente, podendo ser ocasionada por vários fatores, entre os quais hiperesplenismo, alcoolismo e coagulação intravascular disseminada. Esta pode ocorrer embora não freqüentemente e, em geral, sem manifestações clínicas evidentes, na cirrose descompensada. Nas derivações peritoniovenosas, a coagulação intravascular disseminada é freqüentemente observada. Em algumas investigações houve fibrinólise (avaliada pelo tempo de lise de euglobinas) em número considerável de casos.

Quanto às alterações hematológicas (além das relacionadas com distúrbios da hemostasia), freqüentemente se observa moderada anemia normocrômica e normocítica e, ocasionalmente microcítica. A anemia megaloblástica não é comum na cirrose não-alcoólica. Quando há hemorragia gastrointestinal, observa-se anemia hipocrômica. Muitos doentes apresentam também processos hemolíticos de intensidade variada. Quanto ao número de leucócitos e de plaquetas, é comum estar diminuído na cirrose alcoólica. Como mencionado, essas alterações podem não estar relacionadas com a cirrose e sim com a ação inibidora do álcool sobre a medula.

O anticorpo sérico antimúsculo liso é positivo na maioria dos casos de cirrose auto-imune, e o antimitocôndria é positivo em aproximadamente 90% dos casos de cirrose biliar primária.

As pesquisas no soro dos marcadores dos vírus B e C da hepatite podem ser úteis para o diagnóstico etiológico da cirrose. Foram publicados estudos sobre os peptídeos séricos do pró-colágeno tipo III (PSPCIII), realizados com o intuito, entre outros, de verificar se esse seria marcador de fibrose hepática durante fase pré-cirrótica[3,115]. Os PSPCIII estão aumentados em diversas doenças hepáticas, possibilitando eventualmente distinguir hepatopatias fibróticas de não-fibróticas[51]. Gea *et al.* estudaram os PSPCIII em 17 pacientes com cirrose alcoólica, 21 com cirrose de outras etiologias; 14 com HCA (hepatite crônica ativa), 7 com HCP (hepatite crônica persistente) e 11 controles. Encontraram aumentos dos peptídeos em todos os pacientes com doenças hepáticas[46]. Raedsch *et al.* determinaram os PSPCIII em 47 pacientes com hepatite crônica persistente, 53 com hepatite crônica ativa, 22 com cirrose e 40 indivíduos sadios. Os PSPCIII estavam significativamente aumentados nos pacientes com hepatite crônica ativa e cirrose e discretamente elevados nos que apresentavam hepatite crônica persistente. Devemos, todavia, salientar que os PSPCIII podem estar elevados também em doenças não-hepáticas fibrosantes (mielofibrose, fibrose pulmonar, doença de Paget, entre outras). Há controvérsias quanto ao significado do aumento dos PSPCIII, pois alguns encontraram correlação com o grau de fibrose, outros com atividade fibrogênica ou atividade e grau de fibrose. Alguns autores observaram correlação com inflamação e outros com inflamação e necrose. A maioria dos autores considera a determinação dos PSPCIII como marcador útil para o estudo da fibrose hepática. Kurt *et al.*, afirmam que a determinação dos PSPCIII constitui parâmetro quantitativo de fibrogênese hepática, sendo importante para a avaliação terapêutica, para estudo evolutivo a longo prazo e do prognóstico[76].

O estudo do líquido ascítico é fundamental para o diagnóstico diferencial entre ascite ocasionada pela cirrose e as de outras etiologias. Como mencionado, é também de grande importância para o diagnóstico de peritonite bacteriana espontânea. Na cirrose não-complicada (assim como, ocasionalmente, na hepatite alcoólica, hepatite crônica ativa, necrose hepática submaciça, insuficiência cardíaca congestiva e síndrome nefrótica), o líquido ascítico tem características de transudato, cuja concentração total de proteínas não excede, geralmente, 2,5 g/dl. Em aproximadamente 10% dos casos de cirrose hepática não-complicada, o teor protéico é superior a 2,5 g/dl. Essa concentração também pode alterar-se, significativamente, após diurese intensa ou infusão de albumina.

Estudos Radiológicos e Endoscópicos

O estudo radiológico do esôfago, do estômago e do duodeno em um paciente que apresenta dados compatíveis com cirrose (ou com esse diagnóstico já estabelecido), pode ser importante, especialmente se evidenciar varizes esofagogástricas. A presença dessas varizes, quase sempre, estabelece o diagnóstico de hipertensão portal. Sabe-se, entretanto, que o exame radiológico pode não diagnosticar muitos casos de varizes esofagogástricas. O exame radiológico pode também diagnosticar úlcera gastroduodenal, hérnia hiatal (esofagite de refluxo) e condições patológicas que podem ser, como as varizes, responsáveis por hemorragias digestivas no cirrótico. A esplenoportografia, a arteriografia celíaca e a portografia transepática podem ser úteis para o estudo do sistema porta. A esplenoportografia, com medida da pressão intra-esplênica, está indicada para comprovar a existência de hipertensão portal, para determinar a sede do bloqueio, a permeabilidade do eixo esplenorrenal e para o estudo da circulação colateral. Não constitui exame de rotina em pacientes cirróticos, estando particularmente indicada quando se suspeita da existência de trombose da veia esplênica ou porta e também no diagnóstico diferencial com outros tipos de hipertensão portal, quando está indicada a anastomose portossistêmica.

A esofagogastroduodenoscopia é o melhor exame para diagnosticar varizes esofagogástricas, úlcera péptica gastroduodenal, gastrite erosiva e gastropatia congestiva, condições patológicas freqüentes em cirróticos e causas de sangramento nesses pacientes. Em vigência de hemorragia digestiva alta, esse exame endoscópico é indispensável, porque, além de possibilitar localizar a sede do sangramento, pode constituir, ocasionalmente, método terapêutico importante, especialmente para escleroterapia das varizes.

- *Ultra-Sonografia* — A ultra-sonografia é exame não-invasivo de grande valor para o diagnóstico diferencial entre colestase intra (que pode existir na cirrose) e extra-hepática (conseqüentemente à coledocolitíase e a tumor). Esse exame possibilita detectar a presença de veia porta dilatada e tortuosa, dado indicativo de hipertensão portal. A ultra-sonografia está também indicada para avaliar a permeabilidade de anastomoses portossistêmicas e para detectar a presença de ascite de pequeno volume, ocasionalmente não diagnosticada pela propedêutica física do abdômen. Não possibilita o diagnóstico de cirrose, podendo, no entanto, detectar alterações hepáticas compatíveis com aquela lesão.
- *Tomografia Computadorizada* — A tomografia computadorizada é, segundo alguns autores, um exame mais preciso do que a ultra-sonografia para detectar a presença de cirrose, não permitindo, naturalmente, diagnóstico "de certeza", sendo também dispendioso e com doses relativamente altas de radiações. Recentemente surgiu a tomografia helicoidal, que reduz de maneira marcante o tempo de exame, permitindo diminuir a dose de contraste utilizada. Exige um período menor de colaboração do paciente, facilitando a realização de exames em pacientes debilitados, traumatizados, crianças e idosos. A tomografia computadorizada pode ser útil para o estudo da etiologia, em casos de hemocromatose e da localização de coleções líquidas no peritônio e extraperitoneais.
- *Ressonância Magnética* — É considerada atualmente exame importante para a avaliação de várias alterações morfológicas do fígado, inclusive cirrose.
- *Biópsia Hepática* — A biópsia hepática constitui método diagnóstico de fundamental importância, pois possibilita obter fragmento de fígado para estudo histológico. É geralmente realizada por via percutânea intercostal, ou durante a laparoscopia ou laparotomia. Ocasionalmente, é realizada por via transjugular, tecnicamente mais difícil. A biópsia hepática percutânea é considerada método seguro, simples, não-dispendioso e, de modo geral, aceitável pelo paciente. Entretanto, só deve ser realizada quando as condições de hemostasia forem adequadas (tempo de protrombina de pelo menos 50% e o número de plaquetas acima de 50.000/mm^3). Os dados obtidos pelo estudo do fragmento colhido pela punção-biópsia possibilitam: (a) confirmar o diagnóstico de cirrose; (b) identificar o seu tipo; (c) verificar intensidade e atividade; (d) fornecer elementos para o diagnóstico etiológico; (e) ocasionalmente, dados sobre o prognóstico; e (f) resposta terapêutica. Quando a cirrose é do tipo micronodular, o exame histológico (de fragmento de tamanho adequado) permite, com facilidade, o diagnóstico. Na cirrose macronodular, entretanto, o diagnóstico pode não ser feito se o fragmento obtido não for suficientemente representativo[104]. A biópsia hepática pode ser de grande importância para informar sobre a natureza de lesões que ocupam espaço no fígado e cujo material pode ser obtido por biópsia dirigida por ultra-sonografia ou tomografia computadorizada.

Embora a biópsia hepática seja considerada exame muito importante para o diagnóstico de doenças do fígado, alguns autores, em comentários recentes, afirmam que, em se tratando de "suspeita"de etiologia alcoólica, esse exame não necessitaria ser realizado rotineiramente, sendo suficiente o diagnóstico clínico[7a].

Laparoscopia

Desde que realizada por profissionais experientes, a laparoscopia complementada pela biópsia hepática constitui o melhor e, eventualmente, o mais completo método para estudo das hepatomegalias (assim como para o das hepatopatias crônicas em geral). Possibilita visão de conjunto. A observação direta da superfície hepática geralmente possibilita o diagnóstico de cirrose e, ainda, informar se há dados indicativos de hipertensão portal, além de detectar a presença de tumor associado. A complementação do exame com a biópsia dirigida (que deve ser profunda em virtude da inespecificidade das lesões subcapsulares) constitui vantagem com relação à punção–biópsia percutânea intercostal, pois possibilita escolher áreas para a obtenção dos fragmentos.

Aspectos diagnósticos das complicações da cirrose

- *Hemorragia Digestiva* — A hemorragia digestiva alta, em cirróticos, constitui complicação muito grave. A causa mais comum é a ruptura de varizes de esôfago e, ocasionalmente, de fundo gástrico. Outras causas são as seguintes: úlcera péptica, gastropatia congestiva e gastrites ou duodenites erosivas. A hemorragia digestiva pode favorecer o aparecimento de complicações (encefalopatia hepática, síndrome hepatorrenal, peritonite bacteriana espontânea, aparecimento ou agravamento de ascite, entre outras). As manifestações clínicas principais são as que se seguem: hematêmese e melena, ou somente esta última, sintomas gerais e sinais decorrentes da perda sangüínea (sudorese, tonturas, palidez, hipotensão, choque).

Esofagogastroduodenoscopia deve ser feita na vigência de sangramento para informar, como mencionado, sobre a sede do sangramento, possibilitando ainda escleroterapia de varizes ou tratamento endoscópico de hemorragia por úlcera péptica[1a]. Devemos salientar que, com base em estudos recentes, admite-se que a gastropatia congestiva, provavelmente secundária à hipertensão portal, seja causa importante de hemorragia digestiva alta em cirróticos[133,149].

Quando a sede da hemorragia não for identificada através de exame endoscópico, deve-se recorrer a estudo angiográfico.

Peritonite Bacteriana Espontânea[25,26,48,56,144]

A PBE está comumente associada à presença de dores abdominais, geralmente difusas, de intensidade variável (bem leve até muito acentuada). Com relação à temperatura, pode haver febre (mais comumente), ser normal ou ocorrer hipotermia. Confusão mental é manifestação clínica comum. Em um estudo, as manifestações clínicas mais freqüentes foram: febre (68%), dores abdominais (49%) e alterações do estado mental (54%). Curiosamente em uma pesquisa havia hipotermia em 40% dos casos de PBE, em pacientes com cirrose e ascite. Há também, por vezes, hipotensão arterial e diarréia. Recentemente foram relatados casos de dispnéia súbita em pacientes cirróticos com ascite e PBE. A PBE pode também existir na ausência de manifestações clínicas significativas ou ainda ser inteiramente assintomática em 5% dos casos.

Ao exame físico há comumente icterícia e, como mencionado, febre (freqüentemente acima de 37,7°C). Com freqüência há dados sugestivos de encefalopatia hepática. Às vezes esta se apresenta sob forma leve, só sendo percebida pelos familiares, que relatam mudança de personalidade. Ascite está presente em todos os pacientes, embora, ocasionalmente, não possa ser detectada pela propedêutica física do abdômen. As dores abdominais podem se acompanhar ou não de sinais de irritação peritoneal e diminuição dos ruídos hidroaéreos. Pode ocasionalmente haver sinais correspondentes à presença de pleurite bacteriana, uma complicação da PBE. O paciente que apresenta algumas (ou eventualmente alguma) das manifestações clínicas mencionadas deve ser considerado, em princípio, provável portador de PBE. O diagnóstico entretanto só poderá ser confirmado com os dados do exame do líquido ascítico (PMN = 250/mm^3 e cultura positiva). Vale lembrar que há casos de PBE em que a cultura do líquido ascítico é negativa (falso-negativa) devendo ser repetida. Atualmente recomenda-se, fazendo parte da técnica de cultura de líquido ascítico, inocular maiores quantidades do mesmo em maiores recipientes de cultura, medidas essas tomadas ao lado do leito do paciente. Observou-se que houve grande aumento da sensibilidade diagnóstica, a qual, de 42% com a utilização de métodos convencionais, passou a 91%. Esse método também possibilita diminuir o tempo compreendido entre a inoculação da cultura e a detecção do crescimento bacteriano. Considerando-se que cerca de 1/3 do total de pacientes morre aproximadamente 5 dias após o diagnóstico, é de fundamental importância a identificação, em menor tempo possível, do agente infeccioso. Com relação aos outros testes que o estudo do líquido ascítico possibilita, vale comentar (além da dosagem de proteínas, de grande importância, como mencionado) sobre o pH; pCO_2, pO_2 e o gradiente pCO_2 sangue arterial/líquido ascítico; coeficiente da relação níveis de glicose no líquido ascítico/níveis de glicose no soro.

Com relação ao valor diagnóstico da determinação do pH do líquido ascítico, há ainda controvérsias. Alguns autores sugerem que pH do líquido ascítico igual ou menor que 7,31 seja considerado indicativo da presença de PBE. Outros autores todavia observaram que apenas 30% dos pacientes com PBE apresentavam os níveis de pH mencionados. Em vista dos resultados discrepantes mencionados, investigações foram feitas utilizando os valores do gradiente pH ascítico/pH sangüíneo, obtidos concomitantemente. A maioria dos autores todavia, não considera de valor diagnóstico o referido teste. Quanto aos níveis elevados de lactato, observou-se em alguns trabalhos que o seu valor diagnóstico não é tão preciso se analisado isoladamente. Em alguns estudos realizados em líquido de pacientes com PBE, verificou-se pCO_2 elevado, pO_2 diminuído e aumento do gradiente pCO_2 sangue arterial/líquido ascítico. O coeficiente da relação dos níveis de glicose no líquido ascítico/ níveis de glicose no soro menor ou igual a 1,0 seria, segundo alguns autores, sugestivo de PBE. Embora esses testes possam em alguns casos, ser úteis para o diagnóstico de PBE, em geral não são de importância prática, pois apresentam sensibilidade (e alguns também especificidade) baixa.

O diagnóstico diferencial deve ser feito especialmente com peritonite bacteriana secundária (PBS). Nesta há uma causa primária intra-abdominal identificável de infecção, como perfuração intestinal ou abscesso perinefrético. A diferenciação entre as duas formas de peritonite é de fundamental importância: uma conduta conservadora em paciente com perfuração intestinal (por divertículo do cólon, úlcera duodenal) ou tratamento cirúrgico na PBE ocasionará, em quase todos os casos, a morte do paciente. Compreende-se que assim ocorra, pois a terapêutica da PBS é comumente cirúrgica, enquanto a PBE é tratada com antibióticos. O diagnóstico diferencial entre as duas peritonites é, por vezes, muito difícil se baseado apenas em sintomas e sinais. É sugestiva de PBS a existência de dois entre os três seguintes dados, obtidos no exame do líquido ascítico: proteínas totais >1 g/dl, glicemia < 50 mg/dl, aumento de LDH. Outros dados também freqüentemente encontrados na PBS: níveis de bilirrubina > 6 mg/dl, presença de múltiplos organismos, cultura positiva e aumento de PMN após 48 horas de tratamento. Quando houver esses últimos dois dados, lembrar que podem corresponder a uso inadequado de antibióticos (tipo, dose), mau prognóstico ou, realmente, PBS. Se houver dados sugestivos de PBS, deve-se realizar estudo radiológico utilizando contraste hidrossolúvel do esôfago, estômago e duodeno e/ou enema. A presença de PBS em jovem torna mais provável a possibilidade de úlcera perfurada e, no idoso, a possibilidade primeiramente de perfuração de divertículo do cólon (mas, naturalmente, outras condições patológicas, podem ocorrer). Vale lembrar que pode haver PBS sem perfuração, situação que não exige providência tão urgente quanto a PBS com perfuração. Enquanto se aguardam os resultados do estudo diagnóstico, deve-se iniciar tratamento empírico da PBS, com cefotaxima e metronidazol (com bons resultados iniciais).

Síndrome Hepatorrenal

Embora as manifestações clínicas e a evolução da síndrome hepatorrenal possam variar consideravelmente, alguns aspectos devem ser salientados: (a) não se pode prever, com base em elementos clínicos ou patológicos, quais os pacientes com doença hepática intensa que desenvolverão síndrome hepatorrenal; (b) em geral, pacientes com síndrome hepatorrenal são portadores de doença hepatocelular grave, com ascite (comumente volumosa), icterícia e encefalopatia hepática. Vale lembrar que a síndrome hepatorrenal pode surgir em pacientes que estão apresentando declínio em seus níveis de hiperbilirrubinemia, ou em que esta está muito discreta; (c) comumente, os doentes não apresentam síndrome hepatorrenal em sua primeira hospitalização; (d) a presença de oligúria acentuada (menos de 500 ml de urina em 24 horas) e progressiva é muito sugestiva de síndrome hepatorrenal. O grau de progressão é variável. Embora o desenvolvimento da síndrome hepatorrenal seja, em geral, insidioso (semanas ou meses), pode, ocasionalmente, se desenvolver em 1 ou 2 dias após verificação de função renal normal, com índices de uréia e creatinina séricos normais; (e) em geral, a causa de morte não é a uremia. Os níveis de uréia normalmente oscilam entre 40 e 80 mg/ml e os de creatinina, entre 4 e 8 mg/ml; (f) a maioria dos pacientes apresenta discreta hipotensão; hipotensão acentuada ou choque em fase terminal;(g) o perfil excretório urinário é semelhante ao existente na uremia pré-renal.

Torna-se necessário ressaltar que há várias condições patológicas em que rim e fígado estão comprometidos, constituindo a síndrome pseudo-hepatorrenal (Tabela 107.7).

Tabela 107.7 Síndrome Pseudo-Hepatorrenal
1. Infecções — Leptospirose — Febre amarela — Malária — Síndrome de Reye — Hepatite viral — Septicemia
2. Circulatórias — Choque — Insuficiência cardíaca congestiva
3. Toxinas e drogas — Acetaminofen — Tetraciclinas — Aspirina — Sulfato de cobre — Cromo — Tetracloreto de carbono — Fósforo amarelo — Sulfonamidas — Estreptomicina — Iproniazida
4. Neoplasias — Hipernefroma — Metástases hepáticas
5. Diversas — Rim policístico e doença hepática — Amiloidose — Lúpus eritematoso disseminado — Periarterite nodosa

Com relação aos testes laboratoriais na síndrome hepatorrenal: a) sedimento urinário normal; b) osmolaridade da urina superior à do plasma; c) relação entre níveis de creatinina na urina e no plasma maior do que 30:1; e d) excreção urinária de sódio inferior a 10 mEq/l. Esses achados não são patognomônicos da síndrome hepatorrenal, pois pacientes com uremia pré-renal podem apresentar perfil semelhante. Elementos para diagnóstico diferencial com necrose tubular aguda são: a) presença de cilíndros no sedimento urinário; b)osmolaridade igual à do plasma; c) relação entre níveis de creatinina na urina e no plasma inferior a 20:1; e d) excreção urinária de sódio, em geral, superior a 40mEq/l.

Encefalopatia Hepática

Alguns autores dão o nome de encefalopatia hepática quando há predominantemente falência funcional, e de encefalopatia portossistêmica quando é resultante de desvio do sangue portal conseqüente às anastomoses espontâneas ou cirúrgicas. O termo único de encefalopatia hepática pode ser empregado, pois na cirrose essa condição patológica pode ser resultante de ambas as alterações (associadas ou não). Várias são as causas da encefalopatia hepática segundo Conn e Atterbury[26].

Do ponto de vista prático, desejamos salientar que as causas precipitantes mais comuns são hemorragia gastrointestinal, sedativos e tranqüilizantes, constipação intestinal, uremia (espontânea ou induzida por diuréticos), infecção e ingestão excessiva de proteínas. Por vezes, não se consegue identificar o fator desencadeante, condição denominada encefalopatia espontânea.

O diagnóstico de encefalopatia hepática deve fundamentar-se em um conjunto de elementos: (a) presença obrigatória de doença hepática e/ou anastomose portossistêmica; (b) alteração do estado mental; (c) alterações neuromusculares; (d) manifestações clínicas diversas (hálito hepático,hipotermia e hiperventilação); (e) achados patológicos muito sugestivos (aumento de amônia no sangue arterial e alterações eletroencefalográficas); (f) resposta terapêutica favorável em muitos pacientes (com tratamento apropriado).

Tabela 107.8 Sintomas dos Pacientes com Cirrose Hepática
Anorexia *
Náuseas *
Desconforto abdominal *
Dor no abdome *
Fraqueza *
Cansaço fácil *
Emagrecimento *
Urina escura
Hematêmese e melena
Aumento do volume do abdome (ascite)
Edema (dos membros inferiores ou mesmo anasarca)
Febre
Alterações psíquicas (observadas ocasionalmente pelos familiares)

* *Sintomas mais comuns.*

Como mencionado, a cirrose é a hepatopatia que se encontra na grande maioria dos casos de encefalopatia hepática.

As alterações no estado mental variam consideravelmente, desde a forma inaparente ou subclínica até o coma. As manifestações clínicas incluem: agitação, sonolência, euforia, inversão do ritmo do sono, confusão, perda da consciência aos estímulos externos e, em fase avançada, coma profundo sem respostas aos estímulos. O coma pode sobrevir rápida ou insidiosamente.

Ao exame físico, chama a atenção o "hálito hepático", observado em cerca de 50% dos casos de encefalopatia hepática, e que se caracteriza por ser bastante desagradável, adocicado; alguns o comparam ao flato. Ao exame neurológico, podem-se observar *flapping* (asterixe), movimentos irregulares, que podem ser vistos quando os braços estão em extensão horizontal e as mãos posicionadas para cima, em ângulo de 50° com o punho e os dedos ligeiramente separados. São movimentos tipo "batimento de asas". Os músculos são incapazes de sustentar a posição mencionada e, conseqüentemente, surge o tremor. Embora geralmente seja bilateral, por vezes é assincrônico. Esse sinal, embora muito importante para o diagnóstico de encefalopatia hepática, não é patognomônico, pois pode existir também nas insuficiências respiratória, cardíaca e renal, após doses elevadas de sedativos, entre outras condições patológicas. Outras alterações neurológicas que podem existir são hipertonia e hiper-reflexia, às vezes com Babinski positivo, e ainda, bradilalia, bradicinesia, disgrafia, entre outros sinais.

Exames Complementares

Compreendem dosagem de amônia, eletroencefalograma (EEG), testes psicométricos, potencial visual evocado e glutamina no líquido cefalorraquidiano.

A concentração de amônia arterial está aumentada em cerca de 90% dos casos de encefalopatia hepática. Não há, entretanto, correlação significativa entre amonemia arterial e grau e intensidade da encefalopatia hepática.

As alterações no EEG incluem diminuição progressiva, em freqüência, e aumento de amplitude das ondas, à medida que a encefalopatia hepática vai-se agravando. O traçado do EEG na encefalopatia hepática é caracterizado por ser lento, havendo descrição de três tipos: ondas teta, ondas delta e ondas trifásicas. Há controvérsias com relação às denominadas ondas trifásicas. As alterações do EEG não são patognomônicas, podendo existir em várias condições patológicas: uremia, hipoglicemia, acidentes vasculares cerebrais, entre outras. Pacientes com encefalopatia hepática podem apresentar EEG normal.

Os testes psicométricos são utilizados para estudar o estado mental, servindo para avaliar as condições relacionadas com raciocínio, lógica, memória, orientação no tempo e no espaço. Há alguns tipos de testes, entre os quais o de conexão de números e o de conexão de figuras. Esses testes não têm valor absoluto.

O potencial visual evocado seria, segundo alguns, exame útil para o diagnóstico de encefalopatia hepática em sua fase inicial, pré-clínica. Não há contudo estudos suficientes que justifiquem o seu emprego na prática diária.

Na encefalopatia hepática do cirrótico, a glutamina do líquido cefalorraquidiano está geralmente elevada. Não constitui exame de rotina.

Diagnóstico Diferencial

Anamnese, exame físico e exames complementares (EEG, líquido cefalorraquidiano, tomografia computadorizada, ressonância magnética, entre outros) geralmente possibilitam o diagnóstico diferencial.

TRATAMENTO

O tratamento da cirrose hepática pode ser dividido em etiológico, geral e medicamentoso (em especial o da fibrose). Abordaremos também o tratamento de duas complicações: síndrome hepatorrenal e PBE. O tratamento da hemorragia digestiva alta, da ascite e da encefalopatia hepática consta em outros capitulos

Tratamento Etiológico

Na galactosemia, o tratamento consiste em retirar a galactose da dieta, e na tirosinemia, em restringir a ingestão de alimentos que contêm fenilalanina, metionina e tirosina.

Alguns tipos de cirrose respondem bem ao tratamento que se baseia no afastamento de sua causa. A abstenção etílica constitui medida fundamental no tratamento da cirrose alcoólica. A cessação do consumo de etanol pode proporcionar melhora acentuada da insuficiência hepática, também podendo diminuir os níveis de hipertensão portal (provavelmente devido à mobilização de gordura hepática e à redução da inflamação). A diminuição dessa gordura e da inflamação reduzirá o volume intra-hepático e o grau de compressão de vênulas hepáticas, sinusóides e comunicações intersinusoidais. A diminuição da hipertensão portal ocasionará, por sua vez, redução da intensidade da ascite, hemorragias menos freqüentes (por varizes e por gastropatia congestiva) e redução da insuficiência hepatorrenal. A hepatite alcoólica associada à cirrose alcoólica pode regredir após abstinência etílica e melhorar o prognóstico. O grupo de alcoolistas com cirrose sem hepatite alcoólica apresenta melhor prognóstico do que o grupo de etilistas com cirrose e hepatite alcoólica associada[123].

A abstenção etílica, em pacientes com cirrose alcoólica, aumentou sua sobrevida, segundo várias observações[101,103,111,112,125,158]. Entretanto, em outros estudos, esses resultados não foram confirmados[124]. Sobrevida maior após abstinência etílica foi verificada em alcoolistas com cirroses compensadas e também descompensadas com ascite ou icterícia[150]. Entretanto, os cirróticos que haviam apresentado hematêmese não tiveram índices maiores de sobrevida após a abstenção etílica[131]. Autores observaram que a sobrevida dos cirróticos com ascite que continuaram a ingerir doses elevadas de etanol foi relativamente pequena[13]. Foram consideradas doses elevadas as maiores de 2 g de etanol por quilo de peso ao dia. Em outro estudo, verificou-se que a continuação do consumo etílico não influenciou a sobrevida dos cirróticos que apresentavam hipertensão portal e varizes esofagogástricas[158]. Investigações foram feitas com o objetivo de verificar, em cirróticos com derivações portocava, se a abstinência etílica poderia influenciar a evolução. Os autores concluíram que a cessação de consumo de etanol aumentou a sobrevida daqueles pacientes[122]. Observou-se que houve melhora da função sexual após redução de consumo de etanol[50].

As considerações feitas permitem concluir que a abstenção etílica constitui, realmente, medida muito importante no tratamento do cirrótico. Contudo, é necessário lembrar que a incidência de hepatocarcinoma associado à cirrose alcoólica é maior entre os que estão em abstinência etílica do que entre os que continuaram a beber[80]. Pacientes com cirrose alcoólica que permanecem em abstinência etílica podem apresentar modificação do padrão morfológico do fígado, evoluindo do tipo micro para o macronodular, o que facilitaria o desenvolvimento do hepatocarcinoma[80,100]. Ocorre, também, que cirróticos em abstinência alcoólica comumente apresentam sobrevida mais longa, com maior possibilidade, portanto, de desenvolver aquele tumor.

Com relação à doença de Wilson, o tratamento com penicilamina pode proporcionar bons resultados, não somente quanto à doença hepática, mas também às outras manifestações da moléstia[110].

A cirrose causada por hemocromatose pode, ocasionalmente, apresentar atenuação ou mesmo, segundo alguns, reversão do dano hepático, após tratamento com sangrias repetidas ou com o emprego da desferoxamina.

A suspensão do uso da droga pode, em muitos casos, atenuar o dano hepático na cirrose induzida por drogas.

Na cirrose biliar secundária, a desobstrução, por via endoscópica ou cirúrgica, pode proporcionar, na maioria das vezes, melhora do dano ao fígado.

Na cirrose ativa auto-imune, o emprego de corticosteróides poderia deter sua progressão (considerar, entretanto, os riscos do seu uso a longo prazo).

Na cirrose compensada e na atividade inflamatória evidente (dados comprovados por exame histológico), pelo vírus B ou C, o uso do interferon pode proporcionar bons resultados.

Tratamento Geral

Compreende medidas que favorecem as condições gerais e, indiretamente, o tratamento da cirrose.

- *Repouso* — Não é necessário na fase compensada da cirrose. Evitar apenas excessos de atividade física. Quando há hepatite alcoólica, especialmente se existe astenia ou fadiga, a restrição da atividade física deve ser recomendada. O paciente em repouso tem, por vezes, mais facilidade de se manter em abstinência alcoólica.
- *Dieta* — Na fase descompensada deve ser hipercalórica (cerca de 3.000 calorias ao dia), hipoprotéica (70-90 g/dia), hiperglicídica e hipo ou normogordurosa. Além da correção da desnutrição proteicocalórica, deve também ser feita a da deficiência de vitaminas e de ácido fólico (principalmente em alcoolistas). Em alguns estudos, verificou-se que 90% dos pacientes alcoolistas apresentavam algum grau de desnutrição, comumente deficiência proteicocalórica. Lembrar que obesidade em pacientes com doença hepática alcoólica, não é sugestiva de nutrição adequada. Verificou-se que doentes com hepatite alcoólica e/ou cirrose alcoólica apresentavam peso corporal acima do ideal, quando comparado com alcoolistas com fígado normal[17] e que 65% das calorias em etilistas eram fornecidos pelo etanol ingerido[17]. Como resultado desse elevado teor calórico, são baixas as taxas de ingestão de proteínas consumidas

pelo alcoolista, ocasionando balanço dietético negativo[17]. A correção da desnutrição e das deficiências vitamínicas poderia favorecer a regeneração hepática, a síntese protéica, e, eventualmente, corrigir algumas das alterações imunológicas em alcoolistas desnutridos.

No estado atual dos nossos conhecimentos, pode-se dizer que, se possível, a via oral deve ser a preferida para corrigir as deficiências nutricionais mencionadas. A suplementação calórica, enteral ou endovenosa deve ser reservada para os pacientes mais graves [1]. Deve-se lembrar que a intubação nasogástrica, por vários dias, como a que requer a alimentação enteral, aumenta o risco de sangramento de varizes de esôfago. Por outro lado, o tratamento utilizando via endovenosa aumenta o risco de sepse, sempre uma ameaça em pacientes desnutridos e entre os que apresentam doenças hepáticas crônicas.

Com relação à suplementação vitamínica (vitaminas A, C e do complexo B), ela pode ser administrada associadamente ao ácido fólico e sob a forma de cápsulas, preferentemente. Há, por vezes, deficiência de vitamina K, porém sua suplementação não é, em geral, eficaz para a correção dos distúrbios de hemostasia. Comentário especial deve ser feito com relação à vitamina A em pacientes com cirrose alcoólica. O alcoolismo aumenta a necessidade dessa vitamina na dieta, e sua depleção no fígado pode produzir efeitos adversos nesse órgão. Mas doses consideradas inócuas para indivíduos sadios podem ser hepatotóxicas em alcoolistas[87]. Quanto ao uso de anabolizantes, há controvérsias sobre os seus efeitos benéficos. O emprego da testosterona foi preconizado por alguns autores; mas, em estudo recente, concluiu-se que a administração, via oral, desse hormônio não influenciou o tipo e a evolução da disfunção sexual em homens com cirrose alcoólica[50]. Quando houver retenção hídrica (ou quando se suspeitar que ela exista), deve-se reduzir a ingestão de sódio.

Tratamento Medicamentoso

Nos últimos anos, vem crescendo consideravelmente o interesse pelo estudo de medicamentos capazes, segundo alguns autores, de diminuir a fibrose hepática. Há, nesse sentido, dois tipos principais de drogas: colchicina e penicilamina.

A colchicina interfere no metabolismo do colágeno, diminuindo sua deposição e aumentando sua dissolução. Em uma investigação utilizando-se a colchicina na dose de 1 mg ao dia durante 5 dias por semana, houve melhora clínica evidente, com diminuição de ascite, esplenomegalia e das manifestações da encefalopatia hepática. No grupo tratado com colchicina, os níveis séricos de albumina apresentaram-se inalterados, enquanto os do grupo-controle mostraram diminuição. Em exames de material de biópsia, observou-se diminuição de fibrose hepática em pacientes que usaram colchicina. Nesse grupo, a sobrevida foi significativamente maior do que no controle[71]. Vale lembrar, todavia, que dois pacientes do grupo colchicina desenvolveram carcinoma hepatocelular. Em dois trabalhos recentes, foram estudados os efeitos da colchicina na cirrose biliar primária. No primeiro, houve melhora com relação a alguns marcadores da doença hepática e, aparentemente, diminuição da mortalidade entre os pacientes que receberam a colchicina. Entretanto, não houve diminuição da inflamação e nem da fibrose[69]. No segundo trabalho, houve melhora da fosfatase alcalina e alanina aminotransferase no grupo que recebeu colchicina, assim como tendência à estabilização dos níveis da bilirrubinemia. Não houve, todavia, diferenças quanto à progressão, do ponto de vista histológico, entre o grupo colchicina e o placebo[12]. Em trabalho recente, em que foram estudados 100 cirróticos, durante 14 anos, observou-se que a média de sobrevida no grupo tratado com colchicina foi de 11 anos e a do grupo placebo, de 3,5 anos. Houve melhora histológica em 9 dos 30 casos do grupo colchicina (em que o estudo histológico foi realizado) e em nenhum do grupo placebo[72].

Os mecanismos pelos quais a colchicina pode melhorar a função hepática e diminuir a fibrose não são conhecidos[137]. Com relação à conveniência de se empregar, na prática diária, colchicina no tratamento da cirrose, acreditamos ser prudente aguardar os resultados de estudo multicêntrico internacional que vem sendo desenvolvido. Os efeitos colaterais atribuídos a essa droga (náuseas, vômitos, diarréia, hematúria, oligúria, predisposição à formação de úlcera péptica, desencadeamento de hemorragia gastrointestinal, miopia, interferência na absorção de vitamina B_{12}) raramente ocorrem. A colchicina, utilizada durante aproximadamente 5 anos como profilaxia de recidivas de artrite gotosa, foi bem tolerada[175].

A penicilamina, utilizada em alguns estudos, mostrou ser capaz de produzir efeitos benéficos em pacientes com cirrose biliar primária, em virtude de seu efeito inibitório na síntese de colágeno e de seu efeito imunossupressor e sobre o metabolismo do cobre[33]. A penicilamina ocasiona, freqüentemente, efeitos colaterais acentuados: náuseas, vômitos, urticárias, erupções cutâneas, ação tóxica renal, inibição de atividade medular, entre outras.

Os corticóides têm sido utilizados no tratamento de algumas doenças hepáticas, com a finalidade, entre outras, de diminuir a inflamação e a fibrose. Esses medicamentos também foram empregados em pacientes com cirrose alcoólica, sem evidência de aumento em sua sobrevida[161]. Terapêutica promissora, recentemente estudada em macacos babuínos, diz respeito ao uso da famotidilcolina no tratamento da fibrose hepática[99]. Na cirrose alcoólica, bons resultados foram obtidos com S-adenosil-l-metionina.

Tratamento da Peritonite Bacteriana Espontânea

Desde que os dados clínicos sejam muito sugestivos de PBE, deve-se iniciar o tratamento com antibióticos enquanto se aguarda os resultados do exame do líquido ascítico. Se este revelar a existência de 250 células/mm^3 ou mais, deve-se prosseguir com a terapêutica antiinfecciosa (mesmo que a cultura seja negativa). Nos pacientes assintomáticos, especialmente cirróticos com número de PMN superior a 500 cels/mm^3, também está indicado o uso de antibióticos. Vale lembrar que portadores de ascite hemorrágica, ascite pancreática, tuberculose peritoneal e carcinomatose peritoneal podem apresentar aumento do número de PMN, sem haver PBE. Em publicação recente, ressalta-se que pacientes com ascite neoplásica desenvolvem PBE devido à presença de hipertensão portal e que esta é causada pela existência de massa no fígado ou trombose da veia porta. Essa informação poderia, eventualmente, contribuir para o estudo diagnóstico de PBE em pacientes com carcinomatose peritoneal e ascite. Mas nos casos duvidosos quanto à existência de PBE é preferível iniciar o tratamento antiinfeccioso. Deve-se utilizar via sistêmica, que possibilita concentrações adequadas no líquido ascítico, produzindo efeito terapêutico não inferior ao da instilação intraperitoneal. Os aminoglicosídeos (que foram utilizados no passado) estão em princípio contra-indicados, pois podem desencadear insuficiência renal, não apresentam níveis adequados no líquido ascítico e são inativados em pH ácido. As cefalosporinas de 3ª geração são, atualmente, os antibióticos indicados no tratamento da PBE[58]. Recomenda-se utilizar cefotaxima (2 g EV cada 8 horas) ou ceftriaxona (2 g EV cada 12 horas). Essas drogas atuam sobre 98% da flora (inclusive pneumococos) e não produzem superinfecção ou nefrotoxicidade. Quando não há disponíveis testes de sensibilidade, pode-se utilizar penicilina para tratamento de pneumococos e de ampicilina para a maioria das espécies de *E. coli*. Quanto à duração do tratamento com antibióticos, alguns recomendam que seja feito em 10-14 dias. Entretanto, em estudo randomizado comparando períodos de 5 dias com os de 10 dias de tratamento, aqueles foram mais eficazes do que esses. Após o tratamento, a paracentese diagnóstica deve ser repetida (cerca de 48-72 horas) se o agente foi identificado ou houve deterioração clínica (depois de terapêutica adequada). A repetição da paracentese após período relativamente curto justifica-se porque o líquido ascítico torna-se negativo após dose única de cefotaxima em 86% dos pacientes. Quanto ao tratamento da ascite neutrocítica cultura-negativa, justifica-se iniciar terapêutica empírica (o quadro clínico não é diferente do da PBE). Deve-se repetir a paracentese com o objetivo de verificar se houve diminuição de PMN. Se esta ocorrer, justifica-se prolongar o tratamento durante alguns dias.

A bacterioascite monomicrobial deve também, segundo alguns autores, ser tratada (os índices de mortalidade dessa condição patológica seriam altos, entre 22% e 43%). Deve-se utilizar cefalosporina de 3ª geração em cirróticos com ascite e sintomas ou sinais de infecção apesar de o número de PMN ser baixo.

Devemos salientar que o tratamento da ascite do cirrótico é importante no sentido da terapêutica da PBE. Verificou-se que a redução da ascite aumenta significativamente a atividade opsônica do líquido ascítico. O mecanismo responsável pelo aumento dessa atividade seria a elevação das concentrações de C_3 e C_4 e de proteínas totais no líquido ascítico. Com relação à profilaxia da PBE, algumas recomendações devem ser feitas e alguns cuidados devem ser tomados. A permanência de cirróticos com ascite no hospital deve durar o menor tempo possível (e, naturalmente, de acordo com cada caso) por causa do risco de infecção. A PBE seria 5 vezes maior em pacientes hospitalizados. Em trabalho recente, verificou-se que as infecções adquiridas em hospital e o tempo de internação estão associados aos índices de mortalidade por cirrose. Os pacientes com maior risco de infecções são os que apresentam hemorragia gastrointestinal e os que estão na terapia intensiva. Recomenda-se o uso de antibióticos após hemorragia gastrointestinal, extração dentária, drenagem de abscessos, colocação de cateteres, retossigmoidoscopia, colonoscopia, cistoscopia e outros exames capazes de desencadear bacteremia. Verificou-se que a administração oral de antibióticos não-absorvíveis diminui a incidência de infecção em cirróticos com hemorragia gastrointestinal e que o uso (também via oral) de fluoroquinolona (norfloxacino) diminui a incidência de PBE em pacientes hospitalizados ou naqueles com antecedência de PBE. Bons resultados como profiláticos foram também relatados com ofloxacino (administrado em cirróticos que apresentaram hemorragia gastrointestinal). Essa medicação foi administrada, nos primeiros 10 dias, via endovenosa e depois via oral. Em trabalho recente, verificou-se que o antibiótico ciprofloxacino (também do grupo da fluoroquinolona) foi eficaz na prevenção da PBE em cirróticos. Do mesmo modo que o norfloxacino, aquele antibiótico atua sobre a maioria das enterobactérias e quase todos os bacilos aeróbicos gram-negativos. O ciprofloxacino, diferentemente da maioria das fluoroquinolonas, é bem tolerado, mesmo durante longos períodos de tratamento e apresenta baixa hepatotoxicidade. Nesse estudo recente sobre ciprofloxacino, os autores verificaram que sua administração, via oral, na dose de 750 mg, apenas 1 vez por semana, durante 6 meses, foi eficaz na profilaxia da PBE, em cirróticos com ascite e cujo teor protéico foi igual ou inferior a 1,5 g/dl. Vale salientar que, dos 60 pacientes estudados, apenas 7 apresentaram antecedentes de PBE.Considerando os conhecimentos atuais, podemos resumir, no que diz respeito aos medicamentos para a prevenção da PBE, indicando o uso diário, via oral, do norfloxacino (400 mg) ou eventualmente do ofloxacino também na mesma dose, mas precedido do uso EV durante 10 dias. A utilização da ciprofloxacino, 750 mg apenas 1 vez por semana, parece ser o esquema ideal, mas novos trabalhos são necessários para confirmar sua superioridade sobre os esquemas anteriores.

Tratamento da Síndrome Hepatorrenal

O tratamento racional da síndrome hepatorrenal deve basear-se no conhecimento da patogenia dessa condição, altamente letal. Entretanto, esse conhecimento é incompleto e, até certo ponto, inconclusivo. Alguns autores consideram essa síndrome irreversível, exceto em alguns casos, após derivação peritoneojugular (*shunt* de Le Veen)[83], ou transplante hepático[64].

Alguns classificam a terapêutica da síndrome hepatorrenal em tratamento de estados urêmicos reversíveis, tratamento geral de suporte, medidas "específicas" e medidas empíricas[26].

Várias disfunções pré-renais reversíveis, como hipovolemia, uropatia obstrutiva, infecções das vias urinárias, desidratação, hiponatremia e hipopotassemia, podem simular ou precipitar a síndrome hepatorrenal, devendo, portanto, ser corrigidas.

Com relação ao tratamento geral de suporte, devemos, inicialmente, salientar que a insuficiência renal leve e a oligúria podem ser manifestações de distúrbio funcional que, em princípio, não requerem tratamento. A terapêutica de suporte inclui a administração adequada de líquidos e eletrólitos, dieta hipoprotéica e com fornecimento permanente de hidratos de carbono e afastamento dos fatores precipitantes (antiinflamatórios não-esteróides, demeclocinina, lactulose, diuréticos, entre outros). A diálise peritoneal e a hemodiálise podem ser utilizadas.

Quanto às medidas específicas, compreendem, basicamente, a expansão de volume plasmático (albumina, plasma) e a paracentese (cerca de 500 ml ao dia), medidas que devem ser utilizadas associadamente.

Imersão em água até o pescoço seria medida útil, pois provocaria redistribuição do volume sangüíneo com hipervolemia central. Admite-se que esse efeito seja resultante do aumento da pressão sobre a parede torácica e, conseqüentemente, pressão negativa durante a respiração. Essa medida aumentaria a diurese, a natriurese e a excreção urinária de prostaglandinas, assim como a supressão do estímulo ao sistema renina–angiotensina e hormônio antidiurético. Quanto às medidas empíricas, podem ser tentadas quando todas as outras não proporcionaram bons resultados. Nesse sentido, vários medicamentos foram utilizados com o objetivo de corrigir ou melhorar a alteração hemodinâmica renal: octopressina, dopamina, l-dopa, dibenzilina, metaraminol, infusão de prostaglandinas A e E, entre outros.Nenhum deles, entretanto, mostrou ser suficientemente eficaz.

O prognóstico é grave, pois poucos pacientes sobrevivem quando a síndrome hepatorrenal está em fase avançada. Alguns autores, entretanto, relatam casos de recuperação espontânea e, principalmente, após administração de corticosteróides, expansores de volume plasmático, derivações portocava e peritoniovenosa[26]. Mas o único tratamento realmente efetivo é o transplante hepático.

Transplante Hepático

O transplante é, atualmente, medida terapêutica muito importante, que pode proporcionar, em considerável número de cirróticos, boa qualidade de vida e retorno à sociedade, com plena capacidade produtiva.

Referências Bibliográficas

1. Achord J. Malnutrition and role of nutritional support in alcoholic liver disease. *Amer J Gastroenterol* 82:1-7,1987.

1a. Adams SL, Soulen MC. Tips: A new alternative for de variceal bleeder. *Am J Crit Care* 2:196-201,1993.

2. Alter HJ, Hoofnagle JH. Non-A, non-B hepatitis: observations on the first decade. In: Vias GN, Hoofnagle JH. *Viral hepatitis and liver disease*. Orlando, Grune & Stratton 345-54, 1984.

3. Annoni G, Cargnela A, Colombo M. Persistent elevation of the aminoterminal peptide of procollagen type III in serum of patients with acute viral hepatitis distinguishes chronic active hepatitis from resolving or chronic persistent hepatitis. *J Hepatol* 2:379-88,1986.

4. Anthony PP, Ishak KG, Nayak NC, et al. The morphology of cirrhosis: nomenclature and classification. *Bull Who* 55:521-4, 1977.

5. Anthony PP, Ishak KG, Poulsen HE, et al. The morphology of cirrhosis. *J Clin Path* 31:395-414,1978.

6. Ariza J, Gudiol F, Dolz C. Evaluation of aztreonam in the treatment of spontaneous bacterial peritonitis in patients with cirrhosis. *Hepatology* 6:906-10,1986.

7. Ashton RE, Millward-Sadler GH, White JE. Complications in methotrexate treatment of psoriasis with particular reference in liver fibrosis. *J Invest Dermatol* 79:2229-32,1982.

7a. Atterbury CE. Editorial: Should we routinely perform liver biopsy in suspected alcoholic liver disease? *J Clin Gastroenterol* 10:605-7,1988.

8. Bailey RJ, Krasner N, Eddleston ALWF, et al. Histocompatibility antigens, autoantibodies and immunoglobulins in alcoholic liver disease. *Brit Med J* 2:727-9,1976.

9. Baillie M. *The morbid anatomy of some of the most important parts of the human body.* London, J. Johnson,1973.

10. Baraona E, Lieber CS. Effects of chronic ethanol feeding on serum lipoprotein metabolism in rat. *J Cl Invest* 49:769-78,1970.

11. Best CH, Hartroft WS, Lucas CC, Ridout JH. Liver damage produced by feeding alcohol or sugar and its prevention by coline. *Br Med J* 2:1001-6,1949.

12. Bodenheimer Jr H, Schaffner F, Pezzulo J. Evaluation of colchicine therapy in primary biliary cirrhosis. *Gastroenterology* 95:125-9,1988.

13. Borowsky S, Strome S, Lott E. Continued heavy drinking and survival in alcoholic. *Gastroenterology* 80:1405-9,1981.

14. Bosron WF, Li TK. Genetic polimorphism of human liver alcohol and aldehyde dehydrogenases and their relationship to alcohol metabolism and alcoholism. *Hepatology* 6:502-10, 1986.

15. Bristian BR, Blackburn GL, Scrimshaw NS, Flatt JP. Cellular immunity in semitarved states in hospitalized patients. *Am J Clin Nutr* 28:1148-55,1975.

16. Bristian BR, Blackburn GL, Vitale J, et al. Prevalence of malnutrition in general medical patients. *JAMA* 235:1.567-70, 1976.

17. Bunot D,Gattas V, Inriaga H, et al. Nutritional status of alcoholic patients: its possible relationship to alcoholic liver damage. Am J Clin Nutr 38:469-73,1983.

17a. Cabrera J, Arroyo V, Ballesta AM, et al. Aminoglycoside nephrotoxicity in cirrhosis. *Gastroenterology* 82:97-105,1982.

18. Carilho FJ, Silva LC. Epidemiologia, In: Silva LC. Hepatites agudas e crônicas. São Paulo, Sarvier 47-69,1986.

19. Carswell R. *Pathological anatomy. Illustrations of the elementary forms of disease.* London, Longman, 1838.

20. Chalvardjian A. Mode of action of choline. Sequencial changes in hepatic and serum lipids of choline deficient rats. *Can Biochem* J 48:1234-40, 1970.

21. Chey WY, Kosay S, Siplet H, et al. Observation on hepatic histology and function in alcoholic-dogs. *Am J Dig Dis* 16:825-30, 1971.

22. Chopra S. Portal Hypertension. In Chopra S. *Disorders of the liver*. Philadelphia, Lea & Febiger, 181-92, 1988.

23. Chopra S. Spontaneous bacterial peritonitis. In Chopra S. *Disorders of the liver.* Philadelphia, Lea & Febiger, 201-5, 1988.

24. Cohen JA, Kaplan MM. The SGOT/SGPT ratio — an indicator of alcoholic liver disease. *Dig Dis Sci* 244:835-8, 1979.

25. Conn HO. Acidic ascitic fluid: a leap forward (or a step). *Hepatology* 2:507-10, 1982.

26. Conn HO, Atterbury CE. Cirrhosis. In Schiff L, Schiff ER. *Disease of the liver.* 6th ed. Philadelphia, J.B. Lippincott Company, 725-864, 1987.

27. Conn HO, Fessel MJ. Spontaneous bacterial peritonitis in cirrhosis. Variations on a theme. *Medicine* 50:161-97, 1971.

28. Corredor C, Mansbach C, Bressler R. Choline control of tissue carnitine content. *Fed Proc* 26:278-82, 1967.

29. Correia JP, Conn HO. Spontaneous peritonitis in cirrhosis: Endemic or epidemic? *Med Clin North Am* 59:963-81, 1975.

30. Crossley IR, Wardley EN, Williams R. Biochemical mechanism of hepatic encefalopathy. *Clin Sci* 64:247-52, 1983.

31. De Carli LM, Lieber CS. Fatty liver in the rat after prolonged intake of ethanol with a nutritionally adequate new liquid diet. *J Nutr* 91:331-6, 1967.

32. Deinhardt F, Gust ID. L'hepatite virale. *Bull Org Mond Santé* 61:199-232, 1983.

33. Dickson RH, Wiesner WP, Baldus CR, et al. D'penicilamine trial for primary biliary cirrhosis. *Gastroenterology* 86:1062,1984.

34. Dienstag JL, Non-A, non-B hepatitis. I. Recognition, epidemiology and clinical features. *Gastroenterology* 85:439-62, 1983.

35. Diluzo NR. Effect of acute ethanol intoxication on liver and plasma lipid fractions of the rat. *Am J Phys* 194:453-6,1958.

36. Edreira JG, Hirsch RL, Kennedy JA. Production of fatty liver with dietary ethanol despite orotic acid supplementation. *Q J Alc* 35:20-5,1974.

37. Epstein M. The kidney in liver disease. In Arias IM, Jacoby WB, Popper H, et al. *The liver. Biology and pathology*. New York, Raven Press, 1.043-62, 1988.

38. Fauerholdt L, Schlichting P, Christensen E, et al. The copenhagen study group for liver diseases. Conversion of micronodular cirrhosis into macronodular cirrhosis. Hepatology 3:928-31, 1983.

39. Frerichs FT. Von Ueber den Diabetes. Berlim, Hirschward, 1884.

40. Galambos JT. Hepatitis alcoholic. Its therapy and prognosis. In Popper H, Schaffner F. *Progress in liver disease*, New York, Grune & Stratton, 567-88, 1972.

41. Galambos JT. Natural history of alcoholic hepatitis. III. Histopatological changes. *Gastroenterology* 63:1026-35, 1972.

42. Galambos JT. The cirrhosis. In Bockus HL. *Gastroenterology*, 3rd ed. Philadelphia, W.B. Saunders vol. 3. 366-416,1985.

43. Galambos JT. History. In: Galambos JT. *Cirrhosis.* Philadelphia, W.B. Saunders 1-2,1979.

44. Galambos JT. Alcoholic liver disease: fatty liver, hepatitis and cirrhosis. In: Berk J. *Bockus gastroenterology*. 4 ed., Philadelphia, W.B. Saunders, 2985-3045,1985.

45. Garceau AJ. The Boston Inter-Hospital Liver Group. The naturl hstory of cirrhosis: II. The influence of alcohol and prior hepatitis on pathology and prognosis. *Engl J Med* 271:1.173-79,1964.

45a. Garcia-Tsão G. Current management to complications of cirrhosis and portal hypertension: variceal hemorrage, ascites and spontaneous bacterial peritonitis. *Gastroenterology* 120:726-748,2001.

46. Gea F, Haro J, Ortiz J, et al. Utility of the amino-terminal peptide of type III procollagen in the assessment of the fibrogenic activity of the liver. *Dig Dis Sci* 31 (suppl 10):39,1986.

47. Gimson AES, Westaby D, Hegarty JA. Randomized trial vasopressin plus nitroglycerin in the control of acute variceal hemorrhage. *Hepatology* 6:410-13,1986.

48. Gitlin N, Staufer JL, Silvestri RG. The pH of ascite fluid in the diagnosis of spontaneous bacterial peritonitis in alcoholic cirrhosis. *Hepatology* 2:408-11,1982.

49. Gluud C, Wantzin P, Eriksen J. The Copenhagen Study Group For Liver Diseases. No effect of oral testosterona treatment on sexual disfunction in alcoholic cirrhotic men. *Gastroenterology* 95:1582-7,1988.

50. Guines P, Arroy V, Quintero E, et al. Comparison of paracentesis and diuretics in the treatment of cirrhosis with tense ascite. Results of a randomized study. *Gastroenterology* 93:234-41,1987.

51. Haim EG. Blood analysis for liver fibrosís. *J Hepatol* 1:67-73,1984

52. Haim G, Schuppan, D. Collagen metabolism in liver disease. In Bianchi L, Gerok NL, Landínann K. *Liver in metabolic diseases*. Lancaster, MTP Press, 309-23,1983.

53. Hartroft WS. La reproduction experimental de Ia enfermedad hepática humana. In Popper H, Schaffner F. *Progresso en patologia hepática*. Barcelona, Científica-Médica, 83-105, 1963.

54. Hartroft WS, Porta EA. Patogenia del fígado graso y Ia cirrhosis. II enfoque histopatologico. *Arch Biol Méd Exp* (Santiago) (suppl) 3: 189-97,1969.

55. Hislop WS, Bouchier IAD, Allan JG, et al. Alcoholic liver disease in Scotland and Northeastern England: presenting features in 510 patients. *Q J Med* 206:232-43,1983.

56. Hoefs JC. Increase in ascite whiteblood cell and protein concentration duríng diuresis in patients with chronic liver disease. *Hepatology* 1:249-54,1981.

57. Hoefs JC, Canawati HN, Sapico EL. Spontaneous bacterial peritonitis. *Hepatology* 2:399-407,1982.

58. Hoefs JC, Runyon BA. Spontaneous bacterial peritonitis. *DM* 9:1-48,1985.

59. Hoffbauer FW, Zaki FG. Choline deficiency in baboon and rat. *Arch Pathol* 79:364-9,1965.

60. Hosking SW, Kennedy HJ, Seddon I. The role of propranolol in congestive gastropathy of portal hypertension. *Hepatology* 7:437-41,1987.

61. Iber FL. Liver function test. In Paulson M. *Gastroenterologic medicine*. Philadelphia, Lea & Febiger, 441-56, 1969.

62. International Group. Review of alcoholic liver disease: morphologic manifestations. *Lancet* 1:707, 1981.

63. Iseri OA. Lieber CS, Gottlíeb LS. The ultrastructure of fatty liver induced by prolonged ethanol ingestion. *Am J Pathol* 48:535-55, 1966.

64. Iwatsuki S, Popoutzer MM, Corman JL. Recovery from hepatorrenal syndrome after liver transplantation. *N Engl J Med* 89:1155-60,1973.

65. Jaques EA, Buschman RJ, Layden TJ. The histopathologic progression of vitamin A-induced hepatic injury. *Gastroenterology* 76:599-602,1979.

66. Jollife, N, Jellinger EM. Vitamin deficiencies and liver cirrhosis in alcoholism. VII. Cirrhosis of the liver. *Q J Stud Alcohol* 2:544-83, 1941.

67. Jones EA, Gammal SH. Hepatic encephalopathy. In Arias IM, Jakoby WB, Popper H, et al. *The liver biology and pathobiology*. New York, Raven Press, 985-1005, 1988.
68. Kakumu S, Leevy CM. Lymphocyte cytotoxicity in alcoholic hepatitis. *Gastroenterology* 72:594-7, 1977.
69. Kaplan MM, Alling DW, Zimmerman HF. A prospective trial of colchicine for primary cirrhosis. *N Engl J Med* 315:1.449-54, 1986.
70. Kawaníshi H, Tavassolie H, Macdermott RP, Sheagren JN. Impaired conconavalin A-inducible supressor T-cell activity in active alcoholic liver disease. *Gastroenterology* 80:510-17, 1981.
71. Kershenobich D, Uribe M, Suarez GI, et al. Treatment of cirrhosis with colchicine. A double blind randomized trial. *Gastroenterology* 77:532-6, 1979.
72. Kershenobich D, Vargas F, Garcia-Tsao G, et al. Colchicine in treatment of cirrhosis of the lîver. *N Engl J Med* 318:1709-13, 1988.
73. Klatskin G. Alcohol and its relation to liver damage. *Gastroenterology* 41:443-51, 1961.
74. Kondrup J, Grunnet N. The effect of acute and prolonged ethanol treatment on the contents of coenzyme A, carnitine and their derivates in rat liver. *Biochem J* 132:373-9, 1973.
75. Kong CW, Lay CS, Tsai YT. The hemodinamic effect of verapamil on portal hipertension in patients with postnecrotic cirrhosis. *Hepatology* 6:423-9, 1986.
76. Kurtz W, Hamman T, Fisher H, Leuschner U. Serum procollagen type III peptide correlates with hepatic fibrogenesis. *Gastroenterology* 92:1747, 1987.
77. Laennec RTH. *De l'ausculation mediate*. Paris, Brosson et Chaude, 1819.
78. Larkin BC, Watson-William BJ. Alcohol and the blood. *Med Clin N Am* 68:105-20, 1984.
79. Lebrec D, Poynard T, Bernuau J. A randomized controlled study of propranolol for prevention of recurrent gastrointestinal bleeding in patients with cirrhosis: a final report. *Hepatology* 4:335-58, 1984.
80. Lee FI. Cirrhosis and hepatoma in alcoholics. *Gut* 7:77-85, 1966.
80a. Lejkowitch JH. Hepatobiliary pathology. *Current Opinion in Gastroenterology* 18:290-298, 2002.
81. Lelbach B. Cirrhosis in the alcoholic and its relation to the volume of alcohol abuse. *Ann N Y Acad Sci* 252:85-105, 1975.
82. Lemon SM. Type A viral hepatitis: New developments in an old disease. *N Engl J Med* 313:1.059-67, 1985.
83. Le Veen HH, Brown T, D'Ovídio NG. Surgical treatment of ascites. *Ann Surg* 14:107-10, 1980.
84. Levin DM. Baker AL, Riddell RH, et al. Overlooked causes of liver injury in patients with heavy alcohol consumption. *Ann J Med* 66:429-34, 1979.
85. Lieber CS, DeCarli LM, Rubin E. Sequential production of fatty liver, hepatitis and cirrhosis in sub-human prímates fed ethanol with adequate diets. *Proc Natl Acad Sci USA* 72:437-41, 1975.
86. Lieber CS, Jones DP, DeCarli LM. Effects of fatty despite adequate diets. *J Clin Invest* 44:1009-21, 1965.
87. Lieber CS, Leo MM. Ethanol, vítamin A and liver injury. In Brunner H, Thaler H. *Hepatology, a festschrift for Hans Popper*. New York, Raven Press 15-36,1985.
88. Lieber CS, Robins SJ, Leo MA. Phosphatidylcholine protects against fibrosis and cirrhosis in baboon. *Gastroenterology* 106:152-9, 1994.
89. Lieberman FL, Denison EK Reynolds TB. The relationship of plasma volume, portal hypertension, ascites and renal sodium retention in cirrhosis: the overflow theory of ascites formation. *Ann N Y Acad Scii* 170:202-12, 1970.
90. Lieh H, Jacob AI. Endotoxin and renal failure in liver disease. In Epstein M. *The kidney in liver disease*. 2 ed. New York, Elsevier 535-47, 1983.
91. Linas L, Schaffer JW, Moore EE, et al. Peritoneovenous shunt in the management of the hepatorenal syndrome. *Kidney Int* 30:736-40, 1986.
92. Mallory FB. Cirrhosis of the liver. Five different types of lesions from which it may arise. *Bull Johns Hopkins Hosp* 22:69-75, 1911.
92a. Mendenhall CL, Rouster S, Marshall L, Weesner R. A new therapy for portal systemic encephalopaty. *Ann J Gastroenterol* 81:540-3, 1986.
93. Millward-Sadler GH. Cirrhosis. In: MacSween RN, Anthony PP, Scheuer PJ. *Pathology of the liver.* 2nd ed. New York, Churchill Livingstone, 342-63, 1987.
94. Millward, Sadler GH, Ryan TJ. Methotrexate induced liver disease in psoriasis. *Brit J Dermatol* 90:661-67, 1974.
95. Mincis M. A ação do álcool sobre a fígado. *Rev Assoc Med Brasil* 16:157-66, 1970.
96. Mincis M. Cirrose hepática. In: Guimarães RX, Vilela MP. *Gastroenterologia.* São Paulo, Sarvier 321-33, 1979.
97. Mincis M. Álcool e fígado. In: Dani R, Castro LP. *Gastroenterología clínica*. Rio de Janeiro, Guanabara Koogan. 768-82, 1981.
98. Mincis M. Doença alcoólica do fígado. *Moderna Hepatologia. Boletim do Serviço de Hepatologia da Santa Casa*, Rio de Janeiro, ano 7, nº 5, 1982.
99. Mincis M. Doença hepática alcoólica: classificação morfológica internacional. Análise crítica. *Arq Gastroent São Paulo* 20:63-8, 1983.
100. Mincis M. Álcool e câncer. *Ars Cur* 19:125-30, 1986.
101. Mincis M. Doença hepática alcoólica. In Copelman H. *Gastroenterologia clínica e cirúrgica.* Rio de Janeiro, Cultura Médica Ltda., 198-209, 1988.
102. Mincis M. Doença hepática alcoólica. Doença hepática índuzida por drogas. In Prado FC, Ramos J, Valle JR. *Atualização terapêutica* 15 ed. São Paulo, Artes Médicas, 297-302, 1993.
103. Mincis M. Álcool e fígado. In Dani R, Castro LP. *Gastroenterologia clínica*. 3 ed. Rio de Janeiro, Guanabara Koogan, 1.206-33, 1993.
103a. Mincis M. Doença hepática alcoólica. In Cordeiro F, Menegelli V, Resende JM. *A gastroenterologia no Brasil*. Rio de Janeiro Livraria e Editora Revinter 197-230, 2000.
103b. Mincis M. Doença hepática alcoólica. In Mincis M. *Gastroenterologia & hepatologia.* São Paulo, Lemos Editorial 695-716, 2002.
104. Mincis M, Atra E. Correlação diagnóstica entre biópsia e necrópsia nas hepatopatias crônicas. *O Hospital* 77:550-7, 1970.
105. Mincis M, Barollo CR, Herani Fº B, Saad FA. Alterações hepáticas e pancreáticas em alcoólatras crônicos. *Rev Ass Med Bras* 19:365-9, 1973.
106. Mincis M, Guimarães RX, Atra E, Tchakerian A. Alterações qualitativas do perfil eletroforético (fusão beta–gama e fração "H") em doentes portadores de esquistossomose, cirrose e afecções difusas do tecido conjuntivo. *Rev Ass Med Brasil* 26:363-5, 1980.
107. Mincis M, Guimarães RX, Chaud Sº J, Wachslicht H. Eletroforese das proteínas séricas nas cirroses de Laennec e pós-necrótica. *Rev Ass Med Brasil* 18:447-52, 1972.
108. Mincis M, Guimarães RX, Farinasso Neto J, et al. Marcadores imunológicos do vírus B da hepatite em alcoólatras e indivíduos normais. *Rev Paul Med* 102:205-13, 1984.
109. Mincis M, Guimarães RX, Pereira DM, Wachislicht H. Mucoproteínas e fosfatase alcalina nas neoplasias malignas do aparelho digestivo. *Rev Ass Med Brasil* 18:305-10, 1972.
110. Mincis M, Magalhães MBC, Botelho Filho JP, Chechter L. Degeneração hepatolenticular (doença de Wilson). Evolução em 32 anos. Relato de caso. Apresentado ao X Congresso Brasileiro de Hepatologia, Belo Horizonte, 6-9 abril, (Resumo nº BO 56 dos Anais do Congresso), 1988.
111. Mincis M, Vilela MP. Influência da abstinência e da ingestão etílica na evolução da cirrose alcoólica. *Rev Paul Med* 94:77-81, 1979.

112. Mincis M, Vilela MP. Influência da abstenção etílica na evolução das cirroses alcoólicas com e sem varizes esofago-gástricas. *GED* 4:45-50, 1985.
113. Mistilis SP, Blackburn CRB. Active hepatitis. *Ann J Med* 48:484-95,1970.
114. Miyaka H, Iida S, Leo MA, et al. Pathogenesis of precirrhotic portal in alcohol-fed baboons. *Gastroenterology* 88:143-50, 1985.
115. Morelli A, Vedovelli A, Fiorucci S. Type III procollagen peptide and PZ-peptidase serum levels in precirrhotic liver diseases. *Clin Chim Acta* 148:87-95, 1985.
116. Morgan MY, Hawley KE. Lactitol vs lactulose in the treatment of acute encephalopathy in cirrhotic patients. A double-blind randomized trial. *Hepatology* 7:1278-84, 1987.
117. Morgan MY, Sherlock S, Scheuer PJ. Portal fibrosis in the liver alcoholic patients. *Gut* 19:1.015-21,1978.
118. Morgan MY, Sherlock S. Scheurer PJ. Acute colestasis, hepatic failure and fatty liver in the alcoholic. *Scand J Gastroenterol* 13:299-303, 1978.
119. Mulley AG, Silverstein MD, Dienstag JL. Indications for use of hepatitis B vaccine, based on cost-effectiveness analysis. *N Eng J Med* 307:644-52, 1982.
120. Nakano M, Worner T, Lieber CS. Perivenular fibrosis in alcoholic liver injury: ultraestructure of histologic progression. *Gastroenterology* 83:777-85, 1982.
120a. Nevens F, Staessen D, Sciot R, et al. Clinical aspects of Incomplete Septal Cirrhosis in Comparison with macronodular cirrhosis. *Gastroenterology* 106:459-63, 1994.
121. O'Conner DT, Stone RA. The renal kallikrein-kinin system: description and relationship to liver disease. In: Epstein M. *The kidney in liver disease*. 2 ed. New York, Elsevier. 469-77, 1983.
122. Orloff MJ, Duguay LR, Kosta LD. Criteria for selection of patients for emergency portocava shunt. *A J Surg* 134:146-52, 1977.
123. Orrego H, Blake JE, Blendis LM, Medline A. Prognosis of alcoholic cirrhosis in the presence and absence of alcoholic hepatitis. *Gastroenterology* 92:208-14, 1987.
124. Patek Jr AJ, Hermos JA, Recovery from alcoholism in cirrhotic patients: a study of 45 cases. *Am J Med* 70:782-5, 1981.
125. Patek AJ, Koff RS. Predicting clinical recovery from alcoholic liver disease. *J Clin Gastroenterol* 5:303-8, 1983.
126. Pequignot G, Tuyns AJ, Berta JL. Ascitic cirrhosis in relation to alcohol consumption. *Int J Epidemiol* 7:113-20, 1978.
127. Pereira AA, Mincis M, Novo NF, Altieri L. Níveis séricos de imunoglobulinas A, G e M em pacientes com cirrose alcoólica compensada e descompensada. *GED* 3:42-6, 1984.
128. Pereira AA, Mincis M, Novo NF, Altieri L. Atividade sérica da gamaglutamil transpeptidase, formas adulta e fetal em pacientes com cirroses alcoólicas compensadas e descompensadas. *Rev Ass Med Brasil* 32:7-10, 1986.
129. Pimental JC, Menezes AP. Liver disease in vineyard sprayers. Gastroenterology 72:275-9, 1977.
130. Popper H, Kent G. Fibrosis in chronic liver disease. In Popper H. *Clinics in Gastroenterology*. London, W.B. Saunders, 315-22, 1975.
131. Queniet AM, Czernichow P, Lerebours E, et al. Estude controlée du propranolol dans Ia préventions des récidives hemorragique chez les patients cirrhotiques. *Gastroenterol Clin Biol* 11:41-6, 1987.
132. Quintero E, Guines P, Arroy V. Paracentesis versus diuretics in the treatment of cirrhotics with tense ascites. *Lancet* 1:611-12, 1985.
133. Quintero E, Pique J, Bombi JÁ, et al. Gastric mucosal vascular ectasís causing bleeding in cirrhosis. A distinct entity associated with hiper-gastrinemia and low serum levels of pepsinogen 1. *Gastroenterology* 93:1054-61, 1987.
134. Randal B. Sudden death and hepatic fatty metamorphosis: A North Caroline survey. *JAMA* 243:1.723-5, 1980.
135. Realdi G, Alberti A, Rugge M. Long term follow-up of acute chronic non A, non B post-transfusion hepatitis: evidence of progression to liver cirrhosis. Gut 23:270-5, 1982.
136. Reichen J, Herlinger A, HA HR. Chronic verapamil administration lowers portal pressure and improves hepatic function in rats with liver cirrhosis. *Hepatology* 3:49-53, 1986.
137. Rojkind M. Liver fibbrosis. In Gtnick G. *Current hepatology*. Chicago, Year Book Medical Publishers, 111-29, 1986.
138. Rojkind M, Greenwel P. Pathology of liver fibrosis. In Gitnick G. *Diseases of the liver and biliary tract*. St. Louis, Mosby Year Book, 79-92, 1992.
139. Rojkind M, Ponce-Noyola P. The extra-cellular matrix collagen. *Rel Res* 2:152-74, 1982.
140. Rokitansky C. von. *Handbuch der pathologischen Anatomic*. Wien, Braumuller u. Seidel, 1842.
141. Rubin E, Lieber CS. Early fine structural changes in the human liver induced by alcohol. *Gastroenterology* 52:1-13, 1967.
142. Rubin E, Lieber CS. Alcohol-induced hepatic injury in non alcoholic volunteers. *N Engl J Med* 278:869-76, 1968.
143. Rubin E, Lieber CS, Fatty liver, alcoholic hepatitis and cirrhosis produced by ethanol in primates. *N Engl J Med* 290:128-35, 1974.
144. Runyon BA, Hoefs JC. Ascites fluid analysis in the differentiation of spontaneous bacterial peritonitis from gastrointestinal tract perfuration into ascitic fluid. *Hepatology* 4:447-50, 1984.
145. Runyon BA, Peters RL. Non A, Non B post transfusion hepatitis: natural history and response to corticoids. *Gastroenterology* 88:1690, 1985.
146. Rydberg U, Skerfuing S. Toxicity of ethanol. A tentative risk evaluation. In: Gross EM. *Intoxication and withdrawal*. New York, Plenum Press, 403-18, 1977.
147, Sabath LD, Gerstein DA, Finland M. Serum glutamic oxalacetic transaminase. False elevations during administration of eritromicin. *N Engl J Med* 279:1137-9, 1968.
148. Sanches-Tapias JM, Villar JH, Costa J, et al. Natural history of chronic persistent hepatitis B. Relationship between hepatitis B virus replication and the course of the disease. *Hepatology* 1:25-7, 1984.
149. Sarfeh IJ, Tarnawski A, Gastric mucosal vasculopathy in portal hypertension. Gastroenterology 93:1129-31, 1987.
150. Saunders JB, Walters JRF, Davies P, Paton A. A 20-year prospective study of cirrhosis. *Br Med J* 282:263-7, 1981.
151. Saunders JB, Wodak AD, Haines A, et al. Acelerated. development of alcohol cirrhosis in patients with HLA-B8. *Lancet* 1:1381-4, 1982.
152. Scobie BA, Summerskill WHJ. Hepatic cirrhosis; secundary to obstruction of the biliary system. *Am J Dig Dis* 10: 135-46, 1965.
153. Scollo-Lavizzari G, Steinmann E. Reversal of hepatic coma by benzodiazepine antagonist (RO 151788). *Lancet* 1:1324-27, 1985.
154. Sherlock S, James D. Hepatic encephalopathy. In: Sherlock S, James D. *Diseases of the liver and biliary system.* 10 ed. Oxford, Blackwell Scientific Publication 87-102, 1997.
155. Sherlock S. Cirrose hepática — atualização 1988. Conferência no X Congresso Brasileiro de Hepatologia, Belo Horizonte, 6-9 abril, 1988.
156. Smedile A, Dentico P, Zannetti A, et al. Infection with the delta agent in chronic HBsAg carriers. *Gastroenterology* 81:992-7, 1987.
157. Sorensen TA, Orholm M, Bentsenk KD. Prospective evaluation of alcohol abuse and alcoholic liver injury in men as predictors of development of cirrhosis. *Lancet* 11:241-4, 1984.
158. Soterakis J, Resnick RH, Iber FL. Effects of alcohol abstinence of survival in cirrhotic portal hypertension. Report from the Boston Inner-Hospital Liver Group. *Lancet* 2:65-7,1973.
159. Sternlieb I. Cooper and zinc. In: Arias IM, Jacoby WB, Popper H, et al. *The liver biology and pathobiology.* 2 ed. New York, Raven Press, 525-33,1988.
160. Stone WD, Islam NRK, Paton A. The natural history of cirrhosis. Experience with an unselected group of patients. *Quart J Med* 37:119-32,1968.
161. Tygstrup N, Juhl E, The Copenhagen Study Group for Liver Diseases. The treatment of alcoholic cirrhosis. The effects of continued drinking and prednisone on survival. In: Gerok W, Sickinger K, Henne Heuser HH. *Alcohol and the liver.* New York, Stuttgard, Schattnuer Verlag, 519-26,1971.

162. Uribe M, Berthier JM, Lewis H, et al. Lactose enema plus placebo tablets vs. neomicina tablets plus starch enemas in acute portal systemic encephalopathy. A double-blind randomized controlled study. *Gastroenterology* 81:101-6,1981.
163. Uribe M, Conn O. Effect of antacids on intestinal response and stool acidification induced by lactose an lactulose in lactose intolerant subjects. *Gastroenterology* 82:1248, 1982.
164. Uribe M, Dibildos M, Malpica *S*, et al. Benefical effects of vegetable protein diet supplemented with psyllium plantago in patients with encephalopathy and diabetes mellitus. *Gastroenterology* 88:901-7,1985.
165. Van Waes L, Lieber CS. Early perivenular sclerosis in alcoholic liver injury. *Gastroenterology* 73:646-50,1977.
166. Vesalium A. *De humani corporis fabrica libri septem*. Basel, Lib. 5, Cap. 8, p. 624, 1543.
167. Vilela MP. Esplenoportografia transparietal. Seu valor na identificação da síndrome de hipertensão portal (por bloqueio pré e intra-hepático), avaliação de sua intensidade e suas possibilidades para a comprovação de varizes esofagogástricas. Tese Docência Livre, E.P.M., São Paulo, 1962.
168. Weinsier RI, Hunker EM, Krumdieck CL, Butterworth CE. A prospective evaluation of general medical patients during the course of hospitalization. *Am J Clin Nutr* 32:418-26, 1979.
169. Weissberg JI, Andres LL, Smith CI. Survival in chronic hepatitis B: an analysis of 379 patients. *Am Intern Med* 101:613-6, 1984.
170. Welsh R, Douglas A, Cohen *S, et al.* Effects of cimetidine on upper gastrointestinal hemorrage. *Gastroenterology* 80:1313, 1981.
171. Williams ALB, Hoofnagle JH. Ratio of serum aspartate to alkaline aminotransferase in chronic hepatitis. *Gastroenterology* 95:734-9, 1988.
172. Yoshida A. Molecular basis of difference in alcohol metabolism between orientals and caucasians. *Jap Hum Gen* 27:55-70, 1982.
173. Yoshida A. Differences in the isoenzymes involved in alcohol metabolism between caucasians and orientals. Isoenzymes. *Curr Top Biol Med Res* 8:245-61, 1983.
174. Young SP, Aisen P. The liver and iron. In: Arias IM, Jakoby WB, Popper H, et al. *The liver. Biology and pathology*. 2nd ed. New York, Raven Press. 535-50, 1988.
175. Yu TF, Gutman AB. Efficacy of colchicine prophylaxis in gout: prevention of recurrent gouty arthritis over a mean of five years in 208 gouty subjects. *Ann Intern Med* 55:179-92, 1961.
176. Zipser RD, Radvan GH, Kronborg KJ. Urinary tromboxane B2 and prostaglandin E2 in the hepatorenal syndrome: evidence for increased vasoconstrictor and decreased vasodilatador factors. *Gastroenterology* 84:697-703, 1988.

CAPÍTULO 108

Cirrose Biliar Primária

Marco Aurélio M. L. Lacerda
Joseph R. Bloomer

INTRODUÇÃO

Cirrose biliar primária é uma doença crônica colestática progressiva do fígado de origem desconhecida que geralmente afeta mulheres de meia-idade e pode ao longo do tempo levar à insuficiência hepática e à necessidade de transplante hepático. A doença é caracterizada por destruição de pequenos ductos biliares intra-hepáticos (visíveis apenas à biópsia), inflamação microscópica de áreas portais intra-hepáticas e fibrose progressiva. O diagnóstico em geral é confirmado em um(a) paciente com quadro clínico, bioquímico e histológico característicos em que o teste para anticorpo antimitocondrial revela-se positivo.

EPIDEMIOLOGIA

A cirrose biliar primária (CBP) pode ser encontrada em virtualmente todas as raças, porém com prevalências variáveis. Dos casos de morte por cirrose em todo o mundo, 0,6% a 2,0% são causados por essa condição.

É grande a diferença na prevalência entre os sexos, com uma relação de aproximadamente 9:1 — mulher: homem. Há nitidamente uma tendência familiar — a prevalência de anticorpo antimitocondrial em famílias com um membro afetado é 1.000 vezes superior à da população geral —, porém não em um padrão dominante ou recessivo simples, e com penetrância variável. Há uma fraca associação com o haplotipo HLA-DR8 relatada. Outro fator relatado recentemente, porém sem confirmação adequada, é a maior presença de microquimerismo fetal — presença de DNA do cônjuge e do filho, especialmente ligado ao Y — em mulheres afetadas por CBP.

Há também a possibilidade de algum fator ambiental atuar como desencadeador, explicando a diferença acentuada de prevalência em variadas partes do mundo. No nosso meio não há estudos de grande porte, e a prevalência parece bastante baixa, mesmo em áreas (sul do Brasil) de intensa colonização a partir de imigrantes oriundos da Europa Ocidental, que é uma área de alta prevalência. Esse dado parece ser de importância na análise de possíveis fatores ambientais na ocorrência de CBP.

PATOLOGIA

Macroscopia

Como regra, macroscopicamente o fígado é aumentado de volume, com superfície lisa, e pode ter uma tonalidade esverdeada por impregnação crônica com bile. Macroscopicamente a via biliar é normal; litíase biliar está presente em uma porcentagem maior que na população geral. Vêem-se, ocasionalmente, linfonodos aumentados no hilo do fígado, reacionais e benignos.

Microscopia

Quatro estágios histológicos são bem descritos; são progressivos por definição, porém em determinados pacientes os vários estágios podem estar presentes, ocasionalmente até na mesma amostra de biópsia. Portanto, a determinação do estágio deve se basear no nível histológico mais avançado encontrado em uma determinada amostra.

Estágio I: a lesão inicial caracteriza-se por dano inflamatório linfocítico a ductos interlobulares. As células epiteliais podem se tornar vacuolizadas, encolhidas e picnóticas. Ocasionalmente vê-se ducto necrótico no centro de lesões granulomatosas — chamada de lesão ductal florida, típica de CBP (Fig. 108.1). Importante como definição, nesse estágio a inflamação restringe-se às áreas portais (não ultrapassa a lâmina limitante de hepatócitos periportais).

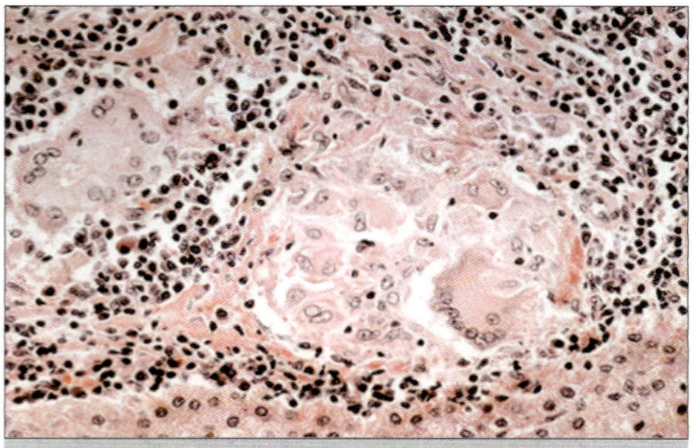

Fig. 108.1 — *Lesão florida de ducto biliar (granuloma sobre ducto interlobular) em estágio1 da cirrose biliar primária.*

Estágio II: muitas áreas portais se tornam fibrosadas, e a inflamação mononuclear ultrapassa a lâmina limitante, invadindo o parênquima adjacente; ductos normais vão sendo substituídos por outros tortuosos e incompletos (Fig. 108.2). Esses ductos irregulares proliferam-se e invadem o parênquima adjacente, constituindo a chamada necrose em saca-bocado tipo biliar.

Estágio III: a fibrose se estende em septos que tendem a unir áreas portais contíguas (Fig. 108.3). Há perda progressiva de ductos interlobulares — ductopenia.

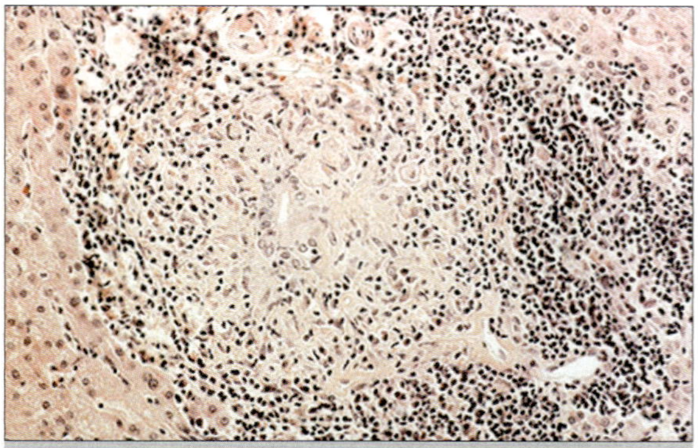

Fig. 108.2 — *Cirrose biliar primária, estágio 2.*

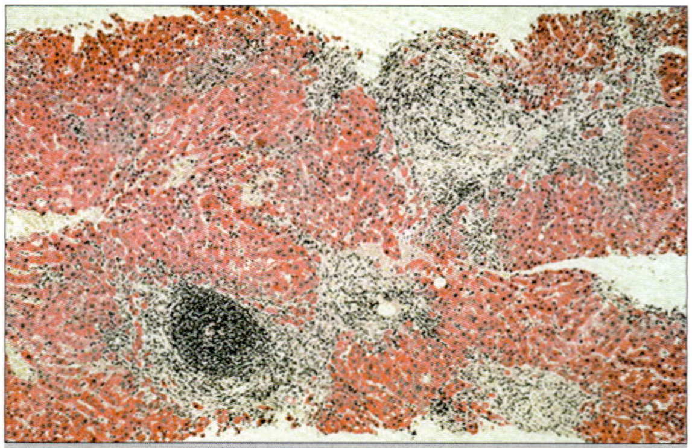

Fig. 108.3 — *Cirrose biliar primária, estágio 3.*

Estágio IV: cirrose estabelecida, com graus variáveis de ductopenia.

Dois pontos de interesse na microscopia são a excessiva deposição de cobre periportal e a vacuolização e formação de corpúsculos hialinos de Mallory nos hepatócitos dessas áreas. Essa alteração hepatocítica é chamada de colatoestase.

QUADRO CLÍNICO

O quadro clínico típico de CBP é de uma mulher de mais de 20 anos, como regra de meia-idade, com prurido ou elevação assintomática de enzimas colestáticas — fosfatase alcalina e gama-GT — e que na investigação avançada revela-se positiva para a presença do anticorpo antimitocondrial.

O início da doença pode se dar em quase qualquer idade, porém preferencialmente entre os 30 e 65 anos. Apesar de aproximadamente a metade dos pacientes ser assintomáticas, prurido e cansaço são as queixas predominantes. Cansaço está presente em 70% dos pacientes, e não há correlação com a gravidade da doença. Uma vez que o prurido se inicie, é incomum que ele retroceda espontaneamente, apesar de haver casos em que ele diminui de intensidade com a evolução. Embora pareça banal, pode ser severo ao ponto de causar depressão grave, tentativa de suicídio, e ser uma indicação por si mesmo de transplante de fígado.

Pacientes ocasionais apresentam desconforto incaracterístico no quadrante superior direito; raramente a primeira manifestação é a de cirrose descompensada por ascite ou sangramento por rotura de varizes.

Achados ao exame físico variam na dependência do estágio da doença e de sua duração. Freqüentemente normal em assintomáticos, escoriações severas com sangramento e liquenificação podem porém estar presentes, na dependência da gravidade do prurido. Xantomas podem ocorrer, geralmente como manifestação tardia, bem como áreas isoladas de hiperpigmentação cutânea.

Hepatomegalia é mais acentuada e mais freqüente tanto quanto mais avançada a doença; encontra-se em 2/3 dos pacientes. Em doença mais avançada, com hipertensão portal associada, esplenomegalia é encontrada. Icterícia é uma manifestação tardia e é um sinal de mau prognóstico em CBP.

Outros achados ao exame físico como aranhas vasculares, consumo muscular, ascite e edema são inespecíficos e indicam doença hepática avançada e cirrose, geralmente. Digno de nota é que anéis de Kayser-Fleischer ocasionalmente estão presentes como conseqüência da severa deposição de cobre.

Há uma associação entre cirrose biliar primária e outras doenças de natureza auto-imune, como tireoidite (e hipotireoidismo em 20%), esclerose sistêmica progressiva (ESP), artrite reumatóide e síndrome de Sjögren

(Tabela 108.1). A associação entre ESP, Síndrome de Sjögren e CREST é bem descrita nessa doença.

Outros marcadores de auto-imunidade como anticorpos antitireoglobulina e antimicrossomal podem também estar presentes.

Esteatorréia ocorre principalmente em caso de doença avançada, e absorção precária de vitaminas lipossolúveis é uma preocupação real, sobretudo em relação à vitamina D.

Osteoporose é o distúrbio ósseo mais comumente visto em associação com CBP. Osteomalacia raramente ocorre. A osteopenia não parece ser relacionada diretamente à deficiência de vitamina D, mas sua gravidade tem correlação com a intensidade e a duração da icterícia, havendo provavelmente uma doença óssea metabólica relacionada à colestase. Essa situação é chamada de osteodistrofia hepática, e manifestação comum neste caso é a de fratura vertebral por colapso. Deficiências de vitaminas A, E e K como regra são clinicamente insignificantes e respondem à suplementação.

Tabela 108.1
Doenças Associadas à Cirrose Biliar Primária

Ceratoconjuntivite seca	70-90%
Artrites	15-20%
Esclerodermia e variantes	15-20%
• Esclerodermia	3%
• CREST	7%
• Raynaud	8%
Doença tireoidiana	15-20%
Pele (líquen plano, lúpus discóide etc.)	11%
Acidose tubular renal (subclínica)	60%

EXAMES LABORATORIAIS

Provas de disfunção hepática — Testes indicativos de colestase — fosfatase alcalina e gama-GT — são quase que universalmente elevados em pacientes com CBP, com freqüência com níveis extremamente elevados. Em contrapartida, os níveis de enzimas hepatocelulares — ALT (SGPT) e AST (SGOT) — são como regra pouco elevados, não mais que 3 a 5 vezes o limite superior, e freqüentemente até normais. Bilirrubina é normal em fases iniciais da doença, e sua elevação progressiva é indubitavelmente sinal de mau prognóstico, trazendo sempre a necessidade de cogitar-se do transplante hepático nessa situação.

Outros testes — Hiperlipemia está presente em um grande número de pacientes e pode atingir valores notáveis. Isso é comum nas mais variadas formas de colestase prolongada. As elevações são predominantemente de colesterol, especialmente de HDL; talvez isso explique a baixa prevalência de morte por doença aterosclerótica em CBP. Outras anomalias bioquímicas incluem ceruloplasmina elevada, cobre sérico e urinário elevados. Várias anomalias imunológicas já foram associadas a essa condição.

Tabela 108.2
Anormalidades Imunológicas em CBP

• Auto-anticorpos
• Anergia cutânea
• Aumento de IgG e IgM e complemento
• Disfunção de linfócitos T (células T auto-reativas)
• Linfócitos B ativados circulantes
• Infiltração de linfócitos citotóxicos no epitélio biliar
• Expressão de antígenos HLA classe II no epitélio biliar

DIAGNÓSTICO

CBP deve ser suspeitada em qualquer paciente que refira astenia, prurido, perda de peso não-esclarecida, desconforto em QSD, icterícia e elevação de fosfatase alcalina. Deve-se questionar sobre sintomas associados como boca seca, olhos secos, fenômeno de Raynaud. Sempre questionar uso prolongado de medicamentos — em especial estrógenos e fenotiazinas — que podem produzir quadro similar.

Anticorpos antimitocondriais (AMA) circulantes são encontrados em virtualmente todos os pacientes com cirrose biliar primária (Tabela 108.2). AMAs são inespecíficos tanto para órgão como para espécie e geralmente detectados por método enzimático. Não são tampouco específicos para CBP, sendo vistos em 25% dos pacientes com hepatite auto-imune e 3% de doenças do tecido conjuntivo.

Um grupo específico de antígenos localizados na membrana interna das mitocôndrias, chamados de M2, está presente em 95% a 98% dos pacientes com CBP; esse achado pode aumentar a sensibilidade e especificidade do teste.

A presença de anticorpo antimitocondrial é quase diagnóstica, e assim deve ser confirmado e feito estagiamento através de biópsia hepática percutânea. Se os achados são consistentes, não há necessidade de colangiografia.

Há um pequeno grupo de pacientes com quadro clínico, bioquímico e histológico de CBP, porém persistentemente negativos para AMA. Há muito debate entre pesquisadores se se trata apenas de forma variante ou de entidades distintas. Propõe-se que aqueles nessa situação e com a presença de outros auto-anticorpos (FAN ou músculo liso) sejam considerados uma categoria à parte, denominada colangite auto-imune.

HISTÓRIA NATURAL E PROGNÓSTICO

Apesar de ser progressiva, a velocidade dessa progressão não é uniforme em todos os pacientes. Pacientes assintomáticos tendem a uma sobrevida maior que aqueles sintomáticos, porém ainda assim aparentemente reduzida em relação a controles ajustados para sexo e idade. Pacientes tendem a tornar-se sintomáticos entre 4 a 6 anos a partir do diagnóstico, apesar de 1/3 deles assim permanecer por longos períodos.

O prognóstico e portanto o tratamento desses pacientes variam grandemente na dependência do estágio clínico em que se apresentam. Há evidências atuais de que o tratamento preventivo de pacientes assintomáticos pode retardar o curso da doença, comprovada bioquímica e histologicamente.

Em contraposição, quando os pacientes se apresentam com doença mais avançada, devem ser considerados para transplante hepático. Há modelos matemáticos de sobrevida, dos quais o mais largamente utilizado é o da Mayo Clinic, e em todos os modelos o fator preditivo de maior significância em relação ao prognóstico é o nível de bilirrubina.

TRATAMENTO

Tratamento dos Sintomas

Prurido

Prurido é um sintoma comum, tanto em CBP como em CEP. Sua causa precisa é incerta, porém há evidência de alteração na regulação de receptores opióides centrais. Colestiramina (4 g de 2 até 6 vezes ao dia) oral alivia o prurido na maioria dos pacientes; a dose deve ser individualizada, e há geralmente um lapso de 2 a 4 dias para o início de ação. Anti-histamínicos raramente ajudam. Rifampicina na dose de 150 mg 2 vezes ao dia é eficaz em muitos pacientes nos quais não há resposta à colestiramina. Fenobarbital e antagonistas de opiáceos (niltrexona) são medicamentos alternativos. Plasmaférese pode aliviar o prurido em pacientes refratários, porém seu efeito não é duradouro. Em raras circunstâncias, transplante pode ser indicado para prurido intratável, mesmo na ausência de sinais clínicos de doença hepática avançada.

Tratamento da Doença de Base

Várias medidas foram tentadas no controle da doença, entre elas: d-penicilamina, ciclosporina, corticosteróides, azatioprina e ciclofosfamida, metotrexato, sem evidência de benefício na evolução.

Ácido ursodesoxicólico (UDCA), um ácido biliar natural (presente em pequena proporção na bile humana), hidrofílico e menos agressivo às membranas celulares, mostrou efeito citoprotetor e imunomodulador em colestase prolongada, especialmente em cirrose biliar primária. Em 4 estudos randomizados, UDCA mostrou-se seguro e bem tolerado, com rara ocorrência de diarréia como efeito colateral. Houve significativa melhora em critérios clínicos, bioquímicos e histológicos bem como prolongamento do tempo de evolução dos pacientes a um dos *end-points* dos estudos: transplante ou morte. Aparentemente é mais eficaz em estágios iniciais da doença; em estágios avançados, parece não ter benefício. É usado na dosagem de 13 a 15 mg/kg/dia, dividido em 2 a 3 tomadas.

Transplante Hepático

É a única medida que claramente muda a história natural da doença avançada, com uma sobrevida de 1 ano próxima de 100%. Uma minoria de pacientes pode apresentar recorrência da CBP, como regra leve e apenas em pacientes com menores graus de imunossupressão. O transplante deve ser considerado quando a estimativa de sobrevida em 1 ano é inferior a 90% (a fórmula para cálculo pode ser encontrada no site http://www.mayoclinic.org/gi-rst/models.html).

BIBLIOGRAFIA

1. Batts K, Ludwig J. Histopathology of autoimmune cAH, PBC and primary sclerosing cholangitis. In Krawitt E. *Autoimmune liver diseases*, New York, Raven Press 75-92, 1991.
2. Heathcote J. Management of primary biliary cirrhosis. *Hepatology* 31:1005-1013, 2000.
3. Kaplan M. Primary biliary cirrhosis. *N Engl J Med* 335: 1570-1580, 1996.
4. Lindor K. D. Ursodiol for primary biliary cirrhosis. *N Engl J Med* 336:691-695, 1997.
5. Sherlock S. Primary biliary cirrhosis, primary sclerosing cholangitis, and autoimmune cholangitis. *Clin Liver Dis* 4:97-113, 2000.

109

CAPÍTULO

Colangite Esclerosante Primária

Marco Aurélio M. L. Lacerda

Introdução

A colangite esclerosante primária (CEP) é uma doença colestática crônica de etiologia indeterminada, caracterizada por fibrose obliterativa progressiva dos ductos biliares intra-hepáticos e/ou extra-hepáticos, evoluindo até o óbito por cirrose biliar secundária, insuficiência hepática ou colangiocarcinoma. A etiologia permanece desconhecida, porém diversas evidências apontam para o envolvimento do sistema imune na sua gênese. Entre essas temos a alta prevalência de doenças inflamatórias intestinais em doentes com CEP; a forte associação com os HLA-B8, -DR3; a evidência de envolvimento da imunidade celular; a expressão anômala de potenciais auto-antígenos no epitélio biliar; e a presença de um específico auto-anticorpo anticitoplasma do neutrófilo com padrão perinuclear (pANCA). A despeito de avanços no conhecimento de sua etiopatogenia, ainda não há tratamento clínico ou cirúrgico eficaz, sendo o transplante hepático a única terapia de comprovado sucesso na CEP.

Patogenia e Epidemiologia

A compreensão da etiologia de CEP ainda é obscura. Várias teorias já tentaram explicar o desenvolvimento da doença, como auto-imunidade, bacteriemia portal, absorção de toxinas colônicas, lesão isquêmica e infecções virais, no contexto de uma predisposição genética. Vários mecanismos imunes tanto celulares como humorais dão apoio ao conceito de um distúrbio imunológico como a causa subjacente da CEP. Pacientes com essa doença freqüentemente têm níveis elevados de imunoglobulinas, incluindo uma variedade de auto-anticorpos inespecíficos, porém em freqüência menor que em outras doenças auto-imunes. Os mecanismos pelos quais ocorre a perda da tolerância imunológica nesses casos não são claros. Uma hipótese alternativa sugere que produtos celulares bacterianos ascendendo no sangue portal são captados por macrófagos que desencadeiam uma possível reação imune, levando à fibrose peribiliar em indivíduos suscetíveis.

A CEP está fortemente associada às doenças inflamatórias intestinais, especialmente a retocolite ulcerativa (RCU) que pode estar presente em cerca de 70% dos casos. A doença de Crohn é menos freqüente, estando presente em 4-14% dos pacientes com CEP. Por outro lado, a prevalência de CEP em pacientes com RCU é baixa, variando entre 2% e 6%. Outras doenças auto-imunes foram associadas a CEP, porém em menor freqüência, como doença celíaca e artrite reumatóide. A incidência de CEP elevou-se recentemente, e esse aumento de incidência e prevalência certamente reflete uma maior atenção ao diagnóstico e o uso mais rotineiro da colangiografia retrógrada endoscópica (CPER).

Diferentemente da cirrose biliar primária (CBP), com quem compartilha várias características clínicas, a CEP ocorre muito mais freqüentemente em homens (2:1), para o que não se tem explicação.

A real prevalência de CEP pode ainda estar subestimada, principalmente por causa da entidade "CEP de pequenos ductos". Esse termo define a presença de alterações histológicas previamente descritas como pericolangite em pacientes com CPER normal. Acreditava-se que fosse uma forma inicial de CEP, porém sua evolução para doença extra-hepática não foi demonstrada conclusivamente. Além disso, essa forma parece ter melhor prognóstico, com mortalidade similar à da população geral. Portanto, a CEP de pequenos ductos deve ser considerada uma forma variante, de melhor prognóstico, dentro do espectro da CEP.

Recentemente, foi sugerido que, à semelhança da RCU, a CEP ocorra com mais freqüência em não-fumantes. Esses resultados devem ser encarados com muita cautela, pois os grupos são pequenos e maiores séries se fazem necessárias para que se confirme esse efeito protetor do fumo.

HISTOLOGIA

Espessamento e enduração do ducto biliar comum, notados à laparotomia, são característicos de CEP. Em fases iniciais da doença, o fígado pode parecer normal. Contudo, com a progressão, vai-se tornando grosseiramente nodular e tingido com bile.

Quatro estágios histológicos são descritos:

Estágio 1: Representa a lesão inicial, caracterizada pela degeneração de células epiteliais e infiltração de mononucleares e ocasionais neutrófilos nos ductos biliares interlobulares. Pode haver alargamento portal por fibrose e edema. Em alguns casos, vêm-se vacuolização de células epiteliais e formação de cicatrizes concêntricas de tecido fibroso ao redor dos ductos — a típica lesão em "casca de cebola" (Fig. 109.1). Porém a lesão não ultrapassa a lâmina limitante, e comumente há menos inflamação que a vista na cirrose biliar primária.

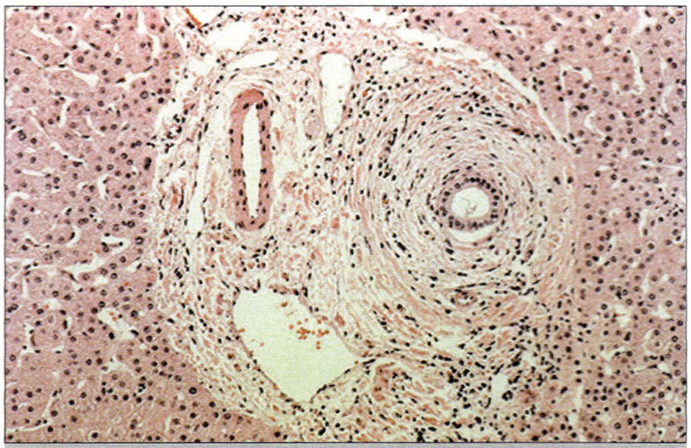

Fig. 109.1 — *Alteração histológica típica em "casca de cebola" ao redor de ducto biliar interlobular na colangite esclerosante.*

Estágio 2: A lesão inicial é mais difundida, infiltrando o parênquima periportal. Ductopenia é notada; lesões concêntricas são menos freqüentes.

Estágio 3: Formação de septos fibrosos unindo áreas portais. Colestase e proliferação de dúctulos biliares na periferia de espaços portais são mais proeminentes.

Estágio 4: Cirrose.

MANIFESTAÇÕES CLÍNICAS E DIAGNÓSTICO DE CEP E SUAS FORMAS VARIANTES

Aproximadamente 70% dos pacientes são homens, apesar de, nos casos não-associados à doença inflamatória intestinal (DII), parecer haver predomínio do sexo feminino. A idade média ao tempo do diagnóstico é de 40 anos, porém há grande variabilidade individual (de 1 a 90 anos). O diagnóstico é comumente feito quando elevações da fosfatase alcalina, ou menos freqüentemente icterícia, em um paciente com RCU levam à realização de uma CPER que diagnostica a CEP. Em 75-90% dos pacientes há DII; destes, 87% têm RCU e 13%, doença de Crohn. De forma reversa, aproximadamente 4% dos pacientes com DII desenvolverão CEP.

A maioria dos pacientes é inicialmente assintomática ao momento do diagnóstico, mas podem ser diagnosticados com base em um perfil colestático (fosfatase alcalina e gama-GT) na avaliação bioquímica. Alguns pacientes assintomáticos podem ter doença muito avançada. Alguns pacientes têm seu diagnóstico durante a avaliação de outras manifestações primárias pertinentes à doença, tais como: fadiga (69%), prurido (59%), icterícia intermitente (69%) e hepatomegalia (69%). Quando esses sintomas se desenvolvem, em especial se associados à perda de peso, geralmente há doença avançada.

Outros pacientes podem ter febre, calafrios e dor abdominal alta. Esses episódios de colangite ascendente podem estar presentes em 10% a 15%.

Esses pacientes podem também apresentar elevações de IgM, menos freqüentemente de IgG, e títulos baixos de anticorpos antinuclear e antimúsculo liso. Curiosamente, um subgrupo de pacientes com CEP pode apresentar-se com fosfatase alcalina normal. Entre 10% e 44% dos pacientes podem ser assintomáticos. CEP pode ocorrer isoladamente ou, mais raramente, associada à fibrose retroperitoneal ou mediastinal.

Pacientes com CEP podem apresentar características clínicas, laboratoriais e até mesmo histológicas semelhantes aos pacientes com hepatite auto-imune, o que pode levar a um falso diagnóstico dessa última. A presença de litíase biliar é considerada parte da história natural da doença. Deficiências de vitaminas lipossolúveis — A, D, E, K — são freqüentes.

Colangiografia retrógrada permanece como o padrão ouro para o diagnóstico. Achados típicos à CPRE são fibrose e esclerose da árvore biliar com constrições localizadas ou multifocais e segmentos interpostos de ductos normais ou dilatados, como pseudodivertículos (Fig. 109.2). Essa característica de estenose-dilatação dá o padrão típico conhecido como em "colar de contas".

Colangiografia percutânea é realizada apenas quando não se consegue a forma endoscópica. Ressonância magnética tem se tornado cada vez mais disponível, porém é limitada quando não há dilatação de via biliar, bem como não contrasta adequadamente os ductos intra-hepáticos (Fig. 109.3).

Mesmo após uma colangiografia ter estabelecido o diagnóstico de CEP, biópsia hepática é mandatória para estagiamento da doença, conforme descrito acima. Ter-

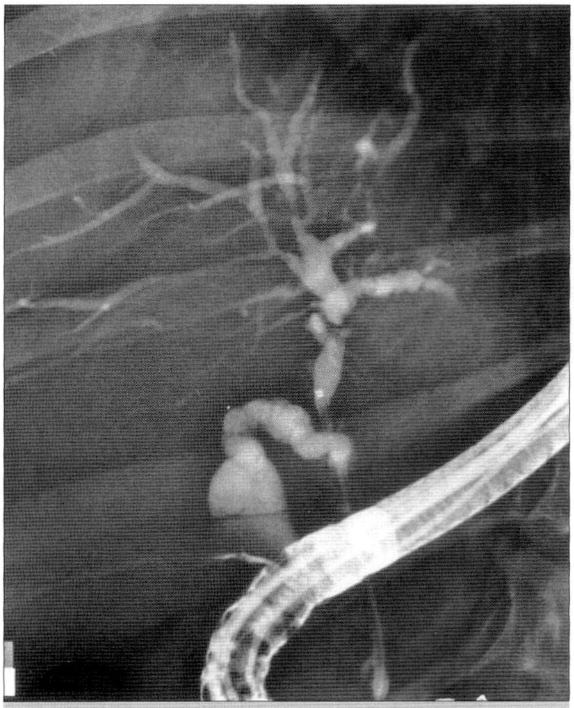

Fig. 109.2 — *Alterações típicas de colangite esclerosante à colangiografia retrógrada. Notam-se longa estenose do ducto hepático comum e pequenos pseudodivertículos em ductos biliares extra-hepáticos.*

mos diversos foram usados para descrever essa doença, de acordo com o grau de envolvimento da árvore biliar. Em sua forma mais pura, CEP é diagnosticada em homem de meia-idade com colestase crônica devido a envolvimento do sistema biliar detectado à colangiografia, com achados típicos à biópsia hepática. Na eventualidade de doença colestática com características histológicas típicas, porém sem evidência colangiográfica de lesão, dá-se o nome de "CEP de pequenos ductos", situação presente em aproximadamente 5% dos casos.

A CEP é uma doença progressiva, e o real prognóstico desses pacientes não está claro; porém, em estudos recentes, o prognóstico dos pacientes vem melhorando, e hoje a sobrevida média após o diagnóstico varia de 12 a 21 anos. Essa melhora provavelmente reflete um diagnóstico mais precoce, haja vista que nada mudou no tratamento desses pacientes antes do transplante hepático. Porém, a presença de CEP piora o prognóstico dos doentes com RCU. Mais ainda, displasias e neoplasias epiteliais do cólon e reto são mais freqüentes nos pacientes com RCU e CEP do que nos pacientes somente com RCU.

O desenvolvimento de colangiocarcinoma é a complicação mais temida e letal de CEP. Ele se desenvolve principalmente no ducto colédoco e próximo à sua bifurcação, inviabilizando o transplante hepático e piorando o prognóstico dos pacientes. A incidência de

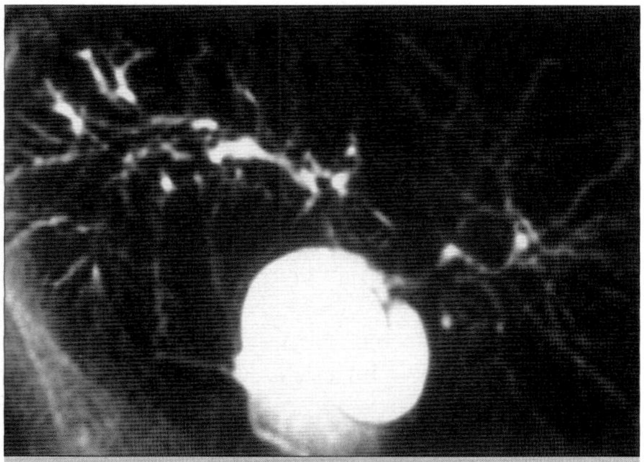

Fig. 109.3 — *Alterações típicas de colangite esclerosante à colangiorressonância magnética.*

colangiocarcinoma na CEP é muito alta, variando de 14-28% nas séries mais recentes. O diagnóstico é muito difícil, e não é feito em um grande número de casos. Elevação de CA 19-9 em portadores de CEP pode ser sugestiva, porém não é suficiente. Escovado de epitélio de áreas de estenose deve ser feito, mas seus resultados são de difícil interpretação. A presença de displasia de epitélio biliar foi detectada em pacientes com CEP e colangiocarcinoma até 18 meses antes do aparecimento do tumor; mais importante, portanto, seria identificar os pacientes de risco para o desenvolvimento de colangiocarcinoma e neles indicar precocemente o transplante.

TRATAMENTO

Não há terapia medicamentosa comprovada para CEP. O objetivo do tratamento deve ser controle dos sintomas e complicações da colestase, bem como tentativas de controle do processo subjacente. Essas orientações são similares àquelas detalhadas no Capítulo 108. Além disso, esforço deve ser mantido para reconhecer e tratar as complicações, como deficiência de vitaminas lipossolúveis, osteopenia, estenoses dominantes e colangiocarcinoma.

Conduta nas Estenoses

Algumas lesões dominantes extra-hepáticas podem ser aliviadas por dilatação endoscópica ou por radiologia intervencionista percutânea; provavelmente o fator que determina a escolha entre esses métodos seja a experiência em cada método disponível localmente. Apesar de melhora sintomática e bioquímica em pacientes selecionados com esse procedimento, não há melhoria na sobrevida. Outros medicamentos com o metotrexato, corticóides, ciclosporina e colchicina foram testados, sem benefício apreciável.

Atenção deve ser dada ao controle das complicações de colestase, como deficiência vitamínica, prurido, reposição de cálcio etc. (Capítulo 108).

Conduta nas Infecções

Episódios de colangite bacteriana aguda devem ser tratados com regimes habituais, como ciprofloxacino ou associação de cefalosporina de 3ª geração com aminoglicosídeo e metronidazol. Pacientes com graves lesões extra-hepáticas e infecções de repetição devem ser mantidos com profilaxia de longo prazo.

Tratamento Cirúrgico

Manipulação da via biliar pode levar a sepse de difícil controle e dificultar ou até mesmo inviabilizar o transplante hepático. Cirurgias prévias aumentam as perdas sangüíneas durante o transplante, aumentam o tempo operatório e as complicações pós-transplante. Portanto, cirurgia biliar deve ser evitada sempre que possível nesses pacientes.

Transplante Hepático

O transplante hepático é o tratamento de escolha para a CEP em estágio terminal, e deve ser indicado sempre que haja sangramento por varizes, ascite de difícil controle, peritonite espontânea, emagrecimento progressivo, encefalopatia ou colangite bacteriana recorrente. A sobrevida estimada é de aproximadamente 85% a 90% em 3 anos. Essa terapia deve ser considerada antes que a doença seja muito avançada por ter pior resultado e maior chance de apresentar colangiocarcinoma concomitante.

BIBLIOGRAFIA

1. Angulo P, Lindor K. Primary sclerosing cholangitis. *Hepatology* 30:325-332, 1999.
2. Lee Y, Kaplan M, et al. Management of primary sclerosing cholangitis. *Am J Gastroenterol* 97:528-34, 2002.
3. Lee Y, Kaplan M. Primary sclerosing cholangitis. *N Engl J Med* 332:924-933, 1995.
4. Lindor K. Ursodiol for primary sclerosing cholangitis. *N Engl J Med* 336:691-695, 1997.
5. Sherlock S. Primary biliary cirrhosis, primary sclerosing cholangitis, and autoimmune cholangitis. *Clin Liver Dis* 4:97-113, 2000.

110

CAPÍTULO

Doença Hepática Esquistossomótica

José Roberto Lambertucci
Vandack Nobre

INTRODUÇÃO

O termo esquistossoma significa corpo (do grego *soma*, corpo) fendido ou rasgado (do grego *schistós*, fendido, partido), referindo-se ao canal ginecóforo do macho que alberga a fêmea na fase adulta do verme no hospedeiro definitivo. A esquistossomose mansônica é a doença causada pelo *Schistosoma mansoni*, um trematódeo digenético que, no seu hospedeiro definitivo, geralmente o homem, instala-se preferencialmente no sistema venoso mesentérico. O ciclo do parasito é caracterizado pela existência de um hospedeiro intermediário — um caramujo do gênero *Biomphalaria*. Quando as fezes contendo ovos do parasito entram em contato com a água, eles se rompem e liberam o miracídio, forma larvária do verme que penetra no caramujo. No interior do molusco, o parasito multiplica-se assexuadamente, dando origem às cercarias, que são liberadas na água após 20 ou 30 dias. Essas são as formas infectantes para o homem. Se não encontram o hospedeiro definitivo, morrem após 1 a 3 dias.

Penetrando através da pele, a cercária perde a cauda, transformando-se em esquistossômulo. Alguns parasitos são destruídos na derme pelo sistema imunológico do hospedeiro, podendo haver resposta inflamatória que se manifesta clinicamente como dermatite cercariana. Ganhando acesso aos vasos e à circulação sistêmica, migram através dos pulmões e do fígado. Cerca de 45 dias após a infecção, já estando alojados nas veias mesentéricas, os vermes atingem a maturidade sexual, e, pouco depois, tem início a postura, de modo que os ovos aparecem nas fezes cerca de 55 dias após a penetração das cercárias.

Durante a primoinfecção, dependendo da resposta imunológica do hospedeiro, há o surgimento de inflamação intensa, com granulomas necrótico-exsudativos em torno dos ovos, sendo esse o substrato anatomopatológico da esquistossomose aguda. Se a postura de ovos continua, com o tempo ocorre modulação da resposta inflamatória, o que, do ponto de vista morfológico, traduz-se por desaparecimento das áreas de necrose e redução do tamanho dos granulomas em torno dos ovos.

No paciente com esquistossomose crônica, são os granulomas e a fibrose em torno dos vasos portais intra-hepáticos que podem determinar o aparecimento da hipertensão portal, a qual parece ser secundária a um aumento da resistência vascular no fígado. Os métodos de imagem como o ultra-som, a tomografia computadorizada e a ressonância nuclear magnética ajudam muito na identificação dos pacientes com as formas graves da doença. Na Tabela 110.1 encontra-se uma classificação da esquistossomose mansônica humana.

EPIDEMIOLOGIA

As esquistossomoses estão distribuídas no mundo tropical entre 36 graus de latitude norte e 34 de latitude sul. Nas Américas (Brasil, Venezuela, Porto Rico, Antilhas e Suriname) encontra-se o *Schistosoma mansoni*. Na Ásia (China, Indonésia e Filipinas), o *Schistosoma japonicum* e o *Schistosoma mekongi* e na África convivem em determinadas áreas o *Schistosoma mansoni*, o *Schistosoma haematobium* e o *Schistosoma intercalatum*. De acordo com estimativas da OMS, cerca de 600 milhões de pessoas vivem em áreas de risco e mais de 200 milhões encontram-se infectadas em 75 países. No Brasil, embora os inquéritos sejam parciais, estima-se que entre 3 e 4 milhões de pessoas estejam parasitadas. Além disso, essa endemia só perde para a malária entre as doenças parasitárias de importância em Saúde Pública[74].

Nas ilhas do Caribe, na Venezuela e no Suriname, a prevalência da doença atualmente é muito baixa

Tabela 110.1 Classificação da Esquistossomose Mansônica
Fase inicial • Dermatite cercariana • Aguda (aparente, inaparente)
Fase crônica • Hepatointestinal • Hepática • Hepatoesplênica
Complicações • Vasculopulmonar • Envolvimento renal (glomerulonefrite) • Neurológicas (mielite transversa e tumoral) • Associação com bactérias (salmonelas, estafilococos) • Associação com as hepatites virais (B e C) • Esquistossomose no hospedeiro imunocomprometido • Ectópicas

(< 1%), e alguns autores acreditam que o controle da transmissão em parte se deve à competição biológica de outros caramujos predadores da *Biomphalaria glabrata* (*e.g.*, *Thiara granifera*), acidentalmente introduzidos nas ilhas caribenhas[25,72].

O inquérito coproscópico realizado em escolares brasileiros em 1950 por Pellon & Teixeira[56] mostrou maior porcentagem de infectados no Nordeste do Brasil, nos Estados de Pernambuco, Alagoas, Sergipe e Bahia. O Estado de Minas Gerais também apresentou área endêmica de importância. No Estado de São Paulo há focos endêmicos no Vale do Paraíba, Paranapanema e Vale do Ribeira.

Com o programa de controle da esquistossomose implantado no Brasil em 1975, foram tratados com esquistossomicidas cerca de 11 milhões de indivíduos, em especial nos estados nordestinos. Há evidências e um sentimento geral entre os especialistas de que a morbidade da esquistossomose diminuiu muito em decorrência do tratamento em massa e de outras melhorias sanitárias[54]. Hoje, os Estados da Bahia e de Minas Gerais respondem por cerca de 2/3 dos casos de esquistossomose no Brasil (Fig. 110.1).

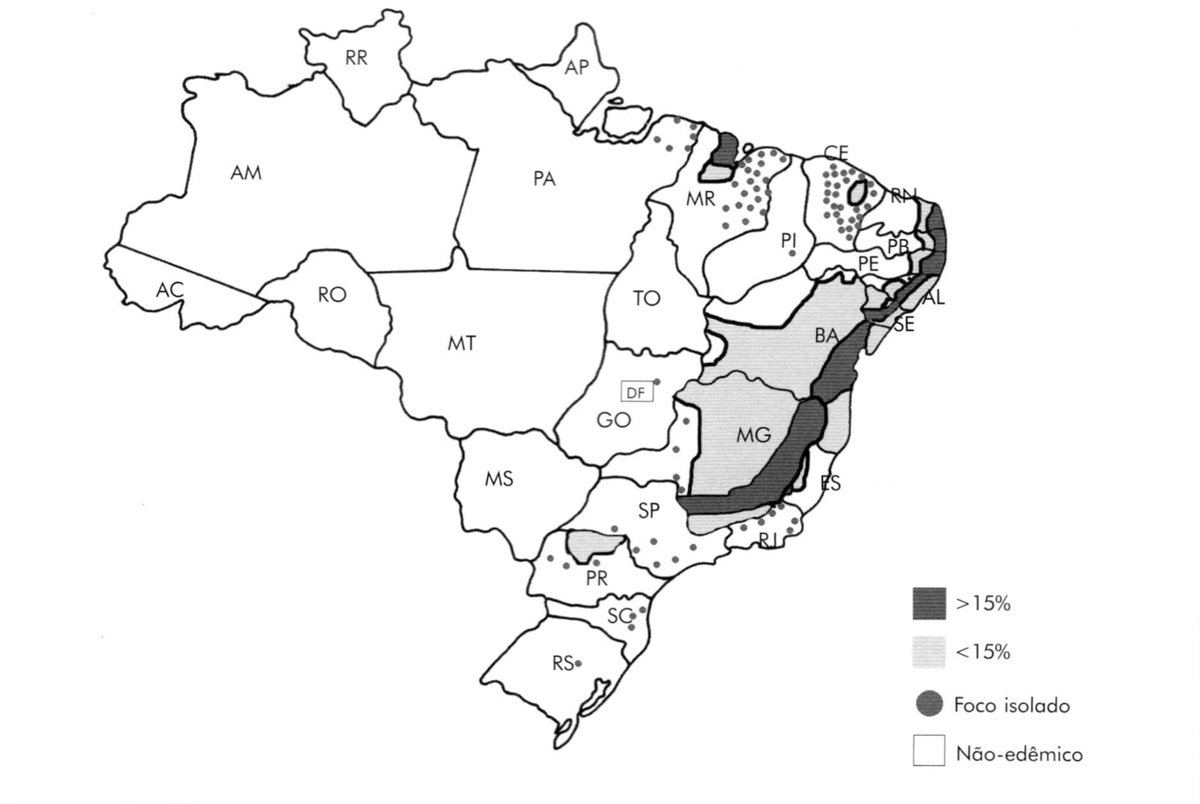

Fig. 110.1 — *Distribuição (prevalência) da esquistossomose no Brasil (média = 15-25%; alta = > 25%).*

PATOGENIA E IMUNOPATOLOGIA

Os vários aspectos patogênicos e patológicos observados na esquistossomose mansônica dependem da interação parasito-hospedeiro nas três fases evolutivas e migratórias do verme no hospedeiro definitivo: esquistossômulo, verme adulto e ovos (Fig. 110.2). De longe, os ovos e a reação granulomatosa que os envolve constituem os principais fatores causadores de morbidade. Os antígenos dos vermes e seus produtos e a formação e deposição de imunocomplexos nos tecidos do homem responsabilizam-se também por aspectos importantes da doença (glomerulonefrite, por exemplo). A reação do hospedeiro ao verme, em seus extremos (hipersensibilidade ou imunodepressão), pode causar danos ao organismo. A produção de fibras colágenas induzidas pelo ovo faz-se de forma dinâmica, e alguns tipos de colágeno produzidos são reabsorvíveis[4,10].

Há relação entre a prevalência da doença em determinada área endêmica e o número de ovos por grama de fezes eliminadas pelos indivíduos. O número de ovos nas fezes vai aumentando com a idade, atingindo o acme em torno dos 15 aos 20 anos, para em seguida decrescer. A quantidade de ovos nas fezes apresenta interesse epidemiológico e constitui fator importante na morbidade da doença. Os grandes eliminadores de ovos mais provavelmente desenvolverão as formas graves da doença e, além disso, contaminam o ambiente mais facilmente.

Alguns fatores de proteção já foram identificados e parecem ligados à bagagem genética dos indivíduos[1]. Os indivíduos da raça negra parecem mais adaptados à doença e apresentam menos freqüentemente as formas graves[60]. Já os indivíduos do grupo sangüíneo A ou que apresentam antígenos de histocompatibilidade (HLA) A1 e B5 apresentam maior predisposição a evoluir para a forma hepatoesplênica.

Os padrões de interleucinas produzidos nas diferentes fases da esquistossomose são diferentes, o que permite identificar as fases da doença[16]. Além disso, esse conhecimento poderá futuramente ter importância no desenvolvimento de vacinas e na identificação de indivíduos que vivem em área endêmica e mostram-se naturalmente resistentes.

FASE INICIAL

Dermatite Cercariana

Logo após o contato infectante, alguns indivíduos queixam-se de manifestações pruriginosas na pele, de

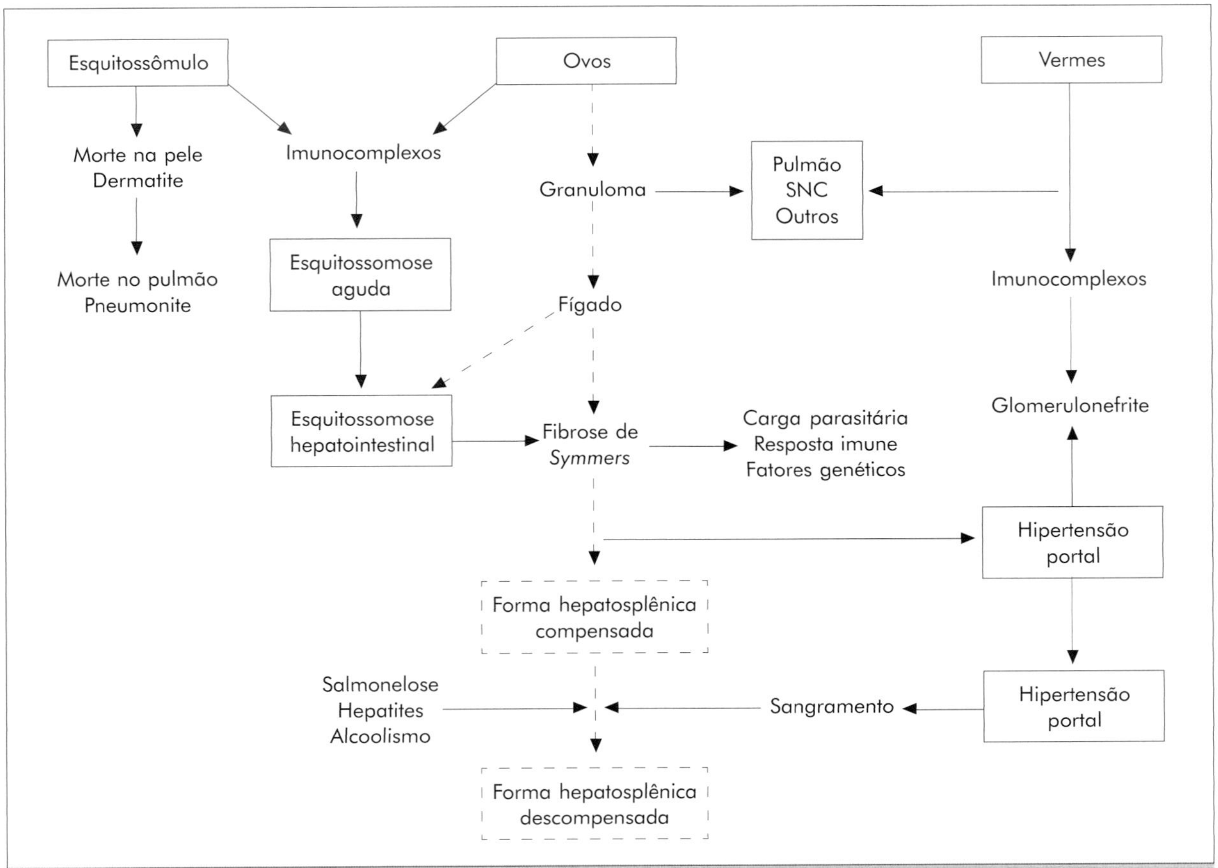

Fig. 110.2 — *Patologia e patogenia da esquistossomose*[31].

duração geralmente transitória e cedendo quase sempre espontaneamente. É a dermatite cercariana, decorrente da morte na pele de cerca de até a metade das cercárias que a penetraram. A intensidade, a duração e o aspecto dermatológico dessa fase variam, sendo geralmente de pequena intensidade. As manifestações clínicas, durando em geral 24 a 72 horas (podendo estender-se por até 15 dias), são as micropápulas eritematosas e pruriginosas, que se assemelham às descritas nas picadas de inseto e no eczema de contato. O diagnóstico nessa fase é difícil, e o tratamento, se necessário, pode ser feito com anti-histamínicos, corticosteróides tópicos e esquistossomicidas nas doses habituais[32].

Esquistossomose Aguda

A esquistossomose aguda evolui de forma inaparente ou assintomática na maioria dos indivíduos primoinfectados; às vezes é diagnosticada por causa de alterações nos exames de laboratório (eosinofilia, ovos viáveis de *S. mansoni* nas fezes) em indivíduo que procura assistência médica por outro motivo, ou acidentalmente (*e.g.*, participou de banho em lagoa sabidamente contaminada e acompanha colegas ou parentes ao hospital com sinais exuberantes da fase aguda). A forma aguda sintomática (toxêmica), ou febre de Katayama, ora se apresenta em estágio clínico único, ora se diferencia em duas fases, uma pré- e outra pós-postural, podendo apresentar-se com quadro clínico pouco sintomático, moderado, grave ou complicado (hepatite, pneumonite, dermatite, envolvimento neurológico, abscesso piogênico do fígado, perfuração intestinal) [33,51,65]. Os sintomas surgem cerca de 3 a 4 semanas após a contaminação e incluem: mal-estar, febre, hiporexia, tosse seca, sudorese, dores musculares, dor na região do fígado ou intestino, diarréia, cefaléia e prostração, entre outros. A intensidade dos sintomas aumenta entre a quinta e a sexta semanas, coincidindo com o início da oviposição. O doente apresenta-se abatido, com hepatomegalia e esplenomegalia dolorosas, taquicardia e hipotensão arterial (Tabela 110.2).

O diagnóstico clínico só se define a partir de 45 dias do banho infectante, quando se evidenciam ovos viáveis do verme nas fezes ou, de forma ideal, quando a biópsia hepática revela o característico granuloma esquistossomótico na fase necrótico-exsudativa (Figs. 110.3, 110.4)[44]. As provas de função hepática (fosfatase alcalina, gamaglutamil transferase e transaminases) encontram-se elevadas no soro, como regra geral. Os sintomas e sinais clínicos podem persistir por mais de 90 dias, e a doença pode enquadrar-se na definição de febre de origem indeterminada. Há geralmente remissão espontânea do quadro clínico nos casos não-tratados. A doença raramente mata. A eosinofilia marcada (> 1.000céls./mm³) sugere o diagnóstico. A ultra-sonografia do abdômen mostra hepatoesplenomegalia inespecífica e a presença de linfonodos periportais sugestivos[6,13,34] (Fig. 110.5). Há um caso relatado na literatura de nódulos no fígado identificados ao ultra-som e na tomografia computadorizada do fígado; achados semelhantes foram observados durante a laparoscopia. A melhora clínica é anunciada pela normalização da temperatura corporal e o desaparecimento dos sintomas digestivos. O fígado e o baço diminuem progressivamente de tamanho.

Tabela 110.2
Dados Clínicos e de Laboratório em Pacientes com Esquistossomose Aguda

• História de contato com águas de região endêmica nos últimos 60 dias
• Febre, diarréia, dor abdominal, hepato- e/ou esplenomegalia, tosse seca, urticária e edema facial
• Outros colegas ou parentes apresentam quadro clínico semelhante, porque o banho em lagoas é um comportamento grupal
• Eosinofilia
• Elevação das enzimas hepáticas (fosfatase alcalina, GGT, transaminases)
• Ultra-sonografia do abdômen: hepatoesplenomegalia e linfonodos portais característicos
• Ovos viáveis de *S. mansoni* nas fezes
• Biópsia hepática: granuloma na fase necrótico-exsudativa
• Sorologia sugestiva (ELISA com KLH, IgA anti-SEA)

KLH: keyhole limpet hemocyanin (hemocianina do caramujo Megathura crenulata), SEA: soluble egg antigen (antígeno solúvel do ovo).

FASE CRÔNICA (INTESTINAL E HEPATOINTESTINAL)

Os indivíduos que evoluem da fase aguda para a fase crônica (intestinal/hepatointestinal) geralmente apresentam modulação satisfatória do granuloma; i.e., o granuloma necrótico-exsudativo da fase aguda transforma-se em um granuloma pequeno com menor número de células inflamatórias, sem área de necrose em torno dos ovos e maior deposição de fibras colágenas (o granuloma pequeno provocaria menor dano aos hepatócitos). Alguns autores acreditam que os indivíduos que modulam mal, ou seja, que mantêm granulomas grandes, são aqueles que evoluirão para a forma hepatoesplênica[63].

São consideradas formas leves da doença as formas intestinal e hepatointestinal. A maioria dos indiví-

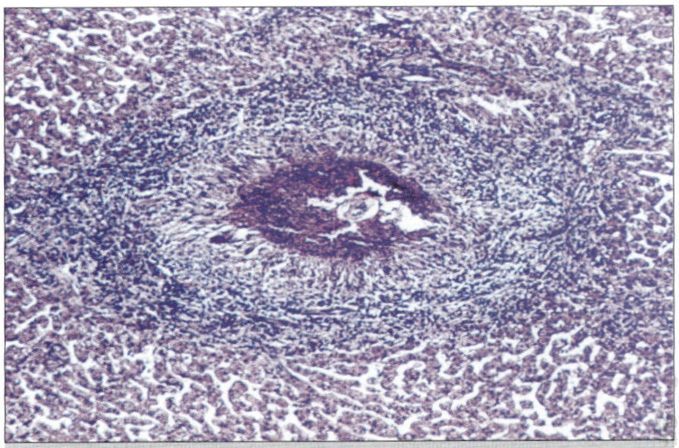

Fig. 110.3 — *Granuloma na fase necrótico-exsudativa (hiperérgico).*

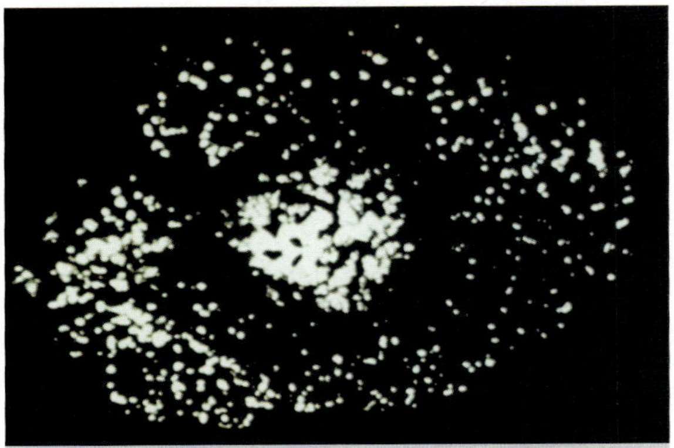

Fig. 110.4 — *Granuloma de fase aguda da esquistossomose aguda experimental (microscopia de tunelamento). (Modificado de Lenzi et al., 1999.)*

duos que vivem em áreas endêmicas de esquistossomose apresenta essa forma clínica da doença. Do ponto de vista clínico, a forma intestinal difere da forma hepatointestinal porque o fígado encontra-se aumentado nessa última. A forma hepatointestinal representaria fase intermediária na evolução da doença para a forma hepatoesplênica. Muitos autores, com razão, não aceitam essa separação, pois consideram o fígado acometido também na forma intestinal; acrescente-se a dificuldade em definir-se quando um fígado palpável deve ser considerado normal ou patológico[31]. O ultra-som do abdômen ajuda pouco na definição das formas intermediárias, mas a presença de espessamento periportal pode sugerir progressão para a forma hepatoesplênica[22].

Os indivíduos nessa fase da doença não apresentam sintomas; o diagnóstico torna-se acidental, quando o médico se depara com a presença de ovos viáveis de *S. mansoni* no exame de fezes rotineiro. Nos indivíduos com queixas clínicas, a sintomatologia é variável e inespecífica: desânimo, indisposição para o trabalho, tonturas, cefaléia e sintomas distônicos. Os sintomas digestivos podem predominar: sensação de plenitude,

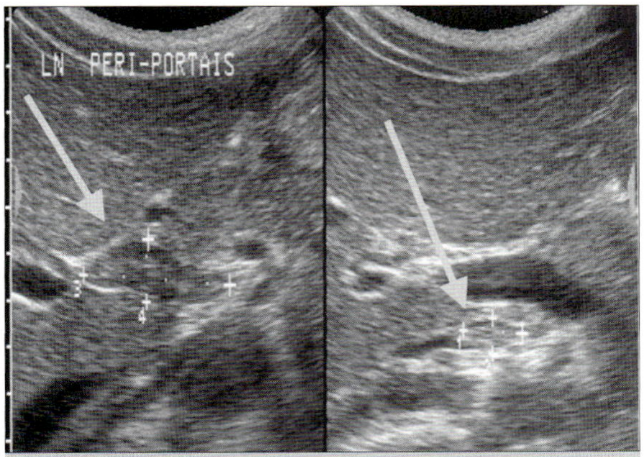

Fig. 110.5 — *Ultra-sonografia abdominal evidenciando linfonodos (LN) periportais (setas) em um paciente com esquistossomose aguda. IVC = veia cava inferior; PV = veia porta.*

flatulência, dor epigástrica e hiporexia. Observam-se surtos diarréicos e por vezes disenteriformes, intercalados com constipação intestinal crônica. Esse quadro clínico, exceto pela presença de sangue nas fezes, não difere do encontrado em indivíduos sem a doença.

Ao exame físico, têm sido anotados dor à palpação dos cólons e fígado palpável entre 2 e 6 cm do rebordo costal direito, de consistência aumentada e, às vezes, com a superfície irregular e hipertrofia do lobo esquerdo. O baço, por definição, não é palpável. As provas de função hepática mantêm-se dentro de valores normais. A biópsia hepática raramente fornece informações. O exame retossigmoidoscópico revela mucosa congesta, granulosa, com pequenas ulcerações, e no exame de fragmentos de tecido retirados por biópsia encontram-se com freqüência ovos viáveis de *S. mansoni.*

Nos indivíduos com polipose intestinal esquistossomótica a sintomatologia intestinal mostra-se exuberante, com diarréia, disenteria, síndrome de enteropatia perdedora de proteínas, edema, hipoalbuminemia, emagrecimento e anemia[49]. O diagnóstico diferencial com neoplasias dos cólons se impõe. Essa apresentação é incomum no Brasil mas tem sido muito freqüentemente observada em pacientes egípcios.

ESQUISTOSSOMOSE HEPATOESPLÊNICA

A esquistossomose hepatoesplênica representa a forma mais grave da doença. Os pacientes podem apresentar-se com a doença compensada, descompensada ou complicada. Dados obtidos em inquéritos epidemiológicos revelam que de 2% a 7% dos indivíduos apresentam essa forma clínica em áreas de alta endemicidade. Na Tabela 110.3 descrevem-se as variantes clínico-evolutivas da forma hepatoesplênica.

Tabela 110.3 Variantes Clinicoevolutivas da Forma Hepatoesplênica
Forma hepatoesplênica compensada • Sem hipertensão portal (geralmente em crianças) • Com hipertensão portal — sem hemorragia digestiva — com hemorragia digestiva • Com hipoevolutismo
Forma hepatoesplênica descompensada • Com ascite • Com icterícia • Com encefalopatia
Forma hepatoesplênica complicada • Com outras formas clínicas da doença — com formas vasculopulmonares — com glomerulopatia • Com outras hepatopatias — com hepatite crônica ativa — com cirrose — com trombose portal • Com outras doenças — com infecções por enterobactérias

O diagnóstico da forma hepatoesplênica em paciente internado em hospital bem aparelhado não é difícil. Por outro lado, diagnosticar a forma hepatoesplênica em um indivíduo que mora em área endêmica (baseando-se na presença de baço palpável e ovos do verme nas fezes) representa um problema. Um porcentual desses indivíduos apresenta aumento do baço secundário a outras doenças, dificultando o diagnóstico diferencial[23,35,61].

O ultra-som portátil permite melhorar a presença diagnóstica do exame clínico. Em uma área endêmica para esquistossomose, utilizando-se uma combinação da palpação abdominal e resultados da ultra-sonografia, 4 grupos de indivíduos foram identificados: (1) baço palpável, espessamento periportal intenso e hipertensão portal ao ultra-som; (2) espessamento periportal intenso e hipertensão portal ao ultra-som, sem baço palpável; (3) baço palpável com espessamento periportal leve a moderado; (4) baço palpável e fígado com aspecto normal à ultra-sonografia. As implicações desses achados são de duas ordens: a) a morbidade da esquistossomose em áreas endêmicas tem sido superestimada (nem todo baço palpável em área endêmica é causado pela esquistossomose); b) os estudos epidemiológicos e imunológicos conduzidos em áreas endêmicas devem ser reavaliados dentro dessa nova definição de forma hepatoesplênica.

As doenças mais freqüentemente consideradas no diagnóstico diferencial da esquistossomose hepatoesplênica são: calazar, esplenomegalia tropical (ou esplenomegalia hiper-reativa da malária), leucemia, linfoma, cirrose de Laennec ou cirrose pós-necrótica e síndromes semelhantes à mononucleose.

Forma Hepatoesplênica Compensada

Esta forma representa o modelo da esquistossomose hepática avançada, tendo como substrato anatômico a fibrose de Symmers. Na Tabela 110.4 resumem-se as principais características clínicas, bioquímicas/hematológicas, hemodinâmicas, anatomopatológicas e ultra-sonográficas da esquistossomose hepatoesplênica compensada.

Tabela 110.4 Características Clínicas, Bioquímicas/Hematológicas, Hemodinâmicas, Ultra-Sonográficas e Anatomopatológicas da Esquistossomose Hepatoesplênica Compensada
Características clínicas • Prevalência maior entre 10 e 30 anos de idade • Estado geral regular ou bom • Presença de hepatoesplenomegalia (excluir outras causas) • Hemorragia digestiva alta • Ausência de sinais ou sintomas de insuficiência hepática • Hipoevolutismo nos jovens
Características bioquímicas e hematológicas • Testes de função hepática normais • Hipergamaglobulinemia (aumento da fração IgG) • Anemia normocítica ou microcítica e hipocrômica, leucopenia, trombocitopenia
Características hemodinâmicas • Pressão sinusoidal normal ou levemente aumentada • Pressões esplênica e portal direta aumentadas • Alterações esplenoportográficas intra-hepáticas peculiares • Fluxo hepático normal ou levemente diminuído
Características ultra-sonográficas • Fibrose periportal característica • Fibrose da parede da vesícula biliar • Aumento do lobo esquerdo do fígado • Esplenomegalia • Aumento do calibre das veias esplênica e porta • Presença de colaterais porta
Características anatomopatológicas • Moderada atividade inflamatória • Intensa fibrose portal do tipo Symmers • Boa preservação das células hepáticas • Conservação da estrutura lobular

A característica fundamental dessa forma é a presença de hipertensão portal, levando à esplenomegalia e ao aparecimento de varizes do esôfago. Os pacientes costumam apresentar sinais e sintomas gerais inespecíficos, como dores abdominais atípicas, alterações do hábito intestinal e sensação de peso ou desconforto no hipocôndrio esquerdo, por causa do crescimento do baço. Às vezes, o primeiro sinal da doença é a hemorragia digestiva com a presença de hematêmese e/ou melena[14].

Ao exame físico, o fígado encontra-se aumentado de tamanho, com predomínio do lobo esquerdo, enquanto o baço aumentado mostra-se endurecido e indolor à palpação. A forma hepatoesplênica predomina nos adolescentes e adultos jovens. Na faixa etária dos 5 aos 14 anos, 50% não apresentam hipertensão portal e a esplenomegalia resulta, provavelmente, de hiperplasia linforreticular. Nos adultos, a hipertensão portal constitui a expressão fisiopatológica dominante, e 30% a 40% deles apresentam hemorragia digestiva oriunda de ruptura de varizes esofagogástricas ou gastrite erosiva por medicamentos.

O estado funcional do fígado encontra-se preservado, sem evidências de insuficiência hepática. A anemia, a leucopenia e a plaquetopenia em combinações variáveis, secundárias ao hiperesplenismo, quando presentes, não devem preocupar o médico; em geral não há repercussão clínica. A anemia por perda de sangue (hemorragia digestiva, parasitoses intestinais associadas) deve ser adequadamente tratada.

As varizes esofágicas, geralmente localizadas nos terços médio e inferior do esôfago, merecem ser pesquisadas pela endoscopia digestiva. A endoscopia permite o diagnóstico diferencial entre os sangramentos de origem varicosa e os provocados por gastrite erosiva. A esplenoportografia para a avaliação dos vasos portais vem sendo substituída pela ultra-sonografia. Quando realizada nesse estágio da doença observam-se a presença de reversão do fluxo sangüíneo nos ramos radiculares e a formação precoce de grossas e extensas dilatações varicosas gástricas e esofágicas.

Forma Hepatoesplênica Descompensada

Esta forma da doença, indistinguível da cirrose, caracteriza-se por diminuição acentuada do estado funcional do fígado. Essa descompensação relaciona-se à ação de vários fatores, tais como os surtos de hemorragia digestiva e conseqüente isquemia hepática e fatores associados (hepatite viral, alcoolismo). Na Tabela 110.5 resumem-se as principais características da forma hepatoesplênica descompensada.

A ascite inscreve-se entre as manifestações mais comuns de descompensação no esquistossomótico, com freqüência iniciando-se após episódio de hemorragia digestiva alta. A icterícia pode ser encontrada em alguns casos; quando presente, deve-se suspeitar de associação com hepatite viral, infecções bacterianas associadas, alcoolismo ou hiperesplenismo com hemólise. Os sintomas e sinais de encefalopatia hepática geralmente surgem após sangramentos digestivos e, quando presentes, respondem ao tratamento adequado ou evoluem para o coma hepático e a morte.

Tabela 110.5
Principais Características da Forma Hepatoesplênica Descompensada

• Os pacientes em geral têm mais de 30 anos de idade
• O fígado é menor do que o encontrado na forma compensada
• Associação com outros fatores etiológicos (hepatite viral, alcoolismo)
• Cicatriz abdominal de cirurgia anterior é freqüente
• Hemorragia digestiva alta é comum
• Presença de sinais e sintomas de insuficiência hepática: ascite, icterícia, aranhas vasculares, coma, sintomas neuropsíquicos
• Estado geral precário
• Alterações bioquímicas evidentes: diminuição da albumina sérica, aumento das bilirrubinas e da amônia sérica.
• Presença freqüente de trombose portal ao ultra-som
• Fluxo hepático reduzido
• Inflamação crônica ativa com invasão do parênquima hepático
• Fibrose septal, proliferação de ductos biliares
• Cirrose pós-necrótica focal

COMPLICAÇÕES

Forma Vasculopulmonar

As duas formas clínicas mais importantes são as formas hipertensiva e cianótica[7,8,27]. A primeira, mais freqüentemente associada com a forma hepatoesplênica da esquistossomose, pode, raramente, ser encontrada na forma hepatointestinal. Cerca de 10% dos pacientes com hipertensão portal apresentam também hipertensão pulmonar; nesses casos, as cirurgias que se baseiam no desvio de sangue do sistema portal (*shunt*) estão contra-indicadas, pois podem agravar a hipertensão pulmonar pelo aumento do fluxo sangüíneo para a veia cava inferior.

Há hipertensão pulmonar por obstrução vascular, provocada por ovos, vermes mortos e/ou vasculite pulmonar por imunocomplexos. Os sintomas e sinais clínicos caracterizam a síndrome do *cor pulmonale*. Observam-se síncope de esforço, hiperfonese de P2, impulsão na região mesogástrica e sinais de insuficiência cardíaca. O ECG e o ecodopplercardiograma confirmam a sobrecarga direita e mostram a pressão pulmonar acima de 20 mmHg. O aspecto da radiografia do tórax pode ser normal ou evidenciar abaulamento do arco médio (às vezes, aneurismático), hilos densos e, menos freqüentemente, micronodulação pulmonar (a tomografia computadorizada com freqüência revela alterações não-identificadas na radiografia de tórax-padrão).

A forma cianótica, de pior prognóstico, encontra-se associada à forma hepatoesplênica (os *shunts* porta-pulmonares parecem explicar o achado). Em raros casos observou-se cianose, com baqueteamento digital, em pacientes com hipertensão portal e sem hipertensão pulmonar.

Forma Neurológica

As lesões do sistema nervoso central decorrem da presença de ovos e de granulomas esquistossomóticos nesse sistema; ao que parece, os vermes migram para os vasos que nutrem as células do sistema nervoso e aí depositam os seus ovos. A lesão mais freqüente na esquistossomose mansônica é a mielite transversa. A mielite transversa é, inexplicavelmente, rara na forma hepatoesplênica e comum na forma intestinal e na fase aguda[58,59]. O diagnóstico correto depende de se manter alto nível de suspeição clínica para esquistossomose em qualquer paciente com sintomas e/ou sinais de compressão da medula espinhal. A ressonância nuclear magnética tem facilitado muito o diagnóstico dessa forma clínica da esquistossomose (captação heterogênea do contraste em extensões variadas da medula, às vezes, com envolvimento das raízes nervosas). O tratamento precoce com corticosteróides e esquistossomicidas mostra-se eficaz na maioria dos casos. O tratamento com corticosteróides deve ser mantido por vários meses após a melhora clínica.

Os patologistas, em estudos de necropsias, encontram ovos de *S. mansoni* no cérebro com grande freqüência. As manifestações clínicas nesses pacientes são pobres, mas casos de epilepsia, acidente vascular cerebral e tumores cerebrais já foram descritos na literatura. O diagnóstico e o tratamento, nesses casos, são geralmente cirúrgicos.

Esquistossomose Renal

O acometimento do rim ocorre em 10% a 15% dos pacientes com a forma hepatoesplênica da doença. A síndrome nefrótica é a apresentação clínica mais comum. Trata-se de uma complicação causada por imunocomplexos. Antígenos específicos do parasito, especialmente antígenos do intestino do verme (CCA e CAA), são produzidos em abundância e liberados na corrente sangüínea. Na vigência de infecções graves e de hipertensão portal ocorrem sobrecarga do sistema monocítico-macrofágico e desvio de partículas antigênicas dos macrófagos do fígado através de colaterais portocava. Assim, antígenos isolados ou complexos antígeno-anticorpo atingem a circulação sistêmica e depositam-se nos glomérulos. Estudos mais recentes têm demonstrado lesões glomerulares em indivíduos com esquistossomose hepatointestinal.

Quando definitivamente instalada a lesão renal, o quadro histológico predominante é a clássica glomerulonefrite membranoproliferativa (mesangiocapilar), com acentuação lobular. O segundo tipo histológico mais encontrado é a esclerose glomerular focal[9,17,46]. O curso evolutivo da lesão renal causada pela esquistossomose não se modifica com os esquemas terapêuticos propostos (esquistossomicidas isoladamente ou associados a imunossupressores). O dano renal mostra-se progressivo e a doença evolui, indiferente, para insuficiência renal.

O tratamento da esquistossomose, entretanto, não parece agravar a glomerulonefrite, justificando-se o emprego de esquistossomicidas na tentativa de eliminar a constante produção de antígenos parasitários.

A doença renal encontrada na salmonelose prolongada difere, sob vários aspectos, da observada na esquistossomose hepatoesplênica[36,47]. Na salmonelose de curso prolongado a apresentação clínica mais comum é a síndrome nefrítica, as lesões renais são a glomerulopatia proliferativa focal, mesangioproliferativa e proliferativa difusa (endocapilar). Essas lesões, ao contrário das observadas na esquistossomose hepatoesplênica, são reversíveis após o tratamento com antibióticos e/ou esquistossomicidas e decorrem da deposição glomerular de imunocomplexos formados com antígenos bacterianos.

Associação com Enterobactérias

É conhecida a associação da esquistossomose com bactérias gram-negativas, em especial as do gênero *Salmonella*. As salmonelas têm sido encontradas associadas à esquistossomose mansônica e produzindo doença febril prolongada peculiar e conspícua[50]. Acomete preferencialmente os jovens entre os 10 e 30 anos. Os pacientes queixam-se de fadiga, perda de peso e febre. Mesmo apresentando bacteremia por vários meses, eles não aparentam estar toxemiados; muito emagrecidos sim, mas alertas. A presença de hepatoesplenomegalia é evidenciada na maioria dos casos; entretanto, a doença já foi descrita em indivíduos com a forma hepatointestinal. Edema e a presença de petéquias em membros inferiores são freqüentes. Infecção localizada, por exemplo, osteomielite como descrito na anemia falciforme, e colecistite nunca foram relatadas. Prostração e delírio também não ocorrem. A doença se assemelha mais ao calazar do que à febre tifóide.

As salmonelas são facilmente identificadas quando o sangue é semeado em meio de cultura. Em 25% dos casos elas também podem ser recuperadas nas coproculturas e uroculturas.

Três hipóteses procuram explicar a patogenia da salmonelose septicêmica prolongada:

a) tolerância imunológica causada pela esquistossomose em sua forma hepatoesplênica, que permite a sobrevivência da bactéria no hospedeiro;

b) proliferação da *Salmonella* no tegumento e intestino do verme, com persistente liberação da bactéria na circulação;

c) os macrófagos do fígado, abarrotados de pigmentos esquistossomóticos, não conseguem destruir as bactérias fagocitadas.

O tratamento da salmonelose septicêmica prolongada reclama cuidados especiais para com a septicemia, que deve ser combatida, nos casos mais graves, com prioridade pelos antibióticos de reconhecida ação anti-salmonela como a associação sulfametoxazol-trimetoprima, ciprofloxacina e cloranfenicol. Numa etapa subseqüente, o tratamento da esquistossomose poderá ser feito com a oxamniquina ou o praziquantel. Nos casos de menor gravidade o esquistossomicida poderá ser utilizado como a droga de primeira escolha nas doses preconizadas para o tratamento da esquistossomose, com eficácia em torno de 90% dos casos. A doença raramente mata, mas, em 3 de 104 pacientes com salmonelose prolongada que morreram, a necropsia revelou em 2 a presença de tuberculose miliar associada e em 1 caso tromboembolismo pulmonar como causa da morte.

É curioso que dois autores na década de 70 demonstraram experimentalmente em camundongos que várias bactérias gram-negativas são patogênicas para o *Schistosoma mansoni* e chegaram a propor que bactérias patogênicas para o verme e não-patogênicas para o homem poderiam ser utilizadas no tratamento da esquistossomose. Com o advento dos novos esquistossomicidas, esta teoria foi abandonada[53].

Recentemente, no Brasil, a associação *Salmonella – S. mansoni* foi descrita em 2 adultos jovens com a síndrome da imunodeficiência adquirida[37,38]. No início da epidemia de AIDS no Primeiro Mundo e ainda hoje na África subsaariana, a bacteremia por salmonelas tem sido relatada em pacientes com a síndrome da imunodeficiência adquirida. O que parece relevante no relato dos dois casos brasileiros é que houve resposta dramática da doença após o tratamento com esquistossomicida isoladamente, mostrando que a cura da esquistossomose influenciou a evolução da infecção bacteriana nesses pacientes.

Associação com *Staphylococcus aureus*

A descrição da associação de abscesso piogênico do fígado causado pelo *Staphylococcus aureus* e esquistossomose aguda foi feita no Brasil em 1990[29,38]. As duas crianças com abscesso informavam contato recente com águas naturais de região endêmica para esquistossomose, e a biópsia hepática cirúrgica revelou a presença de granulomas hiperérgicos característicos da fase aguda. Ambas se curaram após o tratamento, que incluiu drenagem cirúrgica, antibióticos e oxamniquina. Os autores também padronizaram modelo experimental utilizando camundongos previamente infectados com o verme e posteriormente inoculados com cepa de *Staphylococcus aureus* isolada dos pacientes. Cerca de 70% dos animais desenvolveram abscessos no fígado, de onde recuperou-se novamente a bactéria; nenhum animal nos grupos-controle desenvolveu abscesso hepático.

A seguir, Teixeira *et al.*[71] confirmaram os dados anteriores e expandiram muito o conhecimento sobre o assunto procurando demonstrar os mecanismos patogênicos envolvidos na associação. Outros estudos recentes têm sugerido associação entre doenças parasitárias com larvas migrantes e o desenvolvimento de abscesso piogênico do fígado e de outros órgãos.

Algumas observações sobre a epidemiologia da doença no mundo têm reforçado o argumento de que há associação entre doenças parasitárias e abscessos piogênicos do fígado. Em países desenvolvidos os abscessos não são encontrados em crianças e adultos jovens e começam a surgir a partir dos 40 anos de idade, geralmente como complicação de neoplasias do fígado, coledocolitíase ou doenças granulomatosas do intestino. Nos países subdesenvolvidos os abscessos hepáticos ocorrem em crianças e adultos jovens freqüentemente poliparasitados e as associações com ascaridíase e amebíase são conhecidas.

Um olhar atento na literatura permitiu recuperar descrição da associação de esquistossomose e abscesso piogênico do fígado feita em 1950 por Graham e Orr[26] na Escócia em um oficial das forças armadas inglesas que voltara da África. Os autores, na ocasião, sugeriram a esquistossomose como possível fator predisponente para o desenvolvimento de abscesso piogênico do fígado.

Esquistossomose e Hepatites Virais

Acredita-se que nos casos de associação das duas doenças, as hepatites virais B e C poderiam agravar a esquistossomose causando mais precocemente insuficiência hepática, ascite, icterícia, hipertensão portal e varizes do esôfago com sangramento[19,24].

Por muito tempo vários autores defenderam a existência de associação entre a hepatite B e a esquistossomose. Uma série de estudos com amostras inadequadas, métodos diagnósticos ultrapassados e sem grupo controle adequado reforçou a existência de associação entre as duas doenças. Estudos recentes com metodologia mais precisa, entretanto, não encontraram associação entre as duas doenças, i.e., pacientes com esquistossomose, se infectados pelo vírus da hepatite B, não apresentam maior tendência do que os não-infectados de desenvolverem hepatite crônica[66].

O que parece certo é que os indivíduos com esquistossomose hepatoesplênica que sangram de varizes do esôfago recebem transfusão de sangue de qualidade não-controlada e assim adquirem hepatite B ou C transfusional. A partir daí, a evolução para hepatite crônica e cirrose hepática corre por conta da história natural da hepatite (a associação parece, pois, fortuita e iatrogênica)[70].

Esquistossomose no Hospedeiro Imunocomprometido

Cresce a cada dia o número de indivíduos imunossuprimidos por medicamentos (quimioterapia antiblástica, outros fármacos imunossupressores, como a ciclosporina e os corticosteróides, transplantados, entre outros) e doenças que causam imunodepressão (AIDS, neoplasias, insuficiência renal). No hospedeiro imunocomprometido há alterações na apresentação clínica, nos vários aspectos patológicos e na abordagem terapêutica das doenças infecciosas associadas.

Poucos são os estudos sobre o comportamento da esquistossomose mansônica nesses casos. Ainda assim, quatro aspectos merecem atenção nesse novo cenário[18,40,48]:

1. A depressão da imunidade mediada por células diminui a resposta granulomatosa do hospedeiro. Camundongos experimentalmente infectados com o *Schistosoma mansoni* e imunossuprimidos por medicamentos ou timectomia desenvolvem hepatite grave, e a mortalidade mostra-se alta no grupo experimental.
2. Há diminuição significativa e rápida na excreção de ovos nas fezes de animais infectados com o *Schistosoma mansoni* e imunossuprimidos. Os granulomas bem formados parecem facilitar a migração dos ovos através dos tecidos do hospedeiro. Sem granulomas completos os ovos não atingem a luz do intestino ou o fazem em pequeno número. Nesses casos o diagnóstico da esquistossomose, baseado no exame das fezes, encontra-se prejudicado. As biópsias retal e hepática e os testes de ELISA para antígenos circulantes representariam as alternativas diagnósticas possíveis e desejáveis.
3. A eficácia terapêutica dos esquistossomicidas encontra-se diminuída em animais infectados com o *Schistosoma mansoni* e imunossuprimidos com corticosteróides ou por timectomia associada à injeção de anticorpos antilinfócitos. A eficácia terapêutica pode ser restaurada pela transfusão de células ou de soro de animais imunocompetentes infectados com o *Schistosoma*. A implicação clínica é que indivíduos tratados com imunossupressores ou com AIDS podem apresentar falha terapêutica com os esquistossomicidas de uso corrente.
4. Os indivíduos imunossuprimidos parecem predispostos a apresentar ovos de *S. mansoni* disseminados em vários órgãos, como o pulmão, o fígado, o baço, o intestino, o pâncreas e os testículos. A migração de vermes dos vasos mesentéricos para os vasos de outros órgãos poderia explicar esse achado. Essa explicação admite a hipótese de que o sistema imune no indivíduo imunocompetente é capaz de manter os vermes confinados aos vasos mesentéricos do hospedeiro.

Formas Ectópicas

São formas incomuns e constituem achado de biópsias ou necropsia. As mais importantes localizações são os órgãos genitais femininos, testículos, pele, retina, tireóide e coração[5,20].

DIAGNÓSTICO

O diagnóstico etiológico é feito através de métodos diretos (exame das fezes, biópsias retal, hepática e de outros sítios e a pesquisa de antígenos circulantes do verme) e indiretos (pesquisa de anticorpos circulantes no soro e intradermorreação)[62].

Os métodos indiretos procuram identificar o contato atual ou passado com o verme, através da resposta imune do hospedeiro a antígenos das várias fases evolutivas do verme. Em geral, faz-se a pesquisa de anticorpos, mas também é possível o estudo das células (blastogênese de linfócitos)[15,21].

O Exame das Fezes

Em geral utiliza-se a técnica de sedimentação espontânea de Hoffman, Pons e Janer (HPJ), que, entre outras informações, indica a viabilidade dos ovos e a atividade parasitária. A técnica quantitativa de Kato modificada por Katz e colaboradores apresenta a vantagem de ser de simples execução e indica o número de ovos por grama de fezes, fornecendo idéia aproximada da carga parasitária. Esse método possui importância em estudos epidemiológicos, mas pouco acrescenta quando o médico se propõe a tratar o indivíduo com esquistossomose ativa em seu consultório.

Quando a carga parasitária é menor, os exames de fezes devem ser repetidos para encontrar os ovos do verme. O número mínimo de exames preconizado é de três. Um exame de fezes diagnostica 55% dos casos. Três exames de fezes, pelo método da sedimentação espontânea, diagnosticam 75% a 85% dos pacientes com esquistossomose ativa. Nas formas aguda e hepatoesplênica da esquistossomose, três exames de fezes apresentam maior sensibilidade do que uma biópsia retal.

Há certa estabilidade no número de ovos eliminados nas fezes no caso dos grandes eliminadores de ovos (> 500 ovos por grama de fezes). Quanto menor o número de ovos eliminados maior a instabilidade, i.e., o exame parasitológico de fezes pode ser positivo ou negativo em momentos diferentes quanto menor o número de ovos nas fezes.

Biópsia Retal

Procede-se à biópsia retal nas válvulas de Houston, com a retirada de vários fragmentos em cada válvula: os fragmentos são comprimidos entre duas lâminas e examinados ao microscópio. O exame mostra-se positivo em cerca de 80% dos casos e deve ser indicado quando há evidência epidemiológica ou clínica da doença e os exames de fezes (três a seis exames) permanecem negativos.

A interpretação do exame requer o concurso de pessoal experiente e pode ser feita da seguinte maneira: a) o encontro de ovos viáveis imaturos indica oviposição ocorrida no máximo há 5 dias; b) ovos viáveis maduros, postura entre 6 e 18 dias; c) ovos mortos, cascas ou nódulos fibrosos, ovopostura em data imprevisível, presumindo-se, na maioria dos casos, que esses elementos são absorvidos entre 6 meses e 1 ano após o tratamento; d) a biópsia negativa não exclui o diagnóstico. Essa classificação é interessante e possui valor especial no teste de eficácia de novos medicamentos esquistossomicidas.

Se os fragmentos forem pesados em balança analítica, é possível obter-se o número de ovos por grama de tecido, que, à semelhança do exame de fezes quantitativo, fornece informações indiretas sobre a carga parasitária[12]. O interesse, nesses casos, também está restrito à pesquisa, e a informação quantitativa possui pouca importância clínica.

Biópsia Hepática e de Outros Sítios

Pode ser realizada por punção percutânea com agulha (se necessário sob visão laparoscópica), ou durante a cirurgia, em cunha. Define-se o diagnóstico quando há o encontro de ovos ou granulomas periovulares e a forma da doença quando se encontra a característica fibrose periportal. A biópsia percutânea não demonstra boa sensibilidade para o diagnóstico da esquistossomose na fase crônica. A biópsia cirúrgica mostra-se superior à biópsia percutânea. Na fase aguda da esquistossomose a biópsia hepática revela-se decisiva e confirma o diagnóstico pelo encontro de granulomas hiperérgicos ou na fase necrótico-exsudativa.

A biópsia de outros sítios (*e.g.*, pulmão, medula espinhal, pele, testículos, ovário, cérebro, pólipos intestinais) representa com freqüência a única forma de se definir o diagnóstico nesses órgãos.

Antígenos Circulantes

Quando identificados no soro e na urina de pacientes com esquistossomose, os antígenos do verme adulto constituem evidência direta de sua presença. Antígenos do verme adulto, presentes em abundância no soro de infectados, têm sido pesquisados por alguns autores e mostram-se promissores para o diagnóstico de infecção ativa. Esses testes, entretanto, até o momento, não identificam os indivíduos com carga parasitária baixa, são tecnicamente laboriosos, não foram reproduzidos no Brasil e ainda não receberam aceitação para uso clínico.

Intradermorreação (Esquistossomia)

Já foi muito usada em inquéritos epidemiológicos. Possui pouca importância clínica. Consiste na injeção intradérmica de 0,05 ml de antígeno (extrato de verme adulto), procedendo-se à leitura 15 minutos mais tarde. Mostra-se positiva em 80% dos indivíduos infectados. A reação positiva não informa sobre a atividade da doença. Os indivíduos curados mantêm a reação positiva por tempo indefinido. O teste positivo não autoriza o tratamento da esquistossomose. É, infelizmente, prática comum o paciente receber, em vão, tratamentos esquistossomicidas repetidos com base na positividade do teste e na expectativa incorreta de que ele se negativará.

Reações Sorológicas

Há várias reações sorológicas, a saber: reação de fixação do complemento, reações cercarianas, reação de precipitação periovular, reação de hemaglutinação, reação de imunofluorescência e de ELISA. Como regra geral essas reações têm tido pouca aplicação clínica. Em sua maioria elas não se negativam após a cura. Três reações sorológicas, entretanto, merecem destaque: a reação periovular e o ELISA com o KLH (hemocianina do caramujo *Megathura crenulata*) e com antígeno solúvel do ovo-IgA (SEA — *soluble egg antigen*).

Reação periovular: Incubando-se a 37°C os ovos do *Schistosoma mansoni* com o soro de pacientes com esquistossomose forma-se um precipitado em torno dos ovos sob a forma de glóbulos, de tamanho e forma variáveis, ou constituindo longas cadeias como se fossem segmentos de tênia. A reação mostra-se mais evidente após 24 horas. A sensibilidade da reação encontra-se em geral acima de 90% para os indivíduos com doença ativa e a reação negativa-se cerca de 6 meses após a cura parasitológica. Este teste tem sido amplamente utilizado na China, com bons resultados. O inconveniente da necessidade de manter-se em laboratório animais infectados para o isolamento dos ovos vivos e as dificuldades de padronização do teste têm limitado o seu uso no Brasil.

O teste de ELISA com o antígeno hemocianina do caramujo Megathura crenulata (KLH — *keyhole limpet hemocyanin*): Esse antígeno de um caramujo marinho apresenta reação cruzada com um antígeno da superfície do esquistossômulo. Anticorpos IgG e IgM contra esse antígeno são identificados, pela técnica de ELISA, no soro de pacientes com esquistossomose aguda[2]. Os anticorpos identificados nesse teste têm se mostrado sensíveis e específicos no diagnóstico da fase aguda da esquistossomose. O problema é que ele leva, às vezes, até 24 meses para negativar-se após o tratamento. O ELISA utilizando anticorpos IgA anti-SEA também encontra-se elevado no soro dos pacientes com esquistossomose aguda e negativa-se mais precocemente (cerca de 6 meses após o tratamento). Os dois testes podem ajudar no diagnóstico da fase aguda da esquistossomose mansônica.

Ultra-Som do Abdômen e Outros Métodos de Imagem

A ultra-sonografia é um método diagnóstico por imagem — desenvolvido nas duas últimas décadas — que apresenta extensa aplicação no diagnóstico das doenças intra-abdominais. Nos últimos 10 anos vários estudos têm comprovado o seu valor no diagnóstico da forma hepatoesplênica da esquistossomose mansônica. O aspecto do fígado nas formas graves mostra-se característico da fibrose encontrada na esquistossomose (Figs. 110.6 e 110.7), apresentando maior sensibilidade do que uma biópsia hepática percutânea [57].

A ultra-sonografia fornece também informações sobre o tamanho do fígado e do baço e sobre o calibre dos vasos portais. Revela-se também importante na exclusão ou confirmação de outras doenças intra-abdominais que entram no diagnóstico diferencial da esquistossomose hepatoesplênica.

Nos indivíduos com as formas intermediárias da doença (intestinal/hepatointestinal) o ultra-som não se encontra ainda padronizado. Novos protocolos procuram incorporar medições do espessamento dos vasos portais e também a impressão subjetiva do examinador no critério diagnóstico.

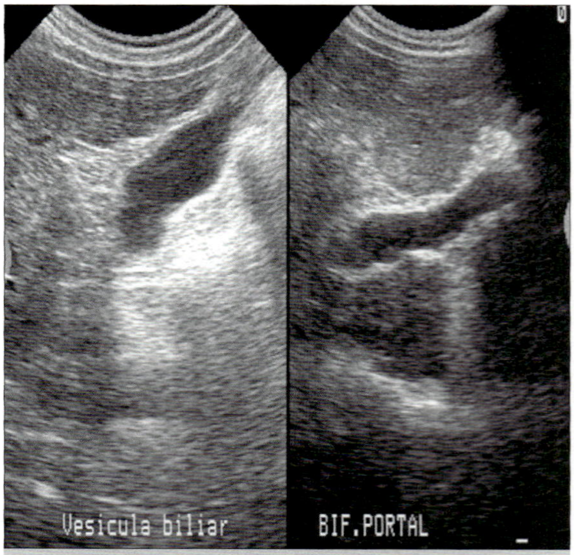

Fig. 110.7 — *Ultra-sonografia do fígado em paciente com esquistossomose hepatoesplênica (fibrose periportal).*

Na fase aguda da esquistossomose o ultra-som revela a presença de hepatoesplenomegalia e linfonodos periportais aumentados em número e tamanho. Recentemente um caso de esquistossomose aguda com nódulos múltiplos no fígado foi relatado na literatura; esse achado não deve ser freqüente.

A tomografia computadorizada e a ressonância nuclear magnética do fígado podem fornecer informações adicionais sobre o aspecto do fígado[55,58]. Nos casos de mielopatia esquistossomótica, a ressonância nuclear magnética facilita o diagnóstico e permite avaliar a resposta terapêutica.

A laparoscopia também pode mostrar o aspecto nodular do fígado observado nas fases avançadas da doença (Fig. 110.8).

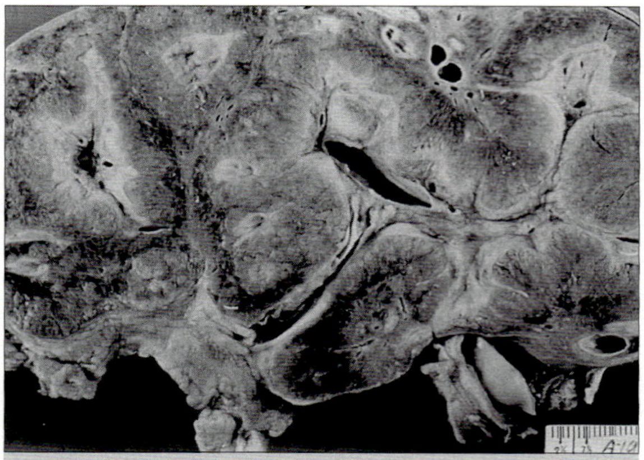

Fig. 110.6 — *Corte do fígado mostrando a fibrose de Symmers (cortesia do Prof. EA Bambirra).*

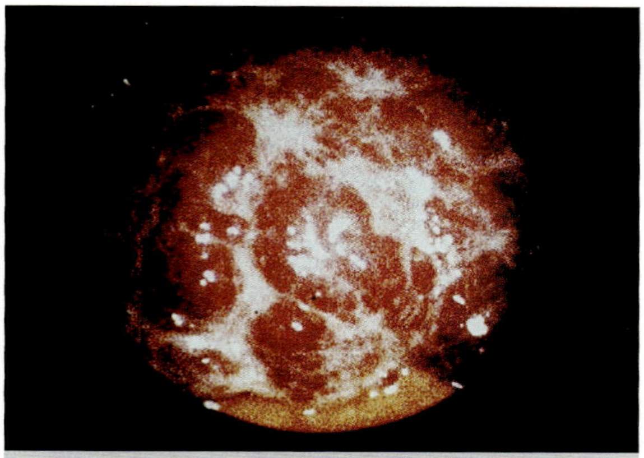

Fig. 110.8 — *Nódulos na superfície do fígado em paciente com esquistossomose hepatoesplênica (visão laparoscópica).*

TRATAMENTO

O tratamento da esquistossomose sem lesões avançadas resume-se na cura da parasitose utilizando-se os medicamentos específicos[30,40]. Cumpre estabelecer logo no início dois diagnósticos: o da atividade parasitária e o da forma clínica da doença. Com relação à atividade parasitária, a esquistossomose divide-se em ativa e extinta. O tratamento específico só se justifica quando houver vermes vivos, ou seja, esquistossomose ativa. Todos os indivíduos com doença ativa merecem tratamento.

Estudos experimentais sugerem que, no hospedeiro imunocomprometido, os esquistossomicidas, hoje em uso clínico, perdem a eficácia terapêutica.

Tratamento Específico

Dois esquistossomicidas de eficácia comparável disputam a preferência dos médicos: a oxamniquina e o praziquantel. A quimioterapia encontra-se contra-indicada na gravidez e nas insuficiências hepática e renal.

Nos pacientes com esquistossomose aguda sintomática, o tratamento deve ser iniciado com a prednisona (1 mg/kg de peso/dia). Vinte e quatro a 48 horas depois o paciente recebe o esquistossomicida (oxamniquina ou praziquantel). Na semana seguinte, a dose de corticosteróides é reduzida para 0,5 mg/kg de peso/dia e na terceira semana, para 0,25 mg/kg de peso. O uso associado de prednisona aumenta a eficácia terapêutica da oxamniquina; reduz o tempo de internação e a duração dos sinais e sintomas da doença, melhorando a qualidade do trabalho médico. Alguns estudos têm sugerido que o mesmo não ocorre com o praziquantel e que há diminuição da eficácia terapêutica esquistossomicida, quando se associa o esteróide. Nos casos de falha terapêutica o tratamento deverá ser repetido com o mesmo esquistossomicida, a partir de 1 mês após o primeiro tratamento.

Nos pacientes em que há envolvimento da medula espinhal (mielopatia esquistossomótica) a associação de esquistossomicida e esteróides mostra-se eficaz na maioria dos casos. Com freqüência, a pulsoterapia com corticosteróides (prednisolona — 1 grama por dia por 5 dias) tem sido utilizada. Os corticosteróides devem ser mantidos por vários meses após a melhora clínica e cumpre proceder à sua retirada lentamente.

Os indivíduos com a forma hepatoesplênica avançada com hipertensão portal e/ou pulmonar podem desenvolver hepatite ou pneumonite em decorrência da embolia de vermes mortos após o tratamento esquistossomicida. Para evitar a reação inflamatória em torno dos vermes embolizados para o fígado, que provoca aumento da pressão portal (levando à hemorragia por varizes do esôfago) ou para o pulmão, provocando *cor pulmonale* agudo, preconiza-se o uso de corticosteróides, começando 1 dia antes do esquistossomicida e que deve ser mantido por pelo menos 7 dias após o tratamento.

Oxamniquina — a oxamniquina, derivado tetraidroquinoleínico, apresenta atividade esquistossomicida e é encontrada apenas em apresentação para uso oral (cápsulas de 250 mg e xarope com 50 mg/ml). Para os adultos, a dose preconizada é de 15 mg/kg de peso corporal, em dose única, de preferência à noite. Para as crianças, a dose é de 20 mg/kg de peso. O índice de cura aproxima-se de 80% para os adultos e de 70% para as crianças.

Entre os efeitos colaterais merecem referência a sonolência, as tonturas e, em menor número de casos, as alucinações e as convulsões. Os efeitos colaterais são autolimitados (não há casos de óbitos relacionados ao uso do medicamento), coincidem com a taxa mais elevada do medicamento no sangue que ocorre cerca de 60 minutos após a ingestão e mostram-se evanescentes. Anotou-se o surgimento de cepas parcialmente resistentes do *Schistosoma mansoni*; esse achado preocupa mas parece ser excepcional. Nos casos de falha terapêutica o tratamento com a oxamniquina pode ser repetido várias vezes mantendo-se a mesma eficácia do primeiro tratamento.

Praziquantel — o praziquantel é um derivado pirazino-isoquinoleínico ativo contra as três principais esquistossomoses humanas e nas teníases. A dose ideal varia entre 50 e 60 mg/kg de peso corporal, via oral, em dose única ou em 2 tomadas com intervalo de 12 horas. Alguns autores preconizam o uso do medicamento nas mesmas doses por 3 dias consecutivos com o intuito de melhorar a sua eficácia terapêutica. Em nossa experiência, o tratamento em dose única apresenta eficácia semelhante. O medicamento mata o verme nas primeiras horas após a sua ingestão e, às vezes, há febre de duração efêmera causada pela liberação

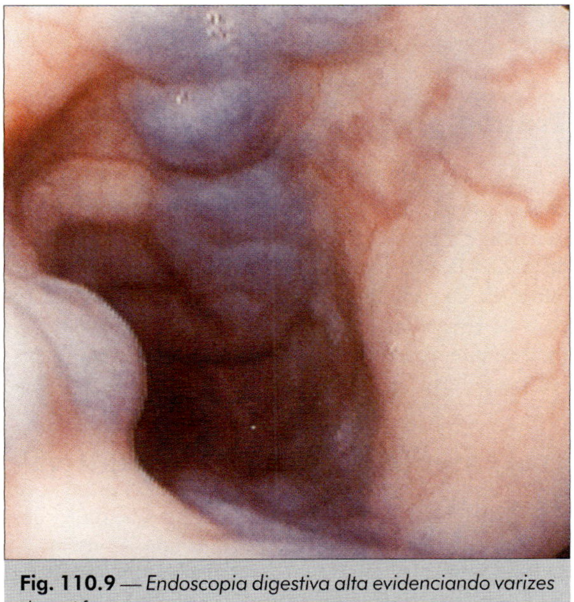

Fig. 110.9 — *Endoscopia digestiva alta evidenciando varizes do esôfago.*

súbita de antígenos do verme. O índice de cura assemelha-se ao observado com a oxamniquina. O medicamento é bem tolerado, e os principais efeitos colaterais são dor abdominal, diarréia, astenia, cefaléia e gosto metálico na boca. Mais recentemente, o praziquantel vem recebendo a preferência dos médicos brasileiros no tratamento da esquistossomose em decorrência de seu preço mais acessível.

Tratamento Farmacológico e Cirúrgico das Varizes do Esôfago

A hipertensão portal é uma síndrome caracterizada por hepatoesplenomegalia, circulação colateral hepatófuga e, às vezes, ascite. A manifestação clínica mais importante é a hemorragia proveniente da ruptura das varizes do esôfago. As varizes gástricas estão freqüentemente associadas.

Após a escleroterapia das varizes do esôfago e na presença de trombose da veia esplênica, as varizes podem surgir exclusivamente no estômago.

A hemorragia das varizes esofagogástricas é o principal motivo pelo qual se indica o tratamento cirúrgico em pacientes com hipertensão portal esquistossomótica (Fig. 110.9). Para que o tratamento cirúrgico atinja os seus objetivos com baixo indíce de complicações, alguns pontos devem ser considerados: (1) o grau de comprometimento da função hepática; (2) o hiperesplenismo requer tratamento cirúrgico somente na presença de manifestações clínicas decorrentes da anemia, trombocitopenia e leucopenia, o que se revela incomum; (3) o paciente pode ser visto pelo médico em três circunstâncias, ou seja, na vigência da hemorragia, quando o sangramento cessou (espontaneamente ou após tratamento clínico e endoscópico), ou quando as varizes foram diagnosticadas antes de ocorrer o sangramento digestivo (tratamento preventivo).

Transplante Hepático

É o único tratamento que atua na causa da hipertensão portal quando a sua etiologia é hepática. Está indicado na presença de insuficiência hepática avançada (Child B e C), em que prevalecem a ascite e a encefalopatia. Os resultados são muito superiores aos obtidos com os procedimentos cirúrgicos que atuam sobre as varizes, alterando significativamente o prognóstico desses pacientes.

Tratamento Cirúrgico Preventivo

O tratamento cirúrgico preventivo foi muito empregado no passado. Hoje, conhecendo-se melhor a história natural da hipertensão portal esquistossomótica, a evolução dos pacientes no pós-operatório e o caráter paliativo da maioria das operações, a tendência é pelo abandono dessa conduta. A mortalidade na vigência do primeiro sangramento digestivo, entretanto, permanece elevada.

Assim, o tratamento cirúrgico deve ser considerado nas seguintes situações: (1) varizes com sinais de sangramento iminente à endoscopia; (2) varizes gástricas e esofágicas volumosas em pacientes que residem fora dos grandes centros médicos; (3) varizes gástricas volumosas persistentes após escleroterapia das varizes esofágicas; (4) hiperesplenismo com manifestação clínica incapacitante. Nas demais condições, os pacientes devem ser avaliados anualmente, e, em caso de evolução desfavorável, indica-se o tratamento cirúrgico[11,42,43].

Tratamento Cirúrgico na Vigência da Hemorragia

As condutas iniciais visam manter a vida do paciente. O exame endoscópico mostra-se importante na idenficação do local do sangramento e pode ser utilizado com objetivo terapêutico. Nesse caso, realiza-se, na vigência da hemorragia, a escleroterapia das varizes esofágicas. Se a hemorragia persistir, podem ser empregados o tamponamento por balão gastroesofágico e a terapia com drogas do tipo vasopressina (infusão EV contínua de 0,4 a 0,8 UI/min) e, mais recentemente, a somatostatina. O uso do balão pode precipitar complicações e alto índice de ressangramento após a sua retirada, mas o seu valor, em mãos experientes, é reconhecido; objetiva estancar a hemorragia até que o paciente possa receber tratamento endoscópico ou cirúrgico.

Nos pacientes com função hepática preservada, geralmente a hemorragia cessa espontaneamente ou após tratamento clínico. Nesses pacientes, a mortalidade cirúrgica na vigência da hemorragia pode chegar a 13%. A cirurgia programada em centros qualificados (eletiva), após controlado o sangramento, deve apresentar mortalidade próxima de zero. Assim, a cirurgia deve ser protelada até que as boas condições clínicas do paciente sejam restabelecidas, o que ocorre cerca de 15 dias após a interrupção do episódio hemorrágico.

Quando o paciente é atendido em centro especializado, a opção pelo tratamento clínico e endoscópico se impõe. Se, apesar da escleroterapia, o sangramento persiste após a segunda sessão, deve-se considerar o tratamento cirúrgico; nesses casos o sangramento, com freqüência, origina-se das varizes gástricas, para as quais a escleroterapia não encontra indicação.

Tratamento Cirúrgico Eletivo após a Interrupção do Sangramento

Como a incidência de recidiva mostra-se alta, a indicação do tratamento cirúrgico eletivo deve ser avaliada assim que houver a recuperação clínica. Procure, entretanto, responder às seguintes questões: (1) há outras causas de hemorragia digestiva? (2) há varizes gástricas? (3) as varizes apresentam sinais de sangramento iminente? (4) há algum fator que contribui para o aumento do risco cirúrgico? (5) o paciente concorda prontamente com a operação? Os pacientes devem ser avaliados individualmente. O tratamento cirúrgico pode ser protelado naqueles que apresentaram apenas um episódio de hemorragia; naqueles em que não foi possível caracterizar a origem do sangramento; quando as varizes são pequenas e localizadas apenas no esôfago e sem evidência de sangramento iminente; quando os pacientes residem em localidades que possuem assistência médica adequada. Já os pacientes que cursam com varizes gástricas, varizes esofágicas de grosso calibre e com sinais de sangramento iminente devem ser encaminhados para o tratamento cirúrgico.

O uso de betabloqueadores associados ou não aos vasodilatadores parece proteger os cirróticos com hipertensão portal e varizes do esôfago de recidivas hemorrágicas durante a fase que precede o tratamento cirúrgico definitivo ou em casos em que o tratamento cirúrgico não se mostra possível. Não há estudos em esquistossomóticos, mas é provável que resultados semelhantes serão encontrados nesses casos. O nadolol na dose de 80 mg por dia em dose única associado ao mononitrato de isossorbida, em doses de até 40 mg 2 vezes ao dia, tem sido preconizado para evitar novos sangramentos em pacientes com varizes do esôfago após escleroterapia. Nesse mister tem-se mostrado superior à repetição da esclerose das varizes[52,67,68]. O efeito benéfico da associação deve-se à diminuição do gradiente de pressão venosa hepática e conseqüentemente da pressão nas varizes esofágicas[73].

Qual o Procedimento Cirúrgico?

O tratamento cirúrgico da hipertensão portal tem sido realizado por intermédio de múltiplos procedimentos, que são agrupados em dois princípios básicos: (1) os que atuam indiretamente nas varizes pela diminuição da pressão sangüínea do sistema porta e do território esofagogástrico, através de ligaduras arteriais, anastomoses portossistêmicas clássicas e seletivas; (2) os que atuam diretamente nas varizes, interrompendo-se o fluxo de sangue através das mesmas, denominados genericamente desconexões ázigo-portais.

Silva & Carrilho [69] analisaram a evolução do ato cirúrgico na esquistossomose mansônica hepatoesplênica a partir de 1977. Concluem os autores que a melhor cirurgia para o tratamento da esquistossomose hepatoesplênica com hipertensão portal é a desconexão ázigo-portal com esplenectomia. A cirurgia pode ser complementada com escleroterapia de varizes do esôfago no pós-operatório, quando necessário. Essa preferência não possui aceitação unânime; alguns autores preferem indicar inicialmente a cirurgia de derivação denominada esplenorrenal distal.

Todos os tipos de anastomoses portossistêmicas totais devem ser evitados em pacientes com hipertensão portal de qualquer etiologia[52,64].

CONTROLE DE CURA

Três a seis exames de fezes negativos, realizados entre os primeiro e sexto meses após o tratamento, confirmam a cura da doença. Uma biópsia retal negativa para ovos vivos entre o quarto e sexto meses após o tratamento também revela-se confiável na confirmação da cura parasitológica.

PROGRAMA DE CONTROLE DA ESQUISTOSSOMOSE NO BRASIL

Segundo estimativas, há cerca de 3 milhões de brasileiros infectados pelo *Schistosoma mansoni* e cerca de 30 milhões expostos à infecção (i.e., vivendo em áreas de transmissão). Existe certa insatisfação de vários estudiosos do assunto com os números oficiais fornecidos pela Fundação Nacional de Saúde; na opinião de alguns, esses números subestimam a prevalência e a morbidade da doença no Brasil[3,75]. Na verdade, seria desejável a realização de novo inquérito coproscópico com o objetivo de reavaliarem-se esses números.

Em 1975, quando se estimava que entre 8 e 12 milhões de brasileiros estavam infectados, o ministro da Saúde criou o Programa Especial de Controle da Esquistossomose (PECE), que foi implementado em oito estados do Nordeste do Brasil[45]. Entre os objetivos do programa propunham-se interromper a transmissão da doença e reduzir a sua prevalência para valores inferiores a 4%. O programa prescrevia quimioterapia de massa (tratamento de toda a população) com a oxamniquina todas as vezes em que a prevalência da doença, na faixa etária de 6 a 14 anos, excedesse 20%.

Estima-se que 11 milhões de indivíduos foram tratados desde a implementação do programa em 1976. Os investimentos em educação para a saúde, construção de latrinas e outras medidas sanitárias e o controle do vetor foram pequenos e em áreas restritas.

Infelizmente, não houve avaliação adequada do programa de controle. Muitas informações valiosas foram perdidas. Apesar disso, os resultados preliminares e parciais parecem encorajadores: houve diminuição da prevalência da doença em várias áreas tratadas e alguns indicadores sugerem ter havido também diminuição das formas graves da doença e da mortalidade atribuída à esquistossomose (Fig. 110.10).

Os bons resultados iniciais encorajaram o governo brasileiro a estender o plano, agora modificado, a outros estados da federação[28]. A partir de 1985 os objetivos do programa têm sido o de controlar a morbidade (e não a transmissão) e o de impedir a expansão da doença para novas áreas. Atualmente os objetivos das

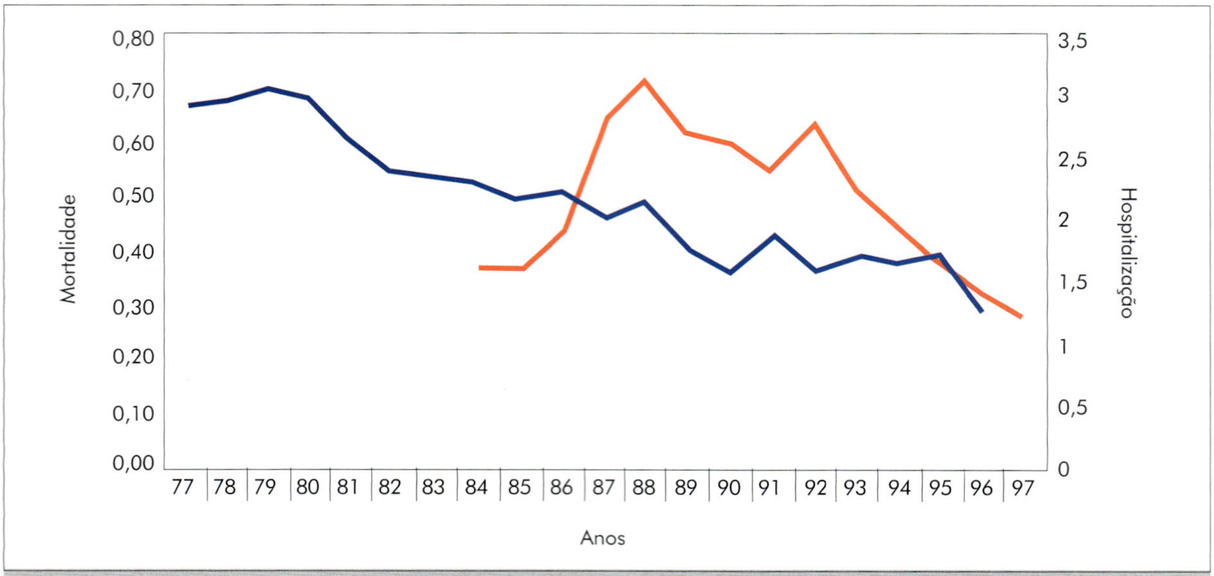

Fig. 110.10 — *Taxas de mortalidade (100.000) e de internação (10.000) para esquistossomose, Brasil (1977-1997).*

atividades do PCE (Programa de Controle da Esquistossomose — note que ele perdeu o nome Especial) podem ser assim resumidos: a) reduzir para menos de 25% a prevalência da esquistossomose, por localidade; b) reduzir as formas graves e os óbitos por esquistossomose; c) eliminar a transmissão em focos isolados; d) evitar a expansão da endemia.

Em linhas gerais o programa funciona da seguinte maneira: (1) as crianças, na faixa etária de 7 a 14 anos, e que vivem em áreas endêmicas, são submetidas a um exame parasitológico de fezes a cada 2 anos; (2) quando a prevalência da doença mostra-se inferior a 25%, apenas os indivíduos positivos são tratados com esquistossomicidas (oxamniquina ou praziquantel); para as localidades com prevalências entre 25% e 50% o tratamento inclui os co-residentes, e para regiões com prevalências superiores a 50% toda a população recebe o tratamento; (3) programas de educação sanitária e de saneamento têm sido implementados; e (4) o uso de moluscicidas permanece restrito a áreas problemáticas que não responderam às medidas anteriores.

Estima-se atualmente que os Estados de Minas Gerais e da Bahia são responsáveis por cerca de 70% dos casos existentes no país. Outros Estados como Alagoas, Pernambuco e Espírito Santo também preocupam pela ausência de programas continuados e consistentes de controle da doença.

Várias questões relacionadas ao programa permanecem sem resposta: (1) com que periodicidade o tratamento deve ser feito?; (2) qual deve ser a estratégia em áreas em que a prevalência da doença se mantém elevada ou não diminui mais após as medidas de controle habituais?; (3) como envolver os municípios no controle da doença (descentralização)?; (4) como manter a continuidade do programa em face das dificuldades econômicas e políticas crescentes no país?

REFERÊNCIAS BIBLIOGRÁFICAS

1. Abel L & Dessein A. Genetic predisposition to high infections in an endemic area of *Schistosoma mansoni. Revista da Sociedade Brasileira de Medicina Tropical* 24:1-3, 1991.
2. Alves-Brito CF, Simpson AJG, Bahia-Oliveira LMG. Analysis of anti-keyhole limpet haemocyanin antibody in Brazilians supports its use for the diagnosis of acute schistosomiasis mansoni. *Transactions of the Royal Society of Tropical Medicine and Hygiene* 86:53-56, 1992.
3. Amaral RS & Porto MAS. Evolução e situação atual do controle da esquistossomose no Brasil. *Revista da Sociedade Brasileira de Medicina Tropical* 27 (Suplemento III): 73-90, 1994.
4. Andrade ZA & Bina JC. A patologia da forma hepatoesplênica da esquistossomose mansônica em sua forma avançada. Estudo de 232 necropsias completas. Memórias do Instituto Oswaldo Cruz 84 (Supl. 1):58-75, 1983.
5. Bambirra EA, Andrade JS, Bamberg A, Souza EAC, Mitidiero CEA & Souza AF. Testicular schistosomiasis mansoni: a differential diagnostic problem with testicular neoplasias. *American Journal of Tropical Medicine and Hygiene* 35:791-792, 1986.
6. Barata CH, Pinto-Silva RA, Lambertucci JR. Abdominal ultrasound in acute schistosomiasis. *British Journal of Radiology* 72: 930-933, 1999.
7. Barbosa MM, Lamounier JA, Oliveira EC, Souza MV, Marques DS, Lambertucci JR. Pulmonary hypertension in schistosomiasis mansoni. *Transactions of the Royal Society of Tropical Medicine & Hygiene* 90: 663-665, 1996.
8. Barbosa MM, Lamounier JA, Oliveira EC, Souza MV, Marques DS & Lambertucci JR. Endomyocardial fibrosis and cardiomyopathy in an area endemic for schistosomiasis. *American Journal of Tropical Medicine & Hygiene* 58: 26-27, 1998.
9. Barsoum RS, Bassily S, Baligh OK, et al. Renal disease in hepatosplenic schistosomiasis: a clinicopathological study. *Transactions of the Royal Society Tropical Medicine Hygiene* 71:387-391, 1977.

10. Bogliolo L. The anatomical picture of the liver in hepatosplenic schistosomiasis mansoni. *Annals of Tropical Medicine and Parasitology* 51: 1-14, 1957.
11. Bolognesi M, Sacerdoti D, Merkel C, Gatta A. Dupplex Doppler sonographic evaluation of splanchnic and renal effects of single agent and combined therapy with nadolol and isosorbide-5-monitrate in cirrhotic patients. *Journal of Ultrasound in Medicine* 13:945-952, 1994.
12. Cançado JR, Cunha AS, Carvalho DG, Cambraia JN. Evaluation of the treatment of human *Schistosoma mansoni* infection by the quantitative oogram technique. *Bulletin of the World Health Organization* 33:557-566, 1965.
13. Cesmeli E, Vogelaers D, Voet D, et al. Ultrasound and CT changes of liver parenchyma in acute schistosomiasis. *British Journal of Radiology* 70: 758-60, 1997.
14. Chen MG and Mott KE. Progress in assessment of morbidity due to *Schistosoma mansoni* infection. *Tropical Diseases Bulletin* 85: R1-R56, 1998.
15. Colley DG, Garcia AA, Lambertucci JR. Immune responses during human schistosomiasis. XII. Differential responsiveness in patients with hepatosplenic disease. *American Journal of Tropical Medicine and Hygiene* 35: 793-802, 1986.
16. Correa-Oliveira R, Prata A, Lambertucci JR, Cunha-Mello JR, Martins Filho AO, Gazzinelli G. Cytokines as determinants of resistance and pathology in human *Schistosoma mansoni* infection. *Brazilian Journal of Medical and Biological Research* 30:120-125, 1998.
17. Correia EI, Martinelli RP & Rocha H. Is glomerulopathy due to schistosomiasis mansoni disappearing? *Revista da Sociedade Brasileira de Medicina Tropical* 30:341-343, 1997.
18. Doenhoff MJ, Modha J, Lambertucci JR, McLaren DJ. The immune dependence of chemotherapy. *Parasitology Today* 7: 16-18, 1991.
19. Domingo EO, Lingao AL, Tiu E, Lao JY & Olveda RM. HBV exposure and HBsAg positive rates in schistosomiasis japonica: study in a Philippine community endemic for both infections. *Southeast Asian Journal of Tropical Medicine and Public Health* 14: 456-62, 1983.
20. Feldmeier H, Daccal RC, Martins MJ, Soares V, Martins R. Genital manifestations of schistosomiasis mansoni in women:important but neglected. *Memórias do Instituto Oswaldo Cruz* 93:127-133, 1998.
21. Gazzinelli G, Lambertucci JR, Katz N, Rocha RS, Lima DP & Colley DG. Immune responses during human schistosomiasis mansoni. XI. Immunologic status of patients with acute infections and after treatment. *Journal of Immunology* 135:2121-2127, 1985.
22. Gerspacher-Lara R, Pinto-Silva RA, Rayes AAM, Drummond SC & Lambertucci JR. Ultrasonography of periportal fibrosis in schistosomiasis mansoni in Brazil. *Transactions of the Royal Society of Tropical Medicine & Hygiene* 91: 307-309, 1997.
23. Gerspacher-Lara R, Pinto-Silva RA, Serufo JC, Rayes AAM, Drummond SC, Lambertucci, JR. Splenic palpation for the evaluation of morbidity due to schistosomiasis mansoni. *Memórias do Instituto Oswaldo Cruz* 93: 67-71, 1998.
24. Ghaffar YA, Fattah SA, Kamel M, Badr RM, Mohamed FF and Strickland GT. The impact of endemic schistosomiasis on acute viral hepatitis. *American Journal of Tropical Medicine & Hygiene* 45:743-750, 1991.
25. Giboda M, Malek EA and Correa R. Human schistosomiasis in Puerto Rico: reduced prevalence rate and absence of *Biomphalaria glabrata*. *American Journal of Tropical Medicine & Hygiene* 57: 564-568, 1997.
26. Graham JG. and Orr JL. Hepatic abscess associated with visceral schistosomiasis. *Lancet* 1:714-716, 1950.
27. Guimaraes AC. Situação atual dos conhecimentos sobre o envolvimento cardiopulmonar na esquistossomose mansônica. *Arquivos Brasileiros de Cardiologia* 38: 301-309, 1982.
28. Katz N. Schistosomiasis control in Brazil. *Memórias do Instituto Oswaldo Cruz* 93:33-35, 1998.
29. Lambertucci JR. Hyperimmunoglobulinemia E, parasitic diseases and staphylococcal infection. *Revista da Sociedade Brasileira de Medicina Tropical* 29:407-410, 1996.
30. Lambertucci JR. Treatment of schistosomiasis: gathering stones together. *Memórias do Instituto Oswaldo Cruz* 90:161-164, 1995.
31. Lambertucci JR. *Schistosoma mansoni*: pathological and clinical aspects, In P Jordan, G. Webbe and RF. Sturrock (Eds). *Human schistosomiasis.* Wallingford, Cab International 195-225, 1993.
32. Lambertucci JR, Barata CH, Rayes AAM. Unusual manifestations of acute schistosomiasis. *Arquivos Brasileiros de Medicina* 70:445-449, 1996.
33. Lambertucci JR, Rayes AAM, Barata CH, Teixeira R, Gerspacher-Lara R. Acute schistosomiasis: report on five singular cases. *Memórias do Instituto Oswaldo Cruz* 92:631-635, 1997.
34. Lambertucci JR, Pinto-Silva RA, Gerspacher-Lara R & Barata CH. Acute Manson's schistosomiasis: sonographic features. *Transactions of the Royal Society of Tropical Medicine & Hygiene* 88:76-77, 1994.
35. Lambertucci JR, Gerspacher-Lara R, Pinto-Silva RA, et al. O projeto Queixadinha: a morbidade e o controle da esquistossomose em área endêmica no nordeste de Minas Gerais, Brasil. *Revista da Sociedade Brasileira de Medicina Tropical* 29:127-135, 1996.
36. Lambertucci JR, Godoy P, Neves J, Bambirra EA, Ferreira MD. Glomerulonephritis in *Salmonella-S. mansoni* association. *American Journal of Tropical Medicine & Hygiene* 38: 97-102, 1988.
37. Lambertucci JR, Rayes AAM, Gerspacher-Lara R. *Salmonella-S. mansoni* association in patients with the acquired immunodeficiency syndrome. *Revista do Instituto de Medicina Tropical de São Paulo* 40:233-235, 1998.
38. Lambertucci JR, Rayes AAM, Serufo JC, Gerspacher-Lara R, Brasileiro-Filho G, Teixeira R, Antunes CMF, Goes AM & Coelho PMZ. Schistosomiasis and associated infections. *Memórias do Instituto Oswaldo Cruz* 93:100-104, 1998.
39. Lambertucci JR, Teixeira R, Navarro MMM, Coelho PMZ, Ferreira MD. Liver abscess and schistosomiasis. A new association. *Revista da Sociedade Brasileira de Medicina Tropical* 23: 239-240, 1990.
40. Lambertucci JR, Modha J, Doenhoff MJ. *Schistosoma mansoni*: the therapeutic efficacy of oxamniquine is enhanced by immune serum. *Transactions of the Royal Society of Tropical Medicine and Hygiene* 83:362-363, 1989.
41. Lambertucci JR, Modha J, Curtis R, Doenhoff MJ. The association of steroids and schistosomicides in the treatment of experimental schistosomiasis. *Transactions of the Royal Society of Tropical Medicine and Hygiene* 83:354-357, 1989.
42. Lebrec D. Long-term management of variceal bleeding: the place of pharmacotherapy. *World Journal of Surgery* 40:229-232, 1994.
43. Lebrec D. Pharmacological treatment of portal hypertension: present and future. *Journal of Hepatology* 28:896-907, 1998.
44. Lenzi HL, Kimmel E, Schechtman H, Pelajo-Machado M, Vale BS, Panasco MS, Lenzi JA. Collagen arrangement in hepatic granuloma in mice infected with *Schistosoma mansoni*: dependence on fiber radiation centers. *Brazilian Journal of Medical and Biological Research* 32:639-64, 1993.
45. Machado PA. The Brazilian Program for Schistosomiasis Control, 1975-1979. *American Journal of Tropical Medicine and Hygiene* 31:76-86, 1982.
46. Martinelli R, Pereira LJ, Brito E, Rocha H. Clinical course of focal segmental glomerulosclerosis associated with hepatosplenic *schistosomiasis mansoni*. *Nephron* 69:131-134, 1995.
47. Martinelli R, Pereira LJ, Brito E, Rocha H. Renal involvement in prolonged Salmonella bacteremia: the role of schistosomal glomerulopathy. *Revista do Instituto de Medicina Tropical de São Paulo* 34:193-198, 1998.
48. Modha J, Lambertucci JR, Doenhoff MJ, McLaren DJ. Immune-dependence of schistosomicidal chemotherapy: an ultrastrutural study of adult *S. mansoni* worms treated with praziquantel. *Parasite Immunology* 12: 321-334, 1990.
49. Mohamed ARS, Mohamed AAK & Yasawy MI. Schistosomal colonic disease. *Gut* 31: 439-442, 1990.

50. Neves J. and Martins NRLL. Long duration of septicaemic salmonellosis: 35 cases with 12 implicated species of *Salmonella*. *Transactions of the Royal Society of Tropical Medicine and Hygiene* 61:541-552, 1967.
51. Neves J, Raso P, Pinto DM, Silva SP and Alvarenga RJ. Ischemic colitis (necrotizing colitis, pseudomembranous colitis) in acute schistosomiasis mansoni: report of two cases. *Transactions of the Royal Society of Tropical Medicine & Hygiene* 87: 449-452, 1993.
52. Nunes TA. Estado atual do tratamento cirúrgico da hipertensão porta. In: Castro LP, Savassi PR, Galizzi Filho J, Lima AS. *Tópicos em gastroenterologia: Fígado e vias biliares* (9). Rio de Janeiro, Editora MEDSI AS 479-496, 1999.
53. Ottens H. and Dickerson G. Studies on the effects of bacteria on experimental schistosome infections in animals. *Transactions of the Royal Society of Tropical Medicine and Hygiene* 66:85-107, 1972.
54. Passos ADC, Amaral RS. Esquistossomose mansônica: aspectos epidemiológicos e de controle. *Revista da Sociedade Brasileira de Medicina Tropical* 31 (Suplemento II): 61-74, 1998.
55. Patel, SA, Castilho DF, Hibbein JF, Watkins JL. Magnetic resonance imaging appearance of hepatic schistosomiasis, with ultrasound and computed tomography correlation. *American Journal of Gastroenterolology* 88:113-116, 1993.
56. Pellon B & Teixeira I. Distribuição geográfica da esquistossomose mansônica no Brasil. Ministério da Educação e Saúde. Departamento Nacional de Saúde, Divisão de Organização Sanitária. Apresentado no VIII Congresso Brasileiro de Higiene, Recife, 1950.
57. Pinto-Silva RA, Abrantes WL, Antunes CMF, Lambertucci JR. Sonographic features of portal hypertension in schistosomiasis mansoni. *Revista do Instituto de Medicina Tropical de São Paulo* 36:355-361, 1994.
58. Pitella JEH. Neuroschistosomiasis. *Brain Pathology* 7:649-662, 1997.
59. Pitella JEH, Gusmão SN, Carvalho GT, Silveira RL. and Campos GL. Tumoral form of cerebral schistosomiasis mansoni: a report of four cases and a review of the literature. *Clinical Neurology and Neurosurgery* 98:15-20, 1996.
60. Prata A & Shroeder S. A comparison of whites and negroes infected with *Schistosoma mansoni* in a hyperendemic area. *Gazeta Médica da Bahia* 67: 93-98, 1967.
61. Prata A & Andrade ZA. *Fibrose hepática de Symmers sem esplenomegalia. Hospital* 63:617-623, 1963.
62. Rabello, ALT. Diagnosing schistosomiasis. *Memórias do Instituto Oswaldo Cruz* 92: 669-676, 1997.
63. Rezende SA, Lambertucci JR, Goes AM. Role of immune complexes from patients with different clinical forms of schistosomiasis in the modulation of *in vitro* granuloma reaction. *Memórias do Instituto Oswaldo Cruz* 92:683-687, 1997.
64. Rikkers LF. The changing spectrum of treatment for variceal bleeding. *Annals of Surgery* 228:536-546, 1998.
65. Rocha MOC, Pedroso ERP, Lambertucci JR, Greco DB, Rezende DF, Neves J. Gastrointestinal manifestations of the initial phase of schistosomiasis mansoni. *Annals of Tropical Medicine and Parasitology* 89: 271-278, 1995.
66. Serufo JC, Antunes CMF, Pinto-Silva RA, Lambertucci JR. Chronic carriers of hepatitis B surface antigen in an endemic area for *schistosomiasis mansoni* in Brazil. *Memórias do Instituto Oswaldo Cruz* 93: 40-45, 1998.
67. Shahi HM, Sarin SK. Prevention of first variceal bleed: an appraisal of current therapies. *American Journal of Gastroenterology* 93: 2348-2358, 1998.
68. Siqueira ES, Rohr MR, Libera ED, Castro RR, Ferrari AP. Band ligation or sclerotherapy as endoscopic treatment for oesophageal varices in schistosomotic patients: results of a randomized study. *HPB Surgery* 11:27-32, 1998.
69. Silva LC & Carrilho FJ. Hepatosplenic schistosomiasis: pathophysiology and treatment. *Gastroenterology Clinics of North America* 21:163-177, 1992.
70. Strauss E, Gayotto LCC, Lacet CM, et al. Hepatitis B virus and mansonic schistosomiasis: a non-specific association. *Hepatology* 8:1330, 1988.
71. Teixeira R, Ferreira MD, Coelho PMZ, Brasileiro-Filho G, Azevedo Junior GM, Lambertucci JR. Pyogenic liver abscesses and acute schistosomiasis mansoni: report on 3 cases and experimental study. *Transactions of the Royal Society of Tropical Medicine and Hygiene* 90:280-283, 1996.
72. Tsang VCW, Hillyer GV, Noh J, et al. Geographic clustering and seroprevalence of schistosomiasis in Puerto Rico. *American Journal of Tropical Medicine and Hygiene* 56: 107-112, 1997.
73. Villanueva C, Balanzo J, Novella MT, et al. Nadolol plus isosorbide mononitrate compared with sclerotherapy for the prevention of variceal rebleeding. *New England Journal of Medicine* 334:1624-1629, 1996.
74. WHO. The control of schistosomiasis. Who Technical Report Series nº 830. Geneva. *World Health Organization* 86, 1993.
75. WHO. Report of the WHO Informal Consultation on Schistosomiasis Control. Geneva. *World Health Organization* 1-45, 1998.

CAPÍTULO 111

Doenças Hepáticas Metabólicas e Infiltrativas

Claudio Augusto Marroni
Ajácio Bandeira de Mello Brandão
Caroline Possa Marroni
Alfredo Floro Cantalice Neto
Carlos Zaslavsky
Ricardo Zaslavsky

HEMOCROMATOSE

A hemocromatose foi descrita pela primeira vez por Trousseau em 1865, na literatura médica francesa; entretanto, foi Von Recklinghausen, em 1889, em publicação alemã, quem cunhou o termo hemocromatose, pensando tratar-se de uma desordem hematológica que determinava hiperpigmentação da pele, achado de necropsia de pacientes que morreram por diabetes brônzeo[8,40,67].

Em 1935, Sir Wilfred Sheldon, um gerontologista britânico, publicou uma monografia descrevendo a sua experiência e a da literatura mundial, até aquela época, concluindo que a hemocromatose era um erro inato do metabolismo do ferro cujas manifestações patológicas decorriam do depósito de ferro nos tecidos[8,63].

A primeira biópsia hepática em paciente com hemocromatose foi realizada em 1950 por Davis e Arrowsmith, que na seqüência iniciaram as flebotomias de repetição, como tentativa de tratamento da sobrecarga de ferro[8].

Na década de 60, a hemocromatose foi considerada uma alteração nutricional freqüentemente associada com o alcoolismo, coincidentemente em pacientes cirróticos, sendo questionada a hipótese de ser decorrente de erro inato do metabolismo[8,40].

Os benefícios das flebotomias de repetição iniciaram a se evidenciar em 1969 com Williams e foram confirmados por Niederau[55].

Foram Simon e seus colaboradores que em 1975 estabeleceram as bases da identificação da hemocromatose como doença hereditária, autossômica recessiva, associada com o alelo HLA-A3, no complexo maior de histocompatibilidade, localizado no braço curto do cromossomo 6[67,73,74].

Essa desordem hereditária tem sido menos diagnosticada do que deveria, por ser confundida, freqüentemente, com a hepatopatia alcoólica e por não apresentar sintomas característicos[63].

A hemocromatose hereditária (HH), descrita pela primeira vez há mais de cem anos, é uma desordem hereditária associada com mutações de múltiplos genes que tem diferentes funções no metabolismo do ferro, é a mais comum das heredopatias identificadas em população caucasiana e tem distribuição geográfica universal. Concentra-se, entretanto, em indivíduos originários do Nordeste europeu, particularmente os com ancestrais nórdicos ou celtas, onde a prevalência pode ser de 1 para 200 indivíduos, nos quais há predisposição fisiopatológica para uma aumentada e inapropriada absorção do ferro da dieta, que pode levar a uma progressiva alteração em órgãos-alvo, pela deposição excessiva de ferro[12,79,81,86].

A HH relaciona-se a condições clínicas de sobrecarga de ferro, associada a mutações em múltiplos genes, que tem diferentes funções no metabolismo do ferro (Tabela 111.1).

Metabolismo do Ferro

O ferro é indispensável para as funções básicas celulares, mas é um metal que participa de reações catalíticas químicas associadas com a produção de espécies reativas de oxigênio que determinam estresse

Tabela 111.1
Mutações dos Genes da Hemocromatose

Genótipo HFE	*Interpretação*
• Homozigoto C282Y	Típico de hemocromatose
• Duplo heterozigoto C282Y/H63D	Possivelmente associado a uma hemocromatose com sobrecarga de ferro
• Heterozigoto H63D • Heterozigoto C282Y • Homozigoto H63D • Homozigoto normal	Não são associados com hemocromatose

Bomford, 2002.

oxidativo e dano celular, necessita ter seus níveis intracelulares precisamente regulados para promover as funções essenciais e manter estoques adequados, minimizando o potencial risco de toxicidade[85].

O homem adulto acumula de 3 a 5 g de ferro, a maioria como ferro funcional, distribuído entre a hemoglobina das hemácias, a mioglobina e enzimas, e o restante como reserva, ferritina e hemossiderina, no fígado e nos macrófagos do sistema reticuloendotelial[40,63,81].

O ferro é reciclado continuamente pela destruição das hemácias velhas nos macrófagos e liberado para a circulação, onde o seu transporte é ligado à transferrina diférrica, proteína sintetizada no fígado e especializada no transporte do ferro, e captado em células parenquimatosas que tenham receptores de transferrina diférrica ou na medula óssea para sua reincorporação nas hemácias[8,40,81,85].

A reciclagem diária de ferro é de 20 a 30 mg, e a sua perda pelo organismo humano, por descamação da pele, da mucosa intestinal ou pela menstruação, é de 1 a 2 mg por dia. Essas perdas são repostas pela absorção diária de 1 a 2 mg de ferro alimentar, na mucosa duodenal, e não parecem ser especificamente reguladas[40,63,81,85].

A absorção de ferro aumenta durante a deficiência de ferro e é inibida quando os estoques estão repletos[57]. Ela responde aos requerimentos orgânicos, é crítica para a manutenção da homeostasia, tem mecanismos especiais regulatórios e ocorre predominantemente no duodeno e jejuno proximal[8,81].

A descoberta de novas proteínas envolvidas no metabolismo do ferro levou a vislumbrar como ocorre o seu transporte para dentro e fora das células e como o fígado se torna susceptível ao acúmulo de ferro na hemocromatose[12,71,85].

Os mecanismos da absorção do ferro iniciam-se com a redução do íon férrico (Fe^{3+}) dos alimentos a íon ferroso (Fe^{2+}) pela reductase férrica (Dcytb) localizada na superfície apical dos enterócitos nas criptas duodenais, sendo então transportado nessas células por uma proteína transportadora de ferro, a DMT-1 (divalent metal transporter-1), formando um *pool* de ferro intracelular na forma de ferritina. O ferro pode ser exportado pela superfície basolateral da célula por outra proteína transportadora de ferro, a IREG/ferroportina/MTP-1. Nesse processo de exportação o ferro é oxidado a férrico (Fe^{3+}) por uma ferroxidase chamada hepaestina e ligado à apotransferrina, formando a transferrina diférrica sérica[8,12,85].

As concentrações de DMT-1 e de ferroportina expressas nos enterócitos maduros determinam quanto de ferro da dieta será absorvido, dependendo da concentração de ferro nas criptas duodenais maduras e da ação da resposta ao ferro intracelular das proteínas TfR1 e TfR2, receptores da transferrina 1 e 2[8,12,85].

Os mecanismos pelos quais as células das criptas acumulam ferro e logo após respondem às necessidades de ferro do organismo não estão completamente estabelecidos, mas podem estar relacionados à captação de ferro ligado à transferrina diférrica circulante, por intermédio do receptor-1 da transferrina diférrica (TfR1), que está expresso em altas concentrações nas criptas[8,81,85].

A quantidade de ferro absorvida pelo intestino é inversamente relacionada com o grau de saturação da transferrina diférrica no soro, e a perda da expressão da transferrina diférrica no duodeno pode determinar uma sobrecarga de ferro, com excesso de absorção[8,81,85].

O maior suprimento de ferro para as células das criptas duodenais é feito pela transferrina diférrica sérica, e, na sua ausência, as criptas tornam-se ávidas de ferro, levando ao máximo a ativação dos genes envolvidos na absorção do ferro nos enterócitos maduros. Na diminuição da saturação da transferrina diférrica, as criptas acumulam ferro, e em conseqüência há diminuição da absorção. Outro componente da regulação do estoque de ferro orgânico pode ser a hepcidina, um peptídeo expresso primariamente no fígado que pode funcionar como fator humoral ligando o nível do estoque de ferro hepático à taxa de absorção de ferro no duodeno. A expressão da hepcidina no fígado é induzida pelo ferro, e a hepcidina circulante pode atuar como um regulador inibidor da absorção de ferro. Quando a eritropoiese é estimulada a absorção de ferro é aumentada por intermédio de um regulador eritróide, cuja identidade é atualmente desconhecida[6,12,31,81].

A HH é uma desordem de sobrecarga de ferro e se manifesta pelo grande aumento da absorção de ferro da dieta, resultando numa saturação excessiva da transferrina diférrica sérica, elevação da concentração da ferritina sérica e excesso de depósito de ferro em células parenquimatosas do fígado, coração, pâncreas, articulações, pele, hipófise, com conseqüente dano orgânico e relativa pobreza de ferro no sistema reticuloendotelial (Tabela 111.2)[63,81,85].

Tabela 111.2 Causas de Hiperferritinemia
• Hemocromatose
• Estados inflamatórios: artrite reumatóide, lípus, vasculites
• Síndromes metabólicas: obesidade, hipertensão arterial, esteatose hepática
• Doenças crônicas do fígado: virais, alcoólica
• Hemocromatose secundária: talassemia, politransfusões, hemodiálise, porfiria cutânea tardia

Genética

A HH se caracteriza por um padrão de hereditariedade autossômico recessivo e é a desordem hereditária mendeliana do Nordeste europeu mais comum, com prevalência de 1:200 a 1:500, podendo ser de 1:100 entre os irlandeses. É a mais comum das doenças hereditárias na população de origem européia[7,12,79,85].

Nos anos 1970, Marcel Simon e seus colegas identificaram que a HH estava associada diretamente com o HLA-A3, em *locus* do braço curto do cromossomo 6, como uma desordem hereditária autossômica recessiva. Essa situação foi utilizada clinicamente, pois permitia a análise de risco para parentes de afetados, através de detecção do traço genético, o que possibilitava o reconhecimento de características clínicas e a distinção entre homozigotos e heterozigotos[73,74].

Em 1996 houve a descoberta dos *loci* das modificações da hemocromatose no braço curto do cromossomo 6, no gene HFE, onde foram identificadas duas substituições de aminoácidos, a primeira na troca de tirosina por uma cisteína na posição 282 (C282Y), que está marcadamente associada com a hemocromatose, e a segunda mutação na substituição de ácido aspártico por histidina na posição 63 (H63D), encontrada com freqüência semelhante em pacientes com hemocromatose e em indivíduos normais[12,30,64,81,85]. Recentemente, uma terceira mutação decorrente de uma troca de serina por cisteína na posição 65 (S65C) foi descrita e associada com formas mais brandas de HH[85].

São conhecidas, no momento, 38 variantes alélicas do gene HFE, a grande maioria sem expressão clínica[85].

A base genética da HH é uma mutação no gene HFE, a proteína mutada, que é similar à proteína tipo-1 do complexo maior de histocompatibilidade, grupo de proteínas que se ligam à β2-microglobulina, e se expressa nas células das criptas como um traço recessivo autossômico e que deve ter um papel importante na origem dos mecanismos sensitivos das células crípticas com a absorção do ferro pelos enterócitos maduros[12,30,81,85].

Feder[30] examinou 178 pacientes com hemocromatose e encontrou que 83% eram homozigotos para a mutação C282Y; entretanto, 9% eram heterozigotos e 12% não apresentavam mutação alguma em outros cromossomos.

Os homozigotos para HH têm elevação dos níveis de saturação da transferrina, freqüentemente acima de 60%; concentração sérica de ferritina que pode refletir a concentração total dos estoques de ferro orgânico com valores variando de 350 a 5.000 μg/l, e elevados índices de ferro hepático, que é a relação entre o ferro hepático e a idade do paciente. Na teoria, o homozigoto tem um progressivo aumento de depósito de ferro no fígado, com o aumento da idade[12,63,64,81].

Entre os europeus do Nordeste da Europa, de 80 a 100% dos que têm HH apresentam a mutação homozigota C282Y; entre os europeus em geral, a homozigosidade C282Y está associada a 50% a 100%, sendo que os percentuais são menores nas áreas mediterrâneas. Apenas 11% dos heterozigotos (C282Y / H63D) desenvolvem sintomas clínicos de HH, podendo representar uma interação sinérgica entre as duas mutações[7,8,23,57,85].

Na população branca australiana, 0,5% apresentou mutação homozigota C252Y, todos com elevado percentual de saturação da transferrina, ferritina elevada e biópsias hepáticas com níveis de ferro acima do normal. A metade desses indivíduos tinha sintomas clínicos, e um quarto tinha fibrose hepática ou cirrose[57]. No seguimento de 4 anos, a maioria aumentou os níveis de ferritina, exceto algumas mulheres. Esses achados são semelhantes aos de Crowford, que relata 30% de mulheres homozigotas sem elevação de ferritina[23,57]. Os heterozigotos representaram 14% dessa população[57].

A mutação homozigota H63D não tem a penetrância para manifestação fenotípica da mutação C282Y, entretanto, é muito mais disseminada que a primeira. Tem sido descrita em raros casos de HH e aparentemente favoreceria a sobrecarga de ferro em outros tipos de doenças, como fator de risco, em β-talassemia e hepatite viral C[7,39,85].

Os heterozigotos poderão ter algumas expressões fenotípicas da doença na forma de aumento dos índices de ferro, mas sem ter doença progressiva. Não estão muito bem definidos o grau e a freqüência da morbidade em heterozigotos[15].

Bulaj[15] comparou os heterozigotos com indivíduos não-afetados com mutação genética, e as implicações práticas dos achados foram a identificação de maiores valores de concentração de ferro sérico, de saturação da transferrina e de níveis de ferritina, que se acentuavam com a idade. As biópsias hepáticas dos heterozigotos mostravam alterações relacionadas com abuso de álcool, hepatites virais, esteato-hepatite não-alcoólica e porfiria cutânea tardia. Concluiu que os heterozigotos diferem dos normais mas raramente apresentam o fenótipo da HH.

Uma observação interessante é a de a expressão da doença ser mais marcada em heterozigotos com transmissão da mutação paterna do que naqueles com transmissão da mutação materna[15,23].

A grande maioria dos casos de HH com conotação familiar, nas populações anglo-célticas, é associada com mutações no gene HFE; entretanto, é provável que outros genes que não o HFE tenham importância na alteração do metabolismo do ferro em outros grupos familiares, particularmente em italianos, em que não se observam as mutações C282Y ou H63D, e as anormalidades genéticas podem não estar localizadas no cromossomo 6p (Tabela 111.3)[62,79].

A hemocromatose juvenil (HFE2) é uma desordem rara, foi relatada em diversos grupos étnicos, ocorre igualmente em ambos os sexos, é a mais comum das HH não-relacionadas à mutação do HFE, e é mais grave, pois se manifesta antes dos 30 anos de idade, com problemas cardíacos e hipogonadismo[85].

Outra forma de HH não-relacionada ao HFE, a HFE3, recentemente identificada e localizada no cromossomo 7q22, no gene do receptor da transferrina 2 (TfR2), codifica a proteína de transferência da membrana celular, com mutação Tyr250Stop[85].

Uma quarta HH não-relacionada ao HFE, a HFE4, que é autossômica dominante, foi mapeada no cromossomo 2, e está associada com a mutação do gene SLC11A3, da ferroportina 1[85].

Outras formas de HH, como a desordem de sobrecarga de ferro africana, têm uma base genética ainda não bem estabelecida[85].

As funções da proteína HFE não explicam como a mutação na HFE leva à HH. Há um modelo molecular no qual a HFE teria duas atividades mutuamente excludentes nas células, a inibição da captação ou a inibição da liberação do ferro. O balanço entre a saturação da transferrina diférrica sérica e a concentração no seu receptor determina qual dessas funções predomina. Com essas informações, a HFE habilita as células das criptas intestinais e o sistema reticuloendotelial a interpretar as necessidades corporais de ferro e regula a sua absorção e distribuição. Nesse modelo, a mutação da HFE resulta em uma superabsorção do ferro da dieta e em padrões de deposição de ferro nos tecidos, de acordo com as observações clínicas da HH[81].

Hepatotoxicidade Induzida pelo Ferro

O excesso de acúmulo de ferro nos tecidos pode desencadear dano celular. No fígado a injúria relaciona-se ao estresse oxidativo gerado pela produção de espécies reativas de oxigênio estimuladas pelo ferro depositado nos hepatócitos. Nos estados de permanente sobrecarga de ferro há um aumento da quantidade de ferro de baixo peso molecular intracelular, que ao ser quelado torna-se cataliticamente ativo, desencadeando estresse oxidativo pela produção de espécies reativas de oxigênio, tais como os radicais hidroxil, peroxil e alcoxil. A peroxidação lipídica, resultante do estresse oxidativo, lesa a mitocôndria, fragiliza o lisossoma e altera a homeostasia do cálcio. Adicionalmente, com o envolvimento das células de Kupffer, há o aparecimen-

Tabela 111.3
Genes Mutados na Hemocromatose Hereditária (HH)

Classificação	*Gene mutante*	*Padrão de hereditariedade*
Tipo 1 ou HH	HFE	Autossômico recessivo
Tipo 2 ou hemocromatose juvenil	Desconhecido	Autossômico recessivo
Tipo 3	TRF2	Autossômico recessivo
Tipo 4	Ferroportina 1/IREG1/MTP1	Autossômico dominante
Tipo 5	H-ferritina	Autossômico dominante

Bomford, 2002.

to de marcadores de ativação das células estreladas. Esta ativação, pela ação de citocinas e das espécies reativas de oxigênio, estimula a síntese da matriz extracelular, a proliferação celular e a liberação de retinóides, aumenta a fibrogênese e evolui para cirrose. O excesso de ferro resulta em dano no DNA hepático, que, em presença de cirrose, pode ser responsável pelo elevado risco de carcinoma hepatocelular na HH[8,24,63,72].

Manifestações Clínicas

No passado os pacientes com HH eram reconhecidos por uma série de sinais e sintomas que se manifestavam em adultos masculinos e representavam um quadro avançado da doença. A descrição clássica de Sheldon — hepatomegalia, hiperpigmentação da pele e diabetes — configurava o diagnóstico do diabetes brônzeo.

A HH é uma desordem progressiva em que os sintomas se manifestam após a terceira década de vida, sendo influenciados pelo sexo, dieta, hábitos, doação de sangue, fatores genéticos e ambientais, além da possibilidade de ocorrer com outras doenças concomitantes.

As manifestações clínicas são evidenciadas dez vezes mais freqüentemente em homens do que em mulheres e, também, mais precocemente. As mulheres, pela menstruação, gestação e amamentação, podem apresentar os sintomas muito tardiamente.

O excesso de ingesta de ferro nas dietas, com carnes vermelhas, em terapêuticas, e o excesso de ingesta alcoólica podem antecipar o início dos sintomas não-específicos, como fraqueza, fadiga, letargia, apatia e perda de peso.

Os pacientes nos estágios sintomáticos específicos queixam-se de dor abdominal, escurecimento da pele, perda da libido e impotência, amenorréia, artralgias, sintomas relacionados com o diabetes e dispnéia por congestão cardíaca e palpitações por arritmias. Os sinais evidenciados são a pele escura, sinais de hepatopatia crônica, atrofia testicular, hepatomegalia, esplenomegalia, perda de pêlos, aumento volumétrico das articulações, arritmias cardíacas e sinais de congestão pulmonar.

A hepatomegalia é uma manifestação clínica muito freqüente e pode preceder os sintomas digestivos e as alterações das chamadas provas de função hepática; a hiperpigmentação da pele é uma manifestação tardia da doença; atrofia testicular e perda da libido podem anteceder outras manifestações, principalmente nos mais jovens; o diabetes se apresenta numa fase mais tardia, podendo haver resistência à insulina. A artropatia pode acontecer precocemente, como uma osteoartrite, não se relaciona com a extensão ou a duração da sobrecarga de ferro e evolui independentemente da remoção do excesso de ferro estocado no organismo. Manifesta-se, também, com crises semelhantes à da gota.

O uso de bebidas alcoólicas, acima de 60 g/dia, em homozigotos C282Y, aumenta em nove vezes a prevalência de cirrose.

O carcinoma hepatocelular é uma complicação da fase cirrótica dos pacientes com HH, com um risco de ocorrência aumentado 200 vezes. As ultra-sonografias do abdômen realizadas periodicamente auxiliam na sua detecção. A deterioração clínica rápida de paciente cirrótico com HH sugere a possibilidade de transformação maligna hepática[1,6,8,24,32,40,63,79,85].

Diagnóstico

Nos últimos anos, os marcadores sorológicos do ferro têm sido usados na prática clínica com freqüência muito maior, possibilitando a identificação dos casos de HH ainda na fase assintomática e sem evidência de fibrose hepática ou cirrose, o que melhora o prognóstico. O fenótipo típico tem sido menos observado, pois a possibilidade de diagnóstico precoce, medidas profiláticas e tratamento é mais evidente atualmente[1,2,3,79,85].

As estratégias de rastreamento podem ter como alvo grupos de maior risco, como os com história familiar, envolvimento orgânico suspeito, alterações laboratoriais ou de imagens inespecíficas, mas sugestivas de sobrecarga de ferro. Os estudos familiares e os programas de rastreamento têm ajudado no estabelecimento do diagnóstico, entretanto, há ainda uma demora de cerca de 10 anos entre o início de sintomas gerais, letargia, artralgias, e o diagnóstico de HH, pela inespecificidade dos sintomas e pela crença dos médicos de que a doença é muito rara[2,3,12,79]. Adams preconiza a ampliação dos testes de rastreamento na população[2,3].

Ellervik[28], estudando uma população de Copenhagen, sugere que os pacientes que desenvolvem *diabetes mellitus* do tipo 1 de início tardio devam dosar a saturação da transferrina diférrica sérica seguida de testes genéticos para HH. No caso de positividade, a prevenção da doença hepática ou cardíaca estaria relacionada com o início de flebotomias, com a conseqüente melhora da expectativa de vida.

O enfoque inicial para o diagnóstico da HH se baseia na avaliação de marcadores indiretos sorológicos dos estoques de ferro[1,2,3,79,85]. A elevação da saturação da transferrina diférrica sérica, após um jejum noturno de 12 horas, é o teste inicial de escolha, e o mais importante. Quando for maior que 50% nas mulheres e 60% nos homens, apresenta uma sensibilidade de 0,92, uma especificidade de 0,93 e um valor preditivo positivo de 86% para o diagnóstico de HH[2,3,7,8,6,79]. A identificação concomitante da ferritina sérica aumentada melhora a sensibilidade do diagnóstico[8,79].

A ferritina sérica dosada isoladamente não pode ser considerada teste diagnóstico importante da HH, pois sua elevação, por ser uma proteína de reação aguda, pode estar relacionada com inúmeras outras situações clínicas[79].

Uma saturação da transferrina diférrica sérica menor que 45% e uma ferritina sérica normal não demandam maior investigação e representam um valor preditivo negativo de 97% para a HH[79].

Nos pacientes que têm HH não-complicada, ausência de hepatite viral, doença hepática alcoólica, esteato-hepatite não-alcoólica, poder-se-ia fazer uma correlação direta entre os níveis séricos da ferritina e a quantidade total de ferro orgânico, e aqueles com ferritina acima de 1.000 μg/l acumulariam mais de 10 g de ferro[8].

Nos casos em que se evidenciam elevações da saturação da transferrina maiores que 45% e aumento da ferritina sérica, devem-se realizar testes diagnósticos genéticos para detectar mutações HFE nos sítios C282Y ou H63D[1,2,3,79]. Os parentes adultos em primeiro grau dos pacientes diagnosticados como tendo HH devem, obrigatoriamente, fazer a investigação genética[2,79].

Em até 10% de casos de HH não se conseguem demonstrar alterações genéticas, principalmente em italianos[12,67,79].

A possibilidade de homozigotos C282Y se apresentarem sem sobrecarga de ferro pode estar relacionada com o sexo feminino, a idade dos pacientes e a falta de tempo para que os depósitos se estabeleçam[79]. Deve-se salientar, entretanto, que a homozigosidade para o C282Y não confere o diagnóstico de HH, mas indica uma tendência à sobrecarga de ferro[85].

Dosagens bioquímicas e determinações enzimáticas hepáticas podem estar normais ou alteradas nos pacientes com suspeita de HH e podem estar relacionadas com a idade do paciente, maior ou menor que 40 anos, e com o grau de fibrose ou cirrose existente. A dosagem concomitante da ferritina sérica, que evidencia valores superiores a 1.000 μg/l pode ter um valor preditivo de fibrose hepática ou de cirrose, o que determina a necessidade da realização de biópsia hepática[1,32,79].

A biópsia hepática é importante para documentar a presença de fibrose, cirrose, reservas de ferro ou outras doenças hepáticas, para o diagnóstico diferencial[63,64,72,79]. O estágio da fibrose pode ser determinado pelas colorações de hematoxilina-eosina, tricrômico de Masson ou *Picro sirius*. A avaliação do depósito de ferro no fígado pode ser estimada qualitativamente pela verificação do grau e distribuição nos hepatócitos, evidenciada pela coloração do azul-da-Prússia, em escalas especiais (graus 1 a 4), sem entretanto uma correlação quantitativa precisa[8,24,63,64,76].

O método mais adequado para a avaliação quantitativa do ferro hepático é o da concentração hepática de ferro, obtida bioquimicamente de uma biópsia hepática fixada em formalina. Essa concentração deve ser menor que 1,8 μg/g de tecido seco[1,76,79].

O desenvolvimento de injúria hepática está diretamente relacionado com o acúmulo progressivo de ferro hepático e aumenta com a idade na maioria dos homozigotos acima dos 40 anos de idade. A concentração de ferro maior do que 10.000 μg/g de tecido seco nesses pacientes é uma certeza de biópsia hepática com fibrose ou cirrose. A observação do aumento da concentração de ferro com o aumento da idade do paciente possibilitou o desenvolvimento do conceito de Índice de Ferro Hepático (IFH), que é o resultado da concentração hepática de ferro em micromoles por grama de tecido hepático seco dividido pela idade em anos. O IFH maior que 1,9 μmol/g por ano de vida pode distinguir o homozigoto do heterozigoto e os pacientes com cirrose por álcool[76, 79].

A quantificação exata do depósito de ferro hepático na cirrose permanece um problema difícil de resolver, pois há variabilidade muito grande nas determinações do ferro hepático, em locais diferentes do mesmo fígado cirrótico, com a maior dispersão naqueles que têm taxas mais altas de concentração de ferro hepático[76].

A distribuição do ferro é descontínua, setorial, relacionada com o grau variável de esteatose, quantidade de estrias fibrosas mais ou menos largas e que não contêm ferro. Ademais, uma pequena biópsia hepática por agulha, de um único lugar, é outro fator de imprecisão[76].

O diagnóstico se baseia na documentação de um depósito aumentado de ferro (aumento da concentração de ferro hepático) associado com a elevação dos níveis de ferritina sérica[79]. A HH pode ser definida genotipicamente pela ocorrência familiar de sobrecarga de ferro associada com homozigoto C282Y ou componente heterozigoto C282Y / H63D[79].

A HH evolui numa série de estágios que se iniciam com o acúmulo clinicamente insignificante de ferro (0-20 anos = depósito de 0,5g de ferro parenquimatoso), passa pelo estágio de sobrecarga de ferro sem doença (20-40 anos = estoque de 10 a 20 g de ferro no parênquima), e quando deixada sem tratamento, pode progredir para a situação de sobrecarga de ferro com dano orgânico (> 40 anos ≥ 20 g de ferro estocado)[1,63,64,79].

Na ausência de um tratamento para reduzir a concentração de ferro, um padrão característico de injúria tecidual e de falência orgânica pode se estabelecer[12].

O ferro se acumula no *pool* da transferrina, manifestado pela elevação da saturação da transferrina sérica e subseqüentemente nas reservas teciduais, especialmente no tecido hepático, o que é acompanhado por um progressivo aumento na concentração da ferritina sérica[12].

A deposição de ferro nas células parenquimatosas, nas formas extremas da doença, pode resultar em cirrose hepática, carcinoma hepatocelular, *diabetes mellitus*, cardiomiopatia, hiperpigmentação da pele, artropatia com artrite destrutiva, disfunção sexual por hipogonadismo hipogonadotrófico e hipopituitarismo[8,79,81].

O grau de sobrecarga de ferro tem um impacto direto na expectativa de vida dos pacientes com HH, e as maiores causas de morte são cirrose, carcinoma hepatocelular, *diabetes mellitus* e cardiomiopatia, que ocorrem com uma freqüência de 10 a 119 vezes maior do que na população com a mesma idade e sexo, sem HH[79]. A sobrevida pode ser normal nos pacientes que fazem tratamento antes do desenvolvimento da cirrose ou *diabetes mellitus,* confirmando a importância do diagnóstico precoce e do tratamento profilático[79].

A morte ocorre por complicações dessas doenças crônicas. O ideal seria estabelecer estratégias para o diagnóstico precoce da HH, identificando os casos antes da terceira fase da doença e iniciando a terapêutica com flebotomias para retirar o ferro e impedir a progressão para o dano tecidual irreversível[1,55,79].

A prática clínica corrente no diagnóstico e tratamento da HH evoluiu para o rastreamento de doadores sangüíneos normais ou populações selecionadas e pacientes em tratamento, procurando descobrir parentes com o fenótipo da doença[1,2,3,12,79]. A instituição da flebotomia precoce provou ser altamente eficaz como terapêutica da HH, prevenindo morbidade e prolongando a vida[1,55].

Sobrecarga secundária de ferro é a denominação utilizada para descrever anormalidades no metabolismo do ferro resultantes de outros mecanismos adicionais, que não os decorrentes de uma contínua, inapropriada e exagerada absorção de ferro duodenal e a conseqüente deposição de ferro tecidual. As causas mais comuns são as decorrentes da eritropoiese ineficaz (anemia sideroblástica, talassemia maior) e decorrentes da combinação de excesso de absorção de ferro, transfusões sangüíneas e terapêutica iatrogênica com ferro. São comuns em pacientes com doenças como porfiria cutânea tarda, esteato-hepatite não-alcoólica, hepatite crônica C e doença hepática alcoólica, principalmente em estágios avançados de doença hepática crônica. Podem apresentar-se com marcadores séricos do metabolismo do ferro alterados em cerca de 50% das vezes, o que pode confundir e dificultar o diagnóstico da HH. Desses, 5% a 10% apresentam modesto aumento na concentração de ferro hepático[7,8,85]. A determinação do genótipo dos pacientes com doenças hepáticas poderá evidenciar alguns com HH não-diagnosticada; 5% no estudo de Bacon[7] eram homozigotos C282Y. Há, entretanto, a possibilidade de o gene HFE ter alguma relação na sua mutação C282Y com a porfiria cutânea tardia e o H63D com hepatite crônica C[68,87]. Esses achados são mais evidentes nas populações em que as mutações do gene HFE são mais freqüentes[68,87]. Sampietro[68] encontrou relação de 28,7% de pacientes com porfiria cutânea tardia com a mutação H63D.

Tratamento

O tratamento da HH é baseado na eficácia da flebotomia, e atualmente não se considera ético qualquer estudo controlado randomizado que queira compará-la com outras terapêuticas[79].

A instituição da flebotomia terapêutica antes da instalação da cirrose ou do *diabetes mellitus* reduz significativamente a morbidade e a mortalidade dos pacientes com HH. A identificação precoce e o tratamento preventivo nos pacientes de risco são fundamentais (Tabela 111.4). Isto inclui os homozigotos assintomáticos e com marcadores de sobrecarga de ferro e aqueles com evidência potencial de seus efeitos tóxicos. Nos sintomáticos, o tratamento visa diminuir ao máximo o efeito orgânico do ferro e à melhora de certas queixas clínicas como fadiga, mal-estar, dor abdominal, pigmentação da pele e necessidade de insulina no diabético. A artropatia, o hipogonadismo e a cirrose não respondem à flebotomia[1,8,55,79,85].

Tabela 111.4
Manejo Preventivo da Hemocromatose Hereditária (HH)

1. Diagnóstico precoce para prevenir dano orgânico e disfunção pela toxicidade do ferro
2. Rastreamento e detecção precoce dos assintomáticos para reduzir a mortalidade
3. Reconhecimento e diagnóstico dos assintomáticos para minimizar a progressão e complicações da doença
4. Tratamento adequado para promover a rápida, segura e efetiva remoção do ferro
5. Acompanhamento e manutenção do tratamento em todos os casos

Tavill, 2001.

A morte nos pacientes com hemocromatose hereditária ocorre em 30% dos casos por carcinoma hepatocelular e em 20% por outras complicações da cirrose. A observação de que o carcinoma hepatocelular é muito raro em pacientes com HH não-cirróticos é um outro argumento para evidenciar a importância da terapêutica preventiva e do diagnóstico precoce[1,8,55,79].

As flebotomias devem ser feitas semanalmente, 1 ou 2 vezes, dependendo da tolerabilidade e do hematócrito do paciente. A finalidade é eliminar 250 mg de ferro em cada flebotomia ou 30 ng/ml de ferritina. No paciente que tenha uma reserva de ferro de 30 g, esse regime de flebotomias poderá levar 2 ou 3 anos para reduzir adequadamente os estoques de ferro aos níveis desejados, no limite da deficiência de ferro. A saturação da transferrina diférrica sérica se mantém elevada até que os estoques de ferro sejam depletados. A ferritina sérica flutua inicialmente, mas declina progressivamente com a mobilização do ferro. As flebotomias podem ser espaçadas para uma retirada a cada 2 ou 4 meses, quando a expectativa terapêutica tiver sido atingida e a ferritina sérica estiver em níveis abaixo de 50 ng/ml[1,55,79,85].

O transplante hepático é uma indicação precisa nos pacientes com HH e doença hepática terminal ou carcinoma hepatocelular. Os resultados, entretanto, não são tão bons como os que ocorrem em outras doenças, sugerindo que o comprometimento de outros órgãos afetados pelos depósitos de ferro, com a conseqüente miocardiopatia, *diabetes mellitus* e a neutropenia, seria o responsável pela má evolução, com sobrevida de 1 ano de apenas 53% e 58%[46,47]. No trabalho de Brandhagen[14], a sobrevida de 5 anos foi de 48% nos pacientes com sobrecarga de ferro. A mortalidade foi maior por infecções fúngicas e sepse. Em observação complementar, relacionou maior mortalidade com o índice de ferro hepático maior que 1,9 μmol/g.

Stuart[76] não encontrou diferença na evolução pós-transplante de pacientes com HH, cirrose com sobrecarga de ferro e nos outros transplantados, sugerindo que a má evolução estaria relacionada com o estágio evolutivo da doença hepática.

Powell[63,64] sugere que as flebotomias de repetição no pré-transplante melhoram a sobrevida dos pacientes com HH.

A impressão mais marcada é a de que os pacientes com HH apresentam pior prognóstico pós-transplante hepático[85].

DOENÇA DE WILSON

A doença de Wilson (DW), ou degeneração hepatolenticular, é caracterizada por uma alteração no metabolismo do cobre, causando o acúmulo desse elemento em vários órgãos[35]. A DW é uma desordem progressiva, caracterizada por alterações no sistema motor, sintomas psiquiátricos e dano hepático, resultando em cirrose[61].

Foi descrita pela primeira vez pelo neurologista Samuel A. K. Wilson, em 1912. É uma doença autossômica recessiva[22].

O gene da DW, o ATP7B, foi clonado em 1993[49], e o seu *locus* está relacionado ao da enzima esterase-D das hemácias, no braço longo do cromossoma 13, posição 13q14-q21[35]. O modelo atualmente aceito localiza a ATP7B, a ATPase de Wilson, na rede do trans-Golgi, onde ela transporta o cobre do sistema secretor para incorporá-lo à ceruloplasmina e excretá-lo na bile[65].

A freqüência mundial da DW é de 1:35.000 a 1:100.000 nascimentos, com variações geográficas e étnicas. Sua prevalência na China é muito maior do que em países ocidentais[65,88].

O cobre é essencial no metabolismo celular humano, oriundo da ingesta alimentar, com absorção de 1 a 5 mg diários pela mucosa do estômago e duodeno, mantendo um balanço aproximado de 100 mg entre sua absorção e sua excreção biliar[22,49]. O cobre absorvido é transportado ao fígado pelo sistema porta e pode ter vários destinos: uma fração pode ficar depositada no fígado, outra ir para a corrente sangüínea ligada à ceruloplasmina, e uma terceira parte ser excretada na bile[35]. O fígado é o principal órgão da homeostase do cobre[49].

O cobre é um componente essencial das enzimas que facilitam a respiração das mitocôndrias, sintetizam as catecolaminas e melanina, processam neuropeptídeos, protegem contra as espécies reativas de oxigênio e também participam da hemostasia do ferro. Ele é necessário para a formação da hemoglobina e mielina, e, quando há deficiência, pode determinar retardo de crescimento, doença neurodegenerativa e alterações do cabelo, pele e articulações. Seu excesso provoca várias alterações, com lesão celular causada, provavelmente, pela formação de espécies reativas de oxigênio, que desencadeiam lipoperoxidação e alterações da respiração das mitocôndrias. Essas observações se contrapõem às que indicam o cobre como base para a formação das enzimas antioxidantes, que protegem a célula. Assim, John Walshe já determinara que o cobre não pode estar em excesso e nem pode ser deficiente, tem que estar na medida[65].

A ATPase da DW, que transporta cobre do citoplasma até o sistema secretor e canalicular excretor, foi identificada, e as suas mutações foram caracterizadas[60,61]. Existem mais de 200 mutações no gene de Wilson[65], com grande avanço nos conhecimentos genéticos, mas sem uma definição precisa dos mecanismos do dano hepático[60,61].

Há evidências de pacientes com fenótipo de DW sem a mutação na clássica ATPase de Wilson e de que existem síndromes de acúmulo/toxicidade pelo cobre, parcialmente genéticas em sua origem, em que a ATPase de Wilson está intacta, e os mecanismos da sobrecarga de cobre não são bem conhecidos[61].

Diagnóstico

A apresentação clínica da DW pode ser altamente variável, e o diagnóstico requer alto grau de suspeição, juntamente com um nível sérico de ceruloplasmina, dosagem de cobre na urina de 24 horas, exame oftamológico com lâmpada de fenda para identificar o anel de Kayser-Fleischer e determinação quantitativa de cobre na biópsia hepática. O diagnóstico molecular pode ser difícil pela presença de mais de 100 mutações no gene que codifica a ATPase P-tipo transportadora de cobre, ATP7B[53].

Pacientes jovens com hepatopatia aguda ou crônica de causa desconhecida, especialmente quando há história familiar da moléstia, de hepatopatia ou problemas neurológicos de natureza não bem esclarecida, devem ser considerados suspeitos[35]. Hemólise intravascular associada aos quadros descritos reforça a possibilidade diagnóstica da doença[35].

A ceruloplasmina é uma glicoproteína que contém mais de 95% do cobre presente no plasma[49], e a sua deficiência, com níveis séricos abaixo de 20 mg/dl, é uma conseqüência e não a causa da doença de Wilson. Sua determinação sérica permanece um importante método de *screening*[65], mas podem ocorrer casos com concentrações normais de ceruloplasmina mesmo com concentrações de cobre sérico diminuídas[22].

A concentração de cobre acima de 100 mg na urina de 24 horas e a concentração de cobre no tecido hepático, obtido por biópsia, acima de 250 μg/g de tecido seco são consideradas diagnósticas[22]. O cobre acumulado no fígado pode ser identificado por microscopia eletrônica nas mitocôndrias e lisossomas e na microscopia óptica, por coloração de rodamina e de ácido rubeânico. A coloração pela orceína possibilita um padrão granular típico em cerca de 50% dos casos estudados[35].

O teste com a penicilamina consiste em dosar o cobre na urina de 24 horas e após administrar 500 mg/dia de D-penicilamina, por via oral, de 12/12 horas. Depois, repete-se a dosagem do cobre na urina de 24 horas. A elevação da excreção de cobre urinário em pelo menos 5 a 10 vezes o valor da primeira dosagem é altamente sugestiva do diagnóstico[22].

A presença de hemólise com Coombs negativo pode reforçar a suspeita diagnóstica. As chamadas provas de função hepática podem estar alteradas de forma inespecífica, dependendo do grau de comprometimento hepático. Outras alterações são aminoacidúria, metalúria, baixos níveis sangüíneos de ácido úrico, mas sem muito valor diagnóstico[35].

Os critérios mínimos diagnósticos, para todos os pacientes, são difíceis de serem obtidos[22].

Clínica

O quadro clínico e a gravidade podem ser extremamente variáveis. Os sintomas podem se iniciar dos 6 aos 40 anos, preferentemente entre as primeira e segunda décadas[22].

A forma predominantemente hepática é a forma mais comum de apresentação, diagnosticada em pessoas jovens, geralmente entre 10 e 13 anos, uma década ou mais antes da apresentação na forma neurológica[35,49]. Manifesta-se como hepatite crônica evoluindo para a cirrose com hepatoesplenomegalia e os demais estigmas sugestivos de insuficiência hepática[35]. A punção-biópsia hepática evidencia cirrose com deposição de cobre em quantidades variáveis nos lóbulos hepáticos[49]. Às vezes simula um quadro de hepatite viral aguda, principalmente na sua forma fulminante.

O surgimento de hepatocarcinoma é raro na DW, ao contrário de outras doenças metabólicas hepáticas, o que pode ser explicado pela terapêutica quelante do cobre ou pelo fato de os pacientes sem tratamento não sobreviverem o tempo suficiente para desenvolver o tumor[60].

A "forma neurológica" é rara antes da puberdade. Manifesta-se na terceira ou na quarta década, caracteriza-se pelo comprometimento dos núcleos da base do encéfalo e alterações da fala, distonia e tremores semelhantes aos da doença de Parkinson, com ocorrência de alterações psiquiátricas, isoladas em 20% dos casos ou associadas às manifestações neurológicas. As alterações mentais podem ser cognitivas, de comportamento, da personalidade e do humor[22,49].

Um achado clínico característico da DW é o anel de Kayser-Fleischer, ocular, visualizado preferentemente nas formas neurológicas. É uma opacidade dourada ou cinza-amarronzada, bilateral, na periferia da córnea, que representa depósitos de cobre. Primeiro se desenvolve na parte superior, depois na inferior e finalmente no meridiano horizontal. É reversível com o tratamento. Ocasionalmente esse anel pode ser visto em pacientes com outras doenças hepáticas, como na cirrose biliar primária, ou em pacientes com corpo estranho intraocular composto por cobre. Outros achados oculares em pacientes com DW são a catarata em girassol, que é uma falsa catarata, e a perda da acomodação visual[59].

Imagens da ressonância magnética podem mostrar lesões hiperdensas simétricas em T2 na região dos gânglios da base e do tálamo. Ocasionalmente há lesões na dura-máter, mas geralmente são assimétricas[59].

Outros achados clínicos como queixas reumatológicas, osteoporose, amenorréia secundária, colelitíase, miocardiopatia restritiva, arritmias cardíacas, pancreatopatia, hipotireoidismo, hipoparatireoidismo, síndrome de Fanconi, nefrolitíase, aminoacidúria, fosfatúria ou arritmias podem estar relacionados com o desequilíbrio metabólico da doença[22,49].

Tratamento

A terapêutica tem como objetivo estabelecer um balanço negativo de cobre no organismo, pela terapia quelante, impedindo seu reacúmulo nos tecidos e possibilitando a regressão das alterações patológicas[8,11].

A penicilamina é a droga de escolha para o tratamento da doença, por ser um potente quelante do cobre, eliminá-lo na urina e evitar o seu acúmulo tecidual em indivíduos pré-sintomáticos[49]. Ela induz à síntese hepática de metalotioneína, que se liga ao cobre e diminui sua toxicidade. O tratamento inicial visa eliminar os depósitos de cobre dos tecidos. A dose inicial é de 1.500 mg por dia, em 3 vezes, por via oral. Nos casos de maior gravidade usam-se doses mais elevadas, de 2.000 a 3.000 mg por dia. Essa dose terapêutica é mantida, no máximo, por 6 a 12 meses, seguida de dose de manutenção, após a diminuição ou normalização da excreção urinária de cobre, de 500 a 750 mg por dia, por toda a vida. Nos casos mais graves, que requerem um tratamento mais rápido, pode ser administrada endovenosamente na dose de 250 mg de 6/6 horas, associada ou não à trientina. Nas formas fulminantes, alguns autores preconizam a infusão direta no fígado de penicilamina, através de cateter no tronco celíaco ou na artéria hepática[35].

Aproximadamente 10% dos pacientes apresentam algum tipo de efeito colateral que leva à interrupção do tratamento, como urticária, plaquetopenia, neutropenia, adenomegalias, proteinúria ou indução de deficiência de piridoxina pela penicilamina. Recomenda-se o uso de piridoxina durante o tratamento[35].

A trientina é outro quelante de cobre não tão bem estudado como a penicilamina, mas bastante eficaz no controle das manifestações hepáticas, neurológicas e hemolíticas da doença. Parece ser menos tóxica que a penicilamina. Usa-se de 1 a 2 g por dia, antes das refeições, seguidos de doses menores para a manutenção. Não causa deficiência de piridoxina, mas pode causar depleção de ferro em mulheres[35].

O zinco na terapêutica da DW reduz a absorção de cobre pela mucosa intestinal por estimular a síntese de metalotioneína, uma enzima que bloqueia a absorção do cobre[65]. O uso de sais de zinco junto com pequenas doses de penicilamina tem sido preconizado no tratamento de manutenção, para aumentar a tolerabilidade de pacientes que apresentem efeitos colaterais à penicilamina, bem como para diminuir o custo do tratamento. Pode causar náuseas, vômitos, epigastralgia, anorexia, anemia ferropriva e alterações imunológicas[35].

O molibdênio ou tetratiomolibdato de amônia pode ser uma alternativa adequada no tratamento da doença com quadro neurológico grave. É um agente anticúprico potente, mas que necessita de melhor avaliação clínica[22].

O dimercaptopropanol (2,3-dimercaprol ou BAL) deixou de ser usado com o advento da penicilamina[35].

Aconselha-se evitar a ingesta de alimentos ricos em cobre, como chocolate, fígado, castanha, crustáceos, cogumelos e brócolis[49].

A melhora clínica pode aparecer até 6 meses após o início da terapêutica, geralmente após as melhoras bioquímicas. O tratamento deve ser por toda a vida, e a interrupção da terapia acompanha-se de rápida recorrência da doença[35].

O prognóstico dos pacientes tratados, a partir da fase pré-sintomática ou no início da fase sintomática, pode ser muito favorável, com grandes possibilidades de uma sobrevida e qualidade de vida normais, razão pela qual o aconselhamento genético pode ser uma importante medida preventiva[22].

Pacientes com a forma neurológica avançada não têm uma resposta satisfatória ao tratamento[35].

A indicação de transplante hepático em pacientes com doença de Wilson depende da gravidade do comprometimento hepático. O transplante hepático é a única terapêutica resolutiva, pois a remoção do fígado reverte a desordem metabólica[75]. Está reservado aos que não responderam à terapêutica medicamentosa, com insuficiência hepática fulminante, evolução com hemólise e hipercupremia ou com hepatopatia crônica avançada[35]. Não foi observada recorrência da doença após o transplante, mas os efeitos benéficos no sistema nervoso ainda não estão bem estabelecidos. Assim, excepcionalmente, o transplante é indicado para resolver a deterioração neurológica. Algumas revisões de transplantados mostraram pequena melhora no quadro clínico neurológico, especialmente no controle motor, sugerindo, com muitas restrições, que poderia ser uma terapêutica válida para as manifestações neurológicas[75].

PORFIRIAS

As porfirias hereditárias fazem parte de um heterogêneo grupo de pelo menos oito desordens de erros inatos da biossíntese do heme, em que cada uma resulta de deficiências específicas da atividade enzimática na rota da síntese[66], tendo em comum o acúmulo de porfirinas ou de seus precursores no organismo. Esses produtos são compostos químicos habituais no corpo humano, porém, normalmente não se acumulam.

Os termos porfiria e porfirina derivam do grego *porphyrus* que significa cor púrpura. Muitos pacientes com porfiria apresentam a urina de coloração avermelhada, pela presença de porfirinas ou substâncias relacionadas, tornando-se escura ao ser exposta à luz.

A síntese das porfirinas ocorre em quase todas as células vivas, sendo precursoras do heme no reino animal e da clorofila no reino vegetal[56]. Nas células dos mamíferos a síntese do heme ocorre principalmente no fígado e no tecido eritropoiético. Sua rota metabólica inicia na mitocôndria, passa por três estágios citoplasmáticos e retorna à mitocôndria para sua finalização. O heme é parte fundamental da hemoglobina, mioglobina, citocromos e enzimas que participam ativamente no transporte de oxigênio e elétrons, na ativação e desativação de espécies reativas de oxigênio[27].

As porfirias podem ser classificadas em seus oito tipos, de acordo com a deficiência enzimática característica de cada uma, na sua rota metabólica[56].

Algumas vezes outras classificações são utilizadas, dividindo-as em dois grupos, as hepáticas e as eritropoiéticas, de acordo com o órgão primário no qual o excesso de produção de porfirinas ou precursores ocorre[56].Também podem ser classificadas em agudas ou não, pela natureza abrupta das manifestações clínicas.

Na síntese hepática do heme, na mitocôndria, a glicina e a succinil CoA por ação da sintase do ácido 5-aminolevulínico e seu co-fator, a piridoxina, formam o ácido 5-aminolevulínico (ALA). A atividade dessa sintase do 5-ALA pode ser diminuída pelo próprio produto final da rota metabólica, o heme, e estimulada por substâncias que provocam a indução do citocrômo P-450 hepático[27,56,70].

O ALA difunde-se no citosol do hepatócito, onde duas de suas moléculas, pela ação da ALA desidratase, formam o porfobilinogênio (PBG). Quatro unidades do PBG combinam-se de maneira linear para estruturar a hidroximetilbilano (HMB) pela ação da PBG-desaminase. A HMB, de maneira espontânea, torna-se cíclica e forma o uroporfirinogênio I, que é metabólito inativo, ou por ação da uroporfirinogênio-cossintase converte-se em uroporfirinogênio III, que pela ação da uroporfirinogênio carboxilase o transforma em coproporfirinogênio III, que retorna à mitocôndria para nova rota metabólica[27,56,70].

Na mitocôndria hepática o coproporfirinogênio III sofre ação enzimática da oxidase do coproporfirinogênio, convertendo-se em protoporfirinogênio IX, que será transformado em coproporfirina IX pela ação da protoporfirinogênio oxidase. Nesse estágio final de rota metabólica, a ferroquelatase atua para incorporar o íon ferroso nesta molécula, formando o heme. A protoporfirina é a única verdadeira porfirina nessa rota metabólica. A exposição ao oxigênio provoca oxidação muito rápida, e a porfirina exposta absorve luz na faixa de 400 a 410 nm e emite uma fluorescência[27,56,70].

Em cinco das oito porfirias o fígado é o local de maior expressão, em duas estão implicados o fígado e a medula óssea e apenas em uma só a medula óssea[27,56,70].

As porfirias hepáticas agudas englobam a porfiria aguda intermitente, a coproporfiria hereditária, a porfiria variegada e a porfiria por deficiência da desidratase do ALA[56].

Suas crises agudas são explicadas pelas lesões em várias áreas e componentes do sistema nervoso atingidos. Caracterizam-se por dor abdominal aguda, constipação, náuseas e vômitos. São mais freqüentes em mulheres e os achados do exame físico e dados laboratoriais podem ser inespecíficos. Podem ocorrer sintomas de ordem psiquiátrica em um quarto dos pacientes. O encontro de urina escura, principalmente quando exposta à luz, pode sugerir o diagnóstico. Os ataques prolongados condicionam perda de peso e desnutrição[56].

As manifestações neurológicas são periféricas, motoras, com dores e fraqueza nos músculos proximais, mais nos membros superiores que nos inferiores, com paresias, e os nervos cranianos podem estar afetados. As convulsões podem ser freqüentes, às vezes com estado de mal convulsivo. A recuperação dos ataques agudos, recorrentes, pode ser demorada e incompleta, com seqüelas neurológicas[56].

O diagnóstico diferencial das diversas formas de porfirias agudas pode ser muito difícil pois há similaridade das manifestações clínicas, a porfiria variegada pode ser confundida com a porfiria cutânea tarda, entretanto, há algumas características distintivas, por exemplo, na porfiria intermitente aguda não ocorrem lesões de pele[56].

A porfiria cutânea tardia (PCT) é a mais comum das porfirias e resulta da deficiência da enzima uroporfirinogênio descarboxilase (UROD), na forma de heterozigoto. Caracteriza-se por ser essencialmente uma doença adquirida, mesmo que muitos pacientes tenham uma deficiência genética da UROD, autossômica dominante, o que pode contribuir para a sua maior freqüência, e determina que seja chamada de PCT familiar. Muitos indivíduos apresentam a deficiência enzimática latente, sem nunca ter sintomas[56,69,70].

Foram descritas três formas de apresentação da PCT, os tipos 1, 2 e 3:

O tipo 1 da PCT apresenta deficiência da UROD apenas no fígado, tem a forma "esporádica", a quantidade de ferro hepático é normal ou elevada, e se associa a um ou mais fatores externos (VHC, álcool, estrógenos etc.) que auxiliam a inativar a UROD hepática[70].

O tipo 2 da PCT, com características de ser familiar (20%), tem uma deficiência autossômica dominante da UROD por mutação do gene estrutural da enzima, pela substituição da glicina por valina na posição 281 (G281V), e a metade apresenta deficiência da UROD em todos os tecidos, com clínica mais evidente[70].

O tipo 3 da PCT é mais raro, com deficiência da UROD em tecidos não-eritróides[70].

A mutação do gene HFE da hemocromatose hereditária é encontrada na PCT dos tipos 1 e 2 mais freqüentemente que na população em geral, indicando a possibilidade da ligação das duas doenças em bases genéticas relacionadas com a síntese do heme, tanto que as flebotomias de repetição são efetivas, com melhora da clínica e na baixa dos níveis séricos de ferritina[70].

A atividade da doença se manifesta quando fatores adquiridos, como excesso de ferro, álcool, hepatite por vírus C, HIV, estrógenos, fumo, podem estar associados, atuando sinergicamente com a exposição aos raios solares. A hemocromatose pode predispor ao aparecimento da PCT[56,69,70].

A PCT é uma porfiria hepática, pois a maior parte das suas porfirinas é sintetizada no fígado e se caracteriza por ser realmente tratável[70].

A maioria dos casos ocorre em adultos e se associa a um grande acúmulo de porfirinas no fígado, que podem ser pesquisadas no sangue e na urina, consolidando o diagnóstico[70].

Os sintomas da PCT são quase que confinados à pele, principalmente na face e nas mãos, áreas expostas aos raios solares, sendo característicos o aparecimento de bolhas e a fácil descamação aos mínimos traumas. A pele pode escurecer, espessar-se e se desenvolve hipertricose. Sintomas digestivos e neurológicos não são freqüentes[69,70].

As anormalidades hepáticas são muito comuns e pouco evidentes. A concomitância de outras causas de doenças hepáticas (vírus C, álcool) pode dificultar o estabelecimento do real dano da PCT no fígado. O vírus da hepatite C, mesmo considerando variações geográficas e étnicas, está presente numa grande percentagem de pacientes com PCT. Nos EUA a concomitância é de até 94%[18]. A progressão para cirrose pode ocorrer, inclusive com o desenvolvimento de carcinoma hepatocelular. Trabalhos recentes de Andant e Fracanzani estabeleceram um grande aumento do risco de carcinoma hepatocelular nos casos de PCT e de porfiria hepática aguda[5,33].

O diagnóstico clínico é muito importante nos casos de PCT, principalmente pelas lesões dermatológicas. O diagnóstico da PCT pode ser confirmado pela medida de porfirinas no plasma, na urina e nas fezes. A determinação da deficiência da UROD nas hemácias pode sugerir a forma familiar.

O tratamento consiste em identificar os fatores desencadeadores e removê-los. As flebotomias de repetição diminuem as reservas de ferro hepático e devem ser usadas por tempo variável, de acordo com os resultados obtidos, com ferritina menor que 50 ng/ml. O uso de cloroquina em baixas doses (125 mg de 12/12 h) ou hidroxicloroquina (100 mg 2 vezes por semana) pode ser indicado como tratamento alternativo. Doses mais elevadas dessas drogas podem causar hepatotoxicidade e agravar a fotossensibilidade[56,69].

O tratamento efetivo causa pouca recorrência, não sendo necessárias flebotomias seqüenciais.

AMILOIDOSE HEPÁTICA

Amiloidose refere-se a um grupo heterogêneo de doenças que apresentam, em comum, deposição extracelular de proteína amilóide (proteína insolúvel, de forma fibrilar). O amilóide, ao ser corado com vermelho Congo e examinado à microscopia de polarização, apresenta birrefringência verde-maçã[29,37]. A amiloidose pode ser hereditária ou adquirida, sistêmica ou localizada, ser achado incidental ou causar a morte. É importante que os hepatologistas sejam informados sobre as amiloidoses, pois o fígado comumente está comprometido na amiloidose sistêmica e na polineuropatia amiloidótica familiar (PAF), doença que acomete principalmente pacientes de origem portuguesa, e o transplante hepático é seu tratamento definitivo[34].

A classificação atual das amiloidoses baseia-se na natureza da proteína plasmática precursora formadora do amilóide[86]. As proteínas são diferentes e não-relacionadas, mas todas originam depósitos de fibrilas com estrutura antiparalela em lâmina α-pregueada. Todos os depósitos de amilóide contêm o componente amilóide sérico P (SAP). Há três tipos principais de amiloidose — AL, AA e ATTR —, e outros menos comuns. Os mecanismos patogênicos das amiloidoses não estão perfeitamente estabelecidos. O processo pelo qual a proteína precursora produz fibrilas é multifatorial e difere entre os vários tipos de amilóide.

Na amiloidose AL (primária), uma população monoclonal de células plasmáticas produz imunoglobulinas amiloidogênicas. As proteínas precursoras do amilóide são imunoglobulinas de cadeias leves κ e γ, com predominância da última (proporção 1:3)[20]. A epidemiologia das amiloidoses, em geral, é difícil de precisar, já que a doença, muitas vezes, não é diagnosticada ou o é erroneamente. Estima-se que a amiloidose AL seja a mais comum. Entretanto, é uma doença rara. Estima-se que, nos Estados Unidos da América, a incidência ajustada para idade seja de 5,1 a 12,8 por milhão de pessoas/ano[29]. Do ponto de vista clínico, apresenta um amplo espectro de envolvimento, estando associada ao mieloma múltiplo em 10% a 20% dos casos[72]. Os sintomas iniciais costumam ser fadiga e perda de peso. Os órgãos mais freqüentemente comprometidos são o coração (miocardiopatia em 20% dos casos) e os rins (síndrome nefrótica com ou sem insuficiência renal em 40% das vezes), que podem estar afetados individual ou simultaneamente. Pacientes com comprometimento hepático costumam ter, como apresentação da doença, hepatomegalia ou elevação inexplicável da fosfatase alcalina[36]. O comprometimento hepático não está associado a um pior prognóstico. Outras manifestações são: neuropatia periférica, síndrome do túnel do carpo e hipotensão ortostática[20,29]. Macroglossia e púrpura periorbitária são achados muito sugestivos de amiloidose, mas ocorrem raramente. Quando ocorre comprometimento cardíaco, com manifestações clínicas, a sobrevida média é de 6 meses[29]. O prognóstico desse tipo de amiloidose geralmente é ruim.

Na amiloidose AA (secundária), a proteína precursora é um componente sérico de fase aguda (SAA), que é sintetizado no fígado em resposta à inflamação[29]. Para desenvolvimento da amiloidose AA é pré-requisito haver aumento persistente da SAA. Nem todas as pessoas com esse aumento desenvolverão amiloidose[72]. A menor incidência, em muitas regiões, de certas infecções crônicas, como a tuberculose ou a osteomielite, determinou uma diminuição na incidência da amiloidose AA. Esse tipo de amiloidose também pode ser observada em doentes com processos inflamatórios crônicos não-infeciosos (p. ex.: artrite reumatóide, artrite juvenil crônica ou doença de Crohn). A amiloidose secundária comumente compromete os rins (aproximadamente 50% dos pacientes morrem por insuficiência renal), o baço e o fígado (o comprometimento hepático é associado a mau prognóstico)[72]. É raro o comprometimento cardíaco ou neurológico[29,38]. A macroglossia não é um achado da amiloidose AA. O prognóstico da amiloidose AA depende muito do prognóstico da doença crônica associada.

As amiloidoses familiares são constituídas por um grupo de doenças autossômicas dominantes, em que os precursores do amilóide são proteínas mutantes. A forma mais comum é causada por uma mutação da proteína transtiretina (pré-albumina) (ATTR). A transtiretina é produzida principalmente no fígado e participa do transporte de hormônios tireóideos e vitamina A[29,38]. Já foram descritas mais de 60 mutações, sendo a mais comum a da metionina por valina na posição 30 (Val30Met). As manifestações da amiloidose ATTR tendem a ser as mesmas para cada tipo de mutação, e na maioria dos pacientes as mais importantes são alterações dos nervos periféricos (sensitivos e motores) e neuropatia autonômica[29]. A polineuropatia é a manifestação mais importante dessa doença, determinando o nome de polineuropatia amiloidótica familiar (PAF). A PAF costuma manifestar-se na meia-idade, quando os pacientes apresentam polineuropatia progressiva, seguida por falência cardíaca (na variante Val30Met, onde comumente registra-se distúrbio da condução) e comprometimento renal. Os sintomas gastrointestinais (diarréia e perda de peso) podem ser proeminentes. O prognóstico varia com o tipo de mutação e quando se iniciam as manifestações clínicas. Em geral, quando a doença manifesta-se em indivíduos mais jovens — 20 ou 30 anos —, a evolução é mais rápida. Pacientes com esse tipo de amiloidose podem sobreviver muitos anos, sendo usualmente fatal 7 a 12 anos após o diagnóstico. Nas fases finais da doença os pacientes ficam extremamente incapacitados fisicamente, com atrofias musculares, e permanecem presos ao leito ou à cadeira de rodas.

Diagnóstico

O diagnóstico de amiloidose é baseado na suspeita clínica e estabelecido pela biópsia do órgão envolvido (fígado, rim ou coração, por exemplo)[37]. Segundo alguns autores, o risco de sangramento depois de biópsia hepática percutânea é maior (5%) em pacientes com amiloidose hepática, o que poderia trazer reservas à sua indicação[72].

Alternativas diagnósticas menos invasivas são a aspiração da gordura abdominal, biópsia retal ou da glândula salivar (sensibilidade de 80%)[37]. O estudo cintilográfico com o componente P marcado com isótopo radioativo permite determinar a distribuição e a quantidade do amilóide depositado, bem como avaliar sua modificação com o tratamento. Apresenta sensibilidade próxima a 100% na amiloidose sistêmica AA e de 90% na amiloidose AL. Utilizando esse exame, registrou-se envolvimento hepático em 54% nos pacientes com amiloidose AL, de 18% nos casos de amiloidose AA e de apenas 1,8% em pacientes com PAF[50].

Com o diagnóstico de amiloidose estabelecido, procura-se identificar seu tipo, o que poderá orientar o tratamento.

Tratamento

Não há um tratamento efetivo que aumente a sobrevida dos pacientes com amiloidose AL. O tratamento convencional consiste na associação de melfalan e prednisona[29]. Entretanto, os resultados são muito ruins, e os pacientes necessitam receber vários ciclos dos medicamentos (o que quase nunca é possível) para que seja observada maior sobrevida.

Em relação à amiloidose AA, secundária a algum processo infeccioso ou inflamatório, o tratamento é o da doença subjacente.

Atualmente, o transplante hepático é o tratamento de escolha da PAF[11,77,78]. A transtiretina é produzida e secretada principalmente pelo fígado, tendo sido demonstrado que o transplante hepático determina o desaparecimento da ATTR mutante. Os objetivos principais do transplante são prevenir a piora da situação atual e evitar que surjam novas complicações. Depois do transplante não há reversão da neuropatia previamente estabelecida. Portanto, advoga-se que sua realização deva ser a mais precoce possível[43]. O transplante poderia ser indicado quando houvesse confirmação genética da doença, confirmação de depósito amilóide, sintomas objetivos e consistentes de doença familiar. Como o fígado nativo dos pacientes com PAF é morfológica e bioquimicamente normal — com exceção da produção de transtiretina anormal —, tem sido utilizado para implante em outro(s) paciente(s), o que se denomina transplante dominó[34]. Justifica a utilização de fígado proveniente de paciente com PAF o reduzido número de doadores de órgãos. Habitualmente o fígado nativo de pacientes com PAF é ofertado para pacientes mais velhos e com doença hepática mais avançada. Apesar de a transtiretina anormal ser identificada em receptores de fígado de doador com PAF, sabe-se que a doença evolui no decorrer de décadas, não tendo sido ainda descrita doença sintomática nesses pacientes[78].

GRANULOMA HEPÁTICO

Define-se granuloma como uma coleção focal de células inflamatórias, incluindo macrófagos e, particularmente, células epitelióides[25]. Representam uma resposta a agentes estranhos. Localizam-se comumente no fígado e pulmão, órgãos que estão junto a possíveis fontes de entrada (trato gastrointestinal e vias aéreas) desses agentes e por serem naturalmente ricos em macrófagos especializados. São encontrados em uma grande variedade de situações e em 4% a 10% de todas biópsias hepáticas[72].

O acúmulo de macrófagos pode ser induzido indiretamente (através da estimulação do sistema imune), diretamente (pela seqüestração de corpo estranho no interior dos macrófagos) ou por ambos os mecanismos[83]. Estímulo do sistema imune sem seqüestração de corpo estranho pode causar o granuloma observado, por exemplo, na sarcoidose[4]. Seqüestração de corpo estranho sem estimulação do sistema imune ocorre quando as partículas fagocitadas pelos macrófagos são inorgânicas. Ambos mecanismos (seqüestração de corpo estranho e estímulo do sistema imune) estão envolvidos quando o agente estranho é uma partícula orgânica que não é digerida pelos macrófagos e permanece no interior das células, como acontece na leishmaniose e na esquistossomose[9,26,45]. Em resumo, a formação de um granuloma depende de inúmeros eventos e resulta da interação entre o antígeno, a atividade dos macrófagos, a resposta imune de linfócitos T e B, a formação de imunocomplexos e a transformação celular[83].

No fígado podem ser encontrados, basicamente, quatro tipos de granulomas[83]: (1) granuloma de corpo estranho, caracterizado pela inclusão de material (silicone, por exemplo) nos vacúolos citoplasmáticos; (2) lipogranuloma, no qual as células inflamatórias circundam uma vesícula de triglicerídeo (observado em associação com qualquer tipo de esteatose); (3) granuloma epitelióide (encontrado em pacientes com sarcoidose, por exemplo), caracterizado pela diferenciação de macrófagos em células secretoras, que sintetizam e liberam grande quantidade de citocinas. Habitualmente um número pequeno de linfócitos está misturado aos macrófagos no centro do granuloma mas, em geral, eles são mais numerosos na periferia; e (4) granuloma linfo-histiocítico, similar ao epitelióide dos pontos de vista etiológico e clínico mas dele diferenciando-se pela ausência de células epitelióides. Os dois últimos tipos de granulomas apresentam envolvimento do sistema imune. Apresentam um *turnover* celular maior, em comparação com o observado nos granulomas de corpo estranho.

A incidência e a etiologia dos granulomas hepáticos variam de acordo com a região geográfica e o tipo de paciente avaliado[13,19,83]. As principais causas estão listadas na Tabela 111.5. A maioria das séries aponta sarcoidose e tuberculose como as causas mais comuns de granuloma hepático. Serão feitos comentários sobre os granulomas associados com esquistossomose, tuberculose, hanseníase e sarcoidose.

Em nosso país, a esquistossomose mansônica é a causa mais freqüente de granuloma hepático, uma reação de proteção do hospedeiro aos antígenos do ovo e do miracídio. As primeiras células que chegam são os macrófagos, posteriormente os fibroblastos (segunda camada) e, finalmente, os linfócitos T e B[26], sendo o ovo facilmente identificado no centro do granuloma. As manifestações clínicas e laboratoriais da esquistossomose são discutidas em outro capítulo deste livro.

Aproximadamente 20% dos granulomas hepáticos estão relacionados à tuberculose[52], sendo o granuloma a manifestação hepática mais freqüente da tuberculose. A distinção histopatológica entre granuloma hepático causado por tuberculose ou por sarcoidose é, comumente, difícil de ser feita. São elementos indicativos de etiologia tuberculosa a presença de necrose caseosa — não-descrita na sarcoidose — e o encontro de bacilos álcool-ácido-resistentes (o que só ocorre em 10% dos casos)[72]. A identificação do bacilo exige o uso de colorações especiais ou de técnicas moleculares de detecção do DNA bacteriano aplicadas sobre o tecido hepático. Pacientes com granuloma hepático por tuberculose raramente apresentam doença hepática clinicamente relevante, mas nos casos de tuberculose miliar pode ocorrer icterícia e elevação da fosfatase alcalina[13,72]. Raramente, e mais em pacientes imunodeprimidos, são encontrados abscessos tuberculosos com pus e numerosos bacilos álcool-ácido resistentes.

O fígado está comprometido em cerca de 90% dos casos nas formas multibacilares da hanseníase, virchowiana e dimorfa, enquanto na forma paucibacilar (tuberculóide) o envolvimento é de apenas 20%[44]. Tal como ocorre na tuberculose, os pacientes com granuloma hepático por hanseníase não apresentam manifestações clínicas relacionadas ao mesmo.

Tabela 111.5
Causas de Granuloma Hepático*

Causas de Granuloma Hepático*
Infecções
• tuberculose
• hanseníase
• esquistossomose
• larva *migrans* visceral
• sífilis
• blastomicose
• criptococose
• aspergilose
• candidíase
• brucelose
• tularemia
• listeriose
• actinomicose
• febre tifóide
• febre Q
• citomegalovirose
Doenças sistêmicas
• sarcoidose
• hipogamaglobulinemia
• eritema nodoso
• doença de Crohn
• retocolite ulcerativa
• Aids
• doença de Hodgkin
• linfomas não-Hodgkin
Agentes químicos
• berílio
• reação de hipersensibilidade a drogas
Doenças hepáticas
• cirrose biliar primária
• hepatite crônica C
• esteatose
• colangite esclerosante primária

**Não estão listadas todas as causas de granuloma hepático. Valla, 2000 (modificado).*

A sarcoidose é importante causa de granuloma hepático. Nos países industrializados responsabiliza-se por 12% a 30% dos casos, ao passo que em pacientes com sarcoidose a prevalência de granuloma é de aproximadamente 65% [82]. Em pacientes com sarcoidose habitualmente não há manifestações relacionadas ao comprometimento hepático. Em um subgrupo, em geral homens negros jovens, pode ocorrer uma colangite granulomatosa, com perda de ductos biliares intra-hepáticos e colestase crônica. A doença manifesta-se por febre, perda de peso, icterícia, prurido, hepatoesplenomegalia e aumento marcado da fosfatase alcalina. Em um estágio mais tardio, os pacientes podem desenvolver cirrose biliar, com hipertensão portal e ascite[72,83]. Transplante hepático poderá ser uma opção terapêutica nesses casos[16]. Sarcoidose pode associar-se com cirrose biliar primária[13]. Estima-se em 1% a prevalência de cirrose biliar primária em pacientes com sarcoidose e a mesma prevalência em sarcoidose nos pacientes com cirrose biliar primária. Já foi descrita também a associação de sarcoidose e colangite esclerosante primária.

GALACTOSEMIA E GLICOGENOSES

Um considerável número de doenças metabólicas e genéticas determina alterações no fígado de lactentes e crianças, e em muitas é o único órgão clinicamente afetado. Em outras, há comprometimento de vários órgãos ou tecidos, simultânea ou associadamente à doença hepática, com comprometimento neurológico, doença pulmonar, defeitos da oxidação dos ácidos graxos, que podem ser causa de morbidade e mortalidade, inclusive de episódios agudos de síndrome da morte súbita[60].

Certas doenças metabólicas e genéticas são relativamente freqüentes em algumas populações, afetando aproximadamente 1:700 a 1:800 recém-nascidos vivos (fibrose cística e deficiência de α-1-antitripsina), e são a causa de até 30% dos transplantes hepáticos em crianças[54,60].

O conhecimento dos erros inatos do metabolismo, das técnicas da biologia molecular, do desenvolvimento de novos modelos experimentais e a incorporação de modernos conceitos da biologia molecular possibilitaram a identificação dos genes para diversas doenças, entre elas as do armazenamento de glicogênio dos tipos Ia, Ib, Ic, III e VI, que estão muito bem caracterizados e abrem novas perspectivas de profilaxia e tratamento[60].

Os métodos aperfeiçoados de diagnóstico e os tratamentos precoces das doenças hepáticas metabólicas ou genéticas tiveram um grande impacto no melhor prognóstico das crianças afetadas e na diminuição dos custos dos seus cuidados. Estes custos, nos pacientes com as doenças mais comuns (doenças do armazenamento do glicogênio, deficiência de α-1-antitripsina e doença de Wilson), são de cerca de 150.000.000 dólares por ano nos EUA. O transplante de fígado custa aproximadamente 300.000 dólares no primeiro ano, aos quais se adicionam os da imunossupressão vitalícia e dos cuidados de saúde seqüenciais, de longo prazo, pela elevada sobrevivência dos transplantados pediátricos. Quando bem indicado nessas doenças, o transplante restabelece a saúde com sucesso, permite a recuperação plena e que o paciente se torne um cidadão produtivo para o trabalho por várias décadas, compensando o gasto da sociedade[60].

Galactosemia

A galactosemia é um erro inato do metabolismo dos hidratos de carbono que resulta em doença hepática de grave evolução. A doença é hereditária, de transmissão autossônica recessiva, por um gene localizado no cromossomo 3, e caracteriza-se por uma deficiência ou ausência celular, no fígado e nos glóbulos vermelhos, de uma enzima, a galactose 1-fosfato uridil-transferase — (GALT), que determina, na maioria dos pacientes, uma incapacidade quase total de metabolizar a galactose em dióxido de carbono. Pode haver deficiência da atividade de outras enzimas como a galactoquinase, galactose uridino difosfato-4 epimerase, porém a forma mais grave é a da deficiência de GALT[54,58,60,72].

A deficiência enzimática é permanente, mas não necessariamente absoluta, com formas variantes em que se encontram quantidades mínimas da atividade enzimática normal no fígado que metaboliza alguma quantidade de galactose. A incidência varia de 1:10.000 até 1:30.000 nascimentos, mas a situação se agrava com a ingesta do leite materno que contém lactose (glicose + galactose), que é a primeira refeição dos recém-nascidos[54,58,60,72].

As alterações hepáticas são bem características mas não patognomônicas. A doença se inicia na vida intrauterina, e o recém-nascido apresenta degeneração adiposa acentuada do fígado e proliferação colangiolar periportal. Em torno da 6ª semana de idade há uma transformação pseudo-acinar das placas hepáticas, com hemossiderose, hematopoiese extramedular e fibrose evolutiva, instalando-se um quadro de cirrose do 3º ao 6º mês de vida[54,72].

Manifestações Clínicas

A doença se manifesta no período neonatal e pode ter expressão fenotípica variável com intensidade moderada ou grave. Os sintomas iniciam após a ingesta de leite (lactose-galactose), e nas formas moderadas são freqüentes a icterícia prolongada por hiperbilirrubinemia do tipo não-conjugado, hemólise e hepatomegalia. Há retardo mental com lesão cerebral irreversível que ocorre na 3ª ou 4ª semana, e a catarata pode ser observada já na primeira semana de vida, ao exame com lâmpada de fenda, em 50% dos casos. Nos casos graves ocorrem anorexia, vômitos, diarréia, perda de peso, icterícia por hiperbilirrubinemia do tipo conjugado, distensão abdominal, hepatoesplenomegalia, ascite e hemorragias. O recém-nascido apresenta dificuldade para mamar, instalando-se rapidamente quadro de desnutrição. Nestes estágios mais avançados ocorrem crises convulsivas por hipoglicemia e aumento da pressão intracraniana. A sepse por *Escherichia coli* é freqüente, com aumento da mortalidade nas primeiras semanas de vida. Os sobreviventes apresentam quadros de retardo mental associado a hepatomegalia, ascite, hipertensão portal e cirrose[54,58,72].

A hipoglicemia não é freqüente, e há presença de substâncias redutoras na urina, na ausência de glicosúria. O aumento sérico e urinário da galactose, na vigência da dieta com leite, é característico. Ocorrem acidose hiperclorêmica, albuminúria, aminoacidúria. Provas de função hepática alteradas são conseqüência do comprometimento precoce do fígado. A confirmação do diagnóstico é obtido com a demonstração da ausência da GALT nas hemácias, leucócitos ou nos fibroblastos cultivados a partir de biópsias cutâneas. A biópsia hepática pode demonstrar achados variados, dependentes do momento em que for realizada, com esteatose difusa, colestase, formações de aspecto pseudoglandular ou ductular localizadas em torno de canalículos que podem conter bile, fibrose, presença de grande número de células gigantes, áreas de necrose e cirrose macronodular[54,58,72].

Tratamento e Prognóstico

Deve-se instituir uma dieta rigorosa, com retirada total e definitiva da galactose da dieta, componente do leite materno, e de todos os derivados lácteos que contenham lactose. Essa orientação precoce poderá determinar rápida recuperação do lactente, com desaparecimento dos sintomas, exceto a catarata, regressão da icterícia, dos sintomas gastrointestinais e das hemorragias[54,58,60,72].

A restrição dietética não previne nem melhora o dano neurológico. A lesão cerebral é irreversível, com retardo do desenvolvimento mental. A sobrevida, quando o diagnóstico é no nascimento e for instituída imediatamente uma dieta sem galactose, pode ser superior a 5 anos. O retardo mental é permanente, com QI mais baixo que o das outras crianças e dificuldades de aprendizado. Nos casos de mães que fizeram dieta sem galactose durante a gestação, o QI do lactante será mais elevado quando comparado com o dos outros lactantes doentes e cujas mães não retiraram a galactose durante a gestação[54,58,60,72].

O diagnóstico pré-natal pode ser feito através da medida enzimática em células cultivadas no líquido amniótico. Esta medida diagnóstica poderá determinar uma dieta sem galactose durante a gestação para a mãe e o melhor prognóstico para o recém nascido, que poderá ter um QI mais elevado e menor retardo mental[54,58,60,72].

Doenças do Armazenamento do Glicogênio — Glicogenoses

O glicogênio é uma macromolécula, armazenada principalmente nos tecidos hepático e muscular, para futuro uso em necessidades energéticas, quando se desdobra em glicose, a fonte primária de energia. Qualquer defeito enzimático envolvido na síntese ou degradação do glicogênio pode ocasionar um aumento na sua deposição tecidual, causando uma doença de ar-

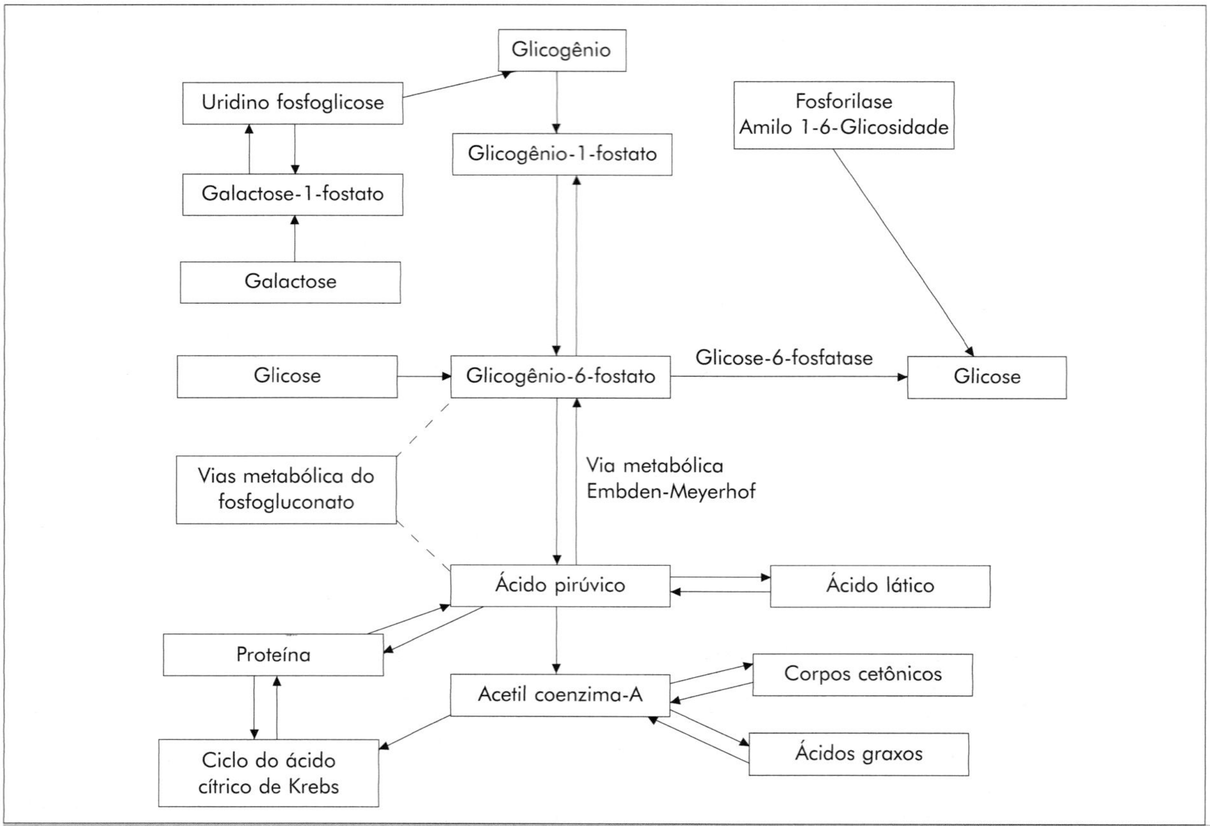

Fig. 111.1 — *Vias metabólicas da decomposição do glicogênio.*

mazenamento de glicogênio[41,48,58].

As glicogenoses são doenças metabólicas hereditárias que se caracterizam pelo acúmulo exagerado do glicogênio em um ou vários tecidos do organismo, como fígado, coração, rins, encéfalo, ossos e músculos esqueléticos. Os vários tipos de glicogenoses são herdados de forma autossômica recessiva, menos o tipo III que é ligado ao cromossomo X. Os genes das glicogenoses tipos Ia, Ib, Ic, III e VI já foram reconhecidos e estão bem caracterizados[54,60].

O glicogênio é formado a partir da glicose e armazenado no citoplasma dos hepatócitos e miócitos, metabolizado nos lisossomas com o envolvimento de várias enzimas entre sua síntese e degradação e degradado durante o período de jejum para manter a glicemia dentro dos limites normais (Fig. 111.1). O glicogênio hepático é desdobrado em glicose e o muscular em ácido lático ou em CO_2 e água[41,48,58].

A alteração metabólica fundamental é a relacionada à incapacidade de desdobramento do glicogênio hepático armazenado (glicogenólise) para suprir as necessidades orgânicas dos períodos de jejum, ocorrendo hipoglicemia e armazenamento de glicogênio[41,48,58].

As glicogenoses formam um grupo heterogêneo de doenças decorrentes de disfunções enzimáticas em algum ponto da rota metabólica do glicogênio, dependente de um sistema enzimático de alta complexidade (Tabela 111.6).

Os sintomas podem surgir no período neonatal, ou logo após o nascimento, com manifestação inicial de alterações do comportamento por hipoglicemia, nos casos mais graves e persistentes com crises convulsivas e retardo mental. Deve-se suspeitar de glicogenose nos pacientes que apresentam hepatomegalia associada à disfunção cardíaca, muscular ou neurológica[54,72].

A hepatomegalia pode atingir a crista ilíaca, a consistência hepática é aumentada e a superfície é lisa; o fígado vai diminuindo com o crescimento da criança, deixando de ser palpável na adolescência e na idade adulta. A esplenomegalia é rara, podendo surgir ocasionalmente no tipo VI[58,60].

O retardo do crescimento, devido à má absorção de nutrientes, é freqüente, e com o crescimento da criança

Tabela 111.6
Classificação Enzimática das Glicogenoses

Tipo	*Atividade Enzimática Reduzida ou Inexistente*	*Tecido Comprometido*	*Local para o Diagnóstico (Órgão)*
O	Glicogênio sintetase	Fígado, músculos	Fígado
Ia	Glicose-6-fosfatase	Fígado, rim, intestino	Fígado
Ib	Glicose-6-fosfatase	Fígado	Fígado recém-removido
Ic	"Translocase" T_1 "Translocase" T_2	Fígado	Fígado
II	Gama-1,4 e Gama-1,6 Glicosidase lisossômica	Todos os tecidos	Leucócitos, fígado, músculos e amniócitos
III	Amilo-1,6 Glicosidase (deficiência de fosforilase quinase)	Fígado, músculos e coração	Leucócitos, fígado e músculos
IV	Amilo-1-4 1-6-Transglicosidase	Generalizada	Leucócitos, fígado e amniócitos
V	Fosforilase muscular	Músculos	Músculos
VI	Deficiência de fosforilase hepática	Fígado	Fígado
VII	Fosfofrutoquinase	Músculos e hemácias	Músculos e hemácias
VIII	Fosforilase B	Fígado, encéfalo	Fígado
IX	Quinase fosforilase hepática	Fígado	Fígado, leucócitos e hemácias
X	Quinase dependente de AMPc	Fígado, músculos	Fígado, músculos
XI	Desconhecida	Desconhecido	Nenhum

surgem adiposidades na região malar e xantomas. Diarréia e vômitos com acidose metabólica são freqüentes[58,60,84].

A hipoglicemia de jejum é uma característica de quase todas as crianças com glicogenoses, e importante para a confirmação do diagnóstico ou verificação da resposta glicêmica reduzida ao teste do glucagônio, que permite avaliar a quantidade de glicogênio armazenada e a sua capacidade de liberação.

O teste do glucagônio consiste na administração desse hormônio na dose de 0,7 mg/m^2, em crianças com jejum de 12 horas e na determinação da glicemia de 15 em 15 minutos, na primeira hora, e após aos 90 e 120 minutos. Nos pacientes normais haverá elevação de pelo menos 35 mg% na primeira hora. Nas glicogenoses de tipos I e II há menor elevação da glicemia, e na do tipo IV a resposta é quase sempre baixa. Deve-se ter presente a elevada freqüência de resultados falso-positivos e negativos. As provas de tolerância com glicose, frutose ou galactose e com uso de insulina e adrenalina são passíveis de riscos, difíceis de realizar e seus resultados sujeitos a interpretações dúbias[54,58,60,72].

Nas glicogenoses dos tipos II e VII há elevação do glicogênio eritrocitário. A hiperlipidemia é mais acentuada nos tipos I e II do que nas outras formas hepáticas, e podem ocorrer hiperuricemia e hipertransaminasemia, assim como a elevação dos ácidos lático e pirúvico na do tipo I[54,58,60,72].

A biópsia hepática percutânea é a melhor forma de se fazer o diagnóstico, pois além do exame histológico podem-se realizar exames bioquímicos na amostra tecidual. A limitação dessa última especificação é a falta de centros especializados capazes de realizá-los[58].

As principais glicogenoses estão representadas na Tabela 111.7.

Tabela 111.7
Tipos de Glicogenoses

TIPO I	Doença de Von Gierke (Ia - Ib - Ic)
TIPO II	Doença de Pompe
TIPO III	Doença de Forbes – Cori
TIPO IV	Doença de Anderson
TIPO V	Doença de M C Ardle
TIPO VI	Doença de Hers
TIPO VII	Doença de Tarvi
TIPO VIII	
TIPO IX	
TIPO X	

Tipo 0 — Aglicogenose

Nessa glicogenose há deficiência da glicogênio-sintetase hepática. É muito rara, ocorre com hipoglicemia e não responde ao teste do glucagônio por depleção dos estoques. Responde bem às refeições freqüentes, ricas em proteínas e ao amido cru.

Tipo I — Doença de von Gierke

Nessa glicogenose há deficiência da glicose-6-fosfatase, não desdobrando o glicogênio, com hipoglicemia de jejum e ativação de múltiplos mecanismos de compensação. A transmissão é hereditária autossômica recessiva e manifesta-se com três variantes[54,58,60].

Tipo Ia: Deficiência da glicose-6-fosfatase no fígado. As manifestações clínicas são retardo de desenvolvimento, hepatomegalia e carcinoma hepatocelular devido a um defeito primário na subunidade catalítica da glicose-6-fosfatase. Há hipoglicemia grave, acidose metabólica, acidose lática e níveis elevados de ácido úrico e de triglicerídios[48].

Tipo Ib: Deficiência em translocase T1 da glicose-6-fosfatase, com um defeito primário no transporte microssomal, sistema de transporte da membrana do retículo endoplasmático. O quadro clínico e laboratorial é semelhante ao do tipo Ia, mais a presença de infecções recorrentes pela disfunção dos neutrófilos, neutropenia. Esse tipo pode ser encontrado em adultos[41].

Tipo Ic: Deficiência em translocase T2 do efluxo do fosfato e do transporte do carbamil fosfato e pirofosfatos[72].

A hepatomegalia pode ser muito grande nesses tipos, até quatro vezes o peso normal, o fígado é liso, rombo e de cor acastanhada. Os hepatócitos e seus núcleos contêm grandes depósitos de glicogênio e, pelo seu volume, comprimem os sinusóides, caracterizando um aspecto de mosaico. Há esteatose macro e microgoticular, e não se observa fibrose. O adenoma é uma complicação tardia, com possibilidade de evolução para carcinoma hepatocelular. Há aumento concomitante do volume dos rins, com depósito de glicogênio nos túbulos contornados proximais[54,58,60].

A administração de substâncias estimulantes da glicogenólise, como o glucagônio ou a adrenalina, provoca ausência ou mínima elevação da glicemia. A determinação da presença da glicose-6-fosfato em fragmentos de biópsia hepática pode ser chave no diagnóstico[54,58,60].

A orientação terapêutica fundamental é a correção da hipoglicemia com alimentação a cada 2 ou 3 horas, ou continuamente, através de sonda enteral. A administração de glicose sob infusão contínua durante o período noturno poderá ser necessária para prevenir a hipoglicemia. Outra forma da correção da hipoglicemia é a administração de amido cru, o amido de milho não cozido, administrado a cada 4 horas, na dose de 2 g/kg/vez. Se não ocorrer aumento da glicemia acima de 80 mg/dl, a dose de amido cru deverá ser aumentada. Nos casos mais graves, a utilização da nutrição parenteral pode trazer bons resultados[54,58,60,72].

O alopurinol é prescrito nos casos de hiperuricemia acima de 10 mg% e a profilaxia com antibióticos está indicada nos casos de neutropenia persistente. O prognóstico depende da época do diagnóstico e da precocidade do tratamento. Muitos pacientes morrem nos primeiros anos de vida pelas infecções recorrentes. Os óbitos mais tardios são decorrentes de tumores hepatocelulares ou de nefropatia gotosa. Os pacientes que ultrapassam a puberdade podem ter melhor sobrevida e uma evolução da doença com menos gravidade. O transplante hepático tem sido utilizado com bons resultados quando não se consegue controle clínico adequado[54,58,60,72].

Tipo II — Doença de Pompe

É uma glicogenose com comprometimento primário dos lisossomas pela deficiência da α-1-glicosidase ácida nos lisossomas (gama–1,4 e gama-1,6 glicosidase lisossômica), cuja função é inibir a decomposição do glicogênio no seu interior. Compromete todos os tecidos, com vacuolização das células pelo aumento dos lisossomas que contêm glicogênio. Pode haver as formas infantil — precoce e tardia — e adulta. A forma infantil precoce é a mais grave. Clinicamente há fraqueza da musculatura estriada, cardiomegalia, hepatomegalia e macroglossia. Não há retardo intelectual. Não se observa hipoglicemia, e as provas do glucagon e da adrenalina são normais. Caracteriza-se por hiperlipidemia. Não há tratamento específico.

Tipo III — Doença de Forbes

Esta glicogenose pode ser também chamada de dextrinose-limite ou doença de Cori. É uma doença hereditária autossômica recessiva com deficiência da amilo 1-6-glicosidase (fosforilase quinase), com depósitos de glicogênio aumentado na musculatura e no fígado[54,58,60].

Nos lactantes o quadro clínico assemelha-se ao da glicogenose do tipo I, com volumosa hepatomegalia, hipoglicemia e convulsões. Uma das suas características é a hipotonia muscular em graus variados, desde fraqueza muscular sem flacidez, nas crianças maiores e nos adultos, até as formas mais graves, em que as crianças menores não conseguem sustentar a cabeça ou o corpo. Nesses pacientes há um acúmulo de glicogênio na musculatura cardíaca[54,58,60].

Há hipoglicemia em jejum, acidose metabólica, hiperlipidemia, hiperuricemia e elevação persistente das transaminases. O teste do glucagônio é positivo, com aumento da glicemia, exceto se o paciente estiver em jejum. Achados histopatológicos são semelhantes aos das glicogenoses do tipo I, mas em alguns casos ocorrem fibrose periportal e cirrose[54,58,60].

O tratamento com dieta rica em proteínas administrada em curtos intervalos de tempo e alimentação enteral contínua, durante a noite, podem ser eficazes.

O prognóstico é bom. Pacientes podem ficar assintomáticos na idade adulta ou permanecer apenas com hepatomegalia[54,58,60].

Tipo IV — Doença de Andersen

É uma forma de glicogenose hereditária autossômica recessiva causada por deficiência da enzima que provoca a ramificação do glicogênio amilo-1,4 1,6-transglicosidase, depositando glicogênio anormal semelhante ao do padrão do amido, a amilopectina. É também conhecida como amilopectinose[54,58,72].

Os sintomas surgem nos primeiros meses de vida com hepatomegalia e retardo do crescimento. Há uma rápida progressão para cirrose com progressiva disfunção hepática, hepatoesplenomegalia, ascite e finalmente insuficiência hepática terminal. Há acúmulo de glicogênio no coração e em alguns casos comprometimento neurológico, com hipotonia e atrofia musculares[54,58,72].

Os testes do glucagônio e da adrenalina mostram resultados variáveis, e as anormalidades dos exames laboratoriais são as comuns da cirrose. Na biópsia hepática há acumulo de glicogênio anormal nos hepatócitos da zona 1 acinar, caracterizando-se como uma inclusão eosinofílica que desloca o núcleo para a periferia, cora-se intensamente pelo PAS e adquire cor púrpura, em vez do vermelho-acastanhado da coloração com iodo. Na imuno-histoquímica, é totalmente digerida pela pectinase e parcialmente pela diastase e amilase[54,58,72]. Esse glicogênio anormal provoca intensa reação inflamatória estimulando a fibrogênese, com evolução para a cirrose em curto intervalo de tempo[54,58,72].

Não há tratamento específico. A dieta deve ser com elevado teor protéico de forma oral ou enteral, com complementação noturna. A mortalidade é elevada, com óbito nos primeiros meses de vida. O transplante hepático está indicado ainda no primeiro ano de vida[54,58,72].

Tipo VI — Doença de Hers

Nesse tipo de glicogenose há alterações da fosforilase que afetam exclusivamente o fígado, desenvolvendo-se hepatomegalia. Há retardo do crescimento, e a evolução é benigna na maioria dos pacientes que atingem a vida adulta.

Foram descritas duas variantes desse tipo, a primeira que corresponde ao tipo VI de Hers propriamente dito, com deficiência de fosforilase transmitida por gene autossômico recessivo, e a segunda com deficiência da fosforilase quinase (tipo IX), em que a transmissão é afetada pelo sexo. Nesse tipo de glicogenose não há deficiência da enzima mas sim uma diminuição da fosforilase no fígado. Laboratorialmente ocorrem hipoglicemia e acidose metabólica[54,58,72].

As glicogenoses dos tipos V e VII, são relacionadas à deficiência de fosforilase e comprometem a musculatura. As do tipo IXa e IXb são de evolução benigna, com pacientes de baixa estatura e hepatomegalia, melhorando dessas condições com a evolução da idade. Em outras situações, muito raras, encontramos as glicogenoses que se relacionam com a presença de glicogênio de muito baixo peso molecular, com depósitos em vários tecidos, evolução muito rápida para a cirrose e óbito prematuro. Naquelas relacionadas com a deficiência de sintetase glicogênica do fígado há retardo no desenvolvimento intelectual e hipoglicemia[54,72].

LIPIDOSES: DOENÇAS DE GAUCHER E NIEMANN-PICK

O lisossoma é uma organela de vital importância para a fisiologia celular, exercendo, por ação das hidrolases lisossomais, a função de "aparelho digestivo intracelular". Se houver alguma alteração na atividade dessas enzimas, haverá acúmulo de seu substrato dentro dos lisossomas, levando a um aumento de seu volume e interferência na função celular. Esses distúrbios são chamados de doenças de acúmulo lisossomal. As lipidoses são exemplo desse tipo de alteração, sendo as doenças de Gaucher (DG) e de Niemann-Pick (DNP) as mais freqüentes[21,51].

Doença de Gaucher

A DG é uma doença autossômica recessiva, causada pela deficiência da enzima glicocerebrosidase e caracterizada pelo depósito de glicocerebrosídeos nas células do sistema monócito-macrofagocitário[21]. As células fagocitárias distendidas são denominadas células de Gaucher, e são encontradas no baço, fígado, medula óssea, linfonodos, amígdalas palatinas, timo, placas de Peyer e cérebro de pacientes com comprometimento neurológico.O acúmulo dessas células é responsável pelas manifestações clínicas, as quais dependem do subtipo da doença[60, 80].

As células de Gaucher se coram fortemente pelo ácido periódico de Schiff, e sua presença na medula óssea e/ou outros tecidos sugere o diagnóstico[21]. A DG de tipo 1 é o fenótipo mais comum, ocorrendo com mais freqüência em judeus asquenaze. Esses pacientes podem ser diagnosticados na infância ou na vida adulta, com os achados de esplenomegalia, hepatomegalia e pancitopenia por hiperesplenismo. Ocasionalmente podem evoluir para cirrose e hipertensão portal. As complicações mais comuns são ósseas, como osteoporose e osteólise, com dor e fraturas espontâneas[17]. A DG de tipo 2 não tem predominância étnica, geralmente é diagnosticada até os 12 meses de idade, com achados de esplenomegalia, hepatomegalia com disfunção hepatocelular e disfunção neurológica progressiva. Evolui para a morte até os 2 anos de idade [80]. A DG de tipo 3 é semelhante à de tipo 2, mas com disfunção neurológica de progressão mais lenta, podendo o início dos sintomas neurológicos ocorrer até os 10 anos de idade. Hepatoesplenomegalia e disfunção hepatocelular, com aumento moderado de transaminases são diagnosticados na infância[80].

A suspeita diagnóstica da DG é clínica, e os achados histopatológicos estão descritos no Quadro 111-8. A confirmação diagnóstica é feita pela aferição da atividade da betaglicocerebrosidase[17]. O diagnóstico pré-natal é possível pela medida da atividade enzimática no líquido amniótico[51].

Quanto ao tratamento, o transplante de medula óssea, se bem sucedido, pode ser curativo na DG de tipo 1[51]. Apesar do alto custo, a reposição enzimática específica pode ser eficaz, prevenindo as complicações ósseas[10,17,60]. Não há tratamento efetivo para o envolvimento neurológico na DG dos tipos 2 e 3[51].

Doença de Niemann-Pick

A doença de Niemann-Pick (DNP) é uma doença autossômica recessiva caracterizada pelo acúmulo de esfingomielina e colesterol no lisossoma, sendo classificada em tipos A, B, C e D conforme as características bioquímicas e clínicas. Os principais órgãos comprometidos são linfonodos, medula óssea, amígdalas palatinas, baço e fígado[21].

A DNP de tipo A resulta da deficiência de esfingomielinase ácida, determinando acúmulo intracelular de esfingomielina[21]. Clinicamente, caracteriza-se por hepatoesplenomegalia nos primeiros meses de vida, retardo no desenvolvimento neuromotor diagnosticado aos 6 meses de idade, com rápida evolução determinando a morte até os 3 anos de idade[80]. A DNP de tipo B também resulta da deficiência de esfingomielinase ácida, com acúmulo lisossomal de esfingomielina. A maioria é diagnosticada na infância, com hepatoesplenomegalia ao exame físico. Casos graves evoluem para cirrose e hipertensão portal. Na evolução pode ocorrer comprometimento pulmonar por infiltração alveolar. Geralmente os pacientes com DNP de tipo B não apresentam envolvimento neurológico[21,80]. A DNP de tipo C está associada com alterações do processamento intracelular do colesterol, não bem definidas. A apresentação clínica mais freqüente é hepatoesplenomegalia, icterícia colestática neonatal prolongada e aumento das transaminases. Raramente pode evoluir para hipertensão portal e morte. Entre 3 e 6 anos surgem sintomas neurológicos como ataxia, convulsões, disartria e problemas de aprendizagem, ocorrendo o óbito na adolescência[51,60,80]. A DNP de tipo D também decorre de alterações no processamento intracelular do colesterol, à semelhança do tipo C, com sintomas neurológicos mais tardios e progressão mais lenta[51].

O diagnóstico é sugerido pelas manifestações clínicas e alterações histopatológicas descritas na Tabela 111.8.

Tabela 111.8
Achados Histopatológicos da Doença de Niemann-Pick e Doença de Gaucher

Doenças	*Achados Histopatológicos*
Doença de Niemann-Pick	• Aumento do volume celular
(A e B)	• Células de Niemann-Pick (ricas em vacúolos de conteúdo lipídico; aspecto de "célula espumosa")[1] • Lisossomos dispostos em paliçada ("corpos de zebra") • Cérebro[2]: Vacuolização neuronal • Aumento do volume celular
Doença de Gaucher	• Células de Gaucher (citoplasma com aspecto fibrilar e padrão de "papel amassado")[3] • Ausência de vacúolos

[1]Na microscopia eletrônica, os vacúolos são os lisossomos com acúmulo de esfingomielina.
[2]É mais freqüentemente afetado na doença de Niemann-Pick de tipo A, pois no tipo B há uma atividade da esfingomielinase entre 15-20%, o que, presumivelmente, previne contra sintomas neurológicos.
[3]O aspecto fibrilar é decorrente do formato alongado que os lisossomos adquirem devido ao acúmulo de glicocerebrosídeos (microscopia eletrônica).

No tipos A e B, a confirmação diagnóstica é feita pela medida da atividade da esfingomielinase. Nos tipos C e D, o diagnóstico é documentado pela alteração no transporte de colesterol [21, 54].

Até o presente momento, nenhum tratamento específico está disponível para os quatro subtipos da DNP. As terapias enzimática e gênica são expectativas para o futuro[51].

REFERÊNCIAS BIBLIOGRÁFICAS

1. Adams PC, Deugnier Y, Moirand R, Brissot P. The relationship between iron overload, clinical symtoms and age in 410 patients with genetic hemochromatosis. *Hepatology* 25:162-166, 1997.
2. Adams PC, Kerterz AE, McLaren CE, Barr R, Banford A, Chakrabarti B. Population screening for hemochromatosis: a comparison of unbound iron-binding capacity, transferrin saturation, and C282Y genotyping in 5.211 voluntary blood donors. *Hepatology* 31: 1160-1164, 2000.
3. Adams PC. Population screening for hemochromatosis. *Hepatology* 29: 1324-1327, 1999.
4. Agostini C, Basso U, Semenzato G. Cells and molecules involved in the development of sarcoid granuloma. *J Clin Immunol* 18: 184-92, 1998.
5. Andant C, Puy H, Bogard C, Faivre J, Soulé JC, Nordmann Y, Deybach JC. Hepatocelular carcinoma in patients with acute hepatic porphyria: frequency of ocurrence and related factors. *J Hepatol* 32:933-939, 2000.
6. Andrews NC. Disorders of iron metabolism. *N Engl J Med* 341: 1986-1995, 1999.
7. Bacon BR, Olynyk JK, Brunt EM, Britton RS,Wolff RK. HFE genotype in patients with hemochromatosis and other liver diseases. *Ann Intern Med* 130: 953-962, 1999.
8. Bacon BR. Hemochromatosis and Wilson's Disease. In: Feldman M. *Gastroenterology and hepatology. The comprehensive visual reference*. Volume 1. Maddrey WC. The Liver. Philadelphia, Current Medicine: 8.2-8.16, 1996.
9. Bancroft G.J. The role of natural killer cells in innate resistance to infection. *Curr Opin Immunol* 5: 503-10, 1993.
10. Barton NW, Bray RO, Dambrosia JM. Replacement therapy for inherited enzyme deficiency-Macrophage- targeted glicocerebrosidase for Gaucher's disease. *N Engl J Med* 324: 1464-1470, 1991.
11. Bittencourt PL, Couto CA, Farias AQ, Marchiori P, Massarollo PC, Mies S. Results of liver transplantation for amyloid polyneuropathy type I in Brazil. Liver Transpl 8: 34-39, 2002.
12. Bomford A. Genetics of haemochromatosis. *Lancet* 360: 1673-1681, 2002.
13. Borges, A.S., Ferreira, M.S. Doença hepática granulomatosa — o fígado na síndrome da imunodeficiência adquirida. In Kalil AN, Coelho JCU, Strauss E, eds. *Fígado e vias biliares.* Clínica e cirurgia. Rio de Janeiro, Revinter: 334-48, 2001.
14. Brandhagen DJ, Alvarez W, Therneau TM, Kruckeberg KE, Thibodeau SN, Ludwig J, Porayko MK. Iron overload in cirrhosis-HFE genotypes and outcome after liver transplantation. *Hepatology* 31: 456-460, 2000.
15. Bulaj ZL, Griffen LM, Jorde LB, Edwards CQ, Kushmer JP. Clinical and biochemical abnormalities in people heterozygous for hemochromatosis. *N Engl J Med* 335: 1799-1805, 1996.
16. Casavilla FA, Gordon R, Wrigth HI, Gavaler JS, Starzl TE, Van Thiel DH. Clinical course after liver transplantation in patients with sarcoidosis. Ann Inter Med 118: 865-66, 1993.
17. Charrow J, Esplin JA, Gribble T, et al. Gaucher disease: Recommendations on diagnosis, evaluation, and monitoring. *Arch Int Med* 158: 1754-1760, 1998.
18. Chuang TY, Brashear R, Lewis C. Porphyria cutanea tarda and hepatitis C virus: A case-control study and meta-analysis of the literature. *J Am Acad Dermatol* 41: 31-36, 1999.
19. Chung RT, Friedman, LS. Liver abscess and bacterial, parasitic, fungal, and granulomatous liver disease. In: Feldman M, Freidman LS, Sleisenger MH, eds. *Sleisenger & Fordtran´s gastrointestinal and liver disease. Pathophysiology/diagnosis/management*. 7th ed., Philadelphia, Saunders: 1343-63, 2002.
20. Communiqué. A Mayo Reference Service Publication. The Laboratory diagnosis and monitoring of amyloidosis. Available at URL: www.mayo.edu/nml. Acessado em 20/01/2003.
21. Cotran RS, Kumar V, Collins T. P. *Robbins pathologic basis of disease*. 6th ed., Philadelphia, W.B. Saunders, 1999.
22. Cox D, Roberts E. Wilson Disease. In: Feldman M, Friedman L, Sleisenger M (Eds): *Sleisenger & Fordtran´s gastrointestinal and liver disease. pathophysiology/diagnosis/management.* vol II. 7th ed: Saunders: 1269-1277, 2002.
23. Crowford DG, Jazwinska EC, Cullen LM, Powell LW. Expression of HLA-linked hemochromatosis in subjects homozygous or heterozygous for the C282Y mutation. *Gastroenterology* 114: 1003-1008, 1998.

24. Dantas W. Hemocromatose hereditária. In: Mattos AA, Dantas W. *Compêndio de hepatologia.* Segunda Edição, São Paulo, Fundo Editorial BYK: 567-580, 2001.
25. Denk H, Scheuer PJ, Baptista A, Bianchi L, Callea F, De Groote J, Desmet VJ, Gudat F, Ishak KG, Korb G. Guidelines for the diagnosis and interpretation of hepatic granulomas. *Histopathology* 25: 209-18, 1994.
26. Domingues ALC, Barreto VST. Esquitossomose hepática. In: Mattos AA, Dantas W. *Compêndio de hepatologia.* 2ª ed., São Paulo, Fundo Editorial BYK: 391-405, 2001.
27. Downey DC. The porphyrin pathway: the final common pathway? *Medical Hypotheses* 59: 615-621, 2002.
28. Ellervik C, Mandrup-Poulsen T, Nordestgaard BG, Larsen LE, Appleyard M, Frandsen M, Petersen P, Schlichting P, Saermark T, Tybjaerg-Hansen A, Birgens H. Prevalence of hereditary haemochromatosis in late-onset type 1 *diabetes mellitus*: a retrospective study. *Lancet* 358: 1405-1409, 2001.
29. Falk RH, Comenzo RL, Skinner M. The systemic amyloidoses. *N Engl J Med* 337: 898-909, 1997.
30. Feder JN, Gnirke A, Thomas W, et al. A novel MHC class I-like gene is mutated in patients with hereditary haemochromatosis. *Nat Genet* 13:399-408, 1996.
31. Fleming RE, Sly WS. Mechanisms of iron accumulation in hereditary hemochromatosis. *Annu Rev Physiol* 64: 663-680, 2002.
32. Fletcher LM, Dixon JL, Purdie DM, Powell LW, Crawford DHG. Excess alcohol greatly increases the prevalence of cirrhosis in Hereditary Hemochromatosis. *Gastroenterology* 122:281-289, 2002.
33. Fracanzani AL, Taioli E, Sampietro M, Fatta E, Bertelli C, Fiorelli G, Fargioni S. Liver cancer risk is increased in patients with porphyria cutanea tarda in comparison to matched control patients with chronic liver disease. *J Hepatol* 35: 498-503, 2001.
34. Furtado AJ. Domino liver transplantation using livers from patients with familial amyloidotic polyneuropathy. *Curr Opin Organ Transplant* 5: 69-73, 2000.
35. Galizzi-Filho J, Andrade M. Doenças metabólicas no adulto: hemocromatose, doença de Wilson, deficiência de alfa-1-antitripsina. In: Kalil AN, Coelho J, Strauss E. (Eds): *Fígado e vias biliares — clínica e cirurgia.* Rio de Janeiro, Revinter: 194-208, 2001.
36. Gertz MA, Kyle RA. Hepatic amyloidosis: clinical appraisal in 77 patients. *Hepatology* 25: 118-121, 1997.
37. Gertz MA. Diagnosing primary amyloidosis [editorial]. *Mayo Clin Proc* 77: 1278-1279, 2002.
38. Gillmore JD, Lovat LB, Hawkins PN. Amyloidosis and the liver. *J Hepatol* 30: 17-33, 1999.
39. Gochee PA, Powell LW, Cullen DJ, Du Sart D, Rossi E, Olynyk JK. A population-based study of the biochemical and clinical expression of the H63D hemochromatosis mutation. *Gastroenterology* 122: 646-651, 2002.
40. Grace ND. Iron metabolism and hemochromatosis. In: Zakim D, Boyer TD. *Hepatology. A textbook of liver disease.* First Edition, Philadelphia, WB. Saunders Company: 1159-1176, 1982
41. Hiraiwa H, Pan CJ, Lin B, Moses SW, et al. Inactivation of the glucose 6- phosphate transporter causes glycogen storage disease type Ib. *J Biol Chem* 274: 5532-6, 1999.
42. Jardine DL, Chambers ST, Hart DJ, Chapman BA. Primary biliar cirrhosis presenting with granulomatous skin lesions. *Gut* 35: 564-66, 1994.
43. Jonsen E, Suhr OB, Tashima K, Athlin E. Early liver transplantation is essential for familial amyloidotic polyneuropathy patient´s quality of life. *Amyloid* 8: 52-57, 2001.
44. Karat AB, Job CK, Rao PS. Liver leprosy: histological and biochemical findings. *Br Med J* 1: 307-10, 1971.
45. Kaufmann S.H. Immunity of intracellular bacteria. Annu Rev Immunol 11: 129-63, 1993.
46. Kilpe VE, Krakemer H, Wren RE. An analysis of liver transplant experience from 37 transplant centers as reported to Medicare. *Transplantation* 56:554-561, 1993.
47. Kowdley KV, Hassanein T, Kaur S, Farnell FJ, Van Thiel DH, Keefe HB, Sorrell MF. Primary liver cancer and survival in patients undergoing liver transplantation for hemochromatosis. *Liver Transpl Surg* 1: 237-241,1995.
48. Lei KJ, Shelly LL, Pan CK, et al. Mutations in the glucose 6-phosphatase gene that cause glycogen storage disease type Ia. *Science* 262:580-93, 1993.
49. Loudianos G, Gitlin J. Wilson´s Disease. *Sem Liver Dis* 20:353-364, 2000.
50. Lovat LB, Persey MR, Madhoo S, Pepys MB, Hawkins PN. The liver in systemic amyloidosis: insights from 123I serum amyloid P component scintigraphy in 484 patients. *Gut* 42: 727-734, 1998.
51. McGovern MM, Desnick RJ. Lysosomal storage diseases. In: Goldman L, Bennett JC. *Cecil textbook of medicine.* 21st ed, Philadelphia, WB. Saunders: 1104-1107, 2000.
52. Mert A, Ozaras R, Muammer B, Tahan V, Cetinkaya A, Yirmbescik S, Ozbay G, Senturk H. Etiology of hepatic granulomas [letter]. *J Clin Gastroenterol* 32: 275-76, 2001.
53. Moseley RH. Hepatology (Liver: Editorial overview). *Curr Opin Gastroenterol* 17:193-196, 2001.
54. Mowat AP. Doenças hepáticas em pediatria. In: *Anomalias inatas do metabolismo que cursam com disfunção hepática ou com hepatomegalia.* 2ª ed., Rio de Janeiro, Revinter: 186-92, 1991.
55. Niederau C,Fischer R, Pürschel A, Stremmel W, Häussinger D, Strohmeyer G. Long-term survival in patients with Hereditary Hemochromatosis. *Gastroenterology* 110: 1107-1119, 1996.
56. Nordmann Y, Puy H. Human hereditary hepatic porphyrias. *Clinica Chimica Acta* 325: 17-37, 2002.
57. OlynykJK, Cullen DJ, Aquilia S, Rossi E, Summerville L, Powell LW. A population-based study of the clinical expression of the hemochromatosis gene. *N Engl J Med* 341: 718-724, 1999.
58. Parise ER, Porta G. Doenças hepáticas metabólicas e infiltrativas. In: Coelho J. *Aparelho digestivo — clínica e cirurgia.* 2ª Edição, Rio de Janeiro, MEDSI, 1113-1127, 1996.
59. Patel A, Bozdech M. Wilson Disease. *Arch of Ophthalmology* 119:1556-1557, 2001.
60. Perlmutter DH, Azevedo AR, Kelly D, Sheperd R, Tazawa Y. Metabolic liver disease: working group report of the first World Congress of Pediatric Gastroenterology, Hepatology and Nutrition. *J Pediat Gastroenterol Nutri* 35: S180-S186, 2002.
61. Perlmutter DH. Metabolic liver disease. *J Pediat Gastroenterol Nutri* 35:S24-S28, 2002.
62. Pietrangelo A, Montosi G,Totaro A, Garuti C, Conte D, Cassanelli S, Fraquelli M, Sardini C, Vasta F, Gasparini P. Hereditary hemochromatosis in adults without pathogenic mutations in the hemochromatosis gene. *N Engl J Med* 341:725-732, 1999.
63. Powell LW, Leggett BA, Crawford DHG. Hemochromatosis and other iron storage disorders. In: Schiff ER, Sorrell MF, Maddrey WC. *Schiff's diseases of the liver.* Eighth Edition, Philadelphia, Lippincott-Raven: 1107-1130, 1999.
64. Powell LW. Genetic diagnosis of hemochromatosis: implications for prophylaxis and treatment. In: Arroyo V, Bosh J, Bruguera M, Rodés J, Sánchez Tapias JM. *Treatment of liver diseases.* Barcelona, Masson: 391-404, 1999.
65. Reuben A. Not too Little, not too much, but just right. *Hepatology* 36:1555-1558, 2002.
66. Review. Congenital erythropoietic porphyria: advances in pathogenesis and treatment. *Br J Haematol* 117: 779-795, 2002.
67. Robson KJH, Merryweather-Clarke AT, Pointon JJ, Shearman JD, Halsall DJ, Kelly ATMC, Rosemberg WM, Howell M, Eccles D, Patch C, Fowler AV, Wallace DF, Camaschella C, Roetto A, Zecchina G, De Gobbi M, Gasparini P, Cadet E, Vandwalle JL, Capron D, Rochette J, Borot N, Demangel C, Dery R, Vinel JP, Pascal JP, Coppin H, Roth MP. Diagnosis and management of haemochromatosis since the discovery of the HFE gene: a European experience. *Br J Haematol* 108: 31-39, 2000.
68. Sampietro M, Piperno A, Lupica L, Arosio C, Vergani A, Cor-

betta N. High prevalence of the His63Asp HFE mutation in Italian patients with porphyria cutanea tarda. *Hepatology* 27: 181-184, 1998.
69. Sarkany RPE. The management of porphyria cutanea. *Clin Exper Dermatol* 26:225-232, 2001.
70. Sassa S, Kappas A. Molecular aspects of the inherited porphyrias. *J Int Med* 247:169-178, 2000.
71. Schilsky ML, Mistry P. Metabolic liver disease. *Curr Opin Gastroenterol* 17:221-231,2001.
72. Sherlok S, Dooley J. *Diseases of the liver and biliary system.* 11th ed., Oxford, Blackwell Science, 2002.
73. Simon M, Bourel M, Fouchet R, Genetet B. Association of HLA-A3 and HLA-B14 antigens with idiophatic haemochromatosis. *Gut* 17: 332-334, 1976.
74. Simon M, Bourel M, Genetet B. Idiopathic hemochromatosis: demonstration of recessive transmission and early detection by family HLA typing. *N Engl J Med* 297:1017-1021, 1997.
75. Stracciari A, Tempestini A, Borghi A, Guarino M. Effect of liver transplantation on neurological manifestations in Wilson disease. *Arch Neurol* 57:384-386, 2000.
76. Stuart KA, Fletcher LM, Clouston AD, Lynch SV, Purdie DM, Kerlin P, Crawford DHG. Increased hepatic iron and cirrhosis: no evidence for an adverse effect on patients outcome following liver transplantation. *Hepatology* 32:1200-1207, 2000.
77. Suhr OB, Ericzon B-G, Friman S. Long-term follow-up of survival of liver transplant recipients with familial amyloid neuropathy (Portuguese type). *Liver Transpl* 8: 787-794, 2002.
78. Suhr OB, Herlenius G, Friman S, Ericzon B-G. Liver transplantation for hereditary thransthyretin amyloidosis. *Liver Transpl* 6: 263-276, 2000.
79. Tavill AS. Diagnosis and management of hemochromatosis. *Hepatology* 33: 1321-1328, 2001.
80. Teckman JH, Perlmutter D. Metabolic disorders of the liver. In Wyllie R, Hyams JS. *Pediatric gastrointestinal disease.* 2nd ed., Philadelphia, W.B. Saunders: 579-599, 1999.
81. Townsend A, Drakesmith H. Role of HFE in iron metabolism, hereditary haemochromatosis, anaemia of chronic disease, and secondary iron overload. *Lancet* 359: 786-790, 2002.
82. Valla D, Pessegueiro-Miranda H, Degott C, Lebrec D, Rueff B, Benhamou JP. Hepatic sarcoidosis with portal hypertension: A report of seven cases with a review of the literature. *QJM* 63: 531-44, 1987.
83. Valla DC, Benhamou JP. Hepatic granulomas and hepatic sarcoidosis. *Clin Liver Dis* 4: 269-85, 2000.
84. Weber JR, Ryan JC. Effects on the gut of systemic disease and other extraintestinal conditions. In: Feldman M, Scharschmidt BF, Sleisenger MH. *Gastrointestinal and liver disease.* 6th ed., Philadelphia, W.B. Saunders: 411- 438, 1998.
85. Whittington CA, Kowdley KV. Review article: haemochromatosis. *Aliment Pharmacol Ther* 16: 1963- 1975, 2002.
86. WHO-IUIS Nomenclature Sub-Committee. Nomenclature of amyloid and amyloidosis. *Bull World Health Organ* 71:105-112, 1993.
87. Worwood M. Revisiting various iron overload syndromes after the haemochromatosis gene discovery. *Hepatology* 28:26-27, 1998.
88. Xu P, Liang X, Jankovic J, Le W. Identification of a high frequency of mutation at exon 8 of the ATP7B — Gene in chinese population with Wilson disease by fluorescent PCR. *Arch Neurol* 58:1879-1882, 2002.

112

CAPÍTULO

Hepatite Viral

Suzane Kioko Ono-Nita
Flair José Carrilho

Introdução

Hepatite viral pode ser definida como uma doença necroinflamatória do fígado, habitualmente causada pelos vírus hepatotrópicos; ou seja, o fígado é o sítio primário de infecção. Os principais vírus hepatotrópicos atualmente conhecidos são os vírus da hepatite A (VHA), B (VHB), C (VHC), delta (VHD) e E (VHE)[1-5]. Recentemente, através do avanço na biologia molecular, novos vírus hepatrópicos têm sido descritos, como o vírus da hepatite G (VHG), vírus TT (TTV), vírus SEN (SENV) entre outros (Tabela 112.1)[6-8].

Entretanto, outros vírus podem causar hepatite, mas o fígado não é o sítio primário de infecção. Exemplos incluem o vírus da febre amarela, dengue, citomegalovírus (CMV), herpes vírus 1 e vírus Epstein-Barr[9].

Além disso, 5% a 20% das hepatites são classificados como criptogênicos, e aparentemente não podem ser atribuídos a toxicidade, doenças metabólicas ou sistêmicas. Desta forma, pesquisas estão sendo realizadas para identificação de novos vírus.

Considerações Gerais

A hepatite viral pode ser classificada em hepatite aguda ou crônica. A hepatite aguda pode ser definida quando as alterações clínicas, bioquímicas e sorológicas desaparecem dentro de 6 meses. O VHA e VHE são eliminados dentro de 6 meses e não causam infecção persistente. Em contraste, a infecção pelos VHB, VHC e VHD pode levar à infecção crônica.

Hepatite Viral Aguda

Os sintomas da hepatite viral aguda são geralmente inespecíficos, como mal-estar, astenia, anorexia, náuseas e artralgias. A febre é habitualmente baixa, se estiver presente. Muitos pacientes referem apenas um leve ou moderado quadro gripal. Com a progressão da doença podem surgir, dor abdominal tipo peso, icterícia, colúria, acolia fecal e prurido.

Na hepatite aguda viral as aminotransferases séricas são elevadas (superiores a 500 UI/l), sendo a ALT geralmente mais elevada que a AST. A elevação das transaminases inicia-se na fase prodrômica e precede a alteração das bilirrubinas. A fosfatase alcalina pode estar normal ou levemente alterada. Na maioria dos casos as bilirrubinas conjugadas e não-conjugadas estão igualmente elevadas, e valores acima de 20 mg/dl que persistem na fase tardia da doença podem estar associados à hepatite grave. A albumina e o tempo de protrombina estão geralmente normais, exceto se houver um comprometimento importante da função hepática. Prolongamento do tempo de protrombina pode indicar piora ou falência da função do fígado. Neutropenia e linfopenia são transitórias e podem se seguir de linfocitose relativa. Hipoglicemia ocorre ocasionalmente na hepatite aguda grave. Pode ser comum a elevação leve e difusa da gamaglobulina.

A biópsia hepática é raramente necessária na hepatite aguda viral, exceto quando o diagnóstico é questionável ou quando existe a suspeita de hepatite crônica[10].

Exames radiológicos de imagem são raramente necessários, a menos que se suspeite de obstrução de vias biliares. Quando a colestase intra-hepática está presente (por exemplo na hepatite A), a ultra-sonografia abdominal pode ser útil.

Diagnóstico Diferencial

Deve-se questionar na anamnese o uso de medicações, chás, o uso de drogas ilícitas (cocaína) e cirurgias (agentes anestésicos) porque podem causar um quadro

Tabela 112.1
Características Gerais dos Vírus das Hepatites

Vírus	*VHA*	*VHB*	*VHC*	*VHD*	*VHE*	*VHG*	*TTV*	*SENV*
Tamanho	27 nm	42nm	32 nm	36 nm	27-34 nm			
Comprimento	7,5 kb	3,2 kb	9 kb	1,7 kb	7,6 kb	9,5 kb	3,8 kb	3,9 kb
Forma	Linear	Circular	Linear	Circular	Linear	Linear	Circular	Circular
Família	Picornaviridae	Hepadnaviridae	Flaviviridae	Deltaviridae	Caliciviridae?	Flaviviridae	Circoviridae	Circoviridae
Genoma	RNA	DNA	RNA	RNA	RNA	RNA	DNA	DNA
Envelope	Ausente	Presente	Presente	Presente (do VHB)	Ausente	Presente	Ausente	Ausente
Transmissão	Fecal-oral	Parenteral	Parenteral	Parenteral	Fecal-oral	Parenteral	Parenteral Fecal-oral	Parenteral
Incubação	14-49 dias	14-84 dias	14-160 dias	21-42 dias	21-63 dias			
Cronicidade	Não	Sim	Sim	Sim	Não			
Vacina	Disponível	Disponível	–	–	–	–	–	–
Prevenção	Vacinação Saneamento	Vacinação Rastreamento	Rastrea-mento Doação de sangue Orientação	Vacinação	Saneamento	–	–	–
Descoberta	Feinstone *et al.* 1973	Blumberg *et al.* 1965	Choo *et al.* 1989	Rizzeto *et al.* 1977	Bradley *et al.* 1988	Simon *et al.* 1995	Nishizawa *et al.* 1997	Tanaka *et al.* 2001

de hepatite com colestase[11-12]. No diagnóstico diferencial da hepatite aguda viral, devem-se considerar outras infecções por vírus como o CMV, mononucleose, herpes simples e cocksackievírus, que podem cursar com elevações de transaminases séricas[9]. Esses agentes devem ser considerados quando o AgHBs, anti-HBc e anti-VHA IgM forem negativos. A hepatite alcóolica pode ser identificada com história de abuso de etanol, pela elevação moderada das transaminases, geralmente com a AST mais alta que a ALT. Colecistite aguda ou colangite devem ser suspeitadas na presença de dor abdominal e febre, sendo necessário a realização de exames de imagens radiológicos prontamente. A hepatite aguda colestática pode ser confundida com icterícia obstrutiva devido a cálculos em vias biliares ou carcinoma de cabeça de pâncreas. A anamnese pode ajudar a diferenciar a hepatite aguda viral da hepatopatia congestiva e lesões isquêmicas. Raramente, a doença de Wilson pode simular uma hepatite aguda[13]. Também se deve lembrar da possibilidade da infecção por outro vírus exacerbar uma doença crônica do fígado[14].

Hepatite Viral Crônica

A hepatite crônica é geralmente assintomática até o aparecimento de sintomas e sinais de doença hepática avançada. Muitos pacientes descobrem a hepatite através de sorologias positivas ou elevações de transaminases ao realizar uma doação de sangue ou durante a realização de exames de sangue de rotina ou na investigação de outras doenças. Quando questionados, a astenia é um dos sintomas mais relatados. Outras manifestações relatadas incluem artralgias, anorexia, dor vaga e persistente em hipocôndrio direito. Icterícia, aparecimento de hematomas e sangramento fácil, edemas e ascite indicam desenvolvimento de doença hepática avançada.

Os exames laboratoriais podem estar pouco alterados, com flutuações das transaminases séricas, especificamente ALT. A bilirrubina é freqüentemente normal ou discretamente elevada, assim como a fosfatase alcalina e GGT. Nessas ocasiões, o exame histopatológico pode ajudar no diagnóstico, estadiamento da doença e indicação de tratamento[10].

Exames radiológicos podem ajudar avaliar o parênquima, o tamanho do baço, o sistema portal e a existência de lesões focais hepáticas.

Diagnóstico Diferencial

No diagnóstico diferencial das hepatites crônicas devem-se considerar hepatite auto-imune, hepatite alcoólica, esteato-hepatite, hemocromatose, doenças do tecido conjuntivo como lúpus eritematoso sistêmico e artrite reumatóide, doença de Wilson e cirrose biliar primária.

Testes sorológicos, bioquímicos e histopatológicos podem ajudar, na maioria das vezes, a se obter o diagnóstico correto.

Diagnóstico

O diagnóstico da hepatite viral é baseado nos achados sorológicos e/ou na detecção do RNA ou DNA do vírus pelas diversas técnicas de biologia molecular.

O diagnóstico de hepatite A é baseado na positividade do anticorpo específico IgM dirigido contra a proteína capsídica viral. O anticorpo IgM surge precocemente e persiste positivo por 3 a 6 meses. Outro anticorpo disponível é a forma IgG, que indica infecção pregressa.

Testes para o diagnóstico da hepatite B incluem os sorológicos e marcadores moleculares[15-16]:

AntiHBc (anticorpo anticore do VHB): Esse teste detecta a formação de anticorpo contra a proteína core do VHB. O teste pode se apresentar de três formas diferentes: formas IgG, IgM e total (IgG e IgM). Um teste de antiHBc total positivo pode indicar infecção presente ou pregressa. A positividade para o anti-HBc IgM geralmente indica hepatite aguda, porém pode estar positivo também nas reativações associadas à imunossupressão ou a exacerbações da hepatite crônica.

AgHBs (antígeno de superfície do VHB). Testes de radioimunoensaio (RIA) ou enzima-imunoensaio (ELISA) detectam a proteína que forma a capa externa do VHB. Sua positividade indica a presença de hepatite tanto aguda ou crônica. Seu desaparecimento do soro indica clareamento viral.

AgHBe e anti-HBe (antígeno "e" e anticorpo anti-e do VHB). O antígeno "e" é a parte estrutural da proteína core e pode ser detectado por um teste de ELISA. A sua presença indica replicação ativa e pode ser encontrada tanto na hepatite aguda como na hepatite crônica replicativa. Nos pacientes com hepatite aguda resolvida ou na hepatite crônica inativa o agHBe desaparece e o anti-HBe se torna positivo. Em alguns pacientes, uma mutação na região pré-core do VHB impede a formação do antígeno, e assim esses pacientes podem apresentar a doença na forma replicativa com o AgHBe negativo. A replicação do VHB nesses casos é detectada através de métodos moleculares (PCR, por exemplo).

Anti-HBs (anticorpo anti-superfície do VHB). O teste detecta a formação de anticorpo contra a proteína de superfície do VHB. Esse anticorpo neutralizante indica infecção pregressa ou também pode estar presente em pessoas que foram imunizadas com vacinas para o VHB. Habitualmente, valor acima de 10 UI/ml confere proteção contra a infecção.

PCR (reação em cadeia da polimerase): É uma técnica de biologia molecular que amplifica um fragmento do DNA do VHB. É um dos testes mais sensíveis, e, devido à sua sensibilidade, sua positividade deve ser interpretada com cuidado.

Testes de hibridização: Estes testes incluem técnicas em que um "*probe*" complementar se hibridiza (liga) a porções específicas do DNA do VHB. A sensibilidade desses testes é inferior à dos testes de amplificação, mas na maioria das vezes o teste é suficiente para distinguir a forma replicativa da não-replicativa da doença.

bDNA (do inglês *branched* DNA, ou DNA ramificado): É um teste de hibridização em que o DNA viral se liga a um DNA ramificado complementar acoplado a uma célula de uma placa de microtitulação. Posteriormente, esse DNA viral sofre nova hibridização com uma mistura de DNA complementar arranjado como se fosse vários ramos de uma árvore, os quais exibem um marcador molecular que emite luz durante uma reação de quimioluminescência. A luz emitida é captada e é proporcional à quantidade de DNA viral hibridizado, fornecendo um resultado quantitativo mais sensível que os testes de hibridização habituais.

Os testes para o diagnóstico da hepatite C incluem os sorológicos e marcadores moleculares[17]:

O teste de rastreamento para o VHC é um teste de ELISA que detecta a presença de anticorpos às duas regiões do genoma do VHC. O teste é altamente sensível, mas não tão específico. Habitualmente um teste positivo pode ser confirmado com um teste de RIA recombinante (RIBA), que se constitui na exposição do soro do paciente a uma fita de nitrocelulose impregnada com bandas de antígenos do VHC. O RIBA não é tão sensível quanto o ELISA e dessa forma não deve ser utilizado como teste de rastreamento.

Outro teste confirmatório seria a pesquisa do RNA do VHC, que pode ser detectado através de técnicas de biologia molecular como o RT-PCR, bDNA (técnicas descritas acima) e mais recentemente o TMA. O RT-PCR pode ser qualitativo e quantitativo, com sensibilidades diferentes, habitualmente 50 UI/ml e 600 UI/ml, respectivamente.

TMA (*transcription mediated assay*). Recentemente, com o objetivo de se obter testes cada vez mais sensíveis, foi desenvolvido o TMA, que apresenta o potencial de detectar menos de 50 cópias/ml (10UI/ml) de RNA do VHC[18-20].

Para o diagnóstico da hepatite delta, os principais marcadores são o anti-VHD IgG e IgM, pesquisados por método de ELISA e que podem indicar infecção pregressa ou infecção ativa, respectivamente. Teste de amplificação do RNA do VHD também pode ser realizado. Devido ao fato de o VHD ocorrer somente em coexistência com o VHB, é importante realizar os testes sorológicos para o VHB.

O diagnóstico de hepatite aguda E é baseado na positividade do anticorpo específico IgM que surge na fase aguda e persiste positivo por 3 a 4 meses. A pesquisa do anticorpo pode ser realizada pelo método de ELISA, com boa sensibilidade e especificidade. Outro anticorpo disponível é a forma IgG, que também surge na fase aguda e continua presente por vários anos em títulos decrescentes.

VÍRUS DA HEPATITE A

Introdução

O VHA é um pequeno vírus RNA, da família Picornaviridae. O VHA é uma partícula esférica de 27 nm e sem envelope. Seu genoma é uma fita simples de aproximadamente 7,5 Kb.

O VHA é transmitido pela via fecal–oral e continua a ser endêmico principalmente em áreas com condições sanitárias e de higiene precárias. A incidência de hepatite aguda tem diminuído mundialmente, mas epidemias ainda ocorrem[21]. A soroprevalência dos anticorpos do VHA tem declinado desde a Segunda Guerra Mundial em muitos países, com diminuição da imunidade entre adultos paralelamente. Essa mudança na epidemiologia da hepatite A aumenta proporcionalmente o risco de doença grave em pacientes adultos.

A hepatite A tem um período de incubação de 4 semanas. O VHA replica no fígado, e grandes quantidades de partículas virais são excretadas nas fezes no período de incubação antes do início dos sintomas, ocorrendo um período de viremia breve.

A infecção pelo VHA causa apenas a forma de hepatite aguda. Em culturas de células demonstrou-se que o VHA não é citopático diretamente, e sim persiste nas células sem lesão direta[22,23]. A lesão hepática resulta da resposta imune celular aos antígenos virais expressos nos hepatócitos. Dessa forma, imunidade celular, citocinas e anticorpos vírus-específicos eliminam a infeção em todos os casos.

Achados Clínicos

A maioria dos casos de hepatite A aguda é assintomática (principalmente em crianças e adolescentes) ou apresenta sintomas inespecíficos. Em adultos, a maioria das infecções é sintomática e nessa fase os pacientes podem apresentar anorexia, náuseas e vômitos, mal-estar, febre, cefaléia e dor abdominal[24]. Em adultos, a freqüência de icterícia pode variar entre 40% a 70% dos casos[25]. A hepatite A pode raramente apresentar-se numa forma colestática. Doença grave incluindo hepatite fulminante com fatalidade é mais comum em pacientes com mais de 40 anos e naqueles com hepatite crônica C[14,26].

Diagnóstico

O diagnóstico da hepatite aguda A depende da detecção de anticorpos anti-VHA do tipo IgM, que surge precocemente e permanece detectável por períodos variáveis de 3 a 6 meses. Diferentemente das hepatites B e C, a hepatite A não leva à cronicidade e, portanto, não há necessidade de se solicitar marcadores para o seguimento da hepatite A.

História Natural

A infecção pelo VHA é autolimitada, não levando à cronicidade ou cirrose. Raramente a hepatite A pode apresentar-se com a forma fulminante.

Em países endêmicos, a hepatite aguda A em pacientes portadores de doenças crônicas do fígado pode resultar em altas taxas de morbimortalidade. Sete de 17 (41%) dos pacientes com hepatite crônica C que apresentaram superinfecção com o VHA desenvolveram hepatite fulminante, e todos, exceto um, foram a óbito[26]. Deve-se lembrar que, enquanto existe uma excelente forma de prevenção de infecção pelo VHA, o tratamento da insuficiência hepática induzida pelo VHA é dificultado pela pequena oferta de órgãos para o transplante hepático[27].

Manifestações Incomuns da Hepatite A

Doença neurológica aguda, insuficiência renal e aplasia de hemácias têm sido relatadas ocasionalmente acompanhando infecções agudas pelo VHA[27A, 27B]. Casos de pancreatite aguda também têm sido descritos em associação com hepatite A[28].

Profilaxia

Medidas Sanitárias

1. Lavagem das mãos após o contato com infectantes, especialmente com excretas, para diminuir o risco de transmissão fecal–oral. Tais cuidados devem ser tomados nas fases prodrômica e ictérica até cerca de 2 semanas.
2. Quando não for possível utilizar utensílios descartáveis e completa descarga das excretas, a desinfecção deve ser realizada com hipoclorito de sódio (1 mg/ml) durante 30 minutos, formaldeído 1:4.000 a 37°C durante 72 horas e esquema de esterilização em óxido de etileno.

Imunoprofilaxia Passiva

Crianças abaixo de 10 anos e adultos susceptíveis: administração de imunoglobulina (IgG) na dose de 2 UI/kg por via intramuscular, até 2 semanas de exposição.

Vacina para Hepatite A

A disponibilidade da vacina para hepatite A, que é efetiva e bem tolerada, tem reduzido o risco de infecção para viajantes para áreas endêmicas, profissionais da área de saúde e militares. Existem evidências de que pacientes portadores de outras hepatites crônicas (principalmente pelos VHB e VHC) podem se beneficiar da vacinação, devido ao risco de hepatite fulminante caso esses pacientes adquiram o VHA[26]. As vacinas disponíveis são de VHA vivo atenuado. Pode-se recomendar o rastreamento de anticorpos em pessoas com mais de 40 anos ou naquelas que vivam em áreas de alta-endemicidade. Recomenda-se a vacinação para viajantes para áreas de alta endemicidade, homens homossexuais, usuários de drogas, portadores crônicos de doenças do fígado e profissionais com risco de infecção[29-31].

Tratamento

Nos casos de hepatite aguda não-complicada, não se exige nenhum tratamento específico, apenas medidas de suporte gerais, recomendando-se repouso apropriado e dieta (evitar alimentos que causem desconforto, como aqueles gordurosos). Contraceptivos orais e outros medicamentos à base de estrógenos devem ser interrompidos em mulheres que desenvolvem hepatite aguda.

Nas hepatites complicadas com insuficiência hepática fulminante, o tratamento é determinado pelas complicações que se desenvolvem e disponibilidade do transplante hepático. Dessa forma, as manifestações extra-hepáticas como insuficiência renal e pancreatite também são tratadas como o padrão[24].

Em geral, os pacientes se recuperam sem seqüelas.

VÍRUS DA HEPATITE B

Introdução

A hepatite B é ainda um problema de saúde pública mundial, sendo responsável por 1,2 milhão de mortes por ano, segundo relatório recente da Organização Mundial da Saúde[32]. A infecção crônica pelo vírus da hepatite B (VHB) aumenta a mortalidade em 5,2 vezes quando comparado com população geral[33].

Prevalência

A prevalência global da infecção crônica pelo vírus da hepatite B (VHB) varia amplamente, desde regiões de alta prevalência (>8% na África, Ásia e Pacífico Ocidental, Norte do Brasil), média (2-7% no Leste e Sudeste da Europa, e Nordeste do Brasil) e baixa prevalência (< 2% na Europa ocidental, América do Norte e Austrália, Sul e Sudeste do Brasil).

Nos países latino-americanos, a prevalência dos marcadores sorológicos do VHB é muito variável. A prevalência do AgHBs em doadores de sangue pode variar de 0,2% em Porto Rico a 2,8% na Venezuela, enquanto a prevalência do anti-HBc pode ir de 5,3% no Chile a 81,1% na República Dominicana[34].

No Brasil, a prevalência desses marcadores depende da região geográfica analisada. A prevalência é maior nos estados do Norte e Nordeste quando comparados aos estados do Sul e Sudeste. A prevalência do AgHBs em doadores de sangue pode variar de 0,3-1,3% em São Paulo a 2,8-10,3% no Amazonas[34].

Transmissão

A forma de transmissão da infecção pelo VHB tem grande influência na história natural da hepatite B. As vias de transmissão predominantes variam de acordo com a endemicidade da infecção pelo VHB. Em áreas de alta prevalência, a principal via de transmissão é a perinatal (vertical), enquanto em áreas de baixa prevalência o contato sexual com pessoas de alto risco é a via predominante (horizontal)[35]. É importante lembrar que em áreas de baixa prevalência existem grupos de indivíduos que migraram de áreas de alta prevalência (por exemplo, Ásia), e a forma de transmissão do VHB predominante nesse grupo é semelhante à forma de transmissão da sua área de origem (vertical)[36].

Definições[37]

Devido às diferentes formas de apresentação da hepatite viral pelo VHB, é importante conhecer as recentes definições relacionadas a essa infecção.

Hepatite crônica B. É a doença necroinflamatória do fígado causada por infecção persistente pelo VHB. Pode ser classificada em: a) hepatite crônica B AgHBe positivo; e b) hepatite crônica B AgHBe negativo. Critérios diagnósticos: AgHBs positivo por mais de 6 meses, DNA do VHB maior do que 10^5 cópias/ml, elevações persistentes de transaminases e histologia compatível com hepatite crônica.

Portador crônico do AgHBs inativo. Infecção persistente pelo VHB sem doença necroinflamatória significativa. Critérios diagnósticos: AgHBs positivo por mais de 6 meses, AgHBe negativo/anti-HBe positivo, DNA do VHB menor do que 10^5 cópias/ml, transaminases persistentemente normais e ausência de atividade necroinflamatória na histologia hepática.

Hepatite B resolvida. Infecção pelo VHB seguida de ausência de evidência sorológica, bioquímica ou histológica de doença ativa pelo VHB.

Exacerbação aguda (flare): Elevações intermitentes das aminotransferases maiores do que 10 vezes o limite superior normal (LSN) ou duas vezes o valor basal.

Reativação: Reaparecimento da atividade necroinflamatória do fígado em paciente reconhecidamente portador crônico do AgHBs inativo ou hepatite B resolvida.

Clareamento do AgHBe: Desaparecimento do AgHBe em paciente previamente AgHBe positivo.

Seroconversão do AgHBe: Desaparecimento do AgHBe e detecção do anti-HBe em paciente previamente AgHBe positivo e anti-HBe negativo, associado à diminuição do DNA do VHB sérico (menor do que 10^5 cópias/ml).

Reversão do AgHBe: Reaparecimento do AgHBe em paciente previamente AgHBe negativo, anti-HBe positivo.

História Natural

A freqüência de cronificação é influenciada pela idade em que o paciente se infecta[38,39]. Aproximadamente 90% dos neonatos e 50% das crianças se tornarão cronicamente infectados. Em contraste, apenas 5% a 10% dos adultos imunocompetentes infectados pelo VHB desenvolvem hepatite crônica, ou seja, em mais de 90% dos adultos a infecção é limitada. A perda do marcador sorológico AgHBs e a presença do anti-HBs demonstram a resolução da infecção.

A infecção aguda pode resultar em hepatite aguda clássica ou hepatite fulminante. Na infecção crônica, os hospedeiros podem transportar o vírus e ser identificados por apresentar o AgHBs no soro. Os portadores crônicos são importantes porque são reservatórios do agente infeccioso e podem infectar outras pessoas, além de poderem desenvolver doença hepática. A infecção crônica pelo VHB pode evoluir para a cirrose hepática com suas complicações e também levar ao aparecimento do carcinoma hepatocelular.

A história natural da hepatite B depende principalmente das respostas do hospedeiro em eliminar os hepatócitos infectados pelo VHB, e este capítulo procura revisar os diversos aspectos da história natural da hepatite B. A história natural da hepatite B pode ser dividida em três fases: fase de tolerância, fase de eliminação e fase de integração do DNA do VHB e tolerância.

Fase de Tolerância

Essa fase geralmente ocorre na infância ou no adulto jovem, onde o VHB replica extensamente no hospedeiro. Essa fase se caracteriza pela alta viremia e níveis séricos do DNA do VHB, limitada reatividade imunológica ao VHB e expressão do AgHBe. As lesões hepáticas são leves nessa fase e usualmente assintomáticas, com aminotransferases normais. Dessa forma, observa-se que os jovens, que são portadores, geralmente não procuram tratamento médico, portanto o VHB continua a ser transmitido pela comunidade. A proporção de indivíduos com doença hepática ativa aumenta entre os mais velhos, quando sintomas de hepatite se desenvolvem durante os períodos de exacerbações agudas (ver abaixo). Se tratamento efetivo estiver disponível, esta seria provavelmente uma boa fase para tratar, antes que lesões irreversíveis estivessem instaladas[40].

Fase de Eliminação

A fase de eliminação ocorre tipicamente durante a terceira década de vida. Os mecanismos envolvidos nessa fase não estão claros, mas parece haver uma "perda" da tolerância imunológica levando a episódios de exacerbações agudas, durante as quais o portador pode apresentar sinais e sintomas indistinguíveis da hepatite aguda B. Ocorre uma resposta imune mediada por células, e os hepatócitos infectados pelo VHB são eliminados do hospedeiro. A replicação do VHB continua nessa fase, mas a carga viral é mais baixa do que na fase de tolerância. Os níveis séricos do AgHBe declinam com o tempo, e o anticorpo contra o AgHBe (anti-HBe) desenvolve (seroconversão)[41]. O portador do AgHBs geralmente procura auxílio médico nessa fase devido aos sintomas debilitantes e particularmente se um membro da família tiver morrido previamente devido a uma doença hepática relacionada ao VHB. Os efeitos psicológicos são aspectos que devem ser considerados no aconselhamento de portadores do AgHBs. Nos portadores crônicos do VHB, pode ocorrer eliminação espontânea da viremia com eliminação do AgHBs, dependente da idade, com ocorrência de 2,5% ao ano[42].

Fase de Integração do DNA do VHB e Fase de Tolerância

Na terceira fase, muito embora os hepatócitos infectados pelo VHB tenham sido eliminados, o DNA do VHB pode integrar-se ao genoma do hospedeiro e desenvolver tolerância imunológica. A replicação ativa do VHB cessa nos hepatócitos, mas as células hepáticas contendo o DNA do VHB integrado continuam a expressar o AgHBs. O anti-HBe é detectado no soro. Aproximadamente 40% dos portadores do VHB sem lesões hepáticas graves prévias podem desenvolver cirrose, numa freqüência de aproximadamente 2% ao ano. O aparecimento da cirrose é insidioso e muitas vezes assintomático até muitas décadas (aos 40-60 anos) após a infecção. A presença de cirrose e inflamação necroinflamatória persistente aumenta significativamente o risco de morte[33]. Num estudo italiano, foi demonstrado que pacientes com hepatite B crônica apresentaram um risco 5 vezes maior de mortalidade do que o grupo-controle[33]. Nesse estudo, o grupo dos pacientes sem cirrose permaneceu assintomático por muitos anos após o diagnóstico, apesar de a expectativa de vida ser reduzida. Quando a cirrose estava presente, o prognóstico foi pior, requerendo um cuidadoso seguimento. Um grupo significativo poderá desenvolver o carcinoma hepatocelular[43]. A infecção crônica pelo VHB é a causa mais freqüente de carcinoma hepatocelular no mundo[44]. A velocidade de progressão da hepatite crônica para o carcinoma hepatocelular varia de 0,2% a 0,7% ao ano, e da cirrose compensada, de 0,2% a 8% ao ano[45,46]. A cirrose e o carcinoma hepatocelular, causam morbimortalidade importante e são refratários aos tratamentos correntes.

Exacerbações da Hepatite B

Elevações intermitentes das aminotransferases maiores do que 10 vezes o limite superior normal (LSN) ou duas vezes o valor basal (exacerbações agudas) podem ocorrer espontaneamente. Além disso, outras situações foram descritas, levando a exacerbações da hepatite B, como imunossupressão (quimioterapia, pós-transplantes, após suspensão de corticosteróide), durante terapia antiviral (interferon, nucleosídeos), presença de mutações (na região pré-*core*, *core promoter*, polimerase), na co-infecção com o VHA, VHC, VHD e HIV[47].

Estrutura Molecular do Vírus da Hepatite B

O VHB é um vírus DNA, de fita dupla, da família Hepadnaviridae. O genoma viral, de cerca de 3.200 nucleotídeos, apresenta 4 fases de leitura aberta (ORF) S, C, P e X. A região S codifica proteínas de superfície do envelope e é composta pela regiões pré-S1 (grande), pré-S2 (média) e S (pequena). O gene C e região pré-C codificam a proteína *core*, o AgHBc, que é encontrado no tecido hepático e, excepcionalmente, no soro. A região pré-*core* codifica a proteína AgHBe, presente no soro de pacientes com replicação do VHB. Em algumas situações podem ocorrer mutações nessa região e o paciente pode apresentar replicação do VHB e sorologia para o AgHBe negativo. O gene P codifica a polimerase, importante para a replicação do VHB e alvo de antivirais. É funcionalmente dividida em três regiões: proteína terminal, envolvida no processo de formação do capsídeo e síntese de fita negativa; enzima transcriptase reversa, envolvida no processo de transcrição reversa durante a replicação do VHB e RNase H, que degrada o RNA pré-genômico durante a replicação. O gene X codifica o HBX, que parece estar envolvido nos processos de carcinogênese, através de transativação de promotores celulares e virais[48].

Genotipagem

Através do seqüenciamento do DNA do VHB é possível classificar o VHB em 8 genótipos, de A a H, os quais representam uma diversidade de pelo menos 8% nas suas seqüências completas[49]. No momento, a genotipagem do VHB ainda é apenas um instrumento de pesquisa, sendo controversa a sua utilização e não estando definidas as suas implicações clínicas. Em Taiwan, o genótipo C tem sido associado a uma pior evolução, e o genótipo B, ao desenvolvimento do carcinoma hepatocelular (CHC). Em contraste, o genótipo B no Japão e na China está relacionado a um melhor prognóstico e raramente associado ao CHC. Na Índia, o genótipo D parece estar associado à doença hepática mais grave, e o genótipo A, associado ao CHC em crianças[50]. Entretanto, na Espanha observou-se maior freqüência de seroconversão do AgHBs nos pacientes com genótipo A e morte relacionada a doenças hepáticas nos pacientes com genótipo F[51].

Seqüenciamento e Pesquisa de Mutações

Estratégias para controlar a infecção pelo VHB incluem a vacinação e a utilização de antivirais (discutidas abaixo), ambas exercendo pressões seletivas sobre o vírus, que levam ao aparecimento de vírus mutantes. Mutações nos genes de superfície e polimerase têm sido descritas após vacinação e uso prolongado de análogos de nucleosídeo[5].

As mutações do gene de superfície têm sido descritas nas seguintes situações: (1) no diagnóstico de infecção pelo VHB em pacientes com AgHBs negativos; (2) recém-natos de mães positivas para o AgHBs com falha à vacinação; e (3) falha à imunoprofilaxia em pacientes pós-transplante hepático[52-54]. O aumento da emergência desses vírus mutantes pode apresentar um problema aos programas de imunização[55].

As mutações no gene da polimerase têm sido descritas com a utilização dos antivirais lamivudina e fanciclovir[56,57]. A mutação clássica relacionada à resistência à lamivudina é a substituição da metionina por valina ou isoleucina (M204V/I) na seqüência YMDD (tirosina, metionina, aspartato) no domínio C da enzima transcriptase reversa (RT) do VHB. Além disso, outras mutações têm sido descritas, como a substituição da leucina por metionina (L 180M) no domínio B da RT do VHB[58].

Um pequeno grupo de pacientes não apresenta o AgHBe detectável no soro devido a uma mutação viral que não afeta a sua replicação, enfatizando a importância do AgHBe e a detecção do DNA do VHB. Mutantes AgHBe negativos têm sido associados com hepatite fulminante, hepatite crônica B grave e perda do fígado transplantado[59,60]. A mutação mais freqüente é uma troca de nucleotídeo na posição 1896 (G para A), resultando num códon de parada (TGG para TGA) no final na região pré-*core*, causando a inibição da síntese de AgHBe.

Profilaxia

Medidas Sanitárias

1. Evitar contatos pessoa–pessoa.
2. Exclusão do sangue e/ou derivados AgHBs positivos.

3. Utilização de luvas quando em contato com material biológico contaminado;
4. Utilização de seringas e agulhas descartáveis. Para material não-descartável, utilizar: a) autoclave a uma atmosfera por 30 minutos; b) óxido etileno; c) o VHB é inativado a 100°C por 5 minutos, formaldeído a 1:4.000 a 36°C por 72 horas.

Imunoprofilaxia Passiva

Está indicada a utilização de gamaglobulina hiperimune para o anti-HBs quando houver inoculação acidental de sangue e/ou derivados de pacientes AgHBs positivos e para recém-natos de mães AgHBs-positivas.

Vacinas para Hepatite B

As vacinas para hepatite B disponíveis consistem em AgHBs recombinante produzidas em leveduras. Uma série de 3 doses da vacina induz proteção com níveis acima de 10 mUI/ml em mais de 95% das crianças e adolescentes e 90% dos adultos vacinados.

A vacina para hepatite B é recomendada para todos os recém-natos e para crianças e adolescentes não vacinados previamente. Também é recomendada para grupos de risco, incluindo profissionais da saúde, profissionais expostos a derivados de sangue, usuários de drogas, homossexuais, pessoas com múltiplos parceiros sexuais, familiares de portadores crônicos do VHB, hemofílicos, pessoas institucionalizadas, pacientes portadores de doença renal crônica e viajantes para regiões endêmicas.

Aqueles que não respondem ao primeiro esquema de vacinação podem responder a uma segunda série de vacinação.

Com relação à reforços, até o momento não há dados que apóiem a necessidade de reforço da vacina contra o VHB em pessoas imunocompetentes que responderam ao primeiro curso de vacinação[61]. Entretanto, alguns países mantêm a política de administrar doses de reforços em alguns grupos de risco. Para pacientes imunocomprometidos recomenda-se testar os títulos de anti-HBs regularmente e administrar doses de reforços quando os títulos caem abaixo de 10 UI/ml[61].

Os benefícios da vacinação contra o VHB podem ser avaliados pela diminuição do carcinoma hepatocelular em áreas de alta prevalência onde a vacinação universal foi implantada[62,63].

Tratamento

Até recentemente, o único tratamento aprovado era o interferon-α, porém apresenta o inconveniente dos seus diversos efeitos colaterais, administração parenteral, alto custo e baixa eficácia. Como o VHB replica através de transcrição reversa, o uso de inibidores da enzima transcriptase reversa tornou-se uma ótima opção de tratamento. A lamivudina é um inibidor da enzima transcriptase reversa e foi recentemente aprovada em vários países para o tratamento da hepatite crônica B. Porém, apesar do potente efeito antiviral da lamivudina, após a interrupção da administração por um período curto da droga ocorre a recorrência da viremia. Portanto, estudos com o uso prolongado da droga estão em andamento. O desenvolvimento de novas drogas antivirais para o tratamento da hepatite crônica B persiste como um objetivo, e dessa forma novos agentes antivirais estão em fase de estudos clínicos, como o entecavir, entricitabina, clevudina, MCC-478 entre outros. Entre os novos antivirais, recentemente foi aprovado o adefovir, na dose de 10 mg/dia, para o tratamento da hepatite crônica B[64]. Os objetivos principais do tratamento são reduzir a progressão da lesão hepática e erradicar o VHB. Além disso, considerando que a positividade do AgHBe foi associada a um risco aumentado para o desenvolvimento do carcinoma hepatocelular, a seroconversão do sistema "e" é um dos objetivos principais nos pacientes com hepatite crônica AgHBe-positivos[65]. O principal obstáculo da utilização de inibidores da enzima transcriptase reversa é o desenvolvimento de resistência antiviral, descrito para o vírus da imunodeficiência humana (HIV) e também para o VHB. Dessa forma, provavelmente novas estratégias de tratamento (como terapia combinada) serão necessárias para melhorar a resposta ao tratamento da hepatite crônica B[66-67].

Interferon-α

O IFN é uma proteína sintetizada naturalmente em resposta a infecções virais, a estímulos sintéticos e biológicos. Existem dois tipos de interferon: I e II. O interferon do tipo I é induzido por infeções virais e inclui o α (derivado de monócitos e linfócitos B), β (derivado de fibroblastos) e g (derivado de trofoblastos). O tipo II, γ (derivado de linfócitos T), é induzido por estimulação mitogênica ou antigênica de linfócitos T e células NK[68]. O IFN-α pode ser subdividido em 2a, 2b e linfoblastóide. O interferon-α foi aprovado para o tratamento da hepatite B crônica em 1992. O IFN-α é utilizado por via subcutânea em doses diárias de 5 milhões de unidades (MU) ou 9-10 MU três vezes por semana por um período de 4 a 6 meses, podendo ser prolongado para 8 meses em situações especiais[69]. O índice de seroconversão do AgHBe varia entre 30%-40%. A seroconversão do sistema "s" ocorre em menor porcentagem (8%-23%). A seroconversão do sistema "e" deve ser considerada como resposta satisfatória ao tratamento, mesmo na permanência do AgHBs. Resultados de uma meta-análise de 16 estudos clínicos randomizados e controlados mostraram que 32% dos pacientes tratados com interferon-α seroconverteram o sistema "e". A eliminação do AgHBs ocorreu em 7,8% dos pacientes tratados contra apenas 1,8% dos controles[70]. É freqüente a normalização das aminotransferases, bem como, a redução ou mesmo o desaparecimento da atividade inflamatória no fígado. Alguns fatores têm sido relacionados à maior resposta ao tratamento: níveis séricos das transaminases maior do que duas vezes o LSN, DNA do VHB baixo, alta atividade necroinflamatória na biópsia hepática, infecção adquirida na idade adulta, ausência de doenças concomitantes, curta duração da hepatite, sexo feminino e heterossexualismo. Embora bem tolerado, o IFN apresenta diversos efeitos colaterais, como: síndrome *influenza-like*, destacando-se febre, calafrios, cefaléia e mialgia, adinamia, anorexia, perda de peso, queda de cabelos, neutropenia, plaquetopenia e manifestações psíquicas, como ansiedade, depressão, irritabilidade e raramente tentativas de suicídio. Todos esses efeitos cessam após a suspensão do medicamento[71,72]. Embora o interferon apresente muitos efeitos colaterais, Lin *et al.* sugerem que a terapia seja benéfica com efeitos a longo-prazo como maior resposta sustentada, menor incidência de carcinoma hepatocelular e maior sobrevida[73].

Lamivudina

A lamivudina é um nucleosídeo análogo, e a primeira terapia oral para hepatite crônica B a ser aprovada. Vários estudos têm demonstrado que a lamivudina é bem tolerada e suprime a replicação do VHB em pacientes tratados, com redução média do DNA do VHB de 98% com uma dose de 100 mg. Ocorre normalização da alanina aminotransferase (ALT) em 72% dos pacientes e melhora da histologia hepática em 67% dos pacientes tratados[74]. Entretanto, somente 16% desses pacientes seroconvertem o sistema AgHBe (negativação do AgHBe e desenvolvimento do anticorpo Anti-HBe). Um trabalho recente sugere que níveis de ALT acima de duas vezes o nível superior normal indicaria maior chance de seroconversão[75].

Estudos anteriores têm demonstrado que o uso por períodos curtos não é suficiente para erradicar o VHB. Após a interrupção do tratamento ocorre a recorrência da viremia, e 72% dos pacientes apresentam aumento da ALT. Dessa forma, torna-se necessário o uso prolongado da lamivudina.

Assim como para o HIV, o uso prolongado da lamivudina leva ao desenvolvimento de vírus resistente ao antiviral. A freqüência de VHB resistente pode variar de 17%-46% no primeiro ano até 67% a 75% no terceiro e quarto anos de tratamento contínuo. Apesar da alta prevalência do VHB resistente à lamivudina, parece não haver maiores complicações em pacientes imunocompetentes. Entretanto, o VHB resistente pode levar a uma hepatite grave em pacientes co-infectados com HIV. Após transplante hepático, VHB resistente pode estar associado à fibrose hepática e ao processo necroinflamatório importante.

O VHB resistente à lamivudina apresenta mutações na região da polimerase viral, na seqüência de aminoácidos YMDD (tirosina-metionina-aspartato-aspartato) de metionina para isoleucina ou valina (YIDD ou YVDD)[76-77]. Após a suspensão da lamivudina, geralmente ocorre o re-aparecimento do VHB selvagem em 6 a 18 meses[78-79].

Adefovir

O adefovir tem ação contra o HIV, herpesvírus e VHB. Estudos em laboratório demonstraram que o adefovir tem ação antiviral contra o VHB selvagem e mutante resistente à lamivudina; entretanto a dose necessária para inibir o vírus resistente é maior do que a dose para o vírus selvagem[76-77]. Esses resultados laboratoriais foram comprovados clinicamente, quando pacientes que apresentavam o VHB resistente à lamivudina foram tratados com o adefovir e apresentaram melhora virológica associada com diminuição dos níveis da ALT[80]. O adefovir dipivoxil (a pró-droga oral do adefovir) foi recentemente aprovado na dose de 10 mg ao dia, para o tratamento da hepatite B crônica[64]. Até o momento, estudos sugerem que pelo menos até 60 meses o adefovir não induziu o aparecimento de VHB resistente ao adefovir[81].

Entecavir

O entecavir (BMS-200475) é um antiviral inibidor da enzima transcriptase reversa e com ação sobre o VHB. Em animais, o entecavir apresentou potente redução dos níveis de DNA do vírus da hepatite B da marmota sem estar associado a efeitos tóxicos[82]. Estudos clínicos em seres humanos saudáveis mostraram uma boa absorção e disponibilidade da droga[83]. Estudos clínicos fase II com hepatite B crônica mostraram que doses baixas foram suficientes para inibir a replicação do VHB e recentemente iniciaram-se estudos clínicos fase III, aguardando-se os resultados desses estudos[84].

Famciclovir

É a pró-droga oral do penciclovir, um inibidor da enzima transcriptase reversa que tem ação sobre herpesvírus, varicela-zoster, vírus Epstein-Barr e VHB. Recentemente foi utilizada para a profilaxia da recorrência e o tratamento do VHB após o transplante hepático[85-86]. Em pacientes com hepatite crônica B, apesar da modesta diminuição dos níveis de DNA do VHB, levou à melhora da histologia hepática[87]. É importante salientar que o famciclovir induz mutações de resistência no domínio B da polimerase, que também confere resistência à lamivudina[88].

Tenofovir

Tenofovir é um novo análogo de nucleotídeo recomendado para o tratamento de pacientes infectados com

HIV, e foi demonstrada atividade *in vitro* do tenofovir contra o VHB. Recentemente, foi demonstrada atividade do tenofovir contra o VHB resistente à lamivudina em pacientes co-infectados com HIV, ampliando as possibilidades terapêuticas[89-91].

Outros

O L-FMAU é um antiviral com potente atividade contra o VHB e o vírus Epstein-Barr, mas não contra o HIV. Estudos em cultura de células e em animais demonstraram que o L-FMAU inibiu a replicação do VHB. O FTC (entricitabina) é outro antiviral que também mostrou atividade em cultura de células contendo o VHB e também mostrou atividade antiviral em marmotas, sem efeitos tóxicos. O MCC-478 também está em fase de estudos laboratoriais, e demonstrou ação contra o VHB, sendo planejados estudos clínicos fase I em breve na Alemanha[92]. Diversos outros compostos químicos também estão sendo estudados, e aguarda-se a realização de estudos clínicos para o tratamento da hepatite crônica B[76,77,92].

No tratamento da hepatite B crônica, além do uso de antivirais quando indicado, é importante lembrar também o rastreamento do carcinoma hepatocelular e a prevenção da propagação do vírus na família através da investigação familiar e vacinação.

VÍRUS DA HEPATITE C

Introdução

A infecção pelo vírus da hepatite C (VHC) é um importante problema de saúde pública mundial, pois evolui para hepatite crônica, cirrose e carcinoma hepatocelular. Além disso, tem sido referida como um desafio científico e considerada uma epidemia silenciosa[93,94]. A hepatite C pode ser considerada uma das doenças mais comuns do fígado, ultrapassando nos últimos anos a hepatite causada pelo álcool[95]. Raramente causa hepatite fulminante[96], e, embora a infecção se resolva em 15% dos casos, pode cronificar em 85% dos indivíduos infectados.

Prevalência

Embora o desenvolvimento técnico para detectar o VHC no soro tenha diminuído substancialmente o risco de adquirir o vírus através de hemotransfusão, pelo menos 3 a 4 milhões são infectados a cada ano, e estima-se que 3% da população possa estar infectada[17,94,97].

A prevalência varia amplamente no mundo. Num amplo estudo envolvendo 21.241 participantes de um inquérito nacional de saúde e nutrição nos Estados Unidos, detectou-se uma prevalência de 1,8% de positividade para o VHC[98].

A prevalência do anti-VHC em doadores de sangue na América Latina varia de 0,2%-0,5% no Chile a 1,7%-3,4% no Nordeste do Brasil. No Brasil, a prevalência do Anti-VHC em doadores de sangue varia de 0,8%-2,8% no Sudeste a 1,7%-3,4% no Nordeste[34].

Fatores de Risco

Entre os diversos fatores de risco para a infecção pelo VHC estão transfusão de sangue antes de 1992, uso de drogas endovenosas, uso de cocaína intranasal, cirurgia, promiscuidade sexual, tatuagem, exposição a produtos derivados de sangue e hemodiálise[99,100]. Entretanto, em alguns casos, nenhum fator de risco pôde ser identificado[99,101]. Com relação à transmissão sexual, ainda é um fator controverso, e dados de diferentes estudos sugerem que a transmissão sexual pode ocorrer, embora a transmissão entre cônjuges por outras vias não possa ser descartada. Pessoas com parceiros monógamos em longo prazo apresentam um risco menor (0% a 0,6% ao ano) do que pessoas com múltiplos parceiros (0,4% a 1,8% ao ano). Entretanto, deve-se observar que essas diferenças podem refletir comportamentos ou exposições diferentes a fontes que não sejam sexuais, como o uso de drogas ou o uso de lâminas ou escovas de dente em comum[102]. Embora a história natural da transmissão do VHC da mãe para o filho não esteja bem definida, até o momento a amamentação parece não oferecer risco maior, desde que não haja fissuras e sangramento no seio[103].

Estrutura Molecular do VHC

O VHC contém uma fita única de RNA, de polaridade positiva, com cerca de 9.500 nucleotídeos, e pertence à família Flaviviridae[3]. Apresenta apenas uma região aberta para leitura, que codifica uma poliproteína de 3.000 aminoácidos[104], que, ao ser clivada por enzimas virais e do hospedeiro, dá origem a proteínas estruturais (*core*, E1 e E2/P7) e não-estruturais (NS2, NS3, NS4a, NS4b, NS5a e NS5b), além de uma região hipervariável (HVR1) no gene que codifica o envelope (E2)[105].

Diversidade Genética e Genotipagem

O VHC apresenta uma elevada diversidade genética, que resultou na classificação do vírus em vários genótipos (1 a 6) e subtipos (1a, 1b etc.), que diferem na distribuição geográfica e rota de transmissão[106]. Além disso, o vírus circula na forma quase-espécies, que correspondem a genomas do VHC semelhantes que diferem entre si por poucos nucleotídeos[107].

A determinação dos genótipos do VHC tem sido útil no estudo da epidemiologia da hepatite C e na avaliação pré-tratamento com antivirais. Os métodos para investigar os genótipos virais são baseados em técnicas sorológicas e de biologia molecular. As técnicas sorológicas em geral identificam 5 anticorpos tipo-específicos contra epitopos genótipos–dependentes do VHC. As técnicas baseadas em biologia molecular requerem primeiramente uma amplificação pela PCR de seqüências do VHC seguida de análise genômica para diferenciar os diversos genótipos. As técnicas baseadas em PCR incluem seqüenciamento, PCR subtipo específico, RFLP (*restriction fragment lengh polimorphism*) e ensaios de hibridação[108,109]. Recentemente, novas técnicas avaliando a região 5' UTR da seqüência do VHC têm sido empregadas, como o ensaio INNO-LiPA HCV II e o sistema de seqüenciamento TruGene HCV 5' NC[110-113].

No Brasil, o genótipo mais prevalente é o tipo 1b (40,8%), seguido de 3 (29%) e 1a (27,2%)[114].

O genótipo do VHC deve ser avaliado antes do tratamento, uma vez que pode determinar a duração do tratamento. Pacientes com genótipos 2 e 3 têm excelente chance de apresentar resposta sustentada ao tratamento antiviral (70% a 80%) e, na ausência de cirrose hepática, podem requerer apenas 24 semanas de tratamento. Em contraste, pacientes com genótipo 1 apresentam chance de apenas 40% a 45% de obter resposta sustentada e requerem 48 semanas de tratamento[115]. Essa diferença na resposta ao tratamento com interferon parece ser devido à presença de uma seqüência de aminoácidos na proteína E2 do genótipo 1, mas não nos outros genótipos, que teria grande homologia com uma proteína quinase ribossômica ativada (PKR) que é induzida pelo interferon. Essa quinase é fosforilada e inativa a translação do fator de iniciação viral eIF2α, resultando numa diminuição da replicação viral. Essa seqüência no genótipo 1 do VHC parece se ligar a PKR e dessa forma impede a inativação do eIF2α. Dessa forma, o vírus bloqueia uma das formas que o interferon utiliza para inibir a sua replicação[120].

História Natural

A evolução clínica da hepatite crônica C é variável e ainda controversa. A evolução da hepatite crônica C tem sido difícil de determinar devido a vários fatores, como dificuldade de se determinar a infecção aguda pelo VHC pela ausência de sintomas, e mesmo entre os pacientes com hepatite crônica C muitos são assintomáticos. Além disso, as complicações da doença levam décadas para surgir. Enquanto observações clínicas realizadas em unidades de saúde terciárias ou de transplante hepático relatam que a hepatite C pode apresentar-se com formas graves da doença, observações de acompanhamento a longo prazo de indivíduos sadios sugerem que talvez o risco para progressão da doença seja menor do que imaginado[117-120].

Em aproximadamente 70% dos pacientes a doença é leve e progride em várias décadas, enquanto nos 30% restantes pode progredir rapidamente.

A maioria dos pacientes com hepatite pelo VHC é assintomática. Referem que descobriram ser portadores ao realizarem doação de sangue, exames de rotina ou exames por outras causas. A infecção se torna crônica em aproximadamente 80% dos casos. Embora os estudos para determinar a história natural da hepatite C sejam controversos, relata-se que pelo menos 20% dos pacientes cronicamente infectados desenvolvem cirrose dentro de 20 anos[121].

Os mecanismos responsáveis pela persistência do VHC e pelo seu curso clínico variável são desconhecidos, mas cogita-se que se deva a uma interação complexa entre a alta diversidade viral e a imunidade do hospedeiro. Estudos prospectivos têm tentado identificar fatores clínicos, sorológicos ou virológicos que identifiquem a pior progressão da doença.

A infecção pelo VHC também é um importante fator de risco para o desenvolvimento do carcinoma hepatocelular (CHC). Geralmente, o CHC se desenvolve somente após duas ou mais décadas de infecção pelo VHC, e o risco está aumentado nos pacientes portadores de cirrose ou fibrose avançada. Tem sido uma das complicações freqüentes nos países orientais, mas já se observa uma tendência no aumento de sua freqüência nos países ocidentais[122].

Co-Infecção com o VHB

Estudos indicam que o VHC suprime a replicação do VHB e a hepatite C se torna a doença dominante[123-125]. Alguns estudos relatam a possibilidade de que a associação dos vírus possa levar a uma doença mais grave[126].

Co-Infecção com o HIV

A co-infecção do HIV com o VHB e VHC é comum, pois compartilha as mesmas vias de transmissão. A melhora da sobrevida dos pacientes portadores do HIV tem aumentado a morbimortalidade devido a hepatites crônicas virais[127]. Aproximadamente 30% dos pacientes positivos para o HIV têm hepatite C, e a doença hepática parece progredir mais rapidamente nesses pacientes co-infectados[128].

Manifestações Extra-Hepáticas[129]

A infecção crônica pelo VHC tem sido associada a muitas manifestações extra-hepáticas, incluindo crioglobulinemia mista essencial, porfiria cutânea tardia, glomerulonefrite membranoproliferativa, tireoidite autoimune, síndrome de Sjögren e *diabetes mellitus*. Essas manifestações auto-imunes podem ser decorrentes da reação direta entre antígenos virais e anticorpos produzidos pelo hospedeiro, levando à formação de imunocomplexos e à sua precipitação.

Profilaxia

Medidas Sanitárias

1. Exclusão do sangue e/ou derivados anti-VHC positivos.
2. Utilização de luvas quando em contato com material biológico contaminado.
3. Utilização de seringas, agulhas e materiais descartáveis.
4. Educação e orientação para modificar comportamentos de risco.

Vacina

Até o momento, ainda não existem vacinas disponíveis para prevenir a hepatite C. Vários obstáculos ao desenvolvimento de vacinas foram relatados, tais como o grande número de genótipos, a natureza do vírus de forma quase-espécies, associação do VHC com lipoproteínas que impedem a reação de anticorpos antivirais contra os vírions, falta de conhecimento da imunidade protetora e falta de um modelo animal adequado para pesquisas[130].

Tratamento

Hepatite Crônica C

O interferon-α tem sido a base de todos os regimes de tratamento efetivos para a hepatite C. Durante a última década, os pesquisadores têm centralizado suas atenções na tentativa de melhorar as doses e o tempo de tratamento, testando diferentes combinações de interferons-α e outras drogas. A ribavirina, que tem pouco efeito sobre o VHC quando usada em monoterapia, tem dobrado a efetividade do tratamento quando combinada com o interferon. Portanto, a combinação de interferon-α ou interferon peguilado e ribavirina tem sido o tratamento de escolha para a hepatite C[131-135]. Entretanto, esse tratamento apresentam eficácia limitada, pois muitos dos pacientes que recebem esse tratamento persistirão com o vírus após a interrupção do tratamento.

Além do tratamento antiviral, outras medidas devem ser consideradas no seguimento do paciente portador crônico de hepatite C. É recomendável vacinar os pacientes para as hepatites A e B se não apresentarem evidências sorológicas de imunidade e orientar abstinência alcoólica ou limitar o consumo de álcool[136].

Biópsia Hepática

A avaliação histológica pode ajudar na decisão do tratamento da hepatite C. Em pacientes com inflamação leve e sem alterações fibróticas importantes, em que a progressão da doença é baixa, a terapia pode ser postergada até que regimes terapêuticos mais efetivos estejam disponíveis. Na presença de inflamação intensa ou fibrose em ponte, recomenda-se prontamente o tratamento e com duração mais prolongada[136]. Além disso, como níveis de transaminases e quantificação viral não conseguem medir com acurácia a progressão da doença, a avaliação histológica se torna uma forma adequada para monitorar a progressão de fibrose, recomendando-se um intervalo de 3 a 5 anos[137,138].

Indicação

Todos os pacientes com hepatite C crônica são potenciais candidatos ao tratamento. O tratamento deve ser recomendado para os pacientes com risco de evolução para cirrose hepática. Esses pacientes são caracterizados por RNA do VHC detectável e presença de fibrose portal ou em ponte com inflamação e necrose moderada a intensa na histologia hepática[139].

Contra-Indicação[139-141]

Pacientes com ingestão de álcool intensa e atual, droga-adictos persistentes por via endovenosa e pacientes com cirrose descompensada.

Contra-Indicação ao Interferon

Absolutas: Psicose ou depressão grave, quadros convulsivos não-controlados, transplante de órgãos (exceto de fígado), gravidez, doença cardíaca sintomática. Relativas: História de depressão, *diabetes mellitus* e/ou hipertensão arterial não-controlados, retinopatia, psoríase, doenças auto-imunes.

Contra-Indicação à Ribavirina

Absolutas: Insuficiência renal avançada, anemia, hemoglobinopatias, gravidez, ausência de emprego de método anticoncepcional útil, doença cardíaca grave. *Relativas:* Hipertensão arterial não-controlada e outros riscos de doença coronariana, idade avançada, anemia.

Esquemas Terapêuticos

Os objetivos do tratamento antiviral da hepatite crônica C incluem inibição da replicação viral, melhora da atividade necroinflamatória do fígado e diminuição da ocorrência de cirrose e carcinoma hepatocelular.

Devido à disponibilidade de diversos esquemas terapêuticos, recomenda-se discutir com o paciente as evidências de eficácia de cada esquema de tratamento para ajudá-lo na decisão do tratamento[136]. Além disso, o médico deve estar ciente de que os resultados na prática clínica podem ser inferiores aos resultados publicados[136].

Em resumo, a freqüência de resposta sustentada tem sido de 10-20% para o tratamento com interferon-α, 25-40% para combinação interferon-α e ribavirina, 23-39% para interferon peguilado e 54% para combinação de interferon peguilado e ribavirina. Nos pacientes com genótipo 1, a freqüência relatada foi de 5-10% para o interferon-α, 15-30% para combinação interferon-α e ribavirina, 30% para interferon peguilado e 40% para combinação de interferon peguilado e ribavirina[136].

O maior determinante da resposta terapêutica da hepatite C é o genótipo viral. Pacientes com genótipo 2 e 3 têm excelente chance de apresentar resposta sustentada ao tratamento antiviral (70% a 80%) e, na ausência de cirrose hepática, podem requerer apenas 24 semanas de tratamento. Em contraste, pacientes com genótipo 1 apresentam chance de apenas 40% a 45% de obter resposta sustentada e requerem 48 semanas de tratamento[142]. Além disso, estudos têm relatado que pacientes com genótipo 2 ou 3 podem requerer somente 800 mg de ribavirina, enquanto pacientes com genótipo 1 podem necessitar de ribavirina na dose de 1.000 a 1.200 mg[142].

Efeitos Colaterais

A terapia combinada de interferon e ribavirina produz efeitos colaterais que incluem astenia, sintomas gripais, anormalidades hematológicas e sintomas neuropsiquiátricos[143]. A utilização do interferon peguilado nas combinações produz efeitos colaterais similares aos do interferon-α padrão, embora a freqüência possa variar de acordo com a preparação utilizada. Os efeitos colaterais mais encontrados são astenia, cefaléia, febre, mialgia, câimbras, insônia, náuseas, alopecia, irritabilidade, artralgias, anorexia, perda de peso, dermatites, depressão e reação e/ou inflamação no local de aplicação[135,142].

A descontinuação do tratamento ou a modificação da dose devido aos efeitos colaterais varia de 10% a 14% e não difere entre o interferon-α padrão ou peguilado[143]. Reduções da dose (temporária ou permanente) de interferon peguilado foram necessárias em 32% dos pacientes, comparados com 27% dos pacientes tratados com interferon-padrão[144].

Avaliação da Resposta Terapêutica[145]

Resposta virológica:É tipicamente definida pela ausência detectável do RNA do VHC no soro, por um método com sensibilidade de pelo menos 100 cópias (50 UI) por ml.

Resposta virológica sustentada. Definida pela ausência detectável do RNA do VHC no soro, por um método com sensibilidade de pelo menos 100 cópias (50 UI) por ml ao final do tratamento e após 6 meses da suspensão da medicação. Entretanto, vale a pena ressaltar que, embora estabelecido o tempo de 6 meses, a resposta sustentada pode ser determinada em 4 semanas e 3-4 meses em 97% e 99% das vezes, respectivamente[146].

Resposta virológica com recaída: Definida pela resposta virológica ao final do tratamento seguida da detecção do RNA do VHC no seguimento.

Resposta bioquímica: Definida pela normalização dos níveis de transaminases ao final do tratamento e por pelo menos 6 meses após o tratamento (resposta bioquímica sustentada).

Resposta histológica: Embora esse critério de resposta não tenha sido testado amplamente, é convencionalmente definida pela diminuição de pelo menos 2 pontos na graduação da atividade inflamatória na comparação entre a biópsia pré- e pós-tratamento.

Sabe-se que o tratamento com interferon pode melhorar os achados histológicos na hepatite crônica C[147,148]. Entretanto, os efeitos do interferon parecem ir além. Estudos japoneses têm relatado um efeito preventivo do interferon contra o carcinoma hepatocelular em pacientes com hepatite crônica ou cirrose pelo VHC. Em um estudo retrospectivo avaliando 2.890 pacientes, observou-se que apenas 1,1% dos pacientes desenvolvia o CHC anualmente, contra 3,17% dos pacientes não-tratados[149]. Dessa forma, estudos prospectivos com interferon peguilado a longo prazo e em baixas dosagens estão em andamento para avaliar a prevenção da progressão da doença e o aparecimento do carcinoma hepatocelular em pacientes infectados pelo VHC[95].

Hepatite Aguda C

Devido à alta freqüência de cronicidade, recentemente tem sido discutido o tratamento da hepatite aguda no intuito de se prevenir a evolução para sua forma crônica[150-152]. Resultados até o momento favorecem o tratamento da hepatite aguda C, embora os estudos ainda não tenham definido quais os pacientes, quando iniciar e que regime utilizar. Jaeckel *et al.* relataram que o tratamento foi bem tolerado com uma resposta sustentada em 42/43 (98%) dos pacientes com hepatite aguda C tratados com interferon-α-2β ao dia por 4 semanas e depois 3 vezes por semana por outras 20 semanas[152].

Perspectivas Futuras

Alvos potenciais em pesquisa são as protease NS3, helicase NS3 e polimerase NS5B do VHC[153,154]. Outros pontos em desenvolvimento incluem: inibidores da alfaglicosidase, que bloqueia o empacotamento viral, ribozimas sintéticas, que agem como "tesouras" moleculares, cortando o RNA viral e inibidores de IMPDH (VX-497), que atuam semelhantemente à ribavirina, com mais potência e menos efeitos colaterais[155]. Outras terapias também estão sendo pesquisadas, tais como a utilização da interleucina 10, que parece bloquear a formação de fibrose, e o inibidor de receptores do VHC (receptor LDL,CD81), que bloqueia a entrada do VHC[156,157].

VÍRUS DA HEPATITE DELTA

O vírus da hepatite delta (VHD) pode ser considerado um vírus satélite do VHB. As partículas do VHD contêm uma fita de RNA única e negativa, covalentemente fechada e circular e antígenos delta específicos. O envelope do VHD é composto de três formas do antígeno de superfície do VHB, grande, médio e pequeno, na proporção de 1:5:95[158].

Os antígenos do VHD são fosfoproteínas nucleares que existem em duas formas. A única diferença na seqüência entre as duas proteínas é a presença de 19 aminoácidos adicionais na região carboxiterminal, resultante de uma mutação específica (uridina para citidina) no códon de parada da proteína pequena do VHD[159]. Entretanto, as duas proteínas têm funções distintas. A proteína pequena está associada à replicação do vírus, enquanto a proteína grande inibe a replicação do VHD e é essencial para a montagem do vírus[160-162].

A infecção é adquirida por via parenteral, e provavelmente através de contato pessoal em áreas de alta endemicidade. A infecção freqüentemente resulta em doença hepática grave que progride para cirrose em 70% dos pacientes[163]. O prognóstico parece ser pior naqueles em que ocorre a co-infecção do VHB com o VHD do que naqueles em que a infecção pelo VHD ocorre em um paciente portador crônico do VHB (superinfecção).

Todos os pacientes apresentam o AgHBs positivo; entretanto, os marcadores de replicação do VHB ativo (AgHBe e DNA do VHB) estão ausentes. O diagnóstico é realizado através da detecção de anticorpos anti-VHD em um paciente positivo para o AgHBs e confirmado pela detecção do RNA do VHD no soro ou tecido hepático.

As opções terapêuticas são limitadas. O interferon-α é efetivo em um número limitado de casos e deve ser administrado em altas doses por um período de tempo prolongado. Recaídas são freqüentes, a menos que haja desaparecimento do AgHBs. A utilização da lamivudina no tratamento da hepatite delta tem sido controversa; entretanto, remissão da atividade inflamatória sem diminuição dos níveis do VHD já foi relatada[164,165].

VÍRUS DA HEPATITE E

A existência da hepatite E foi inicialmente suspeitada na Índia em 1980, na investigação de um surto de hepatite transmitida pela água[166]. O vírus foi reconhecido posteriormente como causa de endemias e epidemias de hepatite, principalmente entre adultos em países da Ásia, Oriente Médio e Norte da África. O VHE é transmitido pela via fecal–oral, causando hepatite aguda, sendo descritos casos de maior gravidade em mulheres grávidas[167]. Até o momento não foi descrita sua evolução para cronicidade.

O vírus da hepatite E (VHE) é um vírus RNA de fita simples, polaridade positiva, com aproximadamente 7,5 Kb. Inicialmente classificado na família Caliciviridae, sua semelhança com os togavírus e fugovírus, no entanto, levou alguns autores a propor sua retirada da família, deixando-o sem classificação. As partículas virais esféricas medem aproximadamente 27 a 34 nm, sem envelope[168].

O diagnóstico etiológico da hepatite E se faz através da detecção de anticorpos anti-VHE da classe IgM no soro, que está presente na fase aguda e permanece por cerca de 3 a 4 meses. O anti-VHE IgG também surge na fase aguda e continua presente por vários anos no soro em títulos decrescentes.

A principal forma de prevenir a hepatite E no momento se limita à melhoria das condições higiênico-sanitárias. Vacinas experimentais contra o VHE estão em desenvolvimento[169,170].

VÍRUS DA HEPATITE F

Em 1994, foi descrito o vírus da hepatite francês (VHF), com DNA de fita dupla de 20 kb, de transmissão entérica[171]. Partículas de vírus de 27 a 37 nm foram detectadas em fezes humanas de pacientes franceses com hepatite NA-NE esporádica; entretanto, esses dados não foram confirmados.

VÍRUS DA HEPATITE G (VHG) E GB

O VHG e o VHGB foram descritos separadamente, porém posteriormente descobriu-se que são vírus semelhantes da mesma família[172]. O VHG é um vírus RNA de fita simples envelopado de aproximadamente 9.400 nucleotídeos. Foi observado que a inoculação de plasma com hepatite crônica NANE pós-transfusional em primatas ocasionou hepatite aguda. Embora encontrado freqüentemente em pacientes portadores de VHC, parece não influir na gravidade da doença ou na resposta ao tratamento[173-176].

Recentemente, pesquisadores relataram a associação do VHG e do HIV, e sugerem que nos pacientes co-infectados a doença tem uma progressão mais benigna[177-180].

VÍRUS TT (TTV) E VÍRUS SEN (SENV)

O TTV é um vírus DNA de 3.800 nucleotídeos, medindo 30-50 nm, sem envelope, descrito primeiramente em 1997[7]. Dados sugerem que o TTV infecta e replica no fígado, mas até o momento não se observou integração do DNA do TTV em tecidos com HCC. O TTV pode ser detectado em 10-92% da população mundial, 32-40% em droga-adictos e 28-60% em hemodialisados, levando alguns pesquisadores a sugerirem que o TTV possa fazer parte de uma "flora viral normal", não estando claro dessa forma o seu papel patogênico[181-182].

O SENV é um vírus DNA de fita simples, circular, de aproximadamente 3.900 nucleotídeos[8]. Embora os genótipos D e H sejam os mais freqüentes nas amostras de pacientes com hepatites pós-transfusionais, existem poucos dados na literatura que permitam associar o SENV a hepatites humanas.

Outros Vírus

Outros vírus podem causar hepatite; entretanto, isso geralmente cursa em associação com um quadro viral sistêmico. Exemplos de vírus que podem cursar com uma hepatite são vírus da febre amarela, dengue, Epstein-Barr (EBV), citomegalovírus (CMV), herpes vírus 1, vírus da rubéola, varicela, echovírus, sarampo e adenovírus[9].

A infecção pelo CMV, EBV, varicela-zoster e adenovírus pode apresentar um quadro de hepatite leve e ocorre raramente em pessoas imunocompetentes; outras vezes pode causar um quadro de hepatite grave, ocorrendo em pacientes imunossuprimidos.

Na maioria das vezes, em pacientes imunocompetentes, a infecção pelo CMV é assintomática. A hepatite é clínica e bioquimicamente leve. Em transplantados, o CMV pode ser responsável por até metade dos casos de hepatite[183,184]. A infecção primária pelo EBV em crianças é geralmente assintomática, mas ocasionalmente pode lembrar hepatite crônica ativa. A síndrome hemofagocítica também pode estar associada à hepatite pelo EBV[185,186]. O adenovírus pode raramente ocasionar casos fatais de hepatite[187].

Em algumas regiões podem existir infecções por vírus exóticos, como o vírus da febre amarela, febre de Lassa, vírus Marburg e Ebola, que podem envolver o fígado e apresentar alta mortalidade.

No Brasil tem importância a infecção pelo vírus da febre amarela, que é transmitido pelo mosquito *Aedes aegypti*. É um vírus de fita simples de RNA, membro da família Flaviviridae. A doença varia em gravidade e pode acometer rins, coração, baço e fígado. O período de incubação varia de 3 a 6 dias, e a tríade de sintomas clássicos, presentes somente nas formas graves da doença, inclui icterícia, hemorragias e albuminúria. O diagnóstico pode ser feito através de testes sorológicos, e o tratamento é na maioria das vezes de suporte.

Referências Bibliográficas

1. Feinstone SM, Kapikian AZ, Purcell RH. Hepatitis A: detection by immune electron microscopy of a virus like antigen associated with acute illness. *Science* 182:1026-1028, 1973.
2. Blumberg BS, Alter HJ, Visnish S. A "new" antigen in leukemia sera. JAMA, 191: 541-546, 1965.
3. Choo QL, Kuo G, Weiner AJ, Overby LR, Bradley DW, Houghton M. Isolation of a cDNA clone derived from a blood-borne non-A, non-B viral hepatitis genome. *Science* 244:359-362, 1989.
4. Rizzetto M, Canese MG, Arico S, et al. Imunofluorescence detection of new antigen-antibody system (d/antid) associated to hepatitis B virus in liver and serum of HBsAg carriers. *Gut* 18: 997-1003, 1980.
5. Bradley D, Andjaparidze A, Cook EH Jr, McCaustland K, Balayan M, Stetler H, Velazquez O, Robertson B, Humphrey C, Kane M, et al. Aetiological agent of enterically transmitted non-A, non-B hepatitis. *Gen Virol* 69:731-8, 1988.
6. Simons JN, Pilot-Matias TJ, Leary TP, Dawson GJ, Desai SM, Schlauder GG, Muerhoff AS, Erker JC, Buijk SL, Chalmers ML, et al. Identification of two flavivirus-like genomes in the GB hepatitis agent. *Proc Natl Acad Sci USA* 92:3401-5, 1995.
7. Nishizawa T, Okamoto H, Konishi K, Yoshizawa H, Miyakawa Y, Mayumi M. A novel DNA virus (TTV) associated with elevated transaminase levels in posttransfusion hepatitis of unknown etiology. *Biochem Biophys Res Commun* 241: 92-7, 1997.
8. Tanaka Y, Primi D, Wang RY, Umemura T, Yeo AE, Mizokami M, Alter HJ, Shih JW. Genomic and molecular evolutionary analysis of a newly identified infectious agent (SEN virus) and its relationship to the TT virus family. *J Infect Dis* 183:359-67, 2001.
9. Griffiths PD, Ellis DS, Zuckerman AJ. Other common types of viral hepatitis and exotic infections. *Br Med Bull* 46: 512-32, 1990.
10. Grant A,Neuberger J. Guidelines on the use of liver biopsy in clinical practice. *Gut* 45: IV1-IV11. 1999.
11. Matin B. *Clinics in liver disease. Drug-induced liver disease.* 1st ed., Philadelphia, USA, 1998.
12. Peyriere H, Mauboussin JM. Cocaine-induced acute cytologic hepatitis in HIV-infected patients with nonactive viral hepatitis. *Ann Intern Med* 132:1010-1, 2000.
13. Gill HH, Shankaran K, Desai HG. Wilson's disease: varied hepatic presentations. *Indian J Gastroenterol* 13:95-8,1994.
14. Helbling B, Renner EL, Kammerlander R. Acute hepatitis A in patients with chronic hepatitis C. *Ann Intern Med* 131:314, 1999.
15. Lok ASF. Serologic diagnosis of hepatitis B infection. UpToDate. http://www.uptodate.com/patient_info/topicpages/topics/Hepatitis/9842.asp
16. Valentine-Thon E, van Loon AM, Schirm J, et al. European Proficiency testing program for molecular detection and quantification of hepatitis B virus DNA. *J Clin Microbiol* 39: 4407-12, 2001.
17. Sarrazin C. Highly sensitive hepatitis C virus RNA detection methods: molecular backgrounds and clinical significance. *J Clin Virol* 25:23-9,2002.
18. Sarrazin C, Teuber G, Kokka, et al. Detection of residual hepatitis C virus RNA by transcription mediated amplification in patients with complete virologic response according to polymerase chain reaction- based assays. *Hepatology* 32: 818-23, 2000.
19. Comanor L, Anderson F, Ghany M, et al. Transcription-mediated amplification is more sensitive than conventional PCR-based assays for detecting residual serum HCV RNA at end of treatment. *Am J Gastroenterol* 96:2968-72, 2001.
20. Sarrazin C, Hendricks DA, Sedarati F, et al. Assessment, by transcription-mediated amplification, of virologic response in patients with chronic hepatitis C virus treated with Peginterferon a-2a. *J Clin Microbiol* 39: 2850-5, 2001.
21. Hutin YJ, Pool V, Cramer EH, et al. A multistate, foodborne outbreak of hepatitis A. National Hepatitis-A Investigation Team.•*@New Engl J Med* 340: 595-602, 1999.
22. Provost PJ, Hilleman MR. Propagation of human hepatitis A virus in cell culture in vitro. *Proc Soc Exp Biol Med* 160:213-221, 1979.
23. Hollinger FB, Ticehurst J. Hepatitis A virus. In Fields BN, Knipe DN, Howley PM (ed.). *Fields virology*, 3rd ed. Lippincott-Raven Publishers, Philadelphia, Pa, 735-782, 1996.
24. Cuthebert JA. Hepatitis A: Old and new. *Clin Microbiol Rev* 14: 38-58, 2001.
25. Lednar WM, Lemon SM, Kirkpatrick JW, et al. Frequency of illness associated with epidemic hepatitis A virus infections in adults. *Am J Epidemiol* 122: 226-233, 1985.

26. Vento S, Garofano T, Renzini C, et al. Fulminant hepatitis associated with hepatitis A virus superinfection in patients with chronic hepatitis C. *N Engl J Med* 338: 286-90, 1998.
27. Sjogren MH. Preventing acute liver disease in patients with chronic liver disease. *Hepatology* 27: 887-8, 1998.
27A. Adas M, Tanakol R, Yarman S, et al. Acute renal failure associated with nonfulminant hepatitis A virus infection. *Ren Fail* 24:97-102,2002.
27B. Tomida S, Matsuzaki Y, Nishi M, et al. Severe acute hepatitis A associated with acute pure red cell aplasia. *J Gastroenterol* 31:612-7,1996.
28. Mishra A, Saigal S, Gupta R, et al. Acute pancreatitis associated with viral hepatitis: a report of six cases with review of literature. *Am J Gastroenterol* 94: 2292-5, 1999.
29. Lemon SM, Thomas DL. Vaccines to prevent viral hepatitis. *N Engl J Med* 336:196-204, 1997.
30. Gardner PT, Eickhoff GA, Poland P, et al. Adult immunizations. *Ann Intern Med* 124: 35-40, 1996.
31. Keeffe EB, Iwarson S, McMahon BJ, et al. Safety and immunogenicity of hepatitis A vaccine in patients with liver disease. *Hepatology* 27: 881-6, 1998.
32. World Health Organization warns of growing “crisis of suffering”. In: http://www.who.int/whr2001/2001/archives/1997/presse.htm
33. Marco VD, Iacono DL, Cammà C, et al. The long term-course of chronic hepatitis B. *Hepatology* 30: 257-64, 1999.
34. Carrilho JC, Correa MCJ. Magnitude of hepatitis B and C in Latin America. In *Therapies for viral hepatitis*. Edited by Schinazi RF, Somadossi J-P, Thomas HC, pp. 25-34, 1998.
35. Maddrey WC. Hepatitis B: An important public health issue. *J Med Virol* 61:362-6, 2000.
36. Ono SK. Comportamento da infecção pelo vírus da hepatite B em grupos familiares de origem oriental e ocidental. [Mestrado]. São Paulo: Universidade de São Paulo; 1994.
37. Lok ASF, McMahon. Practice Guidelines Committee, American Association for the Study of Liver Diseases. Chronic hepatitis B. *Hepatol* 34: 1225-41, 2001.
38. Margolis HS, Alter MJ, Hadler SC. Evolving epidemiology and implications for control. *Sem Liver Dis* 11:84-92, 1991.
39. McMahon BJ, Alward WLM, Hall DB, Heyward WL, Bender TR, Francis DP, et al. Acute hepatitis B infection: relation of age to the clinical expression of disease and subsequent development of the carrier state. *J Infect Dis* 151(4):599-603, 1985.
40. Chen D-S. The natural history of chronic hepatitis B virus infection: disease progression and the transmission of infection. In Zuckerman A, editor. *Hepatitis B in the Asian-Pacific Region*. London: Royal College of Physicians of London, p. 67-77, 1997.
41. Chen DS, Sung JL, Lai MY. Hepatitis B e antigen and antibody in chronic liver diseases and hepatocellular carcinoma. *Hepato-Gastroenterol* 28:228-91, 1981.
42. Kato Y, Nakao K, Hamasaki K, et al. *J Gastroenterol* 35: 201-5, 2000.
43. Da Silva LC, Carrilho FJ, da Fonseca LE, et al. Chronic hepatitis B: anatomo-clinical, serologic and developmental aspects. *Rev Hosp Clin Fac Med São Paulo* 44:193-6, 1989.
44. Schafer DF, Sorrell MF. Hepatocellular carcinoma. *Lancet* 353:1253-7, 1999.
45. Fattovich G, Giustina g, Schalm SW, et al. Ocurrence of hepatocellular carcinoma and decompensation in Western European patients with cirrhosis type B. The Eurohep Study Group on Hepatitis B Virus and Cirrhosis. *Hepatology* 1:77-82, 1995.
46. Liaw YF, Lin DY, Chen TJ, Chu CM. Natural course after the development of cirrhosis in patients with chronic type B hepatitis: a prospective study. *Liver* 8:235-41, 1989.
47. Perrillo RP. Acute flares in chronic hepatitis B: the natural and unnatural history of an immunologically mediated liver disease. *Gastroenterology* 120: 1009-22, 2001.
48. Caselmann WH. Transactivation of cellular gene expression by hepatitis B viral proteins: a possible molecular mechanism of haptocarcinogenesis. *J Hepatol* 22: 24-37, 1995.
49. Okamoto H, Tsuda F, Sakugawa H, et al. Typing hepatitis b virus by homology in nucleotide sequence: comparison of surface antigen subtypes. *J Gen Virol* 69: 2575-83, 1988.
50. Kao J-H. Hepatitis B viral genotypes: clinical relevance and molecular characteristics. *J Gastroenterol Hepatol* 17: 643-50, 2002.
51. Sanches-Tapias JM, Costa J, Mas A, et al. Influence of hepatitis B virus genotype on the long-term outcome of chronic hepatitis B in Western patients. *Gastroenterology* 123: 1848-56, 2002.
52. Locarnini S. Hepatitis B virus surface antigen and polymerase gene variants: potential virological and clinical significance. *Hepatology* 27: 294-7, 1998.
53. Carman WF, Trautwein C, Deursen FJ, et al. Hepatitis B virus envelope variation after transplantation with and without hepatitis B immuneglobulin prophylaxis. *Hepatology* 24:489-93, 1996.
54. Lee P-I, Chang L-Y, Lee C-Y, et al. Detection of hepatitis B surface gene mutation carrier in children with or without immunoprophylaxis at birth. *J Infec Dis* 176: 427-30, 1997.
55. Shobokshi OA, Serebour FE, Skakni L. Hepatitis B surface gene mutants and their emergence role in the efficacy of HBV vaccination programs. *Ann Saudi Med* 19: 87-91, 1999.
56. Fontaine H, Thiers V, Pol S. Hepatitis B virus genotypic resistance to lamivudine. *Ann Intern Med* 131: 716-7, 1999.
57. Benhamou Y, Bochet M, Thibault V, et al. Long-term incidence of hepatitis B virus resistance to lamivudine in human immunodeficiency virus infected patients. *Hepatology* 30: 1302-6, 1999.
58. Stuyver LJ, Locarnini SA, Lok A, et al. Nomenclature for antiviral-resistant human hepatitis B virus mutations in the polymerase region. *Hepatology* 33:751-7, 2001.
59. Liang TJ, Hasegawa K, Rimon N, et al. A hepatitis B virus mutant associated with an epidemic of fulminant hepatitis. *N Engl J Med* 324: 1705-9, 1991.
60. Omata M, Ehata T, Yokosuka O, et al. Mutations in the precore region of hepatitis B virus DNA in patients with fulminant and severe hepatitis. *N Engl J Med* 324: 1699-704, 1991.
61. European Consensus Group on Hepatitis B Immunity. Are boosters immunisations needed for lifelong hepatitis B immunity? *Lancet* 355: 561:5, 2000.
62. Zuckerman AJ. Prevention of primary liver cancer by immunization. *N Engl J Med* 336:1906-7,1997.
63. Chang MH, Chen CJ, Lai MS, et al. Universal hepatitis B vaccination in Taiwan and the incidence of hepatocellular carcinoma in children. Taiwan Childhood Hepatoma Study Group. *N Engl J Med* 336:1855-9,1997.
64. McClellan MB. New drug for hepatitis B. *JAMA* 288: 2112, 2002.
65. Yang HI, Lu SN, Liaw YF, et al. Taiwan Community-Based Cancer Screening Project Group. Hepatitis B e antigen and the risk of hepatocellular carcinoma. *N Engl J Med* 347:168-74, 2002.
66. Omata M. Treatment of chronic hepatitis B infection. *N Engl J Med* 339:114-5, 1998.
67. Kioko Ono-Nita S, Kato N, Shiratori Y, Omata, M. Current options for the therapy of chronic hepatitis B infection. *Current Infectious Disease Reports*, 3:137-42, 2001.
68. Samuel CE. Antiviral actions of interferon. Interferon-regulated cellular proteins and their suprisingly selective activities. *Virol* 183: 1-11, 1991.
69. Janssen HLA, Gerken G, Carreno V, et al. Interferon alfa for chronic hepatitis infection. Increased efficacy of prolonged treatment. *Hepatology* 30: 238-43, 1999.
70. Wong DK, Cheung AM, O'Rourke K, Naylor CD, Detsky AS, Heathcote J. Effect of alpha-interferon treatment in patients with hepatitis B e antigen-positive chronic hepatitis B. A meta-analysis. *Ann Intern Med* 119:312-23, 1993.

71. Hoofnagle JH, Di Bisceglie AM. Drug Therapy. The treatment of chronic viral hepatitis. *N Engl J Med* 336: 347-56, 1997.
72. Renault PF, Hoffnalge JH. Side effects of alpha interferon. *Sem Liver Dis* 9: 273-7, 1999.
73. Lin SM, Sheen IS, Chien RN, et al. Long-term beneficial effect of interferon therapy in patients with chronic hepatitis B virus infection. *Hepatology* 29:971-5, 1999.
74. Lai CL, Chien RN, Leung NW, et al. A one-year trial of lamivudine for chronic hepatitis B. Asia Hepatitis Lamivudine Study Group. *N Engl J Med* 339:61-8, 1998.
75. Chien RN, Liaw YF, Atkins M. Pretherapy alanine transaminase level as a determinant for hepatitis B e antigen seroconversion during lamivudine therapy in patients with chronic hepatitis B. Asian Hepatitis Lamivudine Trial Group. *Hepatology* 30:770-4, 1999.
76. Ono-Nita SK, Kato N, Shiratori Y, et al. Susceptibility of lamivudine-resistant hepatitis B virus to other reverse transcriptase inhibitors. *J Clin Invest* 103:1635-40, 2001.
77. Ono-Nita SK, Kato N, Shiratori Y, et al. YMDD motif in hepatitis B virus DNA polymerase influences on replication and lamivudine resistance: A study by *in vitro* full-length viral DNA transfection. *Hepatology* 29:939-45, 1999.
78. Da Silva LC, Pinho JRR, Stinik R, et al. Efficacy and tolerability of long-term therapy using high lamivudine doses for the treatment of chronic hepatitis B. *J Gastroenterology* 36:476-85, 2001.
79. Chayama K, Suzuki Y, Kobayashi M, et al. Emergence and takeover of YMDD motif mutant hepatitis B virus during long-term lamivudine therapy and re-takeover, by wild type after cessation of therapy. *Hepatology* 27: 1711-6, 1998.
80. Perrillo R, Schiff E, Yoshida E, et al. Adefovir dipivoxil for the treatment of lamivudine-resistant hepatitis B mutants. *Hepatology* 32:129-34, 2000.
81. Yang H, Westland CE, Delaney WE, et al. Resistance surveillance in chronic hepatitis B patients treated with adefovir dipivoxil for up to 60 weeks. *Hepatology* 36:462-73, 2002.
82. Genovesi EV, Lamb L, Medina I, et al. Efficacy of the carbocyclic 2'-deoxyguanosine nucleoside BMS-200475 in the woodchuck model of hepatitis B virus infection. *Antimicrob Agents Chemother* 42:3209-17,1998.
83. Colonno, RJ. Identification of BMS-200475 as a novel and potent inhibitor of hepatitis B replication. www.thebody.com/anti497/bms.html
84. Lai C-C, Rosmawati M, Lao J, et al. Entecavir is superior to lamivudine in reducing hepatitis B virus DNA in patients with chronic hepatitis B infection. *Gastroenterology* 123: 1831-8, 2002.
85. Singh N, Gayowski T, Wannstedt CF, et al. Pretransplant famciclovir as prophylaxis for hepatitis B virus recurrence after liver transplantation. *Transplantation* 63:1415-9, 1997.
86. Klein M, Geoghegan J, Schmidt K, et al. Conversion of recurrent delta-positive hepatitis B infection to seronegativity with famciclovir after liver transplantation. *Transplantation* 64: 162-3, 1997.
87. de Man RA, Marcellin P, Habal F, et al. A randomized, placebo-controlled study to evaluate the efficacy of 12- month famciclovir treatment in patients with chronic hepatitis B e antigen-positive hepatitis B. *Hepatology* 32:413-7, 2000.
88. Tillmann HL, Trautwein C, Bock T, et al. Mutational pattern of hepatitis B virus on sequential therapy with famciclovir and lamivudine in patients with hepatitis B virus reinfection occurring under HBIg immunoglobulin after liver transplantation. *Hepatology* 30:244-56, 1999.
89. Benhamou Y, Tubiana R, Thibault V. Tenofovir disoproxil fumarate in patients with HIV and lamivudine-resistant hepatitis B virus. *N Engl J Med* 348:177-8, 2003.
90. Nelson M, Portsmouth S, Stebbing J, et al. An open-label study of tenofovir in HIV-1 and hepatitis B co-infected individuals. *AIDS* 17: F7-F10, 2003.
91. Van Bommel F, Wunsche T, Schumann D, et al. Tenofovir treatment in patients with lamivudine-resistant hepatitis B mutants strongly affects viral replication. *Hepatology* 36: 507-8, 2002.
92. Ono-Nita SK, Kato N, Shiratori Y, et al. Novel nucleoside analogue MCC-478(LY582563) is effective against wild-type or lamivudine resistant hepatitis B virus. *Antimicrob Agents Chem* 46: 2602-5, 2002.
93. Cohen J. The scientific challenge of hepatitis C. *Science* 285: 26-30, 1999.
94. Crabb C. Hard-won advances spark excitement about hepatitis C. *Science* 294: 506-7, 2001.
95. Maddrey WC. Update in hepatology. *Ann Intern Med* 134: 216-23, 2001.
96. Farci P, Alter HJ, Shimoda A, et al. Hepatitis C virus-associated fulminant hepatic failure. *N Engl J Med* 335: 631-4, 1996.
97. Prescott LE, Simmonds P. Global distribution of transfusion-transmitted virus. *N Engl J Med* 339: 776-7, 1998.
98. Alter MJ, Kruszon-Moran D, Nainan OV, et al. The prevalence of hepatitis C virus infection in the United States, 1988 through 1994. *N Engl J Med* 341: 556-62, 1999.
99. Alter MJ, Margolis HS, Krawczynski K, et al. The natural history of community acquired hepatitis in the United States. *N Engl J Med* 327: 1899-905, 1992.
100. Le Pogam S, Gondeau A, Bacq Y. Nosocomial transmission of hepatitis C virus. *Ann Intern Med131*:794, 1999.
101. Roudot-Thoraval F, Bastie A, Pawlotski JM, et al. Epidemiological factors affecting the severity of hepatitis C virus-related liver disease: a French survey of 6664 patients. *Hepatology* 26: 485-90, 1997.
102. Terrault N. Sexual activity as a risk factor for hepatitis C. *Hepatology* 36: S99-S105, 2002.
103. Roberts EA, Yeung L. Maternal-infant transmission of hepatitis C virus infection. *Hepatology* 36: S106-S113, 2002.
104. Choo QL, Richman KH, Han JH, et al. Genetic organization and diversity of the hepatitis C virus. *Proc Natl Acad Sci USA* 88: 2451-5, 1991.
105. Weiner AJ, Brauer MJ, Rosenblatt J, et al. Variable and hypervariable domains are found in the regions of HCV corresponding to the flavivirus envelope and NS1 proteins and pestivirus envelope glycoproteins. *Virol* 180: 842-8, 1991.
106. Pybus OG, Charleston MA, Gupta S, et al. The epidemic behavior of the hepatitis C virus. *Science* 292: 2323- 5, 2001.
107. Martell M, Esteban JI, Quer J, et al. Hepatitis C virus (HCV) circulates as a population of different but closely related genomes: quasispecies nature of HCV genome distribution. *J Virol* 66: 3225-9, 1992.
108. Sanger F, Nickelen S, Coulson AR. DNA sequencing with chain termination inhibitors. *Proc Natl Acad Sci USA* 74: 5463-7, 1977.
109. Okamoto H, Sugiyama Y, Okada S. Typing hepatitis C virus by polymerase chain reaction with type-specific primers: application to clinical surveys and tracing infectious sources. *J Gen Virol* 73: 673-9, 1992.
110. McOmish F, Yap PL, Dow BC, et al. Geographical distribution of hepatitis C virus genotypes in blood donors: an international collaborative survey. *J Clin Microbiol* 32: 884-92.
111. Martens G, Stuyver L. Genotypes and genetic variation of hepatitis C virus. In Harrison TJ, Zuckermann AJ, editors. *The molecular medicine of viral hepatitis.* Chichester: John Wiley and Sons Ltd., pp. 183-233, 1997.
112. Ansaldi F, Torre F, Bruzzone BM, et al. Evaluation of a new hepatitis C virus sequencing assay as a routine method for genotyping. *J Med Virol* 63: 17-21, 2001.
113. Ross RS, Viazov SO, Holtzer CD, et al. Genotyping of hepatitis C virus isolates using CLIP sequencing. *J Clin Microbiol* 38: 3581-4, 2000.
114. Campiotto S, Pinho JRR, Da Silva LC, et al. Distribuição dos genótipos do vírus da hepatite C nas diferentes regiões do Brasil. Dados preliminares. *GED* 17: 550, (Abstract 64), 1998.
115. Pawlotsky JM. Use and interpretation of virological tests for hepatits C. *Hepatology* 36: S65-S73, 2002.
116. Taylor DR, Shi ST, Romano PR, et al. Inhibition of the interferon-inducible protein kinase PKR by HCV E2 protein. *Science* 285:107-10, 1999.
117. Seeff LB, Miller RN, Rabkin CS, et al. 45-year follow-up of hepatitis C virus infection in healthy young adults. *Ann Intern Med* 132: 105-11, 2000.

118. Liang TJ, Rehermann B, Seeff LB, Hoofnagle JH. Pathogenesis, natural history, treatment, and prevention of hepatitis C. *Ann Intern Med* 132:296-305, 2000.
119. Alberti A, Noventa F, Benvegnu L, et al. Prevalence of liver disease in a population of asymptomatic persons with hepatitis C virus infection. *Ann Intern Med* 137:961-4, 2002.
120. Kenny-Walsh E. Clinical outcomes after hepatitis C infection from contaminated anti-D immune globulin. Irish Hepatology Research Group. *N Engl J Med* 340:1228-33, 1999.
121. Seef LB. Natural history of chronic hepatitis C. *Hepatology* 36: S35-S46, 2002.
122. El Serag HB, Mason AC. Rising incidence of hepatocellular carcinoma in the United States. *N Engl J Med* 340: 745-50, 1999.
123. Tsai SL, Liaw YF, Yeh CT, et al. Cellular immune responses in patients with dual infection of hepatitis B and C viruses: dominant role of hepatitis C virus. *Hepatology* 21: 908-12, 1995.
124. Guido M, Thung SN, Fattovich G, et al. Intrahepatic expression of hepatitis B virus antigens: effect of hepatitis C virus infection. *Mod Pathol* 12: 599-603, 1999.
125. Sheen IS, Liaw YF, Chu DM, et al. Role of hepatitis C virus infection in spontaneous hepatitis B surface antigen clearance during chronic hepatitis B virus infection. *J Infect Dis* 165: 831-4, 1992.
126. Crespo J, Lozano JL, Carte B, et al. Viral replication in patients with concomitant hepatitis B and C virus infection. *Eur J Clin Microbiol Infect Dis* 16: 445-51, 1997.
127. Colter SJ, Jensen DM. Treatment of hepatitis C virus and HIV co-infections. *Clinics in Liver Disease* 5: 1045-61, 2001.
128. Benhanou Y, Bochet M, di Martino V, et al. Liver fibrosis progression in human immunodeficiency virus and hepatitis C virus infection coinfected patients. *Hepatol*ogy 30: 1054-58, 1999.
129. Medeiros-Filho JE, Ono-Nita SK, Carrilho FJ. In: Manifestações extra-hepáticas do vírus da hepatite C. P. Permanyer, Barcelona-Espanha, pp. 1- 36, 2001.
130. Prince AM, Shata MT. Immunoprhophylaxis of hepatitis C infection. In: *Clinics in liver disease. Advances in hepatitis C.* WB Saunders, Philadelphia, vol 5: 1091-103, 2001.
131. McHutchinson JG, Gordon SC, Schiff ER, Shiffman ML, Lee WM, Rustgi VK, Goodman ZD, Ling MH, Cort S, Albrecht JK. Interferon alfa-2b alone or in combination with ribavirin as initial treatment for chronic hepatitis C. Hepatitis Interventional Therapy Group. *N Engl J Med* 339:1485-92, 1998.
132. Davis GL, Esteban-Mur R, Rustgi V, Hoefs J, Gordon SC, Trepo C, Shiffman ML, Zeuzem S, Craxi A, Ling MH, Albrecht J. Interferon alfa-2b alone or in combination with ribavirin for the treatment of relapse of chronic hepatitis C. International Hepatitis Interventional Therapy Group. *N Engl J Med* 339:1493-9, 1998.
133. Zeuzem S, Feinman SV, Rasenack J, et al. Peginterferon alfa-2a in patients with chronic hepatitis C. *N Engl J Med* 343:1666-72, 2000.
134. Fried MW, Shiffman ML, Reddy KR, et al. Peginterferon alfa-2a plus ribavirin for chronic hepatitis C virus infection. *N Engl J Med* 347: 975-82, 2002.
135. Manns MP, Mchuntchison JG, Gordon SC, et al. Peginterferon alfa-2b plus ribavirin compared with interferon alfa-2b for initial treatment of chronic hepatitis C: a randomized trial. *Lancet* 358: 958-965, 2001.
136. Herrine SK. Approach to the patient with chronic hepatitis C virus infection. *Ann Intern Med* 136: 747-57, 2002.
137. Conty-Cantilena C, VanRadem M, Gibble J, et al. Routes of infection, viremia in blood donors found to have hepatitis C virus infection. *N Engl J Med* 334: 1691-6, 1996.
138. Wong JB, Koff RS. Watchfull waiting with periodic liver biopsy versus immediate empirical therapy for histollogically midl chronic hepatitis C. A cost-effectiveness analysis. *Ann Intern Med* 133: 665-75, 2000.
139. National Instites of Health Consensus Development Conference Statement: Management of hepatitis C. *Hepatology* 36: S3-S20, 2002.
140. EASL International Consensus Conference on hepatitis C. Consensus statement. *J Hepatol* 30: 956-61,1999.
141. Asian-Pacific Consensus on prevention and management of chronic hepatitis B and C patients. Hepatol; 15: 815-39, 2000.
142. Di Bisceglie AM, Hoofnagle JH. Optimal therapy of hepatitis C. *Hepatol*ogy 36: S121-127, 2002.
143. Fried MW. Side effects of therapy of hepatitis C and their management. *Hepatology* 36: S237-S244, 2002.
144. Fried MW, Shiffmann ML, Reddy R, et al. Peginterferon alfa-2a plus ribavirin for chronic hepatitis C virus infection. *N Engl J Med* 247: 975-82, 2002.
145. Lindsay KL. Introduction to therapy of hepatitis C. *Hepatology* 36:S114-S120, 2002.
146. Shiratori Y, Naoya K, Yoshida H, et al. How soon can a virological sustained response be determined after withdrawal of interferon therapy in chronic hepatitis C? *J Gastroenterol Hepatol* 14:79-84, 1999.
147. Baffis V, Shrier I, Sherker AH, et al. Use of interferon for prevention of hepatocellular carcinoma in cirrhotic patients with hepatitis B or hepatitis C virus infection. *Ann Intern Med* 131: 696-701, 1999.
148. Shiratori Y, Imazeki F, Moriyama M, et al. Histologic improvement of fibrosis in patients with hepatitis C who have sustained response to interferon therapy. *Ann Intern Med* 132:517-24, 2000.
149. Yoshida H, Shiratori Y, Moriyama M, et al. Interferon therapy reduces the risk for hepatocellular carcinoma: national surveillance program of cirrohtic and noncirrohtic patients with chronic hepatitis C in Japan. IHIT Study group. Inhibition of hepatocarcinogenesis by interferon therapy. *Ann Intern Med* 131:174-81, 1999.
150. Hoofnagle JH. Therapy for acute hepatitis C. *N Engl J Med* 345:1495-7, 2001.
151. Alberti A, Boccato, Vario A, et al. Therapy of acute hepatits C. *Hepatology* 36: S195-S200, 2002.
152. Jaeckel E, Cornberg M, Wedemeyer H, et al. German Acute Hepatitis C Therapy Group. Treatment of acute hepatitis C with interferon alfa-2b. *N Engl J Med* 345:1452-7, 2001.
153. Tai C-L, Pan W-C, Liaw S-H, et al. Structure-based mutational analysis of the hepatitis C virus NS3 helicase. *l J Virol* 75: 8.289-97, 2001.
154. McHuntchinson JG, Patel K. Future therapy of hepatitis C. *Hepatology* 36: S245-S 252, 2002.
155. McHutchinson JG, Cheung R, Shiffman ML, et al. A 4 week-trial of VX497(an IMPDH inhibitor) combined with interferon in previously untreated patients with chronic hepatitis C. *Hepatology* 34:329A, 2001.
156. Nelson D, Sodevilla-Pico C, Abdelmalek M, et al. Long-term use of recombinant interleukin 10 (IL-10) in patients with advanced chronic hepatitis C: insight into immunopathogenesis. *Hepatology* 34:430A, 2001.
157. Flint M, Quinn ER, Levy S. Advances in hepatitis C. In search of hepatitis C virus receptor. *Clinics in Liver Disease* 5:873-893, 2001.
158. Bonino F, Heernann KH, Rizzetto M, et al. Hepatitis Delta virus: protein composition of delta antigen and its hepatitis B virus-derived envelope. *J Virol* 58:945-50, 1986.
159. Casey JLK, Bergmann KF, Brown TL, et al. Structural requirements for RNA editing in hepatitis delta virus: evidence for a uridine to cytidine editing mechanism. *Proc Natl Acad Sci USA* 89:7149-53, 1992.
160. Kuo MY-P, Chao M, Taylor J. Initiation of replication of the human hepatitis delta virus genome from cloned DNA: role of delta antigen. *J Virol* 63: 1945-50, 1989.
161. Chang FL, Chen P-J, Tu S-J, et al. The large form of hepatitis delta antigen is crucial for assembly of hepatitis delta virus. *Proc Natl Acad Sci USA* 88: 8490-4, 1991.
162. Ryu W-S, Bayer M, Taylor J. Assembly of hepatitis delta virus particles. *J Virol* 66: 2310-5, 1992.
163. Negro F, Rizzetto M. Diganosis of hepatitis delta virus infection. *J Hepatol* 22: 136-9, 1995.
164. Farci P, Mandas A, Coiana A, et al. Treatment ofchronic hepatitis D with interferon alfa-2a. *N Engl J Med* 330:88-94, 1994.

165. Andreone P, Spertini F, Negro F. Lamivudine-associated remission of chronic hepatitis delta. *Ann Intern Med* 132:598, 2000.
166. Khuroo MS. Study of an epidemic of non-A, non-B hepatitis. Possibility of another human hepatitis virus distinct from post-A, non-B type. *Am J Med* 68818-24, 1980.
167. Hamid SS, Jafri SM, Khan H, et al. Fulminant hepatic failure in pregnant women: acute fatty liver or acute viral hepatitis? *J Hepatol* 25: 20-7, 1996.
168. Huang R, Nakazono N, Ishii K, et al. Hepatitis E virus (874 strain) propagated in A549 cells. *J Med Virol* 47: 299-302, 1995.
169. Tsarev SA, Tsarev TS, Emerson SU, et al. Successfull passive and active immunization of cynomolgus monkeys against hepatitis E. *Proc Natl Acad Sci USA* 91:10198-202, 1994.
170. Tsarev SA, Tsarev TS, Emerson SU, et al. Recombinant vaccine against hepatitis E: dose response and protection against heterologous challenge. *Vaccine* 15:1834-8, 1997.
171. Deka n, Sharma MD, mukerjee R. isolation of the novel agent from human stool samples that is associated with sporadic non-A, non-B hepatitis. *J Virol* 68:7810-5, 1994.
172. Alter HJ. The cloning and clinical implications of HGV and HGBV-C. *N Engl J Med* 334:1536-7,1996.
173. Miyakawa Y, Mayumi M. Hepatitis G virus — a true hepatitis virus or an accidental tourist? *N Engl J Med* 336:795-6, 1997.
174. Alter HJ, Nakatsuji Y, Melpolder J, et al. The incidence of transfusion-associated hepatitis G virus infection and its relation to liver disease. *N Engl J Med* 336:747-54, 1997.
175. Alter MJ, Gallagher M, Morris TT, et al. Acute non-A-E hepatitis in the United States and the role of hepatitis G virus infection. Sentinel Counties Viral Hepatitis Study Team. *N Engl J Med* 336:741-6, 1997.
176. Goedert JJ, Steinmeyer LA, Nakatsuji Y. Hepatitis G infection. *N Engl J Med* 337: 277, 1997.
177. Yeo AE, Matsumoto A, Hisada M, et al. Effect of hepatitis G virus infection on progression of HIV infection in patients with hemophilia. Multicenter Hemophilia Cohort Study. *Ann Intern Med*132:959-63, 2000.
178. Stosor V, Wolinsky S. GB virus C and mortality from HIV infection. *N Engl J Med* 345:761-2, 2001.
179. Tillmann HL, Heiken H, Knapik-Botor A, et al. Infection with GB virus C and reduced mortality among HIV-infected patients. *N Engl J Med* 345:715-24, 2001.
180. Xiang J, Wunschmann S, Diekema DJ, et al. Effect of coinfection with GB virus C on survival among patients with HIV infection. *N Engl J Med* 345:707-14, 2001.
181. Takahashi K, Hoshino H, Ohta Y, et al. Very high prevalence of TTV infection in the general population of Japan revealed by a new set of primers. *Hepatol Res* 12: 233-9, 1998.
182. Shibuya A, Satomichi A, Takeuchi A, et al. Transfusion transmited virus infection in patients on maintenance haemodialysis in hospital workers. *J Hosp Infec* 47:277-281, 2001.
183. Snover DC, Hunton S, Balfour HH, et al. Cytomegalovirus infection of the liver in transplant recipients. *J Clin Gastroenterol* 9:659-65, 1987.
184. Ware AJ, Luby JP, Hollinger B, et al. Etiology of liver disease in renal transplant patients. *Ann Intern Med* 91:364-71, 1979.
185. Hoagland RJ. The clinical manifestations of infectious mononucleosis. A report of two hundred cases. *Am J Med Sci* 240: 55-63, 1960.
186. Sullivan JL, Woda BA, Herrod HG, et al. Epstein-Barr virus-associated hemophagocytic syndrome: virological and immunopathological studies. *Blood* 65: 1097-104, 1985.
187. Rodriguez FH, Liuzza GE, Gohd RH. Disseminated adenovirus serotype 31 infectious in an immunocompromised host. *Am J clin Pathol* 82: 615-8, 1984.

CAPÍTULO 113

Hepatite Auto-Imune

Dominique Araújo Muzzillo
Isao Nakano

INTRODUÇÃO

Apesar da complexidade e origem desconhecida, a hepatite auto-imune (HAI) é uma das poucas doenças hepáticas em que o hepatologista pode intervir. Há uma boa resposta terapêutica desde que o diagnóstico seja pronta e corretamente feito. Foi primeiramente descrita por Waldenström, em 1950, em mulheres jovens. Em 1956, quando o conceito de hepatite crônica ativa (HCA) já existia, as características clínicas da doença e o fenômeno das células LE foram descritos[105]. O achado das células LE e dos anticorpos antinúcleo (ANA) chamou a atenção para a característica auto-imune da doença. Com o advento de novos métodos para o diagnóstico das hepatites B e C e para a pesquisa de autoanticorpos, a separação entre as diversas etiologias da hepatite crônica, entre elas a HAI, tornou-se um pouco mais fácil.

DEFINIÇÃO

A HAI é uma síndrome que apresenta hepatite periportal, hipergamaglobulinemia e autoanticorpos tissulares e que responde a tratamento imunossupressivo na maioria das vezes[101].

ANATOMIA PATOLÓGICA

Os achados clínicos nem sempre mostram a extensão da lesão hepática. A presença de erro de amostragem, especialmente em casos de cirrose em que biopsias fragmentadas são, às vezes, obtidas, pode induzir à avaliação inadequada da extensão da lesão, com até 2/3 dos casos de cirrose não diagnosticados[189,190].

A síndrome de HCA é histologicamente caracterizada por necrose em saca-bocado, chamada atualmente de hepatite de "interface", periportal ou perisseptal e por proeminente infiltrado plasmocitário nos espaços porta, com ou sem necrose em ponte portoportal ou centroportal[13,14,182]. Rosetas de hepatócitos circundados por células inflamatórias podem estar presentes, particularmente ao redor dos espaçosporta. Esporadicamente, o padrão histológico pode ser o mesmo de uma hepatite aguda isolada ou superposta a um quadro de hepatite crônica[28]. Algumas vezes, quando no início, pode se apresentar como uma hepatite aguda com lesão centrolobular predominante, evoluindo para infiltrado periportal[187].

Bach *et al.* comparando os achados histológicos de HCA pelo vírus da hepatite C (HCV) e da HAI, na tentativa de diferenciar ambas as entidades, relataram que necrose e inflamação lobular intensas, necrose em saca-bocado, hepatócitos multinucleados e áreas de colapso no parênquima eram achados mais freqüentes em casos de HAI do que de HCA-HCV[7].

Czaja e Carpenter encontraram alterações biliares em 24% dos casos de HAI, sendo as principais: colangite destrutiva, ductopenia e colangite não-destrutiva[60].

ETIOLOGIA

A etiologia da HAI é ainda desconhecida. Entretanto, a presença de predisposição genética e de um agente infeccioso iniciando uma resposta imune tem sido questionada.

O achado de testes positivos para células LE levou no passado ao conceito de "hepatite lupóide", o que se sabe atualmente estar incorreto[85,105].

Altos títulos de anticorpos contra uma variedade de bactérias e vírus, particularmente contra enterobactérias, vírus do sarampo, rubéola e citomegalovírus, foram observados na HAI[205]. Apesar da correlação entre a presença de auto-anticorpos do tipo antimúsculo liso (SMA) e ANA e os anticorpos contra bactérias e vírus acima citados, nenhuma reação cruzada foi encontrada[206]. Foi também descrita a presença de HAI após infecção pelos vírus das hepatites A[211], B[119], D e G[92], herpesvírus e vírus Epstein-Barr [211]. Assim como o sarampo, foram associados à HAI, entretanto, não há comprovação de que possam causá-la.

O HCV tem sido citado como possível agente causador de HAI. Algumas vezes, a presença de anticorpos contra o vírus da hepatite C (anti-HCV) parece ser resultado de reação cruzada com os altos títulos de gamaglobulinas. Por outro lado, pode existir infecção real pelo HCV, associada a marcadores de auto-imunidade também encontrados na HAI. O fato de tanto a HCA-HCV quanto a HAI apresentarem anticorpos anti-microssoma de fígado e rim (anti-LKM) reagindo contra diferentes sítios antigênicos da proteína P450IID6 (hoje chamada CYP2D6) sustenta a hipótese de que o HCV não é uma causa importante de HAI e que são entidades diferentes apesar da presença do anti-LKM.

IMUNOGENÉTICA

A HAI está fortemente associada com haplotipos do antígeno de histocompatibilidade humano (HLA), HLA-A1-B8-DR3-DR4[71,79,125,130,131,166].

A associação do HLA-B8 com doenças que apresentam determinantes imunológicos como o *diabetes mellitus* tipo I, *miastenia gravis* e a doença de Graves fortalece a idéia de que existe um mecanismo imunológico para a HAI. A falta de especificidade e a variabilidade de expressão do HLA-B8 também são confirmadas, já que o mesmo se manifesta em várias doenças de formas tão diferentes[31,169]. Além do DR3, outro antígeno, o HLA-DR4, foi também descrito[71].

Apesar de familiares de primeiro grau terem uma incidência mais elevada de ANA, SMA e outros auto-anticorpos, não há associação entre a presença do HLA-B8-DR3 e o fato de terem auto-anticorpos positivos[62,71]. Baixos níveis séricos de C4 determinados geneticamente foram encontrados em pacientes com HAI e seus familiares[213].

Outra associação genética, HLA-B8 e Gm a x, parece conferir um aumento de 40 vezes no risco de ter a doença, sugerindo mais um sinergismo do que uma somatória entre ambos[220].

ASPECTOS IMUNOLÓGICOS DA PATOGENIA

Inúmeros distúrbios em doença hepática aguda ou crônica foram descritos e relacionados à imunidade humoral e celular. Várias teorias têm sido levantadas para explicar os distúrbios imunológicos que ocorrem na HAI.

Burnet formulou a "teoria da seleção clonal da imunidade adquirida", dando origem ao conceito dos "clones proibidos" de linfócitos que, fugindo à seleção específica no momento em que seriam eliminados, reconheceriam o "eu", dando origem às doenças auto-imunes.

Um defeito na função de células supressoras antígeno-específicas pode ser responsável pelo desenvolvimento de auto-anticorpos que reagem com antígenos da membrana hepática[211].

As células de Kupffer, macrófagos que estão presentes nos sinusóides, degradam antígenos que chegam no fígado através do sistema portal mas que, em condições normais, não são capazes de produzir anticorpos. O fígado pode se tornar incapaz de seqüestrar tais antígenos devido a dano funcional das células de Kupffer ou por alteração da quantidade das mesmas, resultando em aumento na produção de anticorpos totais e específicos[124].

Normalmente, os linfócitos T-supressores controlam a produção de imunoglobulinas por células B, impedindo a produção excessiva de imunoglobulinas. No entanto, esse mecanismo está defeituoso em pacientes com HAI e seus familiares[163]. Tal defeito pode ser geneticamente determinado, o que é sugerido pelo achado de alta incidência de auto-anticorpos e de níveis aumentados de globulinas nos familiares de tais pacientes[80].

Além da alteração na regulação das células T/B, o que pode levar a uma produção excessiva de imunoglobulinas, as células de Kupffer também parecem estar envolvidas[99]. Usualmente tais células não produzem gamaglobulinas, porém a presença de gamaglobulinas foi demonstrada na superfície das células de Kupffer através de técnicas de imuno-histoquímica no caso de hepatopatias[124]. Tal achado ainda necessita ser elucidado, pois pode significar tanto produção excessiva de imunoglobulinas, inclusive pelas células de Kupffer, quanto captação aumentada pelas mesmas. As células de Kupffer parecem também estar implicadas indiretamente na imunidade, pois sofrem ação de endotoxinas que as induzem a liberar inúmeras enzimas, como interleucinas, leucotrienos e superóxidos, os quais por sua vez afetam a função imunitária[162].

Há duas teorias que são mais bem sucedidas em explicar os mecanismos patogênicos da HAI e que envolvem alguns aspectos já mencionados: "*auto-antígeno desencadeado* por citotoxicidade célula-mediada" e "*auto-anticorpo-dependente* da citotoxicidade célula-mediada"[52].

A teoria mais aceita é a do "*auto-antígeno-desencadeado* por citotoxicidade célula-mediada", e apresenta alguns itens importantes:

- Exposição anormal de antígenos HLA classe II na superfície dos hepatócitos devido a vírus, drogas, fatores ambientais ou idiopáticos.
- Apresentação aumentada de componentes normais das células hepáticas como auto-antígenos.
- Ativação das células processadoras de antígenos, que estimulam a expansão clonal de linfócitos citotóxicos T, estimulados por auto-antígenos.

- Destruição de células hepáticas por linfócitos citotóxicos T, que liberam citocinas nocivas.
- Modulação da susceptibilidade e gravidade por HLA-DR3 e DR4.

A segunda teoria é a do *"anticorpo-dependente* por citotoxicidade célula-mediada", e tem como pontos essenciais:

- Defeito intrínseco no desempenho do linfócito T supressor que facilita a produção não-molecular por células B, de imunoglobulinas G (IgG) contra proteínas da membrana do hepatócito.
- Presença de complexo antígeno-anticorpo na superfície dos hepatócitos atingidos por células matadoras (*natural killers*) com receptores Fc.
- Ligação da célula matadora ao complexo antígeno-anticorpo e subseqüente citólise.
- Predisposição HLA A1-B8-DR3 para defeito nas células T supressoras.

Há, entretanto, algumas falhas a respeito dessas teorias: nenhum dos auto-anticorpos associados a HAI é patogênico; os motivos pelos quais existe uma exposição anormal de HLA na superfície dos hepatócitos são incertos; há apenas um auto-antígeno (CYP2D6) incriminado na patogenia, e está relacionado a uma doença rara (HAI tipo 2); não existe modelo animal reprodutível que reflita completamente a doença em humanos; há apenas o defeito da célula T supressora não-antígeno-específico demonstrado, o que pode não ser doença-específica; inúmeros vírus foram propostos como agentes etiológicos, porém nenhum comprovado.

IMUNOLOGIA

Estudos realizados sugerem que auto-anticorpos contra vários antígenos podem estar implicados em reações de citotoxicidade celular anticorpo-dependente, levando a dano hepático[132,147]. Os anticorpos mais importantes são os contranúcleo, músculo-liso, mitocôndria e microssomo de fígado e rim.

Anticorpo Antinúcleo (ANA)

Os títulos geralmente excedem 1:160[196]. Está presente em aproximadamente 80% dos pacientes e seus títulos se correlacionam aos níveis séricos de gamaglobulinas[185]. Entretanto, os títulos não se correlacionam com a clínica ou o prognóstico[196].

Não é um anticorpo específico para HAI e pode ocorrer em hepatite crônica viral, doença hepática droga-induzida e colangite esclerosante primária (CEP). Na cirrose biliar primária (CBP), pode ocorrer em até 40% dos casos[178].

Anticorpo Antimúsculo Liso (SMA)

O SMA é detectado pela técnica de imunofluorescência, e um título de mais de 1:80 é considerado diagnóstico. No caso da HAI o antígeno-alvo é a actina, uma proteína encontrada no citoesqueleto[123]. Aproximadamente 70% dos pacientes com HAI têm SMA positivo, e estão freqüentemente associados ao ANA. Em 50% dos casos de cirrose biliar primária e em doenças virais o SMA também foi encontrado em baixos títulos[185,4]. Nos casos de HAI, os anticorpos SMA são imunoglobulinas do tipo G (IgG), enquanto na cirrose biliar primária são da classe de imunoglobulinas do tipo M (IgM)[116].

Anticorpo Antimicrossomo de Fígado e Rim (Anti-LKM)

O anti-LKM é testado por imunofluorescência indireta. Pode ser mais especificamente diagnosticado por radioimunoensaio (RIA)[137] e immunoblot [2,117]. Há três tipos diferentes de anti-LKM, dois deles relacionados a HAI. O anti-LKM1 reage com o CYP2D6[137,139] e define a HAI tipo 2 [44,96,188]. Mesmo sendo raro, deve ser testado rotineiramente para que se evite deixar de fazer o diagnóstico de HAI tipo 2, pois esses pacientes são freqüentemente negativos para outros auto-anticorpos[73].

O anti-LKM3, encontrado nos casos de hepatite pelo vírus delta[29], também foi descrito em pacientes com HAI-2. Pode ocorrer em pacientes anti-LKM1 e ANA negativos como o único anticorpo positivo para HAI[195].

Anticorpo contra Antígeno Hepático Solúvel/Fígado–Pâncreas (Anti-SLA/LP)

Foi sugerido que o anticorpo contra o antígeno hepático solúvel (anti-SLA) e o anticorpo contra fígado e pâncreas (anti-LP) são idênticos [113,191]. Weis *et al.* demonstraram que na realidade eles são idênticos e que apresentam, sensibilidade de 90% e especificidade de 100%[221]. Há alguns estudos que confirmam a ausência de resultados falso-positivos de anti-SLA/LP e também a presença de resultados positivos apenas em HAI ou em síndrome de sobreposição com CBP [8,9,126,129,138,221].

Anticorpo Antilipoproteína Específica para Fígado (Anti-LSP)

O anti-LSP representa uma população de anticorpos que são provavelmente direcionados contra diversos auto-antígenos[170]. Pode ser encontrado em grande quantidade de pacientes com HAI; entretanto, também é encontrado em quase metade dos pacientes com hepatite viral, assim como em outras formas de doença hepática, como a CBP e a hepatite alcoólica[100,136]. Também pode estar presente raramente na doença de Wilson, hemocromatose e hepatite C. Os títulos de anti-LSP estão relacionados com a gravidade da doença hepática e com a resposta à terapia imunossupressora.

Anticorpo Anti-Receptor da Asialoglicoproteína (Anti-ASGR)

O receptor da asialoglicoproteína é um dos componentes dos anti-LSP[146] distribuído na superfície das células hepáticas periportais. O achado de anti-ASGR, principalmente na zona 1 do lóbulo hepático, pode indicar que o mesmo tem participação no desenvolvimento do dano hepático periportal[149]. O anti-ASGR tem alta especificidade para HAI[203]. Entretanto, sua presença em casos de hepatite aguda A e B, hepatite C, doença hepática alcoólica e cirrose biliar primária também foi descrita[146,211].

Anticorpo Anticitosol Hepático (Anti-LC1)

O anti-LC1 é detectado por técnicas de imunofluorescência e imunoprecipitação. Foi associado com anti-LKM1 no soro de até 50% de doentes com HAI tipo 2, sendo assim um marcador adicional para tal hepatite[122]. A perda total desse anticorpo ou sua redução é descrita em mais de 50% de pacientes durante a remissão da HAI.

Anticorpo Perinuclear contra Citoplasma Neutrofílico (pANCA)

O pANCA foi descrito em pacientes com HAI, mas seu significado completo ainda não está determinado[86,87]. É dosado por método de enzimoensaio (ELISA). Noventa e três por cento dos pacientes com HAI tipo 1 grave têm pANCA positivo, com títulos de 1:11.410 a 1: 100.000.

É também encontrado em pacientes com CEP. Nesse caso, os anticorpos são principalmente isótopos IgG1 e IgG3, enquanto aqueles com HAI são predominantemente do tipo IgG1[200]. Como é raro na CBP[24,157,177] pode ser de utilidade no diagnóstico diferencial de HAI e CBP verdadeiras da síndrome de sobreposição HAI-CBP.

Anticorpo Antimitocôndria (AMA)

O AMA foi primeiramente detectado no soro de pacientes com CBP pelo método de imunofluorescência[216]. Porém, esse método não é específico[12] e conseqüentemente não possibilita a diferenciação de AMA direcionados contra outros antígenos que não os da CBP[216]. Além da imunofluorescência, o AMA pode ser detectado por imunoprecipitação.

Contrastando com sua presença em quase 100% dos casos de CBP, é encontrado em apenas 20% dos pacientes com HAI, geralmente em títulos menores que 1/40[111,112]. Foi sugerido não considerar a doença como HAI se o AMA for positivo[97]. Em alguns casos, entretanto, trata-se de uma verdadeira síndrome de sobreposição, e achados de ambas as doenças podem estar presentes.

Alguns subtipos do AMA foram descritos. Os que ocorrem na CBP são o anti-M2, -M4, -M8 e -M9[12,223].

CLASSIFICAÇÃO

Três diferentes subgrupos de HAI, tipos 1, 2 e 3 foram descritos com base, principalmente, na presença de certos auto-anticorpos. Há várias semelhanças entre esses subgrupos como o predomínio de mulheres, hipergamaglobulinemia policlonal e a resposta à terapia com corticosteróides[135].

A forma clássica da HAI, chamada antigamente de "lupóide", é atualmente denominada tipo 1, caracterizada pela presença de anti-SMA (antiactina) ou ANA[96,219]. Representa a maioria dos casos de HAI. Aproximadamente 71% dos pacientes são mulheres, e 48% destas têm menos de 40 anos. Outras doenças auto-imunes, como doença de Graves, colite ulcerativa e artrite reumatóide, ocorrem em aproximadamente 17% dos casos[35]. Pacientes com HAI tipo 1 têm também anti-SLA (10%) e pANCA[225] positivos.

O tipo 2 é caracterizado pela presença do anti-LKM1. Além da presença desse anticorpo, é também caracterizada pela ausência de anti-SMA, AMA e ANA[96]. Raramente, o anti-LC1 pode ser encontrado como o único marcador presente[115].

Foram propostos dois grupos distintos de HAI tipo 2, classificados de acordo com a presença ou não de anti-HCV: tipo 2a e tipo 2b. O tipo 2a teria pacientes mais jovens, predominantemente do sexo feminino, sem evidência de infecção pelo HCV, com curso clínico mais grave, apresentando altos títulos de anti-LKM1 e altos valores de aminotransferases. As desordens imunológicas mais associadas seriam artrite, tireoidite e colite ulcerativa. Apesar da sua gravidade, o tratamento imunossupressor seria extremamente benéfico. O tipo 2b teria pacientes mais velhos, de ambos os sexos com infecção pelo HCV, níveis mais baixos de aminotransferases e anti-LKM1, com curso clínico mais leve, mas que não responderiam tão bem ao tratamento. Geralmente, não há doença auto-imune extra-hepática. Essa subdivisão em 2a e 2b foi abandonada, e atualmente considera-se apenas um tipo de HAI 2[73]. Os principais achados são anti-LKM1 positivo na população mais jovem e com apresentação mais agressiva.

Um terceiro grupo, o tipo 3, tem anti-SLA/LP positivo. Outros anticorpos, como SMA e AMA, podem estar presentes. Algumas vezes, nenhum outro anticorpo que não o anti-SLA é encontrado. Também esse terceiro grupo tem predomínio de pacientes do sexo feminino[138]. Há alta freqüência de síndromes extra-hepáticas, tais como artrite reumatóide e doença auto-imune de tireóide. Entretanto, atualmente, há uma tendência de se aceitar apenas as HAI tipos 1 e 2, uma vez que o tipo 3 parece ser indistinguível do tipo 1 [46,61,106,151].

Há vários pontos de discussão a respeito dessa classificação. Sua utilização parece ter importância apenas por motivos científicos, já que a patogenia aparenta ser diferente. No entanto, o conceito prévio de uma HAI tipo 2 com comportamento clínico mais agressivo não foi confirmado, já que tanto o tipo 1 quanto o tipo 2 respondem bem ao corticosteróide[84]. Além disso, apesar de alguma variação clínica entre os tipos 1 e 2, o tratamento é o mesmo. Uma reunião futura do IAIHG (International Autoimmune Hepatitis Group) certamente discutirá esses itens e os citados anteriormente.

QUADRO CLÍNICO

A HAI ocorre freqüentemente em mulheres na faixa etária entre 10 e 30 anos e por volta da menopausa. No entanto, pode ocorrer em qualquer idade em ambos os sexos[3]. Na realidade, a maioria das pacientes tem mais de 40 anos, e a doença está sendo diagnosticada também em homens[61].

A HAI apresenta similaridades no idoso; entretanto, o médico pode esquecer que essa entidade clínica ocorre em qualquer idade, o que atrasa o diagnóstico e o tratamento corretos[184].

Em aproximadamente um quarto dos pacientes a doença se manifesta inicialmente como um quadro típico de hepatite aguda viral[28,154].

A duração dos sintomas, apesar de ser geralmente insidiosa[3], parece ser menos importante do que os achados clínicos[61].

Sinais gerais como fadiga, emagrecimento e anorexia estão presentes. Dor abdominal relacionada ao aumento do tamanho do fígado e febre podem ocorrer em até 40% e 20%, respectivamente.

Aranhas vasculares são encontradas na face, pescoço e braços, e seu aparecimento depende da atividade da doença. Hepato e esplenomegalia estão freqüentemente presentes.

Sinais de descompensação da cirrose hepática como ascite, encefalopatia e varizes esofagianas podem ser encontrados já no momento do diagnóstico em até 20% dos pacientes.

Pode haver icterícia flutuante[3]. Na verdade, aproximadamente 80% dos pacientes se apresentam ictéricos no momento do exame inicial[154].

Manifestações de distúrbios endocrinológicos como hirsutismo, estrias abdominais e fáceis de "lua-cheia" podem ser vistas mesmo antes do início do tratamento com corticosteróides. Amenorréia ocorre freqüentemente.

Manifestações cutâneas, como capilarite alérgica, acne, eritema, púrpura, líquen plano e úlceras de perna, podem ocorrer.

Manifestações extra-hepáticas, como tireoidite auto-imune, síndrome de Sjögren, acidose tubular renal, alveolite fibrosante, neuropatia periférica[82] e glomerulonefrite[110], podem ser concomitantes a HAI. Outros como colite ulcerativa, *diabetes mellitus* e anemia hemolítica também podem ser encontrados. Síndrome hipereosinofílica está raramente associada[30]. Manifestações pulmonares como pleurisia e infiltrações pulmonares transitórias podem ser encontradas na doença ativa.

A prevalência de doença celíaca em pacientes com HAI é de no mínimo 1:36, o que corresponde a oito vezes mais do que na população geral[215]. Devido a esse fato, os pacientes deveriam ser testados para tal doença.

Hepatocarcinoma (HCC) é raro e relacionado à cirrose de longa duração[167]. Provavelmente a taxa de HCC no passado era mais alta devido à falta de testes adequados para o diagnóstico de infecção por HCV[217].

DIAGNÓSTICO

Um sistema de pontuação foi proposto pelo IAIHG (International Autoimmune Hepatitis Group) para o diagnóstico *definitivo* ou *provável* de HAI[101]. Os critérios diagnósticos incluem achados histológicos, bioquímicos e imunológicos, como dosagem sérica de imunoglobulinas, auto-anticorpos e marcadores virais. O maior valor do sistema de pontuação está na sua objetividade, especificidade e reprodutibilidade[49].

Ao final de 1999, o IAIHG revisou o sistema de pontuação previamente proposto e fez algumas poucas modificações[3] (Tabelas 113.1, 113.2, 113.3.)

Foi entendido que a presença de transfusão de sangue prévia ou a exposição a sangue em pacientes soronegativos, ou mesmo a outros fatores de risco para hepatite viral, não deveria eliminar a possibilidade de existência de HAI. Além disso, a ingesta de álcool (moderada ou pesada) e/ou hepatotoxicidade por droga não deveriam afastar HAI, se ainda houvesse dano hepático após a retirada de tais substâncias[3].

O sistema de pontuação tem sensibilidade altíssima, variando de 97% a 100%, e especificidade de 89,5% para o diagnóstico de HAI[16].

Seu uso para reafirmar a presença de síndrome de sobreposição ainda não está recomendado.

ACHADOS LABORATORIAIS

Aproximadamente 70%-80% dos pacientes com HAI tem ANA ou SMA em títulos de 1:40 ou maiores. Apenas 3%-4% dos pacientes jovens têm LKM1 positivo, algumas vezes mesmo em títulos menores que 1:40. Por volta de 20% dos pacientes não apresentam qualquer auto-anticorpo[101]. Neste caso, o

Tabela 113.1
Critérios Diagnósticos Revisados para Hepatitte Auto-Imune

Parâmetros	*Definitivo*	*Provável*
Histologia hepática	Hepatite de interface de atividade moderada a grave, com ou sem hepatite lobular ou necrose em ponte centroportal, mas *sem* lesões biliares, ou granulomas bem-definidos, ou qualquer outra alteração intensa sugestiva de etiologia diferente.	Idem ao "definitivo"
Bioquímica sérica	Qualquer anormalidade nas aminotransferases séricas, especialmente (mas não exclusivamente) se os níveis de fosfatase alcalina não estiverem particularmente elevados. Concentrações séricas normais de alfa-1-antitripsina, cobre e ceruloplasmina.	Idem ao "definitivo", porém pacientes com concentrações séricas anormais de cobre e ceruloplasmina podem ser incluídos, *desde que seja excluída a presença de doença de Wilson pela investigação apropriada.*
Imunoglobulinas séricas	Concentração de globulina total *ou* γ-globulina *ou* IgG maior que 1,5 vez o limite superior normal	Qualquer elevação das concentrações de globulina sérica *ou* γ-globulina *ou* IgG acima do limite do normal
Auto-anticorpos séricos	Soropositividade para auto-anticorpos do tipo ANA, SMA ou LKM-1 em títulos maiores que 1:80. Títulos mais baixos (particularmente de LKM1) podem ser significativos em crianças. Soronegatividade de AMA.	Idem ao "definitivo" porém em títulos de 1:40 ou maiores. Pacientes soronegativos para esses auto-anticorpos, mas soropositivos para auto-anticorpos definidos.
Marcadores virais	Soronegatividade para marcadores de infecção atual pelos vírus das hepatites A, B e C.	Idem ao "definitivo"
Outros fatores etiológicos	Consumo médio de álcool menor que 25g/dia. Ausência de história de uso recente de drogas hepatotóxicas conhecidas.	Consumo de álcool menor que 50 g/dia e ausência de uso recente de drogas hepatotóxicas conhecidas. Pacientes que consumiram maiores quantidades de álcool ou que receberam drogas potencialmente hepatotóxicas podem ser incluídos, *se houver clara evidência de que há continuidade no dano hepático, apesar da abstinência do álcool ou retirada da droga.*

IgG — imunoglobulina tipo G. IgM — imunoglobulina tipo M. ANA — anticorpo antinúcleo. SMA — anticorpo antimúsculo liso. Anti-LKM-1 — anticorpo antimicrossomo de fígado e rim tipo 1.

pANCA pode ser de grande valor diagnóstico, uma vez que está presente em aproximadamente 90% dos pacientes com HAI[87,156,214,225].

Além dos auto-anticorpos já descritos, há outros testes laboratoriais que são importantes.

As aminotransferases AST e ALT estão geralmente elevadas, estando algumas vezes mais altas que 1.000 UI/ml. Níveis normais de aminotransferases podem ser achados mesmo na presença de dano hepático.

Colestase com níveis muito altos de bilirrubinas e fosfatase alcalina (FA) geralmente não é encontrada e outra causa ou condição associada deve sempre ser considerada, como, por exemplo, obstrução de ductos biliares, CBP, CEP e a síndrome da sobreposição com CBP ou CEP. Entretanto, 81% dos pacientes com HAI podem ter níveis de FA elevados, e em aproximadamente 10% deles os níveis podem estar maiores que 10 vezes o valor normal[57].

Hipergamaglobulinemia de algum grau geralmente é encontrada, e tende a refletir atividade de doença. A elevação de imunoglobulinas é policlonal, principalmente à custa de IgG, IgM e imunoglobulina tipo A (IgA).

Hipoalbuminemia ocorre em aproximadamente 50% dos casos e piora nos estágios finais da doença.

Anemia leve, leucopenia e plaquetopenia podem ocorrer não somente devido ao hiperesplenismo, mas também devido a sangramento por varizes e anemia hemolítica.

Como em outras doenças hepáticas, níveis elevados de ferritina sérica e, algumas vezes, de saturação da transferrina, ocorrem na HAI[115].

Tabela 113.2
Sistema de Pontuação Revisado para o Diagnóstico de Hepatite Auto-Imune

Parâmetros/Achados	*Pontos*	*Notas**
Sexo feminino	+2	
Razão FA:AST (ou ALT)		
<1,5	+2	1
1,5-3,0	0	
>3,0	–2	
Globulina sérica ou IgG acima do normal		
> 2,0	+3	
1,5-2,0	+2	
1,0-1,5	+1	
< 1,0	0	
ANA, SMA ou LKM-1		
> 1:80	+3	2
1:80	+2	
1:40	+1	
< 1:40	0	
AMA positivo	–4	
Marcadores de hepatite viral		
Positivo	–3	3
Negativo	+3	
História de drogas		
Positiva	–4	4
Negativa	+1	
Média de ingesta alcoólica		
< 25 g/dia	+2	
>60 g/dia	–2	
Histologia hepática		
Hepatite de interface	+3	
Infiltrado predominantemente linfoplasmocitário	+1	5
Rosetas de células hepáticas	+1	6
Nenhuma das acima	–5	
Alterações biliares	–3	
Outras alterações	–3	
Outra doença auto-imune	+2	7
Parâmetros adicionais opcionais		8
Soropositividade para outros autoanticorpos *definidos*	+2	9
HLA DR3 ou DR4	+1	10
Resposta terapêutica:		
Completa	+2	11
Recaída	+3	
Interpretação da pontuação total:		
Pré-tratamento:		
HAI definitiva	>15	
HAI provável	10-15	12
Pós-tratamento:		
HAI definitiva	17	
HAI provável	12-17	

**Veja notas explicativas na Tabela 113.3.*
FA — fosfatase alcalina. AST — aspartato aminotransferase. ALT — alanina aminotransferase. ANA – anticorpo antinúcleo. SMA — anticorpo antimúsculo liso. Anti-LKM-1 – anticorpo antimicrossomo de fígado e rim tipo 1[3].

HCC ocorre em 7% dos pacientes com cirrose de pelo menos 5 anos de duração, e a probabilidade de desenvolver o tumor cresce para 30% após 13 anos[217]. Para tanto, dosagens periódicas dos níveis de alfafetoproteína e exames ecográficos estão justificados.

Devido à alta prevalência de doença celíaca, os pacientes deve ser avaliados com identificação dos anticorpos antigliadina e antiendomísio e com biópsia de intestino delgado nos casos positivos[215].

Foi sugerido por Czaja que os principais itens para o diagnóstico de HAI são marcadores virais; identificação de ANA, SMA e AMA; gamaglobulina sérica e/ou níveis de IgG; e análise da biopsia hepática[49].

DIAGNÓSTICO DIFERENCIAL

Como não há achados patognomônicos na HAI, o diagnóstico diferencial requer a exclusão de várias condições similares que envolvem auto-imunidade, e também aquelas que causam HCA (Tabela 113.4)

Hepatite Viral

A HAI na sua forma aguda deve ser distinguida da hepatite viral aguda[28,154]. Entretanto, a presença de hipoalbuminemia, ou de achados compatíveis com hipertensão portal, tais como plaquetopenia, ascite ou varizes esofágicas chamam a atenção para HAI já na fase de cirrose[68].

As hepatites B e C freqüentemente evoluem para cronicidade.

No caso da hepatite B, a presença do antígeno de superfície (HBsAg) ou, em fases mais tardias, quando o antígeno está ausente, anticorpos contra o antígeno de superfície (anti-HBs), contra o envelope (anti-HBe) e contra o núcleo do vírus B (anti-HBc) podem ser encontrados. Baixos níveis de DNA do vírus B são detectados por reação em cadeia da polimerase (PCR). O antígeno do núcleo do vírus B (HBcAg) pode ser encontrado no tecido por técnicas de imuno-histoquímica.

Como já mencionamos, a presença do HCV deve ser checada pelo método de PCR para excluir casos falso-positivos e confirmar a presença do vírus.

ANA e/ou SMA podem estar presentes na hepatite B ou C[65,66], e sua freqüência varia de 20% a 40%. Anti-LKM1 foi referido em até 6% dos pacientes com hepatite C[20,47]. Desde que o pANCA seja muito raro na hepatite viral, pode ser usado como um auto-anticorpo oportuno para diferenciar a presença real de HAI da sua concomitância com hepatite por vírus[225].

Anticorpos contra o HCV foram detectados em uma grande proporção de pacientes espanhóis[76] (44%) e italianos[121] (86%) que apresentavam HAI, chamando a atenção para o HCV como um possível fator patogênico. No entanto, McFarlane *et al.* descreveram a con-

Tabela 113.3
Notas Explicativas da Tabela 113.2

1. A razão FA: AST (ou ALT) se refere ao grau de elevação acima do limite máximo do normal (lmn) dessas enzimas, isto é = (UI/l FA: lmn FA): (UI/l AST: lmn AST)
2. Títulos determinados por imunofluorescência indireta em tecido de roedores, ou, para ANA, em células Hep-2. Títulos mais baixos (especialmente de LKM1) são significativos em crianças e deveriam ser pontuados pelo menos +1.
3. Pontuação para marcadores virais das hepatites A, B e C (positivo/ negativo para anti-HAV IgM, HBsAg, anti-HBc IgM, anti-HCV e HCV-RNA). Se uma etiologia viral for suspeitada apesar da soronegatividade desses marcadores, testes para outros vírus potencialmente hepatotrópicos como CMV e EBV podem ser relevantes.
4. História de uso recente ou atual de drogas hepatotóxicas conhecidas ou suspeitas.
5. "Alterações biliares" referem-se a modificações dos ductos biliares típicas de CBP ou CEP (colangite granulomatosa, ou intensa fibrose ductal concêntrica com ductopenia, estabelecidos em biópsia adequada) e/ou reação periportal ductular substancial (a chamada proliferação ductal biliar marginal ou colangiolite) com acúmulo de cobre/proteína associada ao acúmulo de cobre.
6. Qualquer outro achado proeminente ou combinação de achados sugestivos de etiologia diferente.
7. Pontuação para história de qualquer outra desordem(ns) auto-imune do paciente ou parentes de primeiro grau.
8. Os pontos adicionais para outros auto-anticorpos definidos e HLA DR3 ou DR4 (se os resultados desses parâmetros estiverem disponíveis) deveriam ser computados *apenas* para pacientes que são soronegativos para ANA, SMA e LKM1.
9. Outros auto-anticorpos "definidos" são aqueles para os quais há resultados publicados relatando a metodologia para detecção e relevância para HAI. Estes incluem pANCA, anti-LC1, anti-SLA/LP, anti-ASGR e anti-sulfatide.
10. HLA DR3 e DR4 são de relevância principalmente para populações caucasianas no Norte europeu e japonesas. Um ponto pode ser computado para outro antígeno HLA classe II para o qual haja evidência publicada da sua associação com HAI em outras populações.
11. Avaliação da resposta terapêutica (como definida na Tabela 113.5) pode ser feita a qualquer hora. Pontos deveriam ser acrescidos àqueles acumulados para os achados da *apresentação inicial*.
12. Resposta e recaída conforme definidas na Tabela 113.5

FA — fosfatase alcalina. AST — aspartato aminotransferase. ALT — alanina aminotransferase. ANA — anticorpo antinúcleo. SMA — anticorpo antimúsculo liso. Anti-LKM-1 — anticorpo antimicrossomo de fígado e rim tipo 1. Anti-HAV IgM- fração IgM do anticorpo contra hepatite A. HBsAg- antígeno de superfície da hepatite B. Anti-HBc IgM — fração IgM do anticorpo contra o núcleo do vírus da hepatite B. Anti-HCV- anticorpo contra o vírus da hepatite C. HCV-RNA — RNA do vírus da hepatite C. CMV — citomegalovírus. EBV — vírus Epstein-Barr. CBP — cirrose biliar primária. CEP — colangite esclerosante primária. HLA — antígeno de histocompatibilidade Anti-SLA/LP — anticorpo contra antígeno hepático solúvel/fígado-pâncreas. Anti-ASGR — anticorpo anti-receptor da asialoglicoproteína. Anti-LC1 — anticorpo anticitosol hepático. pANCA — anticorpo perinuclear contra citoplasma neutrofílico[3].

comitância da positividade do anti-HCV e de hipergamaglobulinemia nos casos de HAI, mostrando que devem existir anticorpos policlonais envolvidos em uma reação cruzada, produzindo resultados falso-positivos quando examinados por método de ELISA[150].

A dosagem do anti-LKM1 é comumente positiva em pacientes com infecção pelo HCV, sendo detectado tanto pelo método ELISA quanto pelo achado de RNA viral através do método de PCR. Apesar de a relação entre a infecção crônica pelo HCV e a produção de anti-LKM1 não ter sido ainda definida, é provável que a infecção pelo vírus leve a uma expressão alterada do antígeno hepatocelular do LKM1, com perda da tolerância contra o mesmo e o aparecimento de anti-LKM1 no soro[121]. Os anti-LKM1 nos pacientes com infecção pelo HCV e naqueles com HAI são direcionados contra diferentes sítios antigênicos da proteína CYP2D6. Isso sugere que os caminhos pelos quais a imunização ou a resposta imune aconteceram foram diferentes em cada caso[224]. Em casos de hepatite C, CYP2E1 e CYP3A4 foram também identificados como diferentes alvos do anti-LKM1, além do CYP2D6[155].

Como existem casos em que há real concomitância de infecção pelo HCV e HAI, e o tratamento da HAI com interferon pode ser prejudicial[212], decisões terapêuticas não devem ser exclusivamente baseadas na

Tabela 113.4
Diagnóstico Diferencial da Hepatite Auto-Imune

Aguda	*Crônica*
Doença de Wilson Hepatite viral	Hepatite viral Lúpus eritematoso sistêmico Deficiência de alfa-1-antitripsina **Doença de Wilson** Drogas Álcool Hemocromatose genética **Cirrose biliar primária** Colangite esclerosante primária **Formas Variantes:** **Síndromes de sobreposição** HAI e cirrose biliar primária HAI e colangite esclerosante primária HAI e hepatite viral **Síndromes *outlier*** Colangite auto-imune **Hepatite crônica criptogênica**

HAI — hepatite auto-imune.

positividade do anti-HCV pelo método ELISA. Dosagem do HCV-RNA por PCR deve ser feita para confirmar a presença de infecção pelo vírus, antes de se instituir o tratamento com interferon[43].

Lúpus Eritematoso Sistêmico (LES)

O achado de células LE levou ao conceito de "hepatite lupóide"[105]. Apesar de os anticorpos de dupla hélice contra o DNA estarem presentes em ambas as doenças, os antígenos envolvidos são diferentes[85]. A grande maioria dos pacientes com LES tem algum grau de lesão renal, o que não ocorre com os pacientes que apresentam HAI[192]. Elevações nos níveis enzimáticos podem ocorrer nas fases iniciais da doença pelo uso de aspirina no tratamento. Além disso, a hepatite no LES ocorre apenas ocasionalmente.

Deficiência de Alfa-1-Antitripsina

A deficiência de alfa-1-antitripsina pode ocorrer tanto em crianças[173] quanto em adultos na forma de HCA. História de hepatite neonatal que evolui para HCA, história familiar de cirrose, os níveis séricos de alfa-1-antitripsina e a análise histológica com a presença de glóbulos PAS-positivos irão provavelmente fazer o diagnóstico de deficiência de alfa-1-antitripsina. Valores baixos ou equivocadamente baixos devem ser checados por análise genotípica. Deficiências fenotípicas são comuns na HAI tipo 1, mas não há importância clínica ou prognóstica em tal fato[54].

Doença de Wilson

Em alguns casos, a doença de Wilson se manifesta na forma de hepatite aguda grave, o que deve ser diferenciado da apresentação aguda da HAI. As conseqüências de não se ter um diagnóstico preciso da doença de Wilson, nas suas formas aguda ou crônica, são trágicas, portanto ela deve ser diferenciada das outras formas de HCA, inclusive da HAI. O diagnóstico diferencial pode ser feito pela história de doença hepática e do sistema nervoso central; história familiar de doença de Wilson; doença hepática de etiologia desconhecida; hemólise associada à hepatite; tremores, rigidez, distonia, disartria de origem desconhecida; alterações do comportamento; e a presença do anel de Kayser-Fleischer. Entretanto, a ausência do anel de Kayser-Fleischer não exclui a presença da doença de Wilson; além disso sua presença não é exclusividade da mesma, aparecendo em alguns pacientes com CBP ou síndromes colestáticas[78,108].

Os níveis séricos de ceruloplasmina e de cobre são a forma mais simples de se estabelecer o diagnóstico. A coloração histológica específica com rodanina e a quantificação do cobre hepático na biópsia hepática são também importantes métodos diagnósticos.

Drogas Medicamentosas

Ingestão de drogas como metildopa[83], nitrofurantoína[15,197], isoniazida[137], oxifenizatina[26], paracetamol[17] e várias outras podem levar à doença hepática crônica. Portanto, uma história detalhada deve ser feita visando descartar a possibilidade de hepatite crônica droga-induzida.

Geralmente é impossível diferenciar hepatite por droga de outras causas de hepatite crônica apenas pela avaliação histológica. A remoção da droga e a concomitante queda no nível de aminotransferases no seguimento do atendimento podem prover o diagnóstico.

Álcool

Hepatite crônica pode ser encontrada em uma parte dos pacientes com alcoolismo[93]. A história de abuso de álcool algumas vezes é negada pelo paciente. Nesses casos, estigmas da doença alcoólica devem ser pesquisados. Também, o confrontamento das informações com os familiares do paciente geralmente é de grande auxílio.

Hemocromatose Genética

Níveis séricos aumentados de ferritina, com elevação do índice de saturação da transferrina, também podem ocorrer na HAI. A hemocromatose genética pode ser excluída pela coloração específica para ferro ou pelo cálculo do índice de ferro hepático. A pesquisa de mutações do gene HFE também pode auxiliar no diagnóstico (ver Capítulo 111).

Cirrose Biliar Primária (CBP)

Ver abaixo.

Colangite Esclerosante Primária (CEP)

Ver abaixo.

Formas Variantes

As formas variantes da HAI são comuns e seu reconhecimento é importante para a definição apropriada das estratégias de tratamento. Sua freqüência avaliada em pacientes com doença hepática imune foi de 18%[53]. As condições que envolvem os achados de duas doenças diferentes são chamadas de *síndromes de sobreposição*: combinações entre HAI e CBP, CEP ou hepatite crônica viral. Condições em que os achados são insuficientes para fazer o diagnóstico definitivo de HAI ou outra doença hepática crônica são denominadas *síndromes "outlier"*: colangite auto-imune e hepatite crônica criptogênica. O termo em inglês ainda não tem uma denominação oficial em português, e poderia ser entendido como algo que "não tem um lugar exato para se encaixar", um "forasteiro". Neste capítulo utilizaremos o nome em inglês.

Para que seja facilmente compreensível, discutiremos a seguir CBP e CEP, duas doenças que necessitam ser diferenciadas da HAI, em vez de discuti-las juntamente com o grupo das outras doenças acima citadas.

Síndromes de Sobreposição

Hepatite Auto-Imune e Cirrose Biliar Primária

Cirrose Biliar Primária

CBP é uma doença colestática crônica que afeta predominantemente mulheres de meia-idade, apresentando AMA positivo em mais de 90% dos casos. Histopatologicamente, é caracterizada pela inflamação destrutiva dos ductos biliares, com sua conseqüente fibrose e cirrose. Ácido ursodesoxicólico parece ser uma medicação efetiva.

Em um estudo comparativo entre pacientes com HAI, que apresentavam ou não AMA, e pacientes com CBP, foi concluído que altos níveis de auto-anticorpos (=1:160), concentração de IgM (=6,0 mg/dl), atividade da FA (=4 vezes o normal) e elevação dos níveis de colesterol (=300 mg/dl) diferenciavam as duas doenças em 82% dos casos. Ainda, os achados histológicos diferenciaram 91% dos casos de HAI auto-anticorpo positivo dos casos de CBP, sendo considerado método mais confiável que os exames bioquímicos[111]. Os títulos de AMA foram baixos nos casos de HAI (=1:40)[112,216].

Contrastando com a elevação policlonal de imunoglobulinas da HAI, na CBP a elevação de imunoglobulinas é à custa do predomínio de IgM[116,190].

Outro estudo comparativo entre as duas doenças mostrou que a presença de prurido, elevação de FA e a presença de granulomas portais ou de parênquima ao exame histológico foram os parâmetros mais válidos para diferenciar as duas condições[222].

Auto-anticorpos podem também variar. ANA e SMA estão presentes em 33% dos pacientes com CBP[88]. AMA está presente em mais de 90% dos casos de CBP[112,216] e em até 20% dos pacientes com hepatite crônica, mas neste caso, em títulos menores de 1:40[111].

A soropositividade do AMA pode ser também um resultado falso-positivo[43]. Os padrões de AMA e anti-LKM1 pela imunofluorescência indireta são similares e podem ser confundidos. Análises retrospectivas de pacientes com HAI e AMA indicaram que tal confusão pode ocorrer em até 27% dos casos. Algumas vezes, entretanto, a especificidade da imuno-reação é inegável[46], e é quando se tem uma verdadeira *síndrome de sobreposição*.

Sobreposição de HAI/CBP

Pacientes com um ou mais dos achados a seguir tem síndrome de sobreposição de HAI com CBP: títulos de AMA maiores que 1:160; elevação desproporcional de FA; aumento dos níveis de IgM; hipercolesterolemia; alterações ductais ao exame histológico, acúmulo de cobre hepático; e mesmo anticorpos específicos para as subunidades E2 do complexo deidrogenase-piruvato.

Foi também sugerido que a presença concomitante de lesões ductais floridas e inflamação linfoplasmocitária portal/periportal moderada a grave na histologia hepática reforçam a existência de uma sobreposição verdadeira[199].

Pacientes com síndrome de sobreposição de HAI e CBP tem níveis de IgG mais baixos e níveis médios de IgM mais altos do que pacientes com HAI definitiva isolada. A freqüência de SMA também é mais baixa.

Ainda está por ser elucidado se o sistema revisado de pontuação do IAIHG é eficaz em auxiliar na identificação destes casos. Apesar disto, uma revisão de 137 pacientes realizada por Talkwalkar e cols., demonstraram que o sistema de pontuação auxiliou em reduzir a prevalênica de sobreposição de HAI/CBP definitiva e provável. Entretanto, ainda está por ser determinado se o sistema pode ser utilizado de maneira rotineira para separar tais situações[199].

Angulo e cols. descreveram que alguns pacientes "passaram" de HAI para CBP com o decorrer do tempo, desenvolvendo altos níveis de ALT (>10 vezes), hipergamaglobulinemia (>2 vezes), altos títulos de ANA, biópsia hepática mostrando sobreposição de HAI/CBP e melhora com imunossupressão[5]. Não está claro se houve cura de uma doença e desenvolvimento de outra, se é um achado coincidental ou se é a evolução de uma para a outra. Várias citações semelhantes foram publicadas relacionadas a essa situação. Mais estudos necessitam ser realizados para melhor entendimento desse tipo de acontecimento. Poderemos nos surpreender no futuro ao entender que o fígado simplesmente manifesta tais doenças auto-imunes, envolvendo ambas as estruturas anatômicas, hepatócito e ductos biliares, variando apenas a ordem de aparecimento de sua lesão.

Hepatite Auto-Imune e Colangite Esclerosante Primária

Colangite Esclerosante Primária (CEP)

CEP é uma doença crônica, provavelmente auto-imune, que pode afetar toda a árvore biliar com inflamação e fibrose, levando à obliteração de ductos biliares, cirrose, hipertensão portal e insuficiência hepática. É prevalente em homens jovens e apresenta-se como colestase freqüentemente associada à colite ulcerativa. É caracterizada por estenoses e dilatações dos ductos biliares à colangiografia endoscópica retrógrada (CPER). Histopatologicamente, há fibrose concêntrica periductal circundada por células inflamatórias linfocíticas. Não há tratamento de cura definido.

O HLA-A1-B8-DR3 é também encontrado em pacientes com CEP[21].

Testes para AMA, SMA e ANA são negativos em mais de 90% dos casos de CEP[118].

O diagnóstico diferencial entre a HAI e a CEP é feito na maioria dos casos quando tanto biópsia quanto CPER são realizados, mostrando apenas 1% de HAI isolada[128].

Sobreposição de HAI/CEP

Alguns relatos mostram HAI clássica evoluindo, após alguns anos, para colestase e lesão ductal típicas de CEP [1,81,120,152].

Uma entidade chamada "colangite esclerosante auto-imune", que nada mais é que uma CEP auto-anticorpo positivo, foi descrita em crianças.

Czaja e Carpenter, ao revisar casos de HAI, relataram que 24% deles apresentavam alterações ductais: colangite destrutiva, ductopenia e colangite não-destrutiva. Apesar de apresentar tais alterações, esses pacientes não diferiram daqueles que não as apresentavam. Foi concluído que tal conjunção pode ser uma forma variante que viria a ser revelada com o passar do tempo em repetidas biópsias. Também consideraram a possibilidade de lesão colateral associada à exuberante resposta imune mediada[60].

Não está totalmente entendido se HAI evoluiria ou poderia evoluir para CEP. Entretanto, fazendo um paralelo com CBP, também aqui, outros estudos são ainda necessários para esclarecer se as situações mencionadas acima são um achado coincidental, uma evolução da doença, ou simplesmente achados não tão freqüentes de biópsia hepática na HAI.

Em alguns casos de HAI há a possibilidade de elevação dos níveis de FA em até 10 vezes[57]. É então aconselhado que pacientes que se tornem resistentes à imunossupressão ou desenvolvam colestase sejam examinados por CPER[1].

Qualquer dos seguintes achados sugere a presença de síndrome de sobreposição: alterações histológicas linfóides, pleomórficas ou colangite fibrosante[168]; doença inflamatória intestinal; falha de resposta aos corticóides. A presença de um ou de todos os itens justifica a realização de CPER, a qual geralmente mostra estreitamento e distorção dos ductos biliares intra-hepáticos, o que é característico da CEP. Entretanto, achados normais à colangiografia não excluem a possibilidade da sobreposição, uma vez que a histologia pode evidenciar alterações de ductos pequenos ou CEP microscópica.

Pacientes com sobreposição HAI/CEP têm baixos níveis séricos de ALT e gamaglobulinas, maior concentração sérica de FA e menor freqüência de SMA e HLA DR4[53].

Pacientes com sobreposição HAI/CEP que apresentam colangiogramas anormais, entram em remissão durante o tratamento com corticosteróide menos freqüentemente e não respondem ao tratamento mais comumente que aqueles com colangiogramas normais[168].

Há dois estudos que utilizaram o sistema de pontuação do IAIHG para determinar a presença da síndrome de sobreposição[109,208]. Seus achados são totalmente opostos, um com alta e o outro com baixa prevalência de sobreposição. Certamente há variação nas populações examinadas e vieses, provocando diferenças tão intensas no caso desses dois estudos. Além disto, temos a certeza de que o sistema revisado de pontuação do IAIHG necessita ainda ser avaliado para determinar se poderá ou não se tornar um método seguro para tal condição.

Síndromes Outlier

Colangite Auto-Imune

A colangite auto-imune é caracterizada pela ausência de AMA e pelos altos títulos de ANA, em pacientes com achados clínicos e histológicos de CBP[11].

Comparados a pacientes com CBP, aqueles que têm colangite auto-imune apresentam maior freqüência de positividade de ANA e SMA, menores concentrações de ALT e IgM, e menos inflamação nos espaços-porta[153]. Quando comparados a HAI, os pacientes com colangite auto-imune apresentam níveis mais baixos de

ALT, gamaglobulina, IgG e freqüentemente de SMA. Os níveis séricos de FA são mais altos[53].

Hepatite Crônica Criptogênica

Hepatite crônica criptogênica é um sinônimo para HAI anticorpo-negativo. Dessa forma, pacientes com achados de HAI, como hepatite de interface ao exame histológico e hipergamaglobulinemia, mas sem os auto-anticorpos convencionais, são classificados como hepatite crônica criptogênica. Tais pacientes são indistinguíveis daqueles com HAI expressa por HLA e responsiva ao corticóide[41].

TRATAMENTO

Definições da resposta terapêutica também foram propostas pelo IAIHG como *completa* ou *recaída* (Tabela 113.5).

O tratamento de escolha é a imunossupressão, e está indicado quando há níveis séricos permanentemente elevados de aminotransferases e gamaglobulinas (níveis de aminotransferases de no mínimo 10 vezes o normal ou pelo menos 5 vezes o normal acompanhados de níveis de gamaglobulinas pelo menos duas vezes o normal), ou necrose em ponte na avaliação histológica[198].

HAI grave tem indicação absoluta de ser tratada. Entretanto, não é tão fácil decidir iniciar o tratamento quando o paciente tem poucos sintomas ou testes bioquímicos pouco alterados. Nesses casos, a conduta deve ser expectante ou o risco/benefício da terapêutica com corticosteróides deve ser cuidadosamente avaliado[37]. Testes de atividade bioquímica hepática (AST e ALT) devem ser pesquisados regularmente, para que o tratamento seja indicado, caso haja modificações no curso da doença. Pacientes com cirrose, complicação de hipertensão portal sem inflamação hepática ou hepatite de interface na ausência de sintomas não deveriam ser tratados[64].

O objetivo do tratamento é atingir remissão clínica e laboratorial, a qual é definida pela ausência de sintomas, enzimas séricas normais e hepatite crônica persistente, com inflamação moderada confinada aos espaços porta, na biópsia por agulha[145]. Apesar da persistência de inflamação restrita aos espaços-porta ser uma meta final, deve ser tomado cuidado já que há chance de 50% de recaída em 6 meses após o término do tratamento se a biópsia hepática demonstrar hepatite portal[143].

Há duas possibilidades de se iniciar o tratamento de pacientes com HAI: prednisona isolada ou combinada a azatioprina. O esquema será escolhido de acordo com as necessidades do paciente para se evitar efeitos colaterais.

O máximo de remissão histológica e clínica, com efeitos colaterais toleráveis parece ser obtido com a combinação de 10 mg de prednisona e 50 mg de azatioprina[198]. Após a remissão ser atingida por 1 ano com prednisona e azatioprina, a azatioprina pode passar a ser usada isoladamente, de início na dose de 2 mg/kg, seguida de 1 mg/kg, após outro período de remissão[102].

A efetividade do tratamento com corticosteróide, isolado ou acompanhado de azatioprina, em prolongar a vida é inegável[25,158,190] e induz a taxas de remissão de 60% a 80%. Altas doses de prednisona são efetivas, mas estão relacionadas a grande incidência de efeitos colaterais indesejáveis, como fáceis em "lua cheia", acne, hirsutismo, estrias, retardo do crescimento, diabetes e

Tabela 113.5
Definição da Resposta Terapêutica[3]

Resposta	*Definição*		
Completa	Um ou dois dos seguintes: melhora importante dos sintomas e retorno dos níveis séricos de AST ou ALT, bilirrubina e imunoglobulinas a valores completamente normais com 1 ano e mantidos por pelo menos mais 6 meses com a terapia de manutenção, ou biópsia hepática em alguma fase desse período mostrando atividade mínima.	OU	Um ou dois dos seguintes: melhora importante dos sintomas acompanhada por pelo menos 50% de melhora de todos os valores dos testes hepáticos durante o primeiro mês de tratamento, com níveis de AST ou ALT caindo progressivamente para menos do que duas vezes o valor máximo do normal em 6 meses durante qualquer redução em direção a terapia de manutenção, ou biópsia hepática mostrando apenas atividade mínima em 1 ano
Recaída	Um ou dois dos seguintes: aumento dos níveis séricos de AST ou ALT mais do que duas vezes o valor máximo do limite normal ou amostra de biópsia hepática mostrando atividade da doença, com ou sem reaparecimento dos sintomas, após a resposta "completa " como definido acima	OU	Retomada dos sintomas com gravidade suficiente para obrigar o aumento (ou reintrodução) da imunossupressão, acompanhada de qualquer aumento nos níveis séricos de AST ou ALT, após a resposta "completa" como acima definida

infecções. Prednisona em dias alternados pode reduzir os efeitos colaterais mas não é tão efetiva na promoção de remissão[198]. Conseqüentemente, a combinação de prednisona e azatioprina é preferida pela menor quantidade de efeitos colaterais.

Azatioprina não deve ser usada isoladamente como terapia inicial, já que a remissão histológica é menos freqüente e as complicações devido ao tratamento são mais numerosas. Pode ser utilizada isoladamente como opção terapêutica após a remissão completa ser obtida com doses de manutenção de prednisona e azatioprina[102].

Níveis normais de enzimas hepáticas (ALT e AST) são preditivos de remissão histológica em apenas 44% dos casos[181]. Dessa forma, a biópsia hepática é o único exame que pode estabelecer a presença de remissão. O intervalo entre as remissões bioquímica e histológica é de pelo menos 6 meses, com média de 18 meses[33]. A remissão histológica pode ser atingida em até 80% dos pacientes após 3 anos de tratamento, com uma sobrevida em 5 anos de 87%[110]. Em um estudo realizado por Czaja *et al.*, a histologia se tornou completamente normal em aproximadamente 28% dos pacientes que entraram em remissão, após pelo menos 5 anos de acompanhamento. Oito pacientes deixaram de ter qualquer manifestação da doença após 5 anos do início do tratamento[36]. Há um relato de caso isolado de uma paciente cuja cirrose desapareceu após o tratamento[27].

O tratamento deve ser continuado por pelo menos 2 anos antes da tentativa de retirada da medicação[176]. Na verdade, foi demonstrado que pacientes tratados por 2-4 anos antes da retirada do tratamento tiveram probabilidade de remissão de 17%, enquanto aqueles tratados por mais de 4 anos tiveram 67% de chance[107].

Enquanto a medicação é retirada em um período de 6 semanas, sintomas, achados físicos e testes laboratoriais (níveis de aminotransferases, bilirrubinas e albumina; tempo de protrombina e concentração de gamaglobulina) devem ser cuidadosamente controlados. Tais exames são realizados freqüentemente durante a retirada da medicação e por 3 meses após o término do tratamento[33,39,63].

Foi descrito que a remissão sustentada após a retirada do tratamento ocorre infreqüentemente, havendo necessidade de terapia contínua com doses baixas de corticosteróide[89]. Entretanto, foi relatado por Czaja *et al.* que 50% dos casos, principalmente os que entraram em remissão com curta duração de doença, são adequadamente suprimidos durante o tratamento e podem chegar a uma remissão permanente[38].

Se a remissão completa não é atingida com 3 anos de tratamento, um regime com dose baixa de prednisona ou azatioprina deve ser mantido para preservar os níveis de aminotransferases abaixo de 5 vezes o valor máximo do normal ou para atingir remissão histológica[64,143].

Falha terapêutica é considerada quando os níveis de aminotransferases aumentam pelo menos em 67% dos níveis pré-tratamento, além da piora clínica e histológica[190], apesar da adesão do paciente ao tratamento. Nessa situação, medicação e doses convencionais podem ser descontinuadas, e altas doses de prednisona isolada (60 mg/dia) ou prednisona (30 mg/dia) com azatioprina (150 mg/dia) devem ser tentadas por 4-6 semanas[102,190].

Pode-se utilizar tanto a prednisona quanto a prednisolona. Prednisona é convertida em prednisolona no fígado, e tal metabolismo não é afetado nos pacientes que apresentam cirrose. Entretanto, hipoalbuminemia prolongada (< 3 g/dl por > 5 meses) ou hiperbilirrubinemia (>1,3 mg/dl por > 5 meses), ou ambos, predispõe a complicações relacionadas à droga[207].

Algumas vezes o corticóide pode causar compressão vertebral, psicose, descompensação diabética ou ganho intenso de peso. Por sua vez, a azatioprina causa citopenia grave, artralgia e mialgia[143]. No caso de desenvolvimento de intolerância à droga, a medicação deve ser imediatamente suspensa e substituída por aquela que não causa tais efeitos.

Cuidados gerais devem ser tomados em relação a efeitos colaterais. Pacientes em uso crônico de corticosteróide devem ser examinados uma vez ao ano com densitometria óssea da coluna lombar e quadril. Como perda óssea pode ocorrer mesmo sob o uso de doses baixas de prednisona, dependendo da duração do tratamento, vitamina D e cálcio devem ser sempre administrados[58,193]. Exame oftalmológico rotineiro deve ser realizado em busca de catarata e glaucoma. Pacientes sob uso de azatioprina necessitam ser monitorizados em relação à leucopenia e à trombocitopenia.

A longo prazo, as conseqüências do tratamento imunossupressor em relação ao potencial oncogênico são poucas, com prednisona isolada ou combinada com azatioprina, e não impedem a adequada indicação do tratamento[218]. Apesar disso, pacientes com doença maligna ativa não devem receber azatioprina[64].

Recaída é o maior problema após a retirada da medicação, especialmente quando prematura. A atividade inflamatória retorna em 50% dos pacientes em 6 meses e em 70% em 3 anos após a parada do tratamento[32]. Pacientes que desenvolvem cirrose durante o tratamento tendem a recair[68].

Durante ou após o período de retirada lenta da droga, ocorre uma exacerbação da doença com retorno dos sintomas, aumento dos níveis séricos de aminotransferases de mais de 3 vezes o nível normal ou reaparecimento de, pelo menos, hepatite periportal ao exame histológico[32,33].

O melhor indicador de recaída é o anti-LSP sérico, que, quando detectável, significa recaída futura. O reaparecimento do anti-LSP naqueles que anteriormente eram anti-LSP negativo prevê recaída bioquímica, permitindo, portanto, a retomada do tratamento[145]. Tal auto-anticorpo não é identificado rotineiramente nos laboratórios; entretanto, se disponível, pode ser de grande auxílio.

Após sua reinstalação, a medicação deve ser mantida por um período. Se um regime de prednisona isolada foi programado e já estiver sendo administrado sem azatioprina, deve ser reduzido em 2,5 mg por mês enquanto o nível de aminotransferases é testado, para determinar o menor nível possível de prednisona capaz de manter a doença sob controle[42,179]. Se a azatioprina também estiver sendo administrada, e a prednisona isolada for necessária, a dose de prednisona é diminuída até a quantidade mais baixa possível, e a azatioprina é retirada. A seguir, aumenta-se o nível de prednisona até que haja uma compensação da dose de azatioprina que foi retirada[63]. Se o paciente estiver tomando apenas prednisona e um regime de azatioprina for desejado, a azatioprina deve ser administrada na dose de 2 mg/kg/dia e a redução concomitante e gradativa da prednisona é feita com redução de 2,5 mg por mês.

Apesar da recaída, a retirada da medicação deve ser novamente tentada, pois não é necessária terapia que dure toda a vida[63]. No entanto, deve ser feita com muito cuidado, pois a probabilidade de uma remissão mantida por pelo menos 6 meses após a retirada da droga diminui de 51% para 14% após a segunda recaída e retratamento, enquanto a freqüência de desenvolvimento de complicações corticosteróide-dependentes aumenta de 30% para 70%[194].

Há drogas alternativas que podem ser usadas no caso de falta de resposta ou intolerância ao corticóide e/ou à azatioprina, como metotrexato[210], 6-mercaptopurina[172], ciclosporina[77], tacrolimus[209], micofenolato mofetil[175], ácido ursodesoxicólico[56] e budesonida[59]. Infelizmente, nenhuma delas se mostrou tão eficaz quanto o esquema usual.

Tratamento de Hepatite C × Hepatite Auto-Imune

O nível de aminotransferases pode ser diminuído pelos corticóides[202]; entretanto, isso ocorre à custa de replicação viral.

A doença predominante deve ser identificada, como mencionado previamente, e tratada. Quando a HAI é predominante, tratamento imunossupressor deve ser administrado. Se houver falha de resposta, é válida a tentativa do tratamento antiviral[183]. Devemos lembrar que o tratamento com interferon pode ser deletério, exacerbando a doença auto-imune[186,212].

Tratamento das Formas Variantes

Síndromes de Sobreposição

A resposta terapêutica de 16 pacientes com síndrome de sobreposição, estudados retrospectivamente, comparados a 50 com HAI pura, foi analisada[127]. Apesar do número pequeno de pacientes, foi concluído que aqueles com síndrome de sobreposição, HAI/CBP ou HAI/CEP, responderam semelhantemente ao tratamento da HAI isolada, quando receberam prednisona associada ao ácido ursodesoxicólico.

Sobreposição HAI/CBP

Foi demonstrado que pacientes com síndrome de sobreposição de HAI/CBP respondem bem ao tratamento com corticosteróide[53]. Por outro lado, pacientes com predomínio de achados de CBP e manifestações menos intensas de HAI responderam melhor ao tratamento com ácido ursodesoxicólico, especialmente em combinação com corticosteróides[22].

Há diferentes opiniões sobre a utilização de corticosteróides. É inegável que há melhoria da taxa de sobrevida da HAI utilizando corticóide com ou sem azatioprina. Chazouillèr e Poupon advogam que, havendo ou não concomitância com CBP, corticosteróides deveriam ser administrados se o nível de aminotransferases exceder 5 a 10 vezes o valor normal, houver evidência de necrose em pontes, necrose multilobular ou hepatite de interface intensa[23]. De acordo com Joshi *et al.*, através da experiência em 16 casos, pacientes com sobreposição de HAI/CBP poderiam ser tratados com ácido ursodesoxicólico, uma vez que a medicação é efetiva e já existe osteoporose devido à CBP. Estes autores sugerem que o paciente deveria ser poupado o máximo possível do uso do corticosteróide[103,104]. Apesar da decisão difícil, dividimos a mesma opinião que Chazouillèr e Poupon, aconselhando o uso concomitante do corticóide com o ácido ursodesoxicólico. Para diminuir os efeitos colaterais em relação à osteoporose, a administração de vitamina D e cálcio e densitometria óssea de controle devem ser providos.

Sobreposição HAI/CEP

Não há tratamento estabelecido para a sobreposição HAI/CEP. É razoável o uso do ácido ursodesoxicólico. Corticosteróde pode ser tentado, mas há uma tendência a não responder à medicação.

Síndromes Outlier

Colangite Auto-Imune

Pacientes com colangite auto-imune devem ser tratados com ácido ursodesoxicólico.

Hepatite Crônica Criptogênica

Há uma remota possibilidade de que a doença se deva a infecção viral. A maior probabilidade é de que se trate de HAI com auto-anticorpos negativos, de tal forma que o tratamento imunossupressor deveria ser tentado.

Transplante Hepático

Transplante hepático deve ser considerado em casos de HAI com apresentação aguda e grave, com necrose multilobular e hiperbilirrubinemia que não melhora após 2 semanas de tratamento[38,180].

No caso de doença crônica, as indicações usuais para transplante são seguidas como no caso de cirrose. Entretanto, há algumas indicações especiais devido à doença por si só e suas complicações, como a falha terapêutica medicamentosa e a osteopenia progressiva apesar do tratamento[161].

Imunossupressão apropriada após o transplante deve ser selecionada para evitar sinais da doença de origem[160], já que até 68% dos pacientes podem recorrer após 5 anos[171]. Além disso, como a recorrência parece estar ligada à retirada do corticóide, diminuição da imunossupressão deve ser realizada com extrema prudência[55].

De acordo com Manns, a suspeita de recorrência deve ocorrer quando houver aumento sustentado de aminotransferases, imunoglobulinas séricas elevadas, histologia hepática compatível, dependência de corticosteróides, títulos significativos de auto-anticorpos e exclusão de outras causas de disfunção do enxerto (hepatite C, por exemplo)[142]. A presença de auto-anticorpos pode gerar diagnóstico inadequado, pois há relatos de achado dos mesmos em situações não relacionadas a HAI, como em 71% dos casos de rejeição crônica[72], e a persistência de títulos variados em pacientes transplantados[174]. A histologia parece ser de grande importância, e achados de hepatite lobular linfoplasmocitária com corpúsculos acidofílicos foram descritos como sendo os mais precoces. Também, o explante com alto grau de atividade necroinflamatória pode ser um fator preditivo[6].

GRAVIDEZ E HEPATITE AUTO-IMUNE

Como não é incomum que uma paciente apresente gravidez indesejada enquanto está com sua doença controlada, tratamento anticonceptivo deve ser orientado.

Se a paciente deseja engravidar, apesar de a azatioprina ter sido relatada como segura durante a gravidez, acreditamos que poderia ser retirada, enquanto o corticosteróide seria reintroduzido ou teria sua dosagem aumentada.

Entretanto, se a gravidez ocorre, parece haver melhoria da condição hepática durante a gestação. Apesar de a azatioprina ser descontinuada, a dose do corticóide também pode ser diminuída. Por outro lado, quando o parto ocorre, há um aumento dos níveis de aminotransferases[18]. Dessa forma, a imunossupressão deve ser aumentada logo após o parto. Azatioprina deveria ser reintroduzida, considerando-se que foi reclassificada como "provavelmente segura" durante a amamentação[10].

Outra possibilidade é o aparecimento de HAI *de novo* após o parto. O médico deve estar alerta para este risco para poder diagnosticar e tratar tal condição adequadamente, a qual pode se tornar extremamente grave[98].

PROGNÓSTICO

Pacientes que apresentam bilirrubina sérica <12 mg/dl, gamaglobulina < 2.65 g/dl, ANA positivo ou achados histológicos que não de necrose multilobular parecem ter sobrevida melhor. Ao contrário, aproximadamente 4% que apresentam necrose multilobular e hiperbilirrubinemia que não melhora após 2 semanas de tratamento provavelmente irão a êxito letal rapidamente durante a terapia[39].

Outros achados que predizem um prognóstico pobre são o aparecimento brusco da doença, encefalopatia, ascite e colite ulcerativa[34].

Desenvolvimento de cirrose pode ser previsto pelos baixos níveis de albumina e altos níveis de tempo de protrombina[176]. Cinqüenta e quatro por cento dos pacientes que se apresentam já com cirrose desenvolverão varizes esofagianas em 2 anos e 20% deles morrerão de sangramento por varizes[34]. A taxa de sobrevida em 10 anos com ou sem cirrose é de 89% e 99%, respectivamente, mesmo com o transplante como a última alternativa[176]. A sobrevida em 5 anos de pacientes não-tratados com HCA grave é de 50%, e a maioria da mortalidade destes casos ocorre em 6 meses a partir do diagnóstico[190]. Entretanto, resolução espontânea ou remissão da doença podem ocorrer em aproximadamente 20% dos pacientes, independentemente da gravidade da doença[37].

Tanto a fibrose hepática quanto a cirrose podem ser reversíveis em alguns pacientes nos quais há resposta efetiva ao tratamento[74].

O risco de câncer extra-hepático aumenta em pacientes sob tratamento imunossupressor de longa data, porém, tal fato não contra-indica o tratamento. Avaliação preventiva de rotina em intervalos de 6 a 12 meses para a avaliação da presença de neoplasias é indicada[218].

REFERÊNCIAS BIBLIOGRÁFICAS

1. Abdo AA, Bain VC, Kichian K and Lee SS. Evolution of autoimmune hepatitis to primary sclerosing cholangitis: a sequential syndrome. *Hepatology* 36:1393-1399, 2002.
2. Alvarez F, Bernard O, Homberg JC, Kreibich G. Anti-liver-kidney microsome antibody recognizes a 50.000 molecular weight protein of the endoplasmic reticulum. *J Exp Med* 161:1231-6, 1985.
3. Alvarez F, Berg PA, Bianchi FB, et al. International Autoimmune Hepatitis Group Report: review of criteria for diagnosis of autoimmune hepatitis. *J Hepatol* 31:929-38, 1999.
4. Andersen P. Indirect immunofluorescence studies of smooth muscle antibodies. *Acta Pathol Microbiol Immunol Scand* 82: 577-84, 1974.

5. Angulo P, El-Amin, Carpenter HA, Lindor K. Development of autoimmune hepatitis in the setting of long-standing primary biliary cirrhosis. *Am J Gastroenterol* 96: 3021-7, 2001.
6. Ayata G, Gordon FD, Lewis D et al. Liver transplantation for autoimmune hepatitis: a long-term pathologic study. *Hepatology* 32: 185-92, 2000.
7. Bach N, Thung SN, Schaffner F. The histological features of chronic hepatitis C and autoimmune chronic hepatitis: a comparative analysis. *Hepatology* 15: 572-7, 1992.
8. Baeres M, Herkel J, Czaja AJ, et al. Establishment of standardised SLA/LP immunoassays: specificity for autoimmune hepatitis, worldwide occurrence, and clinical characteristics. *Gut* 51: 259-64, 2002.
9. Ballot E, Homberg JC, Johanet C. Antibodies to soluble liver antigen: an additional marker in type 1 auto-immune hepatitis. *J Hepatol* 33: 208-15, 2000.
10. Begg EJ, Atkinson HC, Darlow BA. Guide to safety of drugs in breast feeding. In: Speight TM, Holford NHG, eds. *Avery's drug treatment*, 4th ed. Auckland, New Zealand: Adis International, 1701-23, 1997.
11. Ben-Ari Z, Dhillon AP, Sherlock S. Autoimmune cholangiopathy: part of the spectrum of autoimmune chronic active hepatits. *Hepatology* 18: 10-5, 1993.
12. Berg PA, Klein R, Lindenborn-Fontinos J. Antimitochondrial antibodies in primary biliary cirrhosis. *J Hepatol* 2: 123-31, 1986.
13. Bianchi L, DeGroote J, et al. Acute and chronic hepatitis revisited: review by an international group. *Lancet* 2: 914-9, 1977.
14. Bianchi L, Spichtin HP and Gudat F. Chronic hepatitis. In: MacSween RNM. *Pathology of the liver*. 2nd ed, Edinburgh: Churchill Livingstone, 310-41, 1987.
15. Black M, Rabin I, Schatz N. Nitrofurantoin-induced chronic active hepatitis. *Ann Intern Med* 92: 62-4, 1980.
16. Boberg KM, Fausa O, Haaland T, et al. Features of autoimmune hepatitis in primary sclerosing cholangitis: an evaluation of 114 primary sclerosing cholangitis patients according to a scoring system for the diagnosis of autoimmune hepatitis. *Hepatology* 23: 1369-76, 1996.
17. Bonkowsky H, Mudge GH, McMurtry RJ. Chronic hepatic inflammation and fibrosis due to low doses of paracetamol. *Lancet* 1: 1016-8, 1978.
18. Buchel E, Van Steenbergen W, Nevens F and Fevery J. Improvement of autoimmune hepatitis during pregnancy followed by flare-up after delivery. *Am J Gastroenterol* 97:3160–5, 2002.
19. Büschenfeld KHMZ, Kossling FK, Miescher PA. Experimental chronic active hepatitis in rabbits following immunization with human liver proteins. *Clin Exp Immun* 11: 99-108, 1972.
20. Cassani F, Cataleta M, Valentini P, et al. Serum autoantibodies in chronic hepatitis C: comparison with autoimmune hepatitis and impact on disease profile. *Hepatology* 26: 561-6, 1997.
21. Chapman RW, Varghese Z, Gaul R, et al. Association of primary sclerosing cholangitis with HLA-B8. *Gut* 24: 38-41, 1983.
22. Chazouillères O, Wendum D, Serfaty L, et al. Primary biliary cirrhosis-autoimmune hepatitis overlap syndrome: clinical features and response to therapy. *Hepatology* 28: 296-301, 1998.
23. Chazouillères O and Poupon R. Ursodeoxycholic acid and primary biliary cirrhosis with features of autoimmune hepatitis. *Hepatology* 36 1026-7. (Letter)
24. Claise C, Johanet C, Bouhnik Y, Kapel N, Homberg JC, Poupon R. Antineutrophil cytoplasmic autoantibodies in autoimmune liver and inflammatory bowel diseases. *Liver* 16: 1095-100, 1996.
25. Cook GC, Mulligan R, Sherlock S. Controlled prospective trial of corticosteroid therapy in chronic active hepatitis. *Q J Med* 158: 159-85, 1971.
26. Cooksley WGE, Cowen AE, Powell LW. The incidence of oxyphenisatin ingestion in active chronic hepatitis: a prospective controlled study of 29 patients. *Austr N Z J Med* 3: 124-8, 1973.
27. Cotler SJ, Jakate S and Jensen DM. Resolution of cirrhosis in autoimmune hepatitis with corticosteroid therapy. *J Clin Gastroenterol* 32:428-430, 2001.
28. Crapper RM, Bhathal PS, Mackay IR, Frazer IH. "Acute" autoimmune hepatitis. Digestion 34: 216-25, 1986.
29. Crivelli O, Lavarini C, Chiaberge E, et al. Microsomal autoantibodies in chronic infections with the HBsAg association delta agent. *Clin Exp Immunol* 54: 232-8, 1983.
30. Croffy B, Kopelman R, Kaplan M. Hypereosinophilic syndrome. Association with chronic active hepatitis. *Dig Dis Sci* 33: 233-9, 1988.
31. Cudworth AG, Woodrow JC. HLA system and diabetes mellitus. *Diabetes* 24: 345-9, 1975.
32. Czaja AJ, Ammon HV, Summerskil WHJ. Clinical features and prognosis of severe chronic active liver disease (CALD) after corticosteroid-induced remission. *Gastroenterology* 78: 518-23, 1980.
33. Czaja AJ, Ludwig J, Baggenstoss AH, Wolf A. Corticosteroid-treated chronic active hepatitis in remission: uncertain prognosis of chronic persistent hepatitis. *N Engl J Med* 304: 5-9, 1981.
34. Czaja AJ. Current problems in the diagnosis and management of chronic active hepatitis. *Mayo Clin Proc* 56: 311-23, 1981.
35. Czaja AJ, Davis GL, Ludwig J, Baggenstoss AH, Taswell HF. Autoimmune features as determinants of prognosis in steroid-treated chronic active hepatitis of uncertain etiology. *Gastroenterology* 85: 713-7, 1983.
36. Czaja AJ, Davis GL, Ludwig J, Taswell HF. Complete resolution of inflammatory activity following corticosteroid treatment of HBsAg-negative chronic active hepatitis. *Hepatology* 4: 622-7, 1984.
37. Czaja A.J. Strategies in the management of chronic active hepatitis. *Surv Dig Dis* 2: 233-43, 1984.
38. Czaja AJ, Beaver SJ, Shiels M. Sustained remission after corticosteroid therapy of severe hepatitis B surface antigen-negative chronic active hepatitis. *Gastroenterology* 92: 215-9, 1987.
39. Czaja JA, Rakela J, Ludwig J. Features reflective of early prognosis in corticosteroid-treated severe autoimmune chronic active hepatitis. *Gastroenterology* 95: 448-53, 1988.
40. Czaja AJ, Rakela J, Hay JE, Moore B. Clinical and prognostic implications of HLA B8 in corticosteroid-treated severe autoimmune chronic active hepatitis. *Gastroenterology* 98: 1587-93, 1990.
41. Czaja AJ, Hay JE, Rakela J. Clinical features and prognostic implications of severe corticosteroid-treated cryptogenic chronic active hepatitis. *Mayo Clin Proc* 65: 23-30, 1990.
42. Czaja AJ. Low-dose corticosteroid therapy after multiple relapses of severe HBsAg-negative chronic active hepatitis. *Hepatology* 11: 1044-9, 1990.
43. Czaja AJ, Taswell HF, Rakela J, Schimek C.M. Frequency and significance of antibody to hepatitis C virus in severe corticosteroid-treated autoimmune chronic active hepatitis. *Mayo Clin Proc* 66: 572-82, 1991.
44. Czaja AJ, Manns MP, Homburger HA. Frequency and significance of antibodies to liver/kidney microsome type 1 in adults with chronic active hepatitis. *Gastroenterology* 103: 1290-5, 1992.
45. Czaja AJ. Autoimmune hepatitis: current approaches. *Contemporary Gastroenterology* 5:11-24, 1992.
46. Czaja AJ, Carpenter HA, Manns MP. Autoantibodies to soluble liver antigen, P450IID6, and mitochondrial complexes in chronic hepatitis. *Gastroenterology* 105:1522-8, 1993.
47. Czaja AJ, Carpenter HA, Santrach PJ, Moore SB. Immunologic features and HLA associations in chronic viral hepatitis. *Gastroenterology* 108: 157-64, 1995.
48. Czaja AJ. Autoimmune hepatitis. Evolving concepts and treatment strategies. *Dig Dis Sci* 40: 435-56, 1995.
49. Czaja AJ, Carpenter HA. Validation of scoring for diagnosis of autoimmune hepatitis. *Dig Dis Sci* 41: 305-14, , 1996.
50. Czaja AJ, Cassani F, Cataleta M, Valentini P, Bianchi F. Frequency and significance of antibodies to actine in type 1 autoimmune hepatitis. *Hepatology* 24: 1068-73, 1996.
51. Czaja AJ, Cassani F, Cataleta M, Valentini P, Bianchi F. Antinuclear antibodies and patterns of nuclear immunofluorescence in type 1 autoimmune hepatitis. Dig Dis Sci 42, 1688-96, 1997.

52. Czaja AJ. Autoimmune hepatitis. In Friedman, LS. *Handbook of liver disease*. 1st edition, London, Churchill Livingstone, 63-83, 1998.
53. Czaja AJ. Frequency and nature of the variant syndromes of autoimmune liver disease. *Hepatology* 28: 360-5, 1998.
54. Czaja AJ. Frequency and significance of phenotypes for alfa 1-antitrypsin deficiency in type 1 autoimmune hepatitis. *Dig Dis Sci* 43: 1725-31, 1998.
55. Czaja AJ. The immunoreactive propensity of autoimmune hepatitis: is it corticosteroid-dependent after liver transplantation? *Liver Transpl Surg* 5: 460-3, 1999.
56. Czaja AJ, Carpenter HA, Lindor KD. Ursodeoxycholic acid as adjunctive theraphy for problematic type 1 autoimmune hepatitis: a randomized placebo-controlled treatment trial. *Hepatology* 30: 1381-6, 1999.
57. Czaja AJ. Variant forms of autoimmune hepatitis. *Curr Gastroenterol Rep* 1: 63-70, 1999.
58. Czaja AJ. Drug therapy in the management of type 1 autoimmune hepatitis. *Drugs* 57: 49-68, 1999.
59. Czaja AJ and Lindor KD. Failure of budesonide in a pilot study of treatment-dependent autoimmune hepatitis. *Gastroenterol* 119: 1312-6, 2000.
60. Czaja AJ and Carpenter HA. Autoimmune hepatitis with incidental histologic features of bile duct injury. *Hepatology* 34: 659-65, 2001.
61. Czaja AJ and Freese DK. Diagnosis and treatment of autoimmune hepatitis. *Hepatology* 36: 479-497, 2002.
62. Czaja AJ, Souto EO, Bittencourt PL et al. Clinical distinctions and pathogenic implications of type 1 autoimmune hepatitis in Brazil and the United States. *J Hepatol* 302-8, 2002.
63. Czaja AJ, Menon KVN, Carpenter HA. Sustained remission after corticosteroid therapy of type 1 autoimmune hepatitis: a retrospective analysis. *Hepatology* 35: 890-7, 2002.
64. Czaja A. Treatment of autoimmune hepatitis. *Semin Liver Dis* 22: 365-377, 2002.
65. Dalekos GN, Manoussakis MN, Zervou E, Tsianos EV and Moutsopoulos HM. Immunologic and viral markers in anti-HIV negative heroin addicts. *Eur J Clin Invest* 23: 219-25, 1993.
66. Dalekos GN, Zervou E, Tsianos EV and Moutsopoulos HM. Immunologic markers (cytokines, receptors and antibodies) in chronic active hepatitis (CAH) due to hepatitis B virus (HBV): prognostic factors and interrelations during therapy with interferon-a (IFN-a). *Gut* 37(Supp): A184, 1995.
67. Dalekos GN, Zachou K, Liaskos C and Hatselis N. Autoantibodies and defined target autoantigens in autoimmune hepatitis: an overview. *Eur J Int Med* 13: 293-303, 2002.
68. Davis GL, Czaja AJ, Baggenstoss AH, Taswell HF. Prognostic and therapeutic implications of extreme serum aminotransferases elevation on chronic active hepatitis. *Mayo Clin Proc* 57: 303-9, 1982.
69. Davis GL, Czaja AJ, Ludwig J. Development and prognosis of histologic cirrhosis in corticosteroid-treated HBsAg-negative chronic active hepatitis. *Gastroenterology* 87: 1222-7, 1984.
70. Decaux G. Hepatocellular carcinoma complicating HCV-negative autoimmune hepatitis without corticosteroids therapy. *J Clin Gastroenterol* 30: 445-7, 2000.
71. Donaldson PT, Doherty DG, Hayllar KM, et al. Susceptibility to autoimmune chronic active hepatitis: human leucocyte antigens DR4 and A1-B8-DR3 are independent risk factors. *Hepatology* 13: 701-6, 1991.
72. Dubel L, Farges O, Johanet C, Sebagh M, Bismuth H. High incidence of antitissue antibodies in patients experiencing chronic liver allograft rejection. *Transplantation* 65: 1072-5, 1998.
73. Duchini A, McHutchinson JG and Pockros P. LKM-positive autoimmune hepatitis in the western United States: a case series. *Am J Gastroenterol* 95: 3238-41, 2000.
74. Dufour JF, DeLellis R, Kaplan MM. Reversibility of hepatic fibrosis in autoimmune hepatitis. *Ann Intern Med* 127: 981-5, 1997.
75. Eddlestone ALWF, Williams R. HLA and liver disease. *Br Med Bull* 34: 295-300, 1978.
76. Esteban JI, Esteban R, Viladomiu L, et al. Hepatitis C virus antibodies among risk groups in Spain. *Lancet* 2: 294-7, 1989.
77. Fernandez NF, Redeker AG, Vierling JM, Villamil FG, Fong T-L. Cyclosporine therapy in patients with steroid resistant autoimmune hepatitis. *Am J Gastroenterol* 94: 241- 8, 1999.
78. Fleming CR, Dickson, Wahner HW, Hollenhorst RW, McCall JT. Pigmented corneal rings in non-Wilsonian liver disease. *Ann Int Med* 86: 285-8, 1977.
79. Freudenberg J, Bauman H, Arnold W, Berger J, Büschenfelde KH. HLA in different forms of chronic active hepatitis. A comparison between adult and children. *Digestion* 15: 260-70, 1977.
80. Galbraith RM, Smith M, Mackenzie RM, et al. High prevalence of seroimmunologic abnormalities in relatives of patients with active chronic hepatitis or primary biliar cirrhosis. *N Engl J Med* 290: 63-9, 1974.
81. Gohlke F. Lohse AW, Dienes HP, et al. Evidence for an overlap syndrome of autoimmune hepatitis and primary biliary sclerosing cholangites. *J Hepatol* 24: 699-705, 1996.
82. Golding PL, Smith M, Williams R. Multisystem involvement in chronic liver disease. *Am J Med* 55: 772-82, 1973.
83. Goldstein GB, Lam KC, Mistilis SP. Drug-induced chronic hepatitis. *Am J Dig Dis* 18: 177-84, 1973.
84. Gregorio GV, Portmann B, Reid F, et al. Autoimmune hepatitis in childhood. *Hepatology* 25: 541-7, 1997.
85. Gurian LE, Rogoff TM, Ware AJ, et al. The immunologic diagnosis of chronic active "autoimmune" hepatitis: distinction from systemic lupus erythematosus. *Hepatology* 5: 397-402, 1985.
86. Hadarson S, La Brecque DR, Mitros FA, Neil GA, Goeken JA. Antineutrophil cytoplasmic antibody in inflammatory bowel and hepatobiliary diseases. *Am J Clin Pathol* 99: 277-81, 1993.
87. Hardarson S, La Brecque DR, Mitros FA, Neil GA, Goeken JA. Antineutrophil cytoplasmic antibody in inflammatory bowel and hepatobiliary diseases: high prevalence in ulcerative colitis, primary sclerosing cholangitis, and autoimmune hepatitis. *Clin Microbiol Immunol* 99: 277-81, 1993.
88. Heathcote EJ. Management of primary biliary cirrhosis. The American Association for the Studies of Liver Diseases practice guidelines. *Hepatology* 31: 1005-13, 2000.
89. Hegarty JE, Aria KTN, Portmann B, Eddleston ALWF, Williams R. Relapse following treatment withdrawal in patients with autoimmune chronic active hepatitis. *Hepatology* 3: 685-9, 1983.
90. Heneghan MA, Norris SM, O'Grady JG, Harrison PM and McFarlane IG. Management and outcome of pregnancy in autoimmune hepatitis. *Gut* 48: 97-102, 2001.
91. Heneghan MA, Portmann BC, Norris SM, et al. Graft dysfunction mimicking autoimmune hepatitis following liver transplantation in adults. *Hepatology* 34: 464-70, 2001.
92. Heringlake S, Tillman HL, Cordes-Temme P, et al. GBV-C/HGV is not the major cause of autoimmune hepatitis. *J Hepatol* 25: 980-4, 1996.
93. Hodges JR, Millward-Sadler GH, Wright R. Chronic active hepatitis: the spectrum of disease. *Lancet* 1: 550-2, 1982.
94. Homberg JC, Stelly N, Andreis I, et al. A new antimitochondria antibody (anti-M6) in iproniazid-induced hepatitis. *Clin Exp Immunol* 47: 93-102, 1982.
95. Homberg JC, André C, Abuaf N. A new anti-liver-kidney microsome antibody (anti-LKM2) in tienilic acid-induced hepatitis. *Clin Exp Immunol* 55: 561-70, 1984.
96. Homberg JC, Abuaf N, Bernard O et al. Chronic active hepatitis associated with antiliver/kidney microsome antibody type 1: a second type of "autoimmune" hepatitis. *Hepatology* 7: 1333-9, 1987.
97. International autoimmune hepatitis group. Report: review of criteria for diagnosis of autoimmune hepatitis. *J Hepatol* 31: 929-38, 1999.
98. Izumi Y, Kaneko A, Oku K, et al. Development of liver disfunction after delivery is possible due to postpartum autoimmune hepatitis. A report of three cases. *J Intern Med* 252: 361-7, 2002.

99. Jacyna MR, Millward-Sadler GH, et al. In: Millward-Sadler GH, Wright R. and Arthur MJP. *Wright's liver and biliary disease*. 3rd ed. W.B. Saunders Company Ltd, 787-819, 1999.
100. Jensen DM, McFarlane IG, Portmann BS, Eddleston AL, Williams R. Detection of antibodies directed against a liver specific membrane lipoprotein in patients with acute and chronic active hepatitis. *N Eng J Med* 299: 1-7, 1978.
101. Johnson PJ, McFarlane IG. Meeting report: International Autoimmune Hepatitis Group. *Hepatology* 18: 998-1005, 1993.
102. Johnson PJ, McFarlane IG, Williams R. Azathioprine for long-term maintenance of remission in autoimmune hepatitis. NEJM 333; 15: 958-63, 1995.
103. Joshi S and Heathcote J. Ursodeoxycholic acid and primary biliary cirrhosis with features of autoimmune hepatitis. *Hepatology* 36:1026-7 (Letter), 2002.
104. Joshi S, Cauch-Dudek K, Wanless IR, et al. Primary biliary cirrhosis with additional features of autoimmune hepatitis: response to therapy with ursodeoxycholic acid, *Hepatology* 35: 409-13, 2002.
105. Joske RA, King WE. The "L.E.-cell" phenomenon in active chronic viral hepatitis. *Lancet* 2: 477-9, 1955.
106. Kanzler S, Weidemann C, Gerken G et al. Clinical significance of autoantibodies to soluble liver antigen in autoimmune hepatitis. *J Hepatol* 31: 635-40, 1999.
107. Kanzler S, Gerken G, Löhr H, Galle PR, Büschenfeld KHMZ and Ansgar WL. Duration of immunosuppressive therapy in autoimmune hepatitis. *J Hepatol* 34: 354-5, 2001.
108. Kaplinsky C, Sternlieb I, Javitt N, Rotem Y. Familial cholestatic cirrhosis associated with Kayser-Fleischer rings. *Pediatrics* 65: 782-8, 1980.
109. Kaya M, Angulo P, Lindor KD. Overlap of autoimmune hepatitis and primary sclerosing cholangitis: an evaluation of a modified scoring system. *J Hepatology* 33: 537-42, 2000.
110. Keating JJ, O'brien CJ, Stellon AJ, et al. Influence of aethiology, clinical, and histological features on survival in chronic active hepatitis: an analysis of 204 patients. *Q J Med* 62: 59-66, 1987.
111. Kenny RP, Czaja AJ, Ludwig J, Dickson ER. Frequency and significance of antimitochondrial antibodies in severe chronic active hepatitis. *Dig Dis Sci* 31: 705-11, 1986.
112. Klatskin G, Kantor FS. Mitochondrial antibodies in primary biliary cirrhosis and other diseases. *Ann Intern Med* 11: 533-41, 1972.
113. Klein R, Berg PA. Glutathione S-transferase as a major autoantigen in anti-SLA-positive autoimmune hepatitis. *Gastroenterology* 116: 1015-6, 1999.
114. Krawitt EL, Kilby AE, Albertini RJ, et al. Immunogenetic studies of autoimmune chronic active hepatitis: HLA, immunoglobulin allotypes and autoantibodies. *Hepatology* 7: 1305-10, 1987.
115. Krawit EL. Can you recognize autoimmune hepatitis? Deciphering the clues to cryptic liver disease. *Postgraduate Medicine* 104; 145-52, 1998.
116. Kurki P, Miettinen A, Linder E, et al. Different types of smooth muscle antibodies in chronic active hepatitis and primary biliary cirrhosis, their diagnostic and prognostic significance. *Gut* 21: 878-84, 1980.
117. Kyriatsoulis A, Manns M, Gerken G, et al. Distinction between natural and pathological autoantibodies by immunoblotting and densiometric substraction: liver-kidney-microssomal antibody (LKM) positive sera identify multiple antigens in human liver tissue. *Clin Exp Immunol* 70: 53-60, 1987.
118. LaRusso NF, Wiesner RH, Ludwig J, MacCarty RL. Primary sclerosing cholangitis. *N Engl J Med* 310: 899-903, 1984.
119. Laskus T, Slusarczyk J. Autoimmune chronic active hepatitis developing after acute type B hepatitis. *Dig Dis Sci* 34:1294-7, 1989.
120. Lawrence SP, Sherman KE, Lawson M, Goodman ZD. A 39 year old chronic hepatitis. Semin Liver Dis 1994; 14:97- 105
121. Lenzi M, Ballardini G, Fusconi, et al. Type 2 autoimmune hepatitis and hepatitis C virus infection. *Lancet* 335: 258-9, 1990.
122. Lenzi M, Manotti L, Muratori L et al. Liver cytosolic 1 antigen-antibody system in type 2 autoimmune hepatitis and hepatitis C virus infection. *Gut* 36: 749-54, 1995.
123. Lidman K, Biberfield G, Fagraeus A, et al. Anti-actin specificity of human smooth muscle antibodies in chronic active hepatitis. *Clin Exp Immunol* 24: 266-72, 1976.
124. Lima JP. Imunologia das hepatopatias. In: Jobim LFJ, Mendes NF e Lima AO. *Imunologia clínica*, Guanabara Koogan, 171-82, 1980.
125. Lindberg J, Lindholm A, Lundin P, Iwarson S. Trigger factors and HLA-antigens in chronic active hepatitis. *Br Med J* 4: 77-9, 1975.
126. Lohse AW, Meyer zum Büschenfelde KH, Kanzler FB et al. Characterization of the overlap syndrome of primary biliary cirrhosis (PBC) and autoimmune hepatitis: evidence for it being a hepatitis form of PBC in genetically susceptible individuals. *Hepatology* 29; 1078-84, 1999.
127. Lomba R, Brunt EM, Luxon BA, et al. Autoimmune hepatitis and overlap syndromes respond equally to immunosuppressive therapy. *Hepatology* 36: 1358A, 2002.
128. Ludwig J, Barham SS, LaRusso NF et al. Morphologic features of chronic hepatitis associated with primary sclerosing cholangitis and chronic ulcerative colitis. *Hepatology* 1: 632-40, 1981.
129. Ma Y, Okamoto M, Thomas G et al. Autoantibodies to soluble liver antigen/UGA suppressor tRNA-associated antigenic protein are specific to autoimmune liver diseases. *Hepatology* 32(supp):310A, 2000.
130. Mackay IR, Morris PJ. Association of autoimmune active chronic hepatitis with HLA-1,8. *Lancet* 2: 793-5, 1972.
131. Mackay IR, Tait BD. HLA association with autoimmune-type chronic active hepatitis: identification of B8-DRW3 haplotype by family studies. *Gastroenterology* 79: 95-8, 1980.
132. Mackay IR. Immunological aspects of chronic active hepatitis. *Hepatology* 3: 724-8, 1983.
133. Mackay IR. Toward diagnostic criteria for autoimmune hepatitis. *Hepatology* 18: 1006-8, 1993.
134. Maddrey WC, Boitnott JK. Isoniazid hepatitis. *Ann Intern Med* 79: 1-12, 1973.
135. Maddrey WC. Subdivisions of idiopathic autoimmune chronic active hepatitis. *Hepatology* 7: 1372-5, 1987.
136. Manns M, Büschenfeld KHMZ, Hess G. Autoantibodies against LSP in acute and chronic liver diseases: studies on organ-species- and disease-specificity. *Gut* 21: 955-61, 1980.
137. Manns M, Meyer zum Büschenfelde KH, Slusarczyk J, Dienes HP. Detection of liver-kidney microsomal autoantibodies by radioimmunoassay and their relation to anti-mitochondrial antibodies in inflammatory liver diseases. Clin Exp Immunol 1984, 57: 600-8.
138. Manns M, Gerken G, Kyriatsoulis A, Staritz M, Büschenfeld KHMZ. Characterization of a new subgroup of autoimmune chronic active hepatitis by autoantibodies against a soluble liver antigen. Lancet 1987, 1: 292-4.
139. Manns MP, Johnson EF, Griffin KJ, Tan EM, Sullivan KF. Major antigen of liver kidney microsomal autoantibodies in idiopathic autoimmune hepatitis is cytochrome p450 db1. J Clin Invest 1989, 83: 1066-72.
140. Manns MP. Autoimmune hepatitis. In Bircher J. Oxford Textbook of Clinical Hepatology. 2nd ed., Oxford, Oxford Medical Publications, 1999: 1109-19.
141. Manns M. Antibodies to soluble liver antigen: specific marker of autoimmune hepatitis. J Hepatology 2000; 33: 326-8.
142. Manns MP, Bahr MJ. Recurrent autoimmune hepatitis after liver transplantation — when self becomes non-self. Hepatology 2000; 32: 868-70.
143. Manns M and Strassburg CP. Autoimmune hepatitis: clinical challenges. Gastroenterology 2001; 120: 1502-17.
144. Martini E, Abuaf N, Cavalli F et al. Antibody to liver cytosol (anti-LC1) in patients with autoimmune chronic active hepatitis type 2. Hepatology 1988, 8: 1662-6.
145. McFarlane IG, Hegarty JE, McSorley CG, McFarlane BM, Williams R. Antibodies to liver-specific protein predict outcome of treatment withdrawal in autoimmune chronic active hepatitis. Lancet 1984, 2: 954-6.

146. McFarlane IG, McFarlane, Major GN, Tolley P, Williams R. Identification of the hepatic asialo-glycoprotein receptor (hepatic lectin) as a component of the liver specific membrane lipoprotein (LSP). Clin Exp Immunol 1984, 55: 347-54.
147. McFarlane IG. Autoimmunity in liver disease. Clin Sci 1984, 67: 569-78.
148. McFarlane BM, McSorley CG, Vergani D, McFarlane IG, Williams R. Serum autoantibodies reacting with the hepatic asialoglycoprotein receptor (hepatic lectin) in acute and chronic liver disorders. J Hepatol 1986, 3: 196-205.
149. McFarlane BM, Sipos J, Gove CD, McFarlane IG, Williams R. Antibodies against the hepatic asialoglycoprotein receptor perfused *in situ* preferentially attach to periportal liver cells in the rat. Hepatology 1990, 11: 408-15.
150. McFarlane IG, Smith HM, Johnson PJ, et al. Hepatitis C virus antibodies in chronic active hepatitis: pathogenetic factor or false-positive result? *Lancet* 335: 754-7, 1990.
151. McFarlane IG. Definition and classification of autoimmune hepatitis. *Semin Liver Dis* 22: 317-24, 2002.
152. McNair ANB, Maloney M, Portmann BC, Williams R, McFarlane IG. Autoimmune hepatitis overlapping with primary sclerosing cholangitis in five cases. *Am J Gastroenterol* 93: 777-84, 1998.
153. Michieletti P, Wanless IR, Katz A et al. Antimitochondrial antibody negative primary biliary cirrhosis: a distinct syndrome of autoimmune cholangitis. *Gut* 35:260-5, 1994.
154. Mistilis SP, Blackburn CRB. Active chronic hepatitis. *Am J Med* 48:484-5, 1970.
155. Miyakawa H, Kitazawa E, Kikuchi K et al. Immunoreactivity to various human cytochrome P450 proteins of sera from patients with autoimmune hepatitis, chronic hepatitis B, and chronic hepatitis C. *Autoimmunity* 33: 23-32, 2001.
156. Mulder AHL, Horst G, Haagsma EB, Limburg PC, Kleibeuker JH, Kallenberg CGM. Prevalence and characterization of neutrophil cytoplasmic antibodies in autoimmune liver disease. *Hepatology* 17: 411-7, 1993.
157. Muratori L, Cataleta M, Muratori P, Lenzi M, Bianchi FB. Liver/kidney microsomal antibody type 1 and liver cytosol antibody type 1 concentrations in type 2 autoimmune hepatitis. *Gut* May; 42:721-6, 1998.
158. Murray-Lyon IM, Stern RB, Williams R. Controlled trial of prednisone and azathioprine in active chronic hepatitis. *Lancet* 1:735-7, 1973.
159. Nakamura K, Yoneda M, Yokohama S et al. Efficacy of ursodeoxycholic acid in Japanese patients with type 1 autoimmune hepatitis. *J Gastroenterol Hepatol* 13: 490-5, 1998.
160. Neuberger J, Portmann B, Calne R, Williams R. Recurrence of autoimmune chronic active hepatitis following orthotopic liver grafting. *Transplantation* 37: 363-5, 1984.
161. Neuberger J. Transplantation for autoimmune hepatitis. *Semin Liver Dis* 22: 379-85, 2002.
162. Nolan JP. Intestinal endotoxins as mediators of hepatic injury — an idea whose time has come again. *Hepatology* 10: 887- 91, 1989.
163. Nouri-Aria KT, Donaldson PT, et al. HLA A1-B8-DR3 and suppressor cell function in first-degree relatives of patients with autoimmune chronic active hepatitis. *J Hepatol* 1: 235-41, 1985.
164. Obermayer-Straub P, Manns MP. Hepatitis C and D, retroviruses and autoimmune manifestations. *J Autoimmunity* 16: 275-85, 2001.
165. Ogawa M, Mori Y, Mori T, et al. Adoptive transfer of experimental autoimmune hepatitis in mice: cellular interaction between donor and recipient mice. *Clin Exp Immunol* 73: 276-82, 1988.
166. Page AR, Sharp HL, Greenberg LJ, Yunis EJ. Genetic analysis of patients with chronic active hepatitis. *J Clin Invest* 56: 530-5, 1975.
167. Park SZ, Nagorney DM and Czaja AJ. Hepatocellular carcinoma in autoimmune hepatitis. *Dig Dis Sci* 45: 1944-8, 2000.
168. Perdigoto R, Carpenter HA, Czaja AJ. Frequency and significance of chronic ulcerative colitis in severe corticosteroid-treated autoimmune hepatitis. *J Hepatology* 14: 325-31, 1992.
169. Pirskanen R, Tiilikainen A, Hokkanen E. Histocompatibility (HL-A) antigens associated with myasthenia gravis. A preliminary report. *Ann Clin Res* 4: 304-6, 1972.
170. Poralla T, Manns M, Dienes HP. Analysis of liver-specific protein LSP using murine monoclonal antibodies. *Eur J Clin Invest* 17: 360-7, 1987.
171. Prados E, Cuervas-Mons V, de la Mata M, Fraga E, Rimola A, Prieto M, Clemente G, et al. Outcome of autoimmune hepatitis after liver transplantation. *Transplantation* 66: 1645-50, 1998.
172. Pratt DS, Flavin DP, Kaplan MM. The successful treatment of autoimmune hepatitis with 6-mercaptopurine after failure with azathioprine. *Gastroenterology* 110: 271-4, 1996.
173. Psacharopoulos HT, Mowat AP, Cook PJ et al. Outcome of liver disease associated with alpha 1 antitrypsin deficiency (P1Z). Implications for genetic couselling and antenatal diagnosis. *Arch Dis Child* 58: 882-7, 1983.
174. Reich DJ, Fiel I, Guarrera JV, et al. Liver transplantation for autoimmune hepatitis. *Hepatology* 32: 693-700, 2000.
175. Richardson PD, James PD and Ryder S. Mycophenolate mophetil for maintenance of remission in autoimmune hepatitis in patients resistant to or intolerant of azathioprine. J Hepatol 33: 371-5, 2000.
176. Roberts SK, Therneau TM, Czaja AJ. Prognosis of histological cirrhosis in type 1 autoimmune hepatitis. *Gastroenterology* 110: 848-57, 1996.
177. Roozendaal C, de Jong MA, van der Berg AP, van Wijk RT, Limburg PC, Kallenberg CGM. Clinical significance of antineutrophil cytoplasmic antibodies (ANCA) in autoimmune liver diseases. *J Hepatol* 32: 734-41, 2000.
178. Ruffati A, Arslan P, et al. Nuclear membrane-staining antinuclear antibody in patients with primary biliary cirrhosis. *J Clin Immunol* 5: 357-61, 1985.
179. Runyon BA. Exquisite sensitivity to small decrements in corticosteroid dose in autoimmune chronic active hepatitis. *J Clin Gastroenterol* 9: 542-9, 1987.
180. Sanchez-Urdazpal L, Czaja AJ, VanHoek B, Wiesner RH, Krom RAF. Prognostic factors in severe autoimmune chronic active hepatitis: role of orthotopic liver transplantation. *Hepatology* 12: 907, 1990.
181. Schalm SW, Summerskill WHJ, Gitnick GL, Elveback LR. Contrasting features and responses to treatment of severe chronic active liver disease with and without hepatitis Bs antigen. *Gut* 17: 781-6, 1976.
182. Scheuer PJ. Chronic hepatitis. In: MacSween RNM. *Pathology of the liver*. 2nd ed. Edinburgh: Churchill Livingstone, 140-57, 1987.
183. Schiano TD, TE HS, Thomas RM, Hussain H, Bond K, Black M. Results of steroid-based therapy for the hepatitis C — autoimmune hepatitis overlap syndrome. *Am J Gastroenterol* 96: 2984- 2991, 2001.
184. Schramm C, Kanzler S, Meyer zum Büschenfelde KH, Galle PR and Lohse AW. Autoimmune hepatitis in the elderly. *Am J Gastroenterol* 96: 1587-91, 2001.
185. Sherlock S. Chronic Hepatitis. In: Sherlock S and Doodley J. *Diseases of the liver and biliary system*. 9th ed. Blackwell Scientific Publications, 293-321, 1993.
186. Shindo M, Di Bisceglie AM, Hoofnagle LH. Acute exacerbation of liver disease during interferon alfa therapy for chronic hepatitis C. *Gastroenterology* 102: 1406-8, 1992.
187. Singh R, Nair S, Farr G, Mason A and Perrillo R. Acute autoimmune hepatitis presenting with centrizonal liver disease: case report and review of the literature. *Am J Gastroenterol* 97: 2670-3, 2002.
188. Smith MGM, Williams R, Walker G, Rizzeto M, Doniach D. Hepatic disorders associated with liver/kidney microsomal antibodies. *Brit Med J* 2: 80-4, 1974.
189. Soloway RD, Baggenstoss AH, Schoenfield LJ, Summerskill WHJ. Observer error and sampling variability tested in evaluation of hepatitis and cirrhosis by liver biopsy. *Am J Dig Dis* 16: 1082-6, 1971.

190. Soloway RD, Summerskill WHJ, Baggenstoss AH,et al. Clinical, biochemical, and histological remission of severe chronic active liver disease: a controlled study of treatments and early prognosis. *Gastroenterology* 63: 820-33, 1972.
191. Stechemesser E, Strienz J and Berg PA. Serological definition of a new subgroup of patients with autoimmune chronic active hepatitis. *Lancet* i: 683, 1987.
192. Steinberg AD. Systemic lupus erythematosus. In: Wyngaarden JB, Smith LH, Bennett JC. *Cecil, Textbook of Medicine*. 19th ed. W.B. Saunders Company, 1526, 1992.
193. Stellon AJ, Davies A, Compston J, Williams R. Bone loss in autoimmune chronic active hepatitis on maintenance of corticosteroid therapy. *Gastroenterology* 89: 1078-83, 1985.
194. Stellon AJ, Keating JJ, Johnson PJ, McFarlane IG, Williams R. Maintenance of remission in autoimmune chronic active hepatitis with azathioprine after corticosteroid withdrawal. *Hepatology* 8: 781-4, 1988.
195. Strassburg CP, Obermayer-Straub P, Alex B, et al. Autoantibodies against glucuronosyltransferases differ between viral hepatitis and autoimmune hepatitis. *Gastroenterology* 111: 1582-92, 1996.
196. Strassburg C and Manns M. Autoantibodies and autoantigens in autoimmune hepatitis. *Sem Liver Dis* 22: 339-51, 2002.
197. Stricker BH, Blok APR, Claas FH, Van Parys GE, Desmet VJ. Hepatic injury associated with the use of nitrofurans: a clinicopathological study of 52 reported cases. *Hepatology* 8: 599-606, 1988.
198. Summerskill WHJ, Korman MG, Ammon HV, Baggenstoss AH. Prednisone for chronic active liver disease: dose titration, standard dose, and combination with azathioprine compared. *Gut* 16: 876-83, 1975.
199. Talkwalkar JA, Keach JC, Angulo P and Lindor KD. Overlap of autoimmune hepatitis and primary biliary cirrhosis: an evaluation of a modified scoring system. *Am J Gastroenterol* 97: 1191-97, 2002.
200. Targan S, Landers C, Vidrich A, Czaja A. High level perinuclear antineutrophil cytoplasmic antibodies (P-ANCA) are present in almost all autoimmune hepatitis (AIH) type 1 patients. *Gastroenterology* 106:A997, 1994.
201. Targan SR, Landers C, Vidrich A, Czaja AJ. High-titer antineutrophil cytoplasmic antibodies in type-1 autoimmune hepatitis. *Gastroenterology* 108:1159-66, 1995.
202. Thiele DL, DuCharme L, Cunnungham MR, et al. Steroid therapy of chronic hepatitis: Characteristics associated with response in anti-hepatitis C virus-positive and –negative patients. *Am J Gastroenterol* 91:300- 8, 1996.
203. Treichel U, Poralla T, Hess G, Manns, Büschenfeld KHMZ. Autoantibodies to human asialoglycoprotein receptor in autoimmune-type chronic hepatitis. *Hepatology* 11: 606-12, 1990.
204. Treichel U, Gerken G, Rossol S, Rotthauwe HW, Meyer zum Büschenfeld KH, Poralla T. Autoantibodies against the human asialoglycoprotein receptor: effects of therapy in autoimmune and virus-induced chronic active hepatitis. *J Hepatol* 19: 55-63, 1993.
205. Triger DR, Alp MH, Wright R. Bacterial and dietary antibodies in liver disease. Lancet 1: 60-3, 1972.
206. Triger DR, Kurtz JB, Wright R. Viral antibodies and autoantibodies in chronic liver disease. *Gut* 15: 94-8, 1974.
207. Uribe M, Go VLW, Kluge D. Prednisone for chronic active hepatitis: pharmacokinetics and serumbiding in patients with chronic active hepatitis and steroid major side effects. *Clin Gastroenterol* 6: 331-5, 1984.
208. van Buuren HR, van Hoogstraten HJF, Terkivatan T, Schalm SW, Vleggaar FP. High prevalence of autoimmune hepatitis among patients with primary sclerosing cholangitis. *J Hepatology* 33: 543-8, 2000.
209. Van Thiel DH, Wright H, Carrol P, et al. Tacrolimus: a potential new treatment for autoimmune chronic active hepatitis: results of an open-label preliminary trisl. *Am J Gastroenterol* 90: 771-6, 1995.
210. Venkataramani A, Jones MB and Sorrel MF. Methotrexate therapy for refractory chronic active autoimmune hepatitis. *Am J Gastroenterol* 96:3432-4, 2001.
211. Vento S, Hegarty JE, Botazzo G, et al. Antigen specific suppressor cell function in autoimmune chronic active hepatitis. *Lancet* 1: 1200-4, 1984.
212. Vento S, Di Perri G, Garofano T, et al. Hazards of interferon therapy for HBV-seronegative chronic hepatitis. *Lancet* 926, 1989.
213. Vergani D, Wells L, Larcher VF et al. Genetically determined low C4: a predisposing factor to autoimmune chronic active hepatitis. *Lancet* 2: 294-7, 1985.
214. Vidrich A, Lee J, James E, Cobb L, Targan S. Segregation of pANCA antigenic recognition by Dnase treatment of neutrophils: ulcerative colitis, type 1 autoimmune hepatitis and primary sclerosing cholangitis. *J Clin Immunol* 15: 293-9, 1995.
215. Volta U, De Franceschi L, Molinaro N, et al. Frequency and significance of anti-gliadin and anti-endomysial antibodies in autoimmune hepatitis. *Dig Dis Sci* 43(10): 2190-2195, 1998.
216. Walker JG, Doniach D, et al. Serological tests in the diagnosis of primary biliary cirrhosis. *Lancet* 1: 827-31, 1965.
217. Wang KK, Czaja AJ. Hepatocellular carcinoma in corticosteroid-treated severe autoimmune chronic active hepatitis. *Hepatology* 8: 1679-83, 1988.
218. Wang KK, Czaja AJ, Beaver SJ, Go VLW. Extrahepatic malignancy following long-term immunossupressive therapy of severe hepatitis B surface antigen-negative chronic active hepatitis. *Hepatology* 10: 39-43, 1989.
219. Whittingham SF, Irwin J, Mackay IR, Smalley M. Smooth muscle autoantibody in "autoimmune" hepatitis. *Gastroenterology* 51: 499-505, 1966.
220. Whittingham S, Mathews JD, Schanfield MS, Tait BD, Mackay IR. Interaction of HLA and Gm in autoimmune chronic active hepatitis. *Clin Exp Immunol* 43: 80-6, 1981.
221. Wies I, Brunner S, Henninger J, et al. Identification of target antigen for SLA/LP autoantibodies in autoimmune hepatitis. *Lancet* 255: 1510-5, 2000.
222. Williamson JMS, Chalmers DM, Clayden AD, Dixon MF, Ruddell WSJ, Losowsky MS. Primary biliary cirrhosis and chronic active hepatitis: an examination of clinical, biochemical, and histopathological features in differential diagnosis. *J Clin Pathol* 38: 1007-12, 1985.
223. Wright DJM, Doniach D, Lessof MH, et al. New antibody in early syphilis. *Lancet* 1: 740-3, 1970.
224. Yamamoto AM, Cresteil D, Homberg JC, Alvarez F. Characterization of anti-liver-kidney microssome antibody (anti-LKM1) from hepatitis C virus -positive and –negative sera. *Gastroenterology* 104:1762-7, 1993.
225. Zauli D, Ghetti S, Grassi A, et al. Anti-neutrophil cytoplasmic antibodies in type 1 and 2 autoimmune hepatitis. *Hepatology* 25:1105-7, 1997.

114

CAPÍTULO

Cistos Hepáticos*

Edgardo Torterolo
Daniel Czarnevicz

Graças ao desenvolvimento das técnicas de imagem, as lesões císticas do fígado têm sido diagnosticadas mais freqüentemente. Estima-se que cerca de 5% da população tenha cistos hepáticos. A prevalência aumenta com a idade, e os cistos são mais comuns nas mulheres do que nos homens.

Define-se cisto como uma cavidade revestida por epitélio, que geralmente contém líquido ou material semi-sólido. Os pseudocistos não apresentam epitélio de revestimento e são geralmente secundários a trauma. Com base na etiopatogenia, a classificação dos cistos hepáticos é apresentada na Tabela 114.1.

Cistos Parasitários

Dentro desse grupo incluímos o cisto hidático ou equinococose hidática hepática. Esta é uma zoonose produzida pela forma larvária da tênia *Equinococcus granulosus*, cujo ciclo biológico ocorre entre o cachorro e o gado ovino e bovino, sendo o homem um hospedeiro intermediário ou vicariante; ou seja, o homem interrompe o ciclo. A infestação humana se produz por contato direto com o cachorro parasitado ou por consumo de água ou verduras contaminadas.

O ovo ingerido libera o embrião hexacanto no tubo digestivo, que passa para a circulação portal atravessando a parede intestinal; o embrião é detido no filtro portal hepático, mas pode ultrapassá-lo graças à sua maleabilidade ou através das anastomoses portossupra-hepáticas. O segundo filtro que deve atravessar é o pulmão, e, caso consiga, passa para a circulação sistêmica, podendo colonizar qualquer órgão. Ainda que a enfermidade seja conhecida em todo o mundo, atualmente é observada apenas raramente nas zonas rurais da América do Sul, Austrália e países mediterrâneos.

Macroscopicamente, o tamanho do cisto varia com a idade do mesmo; em relação ao número, geralmente são únicos, ainda que às vezes possa observar-se mais de um (hidatidose múltipla). Localizam-se predominantemente no lobo direito, sendo mais freqüentes os cistos póstero-superiores. Microscopicamente, a parede do cisto está formada por três camadas: uma interna ou germinativa, que é capaz de produzir elementos férteis; uma média anucleada, também chamada quitinosa, e uma externa, formada pela reação inflamatória do hospedeiro, chamada adventícia. O cisto jovem contém líquido hidático, o qual é cristalino na ausência de complicações e no qual se encontram elementos reprodutores desprendidos da camada germinativa (areia hidática). Em seu crescimento, o cisto produz atrofia, necrose e desaparecimento do parênquima circundante, ao redor da adventícia; essas mudanças progridem para fibrose pericística. Por outro lado, nos grandes cistos a substituição parenquimatosa pode determinar uma hipertensão portal ao gerar uma diminuição do leito capilar ou por compressão do sistema venoso.

Na sua evolução, o parasita pode sofrer múltiplas complicações. Entretanto apenas 30% dos cistos hidáticos hepáticos não apresentam alterações; são os chamados cistos hialinos (Fig. 114.1). As alterações mais freqüentes são:

Supuração

Deve-se à chegada de bactérias ao espaço intercistoadventicial ou à presença de microabscessos de origem biliar na adventícia; a flora habitualmente é polimicrobiana, predominando a *E. coli* e o enterococo. Quando ocorre essa complicação, o parasita geralmente morre e a adventícia se converte em membrana piogênica.

**Capítulo traduzido pelos Drs. Danielle Duck e César Conte.*

Tabela 114.1
Classificação dos Cistos Hepáticos

Parasitários
Não-parasitários
- Solitário ou simples
- Policístico
  — Malformação da placa ductal
  — Doença policística da criança
  — Doença policística do adulto
  — Fibrose hepática congênita
  — Doença de Caroli
  — Complexos de Von Meyenburg
  — Peliose hepática
  — Malformações congênitas
    Síndrome de Meckel-Gruber
    Síndrome de Ivemark
    Síndrome de Jeune
- Outros
  — Traumáticos
  — Pós-infarto hepático
  — Neoplásicos
  — Cistoadenoma
  — Cistoadenocarcinoma
  — Hamartoma mesenquimatoso
  — Teratoma

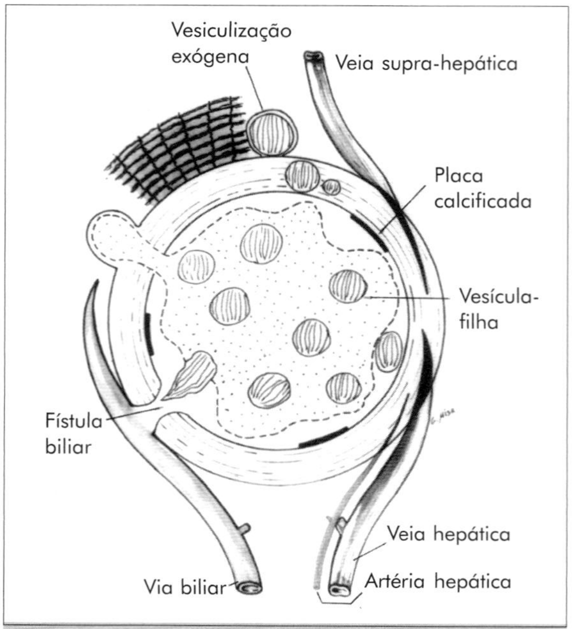

Fig. 114.1 — *Esquema em que se representam algumas das complicações evolutivas que pode sofrer um cisto hidático. VSH = veia supra-hepática; CB = canalículo biliar; VP = veia porta; AH = artéria hepática.*

Calcificação

Evidencia sofrimento parasitário, mas não significa que o parasita esteja morto.

Vesiculização

É a primeira reação defensiva do parasita frente a qualquer agressão, para garantir que seu ciclo biológico seja completado. Essa vesiculização pode realizar-se para o interior do cisto, vesiculização endógena, ou para o parênquima circundante, vesiculização exógena.

Involução

Constitui a expressão máxima do sofrimento parasitário, quando se produz a reabsorção do líquido hidático com degeneração gelatiniforme da membrana-mãe, transformando o conteúdo do cisto em um material pastoso chamado conteúdo mastic.

Comprometimento Venoso

Pode acontecer no sistema porta ou na veia cava. O comprometimento portal é visto principalmente nos cistos centrais e deve-se à compressão direta dos pedículos venosos, gerando hipertensão portal mais ou menos evidente. Situação semelhante pode ser vista por compressão dos pedículos supra-hepáticos. A ruptura e o esvaziamento do cisto hepático nas veias supra-hepáticas ou veia cava podem determinar quadro embólico fatal.

Abertura e Esvaziamento na Via Biliar

É a complicação mais freqüente depois da supuração, observada sobretudo nos cistos velhos, multivesiculares e centrais. Os restos hidáticos podem passar ao tubo digestivo, freqüentemente determinando obstrução da via biliar principal com colangite subseqüente.

Complicações Peritoneais

Ocorrem em 5% dos casos e são sempre secundárias à ruptura espontânea, traumática, ou ao tratamento cirúrgico incorreto.

Complicações Torácicas

Constituem complicações de grande monta, provocadas por cistos que se desenvolvem nos segmentos superiores do fígado, podendo atingir a pleura, o pulmão ou ambos. Os casos em que ocorrem ruptura e esvaziamento do cisto nesses órgãos constituem os chamados trânsitos hepatotorácicos para a pleura, o pulmão e os brônquios.

Clinicamente, a enfermidade evolui por um período totalmente assintomático e um período clínico com sintomas escassos, no qual predomina uma síndrome tumoral. Na etapa de complicações, o quadro clínico varia de acordo com a complicação presente, sendo importante para o diagnóstico conhecer o ambiente da infestação.

Os estudos de imagem são de alta confiabilidade para detectar um cisto hidático. A radiologia simples pode descobrir calcificações em mais de 50% dos casos. A ecografia, além de mostrar a natureza cística da lesão e suas relações vasculares e biliares, pode evidenciar a presença de vesículas-filhas no interior, o que constitui um elemento patognomônico do cisto hidático; determina ainda a espessura e a qualidade da adventícia. A tomografia computadorizada apresenta resultados similares aos da ultra-sonografia, e somente a utilizamos como complemento desta última, nos casos de hidatidose múltipla ou quando existem complicações torácicas ou peritoneais (Figs. 114.2 e 114.3). Não julgamos necessária a realização de outros estudos de imagem, apenas em situações excepcionais.

Os estudos sorológicos, fixação de complemento, hemaglutinação, imunofluorescência indireta, ELISA e fixação do látex constituem a ajuda mais confiável para os exames de imagem no diagnóstico da equinococose hepática. Devemos recordar que, ainda que úteis para o diagnóstico, a ausência de provas sorológicas positivas não exclui a presença de um cisto hidático. Essa situação é observada nos cistos hialinos. As provas cutâneas com líquido hidático, reação de Casoni, amplamente utilizadas em outras épocas, atualmente caíram em desuso.

O tratamento da equinococose hidática hepática é cirúrgico, tendo como objetivos a evacuação e esterilização do parasita e o tratamento da adventícia nos casos em que essa tenha mais do que 2 mm de espessura

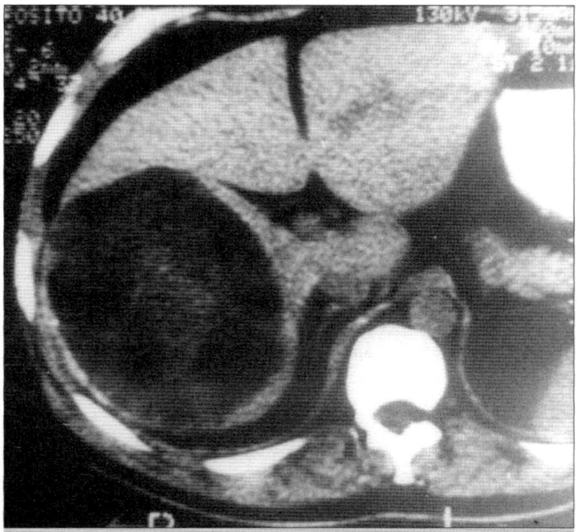

Fig. 114.2 — *Tomografia de um cisto hidático com vesículas-filhas no seu interior.*

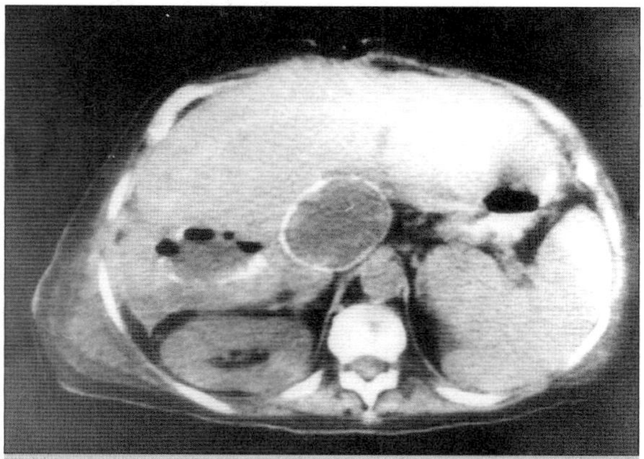

Fig. 114.3 — *Tomografia de um cisto hidático calcificado no lobo I.*

e tenha comunicação biliar ou nos cistos complicados, já que estes apresentam maior percentual de vesiculização exógena e intra-adventicial. Os agentes anti-helmínticos sistêmicos (albendazol) não parecem ser efetivos, e, até que se disponha de melhores agentes, continuarão sendo adjuvantes da cirurgia. Atualmente tem-se utilizado a punção percutânea e aspiração e esterilização do conteúdo como uma forma de tratamento. Esta somente é aconselhável nos casos de cistos hialinos, pequenos, de adventícia fina e sem complicações, que são muito pouco freqüentes no adulto.

Existem diferentes métodos cirúrgicos para tratar os cistos hidáticos, e as opiniões variam entre as técnicas conservadoras e as radicais.

Entre os procedimentos conservadores, temos a cistostomia (operação de Finochietto), que consiste na drenagem do cisto, e a cistectomia subtotal de Mabit, que implica a ressecção do parasita e de parte da adventícia, deixando a parte que apresenta relações vasculares. Esses procedimentos são incompletos, já que, ao se manter a cavidade adventicial, total ou parcialmente, não se atinge os objetivos do tratamento, e normalmente são responsáveis por um período de pós-operatório prolongado e com numerosas complicações, como fístulas e supuração da cavidade residual, que podem necessitar de novas e complexas intervenções agravadas por alta mortalidade. As cifras de mortalidade desses procedimentos não são menores que aquelas dos procedimentos radicais.

Os procedimentos radicais constituem o tratamento de eleição do cisto hidático, especialmente do complicado. Esses procedimentos são:

1. A ressecção do cisto, que consiste na ressecção fechada do cisto seguindo os planos de dissecção anatômica cisurais do fígado, incluindo a exérese de pequenos setores segmentares ou lobares do parênquima.
2. A cistoadventicectomia total, a qual constitui o tratamento de eleição frente a todo cisto hidático e que

consiste na ressecção do parasita e de toda a adventícia, seguindo o plano de dissecção periadventicial.

Esses procedimentos são realizados após prévia evacuação e esterilização do parasita para diminuir os riscos de ruptura e contaminação intra-operatória (Fig. 114.4) As ressecções hepáticas regradas têm um lugar definido naqueles cistos que comprometem anatômica ou funcionalmente todo um lobo ou segmento.

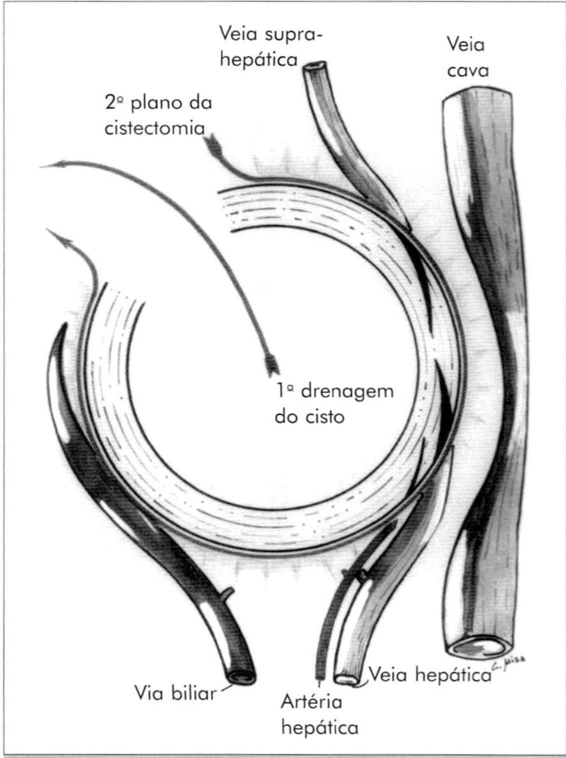

Fig. 114.4 — *Esquema mostrando os tempos cirúrgicos no tratamento do cisto hidático. VSH = veia supra-hepática; CB = canalículo biliar; VP = veia porta; AH = artéria hepática.*

Ainda que o prognóstico desses doentes pareça ser bom, a presença de complicações pode levar a cifras de mortalidade surpreendentemente altas, motivo pelo qual é fundamental a profilaxia dessa patologia. As medidas profiláticas devem ser dirigidas a dois pólos: ao homem, mediante educação sanitária, e ao cachorro, o qual veicula a enfermidade, mediante a desparasitação periódica.

A equinococose multilocular, antigamente conhecida como bávaro-tirolesa, rara na América, é uma infestação produzida pela forma da tênia equinococo multilocular, cujo ciclo biológico ocorre entre zorros, cachorros ou gatos como hospedeiros definitivos e ratos ou outros roedores como hospedeiros intermediários. O homem é um hospedeiro acidental ao ingerir alimentos contaminados ou através do contato com animais domésticos contaminados. A localização primária também é o fígado, no qual ocorre crescimento periférico, com invasão e destruição progressiva do parênquima circundante. Esse parasita tem tendência a produzir metástases no pulmão, cérebro e gânglios linfáticos. Pelo fato de essa enfermidade comportar-se como uma neoplasia maligna, o único método possível de tratamento que oferece uma possibilidade razoável de cura é a ressecção hepática. Ainda que a mortalidade tenha diminuído nos últimos anos, a equinococose multilocular continua tendo um mau prognóstico em virtude da agressividade do parasita e da alta taxa de recidiva.

CISTOS NÃO-PARASITÁRIOS

Cistos Solitários ou Simples

São os cistos mais comuns do fígado, sendo observados em até 3,6% da população. Sua prevalência aumenta com a idade, e é mais comum no sexo feminino. A maioria é assintomática e é diagnosticada durante a realização de um exame de imagem, como a ultra-sonografia, tomografia ou ressonância magnética. São geralmente menores do que 5 cm, mas podem atingir dimensões que ocupam quase que totalmente o fígado.

A etiologia desses cistos é desconhecida, não têm uma origem óbvia nem vascular nem linfática, assim como também não apresentam uma origem tumoral nem teratomatosa. Apesar de a ausência de bile argumentar contra uma origem ductal, a presença freqüente de epitélio colunar pode sugerir essa origem, mas o mais certo é que sua gênese continua desconhecida. Em algumas ocasiões esses cistos estão presentes desde o nascimento, mas não têm um caráter hereditário; assim, a classificação desses cistos solitários como congênitos não parece ser segura. A grande variação na idade dos pacientes e os diferentes tipos celulares de sua parede, assim como o número e o tamanho dos cistos, abrem a possibilidade de que mais de um tipo de enfermidade cística esteja representado nesse grupo.

Os cistos solitários ou simples não apresentam uma associação com cistos de outros órgãos. Apesar do nome, os cistos solitários não são sempre únicos e ocasionalmente podem ser múltiplos. Pode existir uma grande variedade de cistos incluídos nesse grupo, abrindo a possibilidade de diferentes origens e tipos de cistos solitários. No caso de haver mais de um, deve-se investigar a existência de outros cistos em outras localizações, o que corresponderia a uma malformação da placa ductal.

Sua localização mais freqüente é o lobo direito, e em geral apresentam-se na superfície anterior do fígado, ainda que alguns possam ser totalmente intra-hepáticos ou pediculados. Seu tamanho varia desde poucos milímetros a vários centímetros, e em geral os cistos sintomáticos são maiores que 5 cm ou apresentam complicações, como hemorragia ou infecção. A superfície externa do cisto geralmente é translúcida e lisa, azulada e fina. Geralmente são uniloculares, ainda que tenham sido descritos alguns casos de cistos solitários multiloculares. Seu conteúdo é geralmente seroso, estéril e sem células. Entretanto, pode conter sangue ou material infectado. Seu pH é alcalino, e pode-se reconhecer mucina, detritos celulares, albumina, colesterol e raras vezes bile. Geralmente não existe comunicação com o sistema vascular, linfático ou biliar.

Microscopicamente, a parede do cisto está formada por três camadas, uma camada externa moderadamente fibrosa contendo abundantes elementos vasculares, biliares, células hepáticas, e ocasionalmente podem existir algumas células musculares; uma camada média, formada por um tecido fibroso denso com uma vascularização variável, e uma camada interna medianamente fibrosa que em algumas ocasiões apresenta diferentes elementos celulares. O epitélio monoestratificado cilíndrico é o mais comum, ainda que possa existir um epitélio poliestratificado plano ou o cilíndrico ciliado. A transformação carcinomatosa é rara, mas já foi observada em cistos solitários.

Ainda que os cistos solitários possam apresentar-se em qualquer idade, os cistos sintomáticos ocorrem predominantemente entre as quarta e quinta décadas. Existe uma maior incidência no sexo feminino, com uma relação de 4:1. O aumento do diâmetro abdominal é talvez o sintoma mais freqüente; ao exame físico, é possível palpar uma massa definida. Os pacientes também podem apresentar sintomas pouco específicos, como diarréia, náuseas, vômitos, dor etc. Raramente, os cistos simples podem comprimir as estruturas vizinhas, como o estômago, o duodeno e as vias biliares, e causar náuseas, vômitos e icterícia obstrutiva. A presença de uma dor brusca em geral corresponde a uma hemorragia intracística e pode acompanhar-se de febre. Outras complicações dos cistos podem ser a inflamação, com ou sem infecção, e a perfuração, que pode ser espontânea ou após um traumatismo. Existe apenas um caso publicado de malignização.

A ultra-sonografia é o método de eleição para o diagnóstico dos cistos solitários, que se mostram como áreas anecóicas com forte reforço posterior; podem existir calcificações, mas são muito menos freqüentes que no cisto hidático. A tomografia computadorizada e a ressonância magnética também apresentam elevada precisão diagnóstica. Os exames de laboratório habitualmente são normais na ausência de complicações. O hemidiafragma direito pode estar elevado. Outras vísceras intra-abdominais podem ser rechaçadas.

Ao considerarmos o tratamento dos cistos solitários, devemos ter dois fatos em mente: são lesões essencialmente benignas e a cirurgia é a terapêutica de eleição quando existe indicação de tratamento. A aspiração com instilação de substâncias esclerosantes, como álcool, por via percutânea guiada por ultra-sonografia é muito questionada e geralmente ineficaz para cistos grandes. O tratamento cirúrgico está indicado nos cistos sintomáticos ou complicados, com icterícia, infecção, hemorragia intracística ou ruptura. O procedimento cirúrgico apropriado depende de uma série de fatores, mas basicamente nunca se deve realizar a drenagem externa do cisto. A técnica habitualmente utilizada é o destelhamento do cisto por via laparoscópica. A ressecção total não é indicada, pois, além de não oferecer vantagens, é potencialmente perigosa devido à falta de plano de clivagem entre o cisto e o parênquima hepático. Não existe uma opinião unânime sobre qual é o melhor tratamento quando o cisto contém bile. Se possível, recomendam-se destelhamento do cisto, identificação e fechamento da comunicação biliar e a realização de cistojejunostomia. É imperioso o estudo anatomopatológico da parede do cisto na busca de focos de malignidade.

O prognóstico dos pacientes com cistos solitários é excelente mesmo naqueles em que é necessário tratamento cirúrgico.

Doença Policística

Existe um grande número de termos na literatura que se referem a doenças policísticas; alguns deles se referem a doenças policísticas determinadas, enquanto outros se referem a elas na forma genérica. Entre esses termos incluem-se malformação da placa ductal, doença fibropolicística, adenomatose biliar, doença fibrocística, fibrose hepática congênita, doença policística da criança, doença policística do adulto e doença de Caroli.

Malformação da Placa Ductal

Essa enfermidade é uma lesão morfológica do trato portal que ocorre em uma grande quantidade de situações, tanto hereditárias quanto esporádicas ou adquiridas. Vê-se freqüentemente nas doenças policísticas.

Jorgensen sugere que a malformação da placa ductal representa alteração ou interrupção na morfogênese normal dos tratos portais. Histologicamente, essas lesões consistem em aumento do número de ductos biliares nas áreas portais com aumento do tecido fibroso. Os canais biliares têm uma malformação típica e, como os canais biliares embrionários, se encontram na periferia dos tratos portais; raramente esses canais biliares mostram uma histologia normal. Essas anormalidades dos tratos portais ocorrem na ausência de inflamação ou de alterações dos hepatócitos. Esses ductos anormais em geral contêm bile. Existem evidências que sugerem que, em alguns pacientes, a fibrose progride até criar nódulos parenquimatosos. As malformações da placa ductal geralmente são difusas, mas podem também ter uma distribuição limitada. A malformação da placa ductal é uma de tantas anormalidades que podem ser vistas em muitas vísceras por doença policística. Apesar de se dizer, e geralmente se aceitar, que a malformação da placa ductal é essencialmente a mesma em diferentes lesões, Landing sugeriu uma nova possibilidade. Seus estudos morfométricos em malformações da placa ductal sugerem que nas diferentes doenças existem diferentes alterações morfométricas da placa.

Os achados de Landing *et al.* são de interesse particular para responder à pergunta se a doença policística recessiva renal e a fibrose hepática congênita são manifestações fenotípicas de uma mesma enfermidade ou são enfermidades geneticamente diferentes. Seus achados sugerem que essas, assim como outras desordens policísticas, são todas diferentes. Mas existem outros trabalhos, de Desmet *et al.*, que definem a malformação ductal como uma "colangiopatia destrutiva" e consideram a fibrose hepática congênita e a doença policística renal como diferentes apresentações de uma mesma enfermidade. Como vemos, essa diferenciação da malformação da placa ductal não é unanimemente aceita, e trataremos separadamente das diferentes entidades.

Doença Policística da Criança

Nessa enfermidade existe uma combinação de cistos hepáticos e renais; as lesões hepáticas correspondem a uma malformação da placa ductal, e as lesões renais consistem em cistos dos tubos coletores. Ainda não foi determinado se essa doença é uma entidade diferente da fibrose hepática congênita ou se é uma manifestação fenotípica diferente de uma mesma enfermidade.

Ainda que os tubos renais envolvidos sejam diferentes, é difícil saber se a doença policística da criança é uma entidade diferente da doença policística do adulto.

Como a malformação da placa ductal está sempre presente, na doença policística da criança a patogenia dos cistos hepáticos seria diferente dos cistos que se apresentam na doença policística do adulto. Em modelos animais, descobriu-se um gene anormal no cromossoma 13. A doença pode ser reconhecida mediante ultra-sonografia pré-natal, geralmente depois do segundo trimestre, mas pode ser confundida com outras patologias. Como não existe nenhum marcador genético confiável, o diagnóstico pré-natal deve ser realizado com muito cuidado.

No momento do nascimento, a criança apresenta os rins aumentados de tamanho ("tumores" bilaterais no flanco) e em geral morre nos primeiros meses. Somente poucos pacientes, aparentemente com menor extensão da doença renal, sobrevivem por períodos mais prolongados.

Macroscopicamente, os rins desses pacientes encontram-se aumentados, com múltiplos cistos; à microscopia, apresentam uma dilatação dos tubos coletores sem alteração do néfron. Não existe fibrose, ou é muito escassa, mas pode aumentar se o paciente sobrevive o suficiente. As lesões hepáticas são relativamente uniformes em aparência, e os cistos grandes são pouco comuns. A lesão hepática é uma malformação da placa ductal, e não existe obstrução da árvore biliar, nem doença do hepatócito. Ao que parece, essas dilatações se comunicam com o restante do sistema biliar.

A incidência de hipertensão portal nesses pacientes não está determinada, mas sem dúvida parece menos freqüente que nos casos de fibrose hepática congênita. A maioria das crianças morre de insuficiência renal antes de desenvolver hipertensão portal. Mas existem publicações que sugerem que a morte neonatal geralmente é por doença pulmonar, sendo hipertensão o principal fator determinante de sobrevida. As alterações da função renal não são específicas, incluem uma diminuição da filtração glomerular, a impossibilidade de concentração e um defeito na acidificação.

Doença Policística do Adulto

Essa condição, também denominada doença policística não-comunicante, está geralmente associada à policistose renal autossômica dominante, mas pode apresentar-se como doença hepática policística isolada. Constitui a doença hereditária renal mais comum, e a sua freqüência estimada é de 1:1.500 a 1:5.000 na população geral. A doença é dominante, com alta penetração. Aproximadamente 95% dos pacientes com doença policística do adulto apresentam um *locus* anormal no cromossoma 16, um pequeno número dos pacientes tem um *locus* diferente anormal no cromossoma 4, e existe a possibilidade de que pelo menos um gene a mais possa estar presente em outros pacientes.

A apresentação clínica dessa doença é geralmente observada em pacientes com mais de 40 anos. Alguns desses pacientes apresentam cistos hepáticos somente reconhecíveis por métodos de imagem. Existe uma variação considerável no tamanho desses cistos hepáticos, e seu crescimento parece relacionar-se com o aumento no número dos mesmos. Esse aumento de tamanho associa-se também com idade, gravidez e gravidade da doença renal. Os cistos são predominantemente não-comunicantes e parecem gerar-se dos complexos de Von Meyenberg que estão freqüentemente presentes, mas essa teoria não foi comprovada.

Os cistos hepáticos estão limitados por epitélio biliar e geralmente são difusos. Esses cistos em geral não se comunicam com o sistema biliar e não contêm bile, mas ocasionalmente podem abrir-se em um canal biliar adjacente. Em geral, os estudos de função hepática são normais, ainda que esses cistos possam ser de grande tamanho. Raramente esses grandes cistos causam obstrução mecânica do sistema biliar ou do sistema venoso hepático ou portal.

Juntamente com os cistos existem outras lesões no parênquima hepático: dilatação cística do sistema ductal, dilatação das glândulas dos canais biliares, complexos de Von Meyenberg e malformação da placa ductal. Apesar dessa superposição histológica, parece válido distinguir a enfermidade renal policística autossômica dominante das enfermidades hereditárias policísticas recessivas devido: (1) à predominância das lesões nos ductos biliares; (2) ao diferente padrão hereditário; (3) aos sintomas e complicações habitualmente diferentes; (4) às diferentes lesões hepáticas.

Também existem lesões cardiovasculares na doença policística do adulto, e essas lesões são diferentes das lesões relacionadas à hipertensão associada a doença renal avançada. É por esse motivo que se tem especulado que a doença envolve um defeito generalizado no tecido conjuntivo. As lesões cardiovasculares mais freqüentes são os aneurismas intracranianos. Outras anormalidades observadas incluem cistos em vários órgãos como pâncreas, baço, útero e vesículas seminais, assim como também diverticulose.

O prognóstico depende principalmente das alterações funcionais renais e secundariamente das alterações hepáticas. Entretanto, cerca de 10% das mortes em pacientes com doença policística do adulto resultam de complicações hepáticas. Um grande número de pacientes apresenta complicações hepáticas, incluindo infecção dos cistos, icterícia, colangiocarcinoma e hipertensão portal com todos os seus efeitos. Como já referido, as provas funcionais do fígado são normais nesses pacientes, sendo qualquer alteração sinal de alerta para presença de complicações hepáticas. O diagnóstico dessas é facilitado pelos exames de imagem (Fig. 114.5). No epitélio desses cistos pode desenvolver-se colangiocarcinoma, e ocasionalmente nos pacientes que sobrevivem longos períodos podem aparecer calcificações tanto dos cistos renais como dos hepáticos.

A maioria dos pacientes não necessita de tratamento. Quando necessário, o destelhamento dos cistos maiores por via laparoscópica é o tratamento de escolha. O transplante hepático, às vezes combinado com o transplante renal, está indicado nos pacientes que apresentam complicações que não respondem à fenestração dos cistos.

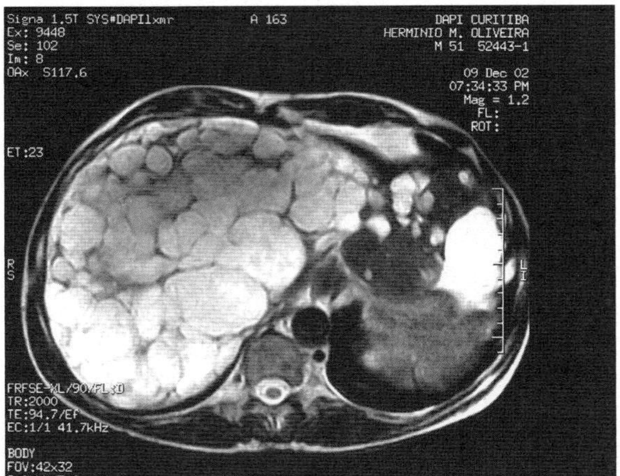

Fig. 114.5 — *Ressonância magnética de um paciente com doença policística do adulto.*

Fibrose Hepática Congênita

Em 1961, Kerr *et al.* descreveram um grupo de pacientes com alterações a que chamaram fibrose hepática congênita. Esses pacientes apresentavam hipertensão portal sem doença hepática e sem obstrução da veia porta, mas uma lesão do trato portal compatível com aumento no número dos canais biliares e uma fibrose pouco marcada. Essas lesões correspondem à chamada malformação da placa ductal. Eram acompanhadas, em muitas ocasiões, de uma rarefação venosa no trato portal e de cistos renais. A condição aparentemente tinha um caráter autossômico recessivo.

Os pacientes com fibrose hepática congênita podem apresentar diversos sintomas; a maioria apresenta manifestações de hipertensão portal já na primeira década da vida; outros apresentam-se com colangite, e uma minoria apresenta-se com encefalopatia hepática.

Existem alterações viscerais além das encontradas no rim e no fígado, como enfisema pulmonar, hemangiomas de cerebelo, deformidades na vesícula biliar, cardiopatias congênitas, linfangiectasias intestinais ou enteropatias perdedoras de proteínas. Na realidade, desconhece-se se essas alterações são condições independentes, associadas, ou se constituem uma parte intrínseca da doença.

As lesões renais podem ser mínimas, mas em alguns pacientes são suficientemente intensas para causar hipertensão, azotemia e, em certas ocasiões, insuficiência renal. Anatomicamente, essas lesões comprometem a camada medular, com dilatação dos tubos coletores e dos tubos distais, para posteriormente desenvolver cistos na cortical.

A malformação da placa ductal é característica da fibrose hepática congênita, e no fígado pode estar confinada a um lobo ou somente a um segmento de um lobo. As lesões podem não ser iguais em todos os tratos portais envolvidos, e é por isso que a biópsia com agulha pode não fazer o diagnóstico. Além disso, em alguns pacientes as alterações no nível dos canais biliares podem ser mínimas e o perfil histológico deles é praticamente normal. O motivo da formação de grandes cistos não está bem estabelecido, e os cistos aumentam o seu tamanho com a idade. Pode existir uma dilatação da via biliar tanto extra-hepática como intra-hepática, a qual pode levar à confusão com cistos coledocianos, mas nesses últimos não existe uma malformação da placa ductal. A dilatação da via biliar pode ser clinicamente evidente quando se associa colangite ou transformação maligna. Ainda que a dilatação intra-hepática tenda a ser difusa, ocasionalmente um único lobo pode estar envolvido.

A colangite é uma complicação pouco freqüente mas grave da fibrose hepática congênita. Quando ocorre, existe dilatação da via biliar intra-hepática, e a grande maioria dos pacientes apresenta elementos de hipertensão portal. Um número considerável também apresenta cistos renais. A idade de apresentação varia de 1 mês a 36 anos. Nos canais dilatados podem se formar cálculos, o que complica o tratamento desses pacientes com colangite prévia. A gênese da colangite em pacientes sem cálculos não está estabelecida; pode ser devido à grande dilatação da via biliar intra-hepática, o que leva à ocorrência de estase biliar como fator litogênico. Em geral, quando aparece, a colangite é muito difícil de tratar, e muitas vezes a cirurgia sobre a árvore biliar torna o prognóstico sombrio devido ao seu efeito potencialmente deletério, já que o paciente pode persistir com colangite. O potencial de desenvolvimento de doenças malignas, associado à possibilidade de ressecar as dilatações focais como uma profilaxia à formação de cálculos e à colangite, pode constituir um argumento de peso para um tratamento agressivo em pacientes selecionados com fibrose hepática congênita.

Quando o paciente não apresenta colangite nem transformação maligna, o maior problema é tratar a hipertensão portal. Têm-se obtido bons resultados imediatos realizando derivações portocava, mas o resultado a longo prazo não parece ser adequado.

Uma complicação pouco comum mas significativa da fibrose hepática congênita é o desenvolvimento de colangiocarcinoma. Alterações displásicas podem ser observadas no epitélio dos cistos ressecados, enfatizando a importância de um exame anatomopatológico completo das peças de ressecção. A idade para o desenvolvimento dessa complicação é variável. O colangiocarcinoma também se encontra associado com cistos do colédoco ou com dilatações císticas da via biliar intra-hepática, não existindo em nenhuma das duas entidades uma malformação da placa ductal.

Doença de Caroli

A doença de Caroli caracteriza-se por dilatações segmentares dos ductos biliares intra-hepáticos. Acredita-se que é causada por um evento intra-uterino que interrompe a remodelação da placa hilar ao nível dos ductos biliares intra-hepáticos maiores. A ectasia biliar resultante pode ser difusa ou localizada. Tem sido sugerido que possa ser uma doença autossômica dominante ou recessiva. Compromete ambos os sexos igualmente. Cerca de 2/3 dos pacientes apresentam rim esponjoso medular. A fibrose hepática congênita também é freqüente nos pacientes com doença de Caroli.

As manifestações clínicas geralmente iniciam-se no começo da idade adulta. Mais de 80% dos pacientes apresentam evidência da doença antes dos 30 anos de idade. As manifestações clínicas iniciais são devidas à infecção dos cistos, que freqüentemente apresentam cálculos no seu interior. As manifestações mais comuns são dor abdominal, febre, icterícia, colangite e sepse. Caso ocorram fibrose periportal associada e cirrose biliar secundária, o paciente pode apresentar hipertensão portal e suas manifestações. Colangiocarcinoma desenvolve-se em cerca de 7% dos pacientes.

O método diagnóstico de escolha é a colangiorressonância, que demonstra cistos intra-hepáticos com cálculos no seu interior. A colangiografia percutânea ou a endoscópica retrógrada também evidenciam os mesmos achados. A ultra-sonografia e a tomografia podem também identificar cistos e cálculos, mas com precisão menor.

A colangite é tratada com antibióticos. A forma localizada da doença pode ser tratada com hepatectomia parcial. O transplante hepático está indicado nos pacientes com colangite recorrente, insuficiência hepática ou complicações da hipertensão portal.

Complexos de Von Meyenburg

Esses complexos, também denominados micro-hamartomas biliares, são compostos de ductos biliares inter e intralobulares dilatados em forma de cistos, os quais são incrustados em estroma fibroso. Esses complexos são comuns, pequenos, geralmente múltiplos e assintomáticos. São devidos a má formação da placa ductal e são observados na fibrose hepática congênita, na doença de Caroli e na doença policística.

Peliose Hepática

A peliose hepática caracteriza-se pela presença de cavidades cheias de sangue no parênquima hepático, as quais podem estar limitadas por células sinusoidais (ver Capítulo 116). Antigamente essa doença era associada à tuberculose, a doenças malignas e a processos supurados crônicos; atualmente, é observada associada ao consumo de esteróides anabólicos. Também tem sido observada associada a muitas desordens clínicas, e assim existem alguns relatos de peliose depois de transplante hepático e na infecção por HIV.

A patogenia da peliose é desconhecida. Alguns autores sugerem que é devida a uma necrose do parênquima com uma dilatação vascular, por debilidade congênita da parede arterial, por uma obstrução venosa com dilatação secundária, ou devida a um dano endotelial. Seguramente mais de um desses fatores influi na gênese dessas lesões, mas os estudos ultra-estruturais e o aparecimento de lesões similares em múltiplos órgãos (baço, medula óssea, pulmão, rim e intestino) sugerem que a lesão endotelial poderia ser a causa primária básica na peliose hepática.

Essas cavidades geralmente não excedem alguns centímetros de diâmetro e podem ser lesões difusas ou focais. A aparência macroscópica ao se seccionar a superfície hepática é característica. Pode existir fibrose nas paredes dessas cavidades e associar-se ou não à necrose de hepatócitos. Esses cistos geralmente se continuam com sinusóides normais e em algumas ocasiões podem ter continuidade com elementos venosos.

O diagnóstico geralmente é estabelecido por exame microscópico. Não existe alteração da função hepática, mas nos pacientes que usam esteróides pode existir insuficiência hepática ou ruptura na cavidade peritoneal.

Como essa lesão geralmente é diagnosticada de forma incidental e pode ser difusa, não há geralmente indicação de tratamento cirúrgico. Em algumas ocasiões tem-se observado regressão dessas lesões ao se suspender a administração de esteróides.

Malformações Congênitas

A malformação da placa ductal também é observada em várias síndromes de malformações congênitas que se apresentam com cistos hepáticos e displasia renal. Na maioria dessas síndromes a morte ocorre no período perinatal; as mais conhecidas são a síndrome de Mackel-Gruber (polidactilia, encefalocele, policistoses renal e hepática), a síndrome de Ivemark (displasia renal, hepática e pancreática) e a síndrome de Jeune (distrofia torácica e pélvica, policistose renal e hepática).

Cistos Traumáticos

Os cisto traumáticos são pouco comuns e geralmente representam uma seqüela de uma hemorragia intra-hepática. Dada a sua etiologia, esses cistos traumáticos ou pós-traumáticos habitualmente se manifestam algum tempo depois do traumatismo.

De tamanho variável, seu conteúdo é habitualmente bilioso e suas paredes estão constituídas por um tecido fibroso com maior ou menor sinal de inflamação, mas não apresentam epitélio.

Os sintomas podem incluir distensão abdominal, anorexia, dor, em algumas ocasiões icterícia, e, nas raras vezes em que infectam, podem manifestar-se como um abscesso hepático. Como o traumatismo original é, em geral, de magnitude, sempre existe na história clínica um antecedente traumático. No exame físico é comum encontrar-se uma massa abdominal; os exames laboratoriais revelam por vezes uma elevação das bilirrubinas. Os estudos de imagem evidenciam lesões císticas de forma habitualmente irregular.

Vários tratamentos cirúrgicos têm sido utilizados com êxito, drenagem percutânea, marsupialização, *packing* etc. A drenagem simples parece ser o tratamento mais adequado, ainda que possa existir uma comunicação biliar ampla, sendo necessário nessas situações uma intervenção cirúrgica para tratar o local da ruptura.

Cistos Pós-Infarto Hepático

Os cistos secundários a um infarto hepático são raros e podem desenvolver-se de forma secundária a uma insuficiência vascular. Microscopicamente, esses cistos têm uma parede fibrosa recoberta de endotélio, mas em geral contêm bile, e ao redor existe uma proliferação dos canais biliares. Esses cistos podem infectar-se, mas geralmente são assintomáticos.

Como se trata de cistos pouco freqüentes, não existe um acordo unânime sobre qual a melhor forma de tratamento.

Cistos Neoplásicos

Virtualmente qualquer lesão neoplásica do fígado, seja primária ou metastática, secundária a uma necrose tumoral pode ser cística. Referir-nos-emos somente aos tumores hepáticos primários com um grande componente cístico, independentemente da existência de uma necrose tumoral.

Cistoadenoma Hepático

É um tumor hepático pouco comum cuja etiopatogenia é desconhecida. É considerado de origem congênita, desenvolvido a partir de um canal biliar intra-hepático anormal ou de células germinais ectópicas. A primeira dessas teorias não explicaria a presença de um epitélio mucinoso nesses tumores, enquanto a segunda explica a semelhança desses tumores com o cisto de ovário.

Os cistoadenomas variam em tamanho, podendo chegar a um diâmetro de 15 cm e a um peso de 6 kg, sendo em geral tumores de grande tamanho no momento do diagnóstico. Essas lesões têm uma superfície externa lisa e caracteristicamente são multiloculares; excepcionalmente, podem ser uniloculares. Os cistoadenomas podem comprometer tanto o fígado quanto a via biliar extra-hepática. Seu conteúdo líquido é variável em aparência e composição, e cristais de colesterol ou bile podem estar presentes. A superfície interna do cisto pode ser rugosa ou lisa, existindo em certas ocasiões projeções papilares. Microscopicamente, esses tumores estão formados por uma camada de tecido cuboidal ou cilíndrico, mucossecretor, com projeções papilares; nesse epitélio também podem existir células argentafins e ulcerações. O estroma por baixo do epitélio é similar ao do ovário, mas pode também ser simplesmente fibrótico; Wheeler e Edmonson acreditam que os cistos com estroma celular são uma entidade diferente daqueles sem esse estroma, e o fato de apresentarem esse estroma predisporia a malignização. Na parede podem ser encontrados algumas fibras musculares lisas, células inflamatórias e macrófagos. As camadas mais externas podem conter artérias, veias, nervos e condutos biliares, e por vezes hamartomas similares aos condutos biliares (complexo de Von Meyenberg) podem estar presentes. Os achados histológicos do tumor, assim como sua ocorrência tanto no fígado como na via biliar extra-hepática, sugerem que o tumor deriva dos canais biliares; as lesões intra-hepáticas poderiam derivar dos cistos solitários.

Esses tumores afetam principalmente mulheres acima de 40 anos, e os pacientes se apresentam com dor e desconforto abdominal, anorexia, e por vezes ao exame físico constata-se uma tumefação de hipocôndrio direito. O diagnóstico baseia-se fundamentalmente na ecografia, observando-se formações anecóicas com alguns ecos internos entre as loculações e as projeções papilares. Ainda que a imagem possa ser similar à dos cistos hidáticos, os cistoadenomas nunca apresentam calcificações parietais.

Podem apresentar complicações na evolução, como infecção, ruptura, compressão de elementos vasculares ou biliares, e talvez a complicação mais grave, por sua implicação terapêutica, que é a malignização. Essa transformação maligna pode afetar somente um setor do epitélio do cisto.

O tratamento desses tumores é cirúrgico. A presença de uma grossa cápsula permite que essas lesões possam ser enucleadas. Devido ao aparente potencial de malignização do cistoadenoma, é recomendada a ressecção completa dos mesmos, e procedimentos menores, como a drenagem ou a marsupialização, não são recomendados. A recidiva é pouco comum para alguns autores, enquanto para outros o cistoadenoma tem uma alta tendência a recorrência.

Cistoadenocarcinoma Hepático

Acredita-se que os cistoadenocarcinomas provêm da malignização dos cistoadenomas; essa malignização pode ser focal. Wheeler e Edmonson argumentam que a maioria dos cistoadenocarcinomas deriva do grupo de cistoadenomas sem estroma celular.

Esses tumores malignos são muito menos freqüentes que os cistoadenomas e somente se situam no fígado. Ocorrem a partir da terceira década de vida, e, se não existem evidências de disseminação, os achados são os mesmos do cistoadenoma. É muito difícil realizar o diagnóstico pré-operatório preciso de cistoadenocarcinoma por métodos de imagem, e não é aconselhável a punção-biópsia, pela possibilidade de disseminação tumoral.

Histologicamente, o tumor é um adenocarcinoma e pode envolver toda a lesão cística ou pode ser focal. A lesão é capaz de provocar disseminação extra-hepática e de dar metástases a distância, mas a sua ressecção completa é curativa. Biologicamente, é menos agressivo que o colangiocarcinoma. Desconhece-se a efetividade dos tratamentos não-cirúrgicos, como radioterapia ou quimioterapia.

Hamartoma Mesenquimatoso

Esses tumores benignos são pouco comuns e habitualmente ocorrem em crianças menores de 1 ano. Também são erroneamente chamados de fibroadenoma solitário ou lesão linfangiomatóide cavernosa. Predominam no sexo masculino.

Mais da metade dessas lesões ocorre no lobo direito, mas em uma pequena proporção podem envolver ambos os lobos. Em geral são tumores grandes no momento do diagnóstico, alguns pesando mais de 1 kg. Habitualmente são solitários. Macroscopicamente, esses tumores podem ser quase todos sólidos, com pequenas áreas císticas, com áreas císticas grandes ou predominantemente císticos. O conteúdo dos cistos é gelatinoso ou mucinoso, e a superfície interna, lisa. O tecido entre os cistos é sólido mas gelatinoso. Histologicamente, as lesões são heterogêneas, com núcleos de hepatócitos aparentemente normais, agrupados em espaços pobremente celulares, que contêm um número variável de lagos linfáticos. Podem existir canais biliares dilatados. Não está claro se a existência desses canais biliares representa uma epitelização do cisto ou se esses tumores provêm de elementos biliares. Ilhotas hematopoéticas com elementos vasculares são achados freqüentes, mas não existe nenhuma atipia em todos esses elementos.

O tumor apresenta-se caracteristicamente como uma massa abdominal indolor. As técnicas de imagem mostram uma massa multiloculada de tamanho variável com espaço cístico em seu interior. A arteriografia mostra uma lesão focal hipovascular ou avascular que provavelmente representa a área cística do tumor.

O hamartoma mesenquimatoso não tem potencial de transformação maligna, e sua ressecção é curativa. Devido à sua natureza basicamente benigna, e tendo-se certeza diagnóstica, a enucleação tumoral seria a tática cirúrgica de eleição. A cirurgia radical com sacrifício de parênquima hepático sadio não parece ser apropriada, salvo naqueles casos em que se suspeite de uma lesão maligna.

Teratomas

Os teratomas primários do fígado são raros, havendo atualmente apenas 12 casos publicados. A maioria desses tumores se localiza no lobo direito do fígado e caracteristicamente tem áreas sólidas e áreas císticas. Os achados histológicos são típicos dos teratomas, com tecido bem diferenciado, alguns dos quais podem ser imaturos, derivados de múltiplas camadas germinativas. As áreas císticas contêm detritos queratinizados e inclusive pêlos. Essas áreas císticas não se relacionam com a via biliar, e existem alguns relatos de tecido maligno nascendo do componente cístico do teratoma.

Esses tumores ocorrem predominantemente em crianças, e a grande maioria é diagnosticada durante o primeiro ano de vida. O sintoma mais comum é de uma massa hepática; a radiografia pode mostrar calcificações correspondentes a dentes ou a partes ósseas nascidas nos componentes do tumor. A arteriografia e a tomografia computadorizada mostram um defeito vascular.

A ressecção parece ser o tratamento adequado, e, como esses tumores em geral são grandes, muitas vezes é necessário uma lobectomia para sua ressecção completa. Tratamento adjuvante posterior depende da presença de elementos malignos.

Outras Neoplasias Císticas

Ainda que qualquer tumor hepático, secundariamente a uma necrose central, possa apresentar-se como tumor cístico, essa situação é incomum.

BIBLIOGRAFIA

1. Larghero P, Venturino W, Broli G. *Equinococosis hidática del abdómen.* Montevideo: Delta, 1962.
2. Torterolo E, Czarnevicz D, Ferreira C, et al. Aspectos pocos evaluados de la enfermedad hidática y sus complicaciones. *La Prensa Médica Uruguaya* 17:11-41, 1994.
3. Morris DL, Dykes PW, Marriner A, et al. Albendazole: objective evidence of response in human hydatid disease. *JAMA* 253-2053-2057, 1985.
4. Acunas B, Rozanes I, Celik L, et al. Purely cystic hydatid disease of the liver: treatment with percutaneous aspiration and injection of hypertonic saline. *Radiology* 182:541-543, 1992.
5. Kasai Y, Sasaki E, Koshino I, et al. Operative treatment of alveolar echinococcosis of the liver. *Japanese J Surg* 8:28-33, 1978.
6. Craig J, Peters R, Edmonson H. *Tumors of the liver and intrahepatic bile ducts.* Maryland, Bethesda, 1989.
7. Bloustein P. Association of carcinoma with congenital cystic conditions of the liver and bile ducts. *Am J Gastroenterol* 67:40-45, 1977.
8. Saini S, Ferrucci J, Mueller P. Percutaneous aspiration of hepatic cysts done to provide definitive therapy. *AJR* 141:559-564, 1983.
9. Longmire W, Sergio A, Gordon H. Congenital cystic disease of the liver and biliary system. *Ann Surg* 174:711-715, 1971.
10. Anderson R, Jeppson B, Lunderquist A, Bengmark S. Alcohol sclerotherapy of nonparasitic cysts of the liver. *Br J Surg* 76:254-258, 1989.
11. Henson SW Jr., Gray HK, Dockerty MB. Benign tumors of the liver. III. Solitary cysts. *Surg Gynecol Obstet* 103:607-611, 1956.
12. Reeders ST. Multilocus polycystic disease. *Nat Genert* 21:342-346, 1992.
13. Grantham J, Davidow C, Foo, et al. Forefronts in nephrology: the molecular basis of renal cystic disease. *Kidney Int* 47:715-718, 1995.
14. Levine E, Cooke LT, Grantham JJ. Liver cysts in autosomal-dominant polycystic kidney disease: clinical and computed tomographic study. *Am J Radiol* 145:299-305, 1985.
15. Gabow PA, Johnson AM, Kaehny WB, et al. Risk factors for the development of hepatic cyst in autosomal dominant polycystic kidney disease. *Hepatology* 11:1033-1041, 1990.
16. Kida T, Nakanuma Y, Terada T. Cystic dilatation of peribiliary glands in livers with adult polycystic disease and livers with solitary nonparasitic cysts. An autopsy study. *Hepatology* 16:334-337, 1992.
17. Ramos A, Torres VE, Holley KE, et al. The liver autosomal dominant polycystic kidney disease. *Arch Pathol Lab Med* 114180-184, 1990.
18. Hossack KF, Leddy CL, Johnson AM, et al. Echocardiographic in autosomal dominant polycystic kidney disease. *N Engl J Med* 319:907-909, 1988.
19. Lozano AM, Leblanc R. Cerebral aneurysms and polycystic kidney diseases. A critical review. *Can J Neurol Sci* 19:222-225, 1992.
20. Grunfeld JP, Albouze G, Jungers P, et al. Liver changes and complications in adult polycystic kidney disease. *Adv Nephrol* 14:1-5, 1985.
21. Landais P, Grunfeld JP, Droz, et al. Cholangiocellular carcinoma in polycystic kidney and liver disease. *Arch Intern Med* 144:2274-2279, 1994.
22. Starzl TE, Reyes J, Tzakis A, et al. Liver transplantation for polycystic liver disease. *Arch Surg* 168-921-925, 1968.
23. Jorgensen M. The ductal plate malformation. *Acta Pathol Microbiol Immunol Scand* 257(Suppl. A):88-96, 1997.
24. Landing BH, Wells TR, Claireaux AE. Morphometric analysis of liver lesions in cystic diseases of childhood. *Hum Pathol* 11(Suppl.):549-552, 1980.
25. Desmet VJ. What is congenital hepatic fibrosis? *Histopathology* 20:465-470, 1992.
26. Kerr DNS, Harrison CV, Sherlock S, et al. Congenital hepatic fibrosis. *Q J Med* 30:91-95, 1961.
27. Richard-Molard B, Bouzigou P, Julien, et al. Fibrose hépatique congenitale tardivement revelée par une encéphalopathie hépatique. *Gastroenterol Clin Biol* 9:449-454, 1985.
28. Fauvert, Benhamou J. Congenital hepatic fibrosis. In Schaffner F, Sherlock S, Leery C. *The liver and its diseases.* New York: Intercontinental Medical Book Corp., 1974.
29. Pedersen P, Tygstrup I. Congenital hepatic fibrosis combined with protein-losing enteropathy and recurrent thrombosis. *Acta Paediatr Scand* 69:571-578, 1980.
30. Alvarez E, Bernard O, Brunelle F, et al. Congenital choledochal cyst with intrahepatic involvement. *Arch Surg* 119:1038-1043, 1984.
31. Alvarez F, Hadchoel M, Bernardo O. Latent chronic cholangitis in congenital hepatic fibrosis. *Eur J Pediatr* 139:203-209, 1982.
32. Kerr DNS, Okonkwo S, Choa RG. Congenital hepatic fibrosis: the long-term prognosis. *Gut* 19:514-519, 1961.
33. Daroca PJ, Tuthill R, Reed RJ. Cholangiocarcinoma arising in congenital hepatic fibrosis. *Arch Pathol* 99:592-597, 1975.
34. Holthofer H, Kumpulainen T, Rapola J. Polycystic disease of the kidney. Evaluation and classification based on nephron segment and cell-type specific markers. *Lab Invest* 62:363-368, 1990.
35. Zerres K, Mucher G, Bachner L, et al. Mapping of the gene for autosomal recessive polycystic kidney disease (ARPKD) to chromosome 6p21-cen. *Nature Genet* 7:429-435, 1994.
36. Gang D, Herrin J. Infantile polycystic disease of the liver and kidneys. *Clin Nephrol* 25:28-33, 1986.
37. Lieberman E, Madrigal-Salinas L, Gwin JL, et al. Infantile polycystic disease of the kidneys and liver: clinical, pathological and radiological correlations and comparisons with congenital hepatic fibrosis. *Medicine* 50:227-283, 1993.
38. Todani T, Watanabe Y, Fujii T, et al. Congenital choledochal cyst with intrahepatic involvement. *Arch Surg* 119:1038-1043, 1984.
39. Caroli J. Diseases of the intrahepatic biliary tree. *Clin Gastroenterol* 2:147-154, 1973.
40. Henson SW Jr., Hallenbeck GA, Gray HK, et al. Benign tumors of the liver. Traumatic cysts. *Surg Gynecol Obstet* 104:302-309, 1957.
41. Doppman JL, Dunnick NR, Girton RT, et al. Bile duct cysts secondary to liver infarcts: report of a case and experimental production of small vessel hepatic artery occlusion. *Radiology* 130:1-7, 1979.
42. Marcial M, Hauser S, Cibas E, et al. Intrahepatic biliary cystadenoma. *Dig Dis Sci* 31:884-889, 1986.
43. Wheeler D, Edmonson H. Cystadenoma with mesenchymal stroma (CMS) in the liver and bile ducts. *Cancer* 56:1434-1441, 1985.
44. Lewis WD, Jenkins RL, Rossi RL, et al. Surgical treatment of biliary cystadenoma. A report of 15 cases. *Arch Surg* 123:563-569, 1988.
45. Unger PD, Thung SN, Kaneko M. Pseudosarcomatous cystadenocarcinoma of the liver. *Hum Pathol* 18:521-524, 1987.
46. Dehner L, Ewing S, Sumner H. Infantile mesenchymal hamartoma of the liver. Histologic and ultrastructural observations. *Arch Pathol* 99:379-385, 1975.
47. Stocker T, Ishak K. Mesenchymal hamartoma of the liver: report of 30 cases and review of the literature. *Pediatr Pathol* 1:245-256, 1983.
48. Watanabe I, Kasai M, Suzuki S. True teratoma of the liver report of a case and review of the literature. *Acta Hepatogastroenterol* 25:40-48, 1978.
49. Witte D, Kissane J, Askin F. Hepatic teratomas in children. *Pediatr Pathol* 1:81-87, 1983.
50. Scheuer PJ, Schachter LA, Mathur S, et al. Peliosis hepatis after liver transplantation. *J Clin Pathol* 43:1036-1043, 1990.
51. Ross R, Kovacs K. Horvath E. Ultrastructure of peliosis hepatis in percutaneous biopsy. *Pathol Eur* 7:723-733, 1972.
52. Nadell J, Kosek J. Peliosis hepatis: twelve cases associated with oral androgen therapy. *Arch Pathol Lab Med* 101:405-409, 1977.

CAPÍTULO 115

Abscesso Hepático*

Sami Kamal Abdel Malek
Mounir Azmy Rizk-Allah
Fathi Iskander Boulos
AbuShady El-Rooby

Existem três tipos de abscessos hepáticos: (1) piogênico, que é causado por bactérias e é o tipo mais comum (80% dos casos); (2) amebiano, que é causado pela *Entamoeba histolytica*; e (3) fúngico, que é causado por infecção hepática fúngica e é o tipo menos comum (<10%). Dois tipos especiais de abscessos hepáticos piogênicos, ascaridiano e actinomicótico, também serão discutidos.

Abscesso Hepático Piogênico

Introdução

O abscesso hepático piogênico já era conhecido por Hipócrates (460aC -370aC), que diferenciou o abscesso hepático da doença cística do fígado. Celsus (53aC -7dC) também notou que a eliminação de pus sanguinolento pelo fígado era mortal e que os piores tipos de supuração eram aqueles associados à icterícia. A supuração hepática com formação de abscesso foi adequadamente descrita, no século passado, por Bright em 1836. Em 1880, Matterstock relatou 11 casos de abscessos hepáticos que ocorreram em 146 pacientes com apendicites complicadas. Da mesma forma, um número similar de casos de abscessos hepáticos foi descrito por Fitz em 1886, em uma série de 257 pacientes com apendicite aguda. Em 1938, Oschner, DeBakey e Murray escreveram um artigo clássico sobre abscesso hepático piogênico no qual relataram seus achados em uma série pessoal de 47 casos, além de 575 casos coletados da literatura[54].

Os abscessos hepáticos piogênicos consistem em dois tipos gerais: abscessos solitários ou confluentes e abscessos pequenos e múltiplos, disseminados por ambos os lobos hepáticos, que não são passíveis de drenagem cirúrgica.

Incidência

Na maioria das séries descritas, a prevalência dos abscessos hepáticos apresentou pequena mudança nos últimos 100 anos. A freqüência verdadeira dessa doença não pode ser estabelecida no período anterior às modernas técnicas diagnósticas, pois a doença era freqüentemente não-reconhecida em pacientes não submetidos a autopsia. A incidência pós-morte varia entre 0,29% e 1,47% nas diferentes séries. A prevalência entre a população hospitalar varia entre 0,008% e 0,016%, mudando pouco apesar de novas técnicas diagnósticas. Em um estudo com pacientes cirróticos, a incidência de abscesso hepático piogênico foi de 23,3 para cada 100.000 pessoas[50].

A idade de maior incidência dos abscessos hepáticos parece ter mudado nos últimos 50 anos. Oschner *et al.* relataram, em 1938, que a maior incidência dos abscessos hepáticos se dava na terceira década[54]. Entretanto, nos anos 60, os relatos mostravam maior incidência em pacientes acima dos 60 anos de idade. Isso parece estar relacionado com as significativas mudanças que ocorreram na etiologia dos abscessos hepáticos; a apendicite aguda, que é mais comum em pacientes jovens[18], tornou-se menos freqüente como causa de abscesso hepático, enquanto a infecção da árvore biliar, que é mais freqüente nos indivíduos idosos, continua aumentando[63].

* *Capítulo traduzido pelos Drs. Danielle Duck e Júlio C. U. Coelho.*

O abscesso hepático piogênico predomina nos homens, com uma taxa de distribuição masculino/feminino de 2,5:1. Entretanto, em alguns trabalhos a incidência é similar nos dois sexos.

Patogenia

Vias de Infecção

O abscesso hepático é uma doença secundária, com o foco primário geralmente demonstrável. Embora a etiologia do abscesso hepático piogênico tenha apresentado mudanças, as vias básicas de infecção incluem:

1. *Sistema ductal biliar* — A colangite ascendente é a causa mais freqüente de abscesso hepático piogênico[43], principalmente nos casos de abscessos múltiplos[7]. A colangite ascendente pode complicar qualquer forma de obstrução biliar, especialmente se for parcial. Pode ser secundária a cálculos, tumores malignos, estenoses biliares, colangite esclerosante e anomalias biliares congênitas (especialmente a doença de Caroli). A colangite pode ser iatrogênica, como em pacientes com estenose de anastomoses biliodigestivas[24,31,38], após instrumentação biliar, colangiopancreatografia endoscópica retrógrada e colangiografia transparieto-hepática.

Anastomoses biliodigestivas utilizadas no tratamento de neoplasias malignas estão associadas a contaminação bacteriana retrógrada, da via entérica para o trato biliar, em mais de 90% dos pacientes[10]. Mesmo que a contaminação seja assintomática, representa um grande fator de risco nos casos de tratamento local de tumores hepáticos, seja por quimioembolização ou por injeção percutânea intratumoral. Isso ocorre porque várias agressões dos ductos biliares (isquemia, congestão e inflamação) podem transformar a contaminação em infecção. Em estudos experimentais com cães, observam-se pericolangite e necrose focal do parênquima hepático após injeção de lipiodol na artéria hepática, além da lesão adicional pela toxicidade da substância[10].

2. *Artéria hepática* — A interrupção do fluxo da artéria hepática durante a ressecção cirúrgica de carcinomas do trato biliar e confecções de anastomoses biliodigestivas tem sido associada a sérias complicações cirúrgicas, dentre estas o abscesso hepático[49]. Abscessos após transplante hepático não são comuns, mas geralmente ocorrem em associação com trombose da artéria hepática[57]. Além disso, a bacteremia (septicemia) originária de qualquer local do organismo representa a segunda causa mais importante de abscesso solitário. Hemoculturas positivas são relatadas em apenas 10-26% dos pacientes com abscesso hepático. As bacteremias secundárias a procedimentos comuns como escleroterapia de hemorróidas têm sido associadas a abscessos hepáticos múltiplos[52].
3. *Piemia portal* — A disseminação via veia porta tornou-se menos freqüente após a introdução dos antibióticos na década de 40. A apendicite aguda perdeu seu lugar como o foco primário inicial mais importante de abscesso hepático. Infecções pélvicas ou gastrointestinais podem resultar em pileflebite ou êmbolos sépticos; eles podem ser devidos a apendicite, empiema vesicular, diverticulite, ileíte por *Yersinia*, úlcera gástrica perfurada ou úlcera de cólon, deiscência anastomótica, pancreatite ou abscesso perianal. Os abscessos hepáticos são raros nas doenças de Crohn[26] e de Behçet[25] e na colite ulcerativa, situações nas quais podem ocorrer bacteremia portal e pileflebite.
4. Extensão direta ao fígado por contigüidade de fontes adjacentes, como estômago, duodeno, rins ou espaços subfrênicos. Abscessos envolvendo o parênquima hepático na região do leito da vesícula biliar podem ser devidos a uma extensão direta de um empiema vesicular ou de um abscesso pericolecístico.
5. Lesões hepáticas penetrantes ou contusões.
6. *Criptogênica* — O foco primário não é identificável em 20% a 50% dos casos.
7. A via linfática talvez possa desempenhar algum papel no desenvolvimento de alguns abscessos hepáticos, embora isso seja questionado por alguns autores.

Pacientes imunodeprimidos, especialmente diabéticos, ou que recebem corticóides ou que estão em diálise renal apresentam um elevado risco para a formação de abscesso hepático. Em pacientes pós-transplante hepático ortotópico, há maior risco de infecções oportunistas, como por *Candida* e citomegalovírus (CMV)[29]. A infecção por CMV caracteriza-se por microabscessos que ocorrem no período entre o primeiro e o terceiro meses após o transplante. Inicialmente, pode ser suspeitada pela elevação de transaminases nos exames de rotina e confirmada pelo achado de corpúsculos de inclusão de CMV nas biópsias e por PCR (*polymerase chain reaction*)[29].

Outra causa de abscesso hepático após transplante é a síndrome MMA (minimicroabscessos), de etiologia desconhecida, diagnosticada por biópsia hepática e que deve ser diferenciada de outras viroses (CMV, herpes, Epstein-Barr, adenovírus)[47]. Na doença granulomatosa crônica, os fagócitos não podem destruir bactérias catalase-positivas e fungos, o que leva a abscessos recorrentes e múltiplos, incluindo abscessos hepáticos.

Bacteriologia

Uma variedade de bactérias aeróbias e anaeróbias foi isolada de abscessos hepáticos piogênicos; a infecção geralmente é mista e os organismos mais comuns são os gram-negativos. A *Escherichia coli* ainda é o principal microrganismo, sendo encontrado em dois terços dos casos, especialmente naqueles secundários à infecção do trato biliar e à infecção através de veia porta.

O uso indiscriminado de antibióticos aumentou a freqüência de microrganismos aeróbios gram-negativos resistentes a antibióticos, como *Proteus vulgaris, Streptococcus faecalis, Citrobacter freundii*[72], *Haemophilus parainfluenzae* e *Fusobacterium necrophorum*[34].

O número de microrganismos entéricos anaeróbios isolados aumentou de forma marcante nos trabalhos publicados na literatura nas últimas décadas, principalmente devido às melhorias das técnicas microbiológicas. Os microrganismos anaeróbios incluem *Bacteroides, Actinomyces*[68], *Streptococcus* anaeróbio ou microaerofílico. O *Streptococcus milleri* [9] do grupo F de Lancefield é um microrganismo casual muito comum, não sendo nem aeróbio verdadeiro nem microaeróbio. A maioria dos abscessos estéreis é possivelmente devida ao meio de transporte inadequado para anaeróbios ou ao uso prévio de antibióticos. Entretanto, um abscesso estéril pode ser secundário à necrose de uma neoplasia hepática de crescimento rápido. Outros agentes envolvidos com abscessos hepáticos são: *Mycobacterium tuberculosis*[3], *Brucella*[21], *Aspergillus*[70], *Eikenella corrodens*[37], *Toxocara*[39,59], *Ascaris lumbricoides*[11,55], *Schistosoma mansoni*[39,69], *Necator americanus* e *Strongiloides stercoralis*[51].

Os estafilococos são muito comuns, estando presentes principalmente nos abscessos secundários à infecção sistêmica e com o parasita *Schistosoma mansoni*, associados à infecção de seus granulomas no fígado[69]. O bacilo de Friedländer *(Klebsiella pneumoniae)*, pseudomonas e *Clostridium welchii* também podem ser isolados. A *Klebsiella* tem sido a principal causa de abscesso hepático piogênico nos últimos anos na Tailândia[19], principalmente em diabéticos e sem doença biliar[20,41]. A *Salmonella typhi* pode ser uma causa de colangite piogênica recorrente e foi cultivada em abscesso hepático de carcinoma hepatocelular[42].

Patologia

Abscessos hepáticos piogênicos geralmente representam uma extensão de um processo infeccioso de outro órgão, que na maioria das vezes está dentro do abdome. Os abscessos podem ser únicos ou múltiplos, ocorrendo com igual freqüência. A maioria dos abscessos ocorre no lobo direito. A veia porta e seus ramos podem conter pus e coágulos sangüíneos se existir pileflebite. Abscessos múltiplos correspondentes aos ductos biliares podem ocorrer se a infecção se disseminar através da via biliar. Podem existir peri-hepatite ou mesmo aderências; ascite leve está presente em 30% dos casos.

O material retirado do abscesso pode mostrar células hepáticas desintegradas infiltradas com polimorfonucleares, enquanto os espaços portais circundantes mostram sinais de infecção. Podem existir abscessos a distância em outros órgãos, como rim, pulmão, cérebro, pâncreas, próstata, ovário e baço. Outras complicações extra-hepáticas graves incluem endoftalmites, meningites e fasceíte necrotizante, principalmente relacionadas com infecção por *Klebsiella pneumoniae*[41]. A extensão direta extra-hepática pode levar à formação de abscesso subdiafragmático, abscesso sub-hepático, empiema torácico e pericardite.

Quadro Clínico

Como o abscesso piogênico geralmente é secundário a outra infecção significativa, o quadro clínico é dependente das manifestações: (1) da causa básica; (2) do próprio abscesso hepático; e (3) do desenvolvimento de complicações. As manifestações específicas do abscesso variam de uma apresentação rica em sinais e sintomas até uma apresentação oculta menos agressiva. O quadro clínico também é dependente do tamanho, do número e do tempo de evolução do abscesso. A tríade clássica de febre, dor em hipocôndrio direito e icterícia resultante de pileflebite avançada é vista raramente hoje em dia[35]. O aparecimento dos sintomas é insidioso nos abscessos grandes e solitários, com sintomatologia de curso subagudo ou crônico, manifestado por febre, calafrio, indisposição e perda de peso; isso faz com que o diagnóstico seja mais difícil. Os pacientes portadores de abscessos múltiplos têm tendência a um quadro mais agudo; episódios de choque séptico tendem a ser mais freqüentes nesse último tipo. Os sintomas geralmente não são úteis na localização da infecção. Os sinais clínicos de maior importância são:

1. *Febre* — É o sintoma mais comum do abscesso hepático piogênico, estando ausente, porém, em 21% dos casos. O aspecto gráfico geralmente é de múltiplos picos febris.
2. *Dor* — Geralmente existe um intervalo silencioso de 6 dias a 5 semanas entre a transição de dor generalizada, causada por distensão da cápsula hepática, e a dor causada por irritação direta do peritônio pelo processo inflamatório. Este último tipo de dor se manifesta no quadrante superior direito do abdome. A dor está ausente em aproximadamente 50% dos casos, o que faz com que o diagnóstico seja ainda mais difícil. Em geral, a dor é um sintoma isolado que tende a ocorrer mais comumente em decorrência dos grandes abscessos solitários.
3. *Calafrios e sudorese noturna* — Ocorre em aproximadamente 35% dos pacientes.
4. *Náuseas e vômitos* — São sintomas relativamente infreqüentes. Quando presentes, podem indicar doença do trato biliar como causa do abscesso.
5. *Perda de peso, anorexia e indisposição* — São sintomas inespecíficos particularmente característicos dos abscessos solitários de longa duração.

6. *Hepatomegalia* — Está presente em 30 a 60% dos casos, enquanto dor à palpação do hipocôndrio direito está presente em 50% dos casos.
7. *Icterícia* — Ocorre em 30% dos pacientes e, quando presente, está associada à alta taxa de mortalidade. Geralmente indica a presença de colangite e o desenvolvimento secundário de múltiplos abscessos.
8. *Esplenomegalia* — O baço pode ser palpável nos casos de abscesso com evolução protraída.
9. *Tosse, dor torácica, dispnéia* — Indicam comprometimento pleuropulmonar secundário e podem sugerir indevidamente doença intratorácica primária.

Diagnóstico

O diagnóstico do abscesso hepático piogênico é difícil de ser estabelecido com base apenas em dados clínicos devido à escassez de manifestações clínicas, ou ocorrência de sinais e sintomas inespecíficos. Contudo, a introdução das modernas técnicas de imagem ajudou na confirmação do diagnóstico e na sua localização precisa.

Exames Laboratoriais

- *Leucocitose* — É um achado comum, presente em 60-87% dos pacientes. A leucometria média está entre 14.000 e 20.000/mm[3,13].
- *Eosinofilia* — Freqüente em crianças com abscesso hepático e infecção parasitária concomitantes[51].
- *VHS* — Elevado em mais de 95% dos pacientes[13].
- *Anemia* — Está presente na metade dos pacientes.
- *Testes de função hepática* — Mostram níveis elevados de fosfatase alcalina sérica em mais de 90% dos casos e são mais altos nos casos de microabscessos relacionados com infecção do trato biliar. Hipoalbuminemia de 3 g/100 ml ou menos está presente em 75% dos casos. A icterícia geralmente é leve, mas pode ser intensa no abscesso secundário a colangite.

Hemoculturas repetidas em várias ocasiões são positivas na metade dos casos.

Exames sorológicos para amebíase devem sempre ser solicitados nos pacientes com abscesso hepático, para excluir a etiologia amebiana do abscesso. Em crianças com suspeita de abscesso por parasitas, a sorologia para *Toxocara* é útil, além do exame parasitológico de fezes.

Exames Radiológicos

As radiografias simples de tórax e abdome podem mostrar os seguintes achados positivos: elevação e imobilidade ou restrição da mobilidade do hemidiafragma direito; obliteração do ângulo cardiofrênico direito na incidência póstero-anterior das radiografias de tórax e do ângulo costofrênico anterior na incidência lateral; ocasionalmente são vistos, nas radiografias ortostáticas, ar e líquido nos grandes abscessos causados por bactérias formadoras de gás. Podem ser encontrados derrame pleural, empiema, atelectasia basal, pneumonite ou abscesso de pulmão.

A seriografia gastrointestinal pode mostrar compressão e deslocamento da pequena curvatura do estômago pelo lobo hepático esquerdo aumentado, em casos de abscesso do lobo esquerdo.

Cintilografia

A introdução da cintilografia hepática nos anos 60 permitiu uma marcante redução das taxas de mortalidade do abscesso hepático de 80 para 20% no período compreendido entre 1964 e 1970. Entretanto, atualmente, com a ultra-sonografia e a tomografia computadorizada, facilmente disponíveis, o emprego da cintilografia reduziu-se acentuadamente. A cintilografia diferencia as anomalias vasculares, características das lesões malignas ou hemangiomas, das lesões avasculares que caracterizam os abscessos hepáticos ou outras lesões benignas. Sua precisão diagnóstica alcança 95% com 1,7% de resultados falso-positivos e 15% de resultados falso-negativos. O tecnécio-99, que é o agente mais usado, fornece uma imagem negativa do abscesso. O gálio, que também tem sido utilizado, fornece uma imagem positiva por se concentrar nas áreas de supuração, mas não é tão preciso quanto o tecnécio.

Ultra-Sonografia

A ultra-sonografia é o exame de rotina mais útil e tem as vantagens de não ser invasiva, ser segura, bem tolerada, não empregar ultra-radiações ionizantes, ser relativamente barata e ter uma elevada precisão. Esse exame diferencia um tumor sólido de uma lesão cística. Os aparelhos modernos podem detectar lesões de 2 cm de diâmetro em 96% dos pacientes.

Tomografia Computadorizada

A tomografia computadorizada é o método mais preciso para diagnosticar abscessos hepáticos, sendo de particular valor na sua localização e na determinação de seu número e tamanho. Pode detectar com precisão abscessos hepáticos únicos ou múltiplos, ou cistos de diâmetro de até 0,5 cm. Entretanto, devido ao seu custo elevado e por usar ultra-radiação ionizante, a ultra-sonografia é o primeiro exame a ser solicitado.

Ressonância Magnética

Esse exame também apresenta uma elevada precisão no diagnóstico de abscesso hepático, mas, pelo seu custo elevado, é utilizada somente em casos selecionados.

Angiografia

A arteriografia hepática seletiva tem se mostrado de valor no diagnóstico do abscesso hepático, especialmente nos abscessos piogênicos múltiplos e nos abscessos associados com tumores malignos. O arteriograma mostra o abscesso com uma área avascular circundada por múltiplas artérias intra-hepáticas curvadas convexamente sobre a superfície do abscesso. Pode ser visto um efeito de halo no tecido hepático circundante, devido à hipervascularização do tecido que envolve o abscesso. A fase de hepatograma mostra uma radiotransparência diferente nos abscessos amebianos.

Outros Exames

A colangiorressonância, colangiografia transparieto-hepática e a colangiografia endoscópia retrógrada podem ser úteis no diagnóstico da causa do abscesso hepático, quando se suspeita de etiologia biliopancreática ou ainda pode ser útil no diagnóstico final de helmintíases do trato biliar[11].

Complicações

As complicações do abscesso hepático piogênico são causadas principalmente pela disseminação da sepse. A perfuração de abscesso hepático pode levar à formação de abscesso subfrênico, fístulas[72], abdome agudo e peritonite generalizada[71] ou empiema pleural. A inflamação ou perfuração do diafragma podem causar derrame pleural ou empiema, ou pneumonia e fístula brônquica[16,62].

A septicemia e a bacteremia são outras complicações graves e estão associadas a um aumento da taxa de mortalidade, superior a 86%. Também pode ocorrer disseminação hematogênica do abscesso para os pulmões, rins ou cérebro. Outras complicações são choque séptico e ascite. As complicações que se seguem à terapia incluem a recorrência ou reativação de cavidades de abscessos residuais e a embolia pulmonar pós-operatória.

Tratamento

Está baseado na combinação de terapia antibiótica adequada e drenagem dos abscessos. As medidas pré-drenagem incluem: diagnóstico preciso da presença e localização dos abscessos; diagnóstico e tratamento de doenças associadas; medidas de suporte e cobertura antibiótica apropriada.

Antibióticos

Antibioticoterapia deve ser iniciada tão logo o diagnóstico tenha sido estabelecido e é essencial como forma terapêutica adjunta da drenagem. Os antibióticos devem ser administrados de forma intensiva via endovenosa, nos períodos pré, intra e pós-operatório. Sua administração deve basear-se em culturas e antibiogramas das bactérias isoladas da corrente sangüínea ou do próprio abscesso; se não estiverem disponíveis, a seleção dos antibióticos deve ser feita com base na etiologia presuntiva até que a cultura e o antibiograma estejam disponíveis. Os esquemas mais utilizados são (1) Cefalosporina de 3ª (ceftriaxona, cefotaxima, ceftazidima) ou 4ª geração (cefepima — Maxcef®) + metronidazol; (2) Piperacilina + tazobactam (Tazocin®); (3) Sulbactam + ampicilina (Unasyn®); e (4) Imipenem + cilastatina (Tienam®; Bergamo Imipenema-Cilastatina®). A antibioticoterapia deve ser continuada por período prolongado após a drenagem; alguns autores recomendam um período de 2-3 semanas, enquanto outros acreditam que antibióticos devam ser continuados por 2-4 meses após a drenagem.

Os antibióticos administrados isoladamente, sem drenagem, raramente são efetivos, embora existam relatos de que a antibioticoterapia isolada possa fornecer bons resultados em casos selecionados. Em um estudo sobre a evolução dos pacientes com abscesso simples e múltiplos, antibioticoterapia exclusiva foi mais freqüentemente utilizada em pacientes com abscessos múltiplos, e a taxa de mortalidade foi maior nesse grupo de pacientes[7]. Altas doses de antibióticos administradas por pelo menos 6 meses forneceram bons resultados no tratamento de abscessos múltiplos por estreptococos.

Drenagem

A drenagem deve ser instituída o mais breve possível em todos os casos de abscesso hepático piogênico, exceto nos casos de múltiplos abscessos pequenos, cuja drenagem de todos os abscessos é impraticável. A drenagem pode ser por via percutânea ou cirúrgica.

A drenagem percutânea guiada pela ultra-sonografia ou tomografia computadorizada, que foi descrita no início dos anos 70, consiste na inserção de um cateter de demora no abscesso via transparieto-hepática. Essa técnica é valiosa para drenar abscessos hepáticos, inclusive os múltiplos, e é atualmente o método de primeira escolha[9,15,23]. A maioria dos pacientes com abscesso hepático pode ser tratada com sucesso através de antibioticoterapia e drenagem percutânea[6]. Complicações da drenagem percutânea incluem perfurações de outras vísceras, deslocamentos do cateter, hemorragia e septicemia.

A drenagem cirúrgica deve ser indicada quando não houve sucesso com a drenagem percutânea e nos pacientes com doença abdominal que necessitem de tratamento cirúrgico, como obstrução biliar e apendicite aguda.[4,23,40,48] O acesso abdominal transperitoneal em um estágio é atualmente o preferido. Fornece acesso direto para uma drenagem adequada. A incisão subcostal é a utilizada na maioria dos casos. Atualmente esse acesso é empregado com baixa mortalidade devido ao advento dos antibióticos. O abscesso é localizado por palpação e confirmado por aspiração com agulha.

A ressecção hepática ou a lobectomia raramente são necessárias, mas podem ser utilizadas para o tratamento de abscessos piogênicos pós-traumáticos com grandes lacerações de parênquima ou abscessos do segmento lateral esquerdo.

Profilaxia

A prevenção da formação de abscessos hepáticos envolve as seguintes medidas: descompressão de via biliar obstruída; prevenção e tratamento de infecções agudas intra-abdominais e em qualquer local do organismo. As coleções purulentas intra-abdominais devem ser drenadas precocemente. Essas medidas são acompanhadas pela administração antibiótica adequada, que auxilia na contenção de bacteremia portal e sistêmica; tratamento adequado das lesões hepáticas traumáticas com excisão de tecidos desvitalizados e necróticos e drenagem adequada da região; antibioticoprofilaxia antes de qualquer instrumentação da via biliar. Nos procedimentos para tratamento local de tumores hepáticos está indicada profilaxia imediatamente antes do procedimento e continuada por 7 dias[10].

Prognóstico

Houve grande melhora do prognóstico dos abscessos hepáticos piogênicos devido ao emprego de culturas para aeróbios e anaeróbios, à introdução de antibióticos efetivos e principalmente devido ao diagnóstico precoce com o desenvolvimento de técnicas de imagem.

A taxa de mortalidade para os abscessos únicos caiu para menos de 16%-28%; contudo, a taxa de mortalidade para os abscessos múltiplos ainda está em torno de 40%-70%. A taxa de mortalidade alcança 100% em casos de abscessos não-diagnosticados ou maldrenados. Os fatores associados a mau prognóstico são: idade avançada, abscessos múltiplos associados com obstrução biliar ou septicemia, doenças e complicações associadas, hiperbilirrubinemia, hipoalbuminemia e coexistência de malignidades. Em uma análise multivariada de 133 pacientes com abscesso hepático piogênico, a mortalidade esteve significativamente associada ao tamanho do abscesso e à presença de *diabetes mellitus* e sepse[42].

ABSCESSO HEPÁTICO AMEBIANO

Introdução

O protozoário *Entamoeba histolytica* causa a disenteria amebiana, algumas outras complicações intestinais e lesões extra-intestinais, das quais o abscesso hepático amebiano é o mais comum. A *Entamoeba* é a terceira causa de morte por parasitas nos países em desenvolvimento[32]. A maioria dos indivíduos infectados experimenta infecções subclínicas, e uma pequena porção desenvolve doença invasiva grave, como disenteria ou abscesso hepático[1].

Incidência

O abscesso hepático amebiano é tipicamente uma doença de homens de meia-idade; ocorre mais comumente entre os 30-50 anos de idade e predomina em homens[1], com uma proporção masculino/feminino de 9:1. A incidência é maior em viajantes, residentes de regiões pobres e de vários tipos de instituições (asilos, orfanatos, presídios) e em homossexuais. Nenhuma raça está imune; a incidência do envolvimento amebiano do fígado é difícil de determinar. Pacientes locais (sem história de viagem recente e fora de regiões pobres) com amebíase invasiva e fatores de risco para HIV devem ser investigados para AIDS[44].

A *Entamoeba histolytica* tem uma distribuição mundial que atinge até o norte do Canadá. Sua importância atual, entretanto, está nos trópicos e subtrópicos, nos quais tanto sua prevalência quanto sua virulência são maiores. Existe uma certa mudança da virulência nos trópicos, e a explicação pode ser dada pela grande taxa de portadores e pelas precárias condições sanitárias; a virulência variável da *Entamoeba histolytica* é uma de suas características. Sua conversão para a forma invasiva pode ser devida à sua interação com vírus ou bactérias.

A ocorrência da faixa de fosfoglutamase na eletroforese de enzimas fornece uma característica confiável que distingue as cepas virulentas de *E. histolytica*[27,48].

Patogenia

O microrganismo causal do abscesso hepático amebiano é a *Entamoeba histolytica,* que existe tanto na sua forma livre vegetativa quanto sob a forma de cistos. Os cistos de *Entamoeba* podem sobreviver fora do organismo e passar intactos pelo estômago e intestino delgado, uma característica que contribui para sua alta infectividade. Esse protozoário pode existir em duas formas: a não-patogênica comensal e a patogênica invasiva.

O abscesso hepático pode ocorrer tanto na presença quanto na ausência de sintomas intestinais e se desenvolve após um período latente que se segue à fase inicial de manifestações intestinais, especialmente naqueles pacientes com exposição prévia a áreas endêmicas. A razão da ocorrência desse período latente ainda não está bem esclarecida. A *Entamoeba histolytica* pode permanecer assintomática no cólon, mas potencialmente pode causar infestações sintomáticas ou invasivas e ainda ser fonte de transmissão a outras pessoas. A causa dessa conversão para a forma invasiva é enigmática, ainda que a interação com vírus ou bactérias seja a mais aceitável.

A partir de um foco de ulceração no intestino, as amebas chegam ao fígado através da circulação venosa portal; elas se multiplicam nas radículas portais, formando as chamadas colônias de trofozoítos, que podem ocasionar infarto focal do tecido hepático. As amebas produzem enzimas proteolíticas que liquidificam o parênquima hepático e causam um infiltrado leucocitário. Uma ou mais dessas lesões podem aumentar e produzir abscesso. Se passar através dos sinusóides hepáticos, a ameba alcança a circulação sistêmica, produzindo abscessos de pulmão e cérebro.

Em caso de infecção bacteriana secundária ao abscesso amebiano, que ocorre em 10-30% dos casos, os microrganismos predominantes são estafilococos, estreptococos e *E. coli.* Os anaeróbios são também freqüentemente isolados.

Patologia

O lobo direito do fígado é mais freqüentemente envolvido por abscessos amebianos do que o esquerdo, em uma proporção de aproximadamente 9:1. Sua localização mais freqüente é a ântero-superior, imediatamente abaixo do diafragma. O abscesso amebiano é geralmente único, mas pode ser mútiplo. Variam de tamanho de pequenos a enormes, com mais de 5 litros de conteúdo.

O abscesso amebiano consiste, macro e microscopicamente, em três zonas: (1) centro amorfo ou necrótico, que se liquefaz em pus espesso e opaco classicamente descrito como *molho de anchovas,* pela sua consistência espessa e coloração vermelho-acastanhada (devido à mistura de sangue com material necrótico). Embora o pus possa ser cremoso, de cor branca ou amarela, não contém leucócitos, como o termo *abscesso* ou *pus* implica, mas é produzido pela lise de tecido hepático; (2) zona média, que consiste apenas de estroma; (3) parede fibrinosa externa rugosa, invadida por trofozoítos agrupados em fibrina que podem ser identificados nos raspados da parede. Os grandes abscessos crônicos possuem uma parede bem definida de tecido conjuntivo de diversas idades, e o tecido hepático circundante é viável, edematoso, e pode estar infiltrado por células inflamatórias crônicas.

A ocorrência de *hepatite aguda* que descreve a disseminação difusa da ameba pelo fígado com lesões inflamatórias microscópicas difusas tem sido negada pela maioria dos investigadores; essa lesão não pôde ser comprovada histologicamente, pois a amebíase hepática é focal e não difusa, e o tecido hepático distante da lesão é normal. Os sinais e sintomas hepáticos inespecíficos que podem acompanhar a amebíase intestinal moderada ou severa podem ser devidos a uma resposta tóxica inespecífica à infecção intestinal ou a complexos imunes circulantes contendo antígenos de *E. histolytica.* Nesses casos, a ultra-sonografia é normal, e a biópsia hepática, negativa. Os abscessos amebianos raramente se desenvolvem em fígados cirróticos e nunca levam à cirrose.

Quadro Clínico

Os sinais e sintomas são inespecíficos, típicos de um processo infeccioso agudo no quadrante superior direito. O aparecimento dos sintomas geralmente é gradual, variando de 2 a 3 dias até vários meses, e é tipicamente progressivo por 10-20 dias antes da apresentação, durante a qual o paciente geralmente sente desconforto abdominal. Raramente os sintomas são súbitos, com calafrios e sudorese.

História de diarréia é relatada em menos de 50% dos pacientes.

A maioria dos pacientes com abscesso hepático amebiano apresenta uma tríade de dor no quadrante superior direito, hepatomegalia dolorosa e febre.[74] O paciente parece tóxico, cronicamente enfermo, com palidez da pele.

- *Febre* — É a queixa principal, presente em mais de 75% dos casos. A febre baixa é freqüente. Entretanto, a febre pode ser alta, com picos diários de 40°C a 40,6°C.
- *Dor* — A dor no quadrante superior direito é outra queixa que ocorre em quase 90% dos casos. A dor pode ser inicialmente discreta e posteriormente tornar-se aguda e de forte intensidade. A dor pode ser referida nos ombros se o abscesso for próximo do diafragma, podendo ser epigástrica em abscessos do lobo esquerdo. O abscesso pode ser indolor se estiver localizado na região nua do fígado (sem contato com a superfície serosa).

A dor é acentuada com a mudança de posição, respiração profunda ou tosse e freqüentemente piora à noite. O paciente tende a se deitar sobre o lado esquerdo, para abrir os espaços intercostais direitos e diminuir a tensão sobre a cápsula hepática.

- *Hepatomegalia dolorosa* — É uma característica quase constante. Os abscessos do lobo esquerdo podem apresentar-se com aumento de volume no quadrante superior esquerdo ou epigástrio, tendo predisposição especial para ruptura.

A dor é demonstrada pela palpação da borda hepática, ou pela percussão sobre a parede torácica inferior direita. A dor pode ser facilmente demonstrada pela percussão suave do gradil costal direito com o punho fechado.

- *Icterícia* — É um achado pouco comum, e, se estiver presente, é leve; pode ocorrer nos grandes abscessos e, nesse caso, é sinal de mau prognóstico.

Podem existir sinais na base pulmonar direita, como zona de consolidação inferior direita, sinais de pleurisia ou derrame pleural, que pode ser sanguinolento. Náuseas, vômitos, anorexia e perda de peso são achados inconsistentes; a perda de peso, entretanto, pode exceder um terço do peso corporal em caso de longa duração.

Diagnóstico

Quando o diagnóstico de abscesso hepático amebiano é suspeitado a partir da clínica, a confirmação pode ser obtida através de testes sorológicos positivos, ultra-sonografia ou outros exames de imagem, e através da resposta à terapia específica.

Exames Laboratoriais

Estes exames não são característicos. Geralmente existe leucocitose de 12.000 a 20.000/mm^3 com desvio à esquerda em 77% dos pacientes; a leucocitose é mais marcante nos casos de evolução mais curta e menos marcante nos casos em que a evolução é longa. Anemia normocítica e normocrômica está presente nos casos de longa duração. A taxa de hemossedimentação é elevada. A eosinofilia não é uma característica da amebíase.

A fosfatase alcalina é o mais útil dos testes de função hepática, estando elevada em mais de 75% dos casos, atingindo níveis de aproximadamente o dobro do normal. A hipoalbuminemia é um achado freqüente, mesmo naqueles pacientes com sintomas de apenas algumas semanas de duração. Elevação das bilirrubinas séricas é observada em 50% dos casos, sendo os níveis geralmente inferiores a 10 mg/dl. As transaminases estão elevadas a um nível de 2 a 4 vezes o normal em 50% dos casos.

Não mais de 20% dos pacientes com abscesso hepático amebiano possuem *E. histolytica* no exame de fezes. Entretanto, os testes sorológicos são positivos em quase todos os pacientes.

Testes Sorológicos

São disponíveis muitos testes sorológicos, e a preferência pode estar condicionada à experiência dos laboratórios locais. A eletroforese imunológica é um teste de triagem rápido, positivo em até 100% dos casos de abscesso hepático; acelera o método de difusão em ágar gel com um antígeno purificado. O teste de hemaglutinação indireta é sensível e valioso no diagnóstico e seguimento dos casos e é o método preferível pela maioria dos autores[10]. O teste é positivo em quase 100% dos casos. Valores superiores a 1:512 são considerados positivos, entre 1:64 e 1:512 são suspeitos e abaixo de 1:32 negativos[22].

O ensaio enzimático ligado a imunossorventes (ELISA — *enzime linked immunosorbent assay)* é um teste sensível para o diagnóstico sorológico e também útil para fezes e aspirados de abscessos hepáticos.

Os níveis de anticorpos persistem por algum tempo, fazendo com que os testes sorológicos permaneçam positivos após a cura e com que as taxas de recidiva do abscesso amebiano sejam baixas. Os pacientes tornam-se soronegativos aproximadamente 2 anos após o tratamento. Em métodos recentes e mais sensíveis de pesquisa de anticorpos contra a *Entamoeba*, 82% dos pacientes tornam-se negativos após 1 semana de tratamento com metronidazol[33]. Outros exames utilizados são PCR e imunofluorescência indireta[61,74].

Exames Radiológicos

A radiografia de tórax mostra elevação do hemidiafragma direito, que pode estar imóvel à radioscopia, obliteração dos seios costofrênico e cardiofrênico, derrame pleural direito ou pneumonia basal direita. A radiografia simples de abdome tipicamente mostra hepatomegalia. O diafragma pode mostrar uma elevação ântero-medial em casos de abscessos ântero-superiores do lobo direito, enquanto em casos de abscessos do lobo esquerdo pode aparecer deformidade da pequena curvatura gástrica na seriografia gastrointestinal.

Cintilografia

Os exames radioisotópicos com tecnécio-99 ou citrato de gálio são usados para mostrar áreas frias ou defeitos de enchimento; identificam com precisão o número e a localização das lesões hepáticas. Quando a lesão é demonstrada por cintilografia, a ultra-sonografia faz a diferenciação entre lesões císticas ou sólidas. A presença de um *halo* de atividade aumentada (com Ga-67) ao redor de uma lesão gálio-negativa auxilia no diagnóstico de abscesso amebiano, diferenciando-o do abscesso piogênico[28,46].

Ultra-Sonografia

Devido à sua simplicidade e baixo custo, a ultrasonografia é considerada o exame mais útil tanto no diagnóstico quanto no seguimento do abscesso hepático, com precisão de 90%; pode mostrar uma área translúcida com ecos internos provenientes de restos celulares e tecido necrótico.

Tomografia Computadorizada

Fornece as melhores imagens disponíveis dos abscessos hepáticos, com precisão de 98% e possibilidade de visualização de lesões de 5 mm de diâmetro.

Angiografia

Tem sido utilizada em casos mais difíceis; o abscesso é identificado como uma área avascular com arquitetura vasular adjacente normal.

Aspiração

A aspiração diagnóstica do abscesso é um procedimento geralmente inócuo ocasionalmente necessário para fazer a diferenciação entre abscesso amebiano e abscesso piogênico. O procedimento é contra-indicado quando não se pode excluir com certeza cistos por *Echinococcus*. A ultra-sonografia ou a tomografia é útil para guiar a punção, devendo ser utilizada sempre que possível.

As características físicas do pus aspirado são de valor diagnóstico. O pus amebiano geralmente é inodoro e bacteriologicamente estéril. Em lesões de curta duração, a cor do pus varia desde rosa a vermelho, quando recém-aspirada, lembrando que escurece com a exposição ao ar até a clássica cor acastanhada; sua consistência é espessa, semelhante a um mingau, porém os abscessos de longa duração contêm pus amarelado de consistência mais fina.

O pus aspirado deve ser examinado tanto para a presença de trofozoítos, através de semeadura em meio salino, que é preparado com os últimos mililitros aspirados (não-diluídos com o principal volume aspirado), quanto para a presença de bactérias aeróbicas e anaeróbicas, já que a infecção secundária é encontrada em 15% dos casos.

Retossigmoidoscopia

Qualquer lesão encontrada deve ser biopsiada.

Exames de Fezes

O exame de fezes revela amebas em menos de 20% dos casos de abscessos hepáticos amebianos.

Resumidamente, os critérios úteis para o diagnóstico de abscesso hepático amebiano incluem: fígado aumentado de volume e doloroso em um homem de meia-idade; testes sorológicos positivos; alterações sugestivas nos exames radiológicos e de cintilografia; demonstração de pus amebiano com *E. histolytica* pela aspiração; e resposta terapêutica ao metronidazol.

Complicações

A complicação mais comum do abscesso hepático amebiano é a infecção secundária, que ocorre em 10%-20% dos casos. Ela é suspeita quando o paciente apresenta-se com estado tóxico e prostrado, com leucocitose e febre particularmente alta e quando o pus aspirado é fétido; a cultura do aspirado relevará o agente causal.

O segundo grupo de complicações mais comum é aquele formado pela extensão ou ruptura do abscesso para cavidades ou órgãos adjacentes, com erosão ou perfuração gástrica por abscesso em lobo esquerdo[8,56]. A extensão ou ruptura para o pulmão ou cavidade pleural é a mais comum desse grupo, sendo relatada em 7% dos pacientes em uma revisão de mais de 2.000 casos, e pode levar a empiema, fístula hepatobrônquica ou abscesso pulmonar. A ruptura para o pericárdio ocorreu em 0,01% dos casos e é uma complicação de abscessos do lobo hepático esquerdo. A ruptura intraperitoneal foi encontrada em 1,8% dos casos, levando à ocorrência de peritonite aguda. O envolvimento pericárdico e peritoneal está relacionado com o pior prognóstico. A ruptura para o cólon e a veia cava é infreqüente.

Tratamento

O tratamento consiste basicamente na quimioterapia amebicida, combinada com a aspiração ou drenagem cirúrgica em casos selecionados.

Medicamentos Amebicidas

O metronidazol é a droga mais freqüentemente utilizada, com uma taxa de sucesso superior a 90%[22]. É usado na dose de 750 mg por via oral, 3 vezes ao dia, por 10 dias. O metronidazol tem a vantagem de agir tanto na fase intestinal quanto na fase extra-intestinal da doença. Os efeitos colaterais dessa droga incluem gosto metálico, náuseas, diarréia e efeito dissulfuram (Antabuse), devendo-se então evitar o uso de álcool durante o tratamento. O metronidazol não deve ser utilizado durante a gravidez.

A desidroemetina e a cloroquina são drogas reservadas para os casos resistentes, sendo concentradas nos tecidos da mesma forma que o metronidazol. Essas drogas devem ser evitadas em pacientes cardiopatas devido à sua cardiotoxicidade. A cloroquina tem as desvantagens de necessitar de um longo período de tratamento (10 semanas) e de agir apenas na fase hepática da doença. Sua adição ao tratamento é útil em casos de abscessos múltiplos ou em casos complicados. Embora a ameba só exista nas fezes em menos de 50% dos casos, é importante o uso de uma droga ativa intraluminalmente. O iodoquinol, em dose de 650 mg, 3 vezes ao dia por 20 dias, é uma droga ativa para o tratamento de portadores de cistos de *E. histolytica* nas fezes.

A resolução dos casos deve ser acompanhada por ultra-sonografia seriada.

Aspiração

Nos pacientes que não responderam à administração de medicamentos amebicidas, está indicada a aspiração percutânea (1ª escolha) ou a drenagem aberta (cirúrgica). A drenagem percutânea e antibioticoterapia têm grandes taxas de sucesso e cura dos pacientes[8].

O local da punção deve ser guiado por ultra-sonografia ou tomografia. A agulha deve ter 10 cm de comprimento, calibre de 14-Fr e conter um estilete em seu interior.

Drenagem Aberta

A drenagem aberta é reservada para os casos de infecção secundária do abscesso, aspiração ineficaz, alguns casos de abscessos do lobo esquerdo que não podem ser aspirados com segurança, ou para os casos de ruptura para o interior de uma cavidade serosa. Alguns casos de ruptura intraperitoneal podem ser tratados eficazmente somente com medicamentos amebicidas[22].

Profilaxia

A prevenção da amebíase deve ser direcionada às medidas de saúde pública, como as melhorias de condições sanitárias, o controle adequado da água potável, o controle cuidadoso dos manipuladores de alimentos, exames de rotina e o tratamento de pessoas em comunidades fechadas.

Algumas drogas amebicidas luminais como a iodocloroidroxiquina podem prevenir a amebíase, mas o risco de neuropatia mielóptica subaguda pode contra-indicar o seu uso.

Prognóstico

O prognóstico depende de muitos fatores, como virulência do microrganismo, imunidade do hospedeiro, multiplicidade dos abscessos e presença de complicações. Com as modernas técnicas diagnósticas e terapêuticas, a mortalidade tem sido de aproximadamente 1%; com a presença de complicações, a taxa de mortalidade sobe para 20%-30%. A ruptura para a cavidade pericárdica está associada com o pior prognóstico.

Os corticosteróides são sabidamente agentes que podem reativar a amebíase latente ou assintomática e as remissões do abscesso hepático amebiano. Dessa forma, o uso de imunossupressores deve ser precedido por investigações que excluam a amebíase latente ou ativa; essas investigações devem incluir exame de fezes e titulação sorológica.

ABSCESSO FÚNGICO

Os abscessos fúngicos podem ser puros (somente por fungos) ou associados com bactérias (a maioria dos casos). Sua freqüência aumentou nos últimos anos. Dois grupos principais de pacientes têm incidência aumentada de abscesso hepático fúngico: (1) pacientes imunodeprimidos, como os recebendo quimioterapia para tratamento de neoplasias e os com AIDS; (2) pacientes com neoplasia maligna com próteses e drenos biliares de longa duração, que freqüentemente já tiveram vários episódios de colangite anteriormente.

O tratamento consiste na administração de anfotericina B, que deve ser associada a antibióticos quando houver suspeita de infecção bacteriana concomitante. Esses abscessos devem ser drenados percutânea (1ª opção) ou cirurgicamente.

ABSCESSO ASCARIDIANO

O *Ascaris lumbricoides* é uma causa rara de abscesso hepático, agindo como um veículo que carreia microrganismos intestinais, através dos ductos biliares, até o fígado. Em um estudo com 7 crianças (idade média de 4,4 anos) com severas complicações da ascaridíase, 28,6% apresentaram abscesso hepático[11].

O abscesso hepático não é devido ao verme por si só, que pode ser calcificado silenciosamente no fígado ou pode ainda retornar ao intestino. O quadro clínico é de dor no hipocôndrio direito, febre e hepatomegalia dolorosa. Outros sinais e sintomas são vômitos (vermes podem estar presentes), distensão abdominal e palidez. Os testes alérgicos cutâneos são positivos para o *Ascaris lumbricoides.* A ultra-sonografia é o método de escolha para demonstrar a presença do *Ascaris* no trato biliar e pancreático, assim como para identificar colecistite, pancreatite, colangite e abscesso hepático[11]. Os anti-helmínticos são administrados em conjunto com o tratamento apropriado, que pode incluir retirada endoscópica ou cirúrgica do verme.

ABSCESSO ACTINOMICÓTICO

É causado pela bactéria *Actinomyces israeli*, que alcança o fígado via veia porta (foco intra-abdominal), artéria hepática (foco a distância) ou diretamente de uma víscera contígua. É mais freqüente em homens com idade de 30 a 50 anos.

Os sintomas de apresentação incluem febre, dor abdominal, anorexia e perda de peso. O exame físico revela febre, hepatomegalia e dor abdominal. Os achados laboratoriais incluem leucocitose com desvio nuclear à esquerda, anemia, VHS elevado e aumento da fosfatase alcalina. Os exames de imagem demonstram a presença de lesões hepáticas, geralmente múltiplas, que na biópsia são compatíveis com tecido inflamatório pseudotumoral[68]. O exame microscópico do material obtido por punção percutânea demonstra *Actinomyces*, que são organismos gram-positivos com ramificações. O tratamento consiste na administração prolongada de penicilina ou tetraciclina e acompanhamento cuidadoso de longa data devido à chance de recidiva mesmo anos após o tratamento[68].

REFERÊNCIAS BIBLIOGRÁFICAS

1. Acuna-Sato R, Maguire JH, Wit DF. Gender distribution in asymptomatic and invasive amebiasis. *Am J Gastroenterol* 95:1277-83, 2000.
2. Adams EB, Mcleod IN. Invasive amebiasis II: Amebic liver abscess and complications. *Medicine* 56:325-34, 1977.
3. Agrawal CS, Jain BK, Das DN, Singh NP. Solitary tuberculous abscess of liver. J Indian Med Assoc 99:591-2, 2001.
4. Altemeier WA. Progenic liver abscess. In: *SCHIFF L*, ed. *Disease of the liver*. 5th Ed. Philadelphia: Lippincott 1221-31, 1982.
5. Altemeier WA, Schowengerdt CG, Whiteley DH. Abscesses of the liver: Surgical considerations. *Arch Surg* 101:258-66, 1970.
6. Alvarez JA, Gonzalez JJ, Baldonedo RF, Sanz RF, Carreno G, Junco A, Rodrigues JI, Martinez MD, Jorge JI. Clinical courise, treatment and multivariate analysis of risk factors for pyogenic liver abscess. *Am J Surg* 181:177-86, 2001.
7. Alvarez JA, Gonzalez JJ, Baldonedo RF, Sanz RF, Carreno G, Jorge JI. Single and multiple pyogenic liver abscesses: etiology, clinical course and outcome. *Dig Surg* 18:283-8, 2001.
8. Angel C, Chand N, Sankar A, Rowen J, Murillo C. Gastric wall erosion by an amebic liver abscess in a 3-year-old girl. *Pediatr Surg Int* 16:429-30.
9. Attar B, Levedoglu H, Cuasay NS. CT-guided percutaneous aspiration and catheter drainage of pyogenic liver abscess. *Am J Gastroenterol* 81:550-5, 1986.
10. Baere T, Roche A, Ambenobar JM, La Grange C, Ducreux M, Rougier P, Elios D, Lasser P, Patriarche C. Liver abscess formation after local treatment of liver tumors. *Hepatology* 23:1347-51, 1996.
11. Bahu MG, Baldisseroto M, Custodio CM, Gralha CZ, Mangilo AR. Hepatobiliary and pancreatic complications of ascaridiasis in children: a study of 7 cases. *J Pediatr Gastroenterol* 2001;33:271-5, 2001.
12. Barnes PF, De Cock KM, Reynolds TN, Rall PW. A comparison of amebic and pyogenic abscess of the liver. *Medicine* 66:472-83, 1987.
13. Barrio J, Cosme A, Ojeda E, Garmendia G, Castiella A, Bujanda L, Fernandez J, Arenas JI. Pyogenic liver abscess of bacterial origin. A study of 45 cases. *Rev Esp Enferm Dig* 92:232-9, 2000.
14. Bergamini TM, Larson GM, Malangoni MA, Richardson JD. Liver abscess. Review of 12-years experience. *Am Surg* 53:596-9, 1987.
15. Bertel CK, Van Heerdan JA, Sheedy PF. Treatmente of pyogenic hepatic abscesses. Surgical vs percutaneous drainage. *Arch Surg* 121:554-8, 1986.
16. Bousakao N. Liver abscess with pleuropulmonary fistula following hepatobiliary ascariasis in 18 month old infant. A proposal of a case with recovery for 10 years. *J Chir (Paris)* 123:773-4, 1986.
17. Carrel T, Lerut J, Baer H, Blumgart LH. Hepatic abscess following biliary tract surgery. Etiology, treatment and results. *Eur J Surg* 157:209-13, 1991.
18. Chang TN, Tang L, Keller K, Harrison MR, Farmer DL, Albanese LT. Pyleflebitis, portal-mesenteric thrombosis and multiple liver abscesses owing to perforated appendicitis. *J Pediatr Surg* 36:19-21, 2001.
19. Chang SC, Fang CT, Hsueh PR, Chen YC, Luh KT. Klebsiella pneumoniae isolates causing liver abscess in Taiwan. *Diagn Microbiol Infect Dis* 37:279-84, 2000.
20. Chiu CH, Su LH, Wu TL, Hung IJ. Liver abscess caused by Klebsiella pneumoniae in siblings. *J Clin Microbiol* 39:2351-3, 2001.
21. Colmenero JD, Queipo-Ortuno MI, Reguera MJ, Muñoz ASM, Morata P. Chronic hepatoesplenic abscesses in Brucellosis. Clinico-therapeutic features and molecular diagnostic approach. *Diagn Microbiol Infect Dis* 42:159-67, 2002.
22. Donovan AJ, Yellin AE, Ralls PW. Hepatic abscess. *World J Surg* 15:162-9, 1991.
23. Elson-Dew, R. The epidemiology of amebiasis. *Adv Parasitol* 6:1-62, 1968.
24. Furugaki K, Chijiwa K, Ogawa T, Ogawa Y, Tanaka M. Pyogenic liver abscess after hepatobiliary and pancreatic surgery. *Int Surg* 86:67-71, 2001.
25. Gelber AC, Schachna L, Mitchell L, Schwartzman G, Hartnell G, Geschwind JF. Behçet's disease complicated by pyleflebitis and hepatic abscesses. *Clin Exp Rheumatol* 19(Suppl. 24):550-61, 2001.
26. Goletti O. Angrisano C, Lippolis PV, Zocca G, Galatiotto C, Lorenzeti L, Museo B, Armillotta N, Cavina E. Percutaneous management of multiple bilateral liver abscess complicating Crohn disease. *Surg Laparosc Endosc Percutan Tech* 11:131-3, 2001.
27. Greentein AJ. Abscesses of the liver Parasites. In: BERK JE, Ed. *Bokus gastroenterology*. 4th Ed. Philadelphia WB. Saunders, 3288-3301, 1985.
28. Gyroffy EJ, Frey CF, Silva J Jr, Magahan J. Pyogenic liver abscess. Diagnostic and therapeutic strategies. *Ann Surg* 206:669-705, 1987.
29. Hadley S, Samore MH, Lewis WD, et al. Major infectious complications after orthotopic liver transplantation and comparison of outcomes in patients receiving cyclosporine on FK 506 as primary immunosuppression. *Transplantation* 59:851, 1995.
30. Hanna RM, Dohniya MH, Badi SS, El Betagy A. Percutaneous catheter drainage in drug-resistance amoebic liver abscess. *Trop Med Int Health* 5:578-81, 2000.
31. Hiura A, Kim EC, Ikehara T, Matsumura Y, Mishima K, Ishida I. Hepatic abscess as a complication of the sump syndrome. *J Hepatobiliary Pancreat Surg* 7:231-5, 2000.
32. Hughes MA, Petri WA. Amebic liver abscess. *Infect Dis Clin North Am* 14:565-82, 2000.
33. Hoque R, Mollah NU, Ali IK, Alam K, Eubanks A, Lyerly D, Petri WA. Diagnosis of amebic liver abscess and intestinal infection with the Techlab Entamoeba histolytica II antigen detection and antibody tests. *J Clin Microbiol* 38:3235-9, 2000.
34. Hwang JJ, Lau YJ, Hu BS, Shi ZY, Lin YH. Haemophilus parainfluenzae and Fusobacterium necrophorum liver abscess: a case report. *J Microbiol Infect* 35:65-7, 2002.
35. Johannsen EC, Sifri CD, Madoff LC. Pyogenic liver abscesses. *Infect Dis Clin North Am* 14:547-63, 2000.
36. Katzenstein D, Rickerson V, Braude A. New concepts of amebic liver abscess derived from hepatic imaging. Serodiagnoisis and hepatic emzimys in 67 consecutives cases in San Diego. *Medicine* 61:237-47, 1982.
37. Kessler AT. Liver abscess due to Eikenella corrodens from a fishbone. N Engl J Med 2001;345:E25.
38. Kim W, Clark TW, Baum RA, Saulen MC. Risk factors for liver abscess formation after hepatic chemoembolization. *J Vasc Interv Radiol* 12:965-8, 2001.
39. Lambertucci JR, Rayes AA, Serufo JC, Nobre V. Pyogenic abscesses and parasitic diseases. *Rev Inst Med Trop São Paulo* 43:67-79, 2001.
40. Landa L, Croll NA. Amebic liver Abscess. In: Shiff L, Ed. *Diseases of the liver*. 5th ed. Philadelphia: Lippincott, 1239-1250, 1982.
41. Lau YJ, Hu BS, Wu WL, Lin YH, Chang HY, Shi ZY. Identification of a mayor cluster of Klebsiella pneumoniae isolates from patients with liver abscess in Taiwan. *J Clin Microbiol* 38:412-4, 2000.
42. Lee CC, Poon SK, Chen GH. Spontaneous gas-forming liver abscess caused by Salmonella within hepatocellular carcinoma: a case report and review of the literature. *Dig Dis Sci* 47:586-9, 2002.
43. Lee KT, Wang SR, Sheen PC. Pyogenic liver abscess: an audit of 10 year's experience and analysis of risk factors. *Dig Surg* 18:459-65, 2001.
44. Liu CJ, Hung CC, Chen MY, Lai YP, Chen PJ, Huang SH, Chen DS. Amebic liver abscess and human immunodeficiency virus infection: a report of three cases. *J Clin Gastroenterol* 33:64-8, 2001.

45. Maltz G, Knauer CM. Amebic liver abscess: a 15-year experience. *Am J Gastroenterol* 86:70410, 1991.
46. Mc'Donald AP, Howard RJ. Pyogenic liver abscess. *World J Surg* 4:369-80, 1980.
47. Mac Donald GA, Greenspan JK, Del Buono EA et al. Minimicroabscesses syndrome in liver transplant recipients. *Hepatology* 26:192, 1997.
48. Mehta RB, Parija SC, Chetty DV, Smile RR. Management of 240 cases of liver abscess. *Int Surg* 71:91-94, 1986.
49. Miyazaki M, Ito H, Nakagawa K, Ambiru S, Shimizu H, Yoshidome H, Shimizu Y, Okaya T, Mitsuhashi N, Wakabayashi Y, Nakajima N. Unilateral hepatic artery reconstruction is unnecessary in biliary tract carcinomas involving lobar hepatic artery: implications of interlobar hepatic artery and its preservation. *Hepatogastroenterology* 47:1526-30, 2000.
50. Molle I, Thulstrup AM, Wilstrup H, Sorensen HT. Increased risk and case fatality rate of pyogenic liver abscess in patients with liver cirrhosis: a nationwide study in Denmark. *Gut* 48:260-3, 2001.
51. Moreira Silva SF, Pereira FE. Intestinal nematodes, Toxocara infection and pyogenic liver abscess in children: a possible association. *J Trop Pediatr* 46:167-72, 2000.
52. Murray-Lyon IM, Kirkham JS. Hepatic abscesses complicating infection scleroterapy of haemorrhoids. *Eur J Gastroenterol Hepatol* 13:971-2, 2001.
53. Ogata H, Tsuji H, Hizawa K, Suzuki N, Fujishima M. Multilocular pyogenic hepatic abscess complicating Ascaris lumbricoides infestation. *Intern Med* 39:228-30, 2000.
54. Oschner A, Debakey M, Murray S. Pyogenic abscess of the liver. II. An analysis of 47 cases with review of the literature. *Am J Surg* 40:292-329, 1938.
55. Pinilla AE, Lopez MC, Ricaurte O, Castillo B, Murcia MI, Nicholls RS, Duque S, Orozco LC. Liver abscess caused by Ascaris lumbricoides: case report. *Rev Inst Med Trop São Paulo* 43:343-6, 2001.
56. Puspak A, Ciener HP, Susani M. Muller C. Gastric perforation of a left lobe amoebic liver abscess. *Eur J Gastroenterol Hepatol* 12:961-2, 2000.
57. Rabkin JM, Orloff SL, Corless CL. Hepatic allograft abscess with hepatic arterial thrombosis. *Am J Surg* 175:354, 1998.
58. Rahmatulla RH, al Mofleh IA, al Rashec RS, al Hedaithy MA, Mayet IY. Tuberculosis liver abscess: a case report and review of literature. *Eur J Gastroenterol* 13:437-40, 2001.
59. Rayes AA, Teixeira D, Serufo JC, Nobre V, Antunes CM, Lambertucci JR. Human toxocariasis and pyogenic liver abscess: a possible association. *Am J Gastroenterol* 96:563-6, 2001.
60. Remedios PA, Colletti PM, Ralls PW. Hepatic amebic abcess: cholescintigraphic rim enhancement. *Radiology* 160:395-8, 1986.
61. Shamsuzzaman SM, Haque R, Hasin SK, Hashiguchi Y. Evaluation of indirect fluorescent antibody test and enzyme-linked immunosorbent assay for diagnosis of hepatic amebiasis in Bangladesh. *J Parasitol* 86:611-5, 2000.
62. Sherlock S. *Diseases of the liver and biliary system*. 7th edition. Oxford: Blackwell Scientific Publications, 1993.
63. Sherman JD & Robbino SL. Changing trends in the casuistics of hepatic abscess. *Am J Med* 28:1943, 1960.
64. Shimada H, Ohta S, Maehara M. et al. Diagnostic and therapeutic strategies of pyogenic liver abscess. *Int Surg* 78:40-5, 1993.
65. Srisvastava ED. Pyogenic liver abscess: a review of aetiology, diagnosis and intervention. *Dig Dis* 287-93, 1990.
66. Strickaland E. *Hunter's manual of tropical medicine*. 6th edition. Philadelphia: Saunders, 1984.
67. Viranuvatti V. Amoebiasis and other parasitic diseases of the liver. *J Gastroenterol Hepatol* 4:563-79, 1989.
68. Tambay R, Cote J, Borugault Am, Villeneuve JP. An unusual case of hepatic abscess. *Can J Gastroenterol* 15:615-7, 2001.
69. Teixeira R, Pfeilsticker FJ, Santa Cecilia GD, Nobre V, Fonseca LP, Serufo JC, Coelho PM, Lambertucci JR. Schistosomiasis mansoni is associated with pyogenic liver abscess in the state of Minas Gerais, Brazil. *Mem Inst Oswaldo Cruz* 96 Suppl:143-6, 2001.
70. Trachana M, Roilides E, Gampakir N, Kanellopoulou K, Mpontouraki M, Kanakoudi Tsakalidou F. Case report. Hepatic abscess due to Aspergillus terreus in an immunodeficient child. *Mycoses* 44:415-8, 2001.
71. Ukikusa M, Inamoto T, Kitai T, Ino K, Higashiyama H, Arimoto A, Nakajima Y, Hanfusa T, Awane H. Pneumoperitoneum following the spontaneous rupture of a gas-containing pyogenic liver abscess: report of a case. *Surg Today* 31:176-9, 2001.
72. Yamada T, Murakami K, Tsuchida K, Ohara H, Nakazawa T, Sano H, Ando H, Hashimoto T, Nomura T, Yokohama Y, Ytoh M. Ascending cholangitis as a cause of pyogenic liver abscess complicated by a gastric submucosal abscess and fistula. *J Clin Gastroenterol* 30:317-20, 2000.
73. Young AE. The clinical presentation of pyogenic liver abscess. *Br J Surg* 63:216-9, 1976.
74. Zaman S, Khoo J, Ng SW, Ahmed R, Khan MA, Hussain R, Zaman V. Direct amplification of E. histolytica RNA from amoebic liver abscess pus using polymerase chain reaction. *Parasitol Res* 86:724-8, 2000.

116

CAPÍTULO

Doenças Vasculares Hepáticas

Mônica Beatriz Parolin
Reginaldo Werneck Lopes

INTRODUÇÃO

O fígado é um órgão ricamente vascularizado. Provido de duplo suprimento sangüíneo, recebe cerca de 1.300 a 1.800 ml de sangue por minuto, 10% a 30% proveniente da artéria hepática e 70% a 90% do sistema porta[19].

Uma breve revisão dos aspectos gerais da circulação do fígado é importante para melhor compreensão das conseqüências clínicas, laboratoriais e histológicas das lesões que podem acometer diferentes territórios do seu leito vascular. A partir do hilo hepático, a artéria hepática e a veia porta penetram no parênquima e, correndo paralelamente, sofrem sucessivas ramificações até terminarem nos ramos que alcançam as tríades portais. Os ramos da veia porta abrem-se então diretamente nos sinusóides. A esse nível, em alguns sinusóides, também desembocam as menores ramificações da artéria hepática. Os sinusóides, pois, contêm mistura de sangue altamente oxigenado da artéria hepática e sangue menos oxigenado da veia porta[28]. Parte da irrigação arterial hepática se destina à vascularização do plexo peribiliar. Os ductos biliares mais calibrosos possuem plexo arteriolar aferente, de finos capilares subepiteliais, e outro eferente, constituído pela rede venosa periductular que drena principalmente no sinusóide hepático. Em contraste com o parênquima hepático, que recebe suprimento sangüíneo duplo da artéria hepática e veia porta, os ductos biliares intra-hepáticos principais dependem exclusivamente do suprimento sangüíneo arterial, através do plexo capilar peribiliar[11, 68]. Essa peculiaridade torna os ductos vulneráveis à lesão isquêmica, na presença de condições que comprometam significativamente o fluxo sangüíneo arterial (p. ex., trombose da artéria hepática após transplante hepático)[5].

Os sinusóides formam rica trama vascular que se dispõe como elemento de interligação entre o sistema portal e as vênulas hepáticas terminais.

A estrutura dos sinusóides é peculiar: desprovidos de membrana basal, são revestidos por células endoteliais e macrófagos especializados (células de Kupffer). Além da ausência de membrana basal, a presença de fenestrações no endotélio confere ao sinusóide grande permeabilidade, facilitando o intercâmbio de plasma e grandes moléculas entre a luz do sinusóide e o espaço perissinusoidal (espaço de Disse)[19].

A drenagem venosa hepática é realizada na quase totalidade pelas veias hepáticas direita, média e esquerda, as quais vão desembocar na veia cava inferior (VCI), que por sua vez drena no átrio direito.

O lobo caudado e o parênquima hepático adjacente são drenados diretamente para VCI através de uma veia caudal denominada veia hepática direita inferior às três veias hepáticas principais. Essa peculiaridade permite que nos casos de obstrução das veias hepáticas principais aquele vaso funcione como via compensatória de escoamento do sangue venoso.

Apesar da natureza intensamente vascular do fígado, lesões vasculares hepáticas são relativamente raras. Conforme será exposto ao longo deste capítulo, a apresentação clínica e a evolução dependerão dos vasos sangüíneos envolvidos, da extensão da lesão e do grau de comprometimento da perfusão hepática.

OBSTRUÇÃO DA DRENAGEM VENOSA HEPÁTICA

O bloqueio da drenagem venosa hepática pode se instalar em diferentes níveis. O mais comum, conhecido como síndrome de Budd-Chiari (SBC), se caracteriza pela obstrução das veias hepáticas principais ou da porção hepática da VCI. A SBC foi inicialmente descrita em pacientes com trombose primária das veias hepáticas, passando posteriormente a abranger casos de obstrução primária da porção hepática da VCI, envolvendo os orifícios das veias hepáticas (obstrução membranosa da VCI). A maioria dos casos de SBC no Ocidente é devida à trombose primária das veias hepáticas associada a estados de hipercoagulabilidade ou neoplasias, enquanto a obstrução membranosa da VCI prevalece nos países em desenvolvimento como Nepal, África do Sul, China e Índia. Recentemente, estudos histológicos e de imagem indicam que a obstrução membranosa da VCI, antes considerada de natureza congênita, corresponde sim à seqüela de um fenômeno trombótico na porção hepática da VCI, afetando os óstios das veias hepáticas principais[46]. Embora tradicionalmente abrigadas sob o termo SBC, a trombose primária das veias hepáticas e a trombose primária da porção hepática da VCI apresentam diferenças quanto à distribuição geográfica, etiologia, achados clínicos e história natural[37,48]. Modernamente, diversos autores, como Ludwig e Okuda *et al.*, têm proposto que a trombose primária das veias hepáticas (forma clássica da SBC) e a trombose primária da porção hepática da VCI sejam tratadas como entidades distintas[37,46].

Menos freqüentemente, o bloqueio da drenagem venosa hepática pode ocorrer ao nível das vênulas hepáticas terminais e sinusóides, sem envolvimento das veias hepáticas principais. Estudos recentes indicam que essa condição, conhecida como doença venooclusiva, resulta da injúria tóxica sobre as células do endotélio sinusoidal[14,6].

Neste capítulo abordaremos, separadamente, a obstrução primária das veias hepáticas principais (forma clássica da SBC), a obstrução primária da VCI na sua porção hepática e a doença venooclusiva.

OBSTRUÇÃO PRIMÁRIA DAS VEIAS HEPÁTICAS (SÍNDROME DE BUDD-CHIARI)

Etiologia

A trombose é, sem dúvida, o principal mecanismo de obstrução das veias hepáticas principais. Na grande maioria dos casos a trombose se instala na presença de estado de hipercoagulabilidade, geralmente secundário a doenças mieloproliferativas manifestas ou em estado latente [74,76]. A trombose do sistema de drenagem venosa hepática está associada a condições trombofílicas em aproximadamente 75% a 85% dos casos e, apenas raramente, a fatores locais[18,30]. A predileção da trombose pelas veias hepáticas ainda não está totalmente esclarecida, mas poderia estar relacionada ao fato de os fatores de coagulação produzidos em nível hepático serem encontrados em elevadas concentrações nessa região. Na presença de viscosidade sangüínea aumentada, como ocorre nas doenças mieloproliferativas, o fluxo lento combinado à elevada concentração local de fatores de coagulação poderia predispor à trombose local [25].

Diversas são as condições trombogênicas encontradas em associação com casos de trombose das veias hepáticas, conforme ilustra a Tabela 116.1. Em recente revisão, Valla encontrou associação de duas ou mais condições trombogênicas em 25% dos casos de trombose das veias hepáticas, indicando a necessidade de investigação hematológica sistemática em todos esses pacientes[74].

Tabela 116.1 Condições Trombogênicas Associadas à Trombose das Veias Hepáticas
• Doenças mieloproliferativas (manifestas ou na forma latente)
• Síndrome antifosfolipídios
• Hemoglobinúria paroxística noturna
• Deficiência de proteína C, proteína S e antitrombina III
• Mutação do fator V de Leiden
• Mutação no gene da protrombina
• Anticoagulante lúpico
• Gestação e período pós-parto
• Contraceptivos orais
• Condições trombogênicas sistêmicas — Doença de Behçet, retocolite ulcerativa, doença celíaca, sarcoidose,vasculite imunoalérgica, síndrome hipereosinofílica, doenças do tecido conjuntivo na ausência de anticorpos antifosfoslipídios ou anticoagulante lúpico

Distúrbios mieloproliferativos primários de qualquer tipo estão implicados em cerca de dois terços dos casos de trombose das veias hepáticas. Essa elevada prevalência justifica-se pelo reconhecimento de formas latentes de doença mieloproliferativa, as quais são desprovidas das alterações características no sangue periférico, como contagem elevada de hemácias e plaquetas, bem como nas células progenitoras da medula óssea. Entretanto, essas células progenitoras, quando cultivadas em meio pobre em eritropoetina, apresentam, caracteristicamente, formação espontânea de colônias eritróides *in vitro*[36,70].

Vários fatores podem explicar a ausência de alterações no sangue periférico em portadores de formas ocultas de doenças mieloproliferativas com trombose da veia hepática: aumento do volume das hemácias (pode ser mascarado pelo aumento do volume plasmático); deficiência de ferro de origem desconhecida (pode interferir na eritropoese); hiperesplenismo (pode reduzir as taxas de células no sangue periférico). Entretanto, muitos desses pacientes, com formação espontânea de colônias eritróides, apresentam anormalidades sugestivas na biópsia da medula óssea, como megacariócitos distróficos ou hiperplasia das células da medula óssea, ou presença de metaplasia mielóide em espécimes de biópsia hepática ou de esplenectomia[70,74].

A síndrome antifosfolipídios é também causa comum de trombose das veias hepáticas, sendo observada em cerca de 20% dos casos. Geralmente é do tipo primário, ou seja, os critérios propostos para diagnóstico de lúpus eritematoso sistêmico pela American Rheumatism Association estão ausentes[49,72].

Desconhecem-se as razões por que a trombose da veia hepática ocorre em até 12% dos pacientes com hemoglobinúria paroxística noturna, sendo a principal causa de morte nesse grupo. Hemoglobinúria pode já estar presente no período em que se instala a trombose venosa hepática ou manifestar-se posteriormente[29,71].

Deficiência congênita de antitrombina III, proteína C ou proteína S são de difícil diagnóstico em pacientes com doença hepática, devido ao fato de a insuficiência hepática *per se* poder reduzir os níveis séricos desses fatores. Entre elas, a mais comum é a deficiência primária da proteína C. Estudos recentes identificaram a ocorrência de mutação no fator V de Leiden, que torna sua molécula resistente à clivagem pela proteína C. Sua presença é responsável por 25% a 30% dos casos de trombose das veias hepáticas ou da VCI[17,38,74]. O fator V de Leiden também está presente na maioria dos casos de trombose das veias hepáticas, relacionados ao uso de contraceptivos orais e à gestação[52,74].

A ocorrência de trombose das veias hepáticas durante a gravidez e no período pós-parto é conhecida de longa data. Em vários casos, identificou-se associação com condições trombogênicas, como doença mieloproliferativa na forma latente, hemoglobinúria paroxística noturna ou mutação do fator V de Leiden. Acredita-se que o uso de contraceptivos e a gestação favorecem a manifestação clínica de condições trombofílicas subjacentes, motivo pelo qual se recomenda minuciosa investigação hematológica em gestantes e usuárias de contraceptivos, acometidas de trombose do sistema venoso hepático[72].

Menos freqüentemente, situações que promovam estase sangüínea ou injúria vascular podem precipitar fenômenos trombóticos. Incluem-se nessas categorias lesões compressivas, como cistos volumosos, abscessos, tumores e lesões traumáticas. Além do efeito compressivo, as neoplasias malignas podem determinar oclusão venosa pela invasão luminal por tecido tumoral. Tumores malignos mais comumente invadem, de início, a VCI para depois comprometerem as veias hepáticas. Os relatos incluem carcinoma hepatocelular, carcinoma de células renais, tumor de Wilms, carcinoma adrenal e leiomiossarcoma da VCI. Cistos volumosos, como os encontrados na hidatidose ou na doença hepática policística, podem comprimir as veias hepáticas. Abscessos (piogênico, amebiano) por si podem não obstruir as veias hepáticas, porém a extensão do processo inflamatório induz a trombose nesses vasos[47,76].

A expressiva redução do número de casos idiopáticos, hoje inferior a 10%, deve-se à identificação de condições trombogênicas como formas latentes de doenças mieloproliferativas ou mutações em fatores de coagulação.

Fisiopatologia

Grande parte do sistema de drenagem venosa do fígado deve estar bloqueada para que se produzam sintomas. A obstrução de uma única veia hepática não tem expressão clínica. A obstrução de duas ou três veias hepáticas principais resulta em duas alterações hemodinâmicas: aumento da pressão sinusoidal e redução do fluxo sangüíneo sinusoidal[72]. O aumento da pressão sinusoidal causa dilatação e congestão sinusoidal, além do aumento da produção de fluido intersticial. Quando a capacidade de drenagem dos linfáticos hepáticos é ultrapassada, esse fluido de elevado teor protéico transuda na superfície do órgão para a cavidade peritoneal. Essas alterações explicam a clássica tríade encontrada nesses pacientes: hepatomegalia, dor abdominal e ascite de elevado teor protéico. A rápida instalação de ascite volumosa pode induzir hipovolemia e subseqüente insuficiência renal funcional. O aumento da pressão sinusoidal resulta em hipertensão portal e estimula o desenvolvimento de colaterais venosas entre as áreas obstruídas e as áreas contíguas do parênquima hepático em que as veias estão pérvias, ou com as veias parietais e diafragmáticas. O desenvolvimento de colaterais venosas intra e extra-hepáticas é responsável pelo clássico padrão em "teia de aranha" (*spider-web network*) observado à angiografia.

Além das três veias hepáticas principais, o fígado apresenta uma veia menor, a hepática direita inferior, a qual é poupada em cerca de 50% dos casos durante o primeiro ataque. O fluxo nessa veia aumenta significativamente para compensar a falta de drenagem nas veias hepáticas principais, o que resulta em aumento marcante do lobo caudado. A hipertrofia marcante pode resultar em compressão da VCI.

A redução do fluxo sangüíneo sinusoidal favorece a isquemia dos hepatócitos e conseqüente necrose centrolobular, sendo mais severa nos casos de instalação súbita. A magnitude da lesão hepática dependerá da extensão da trombose bem como da velocidade de instalação da mesma, podendo excepcionalmente resultar em insuficiência hepática fulminante. A necrose isquêmica aparece em espécimes de biópsia, como perda dos hepatócitos centrolobulares e é de natureza transitória, graças ao rápido estabelecimento de circulação colateral entre as áreas obstruídas e áreas vizinhas patentes. Poucas semanas após a obstrução, a necrose centrolobular é substituída por fibrose, que pode predominar na área centrolobular (trombose isolada das veias hepáticas) ou na área periportal (caso exista simultaneamente oclusão dos ramos da veia porta)[66]. Obstrução da veia porta está presente em 25% dos casos de trombose das veias hepáticas[39]. Em poucos meses surgem nódulos de regeneração. Quando a obstrução das veias hepáticas ocorre de modo não-sincrônico, atrofia dos segmentos previamente afetados pode coexistir com aumento congestivo das áreas hepáticas recentemente comprometidas.

Apresentação Clínica

A apresentação clínica da trombose das veias hepáticas é muito variável, na dependência da extensão e velocidade de instalação do processo obstrutivo. Afeta ambos os sexos e pode ocorrer em qualquer faixa etária, embora seja mais comum em adultos. Três formas principais são reconhecidas: assintomática, aguda/subaguda e crônica[22,72].

Forma Assintomática

A forma assintomática corresponde a cerca de 20% dos casos, e seu diagnóstico ocorre fortuitamente em exames de imagem realizados para investigação de outras queixas clínicas ou na investigação de anormalidades nas enzimas hepáticas. A preservação de pelo menos uma veia hepática calibrosa patente ou o desenvolvimento de ampla rede de colaterais venosos provavelmente explica a ausência de manifestações clínicas nesses pacientes.

Formas Aguda e Subaguda

A doença manifesta-se pelo rápido desenvolvimento da tríade clássica: dor abdominal, hepatomegalia e ascite, podendo acompanhar-se, em menor freqüência, de icterícia, febre, náuseas, vômitos, hipotensão e insuficiência renal funcional. Ocorre elevação moderada das bilirrubinas e expressiva das aminotransferases (> 5 vezes o limite superior do teste), além de prolongamento do tempo de protrombina. Essa forma corresponde a 25% dos casos de trombose das veias hepáticas. Raramente, quadros agudos de obstrução das veias hepáticas principais podem se apresentar como insuficiência hepática fulminante. A presença de ascite volumosa e hepatomegalia em paciente com hepatite fulminante serve como pista para consideração desse diagnóstico diferencial.

Forma Crônica

A maioria dos casos de obstrução das veias hepáticas recai nessa categoria, cuja principal manifestação clínica é a progressiva instalação de ascite, a qual tende a se tornar resistente à terapia medicamentosa com a evolução da doença. Caracteristicamente, a ascite apresenta elevado teor protéico (proteína total > 2 g/dl) e gradiente de albumina soro-ascite elevado (> 1,1 g/dl). Outras manifestações incluem sangramento digestivo pela hipertensão portal, sinais de insuficiência hepática crônica e progressiva deterioração do estado geral. A presença de edema em membros inferiores sugere a possibilidade de compressão da VCI pelo lobo caudado hipertrofiado ou envolvimento concomitante da VCI pela trombose. Quando ocorre obstrução simultânea da VCI, forma-se extensa rede de colaterais a partir da mesma, aumentando significativamente o fluxo venoso subcutâneo e determinando o aparecimento de colaterais venosas tortuosas e calibrosas no tronco, abdome e região lombar, o que não ocorre na obstrução isolada das veias hepáticas.

Diagnóstico

A presença de bloqueio da drenagem venosa hepática deve ser suspeitada nas seguintes circunstâncias: (a) paciente com ascite, hepatomegalia e dor abdominal, particularmente se existir evidência de condições trombogênicas; (b) pacientes com doença hepática crônica nos quais a presença de ascite intratável contrasta com discreto comprometimento da função sintética hepática; (c) insuficiência hepática fulminante associada à hepatomegalia e à ascite; (d) casos de hepatopatia crônica nos quais outras etiologias conhecidas foram devidamente excluídas.

Os testes laboratoriais são pouco específicos e se prestam a avaliar o grau de disfunção hepática. A presença de líquido ascítico de elevado teor protéico (> 2 g/dl) associado a gradiente de albumina entre o soro e o líquido ascítico superior a 1,1 g/dl é uma das pistas para o diagnóstico.

A obstrução das veias hepáticas pode ser rápida e eficientemente rastreada por métodos de imagem não-invasivos. A ultra-sonografia abdominal com Doppler colorido, quando realizada por profissionais experientes, atinge índices de sensibilidade e especificidade de 85% a 95%, sendo o método de escolha para se iniciar a investigação dessa condição [22,74]. Sinais indiretos como ascite, hipertrofia do lobo caudado, hepatomegalia na fase aguda e atrofia nas formas crônicas podem ser demonstrados. Achados considerados específicos para obstrução das veias hepáticas incluem: ausência de fluxo ou a direção inapropriada do fluxo em uma ou mais veias hepáticas principais, vasos colaterais calibrosos intra-hepáticos ou subcapsulares com fluxo contínuo e conectando as veias hepáticas ou as veias diafragmáticas ou intercostais, aspecto de teia de aranha localizado nas proximidades do óstio da veia hepática, com ausência da veia hepática principal naquela área, cordão hiperecogênico substituindo a veia hepática normal[74].

Quando a anatomia do paciente não permite exame adequado de ultra-sonografia, a ressonância magnética (RM) é uma boa alternativa, embora de custo mais elevado. A RM pode identificar o trombo e detectar ausência de fluxo nas veias hepáticas, além de lesões que ocupam espaço, oferecendo sensibilidade e especificidade de aproximadamente 90%. Outras vantagens incluem a não-necessidade de uso de contraste e resultados do examinador independente. A tomografia computadorizada com contraste produz imagens características: na fase precoce há impregnação heterogênea do parênquima hepático, predominando nas áreas periféricas e peri-hilar. Na fase tardia, a opacificação é homogênea. As limitações da tomografia computadorizada incluem menor sensibilidade que o ecodoppler e a RM, além do inconveniente de necessitar do uso de contraste potencialmente nefrotóxico[74].

Considerando que a maioria dos casos se diagnostica com sucesso através de métodos não-invasivos, o papel da biópsia hepática deixa de ser primordial no processo diagnóstico. A biópsia se presta mais à avaliação da extensão do envolvimento hepático, podendo influenciar no planejamento terapêutico. A presença de necrose ou fibrose em estágio inicial indica a necessidade de descompressão para prevenir progressão para cirrose; por outro lado, achados compatíveis com doença hepática avançada em conjunto com evidência clínica de disfunção hepática levam à consideração de transplante hepático. Numa minoria de pacientes, particularmente cirróticos, quando existe incerteza a respeito do diagnóstico, a biópsia hepática pode fornecer informações para o diagnóstico etiológico da trombose das veias hepáticas, além de excluir outras patologias, como doença venooclusiva ou cirrose de outra origem. Devido à marcante diversidade regional na distribuição e gravidade das lesões, recomenda-se que sejam coletados dois espécimes de lobos diferentes. Os achados característicos de bloqueio da drenagem venosa hepática incluem congestão, perda de hepatócitos e fibrose na área centrolobular. A ausência de congestão na região centrolobular é um forte argumento contra o diagnóstico de trombose das veias hepáticas. O processo de isquemia e perda de hepatócitos leva ao aparecimento de áreas de colapso lobular que evoluem para um padrão característico de cirrose na qual septos fibrosos unem veias hepáticas terminais, poupando os espaços portais (lobulação reversa)[22,74].

O estudo angiográfico das veias hepáticas e VCI confirma o diagnóstico, delineando com maior precisão o local e a extensão de estenoses e obstruções, aferindo pressões intraluminais e auxiliando no planejamento terapêutico. As anormalidades angiográficas indicativas da oclusão da veia hepática incluem obliteração ou estenose segmentar de uma veia hepática principal, defeitos de enchimento na luz vascular e opacificação de rede de colaterais lembrando aspecto de "teia de aranha"[72]. Como a permeabilidade da VCI é um dos principais determinantes na forma de tratamento, a cavografia inferior deve ser sempre realizada quando a patência desse vaso não puder ser claramente demonstrada pelos métodos de imagem não-invasivos. A cavografia deve ser combinada com a aferição das pressões intraluminais para avaliar as conseqüências hemodinâmicas da compressão pelo lobo caudado hipertrofiado. Torna-se importante prevenir a insuficiência renal induzida pelo contraste em pacientes com bloqueio da drenagem venosa hepática.

Paralelamente à avaliação das repercussões do bloqueio da drenagem venosa hepática é fundamental que se investigue a presença de possíveis condições trombogênicas através de exames, como o estudo completo do sangue periférico (rastreamento de policitemia vera, trombocitose ou leucemia), determinação das proteínas C, S e antitrombina III, anticorpos anticardiolipina para síndrome antifosfolipídios e pesquisa da mutação do fator V de Leiden. Convém lembrar que as proteínas C e S e a antitrombina III podem estar reduzidas pela simples presença de disfunção hepática grave, o que pode dificultar o diagnóstico. A redução concomitante dos fatores II e VII sugere deficiência adquirida, observada nas hepatopatias e no uso de cumarínicos[25].

Tratamento

Os objetivos do tratamento são quatro: (1) erradicar ou controlar a condição trombogênica subjacente; (2) prevenir outros episódios de trombose venosa; (3) controlar as manifestações clínicas da hipertensão portal; (4) restaurar a drenagem venosa hepática.

Considerando que a trombose das veias hepáticas se associa a distúrbios trombogênicos em aproximadamente 75% a 85% dos pacientes, a identificação e o correto tratamento da condição que propiciou o evento trombótico são de suma importância. Essa parte essencial da terapia deve ser realizada em conjunto com o hematologista.

Prevenção de Novos Episódios de Trombose Venosa

A prevenção do desenvolvimento de trombose nas veias hepáticas ainda patentes é vital. Tal estratégia se justifica em pacientes nos quais se documentou alguma condição trombogênica, bem como naqueles sem fator causal aparente, pela elevada probabilidade de alguma condição trombogênica estar presente na forma latente. Os argumentos favorecendo essa abordagem incluem a elevada prevalência de condições trombogênicas manifestas ou na forma latente nesse grupo de pacientes, bem como os resultados favoráveis em termos de evolução clínica observados em séries recentes nas quais se utilizou mais amplamente a anticoagulação[10,44,80]. Pode-se usar, com segurança, heparina na fase precoce, enquanto se realizam os procedimentos diagnósticos e terapêuticos invasivos, convertendo-se, posteriormente, para os antagonistas da vitamina K a longo prazo. Heparina de baixo peso molecular é uma excelente opção, oferecendo menor risco de trombocitopenia associada à heparina. O valor almejado para a atividade anti-Xa quando se usa heparina de baixo peso molecular é 0,5 a 1,0 U/ml. Já no caso dos antagonistas da vitamina K, o nível almejado de RNI (relação normalizada internacional) deve estar entre 2 e 3[73].

Controle das Manifestações da Hipertensão Portal

O controle da ascite é feito com restrição de sódio na dieta e diuréticos. Quando os diuréticos não são eficientes, está indicada paracentese com infusão de albumina. Se, apesar do uso contínuo de diuréticos, não houver controle adequado da ascite, considerar a realização de procedimento que restabeleça drenagem venosa hepática. Durante o sangramento ativo, recomenda-se o tamponamento com balão e terapia endoscópica, pois agentes vasoconstritores, ao reduzirem o fluxo sangüíneo no território esplâncnico, podem precipitar trombose da veia porta ou da veia mesentérica e infarto intestinal em portadores de condições trombofílicas. A prevenção primária e do ressangramento deve ser feita com agentes bloqueadores β-adrenérgicos, pois a anticoagulação pode dificultar o tratamento endoscópico. Quando o ressangramento ocorre, a despeito da profilaxia, está indicado procedimento que restaure a drenagem venosa hepática e, conseqüentemente, alivie a hipertensão portal[74].

Restabelecimento da Drenagem Venosa Hepática

O restabelecimento da drenagem venosa hepática pode ser alcançado pela restauração da permeabilidade das veias hepáticas obstruídas, pela confecção de derivações portossistêmicas ou pelo transplante hepático.

a) *Restauração da permealibilidade das veias hepáticas obstruídas.* A intervenção precoce com terapia trombolítica pode aliviar a obstrução venosa com completa recuperação da função hepática, em casos selecionados de trombose comprovadamente recente. Os melhores resultados são obtidos quando essa modalidade é empregada nas primeiras 48 a 72 horas após o episódio trombótico, podendo ser tentado ainda nas primeiras 2 a 3 semanas. Uma das limitações da técnica é a recidiva da trombose, resultando em índices de permeabilidade vascular, a longo prazo, de apenas 65%[24,53,73].

A angioplastia transluminal percutânea com colocação de prótese é uma boa opção nos casos de estenose ou oclusão segmentar das veias hepáticas. O uso associado de próteses metálicas expansíveis assegura excelentes índices de perviedade a longo prazo, em torno de 80% a 90%[23,73]. Próteses também têm sido empregadas para reduzir a pressão intraluminal na VCI secundária à compressão pela hipertrofia do lobo caudado, aumentando as chances de sucesso nas derivações cirúrgicas portocava [22,25,27,35,78].

b) *Derivações portossistêmicas.* As derivações portossistêmicas transformam a veia porta em via de escoamento do fluxo venoso hepático. As derivações portocava látero-lateral e mesocava oferecem os melhores resultados. Os índices médios de mortalidade hospitalar estão em torno de 25% e são, em parte, atribuídos ao grave comprometimento do estado geral em alguns pacientes. Na maioria dos pacientes que sobrevivem ocorrem melhora importante da função hepática e desaparecimento da ascite. A trombose da derivação é uma complicação de instalação precoce e afeta cerca de 25% dos indivíduos. A estenose, ao contrário, é de aparecimento mais tardio, podendo ser tratada com angioplastia associada ou não à colocação de prótese. Aceita-se que pressão na VCI superior a 20 mmHg inviabiliza a realização da derivação portocava ou mesocava, a menos que se implante uma prótese na VCI para corrigir o gradiente de pressão ou se construa uma derivação cavoatrial[74].

Recentemente, o *shunt* portossistêmico intra-hepático transjugular (TIPS) surgiu como alternativa eficaz para as derivações. O procedimento, que requer anestesia local e sedação parenteral, é geralmente bem sucedido quando realizado por radiologista experiente, ainda que tecnicamente difícil na presença de oclusão das veias hepáticas[51]. A trombose secundária é incomum desde que se mantenha a anticoagulação. Indicações para implante do TIPS incluem pacientes com doença subaguda ou crônica sem controle adequado pela terapia conservadora (p. ex, ascite não-responsiva aos diuréticos, ressangramento por hipertensão portal), bem como pacientes com insuficiência hepática severa, enquanto aguardam transplante hepático[50,74].

c) *Transplante hepático.* As indicações para transplante hepático incluem os quadros fulminantes, pacientes com cirrose descompensada e pacientes submetidos a descompressão venosa cirúrgica, com posterior deterioração da função hepática. Os resultados alcançados com o transplante nesse grupo de pacientes são satisfatórios, com índices de sobrevida a longo prazo de 70% a 75%[65,74]. Outra vantagem do transplante é a possibilidade de cura de alguns distúrbios de coagulação como deficiência das proteínas C e S e deficiência de antitrombina III. Uma das preocupações em relação aos pacientes com trombose das veias hepáticas submetidos a transplante hepático é a recorrência da trombose, particularmente quando o transplante não corrige a condição que predispõe à hipercoagulabilidade[56]. Nessas circunstâncias, além do tratamento da doença hematológica primária, os pacientes devem ser mantidos sob anticoagulação. Durante o processo de avaliação de potenciais candidatos a transplante hepático com trombose das veias hepáticas associada a doenças mieloproliferativas, recomenda-se o estudo da medula óssea e dos cromossomos para investigar a presença de leucemia aguda, mielofibrose e mielodisplasia. Candidatos cuja sobrevida seja substancialmente reduzida pela doença hematológica primária não se beneficiam com o transplante hepático[25].

Em recente revisão, Valla propõe a seguinte estratégia terapêutica, baseada na presença ou não de sintomas, identificação de estenose segmentar, presença ou ausência de sinais de insuficiência hepática grave e permeabilidade da veia porta (resumida na Tabela 116.2)[74]. Todos os pacientes devem receber anticoagulação e realizar controle adequado do fator predisponente da trombose, sempre que possível. Em pacientes com necrose aguda isquêmica, o tratamento clínico, via de regra, propicia melhora clínica. Trombólise pode ser considerada com as precauções apropriadas. A indicação para transplante urgente baseia-se não apenas na gravidade da disfunção hepática mas na resposta clínica à anticoagulação e medidas de suporte. Qualquer deterioração indica necessidade de transplante; por outro lado, tal procedimento poderá ser adiado à medida que ocorra melhora clínica e laboratorial.

Obstrução Primária da Veia Cava Inferior

Embora a obstrução primária da VCI por trombose possa ocorrer em associação com várias doenças sistêmicas e locais como vasculites, infecção, distúrbios de coagulação e malignidade, a trombose idiopática é a forma mais comum, particularmente em países em desenvolvimento (obstrução membranosa da VCI). Recentemente, estudos de imagem e histologia indicam que a obstrução membranosa da VCI, antes considerada malformação vascular congênita, corresponde a seqüela de fenômeno trombótico na porção hepática da VCI afetando os óstios das veias hepáticas principais[32,46,48,67]. Okuda propõe que se empregue o termo *hepatocavopatia obliterativa* para a trombose primária da VCI, considerando-a entidade distinta da SBC clássica (trombose primária das veias hepáticas) pelas diferenças na epidemiologia, etiologia, nos achados clínicos e na história natural.[46] A trombose da VCI geralmente ocorre ao nível do diafragma e freqüentemente oclui os óstios das veias hepáticas principais causando obstrução da drenagem venosa hepática. Distúrbios que levam a estado de hipercoagulabilidade são incomuns nos pacientes com trombose da VCI, ao contrário do observado nos portadores de SBC clássico [48]. A trombose se organiza lentamente em tecido fibrótico e produz variados tipos de lesões obliterativas (membrana com orifício central ou fenestração, membrana delgada ou espessa, ou oclusão afetando longo segmento da VCI). São obscuras as razões por que a trombose da VCI prevalece em países em desenvolvimento como o Nepal, a China, a Índia e a África do Sul. Postula-se que tromboflebite e a trombose, associadas à infecção, possam estar envolvidas na patogenia desse fenômeno [46].

A apresentação clínica é semelhante à da SBC clássica, embora menos grave, pois raramente as três veias hepáticas são envolvidas simultaneamente. O curso clínico habitualmente é crônico com episódios agudos repetidos de dor abdominal, ascite e hepatomegalia. Muitos pacientes apresentam febre contínua ou intermitente com hemocultura positiva [48]. Após longo período de doença crônica desenvolve-se a cirrose congestiva. Surgem sinais de hipertensão portal como varizes esofagianas, esplenomegalia e dilatação proeminente dos vasos colaterais na região abdominal, torácica e lombar. Os surtos repetidos de agudização devem-se a novos episódios de trombose, ocorrendo ao mesmo nível da VCI. As veias hepáticas, exceto por seus óstios, não costumam estar envolvidas. Embora o prognóstico em curto prazo seja bom, pouco se sabe da evolução em longo prazo. Cirrose congestiva pode se complicar, com o desenvolvimento de hepatocarcinoma. A incidência

Tabela 116.2
Estratégia de Tratamento da Obstrução das Veias Hepáticas Principais[72]

Manifestações clínicas ausentes ou facilmente controladas	• Tratamento sintomático • Anticoagulação		
Manifestações de difícil controle clínico	Veia porta patente	Insuf. hepática grave (-)	• Angioplastia com ou sem prótese • Se impossível: TIPS ou derivação portossistêmica cirúrgica
		Insuf. hepática grave (+)	• Transplante hepático
	Veia porta obstruída	Insuf. hepática grave (-)	• Angioplastia com ou sem prótese • Se impossível anastomose hepatoatrial
		Insuf. hepática grave (+)	• Transplante hepático se possível (veia mesentérica superior patente)

desse tumor como complicação da trombose da VCI tem variação geográfica, com os maiores índices tendo sido relatados por Simson na África do Sul (47,5%) [64].

A investigação diagnóstica é iniciada com ultra-sonografia com Doppler colorido, a qual pode demonstrar material ecogênico (trombo) na VCI e ausência da abertura das veias hepáticas, que se apresentam dilatadas. O exame também delineia o lobo caudado aumentado, esplenomegalia, ascite, membranas na VCI, veias colaterais intra-hepáticas conectando veias hepáticas dilatadas e veias colaterais que se originam da VCI e correm em direção cefálica paralelamente à coluna vertebral[74]. A tomografia computadorizada e a ressonância magnética também podem ser empregadas na investigação. A cavografia fornece avaliação mais detalhada da obstrução e mensuração das pressões intraluminais.

Se a lesão obstrutiva é uma membrana delgada, pode-se proceder a angioplastia com ou sem colocação de prótese. Se tal abordagem não é aplicável ou falhou pode-se proceder a membranotomia cirúrgica. Outras opções incluem derivações entre a VCI e o átrio direito, entre a VCI e a veia subclávia direita, e ressecção hepática dorsocranial com anastomose hepatoatrial[47].

DOENÇA VENOOCLUSIVA HEPÁTICA (SÍNDROME DA OBSTRUÇÃO SINUSOIDAL)

O termo "doença venooclusiva hepática" foi cunhado na Jamaica na década de 50 por Bras *et al.*. para descrever um processo de fibrose obliterativa das vênulas hepáticas terminais, sem comprometimento das veias de maior calibre, e resultando no bloqueio da drenagem venosa hepática[9]. Com o reconhecimento de que o local primário de lesão é o endotélio sinusoidal e de que o envolvimento das vênulas hepáticas não é essencial para o desenvolvimento da síndrome clínica, DeLeve *et al.* propõem que o termo mais acurado para essa entidade seja *síndrome da obstrução sinusoidal* (SOS) [14,16].

A SOS foi inicialmente reconhecida na Jamaica e relacionada ao consumo de alcalóides da pirrolizidina, presentes em plantas das espécies *Senecio*, *Crotalaria* e *Heliotropium*, ingeridos acidentalmente (contaminante alimentar) ou sob a forma de chás medicinais. Esta lesão vascular foi também observada após a ingestão de alcalóides presentes em chás ou cápsulas produzidos a partir de raízes ou folhas do confrei (*S. officinale*)[3,9,61]. Além das fitotoxinas, outras condições têm sido implicadas na gênese da SOS, como irradiação hepática; uso prolongado de azatioprina após transplante renal e hepático; uso de altas doses de quimioterápicos isoladamente ou em associação com irradiação corporal total (terapia de condicionamento) em receptores de transplante de medula óssea (TMO); e, mais raramente, toxicidade pela vitamina A, envenenamento pelo arsênico ou pesticidas, contraceptivos orais e torotrast[22,76]. Outros agentes quimioterápicos associados com SOS nas doses convencionais incluem gentuzumab, ozogamicina, actinomicina, 6-tioguanina, uretano e tratamentos combinados. Os tratamentos de condicionamento a que são submetidos os receptores de TMO respondem pela maioria dos casos de SOS na atualidade[51].

Patogenia

Atribui-se a patogenia das lesões observadas na SOS à lesão tóxica primária das células endoteliais dos sinusóides e pequenas vênulas intra-hepáticas[76]. A oclusão das vênulas hepáticas terminais pelo edema subendotelial, hemorragia ou fibrose não é um achado essencial da SOS, embora esteja presente nas formas mais graves[16]. Recentemente, DeLeve *et al.* desenvolveram um modelo experimental para estudo da SOS utilizando monocrotaline, um alcalóide da pirrolizidina[14]. As alterações mais precoces ocorrem nas células do endotélio sinusoidal, as quais são seguidas do aparecimento de lacunas na barreira sinusoidal, que permitem que as hemácias penetrem no espaço perissinusoidal. O sangue que penetra no espaço perissinusoidal disseca o endotélio sinusoidal, e suas células se desprendem formando pequenos êmbolos que obstruem o fluxo sangüíneo local[15]. A injúria sinusoidal e no endotélio das vênulas tende a se agravar, sendo acompanhadas de necrose hepatocelular coagulativa. Após 6 a 7 dias, já é possível se detectar fibrose subendotelial e na adventícia das vênulas terminais. Segundo observações *in vitro*, o motivo pelo qual as drogas e toxinas que causam SOS lesam primariamente as células endoteliais sinusoidais, enquanto os hepatócitos são relativamente poupados, parece advir da diferença existente na ativação metabólica desses compostos nessas células.

Apresentação Clínica

As conseqüências clínicas da hipertensão portal intra-hepática resultante do bloqueio da drenagem ao nível dos sinusóides e vênulas hepáticas assemelham-se às observadas nos quadros de obstrução das veias hepáticas principais e incluem hepatomegalia dolorosa, ascite, ganho de peso e icterícia. A doença pode se apresentar de forma aguda, subaguda ou crônica, esta última indistinguível da cirrose de outras etiologias [72].

- *SOS associada ao consumo de alcalóides da pirrolizidina.* A toxicidade comumente resulta da ingestão de plantas das espécies *Heliotropium*, *Crotalaria* e *Senecio*, que têm distribuição mundial. Os alcalóides, ao serem metabolizados, originam derivados pirrólicos tóxicos reativos, que lesam proteínas e o DNA celular. A hepatotoxicidade associada a essas fitoxinas é dose-dependente. As manifestações clínicas de congestão hepática e hipertensão portal podem se instalar subitamente, pela ingestão de grandes quantidades da fitotoxina, ou, mais comumente, manifestar-se alguns meses após o consumo continuado de doses menores[72].

- *SOS associada à irradiação.* As manifestações clínicas se instalam entre 2 a 5 semanas após a irradiação hepática. O curso clínico é variável, desde formas assintomáticas até quadros de evolução fatal. A lesão é dose-dependente e raramente a SOS se instala abaixo de 30 Gy, se o tratamento radioterápico não está associado a drogas antineoplásicas. Por outro lado, a SOS pode se instalar após a aplicação de doses de 10 Gy em conjunto com ciclofosfamida, como ocorre nos regimes de condicionamento no TMO[16,72].
- *SOS associada a drogas antineoplásicas e imunossupressoras.* Várias drogas têm sido implicadas como fatores causais de SOS. A azatioprina e compostos correlatos como a 6-mercaptopurina e a 6-tioguanina merecem menção especial por estarem associadas a inúmeros relatos de SOS, apresentando características distintas da SOS secundária a outras etiologias: as manifestações clínicas se instalam mais tardiamente (6 a 10 meses após uso contínuo da droga); icterícia e hepatomegalia predominam sobre a ascite; a fosfatase alcalina se apresenta geralmente em níveis elevados; fibrose perivenular e perissinusoidal são proeminentes e se associam, com freqüência, à peliose e à hiperplasia nodular regenerativa[72].
- *SOS associada ao condicionamento para TMO.* A preparação para o TMO, que inclui administração de ciclofosfamida associada ou não a outros agentes alquilantes, juntamente com irradiação corporal total, é hoje a principal causa de SOS, determinando importante morbimortalidade nessa população. Fatores de risco para o desenvolvimento de SOS após TMO incluem variabilidade individual no metabolismo da ciclofosfamida (pacientes que geram maior quantidade de metabólitos tóxicos estão mais propensos a desenvolver formas graves de SOS); infecção pelo vírus da hepatite C pré-transplante; presença de extensa fibrose ou cirrose pré-transplante; tipo de regime de condicionamento usado; uso de noretisterona para prevenir menstruação durante período de supressão medular e uso de antibióticos e antifúngicos durante e após terapia de condicionamento (como marcadores indiretos de infecção sistêmica)[51].

A incidência de SOS após TMO varia de 0% a 50%. Essa ampla variação decorre da diferença dos regimes de condicionamento adotados e dos diferentes critérios de seleção dos pacientes. Novos regimes de condicionamento não-mieloablativos, como, por exemplo, fludarabina associada à baixa dose de irradiação corporal total, não determinam hepatotoxicidade[42]. Ao contrário, regimes que associam ciclofosfamida e irradiação corporal total acima de 13,2 Gy podem causar SOS em 50% dos pacientes[40]. A expressiva redução na incidência e gravidade da SOS após TMO nos últimos anos deve-se a várias razões: (a) tendência de se adotar regimes que não incluam ciclofosfamida ou regimes não-mieloablativos; (b) declínio da infecção pela hepatite C entre os receptores de TMO, conhecido fator de risco para SOS; (c) exclusão de drogas que aumentam o risco de SOS (p. ex., noretisterona) dos protocolos de transplante; e (d) transplante mais precoce dos portadores de leucemia, quando estão em melhores condições de saúde[16].

A SOS se instala no primeiro mês pós-TMO com aparecimento de hepatomegalia dolorosa, icterícia e retenção hídrica (ascite e/ou ganho de peso inexplicável). A hepatomegalia e a dor abdominal são habitualmente as primeiras manifestações da SOS, ocorrendo 10 a 20 dias após a terapia citorredutora. A dor abdominal pode ser de forte intensidade, mimetizando abdome agudo cirúrgico. Elevação das aminotransferases é achado freqüente e reflete a necrose isquêmica dos hepatócitos. Embora incomum, a SOS pode se instalar após o primeiro mês do TMO em pacientes que recebem regimes de condicionamento contendo bussulfan[51].

O diagnóstico baseia-se, principalmente, nos dados clínicos. De acordo com os critérios de Baltimore, considera-se diagnóstica de SOS a presença de hiperbilirrubinemia superior a 2 mg/dl nos primeiros 21 dias pós-TMO, associada a dois dos achados a seguir [31]:

- Hepatomelagia dolorosa.
- Ganho de peso devido à retenção hídrica superior a 5% do peso basal.
- Ascite.

Diante da suspeita clínica, exames de imagem são úteis para demonstrar a presença de hepatomegalia, ascite e redução do fluxo venoso hepático, bem como a ausência de lesões infiltrativas no fígado ou dilatação das veias hepáticas ou das vias biliares. A ultra-sonografia com Doppler pode identificar inversão do fluxo venoso portal nas fases avançadas da doença, mas não é sensível nas fases iniciais. A mensuração do índice de resistência da artéria hepática é um marcador mais sensível da SOS. Nos casos em que o diagnóstico não está claro, a realização de biópsia hepática via transjugular com aferição da pressão venosa hepática é o teste diagnóstico mais acurado. Achados histológicos da SOS incluem congestão e hemorragia sinusoidal, necrose hepatocelular, fibrose sinusoidal e oclusão das vênulas hepáticas terminais [16].

Ao se considerar os possíveis diagnósticos diferenciais, deve-se ter em mente que outras causas de icterícia pós-TMO raramente levam à retenção renal de sódio, ganho de peso e hepatomegalia antes da instalação da icterícia. Entretanto, existem situações em que os pacientes podem apresentar icterícia acompanhada de ganho de peso, mimetizando SOS, como (a) sepse necessitando de grande volume de cristalóides, seguida de insuficiência renal e colestase associada; (b) colestase, hemólise e insuficiência cardíaca congestiva relacionada à cardiotoxicidade dos agentes quimioterápicos; e (c) reação enxerto–*versus*–hospedeiro aguda e hiperaguda e sepse[16].

De acordo com a gravidade, a SOS pode ser classificada em leve (clinicamente manifesta, mas que não requer tratamento específico e se resolve espontaneamente), moderada (sintomas que requerem medicamentos como diuréticos e analgésicos, mas se resolvem completamente) e grave (necessita de tratamento e não se resolve antes do 100º dia pós-TMO ou evolui para óbito)[40]. Embora pacientes com formas graves apresentem acentuada hiperbilirrubinemia, raramente o óbito resulta da falência hepática, mas de insuficiência renal ou cardiopulmonar. Achados que se correlacionam com prognóstico ruim incluem níveis elevados de aminotransferases, desenvolvimento de trombose da veia porta, elevação de 100% da creatinina sérica em relação ao nível basal e redução da saturação de oxigênio[16,51].

Até o presente, a única maneira de prevenir a SOS é identificar os indivíduos sob maior risco de desenvolverem tal complicação, evitando que se utilizem neles os regimes de condicionamento de maior risco. Os principais fatores de risco são doença hepática preexistente, particularmente hepatite C, extensa fibrose ou cirrose hepática, exposição prévia a regime mieloablativo e antecedentes de SOS. As potenciais estratégias incluem o uso de regimes não-mieloablativos ou que não contêm ciclofosfamida, redução da dose de irradiação corporal total, administração de ciclofosfamida antes do uso do bussulfan. Alguns centros usam rotineiramente infusão de heparina ou heparina de baixo peso molecular por via subcutânea durante o regime de condicionamento e nas primeiras semanas pós-transplante, embora tal estratégia não tenha sido capaz de reduzir os casos fatais de SOS[16].

Uma vez estabelecida a SOS, o tratamento é de suporte, pois 70% a 90% dos pacientes se recuperam espontaneamente. As medidas gerais incluem manutenção judiciosa do balanço de fluidos e eletrólitos, uso de diuréticos e de paracentese de alívio, quando necessário. Os casos de insuficiência renal são tratados com hemodiálise e ventilação mecânica.

Nos casos graves de SOS não existe tratamento comprovadamente satisfatório, e várias abordagens têm sido tentadas. O uso de terapia trombolítica (infusão de heparina e ativador do plasminogênio tecidual) mostrou-se eficiente em menos de 30% dos pacientes com quadros graves de SOS. O uso dessa combinação é limitado pelo risco de sangramento intracerebral ou pulmonar, devendo ser considerada em pacientes cujos índices prognósticos indicam possibilidade de óbito superior a 20%, desde que as funções renais e pulmonares estejam preservadas[6,16]. O defibrotide, polidesoxirribonucleotídeo com atividade antitrombótica, antiisquêmica, antiinflamatória e trombolítica, aparece como droga promissora. Ao contrário do ativador do plasminogênio tecidual, não apresenta ação anticoagulante sistêmica, não expondo o paciente a risco de hemorragia. Dois estudos não-controlados utililizando defibrotide em pacientes com forma moderada a grave de SOS demonstraram completa resolução dos sintomas em 35% a 55% dos casos, sem efeitos colaterais signficativos [12,54].

Implante de TIPS para descomprimir a hipertensão portal e tratar suas manifestações clínicas tem sido empregado em alguns casos, embora sem impacto claro sobre a sobrevida dos pacientes. A indicação do transplante hepático deve levar em conta o prognóstico da doença básica que motivou o TMO. Quando a SOS se instala em paciente com uma condição benigna ou em um paciente com boa possibilidade de cura pela terapia citorredutora, o transplante hepático pode ser considerado como alternativa terapêutica [16,51].

ALTERAÇÕES HEPÁTICAS DECORRENTES DA INSUFICIÊNCIA CARDIOCIRCULATÓRIA

O envolvimento hepático na insuficiência cardíaca é comum e resulta tanto da redução do débito cardíaco como da congestão passiva crônica do fígado. O componente congestivo determina hepatomegalia e anormalidades inespecíficas das enzimas hepáticas. Por outro lado, a redução do débito cardíaco e, conseqüentemente, do fluxo sangüíneo hepático determina lesão isquêmica grave se a insuficiência circulatória for severa e prolongada. A freqüência e a gravidade do envolvimento hepático dependem da gravidade da insuficiência cardíaca.

Hepatopatia Congestiva

O termo hepatopatia congestiva refere-se às manifestações hepáticas que resultam especificamente da congestão passiva hepática, embora, na prática, muitos pacientes possam apresentar, concomitantemente, alterações secundárias à redução do débito cardíaco.

Doenças cardíacas que cursem com elevação da pressão venosa central podem levar à estase venosa e retenção de líquidos, com conseqüente congestão hepática. A prevalência do envolvimento hepático depende do grau de comprometimento da função cardíaca. Cerca de 20% a 30% dos pacientes com índice cardíaco superior a 2 litros/min/m^2 apresentam alterações discretas nas enzimas hepáticas. Em contraste, até 80% dos pacientes com índice cardíaco inferior a 1,5 litro/min/m^2 têm alguma anormalidade bioquímica hepática relevante[79].

As manifestações clínicas da insuficiência cardíaca congestiva predominam em todos os pacientes. Estigmas de doença hepática crônica são raros. Dor no quadrante superior direito do abdome resulta da hepatomegalia com distensão da cápsula de Glisson. O fígado apresenta-se freqüentemente doloroso à palpação. Outro sinal é a presença do reflexo hepatojugular (compressão manual do fígado determina aumento da pressão venosa central e distensão da jugular). O fígado pode retornar ao tamanho normal à medida que a fibrose se instala durante o curso de congestão hepática crônica grave. Outros sinais de insuficiência cardíaca, como jugulares ingurgitadas, derrame pleural e edema de membros inferiores, costumam estar presentes. Hiperbilirrubinemia discreta é comum, porém icterícia intensa é rara. A icterícia é mais comum em pacientes com história longa de episódios repetidos de grave descompensação da insuficiência cardíaca. Esplenomegalia pode ser encontrada em 20% dos pacientes; entretanto, outras manifestações de hipertensão portal são raras, exceto na cirrose cardíaca grave associada à pericardite constritiva. A presença de ascite, caracteristicamente de elevado teor protéico, deve-se ao aumento da pressão e permeabilidade sinusoidal, com produção aumentada de linfa, não indicando necessariamente presença de cirrose [59,79].

As alterações laboratoriais são inespecíficas. Relata-se aumento das bilirrubinas em 25% a 75% dos pacientes com insuficiência cardíaca congestiva. A icterícia é habitualmente discreta, raramente ultrapassando 4,5 mg/dl. Cerca de 50% a 60% da bilirrubina total corresponde à fração não-conjugada e resulta da combinação de hemólise, redução da captação e conjugação pelos hepatócitos. Os níveis de bilirrubina tendem a cair rapidamente com a melhora da congestão hepática. Nos quadros de insuficiência cardíaca congestiva estável, as aminotransferases estão discretamente elevadas em 5% a 30% dos pacientes (2 a 4 vezes o limite superior do teste) com predomínio da aspartato–aminotransferase. Elevações marcantes (acima de 10 vezes o limite superior do teste) são vistas em pacientes com súbito agravamento da insuficiência cardíaca crônica, hipotensão ou choque. Alterações da fosfatase alcalina são incomuns; se presentes, raramente ultrapassam 2 vezes o limite superior do teste. Prolongamento do tempo de protrombina é encontrado em até 80% dos pacientes, mas rapidamente melhora com o tratamento da congestão. Hipoalbuminemia moderada ocorre em 30% a 50% dos casos de insuficiência cardíaca congestiva, especialmente naqueles com ascite e edema. Tal anormalidade é devida à redução da síntese hepática, efeito dilucional secundário à retenção hídrica e, possivelmente, absorção intestinal deficiente.

Manifestações histológicas da congestão passiva crônica incluem atrofia dos hepatócitos, distensão dos sinusóides e fibrose centrolobular. A fibrose centrolobular que se instala comunica-se com outras áreas centrolobulares afetadas e, progressivamente, pode se estender a áreas portais, estabelecendo-se pontes centroportais. A substituição da arquitetura normal pelos nódulos de regeneração culmina na instalação da cirrose congestiva, termo preferível à cirrose cardíaca, porque o processo congestivo centrolobular que lhe dá origem nem sempre está relacionado com doença cardíaca.

O diagnóstico é eminentemente feito em bases clínicas. Exames de imagem podem demonstrar alterações sugestivas como hepatomegalia, dilatação das veias hepáticas e VCI, realce heterogêneo e tardio do parênquima hepático após injeção de contraste na tomografia computadorizada [79]. A evolução dos pacientes com congestão passiva crônica do fígado relaciona-se à doença cardíaca subjacente. O tratamento deve ser dirigido para a compensação da insuficiência cardíaca.

HEPATITE ISQUÊMICA

Hepatite isquêmica é o quadro resultante da hipoperfusão hepática secundária à insuficiência circulatória aguda do fígado. A hepatite isquêmica é tipicamente precedida de hipotensão arterial, hipoxemia, ou ambos. A causa mais comum de hipotensão sistêmica sustentada é a doença cardiovascular grave (infarto agudo do miocárdio, *cor pulmonale*, embolia pulmonar, arritmias cardíacas, miocardiopatia dilatada). A segunda causa mais comum é a sepse. Outras condições como trauma, desidratação, hemorragia e queimaduras causam lesão isquêmica transitória no fígado[59].

As alterações bioquímicas são bastante características. Nas primeiras 24 a 48 horas após a insuficiência circulatória aguda ocorre elevação dramática das aminotransferases (AST > ALT) de até 100 vezes o limite superior normal, acompanhando-se de elevação também pronunciada da desidrogenase láctica (LDH). Após a estabilização hemodinâmica as aminotransferases retornam rapidamente aos níveis normais em 3 a 11 dias. Queda similar também ocorre com os níveis de LDH. Raramente as bilirrubinas se elevam acima de 4 vezes o limite superior da normalidade. A fosfatase alcalina e o tempo de protrombina podem apresentar alterações discretas. Em alguns casos a insuficiência renal acompanha o quadro, em virtude do episódio hipotensivo. Raramente, a hepatite isquêmica pode evoluir para insuficiência hepática fulminante. Nesses casos, o prognóstico é sombrio, com mais de 50% dos óbitos relacionados à doença cardíaca subjacente[79].

O diagnóstico é feito em bases clínicas, não sendo necessária a realização de biópsia hepática. Quando disponível, a biópsia mostra tipicamente necrose centro-zonal. Vários achados servem como pistas para a etiologia isquêmica: o aumento precoce da LDH não é comum nas hepatites virais, e a relação ALT/LDH inferior a 1,5 tem sido considerada sugestiva de etiologia isquêmica. Outra característica é a elevação marcante das aminotransferases, seguida de rápida queda de seus níveis, bem como de elevação concomitante da creatinina (disfunção renal pela hipotensão arterial)[26]. Na maioria dos casos a lesão isquêmica é transitória e subclínica, com resolução completa após estabilização do distúrbio circulatório. Nos pacientes gravemente enfermos, a hepatite isquêmica acompanha o cenário sombrio de envolvimento de múltiplos órgãos e associa-se a pior prognóstico. O prognóstico é fundamentalmente determinado pela condição subjacente que causou a lesão isquêmica, e o óbito é usualmente devido à falência circulatória.

TROMBOSE DA VEIA PORTA

A trombose da veia porta (TVP) é uma condição rara, que afeta crianças e adultos. No Ocidente, é a principal causa de hipertensão portal não-relacionada à cirrose hepática[7]. A oclusão da veia porta por trombo geralmente não produz sintomas na fase aguda. Habitualmente os pacientes recorrem à assistência médica quando desenvolvem complicações da hipertensão portal, particularmente sangramento de varizes.

Etiologia

Muitas são as causas da TVP, incluindo cirrose, malignidade, infecção e condições trombogênicas. No grupo pediátrico, a infecção responde por 43% a 52% de todos os casos[13,58,59]. A sepse umbilical neonatal é a causa infecciosa isolada mais freqüente, presente em até 25% dos casos de TVP em crianças[13,51]. Infecções sistêmicas que levam à desidratação e ao aumento da coagulabilidade podem contribuir para a instalação de TVP. Outras causas de TVP em crianças incluem trauma abdominal, sepse biliar, peritonite e outras condições inflamatórias intra-abdominais. As principais causas de TVP nos adultos estão listadas na Tabela 116.3.

A incidência dessa complicação em cirróticos varia de 0,6% a 17%. A patogenia da TVP na cirrose é incerta, porém sugere-se que a redução do fluxo sangüíneo portal e a presença de linfangite periportal e fibrose encontradas nesses pacientes possam contribuir[7]. Outra causa comum de TVP em adultos são as neoplasias malignas, presentes em aproximadamente 20% a 24% dos casos de TVP. O carcinoma pancreático e o hepatocarcinoma constituem a maioria dos casos, embora outros tumores já tenham sido implicados, como carcinoma de pulmão, estômago, próstata, útero, rim, colangiocarcinoma e linfoma primário do fígado [13]. Os fatores predisponentes para TVP na presença de neoplasia incluem invasão direta da veia porta pelo tumor, compressão extrínseca tumoral, fibrose periportal após cirurgia ou radioterapia e estado de hipercoagulabilidade.

Tabela 116.3 Etiologia da Trombose da Veia Porta em Adultos
• Cirrose
• Malignidade (principalmente carcinomas pancreático e hepatocelular)
• Condições trombogênicas
• Doenças mieloproliferativas, mutação do fator V de Leiden, deficiência da proteína C, S ou antitrombina, síndrome antifosfolipídios, hemoglobinúria paroxística noturna
• Infecções (pileflebite séptica)
• Condições inflamatórias intra-abdominais (principalmente pancreatite)
• Miscelânea — Trauma abdominal, lesões no sistema venoso portal (esplenectomia, derivações venosas cirúrgicas), transplante hepático, gravidez, período pós-parto , uso de anticoncepcionais, escleroterapia de varizes esofagianas

Entre pacientes sem cirrose ou malignidade, os distúrbios mieloproliferativos respondem por uma parcela significativa dos casos de TVP. Estudo recente demonstrou a presença de um ou mais distúrbios trombogênicos em 72% dos pacientes com TVP analisados.[18] Doenças mieloproliferativas primárias (manifestas ou na forma latente) foram a causa mais comum (30%), enquanto deficiência em inibidores da coagulação (proteína C, S e antitrombina III), mutação no gene da protrombina, mutação no fator V de Leiden e no gene da redutase do tetraidrofolato responderam pelos demais casos. Em alguns pacientes com TVP a doença mieloproliferativa pode se tornar manifesta anos após o episódio de trombose portal.

A infecção também é causa importante de TVP em adultos, embora em menor grau que no grupo pediátrico. Excluindo-se os casos associados à cirrose ou malignidade, 10% a 25% dos episódios de TVP estão associados à sepse[13]. Processos infecciosos que podem levar à TVP incluem piemia portal (geralmente secundária à apendicite supurada), infecções do trato biliar, sepse após cirurgia sobre o trato biliar, colite amebiana, pancreatite aguda necrotizante, sepse generalizada. Processos inflamatórios podem predispor à TVP, mesmo na ausência de infecção, sendo o mais comum a pancreatite. A TVP pode resultar de pileflebite durante episódio agudo de pancreatite, de surtos repetidos de inflamação na pancreatite crônica calcificada, ou pela estase portal devida à compressão por pseudocisto. Outras condições inflamatórias associadas à TVP incluem colecistite, hepatite alcoólica e apendicite. Também predispõem a TVP situações em que ocorra lesão mecânica sobre esse vaso, como trauma fechado abdominal ou cirurgia abdominal na ausência de complicações sépticas. Esplenectomia em pacientes com distúrbios mieloproliferativos ou cirrose associa-se a risco aumentado de TVP[13].

A TVP após o transplante hepático é incomum, afetando 1% a 3% dos receptores. Essa complicação incide especialmente em crianças e em pacientes com história de cirurgia prévia para hipertensão portal. Nos casos em que a trombose ocorre tardiamente predominam sinais de hipertensão portal como esplenomegalia e surgimento de sangramento por varizes de esôfago. A indicação de retransplante para tais casos não depende tanto da trombose, mas da concomitância de outras causas de disfunção grave do enxerto. Em geral, a evolução é satisfatória, com controle das varizes com escleroterapia e, em alguns casos, com alívio da hipertensão portal com derivação esplenorrenal distal.

Quando a trombose ocorre no pós-operatório imediato podem surgir edema, ascite, sangramento por varizes, encefalopatia e até falência hepática. Os pacientes com grave disfunção hepática devem ser considerados para revascularização de emergência (trombectomia cirúrgica ou angioplastia com colocação de prótese) ou, eventualmente, retransplante[21].

Fisiopatologia

A oclusão da veia porta por um trombo é geralmente assintomática, podendo ocorrer transitoriamente ascite em alguns pacientes. Duas são as explicações para a escassa repercussão clínica da interrupção do fluxo portal: a resposta compensadora da artéria hepática (a redução do fluxo portal se acompanha de aumento do fluxo na artéria hepática) e o rápido desenvolvimento de veias colaterais ultrapassando a porção obstruída da veia porta. Em poucas semanas o trombo se organiza e colaterais venosas tortuosas se desenvolvem ao redor da veia porta, fenômeno chamado transformação cavernomatosa. A fisiopatologia da hipertensão portal na TVO difere da cirrose. Na cirrose hepática, pelo aumento da pressão sinusoidal, formam-se vasos colaterais de fluxo hepatofugal. Ao contrário, na TVP a pressão sinusoidal está normal (bloqueio pré-hepático) e o aumento da pressão no território esplâncnico leva à formação de vasos colaterais hepatopetais. Os vasos colaterais hepatopetais formam uma extensa rede que ultrapassa a veia portal obstruída, assegurando uma porção significativa do fluxo sangüíneo hepático total desses pacientes. Assim, o fluxo sangüíneo hepático total está minimamente reduzido, pelo menos nos pacientes estáveis[58,73]. A pressão portal, entretanto, está aumentada e serve como mecanismo compensador para assegurar a manutenção da perfusão portal através dos vasos colaterais.

Apresentação Clínica

A TVP afeta igualmente adultos (pico de 40 anos) e crianças (pico de 6 anos) de ambos os sexos, e tem apresentação clínica bastante diversa. Quatro cenários podem ser delineados. O grupo clássico, que representa a maioria dos casos, é de pacientes sem cirrose que se apresentam com complicações da hipertensão portal, principalmente sangramento das varizes do esôfago. Outras manifestações encontradas nesse grupo incluem esplenomegalia e hiperesplenismo. Nas crianças, além das manifestações de hipertensão portal, é comum o retardo de crescimento[58].

O sangramento de varizes geralmente se manifesta de modo súbito, podendo ser precedido de febrícula. Normalmente os pacientes toleram bem os episódios repetidos de sangramento, sem deterioração da função hepática. Ascite, quando presente, tende a ser leve e transitória, ocorrendo imediatamente após o evento trombótico, o sangramento digestivo ou a cirurgia. Encefalopatia hepática também é incomum. Os pacientes com maior risco de encefalopatia são aqueles com hepatopatia crônica coexistente (cirrose hepática) e os submetidos à derivação portocava [13]. Varizes de esôfago e gástricas estão presentes em 90% a 95% e em 35% a 40% dos pacientes com TVP, respectivamente. A freqüência de gastropatia congestiva na TVP é baixa se comparada com a cirrose hepática, raramente sendo fonte de sangramento. Ao contrário, varizes anorretais são mais freqüentes na TVP, sendo identificadas em cerca de 80% a 90% dos casos. Embora raro, o sangramento desses vasos pode levar a risco de vida. A presença de varizes retais volumosas é provavelmente secundária à redistribuição seletiva da pressão portal ao longo da veia mesentérica inferior, devido à oclusão total ao nível da junção da veia mesentérica superior com a veia esplênica. Cerca de 54% dos pacientes apresentam colopatia[58].

Uma complicação da extensa rede de colaterais venosas que se estabelece ao redor da veia porta obstruída é o surgimento de anormalidades nos ductos biliares intra e extra-hepáticos e na parede da vesícula biliar, em pacientes com TVP, condição conhecida como *biliopatia portal*[58]. Estudos colangiográficos revelam que alterações biliares estão presentes em 80% a 100% dos pacientes com obstrução da veia porta extra-hepática, incluindo estreitamentos ou dilatações localizadas, irregularidades nas paredes, angulações, deslocamentos e desenvolvimento de cálculos na via biliar principal. O ducto hepático esquerdo é mais comumente envolvido do que o direito, possivelmente pela formação de veias colaterais proeminentes no local em que a veia umbilical se une ao ramo esquerdo da veia porta. Os mecanismos postulados para o desenvolvimento da biliopatia portal incluem compressão extrínseca pelos vasos colaterais proeminentes paracoledocianos e epicoledocianos e lesão isquêmica do ducto biliar, resultante da trombose das veias que drenam o ducto na época de instalação da TVP, com subseqüente formação de estenose e colangiectasias. Apesar da elevada freqüência de anormalidades biliares nos portadores de obstrução da veia porta extra-hepática, poucos pacientes apresentam icterícia. Pacientes sintomáticos são habitualmente adultos, indicando que a biliopatia portal se desenvolve em pacientes numa fase mais tardia da doença. Fosfatase alcalina elevada (2 a 4 vezes acima do valor normal) auxilia na seleção dos candidatos para investigação de biliopatia portal.

O segundo grupo são os cirróticos, cuja apresentação e curso clínico são diferentes. Além do sangramento digestivo, são comuns anormalidades nos testes de função hepática e ascite intratável. O sangramento digestivo é pouco tolerado e pode levar à descompensação clínica e até ao óbito. Outro grupo é o dos portadores de neoplasia maligna abdominal que não sobrevivem o suficiente para desenvolver as complicações da hipertensão portal. Geralmente se apresentam com ascite, perda de peso e anorexia no momento do diagnóstico. Finalmente, o quarto grupo é representado pelos pacientes com sintomas agudos no momento da trombose. Embora incomum, tal apresentação é mais vista em pacientes que desenvolvem TVP secundária à sepse intra-abdominal ou pileflebite supurativa, podendo também ocorrer em portadores de doença hepática prévia, após cirurgia abdominal. Quando a trombose se estende para veia mesentérica superior e esplênica se instala infarto intestinal, complicação rara, mas de elevada mortalidade. Nessas condições, o paciente sofre congestão esplâncnica aguda, com rápido desenvolvimento de ascite, e muitas vezes fatal. Ocorre em menos de um quarto dos casos de TVP, e as primeiras manifestações podem ser comparáveis a uma crise de gastroenterite, com dor abdominal, diarréia e anorexia. Poucos dias após esses sintomas iniciais, por vezes não-valorizados, surgem evacuações sanguinolentas e hipotensão arterial. A constatação de trombose porto-mesentérica extensa determina freqüentemente infarto hemorrágico ileojejunal difuso, o qual necessita de pronta intervenção cirúrgica para ressecção intestinal, mas o prognóstico é sombrio[13].

Diagnóstico

Diante da suspeita clínica de TVP, a ultra-sonografia com Doppler colorido é o exame de escolha para se iniciar a investigação, pela sua excelente sensibilidade (94-100%) e especificidade (96%)[81]. Se a ultra-sonografia com Doppler for de qualidade subótima (problemas técnicos) ou os achados forem inconclusivos, uma opção é a angiografia por ressonância magnética. Métodos invasivos como esplenoportografia ou portografia arterial oferecem imagens do sistema venoso portal e identificam a localização e extensão da obstrução, bem como da circulação colateral, sendo habitualmente realizados no pré-operatório, para seleção dos vasos adequados para derivação cirúrgica.

Tratamento

O tratamento da TVP engloba identificação e, se possível, tratamento da causa da trombose e controle das complicações advindas da hipertensão portal.

A correção da condição trombofílica subjacente reduz o risco de extensão da trombose para territórios esplâncnicos ainda não-afetados, limitando as repercussões clínicas da TVP. Em relação ao uso de anticoagulação na TVP, deve-se considerar separadamente os casos de trombose recente e tardia (transformação cavernomatosa). Diversos estudos indicam que o uso da anticoagulação na TVP precoce permite recanalização completa ou quase completa em mais de 80% dos pacientes[73]. A recanalização previne isquemia intestinal a curto prazo e hipertensão portal a longo prazo. Por isso, recomenda-se anticoagulação pelo prazo de pelo menos 6 meses após o episódio agudo, podendo ser mantida além desse prazo nos pacientes em que se confirmou presença de condição trombofílica subjacente. Na presença de tromboflebite séptica está recomendado o uso de antibioticoterapia. Nos casos de TVP mais antigos, o uso de anticoagulação deve ser considerado nos pacientes com condição trombofílica documentada não-passível de correção por outra medida e que apresentem baixo risco de sangramento sob terapia anticoagulante (idade <50 anos, varizes esofagianas ausentes ou de pequeno calibre e ausência de lesão extra-esplâncnica com potencial de sangramento).

Outra etapa importante do manejo dos pacientes com TVP é o controle das complicações da hipertensão portal. A profilaxia primária do sangramento das varizes pode ser feita com bloqueadores β-adrenérgicos (propranolol, nadolol). Durante episódio de sangramento ativo, as medidas de controle são semelhantes às adotadas nos portadores de hipertensão portal cirrótica. Tratamento endoscópico das varizes de esôfago (escleroterapia e ligadura elástica) controla efetivamente o sangramento agudo das varizes esofagianas em 90% a 95% dos pacientes[58,73]. Devido ao temor de que a redução do fluxo esplâncnico induzido pelo sangramento e agravada por drogas vasoconstritoras favoreça a extensão da trombose no sistema venoso portal e precipite isquemia intestinal, recomenda-se tratamento endoscópico como primeira escolha no sangramento agudo[73]. O tratamento endoscópico com ligadura elástica das varizes e os bloqueadores β-adrenérgicos são opções eficientes na prevenção do sangramento de varizes. Escleroterapia endoscópica oferece risco de extensão do trombo para veia esplênica ou mesentérica devido ao fluxo do esclerosante para vasos colaterais [58].

O tratamento cirúrgico está indicado quando a terapia endoscópica e medicamentosa não previne adequadamente o ressangramento das varizes esofagianas ou quando as lesões sangrantes estão em locais que não permitam tratamento endoscópico adequado [59]. A localização dos vasos permeáveis determina o tipo de anastomose a ser estabelecida. Para reduzir o risco de trombose da derivação cirúrgica recomenda-se que sejam utilizadas apenas veias mais calibrosas (veia mesentérica superior ou inferior ou veia esplênica).

Outra complicação, com indicação precisa de tratamento, é a biliopatia portal sintomática. A colangiografia endoscópica retrógrada pode tratar com sucesso casos de coledocolitíase (esfincterotomia com retirada do cálculo) bem como de estenoses biliares dominantes (dilatação com balão com ou sem colocação de prótese). Entretanto, devido à persistência da obstrução biliar pela hipertensão portal, pode haver recorrência da coledocolitíase ou das áreas de estenoses. Nos pacientes com obstrução biliar persistente, pode ser necessária a construção de derivação biliodigestiva (hepaticojejunostomia), a qual deve ser precedida de derivação portossistêmica. A biliopatia portal é uma das poucas indicações de derivação portossistêmica na ausência de sangramento variceal[58].

PELIOSE HEPÁTICA

A peliose hepática (do grego *peliosis hepatitis* = extravasamento de sangue no fígado) se caracteriza pela presença de cavidades císticas intra-hepáticas repletas de sangue, sem revestimento celular próprio. Essas cavidades variam de tamanho (1 a 30 mm) e são distribuídas irregularmente no parênquima hepático. Dilatação sinusoidal pode ocorrer nas áreas próximas à peliose hepática. A peliose difere dos cistos hepáticos simples, pois estes são revestidos por epitélio cubóide e raramente contêm sangue. A patogenia da peliose hepática é desconhecida. Possíveis sugestões de mecanismos incluem obstrução nas junções dos sinusóides e vênula hepática terminal e lesão primária das células endoteliais sinusoidais[51,72]. Várias são as condições associadas com peliose hepática (Tabela 116.4). Antes do incremento dos casos da síndrome de imunodeficiência adquirida (AIDS), a peliose era predominantemente vista em pacientes com doenças crônicas debilitantes (tuberculose, neoplasias malignas) ou em usuários de esteróides anabolizantes. Nos pacientes com AIDS a infecção crônica por espécies de *Bartonella henselae* e *B. quintana* pode causar peliose e angiomatose bacilar[51].

A maioria é de pacientes assintomáticos. Como a peliose hepática pode determinar hipertensão portal devida a bloqueio intra-hepático, lesões mais extensas podem determinar hepatomegalia, ascite, varizes de esôfago e, excepcionalmente, sangramento intraperitoneal (ruptura de cavidades subcapsulares) ou falência hepática (perda maciça de hepatócitos na peliose difusa). As alterações laboratoriais são inespecíficas, e o diagnóstico é firmado pela biópsia. Casos raros de cavidades macroscópicas podem ser demonstrados com exames de imagem (tomografia computadorizada e ressonância magnética). Não existe tratamento específico para a peliose e a terapia objetiva, apenas controle clínico dos sintomas. Exceção aos casos de ruptura aguda de um cisto, com hemoperitônio, e que requerem pronta intervenção cirúrgica. Na grande maioria dos casos o óbito está relacionado às co-morbidades associadas.

ANEURISMA DA ARTÉRIA HEPÁTICA

Os aneurismas da artéria hepática são raros e representam 20% dos aneurismas viscerais. Essas lesões localizam-se freqüentemente na porção extra-hepática e têm dimensão variável, raramente menor que 2 cm ou maior que 10 cm. Os aneurismas da artéria hepática podem ser congênitos ou, mais comumente, secundários a processos localizados ou sistêmicos que lesam a parede vascular (Tabela 116.5)[63,69]. A formação de pseudo-aneurisma da artéria hepática foi relatada após procedimentos de drenagem biliar externa e de colocação de TIPS, ou como complicação da pancreatite crônica e de trauma abdominal fechado[4,60,76].

Tabela 116.4 Condições Associadas à Peliose Hepática
• Drogas e substâncias químicas — Contraceptivos orais — Esteróides anabolizantes — Drogas antineoplásicas, azatioprina — Corticosteróides — Tamoxifeno — Intoxicação por arsênico — Hipervitaminose A — Sulfato de cobre — Cloreto de vinil
• Infecções — Endocardite bacteriana — Pneumonia, broncopneumonia, celulite — Tuberculose — AIDS (infecção pela *Bartonella henselae, B. quintana*)
• Doenças hematológicas e neoplasias — Gamopatias monoclonais — Doenças mieloproliferativas — Anemia de Fanconi, anemia sideroblástica — Malignidade
• Miscelânea — Transplante renal, hemodiálise crônica, *diabetes mellitus*

Tabela 116.5 Etiologia dos Aneurismas da Artéria Hepática
• Malformação congênita
• Arteriosclerose
• Trauma acidental (p. ex. acidente automobilístico)
• Trauma iatrogênico — Biópsia hepática — Procedimentos radiológicos intervencionistas — Cirurgia sobre o trato biliar
• Infecções — Infecção intra-abdominal — Endocardite bacteriana — Tuberculose — Sífilis
• Amiloidose
• Doenças sistêmicas associadas a anormalidades vasculares e múltiplos aneurismas: síndrome de Marfan, síndrome de Ehlers-Danlos, doença de Osler-Weber-Rendu, hiperplasia fibromuscular
• Poliarterite nodosa

A apresentação clínica é variada, mas, devido à crescente utilização dos métodos de imagem em exames de *check-up*, muitos casos assintomáticos são diagnosticados. A maioria dos portadores de aneurisma da artéria hepática é de homens (prevalência de 4:1), habitualmente identificados na idade adulta. O sintoma inicial mais comum é a dor em andar superior do abdome, presente em 75% dos casos, podendo preceder em meses a ruptura do aneurisma. A dor pode ter caráter agudo e intenso (dissecção) ou vago (compressão), podendo ser erroneamente atribuída a doença biliar ou pancreática [59,69]. Em 60% a 80% dos pacientes a manifestação inicial é a ruptura para a cavidade peritoneal, para o trato biliar ou para o gastrointestinal, resultando em hemoperitônio (lesões extra-hepáticas) ou hemobilia volumosa associada à icterícia e sangramento digestivo (lesões intra-hepáticas). A tríade clássica de icterícia, dor abdominal e hemobilia está presente em apenas um terço dos pacientes. Em alguns casos, o mecanismo de instalação da icterícia é a compressão extrínseca da via biliar pelo aneurisma. Outra complicação menos comum é a formação de fístula com um ramo da veia porta determinando hipertensão portal. Esse tipo de fístula está se tornando mais freqüente com o aumento do número de procedimentos transepáticos invasivos. Sua presença deve ser suspeitada em paciente que desenvolva hipertensão portal após realizar procedimento invasivo, podendo ser identificada através de ultra-sonografia com Doppler.

O diagnóstico do aneurisma da artéria hepática é, infelizmente, feito na maioria dos pacientes após sua ruptura. Alguns casos podem apresentar sopro sistólico na área hepática. Quando íntegro, o diagnóstico da lesão é sugerido na ultra-sonografia ou pela radiografia simples do abdome demonstrando presença de calcificação em formato de anel no quadrante superior direito do abdome, fora da topografia da vesícula biliar. O diagnóstico pode ser confirmado pela arteriografia hepática, pela tomografia computadorizada, após injeção de contraste ou através da ressonância magnética[69].

O aneurisma da artéria hepática deve ser prontamente tratado devido ao elevado risco de ruptura, à qual se associa significativa mortalidade. As opções terapêuticas para as lesões intra-hepáticas incluem embolização angiográfica com gelfoam ou cianoacrilato, excisão da lesão pela ressecção do segmento hepático envolvido e ligadura do vaso nutridor do aneurisma. As lesões da artéria hepática comum, quando proximais à artéria gastroduodenal, podem ser ligadas com segurança. As lesões distais à artéria gastroduodenal devem ser tratadas com ressecção cirúrgica e reconstrução, pois a ligadura a esse nível compromete a circulação colateral pelas artérias gastroduodenal e gástrica direita, podendo resultar em isquemia hepática[69].

FÍSTULA ARTERIOPORTAL HEPÁTICA

É de grande interesse clínico o correto diagnóstico das, embora incomuns, fístulas arterioportais hepáticas, pois são causas potencialmente curáveis de hipertensão portal. Essas lesões podem ter origem congênita, traumática (acidental ou após procedimento invasivo diagnóstico ou terapêutico como biópsia hepática, colangiografia percutânea) ou relacionada a neoplasia adjacente (hepatocarcinoma) [59,69,75]. Fístulas entre a artéria hepática e a veia porta são geralmente causadas pela ruptura de um aneurisma da artéria hepática ou trauma. Por outro lado, as fístulas no parênquima hepático são usualmente iatrogênicas ou neoplásicas. A doença de Osler-Weber-Rendu deve ser investigada em portadores de numerosas fístulas arteriovenosas intra-hepáticas. Essas lesões podem ser assintomáticas ou causar dor abdominal, isquemia intestinal, hipertensão portal com sangramento gastrointestinal, ascite e, em alguns poucos pacientes, insuficiência cardíaca. Cerca de 80% dos pacientes apresentam sopro à ausculta no quadrante superior direito. A fístula pode ser identificada pela ultra-sonografia com Doppler, tomografia computadorizada ou ressonância magnética. A angiografia fornece informações precisas sobre as características anatômicas da fístula, auxiliando no planejamento terapêutico, além de permitir, em muitos casos, tratamento definitivo simultâneo, pela embolização[69,75]. A escolha do tratamento depende das proporções e da localização da fístula, bem como da presença de hipertensão portal e de outros sintomas. Nas fístulas intra-hepáticas pequenas e assintomáticas recomenda-se apenas seguimento periódico, pois essas lesões tendem a manter as mesmas dimensões e podem, eventualmente, fechar espontaneamente[69]. Ao contrário, as lesões extra-hepáticas, pela tendência a aumentarem suas dimensões no decorrer do tempo, devem ser tratadas, ainda que assintomáticas. A embolização arterial seletiva com gelfoam é o tratamento de escolha e tem substituído a ligadura cirúrgica. O tratamento cirúrgico é reservado para os raros casos de insucesso dos procedimentos radiológicos intervencionistas[63,75].

OCLUSÃO DA ARTÉRIA HEPÁTICA

A oclusão da artéria hepática é rara e de etiologia diversa, conforme ilustra a Tabela 116.6. A crescente realização de procedimentos como colecistectomia laparoscópica, transplante hepático, embolização e quimioembolização da artéria hepática para tratamento de tumores tem contribuído para o aumento de casos de oclusão da artéria hepática[20,33,43,63].

As conseqüências da oclusão da artéria hepática dependem do local, da velocidade de instalação da oclusão e da extensão da circulação colateral, além da existência de lesões arteriais prévias como arteriosclerose e arterite[69]. Devido ao duplo suprimento sangüíneo no parênquima hepático, o comprometimento do fluxo arterial raramente leva à isquemia generalizada, determinando habitualmente a instalação de infartos localizados. Os infartos hepáticos tipicamente resultam do comprometimento de um ramo intra-hepático da artéria hepática. Entretanto, quando a oclusão ocorre distalmente à

Tabela 116.6
Causas de Oclusão da Artéria Hepática

• Trombose — Pós-transplante hepático — Hipercoagulabilidade sangüínea — Aterosclerose
• Ligadura cirúrgica intencional ou acidental
• Neoplasias
• Endocardite infecciosa
• Embolização, quimioembolização
• Ruptura de aneurisma da artéria hepática
• Poliarterite nodosa, arterite de células gigantes
• Dissecção da aorta
• Efeitos vasculares da cocaína
• Trauma abdominal

emergência das artérias gástrica e gastroduodenal, o não-desenvolvimento de circulação colateral pode representar complicação de curso fatal. A trombose lenta é mais bem tolerada do que a interrupção súbita do fluxo arterial. A oclusão simultânea da veia porta é quase sempre fatal. Infartos hepáticos também podem se instalar na ausência de oclusão arterial, em condições como choque, falência cardíaca, cetoacidose diabética, toxemia gravídica e crise de falcização[63,69].

As manifestações clínicas da oclusão da artéria hepática compreendem um espectro que engloba casos completamente assintomáticos e diagnosticados acidentalmente em exames de imagem; quadros transitórios de alteração da função hepática, complicações biliares e falência hepática. Conforme se mencionou anteriormente, a magnitude da repercussão clínica da oclusão arterial dependerá do nível da oclusão, da velocidade de instalação da mesma e da circulação colateral disponível. A apresentação típica é a dor abdominal ou lombar aguda e severa seguida de hipotensão arterial e choque. Sinais de insuficiência hepática como icterícia e encefalopatia hepática se instalam na seqüência e progridem rapidamente. Leucocitose, febre, elevação das bilirrrubinas e aminotransferases e prolongamento do TAP são freqüentes. O prognóstico nos quadros em que se instala falência hepática é sombrio. Por outro lado, em casos nos quais a oclusão compromete isoladamente pequenos ramos da artéria hepática, o curso pode ser assintomático, sendo detectados acidentalmente por exames como tomografia computadorizada. Além de fenômenos isquêmicos no parênquima, a oclusão da artéria hepática pode repercutir significativamente sobre os ductos biliares, visto que o suprimento sangüíneo dessas estruturas depende exclusivamente da vascularização arterial, representada pelo plexo peribiliar. A oclusão da artéria hepática pode levar à atrofia e à perda de ductos intra-hepáticos (ductopenia), formação de infartos e lagos biliares, fístulas e estenoses biliares, estas últimas mais freqüentes na porção supraduodenal das vias biliares extra-hepáticas, pelas características anatômicas da vascularização arterial dessa região[5].

Métodos de imagem não-invasivos como ultra-sonografia, tomografia computadorizada e ressonância magnética permitem a identificação das áreas de infarto no parênquima hepático. Os infartos podem se complicar com infecção, o que é sugerido pela presença de gás nas lesões. Diferentemente das lesões que ocupam espaço, como tumores e abscessos, as áreas de infarto não deslocam a vasculatura hepática, o que auxilia no diagnóstico diferencial dessas entidades.[55] Na investigação da oclusão da artéria hepática, a ultra-sonografia com Doppler é um método não-invasivo, acurado e relativamente não-oneroso de avaliação da permeabilidade vascular, selecionando os pacientes que necessitam de angiografia[2,34]. A arteriografia do tronco celíaco confirma o diagnóstico, além de fornecer localização mais precisa da oclusão.

O tratamento dessa condição envolve a identificação e, sempre que possível, o tratamento da causa básica. As medidas gerais são de suporte e semelhantes às dispensadas aos pacientes com insuficiência hepática grave. Antibióticos podem prevenir a infecção secundária no fígado anóxico[55,63]. Em relação ao tratamento da colangiopatia isquêmica, a experiência disponível advém principalmente dos casos pós-transplante hepático. Nessas circunstâncias, as opções incluem a dilatação com balão acompanhada ou não de colocação de prótese através de colangiografia endoscópica retrógrada ou colangiografia transepática percutânea, ou, em casos selecionados, retransplante[57].

Lesões da Artéria Hepática após Transplante de Fígado

As lesões da artéria hepática são as complicações vasculares mais comuns após o transplante hepático, ocorrem em 5% a 12% dos receptores adultos e se associam a considerável morbimortalidade. Elas incluem a trombose, a estenose e, menos freqüentemente, o pseudo-aneurisma da artéria hepática.

Trombose da Artéria Hepática

A trombose da artéria hepática (TAH) é a complicação mais comum, ocorrendo em aproximadamente 3% a 10% dos adultos e 10% a 40% dos receptores pediátricos[77]. Embora a grande maioria dos casos de TAH se instale precocemente (< 30 dias após o transplante), recente revisão encontrou 2,8% de casos ocorrendo após o primeiro mês do transplante[8]. Os fatores de risco para TAH incluem vasos de pequeno calibre, anatomia complexa, uso de enxertos vasculares na anastomose, estado de hipercoagulabilidade, desidratação, tempo prolongado de isquemia fria e incompatibilidade do sistema ABO[21].

A TAH pode se apresentar como: (1) falência hepática e sepse; (2) bacteremia recorrente, geralmente secundária aos abscessos hepáticos que se instalam nas áreas de necrose do enxerto; (3) complicações biliares como colangite, fístulas e estenoses dos ductos biliares; (4) assintomática, que cursa com provas de função hepática normais ou discretamente alteradas e que pode ser diagnosticada acidentalmente por métodos de imagem. Nos casos de TAH tardia (> 30 dias após o transplante) os achados clínicos habitualmente incluem estenoses biliares acompanhadas, com freqüência, de episódios de colangite e, eventualmente, de formação de abscessos.

A realização rotineira de ultra-sonografia com Doppler dos vasos hepáticos nos primeiros dias pós-transplante permite o diagnóstico da TAH, muitas vezes ainda na fase assintomática[2,34,45]. O estudo com *Doppler* identifica corretamente 92% dos casos de TAH. Achados sugestivos incluem a ausência de fluxo na artéria hepática propriamente dita, bem como nos seus ramos intra-hepáticos. Em alguns casos, fluxo arterial pode ser detectado mesmo na vigência de TAH completa devido à formação de colaterais. Assim, achados como ausência de fluxo arterial no hilo hepático com fluxo arterial intra-hepático do tipo *parvus tardus* são altamente sugestivos de TAH. Ocasionalmente, diagnóstico falso-positivo de TAH pode ser feito em pacientes com redução do fluxo da artéria hepática por edema importante do enxerto, hipotensão sistêmica, estenose de alto grau da artéria hepática ou em pacientes nos quais a qualidade técnica do exame está comprometida pela presença de ascite volumosa ou obesidade importante. Quando a TAH é detectada à ultra-sonografia ou altamente suspeita pelas manifestações clínicas, está indicada a realização de arteriografia. Quando a arteriografia está contra-indicada, pode-se utilizar como alternativa a angiografia por ressonância magnética[21].

Se a TAH é diagnosticada na fase precoce (casos assintomáticos), quando não houve lesão importante sobre hepatócitos e árvore biliar, pode-se tentar revascularização urgente do enxerto através de angioplastia com ou sem colocação de prótese ou reconstrução cirúrgica da anastomose. Nessas circunstâncias, o índice de salvamento do enxerto pode chegar até 80%, com pequena incidência de complicações vasculares[21,62]. Ao contrário, quando a TAH é diagnosticada já na fase sintomática, o retransplante é a melhor opção terapêutica. A TAH complicada pela presença de infecção necessita de antibioticoterapia de amplo espectro e drenagem dos biliomas infectados. Fístulas biliares podem requerer colocação de próteses ou drenagem biliar interna/externa. O retransplante também está indicado nos casos de necrose hepática fulminante, sepse incontrolável apesar de antibioticoterapia adequada com drenagem percutânea de abscessos e em episódios recorrentes de colangite, secundária a múltiplas estenoses da árvore biliar.

Estenose da Artéria Hepática

A estenose da artéria hepática, próxima ou ao nível da anastomose vascular, ocorre em aproximadamente 5% dos pacientes submetidos a transplante hepático. Sua apresentação clínica correlaciona-se habitualmente com o grau de redução do fluxo arterial hepático, podendo manifestar-se como disfunção insidiosa do enxerto, que se instala vários dias ou semanas após o transplante hepático ou pelo aparecimento de complicações biliares secundárias à lesão isquêmica. Em alguns casos o desenvolvimento de colaterais é suficiente para suprir o enxerto, e essa complicação cursa de forma assintomática[1]. São sinais sugestivos à ultra-sonografia com Doppler a detecção de aumento localizado da velocidade do fluxo sangüíneo na artéria hepática (maior que 2 a 3 m/s) associado à turbulência local ou imediatamente distal ao local da estenose[45]. Além de confirmar o diagnóstico, a arteriografia oferece a possibilidade de intervenção terapêutica (p. ex., angioplastia transluminal com balão). Outras opções de tratamento incluem ressecção do segmento estenosado com reanastomose ou colocação de prótese. A sobrevida do paciente e de enxerto em pacientes submetidos a revisão da anastomose da artéria hepática está em torno de 65% e 56%, respectivamente[1].

Pseudo-Aneurisma da Artéria Hepática

O pseudo-aneurisma da artéria hepática após transplante hepático é uma complicação incomum porém potencialmente fatal, pois sua ruptura causa hemorragia maciça. A localização mais freqüente é ao nível da anastomose vascular, embora possa também surgir na região intra-hepática periférica, após biópsia hepática, procedimento biliar ou infecção local. A fistulização do aneurisma pode ocorrer para a via biliar ou para a veia porta, especialmente nos casos associados à infecção (aneurisma micótico). A ruptura determina hipovolemia severa e choque, e ocorre, geralmente, no primeiro mês pós-transplante. Muitos pacientes são assintomáticos no período que precede a ruptura, mas um terço deles apresenta sinais sentinelas de sangramento intra-abdominal ou gastrointestinal (hemobilia). O pseudo-aneurisma da artéria hepática pode ser detectado na fase arterial da tomografia computadorizada com contraste, à ultra-sonografia com Doppler ou pela arteriografia, sendo esta última o método mais acurado. Estas lesões podem ser tratadas cirurgicamente ou por cateterismo da artéria hepática com embolização ou colocação de prótese. Nos casos de etiologia infecciosa o tratamento mais apropriado é o cirúrgico[41].

REFERÊNCIAS BIBLIOGRÁFICAS

1. Abbasoglu O, Levy MF, Vodapally MS, et al. Hepatic artery stenosis after liver transplantation — Incidence, presentation, treatment, and long-term outcome. *Transplantation* 63:250-255, 1997.
2. Abbitt PL. Ultrasonography — Update on liver technique. *Rad Clin N Am* 36:299-307, 1998.
3. Bach N, Thung SN, Schaffner F. Confrey herb tea-induced hepatic veno-occlusive disease. *Am J Med* 87:97-99, 1989.
4. Basile KE, Sivit CJ, Sachs PB, et al. Hepatic arterial pseudoaneurysm: a rare complication of blunt abdominal trauma in children. *Pediatric Radiology* 29:306-308, 1999.
5. Batts KP. Ischemic cholangitis. *Mayo Clin Proc* 73:380-385, 1998.
6. Bearman SI, Anderson GL, Mari M, et al. Venoocclusive disease of the liver: development of a model for predicting fatal outcome after bone marrow transplantation. *J Clin Oncol* 11:1729-1736, 1993.
7. Belli L, Sansalone CV, Arseni P, et al. Portal thrombosis in cirrhotics. A retrospective analysis. *Ann Surg* 203:286-291, 1986.
8. Bhattacharjaya S, Gunson BK, Mirza DF, et al. Delayed hepatic artery thrombosis in adult orthotopic liver transplantation — a 12-year experience. *Transplantation* 71:1592-1596, 2001.
9. Bras G, Jeliffe DB, Stuart KL. Venoocclusive disease of the liver with non-portal type of cirrhosis occurring in Jamaica. *Arch Pathol* 57:285-300, 1954.
10. Campbell DA, Rolles K, Jamieson N, et al. Hepatic transplantation with perioperative and long-term anticoagulation as treatment for Budd-Chiari syndrome. *Surg Gynecol Obstet* 166:511-518, 1988.
11. Cho KJ, Lunderquist A. The peribiliary vascular plexus: the microvascular architecture of the bile duct in the rabbit and in clinical cases. *Radiology* 147:357-362, 1983.
12. Chopra R, Eaton JD, Grassi A, et al. Defibrotide for the treatment of hepatic veno-occlusive disease: results of the European compassionate-use study. *Br J Haematol* 111:1122-1129, 2000.
13. Cohen J, Edelman RR. Portal vein thrombosis: a review. *Am J Med* 92:173-182, 1992.
14. DeLeve LD, McCuskey RS, Wang X, et al. Characterization of a reproducible rat model of heaptic veno-occlusive disease. *Hepatology* 29:1779-1791, 1999.
15. DeLeve LD, Ito Y, Machen NW, et al. Embolization by sinusoidal lining cells causes the congestion of hepatic venoocclusive disease. *Gastroenterology* 188:A2345, 2000.
16. DeLeve LD, Shulman HM, McDonald GB. Toxic injury to hepatic sinusoids: Sinusoidal obstruction syndrome (veno-occlusive disease). *Semin Liver Dis* 22:27-41, 2002.
17. Deltenre P, Denninger MH, Hillaire S, et al. Factor V Leiden-related Budd-Chiari syndrome. *Gut* 48:264-268, 2001.
18. Denninger MH, Chait Y, Casadevall N, et al. Cause of portal or hepatic venous thrombosis in adults: the role of multiple concurrent factors. *Hepatology* 31:587-591, 2000.
19. Desmet VJ. Introduction. In Arias IM, Boyer JL, Fausto N, Jakobi WB, Schachter DA, Shafritz DE. (Eds.). *The liver: biology and pathobiology*. 3rd ed., New York, Raven Press: 3-14, 1994.
20. Drazan K, Shaked A, Olthoff KM, et al. Etiology and management of symptomatic adult hepatic artery thrombosis after orthotopic liver transplantation. *Am Surg* 3:223-240, 1996.
21. Everson GT, Kam I. Immediate postoperative care. In Maddrey WC, Schiff ER. (Eds.) *Transplantation of the liver*. 2nd ed. Philadelphia, Lippincott Williams & Wilkins: 131-162, 2001.
22. Faust TW, Sorrell MF. Budd-Chiary syndrome. In Schiff ER, Sorrell MF, Maddrey WC (Eds.) *Schiff's diseases of the liver*. 8th ed., Philadelphia, Lippincott-Raven: 1207-1213, 1999.
23. Fisher NC, McCafferty I, Dolapci M, et al. Managing Budd-Chiari syndrome: a retrospective review of percutaneous hepatic angioplasty and surgical shunting. *Gut* 44:568-574, 1999.
24. Frank J, Kamath PS, Stanson A. A Budd-Chiari syndrome: early intervention with angioplasty and thrombolytic therapy. *Mayo Clin Proc* 69:877-881, 1994.
25. Ganguli SC, Ramzan NM, McKusik MA, et al. Budd-Chiari syndrome in patients with hematological disease: a therapeutic challenge. *Hepatology* 27:1157-1191, 1998.
26. Giallourakis CC, Rosenberg PM, Friedman LS. The liver in heart failure. *Clin Liver Dis* 6:947-967, 2002.
27. Gillams A, Dick R, Platts A, et al. Dilatation of the inferior cava using an explandable metal stent in Budd-Chiari syndrome. *J Hepatol* 13:149-151, 1997.
28. Henning N, Demling L. Blood flow in the liver. In Popper H, Schaffer F. (Eds.) *Progress in liver disease*. Vol 1. New York, Grune & Stratton: 162-173, 1961.
29. Hillmen P, Lewis SM, Bessler M, et al. Natural history of paroxysmal nocturnal hemoglobinuria. *N Engl J Med* 333: 1253-1258, 1995.
30. Janssen HL, Meinardi JR, Vleggaar FP, et al. Factor V Leiden mutation, prothrombin gene mutation, and deficiencies in coagulation inhibitors associated with Budd-Chiari syndrome and portal vein thrombosis: results of a case-control study. *Blood* 96:2364-2368, 2000.
31. Jones RJ, Lee KSK, Beschorner WE. Veno-occlusive disease of the liver after bone marrow transplantation: diagnosis, incidence and predisposing factors. *Hepatology* 4:116-121, 1984.
32. Kage M, Arakawa M, Kojiro M, et al. Histopathology of membranous obstruction of the inferior vena cava in the Budd-Chiari syndrome. *Gastroenterology* 102:2081-2090, 1992.
33. Karatzas T, Lykakikaratzas E, Webb M, et al. Vascular complications, treatment and outcome following orthotopic liver transplantation. *Transplant Proc* 29:2853-2855, 1997.
34. Kok T, Slooff MJH, Thijn CJP, et al. Routine doppler ultrasound for the detection of clinically unsuspected vascular complications in the early postoperative phase after orthotopic liver transplantation. *Transpl Int* 11:272-276, 1998.
35. Kugelmas M. Budd-Chiari syndrome: treatment options and the value of liver transplantation. *Hepato-Gastroenterol* 45:1381-1386, 1998.
36. Levy VG, Ruskone A, Baillou C, et al. Polycythemia and Budd-Chiari syndrome: study of serum erythropoetin and bone marrow erythroid progenitors. *Hepatology* 5:858-861, 1985.
37. Ludwig J, Hashimoto E, McGill DB, et al. Classification of hepatic venous obstruction: ambiguous terminology of the Budd-Chiari syndrome. *Mayo Clin Proc* 65:51-55, 1990.
38. Mahmoud AEA, Elias E, Beuachamp N, et al. Prevalence of the factor V Leiden mutation in hepatic and portal vein thrombosis. *Gut* 40:798-800, 1997.
39. Mahmoud AEA, Helmy AS, Billingham S, et al. Poor prognosis and limited therapeutic options in patients with Budd-Chiari syndrome and portal venous system thrombosis. *Eur J Gastroenterol Hepatol* 9:485-489, 1997.
40. McDonald GB, Hinds MS, Fisher LD, et al. Venoocclusive disease of the liver and multiorgan failure after bone marrow transplantation: a cohort study of 335 patients. *Ann Intern Med* 118:255-267, 1993.
41. McDonald M, Perkins JD, Ralph D, et al. Postoperative care. In Maddrey WC, Sorrell MF (Eds.). *Transplantation of the liver*. 2nd ed., Norwalk, CT: Appleton & Lange: 171-206, 1995.
42. McSweeney PA, Niederwiesner D, Shizuru JÁ, et al. Hematopoietic cell transplantation in older patients with hematologic malignancies: replacing high-dose cytotoxic therapy with graft-versus-tumor effects. *Blood* 97:3390-3400, 2001.
43. Miller FJ, Mineau DE. Transcatheter arterial embolization — major complications and their prevention. *Cardiovasc Intervent Radiol* 6:147-149, 1983.
44. Min AD, Atillasoy EO, Schwartz ME, et al. Reassessing the role of medical therapy in the management of hepatic vein thrombosis. *Liver Transpl Surg* 3:423-429, 1997.
45. Nghiem HV, Tran K, Winter TC, et al. Imaging of complications in liver transplantation. *Radiographics* 16:825-849, 1996.
46. Okuda K, Kage M, Shrestha SM. Proposal of a new nomenclature for Budd-Chiari syndrome: hepatic vein thrombosis versus thrombosis of the inferior vena cava at its hepatic portion. *Hepatology* 28:1191-1198, 1998.

47. Okuda K. Noncirrhotic portal hypertension. In Bacon BR, Di Biscleglie AM. (Eds.) *Liver disease: diagnosis & management*. 1st ed. Philadelphia, Churchill Livingstone: 211-228, 2000.
48. Okuda K. Inferior vena cava thrombosis at its hepatic portion (obliterative hepatocavopathy). *Semin Liver Dis* 22:15-26, 2002.
49. Pelletier S, Landi B, Piette JC, et al. Antiphospholipid syndrome as the second cause of non-tumorous Budd-Chiari syndrome. *J Hepatol* 21:76-80, 1994.
50. Perello A, Garcia-Pagan JC, Gilabert R, et al. TIPS is a useful long-term therapy for patients with Budd-Chiari syndrome uncontrolled by medical therapy. *Hepatology* 35:1551-1552, 2002.
51. Poreddy V, DeLeve LD. Hepatic circulatory diseases associated with chronic myeloid disorders. *Clin Liver Dis* 6:909-931, 2002.
52. Price DT, Ridker PM. Factor V Leiden mutation and the risk for thromboembolic disease: a clinical perspective. *Ann Intern Med* 127:895-903, 1997.
53. Raju GS, Felver M, Olin JW, et al. Thrombolysis for acute Budd-Chiari syndrome: case report and literature review. *Am J Gastroenterol* 91:1262-1263, 1996.
54. Richardson PG, Elias AD, Krishnan A, et al. Treatment of severe veno-occlusive disease with defibrotide: compassionate use results in response without significant toxicity in high risk population. *Blood* 92:737-744, 1998.
55. Rosenberg PM, Friedman LS. The liver in circulatory failure. In Schiff ER, Sorrel MF, Maddrey WC (Eds.). *Schiff's disease of the liver*. 8th ed. Philadelphia: Lippincott-Raven: 1215-1227, 1999.
56. Ruckert JC, Ruckert RI, Ridolph B, et al. Recurrence of the Budd-Chiari syndrome after orthotopic transplantation. *Hepato-Gastroenterol* 46:867-871, 1999.
57. Sanchez-Urdazpal L, Gores GJ, et al. Diagnostic features and clinical outcome of ischemic-type biliary complications after liver transplantation. *Hepatology* 17:605-609, 1993.
58. Sarin SK, Agarwal SR. Extrahepatic portal vein obstruction. *Sem Liver Dis* 22:43-58, 2002.
59. Schafer DF, Sorrel MF. Vascular disease of the liver. In Feldman M, Scharschmidt BR, Sleisenger MH (Eds.) *Sleisenger & Fordtran's gastrointestinal and liver disease. Pathophysiology, diagnosis, management*. 6th ed. Philadelphia, WB Saunders: 1188-1198, 1998.
60. Schweiger GD, Reidick MD, Siegel EL, et al. Hepatic arterial pseudoaneurysm after placement of transjugular intrahepatic portosystemic shunt. *J Ultrasound Med* 16:437-439, 1997.
61. Selzer G, Parker RGF. Senecio poisoning exhibiting as Chiari's syndrome: a report on twelve cases. *Am J Pathol* 27:885-907, 1950.
62. Sheiner PA, Varma CVRR, Guarrera JV, et al. Selective revascularization of hepatic artery thrombosis after liver transplantation improves patient and graft survival. *Transplantation* 64:1295-1299, 1997.
63. Sherlock S, Dooley J. *Diseases of the liver and biliary system*. 10th ed. Oxford, Blackwell Science: 181-200, 1998.
64. Simson IM. Membranous obstruction of the inferior vena cava and hepatocellular carcinoma. *Gastroenterology* 82:171-178, 1982.
65. Srinivasan P, Rela M, Prachalias A, et al. Liver transplantation for Budd-Chiari syndrome. *Transplantation* 73:973-977, 2002.
66. Tanaka M, Wanless IR. Pathology of the liver in Budd-Chiari syndrome: portal vein thrombosis and the histogenesis of veno-centric cirrhosis, veno-portal cirrhosis, and large regenerative nodules. *Hepatology* 27:488-496, 1998.
67. Terabayashi H, Okuda K, Nomura F, et al. Transformation of inferior vena cava thrombosis to membranous obstruction in a patient with the lupus anticoagulant. *Gastroenterology* 91:219-224, 1986.
68. Terada T, Ishida F, Nakamura Y. Vascular plexus around intra-hepatic bile ducts in normal livers and portal hypertension. J Hepatol 8:139-149, 1989.
69. Téres J. Hepatic arteries. In Bircher J, Benhamou JP, McIntyre N, Rizetto M, Rodés J (Eds.) *Oxford textbook of clinical hepatology*. 2nd ed. Oxford, Oxford University Press: 1459-1461, 1999.
70. Valla D-C, Casadevall N, Lacombe C, et al. Primary mieloproliferative disorder and hepatic vein thrombosis. A prospective study of erithoid colony formation *in vitro* in 20 patients with Budd-Chiari syndrome. *Ann Intern Med* 103:329-334, 1985.
71. Valla D, Dhumeaux D, Babany G, et al. Hepatic vein thrombosis in paroxysmal noturnal hemoglobinuria. A spectrum from asymptomatic occlusion of hepatic venules to fatal Budd-Chiari syndrome. *Gastroenterology* 93:569-575, 1987.
72. Valla D, Benhamou J-P. Disorders of the hepatic venous system, peliosis, and sinusoidal dilatation. In Bacon BR, Di Biscleglie AM. (Eds.) *Liver disease: diagnosis & management*. 1st ed. Philadelphia, Churchill Livingstone: 331-343, 2000.
73. Valla DC. Treatment of portal and hepatic venous thrombosis. In Arroyo V, Bosch J, Bruix J, Ginès P, Navasa M, Rodés J. (Eds.) *Therapy in hepatology*. Barcelona, Ars Medica: 387-394, 2001.
74. Valla D. Hepatic vein thrombosis. *Semin Liver Dis* 22;5-14, 2002.
75. Vauthey JN, Tomczak RJ, Helmberger T, et al. The arterioportal fistula syndrome: clinicopathologic features, diagnosis, and therapy. *Gastroenterology* 113:1390-1401, 1997.
76. Wanless IR. Vascular disorders. In MacSween RNM, Anthony PP, Scheuer PP, Burt AD, Portman BC (Eds.) *Pathology of the liver*. 3rd ed., Edinburgh, Churchill Livingstone: 548-562, 1994.
77. Wiesner RH, Menon KVN. Late hepatic allograft dysfunction. *Liver Transpl* 7:S60-S73, 2001.
78. Witte AM, Kool LJ, Veenendaal R, et al. Hepatic vein stenting for Budd-Chiari syndrome. *Am J Gastroenterol* 92:498-501, 1997.
79. Wong F, Greenbloon S, Blendis LM. The liver in heart failure. In Friedman LS, Keefe E. *Handbook of liver disease*. London, Churchill Livingstone: 277-290, 1998.
80. Zeitoum G, Escolano S, Hadengue A, et al. Outcome of Budd-Chiari syndrome: a multivariate analysis of factors related to survival including surgical portosystemic shunting. *Hepatology* 30:84-89, 1999.
81. Zwiebel WJ. Sonographic diagnosis of hepatic vascular disorders. *Semin Ultrasound CT MR* 16:34-48, 1995.

117

CAPÍTULO

Tumores Hepáticos Primários

Carlos Sandoval Gonçalves
Maria da Penha Zago-Gomes
Patrícia Lofêgo Gonçalves
Fausto Edmundo Lima Pereira

CARCINOMA HEPATOCELULAR

Até a década de 1970, o interesse pelo estudo do carcinoma hepatocelular (CHC) estava praticamente limitado aos patologistas e epidemiologistas. Acreditava-se que o tumor era raro, exceto em algumas poucas regiões do mundo, e que o diagnóstico só poderia ser feito em fases muito avançadas da doença, quando nenhum tipo de tratamento podia ser útil ao paciente. Nos últimos 30 anos, o notável progresso nos conhecimentos sobre os fatores etiológicos, patogenia e história natural do CHC, aliado ao grande desenvolvimento dos métodos de imagem e dos recursos terapêuticos, transformou o tumor em centro de atenções em todas as partes do mundo. E é justificável o grande interesse que o CHC desperta hoje: o tumor tem relação causal bem-definida com os vírus das hepatites B e C; a incidência cresce em várias regiões do mundo, relacionada ao aumento da prevalência de hepatopatias crônicas causadas pelo vírus da hepatite C; a associação freqüente com cirrose indica de forma clara uma população de risco, que deve ser acompanhada com cuidado; os métodos de imagem permitem que o diagnóstico do tumor possa ser feito em fase precoce. Além do mais, nas últimas décadas, com o grande progresso da cirurgia hepática e a introdução de novas modalidades terapêuticas, como o transplante de fígado, a alcoolização percutânea, as técnicas de termoablação, entre outras, o tumor passou a ser tratado de forma efetiva, se diagnosticado precocemente. Ao mesmo tempo, a prevenção do CHC já começa a se tornar realidade, como resultado das campanhas de vacinação em massa em algumas regiões do Sudeste asiático.

Aspectos Epidemiológicos

Incidência

A incidência do CHC é estimada entre 500 mil a 1 milhão de casos novos por ano, sendo talvez o quinto tumor maligno mais freqüente entre homens e o nono entre as mulheres[9,43].

Um dos aspectos mais peculiares do CHC é a grande variação em sua incidência: é muito freqüente em algumas regiões, como no Sudeste asiático e na África (onde, em algumas localidades, chega a ser o tumor maligno mais comum no homem) e muito raro em outras, como nos Estados Unidos, Inglaterra e Austrália[8]. Mais de 80% dos casos são registrados na Ásia e na África. O tumor é muito mais comum em regiões subdesenvolvidas, com exceção do Japão, único país desenvolvido em que a incidência do tumor é alta[144].

A incidência do tumor aumenta em várias regiões, como nos Estados Unidos, Europa, Austrália, e especialmente no Japão, aumento atribuído, entre outros fatores, a uma crescente participação etiológica do vírus da hepatite C nessas regiões[43,76,141,183]. Nas áreas em que predomina o vírus B, a incidência é estacionária, ou diminui, como conseqüência de campanhas de vacinação contra a hepatite B, como em Taiwan(Formosa) e na Coréia, e redução de contaminação por aflatoxinas, como em algumas regiões da África[9,24,69,101,144].

Na Tabela 117.1 estão relacionados exemplos da grande variação de incidência do CHC.

Sexo e Idade

O CHC predomina no sexo masculino, predomínio significativamente maior em regiões de alta inci-

Tabela 117.1
Incidência do Carcinoma Hepatocelular[7]

Tipo de incidência	Casos100.000hab/ano	Locais onde ocorre
Muito alta	> 20	África,China, Sudeste asiático
Alta	10 – 20	Japão, Grécia
Intermediária	5 - 10	Região do Mediterrâneo, Europa Oriental
Baixa	< 5	Américas, Inglaterra, Austrália

dência, como no Sudeste asiático e na África, onde a relação masculino/feminino (M/F) pode ser maior que 10:1; já em áreas de menor incidência, a relação M/F varia de 1,5-3:1. A maior prevalência de hepatopatias crônicas e de infecção pelo vírus B, a exposição maior a toxinas ambientais e o uso maior de etanol podem ser as causas da incidência maior entre os homens, além dos fatores hormonais também envolvidos[58].

A idade também apresenta variações regionais: é menor nas regiões de grande incidência, como na África e Sudeste asiático, e maior nas áreas de média ou pequena incidência e também no Japão. A transmissão vertical do vírus B, comum na Ásia, e a sua infecção precoce, associada à contaminação alimentar por aflatoxina na África, podem explicar a idade baixa nessas áreas, com medianas entre 30-45 anos. Em regiões de menor incidência e no Japão, a maior participação do vírus C, com infecção ocorrendo mais na vida adulta, é responsável pela média de idade mais avançada, entre 55-65 anos[9,43,144].

Associação com Cirrose

A freqüente associação com cirrose hepática é outra característica do CHC, não observada em outros tumores primários do fígado. Estima-se que de 70%-90% dos casos de CHC estão associados à cirrose, geralmente cirrose do tipo macronodular. Por outro lado, 20% a 40% das cirroses evoluem para CHC, e no Japão o desenvolvimento do tumor é responsável pela maior parte dos óbitos observados em cirróticos[30,86,92,141,181].

A cirrose é considerada uma condição pré-neoplásica por si só, independentemente do fator etiológico, por tornar os hepatócitos mais susceptíveis à ação de carcinogênicos. Mas parece não haver dúvidas de que o fator etiológico que produz cirrose é muito importante, sendo o desenvolvimento tumoral muito mais comum nas cirroses de origem viral e na hemocromatose do que na cirrose biliar primária, na cirrose por doença de Wilson e outras.

O tumor pode ser encontrado em fígados não-cirróticos, em percentual variável, dependendo da região e dos critérios diagnósticos de cirrose e de tumor. Não é incomum a cirrose ser subdiagnosticada. Em modelos experimentais com ratos transgênicos, há desenvolvimento de CHC sem cirrose[178]. Mas é muito raro CHC em fígado normal, e, mesmo na ausência de cirrose, é comum o encontro de alterações crônicas no parênquima, como inflamação, esteatose, fibrose, acúmulo de ferro, entre outras[30,60].

A relação cirrose e CHC permite que se defina população de risco (paciente cirrótico), que deve ser seguida com exames periódicos, na tentativa de se diagnosticar precocemente o tumor.

Etiologia

São múltiplos os fatores ou co-fatores etiológicos do CHC que podem agir isoladamente ou em conjunto nas várias etapas da hepatocarcinogênese.

Os principais são a infecção crônica pelos vírus das hepatites B e C, a contaminação por aflatoxinas, o uso abusivo e crônico do etanol, a hemocromatose, além da cirrose hepática de qualquer etiologia (Tabela 117.2). Alguns têm ação carcinogênica direta, enquanto outros atuam como agentes promotores. A importância da participação de cada fator etiológico na gênese do tumor tem ampla variação geográfica. Em termos mundiais, a hepatite B continua sendo a principal causa de CHC, responsável por cerca de 50% dos casos, já que a imensa maioria dos casos de CHC ocorre no Sudeste asiático e na África, onde o vírus B é endêmico. A participação do vírus C é importante e crescente, sobretudo em áreas de baixa incidência do tumor, na região mediterrânea e no Japão, regiões onde a maioria dos casos é anti-VHC (+). Na Espanha, Itália e Japão, o percentual de casos de CHC anti-VHC (+) pode passar de 50%, chegando a mais de 70% dos casos. Em termos globais, a participação etiológica do vírus C é estimada em 25% dos casos[9] (Fig. 117.1).

Vírus da Hepatite B — A relação etiológica entre vírus B e CHC foi considerada por Beasley a mais forte relação até então estabelecida entre um vírus e uma neoplasia, em humanos[7]. As principais evidências da relação etiológica vírus B – CHC, bem demonstrada já a partir da década de 70, podem ser assim resumidas[8,9,24,28,43,55,88,101].

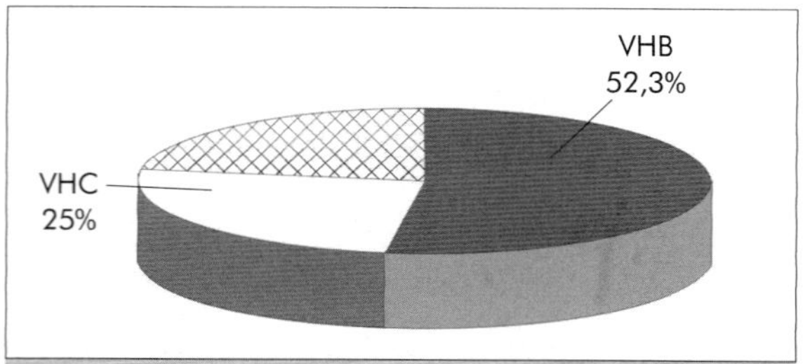

Fig. 117.1 — *Participação dos vírus B e C no carcinoma hepatocelular.*

Tabela 117.2 Principais Fatores Etiológicos do Carcinoma Hepatocelular
• Vírus da hepatite B
• Vírus da hepatite C
• Aflatoxinas
• Alcoolismo crônico
• Doenças metabólicas hereditárias
• Cirrose hepática

1. Distribuição geográfica comum. Nas regiões de grande prevalência de infecção por vírus B, é grande a incidência de CHC, com poucas exceções.
2. Maior prevalência de HBsAg(+) em pacientes com CHC que em controles; prevalência maior de HBsAg em mães de CHC em áreas de grande incidência (especialmente no Sudeste asiático), indicando que transmissão vertical é importante no desenvolvimento do tumor (Fig. 117.2).
3. Estudos prospectivos, realizados em Formosa, demonstrando que a incidência do tumor foi muito maior (100 x maior) nos indivíduos HBsAg (+).
4. Desenvolvimento espontâneo de CHC em animais infectados com vírus da família Hepdna, como a marmota americana, o pato de Pequim e o esquilo da terra. Esses animais, especialmente a marmota e o pato de Pequim, quando infectados pelos vírus respectivos de cada espécie, apresentam com grande freqüência um tumor muito semelhante ao CHC humano.
5. Integração do DNA do vírus B no genoma do paciente com CHC, ocorrência freqüente em casos de CHC HBsAg (+), e até mesmo em casos HBsAg(-) e com DNA do vírus B presente no sangue e/ou tecido ("infecção oculta " pelo vírus B). A integração do genoma viral é considerada fator importante na hepatocarcinogênese. Mesmo o vírus B não possuindo oncogenes, a integração pode induzir alterações e instabilidade no DNA do hospedeiro, induzindo ou facilitando o desenvolvimento do tumor (ver Patogenia).
6. Experimentos com camundongos transgênicos para os quais se transferiu o genoma do vírus B, com desenvolvimento de tumor.
7. Diminuição de incidência de CHC em crianças de Formosa e de adultos na Coréia, como conseqüência de programas de vacinação em massa contra a hepatite B, iniciados na década de 80.

O papel do vírus B na carcinogênese pode ser direto, através da integração do genoma, ou indireto, pela produção de necrose, inflamação e cirrose. Em áreas de grande prevalência do vírus B e onde também é grande a contaminação alimentar com aflatoxinas, a participação conjunta dos dois fatores é comum, podendo acelerar o processo neoplásico e explicando a média de idade mais baixa observada na África[177]. Recentemente, correlação entre genótipos do vírus B e evolução da infecção virótica foi investigada em Formosa: o genótipo B foi significativamente mais comum nos pacientes com CHC mais jovens, enquanto o genótipo C foi mais prevalente nos com mais de 50 anos [85], fato não-confirmado no Japão [50,146]. A presença do HBeAg (antígeno e) está relacionada a risco maior de tumor: em Formosa, o risco relativo de CHC foi de 9,6 em homens portadores de HBsAg e de 60,2 quando o HBeAg era também positivo[195]. A superinfecção dos vírus B e Delta, ao contrário do inicialmente sugerido, pode também aumentar o risco de CHC [48]. As participações conjuntas do vírus B-álcool e dos vírus B e C serão comentadas adiante.

Vírus da Hepatite C (VHC) — A possibilidade de participação do vírus da hepatite C na etiologia do

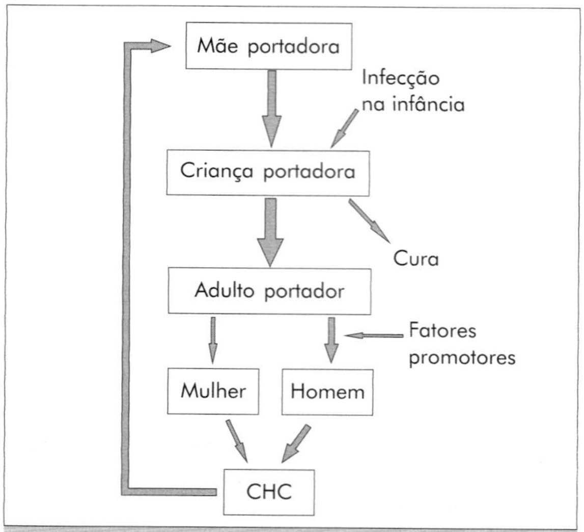

Fig. 117.2 — *Transmissão vertical, aquisição do vírus B na infância e sua relação com o carcinoma hepatocelular.*

CHC foi aventada antes mesmo da identificação sorológica da infecção virótica. Várias observações clínicas e epidemiológicas na década de 80 já indicavam o possível papel do então denominado vírus não-A, não-B na gênese do tumor[142]. Com a descoberta de marcador imunológico, a possibilidade foi confirmada já em 1989, com positividade alta de anti-VHC em casos de CHC de várias partes do mundo, chegando ultrapassar 70% no Japão [31,38]. A participação etiológica do VHC no CHC é universal, muito importante e crescente em todo o mundo, e em termos globais só é ultrapassada pela do vírus B. Nos países desenvolvidos, a infecção crônica pelo vírus C é o principal agente etiológico do CHC[31,38,93]. Nos paises em desenvolvimento, sobretudo na Ásia e África, a participação do vírus C é menor. Vários fatores, além do sexo masculino e de idade avançada, parecem influenciar o desenvolvimento tumoral a partir de uma hepatopatia crônica causada pelo vírus C:

1. *Genótipo* — a idéia inicial foi de que o genótipo 1 aumentaria o risco de tumor não foi confirmada e permanece discutível [8].
2. *Longevidade da população* — uma das razões da alta incidência de CHC, entre outros fatores, seria a longevidade da população, com tempo suficiente para desenvolvimento tumoral, como ocorre especialmente no Japão.
3. *Álcool* — o consumo de etanol é sabidamente um fator associado à progressão mais rápida da fibrose e à menor resposta da hepatite crônica C ao tratamento com interferon [147]. A incidência de CHC é maior nos pacientes anti-VHC (+) que são alcoolistas, comparados com os não-alcoolistas. Além disso, o tumor aparece mais precocemente nos pacientes com os dois fatores etiológicos (média de idade menor que nos casos anti-VHC não-alcoolistas)[71,194].
4. *Superinfecção pelo vírus B* — relativamente rara no Japão, Itália e no nosso meio, e mais freqüente no Sudeste asiático e África[28,57,70,87,170,176]. Muitos relatos, mas nem todos, indicam que o risco de tumor é maior com a infecção dupla. Também a chamada “infecção oculta” pelo vírus B (pacientes com HBsAg(-), mas com DNA do vírus B presente no sangue ou no tecido) poderia participar da gênese do tumor em casos de hepatopatia crônica causada pelo vírus C. Percentual variável de casos de CHC anti-VHC (+) tem DNA do vírus B demonstrado por técnicas de PCR (37% a 50% dos casos)[12,68].
5. *Modo de infecção* — o risco de tumor é maior nos infectados através de transfusão de sangue ou derivados[44].

Na progressão para cirrose hepática e CHC, os fatores ligados ao hospedeiro e ao ambiente são mais importantes que os relacionados ao vírus. Não há evidências de que a carga viral e a presença de quase-espécies impliquem risco importante de desenvolvimento de cirrose e CHC.

Os mecanismos da hepatocarcinogênese causada pelo vírus C são discutíveis. O vírus C não se integra ao genoma do hospedeiro, como acontece com o vírus B, parecendo ter mais uma ação indireta, através da produção de necrose, inflamação crônica, fibrose e cirrose. A favor de mecanismos indiretos são o longo intervalo entre a infecção pelo vírus e o aparecimento do tumor, sendo excepcional o relato de CHC associado a anti-VHC em crianças, e a presença muito freqüente de cirrose, registrada em mais de 90% dos casos. Nos casos sem cirrose, é comum a infecção oculta pelo vírus B. No entanto, tem sido aventada também a possibilidade de ação direta do vírus C, por propriedades da proteína NS3, que pode induzir diminuição de apoptose e pode interferir na expressão de oncogenes e de genes supressores de tumor[31,162].

Etanol — O álcool não tem ação carcinogênica direta, mas pode agir em várias etapas da hepatocarcinogênese, através de: (a) aumento de produção e absorção de substâncias cancerígenas, como nitritos e nitrosaminas; (b) aumento da solubilidade e absorção de toxinas ingeridas; (c) indução do sistema P450 produzida pelo uso crônico de álcool, aumentando a metabolização de diversas substâncias exógenas e podendo ativar substâncias ingeridas sob a forma de pró-cancerígenos; (d) ação direta sobre o DNA, podendo induzir mutações e dificultar o reparo do DNA alterado; (e) produção de imunodepressão, reduzindo atividade fagocitária e favorecendo assim o desenvolvimento de neoplasias; (f) deficiências nutricionais causadas pelo consumo crônico do etanol, sobretudo de retinol, piridoxina e vitamina E, que podem contribuir para o desenvolvimento de tumor[152].

O etanol também pode interagir com os vírus B e C, aumentando o potencial carcinogênico das duas infecções viróticas[56]. Não só a incidência do tumor é aumentada em pacientes HBsAg (+) alcoolistas, quando comparada aos HBsAg (+) não-alcoolistas, mas também a média de idade dos casos de CHC HBsAg (+) alcoolistas é significativamente menor do que os CHC HBsAg (+) não-alcoolistas, indicando carcinogênese mais acelerada [153]. Isso também ocorre em relação aos pacientes anti-VHC(+) que fazem uso crônico de etanol. Portanto, em pacientes com infecção crônica pelos vírus B e C o uso de etanol aumenta o risco de tumor e pode acelerar a carcinogênese.

Além disso, o álcool é causa importante de cirrose em todo o mundo, sendo a principal causa em muitas regiões. E já se sabe que a cirrose por si é um fator predisponente ao tumor. Em pacientes alcoolistas cirróticos, o CHC em geral surge mais tardiamente, em fase de abstinência, quando a capacidade regenerativa do fígado se torna maior. Não é muito comum o surgimento de tumor em fase ativa de ingestão de álcool, exceto nos pacientes infectados por vírus B e C.

Todos esses fatos explicam, em parte, a maior incidência do CHC em pacientes alcoolistas crônicos.

Aflatoxinas — Em algumas regiões da África e da Ásia há correlação entre ingestão alimentar de aflatoxinas e incidência de CHC. As aflatoxinas, sobretudo a B1, são potentes carcinogênicos para várias espécies animais, nas quais produz necrose hepática aguda, quando usada em altas doses, e tumor, quando ingerida cronicamente. A toxina é produzida pelo *Aspergilus flavus* e *A. parasiticus*, e contamina alimentos, sobretudo grãos estocados em condições climáticas favoráveis (calor e umidade). Em humanos, as evidências ligando a aflatoxina ao CHC são epidemiológicas e moleculares: além de correlação linear entre ingestão da toxina e desenvolvimento de neoplasia, demonstrou-se que a aflatoxina é capaz de induzir mutação no gene p53, gene supressor de tumor, que, sofrendo a mutação (G por T, no "códon" 249 do gene p53), perde a função inibidora de mitose, favorecendo o desenvolvimento do tumor. É comum o encontro dessa mutação em áreas onde é grande a contaminação alimentar pela toxina. Já em regiões em que a contaminação pela aflatoxina é baixa ou ausente, a mutação é rara. As evidências epidemiológicas, experimentais e moleculares foram suficientes para que a aflatoxina B1 fosse reconhecida como substância carcinogênica para humanos[94,190,191].

Em muitas regiões de grande incidência do tumor, como na África e China, coexistem alta contaminação alimentar por aflatoxinas e endemicidade pelo vírus B, sendo possível e provável que a participação conjunta dos dois fatores aumente o risco de desenvolvimento de CHC [177]. Apesar do papel preponderante do vírus B, mesmo quantidades modestas de aflatoxina são capazes de triplicar o risco de CHC em indivíduos infectados pelo vírus B. Há evidências sugerindo que o VHB sensibiliza o hepatócito aos efeitos carcinogênicos da aflatoxina[126].

Hemocromatose — Das doenças metabólicas e genéticas que podem evoluir para CHC, a mais importante é a hemocromatose. O risco é particularmente alto em pacientes já em fase cirrótica. O tratamento com depleção de ferro não diminui o risco de tumor. O excesso de ferro, particularmente no fígado, é potencialmente tóxico, mutagênico e mitogênico. Pacientes com hemocromatose e cirrose, com mais de 50 anos, devem ser cuidadosamente seguidos[37,120].

Outros Fatores — Existem outras doenças hereditárias associadas ao CHC, como tirosinemia, doença por depósito de glicogênio, deficiência de alfa-1-antitripsina e porfiria cutânea tardia. Na doença de Wilson, o desenvolvimento de tumor é raro.

Embora ocasionalmente relacionado ao CHC, o uso de contraceptivos orais tem relação causal bem definida com o adenoma hepatocelular, e não parece ser causa comum de CHC. As substâncias estrogênicas seriam mais promotoras que indutoras de tumor maligno. O uso prolongado e em altas doses de anabolizantes pode raramente induzir o aparecimento de CHC com características especiais: sem cirrose e com hormônio-dependência.

O tumor pode ocasionalmente ser observado em pacientes com obstrução membranosa crônica da veia cava inferior, mais relatada no Japão e na África do Sul, e sem uma clara razão para o desenvolvimento tumoral. Exposição a cloreto de vinila e injeção de torotraste (contraste radiológico já há muitos anos retirado do comércio, exatamente pelo potencial carcinogênico) podem ser causa de CHC, embora sejam mais relacionadas ao angiossarcoma e ao colangiocarcinoma[9,37,144].

Recentemente a esteato-hepatite não-alcoólica, ou a sua forma mais ampla, a doença esteatótica não-alcoólica (DENA), tem sido apontada como fator de risco para CHC. A DENA (em inglês, NAFLD, *non alcoholic fatty liver disease*) já é reconhecida como causa importante de hepatopatia crônica, podendo evoluir para cirrose hepática, sendo possivelmente a principal causa da cirrose criptogênica. Trabalhos recentes indicam associação dessa doença metabólica com o CHC[21,33,157,168]. Nos Estados Unidos, em uma região onde a prevalência de obesos é grande (Michigan), a DENA foi considerada o fator de risco em 13% de 117 casos de CHC[123]. Existem vários mecanismos que poderiam explicar a evolução da DENA para CHC, além da própria cirrose: a resistência à insulina e o fator de crescimento insulina-símile, presentes na DENA, estimulam crescimento celular; a produção de radicais livres predispõe a mutações; a esteatose e a resistência à insulina podem causar hiperplasia de hepatócitos, já demonstrada em camundongos ob/ob[129]. Embora a evolução para CHC seja mais freqüente em pacientes em fase cirrótica, a cirrose pode não ser fator indispensável, e se admite que alterações metabólicas possam iniciar o processo neoplásico[122].

Interação de Fatores Etiológicos — Diversos fatores podem estar envolvidos, isolados ou conjuntamente, na iniciação, promoção, transformação e progressão do tumor. Infecção crônica pelos vírus B e C, carcinogênicos químicos, micotoxinas, uso crônico de etanol, distúrbios metabólicos (como excesso de ferro e de gordura), mediados por susceptibilidade genética, podem interagir uns com os outros na gênese do CHC. Sabe-se que a co-infecção (ou a superinfecção) pelos vírus B e C aumenta o risco de CHC, que o uso crônico e abusivo de etanol acelera a carcinogênese em pacientes cronicamente infectados pelos vírus B ou C e que a contaminação alimentar crônica por aflatoxinas em pacientes infectados pelo vírus B potencializa e acelera o desenvolvimento tumoral[126]. Doenças metabólicas, como o diabetes e a doença esteatótica não-alcoólica, podem também apresentar sinergismo de ação com os vírus B e C e com o etanol[65].

As células em proliferação são mais susceptíveis a toxinas que agem sobre o DNA do que as células não-proliferadas. Assim, necrose e regeneração produzidas por vírus podem favorecer o aparecimento e a fixação de mutações induzidas por aflatoxinas, por carcinogênicos químicos presentes no tabaco e por radicais reativos de oxigênio. Além disso, a rápida renovação celular interfere nos mecanismos de reparação do DNA celular lesado[26].

Por outro lado, muitos cancerígenos são ativados na primeira fase do metabolismo hepático, mediado pelo sistema do citocromo P-450. A aflatoxina B1 é assim convertida em AFB1-8-epóxido, capaz de formar "aductos " com o DNA celular. O uso crônico de etanol causa indução do P-450, aumentando a ativação de carcinogênicos. Já os carcinogênicos são inativados por conjugação e outras formas de detoxicação, na segunda fase do metabolismo hepático. Nessa fase, genótipos modificados podem afetar a ação de inúmeras enzimas atuantes no metabolismo de drogas, influindo (acelerando ou retardando) no desenvolvimento da neoplasia.

Embora os fatores genéticos sejam importantes, o CHC talvez seja o tumor de órgãos internos mais relacionado a fatores ambientais.

Carcinoma Hepatocelular no Brasil

Os aspectos epidemiológicos do CHC no Brasil são mal conhecidos, por falta de registro de dados e pequeno número de publicações relatando casuísticas nacionais. Na década de 70, um levantamento de freqüência relativa de CHC em necropsias indicava variações regionais, com maior freqüência no Espírito Santo, Bahia e Minas Gerais, e menor em São Paulo, Rio de Janeiro e Pernambuco [151]. Embora freqüência relativa em necropsia não signifique incidência da doença, é pelo menos um bom indicativo.

A partir dessa época, o interesse em torno do tumor aumentou, não só no Brasil mas em todo o mundo. Os relatos em congressos e as publicações se tornaram mais freqüentes, e em 1995, durante o 13º Congresso Brasileiro de Hepatologia, foi realizado um Fórum Nacional sobre Carcinoma Hepatocelular [57]. O Fórum discutiu diversos aspectos do tumor em nosso meio e analisou dados epidemiológicos de 287 casos provenientes de 8 Estados brasileiros (Pará, Bahia, E. Santo, Minas Gerais, Rio de Janeiro, S. Paulo, Paraná e Rio Grande do Sul). Na Tabela 117.3 estão resumidos os principais dados dos 287 casos.

Os resultados mostram características epidemiológicas intermediárias entre as observadas em regiões de alta e baixa incidência do tumor. Em relação à participação dos vírus B e C, observou-se grande variação: a positividade do HBsAg ficou em torno de 40% na maioria dos estados, mas foi de 75% nos casos do Pará e de apenas 25% no Rio Grande do Sul. Já a positividade do anti-VHC foi baixa no Pará, E. Santo, Bahia e Minas Gerais (8% a 15%) e mais alta no Rio de Janeiro, S. Paulo, Paraná e Rio Grande do Sul (33% a 62%). Portanto, já havia nessa época uma tendência à maior presença do vírus C nos grandes centros urbanos do Sudeste e Sul do país (Fig. 117.3).

Tabela 117.3
Resumo dos Dados Obtidos no fórum sobre Carcinoma Hepatocelular no Brasil (Florianópolis, 1995)[57]

Número de casos:	287
Sexo:	M 223; F 64; M/F 3,4:1
Média de idade:	55,9a; Mediana: 59 a
Casos HBsAg (+):	93/236 (39,4%)
Casos anti-VHC (+):	52/193 (26,9%)
Alcoolismo crônico:	88/235 (37,4%)
Cirrose associada:	144/202 (71,2%)

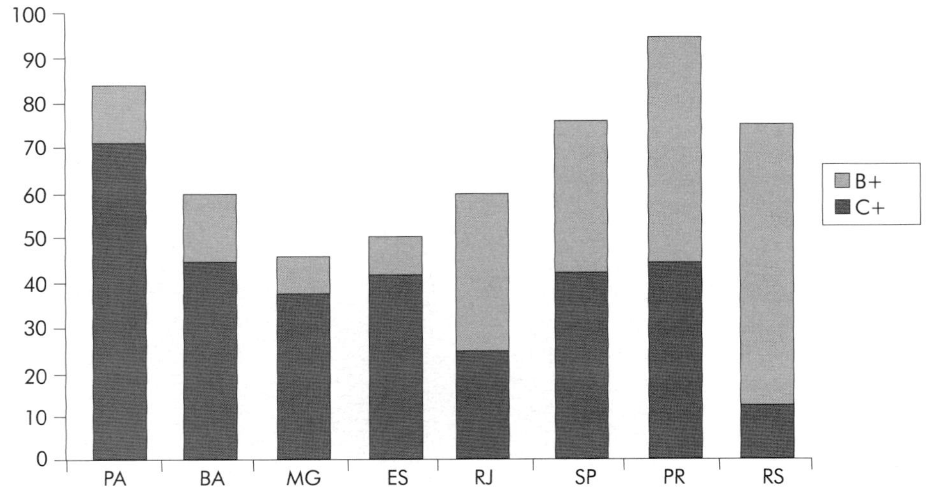

Fig. 117.3 — *Positividade do HBsAg e do anti-VHC em casos de carcinoma hepatocelular em 8 estados brasileiros. Observar prevalência aumentada do anti-VHC nos estados ao sul do ES.*

Em 180 casos, houve pesquisa simultânea (no mesmo paciente) de HBsAg e anti-VHC, com positividade de 33% e 21%, respectivamente, sendo que em 42% dos casos ambos os marcadores virais estavam negativos. Isso indica possivelmente participação de outros fatores etiológicos e/ou infecção pelos vírus B e C não-identificada pelos marcadores sorológicos habituais. Na Tabela 117.4 estão os dados de positividade do HBsAg e anti-VHC em CHC de algumas regiões do mundo e dos 180 casos estudados no Fórum.

Passados mais de 7 anos da realização do Fórum, é necessário que os dados brasileiros sejam atualizados e que investigações adicionais sejam realizadas para que se defina com maior clareza a participação real dos vírus B e C, e de outros fatores etiológicos, no CHC no Brasil. Há indicativos de que nas regiões mais desenvolvidas do Sudeste e Sul o vírus C é o fator etiológico principal. Já em outras regiões do país, o predomínio do vírus B é bem evidente. A suposta maior incidência do tumor na Região Amazônica permanece não confirmada.

Tabela 117.4
Positividade do HbsAg (B) e do Anti-VHC (C) em Casos de Carcinoma Hepatocelular em Regiões de Alta Prevalência ou do Vírus B ou do Vírus C e no Brasil

Localidade	*B (+)*	*C (+)*	*B (+) C (+)*	*B (-) (C-)*
Formosa [28]	68,0	10,1	4,0	12,5
África [87]	43,0	5,0	20,0	32,0
Brasil [57]	33,0	21,0	4,0	42,0
Japão [170]	11,0	83,0	1,0	4,0
Itália [176]	11,5	71,1	5,3	12,1

Patogenia

A hepatocarcinogênese é um processo complexo, multifásico, decorrente de fenômenos genéticos e epigenéticos que culminam com o surgimento de clones de hepatócitos imortalizados, com capacidade de invadir os tecidos vizinhos e metastatizar em órgão distantes[119].

Observações recentes sobre a patogenia das neoplasias nos levam a admitir que o desenvolvimento de um câncer, em qualquer órgão, é um processo de evolução do tipo darwiniano, no qual alterações genéticas vão originando clones celulares que, ao adquirirem vantagens em proliferar, destruir e invadir os tecidos, irão formar os tumores [1,64].

Nas primeiras fases do desenvolvimento do CHC ocorrem as alterações genéticas que levam à quebra das barreiras que governam a proliferação celular nos hepatócitos, favorecendo o surgimento de clones de hepatócitos imortalizados, ou seja, com capacidade indefinida de realizar divisões. Hepatócitos normais têm uma capacidade limitada de duplicação, porque estão submetidos a um rígido controle, através de sinais inibidores da proliferação, que surgem do contato com outros hepatócitos e com a matriz extracelular, e de fatores produzidos por células do estroma. Também há redução progressiva do tamanho dos telômeros em cada duplicação, de modo tal que após um certo número de divisões eles são muito curtos, o que induz inibição de novas divisões e apoptose das células (fenômeno conhecido como senectude celular)[46].

A **imortalização dos hepatócitos**, primeira alteração importante na transformação maligna, é decorrente de quatro alterações básicas, que aparecem em conseqüência de mutação inativadora, deleção ou expressão aumentada de vários genes (oncogenes e genes supressores de tumor): (a) os hepatócitos tornam-se auto-suficientes em sinais necessários para a sua entrada no ciclo celular, o que conseguem através de mutações em genes que codificam fatores de crescimento ou seus receptores; (b) os hepatócitos tornam-se insensíveis aos estímulos inibidores da proliferação celular, especialmente devido a mutações em genes reguladores como p53 e pRB; (c) os hepatócitos tornam-se resistentes aos mecanismos da apoptose, o que aumenta a sobrevida dos clones, permitindo a sua expansão; isso é conseguido por aumento da expressão de genes antiapoptóticos (bcl-2, por exemplo) e redução na expressão de genes pró-apoptóticos (bax); (d) os hepatócitos adquirem capacidade de expressar a telomerase, o que mantém os telômeros, possibilitando assim múltiplas duplicações. Uma vez imortalizados, os hepatócitos que estão em processo de transformação maligna deverão adquirir a capacidade de induzir a formação de novos vasos sangüíneos (angiogênese), invadir os tecidos (vasos sangüíneos e linfáticos) e se instalar a distância (metástases).

A **angiogênese** sustentada se faz pela síntese de fatores de crescimento para endotélio vascular, especialmente do VEGF (Vascular Endothelial Growth Factor) e de seus receptores. A **capacidade de invadir** os tecidos depende de mutações nos sistemas de adesão (nas caderinas, p. ex., facilitando o destacamento de um hepatócito transformado do outro), da produção de fatores quimiotáticos (que orientam o deslocamento da célula transformada) e da produção de metaloproteinases ou inativação de seus inibidores, que permite a destruição da matriz extracelular, favorecendo o deslocamento das células. A **capacidade de produzir metástases** está ligada ao aparecimento de moléculas de adesão que permitirão a adesão ao endotélio dos vasos nos órgãos onde as células irão se instalar e da capacidade de atender a estímulos quimiotáticos aí gerados, favorecendo a transmigração da célula da luz vascular para a matriz extracelular.

Essas alterações genéticas que conduzem a imortalização e a capacidade de invadir e metastatizar são progressivas e acentuam-se com a evolução do tumor devido à instabilidade que se instala no genoma do hepatócito transformado. Essa instabilidade pode ser decorrente de mutações nos genes chamados guardas do genoma, encarregados de reparar danos ao DNA provocados por pareamento errado de bases (genes do grupo MMR, de Mismatch Repair Genes), irradiações ou efeitos de radicais livres (BRCA 1 e 2), favorecendo assim a acumulação de mutações. Alguns fatores etiológicos do CHC favorecem essa instabilidade, como o vírus da hepatite B, ao incorporar o seu DNA nos cromossomas do hepatócito, a geração de radicais livres pelo excesso de ferro na hemocromatose e nos processo inflamatórios crônicos induzidos pelos virus hepatotrópicos.

Possíveis Mecanismos de Ação de Alguns Fatores Etiológicos do Carcinoma Hepatocelular

Vírus B da hepatite. Por ser capaz de se integrar ao genoma do hepatócito, e por induzir necrose hepatocitária, o vírus B reúne condições de atuar na indução das fases iniciais e na progressão do CHC humano. É inquestionável a integração do DNA do vírus B no genoma do hepatócito, fato também observado nas infecções causadas por outros vírus do grupo Hepadna (vírus da marmota americana, do pato de Pequim e do esquilo da terra da Califórnia).Essa integração é precoce, independentemente da replicação viral, aleatória, parcial, porém em múltiplas cópias do mesmo fragmento, e pode ocorrer em múltiplos sítios. Essa integração aleatória, de múltiplos fragmentos, é responsável pelo aumento da instabilidade do genoma, que favorece a instalação do CHC. Duas proteínas expressas após a integração participam da carcinogênese: a proteína X e uma proteína truncada (MHBst, de Middle HB *surface truncated protein*), ambas agindo como transativadoras de genes que transcrevem fatores de transcrição importantes, aumentando assim a transcrição de genes que favorecem a imortalização do hepatócito.

A necrose de hepatócitos e a inflamação induzida pelo vírus B (como também pelo vírus C) têm papel importante na hepatocarcinogênese: a inflamação crônica persistente é fonte de produtos reativos originados do oxigênio, o que aumenta a chance de lesões peroxidativas no DNA dos hepatócitos. Também é fonte de fatores de crescimento para hepatócitos, estimulando a sua regeneração. Desse modo, hepatócitos induzidos a proliferar devido à necrose (regeneração) em um ambiente altamente oxidante (inflamação) terão grande chance de apresentar danos oxidativos no DNA, que conduzirão ao aparecimento de clones imortalizados, dando origem ao CHC. O papel da necrose, seguida de inflamação e regeneração na hepatocarcinogênese, é bem demonstrado em modelos experimentais em camundongos geneticamente modificados, nos quais as modificações genéticas conduzem a necrose e inflamação. Camundongos transgênicos para o HbsAg e camundongos com mutação no gene da alfa-1-antitripsina acumulam essas proteínas no hepatócito, sofrem necrose, seguida de inflamação, neles ocorrendo carcinoma hepatocelular mais tardiamente. De modo semelhante, camundongos com o gene MDR2 inativado, acumulam bile nos canalículos, com colestase acentuada seguida de inflamação, necrose, regeneração e, mais tardiamente, carcinoma hepatocelular[49].

Os vírus B e C da hepatite podem ser importantes promotores de proliferação de células alteradas por outros fatores genotóxicos. De fato, onde a infecção pelo vírus B é endêmica e a intoxicação com aflatoxinas freqüente, o CHC ocorre mais precocemente do que onde a infecção do vírus B é também endêmica mas a ingestão de aflatoxinas é pequena.

Conclui-se portanto que o vírus B pode produzir o CHC por vários mecanismos: induz necrose e inflamação, favorecendo o dano oxidativo de DNA nos hepatócitos; integra-se ao genoma, aumentando-lhe a instabilidade, favorecendo as deleções, com perdas de genes supressores do câncer; através da proteína X e da proteína S truncada, exerce efeito ativador de oncogenes relacionados à imortalização dos hepatócitos.

Vírus C da hepatite. O mecanismo de participação do vírus C na hepatocarcinogênese é ainda mais obscuro. Não se demonstrou a integração do DNA desse vírus no genoma do hepatócito. Tem sido observado que a replicação do HCV pode mediar a co-expressão de TGFα e IGF-2 em fígados cirróticos, podendo assim induzir a imortalização de hepatócitos. Também uma proteína não-estrutural (proteína NS3, de NonStructural protein 3) e a proteína do *core* do HCV favorecem a imortalização, possivelmente inibindo os genes RB e p53, repressores da mitose, inibindo a apoptose e ativando rotas intracelulares ativadas por fatores de crescimento[158].

Por outro lado, o VHC é um vírus que tende a produzir lesão crônica, com inflamação ativa, destruição de hepatócitos e regeneração, conduzindo à cirrose hepática. Seria portanto um poderoso fator promotor, favorecendo a proliferação de clones induzidos por hepatocarcinogênicos ambientais. Alguns estudos têm mostrado ser alta a freqüência de nódulos regenerativos monoclonais na cirrose induzida pelo vírus C, o que explicaria a alta freqüência de CHC associada a esse tipo de cirrose[158].

Outros carcinogênicos podem produzir o CHC sem induzir necrose, regeneração e inflamação. De fato, em camundongos transgênicos com hiperexpressão do TGF-alfa, que age em receptores do fator de crescimento da epiderme (EGFR), induzindo proliferação dos hepatócitos, desenvolve-se CHC após alguns meses de vida, sendo os tumores mais freqüentes em machos do que em fêmeas. Não há necrose nem inflamação. Há hiperplasia de hepatócitos, displasia, adenomas e CHC, sem muitas evidências de alterações em genes supressores de tumores. No entanto, o tratamento desses camundongos com substâncias genotóxicas e o cruzamento com transgênicos para HBsAg aumentam a hepatocarcinogenicidade[127].

A **aflatoxina B1** é metabolizada no retículo endoplasmático liso, originando o 8,9 epóxido da aflatoxina, que normalmente é transformado em aflatoxicol (por ação da epóxido-hidrolase e glutation-S-transferase), que é eliminado na urina. O 8,9 epóxido é nucleofílico, ligando-se à guanosina, induzindo uma troca dessa base por uma timina, no códon 249 do gene p53, mutação que inativa a proteína p53 transcrita. Desse modo, a aflatoxina induz uma desrepressão de ciclinas e CDKs, favorecendo o hepatócito a entrar em mitose. Nas pessoas com deficiência da epóxido hidrolase e/ou de glutation S transferase, esse efeito mutagênico da aflatoxina é exacerbado, favorecendo o aparecimento do CHC [191].

O **excesso de metais de transição**, ferro e cobre, tem efeito hepatocarcinogênico por dois mecanismos: induz lesão hepatocitária, com necrose, regeneração e inflamação, e induz dano oxidativo ao DNA por serem catalisadores de reações que geram radicais livres, principalmente a partir da água oxigenada. Mais do que em qualquer outra situação, a regeneração hepatocitária ocorrerá em ambiente fortemente pró-oxidante, com grande chance de lesão do genoma, e portanto de alterações em oncogenes e genes supressores de tumor [127].

Nas **doenças metabólicas**, como a deficiência de alfa-1-antitripsina, a lesão hepatocitária, a inflamação e a regeneração existem, e, como demonstrado no modelo experimental em camundongos, são suficientes para levar ao CHC [37].

A participação de hormônios, especialmente os sexuais, na hepatocarcinogênese é obscura, embora seja evidente que o CHC é mais freqüente em homens, especialmente nas áreas de grande incidência [1]. O estudo dos receptores para estrogênio e para androgênios em fígados cirróticos e no tecido tumoral tem levado a se admitir um papel protetor dos estrogênios e um papel promotor dos androgênios. Parece que um desequilíbrio na relação estrogênio/androgênio se relaciona com o risco de desenvolver CHC em cirróticos[51,100,169,180,188,192,]. Quanto aos mecanismos moleculares de ação desses hormônios, favorecendo o CHC (testosterona) ou protegendo dele (estrogênio), pouco se conhece. Tem sido demonstrado que o estrogênio pode aumentar a síntese de antioxidantes nos hepatócitos, diminuindo assim a chance de geração de radicais livres, importantes fatores na agressão do genoma[77]. Um metabólito do estrogênio, o 2-metoxiestradiol, mostrou efeito inibidor da proliferação de células do CHC *in vitro*, podendo-se admitir que esse efeito exista *in vivo* e seja um dos fatores da maior resistência das mulheres ao CHC [118].

Anatomia Patológica

Os tipos macroscópicos do CHC estão na dependência do tipo de crescimento (expansivo ou infiltrativo, multicêntrico ou unicêntrico) e do aspecto da superfície de corte (cirrótico-mimético ou pseudo-adenomatoso).

Geralmente é um tumor único, com nódulos satélites em número variável, ou um tumor formado por grandes nódulos confluentes (Figura 117.4). Estes nódulos têm coloração parda-escura, com áreas nítidas de impregnação biliar (esverdeadas) e áreas irregulares de necrose e hemorragia. A superfície de corte tem aspecto nodular na maioria dos casos, lembrando a cirrose (formas cirrótico-miméticas), e os limites com o parênquima normal são nítidos, podendo até haver pseudocápsula (formas de crescimento expansivo); mais raramente o tumor tem a superfície de corte esbranquiçada, homogênea, lembrando a do adenoma hepatocelular (formas pseudo-adenomatosas). As formas multicêntricas típicas, menos freqüentes, se apresentam como múltiplos pequenos nódulos tumorais disseminados por todo o parênquima, confundindo-se com os pseudolóbulos da cirrose hepática (são conhecidos como câncer cirrose, mas podem ocorrer em fígados sem a hepatopatia)[96,131].

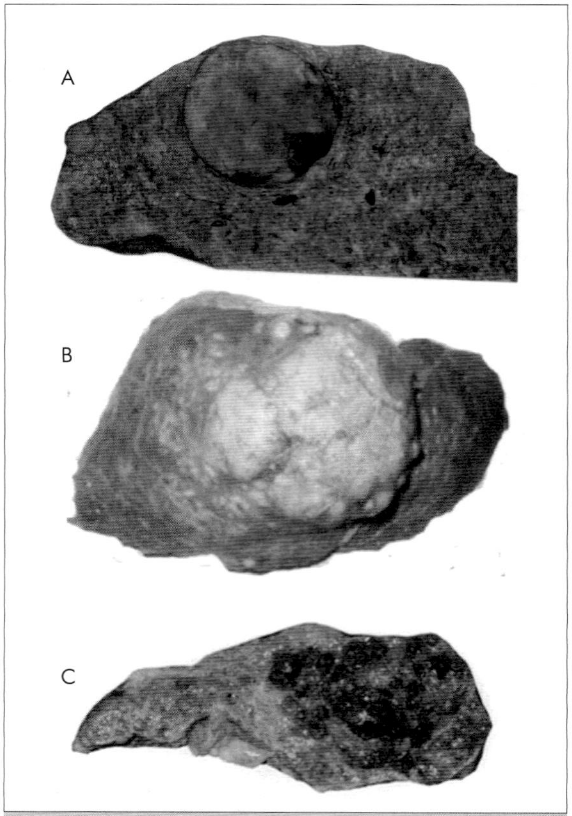

Fig. 117.4 — *Aspectos macroscópicos do carcinoma hepatocelular. A: Tumoração arredondada, de aspecto cirrótico-mimético, com pseudocápsula bem evidente. B: Aspecto externo de tumor avançado, multinodular, no lobo direito de fígado cirrótico. C: Tumor multinodular infiltrante em fígado cirrótico.*

O aspecto macroscópico do CHC apresenta variações geográficas. Os tipos encapsulados, muito freqüentes no Japão, são mais raros no Ocidente. As variedades fibrosantes, mais descritas nos Estados Unidos, são raramente observadas no Japão. Na Malásia, os tumores observados em chineses são nodulares, maciços, com nódulo único, enquanto entre os aborígines da tribo senoi os CHCs são multinodulares multifocais [145].

A invasão da veia porta é achado típico do CHC (35% a 80% dos casos); invasão da supra-hepática (20% a 25% dos casos) até a cava superior pode ocorrer; é rara a invasão da vesícula biliar (1% a 5% dos casos). Nos tumores pequenos, a invasão portal é sinal de pior prognóstico.

O CHC é um tumor que só tem vascularização arterial, o que torna a arteriografia um bom método para a sua identificação. Mesmo tumores pequenos (< 3 cm) têm os espaços ou lagos vasculares irrigados por vasos de origem arterial, nos quais não existem células de Kuppfer (são espaços vasculares com membrana basal evidente, o que os diferencia dos sinusóides).Quando se faz a arteriografia, o tumor se apresenta cheio de contraste, como se fosse corado pelo mesmo. Esse aspecto arteriográfico típico do CHC deve-se a:(a) os vasos arteriais neoformados têm parede fina, sem camada muscular, com luz ampla e irregular; (b) o sangue arterial é lançado nos espaços vasculares entre as trabéculas, como em um sistema de circulação aberta; e (c) áreas de necrose, que são freqüentes, favorecem o extravasamento do contraste.

A origem unicêntrica ou multicêntrica do CHC tem sido discutida, mas há evidências de que o tumor em cirróticos é freqüentemente multicêntrico[96,131].

Mais recentemente, com os avanços das técnicas de imagem, o CHC tem sido diagnosticado em fase mais precoce — é o CHC pequeno —, com diâmetro menor do que 3 cm. No Japão, onde têm sido muito estudados, tem sido descrito que os tumores menores do que 1,0 cm geralmente são nódulos não-encapsulados, maldelimitados, pouco se destacando dos nódulos cirróticos. Com o crescimento, passam a apresentar uma pseudocápsula definida e, com freqüência, septos conjuntivos dentro do nódulo (tumor nodular encapsulado, como é detectado em cerca de 70% dos casos). Geralmente é diagnosticado em fígado cirrótico, e tem crescimento lento, com tempo de duplicação longo (entre 38 e 800 dias). Já na África, onde os CHCs são freqüentes, tumores pequenos não têm sido relatados, ao que parece devido ao crescimento muito rápido do tumor nessa região [96,97]. Os tumores maiores de 3 cm mantêm o aspecto nodular, podendo ser encapsulados ou invasivos, e passam a apresentar o aspecto macroscópico típico, já descrito nos parágrafos iniciais.

Os carcinomas precoces (menores de 1 cm) são bem diferenciados, com trabéculas e formações adenóides, nas quais as atipias são escassas e a malignidade é indicada pelo aumento da relação núcleo–citoplasma e pela perda parcial do retículo. Não há invasão vascular nesses tumores precoces. Quando o tumor passa a apresentar cápsula (geralmente maior do que 1 cm), com aspecto nodular heterogêneo, o aspecto histológico é de tumores menos diferenciados, com trabéculas irregulares e hepatócitos com atipias nucleares evidentes; o retículo desaparece e já se pode encontrar invasão vascular. A esteatose é muito freqüente nessa fase, mas já pode existir no tumor mais precoce. Os tumores pequenos que se mantêm bem diferenciados têm evolução mais lenta, aumentando o tempo de duplicação[97].

O **quadro microscópico** do CHC é geralmente típico: células com núcleo grande, cromatina grosseira, nucléolo evidente, citoplasma granuloso, dispostas em trabéculas de 2 a 5 células de espessura, separadas por espaços revestidos por células endoteliais pavimentosas. Essa é a forma trabecular (microtrabecular ou macrotrabecular, dependendo da largura das trabéculas), mas formas adenóides ou foliculares e formas sólidas podem ocorrer. É comum o aparecimento de áreas adenóides ou sólidas em tumores predominantemente trabeculares[4].

O grau de diferenciação varia: tumores altamente diferenciados (grau I), moderadamente diferenciados (graus II e III) ou indiferenciados (grau IV), na classsificação de Edmondson e Steiner[42]. Formas pelióides (com grandes lagos sangüíneos), formas esclerosantes e formas anaplásicas ou com células fusiformes podem ocorrer, mas são raras. Células gigantes multinucleadas são freqüentes, e uma variedade de CHC de células gigantes tem sido raramente descrita. Corpos acidófilos hialinos (corpos de Mallory), grânulos acidófilos (positivos para alfa-1-antitripsina, alfa-1-antiquimotripsina ou mesmo alfafetoproteína), citoplasma em vidro despolido (*ground glass*, geralmente devido a um retículo endoplasmático liso muito desenvolvido ou à presença de muitas mitocôndrias), esteatose ou vacuolização difusa do citoplasma devido ao acúmulo de glicogênio (células claras) ocorrem com freqüência. A presença de bile, ou de canalículos biliares, é comum e muito importante para firmar o diagnóstico de CHC.

Parece não haver estreita correlação entre o grau de diferenciação das células neoplásicas e o comportamento do tumor. Mesmo CHCs pequenos, em fase inicial, podem se apresentar como tumores grau II ou III, sem que isso seja correlacionado com pior prognóstico. Porém, quanto menor o tumor maior é o grau de diferenciação das células. Os CHC de células claras e o CHC fibrolamelar tem melhor prognóstico que os outros tipos.

O Carcinoma Hepatocelular na Punção Aspirativa com Agulha Fina

O aspecto microscópico na punção aspirativa com agulha fina pode permitir um diagnóstico rápido do CHC[99,133,156]. O exame de esfregaços obtidos com agulha fina ou o bloco de células incluídos em parafina (micro-histologia ou *cell block*) mostram, nos casos típicos, trabéculas de células poligonais tendo nas margens as células pavimentosas do revestimento vascular, que podem também ser identificadas sobre as células poligonais, em diferentes planos de focalização do microscópio.

Métodos imuno-histoquímicos podem permitir um diagnóstico preciso do CHC quando o tumor se confunde com neoplasias metastáticas ou de origem biliar. A coloração com anticorpos monoclonais anti-CEA (glicoproteína biliar) é sempre negativa no CHC, sendo positiva a presença de citoqueratinas 8 e 18 (chamadas cotoqueratinas hepáticas), ao contrário dos tumores de natureza biliar, que têm positiva a coloração com o anti-CEA e não expressam as citoqueratinas 8 e 18. A alfafetoproteína nem sempre está presente. A detecção de cobre, ceruloplasmina (através da orceína acética de Shikata), pode ajudar na confirmação do diagnóstico. Um antígeno hepatócito específico recentemente lançado no mercado tem sido considerado de alta sensibilidade e alta especificidade. No entanto, esse antígeno não diferencia os nódulos displásicos ou adenomas do carcinoma hepatocelular, já que é expresso em hepatócitos normais.

Metástases

Como o CHC é tumor de evolução rápida, as metástases extra-hepáticas não são muito comuns. Nos casos em que há associação com cirrose, metade dos pacientes falece sem metastatização. As metástases mais freqüentes são no próprio fígado, devido à invasão da veia porta. Fora do fígado, são mais comprometidos os linfonodos do hilo, pulmões, peritônio, ossos e sistema nervoso central.

Recentemente foram identificados genes cuja deleção se associa com a metastatização (genes supressores de metástases). No CHC esses genes estão relacionados com a síntese de metaloproteinases e com as moléculas de adesão da superfície celular.

Lesões Pré-Cancerosas

Algumas lesões têm sido consideradas suspeitas de serem precursoras do CHC. A cirrose hepática pode ser considerada uma lesão pré-cancerosa, mas o risco de desenvolver o tumor varia muito com a etiologia. No próprio fígado cirrótico surgem alterações celulares que são consideradas precursoras do carcinoma hepatocelular, ainda que isso não seja absolutamente comprovado. A primeira alteração descrita como possivelmente pré-cancerosa no fígado foi feita décadas atrás, e é hoje denominada **displasia de grandes células.** São áreas com hepatócitos volumosos com núcleo e nucléolo grandes, cromatina irregular, grosseira, e às vezes binucleados, sendo descritos nos nódulos cirróticos como hepatócitos displásicos e considerados como pré-neoplásicos. Nessas áreas a atividade proliferativa é pequena, mas a poliploidia é grande, razão pela qual não devem representar áreas com precursores do CHC, mas apenas indicam alteração nos mecanismos da divisão celular, e desse modo um alto risco para o carcinoma hepatocelular.

Posteriormente, os pesquisadores principalmente japoneses descreveram uma **displasia de pequenas células,** caracterizada pelo aparecimento de hepatócitos com relação núcelo/citoplasmática muito aumentada, dando a aparência de aumento da densidade nuclear, com freqüência apresentando arranjo adenóide ou pseudoglandular. Nessas lesões a atividade proliferativa é muito alta, razão pela qual admite-se que sejam realmente precursoras do carcinoma hepatocelular. No entanto, até o momento não há evidência de que as áreas de displasia contenham células precursoras do CHC [4], mas estudos recentes demonstram que as displasias de grandes células e as de pequenas células, se presentes na cirrose ou hepatite crônica, são fatores de risco para o CHC [104].

Mais importantes são os nódulos de regeneração, que são comuns após lesões agudas ou crônicas do fígado e representam o componente básico da cirrose hepática. Como podem ser facilmente identificados pelos métodos de imagem, a sua caracterização histológica precisa é importante. Não existe ainda um consenso sobre a nomenclatura desses nódulos [77]. Algumas vezes podemos encontrar nódulos maiores que, mesmo na cirrose, se destacam daqueles da regeneração nodular: são os nódulos de **hiperplasia adenomatosa** (chamados também de nódulos macrorregenerativos ou grandes nódulos regenerativos), cujo tamanho está entre 1 e 7 centímetros de diâmetro. Embora mais freqüentes na cirrose, esses nódulos foram descritos em fígados não-cirróticos. Os nódulos não têm cápsula, mas os septos fibrosos do fígado cirrótico são expandidos e formam uma pseudocápsula fina, com vasos sangüíneos e canais biliares. Têm crescimento limitado e não tendem à ruptura. O aspecto citológico nesses nódulos é variável, e geralmente os hepatócitos não mostram nenhuma atipia nos grandes nódulos regenerativos típicos (**hiperplasia adenomatosa comum ou simples**, que não tem tendência a evoluir para o CHC). Outros desses nódulos apresentam modificações hiperplásicas e regenerativas, caracterizadas pelo aparecimento de faixas ou grupos de hepatócitos com discreto aumento da densidade nuclear, sendo denominados nódulos com alterações hiperplásicas. Serão denominados nódulos pré-malignos aqueles que contêm hepatócitos atípicos mas que ainda não permitem o diagnóstico de CHC. Esses nódulos são denominados **hiperplasia adenomatosa atípica (nódulos displásicos)**, na qual a atividade proliferativa é muito grande e que com freqüência tem focos de CHC. O estudo histológico desses nódulos, detectados com métodos de imagem, pode permitir distinguir se são displasias de baixo grau (menor risco para CHC) ou de alto grau (maior risco de CHC) ou ainda se são carcinomas hepatocelulares precoces. Os critérios histológicos básicos para diferenciação dessas três condições estão resumidos na Tabela 117.5.

Tabela 117.5 Critérios para Identificação dos Nódulos Displásicos (*International Work Party*[77])
Displasia de baixo grau • Relação núcleo–citoplasma normal • Atipias mínimas • Mitoses ausentes • Trabéculas com uma ou duas células
Displasia de alto grau • Relação núcleo–citoplasma aumentada • Núcleos hipercromáticos • Mitoses freqüentes • Aumento da basofilia ou da acidofilia do citoplasma • Trabéculas com mais de duas células
Carcinoma hepatocelular precoce • Relação núcleo–citoplasma aumentada • Atipias freqüentes • Densidade nuclear 2 × acima do normal • Trabéculas com mais de três células • Mitoses mais freqüentes • Ausência de espaços–porta

No entanto, o diagnóstico precoce do CHC, com bases morfológicas ou imuno-histoquímicas, é ainda muito difícil, e bastante controvertido. Só a identificação de oncogenes ou antioncogenes com expressão alterada, através de métodos de biologia molecular, poderá identificar com maior precisão a existência ou não de clones transformados em um nódulo suspeito. A utilização da análise da expressão de múltiplos genes (os sistemas de microarrays em tecido hepático normal, em comparação com tecido hepático displásico e neoplásico poderão em futuro próximo demonstrar quais os marcadores moleculares que poderão indicar com segurança a transformação maligna).

Aspectos Clínicos

Além de diferenças epidemiológicas e morfológicas, o CHC também apresenta variações regionais importantes em seus aspectos clínicos. Em algumas regiões de baixa incidência, e também na região mediterrânea e no Japão, o CHC é geralmente identificado em paciente com diagnóstico prévio de cirrose hepática, e o aparecimento do tumor é uma extensão da história natural da cirrose. Nessas regiões, o tumor na maioria das vezes é do tipo expansivo-encapsulado, de crescimento mais lento, permitindo que o diagnóstico em fase precoce possa ser feito com maior freqüência. Em geral, o paciente é submetido a algum tipo de tratamento, radical ou paliativo.

Em áreas de grande incidência, como na China, Formosa e Coréia, e especialmente na África, a apresentação clínica é distinta. A cirrose, também freqüentemente associada ao tumor, não se manifesta clinicamente, e os sintomas que levam o paciente ao médico são tipicamente tumorais: massa palpável, emagrecimento, dor abdominal, quadro agudo com febre, lembrando abscesso hepático, ou hemoperitônio, que pode ser a causa do óbito. O tumor geralmente é do tipo infiltrativo, com crescimento rápido, e quadro clínico dramático. O diagnóstico precoce é feito excepcionalmente, sobretudo na África, o prognóstico é muito ruim, e dificilmente algum tipo de tratamento, a não ser tratamento sintomático, pode ser útil ao paciente, que acaba falecendo em poucas semanas ou meses.

Essas diferenças clínicas podem ser explicadas por distintos fatores ou co-fatores etiológicos, com tipos de crescimento tumoral diferentes. Entre os dois padrões extremos, existem quadros clínicos variáveis em diversas regiões do mundo[30,58,59,89,90,144].

Alguns sintomas e sinais despertam a atenção para a possibilidade de desenvolvimento tumoral em paciente cirrótico: descompensação súbita sem causa aparente em cirrótico até então compensado, crescimento do fígado, refratariedade da ascite, ascite hemorrágica, febre, dor abdominal, emagrecimento. O aumento da gama GT e sobretudo da alfafetoproteína e a presença de trombose portal sugerem CHC (Tabela 117.6).

Os principais sintomas e sinais observados nos primeiros 140 casos de CHC diagnosticados no Estado do Espírito Santo, comparados com dados de literatura levantados por Kew[91], estão na Tabela 117.7. Esses e alguns outros serão brevemente comentados:

- *Dor abdominal* — dor abdominal alta, no hipocôndrio direito ou epigástrio; é muito comum, geralmente o primeiro sintoma.
- *Anorexia, náuseas e vômitos, plenitude pós-prandial, astenia* — sintomas inespecíficos, freqüentemente presentes.
- *Emagrecimento* — pode não ser relatado nas fases iniciais da doença, mas é praticamente constante nas fases mais avançadas.
- *Febre baixa, intermitente* — devida à necrose tumoral, ou a uma complicação infecciosa do paciente cirrótico; quando raramente predomina no quadro clínico, o diagnóstico diferencial com abscesso hepático precisa ser feito.
- *Hepatomegalia* — o sinal mais comum; classicamente o fígado é duro, nodular; a ausência de hepatomegalia pode ser devida à retração do fígado cirrótico, no qual se diagnosticou um tumor pequeno ou pelo menos não muito avançado.
- *Esplenomegalia* — relatada em 20%-40% dos casos, foi menos vezes encontrada na nossa casuística.
- *Ascite* — de 35%-60% dos casos; geralmente devida à cirrose, com conteúdo protéico baixo.
- *Hemoperitônio* — uma das complicações que podem levar ao óbito; é recomendada palpação cuidadosa do fígado tumoral, já que a ruptura do tumor pode ser causada por palpação intempestiva; em cirróticos, a

presença de hemoperitônio é indicativa de CHC; em homens, ruptura tumoral é a causa mais freqüente de hemoperitônio não-traumático; o hemoperitônio é manisfestação terminal de casos avançados, mas ocasionalmente pode ser o primeiro sintoma do CHC.

- *Outros sinais de hipertensão portal ou insuficiência hepática* — como aranhas vasculares, eritema palmar, atrofia muscular, circulação colateral e outros, são identificados nos pacientes com cirrose associada, mas podem faltar nos pacientes em que as manifestações iniciais são basicamente tumorais, mesmo que tenham cirrose, como ocorre, por exemplo, nos pacientes africanos.
- *Icterícia* — geralmente discreta; quando intensa, sugere compressão ou invasão de vias biliares ou falência hepática terminal.
- *Hemorragia digestiva* — é evento descrito como comum, freqüentemente terminal; trombose portal ou invasão de veias supra-hepáticas podem precipitar o sangramento.
- *Sopro arterial na região do tumor* — causado por maior vascularização arterial, com vasos tortuosos, de calibre irregular, pode ser ouvido, se procurado ativamente, em aproximadamente 25% dos casos.
- *Sintomas provocados por metástases* — não são comuns; invasão pulmonar pode provocar tosse não-produtiva, dispnéia ou derrame pleural; já a lesão óssea é menos comum, mas é mais sintomática, sobretudo quando acomete a coluna.
- *Manifestações atípicas* — como icterícia obstrutiva dominando o quadro clínico, provocada por compressão dos ductos biliares, invasão da árvore biliar ou, mais raramente, por hemobilia importante; invasão tumoral da veia supra-hepática, com quadro de síndrome de Budd-Chiari, com invasão tumoral da veia cava inferior, átrio e ventrículo direito, podendo causar insuficiência respiratória e morte súbita.

Tabela 117.6
Aspectos Sugestivos de Desenvolvimento de Carcinoma Hepatocelular em Pacientes Cirróticos

• Descompensação súbita sem causa aparente
• Crescimento do fígado
• Dor no hipocôndrio direito; febre
• Emagrecimento
• Ascite hemorrágica
• Aumento da gama GT e fosfatase alcalina
• Elevação da alfafetoproteína e desgamacarboxiprotrombina
• Trombose portal

Tabela 117.7
Sintomas e Sinais do Carcinoma Hepatocelular. Comparação entre Dados Observados em140 Casos no E. Santo (até 1998) e Dados da Literatura Revistos por Kew[91]

Sinais e sintomas	*ES (%)*	*Revisão de Kew (%)*
Emagrecimento	93,5	34-71
Hepatomegalia	90,5	64-98
Dor abdominal	75,2	69-95
Ascite	46,8	35-61
Icterícia	32,0	5-26
Esplenomegalia	17,0	27-42
Febre	15,0	11-54

Manifestações Sistêmicas — O CHC pode apresentar quadro clínico não-dependente de efeito local do tumor ou de suas metástases. As manifestações sistêmicas ou paraneoplásicas podem ser produzidas por síntese anormal de substâncias biologicamente ativas, por síntese diminuída de substâncias normalmente sintetizadas no fígado ou por distúrbios enzimáticos induzidos pelo tumor. Às vezes essas síndromes têm importância clínica, ora antecedendo as manifestações mais típicas do tumor, ora dominando o quadro sintomatológico.

Inúmeras síndromes já foram descritas no CHC (Tabela 117.8). A hipoglicemia é a mais comum e a mais importante, podendo ocasionalmente ser causa de óbito. Existem dois tipos de hipoglicemia. A do tipo 1 é a mais freqüente, observada em tumores grandes, mal diferenciados e em fase terminal, sendo facilmente controlada por infusão de glicose. É causada por invasão tumoral do tecido hepático, com maior consumo de glicose. A do tipo 2, mais rara, ocorre em tumores bem diferenciados, e a hipoglicemia é intensa, sintomática, podendo levar ao óbito. Ocorre mais cedo, e pode ser observada antes mesmo de o CHC ter sido identificado. O controle é difícil, necessitando de infusão contínua de glicose. Esse tipo de hipoglicemia não responde ao glucagon. Ocasionalmente corticóide pode ser usado. A hipoglicemia no tipo 2 é causada por secreção aumentada do precursor do fator de crescimento II *insulin like*(pró-IGF-II).

A eritrocitose pode ocorrer em até 10% dos casos. Presença de policitemia em cirróticos é sugestiva de CHC. O mecanismo mais provável é a produção pelo tumor de substrato protéico da eritropoetina.

Várias outras síndromes são relatadas. Puberdade precoce, mais observada no hepatoblastoma, pode ocorrer por produção anormal de gonadotrofinas. A hipercalcemia, descrita ocasionalmente, é explicada por secreção de substância semelhante ao paratormônio. São ainda citadas: hipertensão arterial (produção ectópica de angiotensinogênio pelo tumor), síndrome de diarréia aquosa, com hipopotassemia e acloridria (patogenia desconhecida), hipercolesterolemia (aumento de síntese, mais observada em africanos), porfiria cutânea tardia, síndrome carcinóide[90,91].

Tabela 117.8
Manifestações Sistêmicas do Carcinoma Hepatocelular[90,91]

Manifestações	*Mecanismos*
Hipoglicemia	Tipo I: maior consumo de glicose Tipo II: secreção aumentada de IGF III
Eritrocitose	Produção aumentada de eritropoetina
Puberdade precoce	Produção de gonadotrofinas no tumor
Hipocalcemia	Síntese de proteínas semelhantes ao paratormônio
Hipertensão arterial	Síntese de angitensinogênio no tumor
Diarréia aquosa	Produção de peptídeos vasoativos intestinais?
Hipercolesterolemia	Síntese aumentada de colesterol no tumor

Diagnóstico

Exames Bioquímicos

As alterações bioquímicas são inespecíficas, estando relacionadas à presença e à gravidade da insuficiência hepática (aumento de bilirrubinas e transaminases, hipoalbuminemia) e à extensão do envolvimento tumoral (aumento de fosfatase alcalina e gama GT). Hiperbilirrubinemia acentuada só ocorre em fases terminais, ou quando há invasão ou compressão das vias biliares. O aumento de transaminases é discreto, em geral com predomínio da AST sobre a ALT; nas fases terminais, pode haver elevação significativa de AST, por necrose isquêmica de parênquima não-tumoral[91,144].

Alfafetoproteína (AFP)

É uma proteína fetal (alfa-1-globulina), presente em altos níveis no soro fetal e em níveis muito baixos após o nascimento (abaixo de 20 ng/ml). Valores ascendentes de AFP, acima de 400-500 ng, especialmente acima de 1.000 ng, são praticamente diagnósticos de CHC, embora possam ocorrer também em tumores embrionários. O aumento de AFP está presente em 70%-80% dos casos de CHC, e a elevação é mais freqüente e os níveis mais elevados nas áreas de alta incidência, nos pacientes cirróticos, nos jovens e nos tumores grandes e mal diferenciados. Os níveis podem cair após ressecção ou tratamento não-cirúrgico, podendo subir novamente com recidiva tumoral. Em 20% a 30% dos casos a AFP não se eleva, não se sabendo o porquê desse comportamento biológico distinto.

A AFP pode ainda estar aumentada em outros tumores malignos (embrionários e metastáticos) e em várias hepatopatias, como hepatite virótica aguda e crônica, hepatite alcoólica e na cirrose em atividade. Nesses casos, os níveis estão pouco elevados, entre 20-100 ng, menos de 10% têm valores acima de 100 ng, e em apenas 1% a 3% os níveis ultrapassam 400 ng. Nos casos de hepatopatia não-tumoral com elevação de AFP, em geral também ocorre aumento de transaminases, refletindo atividade da doença inflamatória.

Apesar da existência de outros marcadores tumorais, a AFP permanece sendo o exame sorológico mais útil e utilizado no diagnóstico de CHC. Mais recentemente foi descrita variante de AFP (AFP lecitina reagente), presente no CHC e ausentes nas hepatopatias benignas. Essa variante, e também a AFP fucosilada, pode ser útil no diagnóstico precoce do tumor. A utilização da AFP no diagnóstico precoce do CHC é discutida adiante (Diagnóstico Precoce)[82,137,163].

Outros Marcadores Tumorais

A desgamacarboxiprotrombina, também conhecida como PIVKA II (*protein-induced by vitamin K absence*), é uma protrombina anormal secretada pelo tumor. Sua produção é devida à falha da célula tumoral em expressar gene da carboxilase protrombina, com acúmulo da desgamacarboxiprotrombina no sangue. Pode estar presente em até 90% dos casos de CHC em regiões de baixa incidência, podendo ser exame mais sensível que a AFP. Em áreas de grande incidência, especialmente na África, a desgamacarboxiprotrombina tem sensibilidade e especificidade menores. O uso combinado de PIVKA II e AFP aumenta a acurácia diagnóstica, mas o uso prévio de vitamina K pode levar a falso-negativos. De qualquer forma, o teste é útil para o diagnóstico, sobretudo quando metodologia sensível é utilizada, embora seja mais oneroso que a dosagem de AFP[75,134,189].

A alfa-L-fucosidase e a ferritina sérica são marcadores menos sensíveis e específicos que a AFP. A neurotensina e níveis elevados de vitamina B_{12} podem ser úteis no diagnóstico da variante fibrolamelar do CHC[89,144].

Métodos de Imagem

Além de grande valor diagnóstico, os métodos de imagem têm participação importante no tratamento e na avaliação de várias medidas terapêuticas. O grande avanço nos métodos de imagem se reflete na capacidade cada vez maior de se diagnosticar com mais precisão e mais precocemente os tumores do fígado.

Ultra-Sonografia (US)

É o exame de imagem utilizado inicialmente na investigação de tumor hepático. As vantagens do método são múltiplas: não é invasivo, é de baixo custo, é facilmente disponível na maioria dos hospitais, pode ser repetido, sugere diagnóstico de cirrose associada, identifica esplenomegalia, ascite e invasão venosa portal ou de supra-hepáticas, orienta punções. Os modernos aparelhos de ultra-sonografia em tempo real permitem que o fígado seja rapidamente examinado e que lesões de até 0,5 cm possam ser identificadas. Existem limitações: lesão em região infradiafragmática, que pode ser de difícil visualização, e o diagnóstico diferencial entre CHC, metástases e tumor benigno às vezes é difícil e pode não ser feito. Além disso, a US é exame operador-dependente, e a capacidade de se identificar lesão está relacionada à experiência e ao interesse do examinador.

O padrão ultra-sonográfico do CHC varia de hipoecóico, quando pequeno (menores de 3 cm), a iso-e hiperecogênico ou com padrão misto, nos tumores maiores. Mas o tumor pequeno, bem diferenciado, com esteatose, pode ter padrão hiperecogênico em 1/3 dos casos, podendo lembrar hemangioma[41,144]. Um padrão muito característico do tumor pequeno é o aspecto em mosaico, com formação de septos, halo periférico, sombras laterais (produzidas pela pseudocápsula) e reforço posterior (textura diferente do tumor em relação ao parênquima cirrótico). Também é freqüente o achado de múltiplos nódulos[98].

A ultra-sonografia com Doppler e o uso de meios de contraste são úteis no diagnóstico diferencial não-invasivo de CHC e outros tumores, com melhor avaliação do padrão de vascularização da lesão. Mas um avanço importante no diagnóstico de tumores pequenos foi a introdução da ultra-sonografia angiográfica, com infusão intra-arterial de microbolhas de CO_2, mais sensível que a ultra-sonografia convencional. O índice de detecção de tumores menores que 3 cm por este método (95%) é maior que o da angiografia convencional (62%), da angiografia digital (69%) e da tomografia com injeção prévia de lipiodol (78%)[98].

Tomografia Computadorizada (TC)

É também um excelente método de imagem para o diagnóstico de CHC, podendo ainda diagnosticar cirrose, ascite, invasão vascular e envolvimento extra-hepático do tumor. É de utilização rotineira no diagnóstico do tumor e na avaliação de vários métodos terapêuticos [27]. O desenvolvimento da TC helicoidal permitiu que o fígado fosse avaliado em fase pré-contraste, e após a injeção de contraste iodado, na fase arterial, fase portal e de equilíbrio.

O padrão tomográfico mais comum do CHC é o de massa bem-definida, hipoatenuante. Após injeção de contraste, o tumor se torna hiperatenuante na fase arterial, depois isoatenuante na fase portal e hipoatenuante na fase tardia. Halo hipoatenuante freqüentemente é identificado na fase tardia do exame. Necrose central é comum em tumores grandes. O tumor, que normalmente é identificado com facilidade, pode passar despercebido quando a lesão é isodensa com o parênquima adjacente.

Um aspecto muito sugestivo, também demonstrado na ultra-sonografia, é a aparência heterogênea (sinal do mosaico), com múltiplos nódulos dentro da massa tumoral, separados por traves fibróticas. É comum o achado de lesões menores nas proximidades da massa principal. Outra característica é a demonstração de cápsula, que raramente é identificada em outros tumores comuns, como em metástases, hemangiomas, hiperplasia nodular focal ou cistos. Mas os tumores pequenos raramente são encapsulados. Nos tumores maiores, é comum a invasão vascular, mais vezes da veia porta, menos vezes das hepáticas e cava inferior.

A acurácia do exame é maior com a tomografia helicoidal (aumenta de 20% a 30% o número de nódulos detectados). Na tomografia com injeção prévia de lipiodol, o contraste iodado é injetado na artéria hepática 15 dias antes da tomografia. As células de Kupffer do parênquima não-tumoral depuram o contraste, que fica retido nas células tumorais (que não possuem células de Kupffer), permitindo assim que nódulos de até 3 mm possam ser identificados.Com o emprego da TC helicoidal e da ressonância magnética, as técnicas mais invasivas, como a TC-arteriografia e TC-portografia, tem sido menos utilizadas[27,155] (Fig. 117.5).

Ressonância Magnética

Tem índice de detecção semelhante ao da tomografia, mas é superior em lesões menores de 2 cm. Uma vantagem do método é a possibilidade de uso sem contraste iodado em pacientes alérgicos ao iodo. Em geral o tumor se apresenta com imagem com hipossinal em T1 e hiperintensa em T2 (Figura 117.5). Alguns aspectos sugestivos de CHC: sinal do anel, nódulo em nódulo e presença de septos. Um outro aspecto de CHC facilmente identificável é a invasão vascular, de veia porta ou supra-hepática. Recentemente foram desenvolvidos meios de contraste específicos para parênquima e para SER (à base de manganês e de óxido de ferro), que melhoram de modo significativo a capacidade do exame na identificação de nódulos hepáticos[40,161,164].

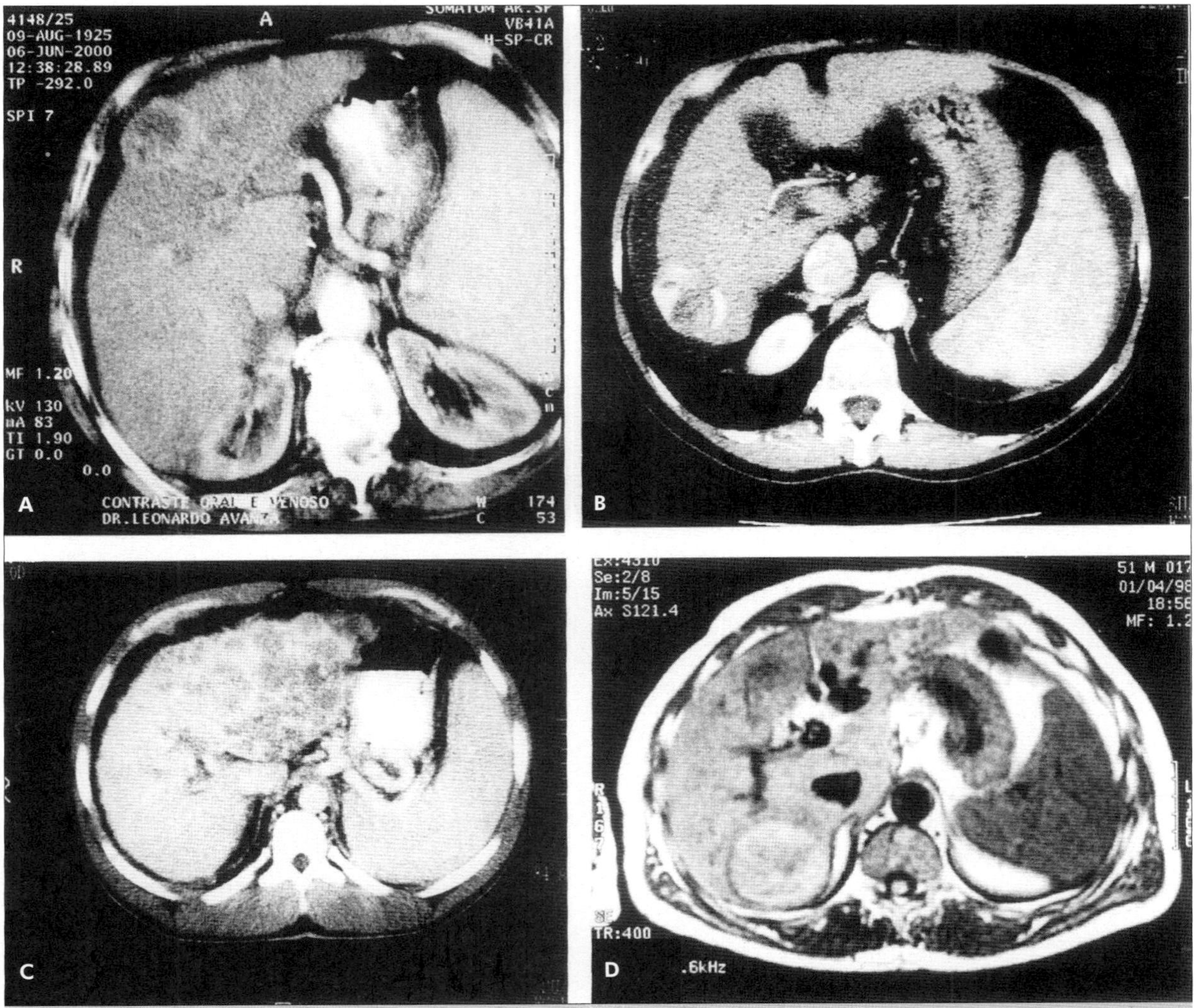

Fig. 117.5 — *Aspectos do CHC na tomografia e na ressonância magnética. A e B (TC): lesões focais, com hipercaptação de contraste na fase arterial. C (TC): imagens arredondadas, hipodensas e hipocaptantes de contraste, predominantemente no lobo esquerdo. D (RM): imagem em hipersinal (T1), com halo periférico em hiposinal, sugerindo pseudocápsula.*

Angiografia

O exame tem sido menos usado atualmente, a partir do grande desenvolvimento de métodos menos invasivos. Mas permanece útil, sobretudo como exame pré-operatório, fornecendo dados importantes sobre localização, tamanho, vascularização e ressecabilidade do tumor. Também é técnica usada em procedimentos terapêuticos, como embolização ou quimioembolização[90,144].

Cintigrafia Hepática

Já foi exame muito útil, mostrando a invasão tumoral em casos avançados. Seu valor é limitado nos tumores pequenos, especialmente em fígado cirrótico. O uso de gamacâmara e do SPECT (*single photon emision CT*) aumenta a sensibilidade do exame. A cintigrafia, entretanto, é o método de imagem menos usado atualmente.

Biópsia Hepática

O papel da biópsia hepática no diagnóstico do CHC tem sido discutido nos últimos anos. De indicação formal, obrigatória para o diagnóstico, passou a ser considerada por muitos procedimento a ser evitado, pelo risco de implante de células malignas no trajeto da agulha ou de disseminação tumoral.

A biópsia permite o diagnóstico definitivo da doença, o que, em se tratando de doença neoplásica, é sempre importante. Se as contra-indicações forem observadas, e com a utilização de agulhas mais finas, o risco de complicações importantes não é grande. Nos últimos anos, a alternativa mais usada é a punção com agulha fina guiada por métodos de imagem. O material obtido pode ser usado para citologia ou micro-histologia (*cell-block*), com o diagnóstico sendo estabelecido na maioria das vezes. Existem, entretanto, limitações importantes: nem sempre o material obtido é suficiente para o diagnóstico, o diagnóstico diferencial com outros tumores malignos pode não ser fácil, e o diagnóstico de cirrose associada geralmente não pode ser feito, com a retirada apenas de material neoplásico.

O risco de implante ou disseminação do tumor, embora pequeno, em torno de 2%, é real e deve ser sempre considerado[25,39]. Sempre que o diagnóstico puder ser estabelecido com segurança por métodos de imagem ou por sorologia, a biópsia é dispensável. Também nos casos de nódulos ressecáveis, a biópsia não deve ser feita antes da laparotomia. Trabalhos recentes, no Japão, Coréia e Canadá, mostraram que freqüentemente as lesões nodulares hepáticas podem ser diagnosticadas com métodos de imagem, com acurácia semelhante à obtida com as punções de agulhas finas, concluindo os autores que a biópsia pré-operatória é desnecessária na maioria das vezes [80,182]. Nos tumores pequenos (menores que 2 cm) e bem diferenciados, a biópsia pode ser necessária para o diagnóstico definitivo[67].

Conduta que nos parece adequada é a recomendada na recente Conferência sobre Tratamento Clínico de Carcinoma Hepatocelular, encontro realizado em Barcelona[19]:

1. Em nódulos menores de 1 cm em fígado cirrótico, é preferível apenas observar com exames ultra-sonográficos de 3 em 3 meses, até que a lesão ultrapasse 1 cm, já que é muito difícil que se faça diagnóstico nessa fase, com os meios diagnósticos atualmente disponíveis.
2. Com nódulos de 1 a 2 cm, a biópsia guiada por métodos de imagem é recomendada, já que as técnicas radiológicas não permitem diagnóstico seguro, e geralmente a AFP está normal. Com esse tamanho, o tumor é bem diferenciado, e o risco de disseminação é muito baixo; entretanto, uma biópsia negativa não exclui neoplasia em fígado cirrótico.
3. Quando o nódulo é maior que 2 cm, o diagnóstico radiológico moderno tem acurácia suficiente para caracterizar a lesão como CHC, sendo a biópsia dispensável. O tumor pode ser diagnosticado pelos achados coincidentes de pelo menos duas técnicas radiológicas: US, TC, RM ou angiografia, mostrando lesões características (hipervascularização arterial, sobretudo) em nódulo maior que 2 cm. Ou, alternativamente, por um achado radiológico em paciente com AFP igual ou acima de 400 ng (Tabela 117.9).

Quando se avalia a necessidade de biópsia em nódulo suspeito de CHC, temos que considerar o impacto clínico do diagnóstico e o risco de tratamento invasivo em caso falso-positivo. O fato é que para se tratar doença como o CHC é necessário que o diagnóstico seja estabelecido, e, se esse diagnóstico puder ser feito com

Tabela 117.9
Critérios Diagnósticos para o Carcinoma Hepatocelular[19]

1. Critério histológico
2. Critérios não-invasivos (restritos a cirróticos) • Critério radiológico: *dois métodos com alterações coincidentes (lesões focais com hipervascularização arterial) • Critério combinado: um método de imagem (lesão focal > 2 cm, hipervascularização arterial) e alfafetoproteína elevada (>400 ng/dl)

**Técnicas radiológicas consideradas: US, TC, RM e angiografia.*

técnicas radiológicas e/ou sorológicas, tanto melhor. Muitos patologistas, entretanto, acreditam que biópsia com agulha fina e citologia são procedimentos seguros no diagnóstico de massa hepática, e que não se justifica expor o paciente ao risco de terapias agressivas sem confirmação patológica[110]. Mas também é válido o argumento de que os métodos de imagem progrediram tanto que podem eventualmente ultrapassar a sensibilidade diagnóstica da biópsia, podendo a decisão do médico ser baseada em dados clínicos, sorológicos e radiológicos, sem necessidade de biópsia positiva[17].

Laparoscopia

Com a facilidade das punções guiadas por imagem, e com diagnóstico sendo feito cada vez mais por técnicas radiológicas, a laparoscopia tem sido menos usada no diagnóstico do CHC. Mas o exame pode ser útil, em determinadas circunstâncias, identificando a cirrose, a invasão peritoneal e as pequenas lesões na superfície hepática, e orientando punções.

Diagnóstico Precoce

O CHC é freqüentemente diagnosticado em fase avançada, quando o tratamento é incapaz de mudar a história natural da doença. Diagnosticado em fase precoce, entretanto, medidas terapêuticas eficazes podem ser empregadas, melhorando de modo significativo o prognóstico do tumor.

Existem diferenças entre tumor pequeno e tumor precoce. Nem todo tumor pequeno é precoce, pois pode já apresentar metástase intra-hepática e/ou invasão venosa. De qualquer forma, o que se deseja, na prática, é diagnosticar o CHC pequeno, esperando que ele seja também um tumor precoce (tumor com menos de 2 cm, bem diferenciado, margens indistintas, sem invasão portal ou metástase intra-hepática), já que existe relação entre o tamanho do tumor no momento do diagnóstico e o prognóstico do paciente. O conceito de tumor pequeno tem evoluído com o tempo: inicialmente igual ou menor que 5 cm de diâmetro, depois igual ou menor que 3 cm, e atualmente igual ou menor que 2 cm para muitos autores[95,140].

O melhor conhecimento sobre a história natural do tumor pequeno mudou alguns conceitos errôneos sobre o CHC. O crescimento tumoral nem sempre é rápido, como se pensava, e nas fases iniciais pode ser lento, mais lento que o crescimento do câncer de mama e de colo uterino. O tempo que o tumor leva para dobrar de tamanho (*doubling time*) pode variar de 1 a 19 meses, com mediana de 6 meses. Alguns tem crescimento mais rápido, outros mais lento, e já se estimou que o tempo necessário para que o tumor cresça de 1 a 10 cm pode variar de 10 meses a 10 anos. Em um mesmo tumor, o ritmo de crescimento pode variar, sendo o crescimento ora mais rápido, ora mais lento, podendo estacionar por algum tempo, e até mesmo regredir[30,167].

O desenvolvimento dos métodos de imagem, permitindo diagnosticar tumores cada vez menores, estimulou a implantação de programas de detecção precoce do CHC, especialmente nas regiões onde o crescimento do tumor é mais lento, como no Japão e região mediterrânea. Para que um programa de diagnóstico precoce de um tumor seja válido, alguns critérios devem ser preenchidos: (1) o tumor deve ser doença de grande importância (como o CHC); (2) a história natural deve ser bem conhecida (a história natural do CHC é parcialmente conhecida); (3) o estágio precoce deve ser identificável (como no caso do CHC); (4) a população de risco deve ser identificada (critério também preenchido); (5) o custo-benefício do programa deve ser favorável (aspecto discutível, no caso do CHC); (6) o tratamento do tumor precocemente diagnosticado deve ser eficaz e mudar a história natural da doença (outro aspecto controvertido)[38,165].

Nos programas, os pacientes de risco são submetidos periodicamente a exames ditos de seleção. Os candidatos aos programas são os cirróticos de qualquer etiologia (especialmente os relacionados aos vírus B e C e à hemocromatose), os portadores crônicos do HBsAg (com mais de 35 anos e/ou história familiar de CHC), pacientes com doenças metabólicas que predispõem ao CHC (a principal é a hemocromatose). Os exames iniciais, de seleção, devem ser simples, seguros, não-onerosos e reprodutíveis. Há consenso na literatura de que devem ser usados a dosagem da AFP e o exame ultra-sonográfico em tempo real[84].

A dosagem da AFP é exame útil, mas tem limitações importantes, já que 2/3 dos pacientes com tumor pequeno podem ter AFP normal ou pouco elevada. Além disso, a própria hepatopatia crônica pode ser responsável por elevação de AFP, na ausência de tumor. Mas o paciente com AFP elevada, sobretudo com níveis ascendentes em dosagens sucessivas, tem risco muito maior de ter ou desenvolver CHC. O uso de AFP lecitina reagente, que ainda não é utilizada de rotina, aumenta a especificidade do teste, pois não se eleva na hepatopatia não-tumoral[31,82,137,163]. Recentemente alguns autores têm questionado o valor da AFP nos programas de detecção precoce, com o argumento de que raramente o marcador sorológico é capaz de identificar tumor que não tenha sido visualizado na ultra-sonografia, não se justificando a realização do exame rotineiramente. A AFP teria apenas valor como teste confirmatório, em lesões descobertas pelos exames de imagem[166,185]. No entanto, o exame continua sendo usado pela maioria dos investigadores.

A ultra-sonografia é o exame fundamental do programa, diagnosticando cada vez mais tumores menores (ver Ultra-Sonografia). Existem, é verdade, limitações, como falso-positivos (tumores benignos e nódulo de regeneração) e falso-negativos (tumores superficiais, tumor difuso em fígado cirrótico). O exame pode ser complementado por punção de agulha fina. O risco de disseminação tumoral deve ser considerado (ver Biópsia Hepática).

Os exames de seleção são usados em intervalos variáveis, menores no Japão (a cada 3 meses) e um pouco maiores em outras regiões, como na Itália, onde nos pacientes cirróticos com AFP inicialmente normal os exames são repetidos a cada ano, e nos com AFP já inicialmente elevada, repetidos a cada 6 meses[30,32]. Como a mediana do *doubling time* no CHC é de 6 meses, esse parece ser um bom motivo para que a dosagem de AFP e o exame ultra-sonográfico sejam realizados de 6 em 6 meses.

Não há dúvida de que o diagnóstico precoce do CHC pode efetivamente ser feito. Mas existem aspectos discutíveis: o custo–benefício dos programas de detecção precoce, e se a mortalidade pode ser realmente reduzida por tais programas[53,196]. No Japão, área de grande incidência, e onde o tumor tem crescimento mais lento, o custo–benefício é favorável, mas em outras regiões de incidência intermediária ou baixa o custo é muito alto[32,159]. A redução de mortalidade, mais que o diagnóstico precoce, deve ser o objetivo principal dos programas, e tem sido observada na China e no Japão, mas ainda não foi demonstrada no Ocidente[30,150].

Quando se avalia os resultados dos programas, é necessário observar que, se não houver tratamento eficaz, capaz de modificar a história natural do tumor precocemente diagnosticado, o diagnóstico precoce pode dar uma falsa impressão de aumento de sobrevida, quando na realidade apenas terá aumentado o tempo de conhecimento da existência da doença (*lead time bias*). Sherman termina uma revisão recente sobre o assunto, afirmando que, até que estudos controlados sejam realizados, não se pode saber se os programas de detecção precoce são realmente úteis para os pacientes ou se servem apenas para falsamente tranqüilizar os médicos [165]. Esse tipo de estudo é muito difícil de ser feito, além de ter implicações éticas. O fato é que, mesmo sem se demonstrar cientificamente redução de mortalidade, na prática os hepatologistas de todo o mundo submetem os cirróticos a exames periódicos de 6 em 6 meses. Entretanto, fica claro que só é válido o seguimento de cirróticos que possam ser submetidos a tratamento se o tumor for descoberto. Não devem ser submetidos a exames periódicos os pacientes com cirrose Child C, nem aqueles com outras doenças importantes; os pacientes Child C devem ser considerados para transplante[16].

Diagnóstico Diferencial

O diagnóstico diferencial de CHC é fácil quando o quadro clínico é típico. Manifestações atípicas, como hipoglicemia, choque hemorrágico por ruptura tumoral e hemoperitônio, colestase importante, quadro febril, simulando abscesso hepático ou colecistite aguda, podem apresentar dificuldades diagnósticas.

Nem sempre o diagnóstico de CHC é estabelecido quando no quadro clínico predominam as manifestações de cirrose. Muitas vezes o aparecimento de CHC é causa de descompensação hepática importante, com óbito antes de o diagnóstico de tumor ser feito.

O diagnóstico diferencial com tumor metastáticos às vezes apresenta problemas, quando o sítio primário não é conhecido. Níveis normais de AFP, presença de outros marcadores tumorais, como o CEA, ausência de cirrose associada, nódulos múltiplos e umbilicados à laparoscopia são indicativos de metástases. Ocasionalmente, mesmo em material de biópsia o diagnóstico é difícil.

O colangiocarcinoma periférico pode simular o CHC, com quadro clínico e exames de imagem semelhantes. O colangiocarcinoma, entretanto, não está associado à cirrose, tem marcadores virais negativos e não secreta AFP; macroscopicamente, é um tumor firme, brancacento. Nos raros tumores mistos, a dificuldade diagnóstica é maior.

Tumores benignos como hemangioma, adenoma hepatocelular e hiperplasia nodular focal podem simular o CHC, mas o curso clínico é distinto, a fosfatase alcalina, a gama GT e a AFP são normais. Os exames de imagem com muita freqüência definem o diagnóstico. Quando há dúvida, usar exames de imagem especiais, punção com agulha fina, laparoscopia e, em casos em que a dúvida persiste, laparotomia com biópsia em cunha.

Tratamento

O tratamento do CHC pode ser dividido em **tratamento radical ou potencialmente curativo** (ressecção, transplante e terapia ablativa) e **tratamento paliativo** (quimioembolização, quimioterapia, radioterapia, terapia hormonal, imunoterapia), além das medidas puramente de suporte, empregadas no paciente terminal.

Tratamento Radical (potencialmente curativo)

Oferece possibilidade de cura para a doença, mas apenas 30% dos pacientes com CHC avaliados em centros de referência podem receber tratamento radical [16]. São três as modalidades de tratamento potencialmente curativo: a ressecção hepática parcial, o transplante de fígado e algumas terapias ablativas. Como não existem estudos prospectivos comparando as opções radicais, a primeira opção varia nos vários centros ou países. Mas em paciente com CHC pequeno e cirrose descompensada, há uma clara opção pelo transplante.

Ressecção Hepática (ver também Capítulo 118)

Até o inicio dos anos 90, a ressecção hepática parcial era considerada terapia de escolha para o CHC limitado ao fígado, quando anatômica e funcionalmente possível. Quando a ressecção não era possível, por extensão do tumor ou por insuficiência funcional, o transplante era considerado[11,78]. Entretanto, com muita freqüência o tumor é irressecável, por multiplicidade de lesões nos dois lobos, por invasão vascular e/ou presença de insuficiência hepática. A gravidade da hepatopatia preexistente é fator limitante de extensão da ressecção e maior causa de mortalidade pós-operatória.

O candidato ideal à ressecção (tumor pequeno, com cirrose compensada, sem insuficiência hepática ou hipertensão portal e sem invasão vascular) só é observado em menos de 10% dos casos[30]. Na prática, devem ser ressecados os pacientes que, além de boa reserva funcional (Child A), não apresentem hipertensão portal significativa — fator recentemente relacionado ao prognóstico imediato e tardio após ressecção[15,114]. Pressão portal significativa seria caracterizada pela presença de um desses itens: pressão portal acima de 10 mmg Hg; varizes esofagianas; ou esplenomegalia com plaquetas abaixo de 100.000[16]. Com cuidadosa seleção de pacientes e técnicas apropriadas, nos bons serviços de cirurgia a mortalidade hospitalar é baixa, caminhando para zero[47].

Dois problemas básicos limitam a eficácia da ressecção no tratamento do CHC: a recorrência tumoral e a própria evolução da hepatopatia crônica, responsáveis por grande parte dos óbitos. A recorrência pode chegar a 50% ao fim de 1 ano, e é mais comum nos tumores grandes, nos ressecados sem margem adequada de segurança, nos tumores não-encapsulados, nos mal diferenciados e nos que apresentam mutação do gene p53. O risco maior dos tumores acima de 5 cm está relacionado à invasão vascular freqüente e à presença de metástases intra-hepática[83].

Transplante Hepático

A idéia de que tumores pequenos devem ser ressecados e de que o transplante deve ser reservado a tumores não-ressecáveis mudou nos últimos anos. O tumor grande, irressecável, já foi indicação de transplante, indicação hoje abandonada por alta mortalidade e recorrência tumoral. Os melhores resultados com o transplante passaram a ser obtidos com uma seleção mais rigorosa de candidatos. Atualmente, o transplante é considerado a terapia de escolha para tumores pequenos, reservando-se a ressecção para pacientes com contraindicações ao transplante (idade avançada, infecção ativa pelo vírus B, doenças extra-hepáticas) ou para pacientes com boa função hepática e tumor facilmente ressecável [10].

O transplante hepático é a terapia mais radical, tratando ao mesmo tempo a neoplasia e a cirrose e prevenindo aparecimento de novos tumores [10]. Em tumores pequenos, a sobrevida sem recorrência ao fim de 3 anos é maior nos pacientes transplantados que nos ressecados[11]. De modo geral, em tumores pequenos os resultados são excelentes em termos de sobrevida e recorrência. Quando a descoberta do tumor é incidental (paciente transplantado por cirrose), ou em casos muito bem selecionados, os resultados são semelhantes ao transplante em cirróticos sem neoplasia[66,174]. A recomendação atual é restringir o transplante a tumores únicos com diâmetro igual ou menor que 5 cm, ou a tumores com até 3 nódulos com diâmetro igual ou menor que 3 cm[174].

Mas existem problemas importantes relacionados ao transplante, como o número limitado de doadores, o alto custo, a reinfecção pelos vírus B e C e a recorrência e o crescimento tumoral acelerados pela imunossupressão. Além disso, o transplante não é procedimento disponível em grande parte do mundo, especialmente nas áreas de grande incidência do tumor, como na África e Sudeste asiático. Quando se analisa a intenção de tratar, os resultados podem ser melhores nos paciente ressecados, devido ao longo tempo de espera em fila de transplante[114]. Para a longa espera na fila do transplante, algumas opções são as campanhas de doação e a utilização de fígado marginal e de doador vivo.

Embora importante do ponto de vista individual, o papel do transplante hepático no tratamento do CHC em termos globais ainda é muito limitado. Na França, com incidência estimada em 4 a 5 mil casos novos de CHC, pouco mais de cem casos são transplantados por ano[52].

Terapias Ablativas ou Terapias com Invasão Mínima

São alternativas importantes, com menor custo e morbidade baixa, algumas apresentando resultados terapêuticos comparáveis ao tratamento cirúrgico. Geralmente o tratamento é realizado em regime ambulatorial, utilizando via percutânea. Necessitam sempre de método de imagem para localizar o tumor, monitorizar a ablação e documentar a destruição do tecido neoplásico. Embora a tomografia e a ressonância magnética possam ser usadas, o método de imagem mais empregado é a ultra-sonografia. No seguimento do paciente, após a ablação, a tomografia é a mais utilizada. De todas as terapias ablativas, a que tem sido mais usada é a alcoolização percutânea, enquanto a ablação por radiofreqüência é a que desperta atualmente o maior interesse.

Alcoolização Percutânea

Utilizada desde a década de 80, é um método de simples execução, eficaz, seguro e de baixo custo, sendo tratamento de escolha para muitos casos de CHC pequeno [139]. O etanol produz necrose de coagulação e isquemia no tecido tumoral, por desidratação celular e trombose de pequenos vasos. A diferença de consistência entre tecido tumoral e o parênquima cirrótico, além da presença de cápsula, impede que o etanol atinja o parênquima não-tumoral. Por outro lado, a presença de septos intra-tumorais dificulta a difusão do álcool uniformemente pelo tumor. Como os septos são mais freqüentes em tumores maiores que 3 cm, a melhor indicação para a alcoolização é nos nódulos de diâmetro igual ou menor que 3 cm. Para alguns autores o limite poderia ser de 5 cm, enquanto outros admitem alcoolização de tumores maiores, com sessão única sob anestesia geral[54,105,125]. A técnica é simples, não exigindo equipamento especial. O procedimento é ambulatorial, com anestesia local. O álcool absoluto (ou a 95°) é injetado através de agulhas finas (22 e 21 g), guiadas por ultra-sonografia, e a quantidade injetada varia com o diâmetro da lesão. O paciente permanece por 1 ou 2 horas em repouso e em observação. O número de sessões necessárias para produzir necrose tumoral completa varia também com o tamanho do tumor: 3 a 4 sessões para nódulos menores que 3 cm, até 6 a 12 para lesões entre 3-5 cm[14,106].

O procedimento é bem tolerado, sendo a dor e a febre os sintomas mais comuns, geralmente discretos. Complicações importantes são raras: hemorragia intraperitoneal (a mais comum e importante), derrame pleural direito, colangite, lesão de ducto biliar, hemobilia, abscesso hepático. Mortalidade é excepcional. Implante tumoral no trajeto da agulha é uma possibilidade rara, mas relatada[14,102,106,135].

A avaliação dos resultados é feita por métodos de imagem. Na ultra-sonografia, o aspecto da lesão se altera, geralmente passando de hipoecogênica a hiperecogênica. Na tomografia, a lesão necrótica não mais capta contraste. A eficácia da alcoolização de tumores pequenos é muito boa, comparável à da ressecção [22,193]. A sobrevida em 1, 3 e 5 anos foi de 100%, 82,15% e 59% nos pacientes alcoolizados e 96,6%, 84,4% e 61,5% nos ressecados, no material de Yamamoto *et al.*[193]. Nos pacientes Child C os resultados são piores, justificando a tendência de se restringir a indicação apenas aos pacientes com boa reserva funcional. Recorrência do tumor, geralmente em outro local do fígado, é muito comum (50% a 90% em 5 anos), mas não deve ser atribuída à falha do método, e sim à própria natureza recidivante e multicêntrica da doença. Os novos nódulos podem ser alcoolizados, com igual sucesso[105,106,172].

Os resultados com a alcoolização ainda não foram comparados, em estudo randomizados, com a ressecção e o transplante. Alguns trabalhos mostram que os resultados são semelhantes entre esses métodos terapêuticos, pelo menos nos 3 primeiros anos [22]. Como esses estudos não são randomizados, há tendência de alcoolizar os piores casos e ressecar ou transplantar os melhores. Em relação ao custo, ele é muito menor na alcoolização, comparado ao da ressecção e ao do transplante.

Das terapias percutâneas ablativas ou com invasão mínima, a alcoolização é o procedimento-padrão, com o qual os novos métodos devem ser comparados[107].

Ablação por Radiofreqüência

Na termoablação por radiofreqüência (RF) há conversão de energia de ondas eletromagnéticas em calor, que chega ao tumor através de agulha guiada por método de imagem (geralmente por ultra-sonografia). A lesão térmica produzida é em geral pequena, com menos de 3 cm, mas recentemente modificação na configuração da agulha ampliou o tamanho da necrose para até 5 cm. Os candidatos à RF são os pacientes com tumores menores que 5 cm, sem evidência de lesão extra-hepática. A situação ideal seria a de um nódulo único, menor que 3 cm, localizado longe da cápsula e dos grandes vasos. São contra-indicações o tumor grande, o paciente com baixa reserva funcional, a presença de infecção e de insuficiência renal e lesão nas proximidades de grandes vasos. As alterações de coagulação devem ser corrigidas antes do procedimento[62,102,139].

A RF preferencialmente deve ser realizada por via percutânea, com sedação, em pacientes não-hospitalizados. Alternativas são as vias laparoscópicas ou por laparotomia, que, embora muito mais invasivas, têm algumas vantagens, como detecção de lesões até então não-reconhecidas, identificação de implante peritoneal e facilidade em posicionamento das agulhas. O procedimento geralmente dura de 10 a 30 minutos, mas muitas vezes são necessárias algumas sessões para a necrose completa do tumor. O aspecto ultra-sonográfico pós-ablação é de lesão hiperecogênica, mas a tomografia é o melhor método para verificar a eficácia, mostrando área bem definida sem captação de contraste (Fig. 117.6)[102,139].

Os resultados relatados na literatura em geral são bons, e estão relacionados ao tamanho da lesão: necrose total do tumor em mais de 90% dos casos de diâmetro igual ou menor que 3 cm; nos com mais de 3 cm, necrose completa é obtida em aproximadamente 50%. Recorrência é comum, em torno de 40% em 2 anos, podendo os novos nódulos ser tratados novamente com RF ou outro método de ablação [102,109].

As complicações relatadas são semelhantes às da alcoolização: febre, hemorragia intraperitoneal, derrame pleural, lesão diafragmática, hemobilia, hemotórax.

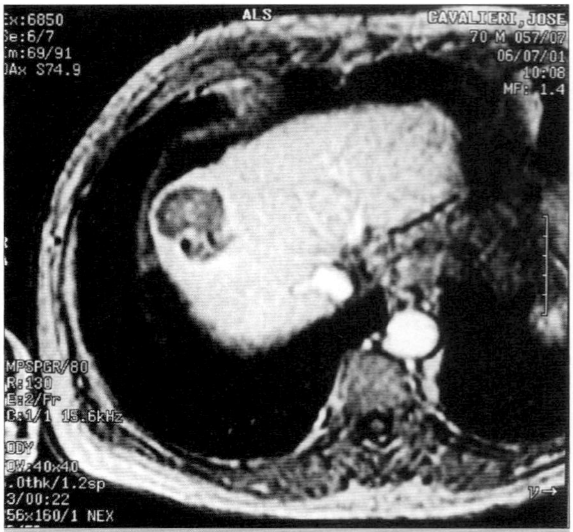

Fig. 117.6 — *CHC em fígado cirrótico, com lesão focal tratada com termoablação por radiofreqüência. Aspecto da lesão após a termoablação, com necrose quase total (mas não completa) do tecido tumoral.*

No entanto, o implante de células neoplásicas no trajeto da agulha ocorreria mais que na alcoolização[102,106]. O grupo de Barcelona relatou 12,5% de implante, e, embora o número de casos tenha sido pequeno (n = 32) e o trabalho tenha recebido contestações, não há dúvidas de que esse aspecto necessita de cuidadosa avaliação[116].

Existem ainda poucos trabalhos comparando a alcoolização e a RF em tumores pequenos. Livraghi *et al.*[108] encontraram menos complicações na alcoolização, mas necrose tumoral completa foi mais freqüente na RF. Ikeda *et al.*[74] encontraram resultados semelhantes entre RF e alcoolização, com um menor número de sessões com a RF. A RF, entretanto, é método que requer equipamento especial, sendo muito mais oneroso que a alcoolização[102,106,108,139].

Outras Modalidades de Terapias Ablativas

Além da RF, outras formas de tratamento utilizam o calor para provocar lesão tecidual. Na termoablação por microondas a maior experiência vem dos autores japoneses. A necrose produzida não atinge só o tumor, sendo uma necrose regional, destruindo o nódulo tumoral, a cápsula invadida e os tecidos vizinhos infiltrados[139]. Como o diâmetro da lesão causada é menor que na RF, são necessárias várias sessões para se obter necrose completa do tumor. A técnica pode ser usada por via percutânea, com anestesia local, ou através de laparoscopia ou laparotomia. A melhor indicação é no tratamento de tumores menores de 2 cm. Indicações e complicações são semelhantes às da RF. Embora seja utilizado desde a década de 80, é ainda considerado um método promissor, sendo uma alternativa para o tratamento de CHC pequeno[139].

Já na termoablação por *laser*, a lesão térmica é produzida por energia luminosa, podendo causar área necrótica de até 6 a 7 cm de diâmetro. A duração do procedimento é variável, podendo ultrapassar 1 hora em tumores maiores. O método é mais indicado e efetivo em tumores pequenos. As complicações são também semelhantes às da RF[102].

A crioablação produz lesão no tecido neoplásico através de baixas temperaturas, com desnaturação de proteínas, ruptura de membrana celular, desidratação celular e hipoxia isquêmica. Embora potencialmente possa produzir ablação importante, necessita de anestesia geral e laparotomia; ocasionalmente pode ser usada por via percutânea. Os resultados são variados, mas as complicações são mais freqüentes que na RF, sendo algumas só descritas na crioablação, como infecção pulmonar e fissura hepática com sangramento. Óbitos já foram relatados[102].

A injeção percutânea de ácido acético é uma opção à alcoolização. Observações recentes de Ohnishi *et al.*[136] mostraram sobrevida maior em pacientes submetidos a injeção percutânea de ácido acético a 50% quando comparados a pacientes alcoolizados. A vantagem do ácido acético seria a de dissolver septos intra-tumorais, facilitando a difusão do agente em toda a massa neoplásica, obtendo-se necrose total com menor número de sessões. São necessários outros trabalhos confirmatórios e maior experiência com a utilização do ácido acético, que também pode ser usado em sessão única[103].

Tratamento Paliativo

São modalidades de tratamento úteis, ou potencialmente úteis, em várias circunstâncias, mas que não oferecem possibilidade de cura do tumor.

Embolização Arterial, Quimioembolização, Lipiodolização

Embolização, quimioembolização e lipiodolização são métodos que utilizam a cateterização percutânea da artéria hepática ou de seus ramos para produzir embolização e necrose tumoral, e para introduzir agente quimioterápico e/ou lipiodol no tumor. A substância embolizante é geralmente o gelfoam, e os quimioterápicos mais utilizados são doxorrubicina, cisplatina e mitomicina C, muitas vezes usados de forma combinada. Como o tumor recebe suprimento sangüíneo basicamente arterial, a oclusão de ramos da artéria hepática produz dano ao tumor. A embolização é mais efetiva nos tumores mais vascularizados, tipo expansivo-encapsulados, e menos eficaz nos tumores infiltrativos. O lipiodol é retido pelas células tumorais, prolongando assim o efeito do quimioterápico associado. Permanece ainda discutível se a associação com substâncias quimioterápicas realmente aumenta a eficácia da embolização. São contra-indicações à quimioembolização: hepatopatia descompensada, com bilirrubinemia acima de 2 mg e encefalopatia, insuficiência renal, infecção, alergia a iodo, trombose portal e tumores que ocupam mais que 50% do parênquima hepático, além da presença de metástases extra-hepáticas. Síndrome pós-embolização, com dor abdominal e febre, é freqüente, mas geralmente regride em poucos dias[2,14].

A quimioembolização, embora paliativa, pode ser considerada modalidade terapêutica útil em alguns casos, reduzindo a massa tumoral e diminuindo a dor. Em países ocidentais, alguns estudos não mostram aumento da sobrevida[52,63]. No Oriente, estudo controlado recente demonstrou aumento significativo de sobrevida nos pacientes submetidos a quimioembolização com lipiodol[117]. Recente revisão de literatura também indica que a quimioembolização melhora a sobrevida de pacientes com CHC irressecável[113].

Quimioterapia Sistêmica

Tratamento geralmente pouco efetivo, com muitos efeitos colaterais. No CHC há expressão aumentada do MDR (gene de resistência a múltiplas drogas), o que em parte explica a falta de resposta aos quimioterápicos. Não há na literatura trabalhos demonstrando benefícios com associação de drogas. Como medida paliativa, a quimioterapia sistêmica tem sido cada vez menos utilizada no tratamento do CHC[14,138].

Radioterapia

A radioterapia é mal tolerada pelos cirróticos, podendo produzir lesão hepática importante, como hepatite actínica e atrofia hepática, o que limita o emprego de doses com ação antitumoral. A radioterapia protônica, modalidade nova, com radiação seletiva do fígado, mais eficiente e segura que a radioterapia convencional, sem efeitos adversos importantes, pode ser uma opção terapêutica em tumores pequenos, nos quais as terapias convencionais não puderam ser usadas. Ou pode ser uma medida paliativa útil para tumores grandes. Uma outra opção, de valor ainda a ser mais bem demonstrado, é a injeção intra-arterial de I^{131} e lipiodol[14,148173].

Terapia Hormonal

A demonstração de receptores hormonais em células de CHC, além da possibilidade de ação promotora dos hormônios sexuais, estimulou o uso de terapia hormonal no CHC. Mas nunca se demonstrou ação benéfica dos antiandrogênicos, e os resultados iniciais obtidos com o emprego do tamoxifeno (antiestrogênico) não foram confirmados em estudo controlado[14].

Imunoterapia

O potencial da imunoterapia no tratamento do CHC tem sido considerado promissor, mas permanece ainda em fase experimental. Além de tratamento seletivo, com emprego de anticorpos mono ou policlonais, capazes de reconhecer proteínas na superfície da célula tumoral e a ela se ligar, também já foram testados interferons alfa e gama, fator de necrose tumoral, interleucina 2, linfocinas ativadas e outras substâncias. O uso de interferon-alfa não se mostrou útil no tratamento de casos avançados[115,171].

Indicação de Tratamento com Base no Estagiamento do Tumor

O grupo de Barcelona recentemente propôs novo sistema de estagiamento do CHC como base para a indicação das diversas formas de terapia para a doença[111,112]. O sistema, denominado BCLC (*Barcelona Clinic Liver Cancer*), pode ser assim resumido:

- *Estágio A (precoce):* paciente assintomático, com tumor pequeno (menor que 5 cm), único ou com até 3 nódulos menores de 3 cm, sem invasão vascular ou metástases. O tratamento deve ser radical: ressecção, transplante ou terapia percutânea (alcoolização ou ablação por radiofreqüência). É subdividido em:
  - A1 — tumor único, sem hipertensão portal e com bilirrubinas normais; o tratamento de escolha é a ressecção;
  - A2 — tumor único, com hipertensão portal relevante, mas com bilirrubina normal; o paciente pode ser ressecado e colocado em fila para transplante posterior, se for o caso;
  - A3 — tumor único, com hipertensão portal e com bilirrubinas aumentadas; não deve ser ressecado; avaliar para transplante ou terapia percutânea;
  - A4 — até 3 nódulos com menos de 3 cm: transplante ou terapia percutânea.
- *Estágio B (intermediário):* tumor grande (maior que 5 cm), assintomático, sem invasão vascular ou metástases. Tratamento paliativo: embolização, quimioembolização, com ou sem complementação com terapia percutânea.
- *Estágio C (avançado):* tumor sintomático, com invasão vascular ou metástases. Indicação para novas drogas ou terapia experimental.
- *Estágio D (fase final):* paciente terminal; tratamento sintomático.

Houve um importante progresso terapêutico nas últimas duas décadas, que transformou o CHC de uma doença incurável em condição potencialmente curável, desde que diagnosticada precocemente. Mesmo assim, o tratamento do CHC continua sendo difícil, por motivos ligados ao tumor (invasão vascular precoce, metástases intra-hepática e crescimento multicêntrico) e por outros ligados ao próprio fígado (cirrose, com hipertensão portal e insuficiência hepática).

Prognóstico

O CHC é um dos tumores de pior prognóstico, com taxas de incidência e mortalidade que muitas vezes se confundem. A história natural do tumor, entretanto, é diferente em várias partes do mundo. Na África, o crescimento tumoral é rápido, e o paciente evolui para o óbito em pouco tempo. Em outras regiões, como no Japão, o crescimento do tumor é mais lento, e o prognóstico, melhor.

Além de relacionado ao estágio do próprio tumor, o prognóstico também depende do grau de insuficiência hepática. Estão muito relacionados ao prognóstico os seguintes fatores: estágio do tumor, grau de insuficiência hepática, estado geral do paciente e eficácia do tratamento a ser utilizado. Enquanto a sobrevida no estágio inicial do tumor pode ser modificada pelo tratamento, a influência das medidas terapêuticas é mínima nas fases avançadas do CHC [19].

Nos pacientes sintomáticos, a sobrevida média fica em torno de 6 meses, mas sobrevidas longas, com ou sem tratamento, são relatadas ocasionalmente. Em nossa experiência, entre alguns casos de evolução atípica, acompanhamos um paciente que sobreviveu 10 anos após o diagnóstico de carcinoma hepatocelular típico, apenas com tratamento sintomático. É bem conhecida a evolução longa do tipo fibrolamelar (ver carcinoma fibrolamelar, adiante). Além de evoluções atípicas e prolongadas, existem pelo menos 14 casos descritos de regressão espontânea do tumor[179,187,186].

A história natural do tumor é muito diferente nos pacientes assintomáticos, com tumores pequenos descobertos por exames periódicos em cirróticos. A sobrevida desses pacientes sem tratamento pode ser de 90% em 1 ano, e de 55% ao fim de 2 anos [6,34,41]. O prognóstico, nesses casos, depende mais do estado funcional do fígado, e a insuficiência hepática pode ser a causa do óbito, mais que propriamente o tumor.

O prognóstico tende a ser um pouco melhor nos jovens, nas mulheres, nos pacientes sem cirrose, nos tumores localizados no lobo esquerdo (pela facilidade de ressecção), nos tumores expansivo-encapsulados, e bem melhor na variedade fibrolamelar e nos tumores pequenos e assintomáticos. Os tumores sem cirrose teoricamente têm prognóstico melhor. Mas a história natural desses casos não é bem conhecida, e a maioria só é diagnosticada em estágios bem avançados.

As principais causas de óbito são a hemorragia digestiva e o coma hepático, ligadas diretamente à doença hepática crônica. Outras causas são infecções, caquexia tumoral, hemoperitônio e hipoglicemia.

Prevenção

Apesar de todos os progressos diagnósticos e terapêuticos, o CHC continua sendo tumor de difícil tratamento e de mau prognóstico. No entanto, a prevenção primária do tumor é factível. Okuda, já na década de 80, sugeria que os esforços deveriam ser mais direcionados à prevenção que ao diagnóstico precoce ou ao tratamento[140]. Na década de 90, Colombo afirma que não existem evidências de que a mortalidade por CHC possa ser diminuída por nenhuma forma de tratamento, e que a maneira mais realística de reduzi-la é através da prevenção[31].

Prevenção Primária

O método mais efetivo de prevenção do CHC é evitar os fatores de risco, especialmente as infecções crônicas pelos vírus da hepatites B e C. Os cuidados com a disseminação dos vírus são essenciais: evitar transfusão, o uso comum de seringas e agulhas, procedimentos invasivos sem os cuidados adequados, tatuagens, acupuntura, uso compartilhado de instrumentos cortantes, como lâminas e tesouras, promiscuidade sexual, entre outras práticas. Um enorme progresso foi a vacinação contra o vírus B, e em Formosa e na Coréia os programas de vacinação populacional já resultam em diminuição de incidência do tumor naquelas regiões[24,101]. A vacinação universal contra o vírus B deve ser uma prioridade de saúde pública. Como ainda não existe vacina contra o vírus C, cuidados redobrados devem ser tomados com material contaminado por sangue [18].

A redução de contaminação alimentar por aflatoxinas é medida que já mostra resultados práticos em algumas regiões da África, com diminuição na incidência do tumor. Outra alternativa viável é a quimioprevenção, com emprego da substância oltipraz, que impede a formação de metabólitos carcinogênicos da aflatoxina e aumenta a excreção da toxina pela urina [190]. O álcool, além de causa importante de cirrose, participa de várias etapas na hepatocarcinogênese, além de interagir com os vírus B e C. Assim, a redução do alcoolismo pode ser mais um fator de importância na prevenção do tumor. Também o diagnóstico precoce e a terapia efetiva da hemocromatose podem diminuir mais esse fator de risco de CHC.

Em pacientes que já adquiriram fatores de risco, como infecções crônicas B e C, a prevenção primária do tumor pode ser feita com o tratamento efetivo das infecções viróticas, tentando impedir evolução para cirrose, o maior fator de risco. Apesar de o tratamento das hepatites crônicas B e C estar longe ainda do ideal, um percentual cada vez maior de pacientes responde ao tratamento antiviral, com as novas associações e com os novos interferons. O interferon, além de ação antiviral, pode atuar por outros mecanismos, como ação antitumoral, ou por redução na velocidade de crescimento de clones tumorais[18]. Em ratos submetidos a carcinogênese química, o uso de interferon durante as fases de iniciação e promoção diminuiu significativamente o número de focos pré-neoplásicos, efeito associado ao aumento da apoptose [3]. Em pacientes com hepatite C já em fase cirrótica, inúmeros trabalhos sugerem que os pacientes com interferon têm incidência diminuída de CHC quando comparados aos não-tratados [72,132]. No entanto, alguns não observaram diferença na incidência de tumor nos tratados e não-tratados. Também em relação ao tratamento da hepatite crônica B com interferon existem dados conflitantes: enquanto autores orientais sugerem redução de incidência de tumor, autores europeus não encontram diferenças entre tratados e não-tratados[18,73].

Prevenção Secundária

O diagnóstico precoce, com tratamento radical do tumor, é uma forma de prevenção secundária. Existem, entretanto, dúvidas de que o diagnóstico precoce resulte em redução de mortalidade em larga escala. Embora possa beneficiar casos isolados, e mesmo um número significativo de pacientes em algumas regiões do mundo, a prevenção secundária evidentemente não pode ser a melhor solução em termos coletivos.

Outras formas de prevenção secundária têm sido usadas no CHC, como o uso de substâncias retinóides no pós-operatório de pacientes submetidos à ressecção, irradiação seletiva, com injeção de lipiodol ligado a I^{131}; o uso de interferon após terapia radical, e imunoterapia adotiva, com injeção de linfócitos ativados, todas objetivando diminuir a recidiva tumoral[18,128]. Mas os resultados benéficos obtidos precisam ser confirmados por outros trabalhos.

Variante Fibrolamelar do Carcinoma Hepatocelular

É uma variante do CHC, com aspectos epidemiológicos, histológicos clínicos e evolutivos muito diferentes do CHC habitual. As principais características dessa variante são:

a) É uma forma relativamente rara (1% a 2% dos casos), que ocorre mais em regiões de baixa incidência de CHC, sendo mais diagnosticada nos EUA e na Inglaterra do que na África e no Sudeste asiático.

b) É tumor de adulto jovem, com mediana entre 25-30 anos, ocorrendo igualmente nos dois sexos.

c) Não está relacionado com os vírus B e C, nem associado à cirrose hepática; os fatores de risco são desconhecidos.

d) Histologicamente, é caracterizado por células eosinofílicas grandes, com trabéculas separadas por estroma conjuntivo bem desenvolvido (daí o nome fibrolamelar).

e) O crescimento do tumor é muito lento, e massa abdominal é o principal sintoma; o diagnóstico precoce é excepcional.

f) O tumor não secreta AFP. Níveis séricos de vitamina B_{12} e neurotensina podem estar elevados, assim como os valores da desgama-carboxiprotrombina.

g) A tomografia ou a ressonância magnética podem mostrar cicatriz central, semelhante à observada na hiperplasia nodular focal.

h) A ressecabilidade é maior que no CHC habitual. Mesmo em casos não ressecados, a sobrevida pode ser longa[35].

OUTROS TUMORES MALIGNOS

Hepatoblastoma

Embora raro, é o tumor mais comum do fígado em crianças abaixo de 5 anos. Predomina no sexo masculino, e não é associado à cirrose. Geralmente é solitário, encapsulado, mais comum no lobo direito. É um tumor embrionário que histologicamente pode se apresentar como variedade fetal (células pequenas), embrionária (células maiores), macrotrabecular (grandes trabéculas com 10 a 20 camadas de células), indiferenciado e misto (com elementos epiteliais e mesenquimais). Na variedade macrotrabecular, o diagnóstico diferencial com CHC do tipo adulto é, às vezes, difícil.

Os fatores etiológicos do hepatoblastomas são distintos do CHC. É possível que exposição, ainda em vida uterina, a toxinas ambientais possa ser responsável pelo tumor[175]. Também anormalidades cromossômicas podem ter papel no desenvolvimento tumoral, como expressão anormal e fator de crescimento (IGF2), entre outros. O papel da mutação do p53 é discutível.

Os sintomas mais freqüentes são massa abdominal e emagrecimento. Os métodos de imagem mostram lesão ocupando espaço no fígado. A AFP está muito elevada. Como o tumor é muito vascularizado, a biópsia percutânea não deve ser feita. A ressecabilidade é maior que no CHC, o que resulta em prognóstico um pouco melhor[58,59].

Colangiocarcinoma (carcinoma colangiocelular)

É um tumor originário dos ductos biliares, com três tipos principais, semelhantes histologicamente, mas diferentes em suas localizaçõe: o de pequenos ductos intra-hepáticos (colangiocarcinoma periférico), o de ductos maiores intra-hepáticos (colangiocarcinoma hilar) e o de ductos biliares extra-hepáticos (colangiocarcinoma de ductos extra-hepáticos ou distal). Quando o colangiocarcinoma de ductos intra-hepáticos maiores ocorre na junção dos ductos hepáticos, é denominado tumor de Klatskin. Dos três tipos, o mais comum é o tumor hilar, e o mais raro, o periférico. A propedêutica e o tratamento desses tumores variam de acordo com suas localizações.

O colangiocarcinoma clássico é um tumor de consistência firme, esbranquiçado, com denso estroma conjuntivo, menos vascularizado que o CHC. É um adenocarcinoma bem diferenciado, com estruturas tubulares imersas em estroma abundante. São tumores infiltrantes ou nodulares.. Secreção biliar não é identificada no tumor. Variedades histológicas muito menos freqüentes são os colangiocarcinomas adenoescamosos, o colangiocarcinoma de células escamosas e a variante mucípara ou mucinosa. Sarcomas dos espaços-porta simulando anatomicamente colangiocarcinomas são muito raros[130].

O colangiocarcinoma é um tumor bem menos freqüente que o CHC, mas não é raro, sendo responsável por aproximadamente 10% dos tumores primitivos do fígado. A incidência aumenta com a idade. Ao contrário do CHC, tem distribuição geográfica mais uniforme (embora seja mais comum no Oriente), não há predominância masculina, nem associação freqüente com a cirrose hepática e com as infecções crônicas pelos vírus B e C.

Os mecanismos genéticos envolvidos na patogenia do colangiocarcinoma são mal conhecidos. Algumas alterações têm sido demonstradas: aumento da expressão do gene p53 mutante, com acúmulo da proteína nos colangiócitos proliferados, e mutações nos genes K-ras, p16 e DPC4[5]. Também a etiologia do tumor é desconhecida, mas as condições que produzem dano agudo ou crônico ao epitélio biliar e a exposição a carcinogênicos são os principais fatores de risco[5,8].

A colangite esclerosante primária (CEP) é o fator de risco mais bem conhecido, e em pacientes que são submetidos a transplante pela doença aproximadamente 10% têm tumor que não havia sido diagnosticado previamente. Com a maior sobrevida dos pacientes com CEP, o colangiocarcinoma passou a ser uma causa importante de óbito nos pacientes com aquela afecção. A retocolite ulcerativa é doença freqüentemente associada à CEP (60% a 80% dos casos), e o risco de tumor é maior quando a retocolite está presente. Mesmo sem CEP, a retocolite ulcerativa implica risco aumentado de tumor [8]. Nos pacientes com CEP, o aparecimento de colangiocarcinoma é mais precoce, surgindo 20 anos mais cedo do que nos pacientes com colangiocarcinoma não relacionado a CEP. A ocorrência de colangiocarcinoma não está relacionada à duração da CEP, e às vezes as duas doenças se manifestam simultaneamente. O mais comum é o tumor se desenvolver na CEP antes da evolução para cirrose biliar secundária. Os tumores são mais localizados nos ductos extra-hepáticos ou no hilo. O diagnóstico diferencial da estenose por CEP ou por neoplasia pode ser muito difícil[5].

O torotraste é um contraste radioativo, usado em radiologia e já abandonado há décadas, quando se descobriu que era causador de vários tipos de tumor de fígado. A solução de dióxido de tório tem meia-vida de 200-400 anos, podendo produzir tumor 20-35 anos após o uso da substância por via venosa. Como fica retido no fígado e baço, o torotraste é facilmente identificável por radiografia simples de abdome. A litíase bilar aparentemente não está relacionada ao tumor, mas a litíase intra-hepática é fator de risco. Infecções por *Chonorchis sinensis* e *Opisthorchis viverrini* e a ingestão de nitrosaminas podem ser co-fatores. associação com cirrose biliar primária é excepcional [130].

Embora histologicamente idênticos, os tipos periféricos e de ductos maiores (hilar e distal) têm quadro clínico distinto. O tipo periférico lembra o CHC, com dor, emagrecimento e massa palpável, sendo a icterícia mais comum. Geralmente é identificado em fase avançada. O tumor não secreta AFP, mas a detecção de CEA, CA 19-9 ou CA-50 no soro é importante para a confirmação do diagnóstico e no seguimento de pacientes de risco [23,36]. A ultra-sonografia e a tomografia convencional podem identificar a massa tumoral, mas a tomografia helicoidal aumenta a acurácia diagnóstica (Fig. 117.7). Melhor ainda é a PET (*positron-emision tomography*), que pode identificar lesões pequenas, menores que 1 cm [5]. O diagnóstico histológico do CC pode ser feito com punção com agulha fina e com citologia da bile, onde células neoplásicas podem ser detectadas. Métodos histoquímicos podem ser úteis no diagnóstico diferencial com tumores metastáticos e com o carcinoma hepatocelular (ver Anatomia Patológica do CHC).

O tratamento e o prognóstico do colangiocarcinoma periférico são semelhantes aos do CHC, mas o diagnóstico precoce raramente é feito, pois é difícil selecionar população de risco, e mesmo em pacientes com CEP o diagnóstico diferencial entre estenose inflamatória ou neoplásica de ductos não é fácil. A única chance de cura é a ressecção radical, que raramente pode ser feita devida ao diagnóstico tardio. O transplante de fígado não está indicado nos casos avançados. No futuro, em casos diagnosticados precocemente, é possível que o transplante possa ser empregado no tratamento do tumor.

No colangiocarcinoma de ductos maiores e no distal o quadro é de icterícia obstrutiva. O tumor cresce lentamente, e a evolução pode ser longa. Ultra-sonografia, tomografia, colangiografia retrógrada e a colangiorressonância são os exames mais úteis. A posição estratégica do tumor, com infiltração da região hilar, impossibilita a ressecção curativa na maioria das vezes. Nessa situação, o alivio da icterícia passa a ser fundamental para o tratamento do paciente, e pode ser obtido por cirurgia ou por próteses biliares, colocadas endoscopicamente ou por via percutânea [5,8,130].

Angiossarcoma

Angiossarcoma, hemangioendotelioma maligno, hemangiossarcoma ou tumor de células de Kupffer, é um tumor raro e altamente maligno, originário de células endoteliais ou sinusoidais. Cerca de 200 casos são diagnosticados anualmente no mundo[79]. É geralmente

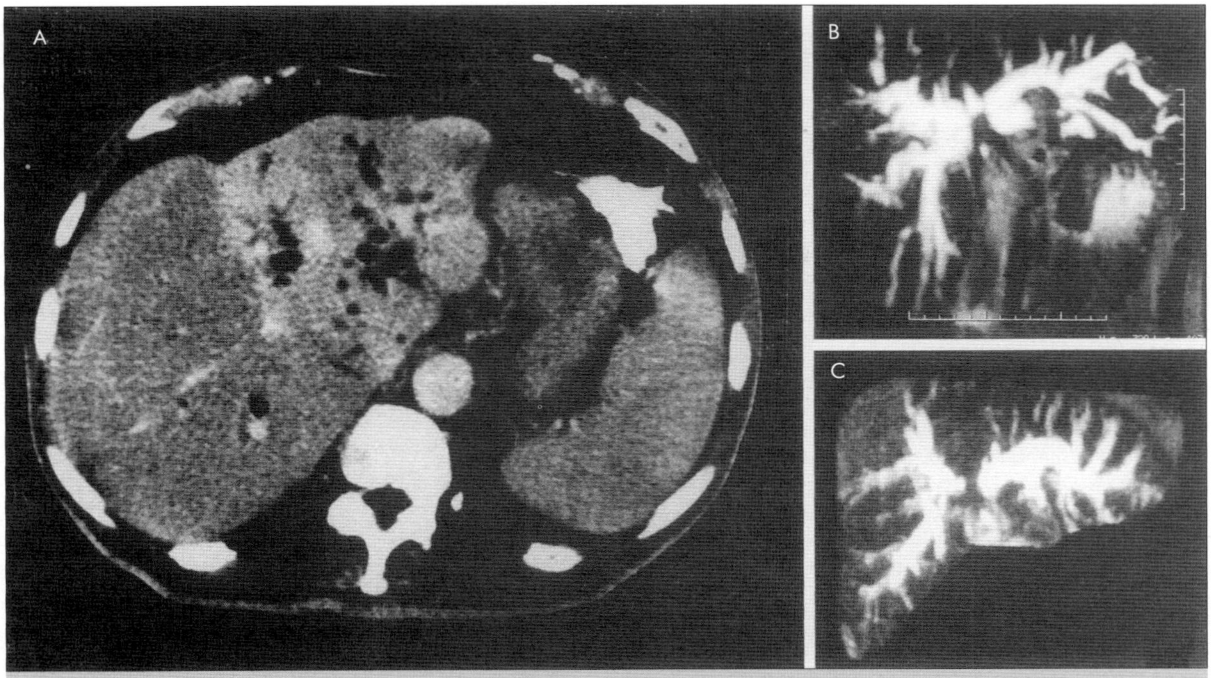

Fig. 117.7 — *A: Aspecto tomográfico do colangiocarcinoma periférico: dilatação das vias biliares, captação tardia do contraste iodado, atrofia do lobo esquerdo. B e C:Colangiorressonância no colangiocarcinoma central (tumor de Klatskin): dilatação de ductos intra-hepáticos até a sua confluência, com obstrução a esse nível.*

multicêntrico, com nódulos de tamanho variados invadindo os dois lobos. O tumor invade sinusóides, veia porta e hepáticas e infiltra o parênquima. Não há associação com cirrose. Fatores etiológicos só são identificados em 30% dos casos: exposição ao torotraste, inalação de cloreto de vinila, intoxicação com sais de arsênico (usados em inseticidas) e uso de esteróides anabolizantes. É tumor de 6ª ou 7ª década, predominando no sexo masculino (relação M/F 3:1)[79,90, 144].

Os sintomas e sinais mais freqüentes são dor abdominal, hepatomegalia, esplenomegalia, ascite, emagrecimento e febre. Uma complicação potencialmente fatal é o hemoperitônio. As alterações laboratoriais são inespecíficas. A AFP é normal. Anemia, às vezes anemia hemolítica microangiopática, leucocitose ou leucopenia e trombocitopenia podem ser observadas. Hiperbilirrubinemia e elevação de enzimas são comuns. Radiografia simples de abdome pode ser útil nos casos relacionados ao torotraste, mostrando a substância radioativa depositada no fígado, gânglios e baço. A ultra-sonografia mostra lesões heterogêneas, com padrão ecogênico variável, na dependência da presença de necrose e hemorragia nos nódulos tumorais. À tomografia as massas são hipodensas, e após injeção de contraste ocorre progressiva captação, com o tumor se tornando isodenso com o parênquima, sugerindo até tamanho menor que o real [121]. À ressonância magnética, o padrão é de lesão hipointensa em T^1 e hiperintensa em T^2, que é um aspecto inespecífico, observado em outros tumores mesenquimais. Biópsia hepática deve ser evitada, pelo risco de sangramento.

Poucos casos são ressecáveis, e raramente qualquer tratamento é eficaz. A experiência com quimioterapia é pequena. O prognóstico é muito ruim, com óbito ocorrendo em geral 6 meses após diagnóstico.

Hemangioendotelioma Epitelióide

É também um tumor raro de origem vascular, com envolvimento primário de fígado, mais bem estudado a partir de 1984. O tumor ocorre também em partes moles, onde pode ter quadro clínico mais benigno; no fígado, entretanto, o comportamento é de tumor maligno, sendo sugerido que se acrescente o nome sarcoma ou maligno à denominação da neoplasia[121].

O tumor é constituído por inúmeros nódulos firmes, de tamanhos variados, de cor brancacenta, com margens hiperemiadas. Microscopicamente, apresenta dois tipos de células: as epitelióides, predominantes, e as dendríticas. As células epitelióides são células arredondadas, com citoplasma eosinofílico, núcleo vesicular com nucléolo discretamente proeminente; algumas apresentam vacúolos que podem conferir aparência em anel de sinete (esses vacúolos, negativos para mucina e glicogênio, provavelmente são invaginações da membrana, o que reforça a origem endotelial dessas células). As células dendríticas são fusiformes ou estreladas, com núcleo pregueado, vesicular e com pequenos nucléolos. Métodos histoquímicos facilitam a identificação do tumor: as células epitelióides são positivas para fator VIII-R, para CD-34 e CD-31. O estroma do tumor é rico em colágeno do tipo IV e laminina [121].

Os fatores etiológicos não são bem conhecidos, sendo citados o uso de anovulatórios, a exposição ao cloreto de vinila, entre outros. Não está associado à hepatopatia crônica É um tumor de adultos, com média de idade em torno de 50 anos, embora possa ocorrer da segunda à oitava década. Ao contrário da maioria dos tumores malignos do fígado, 2/3 dos casos ocorrem no sexo feminino.

Os sintomas e sinais mais freqüentes são dor abdominal e emagrecimento. Icterícia, hepatoesplenomegalia e sinais de hipertensão portal podem ocorrer menos vezes. Por invadir e obliterar veias supra-hepáticas, pode produzir ocasionalmente síndrome de Budd-Chiari. Também raramente pode ser causa de hemoperitônio, por ruptura tumoral. Mas em cerca de 20% dos casos o tumor pode evoluir sem sintomas, até ser descoberto incidentalmente. As alterações bioquímicas são inespecíficas. Os marcadores tumorais (AFP, CEA, CA 19-9) são negativos. Calcificação ocorre em 15% dos casos. O aspecto ultra-sonográfico é de massas hipoecogênicas múltiplas, às vezes hiperecogênicas com halo hipoecóico. À tomografia é descrita massa hipodensa, com região periférica captante de contraste, sendo as lesões difusas ou nodulares. À ressonância magnética, há baixo sinal em T^1 e alto em T^2, demonstrando-se halo de baixo sinal em torno dos nódulos. O diagnóstico definitivo só é feito por biópsia[79,121].

O diagnóstico de hemangioendotelioma não é fácil, e com freqüência o tumor é confundido com outras neoplasias, como adenocarcinoma metastático, CHC ou colangiocarcinoma, leiomiossarcoma ou angiossarcoma, e até mesmo com condições não-malignas, como tecido fibroso, tecido de granulação, doença venooclusiva, cirrose, especialmente quando a avaliação histológica é feita em fragmento pequeno. São sugestivos de hemangioendotelioma: estrutura acinar preservada, infiltração de bordas, invasão sinusoidal e venosa, reatividade imunológica para células endoteliais e aspectos ultra-estruturais[121].

O prognóstico e a evolução do tumor são imprevisíveis, e longa evolução é possível, mesmo em presença de metástases. Sobrevida de 5 anos pode chegar a 40% dos casos, e alguns autores relatam óbito em 20% nos primeiros 2 anos, enquanto outros 20% podem sobreviver de 5 a 28 anos. O envolvimento extra-hepático pode ocorrer por metástases ou por origem multicêntrica do tumor. As metástases mais comuns são para pulmão, linfonodos abdominais, baço e medula[121].

Ressecção parcial é a terapia de escolha, mas nem sempre é possível ressecar o tumor, pelo envolvimento de grande parte do fígado. Outras opções são quimioterapia e radioterapia. O transplante já foi utilizado em mais de 30 casos. A história natural imprevisível do tumor impede uma avaliação adequada das diversas modalidades terapêuticas utilizadas no tratamento dessa neoplasia[79,121].

Linfoma Primitivo do Fígado

O comprometimento secundário do fígado é muito freqüente nos linfomas, mas o linfoma primário é muito raro, com cerca de 100 casos publicados até início da década de 90[197]. A freqüência desses tumores tem aumentado nos últimos anos, pela ocorrência maior em pacientes infectados pelo HIV[216] e em imunossuprimidos[154]. Os linfomas primitivos do fígado são na sua maioria linfomas B; já os linfomas T são tumores extremamente raros.

O tumor predomina no sexo masculino (relação M/F de 2:1 a 4:1), com média de idade entre 50 e 60 anos, mas pode acometer crianças. Os sintomas mais comuns são dor no hipocôndrio direito, hepatomegalia, emagrecimento, febre e sudorese. Esplenomegalia e icterícia não são comuns. Ocasionalmente o tumor pode ser descoberto em pacientes com hepatopatia crônica, ou em pacientes em tratamento imunossupressor devido a outra neoplasia ou transplante de órgãos.

Dos exames laboratoriais, os mais freqüentemente alterados são a fosfatase alcalina, gama GT e DLH. Pode haver trombocitopenia. O padrão ultra-sonográfico é de lesão hipoecogênica, e o tomográfico é de massa hipodensa. À ressonância magnética, o aspecto geralmente é de hipossinal em T^1 e hipersinal em T^2. O diagnóstico deve ser confirmado por estudo histológico, com material obtido por punção com agulha fina.

Ressecção do tumor, quimioterapia ou radioterapia, usadas isoladamente ou em associação, são as opções para o tratamento. O tumor é quimiossensível, e nos casos irressecáveis a associação de químio e radioterapia pode ser efetiva no controle da doença, com sobrevida razoável. Nos casos associados ao HIV, o prognóstico depende muito da doença de base e de suas complicações infecciosas[79,197].

Na nossa experiência com tumores do fígado, só tivemos 2 casos de linfomas primários, nenhum dos dois associados ao HIV. Um dos casos foi diagnosticado à necropsia, e outro submetido a ressecção e a quimioterapia pós-operatória, com boa evolução, permanecendo a paciente livre de doença 18 meses após a cirurgia[154].

TUMORES BENIGNOS DO FÍGADO

Os tumores benignos do fígado, considerados no passado como lesões raras e destituídas de importância, têm sido diagnosticados com maior freqüência nos últimos anos, e alguns deles têm hoje reconhecida significação clínica. Existem inúmeros tumores benignos e lesões tumor-símile, como hemangiomas, adenoma hepatocelular, hiperplasia nodular focal, hiperplasia regenerativa nodular, adenoma de ducto biliar, cistoadenoma biliar, hamartomas, entre outros. Neste capítulo serão discutidos apenas os três primeiros, que são os que realmente têm maior relevância clínica.

Hemangioma Cavernoso

É o tumor benigno mais comum do fígado, geralmente descoberto incidentalmente na avaliação de queixas abdominais não-específicas. A freqüência em necropsia é muito variável, de 0,5% a 7% dos casos. Rastreamento populacional com exame ultra-sonográfico mostrou presença da lesão em 1,4% em orientais.

É mais comum em mulheres (relação M/F de 1:1,6 a 1:6), e em adultos, de 3ª ou 4ª década, sendo raramente diagnosticado em crianças e adolescentes. O tumor geralmente é pequeno (menor que 3 ou 5 cm), único em 90% dos casos, mais localizado no lobo direito. Ocasionalmente a lesão é grande ou múltipla, fato também mais comum em mulheres.

A natureza do tumor é discutível, se hamartoma ou má formação vascular. Em relação a fatores etiológicos, falam em favor de participação hormonal a incidência maior em mulheres, o crescimento ocasional durante a gravidez e o uso de anticoncepcionais orais. Alguns hemangiomas, mas nem todos, têm receptores de estrógenos[160].

Macroscopicamente, são lesões azul-avermelhadas, moles, esponjosas, subcapsulares, compressíveis. O aspecto em favo-de-mel, observado ao corte, é característico. Microscopicamente, o tumor é formado por espaços vasculares revestidos por endotélio, parcial ou completamente cheios de sangue. Trombose é comum, com septos fibrosos e calcificações representando resolução de processo trombótico anterior.

O hemangioma é assintomático na imensa maioria dos casos, sendo diagnosticado freqüentemente por exames de imagem, especialmente por ultra-sonografia. Também pode ser descoberto por laparoscopia, laparotomia ou em necropsia. Os pacientes que apresentam múltiplas lesões (5% a 10% dos casos) têm freqüentemente hemangiomas em outras localizações, como pele, pulmões ou cérebro. Os raros pacientes sintomáticos, com tumores muito grandes, podem apresentar dor (por trombose ou crescimento tumoral, com compressão de cápsula de Glisson) e massa palpável. Raramente ocorre síndrome de coagulação vascular disseminada em hemangioma gigante (síndrome de Kasabach-Merrit). A complicação mais temível é a ruptura espontânea ou traumática do hemangioma, com hemorragia intraperitoneal. O risco de ruptura é praticamente zero em lesões menores de 5 cm, sendo muito raro mesmo em hemangiomas gigantes. O quadro clínico é bem sugestivo, com dor abdominal importante, distensão abdominal, hipotensão arterial e choque. O diagnóstico é feito pela ultra-sonografia e pela paracentese abdominal. Mas a história natural dos hemangiomas é benigna, e raramente crescem significativamente ao longo dos anos. Mesmo nos tumores gigantes (maiores que 5 cm), as complicações são muito raras[185].

O principal problema dos hemangiomas é o diagnóstico diferencial com os tumores malignos primários e secundários e com as lesões benignas que necessitam de tratamento cirúrgico. O diagnóstico diferencial é feito basicamente pelos métodos de imagem. Embora a ultra-sonografia não permita diagnóstico definitivo da lesão, existem aspectos bastante sugestivos de hemangiomas: lesão sólida, arredondada, contornos bem-definidos, geralmente menor que 3 cm, hiperecogênica, com reforço posterior. Em pacientes assintomáticos, com função hepática normal e com as características ultrasonográficas descritas, muitos autores consideram que o diagnóstico está estabelecido, devendo entretanto o paciente ser acompanhado com exames seriados a cada 6 ou 12 meses. Os hemangiomas maiores têm aspecto mais heterogêneo, com contornos irregulares, e muitas vezes são hipoecogênicos. Nesses casos, e quando as lesões são múltiplas, maiores de 3 cm, ou quando há suspeita de malignidade, a investigação deve prosseguir. Um exame útil é o Color Doppler, mostrando fluxo lento no hemangioma, ao contrário dos tumores malignos. O aspecto tomográfico pode ser também muito sugestivo: lesão hipodensa na fase sem contraste, captação irregular (em glóbulos) na periferia logo após o contraste e enchimento centrípeto progressivo e opacificação do hemangioma nas fases tardias. Em lesões menores que 2 cm, dificilmente esse padrão é documentado. Uma alternativa interessante é a cintilografia com *pool* de hemácias marcadas, usando-se o EPECT, com sensibilidade de mais de 80% e especificidade de quase 100%. No entanto, o melhor exame para o diagnóstico é a ressonância magnética: baixa intensidade em T^1 e alta em T^2, com sensibilidade variando de 90%-100% e especificidade de 90%. Metástases hipervasculares (como do carcinóide) podem apresentar problemas no diagnóstico diferencial. A angiografia é cada vez menos utilizada. Alguns advogam o uso de ressonância magnética para que o diagnóstico seja imediatamente confirmado, sem necessidade de exames de controle.

Conduta discutível é a punção com agulha fina com fins diagnósticos. Existem vários relatos de hemangiomas puncionados, com pequenos índices de complicações. Pela dificuldade de se fazer diagnóstico histológico em material obtido por agulha fina, e pelo risco de sangramento, preferimos não puncionar lesão suspeita de hemangioma. Se tumor maligno não puder ser afastado pelos métodos de imagem, é preferível laparoscopia ou laparotomia[58].

Não há necessidade de tratamento, na maioria dos casos. Em hemangiomas gigantes e sintomáticos, ligação de artéria hepática, embolização ou ressecção podem ser utilizadas. Nos casos excepcionais de ruptura, a indicação é cirurgia de urgência ou arteriografia com embolização do ramo arterial da lesão. Muito raramente um hemangioma gigante, com síndrome de Kasabach-Merritt, pode ser submetido a transplante hepático[185].

Adenoma Hepatocelular (AH)

É um tumor caracterizado por proliferação benigna de hepatócitos. Apesar de raro, é lesão de grande importância clínica, devido a complicações que pode apresentar, como sangramento para a cavidade peritoneal.

É doença quase que restrita a mulheres em idade fértil, com média de idade em torno de 30-35 anos. Tem ligação etiológica com o uso de anticoncepcionais orais (AC), e as evidências dessa relação são muitas: aumento de incidência depois da introdução da medicação; ocorrência maior em mulheres usuárias de AC, com incidência e risco maior relacionados ao maior tempo de uso; às vezes o tumor pode regredir com a retirada da droga e voltar a crescer com a reintrodução do AC; risco menor atualmente, com o uso de modernos AC, com menor concentração de estrógenos. Outros fatores de risco são algumas doenças metabólicas, como glicogenólise tipo 1, e o uso de anabolizantes. A ocorrência do AH em homens é muito rara.

O tumor é geralmente solitário (70%), subcapsular, mais claro que o parênquima hepático normal, bordas bem delimitadas por pseudocápsula, com vasos bem visíveis à superfície. O tamanho da lesão varia de 5 a 15 cm, mas ocasionalmente pode chegar a 30 cm de diâmetro. Ao corte, são freqüentes áreas de necrose e hemorragia, com coágulos que podem ocupar grande parte do tumor. Histologicamente, hepatócitos normais ou proliferados, às vezes mais claros por acúmulo de glicogênio ou gordura, outras vezes eosinofílicos, com relação citoplasma/núcleo normal. As mitoses são raras, e os nucléolos são pequenos ou não identificados. As células de Kupffer estão reduzidas ou ausentes. Aspecto característico é a ausência de espaço porta e de ductos biliares. O diagnóstico diferencial deve ser feito com fígado normal, nódulo regenerativo e com carcinoma hepatocelular bem diferenciado. A presença de mitoses freqüentes, pleomorfismo celular e invasão vascular fala a favor de malignidade. Presença de estruturas biliares na lesão sugere hiperplasia nodular focal ou nódulo regenerativo.

Embora possa ser descoberto incidentalmente por métodos de imagem, em pelo menos metade dos casos o AH é sintomático. A dor abdominal é o sintoma mais comum, causada por necrose ou hemorragia intratumoral. Ocasionalmente o tumor pode ser palpável. A ruptura do tumor, com hemorragia intraperitoneal, não é rara, podendo levar a choque hemorrágico. A transformação neoplásica, embora incomum, tem sido descrita, e é mais um motivo para que se dê atenção especial a esse tumor.

As alterações laboratoriais são inespecíficas, quando presentes, e o diagnóstico deve ser feito por métodos de imagem. Como o tumor não tem células de Kupffer (ou tem poucas), a cintilografia mostra aspecto de defeito focal. O aspecto ultra-sonográfico é variável, com áreas hipoecóicas, às vezes hiperecogênicas devido à hemorragia intratumoral. A tomografia computadorizada e a ressonância magnética também têm aspectos não-específicos, mas a demonstração de presença de gordura na lesão é sugestiva de AH. A biópsia hepática deve ser evitada, pela natureza hipervascular do tumor, e pela dificuldade em se fazer o diagnóstico diferencial com CHC bem diferenciado, e com a hiperplasia nodular focal, quando o fragmento é pequeno.

Em princípio o tratamento é ressecção cirúrgica, pelo risco de importantes complicações e pelo potencial de transformação maligna. Uma conduta alternativa em usuárias de AC e com lesão pequena e assintomática é retirar a droga e observar cuidadosamente a paciente, pois pode haver regressão do tumor [20,29,81,90,160,185].

Hiperplasia Nodular Focal (HNF)

A hiperplasia nodular focal é uma condição benigna que, como o nome sugere, se caracteriza por lesão focal hiperplásica nodular do fígado. Mais que uma verdadeira neoplasia, a hiperplasia nodular focal (HNF) é uma má formação vascular, constituída por grandes nódulos de hepatócitos normais agrupados ao redor de área fibrótica contendo um vaso, geralmente artéria dilatada. A natureza reativa, hiperplásica, da HNF é bem aceita atualmente[20].

Não é condição rara, podendo ocorrer em até 3% da população. Como o adenoma hepatocelular, predomina no sexo feminino, com relação M/F entre 1:6 a 1:8, mas ao contrário do AH não tem relação etiológica claramente estabelecida com o uso de anticoncepcionais[124].

A HNF é tipicamente lesão solitária e pequena, com menos de 5 cm de diâmetro, podendo ocasionalmente ser grande (até 19 cm) e com nódulos múltiplos (20% dos casos). A superfície de corte e os aspectos histológicos são patognomônicos: cicatriz central, com septos fibrosos se irradiando e formando nódulos no parênquima hepático (Fig. 117.8). Na cicatriz, infiltrado inflamatório crônico e padrão vascular anormal. Proliferação ductular é aspecto típico. Já espaços portais e veias centrais não estão presentes nos nódulos. Células de Kupffer e células estreladas são identificadas. Transformação maligna provavelmente não ocorre, e casos descritos como tal devem na verdade representar CHC fibrolamelar com aspecto semelhante ao de HNF. Portanto, os aspectos fundamentais da HNF são: (1) cicatriz central, com infiltrado inflamatório e artéria grande e tortuosa; (2) nódulos sem espaço porta e veia central, mas com células de Kupffer; (3) presença de proliferação ductal.

Geralmente a HNF não produz sintomas, sendo diagnosticada incidentalmente por métodos de imagem. Exame físico e provas funcionais hepáticas são normais, sendo massa palpável um encontro raro.

O diagnóstico ultra-sonográfico às vezes é dificil, quando a densidade da lesão é semelhante à do parênquima normal (Fig. 117.8). Em 20% dos casos a cicatriz central pode ser identificada. O Doppler demonstra a hipervascularidade da HNF. A tomografia é talvez o método de imagem mais útil ao diagnóstico da HNF. Deve ser usada nas 3 fases: na fase não-contrastada a lesão é isodensa; na fase arterial, o aspecto é hiperdenso; e na fase portal, o padrão é hipodenso, com a cicatriz central realçada pela hipervascularidade. Os achados à ressonância magnética são semelhantes aos da tomografia. Outro aspecto importante da HNF é a captação de tecnécio na cintilografia, pela presença de células de Kupffer na lesão. Teoricamente, o material radioativo se concentra na HNF, ao contrário do que ocorre no adenoma hepatocelular. Na prática, nem sempre a HNF concentra o colóide radioativo, o que limita o valor do exame[185].

Como a lesão é geralmente assintomática, sem potencial de malignidade, uma vez feito o diagnóstico o paciente deve ser acompanhado, sem nenhuma intervenção terapêutica. Mesmo com evidências recentes de que o tumor não aumenta com o uso de AC, uma medida prudente é suspender o uso dos AC e usar outro método contraceptivo. Uma outra opção é manter o AC e seguir o paciente com exames ultra-sonográficos repetidos. A gravidez não parece aumentar o risco de crescimento do tumor, nem de sangramento [185].

O problema mais importante da HNF não é o tratamento, mas o diagnóstico. Com os modernos métodos de imagens, o radiologista pode fazer com muita segurança o diagnóstico em grande número de casos.

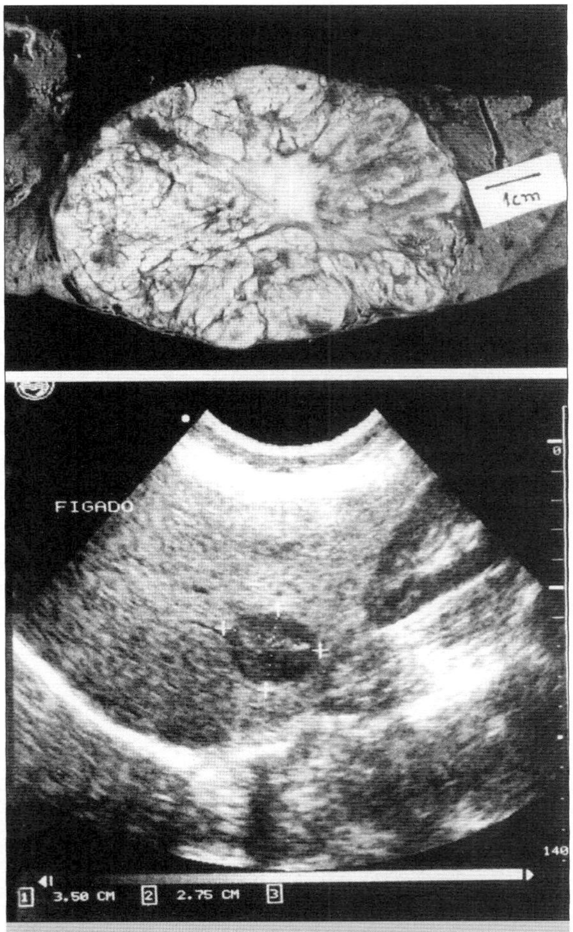

Fig. 117.8 — *Hiperplasia nodular focal. A: Aspecto macroscópico típico, com cicatriz central. B: Aspecto hipoecogênico ao exame ultra-sonográfico.*

REFERÊNCIAS BIBLIOGRÁFICAS

1. Aguayo A, Patt YZ. Liver Cancer. *Clinics Liver Dis* 5:479-508, 2001.
2. Aguayo A, Patt YZ. Non surgical treatment of hepatocellular carcinoma. *Clinic Liver Dis* 5:175-189, 2001.
3. Alvarez ML, Cerliani JP, Monti J et al. The in vitro effect of interferon alfa-2b on rat preneoplastic liver involves bax protein. *Hepatology* 35:824-833, 2002.
4. Anthony PP. Hepatocellular carcinoma: an overview. *Histopathology* 39:109-118, 2001.
5. Arendt SA, Nakeeb A, Pitt HA. Cholangiocarcinoma. *Clinics Liver Dis* 5:191-218, 2001.
6. Barbara L, Benzi G, Greiani S et al. Natural history of small untreated hepatocellular carcinoma in cirrhosis: a multivariate analysis of prognostic factors of tumor growth rate and patient survival. *Hepatology* 16:132-137, 1992.
7. Beasley R P, Hwang L Y. Hepatocellular carcinoma and hepatitis B virus. *Semin Liver Dis* 4:113-121, 1984.
8. Belghiti J, Maeda A, Farges O. Treatment of cholangiocarcinoma. In: Arroyo V, Bosch J, Bruguera M, Rodes J, Sanchez Tapias JM. *Treatment of liver diseases*. Mason, Barcelona, p 363-368, 1999
9. Bosch FX, Ribes J, Borràs J. Epidemiology of primary liver cancer. *Semin Liver Dis* 19:271-285, 1999.
10. Bismuth H, Majno PE, Adam R. Liver transplantation for hepatocellular carcinoma. *Semin Liver Dis* 19:311-322, 1999.
11. Bismuth H, Chiche L, Adam R, Castaing D, Diamond T, Denison A. Liver ressection versus transplantation for hepatocellular carcinoma in cirrhotic patients. *Ann Surg* 218:145-151, 1993.
12. Brechot C, Thiers, Kremsdorf D, Nalpas B, Pol S, Paterline-Brechot P. Persistenet hepatitis B virus infection in subjects without hepatitis B surface antigen: clinically significant or purely "occult" ? *Hepatology* 34:194-203, 2001.
13. Brechot C, Jaffredo F, Lagorce D et al. Impact of HBV, HCV and GBV-C/HGV on hepatocellular carcinomas in Europe: results of a European concerted action. *J Hepatol* 29:173-183, 1998.
14. Bruix J. Treatment of hepatocellular carcinoma. *Hepatology* 25:259-262, 1997.
15. Bruix J, Castells A, Bosch J, et al. Surgical ressection of hepatocellular carcinoma in cirrhotic patients: prognostic value of preoperative portal pressure. *Gastroenterology* 111:1018-1022, 1996.
16. Bruix J, Llovet JM. Prognostic prediction and treatment strategy in hepatocellular carcinoma. *Hepatology* 35:519-524, 2002.
17. Bruix J, Llovet JM. Need for biopsy in hepatocellular carcinoma (Reply). *J Hepatol* 37:875, 2002.
18. Bruix J, Sala M, Llovet JM. Prevention of hepatocellular carcinoma. In:Arroyo V, Bosch J, Bruix J, Ginès P, Navasa M, Rodés J. *Therapy in hepatology*. Ars Medica,Barcelona, pp. 359-366, 2001.
19. Bruix J, Sherman M, Llovet JM, et al. Clinical management of hepatocellular carcinoma. Conclusion of the Barcelona-2000 EASL Conference. *J Hepatol* 35:421-430, 2001.
20. Brunt EM. Benign tumors of the liver. *Clinics Liver Dis* 5:1-15, 2001.
21. Bugianesi E, Leone N, Vanni E, et al. Expanding the natural history of nonalcoholic steatohepatitis: from cryptogenic cirrhosis to hepatocellular carcinoma. *Gastroenterology* 123:134-140, 2002.
22. Castells A, Bruix J, Bru C, al. Treatment of small hepatocellular carcinoma in cirrhotic patients: a cohort study comparing surgical ressection and percutaneous ethanol injection. *Hepatology* 18:1121-1126, 1993.
23. Chalasani N, Baluyt A, Ismail A et al. Cholangiocarcinoma in patients with primary sclerosing cholangitis: a multicenter case-control study. *Hepatology* 31:7-11, 2000.
24. Chang M-H, Chen C-J, Lai M-S et al. Universal hepatitis B vaccination in Taiwan and the incidence of hepatocellular carcinoma in children. *N Engl J Med* 336:1855-1859, 1997.
25. Chapoutot C, Perney P, Fabre D, et al. Needle-tract seeding after ultrasound-guided puncture of hepatocellular carcinoma. A study of 150 patients. *Gastroenterol Clin Biol* 23:552-556, 1999.
26. Chen CJ, Chen DS. Interaction of Hepatitis B virus, chemical carcinogen, and genetic susceptibility: multistage hepatocarcinogenesis with multifactorial etiology. *Hepatology* 36:1046-1049, 2002 .
27. Choi B I. CT diagnosis of liver cancer. In: Okuda K, Tabor E. *Liver cancer*. Churchill Livingstone, N York, Cap. 24, p. 371, 1997.
28. Chuang W-L, Chang W-Y, Lu S-N. The role of hepatitis B and C viruses in hepatocellular carcinoma in a hepatitis B endemic area. *Cancer* 69:2052-2054, 1992.
29. Closset J, Veys I, Peny MO, et al. Retrospective analysis of 29 patients surgically treated for hepatocellular adenoma or focal nodular hyperplasia. *Hepatogastroenterology* 47:1382-1384, 2000.
30. Colombo M. Hepatocellular carcinoma in cirrhotics. *Semin Liver Dis* 13:374-383, 1993.
31. Colombo M. Hepatitis C virus and hepatocellular carcinoma. *Semin Liver Dis* 19:263-269, 1999.
32. Colombo M. Screening of patients with chronic liver disease. In: Okuda K, Tabor E. *Liver cancer*. Churchill Livingstone, N York, Cap. 26, p. 407, 1997.
33. Cotrin HP, Parana R, Braga E, Lyra L. Nonalcoholic steatohepatitis and hepatocelular carcinoma: natural history? *Am J Gastroenterol* 95:3018-3019, 2000.
34. Cottone M, Virdone R, Fusco G, et al. Asymptomatic hepatocellular carcinoma in Child's A cirrhosis. A comparison of natural history and surgical treatment. *Gastroenterology* 96:1566-1571, 1989.
35. Craig JR. Fibrolamelar carcinoma: clinical and pathological features. In: Okuda K, Tabor E. *Liver cancer*. Churchill Livingstone, N York, Cap. 16, p. 255, 1997.
36. De Groen,PC. Cholangiocarcinoma in primary sclerosing cholangitis: who is at risk and how do we screen? *Hepatology* 31:247-248, 2000.
37. Deugnier Y, Turlin B. Other causes of hepatocellular carcinoma. In: Okuda K, Tabor E. *Liver cancer*. Churchill Livingstone, N York, Cap. 8, p. 97, 1997.
38. Di Bisceglie AM, Carithers RL, Gores GJ. Hepatocellular carcinoma. *Hepatology* 28:1161-1165, 1998.
39. Durand F, Regimbeau JM, Belghiti J, et al. Assessment of the benefits and risks of percutaneous biopsy before surgical ressection of hepatocellelar carcinoma. *J Hepatol* 35:254-258, 2001.
40. Ebara M. MRI diagnosis of hepatocellular carcinoma. In: Okuda K, Tabor E. Liver cancer. Churchill Livingstone, N York, Cap. 23, p. 361, 1997.
41. Ebara M, Ohto M, Shinagawa T et al. Natural history of minute hepatocellular carcinoma smaller than three centimeters complicating cirrhosis. A study od 22 patients. *Gastroenterology* 90:289-298, 1986.
42. Edmondson HA, Steiner PE. Primary carcinoma of the liver: study of 100 cases among 48900 necropsies. *Cancer* 8: 462-503, 1954.
43. El-Serag HB. Epidemiology of hepatocellular carcinoma. *Clinics Liver Dis* 5:86-107, 2001.
44. El-Serag HB. Hepatocellular carcinoma and hepatitis C in the United States. *Hepatology* 36:s74-s83, 2002.
45. El-Serag HB, Mason AC. Rising incidence of hepatocellular carcinoma in the United States. *N Engl J Med* 340:745-750, 1999.
46. Erlitzki R, Minuk GY. Telomeres, telomerase and HCC: the long and the short of it. *J Hepatol* 31:939-945, 1999.
47. Fan ST, Lo CM, Liu CL, et al. Hepatectomy for hepatocellular carcinoma: toward zero hospital deaths. *Ann Surg* 229:322-330, 1999.
48. Fattovich G, Giustina G, Christensen E, et al. Influence of hepatitis delta infection on morbidity and mortality in compensated cirrhosis type B. *Gut* 46:420-426, 2000.

49. Fausto N. Mouse liver tumorigenesis: models, mechanisms, and relevance to human disease. *Semin Liver Dis* 19:243-52, 1999.
50. Fujie H, Moriya K, Shintani Y, et al. Hepatitis B genotypes and hepatocellular carcinoma in Japan. *Gastroenterology* 120:1564-1565, 2001.
51. Ganne-Carrie N, Chastang C, Uzzan B, et al. Predictive value of serum sex hormone binding globulin for the occurrence of hepatocellular carcinoma in male patients with cirrhosis. *J Hepatol* 26:96-102, 1997.
52. Ganne-Carrie N, Seror O, Trinchet JC, Beaugrand M. Treatment of hepatocellular carcinoma in patients with cirrhosis. In: Arroyo V, Bosch J, Bruix J, Gines P, Navasa M, Rodes J. *Therapy in hepatology*. Ars Medica, Barcelona, p 367-377, 2001.
53. Giannini E, Arzani L, Borro P, et al. Does surveillance for hepatocellular carcinoma in HCV cirrhotic patients improve treatment outcome mainly due to better clinical status at diagnosis? *Hepatogastroenterology* 47:1395-1398, 2000.
54. Giorgio A, Tarantino L, de Stefano G, et al. Ultrasound-guided percutaneous ethanol injection under general anesthesia for the treatment of hepatocellular carcinoma on cirrhosis: long-term results in 268 patients. *Eur J Ultrasound* 12:145-154, 2000.
55. Gonçalves C S, Pereira F E L. Carcinoma hepatocelular: evidências de relação com o vírus B da hepatite e com outros fatores etiológicos. *GED* 4: 5-14, 1985.
56. Gonçalves C S, Pereira F E L, Zago M P. Doença hepática, álcool e vírus das hepatites B e C. *GED* 13:185-188, 1994.
57. Gonçalves CS, Pereira FEL, Gayotto LCC. Hepatocellular carcinoma in Brazil: report of national survey (Florianópolis, SC, 1995). *Rev Inst Med Trop S Paulo* 39:165-170, 1997.
58. Gonçalves CS, Pereira FEL, Gonçalves PL. Tumores primitivos do fígado. In: Mattos AA, Dantas W. Compêndio de hepatologia, Byk, S.Paulo, 2ª ed, Cap. 48, pp. 735-766, 2001.
59. Gonçalves CS, Pereira FEL, Zago-Gomes MP. Tumores Primitivos do Fígado. In: Kalil NA, Coelho J, Strauss E. *Fígado e vias biliares. Clínica e cirurgia*. Revinter, Rio de Janeiro, Cap . 34, pp. 416-435, 2001.
60. Grando-Lemaire V, Guettier C, Chevret S, Beaugrand M, Trinchet JC. Hepatocellular carcinoma without cirrhosis in the West: epidemiological factors and histopathology of the non-tumorous liver. Groupe d'Etude et de Traitment du Carcinome Hepatocellulaire. *J Hepatol* 31:508-513, 1999.
61. Greider CW. Telomerase activity, cell proliferation and cancer. Proc Natl Acad Sci USA 1998; 95:90-92
62. Grasso, A, Wlatkinson AE, Tibballs M, Burroughs AK. Radiofrequency ablation in the treatment of hepatocellular carcinoma — a clinical viewpoint. *J Hepatol* 33:667-672, 2000.
63. Groupe d'Etude et de Traitment du Carcinome Hepatocellulaire. A comparison of lipiodol chemoembolization and conservative treatment for unresectable hepatocellular carcinoma. *N Engl J Med* 332:1256-1261, 1995.
64. Hanahan D, Weinberg RA. The hallmarks of cancer. *Cell* 100:57-70, 2000.
65. Hassan MM, Hwang LY, Hatten CJ et al. Risk factors for hepatocellular carcinoma: synergism of alcohol with virus hepatitis and diabetes. *Hepatology* 36:1206-1213, 2002.
66. Hemming AW, Cattral MS, Reed AL, VanDerWerf WF, Greig PD, Howard RJ. Liver transplantation for hepatocellular carcinoma. *Ann Surg* 233:652-659, 2001.
67. Horigome H, Nomura T, Saso K, et al. Diagnosis of small hepatocellular carcinoma — imaging diagnosis and significance of tumor biopsy. *Hepatogastroenterol* 47:1659-1662, 2000.
68. Hu KQ. Occult hepatitis B virus infection and its clinical implications. *J Viral Hepat* 9:243-257, 2002.
69. Huang K, Lin S. Nationwide vaccination: A success story in Taiwan. *Vaccine* 18 suppl 1:S35-S38, 2000.
70. Huang YH, Wu JC, Chau GY, et al. Detection of serum hepatitis B, C and D viral nucleic acids and its implications in hepatocellular carcinoma patients. *J Gastroenterol* 33:512-516, 1998.
71. Ikeda K, Daitho S, Koida I, et al. A multivariate analysis of risk factors for hepatocellular carcinogenesis: a prospective observation of 795 patients with viral and alcoholic cirrhosis. *Hepatology* 18:47-53, 1993.
72. Ikeda K, Saiton S, Arase Y, et al. Effect of interferon therapy on hepatocellular carcinogenesis in patients with chronic hepatitis C: a long-term observation study of 1643 patients using statistical bias correction with proporcional hazard analysis. *Hepatology* 29:1124-1130, 1999.
73. Ikeda K, Saiton S, Suzuk Y, et al. Interferon decrease hepatocellular carcinogenesis in patient with cirrhosis caused by the hepatitis B virus: a pilot study. Cancer 82:827-835, 1998.
74. Ikeda M, Okada S, Veno H, Okusakat T, Kuriyama H. Radiofrequency ablation and percutaneous ethanol injection in patients with small hepatocellular carcinoma: a comparative study. *Jpn J Clin Oncol* 31:297-298, 2001.
75. Ikoma J, Kaito M, Ishihara T, et al. Early diagnosis of hepatocellular carcinoma using a sensitive assay for des-gama-carboxy protrombin: a prospective study. *Hepatogastroenterol* 49:235-238, 2002.
76. Ince N, Wands JR. The increasing incidence of hepatocellular carcinoma. *N Engl J Med* 340:798-799, 1999.
77. International Working Party. Terminology of nodular hepatocellular lesions. *Hepatology* 17:27-35, 1995.
78. Iwatsuki S, Starzl TE, Sheahan DG et al. Hepatic ressection versus transplant for hepatocellular carcinoma. *Ann Surg* 214:221-229, 1991.
79. Ishak KG. Malignant mesenchymal tumors and some others nonhepatocellular tumors of the liver. In: Okuda K, Tabor E. *Liver cancer*. Churchill Livingstone, NY, pp. 291-314, 1997.
80. Jang HJ, Lim JH, Lee SJ, et at. Hepatocellular carcinoma: are combined CT during arterial portography and CT hepatic arteriography in addition to triplephase helical CT all necessary for preoperative evaluation? *Radiology* 215:373-380, 2000.
81. Jenkins RL, Johnson LB, Lewis WD. Surgical approach to benign liver tumors. *Semin Liver Dis* 14:178-189, 1994.
82. Johnson PJ. The role of serum alpha-fetoprotein estimation in the diagnosis and management of hepatocellular carcinoma. *Clinics Liver Dis* 5:145-159, 2001.
83. Johnson P, Bruix J. Hepatocellular carcinoma and the art of prognostication. *Hepatology* 33:1006-1008, 2000.
84. Kaneko S, Unoura M, Kobayashi K. Early detection of hepatocellular carcinoma. In: Okuda K, Tabor E. Liver cancer. Churchill Livingstone, N York, Cap. 25, p. 393, 1997.
85. Kao J-H, Chen P-J, Lai M-Y, Chen D-S. Hepatitis B genotypes correlates with clinical outcomes in patients with chronic hepatitis B. *Gastroenterology* 118:554-559, 2000.
86. Kato Y, Hamasaki K, Aritomi T et al. Most of the patients with cirrhosis in Japan die from hepatocellular carcinoma. *Oncol Rep* 6:1273-1276, 1999.
87. Kew MC, Yu MC, Keda MA, et al. The role of hepatitis B and C viruses in the etiology of hepatocellular carcinoma in Southern African blacks. *Gastroenterology* 112:184-187, 1997.
88. Kew MC. Hepatocellular carcinoma. A century of progress. *Clinics Liver Dis* 4:257-268, 2000.
89. Kew MC. Clinical and non imaging diagnosis of hepatocellular carcinoma. In Okuda K, Tabor E. Liver cancer. Churchill Livingstone, N York, Cap. 20, p. 315, 1997.
90. Kew MC. Tumors of the Liver. In: Zackin D, Boyer TD. *Hepatology*. Saunders, Philadelphia, 3 ed, Cap. 50, p. 1513, 1996.
91. Kew MC. Hepatic tumors and cysts. In: *Sleisenger & Fordtran´s Gastrointestinal and liver disease. Pathophysiology/diagnosis/treatment*. Saunders, Philadelphia, 7ª ed., vol 2, Cap. 81, p. 1577, 2002.
92. Kew MC, Popper H. The relationship between hepatocellular carcinoma and cirrhosis. *Semin Liver Dis* 4:136-146, 1984.
93. Kiyosawa K, Sodeyama T, Tanaka E, et al. Interrelationship of blood transfusion, non-A,non-B hepatitis and hepatocellular carcinoma: analysis by detection of antibody to hepatitis c virus. *Hepatology* 12:671-675, 1990.
94. Kolars JC. Aflatoxin and hepatocellular carcinoma: a useful paradigm for enviromentaly induced carcinogenesis. *Hepatology* 16:848-851, 1992.

95. Kojiro M. Pathology of early hepatocellular carcinoma. In Arroyo V, Bosch J, Bruguera M, Rodes J. *Therapy in liver diseases. The pathophysiology basis of therapy*. Masson, Barcelona, p485, 1997.
96. Kojiro M. Pathology of hepatocellular carcinoma. In: Okuda K, Tabor E. *Liver cancer*. Churchill Livingstone, N York, Cap. 12, pp. 165-187, 1997.
97. Kojiro M, Nakashima O. Histopathologic evaluation of hepatocellular carcinoma with special reference to small early stage tumors. *Semin Liver Dis* 19:287-96, 1999.
98. Kudo M. Ultrasound. In: Okuda K, Tabor E. *Liver cancer*. Churchill Livingstone, N York, Cap. 21, p. 331, 1997.
99. Kung ITM, Chan SKY, Fung KH. Fine needle aspiration biopsy in hepatocellular carcinoma. *cancer* 67:673-680, 1991.
100. Lampropoulou-Karatzas C, Goritsas P, Makri MG. Low serum testosterone: a special feature of hepatocellular carcinoma. *Eur J Med* 2:23-27, 1993.
101. Lee MS, Kim DH, Kim H et al. Hepatitis B vaccination and reduced risk of primary liver cancer among males adults: a cohort study in Korea. *Int J Epidemiol* 27:319-319, 1998.
102. Leyendecker JR, Dodd GD. Minimally invasive techniques for the treatment of liver tumors. *Semin Liver Dis* 21:283-291, 2001.
103. Liang HL, Yang CF, Pan HB et al. Small hepatocellular carcinoma: safety and efficacy of single high-dose percutaneous acetic acid injection for treatment. *Radiology* 214:769-774, 2000.
104. Libbrecht L, Craninx M, Nevens F, Desmet V, Roskams T. Preditive value of liver cell dysplasia for development of hepatocelluular carcinoma in patients with non-cirrhotic and cirrhotic chronic viral hepatitis. *Histopathology* 39:66-73, 2001.
105. Livraghi T. Ethanol injection for the treatment of hepatocellular carcinoma. In: Okuda K, Tabor E. *Liver cancer*. Churchill Livingstone, N York, Cap. 35, p. 497, 1997.
106. Livraghi T. Percutaneous ablation of early hepatocellular carcinoma. In: Arroyo J, Bosh J, Bruguera M, Rodes J, Sanchez-Tapias JM. Treatment of liver disease. Masson, Barcelona, p. 337, 1999.
107. Livraghi T. Percutaneous ethanol injection in the treatment of hepatocellular carcinoma in cirrhosis. *Hepatogastroenterol* 48:20-24, 2001.
108. Livraghi T, Goldberg SN, Lazzaroni S, et al. Small hepatocellular carcinoma: treatment with radiofrequency ablation versus ethanol injection. *Radiology* 210:655-661, 1999.
109. Livraghi T, Lazzaroni S, Meloni F. Radiofrequency ablation of hepatocellular carcinoma. *Eur J Ultrasound* 13:159-166, 2001.
110. Llatjós M, Muns R, Tallada N. Need for biopsy in hepatocellular carcinoma. *J Hepatol* 37: 874, 2002.
111. Llovet JM, Brú C, Bruix J. Prognosis of hepatocellular carcinoma. The BCLC staging classification. *Semin Liver Dis* 39:329-338, 1999.
112. Llovet JM, Bruix J. Prognostic assessment and medical treatment of advanced hepatocellular carcinoma. In: Arroyo V, Bosh J, Bruguera M, Rodes J, Sanchez Tapias JM.Treatment of lver dseases. Masson, Barcelona, pp. 345-354, 1999.
113. Llovet JM, Bruix J. Systematic review of randomized trials for unresecable hepatocellular carcinoma: chemoemboçization improve survival. *Hepatology* 37:429-442, 2003.
114. Llovet JM, Fuster J, Bruix J. Intention-to-treat analysis of surgical treatment of early hepatocellular carcinoma: resection versus transplantation. *Hepatology* 30:1434-1440, 1999.
115. Llovet JM, Sala M, Castells L,et al. Randomized controlled trial of interferon treatment for advanced hepatocellular carcinoma. *Hepatology* 31:54-58, 2000.
116. Llovet JM, Vilana R, Bru C et al. Increased risk of tumor seeding after percutaneous radiofrequency ablation for single hepatocellular carcinoma. 2001; 33:1124-1129, 2001.
117. Lo CH, Ngan H, Tso WK et al. Randomized controlled trial of transarterial lipiodol chemoembolization for unresectable hepatocellular carcinoma. *Hepatology* 35:1164-1171, 2002.
118. Lui WY, Lin HL, Chau GY, Liu TY, Chi, CW. Male predominance in hepatocellular carcinoma: new insight and a possible therapeutic alternative. *Med* 2000; 55:348-350, 2000.
119. Macdonald GA. Pathogenesis of hepatocellular carcinoma. *Clinics Liver Dis* 5:69-85, 2001.
120. Mandishona E, MacPhail P, Gordeuk VR, et al. Dietary iron overload as a risk factor for hepatocellular carcinoma in black africans. *Hepatology* 27:1563-1566, 1998.
121. Mani H, Van Thiel DH. Mesenchymal tumors of the liver. *Clinics Liver Dis* 5:219-257, 2001.
122. Marchesini G, Forlani G. NASH: from liver disease to metabolic disorders and back to clinical hepatology. *Hepatology* 35:497-499, 2002.
123. Marrero JA,Fontana RJ, Su GL, Conjeevaran HS, Emick DM, Loo AS. NAFLD may be a common underlying disease in patients with hepatocellular carcinoma in the United State. *Hepatology* 36:1349-1354, 2002.
124. Mathieu D, Kobeiter H, Maison R, et al. Oral contraceptive use and focal nodular hyperplasia of the liver. *Gastroenterology* 118:560-564, 2000.
125. Meloni F, Lazzaroni S, Livraghi T. Percutaneous ethanol injection: single session treatment. *Eur J Ultrasound* 13:107-115, 2001.
126. Ming L, Thorgeirsson SS, Gatl MH, et al. Dominant role of hepatitis B virus and cofactor role of aflatoxin in hepatocarcinogenesis in Qidon, China. *Hepatology* 36:1214-1220, 2002.
127. Murakami SH Hepatitis B vírus X protein: structure, function and biology. *Mutat Res* 424:167-181, 1999.
128. Muto Y, Moriwaki H, Nimomiya M, et al. Prevention of second primary tumors by acyclic retinoid, polyprenoic acid, in patients with hepatocellular carcinoma. *N Engl J Med* 334:1561-17, 1996.
129. Nair S, Mason A, Eason J, Loss G, Perrillo RP. Is obesity an independent risk factor for hepatocellular carcinoma in cirrhosis? *Hepatology* 36:150-155, 2002.
130. Nakamuma Y, Hoso M, Terada T. Clinical and pathological features of colangiocarcinoma. In: Okuda K, Tabor E. *Liver cancer*. Churchill Livingstone, N York, Cap. 18, p. 279, 1997.
131. Nakashima T, Kojiro M. Pathologic characteristic of hepatocellular carcinoma. *Semin Liver Dis* 6:259-266, 1986.
132. Nishigushi S, Kuroki T, Nakatani S et al. Randomized trial of effects of interferon alpha on incidence of hepatocellular carcinoma in chronic active hepatitis C with cirrhosis. *Lancet* 346: 1051-1055, 1995.
133. Noguchi S, Yamamoto R Tasuta M. Cell features and patterns in the needle aspirates of hepatocellular carcinoma. *Cancer* 58:321-328, 1986.
134. Nomura F, Ishijima M, Horikoshi A, Nakai T, Ohnishi K. Determination of serum des-gama-carboxy prothrombin levels in patients with small-sized hepatocellular carcinoma: comparison of the conventional enzymes immunoassay and two modified methods. *Am J Gastroenterol* 91:1380-1383, 1996.
135. Ohmoto K, Kunieda T, Shibata N, Yamamoto S. Intraperitoneal hemorrhage as a major complication of percutaneous ethanol injection therapy for hepatocellular carcinoma. *Hepatogastroenterol* 47:199-1202, 2000.
136. Ohnishi K,Yoshioka H,Ito S, Fujiwara K. Prospective randomized controlled trial comparing percutaneous acetic acid injection and percutaneous ethanol injection for small hepatocellular carcinoma. *Hepatology* 27:67-72, 1998.
137. Oka H, Tamori A, Kuroki T, Kobayashi K, Yamamoto S. Prospective study of alpha-fetoprotein in cirrhotic patients monitored for the development of hepatocellular carcinoma. *Hepatology* 19:61-66, 1994.
138. Okada S. Chemotherapy for hepatocellular carcinoma. In: Okuda K, Tabor E. *Liver cancer*. Churchill Livingstone, Baltimore, pp. 441-448, 1997.
139. Okada S. Local ablation therapy for hepatocellular carcinoma. *Semin Liver Dis* 19:323-328, 1999.
140. Okuda K. Early recognition of hepatocellular carcinoma. *Hepatology* 6:729-738, 1986.
141. Okuda K Hepatocellular carcinoma: recent progress. *Hepatology* 15:948-963, 1992.
142. Okuda K. Hepatitis C virus and hepatocellular carcinoma. In Okuda K, Tabor E. *Liver cancer*. Churchill Livingstone, N.York, Cap. 4 p. 39, 1997.

143. Okuda K. Hepatocellular carcinoma. *J Hepatol* 32:225-237, 2000.
144. Okuda K, Okuda H. Primary Liver Cell Carcinoma. In: Mc Intyre N, Benhamou J-P, Bircher J, Rizzetto M, Rodes J. *Oxford textbook of clinical hepatology*. Oxford, Oxford University Press, pp. 1019-1053, 1991.
145. Okuda K, Peters RL, Simon W. Gross anatomy of hepatocellular carcinoma from three disparate geographical areas. Proposal of a new classification. *Câncer* 54:2164-2173, 1984.
146. Orito S, Ichida T, Sakugava H, et al. Geographic distribution of hepatitis B vírus (HBV) genotype in patients with chronic HBV infection in Japan. *Hepatology* 34:590-594, 2001.
147. Oshita M, Hayashi N, Kasahara A et al. Increased serun hepatitis C virus RNA levels among alcoholic patients with chronic hepatitis C. *Hepatology* 20:1115-1120, 1994.
148. Osuga T, Matsuzaki Y, Chita T, Tsujii H. Radiotherapy. In: Okuda K, Tabor E. *Liver cancer*. Churchill Livingstone, Baltimore, pp. 481-498, 1997.
149. Ozturk M. Genetic aspects of hepatocellular carcinogenesis. *Semin Liver Dis* 19:243-252, 1999.
150. Pateron D, Ganne N, Trinchet J, C et al. Prospective study of screening for hepatocellular carcinoma in Caucasian patients with cirrhosis. *J Hepatol* 20:65-71, 1994.
151. Pereira FEL, Boni E S, Castro Filho AK, Leal Filho J, Gonçalves C S. Freqüência de carcinoma primitivo de fígado em necropsias realizadas em Vitória (Espírito Santo). *Rev Ass Med Brasil* 23:421-422, 1977.
152. Pereira FEL, Gonçalves CS. Alcoolismo crônico e câncer primitivo do fígado. *Moderna Hepatologia* 15:26-31, 1990.
153. Pereira FEL, Gonçalves,CS, Zago MP. The effect of ethanol intake on the development of hepatocellular carcinoma in HBsAg carriers. *Arq Gastroenterol* 31:42-45, 1994.
154. Pereira FEL, Gonçalves CS, Musso C, Menezes TMB, Boni ES. Linfoma não-Hodgkin primitivo do fígado: relato de 2 casos e revisão da literatura. *Arq Gastroenterol, S. Paulo,* 30:27-32, 1993.
155. Peterson MS, Baron RL. Radiologic diagnosis of hepatocellular carcinoma. *Clinics Liver Dis* 5:123-144, 2001.
156. Rapaccini G L, Pompili M, Caturelli E, et al. Ultrasound-guided fine needle biopsy of hepatocellular carcinoma: comparison between smear cytology and microhistology. *Am J Gastroenterol* 89:898-902, 1994.
157. Ratziu V, Bonyhay L, Martino VD et al. Survival, liver failure, and hepatocellular carcinoma in obesity-related crypyogenic cirrosis. *Hepatology* 35:1485-1493, 2002.
158. Ray,RB, Ray R. Hepatitis C virus core protein: intriguing properties and functional relevance. *FEM Microbiology Letters* 202:149-156, 2001.
159. Reagan LS. Screening for hepatocellular carcinoma in hight - risk individuals. *Arch Intern Med* 149:1741-1744, 1990.
160. Reddy K R, Schiff E R. Approach to a liver mass. *Semin Liver Dis* 13:423-435, 1993.
161. Rode A, Bancel B, Douek P, et al. Small nodule detection in cirrhotic livers: evaluation with US, spiral CT, and MRI and correlation with pathologic examination of explanted liver. *J Comput Assist Tomogr* 25:327-336, 2001.
162. Sakamura O, Furukawa T, Takegami T. Hepatitis C virus non-structural protein NS3 transform NIH 3T3 cells. *J Virol* 65:3893-3896, 1995.
163. Sato Y, Nakata K, Kato Y, et al. Early recognition of hepatocelular carcinoma based on altered profiles of alpha-fetoprotein. *N Engl J Med* 328:1802-1806, 1993.
164. Semelka RC, Martin DR, Balci C, Lance T. Focal liver lesions: comparison of dual-phase CT and multisequence multiplanar MR imaging including dynamic gadolinium enhancement. *J Magn Reson Imaging* 13:397-401, 2001.
165. Sherman M. Screening for hepatocellular carcinoma. In Arroyo V, Bosch J, Bruguera M, Rodes J, Sanchez-Tapias JM. *Treatment in liver disease*. Masson, Barcelona, p. 327, 1999.
166. Sherman M. Alphafetoprotein: an obituary. *J Hepatol* 34:603-605, 2001.
167. Sheu J C, Sung J L, Chen D S, et al. Growth rate of asymptomatic hepatocellular carcinoma and its clinical implications. *Gastroenterology* 89:259-266, 1985.
168. Shimada M, Hashinoto E, Taniai M et al. Hepatocellular carcinoma with non-alcoholic steatohepatitis. *J Hepatol* 37:154-170, 2002.
169. Shimizu I, Inoue H, Yano M, et al. Estrogen receptor levels and lipid peroxidation in hepatocellular carcinoma with hepatitis C infection. *Liver* 21:342-349, 2001.
170. Shiratori Y, Shiina S, Zhang PY, et al. Does dual infection by hepatitis B and C viruses play an important role in the pathogenesis of hepatocellular carcinoma in Japan? *Cancer* 80:2060-2067, 1997.
171. Shouval D. Immunotherapy for hepatocellular carcinoma. In Okuda K, Tabor E. *Liver cancer*. Churchill Livingstone, N York, Cap. 33, p. 471, 1997.
172. Silva AO, Sesli FS, Melo KJR, Santos TE. Tratamento não cirúrgico do carcinoma hepatocelular.In: Silva AO, D'Albuquerque LAC. *Doenças do fígado*. Revinter, Rio de Janeiro, Cap. 81, pp. 821-830, 2001.
173. Silva AO, Melo CRR, Santos TE. Tratamento não-cirúrgico do carcinoma hepatocelular — outras opções ainda de eficácia indefinida. In: Silva AO, D'Albuquerque LAC. Doenças do fígado. Revinter, Rio de Janeiro, Cap. 18, pp. 821-830, 2001.
174. Suarez Y, França AC, Llovet J, Fuster J, Bruix J. The current status of liver transplantation for primary hepatic malignacy. *Clinics Liver Dis* 4:591-605, 2000.
175. Stocker JT, Conran RM. Hepatoblastoma. In: Okuda K, Tabor E. *Liver cancer*. Churchill Livingstone, NY, p 263-278, 1997.
176. Stroffolini T, Andreone P, Andriulli A et al. Characteristies of hepatocellular carcinoma in Italy. *J Hepatol* 29:944-952, 1998.
177. Sun Z, Lu P, Gail MH et al. Increased risk of hepatocellular carcinoma in male hepatitis B surface antigen carrier with chronic hepatitis who have detectable aflatoxin metabolite M1. *Hepatology* 30:379-383, 1999.
178. Tabor E, Di Bisceglie AM. Hepatocellular carcinoma. *Clinics Liver Dis* 3:327-348, 1999.
179. Takeda Y, Togashi H, Shinzawa H, et al. Spontaneous regression of hepatocellular carcinoma and review of literature. *J Gastroenterol Hepatol* 15:965-966, 2000.
180. Tanaka K, Sakai H, Hashizume M, Hirohata T. Serum testosterone: estradiol ratio and the development of hepatocellular carcinoma among male cirrhotic patients. *Cancer Res* 15:5106-5110, 2000.
181. Thung SN, Gerber MA. Cirrhosis and hepatocellular carcinoma. In: Okuda K, Tabor, E. *Liver cancer*. Churchill Livingstone, NY, Cap. 11, pp. 155-163, 1997.
182. Torzilli G, Minagawa M, Takayama T, et al. Accurate preoperative evaluation of liver mass lesion without fine-needle biopsy. *Hepatology* 30:889-893, 1999.
183. Trinchet JC, Beaugrand M. Augmentation de l'incidence du carcinome hepatocellulaire dans les pays occidentaux. Quelle raison et quelles consequences? *Gastroenterol Clin Biol* 23:1286-1288, 1999.
184. Trevisani F, D'Intino PE, Morselli-Labate AM, et al. Serum a -fetoprotein for diagnosis of hepatocellular carcinoma in patients with chronic liver disease: influence of HBsAg and anti-HCV status. *J Hepatol* 34:570-575, 2001.
185. Trotter JF, Everson GT. Benign focal lesions of the liver. *Clinics Liver Dis* 5:17-42, 2001.
186. Uenishi T, Hirohashi K, Tanak H, Ikebe T, Kinoshita H. Spontaneous regression of a large hepatocellular carcinoma with portal vein tumor trombi: report of a case. *Surg Today* 30:82-85, 2000.
187. van Halteren HK, Salesman JMJI, Peters H, Vreugdenhil G, Driessen WMM. Spontaneous regression of hepatocellular carcinoma. *J Hepatol* 27:211-215, 1997.
188. Wanless IR, Medline A. Role of estrogens as promoters of hepatic neoplasia. *Lab Invest* 46:313-320, 1982.
189. Weitz I C, Lieberman H A. Des-gama-carboxi (abnormal) protrombin and hepatocellular carcinoma: a critical review. *Hepatology* 18:990-997, 1993.

190. Wogan GN. Aflatoxin exposure as a risk factor in the etiology of hepatocellular carcinoma. In: Okuda K, Tabor E. *Liver cancer*. Churchill Livingstone, N York, Cap. 4, p. 51, 1997.
191. Wogan GN. Aflatoxin as a human carcinogen. *Hepatology* 30:573-575, 1999.
192. Yager JD, Campbell HA, Longnecker DS, Roebuck BD, Benoit MC. Enhancement of hepatocarcinogenesis in female rats by ethinyl estradiol and mestranol but not estradiol. *Cancer Res* 44:3862-3869, 1984.
193. Yamamoto J, Okada S, Shimada K, et al. Treatment strategy for small hepatocellular carcinoma: comparison of long-term results after percutaneous ethanol injection therapy and surgical resection. *Hepatology* 34:707-713, 2001.
194. Yamauchi M, Nakahara M, Maezawa Y. Prevalence of hepatocellular carcinoma in patients with alcoholic cirrhosis and prior exposure to hepatitis C. *Am J Gastroenterol* 88:39-43, 1993.
195. Yang H-I, Lu S-N, Liaw Y-F, et al. Hepatitis B and antigen and risk of hepatocellular carcinoma. *N Engl J Med* 347:168-174, 2002.
196. Yuen MF, Cheng CC, Launder IJ, Lam SK, Ooi CG, Lai CL. Early detection of hepatocellular carcinoma increase the chance of treatment: Hong Kong experience. *Hepatology* 31:330-335, 2000.
197. Zafrani ES, Gaulard P. Primary lymphoma of the liver. *Liver* 13:57-61, 1993.

CAPÍTULO 118

Tratamento Cirúrgico do Hepatocarcinoma e Tumores Hepáticos Secundários

TRATAMENTO CIRÚRGICO DO HEPATOCARCINOMA

William Abrão Saad
Eleazar Chaib
Marcelo Augusto F. Ribeiro Júnior
William Abrão Saad Júnior

INTRODUÇÃO

A maior parte dos doentes com carcinoma hepatocelular apresenta cirrose hepática ou doenças hepáticas associadas.

No passado, ressecções hepáticas maciças nesses pacientes levavam à cura do carcinoma hepatocelular e, freqüentemente, resultavam em falência hepática fatal no pós-operatório.

No pré-operatório, a avaliação hepática determina o limite seguro para ressecção hepática, e este é um ponto muito importante para o cirurgião.

A incidência do carcinoma hepatocelular está aumentando no mundo. O aumento deve-se, principalmente, à maior incidência de hepatite por vírus C. A detecção precoce do tumor leva a um número cada vez maior de pacientes potencialmente curáveis[3].

Atualmente, a cirurgia hepática com bases anatômicas tem ganhado muita importância. Nas ressecções dos tumores metastáticos e primários do fígado, o objetivo é remover o tumor com margem de segurança adequada, bem como preservar a função hepática. Muitos problemas aparecem durante a cirurgia:

1. A ressecção deve ser realizada com o mínimo possível de perda sangüínea.
2. O tempo de cirurgia deve ser o menor possível.
3. O fluxo sangüíneo nos principais vasos (artéria hepática e veia porta) deve ser interrompido o mais breve possível para manter isquemia normotérmica em tempo reduzido.
4. Os vasos eferentes e aferentes bem como os ductos biliares dos segmentos remanescentes, não devem ser lesados durante a ressecção hepática.

Em pacientes sem cirrose hepática, a ressecção parcial do fígado é, sem dúvida, o tratamento de escolha. Entretanto, somente 30% dos hepatocarcinomas são ressecáveis e, até 90% dos pacientes apresentam cirrose hepática no momento da indicação cirúrgica[9,31].

A doença extra-hepática, a baixa reserva funcional hepática, doença multifocal, tumores em locais impossíveis de ressecção, invasão da veia porta, bem como doenças associadas são contra-indicações à ressecção hepática.

Em pacientes bem compensados, com cirrose moderada (Child-Pough A e B), a hepatectomia parcial pode ser considerada. No geral, a presença de cirrose hepática está associada à pior sobrevida a longo prazo[4,15,29].

Além disso, na cirrose hepática os fatores prognósticos negativos incluem:

1. tumores grandes.
2. Multifocais.
3. Presença de invasão vascular.
4. Tumores mal diferenciados[9,29].

Após a hepatectomia parcial, a sobrevida total em 5 anos varia entre 35% a 50%.

Recentemente, a melhora nos resultados cirúrgicos tem sido atribuída a:

1. Melhoria nos métodos diagnósticos de imagem pré-operatórios.
2. Melhor seleção dos pacientes.

3. Desenvolvimento de novas técnicas operatórias e de equipamentos.
4. Avanços nas técnicas de anestesia, bem como cuidados de terapia intensiva[29].

Embora relatos antigos demonstrem grande mortalidade operatória nos pacientes com cirrose hepática (até 20%) submetidos a hepatectomia, estudos recentes têm mostrado mortalidade similar (< 5%) para os pacientes com ou sem cirrose.

Nos centros com grande experiência em ressecções hepáticas, a mortalidade perioperatória ainda é menor[35].

Mesmo nos pacientes em que a ressecção hepática é feita com objetivo curativo, a recidiva intra-hepática é observada em até 70% dos casos[33]. Estima-se que a recorrência seja devida à doença multifocal ou a novo tumor hepático metacrônico.

Nos últimos anos, com a avaliação pormenorizada dos pacientes com cirrose hepática, a ultra-sonografia e a dosagem de alfafetoproteína tem-se diagnosticado os tumores hepáticos em estágios pré-clínicos.

Embora a detecção precoce de tumores hepáticos resulte em maior taxa de ressecabilidade, o número de pacientes considerados para a cirurgia tem permanecido baixo. Isso se deve à gravidade da cirrose hepática associada (que pode aumentar muito o risco operatório) e aos vários nódulos multifocais de tumor. Esses últimos são bastante importantes, pois podem acompanhar o tumor principal e ser indetectável, causando recorrência intra-hepática pós-operatória precoce.

Portanto, avaliação e estagiamento pré-operatório muito rigorosos devem ser feitos com o intuito de detectar-se o número e os locais dos nódulos satélites.

Peculiaridades das Ressecções Hepáticas

O transplante de fígado não pode ser oferecido a todos os pacientes com cirrose hepática que têm suspeita de apresentar carcinoma hepatocelular pequeno. Assim, em alguns países, a ressecção hepática permanece a única opção terapêutica.

Como a capacidade funcional do fígado remanescente é a maior limitação prognóstica para os pacientes submetidos a ressecção hepática, cirurgias menores como a segmentectomia e as subsegmentectomias são às vezes procedimentos de escolha.

Desde 1983, o uso rotineiro da ultra-sonografia intra-operatória tem mudado essa forma de tratamento. Os melhores resultados são, a curto e longo prazos, para pacientes com tumores únicos menores do que 2 cm de diâmetro e fígado com função hepática preservada.

Considerando todos os pacientes operados no Japão tratados com a ressecção hepática, o melhor fator preditivo na sobrevida do paciente foi a combinação de três fatores: a alfafetoproteína, o tamanho e o número de tumores[16].

A invasão portal pelo tumor e os tumores multifocais, metacrônicos, são as maneiras pelo qual o carcinoma hepatocelular pode recorrer após a ressecção hepática.

A sobrevida de todos os pacientes submetidos a ressecção hepática é influenciada não só pelo tamanho do tumor e seu grau de invasão vascular como também pelo estado funcional hepático, expresso pela classificação de Child-Pough. Assim, a ressecção hepática é, formalmente, contra-indicada nos pacientes com cirrose terminal ou com hipertensão portal grave, pelos altos riscos operatórios e a curta expectativa de vida.

Não existem estudos controlados demonstrando que a quimioterapia sistêmica melhore a sobrevida dos pacientes ressecados, na tentativa de eliminar pequenos focos tumorais remanescentes, quando for o caso. Também não existem estudos controlados comparando ressecção *vs* transplante hepático.

Em Paris[2], a ressecção e o transplante de fígado para tumores pequenos em cirróticos mostraram os mesmos resultados em 3 anos, 50% e 47%, respectivamente. Entretanto, a sobrevida sem recorrência tumoral é melhor em pacientes transplantados do que nos ressecados, respectivamente, 46% *vs* 27%. Em pacientes com nódulos únicos ou em tumores binodulares (< 3 cm), o transplante teve muito melhor resultado do que a ressecção hepática, respectivamente, 83% *vs* 13%.

Seleção dos Pacientes

Apenas pacientes que tenham a possibilidade de cura devem ser submetidos a ressecção hepática. Embora muitas vezes seja, tecnicamente, possível fazer-se múltiplas ressecções segmentares, a ressecção hepática deve ser realizada somente naqueles doentes com tumores solitários ou naqueles em que podemos reunir os nódulos em uma única hepatectomia.

A ressecção hepática não é bem tolerada em pacientes cirróticos (Child-Pough C) e em pacientes com função hepática ruim; estes não devem ser operados.

Os testes para avaliação hepática pré-operatória, como o verde-indocianina e outros; são bons, porém métodos mais simples, como a dosagem da bilirrubina sérica e a presença de ascite, são suficientes. Pacientes com bilirrubina o dobro do normal e com ascite refratária a diuréticos não devem ser submetidos a hepatectomias.

Fatores Prognósticos

Os achados patológicos de tumor hepático são o melhor fator preditivo para recorrência tumoral[9,13,31]. Fatores prognósticos ruins incluem:

1. Tumores hepáticos maiores do que 5 cm.

A sobrevida de pacientes com tumores < 5cm de diâmetro é melhor do que aqueles com tumores > 5 cm. Em 5 anos de seguimento, a diferença é de 36% para 10%, respectivamente.

2. Mais de 3 nódulos tumorais.
3. Ausência de cápsula peritumoral, ou invasão de cápsula.
4. Invasão de ramos portais distais ou das veias hepáticas.

A tendência do carcinoma hepatocelular de crescer na veia porta ou veias hepáticas é uma complicação bem descrita.

A invasão portal, por parte do carcinoma hepatocelular, é um dos fatores de disseminação tumoral intra-hepática, levando ao desenvolvimento de nódulos satélites.

O crescimento intraportal do carcinoma hepatocelular associado à cirrose hepática é fator limitante para a cura com a ressecção hepática.

5. Presença de nódulos satélites.
6. Cirrose e varizes esofagianas

A associação de varizes do esôfago não impede sobrevida aceitável, desde que o tratamento cirúrgico inclua os das varizes, bem como o carcinoma hepatocelular, dentro dos limites da hepatectomia.

Todos os fatores acima estão associados a altas taxas de recorrência tumoral.

Por outro lado, tumores pequenos, solitários, sem sinais de invasão vascular, são associados à baixa taxa de recorrência tumoral, e a sobrevida em 5 anos pode alcançar até 70%.

Pacientes com níveis séricos de alfafetoproteína acima de 500 ng/ml têm maior risco de recorrência tumoral e a sobrevida é limitada. Tumores anaplóides têm pior prognóstico do que tumores diplóides.

Tipos de Ressecções Hepáticas

A ressecção hepática continua sendo o tratamento de escolha para o carcinoma hepatocelular, acompanhada de melhor expectativa de vida para os pacientes.

O objetivo da ressecção hepática, em pacientes cirróticos portadores de carcinoma hepatocelular é a excisão tumoral, com margem de segurança maior do que 1 cm[7,13].

Deve-se tomar cuidado para não se retirar muito parênquima hepático não-tumoral, a fim de preservar o máximo a função hepática pós-operatória. Para esse fim, deve-se basear a ressecção do fígado nos conceitos da segmentação hepática descritos por Coinaud. Qualquer segmento hepático pode ser removido sozinho ou em associação a outro adjacente. A ultra-sonografia intra-operatória ajuda a definir os segmentos anatomicamente e torna a ressecção mais precisa.

Existem variações técnicas para ligadura dos vasos que irrigam os tumores hepático: pode-se ligá-los no hilo hepático ou dentro do parênquima hepático, definindo os setores ou subsegmentos hepáticos[26].

Makuuchi *et al.*[25] descreveram técnica de identificação dos segmentos hepáticos com o uso da ultra-sonografia intra-operatória e injeção de corantes nos ramos portais. Esse procedimento requer alto grau de precisão com a ultra-sonografia intra-operatória.

Grandes tumores, às vezes, requerem grandes ressecções hepáticas, e esses procedimentos são, geralmente, bem tolerados em pacientes cirróticos, desde que o parênquima hepático não-tumoral não seja muito ressecado[6].

Grandes ressecções hepáticas são contra-indicadas em fígados atróficos. Evidências recentes sugerem que quanto maior a extensão da ressecção hepática, menor o índice de recorrência. Embora isso ainda tenha que ser confirmado, deve-se refletir no tipo de ressecção hepática a ser realizada, ou seja, entre aquela com boa margem oncológica e aquela que evite falência hepática pós-operatória.

A ressecção de pequenas partes do fígado (segmentos ou subsegmentos), recentemente, tem substituído a clássica lobectomia ou a hepatectomia extensa[18].

No início das ressecções hepáticas, a principal causa de óbito hospitalar era relacionada à falência hepática. Atualmente, observamos de diminuição nessa mortalidade como resultado não somente de técnicas operatórias avançadas, mas também, da detecção precoce de carcinoma hepatocelular, com melhor seleção dos candidatos à cirurgia.

Quantificação da Extensão da Ressecção Hepática

Sabe-se que a proporção de cada segmento do fígado humano tem sido estimada como:

- 35% para direito posterior.
- 30% para direito anterior.
- 20% para o esquerdo medial.
- 15% para o segmento lateral esquerdo[19].

Assim, os cirurgiões avaliam a extensão da hepatectomia pela simples adição da porcentagem a cada segmento. Por exemplo: 65% para lobectomia direita e 85% para trissegmentectomia direita.

No entanto, essa proporção é baseada em fígado normal e não é precisa em fígados doentes, em que, geralmente, ocorre hipertrofia compensatória em outras áreas do fígado.

Cura pela Ressecção

O grupo de cura pela ressecção cirúrgica inclui:

1. Margens de ressecção livre.
2. Nenhuma invasão vascular ou biliar macroscópica.
3. Todas as lesões confinadas na porção ressecada.

Ressecção Hepática *Versus* Ligadura da Artéria Hepática

O uso da ligadura da artéria hepática para tumores irressecáveis foi desenvolvido tanto na Escandinávia como na Ásia.

A artéria hepática própria é ligada, desde que os ramos portais direito e esquerdo estejam pérvios. Cirrose hepática compensada não é contra-indicação.

É preferível ligadura da artéria hepática própria do que ressecção hepática incompleta.

Controle Anatômico por Ligadura Supra-Hilar, na Subsegmentectomia

Recentemente, com o aumento rápido de pacientes cirróticos com carcinoma hepatocelular pequeno detectado por métodos de imagem, hepatectomias limitadas de menos que um segmento tendem a substituir as lobectomias extensas.

Segmentectomias ou Subsegmentectomias

Por acesso exclusivo transparenquimotoso dos pedículos vasculares foram descritas por cirurgiões franceses[18].

O método é baseado nos seguintes dados anatômicos:

1. A veia porta, a artéria hepática e o ducto biliar chegam ao hilo hepático por diferentes vias, mas a seguir caminham juntos nos túneis da cápsula de Glisson, em segmentos e subsegmentos.
2. A bifurcação da tríade de Glisson, para cada segmento ou subsegmento, está muito próxima do hilo hepático.

Ressecção Combinada dos Subsegmentos Ântero-Inferior e Superior Direito Seletivo

Para ganhar-se acesso aos pedículos de Glisson para dissecação em direção a cada subsegmento, disseca-se a placa hilar, mobilizando-se o lobo quadrado que encobre o hilo (Fig. 118.1). A vesícula biliar é ressecada. O ligamento redondo é puxado para cima e o peritônio é aberto longitudinalmente. Dois ou três ramos portais que vão ao lobo quadrado são dissecados à direita do ligamento.

Os pedículos são ligados individualmente e dividem o parênquima hepático, assim, a parte ântero-inferior do segmento medial torna-se escura (desvascularizada). Quando isso acontece, a dissecação à direita do ligamento redondo é interrompida.

A cápsula do lobo quadrado é incisada transversalmente ao longo da linha logo acima da confluência dos pedículos lobares principais, direito e esquerdo.

Um ou dois ramos da veia hepática média são vistos durante o processo e são ligados e seccionados.

No final dessa dissecação os pedículos dos subsegmentos ântero-inferior e ântero-superior são expostos como confluência simples ou troncos separados, em continuidade com o pedículo direito principal.

Dissecação meticulosa é feita ao redor dessas estruturas, sem lesar a cápsula de Glisson no parênquima hepático. O pedículo principal direito deve ser reparado com sonda de Nelaton, para facilitar a dissecação das tributárias e controlar hemorragia, se ocorrer.

Quando a dissecação ocorre, normalmente não apenas os pedículos para os dois subsegmentos anteriores mas também para os subsegmentos póstero-inferior e póstero-superior são esqueletizados. Ramos da veia hepática direita podem ser identificados entre os pedículos anteriores e posteriores.

As veias intra-hepáticas das tributárias da veia porta para cada segmento ou subsegmento variam de acordo com o paciente. Além disso o carcinoma hepatocelular nem sempre se localiza centralmente, mas em um segmento ou subsegmento, na maioria dos casos com vasos vindos de segmentos e subsegmentos adjacentes.

Se a área isquêmica do segmento ou subsegmento não incluir toda a área do fígado que deve ser ressecada, deve-se adicionar outras dissecações de tributárias de subsegmentos adjacentes até que a área tumoral seja envolvida.

Bissegmentectomia Central

Esse tipo combina ressecção do segmento anterior direito e o segmento medial esquerdo e está indicado, mais freqüentemente, para tumores localizados na cúpula central do fígado (Fig. 118.1).

Os primeiros passos para esse procedimento são iguais à técnica de ressecção supra-hilar para segmento anterior direito. Assim, o lobo quadrado é dissecado à direita do ligamento redondo e mobilizado supra-hilarmente, e os pedículos de Glisson para o segmento anterior direito são identificados e ligados, isoladamente.

A transecção do parênquima à direita do ligamento redondo é realizada no sentido cranial, do lado direito do ligamento faciforme até o tronco da veia hepática média. Os dois segmentos centrais que são demarcados pela falta de irrigação são levantados e dissecados posteriormente em direção à veia cava inferior.

Muitos vasos venosos são ligados à esquerda do tronco da veia hepática direita.

O tronco da veia hepática média é, finalmente, ligado antes de sua junção com a veia hepática esquerda ou a veia cava inferior, e assim a ressecção é completada.

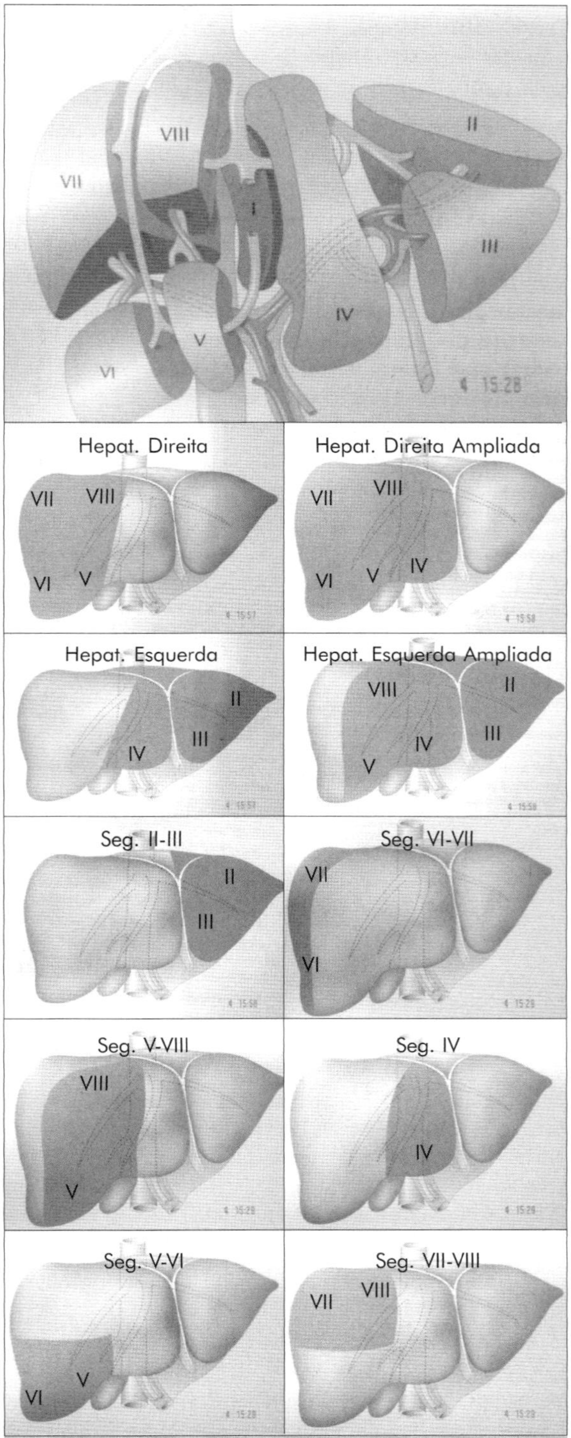

Fig. 118.1 — *Tipos de ressecção hepática — representação esquemática baseada na segementação proposta por Couinaud*

Ressecção Seletiva Combinada do Subsegmento Póstero-Inferior e Superior Direito

Está indicada quando o tumor está localizado, exclusivamente, no segmento posterior direito.

Após a laparotomia, o lobo direito é mobilizado completamente e a vesícula biliar é ressecada. Roda-se o lobo direito cranialmente e isolam-se seus pedículos anteriormente do lobo quadrado pela incisão da placa hilar e posteriormente do lobo caudado, levantando-se e ligando-se um ou dois pedículos vasculares. A dissecação continua para cima e para baixo do lobo direito da fissura transversal.

No plano do pedículo lobar direito, os pedículos para o segmento anterior direito são encontrados entre o segmento anterior direito e o médio esquerdo, na fissura lobar principal, logo atrás do leito vesicular.

Aqueles para o segmento posterior estão entre o segmento anterior e posterior na fissura lobar direita. Esta última não é fissura anatômica, porém o recesso é sempre achado, anteriormente, na base do lobo caudado, onde as linhas do segmento posterior são amplamente expostas quando da dissecação dos pedículos do parênquima hepático anterior. Esses pedículos são individualizados e reparados; fazendo-se clampeamentos repetidos, o segmento e o subsegmento são identificados.

A ligadura definitiva é realizada após a visualização dos segmentos marcados (pouca vascularização).

Ressecção do Hepatocarcinoma que Invade a Veia Cava Inferior

A ressecção de tumores malignos hepáticos que invadem a veia cava inferior tem sido possível, tecnicamente, e com relativa segurança, desde a introdução da exclusão vascular total hepática com ou sem uso da bomba ou *bypass* portossistêmico.

Quando o tumor invade a veia cava inferior supra-hepática ou a confluência das veias hepáticas, o procedimento se torna mais complexo, especialmente quando a reconstrução for necessária.

Muitos autores fazem reconstrução combinada, com substituição da veia cava inferior com vários tipos de enxertos[6,7,12,13,18,26,32].

O desenvolvimento do transplante de fígado e o avanço nas técnicas de preservação do fígado resultaram no aumento no uso de ressecções hepáticas radicais para tumores malignos que invadem a veia cava inferior supra-hepática e a confluência das veias hepáticas.

Essas técnicas incluem:

1. Exclusão vascular hepática[10,17].
2. *Bypass* venovenoso[11].

3. Perfusão hepática com hipotermia *in situ*[8,16,25].
4. *Bypass* cardiopulmonar[2].
5. Cirurgia de mesa *ex situ*[16,32].
6. A técnica combinada, *ex situ in situ*[33].

Embora os pacientes cirróticos possam tolerar 60 minutos de isquemia normotérmica, com *bypass* venovenoso[11], a ressecção de tumores hepáticos com envolvimento da veia cava inferior é impossível pela complexidade da ressecção tumoral e a reconstrução vascular necessita de período maior de exclusão vascular hepática.

A perfusão hipotérmica ou a técnica *ex situ* pode prolongar o período de isquemia hepática tolerável[8,16,25,32], com morbimortalidade aumentada em pacientes cirróticos. Alguns estudos têm demonstrado bons resultados usando hipotermia e solução de Wisconsin. No entanto, pode ser difícil usar essa técnica em casos individuais, pela dificuldade de localização e o tamanho tumoral com suas veias colaterais.

Assim, antes de começar o procedimento, o cirurgião deve estar apto para mudar de técnica e inovar, se for preciso.

A exposição total e o controle da veia cava inferior supra e infra-hepática são passos necessários para a ressecção de tumores com invasão dessa estrutura.

A incisão toracoabdominal direita é preferível para a abordagem da veia cava inferior supra e retro-hepática, porque facilita a abordagem e exposição da veia cava intrapericárdica. Entretanto, nesses casos usa-se incisão em T. A rotação do lobo hepático direito pode ser perigosa quando o tumor invade órgãos vizinhos, como diafragma, supradrenal direita, rim direito e a veia cava inferior, como também quando existem colaterais da veia porta para veia cava. A abordagem anterior transhepática tem sido realizada nesses casos[11].

Isso previne o implante de células cancerosas pela manipulação do lobo hepático direito e evita a isquemia hepática que resulta da torção do pedículo portal. Essa abordagem também permite a avaliação para *bypass* venovenoso e para exclusão vascular hepática. Também reduz o tempo o período de exclusão vascular hepática e facilita a ressecção do tumor hepático, bem como dos eventuais trombos tumorais na veia cava em bloco com ou sem ressecção da veia cava inferior. Essa modificação técnica permite evitar a perfusão hipotérmica *in situ* e a hepatectomia *ex situ*.

Na hepatectomia, quando for ressecada, a veia cava inferior pode ser substituída por:

1. Veia autóloga.
2. Inversão da veia cava ilíaca de cadáver.
3. Enxerto de Dacron.
4. Enxerto de PTFE.

Com a experiência adquirida nos centros de cirurgia hepática e transplante, hoje se permite a completa substituição da veia cava inferior e a reconstrução da confluência das veias hepáticas com prótese.

Fígados normais toleram isquemia normotérmica por até mais de 90 minutos. Fígados cirróticos toleram clampeamento intermitente do pedículo portal por mais de 120 minutos[17].

EMBOLIZAÇÃO DE RAMOS PORTAIS NO HEPATOCARCINOMA

A embolização transepática percutânea de ramos portais principais foi desenvolvida há alguns anos no Japão no intuito de melhorar o prognóstico e os resultados dos pacientes que sofrem de doenças malignas do fígado.

A primeira tentativa de hipertrofia do parênquima hepática do fígado não-embolizado após embolização da veia porta foi relatada por Makuuchi *et al.*[25].

O material para embolização da veia porta pode ser: esponja gelatina, trombina, cianoacrilato, cola de fibrina e etanol[20,25].

A justificativa para esse método é o conhecido fenômeno da atrofia ipsilateral do lobo hepático em que a veia porta principal foi embolizada e a hipertrofia compensatória do lobo hepático não-embolizada, que acontece mesmo em pacientes com cirrose hepática.

É notório que o fígado tem grande capacidade de regeneração. As células hepáticas proliferam-se ativamente pós-hepatectomia[12]. Esse processo de crescimento parece estar sob controle humoral e de uma variedade de agentes, incluindo hormônios, polipeptídeos e metabólitos com potenciais reguladores[17,26]. Também, sabe-se que o fluxo sangüíneo portal é a fonte desses agentes. Assim, a ligadura de ramo portal induz atrofia hepática do lobo afetado, bem como causa hipertrofia do fígado não-ligado. A mesma hipertrofia também é descrita em humanos, após ligadura dos ramos portais em pacientes com tumores hepáticos.

Recentemente, alguns autores relataram a embolização da veia porta, no controle pré-operatório de pacientes com tumores de fígado[1]. Essa técnica no pré-operatório induz à atrofia do lobo ressecado e à hipertrofia do lobo remanescente, levando a um decréscimo na relação entre o lobo ressecado e o volume do fígado total. O aumento no volume do fígado remanescente tem sido descrito entre 14% e 64% em vários segmentos.

A embolização arterial e venosa portal tem grande efeito como anticancerígeno em pacientes com carcinoma hepatocelular.

A indicação cirúrgica é feita levando-se em consideração alguns fatores: albumina sérica, transaminases, bilirrubinas, tempo de protrombina, índice de clareamento do verde indocianina, teste de tolerância à glicose.

A reserva funcional do fígado remanescente é estimada pela taxa de atividade de radioisótopos da área remanescente em relação ao fígado total.

Existem poucos trabalhos sobre fatores relacionados com o fenômeno da regeneração do fígado não-embolizado após embolização da veia porta. A embolização da veia porta reduz a relação do volume do fígado ressecado, com o volume do fígado total, em pacientes com tumor de fígado que são indicados para cirurgia de grande porte[1,16,25].

É importante saber previamente sobre a hipertrofia do fígado não-embolizado, após embolização da veia porta, para decidir-se sobre a hepatectomia com segurança.

A redução do fígado, devido ao decréscimo do fluxo portal, pela cirrose ou após anastomose portocava, é bem conhecida.

A necessidade e a dependência pelo fluxo portal são bem conhecidas no transplante de fígado. O fígado que recebe o fluxo sangüíneo portal sobrevive e o que não recebe atrofia, perde glicogênio e retículo endoplasmático[1].

A veia porta que é ocluída, por invasão tumoral de colangiocarcinoma aumenta ou hipertrofia o lobo não-afetado[33]. Em 1973, demonstrou-se que o sangue portal advindo do pâncreas tem fatores hepatotróficos. Dois anos mais tarde, foi reconhecido que a insulina e o glucagon são fatores regulatórios de crescimento celular e quando infundidos conjuntamente, estimulam a regeneração hepática após hepatectomias em animais.

Em animais, a hipertrofia completa do lobo hepático contralateral ocorre em 3 a 6 meses após ligadura do ramo portal sendo que a regeneração hepática segue curva exponencial com aumento de 250% no volume hepático remanescente durante a 1ª semana, após ressecção de 80% do fígado.

Prevenção do Sangramento Intra-Operatório

Todo esforço deve ser feito para evitar-se sangramento intra-operatório. A perda sangüínea resulta em maior morbimortalidade intra-operatória, e a transfusão sangüínea leva à alta taxa de recorrência tumoral.

O clampeamento do hilo hepático, como descrito por Pringle, é um método muito eficaz para coibir sangramento durante a secção do parênquima hepático e não está relacionado a um aumento da insuficiência hepática pós-operatória[32].

A oclusão intermitente do hilo hepático é mais bem tolerada do que o clampeamento contínuo[17], porém clampeamento prolongados não são bem tolerados em pacientes cirróticos[10].

A exclusão vascular hepática total raramente é necessária em hepatectomias de rotina e pode ser utilizada sem danos maiores para o fígado[11].

Makuuchi *et al.* sugerem que clampeamentos seletivos de setores hepáticos são mais bem tolerados que oclusões totais em pacientes cirróticos[25]. Essa técnica pode ser combinada com clampeamentos seletivos de apenas uma veia.

Controle de Fluxo Sangüíneo Hepatopetal

A prevenção da perda sangüínea durante hepatectomias é assunto de grande importância. A perda sangüínea intra-operatória tem sido responsável pelos maus resultados no pós-operatório imediato e também parece estar associada a um aumento da recorrência tumoral em pacientes operados de carcinomas hepatocelulares[13].

Ressecções hepáticas extensas podem levar a duas grandes complicações: perda sangüínea e falência hepática[7,13,26].

A perda sangüínea deve-se, geralmente, a rupturas vasculares no parênquima hepático[6,18], e requer transfusões de sangue intra-operatórias, com riscos de transmissão viral e mau prognóstico carcinogênico[17,32].

Atualmente, grandes ressecções hepáticas são realizadas com clampeamento vascular contínuo ou intermitente[10,11,25], melhorando resultados perioperatórios, com mortalidade abaixo de 5% e com redução da morbidade em fígados normais[12,16,28].

O uso da ultra-sonografia intra-operatória em associação com o bisturi ultra-sônico tem aberto a possibilidade para grandes ressecções hepáticas sem clampeamento vascular.

Embora algumas ressecções hepáticas sejam feitas com muita segurança sem clampeamento vascular (p. ex., doadores vivos de fígado), a principal preocupação dos cirurgiões hepatobiliopancreáticos é minimizar a perda sangüínea pelo controle dos grandes vasos de irrigação do fígado. A técnica mais comumente usada de controle vascular é o clampeamento do hilo hepático e a exclusão vascular. O clampeamento do hilo hepático, inicialmente descrito por Pringle, reduz a hemorragia durante a secção do parênquima hepático, mas não previne o sangramento retrógrado através das veias hepáticas[6].

A exclusão vascular hepática, ao contrário do que foi proposto inicialmente por Heaney, combina o clampeamento do pedículo hepático e a oclusão da veia cava inferior abaixo e acima do fígado. Apesar da técnica cirúrgica complexa, a exclusão vascular hepática controla grandes complicações hemorrágicas, bem como o embolismo por ar comum nas ressecções hepáticas tradicionais, e é bastante usada mundialmente. Embora ambos os métodos sejam efetivos no controle da hemorragia, ainda existem controvérsias nos benefícios de cada método com relação à lesão hepática por isquemia, bem como na sua recuperação.

A proposta do clampeamento vascular durante a ressecção hepática tem o propósito de reduzir a hemorragia e, conseqüentemente, as complicações.

Pringle (1908) descreveu o clampeamento temporário do pedículo portal para evitar-se o risco de sangramento venoso ou arterial. Essa manobra não oferece proteção quanto ao risco de hemorragia da veia cava inferior e das veias hepáticas. O sangramento dessas veias pode ser maciço e associado a embolismo aéreo, geralmente fatal.

Heaney (1996) introduziu o conceito de exclusão vascular hepática total, com clampeamento do pedículo hepático, da veia cava inferior, acima e abaixo do fígado, e da aorta supracelíaca.

Manobra de Pringle

O clampeamento do pedículo hepático (manobra de Pringle) objetiva interromper o fluxo sangüíneo arterial e venoso para o fígado, mas não tem efeito no fluxo retrógrado pelas veias hepáticas.

A interrupção do fluxo sangüíneo hepático em fígados normais em condições normotérmicas é segura por até 60 minutos[25]. O clampeamento do pedículo hepático pode ser aplicado tanto do modo contínuo até o final da secção total do parênquima hepático ou intermitentemente (15 minutos de clampeamento para 5 minutos aberto). O clampeamento intermitente pode aumentar o tempo de isquemia total, principalmente em pacientes cirróticos[16]. Uma desvantagem desse método é que a secção hepática pode sangrar quando o clampe estiver aberto, porém o sangramento pode ser controlado com suave compressão da área de secção.

Resposta Hemodinâmica

A resposta hemodinâmica clássica ao clampeamento do hilo hepático é o aumento de 10% na pressão arterial, de 40% na resistência vascular sistêmica e de 10% no índice cardíaco, com decréscimo de 5% na pressão da artéria pulmonar.

O clampeamento é muito bem tolerado e não interrompe o fluxo da veia cava. Não necessita de cuidados anestésicos especiais.

Indicações

O clampeamento do pedículo hepático está indicado para ressecções hepáticas maiores e menores, desde que não haja invasão do tronco das veias hepáticas ou da veia cava inferior.

Em pacientes com insuficiência cardíaca direita, hipertensão arterial pulmonar e insuficiência da válvula tricúspide, é muito difícil a redução da pressão venosa central e por conseqüência a exclusão vascular total deve ser considerada, em vez da simples oclusão vascular.

Falha Técnica

O sangramento persistente no parênquima hepático apesar do clampeamento do pedículo pode ser por clampeamento incompleto do hilo ou por refluxo sangüíneo das veias hepáticas. A oclusão incompleta pode ser pelo não-clampeamento de artéria hepática esquerda que emerge da artéria gástrica esquerda.

Pacientes que têm artéria hepática ligada ou que foram tratados por embolização podem desenvolver aderências hipervascularizadas ao redor do fígado. Essas aderências devem ser seccionadas antes do clampeamento vascular.

O sangramento por refluxo sangüíneo das veias hepáticas diminui se mantivermos pressão venosa central abaixo de 8-10 cm de H_2O. No entanto, a presença de pressão venosa central baixa aumenta o risco de embolismo por ar se houver lesão acidental de veia hepática ou da veia cava inferior.

Essa complicação pode ser prevenida evitando-se dissecação extensa das veias hepáticas e colocando-se os pacientes na posição de Trendelenburg a 15°. Se houver lesão das veias hepáticas ou da cava inferior, o fígado deve ser colocado rapidamente em sua posição original com paciente na posição de Trendelenburg e, se necessário, aumentando-se a pressão de ventilação, antes de tentar reparar o vaso lesado.

Exclusão Vascular Total do Fígado

A exclusão vascular total hepática combina duas técnicas de clampeamento, bloqueando tanto o fluxo sangüíneo que chega ao fígado como o fluxo que sai. Esse procedimento isola o fígado da circulação geral e previne grandes sangramentos e embolia aérea, no caso de haver lesões de grandes vasos hepáticos ou da veia cava inferior.

Técnica

O paciente é colocado em decúbito dorsal horizontal sobre o colchão térmico. Faz-se incisão subcostal, bilateral, com extensão mediana[26], e mobiliza-se o fígado, com exposição da veia cava inferior, supra e infra-hepática.

O fígado deve ser totalmente mobilizado, com secção do ligamento falciforme e dos ligamentos triangulares direito e esquerdo.

A superfície posterior do lobo hepático direito é liberada do retroperitônio, soltando-se a supra-renal direita até a borda direita da veia cava inferior. A veia cava inferior é liberada acima e abaixo do fígado e circundada com fita.

A veia supra-renal direita deve ser ligada, e não se deve colocar o clampe da veia cava inferior infra-hepática acima dessa glândula.

O ligamento hepatoduodenal é liberado, tomando-se cuidado com a presença de artéria hepática esquerda originária da artéria gástrica esquerda[2].

Inicialmente, faz-se clampeamento vascular de 5 minutos para fazer-se expansão de volume e garantir que o clampeamento total será bem tolerado[33].

A pressão venosa central deve ser mantida abaixo de 12 cm H_2O para evitar-se refluxo sangüíneo quando o clampeamento for aberto. Uma queda no débito cardíaco que excede 50% e/ou em decréscimo na pressão arterial média maior do que 30% (isto é, menos do que 80 mmHg) devem ser contra-indicação para exclusão vascular total.

Os clamps são aplicados na seguinte ordem:

1. Ligamento hepatoduodenal.
2. Veia cava inferior infra-hepática.
3. Veia cava inferior supra-hepática.

Depois de completada transecção do parênquima hepático e antes de removerem-se os clampes, a pinça da veia cava inferior infra-hepática pode ser parcialmente aberta, para eliminar-se o ar e checar-se a integridade da veia cava. Os clampes são então liberados na ordem reversa daquela inicialmente colocada, ou seja, primeiro da veia cava inferior supra-hepática, da infra-hepática e por fim do ligamento hepatoduodenal.

A exclusão vascular total é tolerada em parênquima normal por até 60 minutos. A queda espontânea na temperatura do fígado excluído parece ter algum benefício na tolerância a isquemia do hepatócito[32].

A exclusão vascular total não pode ser aplicada de modo intermitente, porque o fluxo da veia cava inferior não deve ser interrompido e aberto seqüencialmente.

Resposta Hemodinâmica

O acompanhamento anestésico específico é necessário, compreendendo a monitorização hemodinâmica completa.

Sobrecarga hídrica (500 ml de colóides) é conveniente antes da exclusão vascular total hepática.

Medir temperatura central, pH e gasometria, coagulação durante e depois da cirurgia.

A exclusão vascular total hepática é seguida de:

1. Queda de 25% na pressão da artéria pulmonar.
2. Queda de mais de 40% no índice cardíaco.
3. Aumento de 80% na resistência vascular sistêmica.
4. Manutenção da pressão arterial.

Queda no débito cardíaco que exceda a 50% e/ou decréscimo na pressão arterial que supere 30% devem ser seguidos de rápida liberação dos clampes vasculares.

As causas clássicas de intolerância hemodinâmica incluem:

1. Administração inapropriada de líquidos.
2. Falha técnica.
3. Resposta vascular inadequada.

Se a intolerância hemodinâmica continuar, deve-se clampear a aorta acima do tronco celíaco ou colocar paciente em *bypass* venovenoso para se descomprimir o território esplâncnico e sistêmico.

É muito raro que a exclusão vascular hepática, bem tolerada inicialmente, se torne intolerável posteriormente.

Conseqüências Metabólicas

A isquemia hepática normotérmica, durante exclusão vascular hepática, é bem tolerada, sem grandes conseqüências, por 1 hora ou até mais, se o parênquima hepático for normal[11].

A tolerância em fígados cirróticos é discutível. Em pacientes Child-Pough A, que são os únicos aceitáveis para ressecção hepática, podem tolerar tão bem como os pacientes não-cirróticos, porém a morbimortalidade após ressecções cirúrgicas é, geralmente, alta, independentemente da isquemia hepática.

A perfusão hipotérmica do fígado associada à exclusão vascular hepática pode ajudar a proteger o fígado lesado se o clampeamento vascular prolongar[32].

Falha Técnica

Aplicação de técnica inadequada de exclusão vascular hepática resulta em congestão progressiva do fígado, que se torna tenso. Isso pode ocorrer por diversas causas:

1. Clampeamento inadequado do pedículo portal ou da veia cava inferior.
2. Irrigação persistente através de artéria hepática esquerda ou das aderências periepáticas.
3. Fluxo venoso persistente entre os dois clampes da veia cava inferior ou por via anatômica (via, veia adrenal direita) ou patológica (através de aderências tumorais).

A exclusão vascular total do fígado ineficiente não é bem tolerada hemodinamicamente e resultará em sangramento se o parênquima hepático for seccionado.

Essa é outra razão por que devemos permitir 5 minutos de clampeamento antes de iniciarmos a transecção hepática. Apesar da monitorização hemodinâmica e da expansão de volume a exclusão vascular hepática não é bem tolerada em 10-15% dos pacientes. Essa intolerabilidade, que é muito difícil, deve-se prever no período pré-operatório, pode ser devida a um aumento moderado da tonicidade vascular e/ou à mobilidade do miocárdio em manter o débito cardíaco normal, na presença de sobrecarga hídrica[20].

A exclusão vascular total do fígado é indicada em grandes ressecções hepáticas, para lesões que envolvem a junção cava–veias hepáticas ou quando ocorre sangramento reverso devido à dificuldade de manter-se a pressão venosa central baixa.

Indicação de Exclusão Vascular Hepática em Tumores Hepáticos Avançados

Absoluta

1. Câncer hepático com trombo tumoral na veia cava inferior que pode ser extirpado sob visão direta, após abertura da veia cava inferior.
2. Câncer hepático com invasão da veia cava inferior que necessite de substituição com prótese da veia cava inferior.

Relativa

1. Câncer do fígado, grande.
2. Câncer do fígado, que oclui ou comprime a confluência da veia hepática.
3. Câncer do fígado, no lobo caudado.

MORBIMORTALIDADE OPERATÓRIA

A taxa de mortalidade nas grandes ressecções hepáticas varia de 0% a 5%[8,16,33]. A morbidade das ressecções hepáticas com exclusão vascular varia de 16% a 36%[10,11,16,28].

Coleções devidas ao sangramento da superfície hepática cruenta ocorrem em 8,8% a 9,4% dos casos com isquemia hepática quente, até 1 hora[9]. Abscesso subfrênico é observado em 3,7% a 9% dos casos[20] em associação com fístula biliar[9].

Apesar da avaliação pré-operatória adequada, da melhora na técnica cirúrgica e do tratamento intra-operatório, a mortalidade operatória permanece ao redor de 6% (Tabela 118.1). É maior em pacientes com função hepática ruim.

A morbidade operatória é de 40%. As principais complicações associadas à mortalidade pós-operatória são ascite, infecção e falência hepática. A hemorragia intra-operatória maciça também está associada a essa mortalidade.

Tabela 118.1
Mortalidade Operatória na Ressecção do Carcinoma Hepatocelular

Autores	Ano	Nº de casos	Mortalidade operatória (%)
Izumi	1994	104	8
Chen	1994	205	4
Balsells	1996	51	13
Takenaka	1996	280	20
Lamoureux	1996	200	8

SOBREVIDA TARDIA

A sobrevida média em 5 anos é de 30% (Tabela 118.2)[12,18]. Aproximadamente 20% das mortes tardias estão relacionadas à falência hepática e às complicações da hipertensão portal.

As taxas de sobrevida são piores em cirróticos Child B e C do que naqueles com melhor função hepática[1]. A recorrência tumoral é responsável por 80% das mortes tardias.

Tabela 118.2
Sobrevida após 5 Anos de Ressecção do Carcinoma Hepatocelular

Autores	Ano	Nº de casos	Sobrevida em 5 anos
Izumi	1994	104	59
Chen	1994	205	10
Nakajima	1996	52	57
Takenaka	1996	280	50
Lee	1996	48	50
Lamoureux	1996	200	30

RECORRÊNCIA TUMORAL

As possíveis causas da recorrência intra-hepática do carcinoma hepatocelular, após hepatectomias são:

1. Carcinogênese de origem multicêntrica.
2. Tumores microscópicos não-reconhecidos na cirurgia no fígado remanescente.
3. Disseminação múltipla de células cancerosas no fígado remanescente como resultado da manipulação cirúrgica.

Sabe-se que tumores recorrentes microscópicos que têm origem multicêntrica com irrigação muito pobre possuem irrigação predominantemente do sistema porta; assim, fica claro que a quimioterapia adjuvante via artéria hepática não é efetiva para esses tumores.

Por outro lado, tumores intra-hepáticos que dão metástases de carcinomas hepatocelulares primários recebem irrigação abundante, via artéria hepática. Portanto, esse fato indica que a quimioterapia adjuvante, via artéria hepática, seria efetiva para esses tipos de tumores recorrentes.

Considerando a irrigação recém-desenvolvida em carcinomas hepatocelulares precoces com vascularização hepática pobre, a infusão pela artéria hepática não seria efetiva na prevenção.

O carcinoma hepatocelular permanece como doença com prognóstico ruim e sombrio[7,13].

No momento do diagnóstico, 90% dos pacientes não têm indicação de ressecção cirúrgica e estão condenados à morte num intervalo de tempo que varia de 4 a 8 meses[6,16,18].

Por outro lado 60%-70% dos doentes que são submetidos a cirurgia tem recorrência intra-hepática da doença entre 16-24 meses, após o procedimento cirúrgico inicial[2,8,29,31,33].

Os principais fatores responsáveis pela falência do tratamento cirúrgico e da sobrevida são a alta incidência de cirrose hepática associada a esses tumores, a característica multifocal das lesões e a alta prevalência de hepatite crônica ativa por vírus B e C[3,8,29,33].

A curva cumulativa de recorrência tumoral do carcinoma hepatocelular é de aproximadamente, 80% em 5 anos (Tabela 118.3).

Tabela 118.3
Cinco Anos de Sobrevida Livre de Doença, após Ressecção Carcinoma Hepatocelular

Autores	*Ano*	*Nº de casos*	*Porcentagem em 5 Anos*
Izumi	1994	104	20
Chen	1994	205	22
Okada	1994	98	25
Nakajima	1996	52	37
Takenaka	1996	280	29
Lamoureaux	1996	200	31

A recorrência tumoral, geralmente, ocorre no fígado remanescente distante da margem de ressecção. Aproximadamente 10% recorre no pulmão ou ossos e, geralmente, é acompanhada da recorrência hepática.

Essa alta taxa de recorrência tumoral é resultado de um ou mais fatores:

1. Margens da ressecção hepática comprometidas.
2. Migração de células tumorais durante a mobilização hepática.
3. Presença de pequenos nódulos indetectáveis no fígado remanescente.
4. Persistência de processo oncogênico em fígado cirrótico remanescente.

CARCINOMA HEPATOCELULAR RECORRENTE

O prognóstico de qualquer carcinoma hepatocelular tratado e recorrente é ruim. A seleção de tratamentos futuros depende de alguns fatores:

1. Do tratamento anterior.
2. Do local da recorrência.
3. Da presença de cirrose hepática.
4. Da função hepática.
5. Das doenças associadas.

PREVENÇÃO DA RECORRÊNCIA TUMORAL

A quimioembolização intra-arterial pode diminuir os riscos da recorrência tumoral, tanto pela indução da necrose tumoral como pela diminuição do tamanho do tumor; assim, não somente aumentaria a taxa de ressecabilidade hepática mas também permitiria grandes margens para ressecção hepática[16].

Também pode existir a possibilidade de reduzir a circulação de células tumorais livres durante a mobilização do fígado nas ressecções hepáticas. Infelizmente, não existem estudos confirmando esses fatos.

Pacientes submetidos a quimioembolização intraarterial, antes da hepatectomia têm taxa de recorrência tumoral igual àqueles submetidos apenas a ressecção hepática.

A quimioembolização intra-arterial pode levar a dificuldades técnicas durante a cirurgia, devido à presença de circulação colateral em torno do fígado e da vesícula biliar.

Existem evidências de que a quimioembolização intra-arterial poderia levar a um aumento das metástases extra-hepáticas.

Também se sugere que a quimioterapia adjuvante intra-arterial melhore os resultados a longo prazo das ressecções hepáticas por carcinoma hepatocelular. Esse fato não tem sido confirmado em estudos prospectivos. A quimioterapia adjuvante intra-arterial pode causar algumas complicações, como necrose hepática e colangite[19].

TRATAMENTO DA RECORRÊNCIA TUMORAL

Aproximadamente 50% das recorrências pós-ressecionais ocorrem como nódulos solitários e, portanto bastante compatíveis com uma nova ressecção do fígado. A morbimortalidade desse procedimento é semelhante às hepatectomias primárias, mesmo em pacientes cirróticos.

A sobrevida do paciente livre de doença é semelhante àquelas da primeira cirurgia, variando de 40% a 30%, respectivamente, em 5 anos. Quando a ressecção não pode ser realizada, por causa da localização tumoral ou pela presença de cirrose hepática, a injeção percutânea de álcool e a quimioembolização intra-arterial podem ser utilizadas[30].

A rerressecção hepática deve ser considerada quando possível. Quando não é possível, alguns tratamentos alternativos devem ser tentados, como:

1. Quimioembolização transarterial.
2. Injeção intratumoral de etanol[30].
3. Quimioterapia sistêmica.
4. Radioablasão tumoral por meio de radiofreqüência[21,23].
5. Transplante de fígado[5,14,22,24,34].

RESSECÇÃO *VERSUS* TRANSPLANTE NO TRATAMENTO DO HEPATOCARCINOMA HEPÁTICO

Ao se discutir a opção entre ressecção hepática e transplante de fígado para tratamento de câncer primário do fígado, muitos fatores têm influência nessa escolha (Tabela 118.4).

Em linhas gerais, a presença de cirrose hepática e qualquer de suas complicações fala a favor do transplante, em vez de ressecção hepática. O transplante, nesses casos, resolve as complicações associadas à cirrose, como a hipertensão portal, entre outras.

Por outro lado, a ausência de cirrose favorece a ressecção hepática, escolha que, também, é afetada pela localização geográfica e fatores sociopolíticos.

Tabela 118.4
Fatores que Afetam a Escolha entre Ressecção e Transplante para Carcinoma Hepatocelular

Ressecção	*Transplante*
Ausência de cirrose	Cirróticos
Alta prevalência	Baixa prevalência
Ausência de legislação para morte encefálica	Aceitação de critérios para morte encefálica

Em países da Ásia, a ressecção do fígado é preferível ao transplante, pelo problema da disseminação do câncer do fígado. O uso do transplante de fígado de cadáveres nessas áreas para tratamento do câncer primário do fígado não seria possível pela alta demanda de órgãos. Assim, o transplante de fígado é raramente usado com a terapêutica para tumores no continente asiático.

Outro problema em países asiáticos é a não-aceitação da morte encefálica em doadores de órgãos, o que resulta em falta de doadores cadavéricos.

Nessas áreas, o transplante de fígado é apenas possível com doadores vivos.

Pelo fato de tanto o doador como o receptor do órgão terem que sobreviver à cirurgia, a demanda por doadores vivos relacionados ou não limita sua aplicação em crianças, adolescentes e adultos jovens.

Em geral, cada segmento hepático representa 12,5% da massa hepática total. Indivíduos normais (doadores em potencial) podem sobreviver à remoção de 4 a 6 segmentos, sem perda da massa funcional, após período curto de regeneração hepática, após a ressecção.

Clinicamente, ressecções menores, como dos segmentos 2 e 3, são as mais usadas. Essas consistem no lobo hepático esquerdo (segmentos 2, 3, 4) ou segmento lateral esquerdo (segmentos 2 e 3). Esses são os segmentos mais transplantados quando o doador é vivo.

Independentemente da ressecção segmentar, do transplante parcial ou total, quando o procedimento for realizado, os passos fundamentais para a cura cirúrgica são os mesmos.

1. Ressecção completa do tumor com margem de segurança de, no mínimo, 1 cm.
2. Não haver recorrência no fígado cirrótico remanescente ou no fígado transplantado.

Nos casos de infecção por vírus B, a recorrência tumoral em fígado transplantado acontece em até 1 ano após a cirurgia.

Lesões assincrônicas recorrentes são vistas com freqüência em 1-2 anos, quando a ressecção hepática for realizada[34].

Pacientes com câncer de fígado que vão a centros de transplantes para tratamento desejam bons resultados em curto período de tempo, porém fazendo-se mais transplantes de fígado, nesses casos, perde-se na sobrevida do enxerto, visto que existe recorrência tumoral precoce.

Apesar das limitações nos métodos de avaliação e da identificação de lesões neoplásicas intra-hepáticas, que definem tamanho, número e outras características dessas massas (como ultra-sonografia, tomografia, angiografia), alguns autores relatam que tumores menores que 5 cm devem ser tratados com transplante, e a sobrevida em 1 ano é melhor do que nas ressecções (43% *vs* 25%)[5,14,15,22,24,34].

Esses dados são confirmados pelo grupo do King's College, que relatou 86% de sobrevida no fígado transplantado com tumores menores do que 4 cm, 67% nos tumores entre 4 e 8 cm de diâmetro e 44% para os tumores maiores do que 8 cm.

Com a experiência em ressecções e transplante para câncer de fígado aumentando na década de 80, muitos grupos identificaram fatores outros, além do tamanho associados à melhor sobrevida[34].

Para os casos submetidos a ressecção hepática, os melhores resultados são vistos em pacientes com:

a) Idade entre 30-50 anos.

b) Sem cirrose hepática.

c) Com tumores únicos.

d) Lesões unilobulares.

e) Tumores fibrolamelares.

f) Sem evidência histológica de invasão vascular.

Nos pacientes submetidos a transplante de fígado, além do tamanho tumoral, a melhor sobrevida é naqueles com ausência de linfonodos regionais positivos, trombose vascular e, obviamente, metástases a distância.

Como regra geral, pode-se estabelecer que:

1. O transplante de fígado é terapia efetiva para pacientes com câncer de fígado limitado ao fígado.
2. O transplante de fígado tem sobrevida equivalente à ressecção em pacientes com câncer de fígado.
3. Para tumores menores do que 5 cm de diâmetro, tumores múltiplos(menos do que 3 tumores) e menores do que 3 cm, o transplante de fígado tem melhores resultados com menos morbimortalidade perioperatória do que os submetidos a ressecção hepática.
4. Apenas o transplante de fígado pode eliminar a cirrose hepática e, portanto, previne o desenvolvimento posterior de tumores assincrônicos.

TUMORES HEPÁTICOS SECUNDÁRIOS

William Abrão Saad
Luiz Augusto Carneiro D'Albuquerque
Adávio de Oliveira e Silva
Eleazar Chaib
Roberto de Cleva
Marcelo Augusto F. Ribeiro Júnior
William Abrão Saad Júnior

INTRODUÇÃO

As lesões metastáticas no fígado geralmente são conseqüentes a doenças malignas, sendo o fígado o local mais freqüente de implantes metastáticos a partir da circulação sangüínea.

Esse fato decorre de dois fatores: (1) em função do tamanho do fígado, a maior víscera sólida do organismo (cerca de 1/20 do peso corpóreo); (2) todo o sangue da cavidade abdominal drena obrigatoriamente para a veia porta e conseqüentemente atravessa o fígado antes de chegar à veia cava.

Descreve-se ainda que as peculiaridades existentes entre a circulação portal e a sinusoidal seriam também fatores contribuintes para o desenvolvimento das células tumorais metastáticas. A riqueza da perfusão sangüínea facilitaria o desenvolvimento de células tumorais implantadas. Descreve-se que os tumores com alguns milímetros seriam mantidos primordialmente pelo sangue arterial e que essa dependência chegaria a 100% nas lesões de até 2 mm. A julgar por essas observações, a circulação sinusoidal seria o grande facilitador do implante tumoral, somado a outros dados bastante conhecidos, tais como trofismo dos tumores primários por órgãos específicos, presença de células endoteliais, que após fixação do tumor no fígado liberam enzimas capazes de induzir tanto a lise celular do hepatócito quanto a neoformação vascular tumoral.

A verdadeira prevalência da doença metastática de fígado é desconhecida. Aceita-se que 24% a 36% dos pacientes que falecem de câncer associadamente apresentam infiltração do fígado por neoplasia maligna.

Sessenta por cento dos pacientes com câncer colorretal desenvolvem doença metastática do fígado durante o curso da sua doença.

Apenas cerca de 20% desses reúnem condições de serem submetidos a ressecção hepática, capaz de proporcionar índice de sobrevida em 5 anos de 25% a 40% daqueles assim conduzidos.

Métodos modernos de imagens, tais como a ultrasonografia pré ou intra-operatória, associada ou não a Doppler, a tomografia computadorizada, a ressonância magnética e a angiografia de tronco celíaco e artéria hepática, ampliaram a sensibilidade da detecção de pequenas lesões metastáticas, aumentando a possibilidade de diagnóstico precoce.

Mesmo com avanços radiológicos, ocorrem algumas vezes diagnósticos falso-positivos, a maioria dos quais atribuída à presença de lesões benignas associadas, tais como cistos, hemangiomas ou áreas de esteatose focal.

Diante da suspeita dessas lesões, é recomendável a realização de biópsia hepática dirigida ou rastreamento através de marcadores sorológicos tumorais.

A grande preocupação dos oncologistas prende-se também à possibilidade de que células neoplásicas originárias de adenocarcinomas de cólon, estômago, mama, vesícula biliar e pâncreas metastatizem para o fígado, levando a importante comprometimento importante funcional do órgão. Dessa tendência inexorável participam moléculas de adesão celular, fatores de crescimento, macrófagos locais, células PIT, NK e LAK do plasminogênio, inativação de cascata de uroquinase, hipertensão intersticial, metaloproteinases e outros.

INCIDÊNCIA

Em estudo realizado em autópsias, Pikren *et al.* demonstraram que as metástases hepáticas estavam presentes em 41% de todos os tumores, e que essa incidência era menor apenas que as metástases encontradas em gânglios linfáticos. Observaram que as metástases eram mais freqüentes naqueles tumores que drenavam para a circulação portal (50-75%), mas que esses achados eram semelhantes nos tumores de mama, pulmão, testículos e medula óssea. Relata-se ainda que o comprometimento isolado do fígado é raro; ocorreu em 4% daqueles tumores que drenavam para o sangue portal e era 10 vezes mais raro quando de outros sítios. Sabe-se hoje que as metástases isoladas de cólon e reto, pâncreas e estômago, são observadas em 12-17% dos pacientes com essas patologias de base. A incidência de lesões sincrônicas metastáticas varia entre 15% e 30% quando o tumor primário é do cólon ou do reto. Um percentual semelhante é observado para esses tumores quanto ao surgimento de lesões metacrônicas nos 3 anos após o reconhecimento do tumor de cólon e/ou reto.

Cerca de 70% dos pacientes com Ca colorretal tem cirurgias potencialmente curáveis, e que os 30% dos pacientes restantes já são portadores de doença avançada quando de seu diagnóstico. Desses, até 20% têm metástases hepáticas concomitantemente, i.e., doença sincrônica. Calcula-se ainda que 8%-10% de todos os pacientes submetidos a cirurgia colorretal curativa apresentarão metástases hepáticas isoladas como primeiro sinal de disseminação da doença. Nos EUA, presume-se que 25% desses pacientes terão tumores metastáticos do cólon em fígado com possibilidades de ressecabilidade. Infere-se disso que 2-3% de todos os pacientes com metástases hepáticas de Ca colorretal deveriam ser candidatos à ressecção hepática. Fortner, em publicação clássica de 1984, descreve 5% de hepatectomias em seus pacientes operados por Ca colorretal.

Os tumores neuroendócrinos são raros (aproximadamente 1,5 por 100.000 habitantes), e, por seu comportamento biológico com longa evolução, apresentam alta incidência de metástases hepáticas. Calcula-se que os tumores neuroendrócrinos inferiores a 1 cm têm incidência menor que 2% de metástases hepáticas, enquanto os maiores que 2 cm evoluem com metástase hepática na enorme maioria.

As lesões metastáticas de tumores germinativos do testículo são raras, mas quando isoladas em fígado são passíveis de ressecção cirúrgica, com bons resultados tardios. Tumores de tireóide e próstata excepcionalmente dão metástases hepáticas.

Ressalva especial aos tumores de estômago, que, quando infiltram o lobo esquerdo do fígado, ao momento da cirurgia curativa devem ser ressecados em monobloco. Os envolvimentos metastáticos de modo metacrômico não são considerados para tratamento cirúrgico.

Existem também na literatura relatos esporádicos de ressecções em alguns dos tumores considerados como parte de doença generalizada, e que, por características particulares de evolução nesse ou naquele caso, foram passíveis de ressecção hepática, desde que analisados com extremo critério.

HISTÓRIA NATURAL

A história natural da doença metastática de fígado é variável. Dependerá do órgão em que o câncer tem origem e da extensão do comprometimento hepático. Para que se tenha idéia desse aspecto, apenas em 1995, nos EUA, cerca de 139.000 novos casos de câncer colorretal foram diagnosticados, responsáveis por aproximadamente 56.000 mortes nesse ano. Mais grave ainda é que em torno de 10% a 25% desses pacientes com câncer colorretal já se apresentavam sincronicamente com doença metastática de fígado por ocasião da colectomia. Tumores metacrônicos ocorrem dentro de 2 anos da ressecção do primário, em aproximadamente 50% deles, enquanto mais de 65% podem ter o fígado comprometido por ocasião da morte.

TIPOS DE TUMORES METASTÁTICOS

Tumores Neuroendócrinos

Desenvolvem-se mais freqüentemente no trato gastrointestinal. Os primários do fígado são raramente observados, e, quando ocorrem, são originários de células argentafins presentes no epitélio biliar intra-hepático. Nessa situação, o reconhecimento histológico dessa neoplasia neuroendócrina pode ser difícil, em conseqüência da sua similaridade com carcinoma hepatocelular bem diferenciado. São, no entanto, positivos à imunoperoxidase para anticorpos PHE5, LK2H10, enolase neuroespecífica, gastrina e insulina. Por sua vez, em nível ultra-estrutural, se identificam grânulos densos, suportando a origem a partir de célula-tronco pluripotencial. A definição final deve se basear ainda na exploração cirúrgica abdominal, visando à exclusão de origem no intestino delgado e/ou pâncreas. Nesse terreno, merecem considerações os carcinóides, gastrinomas, insulinomas e vipomas.

As metástases hepáticas (MH) de tumores neuroendócrinos acarretam problemas distintos daqueles observados no manuseio dos pacientes oncológicos, já que mesmo tumores grandes e que envolvem globalmente o fígado podem ter evolução muito longa, com aceitável qualidade de vida. Os sintomas seriam muito mais devidos à liberação de mediadores químicos pelo tumor do que da doença maligna em si. Desde já devemos ter em mente que o objetivo terapêutico para essa patologia deve ser o de tratar os efeitos colaterais dessa liberação de peptídeos e aminas, e não somente o de tratar a lesão tumoral. O tratamento efetivamente deverá ser voltado à redução da massa tumoral, do primário e/ou das MH, no sentido de baixar a produção hormonal.

Como com freqüência os tumores neuroendócrinos de fígado são assintomáticos até que se diagnostique a presença de metástases hepáticas, quando os peptídeos/aminas escapam das vias metabólicas normais do fígado e passam diretamente para a circulação sistêmica, acarretando os sintomas.

Descreve-se que os tumores de até 1 cm têm menos de 2% de chance de apresentar MH, mas a esmagadora maioria daqueles com tumores maiores de 2 cm, apresenta envolvimento hepático. Relatam-se ainda séries com sobrevida média de 38 meses, com casos de sobrevida superior a 20 anos, e outras com sobrevida de 5 anos, de 48% e 18% após 10 anos. Hoje as publicações mostram que o envolvimento cardíaco, talvez relacionado aos altos níveis de serotonina, é o pior fator prognóstico na síndrome carcinóide, embora a redução dos níveis desta não seja seguida de regressão do envolvimento cardíaco.

Carcinoma Colorretal (CCR)

Especificamente em relação ao carcinoma colorretal, estudos epidemiológicos mostram que esse tipo de tumor maligno incide mais comumente entre consumidores de carne e gordura e naqueles que apresentam menor atividade física, obesos, portadores de pólipos e doenças inflamatórias intestinais. É maior também entre aqueles com história familiar da mesma doença e acomete menos aqueles que ingerem mais frutas, vegetais, grãos ou fazem uso de aspirina. Tais observações necessitam de mais fortes evidências comprobatórias.

Pacientes não-tratados têm sobrevida média entre 4,5 e 15 meses, com raras exceções ultrapassando 3 anos. A evolução no caso do CCR será sempre melhor naqueles colectomizados, antes que células neoplásicas se disseminem para linfonodos regionais. Cerca de 90% desses estarão vivos ao fim de 5 anos. Na eventualidade de invasão ganglionar, apenas 60% terão sobrevida semelhante. Caso existam metástases hepáticas em nú-

Tabela 118.5
Tipos de Sintomatologia dos Tumores Neuroendócrinos

Tumor	*Produção de*	*Sintomas*
Insulinoma	Insulina	Hipoglicemia recorrente após jejum ou exercício físico. Fraqueza, diplopia, confusão mental ou de comportamento, episódios de inconsciência
Gastrinoma	Gastrina	Úlceras pépticas atípicas com ulceração, estenose pilórica, hemorragia ou fístulas gastrojejunocólicas, mais raramente diarréia e síndrome má absortiva. Hipercloridria
Vipoma	Polipeptídeo vasoativo intestinal VIP. Obs.:associação freqüente com tumores primários do pâncreas	Diarréia aquosa intratável, hipopotassemia e acidose metabólica. Ausência de esteatorréia com grande perda de bicarbonato nas fezes. Hipocloridria. Cólera pancreático
Glucagonoma	1. Glucagon 2. Peptídeos Glucagon	Lesões dermatológicas em extremidades e orifícios. Glossite. Quelite. Distrofia ungueal, símiles cabelos finos, perda de peso, astenia, depressão e distúrbios de coagulação.
Somatostatinoma	Somatostatina	Diarréia, cálculos biliares, intolerância a carboidratos. Hipocloridria.
Síndrome carcinóide	Serotonina ou 5-hidroxiindol-acético	Rubor facial precipitado por emoção, álcool ou esforço extremo acompanhados de diarréia, broncoespasmo, aumento da peristalse e hipotensão. Descoloração facial permanente. *Obs.:* ICC por fibrose tricúspide mitral ou pulmonar. Hepatomegalia. Anorexia.

mero de dois ou três e integralmente ressecadas, com margem de segurança em torno de 1 cm, essa evolução se observa em apenas 25% a 30% daqueles cirurgicamente conduzidos, com comportamento idêntico quer sejam removidas lesões sincrônicas ou metacrônicas. Resultado mais precário ocorre quando a doença envolve ambos os lobos do fígado ou invade estruturas vasculares. Nessas situações são conduzidos apenas pela metastasectomia, quando a sobrevida atinge no máximo 9 meses.

O índice de recorrência é mais baixo quando o tumor se situa no cólon esquerdo ou sigmóide e maior naqueles com níveis séricos progressivamente mais elevados de antígeno carcinoembriônico (CEA). A evolução é sempre melhor nos portadores de lesões solitárias ou unilobulares, porém a recidiva é maior nos que desenvolvem no intra-operatório períodos prolongados de hipotensão e submetidos a transfusão de grandes volumes de sangue. Nessas duas últimas situações, ocorre depressão da produção de linfócitos induzidos por mitógenos, e de IL-2, levando à disseminação das células neoplásicas e a reinstalação posterior da doença em outros órgãos, preferencialmente no fígado.

Carcinoma Gástrico

Carcinoma gástrico é uma das principais causas de morte nos países industrializados. Metástases de órgãos distantes predominam no fígado, processando-se através da via hematogênica, de linfáticos regionais ou por invasão direta. Encontram-se limitados a um dos lobos, alguns espalhados ou numerosos, distribuídos por ambos os lobos. Nesses casos, além dos sintomas próprios da neoplasia primária, exterioriza-se por dor no hipocôndrio direito, hepatomegalia, icterícia e/ou ascite. Predominam no lobo esquerdo e podem ser removidos por ocasião da gastrectomia total.

Carcinoma do Pâncreas

A incidência do carcinoma do pâncreas se encontra em ascensão, sendo a quinta causa de morte por câncer nos EUA, onde estima-se cerca de 20.000 novos casos ao ano. Alguns fatores, tais como idade avançada, dieta gordurosa, cigarro, vida urbana, exposição ocupacional a carcinógenos, pancreatite hereditária, ingesta excessiva de café e álcool, diabetes, colelitíase, gastrectomia e anemia perniciosa, estão implicados na etiologia dessa neoplasia. Participam ainda do processo carcinogenético hormônios gastrointestinais, estimuladores tais como a colecistocinina e a bombesina, ou inibidores da linhagem celular, como o fator epidérmico de crescimento. São mais propensos a desenvolver esse tumor os vegetarianos que consomem grandes quantidades de feijão, lentilha, pêras e frutas secas, alimentos ricos em inibidores da protease.

Os sintomas clínicos da doença são inespecíficos, tornando-se manifestos por dor epigástrica, com irradiação para o dorso e emagrecimento apenas nas fases mais avançadas da doença. Constituem exceção quando incide na região da cabeça (ducto pancreático, ducto biliar distal e ampular de Vater), ocasião em que a doença exterioriza-se por icterícia de instalação abrupta e progressiva, colúria e acolia fecal. Observa-se mais freqüentemente em homens, e, uma vez identificados, apenas 17% dos pacientes atingem sobrevida além de 1 ano. De forma diferente, quando detectados precocemente (< 2 cm de diâmetro), têm alto índice de ressecabilidade, baixa mortalidade e bom prognóstico. Essa melhor evolução ocorre naqueles classificados como estágio I, em que não há invasão linfonodal da cápsula ou retroperitônio. Esse diagnóstico em fase mais precoce realiza-se quando forem investigados adequadamente todos aqueles pacientes com sintomas digestivos altos, mesmo com menos de 40 anos de idade. A ausência de sensibilidade de marcadores tumorais sorológicos, tais como CA 19-9 e DU-PAN-2, faz com que todos esses mereçam ser avaliados através dos métodos de imagens, como ultra-sonografia, tomografia computadorizada e pancreatografia endoscópica retrógrada, dotados de sensibilidade respectivamente de 54%, 92% e 93%, úteis, sobretudo, na definição da presença, diâmetro, invasão local e extensão da doença. Na eventualidade de dúvidas diante da presença de lesões nodulares pancreáticas, deve-se proceder a punção com agulha de Tru-Cut para estudo cito- e histológico. Alternativamente, podem ser avaliados por ecoendoscopia.

Cerca de 80% a 90% dos pacientes com carcinoma de cabeça de pâncreas, em conseqüência da obstrução do ducto biliar comum distal, evoluem com icterícia obstrutiva. Apenas nessa situação, 20% a 30% deles são ressecáveis, e o índice de sobrevida de 5 anos situa-se abaixo de 1%. Os outros 70% a 80% são conduzidos através de anastomose biliodigestiva, com mortalidade operatória de 30 dias em torno de 20%. Esse índice se reduz para 10% quando submetidos a implante radiológico ou endoscópico de próteses biliares. Essa última atitude paliativa encontra indicação formal naqueles que já se apresentam com metástases hepáticas irressecáveis, níveis séricos intensamente elevados de bilirrubina, fosfatase alcalina e gamaglutamiltransferase. Atuando-se dessa forma, proporciona-se qualidade de vida, traduzida por desaparecimento do prurido, icterícia, colúria, acolia fecal, febre e calafrios. Passam a se alimentar melhor, com acentuada melhora das condições nutricionais.

Carcinoma de Mama

Carcinoma originário de estruturas glandulares e ductais da mama. De incidência maior entre multíparas e que tiveram filhos em faixa etária mais avançada, com risco maior de instalação naquelas que tiveram menstruação precoce ou menopausa tardia. São mais susceptíveis as obesas, portadoras de alterações fibrocísticas com hiperplasia epitelial atípica e, sobretudo, as geneticamente predispostas. Instalam-se mais comumente na mama esquerda, predominantemente no quadrante superior direito. Nos EUA, 1 em cada 11 mulheres desenvolverá esse tipo de neoplasia maligna, com cerca de 142.000 novos casos sendo anualmente diagnosticados com 43.000 mortes como conseqüência, sendo observadas nesse período.

Na realidade, recorrência pode ocorrer mesmo após 10 anos, o que reforça que todos devam ser tratados através de combinações de mastectomia simples, ressecção segmentar da massa com ou sem dissecação ganglionar, radioterapia pós-operatória e quimioterapia ou hormonoterapia; esta última, empregando tamoxifeno está indicada, pois aumenta os efeitos benéficos exercidos pela associação CMF (ciclofosfamida, metrotrexato e fluorouracil) ou melgalan. Deve ser associada sempre em mulheres pós-menopausa e com tumores positivos para receptores estrogênicos. Exerce efeito benéfico sobretudo naqueles que não apresentam comprometimento ganglionar.

Carcinoma de Vesícula Biliar

A incidência do carcinoma de vesícula biliar é observada em aproximadamente 2,5 por 100.000 habitantes norte-americanos. A incidência média em colecistectomizados é de 0,4% a 3,4%, ampliando-se para 6,2% a 12,1% quando considerados pacientes com mais de 70 anos de idade. Colelitíase, colecistite crônica, raça branca, sexo feminino e exposição a agentes carcinógenos (experimental) são fatores de risco implicados na etiologia da neoplasia. O quadro clínico envolve dor no hipocôndrio direito, acompanhando-se de sinais de colangite. Emagrecimento, anorexia acentuada, náuseas e vômitos fazem parte do quadro.

Melanomas

É a nona causa mais comum de câncer nos EUA, com índice de sobrevida em 5 anos relacionada à sua espessura em milímetros, sendo respectivamente de 99%, 95%, 84%, 70% e 44% para aqueles com 0,76 mm-1,49 mm; 1,5 mm-2,49 mm; 2,5 mm-3,99 mm e >4 mm. Esse tipo de neoplasia maligna de pele exterioriza-se sob a forma de máculas ou nódulos, de cor variável entre branco, azulado, vermelho ou negro, com formato irregular e de crescimento rápido. O tratamento reside em ampla extirpação com dissecção ganglionar local. A capacidade de metastatização guarda relação com a profundidade da implantação e anormalidades citogenéticas e da resposta imune.

Melanoma intra-ocular pode originar-se na íris, corpos ciliares, coróides, retina, pele da pálpebra, conjuntiva e órbita. Relaciona-se com a população de células pigmentadas, sobretudo os melanócitos da úvea, sendo responsável por 79% de todos os cânceres não-cutâneos. Os pacientes deverão ser conduzidos através de enucleação nos de médio e grande diâmetros e irradiação com feixes de prótons. Metástases hepáticas em conseqüência da ausência de drenagem linfática úvea são a complicação predominante.

Biologia das Metástases

Células neoplásicas na dependência de mecanismos moleculares podem adquirir novas propriedades, como maior capacidade de deslocarem-se do sítio primário, estabelecendo implantes metastáticos. Podem emergir logo no início da instalação do câncer ou apenas como manifestação tardia do desenvolvimento tumoral, conseqüente à interação adequada entre células cancerosas e o sistema imunológico do hospedeiro.

O processo de progressão do câncer envolve alterações fenotípicas ou genotípicas, na dependência de recombinação genética e replicação aberrante. Pressões competitivas ou modificações do microambiente permitem a geração de novos clones. Estes podem desaparecer rapidamente, ou, sobrevivendo, passam a preponderar no ecossistema em que se situam. Nesse processo se encontram envolvidos ainda processos de perda, inativação, mutação e maior expressão de oncogenes dominantes, supressores ou moduladores. Para a disseminação da doença são necessários que novos capilares sejam formados, ultrapassando diâmetros de 2 mm. A intensidade dessa angiogênese e migração de células guarda relação com o diâmetro do tumor primário. Todo esse comportamento vascular depende de peptídeos, tais como os fatores de crescimento fibroblástico e de transformação, originários das células normais ou neoplásicas. Advoga-se que essa expansão possa ser impedida através de bloqueio farmacológico de receptores ou fatores de adesão.

Para que ocorra o desgarramento de células com a geração de êmbolos tumorais e transporte circulatório envolvem-se vários passos (Fig. 118.2). Na realidade, os cânceres se constituem em sistemas dinâmicos compostos de várias subpopulações celulares, cuja redução de diversidade clonal altera o equilíbrio que mantêm junto ao hospedeiro, sendo que a invasão de compartimentos extracelulares dependerá de alguns fatores:

1. Proteólise de barreiras teciduais, dependente de ativação de algumas metaloproteinases, enzimas que degradam colágenos I, II e III. Desse processo participam também gelatinases e estromielisinas degradadoras de colágeno IV e proteoglicanos, moléculas que atuam ainda na exacerbação da angiogênese.
2. As moléculas de adesão, cujos níveis baixos tornam menor a adesividade ou a interação célula-célula ou célula-matriz. Por esse motivo, desgarram-se mais facilmente do tumor primário, iniciando-se então o primeiro passo na formação de metástases. Caracteristicamente, ocorre perda de expressão de caderina E, cujas baixas concentrações guardam relação com comportamento expansivo. Dessa facilitação da mobilização participam também integrinas e glicopro-

teínas transmembrana, com a capacidade de deslocamento dependendo da presença de fator autócrino da motilidade, uma proteína de PM S5000.

3. As células neoplásicas apresentam-se resistentes à lise normalmente exercida por linfócitos NK, os quais, nos portadores de doença maligna, são defeituosos e ineficientes e expressam variante de glicoproteína CD44, participante da migração e ligação de linfócitos às células endoteliais. Essa tendência se agrava pela falta de antígenos classe I do sistema HLA presentes nas células malignas. Dessa forma, não são reconhecidos peptídeos antigênicos, facilitando assim a circulação de êmbolos, na dependência de lectinas e cálcio.
4. Os tumores sólidos evoluem, causando hipertensão intersticial, dotados de sistema linfático funcionalmente ativo, permeabilidade e condutividade hidráulica vascular elevadas. São fatores que comandam fluxo de macromoléculas na periferia e regiões centrais dos tumores, favorecendo a livre filtração e extravasamento de fluídos e células.

Desse conjunto de fatores dependerão a maior ou menor agressividade e, seguramente, a evolução clínica dos pacientes, pois as neoplasias malignas são potencialmente letais, na dependência de capacidade de invasão de tecidos normais e de estabelecimento de metástases de sítios distantes.

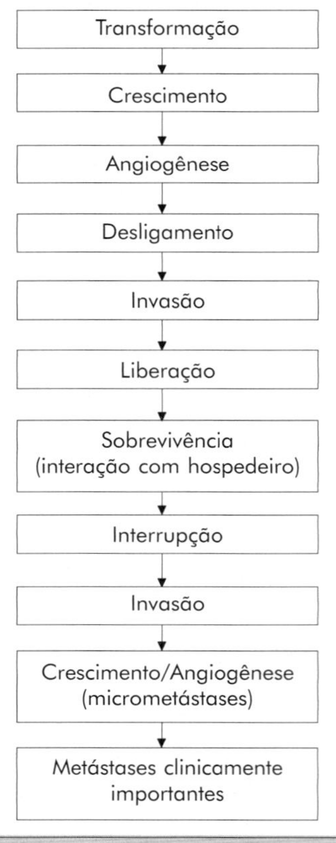

Fig. 118.2 — *Passos envolvidos na disseminação tumoral.*

Terayama, em 1996, publicou que os primeiros vasos tumorais surgem quando as metástases alcançam 200 μm de diâmetro, quando seria possível caracterizar a presença de marcadores de células endoteliais. Mostrou ainda que o endotélio celular e o endotélio sinusoidal estão freqüentemente em continuidade com as metástases. Nessa fase consegue-se, através de modelos de injeção da microcirculação dos tumores metastáticos do fígado, com definição de microcélulas, com partículas de silicone, demonstrar sinusóides adjacentes entrando nas metástases. Conclui esse autor que a angiogênese das metástases hepáticas (MH) pode progredir a grandes passos de acordo com o crescimento do tumor, podendo-se observar, às vezes, capilarização do endotélio sinusoidal em torno das MH. Esse fato seria indicador de que os vasos tumorais se originariam, em parte, de células endoteliais vizinhas ao tumor.

Esses aspectos tomam importância muito grande em função da utilização generalizada das quimioembolizações arteriais hepáticas e das quimioterapias regionais com infusão contínua, já que a maioria das MH é suprida pela artéria hepática. Sabe-se também existir participação do sangue portal, em percentagem não bem definida.

Mais de 50% dos pacientes com adenocarcinoma colorretal desenvolverão MH, e a disseminação das células que migram do tumor primário se faz por via portal, sendo o mecanismo pelo qual essa célula se assenta no fígado muito complexo. Devem desligar-se do tumor primário, migrar pelas membranas basais e pelas matrizes extracelulares e daí para o sangue portal, e, uma vez assentadas no fígado, levam a processo inflamatório local, onde podem ser destruídas ou podem induzir à angiogênese e, então, levar à formação de micrometástases. A formação das micrometástases é um mecanismo complexo, por sabermos que, por suas características, o fígado é um órgão programado biologicamente para funcionar como de degradação, aquele que prepara armadilhas contra esse tipo de fato.

Em animais, só se desenvolve tumor metastático em fígado se 10 células malignas forem injetadas no sistema portal, demonstrando-se ainda que, quando aprisionadas pelo fígado, as células tumorais não mais recirculam. Fica assim a dúvida se as metástases a distância (pulmão, cérebro etc.) somente se desenvolveriam a partir das MH. Existem hoje evidências de que poderiam existir tumores metastáticos de cólon dormentes em fígado, já que apenas a mínima proporção das micrometástases se tornaria doença ativa, explicando o aparecimento tardio das metástases tanto no fígado quanto em outros órgãos distantes.

Demonstrou-se ainda que, uma vez estabelecida a MH, seus vasos neoformados teriam anormalidades na inervação neuropéptica e ausência de musculatura lisa, explicando por que nas situações de vasoconstrição do fluxo arterial hepático haveria privação de sangue ao parênquima normal, mas não aos vasos das MH.

A partir desses dados, se tem trabalhado para definir quais parâmetros teriam valor preditivo quanto ao surgimento no futuro das MH. Estudo prospectivo estudou pacientes sem MH detectável (por clínica ou imagem), analisados por períodos maiores que 10 anos, mostrando-se ser de índice prognóstico apenas a mudança nos níveis de fosfatase alcalina e o estagiamento Dukes C. Esses últimos apresentam metástases em gânglios adjacentes, o que poderia ser fator facilitador para a disseminação do tumor para o fígado. Comprova-se entretanto que também pacientes com estágio Dukes A ou B apresentam MH, mesmo após longos períodos em que aparentemente estariam livres de doença tumoral. Enfim, fica claro que, embora tenha enorme capacidade de aprisionar e destruir células tumorais desgarradas, o fígado pode, em situações especiais, não bem definidas, abrigar uma célula tumoral desligada do tumor primário, e no processo inflamatório criado para a sua destruição em vez da eliminação dessa célula criar-se condições para neoangiogênese. Uma vez criada a via de suprimento arterial para a replicação celular, estaria criada a micrometástase. Ela poderia ter dois caminhos: ou transformar-se em lesão dormente, explicando as lesões metacrônicas e de aparecimento em tempo diferente do primário, ou evoluir ativamente no seu crescimento, formando a lesão sincrônica. Outro destino possível é a não-reativação dessa célula dormente ou mesmo a sua destruição *a posteriori,* logicamente a depender de fatores clínicos complexos e ainda não bem definidos (estresse, genéticos, depleção imunológica).

Finalmente, a literatura mostra que a incidência de MH aumenta com o maior grau de envolvimento ganglionar regional. Kotanagi *et al.* confirmam o fato, mas acreditam que somente esse critério não explique a elevada incidência de MH em portadores de câncer colorretal, podendo existir outros fatores envolvidos, como os raciais ou genéticos[66]. Em função dessas observações existem inúmeras linhas de pesquisa em andamento tentando utilizar substâncias que protegeriam contra a carcinogênese de cólon, como o butirato, por via sistêmica, visando bloquear, no fígado, o crescimentos das MH. O butirato, um ácido gorduroso de cadeia curta, produzido a partir da fermentação de fibras da dieta, é aceito como uma possibilidade futura, podendo abrir o caminho para o seu uso ou do de similares em populações de risco.

DIAGNÓSTICO

Durante algum tempo, os portadores de doença metastática do fígado podem evoluir sem sintomas.

Quadro Clínico

Não infreqüentemente, a primeira manifestação clínica depende mais do acometimento secundário do fígado do que de sintomas originários da própria neoplasia primária. Quando tal ocorre, na maioria das vezes, revela-se pela sensação de desconforto ou dor surda, de intensidade suportável, localizada no hipocôndrio direito e dependente da invasão da cápsula de Glisson. Nesse momento, ao exame físico, detecta-se hepatomegalia, com o fígado mostrando margens rombas, superfície nodular, de consistência aumentada e doloroso à palpação. Alguns referem astenia importante, febre, emagrecimento e eventualmente aumento da circunferência abdominal, conseqüente ao maior volume do fígado ou à presença de ascite. Icterícia é sinal menos freqüente e é observada sobretudo naqueles em que a origem do tumor se situa na confluência duodeno–vesícula biliar–colédoco–pâncreas. Em outros tipos de neoplasia representa o evento pré-terminal, mas pode ser de aparecimento precoce naqueles com linfoma, adenocarcinoma de mama, cólon, broncogênico ou originários no testículo, ou em melanoma cutâneo. Envolvimento maciço do órgão pode precipitar aparecimento de insuficiência hepática, hipertensão portal, hemobilia, hipoglicemia e acidose láctica.

No caso específico do carcinoma colorretal, em geral incide entre a sexta e a sétima década da vida, menos comumente antes dos 40 anos de idade. Aqueles localizados no ceco e ascendente em geral determinam aparecimento de melena e/ou anemia, enquanto os originários do transverso e cólon ascendente provocam dor em cólica, distensão abdominal, diarréia, enterorragia e quadro de oclusão intestinal total ou subtotal. Não excepcionalmente, o diagnóstico se realiza secundariamente à comprovação de metástases hepáticas.

Por outro lado, é no fígado onde mais freqüentemente se assestam os tumores carcinóides metastáticos, os quais evoluem lentamente, com os paciente não necessitando durante anos de qualquer tipo de tratamento. Quando se tornam sintomáticos, são conseqüência direta do aumento de volume da massa tumoral ou da liberação de determinadas substâncias serotoninérgicas biologicamente ativas, tais como a serotonina, a bradicinina e outras, as quais levam ao aparecimento de *flushing,* diarréia, asma e insuficiência cardíaca.

Anatomia Patológica-Macroscópica

As metástases podem ser únicas; no entanto, na maioria das vezes são múltiplas, de pequeno ou grande diâmetro, acometendo um ou todos os lobos de maneira indistinta, fazendo com que menos de 15% desses pacientes sejam incluídos como candidatos à ressecção. São geralmente nodulares, branco-amareladas, exceto aquelas enegrecidas, próprias dos melanomas. Comumente são elevadas, hipo- ou hipervascularizadas, dotadas de área de necrose central e periferia mostrando zonas de hemorragia.

Anatomia Patológica Microscópica

Microscopicamente, esses tumores diferem segundo a origem da lesão primária e a idade dos pacientes. O anatomopatologista, em geral, é sempre solicitado pelo clínico ou cirurgião a definir o órgão de origem da neoplasia. Pode ser necessário o emprego de colorações especiais como PAS, mucicarmim ou gremelius, visando identificar tumores secretantes de hormônios. Nas lesões do tipo adenocarcinoma metastático, a proliferação neoplásica epitelial se caracteriza pela presença de células com núcleos angulares ou ovóides, hipercrômicos e com pequena, moderada ou acentuada atividade mitótica. O citoplasma é geralmente eosinofílico, e as células tendem a formar arranjos nodulares, sem evidência de secreção, mas com parte do seu volume constituída por proliferação conjuntiva densa. Técnica de reação pela imunoperoxidase permite identificar marcadores como CEA, lactalbumina, caseína e outros. O primeiro define bem tumores originários do trato digestivo baixo, pulmão e mama. Na suspeita de adenocarcinoma de pâncreas, pesquisa-se o antígeno oncofetal pancreático (POA) ou polipeptídeo pancreático bovino. Para definir câncer gástrico, procurar identificar no tecido hepático as presenças de gastrina, somatostatina ou gonadotrofina coriônica humana.

Marcadores Sorológicos

Nos portadores de doença metastática de fígado, comumente se observam elevações de níveis séricos de fosfatase alcalina, gamaglutamiltransferase e desidrogenase láctica. Não incomumente se acentuam as concentrações plasmáticas de aminotransferases. Podem ser esses os primeiros sinais bioquímicos de instalação da neoplasia.

A partir de 1965, descreve-se o antígeno carcinoembriônico (CEA), glicoproteína de peso molecular em torno de 200.000 D, sintetizada em pequenas quantidades pelo intestino normal, porém em grandes concentrações pelas células formadoras dos carcinomas colorretais. Normalmente clareada pelo fígado, metabolizada pelas células de Kupffer e removidas dos hepatócitos através do mecanismo endocítico, mediada por receptores.

Elevações dos níveis séricos de CEA, ultrapassando 40 ng/ml após ressecções de tumor primário do cólon, significam sempre a existência de metástases hepáticas. Esse comportamento imunológico é menos comumente observado na recorrência local, porém redução nos valores plasmáticos após quimioterapia intra-arterial significa resposta clínica evidente. A limitação prática ao uso desse marcador reside em que valores anormais podem ser observados também, embora excepcionalmente, em paciente com doenças hepáticas benignas, tais como cirrose e obstrução da árvore biliar.

Tumores carcinóides originam-se de células enterocromafins, produtoras de vários peptídeos vasoativos, inclusive de serotonina. Essa substância é normalmente inativada pelo fígado, exceto quando nele existam lesões metastáticas implantadas. Nessa situação escapa para a circulação sistêmica, levando ao aparecimento de *flushing* cutâneo e surto de diarréia. Detecção do ácido 5-hidroxiindolacético na urina, em nível acima de 30 mg/24 horas, sela o diagnóstico dessa neoplasia. Sua quantificação funciona também como método extremamente útil na monitorização da terapêutica instituída.

Nos tumores neuroendócrinos existe muitas vezes grande dificuldade para a detecção do tumor primário. Além dos métodos descritos acima para o diagnóstico, tem ganhado espaço na prática diária a utilização de cintilografia com octreotida marcada com I^{123}. A octreotida marcada se liga aos receptores hormonais dos tumores neuroendócrinos, possibilitando o diagnóstico das lesões primárias e metastáticas; na maioria das vezes, como ela se liga aos receptores, pode-se quantificar o volume da lesão e mesmo utilizar-se dele como medida terapêutica.

Diagnóstico por Imagem

A avaliação do fígado, visando estagiar as neoplasias malignas, terá por objetivo definir a extensão do comprometimento e planificação de possível hepatectomia. Com essa finalidade, devem ser examinados através de métodos de imagens, tais como: ultra-sonografia (US), tomografia computadorizada (TC), ressonância magnética (RM) e até angiografia. Essa multiplicidade de opções se deve ao fato de que em percentual razoável de pacientes, é difícil estabelecer diagnóstico específico (benigno ou maligno) com base apenas em critérios morfológicos, pois muitos tumores têm, nesses diversos procedimentos, espectro superponível de seus padrões.

Ultra-Sonografia (US)

As lesões metastáticas se mostram hipoecogênicas, em geral detectadas apenas quando ultrapassam 2 cm de diâmetro. Em mãos experientes, o método tem sensibilidade de 53% e índice de falso-positivo de 0%.

Apesar de se constituir em método não-invasivo, pouco oneroso ao paciente, não necessitando, para sua execução, de injeção de contraste, índices de falso-negativos freqüentemente excedem 50%. Por outro lado, tem limitações na diferenciação com hemangiomas e/ou carcinoma hepatocelular (CHC) assestado sobre fígado cirrótico. Apesar dessas limitações, deve ser utilizado como método de primeira escolha, mesmo que as instituições hospitalares disponham de TC ou RM. Alguns autores propõem o emprego de US com Doppler, visando à melhor detecção de lesões metastáticas ocultas.

Na falta de comprovação da existência de lesões metastáticas de fígado, de forma obrigatória deve ser o método utilizado no intra-operatório. Com essa atitude, se obtém melhor acesso às áreas parenquimatosas mais profundas, usando-se transdutor especial de 5,0 MHz. Identifica neoplasias ocultas em 10% daqueles submetidos a cirurgia colorretal, mesmo quando o diâmetro é menor do que 5 mm. Nessa oportunidade, cirurgia ablativa pode ser empregada. Durante o ato, procede-se associadamente, a inspeção visual e palpação bimanual, e, diante da existência de múltiplos nódulos, deve-se realizar punção dirigida para estudo citológico e histológico de apenas um deles, atitude difícil naqueles com menos de 1 cm de diâmetro e localizados profundamente.

Tomografia Computadorizada (TC)

É prudente que todos sejam examinados através da realização de cortes contíguos de todo o parênquima hepático, com espessura 9 mm a 10 mm, já inicialmente na fase denominada pré-contraste. Posteriormente, se realiza injeção de 200 ml de contraste iodado, processando-se a estudo dinâmico de todo o órgão. Deve-se manter infusão também de forma contínua, de maneira que o parênquima hepático seja avaliado na sua totalidade.

O método é dotado de sensibilidade de 85% na detecção de metástases hepáticas múltiplas, sendo de cerca de 60% quando da existência de lesão isolada. Esses índices são para nódulos com diâmetro entre 2 cm e 5 cm, reduzindo-se para 14% quando eles são menores que 1 cm de diâmetro. Limitação da TC ocorre quando as lesões são císticas e precisam obrigatoriamente ser diferenciadas dos cistos benignos de fígado. Tem, no entanto, a vantagem de permitir rastreamento mais preciso do comprometimento extra-hepático, geralmente observado no pâncreas, supra-renal ou retroperitônio. Com relação a esse último aspecto, suplanta qualquer das outras técnicas de imagens empregadas com esse objetivo.

Ressonância Magnética (RM)

Aparelhos de alta qualidade de última geração, em mãos de radiologistas experientes, permitem detectar lesões benignas ou malignas com diâmetro menor que 1 cm, embora algumas vezes exibam aspectos morfológicos distintos. Por outro lado, em 85% das vezes possibilita diferenciação entre metástases hepáticas e hemangiomas, sendo o índice de falso-positivos mais baixo quando comparado à TC. A grande vantagem desse método reside na obtenção de diferenciação mais precisa entre lesões, sem necessidade de injeção de meio de contraste.

Em cerca de 50% a 58% dos pacientes as metástases são múltiplas, e pelo menos 30% delas são menores que 2 cm de diâmetro. Em relação ao fígado, são hipointensas em T1 e hiperintensas em T2. Necrose pode ser identificada tanto em T1 quanto em T2, hiper ou hipointensa. Edema peritumoral e anel periférico hemorrágico com infiltração difusa, podem ser individualizados como hiperintensos em T2. Frise-se que cápsula tumoral ou invasão biliar e vasculares são aspectos próprios dos portadores de CHC ou colangiocarcinoma e menos comumente fazem parte da evolução natural das lesões metastáticas de fígado.

Angiografia

Deve ser executada apenas quando os outros procedimentos tiverem sido esgotados, na necessidade de estabelecimento de diagnóstico diferencial e na caracterização da anatomia vascular, visando à realização de hepatectomia. É método invasivo que envolve punção de artéria femoral direita, cateterismo seletivo de tronco celíaco e artéria mesentérica superior, nem sempre isento de riscos.

Os aspectos angiográficos variam amplamente, pois alguns tumores têm características histológicas e de anatomia vascular próprias. Em geral são lesões que ocupam espaço, com margens irregulares, únicas ou múltiplas, hiper, hipo ou avasculares, com área necrótica central e periferia vascularizada.

Diante da existência de dúvidas, o procedimento pode tornar-se mais complexo e oneroso ao paciente, exigindo-se realização de angiotomografia computadorizada após injeção de dose elevada, através de cateter inserido na artéria mesentérica superior. Com essa técnica, promove-se melhor impregnação do parênquima, permitindo identificar segmentos comprometidos que não haviam sido definidos através do US, TC ou RM. Em virtude da indução de fluxo laminar de perfusão, os índices de falso-positivos se situam em 30% a 40% dos pacientes, o que pode limitar sua aplicabilidade.

O emprego da angiografia permite grandes avanços no conhecimento da circulação intralesional. Inicialmente os investigadores afirmavam que o suprimento sangüíneo para os tumores primários ou secundários de fígado era quase que exclusivamente arterial. Demonstrou-se mais tarde que também ocorre perfusão portal para as micrometástases (suprimento predominantemente venoso) e para a periferia das macrometástases (suprimento predominantemente arterial). Define-se, portanto, dois tipos de vascularização, um denominado central, do tipo artéria “hilar”, que fornece vários ramos de diferentes tamanhos, que envolvem a lesão, conferindo aspecto em cesta de basquete. Existe um outro caracterizado como periférico, em que as artérias menores infiltram difusamente a lesão tumoral. Além disso, 43% das macrometástases se acompanham de micrometástases situadas até 1 cm dessas lesões, localizadas principalmente em sinusóides, com o tamanho aproximado de 200 μm e que caracteristicamente recebem apenas sangue portal. À medida que essas lesões evoluem de tamanho, os sinusóides são simultaneamente comprimidos, quando elas passam apenas a ser vascularizadas na periferia, determinando que elas se tornem necrosadas em seu núcleo.

Cintilografia

Até a década de 1950, as imagens de fígado estavam limitadas ao exame radiológico das vias biliares e ao uso limitado das angiografias. A primeira cintilografia hepática com uso do ouro radioativo foi realizada em 1954 por Stirret e foi a primeira maneira não-invasiva de se criar uma imagem do fígado.

A utilização do ultra-som, tomografia e ressonância magnética mostra imagem com resolução melhor do que a cintilografia. Mais recentemente, com a descoberta de marcadores cada vez mais complexos, com a finalidade de mostrar imagens do tipo celular através do uso de anticorpos monoclonais, a especialidade das imagens hepáticas aumentou.

A cintilografia hepática com colóide radioativo é o método mais simples de se avaliar uma doença metastática para o fígado, com o uso de uma série de 4 imagens num período de tempo de 10 a 15 minutos e com a vantagem de não precisar de um operador hábil. A tomografia com emissão de pósitrons melhora muito a capacidade de detectar lesões marginais.

Carcinomas metastáticos de cólon e rins habitualmente dão como resultados grandes defeitos bem-definidos em um fígado normal.

As metástases de outros órgãos podem também ser vistas na cintilografia.

Estudos realizados por Smith em 1982, mostraram uma exatidão de diagnóstico em torno de 80% para cintilografia e ultra-som e de 84% para tomografia; já Miller em 1983, mostrou resultados semelhantes nos três métodos.

Exame muito útil hoje é a cintilografia com metionina marcada com selênio, que mostra captação pela metástase.

Tratamento

A ressecção das metástases hepáticas, quando factível, é o melhor método terapêutico.

Quando a ressecção não é possível, métodos alternativos devem ser empregados.

É de fundamental importância que se faça o estagiamento da lesão primária e das lesões secundárias no fígado através dos exames já relatados, bem como da solicitação atual do PET-SCAN (tomografia por emissão de pósitrons) usando-se a F-fluordesoxiglicose) (FDG), técnica de imagem que permite avaliação direta do metabolismo celular, com especificidade de 100%.

Antes de realizar a ressecção hepática, devemos quantificar a massa hepática funcional residual com a finalidade de se evitar no pós-operatório insuficiência hepática irreversível.

Em determinadas situações e em ressecções amplas, o bloqueio portal seletivo pré-operatório pode e deve ser utilizado.

Em caso de dúvida diagnóstica, em que os exames anteriores não definiram a origem ou o tipo histológico das lesões, poderá ser realizada biópsia dirigida da lesão, por ultra-sonografia ou por tomografia computadorizada. Enfatizamos, entretanto, que a biópsia dessas lesões não deverá ser realizada quando existir a menor possibilidade terapêutica cirúrgica, pelo risco de implante tumoral no trajeto da punção.

Assim, a biópsia deverá somente ser indicada quando houver absoluta dúvida diagnóstica, e, em caso de que nem mesmo esse método resolva o impasse, a laparotomia diagnóstica não deverá ser negada ao paciente. Nessas situações, a ultra-sonografia intra-operatória é obrigatória. Recentemente, tem-se proposto a utilização da ultra-sonografia videolaparoscópica, com biópsia dirigida das lesões suspeitas ou até mesmo precedendo a laparotomia exploradora. A associação da laparoscopia com a ultra-sonografia intra-operatória poderia evitar a laparotomia naqueles pacientes portadores de carcinomatose peritoneal.

A identificação pré-operatória acurada do número, do tamanho e da localização das lesões hepáticas é crucial no planejamento das ressecções hepáticas, embora existam muitas limitações quando as lesões são isodensas e/ou menores que 1 cm, e principalmente nas pequenas lesões periféricas.

A grande vantagem da ultra-sonografia intra-operatória é a de diagnosticar mais lesões do que aquelas descritas pelos métodos de imagem convencionais, tendo assim a capacidade de mudar o planejamento cirúrgico prévio em até 30% dos casos.

O paciente portador de metástases hepáticas deverá ser totalmente estagiado do ponto de vista oncológico, submetendo-o a raios X de tórax e/ou CT de tórax, assim como a investigação de doença em outros setores, tais como o cérebro e o sistema esquelético.

Tratamento das Metástases de Cólon e Reto

O mito cultivado por décadas de que as metástases hepáticas eram fatais apesar de qualquer forma de tratamento cirúrgico ou de que somente os nódulos únicos, solitários, é que tinham algum valor terapêutico passou a ter pouco crédito, dando agora espaço aos trabalhos prospectivos casualizados que comprovaram resultados muito aceitáveis, após 5 anos de seguimento.

Adson *et al.* mostram que 141 pacientes com CA de cólon metastáticos em fígado exclusivamente e que foram submetidos a hepatectomia apresentaram sobrevida de 40% após 3 anos e cerca de 25% após 5 anos, enquanto 70 pacientes, não-ressecados, apresentaram sobrevida de cerca de 20% aos 3 anos e de 1% após 5 anos[3].

Em 1988, o Instituto Nacional do Câncer dos EUA, coletando dados do Registro de Metástases Hepáticas de 859 doentes em 24 serviços, relata que a sobrevida dos pacientes submetidos a hepatectomia foi de 33% após 5 anos.

A ressecção hepática é factível, com morbidade e mortalidade baixas, oferecendo inegável benefício aos pacientes, com excelente qualidade de vida, além de prolongar o período livre da doença. A literatura mostra também que esses resultados são possíveis somente em centros de grande experiência em cirurgia hepática, já que a minimização da mortalidade é essencial para que o tratamento cirúrgico da metástase hepática do Ca colorretal ofereça aos doentes seus benefícios.

Cerca de 8% a 25% dos pacientes terão diagnóstico da metástase hepática (MH) durante o tratamento inicial do Ca de cólon, lesão sincrônica, enquanto os demais a apresentarão de forma metacrônica, isto é, em período *a posteriori* da doença primária. Em 1990 ocorreram cerca de 61.000 mortes por Ca de cólon retal nos EUA. Desses casos um terço apresentou MH limitadas ao fígado e em dois terços as MH eram associadas a outras metástases. Aproximadamente 7% a 12% dos pacientes apresentarão MH passíveis de ressecção, isto é, cerca de 7.000 pacientes deveriam, se bem seguidos do ponto de vista oncológico, ser beneficiados pela ressecção hepática, nos EUA, durante o ano de 1990.

O Registro das Metástases Hepáticas definiu também que na ressecção hepática deveriam ser observados rigorosamente alguns fatores, que, quando presentes, teriam efeito negativo:

a) A margem da ressecção livre de doenças deve ser maior que 1 cm, já que margens menores levam à significativa piora da sobrevida tardia.

b) O estágio da doença também seria importante. O estágio C apresentaria pior prognóstico. Entretanto, outros autores não são unânimes nesse achado.

c) Significativo é o número de metástases hepáticas de Ca de cólon, que, quando superiores a três, apresentaria pior prognóstico, independentemente de estarem ou não no mesmo lobo hepático. Ainda segundo o Registro de Metástases Hepáticas, o tamanho das metástases, quando maior ou igual a 8 cm, teria discreta piora na sobrevida tardia. Mostrou-se ainda que, quando o aparecimento da metástase hepática ocorre em intervalo maior que 1 ano após o tumor primário, a sobrevida tardia seria significativamente maior.

Definiu-se que para a obtenção de melhores resultados oncológicos tardios as lesões de até 3 cm ou 4 cm devem ser extirpadas, dependendo de sua localização anatômica, por ressecções segmentares, ou mesmo em cunha. As lesões maiores deverão, obrigatoriamente, ser ressecadas por lobectomias regradas.

Manobra descrita como útil na ampliação das margens de segurança seria a utilização do bisturi de argônio, no leito pretensamente comprometido. O bisturi de argônio, usado amplamente na cirurgia hepática devido a sua enorme capacidade hemostática da área cruenta do fígado, acarreta, quando usado por 1 minuto no mesmo local, necrose da coagulação na extensão de 1 cm.

Doci *et al.* analisaram quais os parâmetros que definiram maior ou menor mortalidade/morbidade quando associadas às ressecções hepáticas (RH)[28]. Demonstraram que as ressecções menores são seguidas de menor incidência de complicações pós-operatórias. Observou-se que a incidência de insuficiência hepática é rara após a ressecção de metástases hepáticas por ser o fígado residual sadio. Mostraram entretanto, nas ressecções muito extensas (maiores que 60% a 70%) que a insuficiência pode ocorrer. Alguns fatores associados à cirurgia são desencadeantes:

a) Grandes perdas sangüíneas intra-operatórias.

b) Quimioterapia pré-operatória.

c) Altos níveis de fosfatase alcalina na presença de bilirrubinas normais.

d) Grandes tumores que obrigam a grandes ressecções.

Como risco de complicações pós-operatórias, definem a extensão da hepatectomia como fator mais significativo.

Aceita-se que em ressecções de fígados cirróticos possa ocorrer insuficiência hepática pós-operatório em até 16% dos casos operados, observando-se em cerca de 2% quando a hepatectomia é realizada em pacientes com função hepática normal.

Outro fator citado como prognóstico é o do sangramento intra-operatório, que pode ser responsável pelo aparecimento de alterações da coagulação e até de falência de múltiplos órgãos. A experiência mostra que se deve realizar dissecção meticulosa das estruturas do hilo hepático, dos vasos supra-hepáticos, com ampla exposição da veia cava (dissecção da veia cava retro, supra e intra-hepática), e se necessário utilizar a exclusão hepática total, que seria o acréscimo, ao descrito, da manobra de Pringle.

Younes *et al.*, mostraram que os episódios de hipotensão devem ser evitados durante as ressecções hepáticas de metástases de Ca de cólon retal no sentido de melhorar as chances de cura[115,1110]. Mostram que também as transfusões sangüíneas poderiam aumentar o índice de recidiva tumoral a longo prazo, mas que os episódios de hipotensão durante a RH, mesmo quando bem controlados, devem ser evitados no sentido de maximizar as chances de cura e prolongar o período livre de doenças nos portadores de MHCR.

A toalete ganglionar ou dissecção extensiva dos gânglios do pedículo hepático é procedimento recentemente descrito como útil, associadamente à ressecção hepática, descrevendo-se 15% de linfonodos comprometidos quando se retiram todos os gânglios da artéria hepática e do tronco celíaco.

Ultrapassada a fase de domínio das técnicas de ressecção hepática, os cirurgiões com experiência passaram a avaliar se haveria segurança em realizar-se, simultaneamente, em um único tempo cirúrgico, a ressecção hepática e a anastomose intestinal no caso de lesões sincrônicas.

O conceito clássico é que na presença de lesões sincrônicas deve-se realizar primeiramente a ressecção do tumor colorretal e após 1 a 3 meses proceder-se à ressecção, basicamente por problemas técnicos e também por motivos oncológicos.

A controvérsia, entretanto, persiste, mormente relacionada aos dois aspectos anteriormente citados e ao risco de infecção no leito hepático, em caso de fístulas ou mesmo por problemas de contaminação intra-operatória. Outra pergunta importante é se o clampeamento do hilo hepático ou se a retirada de grande massa hepática com conseqüente aumento da pressão portal no pós-operatório (diminuição do continente e manutenção do conteúdo) poderiam acarretar maiores índices de fístulas das anastomoses colorretais.

Elias *et al.* descrevem que mais recentemente iniciam com ultra-sonografia intra-operatória e, após definição da operabilidade das duas lesões, realizam ressecção completa do tumor colorretal e sua anastomose, já que, quando realizavam de início a hepatectomia, tinham dificuldades técnicas decorrentes do edema intestinal secundário ao clampeamento do hilo hepático[30]. Não observaram aumento das complicações sépticas ou da morbimortalidade com esse tipo de conduta.

A esse respeito, Kimura estudou os níveis de citocinas séricas e as proteínas hepáticas de fase aguda, em sete pacientes, nos quais se realizaram ressecções simultâneas (TU primário + MH) comparadas às de 12 pacientes nos quais se realizou exclusivamente a ressecção hepática, mostrando que a incidência de complicações infecciosas foi maior no grupo em que se realizaram ressecções simultâneas[64]. O pico interleucina-6 foi maior nesse último grupo, enquanto as de proteínas hepáticas de fase aguda eram significativamente menores. Sugere o trabalho que as ressecções simultâneas poderiam aumentar a incidência de complicações infecciosas por inibirem as proteínas hepáticas de fase aguda.

Embora se descreva na literatura ser segura a realização de ressecções simultâneas em idosos, os procedimentos, nesses pacientes, deverão preferencialmente ser sempre realizados em dois tempos.

O Registro de Metástases Hepáticas mostra, em publicação de 1995, que em caso de recidiva do tumor em fígado, já ressecado, estaria justificada nova abordagem cirúrgica, logicamente se a doença fosse limitada ao fígado, por ser a abordagem cirúrgica a única oportunidade de tratamento potencialmente curativa. Esses procedimentos são relativamente seguros com mortalidade e morbidade baixas, referindo-se sobrevida a longo termo (de cinco anos) de 32%. Tais dados sugerem que a segunda ressecção não teria efeito negativo sobre a evolução da metástase hepática. Essa publicação mostra também que as terapias adjuvantes não são largamente aceitas após as ressecções hepáticas e parecem não melhorar de modo significativo os índices de sobrevida após 5 anos dos doentes assim tratados (39% x 29%), enquanto publicação recente recomenda o uso da imunoquimioterapia por prolongar a sobrevida.

Inúmeras publicações recentes reafirmam esse conceito, de que a ressecção hepática repetida ou reepatectomia é a forma mais adequada de tratamento e é a que oferece melhores resultados quando de recidivas isoladas no fígado. A reepatectomia ofereceria curvas de sobrevida semelhantes àquelas observadas quando da primeira RH. Obviamente, recomendam-se criterioso reestadiamento do paciente e redobrados cuidados técnicos intra e pós-operatórios.

Fortner et al. propuseram, em 1988, que, em caso de recidiva extra-hepática isolada, a abordagem cirúrgica estaria indicada. Publicaram que metade de seus doentes apresentaram uma segunda recidiva e que em metade daqueles com nova recidiva ela foi removida cirurgicamente, com sobrevida média de 31 meses, enquanto os não-operados sobreviveram por 14 meses. O mesmo conceito é ratificado por Gough, quando analisa isoladamente o resultado da evolução das metástases pulmonares concomitantes às hepáticas tratadas cirurgicamente.

Tratamento das Metástases Hepáticas dos Tumores Neuroendócrinos (MHNE)

As MHNE têm evolução prolongada, mesmo com metástases extensas, e além do tratamento do tumor em si, devemos proporcionar ao paciente boa qualidade de vida, diminuindo ou suprimindo os sintomas decorrentes da produção de aminas e peptídeos, por essas MHNE.

Sempre que possível, recomenda-se a ressecção do tumor primário, dos gânglios do tronco celíaco, e, se possível, a ressecção hepática com finalidade curativa ou mesmo citorredutora, que poderia facilitar o controle dos sintomas.

A melhor opção atual para a redução da secreção hormonal é dada pela octreotida. Essa droga inibe um grande número de peptídeos e outros mediadores liberados por células neuroendócrinas, além de reduzir diretamente a secreção intestinal. Seu efeito prolongado é limitado pela taquifilaxia, que pode desenvolver-se rapidamente, e pela diarréia conseqüente de má absorção e decorrente da diminuição da secreção pancreática. Esse último inconveniente poderia ser contornado pelo uso de pancreatina. Descreve-se também que ela teria ação direta nas lesões, diminuindo seu tamanho, fato contudo controverso.

O interferon (IFN) (3 a 6 milhões, 5 dias por semana) tem efeito quimiostático nos tumores, com boa resposta inicial, mas que decai com o passar do tempo. Essas altas dosagens envolvem altos custos e efeitos colaterais indesejáveis. Em estudos comparativos sobre formas de quimioterapia (5-FU + estreptozotocina *vs* interferon), o grupo interferon foi superior quando se analisaram a melhora dos sintomas e a redução do 5 HIAA na urina. Em ambos os grupos, não se observou redução das lesões.

A embolização da artéria hepática, parcial ou total, pode ser útil no controle dos sintomas, podendo reduzir as lesões. Em estudos nos quais se compararam a remoção do tumor primário, associada posteriormente à quimioembolizações pela artéria hepática, e o emprego do IFN por 1 ano a um outro grupo em que se utilizou o IFN isoladamente, obteve-se resposta de 85% no primeiro grupo contra 40% no segundo grupo. As quimioembolizações subseqüentes parecem ter períodos livres de sintomas progressivamente menores.

Existe um consenso de que a cirurgia é o tratamento de escolha nas formas limitadas de doença hepática e do tumor primário, devendo ser empregada sempre que possível. Infelizmente essa modalidade raramente é possível, quando, então, o tratamento de medicação com drogas que inibam a secreção ou com quimioterápicos é o de escolha. O uso de quimioterápicos é acompanhado de efeitos colaterais indesejáveis a longo prazo, estimulando o surgimento de novas drogas, como o 2-interferon ou a octreotida.

Recentemente tem-se utilizado a cintilografia com octreotida marcada com 123 I para o diagnóstico das lesões primárias e metastáticas, tornando possível a visualização dos receptores endócrinos primários e metastáticos; com essa nova técnica, torna-se possível, na maioria das vezes, o diagnóstico do tumor primário.

O uso da cintilografia estimulou o cálculo da capacidade de captação do análogo marcado com 123 I da somatostatina pelos receptores endócrinos e sua distribuição, com conseqüentes implicações terapêuticas, de modo análogo ao utilizado com muito sucesso nos tumores captantes da tireóide.

Boehme publica o tratamento com octreotida marcada em oito pacientes, obtendo resposta bastante animadora em sete, com duração efetiva (melhoria ou desaparecimento dos sintomas) por período entre 3 e 18 meses. Esses dados refletem inibições na liberação dos hormônios pela octreotida, embora nos doentes não se observe diminuição no tamanho do tumor, e em 4 pacientes, no período de seguimento, ocorreu estacionamento do tamanho das lesões.

Quando os sintomas dos tumores neuroendócrinos são incontroláveis, tem aparecido na literatura a indicação do transplante de fígado (TOF), existindo hoje relatos de vários centros, com sobrevida de 82% após 1 ano e de 57% após 5 anos, embora alguns apresentem recidivas da doença, mas com dramático desaparecimento dos sintomas incapacitantes. Descreve-se contudo que a presença da doença extra-hepática piora o prognóstico e que os tumores primários devem ser ressecados anteriormente ao TOF, não existindo dúvidas de que, se bem indicado, o TOF pode melhorar a qualidade de vida, mesmo nas recorrências após sua realização.

Define-se assim que o TOF poderá ser indicado na ausência de doença extra-hepática, naqueles pacientes com graves sintomas decorrentes da produção de peptídeos e aminas pela MHNE e que não responderam a outros tipos de terapia paliativa.

Métodos Alternativos para o Tratamento das Metástases Hepáticas

Quimioterapia Sistêmica

A importância dessa atitude no tratamento das MHS de câncer colorretal tem sido ampliada nesses últimos anos. Apesar disso, o índice de resposta ainda se apresenta extremamente baixo, situando-se entre 15% e 30%. Essa tendência evolutiva se relaciona com determinados fatores. Assim, sobrevivem mais aqueles com tumores diplóides, sendo de 6,2 meses se acometido menos que 25% do parênquima, 5,5 meses quando existe de 25% a 75% de comprometimento, reduzindo-se para 3,1 meses quando mais de 75% do volume do órgão encontra-se comprometido.

A droga de escolha é o 5-fluorouracil (5-FU), um antimetabólito que exerce seu efeito citotóxico durante a fase do ciclo celular, inibindo a enzima timidilato sintetase, interagindo com a membrana celular e sendo incorporado aos RNA e DNA. A resistência ao medicamento ocorre em situações de deficiência de transporte e anabolismo celular, depleção de co-substratos essenciais, maior catabolismo, concentrações aumentadas de uridina intracelular e alterações na síntese de timidilato sintetase.

Ampliação desses resultados pode ocorrer através de biomanipulação, envolvendo associação com ácido folínico e/ou metotrexato. Opcionalmente, 5-FU tem sido administrado na dose de 750 mg/m2/5 dias, seguida de bolo intravenoso de 750 mg/m^2, iniciando-se no 15º dia. Já no 1º dia do esquema terapêutico, deverá ser combinada a administração de interferon-alfa na dose de 9 UM/dia. Os resultados na literatura são díspares, com índices de respostas se situando entre 26% e 76%.

Novas drogas estão sendo testadas, com bons resultados.

Quimioterapia Intra-Arterial

A maioria das MH recebe nutrição através do sangue arterial. Essa comprovação faz com que tais pacientes, portadores de lesões cirurgicamente irressecáveis, sejam conduzidos pela infusão de quimioterápicos através da artéria hepática.

Atuando-se dessa forma, promove-se quimioterapia locorregional, com o emprego de maiores doses dos quimioterápicos. Através dessa atitude terapêutica, são menores os índices de reações colaterais, com resposta tumoral atingindo 35% a 83%, sem que, no entanto, seja estabelecido impacto sobre a sobrevida. Atualmente propõe-se que sejam conduzidos em combinação com quimioterapia sistêmica.

Alternativamente, podem ser conduzidos através do implante cirúrgico de bombas de infusão contínua.

Quimioterapia Venosa Portal

As metástases instalam-se no fígado, a partir de células cancerosas que se deslocam sob a forma de êmbolos tumorais, através de ramos portais. A maioria dessas é destruída pelo sistema imunológico, enquanto outras sobrevivem, iniciando a instalação de micrometástases.

Técnicas de injeção de silicone ou clareamento de xenônio (Xe) mostram que a perfusão para as MH processa-se, fundamentalmente, através da artéria hepática. No câncer colorretal, especificamente, a veia porta desempenha importante papel no estabelecimento das lesões tumorais metacrônicas e sincrônicas do fígado.

Para que tal evolução não ocorra, têm sido tratados pela infusão venosa portal contínua, durante 5 dias de 5-FU (1 g/dia com 500 unidades de heparina). Estudos randomizados mostram resultados não-uniformes, que se caracterizam por:

1. Sobrevida de 4 anos atingindo 70% *vs* 57% para não-tratados.
2. Ausência de diferença na sobrevida ao fim de 66 meses.
3. Populações não-uniformes.

Alternativas a essa atitude residem na ligadura da artéria hepática e infusão de quimioterápicos através da veia porta para aqueles com MH estabelecidas. Trabalhos publicados a propósito dessa técnica mostram que os grupos de estudos são pequenos, definindo-se que aqueles com menos de 20% do fígado comprometidos com 20% a 70% e mais de 70% apresentam sobrevida média respectivamente de 15,10, 5 e 5,5 meses. Limitação a esse procedimento reside no elevado índice de insuficiência hepática.

Quimioembolização pela Artéria Hepática (QUOE)

QUOE deve ser utilizada quando as MHCR são irressecáveis e as doenças extra-hepáticas são ausentes ou mínimas. As contra-indicações incluem comprometimento maciço do fígado pelo tumor, icterícia e ascite importante, metástases ósseas ou em SNC. O objetivo da QUOE é melhorar a qualidade de vida desses pacientes e se possível prolongá-la, já que não existe chance objetiva de cura. Deve-se então pesar criteriosamente os custos–benefícios quando indicá-la. Sabe-se que seus resultados são melhores quando as lesões são hipervasculares.

Infunde-se habitualmente mitomicina C, cisplatina, lipiodol e micropartículas de gelfoam ou então ivalon. As sessões são repetidas a cada 30 a 40 dias até um número de seis.

Resultados excelentes relatados na literatura são com o uso de fluxuridine (FUDR).

Esse procedimento pode prolongar a sobrevida de portadores de metástases hepáticas, além de melhorar a qualidade de vida e às vezes proporcionar a diminuição do tamanho das metástases, proporcionando agora a ressecção das mesmas.

Injeção Percutânea de Etanol

Ao promover desidratação celular e desnaturação protéica, o álcool absoluto, ao ser injetado no interior das MH, causa necrose de coagulação, formação de tecido de granulação, fibrose e trombose completa ou parcial de pequenos vasos. Agindo dessa forma, promove-se redução do volume neoplásico e a sobrevida pode ser melhorada. A experiência com essa técnica, nesse tipo de lesão nodular sólida do fígado, apenas se inicia.

Livraghi e Vetori, em 1996, propuseram que fossem empregadas agulhas de calibre 21 ou 22, com injeção, em cada sessão, de 1 ml a 8 ml de álcool absoluto, ambulatorial, sem uso de anestesia. Define-se o final do procedimento pela transformação do aspecto hipo- para hiperecogênico. São realizadas duas vezes por semana e aqueles que cursarem com dor devem ser tratados antes do novo evento com buprenorfina (Temgesic®), 0,2 mg sublingual, e/ou diclofenaco sódico (Voltaren®), 200 mg por via retal.

As lesões menores que 2 cm exigem de 3 a 6 sessões, entre 2 cm e 3,5 cm, em torno de 10 sessões e acima de 3,5 cm a 5 cm, 12 a 15 sessões. Alternativamente, quando são múltiplas e maiores do que 3 cm, procede-se ao tratamento sob anestesia geral.

Radioterapia Interna

Tumores metastáticos do fígado, em geral, são radiorresistentes, com hepatite pós-radioterapia ocorrendo sempre que a dose ultrapassa 30-35 Gy. Quando técnicas de radioterapia conformal são empregadas, pode-se exceder 70 Gy sem que ocorra lesão hepática.

Nos últimos anos, dentro dessa perspectiva, nos pacientes com carcinoma hepatocelular ou metastático, tem-se optado por três modalidades.

1. Irradiação intersticial com injeção intratumoral direta de microesferas de ^{90}Y.
2. Infusão intra-arterial de lipiodol-I^{131}.
3. Infusão intra-arterial de microesferas de ^{90}Y.
4. Administração parenteral de anticorpos monoclonais radiomarcados. A esse preceito, Ho *et al.*, em 1998, definiram que a eficácia dessas modalidades neces-

sita ser ainda avaliada através de estudos randomizados controlados.

Eletroquimioterapia

Essa nova modalidade de terapêutica experimental consiste na administração de um agente quimioterápico, seguida da aplicação de pulsos elétricos sobre o tumor. Em ratos, tem se mostrado eficaz na redução volumétrica de metástases hepáticas do CCR. A esse respeito, Chazal *et al.*, em 1998, definiram que tais observações necessitam ser transpostas para o homem e avaliadas sob a forma de estudos randomizados e controlados.

Criocirurgia

Polk *et al.*, em 1995, descreveram nova modalidade de terapia para complementar as ressecções hepáticas, a criocirurgia. Através desta técnica, uma sonda criostática é inserida no tumor e o congelamento deste é realizado, predeterminando-se a margem a ser resfriada a –180°C com o auxílio da ultra-sonografia intra-operatória, apresentando-se bons resultados preliminares. Como complicação, pode acarretar hemorragia hepática, fístula biliar, abscesso hepático, além de outras complicações gerais a grandes procedimentos, devendo sua indicação ser muito precisa podendo ser útil nas metástases contralaterais, quando se resseca um dos lados. Não deverá ser utilizada próximo aos grandes vasos, devido ao risco de necrosar a parede desses.

Radiofreqüência (RFA)

RFA é a necrose celular que ocorre como resultado da fricção aquecida induzida pela agitação iônica criada pela passagem da corrente alternada de radiofreqüência. Assim, a energia térmica localizada na ponta da agulha causa a destruição das proteínas intracelulares e membrana da célula, daí produzindo uma autodestruição celular.

A introdução da agulha eletrodo pode ser feita por via percutânea, laparoscópica ou por laparotomia, sempre guiada pelo ultra-som.

Em campo há um contínuo monitoramento do progresso e mudanças no tecido demonstrado pelo avanço e formação de microbolhas na área que está sendo destruída. Pode ser usada nas proximidades de grandes vasos e não de ductos biliares maiores.

Após o procedimento, as lesões térmicas serão tipicamente visualizadas por tomografia, ultra-som ou angiografia hepática.

Método novo, com excelentes resultados e que deve ser empregado em lesões de até 6 a 8 cm, em números variados e acometendo os dois hemifígados.

OUTROS TIPOS DE TUMORES

Carcinoma Gástrico e Pâncreas

Terapêutica de escolha que envolve a ressecção hepática, com margens livres de pelo menos 1 cm. A média de sobrevida se situa em torno de 2 meses, e a história não muda, mesmo quando conduzida pela quimioterapia.

Carcinoma de Mama

Esse tipo de adenocarcinoma, invasivo ou não, traduz a existência de doença sistêmica. Alguns poucos serviços propõem tratar as MH através da hepatectomia ou quimioterapia sistêmica local.

Carcinoma da Vesícula Biliar

Aqueles evoluindo com MH e disseminação para linfonodos regionais, deverão ser conduzidos através da colecistectomia, hepatectomia regrada e linfadenectomia regional. Mesmo com essa atitude agressiva, os índices de recorrência precoce, mortalidade e morbidade pós-operatória são elevados, sendo ineficazes rádio ou quimioterapia adjuvantes.

Melanomas

São lesões na maioria das vezes múltiplas e de pequeno diâmetro. A ressecabilidade cirúrgica se apresenta muito baixa e não amplia a sobrevida dos acometidos. A quimioterapia intra-arterial tem resultados precários.

Estado atual da questão

As lesões secundárias do fígado necessitam de diagnóstico precoce e conseqüentemente de tratamento precoce e efetivo.

A literatura define muito bem que a única possibilidade de cura das metástases hepáticas é a terapêutica local com a ressecção.

Sabe-se que 15% a 40% dos pacientes submetidos a ressecção hepática terão recorrência no fígado. A recidiva extra-hepática nos pacientes com ressecção anterior ocorre em 45%. Dos 40% com recorrência hepática, cerca de um terço é candidato a nova ressecção após estagiamento rigoroso. Esse procedimento acarreta baixa mortalidade (5% a 8%) e índice de sobrevivência de 20% a 25%.

Dessa forma, a terapêutica das metástases hepáticas deve ser agressiva e econômica.

REFERÊNCIAS BIBLIOGRÁFICAS

Tratamento Cirúrgico do Hepatocarcinoma

1. Azoulay D, Castaing D, Krissat J, et al. Percutaneous portal vein embolization increases the feasibility and safety of major liver resection for hepatocellular carcinoma in the injured liver. *Ann Surg 232*: 665-72, 2000.
2. Bassells J. harco R, lazaro JL, et al. Resection of hepatocellular carcinoma in patients with cirrhosis. *Br J Surg* 83: 758-761, 1996.
3. Benvegnu L, Fattovich G, Noventa F, et al. Concurrent hepatitis B and C vírus infection and risk of hepatocellular carcinoma in cirrhosis. A prospective study. *Cancer* 74: 2442-8, 1994.
4. Bilimoria MM, Lauwers GY, Doherty DA, et al. Underlying liver disease, not tumor factors, predicts long-term survival after resection of hepatocellular carcinoma. *Arch Surg* 136: 528-35, 2001.
5. Bismuth H, Chicle L, Adam R, Castaing D, Diamond T, Dennison A. Liver resection versus transplantation for hepatocellular carcinoma in cirrhotic patients. *Ann Surg* 218: 145-51, 1993.
6. Capussoti L, Borgonovo G, Bouzari H, Smadja C, Grange D, Franco D. Results of major liver resection for large hepatocellular carcinoma in patients with cirrhosis. *Br J Surg* 81: 427-431, 1994.
7. Chau GY, Lui WY, Tsay SH, King KL, Loong CC, Chiu JH, et al. Prognostic significance of surgical margin in hepatocellular carcinoma resection: an analysis of 16 Child's A patients. *J Surg Oncol* 66:122-126, 1997.
8. Chen MF, HwangTl, Jeng LB, Wang CS, Jan YY, Chen SC. Postoperative recurrence of hepatocellular carcinoma in patients undergoing hepatic resection. *Arch Surg* 129: 738-742, 1994.
9. El-assal ON, Yamanoi A, Soda Y, Yamaguchi M, Yu L, Nagassue N. Proposal of invasiveness score of predict recorrence and survival after curative hepatic resection for hepatocellular carcinoma. *Surgery* 122: 571-577, 1997.
10. Elais D, Dube P, Bonvalot S, Debanne B, Plaud B, Lasser P. Intermittent coplete vascular exclusion of the liver during hepactectomy: technique and indications. *Hepatogastroenterology* 45: 389-395, 1998.
11. Emond J, Wachs ME, Renz JF, et al. Total vascular exclusion for major hepatectomy in patients with abnormal liver parenchyma. *Arch Surg* 130: 824-830, 1995.
12. Franco D, Smadja C, Traynor O, Kahwajji F, kemeny F, Grange D. Segmentectomies in the management of liver tumors. *Arch Surg* 173: 519-522, 1988.
13. Franco D, Capussotti L, Smadja C, Bouzari H, Meakins JL, Kemeny F, et al. Resection os hepatocellular carcinomas in cirrhosis in Europe: results in 72 patients. *Gastrenterology* 98:733-738, 1990.
14. Figueras J, Garcia-Valdecasas JC, Rafecas A, et al. Prognosis of hepatocarcinoma in liver transplantation in cirrothics patients. *Transplant Proc 29*: 495, 1997.
15. Hemming AW, Cattral MS, Reed AI, et al. Liver transplantation for hepatocellular carcinoma. *Ann Surg* 233: 652-9, 2001.
16. Izumi R, Shimizu K, IIT, et al. Prognostic factors of hepatocellular carcinoma in patients undergoing hepatic resection. *Gastroenterology 106*: 720-727, 1994.
17. Kimura N, Muraoka R, Huriuchi T, et al. Intermittent hepatic pedicle clamping reduces liver and lung injury. *J Surg Res 15*: 11-17, 1998.
18. Lamourex P, Franco D; Segmentectomy *versus* hepatectomy for liver tumors: a plan for segmentectomy. In: Mondazzi (Ed.). *European IHPBA Congress Athens 95*. S.p.A, pp. 669-674, 1995.
19. Lamourex P, Bouzari H, Vons C, Capussoti L, Borgonovo G, Smadja C, Franco D. Long-term results of liver resection of hepatocellular carcinoma in cirrhosis. *HPB Surgery* 9(S):18, 1996.
20. Lee CS, Sheu JC, Wang M, Hsu HC. Long term outcome after surgery for asymptomatic small hepatocellular carcinoma. *Br J Surg* 8: 330-333, 1996.
21. Livraghi T, Goldberg SN, Lazzaroni S, et al. Hepatocellular carcinoma: radiofrequency ablation of medium and large lesions. *Radiology* 214: 761-8, 2000.
22. Llovet JM, Fuster J, Bruix J. Intention-to-treat analysis of surgical treatment for early hepatocellular carcinoma: resection *versus* transplantation. *Hepatology* 30: 1434-40, 1999.
23. Llovet JM, Vilana N, Bru C, et al. Increased risk of tumor seeding after percutaneous radiofrequency ablation for single hepatocellular carcinoma. *Hepatology* 33: 1124-9, 2001.
24. Majno PE, Sarasin FP, Mentha G, Hadengue A. Primary liver resection and salvage transplantation or primary liver transplantation in patients with single, small hepatocellular carcinoma and preserved liver function: an outcome-orientated decision analysis. *Hepatology 31*:899-906, 2000.
25. Makuuchi M, Mori T, Gunven P, Yamazaki S, Hasegawa H. Safety of hemihepatic vascular occlusion during resection of the liver. *Surg Gynecol Obst* 164: 155-158, 1987.
26. Mazziot A, Cavalliari A. Techniques in liver surgery. *Greenwich Medical Media* 1997.
27. Nagashima I, Hamada C, NaruseK et al. Surgical resection for small hepatocellular carcinoma. *Surgery* 119: 40-5, 1996.
28. Nakajima Y, Shimamura T, Kamiyama T, et al. Evaluation of surgical resection for small hepatocellular carcinomas. *Am J Surg* 171: 360-363, 1996.
29. Okada S, shimada K, Yamamoto J, et al. Predictive factors for postoperative recurrence of hepatocellular carcinoma. *Gastroeterology* 106: 1618-1624, 1994.
30. Orlando A, D'Antoni A, Camma C et al. Treatment of small hepatocellular carcinoma with percutaneous ethanol injection: a validated prognostic model. *Am J Gastroenterol* 2921-7, 2000.
31. Shirabe K, Kanematsu T, Matsuda T, Adachi E, Akazawak, Sugimachi K. Factors linked to early recurrence of small hepatocellular carcinoma after hepatectomy: univariate and multivariate analyses. *Hepatology* 14: 802-805, 1991.
32. Smadja C, Kahwaji F, Berthoux L, Grange D, Franco D — Interet du clampage pediculaire total dans les exereses phepatiques pour carcinome hepato-cellulaire chez le cirrhotique. *Ann Chir* 41:639-642, 1987.
33. Takenaka K, Kawahara N, Yamamoto K, et al. Results of 280 liver resections for hepatocellular carcinoma. *Arch Surg 131*: 71-76, 1996.
34. Yao FY, Ferrel L, Bass NM. Liver transplantation for hepatocellular carcinoma: expansion of the tumor size limits does not adversely impact survival. *Hepatology* 33: 1394-403, 2001.
35. Zhou XD, Tang ZY,Yang BH, et al. Experience of 1.000 patients who underwent hepatectomy for small hepatocelular carcinoma. *Cancer* 91: 1479-85, 2001.

Tumores Hepáticos Secundários

1. Ackerman NB. Experimental studies on the role of the portal circulation in hepatic tumor vascularity. *Cancer* 58: 165; 1986.
2. Ackerman NB. The blood supply of experimental liver metastases. Changes in vascularity with increasing tumor growth. *Surgery* 75: 589-1974.
3. Adson MA, van Heerden JÁ, et al. Resection of hepatical metastases from colorectal cancer. *Arch Surg* 119: 647, 1984.
4. Andersson R, Andrén-Sandberg A, Lundstedt A, et al. Implantation metastases from gastrointestinal cancer after percutaneous puncture or biliary drainage. *Eur J Surg* 162: 551, 1996.
5. Anthuber M, Jauch K-W, Briegel J, et al. Results of liver transplantation for gastroenteropancreatic tumor metastases. *Wold J. Surg* 20: 73, 1996.
6. Archer SG, Gray BN. Vascularization of small liver matastases. *Br J Surg* 76:545, 1989.

7. Baker ME, Pellaey R. Hepatic metastases: basic principles and implications for radiologists. *Radiology* 197:329, 1995.
8. Bartlett D, Fong Y, Blumgart LH. Complete resection of the caudate lobe of the liver: technique and results. *Br J Surg* 83: 1076, 1996
9. Beart RW, Steele GD Jr, et al. Management and survival of patients with adenocarcinoma of the colon and rectum: a National Survey of the Commission on Cancer. *J Am Coll Surg* 181: 225, 1995.
10. Belghiti J, Noun R, Zante E, et al. Portal triad clamping or hepatica vascular exclusion for major liver resection. A controlled study. *Ann Surg* 224 (2): 155, 1996.
11. Bismuth H, Adam R, Lévi F, et al. Resection of nonresectable liver metastases from colorectal cancer after neoadjuvant chemoterapy. *Ann Surg* 224 (4):509, 1996.
12. Bismuth H, Castaing D, Emnd J. Surgery of the liver and biliary tract. In BLUMGART L (Ed.). *Surgery of the liver and biliary tract*, 2ª ed.. Londres, Churchill Livingstone, p.1579, 1994.
13. Bismuth H, Castaing D, Garden J. Major hepatic resection under total vascular exclusion. *Ann Surg* 210:13, 1989.
14. Bismuth H, Houssin D, Castaing D. Major and minor segmentectomies "réglées" in liver surgery. *World J Surg* 6:10, 1982.
15. Blumberg N, Agarwal MM, Chuang C. Relation between recurrence of cancer of the colon and blood transfusion. *BMJ* 290:1037, 1985.
16. Blumgart LH, Fong Y. Surgical aptions in the treatment of hepatic metastasis form colorectal cancer. *Curr probl Surg* 32:333, 1995.
17. Boehme MWJ, Schmidt-Gayk H, Bihl H, et al. Efficient symptomatic control of carcinoid tumors with somatotatin in patients with disease progression under alpha-interferon therapy. *Hepatogastroenterogy* 42: 1053, 1995.
18. Bona S, Gavelli A, Huguet C. The role of abdominal drainage after major hepatic resection. *Am J Surg* 167: 593, 1994.
19. Bonaldi VM, Bret PM, Reinhold C, et al. Helical CT of the liver: value of na early hepatic arterial phase. *Radiology* 197: 357, 1995.
20. Brown CE, Warren S. Visceral metastases from rectal carcinoma. *Surg Gynecol Obstet* 66: 61, 1938.
21. Burke D, Earlam S, Fordy C, et al. Effect of aberrant hepatic arterial anatomy on tumour response to hepatic infusion of floxuridine for colorectal liver metastases. *Br J Surg* 82:1098, 1995.
22. Burrows L, Tartter P, Aufses ª Increased recurrence rates in perioperativelu transfused colorectal malignancy patients. Cancer Detect Prev 10:361, 1987.
23. Creasy TS, Veitch PS, Bell Prf. A relationship between perioperative blood transfusion and recurrence of carcinoma of the sigmoid colon following potencially curative surgery. *Ann R Coll Surg Engl* 69:100, 1987.
24. Cunningham JD, Fong Y, Shriver C, et al. One hundred consecutive hepatic resections. Blood Ioss, transfusion, and operative technique. *Arch Surg* 129:1050, 1994.
25. Curley AS, Roh MS, Chase JL, et al. Adjuvant hepatic arterial infusion chemotherapy after curative resection of colorectal liver metastases. *Am J Surg* 166:743, 1993.
26. Delva E, Nordlenger B, Parc R, et al. Hepatic vascular exclusion (HVE) for major liver resections. *Int Surg* 72:78, 1987.
27. Dionne L. The pattern of blood-born metastasis from carcinoma of rectum. *Cancer* 18:775, 1965.
28. Doci R, Gennari L, Bignami P, et al. Morbidity and mortality after hepatic resection of metastases from colorectal cancer. *Br J Surg* 82:377, 1995.
29. Douzdjian V, Broughan TA. Spontaneous splenic rupture during total vascular occlusion of the liver. *Br J Surg* 82:406, 1995.
30. Elias D, Detroz B, Lasser P, et al. Simultaneous hepatectomy and intestinal anastomis safe? *Am J Surg* 169:254, 1995.
31. Elias D, Lasser PH, Montrucolli D, et al. Hepatectomy for liver metastases from breast cancer. *Eur J Surg Oncol* 21:510, 1995.
32. Elias D, Saric J, Jaeck D, et al. Prospective study of microscopic lymph hepatectomy for colorectal metastases. *Br J Surg* 83:942, 1996.
33. Edmond J, Waschs ME, Renz JF, et al. Total vascular exclusion for major hepatectomy in patients with abnormal liver parenchyma. *Arch Surg* 130:824, 1995.
34. Faenza A, Cunsolo A, Selleri S, et al. Correlation between plasma or blood transfusion and survival after curative surgery for colorectal cancer. *Int Surg* 77:264, 1993.
35. Fernández-Trigo V, Shamsa F, Sugarbaker PH, et al. Repeat liver resections from colorectal metastasis. *Surgery* 117:296, 1995.
36. Fisher B, Fisher ER. Experimental evidence in support of the dormant tumor cell. *Science* 130:918, 1959.
37. Fong Y, Brennan MF, Brown K, et al. Drainage is unnecessary after elective liver resection. *Am Surg* 171:158, 1996.
38. Fortner JG. Recurrence of colorectal cancer after hepatic resection. *Am J Surg* 155:378, 1988.
39. Fortner JG, Lincer RM. Hepatic resection in the elderly. *Ann Surg* 211:141, 1990.
40. Fortner JG, Silva JS, et al. Multivariate analysis of a personal series of 247 consecutive patients with liver metastases from colorectal cancer. *Ann Surg* 199:306, 1984.
41. Fortner JH. Surgical treatment of metastatic liver tumors. *Hepatogastroenterology* 37:182, 1990.
42. Fortner RS Jr. Costanza MC, Fortner JD, et al. Adverse relationship between blood transfusions and survival after colectomy for colon cancer. *Cancer* 55:1195, 1985.
43. Gazzaniga GM, Ciferri E, Fazio S, et al. Repeated hepatic resections for recurrent metastasis of colorrectal cancer. *Hepatogastroenterology* 42:383, 1995.
44. Gilbey SG, Hammond PJ, Bloom SR. Endocrine aspects of liver tumours. In Blungart l (Ed.). *Surgery of the liver and biliary tract*, 2ª ed. Londres, Churchill Livingstone, p.1399, 1994.
45. Gilchrist RK, David VC. A consideration of pathological factors influencing five year survival in radical resection of the large bowel and rectum for carcinoma. *Ann Surg* 126;421, 1947.
46. Goldberg PA, Nicholls RJ. Prediction of local recurrence and survival of carcinoma of the rectum by surgical and histpathological assessment of local clearance. *Br J Surg* 82: 1054, 1995.
47. Gough DB, Donohue JH, Tratek VA, et al. Resection of hepatical and pulmonary metastases in patients with colorectal cancer. *Br J Surg* 81: 94, 1994.
48. Gozzetti G, Mazziotti A, Grazi GL, et al. Liver resection without blood transfusion. *Br J Surg* 82:1105, 1995.
49. Habib NA, Zografos G, Awad RW, et al. Elective hepatic resection for bening and malignant liver disease: early results. *Br J Surg* 80:1039, 1993.
50. Hei K, Nimuray, Nagino M, et al. Resection of metastatic liver cancer in a patient with an anomalous intrahepatical portal system: a case report. *Hepatology* 42:1002, 1995.
51. Hohenberger P, Schlag PM, Gerneth, et al. Pre- and postoperative carcinoembryonic antigen determinations in hepatic resection for colorectal metastases. Predictive value and implications for adjuvant treatment based on multivariate analysis. *Ann Surg* 219:135, 1994.
52. Houbiers JGA, Busch ORC, Van de Watering LMG, et al. Blood transfusion in cancer surgery: a consensus statement. *Eur J Surg* 161:307, 1995.
53. Huguet C, Gavelli A, Bona S. Hepatic resection with ischemia of the liver exceeding one hour. *J Am Cool Surg* 178:454, 1994.
54. Huguet C, Gavelli A, Chieco A, et al. Liver ischemia for hepatic resection: Where is the limit? *Surgery* 111:251, 1992.
55. Iwatsuki S, Starzl TE. Personal experience with 411 hepatic resections. *Ann Surg* 208:421, 1988.
56. Jacques DP, Coit DG, Casper ES, et al. Hepatic metastases from soft-tissue sarcoma. *Ann Surg* 221:392, 1995.
57. Jiang WG, Puntis MCA, Hallett MB. Molecular and cellular basis of cancer invasion and metastasis: implications for treatment. *Br J Surg* 81:1576, 1994.

58. Jones DJ, Zaloudik J, James Red, et al. Predicting local recurrence of carcionoma of the rectum after preoperative radiotherapy and surgery. *Br J Surg* 76:1172, 1989.
59. Kameyama M, Imaoka S, Fukuda I, et al. Dekayed washout of intratumor blood flow is associated with good response to intraarterial chemoembolization for liver metastasis of colorectal cancer. *Surgery* 114:98, 1993.
60. Kaneda M, Horimi T, Ninomiya M, et al. Adverse effect of blood transfusions on survival of patients with gastric cancer. *Transfusion* 27:375, 1987.
61. Karanjia ND, Schache D, Heald RJ. Hepatic resection for colorectal secondaries. *Br J Surg* 77:27, 1990.
62. Kawasaki S, Makuuchi M, Kakazu T, et al. Resection for multiple metastatic liver tumors after portal embolization. *Surgery* 115:674, 1994.
63. Kim YI, Ishii T, Aramaki K, et al. The pringle maneuver induces only partial ischemia of the liver. *Hepatogastroenterology* 42:169, 1995.
64. Kimura F, Miyazaki M, Suwa T, et al. Reduced hepatic acute-phase response after simultaneous resection for gastrintestinal cancer with synchromous liver metastases. *Br J Surg* 83: 1002, 1996.
65. Knol JÁ, Marn CS, Francis IR, et al. Comparisons of dynamic infusion and delayed computed tomography, intraoperative ultrasound, and palpation in the diagnosis of liver metastases. *Am J Surg* 165:81, 1993.
66. Kotanagi H, Fukuoka T, et al. Blood vessel invasion in metastatic nodes for development of liver metastases in colorectal cancer. *Hepatogastroenterology* 42:771, 1995.
67. Leen E, Angerson WJ, O'Gorman P, et al. Intraoperative ultrasound in colorectal cancer patients undergoing apparently curative surgery: correlation with two year follow-up. *Clin Radiol* 51:157, 1996.
68. Lygidakis NJ, Spentizoiris N, Dedemadi G. Resectional live surgery in metastatic liver disease. *Hepatogastroenterol* 45:1034, 1998.
69. Lin G, Lunderquist A, Hagserstrand I, et al. Postmortem examination of the blood supply and vascular pattern of small liver metastases in man. *Surgery* 96:517, 1984.
70. Lygidakis NJ, Ziras N, Parissis J. Resection *versus* resection combined with adjuvant pre and post-operative chemotherapy-immunotherapy for metastatic colorectal liver cancer. A new look at and old problem. Hepatogastroenterology 42:155, 1995.
71. Mathew G, Watson DI, Rofe AM, et al. Wound metastases following laparoscopic and open surgery for abdominal cancer in a rat model. *Br J Surg* 83:1087, 1996.
72. Moreaux J, Catala M. Carcinoma of the colon: long-term survival and prognosis after surgical tratment in a series of 798 patients. *Word J Surg* 11:804, 1987.
73. Marphy P, Alexandre P, Senior PV, et al. Mechanisms of organ selective tumour growth by blood borne cancer cells. *Br J Cancer* 57:19, 1988.
74. Nielsen HJ, Detrimental effects of perioperative blood transfusion. *Br J Surg* 82:582, 1995.
75. Nordilinger B, Guiguet M, Vaillant J-C, et al. Surgical resection of colorectal carcinoma metastases to the liver. A prognostic scoring system to improve case selection, based ond 1568 patients. *Cancer* 77:1254, 1996.
76. Okuno K, Ozaki M, Shigeoka H, et al. Effect of packed red cell and whole blood transfusion on liver-associated immune function. *Am J Surg* 168:340, 1994.
77. Okuno K, Shigeoka, Lee YS, et al. Adjuvant hepatic arterial IL-2 and MMC, 5-FU after curative resection of colorectal liver metastases. *Hepatogastroenterology* 43: 699, 1996.
78. Parrott NR, Lennard TWJ, Taylor RMR, et al. Effect of perioperative blood transfusion on recurrence of colorectal cancer. *Br J Surg* 73:970, 1986.
79. Peplinski GR, Norton J. Gastrintestinal endocrine cancers and nodal metastasis. Biologic significance and therapeutic implications. *Surg Oncol Clin North Am* 5:159, 1996.
80. Pinson CW, Wright JK, Chapman WC, et al. Repeat hepatic surgery for colorectal cancer metastasis to the liver. *Ann Surg* 223:765, 1996.
81. Polk W, Fong Y, Karpeh M, el al. A techinique for the use cryosurgery to assist hepatic resection. *J Am Coll Surg* 180:171, 1995.
82. Purkiss SF, Williams NES. Growth rate and percentage hepatic replacement of colorectal liver metastases. *Br J Surg* 80:1036, 1993.
83. Rafaelsen SR, Kronborg O, Larsen C, et al. Intraoperative ultrasonography in detection of hepatic metastases from colorectal cancer. *Dis Colon Rectum* 38:355, 1995.
84. Ramage J, Catnach S, Williams R. Overview: the management of matastatic carcinoid tumours. *Liver Transpl Surg* 1:107, 1995.
85. Rau HG, Schardey HM, Buttker E, et al. A comparison of different techniques for liver resection: blund dissection, ultrasonic aspirator and je-cutter. *Eur J Surg Oncol* 21:183, 1995.
86. Registry of Hepatic Metastases. Resection of the liver for colorectal carcinoma metastases: a multi-institutional study of indications for resection. *Surgery* 103:278-1988.
87. Reynolds JV, Joyce WP, Dolan J, et al. Pathological evidence in support of total mesorectal excision in the management of rectal cancer. *Br J Surg* 83:1112, 1996.
88. Rougier PH, Milan C, Lazorthes F, et al. Prospective study of prognostic factors in patients with unresected hepatic metastases from colorectal cancer. *Br J Surg* 82:1397, 1995.
89. Scheele J, Stangl R, et al. Hepatic metastases from colorectal carcinoma: impact of surgical resection on the natural history. *Br J Surg* 77:1241, 1990.
90. Scheele J, Stangl R, Altendorf-Hofmann A. Indicators of prognosis after hepatic resection for colorectal secondaries. *Surgery* 110:13, 1991.
91. Shiratori Y, Kawase T, Nakata R, et al. Effect of splenectomy on hepatic metastasis of colon carcinoma and natural killer activity in the liver. *Dig Dis Sci* 40: 2398, 1995.
92. Sinicrope FA, Sugarman SM. Role of adjuvant therapy in surgically resected colorectol, carcinoma. *Gastroenterology* 109:984, 1995.
93. Sitzmann JV, Greene OS. Perioperative predictors of morbidity following hepatic resection for neoplasm. A multivariate analysis of a single surgeon. Experience with 105 patients. *Ann Surg* 219:13, 1994.
94. Sitzmann JV, wu Y, Cameron JL. Altered angiotensin-II receptors in human hepatocellular and hepatic colon cancers. *Ann Surg* 219:500, 1994.
95. Solomon MJ, Sthephem MS, Gallinger, et al. Does intraoperative hepatic ultrasonography change decision making during liver resection. *Am J Surg* 168:307-1994.
96. Stephenson KR, Steinberg SM, Hughes KS, et al. Perioperative blood transfusions are associated with decreased time to recurrence and decreased survival after resection of colorectal liver metstasis. *Ann Surg* 208:679, 1988.
97. Steves MA, Vidal-Jove J, Sugarbaker PH. Liver surgery for liver metástases. *Eur J Surg* 561:65, 1991.
98. Sugihara K. Continous hepatic arterial infusion of 5-fluorouracil for unresetable colorectal liver metastases: phase II study. *Surgery* 117:624, 1995.
99. Tartter PI. Postoperative stay associated with prognosis of patients with colorectal câncer. *Ann Surg* 223:351, 1996.
100. Tatsuma T, Kim YI, Kai T, et al. Importance of hepatovenous back-perfusion for maintenance of liver viability during the Pringle manoeuvre. *Br J Surg* 82:1071, 1995.
101. Taylor I. Liver metástases from colorectal câncer: lessons from past and prsent clinical studies. *Br J Surg* 83:456, 1996.
102. Terayama N, Terada T, Nakanuma Y. A morphometric and immunohistochemical study on angiogonesis of human metastatic carcinomas of the liver. *Hepatology* 24:816, 1996.
103. Tranberg K, Bengmark S. Metastatic tumours of the liver. In Blumgart LH (Ed.). *Surgery of the liver and biliary tract*, 2ª ed. Londres, Churchill Livingstone, p.1385, 1994.
104. Tsao JI, Loftus JP, Nagorney DM et al. Trends in morbidity and mortality of hepatic resection for malignancy. A matched comparative analysis. Ann Surg 220:199-1994.

105. Vann Ooijen B, Oudkerk M, Schmitz Pim, et al. Detection of liver metástases from colorectal carcinoma: is there a place for routine computed tomography arteriography ? *Surgery* 119:511, 1996.
106. Vauthey J-N, Marsh RW, Cendan JC, et al. Arterial therapy of hepatic colorectal metástases. *Br J Surg* 83:447, 1996.
107. Velázquez OM, Jabbar A, et al. Butyrate inhibits seeding and growth of colorectal metastases to the liver in mice. *Surgery* 129:440-1996.
108. Vitola JV, Delbeke D, Sandler MP, et al. Positron emission tomography to stage suspected metastatic colorectal carcinoma to the liver. *Am J Surg* 171:21, 1996.
109. Vogel SB, Drane WE Ros, PR, et al. Prediction of surgical resectability in patients with hepatic colorectal metastases. *Ann Surg* 219: 508, 1994.
110. Vogt P, Raabr, Ringe B, et al. Resection of synchronous liver metastasis from colorectal cancer. *Word J Surg* 15:62, 1991.
111. Wade TP, Virgo KS, et al. Outcomes after detection of metastatic carcinoma of the colon and rectum in a Nationao Hospital System. *J Am Coll Surg* 182:353, 1996.
112. Wanebo HJ, Chu QD, Avradopoulos KA, et al. Current perspectives on repeat hepatic resection for colorectal carcinoma: a review. *Surgery* 119:361, 1996.
113. Wanebo HJ, Chu QD, Vezeridis MP, et al. Patient selection for hepatic resection of colorectal metástases. *Arch Surg* 131:322, 1996.
114. Yanaga K, Matsumata T, Nishizaki T, et al. Alternate hemihepatic vascular control technique for hepatic resection. *A J Surg* 165:365, 1993.
115. Younes RN, Rogatko A, Brennan MF. Effect of intraoperative hipotension on survival after resection on survival after resection of colorectal liver metástases. *Ann Surg* 214:107, 1991.
116. Younes RN, Rogatko A, Brennan MF. The influence of intraoperative hipotension and perioperative blood transfusion on disease-free survival in patients with complete resection of colorectal liver metastases. *Ann Surg* 214:107, 1991.
117. Yumin QI, Moyana T, Matte G, et al. Immunolocalization of hepatic metastases of human colonic cancer by chimeric anti-TAG72 antibody in SCID mice. *J Surg Oncol* 59:3, 1995.
118. Zieren HU, Müller JM, Zieren J, et al. The impact of patient's age on surgical therapy of colorectal liver metastases. *Int Surg* 78:288, 1993.
119. Zieren HU, Müller JM, Zieren J. Resection of colorectal liver metastases in old patients, *Hepatogastroenterology* 41:34, 1994.

CAPÍTULO 119

Transplante Hepático

Rodrigo M. de Mello Vianna

INTRODUÇÃO

Realizado em humanos pela primeira vez no início da década de 60 por Thomas E. Starzl [210], o transplante hepático representa um dos maiores avanços da ciência médica moderna. Com resultados desfavoráveis nas primeiras duas décadas, o transplante hepático era apenas realizado em selecionados centros europeus a americanos.

Com a descoberta da ciclosporina em 1979 por Borel e Calne, o transplante hepático atinge índices de sobrevida de pacientes que chegam a 70% em 1 ano[45].

Em 1983 houve outro grande passo, quando o Instituto Nacional de Saúde americano declarou que o transplante hepático deveria ser utilizado como modalidade terapêutica para pacientes com doença hepática terminal e não somente como cirurgia experimental[5].

Nesse mesmo ano, Griffith introduziu o *bypass* venovenoso durante a fase anepática do transplante, facilitando a manutenção hemodinâmica durante o término da hepatectomia e o implante do novo fígado. Ainda na década de 80, a introdução da solução de Wisconsin[222], estendeu a preservação do órgão para 24 horas, facilitando o transporte para maiores distâncias e aumentando assim o número de doadores disponíveis.

Desde então, mais de 60.000 pacientes foram submetidos a transplante hepático em mais 250 centros distribuídos mundialmente. Contando com constantes avanços na técnica, cuidados pré e pós-operatórios, métodos diagnósticos, novas drogas no combate às infecções e rejeição, os índices de sobrevida aumentaram chegando a uma média de 87% e 73% em 1 e 5 anos, respectivamente[247].

No Brasil, os dados dos últimos anos publicados pela ABTO (Associação Brasileira de Transplante de Órgãos) indicam aumento contínuo do número de transplantes de fígado. Mais precisamente, de 1995 a 2003, o número de transplantes hepáticos aumentou de 133 para 792 (495% de incremento) (Tabela 119.1). De forma similar, o número de centros de transplantes de fígado aumentou de somente 4 no início da última década para 54 atualmente.

Com uma lista de espera cada vez maior, aumenta a cada dia a disparidade entre doadores cadáveres oferecidos e o número de potenciais receptores. Como resultado, o aparecimento de novos critérios para inclusão em lista de espera e novas técnicas como a bipartição hepática (*split*)[250] e doadores vivos[160], surgiram, na tentativa de compensar a escassez de órgãos.

Fica clara a necessidade de um esclarecimento cada vez maior da população quanto à doação de órgãos, assim como uma escolha criteriosa dos pacientes colocados em lista de espera e o tempo correto na realização da cirurgia, para que o transplante hepático continue a restituir uma vida normal, ativa e de boa qualidade a pacientes antes condenados pela insuficiência hepática terminal.

LEGISLAÇÃO BRASILEIRA

O transplante de órgãos e tecidos no Brasil é regulamentado pela Lei Federal 9.434 de 4/2/97, pelo Decreto 2.268 de 30/6/97 e pela Portaria 3.407 de 5/8/98 do Ministério da Saúde. Posteriormente, o Governo Federal editou a Medida Provisória 1.718 de 6/10/98, modificando a doação presumida. Assim, ficou estabelecido que na ausência de manifestação de vontade do potencial doador, o pai, a mãe, o filho ou o cônjuge poderão manifestar-se contrariamente à doação.

Os transplantes de órgãos só podem ser realizados por hospitais e equipes médicas previamente credenciados pelo Sistema Único de Saúde. Estes podem ser de doadores vivos ou com morte encefálica. Os doadores vivos só poderão fazê-lo gratuitamente.

Tabela 119.1
Transplante Hepático Realizados por Ano no Brasil

Ano	1995	1996	1997	1998	1999	2000	2001	2002	2003
Nº de transplantes	133	205	221	278	361	479	543	658	792
% aumento por ano		54%	8%	26%	30%	33%	13%	21%	20%
% aumento acumulativo em relação a 1995		54%	66%	109%	172%	260%	308%	395%	495%

O Conselho Federal de Medicina definiu os critérios para diagnóstico de morte encefálica através da Resolução 1.480 de 8/8/97.

A morte encefálica é estabelecida pela perda definitiva e irreversível das funções do encéfalo (hemisférios cerebrais e tronco cerebral), de causa conhecida e determinada de forma inequívoca. A especificidade do diagnóstico é de 100%. O indivíduo deverá ser submetido a duas avaliações clínicas e a um exame complementar por dois médicos não-participantes das equipes de transplante, sendo que pelo menos um deles deverá ser um neurologista ou neurocirurgião ou neuropediatra com título de especialista devidamente registrado no CRM.

Os intervalos mínimos entre as duas avaliações clínicas são definidos por faixa etária, conforme especificado no Termo de Declaração de Morte Encefálica (Tabela 119.2). Nas duas avaliações clínicas deverá ser confirmada a presença de coma aperceptivo, com ausência de atividade motora supra-espinhal e apnéia.

O teste de apnéia é realizado da seguinte maneira:

- Ventilar o paciente com O_2 de 100% por 10 minutos;
- Desconectar do ventilador.
- Instalar cateter traqueal com fluxo de 6 litros de oxigênio por minuto.
- Observar se aparecem movimentos respiratórios por 10 minutos ou até quando a pCO_2 atingir 55 mmHg.

Esse teste baseia-se no fato de a pCO_2 elevada ser um estímulo intenso da respiração (região pontobulbar íntegra). Entretanto, no paciente com morte encefálica, a pCO_2 elevada, mesmo acima de 55 mmHg, é incapaz de estimular o centro respiratório.

O diagnóstico de morte encefálica não é excluído pela presença de sinais de reatividade infra-espinhal (atividade reflexa medular) tais como: reflexos osteotendinosos ("reflexos profundos"), cutaneoabdominais, cutaneoplantar em flexão ou extensão, cremastérico superficial ou profundo, ereção peniana reflexa, arrepio, reflexos flexores de retirada de membros inferiores ou superiores e reflexo tônico cervical.

O exame complementar deverá demonstrar de forma inequívoca ausência de atividade elétrica cerebral, ausência de atividade metabólica cerebral ou ausência de perfusão sangüínea cerebral. O exame complementar deverá ser realizado conforme a faixa etária do indivíduo, da seguinte maneira:

Com 2 anos ou mais: 1 exame complementar entre os seguintes: Eletroencefalograma, angiografia, cintilografia radioisotópica, Doppler transcraniano, monitorização da pressão intracraniana, tomografia computadorizada com xenônio, SPECT (*Single Photon Emission Computed*), PET (*Position Emission Tomography*), extração cerebral de oxigênio.

De 1 ano a 2 anos incompletos: qualquer dos exames anteriores. Entretanto, quando se optar por eletroencefalograma, serão necessários 2 exames com intervalo de 12 horas entre um e outro.

De 2 meses a 1 ano incompleto: 2 eletroencefalogramas com intervalo de 24 horas entre um e outro.

De 7 dias a 2 meses incompletos: 2 eletroencefalogramas com intervalo de 48 horas entre um e outro.

Menores de 7 dias e prematuros: não se pode estabelecer o diagnóstico legalmente no Brasil por não haver consenso sobre a aplicabilidade desses critérios nesta faixa etária.

SELEÇÃO DE PACIENTES

O sucesso do transplante hepático está intimamente relacionado com uma seleção criteriosa de receptores. Na maioria dos centros de transplante, um comitê composto por cirurgiões de transplante, hepatologistas, enfermeiras coordenadoras, assistentes sociais e psiquiatras avalia os potenciais candidatos. Nessa avaliação, devem ficar definidos:

1. Causa específica e gravidade da doença hepática.
2. Determinação de tratamentos médicos ou cirúrgicos que possam prolongar o momento da realização do transplante hepático de maneira segura.
3. Sintomas que alterem a qualidade de vida.

Avaliação psicossocial, que deve ser feita com o objetivo de identificar pacientes com incapacidade de entender e aceitar o transplante hepático como forma de tratamento, além de comprometer-se com o seguimen-

Tabela 119.2
Termo de Declaração de Morte Encefálica
(Res. CFM nº 1.480 de 08/08/97)

Nome: ______________________________

Pai: ______________________________

Mãe: ______________________________

Idade: ________ anos ________ meses ________ dias   Data de nascimento ____________

Sexo: M F   Raça: A B N   Registro hospitalar: ____________

A. Causa do coma

A.1. Causa do coma:

A.2. Causas do coma que devem ser excluídas durante o exame

a) hipotermia ( ) sim ( ) não

b) uso de drogas depressoras do sistema nervoso central ( ) sim ( ) não

Se a resposta for sim a qualquer um dos itens, interrompe-se o protocolo.

B. Exame neurológico – Atenção: verificar o intervalo mínimo exigível entre as avaliações clínicas, constantes da tabela a seguir:

Idade	Intervalo
7 dias a 2 meses incompletos	48 horas
2 meses a 1 ano incompleto	24 horas
1 ano a 2 anos incompletos	12 horas
Acima de 2 anos	6 horas

Elementos do exame neurológico

	Resultados			
	1º exame		2º exame	
Coma aperceptivo	( ) sim	( ) não	( ) sim	( ) não
Pupilas fixas e arreativas	( ) sim	( ) não	( ) sim	( ) não
Ausência de reflexo corneopalpebral	( ) sim	( ) não	( ) sim	( ) não
Ausência de reflexos oculocefálicos	( ) sim	( ) não	( ) sim	( ) não
Ausência de resposta às provas calóricas	( ) sim	( ) não	( ) sim	( ) não
Ausência de reflexo de tosse	( ) sim	( ) não	( ) sim	( ) não
Apnéia	( ) sim	( ) não	( ) sim	( ) não

C. Assinaturas dos exames clínicos (os exames devem ser realizados por profissionais diferentes, que não poderão ser integrantes da equipe de remoção e transplante).

1. Primeiro exame	2. Segundo exame
Data: ______ Hora: ________	Data: ______ Hora: ________
Nome do médico: ________	Nome do médico: ________
CRM: ______ Fone: ________	CRM: ______ Fone: ________
End.: ____________	End.: ____________
Assinatura: ________	Assinatura: ________

D. Exame complementar – indicar o exame realizado e anexar laudo com identificação do médico responsável

1. Angiografia cerebral	2. Cintilografia radioisotópica	3. *Doppler* transcraniano	4. Monitorização da pressão intracraniana	5. Tomografia computadorizada com xenônio
6. Tomografia por emissão de fóton único	7. EEG	8. Tomografia por emissão de pósitrons	9. Extração cerebral de oxigênio	10. Outros (citar)

to e uso de medicação. Sabe-se que a falha no uso correto da medicação imunossupressora é a causa mais comum de rejeição tardia nos pacientes transplantados[141].

Esforços têm sido feitos para que sejam utilizados critérios gerais mínimos que definam o tempo correto de inclusão dos pacientes em lista. Nos Estados Unidos, desde fevereiro de 2002, a escala de gravidade de doença hepática proposta por Child-Turcotte-Pugh (CTP) (Tabela 119.3) foi substituída pela pontuação MELD (*Model of End Stage Liver Disease*).

A mudança dos critérios tem em vista uma alocação de órgãos mais justa e baseada em critérios de severidade da doença, e não apenas no tempo de espera em lista. Pelo novo sistema, a encefalopatia, o estado nutricional e ascite deixam de ser abordados por serem valores subjetivos.

A fórmula da pontuação MELD é baseada em três valores laboratoriais objetivos que devem ser checados em períodos predeterminados de acordo com a gravidade da doença hepática:

1. Creatinina sérica (mg/dl).
2. Bilirrubina total (mg/dl).
3. RNI.

Nos pacientes pediátricos, a (bilirrubina, RNI, albumina) falência de crescimento e a idade são levadas em consideração na graduação de severidade de doenca hepática (PELD — *Pediatric End Stage Liver Disease*).

Indicações Gerais e Momento para a Realização do Transplante Hepático

O principal objetivo do transplante hepático é o de proporcionar uma expectativa de vida longa e de melhor qualidade aos portadores de doença hepática terminal. A seleção exata de pacientes que preencham esses critérios é uma tarefa difícil e inexata.

As manifestações da doença hepática terminal e as indicações para a inclusão do paciente em lista estão diretamente relacionadas com a doença hepática primária (Tabela 119.7).

Valores bioquímicos e complicações clínicas devem ser avaliados cuidadosamente na decisão do momento exato para a realização do transplante. O aparecimento de sinais de severidade da doença hepática, tais como

Tabela 119.3
Critérios Modificados de Child-Pugh (Classificação da Gravidade da Doença Hepática)

Parâmetro			
Ascite	Ausente	Leve	Moderada
Bilirrubina (mg/dl)	< 2	2-3	> 3
Albumina (g/dl)	> 3,5	2.8-3,5	< 2,8
TAP(segundos acima do controle	1-3	4-6	> 6
Encefalopatia	Ausente	Grau 1-2	Grau 3-4
Pontos para cada parâmetro	1	2	3

Soma dos parâmetros entre 1-6 = Grau A; 7-9 = Grau B; 10-15 = Grau C.

Pontuação MELD = 10 {0,957 Ln (creatinina sérica) + 0,378 Ln (bilirrugina total) + 1,12 Ln (RNi) + 0,643}

Na Fórmula MELD as seguintes regras devem ser observadas:

1. O valor mínimo das variáveis deve ser ≥ 1.
2. O valor máximo aceito para creatinina é de 4 mg/dl.
3. O valor máximo para o MELD é de 40 pontos (Tabela 119.4).

Os antigos critérios usados pelos UNOS (United Network for Organ Sharing)são substituídos pela pontuação MELD (Tabelas 119.5 e 119.6).

Tabela 119.4
Sistema de Pontuação MELD e Intervalo para Certificação Laboratorial de Acordo com a Gravidade da Doença

	Verificação a cada	*Valores laboratoriais*
≥ 25	7 dias	≤48 horas
24-19	30 dias	≤7 dias
18 -11	90 dias	≤14 dias
≤10	1 ano	≤30 dias

Tabela 119.5 UNOS *Status* (Critérios de Gravidade de Doença Hepática para Pacientes > 18 anos)	
Status 1	Falência hepática fulminante com expectativa de vida < 7 dias 1. Falência hepática aguda como definida tradicionalmente 2. Falência primária do enxerto < 7 dias após o transplante 3. Trombose da artéria hepática < 7 dias após o transplante 4. Doença de Wilson com descompensação aguda
Status 2A	Paciente em unidade de terapia intensiva por falência hepática crônica com expectativa de vida < 7 dias, com escore de Child – Pugh ≥ 10 e um dos seguintes: 1. Hemorragia digestiva causada por varizes irresponsivas a tratamento clínico 2. Síndrome hepatorrenal 3. Ascite refratária /hidrotórax hepático 4. Encefalopatia hepática grau 3 ou 4
Status 2B	Paciente sob cuidados médicos contínuos, com um escore de Child-Pugh ≥ 10 ou Child –Pugh ≥ 7 com um dos seguintes: 1. Hemorragia digestiva causada por varizes irresponsivas a tratamento clínico 2. Síndrome hepatorrenal 3. Peritonite bacteriana espontânea 4. Ascite refratária/hidrotórax hepático
Status 3	Paciente sob cuidados médicos contínuos, com um escore de Child-Pugh ≥ 7 sem critérios para *Status* 2B
Status 7	Temporariamente inativo

Tabela 119.6 Sistema Meld x Unos status	
< 24 pontos	Status 3
24–29 pontos	Status 2B
> 30 pontos	Status 2A
O Status 1 é mantido de acordo com os seguintes critérios: 1. Falência hepática aguda com expectativa de vida < 7 dias; 2. Trombose da artéria hepática < 7 dias após o transplante; 3. Falência primaria do enxerto; 4. Doença de Wilson agudamente descompensada.	

doença hepatorrenal, ocorrência de um ou mais episódios de peritonite bacteriana espontânea, albumina sérica inferior a 2,5g/dl, tempo de protrombina superior a 5 segundos do valor de controle, bilirrubina sérica superior a 5 mg/dl nas doenças hepatocelulares e 10mg/dl nas doenças hepáticas colestáticas, deve alertar para o pronto encaminhamento do paciente a um centro especializado de transplantes[71,208,209].

Estudos de avaliação da história natural das doenças hepáticas demonstram que a sobrevida dos pacientes com cirrose é significativamente reduzida após o desenvolvimento de descompensação, independentemente de sua etiologia[76,90,173]. A sobrevida em 1 ano de pacientes com cirrose compensada ultrapassa os 95%. Entretanto, essa percentagem é reduzida para 75% após o primeiro episódio de hemorragia digestiva alta[61,93]. A introdução de *shunt* transjugular intra-hepático portossistêmico (TIPS) para controle de sangramento digestivo proveniente de hipertensão portal ou para o controle de ascite pode alterar temporariamente a sintomatologia dos pacientes e prorrogar a necessidade do transplante hepático. Entretanto, após 1 ano, a incidência de encefalopatia e estenose ou oclusão do *stent* chega a 30% e 60%, respectivamente[190]. Como conseqüência, a maioria dos centros não submete o paciente a colocação de TIPS para tratamento a longo prazo (> 2 anos) de hipertensão portal[122].

O início de ascite refratária, peritonite bacteriana espontânea e síndrome hepatorrenal igualmente reduz a sobrevida em 1 ano dos pacientes com doença hepática (66%, 38% e 18%, respectivamente)[14,42,89,169].

A cirrose hepática causada por hepatite viral crônica e/ou doença hepática alcoólica permanece como a indicação mais comum para a realização do transplante hepático em adultos.

Desde a primeira grande revisão multicêntrica das indicações do transplante hepático, a maior mudança tem sido na queda do número de transplantes realizados em doenças hepáticas malignas e no aumento de pacientes portadores de doença hepática alcoólica e falência hepática fulminante submetidos a transplante hepático[132,138].

Em um grupo menor, porém não menos importante, aparecem algumas desordens genéticas, potencial-

Tabela 119.7
Principais Indicações para o Transplante Hepático

Doenças hepatocelulares
— Doença hepática viral crônica por vírus B ou C.
— Doença hepática alcoólica.
— Cirrose criptogênica.
— Doença hepática crônica auto-imune.
- Doença hepática colestática
— Cirrose biliar primaria.
— Colangite esclerosante primária.
— Cirrose biliar secundária.
— Atresia biliar.
- Falência hepática fulminante (FHF)
— FHF induzida por vírus (A,B,C,D,E).
— FHF induzida por drogas.
— Hepatite alcoólica aguda.
— Falência hepática aguda da gravidez.
- Doença hepática metabólica
— Doença de Wilson.
— Hemocromatose.
— Deficiência de alfa-1-antitripsina.
— Deficiência no ciclo de uréia.
— Tirosinemia.
— Síndrome de Crigler-Najjar tipo II.
— Doença de Gaucher.
— Oxalose.
— Galactosemia.
— Hipercolesterolemia familiar tipo IIa.
— Doença de armazenamento de glicogênio.
— Deficiência de proteína C ou S.
— Deficiência de antitrombina III.
— Outras causas menos comuns.
- Doença hepática vascular.
- Síndrome de Budd-Chiari.
- Doença hepática venooclusiva.
- Trauma hepático.
- Carcinoma hepatocelular.

mente curáveis quando o fígado transplantado corrige o defeito metabólico subjacente (Síndrome de Crigler Najjar tipo I, hipercolesterolemia familiar tipo IIA, doença de Gaucher, doenças de armazenamento do glicogênio dos tipos IA e IV, doença de Niemann-Pick)[24,103,137,198,204,227].

Doenças hepáticas vasculares como síndrome de Budd-Chiari e doença hepática venooclusiva são indicações menos freqüentes para o transplante hepático.

Doenças Hepáticas Específicas

As doenças hepáticas com indicação específica para a realização do transplante podem ser divididas em 6 grupos, discutidos a seguir(Tabela 119.7).

- Doença hepática colestática.
- Doença hepatocelular.
- Falência hepática fulminante.
- Neoplasias hepáticas malignas.
- Doenças hepáticas metabólicas.
- Doenças vasculares.

Doença Hepática Colestática

Cirrose Biliar Primária

O transplante hepático aparece como terapia bem definida para pacientes com cirrose biliar primária(CBP), possuindo índices de sobrevida excelentes e, de fato, significativamente melhores do que o de outras indicações para o procedimento[154].

Shapiro *et al.*[200] acompanharam uma série de 55 pacientes portadores de CBP, notando que a doença se caracteriza por uma longa fase de estabilidade na qual os níveis de bilirrubina permanecem estáveis, seguida de uma acelerada fase pré-terminal durante a qual os níveis séricos de bilirrubina freqüentemente se mantêm acima de 10 mg/dl. A sobrevida média foi de 17 meses para pacientes com níveis séricos de bilirrubina acima desses valores. Outros valores laboratoriais isolados como a hialuronidase sérica, *clearance* de verde indocianina, colágeno tipo III amino pró-peptídeo e eliminação de galactose têm sido notados como valores prognósticos na CBP[30,53,54,180,182].

Até a presente data, 6 modelos foram conduzidos, na tentativa de determinar fatores clínicos de risco que auxiliariam na previsão do prognóstico dos pacientes portadores de CBP[66,92,102,110,185,239]. Dentre estes, o mais difundido é o proposto pela Clínica Mayo, que envolve idade, bilirrubina sérica, albumina sérica, tempo de protrombina e presença de edema.

Em todos os modelos, a bilirrubina sérica parece ser a variável mais importante. Recentemente, uma série de 143 pacientes portadores de CBP transplantados na Universidade de Baylor e na Clínica Mayo, seguindo o modelo prognóstico Mayo, demonstraram uma sobrevida de 2 anos de 91%. A sobrevida média de 1 ano em outras grandes séries varia entre 70% e 85%.

Apesar de vários modelos criados para o auxílio na decisão do momento exato da indicação de transplante nos portadores de CBP, nenhum deles consegue avaliar a presença de sintomas (p. ex., prurido, fadiga), os quais influenciam diretamente a qualidade de vida desses pacientes, apesar de não alterarem a sobrevida.

A presença de osteodistrofia é outro achado comum, com ocorrência de fraturas múltiplas vertebrais à de arcos costais que acabam por conduzir a dor incapacitante e restrição importante das atividades. Devido ao uso de corticóides, a osteodistrofia pode ser agravada nos primeiros meses de pós-operatório, com início de recuperação habitualmente após 6 a 12 meses[70,170].

A cirrose biliar primária pode recorrer após o transplante hepático[20,151,152]. Neuberger *et al.* foram os primeiros a reportar a presença de uma síndrome sugestiva de recorrência de CBP pós-transplante[152].

Em estudo realizado por Balan *et al.*, 60 pacientes submetidos a transplante por CBP foram seguidos por pelo menos 1 ano. Durante o estudo, 55 pacientes permaneceram com função hepática preservada; 5 pacientes apresentaram sinais histológicos de CBP com lesões ductais e granulomas portais, porém assintomáticos e com testes de função hepática normais[20].

Similarmente, diversos outros estudos têm demonstrado a recorrência da CBP[19,62,95,153,243]. Até a presente data, a recorrência de CBP não tem sido associada a sintomas clínicos significativos, e esses pacientes parecem ter uma boa qualidade de vida pós-transplante[236]. Estudos mais prolongados ajudarão a definir a recorrência clínica da CBP no enxerto.

Colangite Esclerosante Primária

Apesar de não possuir uma evolução clínica tão definida, a colangite esclerosante primária (CEP) apresenta muitas semelhanças com a cirrose biliar primária, particularmente na sua progressão lenta e apresentação tardia das complicações da cirrose hepática. De modo diverso, possui forte associação com a retocolite ulcerativa e o colangiocarcinoma. Resultados do transplante hepático na última década para os pacientes portadores de CEP melhoraram muito, graças à indicação em momento adequado e a evolução do tratamento clínico[236]. Semelhante à CBP, vários modelos e índices prognósticos foram estabelecidos para a CEP[67,109,201,235,238]. Entre os mais recentes, podemos citar um modelo desenvovido por Shetty *et al.*, no qual os autores avaliam a classificação de Child-Pugh como indicador prognóstico de sobrevida nos pacientes portadores de CEP[201]. Com a vantagem de evitar a biópsia hepática e cálculos matemáticos complexos, o estudo demonstrou que o modelo possui semelhança de predição prognóstica de sobrevida a outros modelos. Como resultado deste desenvolvimento, um novo modelo foi proposto pela Clínica Mayo, no qual os autores utilizam como variáveis: níveis de bilirrubina sérica, idade, albumina sérica, aspartato aminotransferase e história de sangramento digestivo[67]. Estudo recente de 173 pacientes demonstrou similaridade estatística entre a classificação de Child-Pugh e o novo modelo Mayo[109]. Como nos modelos propostos para CBP, na CEP fatores importantes como a qualidade de vida, ocorrência de colangites de repetição e a possibilidade de desenvolvimento de colangiocarcinoma não são avaliados. O colangiocarcinoma é a complicação mais temida nos pacientes com CEP e ocorre em mais 15% dos casos[228]. Alguns autores, relatam a ocorrência de colangiocarcinoma em até 30% dos pacientes, quando seguidos por longo tempo[6,127,147]. Somando-se ainda que o achado incidental de colangiocarcinoma em pacientes transplantados afeta adversamente a sobrevida. Dessa maneira, a CEP poderia ser considerada uma lesão pré-maligna para árvore biliar, assim como a retocolite ulcerativa crônica é considerada em relação ao carcinoma de cólon. Com índices de recorrência bastante elevados, o colangiocarcinoma é considerado como contra-indicação para a realização do transplante pela grande maioria dos centros. Esses dados sugerem que a criação de marcador para pacientes com CEP e o elevado risco para o desenvolvimento de colangiocarcinoma poderia levar esses pacientes ao transplante mais precocemtente melhorando assim a sobrevida. Atualmente, a sobrevida de 1 ano dos pacientes portadores de CEP após a realização do transplante mantém-se entre 71% e 88%, resultados similares aos encontrados para a CBP. A reconstrução biliar permanece a hepaticojejunostomia em Y de Roux, devido ao risco teórico de desenvolvimento de colangiocarcinoma e de complicações biliares. Muitos relatos demonstram uma maior freqüencia de complicações biliares em pacientes transplantados por CEP, quando comparados a pacientes transplantados por outras indicações[127]. Essas complicações podem estar relacionadas à própria anastomose em Y de Roux, sendo difícil atribuí-las à CEP. A recorrência da CEP pós-transplante permanece inconclusiva pela dificuldade de diagnóstico. Entretanto, se a recorrência existe, parece manter-se em estágio precoce. Como na CBP, estudos prolongados são necessários para avaliar mais cuidadosamente a recorrência da CEP.

Falência Hepática Fulminante

A falência hepática fulminante (FHF) ou falência hepática aguda é caracterizada pelo aparecimento abrupto de disfunção hepática severa na ausência de doença hepática prévia, a qual resulta em icterícia, encefalopatia e coagulopatia. O'Gradi *et al.*, em uma série de 539 pacientes, sugeriram a divisão do termo genérico falência hepática aguda em hiperaguda, aguda e subaguda, dependendo do intervalo entre a icterícia e a encefalopatia (0 a 7 dias, 8 a 28 dias e 29 dias a 12 semanas, respectivamente)[157]. O desenvolvimento de encefalopatia é mandatório para o diagnóstico de FHF[145] (Tabela 119.8).

Apesar de todos os avanços terapêuticos, a mortalidade dos pacientes com FHF e coma avançado chega a 75%, de acordo com sua etiologia. Pacientes com intoxicação por acetaminofen ou hepatite A demonstram maior sobrevida que os demais pacientes. Embora muitos relatos demonstrem uma melhora neurológica transitória após o tratamento com sistemas de suporte hepático bioartificiais[50,57,81,101,184], estes sistemas são experimentais, usados apenas em situações extremas e necessitam de avaliação controlada. Entre esses podemos citar transplante de fígado acessório, transplante de hepatócitos, xenotransplantes e perfusão extracorpórea utilizando fígados xenogenéicos ou humanos. O edema cerebral é a causa mais comum de morte nos portadores de FHF, aparecendo em 38% a 81% das autópsias[233]. Levando-se em conta a falta de fidelidade do exame clínico e ainda da tomografia computadorizada, a medida direta da pressão intracraniana é crucial para a identificação de edema cerebral, o qual, na FHF, pode ocorrer na ausência de papiledema e outros sinais

Tabela 119.8
Estágios Clínicos da Encefalopatia

Estágio	*Estado mental*	*Sinais neurológicos*
1	Confusão leve, euforia ou depressão; atenção diminuída; lentidão mental; irritabilidade; inversão do padrão de sono	Incordenação, tremor leve; escrita pobre
2	Sonolência, letargia, déficit na habilidade analítica, alterações de personalidade, comportamento inapropriado, desorientação intermitente	Asterixis; ataxia; disartria
3	Incapaz de realizar atividades mentais; desorientação em tempo e espaço; confusão; amnésia; fala incoerente	Hiper-reflexia; rigidez muscular; fasciculações, sinal de Babinski
4	Coma	Perda do reflexo oculovestibular; perda do estímulo à dor; postura de descerebração

clínicos[13,192]. Nos Estados Unidos, as hepatites virais, a intoxicação por acetaminofen e as reações idiossincrásicas a drogas são as causas predominantes da FHF, sendo que em 15% a 20% dos pacientes a causa permanece indeterminada. Na Inglaterra, 50% a 70% das FHF são causadas por acetaminofen[49] (Tabela 119.9).

Critérios foram estabelecidos na tentativa de prever quais pacientes irão a óbito sem a realização do transplante hepático[13].

Menos que 5% dos pacientes com falência hepática aguda (não relacionada a acetaminofen) sobreviverão quando o tempo de protrombina se encontra acima de 100 segundos ou se três dos seguintes critérios estiverem presentes:

a) Tempo de protrombina acima de 50 segundos.

b) Idade inferior a 10 ou superior a 40 anos.

c) Etiologia: hepatite não-A não-B ou relacionada à droga.

d) Bilirrubina acima de 17,5 mg/dl.

e) Intervalo entre o aparecimento da icterícia e a encefalopatia acima de 7 dias.

Nos pacientes com intoxicação por acetaminofen, sobrevida abaixo de 5% se aplica nos seguintes casos: acidose metabólica com H inferior a 7,3 ou a presença de todos os seguintes critérios; tempo de protrombina acima de 100 segundos, creatinina acima de 3,4 mg/dl, associados à encefalopatia grau 3 ou 4.

Todos os pacientes com FHF devem ser considerados como potenciais candidatos ao transplante. O encaminhamento do paciente a um centro especializado é mandatório ao primeiro sinal de deterioração clínica, piora do grau de encefalopatia ou aparecimento de outros fatores de risco. Contra-indicações para a realização do transplante nesses indivíduos incluem doença maligna extra-hepática, sepse extra-hepática não-controlada e dano cerebral irreversível, causado por hemorragia intracraniana e edema cerebral não-responsivo.

A sobrevida após a realização do transplante depende do estágio de encefalopatia no momento do transplante e da causa da FHF. A sobrevida é reduzida drasticamente nos pacientes com encefalopatia graus 3 e 4. Em uma série de 116 pacientes, a sobrevida foi de 83% naqueles com encefalopatia graus 1 e 2 *vs* 56% nos portadores de encefalopatia grau 3[181]. A utilização de novos modelos de fígados artificiais em que o sangue circula através de uma cultura de células hepáticas vem sendo utilizados em casos selecionados e podem representar uma nova opção de tratamento da FHF[10]. Apesar de todas as medidas necessárias, apenas 40% a 60% dos pacientes listados para o transplante por FHF receberão um fígado[39,49].

Doença Hepática Viral

Hepatite B

Há apenas alguns anos, os resultados do transplante hepático nos pacientes portadores de hepatite B eram precários, com índices de recorrência superiores a 80% e uma sobrevida média de 50% em 2 anos. Até a metade da década de 1990 o transplante hepático para esses doentes era considerado como contra-indicação absoluta. Nos últimos 10 anos, os excelentes resultados obtidos com os antivirais no tratamento de pacientes portadores do vírus HIV incentivaram o estudo dessa classe de drogas na profilaxia da recorrência viral.

Dentre os antivirais, a lamivudina (2'-desóxi-3'-tiacitidina) tornou-se a mais popular, tendo sido pela primeira vez introduzida no campo dos transplantes por Nery *et al.*, em 1994[149].

Em combinação da lamivudina com a imunoglobulina antivírus B (HBIG), os índices de recorrência foram reduzidos a menos de 10% em grandes séries[15,97,134].

Tabela 119.9 Principais Drogas Relacionadas com a Falência Hepática Fulminante
• Acetaminofen
• Ampicilina-clavulanato
• Ciprofloxacino
• Eritromicina
• Isoniazida
• Nitrofurantoína
• Tetraciclina
• Lovastatina
• Fenitoína
• Antidrepressivos triciclicos
• Halotano
• Ouro
• Flutamida
• Ciclofosfamida
• Metildioximetanfetamina (*ecstasy*)
• Loratadina
• Propiltiouracil

A HBIG e a lamivudina possuem diferentes mecanismos de ação antiviral, portanto a sua combinação é mais efetiva que a monoterapia [97].

A maioria dos centros europeus mantém níveis sangüíneos médios de HBIG em torno de 100 UI/l. Nos Estados Unidos, os pacientes recebem um regime fixo com a infusão de uma dose de 10.000 UI na fase anepática seguida de 10.000 UI diariamente por 7 dias. A partir de então, essa dose passa a ser de 10.000 UI mensalmente. Com esse regime, os níveis séricos médios permanecem em torno de 500 UI/L. Esse regime possui a desvantagem do custo anual, que chega a US$100.000 no primeiro ano e US$ 50.000 nos anos subseqüentes. Até a presente data, doses mínimas assim como intervalos de administração de HBIG e de monitorização plasmática não estão estabelecidas. Entretanto, diversos estudos mostram excelentes resultados com baixas doses intramusculares de HBIG combinados à lamivudina. Nesses estudos, os índices de recorrência foram inferiores a 5%.[16,79]

Entre os fatores mais importantes na baixa recorrência da doença pós-transplante podemos citar[131].

1. Baixa carga viral pré-transplante.
2. AgHBe negativo.
3. VHb DNA negativo.
4. Superinfecção por vírus D.
5. Hepatite B fulminante.

A recorrência da hepatite B nos primeiros 6 meses após o transplante normalmente se relaciona com níveis inadequados de HBIG em pacientes com alta carga viral pré-transplante, ADN positivo e AgHBe positivo, enquanto a recorrência tardia está relacionada a mutação viral.

A mutação viral mais comum ocorre no lócus viral YMDD, tornando o vírus resistente à lamivudina. A mutação pode ocorrer em até 30% dos pacientes em 1 ano após o transplante[144].

Novos agentes antivirais como adefovir, entecavir e tenofovir têm sido utilizados especialmente por sua atividade contra os vírus B mutantes. No futuro, é provável que a combinação de dois ou mais antivirais associados a HBIG seja a terapia de escolha.

Hepatite C

A cirrose secundária à hepatite por vírus C (VHC) é a indicação mais comum para o transplante hepático no Brasil, nos Estados Unidos e na Europa. Aproximadamente 33% de todos os candidatos a transplante hepático são infectados com vírus C.

Com uma recorrência praticamente universal, é sabido que 95% dos pacientes com hepatite C crônica antes do transplante apresentarão recorrência da doença com detecção de VHC RNA séricos[37,84,186,246]. Muitos estudos avaliaram a recorrência de VHC após transplante e praticamente todos demonstram uma sobrevida semelhante quando comparados a grupos-controle. Como demonstrada em duas grandes séries, a infecção por VHC pós-transplante pode levar à hepatite crônica na maioria dos casos e à cirrose em uma pequena percentagem[17,135]. Gordon *et al.*, observaram o desenvolvimento de cirrose em 19% dos pacientes após 4 anos de seguimento[91]. Aproximadamente 4% a 9% dos pacientes desenvolvem disfunção hepática caracterizada por colestase intra-hepática e icterícia severas[193]. Esses pacientes tipicamente evoluem para perda do enxerto em 2 anos. Pensando nesses casos, vários fatores foram associados à recorrência severa da doença. Entre eles: o uso de OKT3, múltiplos episódios de rejeição, carga viral pré-operatória, genótipo viral e associação ao vírus da hepatite G[51,94,183,230,251]. O valor desses fatores como prognóstico ainda permanece incerto e na dependência de estudos multicêntricos.

A erradicação do vírus C ou a redução da carga viral pré-transplante parece diminuir os índices de recorrência da doença. Altos níveis de carga viral tem sido associados a casos mais severos de recorrência[164].

O regime atualmente aceito para o tratamento da recorrência da hepatite C após o transplante consiste na associação de Interferon-alfa à ribavirina. Em 20% a 50% dos pacientes, a terapia é descontinuada pela ocorrência de efeitos colaterais. A peguilação do interferon, que consiste na adição de múltiplas moléculas de polietilenoglicol, forma uma molécula maior e mais estável, evitando flutuações nos níveis séricos da droga, diminuindo efeitos colaterais e aumentando a sua eficácia antiviral.

Hepatite Auto-Imune

A hepatite auto-imune é uma doença de etiologia desconhecida que resulta em progressiva destruição do parênquima hepático. Geralmente responsiva a terapia imunossupressora, eventualmente pode progredir para cirrose e falência hepáticas. Representa 5% dos transplantes realizados anualmente nos Estados Unidos[187]. Muitos relatos apontam uma recidiva em até 25% dos casos[245]. Após o transplante, o diagnóstico de hepatite auto-imune recorrente pode ser reconhecido através da identificação de elevados níveis de IgG e auto-anticorpos. Em estudo retrospectivo realizado por Ratziu *et al.*, 25 pacientes transplantados por hepatite auto-imune foram seguidos por uma média de 5,3 anos. A sobrevida de pacientes e enxertos foi de 91% e 83%, respectivamente, com um índice de rejeição aguda de 50%[179]. A recorrência após o transplante ocorre em pelo menos 17% dos pacientes[33,65,151,245]. HLA-DR3 está presente em mais de 70% dos pacientes com recidiva da doença após o transplante hepático[85]. A recidiva raramente compromete os índices de sobrevida e pode ser controlada na grande maioria dos casos com aumento na dose de corticosteróides.

Doença Hepática Alcoólica

Ao contrário de outras indicações, a realização do transplante hepático para pacientes com doença alcoólica causa considerável controvérsia, não só entre a população médica, mas entre o público em geral. O alcoolismo representa a causa mais comum de cirrose hepática no mundo ocidental e é a oitava causa de morte nos Estados Unidos. A maioria dos médicos envolvidos com o transplante teme que a recidiva no abuso do álcool possa reduzir a qualidade de vida do receptor, afetando adversamente a sobrevida de enxerto e paciente, ambos ligados ao efeito direto do álcool sobre o enxerto ou através de negligência no uso de medicação[150]. Nenhum desses fatos foi comprovado, e vários estudos demonstram que o transplante hepático realizado em pacientes com doença hepática alcoólica possui índices de sobrevida de pacientes e enxertos semelhantes aos de outras indicações[28,47,167,172,219], embora estudo recente com 50 pacientes alcoolistas tenha demonstrado a ocorrência de morbidade extra-hepática aumentada (pneumonia, celulite, pancreatite)[133].

A maioria dos centros requer sobriedade e tratamento do alcoolismo por, no mínimo, 3 a 6 meses. O tempo que o paciente deve permanecer sóbrio permanece controverso e parece demonstrar pouca correlação com a abstinência pós-transplante[74,80]. A incidência de recidiva após o transplante se mantém entre 10% e 20% na maioria das séries[27,32]. Fatores preditivos de recidiva incluem: desemprego, pouco suporte social e falta de aceitação do alcoolismo como problema[212].

O número de relatos de pacientes que esquecem de tomar a medicação imunossupressora é similar em pacientes com doença alcoólica quando comparado a outros pacientes[26,212].A percentagem dos pacientes que retornam ao trabalho se compara à dos demais. Em um estudo, 73% dos pacientes que receberam transplante hepático por doença hepática alcoólica estavam empregados após 6 meses[212].

Doença Hepática Maligna

Carcinoma Hepatocelular

O cacinoma hepatocelular representa 80% das neoplasias hepáticas, afetando 1 milhão de indivíduos anualmente. Oitenta a 90% dos pacientes portadores de carcinoma hepatocelular apresentam cirrose concomitante. Bismuth *et al.* em uma série de 60 pacientes, na qual foram avaliados tamanho do tumor, número de lesões e presença de invasão vascular, demonstraram que pacientes com lesões inferiores a 3 cm (uma ou duas lesões) apresentavam um maior intervalo livre de doença quando submetidos a transplante hepático se comparados à ressecção somente (83% *vs* 18% em intervalo de 3 anos)[35]. Posteriormente, em estudo realizado na Universidade de Pittsburgh, 307 pacientes submetidos a transplante hepático por carcinoma hepatocelular foram avaliados. Os principais fatores envolvidos na recorrência da doença de acordo com esse estudo, foram:

1. Grau de invasão vascular (isoladamente o fator de risco mais influente na recorrência da doença).
2. Além dos fatores de risco já conhecidos (tamanho da lesão, número de lesões), pacientes do sexo feminino parecem ter um índice de recorrência inferior quando comparados a pacientes do sexo masculino com características tumorais idênticas.
3. Tumores de distribuição bilobares.
4. Em geral, quanto maior o diâmetro da maior lesão, maior o risco de recidiva da doença.
5. Todos os pacientes com margens positivas apresentam recorrência em tempo inferior a 1 ano.

Excluindo-se pacientes com linfonodos positivos, margens comprometidas, metástases e invasão macrovascular, o restante dos pacientes (n = 238) apresentou uma sobrevida de 1, 3 e 5 anos de 81,1%, 70,6% e 61,8%[139].

Os critérios de seleção mais difundidos até a presente data incluem: lesão solitária inferior a 5 cm e confinada ao fígado. Em pacientes com lesões múltiplas, estas devem ser, no máximo, três e com um diâmetro máximo de 3 cm individualmente. O carcinoma hepatocelular fibrolamelar apresenta crescimento mais lento e com índices maiores de ressecabilidade. A recorrência após o transplante hepático é equivalente à do carcinoma não-fibrolamelar, e a sobrevida em 1,3 e 5 anos é significativamente maior nesse grupo de pacientes[166]. Devido à alta recorrência da doença pela presença de micrometástases, vários centros têm utilizado quimioterapia adjuvante nos pacientes transplantados, alcançando índices de sobrevida significativamente maiores[159]. Estudos prolongados ajudarão a definir o esquema de tratamento ideal nessa classe de pacientes.

Colangiocarcinoma

A indicação do transplante hepático como tratamento do colangiocarcinoma apresenta prognóstico desapontador. A recorrência é praticamente universal e freqüentemente anterior a 6 meses. O colangiocarcinoma é considerado como contra-indicação para o transplante hepático na maioria dos centros.

Outras neoplasias hepáticas são indicações infreqüentes para o transplante hepático. Entre elas, o hemangioendotelioma apresenta o melhor prognóstico pós-transplante, com sobrevida de 75% em 3 anos.

Doenças Metabólicas

As doenças metabólicas são indicações pouco freqüentes para a realização do transplante hepático em adultos. As que apresentam maior interesse são a hemocromatose e a doença de Wilson.

Hemocromatose

A hemocromatose é uma doença hereditária caracterizada pelo aumento da absorção intestinal de ferro, além de aumentada deposição de ferro em órgãos como coração, fígado e pâncreas.Os critérios para o diagnóstico incluem: aumento nos depósitos de ferro nas células parenquimatosas, hepatomegalia, *diabetes mellitus*, falência cardíaca e pigmentação escura da pele[171]. As indicações para o transplante são por manifestações de doença hepática terminal, tais como ascite, encefalopatia, hemorragia gastrointestinal ou suspeita de carcinoma hepatocelular. A sobrevida dos pacientes com hemocromatose genética submetida a transplante é inferior à de outras indicações. Kowdley *et al.*[113] analisaram uma série de 37 pacientes com hemocromatose submetidos a transplante hepático. A presença de neoplasia hepática primária foi evidenciada em 10 pacientes (8 com carcinoma hepatocelular e 2 com colangiocarcinoma). A sobrevida de 1 ano foi de 58% nessa série. Kilpe *et al.*[108], analisando uma série de 56 pacientes com hemocromatose submetidos a transplante hepático, reportaram uma sobrevida de 54% em 1 ano. Infecção e doença cardíaca são as causas mais comuns de morte nos pacientes transplantados por hemocromatose.

Doença de Wilson

A presença de insuficiência hepática aguda associada à hemólise, cirrose avançada, insuficiência hepática resistentes à terapia e medidas de suporte são as indicações mais comuns para o transplante hepático nos pacientes com doença de Wilson[23,59,64,72]. A sobrevida dos pacientes submetidos a transplante está relacionada com a apresentação da doença e com o nível de descompensação pré-operatório. Schilsky *et al.* encontraram sobrevida de 90% em pacientes submetidos a transplante na vigência de falência hepática aguda. A sobrevida dos pacientes com doença de Wilson associada à insuficiência hepática crônica ou falência de tratamento clínico é em média de 72%.[191].Os pacientes adultos com lesão neurológica severa têm demonstrado recuperação completa após o transplante.

Doenças Vasculares

Síndrome de Budd-Chiari

Essa síndrome é caracterizada pela ocorrência de trombose das veias hepáticas de origem primária ou como conseqüência de estados de hipercoagulabilidade. De curso arrastado, a progressão para falência hepática ocorre gradualmente durante vários meses ou anos. Raramente, uma forma agressiva da doença de curso acelerado pode ser observada. A ocorrência de cirrose, ascite intratável ou sangramento digestivo proveniente de hipertensão portal são indicações para a realização do transplante hepático. O estabelecimento da causa da síndrome é essencial. Pacientes portadores de policitemia vera, trombocitose essencial ou doenças mieloproliferativas necessitarão de anticoagulação ou terapia mielotóxica[46].

Contra-Indicações

Com a evolução do transplante hepático, as contra-indicações tornaram-se bastante resumidas.

Absolutas

1. Infecção por vírus HIV — A infecção por vírus HIV deve a princípio ser considerada como contra-indicação para a realização do transplante. Alguns estudos demonstram que pacientes HIV–positivos submetidos a transplante têm uma progressão para a síndrome de imunodeficiência adquirida mais

precoce. Em estudo realizado por Bouscarat *et al.*[69], observou-se uma sobrevida de 7 anos em 36% dos pacientes HIV-positivos comparados a 70% dos pacientes HIV-negativos. Com a descoberta de novos agentes antivirais e o controle da doença, a infecção por vírus HIV tornou-se uma contra-indicação relativa em centros selecionados.

2. Doença neoplásica maligna extra-hepática, incluindo colangiocarcinoma.
3. Sepse — uma vez controlado o quadro de sepe o paciente pode ser reconsiderado para o transplante.
4. Alcoolismo ativo ou uso de drogas – a maioria dos centros considera 6 meses como período de abstinência alcoólica pré-transplante.
5. Doenças cardíaca e pulmonar avançadas.

Relativas

1. Idade (acima de 65 anos) — o limite de idade tem sido cada vez mais controverso. De fato, pacientes idosos vêm cada vez mais recebendo transplantes hepáticos, com sobrevida bastante favorável. Pacientes com idade avançada possuem uma morbidade maior associada a doenças extra-hepáticas (cardíacas, pulmonares).
2. Suporte familiar e social inadequado — pacientes sem suporte social e familiar adequado podem ter prognósticos piores quando comparados a outros receptores. A falta de medicação imunossupressora é a maior causa de rejeição tardia nos pacientes transplantados.
3. Hepatocarcinoma > 5 cm ou tumores multicêntricos — como já comentado em tópico anterior, pacientes com lesões acima de 5 cm ou lesões multicêntricas possuem maiores indices de recorrência da doença. Nesses pacientes, outras formas de tratamento devem ser consideradas (ressecção, quimioembolização).
4. Síndrome hepatopulmonar com $PO_2 < 50mmHg$ — apesar da reconhecida reversão dessa síndrome após o transplante hepático[196], hipoxemia severa está associada a aumento de mortalidade pós-operatória[115].
5. Falência renal — é importante a distinção entre síndrome hepatorrenal e insuficiência renal crônica. Pacientes com síndrome hepatorrenal apresentam reversão da síndrome na maioria dos casos após transplante, enquanto pacientes com insuficiência renal crônica devem ser considerados como candidatos para transplantes simultâneos de rim e fígado. A presença de hiponatremia (comum em pacientes com insuficiência hepática e renal) pode levar a complicações neurológias no pós-operatório, principalmente a mielinólise pontina.

Distribuição de Órgãos

Nos Estados Unidos, o atual sistema de distribuição de órgãos é controlado por uma empresa privada sem fins lucrativos denominada UNOS (*United Network for Organs Sharing*). No atual sistema, a distribuição de órgãos é regionalizada e favorece os pacientes severamente doentes. Estudo realizado na Clínica Mayo demonstrou que pacientes que receberam transplante no início do curso de suas doenças obtiveram maiores índices de sobrevida com menores custos. Com base nessa premissa, diversos sistemas de escores têm sido desenvolvidos para doenças específicas, na tentativa de otimizar o tempo de realização do transplante, melhorar a sobrevida e diminuir os custos.

A prioridade de um paciente, de acordo com a lista de espera da UNOS depende de três fatores:

1. Tipo sangüíneo (ABO).
2: Tamanho do doador e do receptor.
3. Pontuação MELD.

No Brasil, a distribuição dos órgãos é baseada no tipo sangüíneo, tamanho do doador e ao receptor e tempo de espera em lista.

Avaliação Pré-Operatória

A avaliação pré-operatória tem por objetivo: acessar a condição de órgãos vitais que sofrerão estresse durante o período peroperatório; identificar doenças infecciosas que necessitarão de profilaxia, tratamento ou vacinação, minimizando assim a possibilidade de sepse com o início de drogas imunossupressoras. Avaliação cuidadosa quanto à presença de doença maligna extra-hepática é recomendada em certos grupos de pacientes, como, por exemplo, câncer de cólon em portadores de colangite esclerosante primária; câncer de mama em pacientes com cirrose biliar primária; câncer de cabeça e pescoço em pacientes com cirrose alcoólica.

Cardiopulmonar — a avaliação cardiopulmonar inclui eletrocardiograma e ecocardiograma. Nos pacientes com hipoxemia, ecocardiograma com microbolhas para identificação de *shunt* transpulmonar devido à síndrome hepatopulmonar (hipoxemia devido a *shunt* direita-esquerda não-cardíaco) deve ser realizado. Hipoxemia devida a essa síndrome pode melhorar sensivelmente após o transplante[197]. A determinação de hipertensão pulmonar é de particular importância, pois a sua presença diminui sensivelmente a sobrevida.

Coronariografia pode estar indicada em pacientes com riscos significativos para doença coronariana. Na presença de doença coronariana importante, revascularização do miocárdio deve ser realizada antes do transplante hepático. Testes de rotina para pacientes assintomáticos com doença hepática alcoólica terminal, tais como ventriculografia ou ecocardiografia de estresse em repouso, não são úteis para identificação de cardiomiopatia. A maioria desses pacientes apresenta testes normais e prognósticos bastante favoráveis[116].

Renal — a investigação renal inclui uma coleta de urina de 24 horas com determinação de creatinina e proteínas urinárias. Existe uma preocupação com a função renal no pós-operatório devido ao uso de drogas imunossupressoras nefrotóxicas como tacrolimus e ciclosporina. Aproximadamente 10% dos pacientes submetidos a transplante hepático nos Estados Unidos recebem transplante renal simultâneo, usualmente do mesmo doador. Com a implementação da pontuação MELD, esse número vem aumentando sensivelmente devido à inclusão da creatinina no sistema de pontos. As indicações para o transplante renal nesses pacientes incluem várias etiologias de insuficiência renal crônica (p. ex.: nefropatia diabética e glomerulonefropatia hipertensiva) e insuficiência renal aguda com prognóstico desfavorável. A presença de síndrome hepatorrenal não é uma indicação mandatória para a realização de transplante renal quando presente por pouco tempo (< 2 a 4 semanas) no momento do transplante hepático.

Hepática — A biópsia hepática é raramente necessária na presença de doença hepática terminal, porém pode ser útil na presença de sobrecarga de ferro e doenças hepáticas concomitantes. Na presença de cirrose, medidas de alfafetoproteína devem ser obtidas e exames de imagem do fígado devem ser realizados na tentativa de identificar a possível presença de carcinoma hepatocelular. A sensibilidade reduzida da ultra-sonografia (<50%) para distinguir o carcinoma hepatocelular de nódulo regenerativo cirrótico faz com que a tomografia seja a melhor opção.

Psicossocial — avaliação psicológica; detecção de dependências químicas, assim como avaliação social e financeira.

Seleção do Doador

Doadores adequados devem preencher todos os critérios de morte cerebral, demonstrar evidência bioquímica de função hepática preservada e apresentar-se livres de doença maligna, sepse ou doença transmissível que ponha em risco a sobrevida do receptor (p. ex., HIV-positivo, AgHBs-positivo). Outros fatores importantes utilizados para avaliação do doador são: idade, estabilidade hemodinâmica, mecanismo de morte e extensão de trauma intra-abdominal ou hepático. Com exceção do grupo sangüíneo, critérios imunológicos não são aplicados para o transplante hepático.Transplantes através de grupos sangüíneos diferentes devem apenas ser utilizados em casos de emergência. Apesar de o transplante hepático apresentar uma resistência maior à ocorrência de rejeição humoral, esta pode ocorrer de forma severa em transplantes realizados em pacientes pertencentes a grupos sangüíneos diferentes[75,96]. O tradicional exame de *crossmatching*, utilizado para os transplantes renais não é praticado na seleção de doadores para o transplante hepático. O *matching* HLA apresenta pouca importância na sobrevida dos pacientes, e de fato alguns estudos demonstram discreto aumento de sobrevida nos receptores de enxertos com HLA diferentes[96,248]. Se possível, nos procedimentos eletivos, o tamanho do fígado do doador deve ser compatível ao do receptor, ou ligeiramente menor. O fígado doado cresce aproximadamente 70 ml por dia até alcançar o volume adequado ao tamanho, idade e sexo do receptor[229]. A presença de esteatose e período de isquemia fria acima de 12 horas têm sido correlacionados a diminuição da função do enxerto[216]. Entre esses, a infiltração gordurosa do fígado tem sido o fator mais constante de função prejudicada do enxerto após o transplante[8,221]. Fígados que apresentem 30% a 60% de infiltração de gordura macrovesicular, estatisticamente, apresentam uma pior função quando comparados a fígados não-esteatóticos[8]. De modo geral, fígados com infiltração gordurosa acima de 40% não são aceitos, salvo em casos emergenciais. Durante a última década, o uso de órgãos positivos para anti-HBc era uma prática comum devida à escassez de doadores. Após estudos retrospectivos demonstrarem que esses enxertos eram capazes de transmitir hepatite-B aos receptores, a maioria dos centros passou a excluir doadores positivos para anti-HBc.[232]. Em estudo recente realizado na Universidade de Pittsburgh, 140 casos em que os doadores eram positivos para anticorpos do vírus B foram analisados, tendo as següintes conclusões sido postuladas pelos autores[69].

1. Enxertos de doadores positivos apenas para anti-HBs não transmitem a doença.
2. Enxertos de doadores positivos para anti-HBc freqüentemente transmitem a doença aos receptores não-contaminados previamente, independentemente do estado anti-Hbs do doador.
3. Enxertos de pacientes positivos para anti-HBc infreqüentemente transmitem infecção pelo vírus B para receptores positivos apenas para anti-HBc.
4. Recipientes anti-HBs-positivos são imunes à infecção por enxertos provenientes de doadores positivos para anti-HBc.

Finalmente, enxertos de pacientes com anticorpos positivos para hepatite C podem transmitir a doença para cerca de 50% dos receptores em 1 a 4 anos. Dessa maneira, esse tipo de enxerto deve ser apenas utilizado em pacientes HCV-positivos ou criticamente doentes (UNOS *status* 1).

Cirurgia no Doador

Procedimento Clássico

A maioria das retiradas de órgãos é realizada por equipes múltiplas, devendo haver plena concordância na técnica e seqüência a serem utilizadas. A manutenção da anatomia do órgão e o reconhecimento de anomalias anatômicas são fatores importantes que devem ser respeitados na retirada do fígado.

O procedimento é iniciado através de incisão extensa, desde o processo jugular à sínfise púbica, incluindo abertura completa do esterno, o qual proporciona uma exposição adequada a todas as equipes. Após avaliação cuidadosa quanto à presença de malignidade intra-abdominal, o procedimento de dissecção é iniciado. Nesse processo especial atenção deve ser dada à dissecção arterial do fígado pela presença comum de variações anatômicas. Entre estas podemos ressaltar as seguintes: em cerca de 15% dos doadores a artéria hepática esquerda (acessória ou a artéria propriamente dita) pode apresentar-se como ramo da artéria gástrica esquerda, podendo ser palpada no seu trajeto através do ligamento gastroepático. Da mesma maneira a artéria hepática (comum ou direita) pode originar-se da artéria mesentérica superior em 10% dos casos. Usualmente, nessa situação, pode ser palpada látero-posteriormente à veia porta. Seqüencialmente, ducto biliar e veia porta são dissecados. Após a finalização da dissecção do hilo hepático, canulação é realizada através da veia porta, mesentérica inferior ou esplênica (Fig. 119.1).

Após administração de heparina é realizada, canulação da artéria aorta através da artéria ilíaca direita. Procede-se, então, ao clampeamento ou ligadura da aorta proximal. Solução de preservação é perfundida através das cânulas portal e aórtica. Nesse momento, incisão da veia cava supra-hepática ou infra-renal é realizada, dando vazão ao sangue contido no órgão. Após a infusão da solução de preservação, o fígado é completamente liberado e removido.

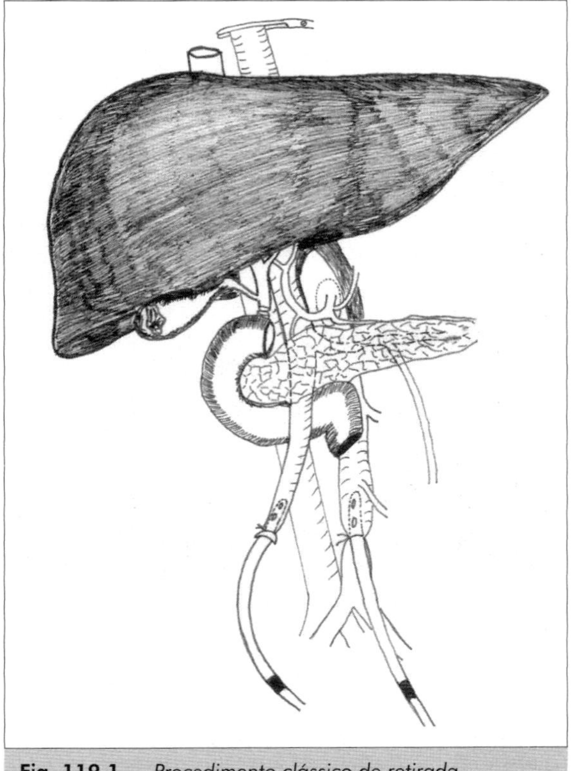

Fig. 119.1 — *Procedimento clássico de retirada.*

Mesa Auxiliar (Back Table)

Nesse procedimento, já realizado na sala de cirurgia do receptor, o cirurgião remove porção do diafragma e tecido conjuntivo que possam estar ligados ao fígado, verificando a integridade das estruturas vasculares. Nos casos de anomalias anatômicas, estas devem ser corrigidas de maneira adequada, com o intuito de deixar apenas uma anastomose arterial para a cirurgia de implante no receptor.

Em situações de instabilidade do doador, um procedimento mais rápido de retirada pode ser realizado, no qual o fígado é retirado em bloco sem dissecção completa de suas estruturas. Nessa situação, a finalização da dissecção é realizada em mesa auxiliar.

Cirurgia no Receptor

A cirurgia do receptor é um procedimento complexo que exige um perfeito controle de alterações metabólicas e hemodinânicas. Monitorização invasiva completa é necessária, com constantes avaliações de pressão arterial, pulmonar e venosa central. Acesso venoso adequado capaz de permitir infusões maciças é mandatório. Sistemas de aquecimento de fluidos e máquinas de infusão de grandes volumes devem fazer parte do procedimento, facilitando a infusão de grandes volumes de sangue e fluidos aquecidos em período reduzido de tempo.

Apesar de diversas mudanças e aperfeiçoamentos sofridos pelo procedimento original criado por Thomas E. Starzl, a técnica permeneceu essencialmente a mesma (Figs. 119.2 e 119.3).

A cirurgia do receptor pode ser dividida em três fases:

1. Hepatectomia do fígado nativo.
2. Fase anepática e de revascularização do enxerto.
3. Hemostasia e reconstrução biliar.

Hepatectomia do Fígado Nativo

Habitualmente realiza-se uma incisão subcostal bilateral com prolongamento mediano superior e ressecção do processo xifóide do esterno, a qual possibilita uma exposição excelente do fígado e estruturas vizinhas (Fig. 119.4).

Nessa fase, a liberação de aderências, quase sempre presente nos pacientes cirróticos com dissecção meticulosa de vasos do hilo hepático e da veia cava supra-hepática, pode ser dificultada pela presença de hipertensão portal e circulação colateral. O *bypass* venovenoso ainda é utilizado rotineiramente por alguns

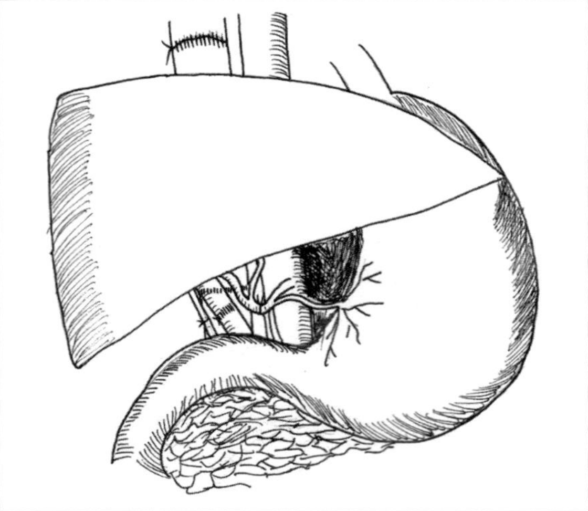

Fig. 119.2 — *Transplante hepático — Implante clássico com 4 anastomoses vasculares: (1) Anastomose da veia cava supra-hepática do receptor à veia cava supra-hepática do enxerto. (2) Anastomose da veia cava infra-hepática do receptor à veia cava infra-hepática do enxerto, acima do nível das veias renais. (3) Anastomose da veia porta do receptor à veia porta do enxerto de modo término-terminal. (4) Anastomose da artéria hepática comum do receptor à artéria hepática do enxerto.*

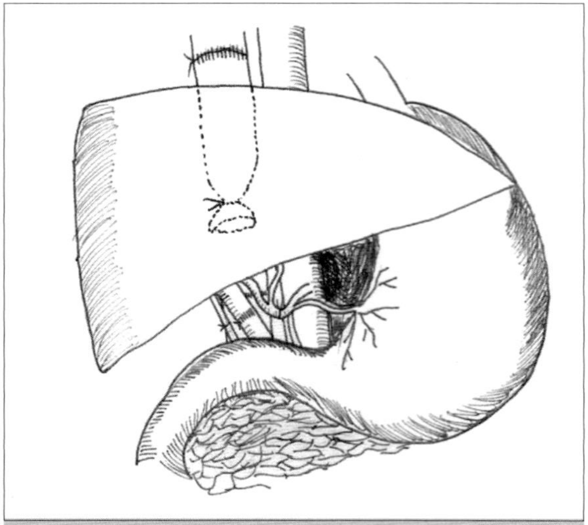

Fig. 119.3 — *Transplante hepático — Implante através da técnica de piggyback, com preservação da veia cava do doador.*

centros nessa fase. Nesse procedimento, a veia axilar esquerda, a veia safena direita ou esquerda e a veia porta são canuladas, mantendo um fluxo sangüíneo cerebral adequado, como também proporcionando menor índice de complicações renais e cardiopulmonares. A decisão de usar o *bypass* venovenoso deve ser baseada nos efeitos hemodinâmicos causados pelo clampeamento da

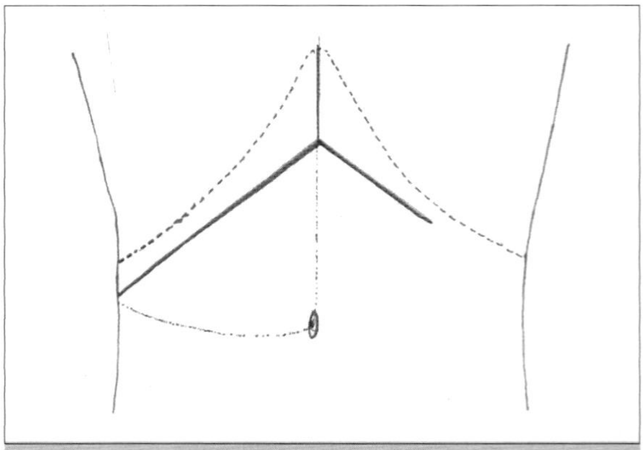

Fig. 119.4 — *Incisões utilizadas para o transplante hepático.*

veia cava supra-hepática. Se este produzir hipotensão não-responsiva a volume e vasopressores, o paciente deve ser colocado em *bypass*. Introduzida por Tzakis *et al.* em 1988, a técnica de *piggyback* preserva a perviedade da veia cava inferior[223] (Fig. 119.5).

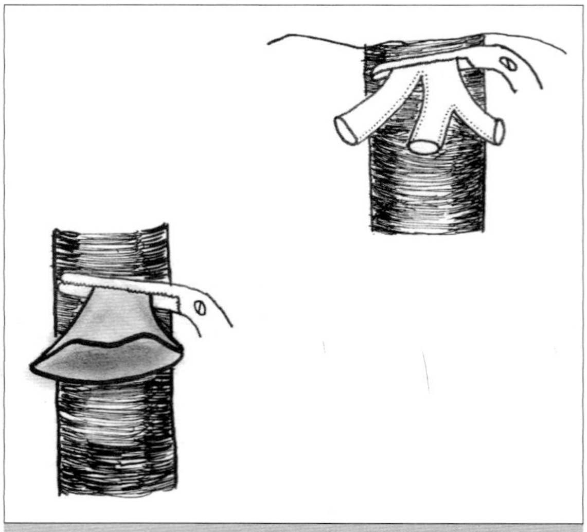

Fig. 119.5 — *Técnica de piggyback com preservação da veia cava do receptor durante a hepatectomia.*

Nessa técnica, o fígado é liberado completamente da veia cava retro-hepática, com anastomose sendo realizada entre a veia cava supra-hepática do doador e o tronco das veias hepáticas média e esquerda do receptor. A veia cava infra-hepática do doador é ligada posteriormente. A presença de lobo caudado envolvendo toda a veia cava retroepática e hepatomegalia podem dificultar a técnica. Na Universidade de Miami, a técnica de *piggyback* é realizada rotineiramente, deixando o *bypass* venovenoso para situações restritas.

Fase Anepática e de Revascularização

Uma vez terminada a fase de ressecção do fígado nativo, um período de redução dos fatores de coagulação e aumento de proteínas fibrinolíticas aparece, persistindo por minutos após a reperfusão do fígado. Nesse período, a necessidade de plasma fresco, crioprecipitados e plaquetas deve ser estabelecida usando-se monitorização contínua do tempo de protrombina, tempo parcial de tromboplastina, número de plaquetas e, em alguns casos, fatores específicos de coagulação[105]. Esse período pode ser associado a sangramento maciço. O uso de agentes antifibrinolíticos como ácido aminocapróico na dose de 5 mg endovenoso na primeira hora seguido por infusão contínua de 1 mg/h pode contribuir para o controle da homeostase[98,104].

O implante do fígado é iniciado através de anastomose da veia cava supra-hepática seguida pela anastomose da veia cava infra-hepática. Durante a anastomose da veia porta, esta é perfundida com solução salina fria ou solução colóide fria, a qual permite a retirada de ar e de solução de preservação rica em potássio, antes do término da revascularização e da perfusão do novo fígado. Logo após a reconstrução da veia porta, o fígado é perfundido, iniciando-se então a reconstrução arterial. Nos casos de trombose da veia porta, a trombectomia pode ser realizada quando a estrutura do vaso está preservada. Na impossibilidade de remoção do trombo, pode ser realizada anastomose distal com a junção esplenorrenal ou através de enxerto venoso com a veia mesentérica superior.

O método mais comum de reconstrução arterial é através de anastomose término-terminal entre o tronco celíaco do doador e artéria hepática comum do receptor no nível de emergência da artéria gastroduodenal. Nos pacientes em que a reconstrução com a artéria hepática não é possível (p. ex., dissecção da íntima), esta pode ser feita de maneira segura através de interposição de enxerto de artéria ilíaca do doador entre tronco celíaco deste e a aorta supracelíaca ou infra-renal do receptor.

A reconstrução supracelíaca é mais utilizada em pacientes pediátricos. Quando presente, a reconstrução da artéria acessória direita pode ser feita através de anastomose término-terminal com a artéria esplênica, artéria gastroduodenal ou interposição da artéria mesentérica superior.

Hemostasia e Reconstrução Biliar

Após a realização das anastomoses e perfusão do fígado, deve ser realizada, hemostasia cuidadosa. Nos pacientes com hipertensão portal ou coagulopatias, a hemostasia pode ser um processo extenso e exaustivo para o cirurgião. Após completada a hemostasia, é iniciada a reconstrução biliar. Duas são as técnicas mais comumente utilizadas:

1. Coledococoledocostomia término-terminal.
2. Hepaticojejunostomia em Y de Roux (Fig. 119.6).

A reconstrução ductoducto é mais comumente utilizada, podendo ser realizada com um dreno em T, *stent* (prótese) ou sem a utilização de drenagem. Estudos recentes demonstram menor índice de complicações nos pacientes em que a coledococoledocostomia foi realizada sem drenagem[22,148,231]. Ocasionalmente a hepaticojejunostomia em Y de Roux pode ser utilizada. Indicações comuns para esse tipo de reconstrução incluem: pacientes submetidos a transplante por colangite esclerosante primária, atresia biliar, dificuldades técnicas devido a diferença de diâmetro dos ductos e retransplante.

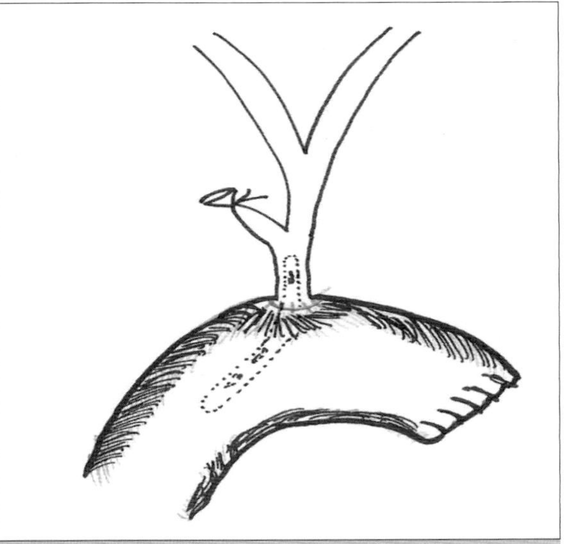

Fig. 119.6 — *Hepaticojejunostomia em Y de Roux.*

Transplante Hepático Auxiliar

Transplante hepático auxiliar é um procedimento no qual um aloenxerto total ou parcial é colocado heterotopicamente no receptor enquanto o fígado nativo é *deixado in situ*. Nessa situação, a veia porta é anastomosada látero-terminalmente à veia porta do receptor. A reconstrução arterial é feita através de anastomose término-lateral da artéria hepática com a aorta infrarenal do doador e a veia hepática supra-hepática é anastomosada à veia cava infra-hepática do receptor. Ainda de maneira alternativa, enxertos parciais (lobo esquerdo ou direito) podem ser utilizados.

A principal indicação para esse procedimento é a falência hepática fulminante ou subfulminante, na qual o objetivo do transplante é o de fornecer suporte ao receptor até que a recuperação total do fígado seja possível[142]. Entretanto, deve-se ter sempre em mente que recuperações totais podem levar até 2 anos[38,142]. A grande vantagem desse método é que a recuperação do fígado elimina a necessidade de imunossupressão crônica. A principal desvantagem é o grande índice de complicações que acompanham o procedimento (trombose de veia porta, complicações biliares) quando comparado ao transplante hepático ortotópico.

Transplante Hepático com Redução do Enxerto e Bipartição Hepática

A escassez de doadores e a dificuldade em encontrar doadores para crianças com falência hepática terminal induziram o aparecimento de técnicas que utilizam segmentos do fígado adulto. Introduzida inicialmente por Bismuth, três tipos diferentes de enxertos, de acordo com a classificação de Couinaud, podem ser utilizados[34]:

1. Fígado direito (S5,6,7,8).
2. Fígado esquerdo (S2, 3,4).
3. Segmentos laterais esquerdos (S2, 3).

Crianças, normalmente recebem o fígado esquerdo ou os segmentos laterais esquerdos. Aproximadamente 75% dos transplantes hepáticos pediátricos são feitos com redução do enxerto.

A técnica de *split* ou bipartição hepática nasceu com o conceito de que fígados reduzidos podiam ser utilizados em dois receptores diferentes. Introduzida primariamente por Pichmayr em 1988, a técnica foi subseqüentemente aplicada em diversos centros de transplante, com resultados satisfatórios[18,100,168]. Pacientes transplantados com fígados reduzidos ou divididos apresentam complicações específicas para essas técnicas, entre elas: maior tempo de isquemia fria, rotação do segmento com trombose dos vasos, complicações biliares de origem técnica ou devido à dissecção excessiva da artéria hepática. Maior perda sangüínea do enxerto tem sido reportada. Recentemente, o Registro Europeu de Transplantes reportou os resultados de 39.246 transplantes em 34.961 receptores entre os anos de 1968 e 2000. Entre estes, doadores vivos representaram apenas 1% do total (390) enquanto os *splits* representaram 3,7% (1.452)[7].

Transplante com Doadores Vivos

O transplante hepático de doadores vivos representa uma das inovações cirúrgicas mais importantes da época atual e vem sendo realizado por um número cada vez maior de centros de transplante[40,217]. Realizado pela *primeira vez* no Brasil em 1989, a técnica foi inicialmente desenvolvida para transplantes pediátricos nos quais o lobo esquerdo ou segmentos laterais eram utilizados como enxerto. Atualmente, é praticada não apenas em pacientes pediátricos mas também em pacientes adultos nos quais o lobo direito do doador tem sido implantado. Com complicações técnicas aceitáveis, a incompatibilidade ABO ainda continua reduzindo em torno de 20% a sobrevida de 5 anos dos pacientes. Além do sistema ABO, os enxertos devem ter tamanho suficiente para atender às necessidades metabólicas do doador. Enxertos pequenos para o tamanho do doador (< 1% do peso do doador) resultam em menor sobrevida do implante. Na Universidade de Miami, desde julho de 1999 enxertos de lobo direito vêm sendo aplicados em transplantes hepáticos de adultos, contribuindo assim para a realização de um maior número de transplantes frente à escassez de doadores.

Imunossupressão

O objetivo da imunossupressão nos transplantes é induzir tolerância ao enxerto, mantendo a capacidade do sistema imune de neutralizar microorganismos patogênicos. Na maioria dos centros a imunossupressão é realizada através de terapia dupla (prednisona + ciclosporina ou tacrolimus) ou tripla (prednisona + ciclosporina ou tacrolimus e azatioprina). Na Universidade de Miami, esquema duplo com tacrolimus e prednisona é a terapia-padrão utilizada.

O grande avanço da terapia imunossupressora ocorreu no início da década de 80, quando a ciclosporina foi incorporada aos regimes de imunossupressão já existentes, os quais eram baseados principalmente no uso de prednisona e azatioprina. No início dos anos 90, a incorporação do tacrolimus impulsionou ainda mais o armamentário de drogras utilizado para o controle da rejeição pós-transplante.

Corticóides

Corticóides (prednisona e prednisolona) têm sido usados rotineiramente como parte da terapia imunossupressora, tanto no controle de episódios de rejeição aguda como na sua prevenção. Permanecem como escolha no tratamento da rejeição aguda celular. Desde a introdução da ciclosporina e do tacrolimus, estudos prospectivos analisam a retirada dos corticóides em pacientes submetidos ao transplante hepático ortotópico. Esses pacientes têm demonstrado diminuição da hipercolesterolemia e da hipertensão e um controle mais fácil do *diabetes mellitus*, sem aumento significativo dos episódios de rejeição aguda celular[82,213].

Azatioprina

A azatioprina (Imuran®) é um precursor da 6-mercaptopurina (6-MP), a qual inibe a produção de adenina monofosfato (AMP) e em menor grau a guanosina monofosfato (GMP). Associada a corticóides, constituía a terapia de escolha para imunossupressão pós-transplante antes da introdução da ciclosporina em 1979. Ainda continua a ser usada em menores doses como adjuvante dos corticóides e da prednisona nos pacientes incapazes de tolerar as doses de ciclosporina e também como coadjuvante nos episódios de rejeição persistente ou recorrente. Como efeito colateral mais importante, podemos citar a supressão da medula óssea e a pancreatite. Outros efeitos incluem a colestase, doença venooclusiva e a hiperplasia nodular focal hepática.

Ciclosporina

A ciclosporina (Neoral;Sandimun) foi introduzida como droga imunossupressora por Roy Calne em 1979[45]. Produzida através de um fungo (*Tolypocladium inflatum*), a ciclosporina é um polipeptídeo cíclico lipofílico neutro constituído por 11 aminoácidos. A aplicação da ciclosporina ao transplante hepático praticamente dobrou a sobrevida de 1 ano dos pacientes, de 30% a 35% com esquemas utilizando azatioprina e esteróides para 70% com ciclosporina associada a esteróides. A ciclosporina age inibindo a proliferação dos linfócitos T, através do bloqueio da produção de calcineurina, uma fosfatase dependente de cálcio e calmodulina. Esse processo acaba por inibir a formação principalmente de IL-2, além de outras interleucinas em menor grau[194]. Neoral, uma formulação mais recente de ciclosporina, tem sido preferida, por facilitar a absorção da droga na ausência de sais biliares, resultando em níveis sangüíneos mais estáveis[143]. A ciclosporina é uma droga nefrotóxica e pode causar acidose tubular renal hiperpotassêmica. O efeito nefrotóxico da ciclosporina, a longo prazo, é caracterizado por produzir fibrose intersticial progressiva. Outros efeitos colaterais incluem hipertensão, tremores, hipertricose e hiperplasia gengival. Manifestações relacionadas ao sistema nervoso central como convulsões, alucinações, distúrbios da fala, delírio e coma têm sido descritas. Redução da dose e associação a outros imunossupressores diminuem os efeitos tóxicos da droga. A ciclosporina é metabolizada no fígado através do sistema microssomal P-450. Drogas que estimulam o sistema (p. ex., fenitoína) produzem eliminação mais rápida da droga, enquanto drogas que competem pelo sistema (p. ex., fluconazol) prolongam a sua meia-vida.

Tacrolimus

O tacrolimus (FK 506, Prograf) foi introduzido no transplante hepático por Starzl em 1989, tendo sido utilizado primariamente como terapia de resgate em pacientes com rejeição resistente à ciclosporina[211]. O tacrolimus é produzido a partir de um fungo (*Streptomyces tsukubaenses*), fazendo parte da família dos macrolídeos e com poder de ação cerca de 100 vezes maior que a ciclosporina. Apesar de quimicamente diferentes, ciclosporina e tacrolimus possuem mecanismos de ação similares, inibindo a produção do gene responsável pela transcrição da interleucina 2. O tacrolimus não é dependente dos sais biliares para sua absorção, porém é metabolizado em sua primeira passagem pelo fígado também através do sistema microssomal P-450. Níveis sangüíneos devem ser cuidadosamente verificados, pois podem estar elevados em pacientes com função pobre do enxerto. A nefrotoxicidade, assim como na ciclosporina, é o grande fator limitante de seu emprego[11]. Efeitos colaterais gastrointestinais como náusea, diarréia e anorexia são comuns no inicio do tratamento. Pode gerar hipertensão arterial, porém em menor grau e de mais fácil controle quando comparado à ciclosporina. Possui efeitos tóxicos para o sistema nervoso central similares aos da ciclosporina, com melhora após a diminuição da dose ou substituição da droga.

Tacrolimus x Ciclosporina

Dois grandes estudos (545 pacientes em 8 centros e 529 pacientes em 12 centros, respectivamente) foram realizados com o objetivo de determinar a eficácia de tacrolimus *versus* ciclosporina no transplante hepático[1,2]. Os índices de sobrevida de pacientes e enxertos em um ano foram similares em ambos os estudos (88% e 79% para ciclosporina *versus* 88% e 82% para tacrolimus, respectivamente). Os índices de rejeição aguda, rejeição resistente ao uso de corticóides e rejeição refratária foram significativamente menores nos pacientes em uso de tacrolimus (68%, 19% e 3% para tacrolimus *versus* 76%, 36% e 15% com ciclosporina). Pacientes sob uso de ciclosporina receberam maiores doses de corticóides, além de azatioprina (11 centros) e OKT3 (1 centro). Pacientes tratados com ciclosporina tiveram maiores índices de hirsutismo, enquanto pacientes tratados com tacrolimus tiveram maiores índices de nefrotoxicidade, neurotoxicidade, hiperglicemia e maior incidência de *diabetes mellitus*. Seguimentos mais longos (5 anos) desses estudos têm demonstrado um aumento de sobrevida de enxertos e pacientes nos grupos em uso de tacrolimus. O tempo livre de rejeição permanece maior para os pacientes sob uso de tacrolimus em todos os períodos de estudo. Ainda, períodos maiores livres de uso de corticóides, menor índice de hipertensão, hipertrigliceridemia e hipercolesterolemia são fatores importantes no grupo em uso de tacrolimus. Gravidez após transplante tem sido reportada tanto para pacientes sob uso de tacrolimus como para pacientes sob uso de ciclosporina. Embora o índice de partos prematuros chegue perto dos 50% em ambas as drogas, hipertensão e pré-eclâmpsia têm tido menores índices nos pacientes sob uso de tacrolimus quando comparadas a pacientes sob uso de ciclosporina[174,175]. Ciclosporina pode ser substituída por tacrolimus com sucesso após episódios de rejeição resistentes aos corticóides ou OKT3, rejeição aguda tardia (> 6 meses), em pacientes com colestase severa, má absorção gastrointestinal ou por toxicidade relacionada a ciclosporina (p. ex., hiperplasia gengival, hirsutismo, hipertensão severa).

O tacrolimus é superior à ciclosporina na prevenção e no tratamento de rejeição crônica. Anteriormente ao uso de tacrolimus, o desenvolvimento de rejeição crônica nos pacientes tratados com ciclosporina requeria retransplante ou resultava na morte dos pacientes. Em análise dos pacientes em seguimento no estudo multicêntrico europeu, pacientes com imunossupressão primária com tacrolimus tiveram um índice de rejeição crônica significativamente menor que os pacientes em uso de ciclosporina no período de 3 anos após o transplante (1,5% *versus* 5,3%, respectivamente). Ainda mais importante é a possibilidade de terapia de resgate utilizando-se tacrolimus nos pacientes com rejeição crônica em uso de ciclosporina. O tempo de conversão da terapia parece de particular importância. Pacientes com conversão precoce (bilirrubina < 6 mg/dl) tiveram índice de sobrevida do enxerto sensivelmente maior (80% *versus* 46%, respectivamente) quando comparados aos pacientes com conversão tardia (bilirrubina > 6 mg/dl). Finalmente, o uso de tacrolimus demonstrou ser mais efetivo economicamente que o de ciclosporina. Dados provenientes dos centros participantes dos estudos de comparação entre as duas drogras demonstram uma economia anual de U$17.368 por paciente nos pacientes em uso de tacrolimus quando comparados aos pacientes sob uso de ciclosporina. Esses custos foram analisados levando-se em conta diversos fatores, como menor incidência de rejeição, menor uso de OKT3, menor custo para aquisição de tacrolimus e diminuição das taxas de profissionais envolvidos. Quando projetados para 8.000 transplantes realizados anualmente no mundo, a economia chega a U$140 milhões por ano.

Micofenolato de Mofetil

O micofenolato de mofetil (MMF, RS 61443, Cellcept®) é um derivado semi sintético do ácido micofenólico recentemente aprovado pela FDA (Food and Drug Administration) para utilização associada aos corticóides e à ciclosporina na imunossupressão dos transplantes renais[206]. É um potente inibidor da inosina monofosfato desidrogenase, bloqueando a formação de guanosina e impedindo assim a replicação de ADN nos linfócitos B e T. MMF parece ser uma droga particularmente efetiva nos pacientes com intolerância à ciclosporina ou ao tacrolimus, com índices de rejeição comparados àqueles[111].

Em estudo realizado por Deierhoi *et al.*, MMF foi capaz de resgatar enxertos renais com rejeição resistente a esteróides e OKT3 em pacientes sob uso de ciclosporina com 54% de sobrevida dos enxertos[63].

Dois grandes estudos randomizados compararam a utilização de ciclosporina, esteróides e MMF com ciclosporina, esteróides e placebo (ou azatioprina)[56].

Nos dois estudos houve uma menor incidência de episódios de rejeição para os receptores de transplantes renais nos pacientes que usaram o MMF[63,206]. Estudos preliminares demonstram que o MMF pode ser utilizado efetivamente em combinação com esteróides na terapia imunossupressora de manutenção e para o resgate de episódios de rejeição nos transplantes hepáticos[111].

Anticorpos Antilinfocitários

Atgam, uma globulina antilinfocitária policlonal e Ortoclone monoclonal e OKT-3 (muromonab-CD3) são as únicas preparações que utilizam anticorpos antilinfocitários no tratamento de rejeição aguda celular resistente a esteróides e também como terapia de indução de imunossupressão[25].

OKT3 é uma imunoglobulina monoclonal G2a de origem murina com alta capacidade de reverter episódios de rejeição resistentes aos corticóides. OKT3 age ligando-se ao receptor CD3 da membrana dos linfócitos T, causando uma rápida baixa na quantidade de linfócitos T circulantes, assim como inativação funcional do receptor linfocitário. Logo após a primeira dose, pode desencadear uma liberação de citocinas, causando febre, calafrios, taquicardia, perturbações gastrointestinais, broncoespasmo e alterações na pressão arterial. Pré-medicação com acetaminofen, metilprednisolona e anti-histamínicos 30 minutos antes da administração do OKT3 previne em grande parte os sintomas adversos. O efeito colateral mais importante é a suscetibilidade aumentada para infecções virais e o desenvolvimento de anticorpos antimurinos que podem limitar a sua atuação.

Rapamicina

Rapamicina (Sirolimus, Rapamune®) é um macrolídeo lipofílico com estrutura química semelhante é do tacrolimus, produzida a partir do *Streptomyces hygroscopicus*. Apesar de se ligar à proteína de ligação FK, age numa fase mais posterior da ativação dos linfócitos num mecanismo independente da modulação da calmodulina. Previne a atuação da interleucina 2 nas células T. Bloqueia também, a proliferação dos timócitos e a ativação dos linfócitos B[107]. Parece agir entre as fases G1 e S da cascata de ativação dos linfócitos. Efeitos colaterais como trombocitopenia, leucopenia e anormalidades lipídicas têm sido reportados. Devido aos efeitos renais deletérios dos inibidores da calcineurina, a rapamicina vem sendo utilizada em pacientes com disfunção renal pós-transplante.

Brequinar Sódico

O brequinar sódico é um derivado do ácido carboxílico quinolona que tem como mecanismo de ação o bloqueio *de novo* das pirimidinas, resultando na depressão dos precursores da síntese de RNA e DNA. Inibe a proliferação de linfócitos murinos ativados por vários mitógenos e bloqueia a replicação de linfócitos T e B, porém sem interferir com a produção de citocinas.

Campath-1H

Campath é um anticorpo monoclonal com especificidade para o antígeno CD 52 do linfócito e monócitos. Sua administração na presença de fatores do complemento rapidamente depleta o número de monócitos e linfócitos circulantes sem alteração de células-tronco hematopoiéticas ou neutrófilos. As células depletadas gradualmente são repovoadas durante um período aproximado de 6 meses, enquanto os monócitos e macrófagos retornam mais rapidamente (1 a 2 semanas). Campath-1H tem sido utilizado para a indução de tolerância em transplantes renais. Devido às suas qualidades, esse agente teve seu uso recentemente introduzido para pacientes com transplante intestinal. Campath-1H (0,3 mg/kg) é administrado em quatro doses: pré-operatório, ao final da cirurgia e nos 3º e 7º dias pós-operatórios.

Várias outras drogas imunossupressoras encontram-se em fases avançadas de testes em estudos multicêntricos europeus e americanos, com resultados promissores no combate à rejeição crônica e na manutenção da imunossupressão. Entre elas, dois bloqueadores de cadeia alfa estão aprovados para uso clínico: vários anticorpos monoclonais como;

- Anticorpo monoclonal anti-IL-2R(Daclizumab-Zenapax®) — Consiste em um anticorpo monoclonal humanizado que se liga a molécula CD25. O Zenapax tem sido usado na indução da imunossupressão em transplantes renais, hepáticos e multiviscerais. A dose recomendada para o seu uso é de 1 mg/kg, podendo ser repetida a cada 2 semanas após o procedimento cirúrgico, num total de 6 doses. Atualmente, estudo multicêntrico, vem utilizando Zenapax associado a tacrolimus na imunossupressão de pacientes transplantados por hepatite C.
- Basiliximab (Simulect®) — Anticorpo murínico que também reage com a molécula CD25. A dose preconizada é de 20 mg na indução cirúrgica, podendo ser repetida 4 dias após o procedimento. Além desses anticorpos monoclonais anti-CD28-B7, anticorpos monoclonais anti-CD40, anticorpos monoclonais anti-CD11a e anti-CD18 tem sido analisados em conjunto com ciclosporina e tacrolimus em estudos randomizados.

Esses novos agentes, apesar de não demonstrarem benefícios claros preliminares em relação à sobrevida de pacientes e enxertos, quando comparados a ciclosporina e tacrolimus, têm sido úteis na redução da severidade e do número de rejeições, contribuindo assim para a redução de doses de esteróides, assim como de ciclosporina e tacrolimus, proporcionando aos pacientes uma melhor qualidade de vida com menor índice de efeitos colaterais[83].

Complicações Pós-Operatórias Precoces

Apesar dos inúmeros avanços técnicos e médicos, o transplante hepático ainda permanece como um procedimento de alta complexidade e com significativas morbidade e mortalidade. O estado pré-operatório do receptor, a qualidade do fígado utilizado e os aspectos técnicos da cirurgia são os principais indicadores do prognóstico. As complicações pós-operatórias podem alterar significativamente o custo e a mortalidade do procedimento[41,73].

Hemorragia Intra-Abdominal

A hemorragia é a principal etiologia de hipotensão no pós-operatório imediato. A laparotomia exploradora para o controle do sangramento é necessária em 10% a 15% dos casos[124]. Uma queda persistente na pressão arterial, associada à taquicardia e à redução do hematócrito, aumenta a suspeita de sangramento. Causas clínicas como coagulopatia, trombocitopenia e fibrinólise primária devem ser excluídas.

Complicações Vasculares

Trombose da Artéria Hepática (TAH)

A TAH é uma complicação precoce que ocorre, na maioria dos casos, nos primeiros 30 dias de pós-operatório. Está presente em 1% a 5% dos transplantes hepáticos realizados em adultos, podendo chegar a 10% a 15% nos pacientes pediátricos[123,244,43]. Na grande maioria dos casos, é causada por problemas técnicos ou mecânicos. A artéria hepática é responsável pelo suprimento sangüíneo da árvore biliar intra-hepática, e por esse motivo a ocorrência de trombose está comumente associada a complicações biliares. A TAH possui apresentação variada de acordo com a presença ou não de circulação colateral. O paciente pode se apresentar assintomático ou com bacteremias recorrentes, abscessos hepáticos ou necrose hepática fulminante[224,225]. Alguns pacientes com trombose precoce da artéria podem apresentar fístula da anastomose biliar. O diagnóstico pode ser feito através de ultra-sonografia com Doppler, a qual deve ser realizada rotineiramente nas primeiras semanas de pós-operatório ou na presença de deterioração da função do enxerto. A arteriografia permanece como o padrão ouro para o diagnóstico. Quando reconhecida precocemente, a trombectomia seguida por interposição de enxerto arterial pode ser efetiva. Entretanto, a maioria dos pacientes persiste com infecções biliares e necessita de retransplante. Biliomas intra-hepáticos podem ser tratados com sucesso através de drenagem percutânea. Embora a progressão para lesões biliares isquêmicas possa eventualmente exigir retransplante, este pode ser retardado por vários anos nos pacientes tratados com radiologia intervencionista e tratamento clínico[99,106,249]. Pseudo-aneurismas da artéria hepática são pouco comuns, podendo apresentar-se como sangramento intra-abdominal.O diagnóstico pode ser feito com ultra-sonografia com Doppler ou tomografia computadorizada, porém angiografia define o diagnóstico. Na maioria dos casos os pacientes permanecem assintomáticos. Outras complicações menos freqüentes incluem aneurismas da artéria esplênica e ruptura da anastomose.

Estenose da Artéria Hepática

A estenose da artéria hepática é definida como redução acima de 50% do lúmen arterial e está presente em 4% a 5% dos pacientes[244]. Índice de resistência menor que 0,5 e aceleração sistólica são achados ultra-sonográficos sugestivos de estenose arterial e devem ser seguidos por angiografia. Quando diagnosticada precocemente, pode ser corrigida cirurgicamente com reconstrução arterial direta ou com enxertos arteriais[5,68]. Quando diagnosticada tardiamente, a angioplastia hepática percutânea oferece 90% de sucesso imediato e índices razoáveis de perviedade a longo prazo[140,161].

Trombose da Veia Porta (TVP)

A TVP é menos comum que a trombose da artéria hepática e ocorre em 1,8% a 3% dos pacientes[126,215]. A maioria dos casos ocorre em pacientes com trombose portal prévia, estados de hipercoagulação e em crianças com hipoplasia de veia porta[126]. No adulto, ascite maciça, disfunção do enxerto e hemorragia digestiva podem ser indícios de trombose da veia porta. A ultra-sonografia é o exame mais utilizado para o diagnóstico. Venografia transportal e ressonância magnética nuclear também podem ser utilizadas com sucesso. O tratamento consiste em reexploração cirúrgica imediata e revascularização. Manutenção do fluxo pode ser obtida através de ligadura de colaterais ou interposição de inxerto venoso com a veia mesentérica superior. Angioplastia transepática percutânea com colocação de *stent* (prótese) intravenoso tem sido empregada nos casos de estenose da veia porta[158]. *Shunts* esplenorrenais podem ser utilizados quando a principal manifestação é a hemorragia digestiva. Nos casos tardios, o retransplante é a única opção terapêutica.

Obstrução da Veia Cava Inferior

A obstrução da veia cava inferior é rara após o transplante hepático e pode ocorrer em 1% a 2% dos casos. Apresenta-se similarmente à síndrome de Budd-Chiari e deve ser considerada em pacientes que se apresentam com aumento de volume do enxerto e ascite. O diagnóstico é feito por ultra-sonografia e é confirmado por cavografia. O tratamento pode ser feito através de angioplastia e colocação de *stent*[12,202]. Nos pacientes em que a técnica de *piggyback* foi empregada, é excepcional a ocorrência de obstrução da veia cava, e a correção pode ser feita através de anastomose da veia cava infra-hepática do doador término-lateralmente à veia cava retroepática do receptor[214].

Complicações Biliares

Apesar de as duas técnicas de reconstrução biliar; coledococoledocostomia (CC) e coledocojejunostomia em Y de Roux, já estarem padronizadas, as complicações biliares continuam sendo uma fonte de morbidade pós-operatória (10% a 34%), podendo estar presentes em 8% a 15% dos casos[129]. As complicações da coledococoledocostomia são as fístulas e estenoses. Ainda em número significativo estão as complicações associadas à utilização de dreno de Kehr na coledococoledocostomia, incluindo fístulas anastomóticas, fístulas no orifício de saída do dreno, mau posicionamento e migração do tubo com obstrução distal. Complicações associadas à coledocojejunostomia incluem sangramento, isquemia, perfuração, fístulas e estenoses.

A patogenia das complicações biliares é multifatorial, normalmente associada à lesão vascular, problemas técnicos ou imunológicos. As três complicações biliares precoces mais freqüentes são as fístulas biliares, as colangites e os biliomas resultantes de trombose da artéria hepática[156]. A mortalidade continua a ser um problema importante nos pacientes com complicações biliares, podendo chegar a 10%[188]. A apresentação é geralmente através de exames de função hepática alterados e a demora no diagnóstico é comum. A maioria dos casos ocorre nos primeiros 3 meses, com as fístulas ocorrendo normalmente na primeira semana e as estenoses mais tardiamente.

Fístulas Biliares

A apresentação clínica das fístulas biliares normalmente é a de peritonite química com dor em quadrante superior direito, febre e aumento de bilirrubina direta. O diagnóstico normalmente é feito clinicamente ou por paracentese, porém a confirmação pode ser feita através de colangiografia endoscópica[118]. Na maioria dos casos, são causadas por complicações na própria anastomose. Outras causas incluem trombose da artéria hepática, presença de duetos aberrantes, orifício de saída do dreno de Kehr, ou na superfície cruenta de enxertos reduzidos ou bipartição hepática (*split*).

As fístulas originárias do orifício de saída do dreno de Kehr podem ser tratadas com sucesso através de drenagem endoscópica nasobiliar[88,121]. Reparo direto de fístula originária de coledococoledocostomia não deve ser utilizado, e a reconstrução deve ser feita através de hepaticojejunostomia em Y de Roux (Figura 119.6). Fístulas biliares que ocorrem após coledocojejunostomia devem ser refeitas em uma parte preservada de jejuno. Nos pacientes com destruição completa da árvore biliar extra-hepática anastomose intra-hepática (hepaticojejunostomia) tem sido utilizada com sucesso.

Estenose Biliar

As estenoses biliares normalmente se apresentam nas primeiras semanas, porém podem ocorrer anos após a cirurgia. As estenoses podem ser divididas em anastomóticas e não-anastomóticas ou isquêmicas.

Anastomóticas

Defeito técnico na reconstrução biliar é um fator importante na etiologia desse tipo de lesão. Os pacientes se apresentam, após alguns meses de pós-operatório com quadro de febre e elevações flutuantes dos exames de função hepática. A perviedade da artéria hepática deve ser sempre verificada. Fatores menos estabelecidos que podem contribuir para estenose incluem: incompatibilidade ABO, rejeição crônica, infecção por citomegalovírus ou recorrência de doença ductal primária (colangite esclerosante primária)[188]. O tratamento pode ser feito através de colangiografia, CPER, dilatação e colocação de prótese. O tratamento preferido para os pacientes com obstrução de coledococoledocostomia é a conversão para coledocojejunostomia em Y de Roux. Dilatação e colocação de prótese são o tratamento de escolha inicial para os pacientes com reconstrução em Y de Roux. Eventualmente, o tratamento cirúrgico é necessário.

Não-Anastomóticas

As lesões desse tipo estão mais comumente localizadas na placa hilar ou no próprio fígado. Podem estar presentes em 2% a 19% dos pacientes[77]. Uma vez diagnosticadas, a artéria hepática deve ser analisada. Nos pacientes sem evidência de trombose arterial, fatores como rejeição ductopênica crônica, incompatibilidade ABO, lesão isquêmica e reperfusional associados à retirada podem estar implicados. As estenoses não-anastomóticas são tratadas com grande sucesso através de dilatação por balão percutâneo. Retransplante pode ser necessário em um número pequeno de casos.

Complicações do Enxerto

Falência Primária

A falência primária pode ser definida como falência do enxerto que ocorre nos primeiros 90 dias após o transplante e que não pode ser claramente associada a fatores técnicos ou a evidência histológica de rejeição. A falência primária é uma complicação devastadora que ocorre em menos de 5% dos pacientes transplantados. Caracteriza-se por encefalopatia hepática, produção mínima de bile, coagulopatia com falência renal e de múltiplos órgãos[44]. Vários fatores podem ser implicados na origem da falência primária esteatose do órgão, idade avançada do doador, isquemia fria por mais de 18 horas. A diferenciação entre falência primária e enxertos com disfunção inicial, a qual pode ocorrer em 20% dos casos, é muitas vezes de difícil diagnóstico[58]. A infiltração gordurosa severa do órgão tem sido implicada na origem da falência primária do enxerto, e a maioria dos centros de transplante não utiliza esse tipo de órgão[60]. A introdução da solução de Wisconsin tem demonstrado diminuição na incidência da falência primária e permitido um aumento do tempo de isquemia fria. Entretanto, a extensão desnecessária do tempo de preservação é perigosa e pode levar à disfunção primária. O retransplante é a única terapia efetiva[44].

Complicações Infecciosas

A mortalidade causada por infecções no transplante hepático diminuiu consideravelmente nas últimas duas décadas. Com níveis acima de 50% na década de 80, causam menos de 10% das mortes relacionadas ao transplante.

Infecções Bacterianas

As infecções bacterianas podem ocorrer em até 70% dos casos, sendo diretamente responsáveis por até 6-16% das mortes nesses pacientes[242]. A maioria das infecções bacterianas ocorre durante o primeiro mês após o transplante[21,87]. Riscos para a ocorrência das infecções bacterianas incluem: tempo operatório prolongado, grande volume de transfusões, anastomose biliar em Y de Roux, reoperações e infecção por citomegalovírus. Os sítios mais comuns de infecção são o fígado, o trato biliar, a cavidade peritoneal, a corrente sangüínea e a ferida operatória[119]. Os patógenos mais comumente encontrados são os cocos gram-positivos (estafilococos e estreptococos) e os bacilos gram-negativos (pseudomonas, *Escherichia coli* e *Enterobacter* sp.) e raramente anaeróbios. A infecção intra-abdominal por enterococos resistentes a vancomicina carrega altos índices de mortalidade[162].

Infecções Fúngicas

A infecção mais comum em pacientes transplantados é a candidíase mucocutânea, representando 80% de todas as infecções fúngicas. A profilaxia para a mucosite é feita por 3 a 4 meses e consiste em nistatina 5 ml 4 vezes ao dia[48]. Uma vez estabelecida a infecção, o tratamento é feito com nistatina ou clotrimazol. Freqüentemente a candidíase pode iniciar-se na cavidade peritoneal, podendo disseminar-se ou permanecer localizada. A incidência de infecção fúngica com significância clínica fica entre 20% e 25% em grandes séries. Nos casos de candidíase invasiva, a anfotericina B é o tratamento de escolha. Nos pacientes com insuficiência renal a anfotericina lipossomal pode ser utilizada. Fluconazol pode ser usado em pacientes clinicamente estáveis. Níveis séricos de tacrolimus e ciclosporina devem ser monitorizados pela tendência de elevação durante o tratamento.

A infecção por *Aspergillus* é mais rara. Quando isolado, existe uma forte suspeita de doença invasiva, estando associado a uma mortalidade bastante elevada. A droga de escolha para o tratamento é a anfotericina lipossomal.

Infecções Virais

Citomegalovírus (CMV) representa o patógeno mais importante após o transplante hepático[120]. A infecção por CMV normalmente ocorre entre 30 e 50 dias após o procedimento. Pode manifestar-se por febre, mal-estar, artralgia, leucopenia e trombocitopenia, hepatite, pneumonite intersticial, enterite e doença disseminada. Os fatores de risco são: pacientes soronegativos que recebem órgãos de pacientes soropositivos, uso de OKT_3 e retransplante. Em geral, o nível de drogras imunossupressoras influencia as manifestações da doença. A profilaxia com ganciclovir endovenoso por 14 dias seguido por ganciclovir por via oral até o centésimo dia de pós-operatório é a terapia usual para pacientes de alto risco. Um método mais caro é o uso da imunoglobulina anti-CMV (CytoGam). Recentemente o uso de uma proteína, pp65, em culturas de leucócitos proporcionou um diagnóstico menos invasivo. Estudo recente demonstra diminuiçao dos custos do tratamento nos pacientes tratados com base nos níveis de pp65 quando comparados aos pacientes tratados com ganciclovir por 14 dias (EV e 90 dias por via oral). Nos pacientes resistentes ao ganciclovir, foscarnet pode ser empregado.

A infecção por herpesvírus (HSV) nos pacientes transplantados normalmente se manifesta por reativação de doença oral ou genital, embora o HSV possa causar hepatite e pneumonite severas. A droga de escolha para o tratamento é o aciclovir.

O vírus Epstein-Barr (EBV) pertence à família dos herpesvírus. Pode se apresentar com um grande espectro de manifestações, desde mononucleose até doença linfoproliferativa pós-transplante (DLPT). O desenvolvimento de DLPT é atribuído à proliferação irrestrita de linfócitos B quando estimulados pelo vírus Epstein-Barr. A DLTP pode apresentar-se de forma monomórfica ou polimórfica (policlonal). As manifestações da DLTP associada ao vírus Epstein-Barr podem ser variadas e incluem febre, mal-estar, linfadenopatia com ou sem tonsilite. Perfuração e obstrução intestinal, disfunção hepatocelular e manifestações de doença no sistema nervoso central com convulsões, mudança do estado de consciência e sintomas neurológicos focais têm sido descritas. Tumores policlonais normalmente respondem à redução ou à retirada de drogas imunossupressoras e ao tratamento com aciclovir ou ganciclovir. Tumores monoclonais podem exigir tratamentos mais complexos com anticorpos monoclonais e imunoglobulinas. Mais recentemente, rituximab, um anticorpo anti-cd20, tem sido empregado com sucesso no tratamento das DLPT[29].

Complicações Gastrointestinais

Hemorragia Digestiva

A hemorragia digestiva é causa de morbidade significativa no pós-operatório. Dentre as causas mais comuns, podemos citar: úlceras, enterites virais, lesões decorrentes de hipertensão portal, sangramentos provenientes do Y de Roux, além de outras[218]. A maioria dos casos ocorre nos primeiros 3 meses de pós-operatório, com exceção para o sangramento proveniente do Y de Roux, que normalmente aparece nos primeiros 7 dias. A presença de coagulopatia deve ser corrigida, pois pode agravar os episódios de sangramento e aumentar os índices de mortalidade.

Perfuração

A perfuração intestinal está ligada a problemas técnicos na grande maioria dos pacientes. Lesão de serosa intestinal, assim como fístulas provenientes de jejunostomia quando utilizada na reconstrução do trato biliar, são os causadores mais comuns das perfurações pós-operatórias[199]. Longos períodos de hepatectomia, clampeamento portal e grandes quantidades de transfusão sangüíneas têm sido referidos como fatores predisponentes nas perfurações em pacientes pediátricos[207].

Outras Complicações

Pulmonares

A presença de derrame pleural, principalmente à direita, é extremamente comum após o transplante hepático[155]. Infiltrados pulmonares aparecem em 12% a 50% dos casos, sendo em metade dos casos atribuídos a infecção. Infecções pulmonares precoces mais comumente são bacterianas e causadas por organismos gram-negativos predominantemente. Infecções oportunistas tendem a ocorrer mais tardiamente. Pacientes com insuficiência hepática são particularmente suscetíveis a disfunção pulmonar. Interações fígado–pulmão incluem hipertensão pulmonar, síndrome hepatopulmonar e síndrome da angústia respiratória do adulto (SARA) associada à doença hepática. A realização de transplante hepático em pacientes com hipertensão pulmonar severa tem sido complicada por insuficiência cardíaca direita, após a reperfusão do órgão, e altas taxas de mortalidade. Embora controversa, a sobrevida a longo prazo é possível e associada à normalização da pressão arterial pulmonar[177,196]. Ao contrário dos pacientes com hipertensão pulmonar primária, não foi evidenciada diminuição da pressão pulmonar com a administração de óxido nítrico[176]. Mais recentemente, a administração de prostaciclina tem resultado em uma melhora da pressão pulmonar arterial e aumento do débito cardíaco[117,178]. Nos pacientes portadores de SARA, o transplante é comumente contra-indicado pelo aumento significativo de mortalidade operatória. Nos pacientes com síndrome hepatopulmonar, o transplante hepático, quando indicado, tem demonstrado ser a única forma de tratamento. Esses pacientes possuem um pós-operatório caracterizado por longo período de hipoxemia e permanência em ventilação mecânica[114].

Renais

A presença de disfunção renal é bastante comum após o transplante hepático. Na maioria das vezes se apresenta de forma transitória, caracterizada por um período de oligúria e aumento dos níveis de creatinina no pós-operatório, os quais são corrigidos através da administração de fluidos e dopamina[136]. A diálise é necessária em menos de 10% dos pacientes com disfunção renal aguda. Insuficiência renal crônica pode aparecer vários meses após o transplante e em grande parte dos casos está relacionada a nefrotoxicidade causada pela ciclosporina ou tacrolimus.

A síndrome hepatorrenal é caracterizada por vasoconstrição do sistema vascular intra-renal, o qual induz retenção severa e muitas vezes irreversível de sódio e água, levando à ascite refratária e ao aumento progressivo dos níveis de creatinina plasmática associado à redução do *clearance* renal. Apesar de o transplante hepático permanecer como único tratamento definitivo para a síndrome[86], esta pode persistir no pós-operatório, com recuperação dependente de sua duração no período pré-operatório e da função do enxerto.

Neurológicas

Complicações neurológicas ocorrem em 12% a 20% dos pacientes submetidos ao transplante hepático. Na grande maioria dos casos, aparecem durante a primeira semana de pós-operatório[203,240,241]. São mais comuns em adultos, podendo variar desde alterações mínimas do estado mental até coma profundo. Sinais e sintomas associados com a neurotoxicidade da ciclosporina e de tacrolimus como tremores e convulsões são relativamente comuns após o transplante. Diminuição da dose ou substituição da droga obtêm sucesso na maioria dos casos. Eletroencefalografia é mandatória em qualquer paciente com alteracões neurológicas.

Mielinólise pontina é uma complicação rara relacionada a rápida mudança dos níveis de sódio plasmático. A recuperação é arrastada e muitas vezes requer reabilitação prolongada[240,241].

Encefalopatia é comum nos pacientes portadores de falência hepática fulminante e normalmente é responsável pelo óbito desses pacientes. Cuidado deve ser tomado no suporte pós-operatório. Grandes mudanças nos níveis de dióxido de carbono, na temperatura, nos eletrólitos e nos níveis de glicose, devem ser evitadas, pois podem agravar ainda mais a lesão neurológica.

Entre as complicações psiquiátricas, a presença de ansiedade e depressão são os sintomas mais comuns no pós-operatório de pacientes transplantados.

Doença Óssea

Pacientes submetidos a transplante hepático normalmente apresentam certo grau de osteodistrofia hepática. A deterioração óssea é agravada por diversos fatores no pós-operatório. Entre esses, a utilização de corticóides, a restrição ao leito e a colestase são os mais importantes. A osteoporose é particularmente comum 3 a 6 meses após o transplante. Felizmente, ao final do primeiro ano pacientes começam a ganhar densidade óssea, provavelmente pela diminuição das doses de corticóides e pela resolução da doença hepática preexistente. Fraturas espontâneas podem ocorrer nos primeiros meses de pós-operatório devido à baixa densidade óssea. Necrose avascular e colapsos vertebrais também podem ocorrer, embora sejam fenômenos mais raros.

Doença Linfoproliferativa Pós-Transplante (DLPT)

As doenças linfoproliferativas se encontram entre as complicações mais sérias e potencialmente fatais relacionadas à imunossupressão crônica nos pacientes transplantados. Quando comparadas à população em geral, possuem características diferentes[165]. Linfomas não-Hodgkin representam 65% dos linfomas da população geral contra 93% nos pacientes transplantados. Ainda, o envolvimento extranodal é muito comum, ocorrendo em 70% dos casos[125]. A patogenia do linfoma não-Hodgkin pós-transplante parece estar ligada à proliferação de células B induzida por infecção pelo vírus Epstein-Barr na vigência de imunossupressão crônica[163].

Três tipos de desordens linfoproliferativas têm sido descritos:

1. Linfoproliferação policlonal benigna — infecção do tipo mononucleose que aparece de forma aguda, 2 a 6 semanas após a indução da terapia imunossupressora. Não apresenta características de malignidade. Representa 55% dos casos[146].
2. Linfoproliferação policlonal de células B — apresenta sinais iniciais de malignidade, como anormalidades citogenéticas clonais e modificações nos genes precursores de imunoglobulinas. Essa forma é responsável por aproximadamente 30% dos casos.
3. Proliferação monoclonal extranodal — apresenta-se sob a forma de tumores localizados sólidos com anormalidades citogenéticas de malignidade e modificações nos genes precursores das imunoglobulinas. Representa 15% dos casos[146].

As duas primeiras condições são geralmente tratadas com redução da medicação imunossupressora e administração de antivirais. A última condição é um linfoma monoclonal maligno. Pacientes com essa desordem não respondem à redução da medicação imunossupressora e devem ser tratados com radioterapia, quimioterapia e, ocasionalmente, ressecção cirúrgica. A mortalidade chega próxima aos 80%. Rituximab, um anticorpo anti-CD20, tem se mostrado efetivo no tratamento dessa classe de linfomas.

Rejeição

A rejeição do enxerto após o transplante hepático é uma reação comum do organismo e continua sendo a maior causa de morbidade e perda do enxerto nos pacientes transplantados[112,237]. A rejeição é genericamente definida como resposta imune do receptor ao aloenxerto, a qual leva à lesão do mesmo. Os alvos mais comuns da resposta imunológica são as células epiteliais dos ductos biliares e o endotélio das artérias e veias hepáticas[9]. Os hepatócitos parecem ser mais resistentes às lesões imunes. Podemos dividir as rejeiçoes em três grandes grupos:

- Rejeição humoral (hiperaguda ou aguda).
- Rejeição aguda (celular).
- Rejeição crônica (ductopênica).

Rejeição Humoral

A rejeição humoral é caracterizada por rápida destruição do enxerto mediada por anticorpos já existentes no receptor, os quais causam destruição da microvasculatura endotelial do fígado transplantado, levando à trombose e à perda do enxerto. Pode ocorrer imediatamente (hiperaguda) ou durante a primeira semana após o transplante (aguda). Na rejeição aguda humoral, células endoteliais da microvasculatura do doador demonstram evidência de vasculite sem ocorrência de trombose. Por muitos anos pensou-se que o fígado fosse resistente a rejeição humoral e que a falência do enxerto fosse causada por falência na preservação ou lesão isquêmica preexistente. A rejeição humoral foi evidenciada inicialmente em pacientes com incompatibilidade ABO[31], sendo descrita posteriormente a ocorrência desse tipo de lesão em pacientes com anticorpos IgG e IgM contra o sistema HLA (*human leukocyte antigens*) presente no órgão doado. Em estudo francês realizado em 40 pacientes que receberam órgãos com incompatibilidade ABO, a sobrevida de 5 anos para pacientes e enxertos foi de 50% e 20%, respectivamente. No grupo de pacientes transplantados em situação de emergência por falência hepática fulminante ou subfulminante, a utilização de órgãos incompatíveis não demonstrou impacto significativo na sobrevida dos pacientes, porém a sobrevida do enxerto foi afetada devido à rejeição hiperaguda (20%), à trombose vascular e a complicações biliares (56%).

De uma maneira geral, a utilização de órgãos com incompatibilidade ABO deve ser considerada contra-indicação ao transplante, salvo em situações de emergência.

Rejeição Aguda (Celular)

Apesar da evolução das drogas imunossupressoras, a rejeição continua sendo a maior causa de morbidade e perda do enxerto a longo prazo nos pacientes submetidos a transplante hepático[237]. A rejeição aguda celular é definida como uma deterioração na função do enxerto que pode ser vinculada a mecanismos celulares. A tríade típica da rejeição aguda inclui, infiltrado inflamatório do trato portal, lesão de ductos biliares e inflamação subendotelial dos ramos portais e veias hepáticas (endotelialite). Na rejeição aguda celular evidencia-se a presença de infiltrado inflamatório mononuclear perivascular, o qual pode resultar em isquemia do órgão nos casos avançados.

A rejeição aguda celular ocorre em aproximadamente dois terços dos pacientes submetidos a transplante hepático, podendo ser dividida em mínima, moderada e severa, de acordo com o grau de infiltração inflamatória e lesão biliar. O grau de infiltração linfocitária e de lesão biliar ductal não é fator prognóstico de sobrevida de enxertos e pacientes. Embora a grande maioria dos casos de rejeição celular aguda ocorra nas primeiras 3 semanas após o transplante, episódios tardios de rejeição aguda têm sido relatados. Esses episódios são freqüentemente associados a níveis séricos baixos de ciclosporina ou tacrolimus[189,237]. Entre os pacientes que desenvolvem rejeição celular aguda, aproximadamente 5% a 10% progridem para uma forma severa de rejeição com presença de ductopenia e para os quais o retransplante pode ser necessário[205]. Histologicamente, caracteriza-se por pouca inflamação com perda dos dutos biliares septais e interlobulares. Pelas limitações dos indicadores clínicos e bioquímicos, alguns testes têm sido pesquisados na tentativa de dignosticar a presença de rejeição celular aguda, entre eles, receptores solúveis para interleucina 2 e CD8, presença de beta-2 microglobulina no soro e na bile[226]. Nenhum desses parâmetros tem demonstrado especificidade suficiente para que sejam utilizados na clínica diária. A histologia hepática, avaliada juntamente com exames laboratoriais, permanece como o exame-padrão ouro para o diagnóstico da rejeição celular aguda. Anormalidades angiográficas podem estar presentes nos pacientes com rejeição aguda, incluindo vários graus de estreitamentos e espessamentos arteriais. O aumento da resistência ao fluxo sangüíneo no enxerto pode ser confundido com trombose da artéria hepática.

O tratamento da rejeição celular aguda geralmente consiste em altas doses de corticosteróides. Setenta a 80% dos pacientes respondem a doses em bolo de metilprednisolona. OKT[3] é usado com sucesso em 50% dos pacientes que apresentam resistência ao tratamento com corticosteróides. Em alguns casos refratários ao OKT[3], terapia de resgate com tacrolimus pode ser empregada, e em casos de intolerância ou ausência de resposta o tratamento com mofetil micofenolato pode ser considerado. Aproximadamente 70% dos episódios de rejeição aguda respondem após o tratamento com altas doses de corticóides. Melhora bioquímica e histológica é geralmente observada 3 a 5 dias após o início do tratamento. OKT3 é utilizado como terapia de resgate em aproximadamente 20% dos pacientes nos quais a rejeição não pode ser revertida com o uso de corticóides. OKT3 é um anticorpo monoclonal murino que se liga aos receptores CD3 dos linfócitos T maduros. A ligação do OKT3 ao complexo CD3 leva à retirada dos linfócitos T circulantes pelo sistema reticuloendotelial, interferindo com o reconhecimento de antígenos pela célula T e com a sua ativação. O tratamento com OKT3 aumenta a susceptibilidade a infecções por herpes-vírus (CMV, herpes virus simplex e vírus Epstein-Barr) e a organismos encapsulados como *Pnemocystis carinii*. A terapia com OKT3 tem sido associada à rápida progressão de hepatite C recorrente para falência hepática[195]. Tacrolimus tem sido usado com sucesso como imunossupressor inicial após o transplante. Também tem sido empregado como terapia de resgate na rejeição celular refratária e na rejeição crônica precoce. Pacientes que não respondem ao uso de tacrolimus ou intolerantes a seus efeitos colaterais (neurotoxicidade, nefrotoxicidade) podem ser considerados candidatos a terapia com mofetil micofenolato.

Rejeição Crônica (ductopênica)

A rejeição crônica do enxerto pode ocorrer em 10% a 15% dos pacientes submetidos a transplante hepático. Caracteriza-se por arteriopatia obliterativa crônica levando a progressivo desaparecimento de pequenos ductos biliares. Embora esses dois tipos de lesão coexistam na maioria dos casos, eventualmente podem ocorrer separadamente. Evidência histopatológica de arteriopatia de vasos de maior calibre está freqüentemente ausente[234]. Icterícia colestática com elevação da fosfatase alcalina e da gama glutamiltransferase é normalmente a apresentação inicial da rejeição crônica. Apesar de a rejeição crônica ocorrer após 60 dias em grande parte dos pacientes, casos mais precoces já foram descritos. Por convenção, o termo “crônica” tem sido utilizado para caracterizar a presença de lesões irreversíveis. Outros termos utilizados são *vanishing bile duct syndrome* e rejeição ductopênica. A rejeição crônica normalmente ocorre após:

1. Um episódio não-resolvido de rejeição aguda.
2. Múltiplos episódios de rejeição aguda.
3. Indolentemente, após um período de meses ou anos, com pouca ou nenhuma evidência de rejeição aguda.

O diagnóstico de rejeição crônica é difícil nos estágios iniciais (antes da perda de 50% dos ductos biliares). A perda dos ductos biliares é calculada pela razão entre ramos da artéria hepática e ductos biliares presentes no trato portal (normal acima de 0,7). Colestase pode não estar presente nesse estágio. Arteriografia hepática demonstra estreitamento acentuado das artérias hepáticas sem preenchimento periférico e freqüentemente com obstruções distais. A perda de ductos biliares, embora não seja um fator diagnóstico, pode ser vista em certo grau nos pacientes com rejeição aguda e representa um estágio evolutivo de rejeição aguda para cronicidade. Nesses casos, existe dano severo de dutos biliares, porém menor que 50% e com pouca associação a inflamação, podendo representar o início de rejeição crônica. Esse tipo de reação é classificada como rejeição indefinida para a perda de ductos biliares.

A rejeição crônica é usualmente irreversível, salvo alguns casos iniciais em que o tratamento com tacrolimus e esteróides tem demonstrado bons resultados. Para a maioria dos pacientes, o retransplante é a única forma de tratamento.

Qualidade de Vida

De acordo com a Organização Mundial da Saúde (OMS), saúde é definida como um estado de bem-estar mental, físico e social, e não somente ausência de enfermidade[4]. Vários estudos têm sido feitos com o objetivo de avaliar aspectos tanto objetivos quanto subjetivos da qualidade de vida pós-transplante[52,78,130]. Em estudo conduzido por Levy *et al.*[128], 573 pacientes submetidos a transplante hepático foram avaliados quanto à qualidade de vida antes e após o transplante. Questionários abrangendo tópicos como auto-estima e autopercepção, percepção de saúde, habilidade funcional e capacidade de trabalho foram distribuídos a pacientes 1, 2 e 5 anos após o transplante hepático. Todos os escores obtidos foram superiores após o transplante, indicando uma melhora importante na qualidade de vida após a cirurgia. Ao final de 5 anos, aproximadamente 70% dos pacientes encontravam-se empregados. Autoimagem, habilidade funcional e percepção de saúde cresceram significativamente 1 ano após o transplante, mantendo-se estáveis por 5 anos. A presença de sintomas permaneceu pouco alterada, embora a percepção deles fosse menos intensa. Em resumo, a maioria dos pacientes demonstra um alto grau de satisfação e sente-se bem com a nova qualidade de vida oferecida pela reabilitação após o transplante. Esses resultados são similares a outros estudos de avaliação da mudança de qualidade de vida após o transplante hepático[55,220]. Pode-se concluir, de acordo com a grande maioria dos autores, que o transplante hepático, além de salvar as vidas de pacientes condenados pela insuficiência hepática terminal, devolve a saúde ao paciente em conformidade com a proposição feita em 1947 pela Organização Mundial da Saude.

REFERÊNCIAS BIBLIOGRÁFICAS

1. A comparison of tacrolimus (FK506) and cyclosporin for immunosuppression in liver transplantation. The U.S. Multicenter FK506 Liver Study Group. A comparison of tacrolimus (FK506) and cyclosporin for immunosuppression in liver transplantation. The U.S. Multicenter FK506 Liver Study Group. *N Engl J Med*331:1110-5,1994.

2. European FK506 Multicenter Liver Study Group: Randomized trial comparing tacrolimus (FK506) and cyclosporin in prevention of liver allograft rejection. European FK506 Multicenter Liver Study Group: Randomized trial comparing tacrolimus (FK506) and cyclosporin in prevention of liver allograft rejection. Lancet 344:423-4, 1994.
3. National Institutes of Health Consensus Development Conference Statement: liver transplantation — June 20-23, 1983. National Institutes of Health Consensus Development Conference Statement: liver transplantation — June 20-23, 1983. *Hepatology* 4:107S-10S, 1984.
4. World Health Organization. World Health Organization. *WHO Chronicle* 1:27, 1947.
5. Abbasoglu O, Levy MF, Vodapally MS, Goldstein RM, Husberg BS, et al. Hepatic artery stenosis after liver transplantation-incidence, presentation, treatment, and long term outcome. Hepatic artery stenosis after liver transplantation-incidence, presentation, treatment, and long term outcome. *Transplantation* 63:250-5, 1997.
6. Abu-Elmagd KM, Malinchoc M, Dickson ER, Fung JJ, Murtaugh PA et al. Efficacy of hepatic transplantation in patients with primary sclerosing cholangitis. Efficacy of hepatic transplantation in patients with primary sclerosing cholangitis. *Surg Gynecol Obstet* 177:335-44, 1993.
7. Adam R, Karam V, Delvart V. Evolution of liver transplantation in Europe. Report of European Liver Transplant Registry. Evolution of liver transplantation in Europe. Report of European Liver Transplant Registry. *Liver transpl* 7:C77, 2001.
8. Adam R, Reynes M, Johann M, Morino M, Astarcioglu I et al. The outcome of steatotic grafts in liver transplantation. The outcome of steatotic grafts in liver transplantation. *Transplant Proc* 23:1538-40, 1991.
9. Adams DH, Wang L, Hubscher SG, Neuberger JM. Hepatic endothelial cells. Targets in liver allograft rejection? Hepatic endothelial cells. Targets in liver allograft rejection? *Transplantation* 47:479-82, 1989.
10. Alastair J, Neuberger M. A bioartificial liver-State of the art. *Science* 295:1005-9, 2002.
11. Alessiani M, Cillo U, Fung JJ, Irish W, Abu-Elmagd K et al. Adverse effects of FK 506 overdosage after liver transplantation. *Transplant Proc* 25:628-34, 1993.
12. Althaus SJ, Perkins JD, Soltes G, Glickerman D. Use of a Wallstent in successful treatment of IVC obstruction following liver transplantation. *Transplantation* 61:669-72, 1996.
13. Anand AC, Nightingale P, Neuberger JM. Early indicators of prognosis in fulminant hepatic failure: an assessment of the King's criteria. *J Hepatol* 26:62-8, 1997.
14. Andreu M, Sola R, Sitges-Serra A, Alia C, Gallen M, et al. Risk factors for spontaneous bacterial peritonitis in cirrhotic patients with ascites. *Gastroenterology* 104:1133-8, 1993.
15. Angus PW, McCaughan GW, Gane EJ, Crawford DH, Harley H. Combination low-dose hepatitis B immune globulin and lamivudine therapy provides effective prophylaxis post-transplantation hepatitis B. *Liver Trans* 6:429-33, 2000.
16. Anselmo DM, Ghobrial RM, Jung IC, Weaver M, Saab S. New era of liver transplantation for hepatitis B virus: A 17 year single center experience. *Ann Surg* 235:611-29, 2002.
17. Ascher NL, Lake JR, Emond J, Roberts J. Liver transplantation for hepatitis C virus-related cirrhosis. *Hepatology* 20:24S-7S, 1994.
18. Azoulay D, Astarcioglu I, Bismuth H, Castaing D, Majno P et al. Split-liver transplantation. The Paul Brousse policy. *Ann Surg* 224:737-46; discussion 46-8, 1996.
19. Balan V, Abu-Elmagd K, Demetris AJ. Autoimmune liver diseases. Recurrence after liver transplantation. *Surg Clin North Am* 79:147-52, 1999.
20. Balan V, Batts KP, Porayko MK, Krom RA, Ludwig J, et al. Histological evidence for recurrence of primary biliary cirrhosis after liver transplantation. Hepatology 18:1392-8, 1993.
21. Barkholt L, Ericzon BG, Tollemar J, Malmborg AS, Ehrnst A, et al. Infections in human liver recipients: different patterns early and late after transplantation. Transpl Int 6:77-84, 1993.
22. Bawa SM, Mathew A, Krishnan H, Minford E, Talbot D et al. Biliary reconstruction with or without an internal biliary stent in orthotopic liver transplantation: a prospective randomised trial. *Transpl Int* 11:S245-7, 1998.
23. Belestreli WF. Non transplant options for the treatment of metabolic liver disease. *Hepatology* 19:782, 1994.
24. Belle SH, Beringer KC, Detre KM. An update on liver transplantation in the United States: recipient characteristics and outcome. *Clin Transpl* 69-84, 1995.
25. Benvenisty AL, Cohen D, Stegal MD, et al. Improved results using OKT3 as induction immunosuppression in renal allograft recipients with delayed graft function. *Transplantation* 40:321-7, 1990.
26. Beresford TP, Schwartz J, Wilson D, Merion R, Lucey MR. The short-term psychological health of alcoholic and non-alcoholic liver transplant recipients. *Clin Exp Res* 16:996-1000, 1992.
27. Beresford TP, Turcotte JG, Merion R, Burtch G, Blow FC et al. A rational approach to liver transplantation for the alcoholic patient. *Psychosomatics* 31:241-54, 1990.
28. Berlakovich GA, Steininger R, Herbst F, Barlan M, Mittlbock M et al. Efficacy of liver transplantation for alcoholic cirrhosis with respect to recidivism and compliance. *Transplantation* 58:560-5, 1994.
29. Berney T, Dellis S, Kato T, Nishida S, Mittal NK, et al. Successful treatment of posttransplant lymphoproliferative disease with prolonged rituximab treatment in intestinal transplant recipients. *Transplantation* 15:1000-6, 2002.
30. Beukers R, Van Zanten RA, Schaml SW. Serial determination of type III procollagen amino propeptide serum levels in patients with histologically progressive and non-progressive primary biliary cirrhosis. *Hepatology* 14:22-9, 1992.
31. Bird G, Friend P, Donaldson P, O'Grady J, Portmann B, et al. Hyperacute rejection in liver transplantation: a case report. *Transplant Proc* 21:3742-4, 1989.
32. Bird GL, O'Grady JG, Harvey FA, Calne RY, Williams R. Liver transplantation in patients with alcoholic cirrhosis: selection criteria and rates of survival and relapse. *Bmj* 301:15-7, 1990.
33. Birnbaum AH, Benkov KJ, Pittman NS, McFarlane-Ferreira Y, Rosh JR et al. Recurrence of autoimmune hepatitis in children after liver transplantation. *J Pediatr Gastroenterol Nutr* 25:20-5, 1997.
34. Bismuth H, Houssin D. Reduced-sized orthotopic liver graft in hepatic transplantation in children. *Surgery* 95:367-72, 1984.
35. Bismuth H, Majno PE, Adam R. Liver transplantation for hepatocellular carcinoma. *Semin Liver Dis* 19:311-22, 1999.
36. Bismuth H, Samuel D, Castaing D, Adam R, Saliba F, et al. Orthotopic liver transplantation in fulminant and subfulminant hepatitis. The Paul Brousse experience. *Ann Surg* 222:109-19, 1995.
37. Boker KH, Dalley G, Bahr MJ, Maschek H, Tillmann HL, et al. Long-term outcome of hepatitis C virus infection after liver transplantation. *Hepatology* 25:203-10, 1997.
38. Boudjema K, Cherqui D, Jaeck D, Chenard-Neu MP, Steib A, et al. Auxiliary liver transplantation for fulminant and subfulminant hepatic failure. *Transplantation* 59:218-23, 1995.
39. Bouscarat F, Samuel D, Simon F, Debat P, Bismuth H et al. An observational study of 11 French liver transplant recipients infected with human immunodeficiency virus type 1. *Clin Infect Dis* 19:854-9, 1994.
40. Broelsch CE, Burdelski M, Rogiers X, Gundlach M, Knoefel WT, et al. Living donor for liver transplantation. *Annals of Surgery* 214:428-37, 1994.
41. Brown RS, Jr., Ascher NL, Lake JR, Emond JC, Bacchetti P, et al. The impact of surgical complications after liver transplantation on resource utilization. *Arch Surg* 132:1098-103, 1997.
42. Brown RS, Jr., Lombardero M, Lake JR. Outcome of patients with renal insufficiency undergoing liver or liver-kidney transplantation. *Transplantation* 62:1788-93, 1996.

43. Busuttil RW, Seu P, Millis JM, Olthoff KM, Hiatt JR et al. Liver transplantation in children. *Ann Surg* 213:48-57, 1991.
44. Bzeizi KI, Jalan R, Plevris JN, Hayes PC. Primary graft dysfunction after liver transplantation: from pathogenesis to prevention. *Liver Transpl Surg* 3:137-48, 1997.
45. Calne RY, Rolles K, White DJ, Thiru S, Evans DB et al. Cyclosporin A initially as the only immunosuppressant in 34 recipients of cadaveric organs: 32 kidneys, 2 pancreases, and 2 livers. Cyclosporin A initially as the only immunosuppressant in 34 recipients of cadaveric organs: 32 kidneys, 2 pancreases, and 2 livers.Lancet.2:1033-6,1979.
46. Campbell DA, Jr., Rolles K, Jamieson N, O'Grady J, Wight D, et al. Hepatic transplantation with perioperative and long term anticoagulation as treatment for Budd-Chiari syndrome. *Surg Gynecol Obstet* 166:511-8, 1988.
47. Casanova B, Gisbert C. Neurological complications after liver transplantation. *Rev Neurol* 23:1037-40, 1995.
48. Castaldo P, Stratta RJ, Wood RP, Markin RS, Patil KD, et al. Clinical spectrum of fungal infections after orthotopic liver transplantation. *Arch Surg* 126:149-56, 1991.
49. Castells A, Salmeron JM, Navasa M, Rimola A, Salo J, et al. Liver transplantation for acute liver failure: analysis of applicability. *Gastroenterology* 105:532-8, 1993.
50. Chari RS, Collins BH, Magee JC, DiMaio JM, Kirk AD, et al. Brief report: treatment of hepatic failure with ex vivo pig-liver perfusion followed by liver transplantation. *N Engl J Med* 331:234-7, 1994.
51. Chazouilleres O, Kim M, Combs C, Ferrell L, Bacchetti P, et al. Quantitation of hepatitis C virus RNA in liver transplant recipients. *Gastroenterology* 106:994-9, 1994.
52. Chen CL, Sun CK. Quality of life following orthotopic liver transplantation. *Transplant Proc,* 26:2266-8, 1994.
53. Christensen E, Neuberger J, crowe J, et al. Beneficial effect of azathioprine and prediction of prognosis in primary biliary cirrhosis. Final results of an international trial. *Gastroenterology* 89:1084-91, 1985.
54. Clements D, McMaster P, Elias E. *Lancet* 1:1016, 1989.
55. Commander M, Neuberger J, Dean C. Psychiatric and social consequences of liver transplantation. *Transplantation* 53:1038-40, 1992.
56. Cosimi AB, Jenkins RL, Rohrer RJ, Delmonico FL, Hoffman M, et al. A randomized clinical trial of prophylactic OKT3 monoclonal antibody in liver allograft recipients. *Arch Surg* 125:781-4; discussion 5, 1990.
57. Cramer DV. The use of xenografts for acute hepatic failure. *Transplant Proc* 27:200-6, 1995.
58. Czerniak A. Early and late complications of liver transplantation. In Sherlock S. *Diseases of the liver and biliary system*.1845-56,1994
59. Dabkowski PL, Angus PW, Smallwood RA, Ireton J, Jones RM. Site of principal metabolic defect in idiopathic haemochromatosis: insights from transplantation of an affected organ. *Bmj* 306:1726, 1993.
60. D'Alessandro AM, Kalayoglu M, Sollinger HW, Hoffmann RM, Reed A, et al. The predictive value of donor liver biopsies on the development of primary nonfunction after orthotopic liver transplantation. *Transplant Proc* 23:1536-7, 1991.
61. D'Amico G, Pagliaro L, Bosch J. The treatment of portal hypertension: a metanalytic review. *Hepatology* 22:332-54, 1995.
62. Davern TJ, Lake JR. Recurrent disease after liver transplantation. Recurrent disease after liver transplantation. *Semin Gastrointest Dis* 9:86-109, 1998.
63. Deierhoi MH, Kauffmann RS, Hudson SL. Experience with mycophenolate mofetil in renal transplantation in a single center. *Ann Surg* 217:476-82, 1993.
64. Devictor D, Desplanques L, Debray D, Ozier Y, Dubousset AM, et al. Emergency liver transplantation for fulminant liver failure in infants and children. *Hepatology* 16:1156-62, 1992.
65. Devlin J, Donaldson P, Portmann B, Heaton N, Tan KC, et al. Recurrence of autoimmune hepatitis following liver transplantation. *Liver Transpl Surg* 1:162-5, 1995.
66. Dickson ER, Grambsch PM, Fleming TR, Fisher LD, Langworthy A. Prognosis in primary biliary cirrhosis: model for decision making. *Hepatology* 10:1-7, 1989.
67. Dickson ER, Murtaugh PA, Wiesner RH, Grambsch PM, Fleming TR et al. Primary sclerosing cholangitis: refinement and validation of survival models. *Gastroenterology* 103:1893-901, 1992.
68. Dodd GD, 3rd, Memel DS, Zajko AB, Baron RL, Santaguida LA. Hepatic artery stenosis and thrombosis in transplant recipients: Doppler diagnosis with resistive index and systolic acceleration time. *Radiology* 192:657-61, 1994.
69. Dodson SF, Issa S, Araya V, Gayowski T, Pinna A, et al. Infectivity of hepatic allografts with antibodies to hepatitis B virus. *Transplantation* 64:1582-4,1997.
70. Eastell R, Dickson ER, Hodgson SF, Wiesner RH, Porayko MK, et al. Rates of vertebral bone loss before and after liver transplantation in women with primary biliary cirrhosis. *Hepatology* 14:296-300, 1991.
71. Eghtesad B, Bronsther O, Irish W, Casavilla A, Abu-Elmagd K et al. Disease gravity and urgency of need as guidelines for liver allocation. *Hepatology* 20:56S-62S, 1994.
72. Esquivel CO, Marino IR, Fioravanti V, Van Thiel DH. Liver transplantation for metabolic disease of the liver. *Gastroenterol Clin North Am* 17:167-75, 1988.
73. Evans RW, Manninen DL, Dong FB. An economic analysis of liver transplantation. Costs, insurance coverage, and reimbursement. *Gastroenterol Clin North Am* 22:451-73, 1993.
74. Everhart JE, Beresford TP. Liver transplantation for alcoholic liver disease: a survey of transplantation programs in the United States. *Liver Transpl Surg* 3:220-6, 1997.
75. Farges O, Kalil AN, Samuel D, Saliba F, Arulnaden JL, et al. The use of ABO-incompatible grafts in liver transplantation: a life- saving procedure in highly selected patients. *Transplantation* 59:1124-33, 1995.
76. Fattovich G, Giustina G, Degos F, Tremolada F, Diodati G, et al. Morbidity and mortality in compensated cirrhosis type C: a retrospective follow-up study of 384 patients. *Gastroenterology* 112:463-72, 1997.
77. Fisher A, Miller CH. Ischemic-type biliary strictures in liver allografts: the Achilles heel revisited? *Hepatology* 21:589-91, 1995.
78. Foley TC, Davis CP, Conway PA. Liver transplant recipients-self-report of symptom frequency, symptom distress, quality of life. *Transplant Proc* 21:2417-8, 1989.
79. Fontana RJ, Hann HW, et al. Lamivudine compassionate use study group. A multicenter study of lamivudine treatment in 33 patients with hepatits B after liver transplantation. 2001.
80. Foster PF, Fabrega F, Karademir S, Sankary HN, Mital D, et al. Prediction of abstinence from ethanol in alcoholic recipients following liver transplantation. *Hepatology* 25:1469-77, 1997.
81. Fox IJ, Langnas AN, Fristoe LW, Shaefer MS, Vogel JE et al. Successful application of extracorporeal liver perfusion: a technology whose time has come. *Am J Gastroenterol* 88:1876-81, 1993.
82. Fraser GM, Grammoustianos K, Reddy J, Rolles K, Davidson B, et al. Long-term immunosuppression without corticosteroids after orthotopic liver transplantation: a positive therapeutic aim. *Liver Transpl Surg* 2:411-7, 1996.
83. Fu F, Li W, Lu L, Thomson AW, Fung JJ, et al. Systemic administration of CTLA4-Ig or anti-CD40 ligand antibody inhibits second-set rejection of mouse liver allografts. *Transplant Proc* 31:1244, 1999.
84. Gane EJ, Portmann BC, Naoumov NV, Smith HM, Underhill JÁ, et al. Long-term outcome of hepatitis C infection after liver transplantation. *N Engl J Med* 334:815-20, 1996.
85. Ganzalez-Koch A, Czaja AJ, Carpenter HA, Roberts SK, Porayko MK. Recurrent autoimmune hepatitis after orthotopic liver transplantation. *Liver Transplantation* 32:185-92, 2001.
86. Gentilini P, La Villa G, Casini-Raggi V, Romanelli RG. Hepatorenal syndrome and its treatment today. *Eur J Gastroenterol Hepatol* 11:1061-65, 1999.
87. George DL, Arnow PM, Fox AS, Baker AL, Thistlethwaite JR, et al. Bacterial infection as a complication of liver transplantation: epidemiology and risk factors. *Rev Infect Dis* 13:387-96, 1991.

88. Gholson CF, Zibari G, McDonald JC. Endoscopic diagnosis and management of biliary complications following orthotopic liver transplantation. *Dig Dis Sci* 41:1045-53, 1996.
89. Gines A, Escorsell A, Gines P, et al. Incidence, predictive factors, and prognosis of the hepatorenal syndrome in cirrhosis with ascites. *Gastroenterology* 105:229-36, 1993.
90. Gines P, Quintero E, Arroyo V, Teres J, Bruguera M, et al. *Hepatology* 7:122-8, 1987.
91. Gordon FD, Poterucha JJ, Germer J, Zein NN, Batts KP, et al. Relationship between hepatitis C genotype and severity of recurrent hepatitis C after liver transplantation. *Transplantation* 63:1419-23, 1997.
92. Goudie BM, Burt AD, Macfarlane GJ. Risk factors and prognosis in primary biliary cirrhosis [published erratum appears in *Am J Gastroenterol* 1989 Nov;84(11):1474]. *Am J Gastroenterol* 84:713-6, 1989.
93. Graham DY, Smith JL. The course of patients after variceal hemorrhage. *Gastroenterology* 80:800-9, 1981.
94. Gretch DR, Bacchi CE, Corey L, dela Rosa C, Lesniewski RR, et al. *Hepatology* 22:1-9, 1995.
95. Gross CR, Malinchoc M, Kim WR, Evans RW, Wiesner RH, et al. *Hepatology* 29:356-64, 1999.
96. Gugenheim J, Samuel D, Reynes M, Bismuth H. *Lancet* 336:519-23, 1990.
97. Han SH, Ofman J, Holt C, King K, Kunder G, et al. An efficacy and cost -effectiveness analysis of combination hepatitis B immune globulin and lamivudine to prevent recurrent hepatitis B after orthotopic liver transplantation compared with hepatits B immune globulin monotherapy. *Liver Trans* 6:741-8, 2000.
98. Himmelreich G, Muser M, Neuhaus P, Bechstein WO, Slama KJ, et al. *Transplantation* 53:132-6, 1992.
99. Hoffer FA, Teele RL, Lillehei CW, Vacanti JP. Infected bilomas and hepatic artery thrombosis in infant recipients of liver transplants. Interventional radiology and medical therapy as an alternative to retransplantation. *Radiology* 169:435-8, 1988.
100. Houssin D, Boillot O, Soubrane O, Couinaud C, Pitre J, et al. Controlled liver splitting for transplantation in two recipients: technique, results and perspectives. *Br J Surg* 80:75-80, 1993.
101. Hughes RD, Williams R. Evaluation of extracorporeal bioartificial liver devices. *Liver Transpl Surg* 1:200-6, 1995.
102. Jeffrey GP, Reed WD, Shilkin KB. Natural history and prognostic variables in primary biliary cirrhosis. *Hepatology* 12:955, 1990.
103. Jimenez Romero C, Gonzalez Chamorro A, Rodriguez Canete A, Moreno Sanz C, Rodriguez Romano D, et al. *Rev Esp Enferm Dig* 90:813-7, 1998.
104. Kang Y, Lewis JH, Navalgund A. Epsilon-aminocaproic acid for treatment of fibrinolysis during liver transplantation. *Anesthesiology* 66:766-73, 1987.
105. Kang YG, Martin DJ, Marquez J. Intraoperative changes in blood coagulation and thromboelastographic monitoring in liver transplantation. *Anest Analg* 64:888-96, 1985.
106. Kaplan SB, Zajko AB, Koneru B. Hepatic bilomas due to hepatic artery thrombosis in liver transplant recipients: percutaneous drainage and clinical outcome. *Radiology* 174:1031-5, 1990.
107. Kay JE, Kromwel L, Doe SE, et al. Inhibition of T and B lymphocyte proliferation by rapamycin 72:544-9,1991.
108. Kilpe VE, Krakauer H, Wren RE. An analysis of liver transplant experience from 37 transplant centers as reported to Medicare. *Transplantation* 56:554-61, 1993.
109. Kim WR, Poterucha JJ, Wiesner RH, et al. The relative role of the Child-Pugh classification and The Mayo natural history model in assesment of survival in patients with primary sclerosing cholangitis. *Hepatology* 29:1643-8, 1999.
110. Kim WR, Wiesner RH, Therneau TM, Poterucha JJ, Porayko MK, et al. Optimal timing of liver transplantation for primary biliary cirrhosis. *Hepatology* 28:33-8, 1998.
111. Klintmalm GB, Ascher NL, Busuttil RW, Deierhoi M, Gonwa TA, et al. RS-61443 for treatment-resistant human liver rejection. *Transplant Proc* 25:697, 1993.
112. Klintmalm GB, Nery JR, Husberg BS, Gonwa TA, Tillery GW. Rejection in liver transplantation. *Hepatology* 10:978-85, 1989.
113. Kowdley KV, Hassanein T, Kaur S, Farrell FJ, Van Thiel DH, et al. Primary liver cancer and survival in patients undergoing liver transplantation for hemochromatosis. *Liver Transpl Surg* 1:237-41, 1995.
114. Krowka MJ. Hepatopulmonary syndrome: what are we learning from interventional radiology, liver transplantation, and other disorders? *Gastroenterology* 109:1009-13, 1995.
115. Krowka MJ, Porayko MK, Plevak DJ, Pappas SC, Steers JL, et al. Hepatopulmonary syndrome with progressive hypoxemia as an indication for liver transplantation: case reports and literature review. *Mayo Clin Proc* 72:44-53, 1997.
116. Kryzhanovski VA, Beller GA. Usefulness of preoperative noninvasive radionuclide testing for detecting coronary artery disease in candidates for liver transplantation. *Am J Cardiol* 79:986-8, 1997.
117. Kuo PC, Johnson LB, Plotkin JS, Howell CD, Bartlett ST, et al. Continuous intravenous infusion of epoprostenol for the treatment of portopulmonary hypertension. *Transplantation*, 63:604-6, 1997.
118. Kuo PC, Lewis WD, Stokes K, Pleskow D, Simpson MA, et al. A comparison of operation, endoscopic retrograde cholangiopancreatography, and percutaneous transhepatic cholangiography in biliary complications after hepatic transplantation. *J Am Coll Surg* 179:177-81, 1994.
119. Kusne S, Dummer JS, Singh N, et al. Infections after liver transplantation. An analysis of 101 consecutive cases. *Can J Anesth* 35:204-5, 1988.
120. Kusne S, Schwartz M, Breinig MK, Dummer JS, Lee RE, et al. Herpes simplex virus hepatitis after solid organ transplantation in adults. *J Infect Dis* 163:1001-7, 1991.
121. Lake JR. Long-term management of biliary tract complications. *Liver Transpl Surg* 1:45-54, 1995.
122. Langnas AN. Shunt *versus* transplantation. *Liver Transpl Surg* 4:S105-7, 1998.
123. Langnas AN, Marujo W, Stratta RJ, Wood RP, Shaw BW. Vascular complications after orthotopic liver transplantation. *Am J Surg* 161:76-82, 1991.
124. Lebeau G, Yanaga K, Marsh JW, Tzakis AG, Makowka L, et al. Analysis of surgical complications after 397 hepatic transplantations. *Surg Gynecol Obstet* 170:317-22, 1990.
125. Leblond L, Sutton L, Dorent R. Lymphoproliferative disorders after organ transplantation: a report of 24 cases observed in a single center. *J Clin Oncol* 134:961, 1995.
126. Lerut J, Tzakis AG, Bron K, Gordon RD, Iwatsuki S, et al. Complications of venous reconstruction in human orthotopic liver transplantation. *Ann Surg*, 205:404-14, 1987.
127. Letourneau JG, Day DL, Hunter DW, Ascher NL, Najarian JS, et al. Biliary complications after liver transplantation in patients with preexisting sclerosing cholangitis. *Radiology* 167:349-51, 1988.
128. Levy MF, Jennings L, Abouljoud MS, Mulligan DC, Goldstein RM, et al. Quality of life improvements at one, two, and five years after liver transplantation. Quality of life improvements at one, two, and five years after liver transplantation. *Transplantation* 59:515-8, 1995.
129. Lewis WD, Jenkins RL. Biliary strictures after liver transplantation. *Surg Clin North A*.74:967-78, 1994.
130. Leyendecker B, Bartholomew U, Neuhaus R, Horhold M, Blumhardt G, et al. Quality of life of liver transplant recipients. A pilot study. *Transplantation* 56:561-7,1993.
131. Lok AS. Prevention of recurrent hepatitis B Post-liver transplantation. *Liver Trans* 8:S67-S73, 2002.
132. Lucey MR, Brown KA, Everson GT, Fung JJ, Gish R, et al. Minimal criteria for placement of adults on the liver transplant waiting list: a report of a national conference organized by the American Society of Transplant Physicians and the American Association for the Study of Liver Diseases. *Liver Transpl Surg* 3:628-37, 1997.
133. Lucey MR, Carr K, Beresford TP, Fisher LR, Shieck V, et al. Alcohol use after liver transplantation in alcoholics: a clinical cohort follow-up study. *Hepatology* 25:1223-7, 1997.

134. Marzano A, Salizzoni M, Debernardi W, Smedile A, Ciancio A. Prevention of hepatitis B virus recurrence after liver transplantation in cirrhotic patients treated with lamivudine and passive immunoprophylaxis. *J Hepatol* 34:903-10, 2001.
135. Marzano A, Smedile A, Abate M, Ottobrelli A, Brunetto M, et al. Hepatitis type C after orthotopic liver transplantation: reinfection and disease recurrence. *J Hepatol* 21:961-5, 1994.
136. McCauley J, Van Thiel DH, Starzl TE, Puschett JB. Acute and chronic renal failure in liver transplantation. *Nephron* 55:121-8, 1990.
137. McDiarmid SV. The liver and metabolic diseases of childhood. *Liver Transpl Surg* 4:S87-91, 1998.
138. McDiarmid SV, Millis MJ, Olthoff KM, So SK. Indications for pediatric liver transplantation. *Pediatr Transplant* 2:106-16, 1998.
139. Molmenti EP, Marsh JW, Dvorchik I, Oliver JH, 3rd, Madariaga J, et al. Hepatobiliary malignancies. Primary hepatic malignant neoplasms. *Surg Clin North Am* 79:43-57, viii, 1999.
140. Mondragon RS, Karani JB, Heaton ND, Thomas S, Wong PY, et al. The use of percutaneous transluminal angioplasty in hepatic artery stenosis after transplantation. *Transplantation* 57:228-31, 1994.
141. Mor E, Gonwa TA, Husberg BS, Goldstein RM, Klintmalm GB. Late-onset acute rejection in orthotopic liver transplantation - associated risk factors and outcome. *Transplantation* 54:821-4, 1992.
142. Moritz MJ, Jarrell BE, Munoz SJ, Maddrey WC. Regeneration of the native liver after heterotopic liver transplantation for fulminant hepatic failure. *Transplantation* 55:952-4, 1993.
143. Mueller EA, Kallay Z, Kovarik JM, Richard F, Wiesinger O et al. Bile-independent absorption of cyclosporine from a microemulsion formulation in liver transplant patients. *Transplantation* 60:515-7, 1995.
144. Multimer D, Ferraz-Neto BH, Harrison R, Shaw J. Acute liver graft failure due to emergence of lamivudine resistant hepatits B virus: Rapid resolution during treatment with adefovir. *Gut* 49:860-3, 2001.
145. Multimer DJ, Elias E. Liver transplantation for fulminant hepatic failure. *Progr Liver Dis* 10:349-67, 1992.
146. Nalesnik MA, Jaffe R, Starzl TE. The pathology of post-transplant disorders ocurring in the setting of cyclosporin-A prednisone immunossupression. *Am J Pathol* 133:173, 1988.
147. Narumi S, Roberts JP, Emond JC, Lake J, Ascher NL. Liver transplantation for sclerosing cholangitis. *Hepatology* 22:451-7, 1995.
148. Nemec P, Cerny J, Nicovsky J, Ondrasek J. Use of drains in the biliary tract in liver transplantation. *Rozhl Chir* 77:196-8, 1998.
149. Nery JR, Weppler D, Rodriguez M, Ruiz P, Schiff ER, et al. Efficacy of lamivudine in controlling hepatitis B virus recurrence after liver transplantation. *Transplantation* 65:1615-21, 1998.
150. Neuberger J. Transplantation for alcoholic liver disease: a perspective from Europe. *Liver Transpl Surg* 4:S51-7, 1998.
151. Neuberger J, Portmann B, Calne R, Williams R. Recurrence of autoimmune chronic active hepatitis following orthotopic liver grafting. *Transplantation* 37:363-5, 1984.
152. Neuberger J, Portmann B, Macdougall BR, Calne RY, Williams R. Recurrence of primary biliary cirrhosis after liver transplantation. *N Engl J Med* 306:1-4, 1982.
153. Nsien EE, Silverman JF, Goodman ZD. A 51-year-old woman with elevated liver enzymes seven months after transplantation for primary biliary cirrhosis. *Semin Liver Dis* 12:93-100, 1992.
154. Nyberg A, Engstron-Laurent A, Loof L. Serum hyaluronato in primary biliary cirrhosis — a biochemical marker of progressive liver damage. *Hepatology* 8:142-6, 1988.
155. O'Brien JD, Ettinger NA. Pulmonary complications of liver transplantation. *Clin Chest Med* 17:99-114, 1996.
156. O'Connor TP, Lewis WD, Jenkins RL. Biliary tract complications after liver transplantation. *Arch Surg* 130:312-7, 1995.
157. O'Grady JG, Schalm SW, Williams R. Acute liver failure: redefining the syndromes. Lancet 342:273-5, 1993.
158. Olcott EW, Ring EJ, Roberts JP, Ascher NL, Lake JR et al. Percutaneous transhepatic portal vein angioplasty and stent placement after liver transplantation: early experience. *J Vasc Interv Radiol* 1:17-22, 1990.
159. Olthoff KM, Rosove MH, Shackleton CR, Imagawa DK, Farmer DG, et al. *Ann Surg* 221:734-41; discussion 1-43, 1995.
160. Olzinski AT, Marcos A. Adult-to-adult living donor liver transplantation. *Curr Gastroenterol Rep* 3:65-70, 2001.
161. Orons PD, Zajko AB, Bron KM, Trecha GT, Selby RR, et al. Hepatic artery angioplasty after liver transplantation: experience in 21 allografts. *J Vasc Interv Radiol* 6:523-9, 1995.
162. Patel R, Badley AD, Larson-Keller J, Harmsen WS, Ilstrup DM, et al. Relevance and risk factors of enterococcal bacteremia following liver transplantation. *Transplantation* 61:1192-7, 1996.
163. Patton DF. Epstein Barr virus determines clonolity in post-transplant lymphoproliferative disorders. *Transplantation* 49:1080, 1990.
164. Pelletier S, Raymond D, Crabtree T, Berg C, Iezzoni J. Hepatits C induced hepatic allograft injury is associated with a pretransplantation elevated viral replication rate. *Hepatology* 35:418-26, 2000.
165. Penn I. Cancers complicating organ transplantation. *N Engl J Med* 323:1767, 1990.
166. Penn I. Hepatic transplantation for primary and metastatic cancers of the liver. *Surgery* 110:726-34; discussion 34-5, 1991.
167. Pereira SP, Williams R. Liver transplantation for alcoholic liver disease at King's College Hospital: survival and quality of life. *Liver Transpl Surg* 3:245-50, 1997.
168. Pichlmayr R, Ringe B, Gubernatis G, Hauss J, Bunzendahl H. Transplantation of a donor liver to 2 recipients (splitting transplantation) – a new method in the further development of segmental liver transplantation. *Langenbecks Arch Chir* 373:127-30, 1988.
169. Porayko MK, Wiesner RH. Management of ascites in patients with cirrhosis. What to do when diuretics fail. *Postgrad Med* 92:155-8, 61-6, 1992.
170. Porayko MK, Wiesner RH, Hay JE, Krom RA, Dickson ER, et al. Bone disease in liver transplant recipients: incidence, timing, and risk factors. *Transplant Proc* 23:1462-5, 1991.
171. Power LW, Basset MI, Halliday JW. Hemochromatosis: update. *Gastroenterology* 78:374, 1980.
172. Poynard T, Barthelemy P, Fratte S, Boudjema K, Doffoel M, et al. Evaluation of efficacy of liver transplantation in alcoholic cirrhosis by a case-control study and simulated controls. *Lancet* 344:502-7, 1994.
173. Propst A, Propst T, Zangerl G, Ofner D. Prognosis and life expectancy in chronic liver disease. *Dig Dis Sci* 40:1805-15, 1995.
174. Radomski JS, Ahlswede BA, Jarrell BE, Mannion J, Cater J et al. Outcomes of 500 pregnancies in 335 female kidney, liver, and heart transplant recipients. *Transplant Proc* 27:1089-90, 1995.
175. Radomski JS, Moritz MJ, Munoz SJ, Cater JR, Jarrell BE, et al. National Transplantation Pregnancy Registry: analysis of pregnancy outcomes in female liver transplant recipients. *Liver Transpl Surg* 1:281-4, 1995.
176. Ramsay MA, Schmidt A, Hein HA, Nguyen AT, Lynch K et al. Nitric oxide does not reverse pulmonary hypertension associated with end-stage liver disease: a preliminary report. *Hepatology*, 25:524-7, 1997.
177. Ramsay MA, Simpson BR, Nguyen AT, Ramsay KJ, East C, et al. Severe pulmonary hypertension in liver transplant candidates. *Liver Transpl Surg* 3:494-500, 1997.
178. Ramsay MA, Spikes C, East CA, Lynch K, Hein HA, et al. The perioperative management of portopulmonary hypertension with nitric oxide and epoprostenol. *Anesthesiology* 90:299-301, 1999.
179. Ratziu V, Samuel D, Sebagh M, Farges O, Saliba F et al. Long-term follow-up after liver transplantation for autoimmune hepatitis: evidence of recurrence of primary disease. *Hepatology* 120:95, 1999.

180. Reichen J, Widmer T, Cotting J. Accurate prediction of death by serial determination of galactose elimination capacity in primary biliary cirrhosis: a comparison with the Mayo model. *Hepatology* 14:504-10, 1991.
181. Rivera-Penera T, Moreno J, Skaff C, McDiarmid S, Vargas J, et al. Delayed encephalopathy in fulminant hepatic failure in the pediatric population and the role of liver transplantation. *J Pediatr Gastroenterol Nutr* 24:128-34, 1997.
182. Roll J, Boyer JL, Barry D, Klatskin G. The prognostic importance of clinical and histologic features in asymptomatic and symptomatic primary biliary cirrhosis. *N Engl J Med* 308:1-7, 1983.
183. Rosen HR, Shackleton CR, Higa L, Gralnek IM, Farmer DA, et al. Use of OKT3 is associated with early and severe recurrence of hepatitis C after liver transplantation. *Am J Gastroenterol* 92:1453-7, 1997.
184. Rozga J, Podesta L, LePage E, Hoffman A, Morsiani E, et al. Control of cerebral oedema by total hepatectomy and extracorporeal liver support in fulminant hepatic failure. *Lancet* 342:898-9, 1993.
185. Rydning A, Schrumpf E, Abdelnoor M, Elgjo K, Jenssen E. Factors of prognostic importance in primary biliary cirrhosis. *Scand J Gastroenterol* 25:119-26, 1990.
186. Sallie R, Cohen AT, Tibbs CJ, Portmann BC, Rayner A, et al. Recurrence of hepatitis C following orthotopic liver transplantation: a polymerase chain reaction and histological study. *J Hepatol* 21:536-42, 1994.
187. Sanchez-Urdazpal L, Czaja AJ, van Hoek B, Krom RA, Wiesner RH. Prognostic features and role of liver transplantation in severe corticosteroid-treated autoimmune chronic active hepatitis. *Hepatology* 15:215-21, 1992.
188. Sanchez-Urdazpal L, Gores GJ, Ward EM, Maus TP, Wahlstrom HE, et al. Ischemic-type biliary complications after orthotopic liver transplantation. *Hepatology* 16:49-53, 1992.
189. Sandborn WJ, Lawson GM, Cody TJ, Porayko MK, Hay JE, et al. Early cellular rejection after orthotopic liver transplantation correlates with low concentrations of FK506 in hepatic tissue. *Hepatology* 21:70-6, 1995.
190. Sanyal AJ, Freedman AM, Luketic VA, et al. The natural history of portal hypertension after transjugular intrahepatic portosystemic shunts. *Gastroenterology* 112:889-98, 1997.
191. Schilsky ML, Scheinberg IH, Sternlieb I. Liver transplantation for Wilson's disease: indications and outcome. Liver transplantation for Wilson's disease: indications and outcome. *Hepatology* 19:583-7, 1994.
192. Schiodt FV, Attilasoy E, Shakil AO. Advantages of intracranial pressure monitoring in patients with fulminant hepatic failure. *Gastroenterology* 122:1376, 1992.
193. Schluger LK, Sheiner PA, Thung SN, Lau JY, Min A, et al. Severe recurrent cholestatic hepatitis C following orthotopic liver transplantation. *Hepatology* 23:971-6, 1996.
194. Schreiber SL. The mechanism of action of cyclosporin A and FK 506. *Immunol Today* 13:126, 1992.
195. Schroeder TJ, Michael AT, First MR, Hariharan S, Bhat G, et al. Variations in serum OKT3 concentration based upon age, sex, transplanted organ, treatment regimen, and anti-OKT3 antibody status. *Z Gastroenterol* 32:447-59, 1994.
196. Scott V, De Wolf A, Kang Y, Martin M, Selby R, et al. Reversibility of pulmonary hypertension after liver transplantation: a case report. *Transplant Proc* 25:1789-90, 1993.
197. Scott VL, Dodson SF, Kang Y. The hepatopulmonary syndrome. *Surg Clin North Am* 79:23-41, vii, 1999.
198. Selby R, Starzl TE, Yunis E, Brown BI, Kendall RS, et al. Liver transplantation for type IV glycogen storage disease. *N Engl J Med* 324:39-42, 1991.
199. Shaked A, Vargas J, Csete ME, Kiai K, Jurim O, et al. Diagnosis and treatment of bowel perforation following pediatric orthotopic liver transplantation. *Arch Surg* 128:994-8; discussion 8-9, 1993.
200. Shapiro JM, Smith H, Schaffner F. Serum bilirubin: a prognostic factor in primary biliary cirrhosis. *Gut* 20:137-40, 1979.
201. Shetty K, Rybicki L, Carey WD. The Child-Pugh classification as a prognostic indicator for survival in primary sclerosing cholangitis. *Hepatology* 25:1049-53, 1997.
202. Simo G, Echenagusia A, Camunez F, Quevedo P, Calleja IJ, et al. Stenosis of the inferior vena cava after liver transplantation: treatment with Gianturco expandable metallic stents. *Cardiovasc Intervent Radiol* 18:212-6, 1995.
203. Singh N, Yu VL, Gayowski T. Central nervous system lesions in adult liver transplant recipients: clinical review with implications for management. *Medicine (Baltimore)* 73:110-18, 1994.
204. Smanik EJ, Tavill AS, Jacobs GH, Schafer IA, Farquhar L, et al. Orthotopic liver transplantation in two adults with Niemann-Pick and Gaucher's diseases: implications for the treatment of inherited metabolic disease. *Hepatology* 17:42-9, 1993.
205. Snover DC, Freese DK, Bloomer JR, Sharp HL, Ascher NL. An analysis of histological prognostic features of liver allograft rejection based on 270 serial biopsies. *Am J Surg Pathol* 11:1-10, 1987.
206. Sollinger HW. The US renal transplant mycophenolate mofetil study group: mycophenolate mofetil for the prevention of acute rejection in primary cadaveric renal allograft recipients. *Transplantation* 60:225-32, 1995.
207. Soubrane O, el Meteini M, Devictor D, Bernard O, Houssin D. Risk and prognostic factors of gut perforation after orthotopic liver transplantation for biliary atresia. *Liver Transpl Surg* 1:2-9, 1995.
208. Starzl TE, Demetris AJ, Van Thiel D. Liver transplantation (1). *N Engl J Med* 321:1014-22, 1989.
209. Starzl TE, Demetris AJ, Van Thiel D. Liver transplantation (2). *N Engl J Med* 321:1092-9, 1989.
210. Starzl TE, Marchioro TL, Von Kaulla KN, al. e. Homotransplantation of the liver in humans. *Gynecol Obstet* 117: 659,1963.
211. Starzl TE, Todo S, Fung J, Demetris AJ, Venkataramman R, et al. FK 506 for liver, kidney, and pancreas transplantation. *Lancet* 2:1000-4, 1989.
212. Stefanini GF, Biselli M, Grazi GL, Iovine E, Moscatello MR, et al. Orthotopic liver transplantation for alcoholic liver disease: rates of survival, complications and relapse. *Hepatogastroenterology* 44:1356-9, 1997.
213. Stegall MD, Everson GT, Schroter G, Karrer F, Bilir B et al. Prednisone withdrawal late after adult liver transplantation reduces diabetes, hypertension, and hypercholesterolemia without causing graft loss. *Hepatology* 25:173-7, 1997.
214. Stieber AC, Gordon RD, Bassi N. A simple solution to a technical complication in *piggyback* liver transplantation. *Transplantation* 64:654-5, 1997.
215. Stieber AC, Zetti G, Todo S, Tzakis AG, Fung JJ et al. The spectrum of portal vein thrombosis in liver transplantation. *Ann Surg* 213:199-206, 1991.
216. Strasberg SM, Howard TK, Molmenti EP, Hertl M. Selecting the donor liver: risk factors for poor function after orthotopic liver transplantation. *Hepatology* 20:829-38, 1994.
217. Strong RW, Lynch SV, Ong TH, Matsunami H, Koido Y, et al. Successful liver transplantation from a living donor to her son. *N Engl J Med* 322:1505-7, 1990.
218. Tabasco-Minguillan J, Jain A, Naik M, Weber KM, Irish W, et al. Gastrointestinal bleeding after liver transplantation. *Transplantation* 63:60-7, 1997.
219. Tang H, Boulton R, Gunson B, Hubscher S, Neuberger J. Patterns of alcohol consumption after liver transplantation. *Gut* 43:140-5, 1998.
220. Tarter RE, Erb S, Biller PA, Switala J, Van Thiel DH. The quality of life following liver transplantation: a preliminary report. *Gastroenterol Clin North Am* 17:207-17, 1988.
221. Todo S, Demetris AJ, Makowka L, Teperman L, Podesta L et al. Primary nonfunction of hepatic allografts with preexisting fatty infiltration. *Transplantation* 47:903-5, 1989.
222. Todo S, Nery J, Yanaga K, Podesta L, Gordon RD, et al. Extended preservation of human liver grafts with UW solution. *JAMA* 261:711-4, 1989.
223. Tzakis A, Todo S, Starzl TE. Orthotopic liver transplantation with preservation of the inferior vena cava. *Ann Surg* 210:649-52, 1989.

224. Tzakis AG. The dearterialized liver graft. *Semin Liver Dis* 5:375-6, 1985.
225. Tzakis AG, Gordon RD, Shaw BW, Jr, Iwatsuki S, Starzl TE. Clinical presentation of hepatic artery thrombosis after liver transplantation in the cyclosporine era. *Transplantation* 40:667-71, 1985.
226. Umeshita K, Monden M, Tono T, Hasuike Y, Kanai T et al. Determination of the presence of interleukin-6 in bile after orthotopic liver transplantation. Its role in the diagnosis of acute rejection. *Ann Surg* 223:204-11, 1996.
227. Valdivielso P, Escolar JL, Cuervas-Mons V, Pulpon LA, Chaparro MA et al. Lipids and lipoprotein changes after heart and liver transplantation in a patient with homozygous familial hypercholesterolemia. *Ann Intern Med* 108:204-6, 1988.
228. Van Leeuwen DJ, Reeders JW. Primary schloring cholangitis and cholangiocarcinoma as a diagnostic and therapeutic dilemma. *Ann Oncol* 10:208-11, 1999.
229. Van Thiel DH, Gavaler JS, Kam I, Francavilla A, Polimeno L, et al. Rapid growth of an intact human liver transplanted into a recipient larger than the donor. Gastroenterology 93:1414-9, 1987.
230. Vargas HE, Laskus T, Wang LF, Radkowski M, Poutous A, et al. The influence of hepatitis C virus genotypes on the outcome of liver transplantation. *Liver Transpl Surg* 4:22-7, 1998.
231. Verran DJ, Asfar SK, Ghent CN, Grant DR, Wall WJ. Biliary reconstruction without T tubes or stents in liver transplantation: report of 502 consecutive cases. *Liver Transpl Surg* 3:365-73, 1997.
232. Wachs ME, Amend WJ, Ascher NL, Bretan PN, Emond J, et al. The risk of transmission of hepatitis B from HBsAg(-), HBcAb(+), HBIgM(-) organ donors. *Transplantation* 59:230-4, 1995.
233. Ware AJ, D'Agostino AN, Combes B. Cerebral edema: a major complication of massive hepatic necrosis. *Gastroenterology* 61:877-84, 1971.
234. White RM, Zajko AB, Demetris AJ, Bron KM, Dekker A, et al. Liver transplant rejection: angiographic findings in 35 patients. *AJR Am J Roentgenol* 148:1095-8, 1987.
235. Wiesner RH. Liver transplantation for primary biliary cirrhosis and primary sclerosing cholangitis:predicting outcomes with natural history models. *Mayo Clinic Proc* 73:575-88, 1998.
236. Wiesner RH, Grambsch PM, Dickson ER, Ludwig J, MacCarty RL, et al. Primary sclerosing cholangitis: natural history, prognostic factors and survival analysis. *Hepatology* 10:430-6, 1989.
237. Wiesner RH, Ludwig J, van Hoek B, Krom RA. Current concepts in cell-mediated hepatic allograft rejection leading to ductopenia and liver failure. *Hepatology* 14:721-9, 1991.
238. Wiesner RH, Porayko MK, Dickson ER, Gores GJ, LaRusso NF et al. Selection and timing of liver transplantation in primary biliary cirrhosis and primary sclerosing cholangitis. *Hepatology* 16:1290-9, 1992.
239. Wiesner RH, Therneau TM, Porayko MK, Steers JL, Krom RAF, et al. *Prognostic factors to assist in timing of liver transplantation*. 2nd. ed. Norwalk. Appleton&Lange, 1995.
240. Wijdicks EF, Blue PR, Steers JL, Wiesner RH. Central pontine myelinolysis with stupor alone after orthotopic liver transplantation. *Liver Transpl Surg* 2:14-6, 1996.
241. Winnock S, Janvier G, Parmentier F, Duche B, Daverat P, et al. Pontine myelinolysis following liver transplantation: a report of two cases. *Transpl Int* 6:268, 1993.
242. Winston DJ, Emmanouilides C, Busuttil RW. Infections in liver transplant recipients. *Clin Infect Dis* 21:1077-89; quiz 90-1, 1995.
243. Wong PY, Portmann B, O'Grady JG, Devlin JJ, Hegarty JE, et al. Recurrence of primary biliary cirrhosis after liver transplantation following FK506-based immunosuppression. *J Hepatol* 17:284-7, 1993.
244. Wozney P, Zajko AB, Bron KM, Point S, Starzl TE. Vascular complications after liver transplantation: a 5-year experience. *AJR Am J Roentgenol* 147:657-63, 1986.
245. Wright HL, Bou-Abboud CF, Hassanein T, Block GD, Demetris AJ, et al. Disease recurrence and rejection following liver transplantation for autoimmune chronic active liver disease. *Transplantation* 53:136-9, 1992.
246. Wright TL, Donegan E, Hsu HH, Ferrell L, Lake JR, et al. Recurrent and acquired hepatitis C viral infection in liver transplant recipients. *Gastroenterology* 103:317-22, 1992.
247. www.unos.org Ud. In:, 2001.
248. Yagihashi A, Kobayashi M, Noguchi K, Konno A, Yoshida Y, et al. HLA matching effect in liver transplantation. *Transplant Proc* 24:2432-3, 1992.
249. Yanaga K, Lebeau G, Marsh JW, Gordon RD, Makowka L, et al. Hepatic artery reconstruction for hepatic artery thrombosis after orthotopic liver transplantation. *Arch Surg* 125:628-31, 1990.
250. Zamir G, Olthoff KM, Desai M, Markmann JF, Shaked A. Toward further expansion of the organ pool for adult liver recipients: splitting the cadaveric liver into right and left lobes. *Transplantation* 74:1757-61, 2002.
251. Zhou S, Terrault NA, Ferrell L, Hahn JA, Lau JY, et al. Severity of liver disease in liver transplantation recipients with hepatitis C virus infection: relationship to genotype and level of viremia. Hepatology 24:1041-6, 1996.

8

PARTE

VIAS BILIARES EXTRA-HEPÁTICAS

CAPÍTULO 120

Anatomia e Fisiologia das Vias Biliares Extra-Hepáticas

Júlio Cezar Uili Coelho
Orlando de Castro e Silva Júnior

O conhecimento da anatomia e da fisiologia das vias biliares extra-hepáticas é de extrema importância para gastroenterologistas e cirurgiões no cuidado de pacientes portadores de doenças do trato biliar. A estreita relação das estruturas do trato biliar com órgãos vizinhos e estruturas vasculares enfatiza ainda mais a necessidade do conhecimento profundo da anatomia dessa região.

O adequado conhecimento anatômico e o reconhecimento de suas variações é indispensável para a realização das intervenções cirúrgicas sobre a vesícula e o trato biliar. A identificação das estruturas dessa região durante os procedimentos laparoscópicos requer familiarização maior com a anatomia do que durante os procedimentos cirúrgicos convencionais. O não-reconhecimento de algumas anomalias congênitas ou de inúmeras variações anatômicas pode resultar em aumento significativo da morbidade operatória.

ANATOMIA

Ducto Biliar Proximal

A partir de cada segmento hepático emerge um ducto biliar segmentar, formado pela união de diversos ductos hepáticos menores. Ocasionalmente pode ocorrer a existência de dois ou três ductos segmentares drenando o mesmo segmento hepático. Em aproximadamente 75% dos indivíduos o ducto biliar direito é formado pela união dos ductos segmentares anterior e posterior. A drenagem do lobo hepático esquerdo é sempre feita através de um único tronco, o ducto hepático esquerdo.

O ducto hepático comum encontra-se em situação extra-hepática em toda a sua extensão. Parte dos ductos hepáticos direito e esquerdo também assume a posição extra-hepática, porém a extensão de suas porções extra-hepáticas é bastante variável. O ducto hepático comum possui um comprimento médio de 2 a 4 cm, com um diâmetro de 8 mm[27,28]. A extensão do ducto hepático comum está na dependência do ponto de inserção do ducto cístico. Em cerca de 2% dos casos, o ducto hepático comum é inexistente, com o ducto cístico desembocando diretamente no ponto de união entre os ductos hepáticos direito e esquerdo[1]. Em aproximadamente 15% a 20% dos indivíduos o ducto hepático comum estende-se inferiormente, posterior ao duodeno, antes de receber o ducto cístico[1].

Vesícula Biliar

A vesícula biliar é uma formação sacular piriforme medindo aproximadamente 7 cm em seu maior diâmetro, com uma capacidade média de 30 a 50 ml. Suas imediatas relações são anteriormente, com o fígado e a parede abdominal ao nível da nona cartilagem costal; posteriormente, com as primeiras porções duodenais; superiormente, com o fígado; e inferiormente, com o cólon transverso. Em situações de extrema distensão, a vesícula biliar pode conter um volume várias vezes superior a sua capacidade normal, chegando até 200 a 300 ml[27].

A vesícula biliar pode ser dividida em quatro porções distintas: fundo, corpo, infundíbulo e colo. Encontra-se coberta por peritônio praticamente na sua totalidade, com exceção da porção do corpo que está em contato com a face inferior do fígado. Por vezes, pode ocorrer a existência de um meso entre a vesícula e a face inferior hepática. Contudo, é no colo da vesícula que o meso normalmente está presente, onde o peritônio que recobre a vesícula biliar encontra-se com a porção lateral do ligamento gastroepático. O fundo da vesícula pode ou não se projetar sob a borda inferior do fígado ao nível da nona cartilagem costal direita, no ponto formado pela borda externa da bainha do músculo retoabdominal e a margem costal. O corpo normalmente encontra-se aderente à face inferior do fígado, local denominado leito da vesícula biliar ou ainda fossa biliar, situado entre o lobo quadrado e o lobo direito do fígado. A porção mais proximal estreita-se para formar o infundíbulo e, depois, o colo da vesícula biliar, sendo que este, por sua vez, se continua com o ducto cístico. No infundíbulo pode ser encontrada uma formação diverticuliforme com orientação inferior e posterior, denominada divertículo, ou bolsa de Hartmann, sendo que esta pode estar associada a algum processo patológico, como a colelitíase[28].

O segmento do ducto cístico adjacente à vesícula biliar apresenta um número variável de pregas mucosas, as quais têm sido referidas como válvulas de Heister. Estas parecem ter importante papel na passagem da bile para dentro e para fora da vesícula biliar[28].

O local de união do ducto cístico com o ducto hepático comum normalmente é feito durante o curso deste pelo ligamento gastroepático. Menos freqüentemente, cerca de 20% das vezes, essa união é feita na porção retroduodenal ou retropancreática do ducto hepático comum. Em 1% dos casos o ducto cístico pode unir-se com o ducto hepático direito[1]. Na maioria das vezes, em 75% dos casos, a união ocorre de forma angular. Em situações menos freqüentes, o ducto cístico corre paralelamente ao ducto hepático comum por uma extensão variável antes de sua união com este. Em 5% dos casos, o ducto cístico aproxima-se do ducto hepático comum de forma angular e espiral para então adentrar na sua porção posterior ou póstero-medial (Fig. 120.1).

Em 1891, Calot descreveu a existência de uma área triangular no hilo hepático que apresenta como limite superior a face inferior do fígado, medialmente o ducto hepático comum e inferiormente o ducto cístico[2,8]. Recentemente essa importante estrutura anatômica tem sido mais apropriadamente referida como triângulo hepatocístico ou hepatobiliar ou até, mais freqüentemente, pelo epônimo trígono de Calot[8]. O triângulo hepatocístico abriga freqüentemente a artéria cística[16]. A artéria hepática direita aberrante oriunda da artéria mesentérica superior normalmente passa pela parte medial do triângulo, posteriormente ao ducto cístico[10]. O triângulo hepatocístico também pode conter ductos hepáticos acessórios ou aberrantes que irão se unir ao ducto cístico ou ao ducto hepático comum. Durante a realização da colecistectomia, são essenciais a visualização adequada do triângulo hepatocístico e a identificação clara de todas as estruturas que ele contém[8].

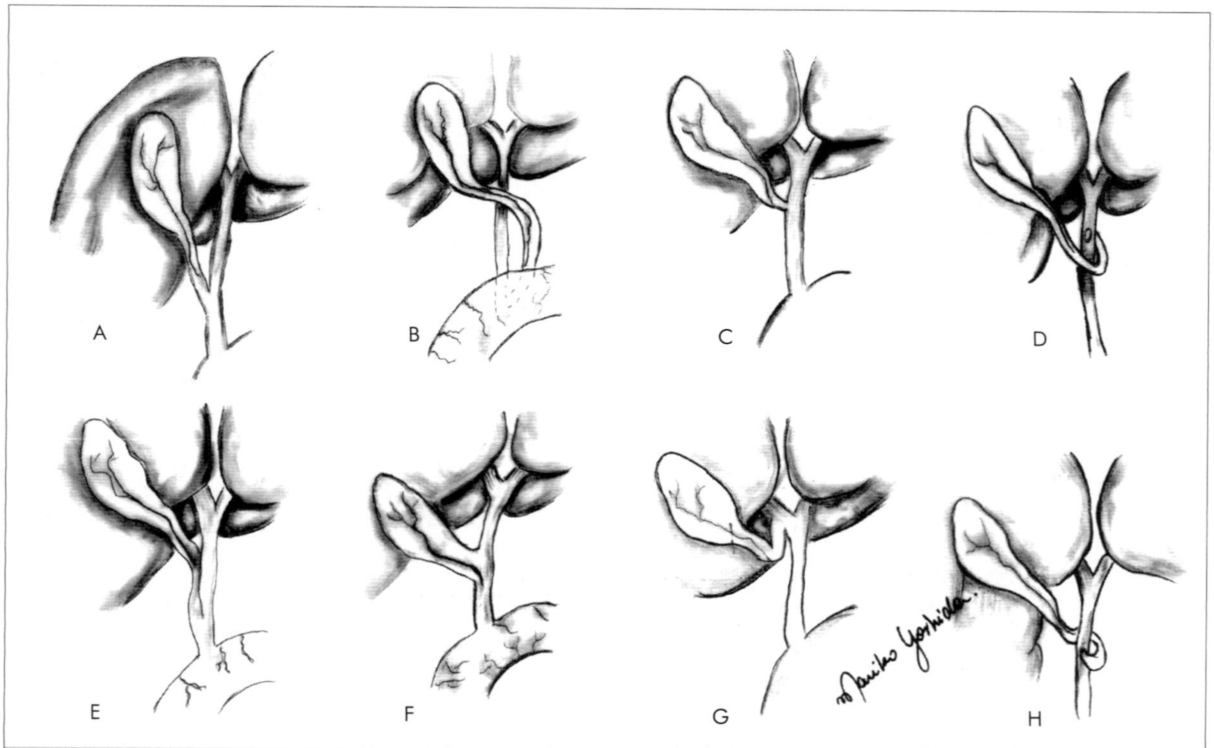

Fig. 120.1 — *Variações anatômicas do ducto cístico: A. Junção baixa entre o ducto cístico e o ducto hepático comum. B. Ducto cístico longo que se une ao ducto hepático comum atrás do duodeno. C. Junção alta do ducto cístico com o ducto hepático comum. D. O ducto cístico atravessa anteriormente o ducto hepático comum para se unir com o mesmo posteriormente. E. Ducto cístico longo aderente ao ducto hepático comum. F. Ausência de ducto cístico. G. Junção do ducto cístico no ducto hepático direito. H. O ducto cístico atravessa posteriormente o ducto hepático comum para se unir com o mesmo anteriormente. (Modificado de W.H. Hollinshead anatomy for surgeons, vol. II, Hoeber Medical Division, Harper & Row, Publishers, Inc. New York, 1956.)*

A maior parte do suprimento sangüíneo da vesícula biliar é fornecida através da artéria cística, com uma pequena porção provida diretamente através do leito hepático. A drenagem venosa não segue o padrão arterial e é feita, principalmente, por vasos que drenam para o leito hepático e raramente suplementada por pequenas veias que acompanham a artéria cística e drenam para o ramo direito da veia porta[29]. Em cerca de 80% a 85% das vezes[27], a artéria cística é formada por um único tronco originário da artéria hepática direita. A artéria cística passa pelo triângulo hepatocístico em direção ao colo da vesícula, onde se divide em um ramo anterior e outro posterior. Após a sua origem, a artéria cística cruza o ducto hepático comum posteriormente em 84% das vezes, e nos 16% restantes está situada anteriormente ao ducto hepático comum[18].

Os linfáticos do ducto hepático, da vesícula biliar e do colédoco proximal drenam para os linfonodos hepáticos, localizados no omento menor, incluindo o linfonodo cístico localizado na junção do ducto cístico com o ducto hepático comum e para os linfonodos da margem anterior do forame epiplóico. A drenagem linfática do colédoco distal é feita para os linfonodos pancreático-esplênicos[29].

O trato biliar é inervado por fibras simpáticas e parassimpáticas. O suprimento nervoso simpático é importante principalmente porque a maioria das fibras aferentes, incluindo as fibras relacionadas à sensação dolorosa, acompanha as fibras simpáticas; as poucas fibras aferentes da via parassimpática estão provavelmente relacionadas com atividades reflexas. É importante ressaltar que, no que diz respeito à motilidade do trato biliar, o controle hormonal é mais importante do que o controle neural. As células simpáticas ganglionares estão localizadas entre os segmentos 7 e 9 da coluna torácica na medula espinhal. As fibras pós-ganglionares acompanham a artéria hepática e seus ramos, atingindo, assim, a vesícula biliar e os vários ductos extra-hepáticos. As fibras vagais, originárias do núcleo dorsal do vago, alcançam o trato biliar principalmente pelo ramo hepático do tronco vagal anterior[29].

Colédoco e Confluente Biliopancreático

Após a junção com o ducto cístico, o ducto hepático comum passa a receber a denominação de colédoco ou ducto biliar comum. Este mede, aproximadamente, 8 cm de extensão e possui calibre aproximado de 8 mm. O colédoco é dividido em três partes: supraduodenal, retroduodenal e intrapancreática.

O colédoco supraduodenal desce junto ao ligamento hepatoduodenal coberto apenas por peritônio à sua frente, sendo de fácil acesso ao cirurgião. O ligamento hepatoduodenal forma a margem anterior do forame epiplóico, limitado abaixo pelo duodeno, posteriormente pela veia cava inferior e acima pelo fígado. A porção retroduodenal do colédoco é extraperitoneal. O colédoco passa posteriormente à primeira porção duodenal à frente da veia cava inferior e freqüentemente é cruzado anteriormente pela artéria pancreático duodenal superior e algumas vezes pela artéria gastroduodenal e alguns ramos hepáticos da artéria mesentérica superior. A porção intrapancreática marca o início do colédoco terminal. O colédoco nesse ponto penetra no pâncreas, no seu aspecto posterior, ao mesmo tempo que se aproxima obliquamente e perfura a parede póstero-medial da segunda porção duodenal, percorre pela parede por alguns milímetros para então se unir ao ducto pancreático principal. Da união dessas duas estruturas resulta uma formação ampular, denominada ampola de Vater. Nessa porção do colédoco terminal ocorre um estreitamento da luz determinado pelo espessamento da parede produzido pelo esfíncter de Oddi. A ampola abre-se dentro da luz duodenal através da papila de Vater, estrutura situada na parede póstero-medial do duodeno, localizada 8 a 10 cm distalmente ao piloro. A papila encontra-se em uma prega mucosa longitudinal entre as pregas circulares.

As relações e os tipos de união do colédoco terminal com o ducto pancreático principal são de grande importância. Após um curso da esquerda para a direita no eixo pancreático, o ducto pancreático principal ou ducto de Wirsung curva-se inferiormente em direção ao colédoco e percorre um trecho de 1 a 2 cm paralelamente a este, antes de se juntar ao colédoco em seu segmento esfinctérico. Esse tipo de união é mais freqüente, dando origem à ampola hepatopancreática, ou ampola de Vater, ocorrendo em 85% das vezes[7,18]. Situação menos freqüente é a desembocadura em separado das duas estruturas em uma mesma papila ou ainda a presença de dois orifícios distintos na parede duodenal (Fig. 120.2).

A vascularização do colédoco supraduodenal é essencialmente axial, fornecida por uma média de oito vasos, cada um com aproximadamente 0,3 mm de diâmetro. Estes são principalmente ramos da artéria retroduodenal inferiormente e da artéria hepática direita e artéria cística superiormente, que percorrem o colédoco longitudinalmente, formando eixos vasculares e anastomosando-se em diferentes pontos. Os eixos mais freqüentemente encontrados estão localizados nas bordas laterais do colédoco, sendo denominados artérias das 3 e 9 horas[19]. O colédoco retropancreático e o ducto hepático hilar recebem uma série de vasos curtos originários das artérias principais que percorrem o ducto paralelamente. Esse padrão é portanto lateral em vez de axial. A drenagem venosa basicamente acompanha o suprimento arterial através do plexo venoso epicoledociano[24]. Este plexo drena para as veias das 3 e 9 horas e possui um diâmetro que varia de 0,5 a 2 mm. A drenagem venosa da vesícula normalmente é feita para esse sistema venoso[24].

Ultra-Estrutura

A parede da vesícula biliar é constituída por três camadas: mucosa, fibromuscular e serosa. A mucosa

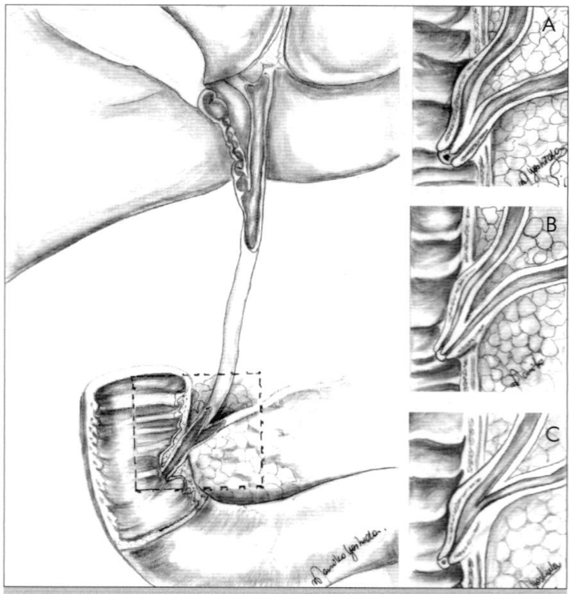

Fig. 120.2. *Anatomia das vias biliares com destaque do confluente biliopancreatoduodenal. A. Ampola hepatopancreática curta. B. Ausência de ampola hepatopancreática. C. Ampola hepatopancreática longa.*

apresenta-se com inúmeras pregas que conferem à superfície uma aparência semelhante a uma colméia. Sobre a lâmina própria encontra-se uma única camada de epitélio colunar, o qual é mucossecretante, lembrando a superfície gástrica. Algumas fibras nervosas e corpos celulares encontram-se espalhados pelo órgão. Separada do tecido conjuntivo, a camada fibromuscular contém fibras musculares viscerais que estão na maioria das vezes orientadas longitudinalmente, contendo algumas fibras circulares intermediadas. Contudo, não existe uma camada circular definida como a que ocorre na parede intestinal. A superfície livre da vesícula biliar é coberta por serosa, constituída do tipo usual de células do epitélio escamoso recobrindo o tecido areolar frouxo.

O ducto hepático comum e os demais ductos hepáticos, assim como o colédoco, são semelhantes no que diz respeito à sua estrutura. O epitélio do ducto cístico é colunar e mucossecretante como o da vesícula biliar e apresenta-se na forma de várias pregas longitudinais, quase em espiral (válvulas de Heister). O ducto biliar consiste em duas camadas de tecido, uma mucosa e outra fibrosa, a qual, na sua porção mais inferior, incorpora o músculo esfinctérico da junção hepatopancreática. A mucosa é constituída por epitélio colunar e por um tecido conjuntivo infra-adjacente, a lâmina própria, na qual o epitélio se aprofunda em alguns locais para formar as glândulas. A camada fibrosa externa da parede do ducto biliar consiste em tecido fibroso e areolar, com uma quantidade mínima de fibras musculares viscerais.

A mucosa, que no ducto biliar se encontra relativamente achatada, torna-se consideravelmente pregueada na região do confluente biliopancreático, sendo coberta por epitélio colunar mucossecretante. Na extremidade da papila de Vater ocorre uma abrupta mudança do epitélio, que passa a ser do tipo colunar intestinal com microvilosidades. Na camada fibrosa da extremidade inferior do colédoco as fibras musculares estão arranjadas de forma circular, formando o esfíncter coledociano (esfíncter de Boyden)[29]. Fibras musculares semelhantes são encontradas na extremidade distal do ducto pancreático e na ampola de Vater. A combinação das fibras musculares desses três locais — colédoco, ducto pancreático e ampola de Vater — constitui o esfíncter ampular ou esfíncter de Oddi.

Embriologia, Anomalias Congênitas e Variações Anatômicas

As células epiteliais do fígado, os hepatócitos e o sistema ductal hepático são embriologicamente derivados do divertículo hepático, que tem sua origem na junção do intestino proximal com o intestino médio por volta do 18º dia de vida embriônica. Por volta de 1 mês, esse broto divide-se em dois, originando um ramo cranial, o qual se desenvolve para formar o epitélio do colédoco e dos demais ductos hepáticos e um ramo caudal que irá formar o ducto cístico e a vesícula biliar. Os ductos hepáticos terminam em fundo-cego, apresentando em suas extremidades massas celulares que irão se tornar os hepatócitos. Em um determinado estágio do desenvolvimento, o epitélio do ducto hepático prolifera-se de tal forma que chega a ocluir a sua luz. Esta, apenas posteriormente, é reconstituída por um processo de vacuolização com a substituição de boa parte do epitélio. Deve ser salientado que o epitélio intestinal originário do divertículo hepático é responsável apenas pela formação dos hepatócitos e do epitélio ductal. O tecido conjuntivo e os demais tecidos constituintes do fígado são originários do mesoderma.

A ausência da vesícula biliar é anomalia congênita rara. Antes porém de ser feito tal diagnóstico, deve-se ter certeza de que não estamos frente a um caso de vesícula intra-hepática ou ainda que esta esteja localizada à esquerda. A duplicação da vesícula biliar apresenta uma freqüência de 1 a cada 4.000 indivíduos[29]. A duplicação verdadeira de vesícula biliar ocorre quando esta apresenta duas cavidades em separado, cada qual com seu próprio ducto cístico e por vezes com artéria cística própria. Ainda pode ocorrer a existência de uma vesícula acessória localizada no lobo esquerdo do fígado com seu ducto cístico drenando para o ducto hepático esquerdo em vez do ducto hepático comum. Processos patológicos, como a colelitíase, podem estar presentes em apenas uma das duas vesículas, poupando a outra. A vesícula biliar bilobulada é uma situação rara e consiste na divisão completa da vesícula biliar.

Outras anomalias ainda incluem a vesícula biliar rudimentar com a existência de um fundo-cego na extremidade do ducto cístico que, quando encontrada em crianças, refere-se à hipoplasia congênita e, em adultos, provavelmente se deve à fibrose decorrente de um processo inflamatório prolongado. A denominação vesícula flutuante ocorre quando o peritônio que recobre a vesícula biliar é exuberante. A vesícula ainda pode estar completamente recoberta por peritônio sem, contudo, ocorrer a existência de um mesentério. Nesses casos a vesícula está presa ao hilo hepático apenas pelo ducto cístico e pela artéria cística, sendo essa situação relativamente comum, 4%-5% dos casos[27,28]. Tal anomalia predispõe à torção do pedículo da vesícula, a qual resulta em gangrena e perfuração.

A localização da vesícula biliar à esquerda com o ducto cístico drenando diretamente para o ducto hepático esquerdo é uma situação bastante rara. Essa variação anatômica é conhecida como retrodeslocamento da vesícula biliar, no qual o fundo da vesícula se estende posteriormente em direção à margem livre do ligamento gastroepático. A vesícula ainda pode estar total ou parcialmente intra-hepática. Tal situação ocorre em muitas espécies animais e no homem está associada à colelitíase [27,28].

A existência de um ducto hepático acessório é uma variação anatômica relativamente comum, sendo que mais de 90% desses encontram-se no triângulo hepatocístico[28]. Os ductos mais calibrosos geralmente são únicos e drenam parte do lobo direito do fígado, juntando-se ao ducto hepático direito, ao ducto hepático comum ou ainda ao infundíbulo da vesícula biliar. Pequenos ductos (ductos de Luschka) podem drenar diretamente da superfície hepática para o corpo da vesícula.

As variações anatômicas relacionadas com a artéria hepática e com a artéria cística são bastante comuns. A origem da artéria hepática na artéria gástrica esquerda ocorre em 5% dos casos. Em aproximadamente 20% das vezes, a artéria hepática direita tem origem na artéria mesentérica superior, e em 5% dos casos pode ocorrer a existência de duas artérias hepáticas, uma com origem na artéria hepática comum e a outra com origem na artéria mesentérica superior. Em aproximadamente 10% das vezes a artéria cística tem origem na artéria hepática esquerda ou na junção das artérias hepáticas esquerda, direita e hepática comum. Em aproximadamente 15% dos indivíduos, a artéria cística passa à frente do ducto hepático comum em vez de situar-se posteriormente ou à direita do ducto. A artéria cística dupla também tem sido relatada, podendo ambas ter origem na artéria hepática direita ou ainda uma delas apresentando origem diferente desta[28] (Fig. 120.3).

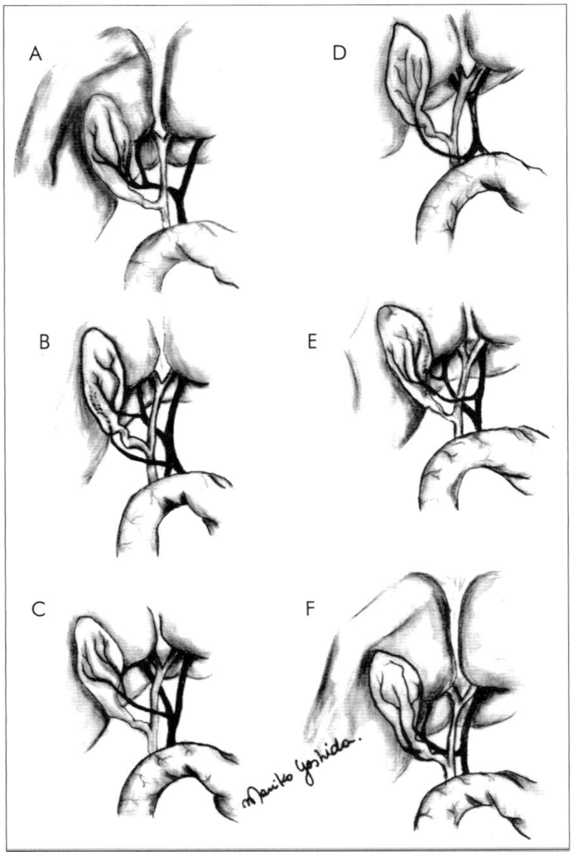

Fig. 120.3 — *Variações anatômicas da artéria cística. A. Artéria cística originária da artéria hepática comum. B. Duas artérias císticas, uma se originando da artéria hepática direita e outra da artéria hepática comum. C. Artéria cística originando-se da artéria hepática direita, mas cruzando o ducto hepático comum anteriormente. D. Artéria cística originando-se da artéria gastroduodenal. E. Duas artérias císticas, uma se originando da artéria hepática direita e outra da artéia hepática esquerda. F. Duas artérias císticas que se originam da artéria hepática direita.*

FISIOLOGIA

Composição e Secreção da Bile

A bile é uma solução aquosa secretada continuamente pelo fígado, sendo concentrada de 6 a 10 vezes na vesícula biliar. Apesar de ocorrerem variações, o pH da bile normalmente é alcalino. Em geral os eletrólitos inorgânicos estão presentes na bile hepática em uma concentração que reflete a concentração plasmática desses mesmos eletrólitos; contudo, as concentrações de sódio, potássio, cálcio e bicarbonato podem ser bem maiores na bile em comparação com o plasma. As concentrações de cloro na bile podem, contudo, apresentar-se em valores bastante menores em comparação com o plasma. O cátion predominante na bile normal humana é o sódio, que está presente em uma concentração que varia de 145 a 165 mEq/l[13]. Os principais compostos orgânicos são os ácidos biliares conjugados, os fosfolípides, o colesterol e os pigmentos biliares. As proteínas estão presentes em baixas concentrações na bile. Também podem ser encontrados metabólitos de compostos orgânicos, em geral de hormônios. A concentração de ácidos biliares na bile hepática humana varia de 2 a 45 mM.

Os principais ácidos biliares na bile hepática humana são os conjugados primários, cólico e quenodesoxicólico, e os secundários, o desoxicólico e, uma menor extensão, o litocólico. A concentração de fosfolipídios e de colesterol na bile hepática humana varia de 25 a 810 e de 60 a 320 mg/dl, respectivamente[13]. O colesterol biliar encontra-se na forma não-esterificada livre. Sua concentração não está relacionada com o nível de colesterol sérico, dependendo apenas em uma extensão limitada do *pool* e da taxa de secreção de ácidos biliares. Os fosfolipídios biliares são insolúveis em água, sendo constituídos por lecitina (90%), lisolecitina em pequena proporção (3%) e fosfatidiletanolamina (1%). Os pigmentos biliares estão presentes na bile hepática e vesicular em uma concentração média de 0,5 a 2,2 g/l, respectivamente. A concentração de proteína é extremamente baixa na bile humana — 300 a 3.000 mg/l. A albumina é a proteína mais abundante, sendo derivada do *pool* plasmático. Outras proteínas presentes na bile também são derivadas do plasma em concentrações inversamente proporcionais ao seu peso molecular. Algumas proteínas, como as imunoglobulinas, são transportadas para a bile através de vesículas após a endocitose mediada por receptores[17].

A bile também contém enzimas lisossômicas, provavelmente excretadas pelos hepatócitos por exocitose independente da secreção de ácidos biliares[13]. A bile é secretada através de um processo ativo relativamente independente do fluxo sangüíneo hepático total, com exceção de circunstâncias que simulam o choque[5]. A bile é formada em dois sítios, o primeiro, a membrana canalicular do hepatócito, e, o segundo, os canalículos e ductos biliares. Em razão da correlação existente entre a produção de ácidos biliares e o fluxo biliar, o termo fluxo ácido biliar-dependente é utilizado para descrever tal fração da formação da bile. O fluxo biliar pode, contudo, originar-se na virtual ausência de ácidos biliares ou durante um fluxo ácido biliar dependente estável; a essa fração é atribuído o termo fluxo canalicular ácido biliar independente. A secreção de colesterol e de fosfolipídios está intimamente relacionada à secreção de ácidos biliares. Ao passar pelos canalículos e ductos biliares, a bile vai sendo modificada pela secreção ou absorção de água e eletrólitos pelas células epiteliais. Na vesícula biliar ocorrem a concentração e o armazenamento da bile hepática durante o período interdigestivo. Cerca de 90% da água da bile da vesícula é absorvida dentro de um período de 4 horas, resultando em uma solução altamente concentrada.

Os ácidos biliares na bile vesicular podem atingir concentrações 50 vezes superiores às da bile hepática. O fluxo biliar total na ausência de estimulação em uma pessoa de 70 kg tem sido estimado em 0,41 a 0,43 ml por minuto[5,21] sendo 0,15 a 0,16 ml por minuto ácido biliar dependente; 0,16 a 0,17 ml por minuto ácido biliar independente e aproximadamente 0,11 ml por minuto originários da secreção ductal. Em condições fisiológicas, o fluxo biliar total diário estimado é de 600 a 1.000 ml[23]. Entre as substâncias que apresentam efeito de aumentar a secreção de bile, semelhante aos ácidos biliares podemos encontrar a bromossulfaleína, a fluoresceína, a verdeindocaína, vários agentes radiopacos e a floridizina. A alimentação tem efeito estimulante no fluxo biliar. O nervo vago parece possuir pouco efeito fisiológico na formação ou composição da bile. A osmolalidade da bile está em torno de 300 mOsm/kg, sendo portanto isosmótica em relação ao plasma. A baixa osmolalidade é decorrente em parte dos agregados de ácidos biliares em micelas, com conseqüente perda da atividade osmótica. A pressão secretória da bile normalmente é de 10 a 20 cm de H_2O, sendo a pressão secretória máxima de 30 a 35 cm de H_2O mesmo na presença de obstrução biliar completa[23].

Metabolismo e Função dos Ácidos Biliares

Os ácidos biliares são secretados pelo fígado na bile, direcionados para a luz intestinal e reabsorvidos pelo intestino para dentro do sistema porta. Do sistema porta os ácidos biliares são absorvidos pelos hepatócitos e novamente secretados na bile. Esse processo denomina-se circulação êntero-hepática. Uma pequena porção, aproximadamente 2% a 5%, dos ácidos biliares secretados escapa à absorção intestinal, e é irreversivelmente excretada nas fezes[13]. Apesar dessa perda, a circulação êntero-hepática é uma forma bastante eficaz de conservação dos ácidos biliares. Em humanos, a síntese diária de ácidos biliares é da ordem de 600 mg. Isso permite a manutenção de um *pool* de aproximadamente 3 a 5 gramas, sendo que este *pool* de ácidos biliares circula de 2 a 15 vezes em um período de 24 horas. Portanto, a quantidade de ácidos biliares secretada pelo fígado diariamente é da ordem de 20 a 30 gramas. Esse processo também é aplicado a outras substâncias endógenas, como as vitaminas D e B^{12}, o ácido fólico, a piridoxina e os estrógenos, e também a certos compostos exógenos como os glicosídeos cardíacos, a clorpromazina, a indometacina e a alguns antibióticos. Esse sistema é mantido através de duas bombas mecânicas e de duas bombas químicas. As bombas mecânicas são a vesícula biliar e o intestino, e, as químicas, o fígado e o íleo terminal. Os ácidos biliares que são absorvidos pelo intestino e chegam ao fígado através do sistema porta são rapidamente secretados na bile, e, dependendo das contrações do esfíncter de Oddi, os ácidos biliares passam diretamente ao intestino ou são armazenados na vesícula. A excreção de ácidos biliares na urina em indivíduos normais é desprezível, fato que se deve aos baixos níveis sangüíneos periféricos, à capacidade de ligação à proteína e à reabsorção no túbulo renal[13]. A absorção dos ácidos biliares pela mucosa do íleo terminal é feita através de um mecanismo ativo originado pelo gradiente de sódio[13].

Entre o duodeno e o íleo terminal, alguns ácidos biliares podem ser absorvidos passivamente por difusão iônica e não-iônica[13]. A relativa contribuição da absorção ativa e passiva depende do tipo de ácido biliar; o transporte ativo é mais importante para os ácidos biliares conjugados, enquanto a absorção passiva pode representar uma via importante para os ácidos biliares não-conjugados. Em humanos, os ácidos biliares primários são os ácidos cólico e quenodesoxicólico. Após a sua formação os ácidos biliares são conjugados com a glicina ou a taurina. Em condições fisiológicas, todos os ácidos biliares secretados na bile encontram-se na forma conjugada. A conjugação tem significado funcional: facilita a secreção biliar, previne a precipitação dos ácidos biliares na presença de outros ácidos ou íons como o cálcio e previne também a absorção passiva dos ácidos biliares pelo jejuno e íleo proximal. Assim, uma maior quantidade de ácidos biliares está disponível nas porções médias do trato digestivo para a digestão das gorduras. Aproximadamente 20% a 25% dos ácidos biliares primários são desconjugados pela ação das enzimas das bactérias do íleo. A maioria desses ácidos biliares desconjugados é absorvida e reconjugada pelo fígado. A cada dia, aproximadamente 30% do *pool* de ácidos biliares primários é perdido ou convertido pela ação da bactérias em ácidos biliares secundários. A modificação mais importante é a 7-alfadesidroxilação, a qual converte o ácido cólico em ácido desoxicólico e o ácido quenodesoxicólico em ácido litocólico. O ácido ursodesoxicólico é formado no fígado a partir do ácido 7-cetolitocólico, o qual por sua vez é originário da 7-desidroxigenação do ácido quenodesoxicólico pelas bactérias intestinais. Quando o ácido 7-cetolitocólico atinge o fígado, é reduzido a ácido ursodesoxicólico ou a quenodesoxicólico, os quais são conjugados e secretados novamente na bile[13].

Função dos Ácidos Biliares

A primeira função dos ácidos biliares é a absorção de gorduras, oriundas da dieta, na luz intestinal. As moléculas de sais biliares, com a lecitina e o colesterol, primeiro adsorvem a superfície do glóbulo de gordura e proporcionam a sua emulsificação estável, a qual é seguida pela solubilização micelar. A solubilização micelar serve, essencialmente, para facilitar a difusão desses produtos, assim como de vitaminas ou drogas lipossolúveis. Após a absorção passiva pelo enterócito, os triglicerídeos e a lecitina são ressintetizados, formando os quilomícrons e as lipoproteínas de baixa densidade, os quais são transportados para os linfáticos por exocitose. Os ácidos biliares também possuem uma importante função na formação da bile, sendo esta uma importante via excretória de produtos do metabolismo, tais como a bilirrubina, drogas e metabólitos hormonais e outros compostos orgânicos. Finalmente os ácidos biliares têm importância na homeostase dos esteróis, particularmente o colesterol. O colesterol é um constituinte essencial para os tecidos como componente estrutural das membranas biológicas e como precursor das vitaminas e dos hormônios. O colesterol pode ser adquirido através da dieta e da síntese *de novo* a partir da acetilcoenzima A. Normalmente mais colesterol entra no organismo através desses dois mecanismos do que é utilizado durante o metabolismo normal. O excesso deve, portanto, ser excretado para prevenir seu potencial acúmulo no organismo. A transformação do colesterol em ácidos biliares é o principal mecanismo do seu catabolismo. Os ácidos biliares são os principais produtos de excreção hidrossolúvel do colesterol, sendo ainda utilizados para promover a dispersão e o transporte de seus precursores.

Motilidade do Trato Biliar

Até recentemente se acreditava que durante o período interdigestivo a pressão exercida pelo esfíncter de Oddi superava a do colédoco e, como resultado, a bile era direcionada para a vesícula biliar. Devido à grande capacidade absortiva da vesícula, assim como à distensibilidade de sua parede, a pressão intraluminal permanecia inalterada, ocasionalmente ocorrendo a descarga de bile para o duodeno[22].

Recentes estudos têm demonstrado que durante o período interdigestivo o trato gastrointestinal exibe um padrão característico de atividade mioelétrica excitatória recorrente, que se propaga do esôfago ao íleo terminal, tendo sido denominado complexo mioelétrico migratório. Itoh *et al.*[11] demonstraram que a vesícula biliar apresenta períodos em que a pressão intraluminar varia acentuadamente e que essa variação pressórica está associada à passagem intermitente da bile ao duodeno.

O significado fisiológico do esvaziamento da vesícula biliar durante o período interdigestivo permanece por ser esclarecido. Contudo, tem sido sugerida uma possível função de *limpeza*[22], que previne a acumulação de microcristais ou resíduos durante o jejum. O esvaziamento da vesícula ocorre em resposta à administração de alimentos no duodeno ou do hormônio peptídeo gastrointestinal colecistocinina[12]. Este hormônio — colecistocinina — foi isolado e purificado por Jorpes[14], sendo identificado como um peptídeo linear contendo 33 aminoácidos.

Desde o isolamento inicial da colecistocinina, tem se tornado evidente que existem diversas formas moleculares, podendo ser encontrada nos diversos tecidos, assim como no sangue[22]. Os níveis sangüíneos hormonais da colecistocinina apresentam uma íntima relação com as alterações volumétricas da vesícula biliar que ocorre após a administração oral ou intraduodenal de uma refeição gordurosa em humanos. O esvaziamento máximo da vesícula biliar ocorre 2 minutos após o pico máximo de colecistocinina ser atingido. O efeito da colecistocinina é intensificado pelo hormônio secretina, apesar de este, por si só, não apresentar nenhum efeito no que diz respeito à contratilidade da vesícula[22]. O hormônio polipeptídeo pancreático apresenta um efeito oposto ao da colecistocinina, com inibição da secreção enzimática pancreática, relaxamento de vesícula e a contração do esfíncter de Oddi, sugerindo assim que o enchimento da vesícula biliar não corresponde apenas a um processo passivo[22].

A ação vagal sobre a contração da vesícula biliar traduz-se pela existência de um reflexo pilorocolecístico, que contribui com a contração da vesícula durante a fase gástrica da digestão[9]. Apesar de não plenamente definida a função do nervo vago na contração da vesícula biliar, a vagotomia está associada com a estase desse órgão[22]. Vários trabalhos sugerem que a estase biliar após a vagotomia troncular ocorre pelo menos em parte devido às alterações na resistência à passagem da bile pelo esfíncter de Oddi. A musculatura lisa da vesícula biliar contém receptores adrenérgicos excitatórios (alfa) e inibitórios (beta). Em circunstâncias normais, a estimulação adrenérgica inibe a motilidade da vesícula biliar[22].

O esfíncter de Oddi possui um papel ativo na coordenação do momento e da quantidade de secreção biliopancreática que passa para o duodeno[6,7]. Acredita-se que o esfíncter de Oddi possua duas funções: (a) limita o fluxo de bile para o duodeno durante o período interdigestivo; e (b) facilita a descarga de bile no duodeno durante o período digestivo. No período interdigestivo, o esfíncter de Oddi apresenta características propulsivas e restritivas. A importância relativa de cada função parece ser dependente da intensidade e da coordenação das contrações fásicas rítmicas. Na ausência de contrações eficientes ou coordenadas, o esfíncter de Oddi tende a exercer uma resistência à passagem de bile para o duodeno. Aumentando o comportamento fásico contrátil do esfíncter, este promove a descarga de bile para o duodeno[22].

A descarga adequada de bile ao duodeno requer uma atividade motora coordenada entre a vesícula biliar e o esfíncter de Oddi. A administração exógena de colecistocinina diminui a resistência ao fluxo de bile através da região esfinctérica do colédoco distal[25,26]. Anatomicamente, o esfíncter de Oddi é suprido por ramos dos nervos esplâncnicos simpáticos e do nervo vago[22]. Funcionalmente, os neurotransmissores identificados, que exercem alguma influência na atividade contrátil do esfíncter, incluem os da acetilcolina, da norepinefrina, da 5-hidroxitriptamina e receptores não-adrenérgicos não-colinérgicos[22]. O significado fisiológico da presença de tais receptores no esfíncter de Oddi ainda não está totalmente definido. Em pacientes portadores de coledocolitíase ou discinesia do esfíncter de Oddi, tem sido demonstrada, através da avaliação manométrica endoscópica, a existência de um padrão anormal de motilidade esfinctérica[6].

REFERÊNCIAS BIBLIOGRÁFICAS

1. Adkins RB Jr, Chapman WC, Reddy VS. Embryology, anatomy, and surgical applications of the extrahepatic biliary system. *Surg Clin North Am* 80:363-79, 2000.
2. Avisse C, Flament JB, Delattre JF. Ampulla of Vater: Anatomic, embryologic, and surgical aspects. *Surg Clin North Am* 80:201-12, 2000.
3. Bolton JS, Braasch JW, Rossi RL. Management of the benign biliary stricture. *Surg Clin North Am* 60:313-32, 1980.
4. Boyer JL, Bloomer JR. Canalicular bile secretion in man. Studies utilizing the biliary clearance of ^{14}C manitol. *J CIin Invest* 54:773-81, 1974.
5. Brauer R W. Hepatic blood supply and the secretion of bile. In Taylor W. *The biliary system*. Oxford, Blacwell Scientific Publishers, pp. 41-67, 1965.
6. Coelho JCU, Moody FG. Certain aspects of normal and abnormal motility of the sphincter of Oddi. Dig Dis Sci 32:86-94, 1987.
7. Coelho JCU, Wiederkehr JC. Sphincter of Oddi motility: Recent developments and clinical applications. *Am J Surg* 172:48-51, 1996.
8. Crist DW, Gadacz TR. Laparoscopic anatomy of the biliary tree. *Surg Clin North Am* 73:785-9, 1993.
9. Debas HT, Yamagashi T. Evidence for a pylorocholecystic reflex for gallbladder contraction. *Ann Surg* 190:170-6, 1979.
10. Freitas AT, Coelho JCU, Matias JEF, Zeni Neto C, Martins EL, Druszcz CC. Anatomia arterial hepática: Estudo em 150 transplantes hepáticos. *Rev Col Bras Cir* 28:13-6, 2001.
11. Itoh Z, Takahashi I. Periodic contractions of the canine gallbladder during the interdigestive state. *Am J Physiol* 240:G183-9, 1981.
12. Ivy AC, Oldberg E. A hormone mechanism for gallbladder contraction and evacuation. *Am J Physiol* 86:599-613, 1980.
13. Johnson LR. *Physiology of the gastrointestinal tract*. 2a ed., New York, Raven Press, 1987.
14. Jorpes JE. The isolation and chemistry of secretin and cholecystokinin. *Gastroenterology* 55:157-64, 1986.
15. Kanno N, LeSage G, Glaser S et al. Functional heterogeneity of the intrahepatic biliary epithelium. Hepatology 31:555-61, 2000.
16. Mcvay CB. Surgical anatomy. 6a ed., Philadelphia, WB Saunders Co, 1984.
17. Mestecky J, Mcghee J. Immunoglobulin A (IgA): Molecular and cellular interactions involved in IgA biossynthesis and immune response. *Advances in Immunology* 40:153-245, 1987.
18. Niederle BV. *Surgery of the billiary tract*. The Hage, The Nederlands, Martinus Nijhoff b.v. Publishers, 1981.
19. Northover JM, Terblanche J. A new look at the arterial supply of the bile duct in man and its surgical implications. *Br Surg* 66:379-84, 1979.
20. Ozgen A, Akata D, Arat A, et al. Gallbladder duplication: Imaging findings and differential considerations. *Abdom Imaging* 24:285-8, 1999.
21. Prandi D, Erlinger S, Glasinovic JC, Dumont, M. Canalicular bile production in man. *Eur J Clin Invest* 5:1-6, 1975.
22. Ryan JP. Motility of the gallbladder and bilary tree. In: Johnson LR *Physiology of the gastrointestinal tract*. 2a ed., New York, Raven Press, 1987.
23. Sabiston DCJr. *Textbook of surgery*: *The biological basis of modern surgical practice*. 13a ed., Philadelphia, Saunders, 1986.
24. Saint JH. The epicholedocal venous plexus and its importance as a means of identifying the common duct during operations on the extrahepatic biliary tract. *Br J Surg* 48:489-98, 1961.
25. Sandbloom P, Voegtlen WL, Ivy AC. The effect of cholecystokinin on the choledocoduodenal mechanism (sphincter of Oddi). *Am J Physiol* 113:175-80, 1935.
26. Sarles JC. Hormonal control of the sphincter of Oddi. Dig Dig Sci 31:208-12, 1986.
27. Tan CE, Moscoso GJ. The developing human biliary system at the porta hepatis level between 29 days and 8 weed of gestation: A way to understanding biliary atresia. Part 1. *Pathol Int* 44:587-99, 1994.
28. Tanano H, Hasegawa T, Kawahara H, et al. Biliary atresia associated with congenital structural anomalies. *J Pediatr Surg* 34:1687-90, 1999.
29. Trutmann M, Sasse D. The lymphatic of the liver. *Anat Embryol (Berl)* 190:201-9, 1994.
30. Zaret KS. Early liver differentiation: Genetic potentiation and multilevel growth control. *Curr Opin Genet Dev* 8:526-31, 1998.
31. Zaret KS. Liver specification and early morphogenesis. *Mech Dev* 92:83-8, 2000.
32. Zerbini MD, Gallucci SD, Maezono R et al. Liver biopsy in neonatal cholestasis: A review on statistical grounds. *Mod Pathol* 10:793-9, 1997.

121

CAPÍTULO

Avaliação do Paciente com Doença das Vias Biliares Extra-Hepáticas*

Jorge M. Moroni
Adrian D. Montenovo

A avaliação dos pacientes com doenças da árvore biliar extra-hepática se realiza através da anamnese, exame físico, estudos laboratoriais e de imagem. A escolha do método depende em grande parte dos recursos disponíveis nos centros de trabalho. Não obstante, é necessário um enfoque sistemático, em particular para síndromes clínicas comuns, para otimizar assim o uso de técnicas, dando origem a um equilíbrio entre o objetivo de um diagnóstico correto e o abuso de estudos, muitas vezes invasivos e onerosos.

INTRODUÇÃO

Conceito Anatômico

Embora o ducto hepático esquerdo possa ser, às vezes, extra-hepático, define-se como vias biliares extra-hepáticas o ducto hepático comum desde a confluência de ambos os hepáticos, na rafe do fígado e o colédoco, até sua desembocadura no duodeno. Compreende:

a) Via biliar principal (hepático comum e colédoco)

O ducto hepático comum possui comprimento de 3 a 5 cm e se une ao ducto cístico para formar o colédoco, o qual mede entre 2 e 9 cm, com 6 mm de diâmetro. Esse conduto se divide em 4 segmentos: supraduodenal, retroduodenal, intrapancreático e intraparietal.

b) Via biliar acessória (vesícula biliar e cístico)

A vesícula divide-se anatomicamente em fundo, corpo e colo, com comprimento de cerca de 5 a 8 cm e capacidade para 30 a 40 ml de bile. O colo possui um estreitamento, ao qual se segue uma dilatação chamada bolsa de Hartmann ou bacinete e termina no ducto cístico.

c) Papila e ampola de Vater

O segmento intraparietal do colédoco corresponde ao complexo esfincteriano coledocoduodenal (esfíncter de Oddi); compreende a confluência do colédoco e do ducto de Wirsung, na altura da ampola de Vater e sua desembocadura no duodeno (papila).

Etiologia das Afecções da Via Biliar Extra-Hepática

- Anomalias congênitas

Vesícula biliar: agenesia, biloculação, duplicação, divertículo, vesícula acessória, flutuante.

Via biliar principal: atresia, cisto de colédoco.

- Parasitoses

Ascaris lumbricoides, Fasciola hepatica, Trichuria trichiura, Equinococcus granulosus, Clonorchis *sinensis.*

- Litíase biliar

Admite-se que a precipitação dos elementos da bile (colesterol, pigmentos e sais biliares), em ocasiões favorecidas pela alteração na drenagem biliar e infecção concomitante, constitui a condição necessária para a formação de cálculos da via biliar principal. A patogênia da litíase biliar é discutida no Cap. 125. Embora ocorra litíase primária da via biliar principal, a maioria é secundária à colelitíase por migração através do ducto cístico. Suas complicações são representadas pela colecistite, síndrome do colédoco, colangite, pancreatite aguda e estenose inflamatória do colédoco distal, ampola de Vater e papila.

- Neoplasias

A neoplasia mais comum das vias biliares extra-hepáticas é a da vesícula, que muito freqüentemente compromete a via biliar principal, obstruindo-a. Na via biliar

Capítulo traduzido pelos Drs. Leandro Stoll Coelho e Matheus Neves Ribeiro da Silva.

principal existem neoplasias do hepático, colédoco ou papila, com graus distintos de malignidade e evolução.

- Colecistopatias alitiásicas

Colecistose: colesterolose vesicular ou vesícula em morango, hialinocalcinose vesicular ou vesícula em porcelana, adenomiomatose, fibromatose.

- Colangite esclerosante

Ocorre obstrução progressiva da vesícula biliar intra-hepática, podendo haver comprometimento da via biliar extra-hepática.

- Alterações mecânicas

Vólvulo da vesícula biliar, compressão extrínseca da via biliar (pâncreas anular, pancreatite aguda ou crônica, câncer de cabeça de pâncreas, linfoma, hipernefroma, fibrose retroperitoneal).

- Iatrogênicas

Lesão cirúrgica da via biliar.

Fisiopatologia da Via Biliar Extra-Hepática

As doenças que afetam a via biliar extra-hepática produzem principalmente obstrução e hipertensão biliar; infecção biliar e eventualmente pancreatite aguda.

A obstrução biliar produz aumento da pressão intracanalicular e secundariamente dilatação ductal. A pressão normal da bile na via biliar é de 10-15 cm de H_2O e chega a 30-35 quando a obstrução é total. O grau de dilatação da via biliar depende da magnitude, da etiologia e do nível da obstrução.

A obstrução biliar litiásica é quase sempre parcial e coincide com alterações inflamatórias da parede biliar que impedem sua dilatação até o grau máximo visto em neoplasias, circunstância na qual as paredes da via biliar conservam sua capacidade de distensão e a obstrução se produz paulatinamente.

Nas obstruções biliares distais, a vesícula reduz a hipertensão dilatando-se, sobretudo quando não há alterações inflamatórias crônicas. A obstrução experimental do colédoco produz distensão da vesícula biliar seguida de dilatação da via biliar principal. Quando o colédoco é desobstruído, observa-se redução da distensão da vesícula e da dilatação da via biliar. Isso implica que a vesícula é um grande regulador da pressão intracanalicular quando o cístico é permeável e que a obstrução biliar é um fenômeno dinâmico.

Durante a ectasia biliar há diminuição da excreção da bilirrubina por transtornos do transporte canalicular. Se essa alteração prolongar-se haverá menor captação e conjugação de bilirrubina pelos hepatócitos.

No parênquima hepático, formam-se trombos biliares nos canalículos interlobulares, produzindo extravasamento periductal de bile, com edema e infiltrado polimorfonuclear. A reação inflamatória dá origem à proliferação de ductos biliares, fibrose portal e periportal, o que leva à cirrose biliar.

A obstrução biliar aguda, acompanhada de infecção grave (colangite) produz repercussão hepática e sistêmica, além da formação de abscessos hepáticos e alteração variável da função desse órgão, podendo comprometer a vida do paciente.

A obstrução persistente do infundíbulo ou do cístico por um cálculo geralmente de tamanho médio ou grande traz como resultado estase biliar, venosa e linfática e a proliferação bacteriana. As lesões variam desde a simples dilatação da vesícula biliar, com paredes adelgaçadas e translúcidas, conteúdo mucoso por reabsorção de pigmentos biliares e infecção mínima (hidropsia vesicular), até as formas perfuradas e gangrenadas, próprias das colecistites agudas graves. É freqüente o desenvolvimento de uma intensa reação pericolecística, com o objetivo de bloquear o processo infeccioso; se isso não é possível, ocorre a perfuração da vesícula biliar, a qual dará lugar a uma peritonite biliar. A perfuração para o interior de uma víscera oca do tubo digestivo permite em muitos casos que o conteúdo vesicular seja eliminado através dela (fístulas biliodigestivas: colecisto-duodenal, colônica, gástrica etc.). A evolução crônica da colecistite faz com que o órgão esclerosado se retraia, modelando-se sobre seus cálculos, permitindo a passagem dos mesmos à via biliar principal, comunicando o infundíbulo vesicular com o colédoco, terminando por converter a vesícula em um pequeno coto escleroatrófico.

A inflamação aguda do pâncreas, resultante da ação autolítica de suas enzimas, associa-se com uma ampla variedade de causas, das quais a mais freqüente é a litíase biliar. A patogenia da pancreatite aguda biliar se associa com a obstrução ampolar transitória provocada pela migração de um cálculo.

Anamnese

As doenças da via biliar extra-hepática se manifestam por sinais e sintomas que, apesar de não serem exclusivos, são altamente sugestivos, como cólica biliar e icterícia obstrutiva.

Cólica Biliar

A cólica biliar é a expressão clínica mais segura da enfermidade biliar. A cólica de origem vesicular tende a ser intensa, com início em epigástrio, irradiada para hipocôndrio direito e dorso, sendo intermitente ou contínua com exacerbações. É freqüentemente acompanhada de náuseas e vômitos e cede espontaneamente ou com a administração de antiespasmódicos.

A cólica biliar secundária à litíase da via biliar principal é de maior intensidade, predomina no epigástrio e pode se acompanhar de febre, calafrios e colúria. Geralmente, há necessidade de tratamento com antiespasmódicos e sedativos. Se houver irradiação para hipocôndrio esquerdo, deve-se suspeitar de pancreatite aguda. Na prática, é muito difícil diferenciar clinicamente a dor de uma litíase coledociana daquela da pancreatite aguda de origem biliar.

Nem sempre a dor de origem biliar tem as características da cólica biliar; pode ser de menor intensidade, e inclusive doenças graves da via biliar principal podem não apresentar dor.

No caso da colecistite aguda, muitas vezes, a dor inicialmente se localiza em epigástrio e termina por localizar-se em hipocôndrio direito, podendo durar horas ou dias.

Icterícia Obstrutiva

A icterícia obstrutiva é outra manifestação característica de doença da via biliar extra-hepática. Clinicamente, manifesta-se como icterícia de pele e mucosas, que pode ser precedida de uma crise de cólica biliar em alguns casos de coledocolitíase. É acompanhada de urina escura e febre ou calafrios, quase sempre de breve duração e média intensidade, podendo ser de grande intensidade e se houver obstrução total da via biliar.

Outras vezes a icterícia não é precedida por dor, febre ou calafrios, sendo chamada de icterícia fria e acompanhada de colúria intensa e acolia, prurido, perda de peso, inapetência e deterioração do estado geral. No câncer de papila está descrita a icterícia intermitente, produto da necrose tumoral, o que pode ocasionar um sangramento escasso e persistente na luz duodenal. Em ambas as formas de apresentação, principalmente na que há presença de dor, a icterícia deve fazer supor a existência de doença biliar.

A dor aguda e a icterícia podem acompanhar-se de febre (tríade de Charcot). Em algumas circunstâncias, apresenta-se com febre em picos, calafrios e sudorese profusa, expressão de bacteremia. A essas manifestações podem associar-se outros fatores de repercussão sistêmica, como confusão mental, letargia e desorientação. Em outras situações, a febre persiste sem picos, e em outras adota a característica de febrícula vespertina. A febre pode ser a única manifestação clínica de uma afecção da via biliar (litíase coledociana dos idosos)[1].

Exame Físico

Além de se constatar icterícia de pele e mucosas, escoriações cutâneas pelo prurido, síndrome febril, xantomas, sintomas secundários a déficit de absorção de vitaminas lipossolúveis, estigmas de hepatopatia crônica e alterações no reto como manifestações de disseminação neoplásica peritoneal, os sinais clínicos mais importantes estão no exame do abdômen.

O primeiro sítio onde se deve buscar icterícia é na esclerótica, como resultado da afinidade da bilirrubina pela elastina. A esclerótica ictérica é observada quando os níveis de bilirrubina sérica são superiores a 2,5 mg%, enquanto na pele e mucosas a icterícia ocorre quando os níveis são maiores que 6,0 mg% (ver Cap. 97).

Nas afecções agudas pode haver diversas manifestações de comprometimento peritoneal: distensão abdominal por íleo, sensibilidade abdominal e contratura abdominal difusa ou localizada.

Nas afecções crônicas, pode-se observar ascite, circulação colateral, aranhas vasculares, distribuição ginecóide de pêlos pubianos, ginecomastia, eritema palmar e asterixis, entre outras alterações.

Nas doenças neoplásicas (vesícula biliar) pode-se encontrar uma tumoração em região umbilical, produto da propagação linfática pelo ligamento redondo.

O fígado palpável e suas características (tamanho, consistência, regularidade de sua superfície, sensibilidade) são dados de grande importância clínica no momento do diagnóstico.

Outro elemento primordial é a palpação da vesícula biliar ou a existência de sensibilidade à palpação da região vesicular, sobretudo durante a inspiração profunda (sinal de Murphy) (ver Capítulo126). A vesícula, normalmente não-palpável, torna-se palpável porque aumenta de tamanho e consistência, apresentando características diferentes nas diversas afecções vesiculares.

Na colecistite aguda, a vesícula pode ser palpada como uma tumoração piriforme, renitente, sensível, em continuidade com a borda hepática. Isso indica que existem distensão da vesícula e espessamento da sua parede, habitualmente por impactação aguda de um cálculo no cístico ou no infundíbulo. Se a colecistite aguda é mais intensa, provoca reação em vísceras vizinhas, as quais se aderem (omento, cólon, duodeno), formando uma massa grande, irregular e muito sensível, com maior ou menor grau de contratura da musculatura do hipocôndrio direito, quase sem excursão respiratória, o que corresponde ao plastrão vesicular.

O câncer de vesícula pode apresentar-se como uma tumoração palpável, em geral irregular, de consistência duro-lenhosa. A vesícula biliar pode ser palpada em neoplasias que obstruem distalmente a via biliar principal (ampola ou colédoco inferior). Por sua grande distensão, apresenta-se como uma formação piriforme, renitente, pouco ou não-sensível, em hipocôndrio direito (sinal de Curvoisier-Terrier). Outras vezes isso pode ocorrer por um cálculo encravado na ampola, câncer de cabeça de pâncreas ou da vesícula biliar, que provoca invasão neoplásica do pedículo hepático.

O baço é palpado em obstruções biliares crônicas secundárias à estenose cirúrgica da via biliar e em algumas neoplasias da via biliar, que apresentam evolução natural muito prolongada.

Exames Laboratoriais

As manifestações bioquímicas da colestase são a expressão mais evidente da afecção da árvore biliar. A obstrução biliar determina aumento da concentração sérica de bilirrubina conjugada e enzimas hepáticas de membrana (gamaglutamiltransferase — gama GT, fosfatase alcalina — FA e 5-nucleotidase — 5N).

O número de testes que se encontram elevados tem um importante valor preditivo positivo com respeito à presença de um obstáculo ao fluxo biliar, apesar de não ser possível com estudos de laboratório se definir a causa e o nível da obstrução biliar.

A gama GT é uma enzima de eleição tanto para o diagnóstico de colestase como para o de um grande número de hepatopatias. Um de seus aspectos negativos é sua sensibilidade excessiva, o que determina elevações variáveis frente a qualquer tipo de lesão hepática por droga ou álcool. Essa falta de especificidade ocasiona dificuldades na interpretação clínica, especialmente se as modificações são pouco significativas com relação aos valores normais.

A fosfatase alcalina é uma enzima utilizada freqüentemente para o diagnóstico de colestase. Pelo fato de ser sintetizada em lugares diferentes (isoenzimas óssea, intestinal e placentária), há diminuição de sua precisão em casos especiais. O fracionamento eletroforético da fosfatase alcalina pode determinar o tipo de isoenzima elevada, mas as dificuldades na realização deixaram essa técnica no âmbito da investigação. Em casos de dúvida, o habitual é efetuar a determinação de alguma das outras enzimas de membrana.

Ao contrário da anterior, a 5-nucleotidase é uma enzima de grande especificidade para estase biliar. As elevações flutuantes de bilirrubina entre 3 e 10 mg% coincidem em geral com obstrução litiásica da via biliar extra-hepática e se associam a aumentos transitórios de transaminase glutâmico-oxalacética (TGO) e transaminase glutâmico-pirúvica (TGP). As elevações de bilirrubina acima de 10 mg% e sem oscilações descendentes falam em favor de provável obstrução neoplásica.

É conveniente lembrar que a TGO (enzima mitocondrial) e a TGP (enzima citoplasmática) têm elevações importantes nas icterícias resultantes de lesão do parênquima hepático. Porém, sabe-se que existem hepatites colestáticas com valores baixos de enzimas, e que nas obstruções biliares agudas elas se elevam rápido, mas transitoriamente, de modo que uma determinação elevada não representa necessariamente hepatopatia colestática. Além disso, nas obstruções biliares prolongadas, podem elevar-se, denunciando dano hepático.

O colesterol total plasmático aumenta nas icterícias obstrutivas, geralmente nas prolongadas, e diminui nas icterícias de origem hepatocelular.

Os outros exames laboratoriais ajudam a caracterizar a magnitude da repercussão hepática da colestase (alteração do tempo de protrombina, níveis baixos de colinesterase e hipoalbuminemia), mostram a participação de infecção no processo (leucocitose com neutrofilia, proteína C reativa e velocidade de hemossedimentação elevada) e demonstram a presença de hemorragia digestiva associada com patologia ampular neoplásica (sangue oculto nas fezes, anemia).

Nem sempre icterícia e colúria ocorrem na colestase leve. As obstruções parciais por processos benignos ou malignos podem determinar alterações de exames laboratoriais que configuram a síndrome de hipertensão biliar mínima, na qual se constata aumento discreto da bilirrubina (abaixo de 2 mg/dl), com predomínio da conjugada, aumento pequeno da gama GT, fostatase alcalina e 5 nucleotidase e às vezes presença de pigmentos biliares na urina, uma vez que o limiar capilar renal é mais baixo, de modo que a colúria precede a coloração ictérica dos tecidos.

A sondagem duodenal, abandonada durante os últimos anos como ferramenta diagnóstica, voltou a ter certo interesse na atualidade, ao se constatar que os cristais de colesterol podem estar envolvidos na patogenia da pancreatite aguda. O estudo microscópico da bile obtida por sondagem duodenal poderá evidenciar uma suspensão de cristais de colesterol ou grânulos de bilirrubinato de cálcio. Também apresenta utilidade na exploração funcional da vesícula biliar, no diagnóstico do câncer de papila ou da porção inferior do colédoco, ao obter-se líquido hemorrágico ou amostras de bile com células neoplásicas. Pode-se detectar, também, em amostras de bile, giárdias, amebas, areia hidática e ovos de fascíola hepática.

Exames de Imagem

Atualmente, os procedimentos fundamentais para o diagnóstico das doenças das vias biliares extra-hepáticas estão representados pelos exames de imagem. Eles permitem, com certeza de quase 100%, revelar a origem da colestase, determinando também o nível de obstrução e, geralmente, sua etiologia.

Analisaremos a contribuição que os diversos métodos têm na elaboração do diagnóstico de colestase.

Radiografia Simples sem Contraste

Raramente pode ser útil na avaliação da via biliar, quando demonstra calcificação no hipocôndrio direito, seja por cálculo ou por calcificação da parede da vesícula (vesícula em porcelana), ou a presença de ar na via biliar principal ou na vesícula, denunciando a existência de uma fístula biliar interna. Além disso, pode demonstrar imagem gasosa com nível líquido em projeção de vesícula biliar, sugerindo colecistite enfisematosa.

Colecistografia Oral (Prova de Graham): permite, além de se conhecer o funcionamento vesicular através da intensidade da concentração do meio de contraste e da resposta contrátil da vesícula em resposta à ingesta de lipídios (prova de Boyden), tomar-se conhecimento da existência de elementos maiores que 3 mm de diâmetro, de maior ou menor densidade radiológica no conteúdo vesicular, habitualmente cálculos.

Apesar de em um grande número de vezes ser possível a visualização da via biliar principal, raramente esta aparece com nitidez suficiente para prover dados úteis no diagnóstico de doença canalicular.

A não-opacificação da vesícula biliar na colecistografia oral pode ser por vários motivos: exclusão da vesícula da circulação biliar por obstrução cística (geralmente de origem litiásica), impossibilidade da mucosa de concentrar bile (colecistite), incapacidade de eliminar o meio de contraste por hipertensão canalicular ou problemas técnicos com a realização do exame.

O advento da ultra-sonografia restringiu a utilidade da colecistografia oral. Seu interesse atual se restringe fundamentalmente na avaliação da funcionalidade da vesícula para determinar a utilidade de medicamentos que dissolvem cálculos biliares.

Colangiografia Endovenosa: é ocasionalmente apropriada na avaliação da árvore biliar. Bilirrubinemia superior a 3 mg/dl contra-indica o emprego desse teste. A árvore biliar pode ser contrastada, mas freqüentemente sem muita nitidez. A densidade do meio de contraste não permite demonstrar pequenos cálculos. Ao contrário do que ocorre com a colecistografia oral, para visualizar a via biliar com esse método não é necessário que a vesícula esteja funcionante.

Colangiografia Intra-Operatória: consiste na administração de meio de contraste hidrossolúvel, durante o ato cirúrgico, na via biliar principal, após canular o ducto cístico ou puncionar o colédoco (ver Cap. 129). Esse procedimento é útil para avaliar o diâmetro da via biliar, a permeabilidade da papila e a existência de cálculo (falha de enchimento).

Colangiografia pelo Dreno de Kehr: pode-se realizar durante a cirurgia ou no pós-operatório, após terse explorado a via biliar principal e colocado dreno de Kehr. A técnica não difere da colangiografia intra-operatória. É indicada para o diagnóstico de coledocolitíase residual.

Manometria e Fluxometria das Vias Biliares: a determinação da pressão biliar e do fluxo biliar não é empregada atualmente no diagnóstico de obstrução biliar. Considera-se a manometria endoscópica do esfíncter de Oddi como o melhor método diagnóstico da papilite estenosante ou da discinesia biliar (ver Capítulo131).

Cintilografia Hepatobiliar (com ácido iminodiacético): é importante salientar que a excreção do isótopo radioativo pode ser modificada por alterações no fluxo sangüíneo, na função hepática e no fluxo biliar, o que explica que a interpretação de resultados anormais pode ser difícil se não forem consideradas essas variáveis. A indicação é precisa na suspeita de colestase, podendo também ser usada no estudo da função da vesícula biliar.

A eliminação lenta do marcador injetado ocorre mesmo na colestase intra-hepática. A falta de eliminação indica obstrução biliar extra-hepática completa, visto que a obstrução parcial não pode ser detectada através desse método. A não-visualização da vesícula biliar (ducto cístico obliterado) indica colecistite aguda (ver Cap.126).

Esse exame é geralmente utilizado em pacientes com diagnóstico presuntivo de atresia de vias biliares e colecistite aguda, nos quais outros métodos como a ultra-sonografia são duvidosos ou quando a colecistografia oral não pode ser realizada.

A ultra-sonografia (US), a tomografia axial computadorizada (TAC) e a ressonância magnética (RM) são métodos não-invasivos freqüentemente utilizados, sendo que na maioria dos casos são suficientes para efetuar o diagnóstico diferencial entre colestase intra e extra-hepática.

Ultra-Sonografia: permite conhecer, por um instrumento absolutamente não-invasivo, rápido, sem riscos, de baixo custo e passível de ser repetido quantas vezes necessário, as características da parede da vesícula biliar e de seu conteúdo, assim como o conteúdo e o diâmetro das vias biliares. Atualmente é o estudo de primeira escolha na avaliação de pacientes com suspeita de afecção da árvore biliar.

A ultra-sonografia também é útil para detectar alterações na anatomia hepática, pancreática, esplênica e renal, permitindo obter-se material para estudo histológico, microbiológico e/ou citológico por exames guiados através desse método.

Suas limitações estão vinculadas à experiência do operador e às circunstâncias do caso clínico, sobretudo na presença de obesidade, falta de jejum e distensão abdominal por gases, o que dificulta obter uma definição morfológica precisa. Em mãos experientes, resultados falso-positivos são incomuns (especificidade elevada).

A vesícula é reconhecida como uma imagem arredondada, de limites nítidos, em íntimo contato com o parênquima hepático. Os cálculos produzem fortes ecos na luz vesicular e projetam distalmente uma sombra acústica bem-definida e, a menos que estejam impactados, se movem com a mudança na postura. A demonstração desses aspectos é confiável para cálculos de 1 mm. Em algumas ocasiões, quando estão aderidos na parede, podem ser confundidos com pólipos (Fig. 121.1).

A colesterolose vesicular dá imagem ecográfica em cauda de cometa. Na adenomiomatose há espessamento da parede vesicular, segmentar ou predominantemente no fundo e/ou a formação de tabiques.

A colecistite aguda se manifesta em geral com dilatação da vesícula (diâmetro transverso máximo maior que 4,5 cm) e espessamento da parede de mais de 3 mm e barro biliar. O edema subseroso dá uma configuração laminada à parede com uma capa pobre em ecos rodeando a vesícula. Em geral, encontram-se cálculos no interior da vesícula, sendo que um deles está impactado no infundíbulo. Tipicamente, o paciente refere dor quando se apóia o transdutor na região da vesícula (sinal de Murphy ultra-sonográfico) (ver Cap.126). Pode, além disso, mostrar perfuração com formação de abs-

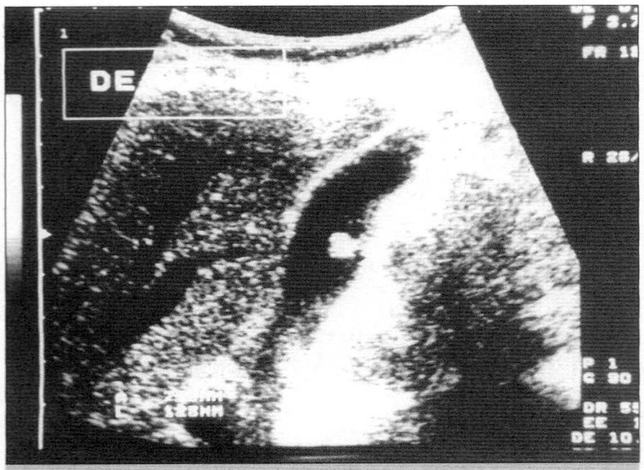

Fig. 121.1 — *Pólipo de vesícula biliar. A ultra-sonografia mostra imagem ecogênica aderida à parede vesicular.*

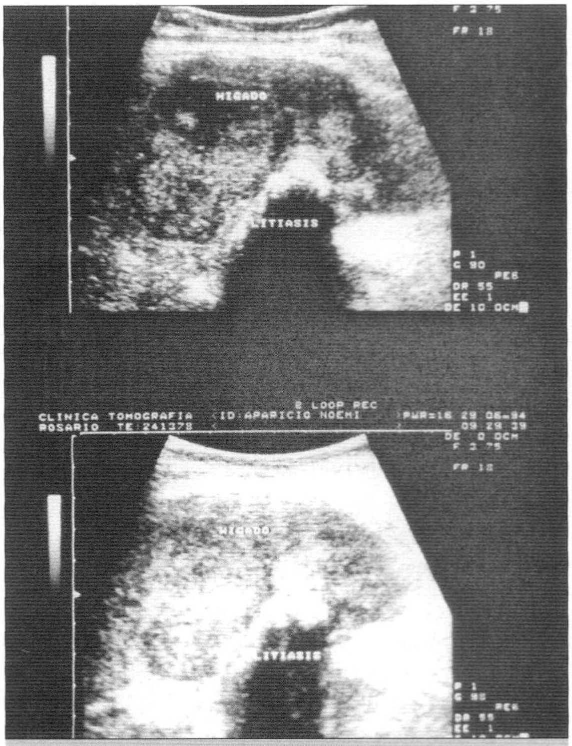

Fig. 121.2 — *Câncer de vesícula biliar. A ultra-sonografia mostra tumor de parede vesicular com invasão do parênquima hepático vizinho e litíase vesicular.*

cesso pericolecístico. Nos casos de empiema, a bile contém bastantes ecos, por causa do pus e da necrose. A presença de gás intramural é sugestiva de colecistite enfisematosa. Na colecistite crônica a parede pode também aparecer espessada, mas carece de halo pobre em eco, não possui sensibilidade local e há escasso ou nenhum eco no seu interior (bile sem ecos).

O hidrocolecisto é visto como uma vesícula grande de parede delgada. Na vesícula em porcelana, a parede se encontra substituída por uma banda curvilínea de ecos intensos com sombra.

Os tumores vesiculares são evidenciados como estruturas polipóides aderidas à parede. Podem ter fortes ecos, além de produzirem sombras acústicas similares a cálculos; no entanto, sua posição é fixa. Como o diagnóstico é geralmente tardio, freqüentemente observa-se uma massa grosseira que envolve a parede da vesícula, obstruindo a luz e às vezes envolvendo o hilo e invadindo o fígado (Fig. 121.2). A melhor possibilidade de tratamento de sucesso está relacionada com o diagnóstico precoce, e, sabendo-se do início tardio dos sintomas do câncer de vesícula, deve-se suspeitar dessa doença toda vez que houver na parede massas focais ou um espessamento irregular, especialmente em pessoas com mais de 50 anos.

O procedimento também é útil no estudo da via biliar principal, a qual é muito bem visualizada pelo seu conteúdo líquido em contraste com os tecidos que a delimitam. O diâmetro do colédoco varia de 2 a 8 mm. É preciso para detectar dilatações da árvore biliar (>8 mm), sendo esse achado um sinal mais sensível de obstrução que o aumento de bilirrubina, visto que podem ocorrer casos de via biliar principal dilatada com valores normais de bilirrubina. Além disso, pode indicar o local da obstrução e o diagnóstico etiológico da obstrução.

Na presença de obstrução distal, a dilatação dos ductos extra-hepáticos ocorre antes de qualquer alteração nos ductos intra-hepáticos. Se a dilatação for parcial, não é comum observar-se a via biliar intra-hepática dilatada. Quando existe dilatação do colédoco, identifica-se o sinal do canal duplo ou da espingarda de cano duplo, secundário à imagem da via biliar dilatada que corre de forma paralela ao lado da veia porta. A dilatação de ambos os hepáticos e da via biliar intra-hepática com colédoco de calibre normal e vesícula não-distendida indica obstrução na bifurcação dos ductos hepáticos[6].

O diagnóstico de litíase da via biliar principal é mais difícil que da vesicular. Pequenos cálculos de difícil visualização se alojam perto do duodeno, onde o gás duodenal pode dificultar a visualização do colédoco terminal. A presença de ar na primeira porção duodenal obscurece o segmento do colédoco retroduodenal, podendo passar despercebidos cálculos, inclusive os grandes. A identificação ultra-sonográfica dos cálculos coledocianos é obtida com mais freqüência quando o colédoco está dilatado. Assim, se a obstrução persiste por mais de 7 dias e a bilirrubina estiver acima de 4 mg%, a percentagem de exames falso-negativos é menor (Fig. 121.3). Não se encontrando cálculos, deve-se investigar outras causas e a presença de sinais indiretos de litíase como o aumento e as variações do calibre do colédoco.

As estenoses são difíceis de se demonstrar à ultra-sonografia, dando a impressão de que o ducto desaparece no sítio de estreitamento sem aspectos característicos. Em uma atresia biliar, pode ser útil, já

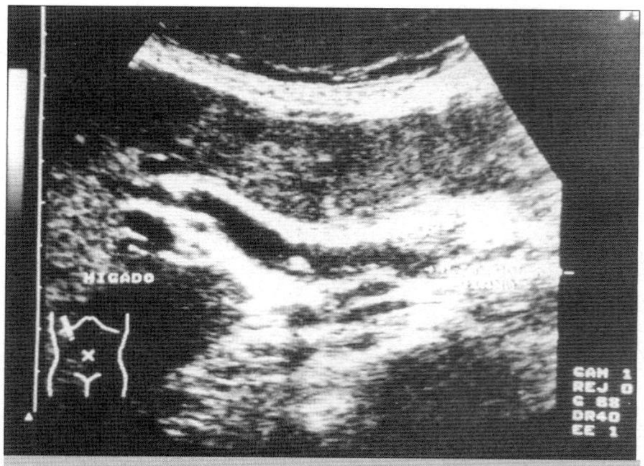

Fig. 121.3 — *Litíase coledociana. A ultra-sonografia mostra imagem hiperecogênica dentro do colédoco dilatado.*

que a demonstração de qualquer parte da árvore biliar indica a possibilidade de correção cirúrgica. Na colangite esclerosante há uma dilatação irregular dos ductos, dando um aspecto de rosário. O colangiocarcinoma é difícil de se detectar antes que esteja extenso. Causas mais raras também podem ser visualizadas, inclusive cisto de colédoco (Fig. 121.4) e *Ascaris lumbricoides*.

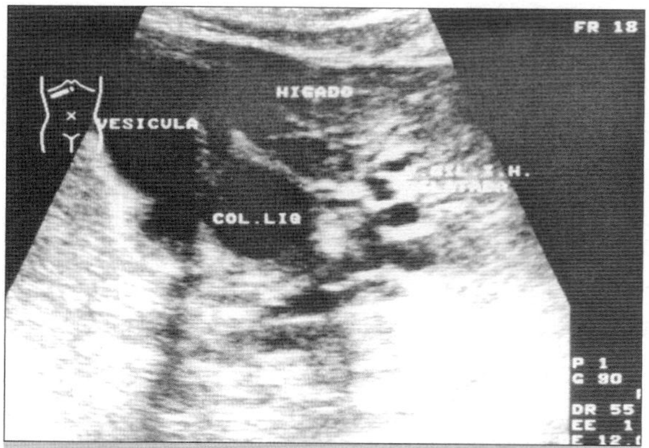

Fig. 121.4 — *Cisto congênito de colédoco. A ultra-sonografia mostra vesícula biliar dilatada com dilatação da árvore biliar intra-hepática e substituição do colédoco por uma grande coleção líquida.*

Os tumores pancreáticos em geral são suficientemente grandes e são detectados como uma lesão com ecos irregulares, sendo que, em alguns casos, as alterações podem ser reconhecidas antes que tenham produzido os efeitos de massa e distorção do ducto pancreático, que são característicos de tumores mais avançados.

Os carcinomas ampulares são muito pequenos para serem detectados, ainda que sua presença possa ser inferida pela combinação de ductos biliares e pancreáticos dilatados.

Tomografia Computadorizada: apresenta alta resolução, não é invasiva, mas é cara. Permite em muitos casos se obter informação sobre as características da via biliar. Sua maior utilidade se relaciona com a possibilidade de diagnosticar e estagiar os processos neoplásicos que podem afetá-la (Fig. 121.5).

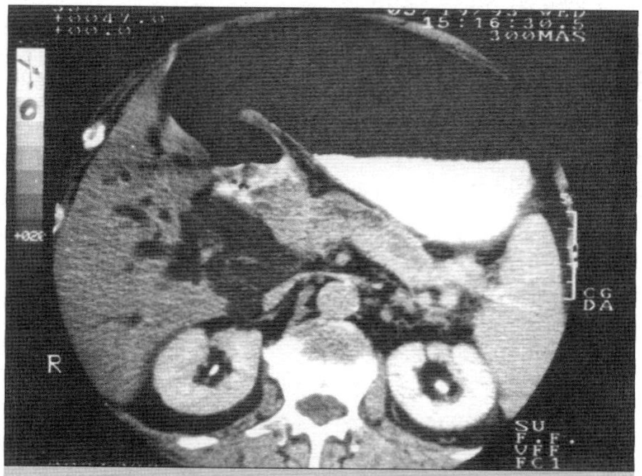

Fig. 121.5 — *Câncer de pâncreas. A tomografia computadorizada com contraste mostra dilatação da via biliar extra e intra-hepática e do ducto de Wirsung.*

Ajuda a delinear os ductos biliares dilatados, além de definir a presença de lesões hepáticas metastáticas. Sua capacidade diagnóstica é menor que a da ultra-sonografia para detectar cálculos, barro biliar ou lesões na mucosa da vesícula, mas fornece maior informação sobre o retroperitônio, lesões calcificadas, pâncreas, adenomegalias etc.

Os equipamentos helicoidais têm maior definição que a tomografia convencional e permitem uma excelente visualização da árvore biliar empregando-se contraste endovenoso, apesar de a opacificação ser ruim quando a bilirrubina é superior a 2 mg%. No caso de neoplasias, permite observar o grau de invasão das estruturas vasculares para determinar sua ressecabilidade. Estudos tomográficos recentes baseados na captação de um traçador emissor de pósitrons, produto do hipercatabolismo da glicose a partir de tumores malignos, permitem obter-se uma alta especificidade e sensibilidade na detecção do adenocarcinoma da árvore biliar e no diagnóstico de metástases a distância, mostrando-se útil, também, na detecção de linfonodos comprometidos.

Colangiopancreatografia por Ressonância Magnética (CPRM): sua introdução como método diagnóstico permite gerar imagens de alta resolução de forma rápida, não-invasiva e sem riscos (mesmo na gestante) da via biliar e pancreática.

Não emprega contraste oral ou endovenoso, e se baseia nas diferenças que existem entre o estado físico-químico do hidrogênio do líquido biliar e dos tecidos vizinhos. A informação básica se obtém expondo pacientes a múltiplos e delgados cortes no plano coronal oblíquo, com o objetivo de seguir o eixo longitudinal do colédoco. Os dados obtidos mostram-se numa só imagem que soma os pontos de maior intensidade de sinal (correspondente ao líquido biliar) e apaga o contorno encontrado abaixo desse espectro de intensidade. Isso se traduz em uma imagem escura que atua como contraste de fundo. A imagem processada corresponde à projeção frontal da árvore biliar, à qual se agregam incidências oblíquas que se comparam à clássica colangiografia por injeção de contraste.

Avanços tecnológicos permitirão obter imagens tridimensionais, dando origem a uma imagem de tipo volumétrica e de rápida captura, com estudos com duração média de 15 minutos, com os quais se tem o objetivo de reduzir alguns dos fatores que prejudicam a qualidade das imagens: movimentos do paciente, peristalse e fundamentalmente movimentos respiratórios, uma vez que as imagens são obtidas com apnéia.

A colangiopancreatografia por ressonância magnética permite:

1. Definir a causa obstrutiva da via biliar (30%-97%). A sensibilidade varia significativamente quando se excluem pacientes com coledocolitíase ao evitar erros por alterações concomitantes que provocariam falsas interpretações.

   Tem alto valor preditivo negativo. Diante da suspeita de coledocolitíase, a CPRM teria maior utilidade na exclusão do que na detecção do cálculo, excluindo assim a necessidade de se realizar um estudo invasivo.

   A sensibilidade para se detectar cálculos coledocianos é de 80%-95% quando eles ultrapassam 4 mm. A aparência típica dos cálculos é de imagens esféricas, hipointensas, que produzem o sinal do menisco.

   Uma clara vantagem sobre outros exames de imagem é a possibilidade de se visualizar os segmentos proximal e distal de uma estenose. O fato de não se poder dilatar a via biliar por injeção, a pressão pode dificultar a visualização, apesar de, como contrapartida, não haver riscos de provocar colangite ou pancreatite.

   Permite demonstrar variações anatômicas da árvore biliar, resultando em utilidade na avaliação pré e pós-transplante hepático[5]. Ajuda também a diagnosticar lesões traumáticas[20], compressões extrínsecas e dilatações císticas da via biliar principal (Figs. 121.6 e 121.7).

   Pode ser empregada em pacientes alérgicos ao iodo e naqueles nos quais não foi possível canular a papila para realizar colangiografia endoscópica retrógrada.

2. Diagnosticar patologia pancreática. É útil na detecção de anomalias congênitas como *pancreas divisum* e de complicações locais de pancreatite aguda grave, sendo sua resolução superior à da tomografia em relação à avaliação da necrose extrapancreática[19].

3. Estagiamento tumoral. Em obstruções malignas, ao combinar com seqüências convencionais de ressonância magnética, permite estagiar o câncer de cabeça de pâncreas ou o colangiocarcinoma biliar, ajudando a definir a possibilidade de ressecabilidade.

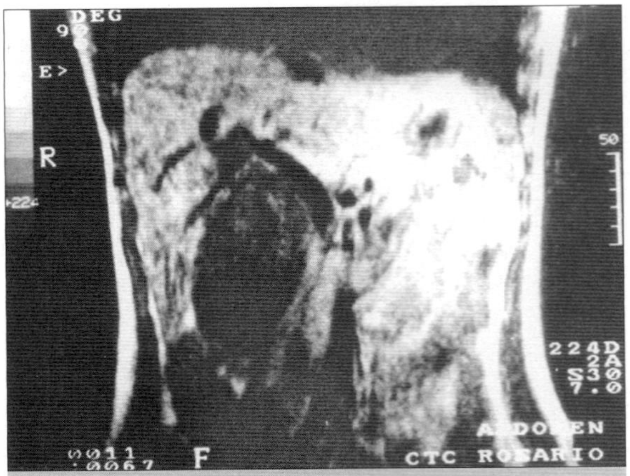

Fig. 121.6 — *Cisto congênito do colédoco. A ressonância magnética mostra dilatação grosseira cística do colédoco em relação com a veia porta e mesentérica superior, vista em um corte coronal.*

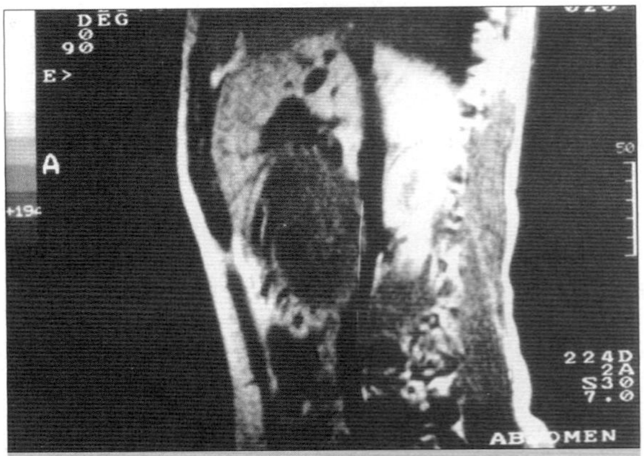

Fig. 121.7 — *Cisto congênito de colédoco. A ressonância magnética mostra, em um corte sagital do paciente da figura anterior, grande tumoração cística do colédoco, que se estende desde a confluência dos hepáticos até a papila, em íntimo contato com a veia cava inferior.*

Nos tumores da ampola, observa-se dilatação dos ductos biliares e pancreáticos, assim como amputação no nível da papila, o que pode resultar num difícil diagnóstico diferencial entre fibrose, disfunção do esfíncter de Oddi ou cálculo impactado.

As limitações da colangiopancreatografia por ressonância magnética estão representadas por:

- *Líquido intestinal:* a presença de líquido intestinal ou na cavidade peritoneal gera sinais de ressonância magnética similares e que se superpõem à árvore biliar, levando em alguns casos a diagnósticos errôneos. Para minimizar esse inconveniente, o exame é realizado com o paciente em jejum. Além disso, podem-se empregar meios de contraste como o óxido de ferro ou o perclorato de manganês, que, administrados por via oral, permitem eliminar imagens vizinhas indesejadas.

- *Vias biliares de calibre reduzido:* os melhores resultados são obtidos em pacientes com via biliar dilatada, com 91% de efetividade, a qual se reduz para 40% com via biliar fina. Os canalículos biliares periféricos de 1 a 2 mm não são vistos, já que possuem escasso volume de bile.
- *Estado químico da bile:* todas as circunstâncias que modifiquem o estado químico da bile (sangue, detritos, ar) dificultam a obtenção de imagens, reduzindo a sensibilidade do método, assim como em pacientes que possuem algum elemento metálico no fígado ou prótese (*stent*) em vias biliares. Isso se extrapola àquelas situações nas quais se efetua o estudo imediatamente após um procedimento intervencionista sobre a via biliar.
- *Impossibilidade terapêutica sobre a via biliar:* a colangiopancreatografia por ressonância é uma modalidade limitada somente ao diagnóstico. Não substitui os métodos invasivos quando está indicado tratar simultaneamente a doença em função do achado. Entretanto, permite diminuir a indicação dos procedimentos invasivos e escolher o mais apropriado de acordo com a altura e a extensão da lesão.
- É operador-dependente[13].

Atualmente, revela-se promissor avaliar a utilidade da colangioscopia virtual tridimensional contrastada por RM, através da qual pode-se visualizar o interior da luz da árvore biliar extra-hepática, ajudada pelo maior gradiente de contraste obtido entre a bile e os tecidos vizinhos[18].

Os procedimentos invasivos de opacificação radiológica da via biliar por injeção direta de substância de contraste permitem conhecer as condições e o estado da via biliar em diversas situações patológicas, sendo empregados cada vez menos para estabelecer diagnósticos e mais com fins terapêuticos.

Colangiografia Percutânea Transepática

Primeiro foi a colangiografia percutânea transepática (CPT) com agulha grossa e depois com agulha fina (Chiba) que permitiu conhecer a anatomia da via biliar em circunstâncias de diagnóstico duvidoso entre colestase intra e extra-hepática, com percentagem menor de complicações. Pode-se visualizar a árvore biliar em 98% dos pacientes com dilatação dos ductos biliares e em 75% daqueles sem.

Adquire importância no estudo de obstruções altas da via biliar, tumor de Klatskin (Fig. 121.8) ou lesão cirúrgica da via biliar (Fig. 121.9) e ante a impossibilidade técnica da colangiopancreatografia endoscópica retrógrada (por derivações gástricas, papila não-canulável etc.), trazendo informações úteis a respeito da técnica operatória a ser empregada.

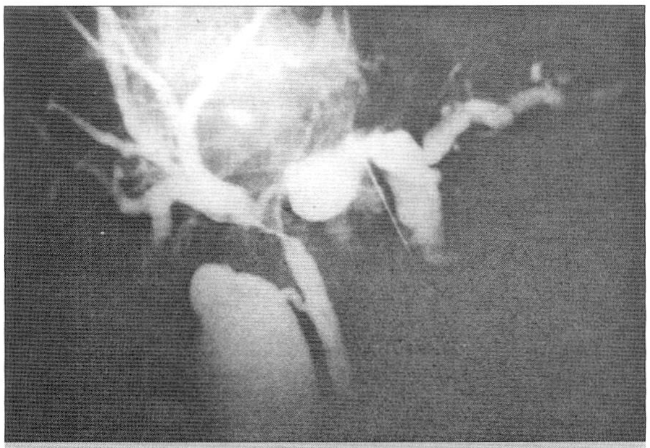

Fig. 121.8 — *Tumor de Klatskin. A colangiografia transparieto-hepática mostra dilatação de ambos os ductos intra-hepáticos acima da confluência, secundária à obstrução neoplásica.*

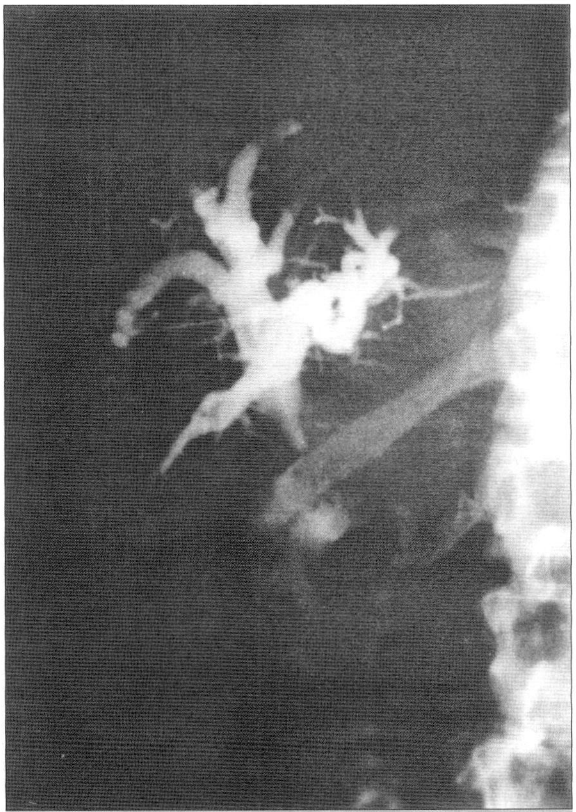

Fig. 121.9 — *Estenose cirúrgica da via biliar. A colangiografia transparieto-hepática mostra estenose do hepático comum na altura da confluência, com dilatação da árvore biliar intra-hepática.*

A abordagem transparieto-hepática permite a colocação de cateteres para drenagem biliar, aliviando assim a icterícia e diminuindo a morbimortalidade operatória (ver Cap. 134). Podem ser colocadas próteses para drenagem biliar interna naqueles pacientes nos quais não é possível uma anastomose cirúrgica[2].

A realização da CPT está ao alcance de qualquer médico intervencionista que disponha de um intensificador de imagens, constituindo um método invasivo, rápido, simples e seguro. A taxa de complicação é de 3,28% e de mortalidade 0,14%.

Colangiopancreatografia Retrógrada Endoscópica

O advento da colangiopancreatografia retrógrada endoscópica (CPRE) foi outro exame fundamental na avaliação não-cirúrgica da árvore biliar. Permite diagnosticar, por um procedimento endoscópico e radiológico combinado, as características da via biliar e do ducto de Wirsung (Fig. 121.10) com elevado índice de certeza (próximo a 98%). Permite também definir a etiologia da doença quando a lesão é acessível à biópsia endoscópica (duodeno e região periampular). Está indicada em obstruções baixas da via biliar, dadas, entre outros, por litíase coledociana (Fig. 121.11), pancreatite crônica (Fig. 121.12), câncer de papila ou de cabeça de pâncreas.

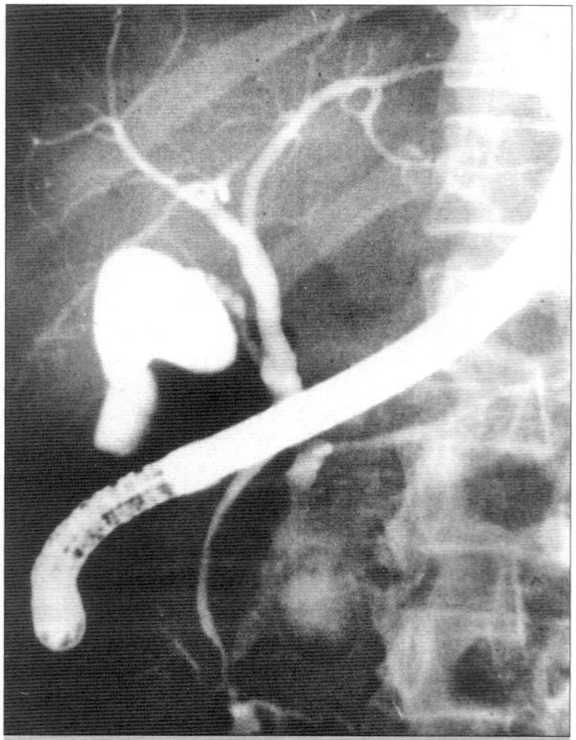

Fig. 121.10 — *Pseudocisto de cabeça de pâncreas. A colagiografia retrógrada endoscópica mostra afilamento e deslocamento em arco do colédoco intrapancreático.*

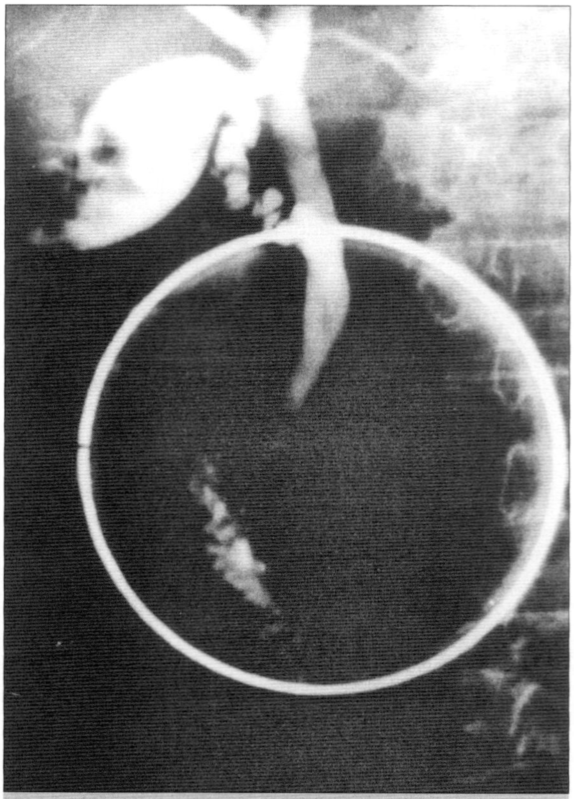

Fig. 121.11 — *Litíase vesicular e coledociana. A colangiografia retrógrada endoscópica mostra litíase vesicular e pequenos cálculos no colédoco levemente dilatado.*

Deve-se adicionar as possíveis indicações terapêuticas do procedimento quando se associa papilotomia endoscópica ou outras instrumentações da via biliar principal (extração de cálculos, dilatação de estenoses, colocação de próteses, braquiterapia endoscópica).

Uma gastrojejunostomia a Bilroth II ou a presença de divertículo justapapilar diminui a taxa de êxito na realização da CPRE a aproximadamente 50%, mesmo em mãos experientes.

Apresenta morbidade variável de 3,9% quando diagnóstica, e de 8,3% quando terapêutica, com uma mortalidade global menor que 1%. É por isso que se objetiva chegar ao diagnóstico por métodos não-invasivos, e após, avaliar a necessidade de se solicitar uma CPRE para confirmar ou para tratar a afecção subjacente[9].

A CPT ou a CPRE são estudos complementares, e a ordem pela qual são realizadas é definida pelo local em que se suspeita da obstrução biliar e pela experiência da instituição onde é praticada. Deve-se considerar que toda vez que um exame demonstra doença canalicular é conveniente proceder à drenagem endoscópica, percutânea, ou cirúrgica da via biliar, visto que, mesmo utilizando antibioticoprofilaxia, o risco de colangite é elevado.

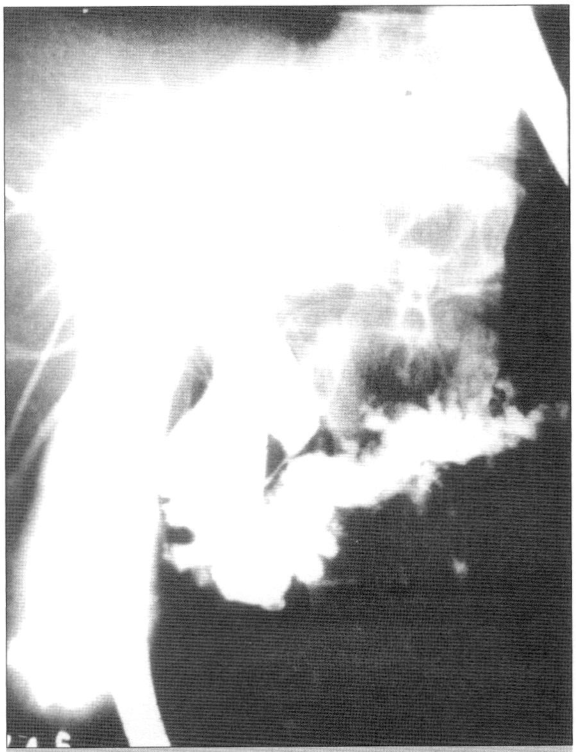

Fig. 121.12 — Pancreatite crônica. A colagiografia retrógrada endoscópica mostra dilatação do colédoco proximal com estenose distal e ducto de Wirsung com dilatação grosseira.

Ultra-Sonografia Endoscópica: combina a endoscopia e a ultra-sonografia em um só instrumento, evitando os fatores que limitam a ultra-sonografia convencional, como a interposição de gás e a obesidade. Permite melhorar o estudo da doença do colédoco distal, papila e pâncreas. No caso de tumores, obtém-se estagiamento locorregional demonstrando o tamanho do tumor, a presença de adenopatias e a invasão de órgãos e elementos vasculares vizinhos.

Além de oferecer informação adequada a respeito da etiologia das obstruções da região periampular, é um bom procedimento para avaliar a ressecabilidade. É empregada também para diferenciação de estenose de via biliar, já que em muitas ocasiões o transdutor pode ser colocado em região adjacente à estenose[3].

Numa era de redução de custo, não tem indicação para doença litiásica, mas pode demonstrar minúsculos cálculos pré-papilares, não-vistos durante a colangiopancreatografia endoscópica retrógrada.

Coledocoscopia Flexível: é um complemento importante durante o ato operatório, quando existem dúvidas sobre a visualização de imagem de cálculo no estudo colangiográfico. A via biliar principal é abordada através do ducto cístico, o qual se encontra previamente dilatado. A fístula biliocutânea secundária a um tubo de Kehr pode ser utilizada para a introdução do coledocoscópio, através do qual se pretende inspecionar a via biliar, extrair um cálculo ou realizar uma biópsia.

Videolaparoscopia: é útil no estudo da afecção neoplásica biliar, trazendo informação em relação ao diagnóstico e estagiamento e complementando a avaliação ecográfica e/ou tomográfica, as quais em muitas oportunidades falham em identificar lesões pequenas.

A principal vantagem é a ajuda na decisão cirúrgica em relação à seleção de procedimentos curativos ou paliativos e em algumas circunstâncias evitar uma laparotomia desnecessária[10].

Interpretação de Imagens

Com relação às imagens obtidas com esses métodos:

A obstrução maligna completa se caracteriza por finalização abrupta do ducto. O extremo opacificado da árvore biliar pode ser de contorno irregular, pode apresentar aspecto de desfiladeiro de vários centímetros de comprimento ou ainda ser excêntrico. A estenose benigna encontra-se centrada, é de pequena extensão e apresenta bordas regulares.

Se for encontrado um cálculo encravado, o extremo distal da coluna de contraste mostra uma convexidade como conseqüência da superfície do cálculo[8].

CONCLUSÃO

Diante da suspeita de doença da árvore biliar extra-hepática, dispõe-se de um arsenal diagnóstico muito completo e sofisticado, com o qual é possível definir com certeza a etiologia, a localização e o estagiamento da afecção. Será o médico assistente o responsável por eleger a terapêutica útil para cada paciente em particular, dependendo de numerosas variáveis como: experiência do profissional, infra-estrutura disponível, possibilidades econômicas etc.

Não obstante, as técnicas modernas utilizadas de forma indiscriminada expõem os pacientes a riscos e custos desnecessários. Então, o enfoque ótimo do paciente com doença da via biliar necessita de uma seleção adequada em relação às modalidades diagnósticas e terapêuticas, sobre a base de uma avaliação clínica e laboratorial cuidadosa e um amplo conhecimento das patologias a serem tratadas.

REFERÊNCIAS BIBLIOGRÁFICAS

1. Blumgart LH. *Cirugía del hígado y de las vías biliares*. 3ª ed., Buenos Aires, Panamericana, 1990.
2. Caldeiro J, Portillo J. Endopróteses biliares: implante percutâneo. *Rev. Arg. de Cirurgia* 64: 205-09, 1993.
3. Dancygier H. Endosonographic evaluation of biliary tract disease. Gast End Clin N Am 2: 697-713, 1992.
4. Del Santo P, Kazarian K, Rogers F et al. Prediction of colangiography in patients urdergoing elective cholecystectomy with routine liver function chemistries. *Surg* 98: 7-11, 1985.

5. Freedman BJ, Lowe SC, Saouaf R. MR imaging in hepatic transplantation. *Magn Reson Imaging Clin. N Am* 9: 821-39, 2001.
6. Frider B. Colestasis. En Ferraina, P Oría A. *Cirugía de Michans*. 5ª ed., Buenos Aires, El Ateneo: 565-72, 2001.
7. Gennari L, Doci R. Tumores del hígado y de las vías biliares. En Veronesi U. *Cirugía oncológica*. 1ª ed., Buenos Aires, Panamericana: 350-95, 1992.
8. Giménez M, Andreacchio A. Diagnóstico en la patología biliar. Ictericia. En Perera S. *Programa de actualización en cirugía, Ciclo 5 (3)*. 1ª ed., Buenos Aires, Panamericana: 135-54, 2001.
9. González del Solar C, Cisneros L. Papel de la colangiopancreatografía retrógrada endoscópica. En Perera S. *Programa de actualización en cirugía, Ciclo 4 (2)*. 1ª ed., Buenos Aires, Panamericana: 14-20, 2000.
10. Greene F. Laparoscopy in malignant disease. *Surg Cl North Am* 72: 1125-37, 1992.
11. Kluge R, Schmidt F, Caca K, et al. Positron emission tomography with 18 F for diagnosis and staging of bile duct cancer. *Hepatology* 33:1029-35, 2001.
12. Lee S, Nicholls J, Park H. Biliary sludge as a cause of acute pancreatitis. *New Engl J Med* 326: 589-93, 1992.
13. Mazzucco J. Colangiopancreatografía por resonancia magnética. En Perera S. *Programa de actualización en cirugía, Ciclo 4 (2)*. 1ª ed., Buenos Aires, Panamericana: 21- 31, 2000.
14. Nahrwold D. Vías biliares. En Sabiston DC. *Tratado de patología quirúrgica. Bases biológicas de la práctica quirúrgica moderna*. 13ª ed., Méjico, Interamericana: 1145-85, 1988.
15. Nora P. Vesícula y vías biliares. En Nora P. *Cirugía general: Principios y técnicas*. 2ª ed., Barcelona, Salvat: 597-628, 1985.
16. Perera S, Moroni J, Baro M y otros. Enfermedades quirúrgicas de las vías biliares. En Boretti JJ, Lovesio C. *Cirugía. Bases fisiopatológicas para su práctica*. 1ª ed., Buenos Aires, El Ateneo: 1193-1260, 1989.
17. Perez V. Hígado, vías biliares y páncreas (semiología). En Cossio P, Fustinoni O, Rospide P. *Medicina interna*. 6ª ed., Buenos Aires, Medicina: 877-925, 1982.
18. Prassopoulos P, Papanikolaou N, Maris T, et al. Development of contrast-enhanced virtual MR cholangioscopy: a feasibility study. *Eur Radiol* 12: 1438-41, 2002.
19. Sakorafas GH, Tsiotos GG, Sarr MG. Extrapancreatic necrotizing pancreatitis with viable pancreas: a previously underappreciated entity. *J Am Coll Surg* 188: 643-658, 1999.
20. Yon Cheong W, Li Jen W, Ray Jade C, et al. Magnetic resonance imaging of extrahepatic bile duct disruption. *Eur Radiol* 12: 2488-90, 2002.

CAPÍTULO 122

Doenças das Vias Biliares Extra-Hepáticas na Infância

João Gilberto Maksoud

As doenças das vias biliares extra-hepáticas na criança compreendem um grupo restrito de doenças com características clínicas e fisiopatológicas muito especiais, de incidência quase que exclusiva nesse grupo etário. São elas a atresia das vias biliares, o cisto de colédoco e as demais dilatações das vias biliares extra-hepáticas, enquadradas na "síndrome do canal comum".

ATRESIA DAS VIAS BILIARES

A atresia de vias biliares (AVB) é a mais freqüente afecção das vias biliares na criança[1]. Sua causa é desconhecida, mas certamente não é doença congênita, pois praticamente não acomete o recém-nascido. É adquirida no período neonatal precoce, tendo início habitualmente aos 15 a 21 dias de vida.

As manifestações clínicas se confundem com várias formas de colestase, intra- e extra-hepática, inclusive com aparecimento de fezes acólicas ou semicoradas, notadamente no início das manifestações clínicas. Com o passar do tempo, as fezes se tornam permanentemente acólicas, dando o selo da doença, qual seja, doença colestática.

O fator desencadeante é também desconhecido. As vias biliares sofrem processo progressivo de fibrose inflamatória, culminando com a destruição, em poucas semanas, das vias biliares, levando secundariamente à cirrose colestática.

A primeira referência à doença foi feita por Burns[2], em 1817. Durante mais de 80 anos houve um hiato, período em que a doença não foi citada, até ser cientificamente descrita por Thomson[3], em 1891.

O prognóstico foi muito sombrio, até que, nas últimas décadas, houve progresso substancial no diagnóstico e no tratamento dessa moléstia. O diagnóstico tornou-se mais simples e objetivo com a descrição das características histológicas, e com o advento de dois procedimentos cirúrgicos — a portoenterostomia seguida do transplante hepático — revolucionou o tratamento e o prognóstico final. Antes dessa evolução, a doença era praticamente incurável, e atualmente representa cerca de 60%-65% das indicações de transplante hepático pediátrico em praticamente todos os centros, com significativas chances de sobrevida.

A descrição da portoenterostomia como procedimento primário foi um marco no tratamento da AVB. Permite que a maioria dos portadores de AVB atinja idade para a realização do transplante hepático.

Incidência

A incidência varia de 1:10.000 a 1:15.000 nascidos vivos[4]. Nos EUA, ocorrem 400 a 600 casos novos a cada ano[5-7]. Não existem dados seguros quanto à incidência dessa doença na América Latina. Provavelmente, muitos casos deixam de ser diagnosticados.

Quadro Clínico

A criança nasce a termo, aparentemente normal, com peso adequado para a idade gestacional, e nas primeiras fases da vida apresenta bom desenvolvimento pôndero-estatural. As fezes são coradas até os 15 dias de vida, quando iniciam período de oscilação da cor. Da mesma forma, a icterícia não ocorre antes dos 15 dias de vida, mas pode ocorrer precocemente. Há inicialmente hipocolia fecal, que rapidamente se transforma em acolia fecal, sem mais ocorrer oscilação na cor das fezes. Com o progredir da doença há bilirrubinemia, o que faz ocorrer fezes "manchadas" de bile, decorrente de descamação da mucosa intestinal impregnada de bile. Isso pode confundir o examinador como sendo fezes coradas. A colúria é definitiva e persistente.

Quanto mais precoce o aparecimento da icterícia e da acolia fecal maiores as chances de se tratar de casos de evolução mais grave.

O sinal de alerta mais significativo da AVB é a acolia fecal persistente. O fígado começa alterar a consistência. Com 8 a 12 semanas de evolução, já se encontra duro e com bordas cortantes. Nos casos de início mais precoce, o fígado também fica duro mais precocemente. A doença mostra caráter tipicamente progressivo e agressivo, com o aparecimento de fibrose hepática em poucas semanas.Em 30% dos casos há esplenomegalia ao diagnóstico. Esta é muito mais freqüente nas colestases não-atrésicas, isto é, nas hepatites neonatais, infecções congênitas e doenças metabólicas, sinal de diagnóstico clínico diferencial. Com o progredir da doença surge a hipertensão portal, que leva ao aparecimento de esplenomegalia em praticamente todos os casos.

Nas crianças não-submetidas a portoenterostomia ou naquelas com ausência de fluxo biliar após portoenterostomia, a sobrevida é de cerca de 12 a 18 meses. Com o progredir da doença surgem ascite, varizes de esôfago, prurido e desnutrição de difícil controle. Podem ocorrer surtos de peritonite bacteriana espontânea (PBE) e sinais de insuficiência hepática, mais ou menos precoces.

Apesar de a evolução ser uniforme na grande maioria dos pacientes, algumas crianças apresentam uma piora mais rápida. Há crianças que, com poucas semanas de vida, apresentam cirrose acentuada e outras que, apesar de terem mais de 16 semanas de vida, não apresentam cirrose evidente e mantêm estado geral bom. Essa diferença depende, como citado, do início mais ou menos precoce da doença.

Há uma forma especial de AVB conhecida como síndrome da poliesplenia. À laparotomia não são observados remanescentes dos ductos biliares. Tem início antes do nascimento e apresenta etiologia distinta das formas clássicas de AVB. No nosso serviço no Instituto da Criança, a incidência dessa forma clínica foi de apenas 1,5%.

A incidência de malformações associadas é variável, com índices de 7,5% a 25%[10-14]. As malformações isoladas são menos freqüentes: do sistema digestivo[15] (estenose duodenal, atresia jejunal, divertículo de Meckel e má rotação intestinal), urinárias [13] e cardíacas.

A associação mais freqüente é a síndrome da poliesplenia ou da heterotaxia (Fig. 122.1), descrita inicialmente por Helwig[16] em 1919, que consiste em inúmeros baços, ausência de veia cava inferior, veia porta pré-duodenal, anormalidades na artéria hepática, má rotação intestinal, *situs inversus*, fígado bilobado e ocasionalmente anomalias cardíacas. As crianças podem apresentar apenas alguns componentes da síndrome.

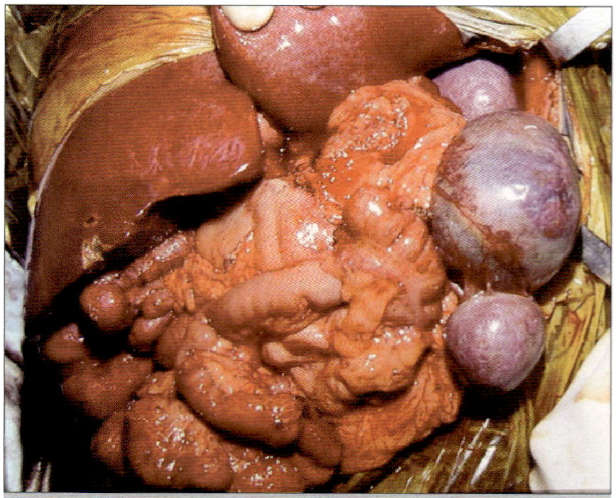

Fig. 122.1 — *Poliesplenia em criança portadora de atresia das vias biliares.*

Etiologia

A etiologia da AVB é desconhecida. Vários mecanismos têm sido descritos, porém nenhum deles é plenamente aceito por todos os autores. Alguns sugerem etiologia multifatorial.

As principais etiologias propostas são:

a) Alterações genéticas

A AVB não tem distribuição hereditária, na grande maioria dos casos[18,19]. Foram descritos gêmeos idênticos em que apenas um deles adquiriu a doença[20] mesmo com HLA-idênticos[21,22].

Outro fator que fala contra etiologia genética é o fato de não terem sido encontrados natimortos ou ser muito rara a doença em prematuros[18,19,23], sugerindo doença adquirida.

Yokoyama *et al.*[24] descreveram modelo experimental em ratos transgênicos com mutação na região proximal do cromossomo 4, os quais nasciam com síndrome da poliesplenia com desenvolvimento anormal das vias biliares. A mutação causou a morte dos ratos nas primeiras semanas de vida. Possivelmente o gene que sofreu mutação seria responsável pela estabilidade da simetria visceral e pelo desenvolvimento da árvore biliar extra-hepática.

b) Alterações na morfogênese

As anormalidades na estrutura biliar seriam resultado de falhas na remodelação da placa ductal, que se inicia por volta da 11ª a 13ª semana após fertilização.

Tan *et al.*[25-27] compararam o desenvolvimento da árvore biliar de embriões e fetos humanos com as vias biliares de 205 crianças portadoras de AVB. Demonstraram que até a 11ª e 13ª semanas de gestação há uma estrutura primitiva chamada placa ductal com ductos biliares primários. Essa placa ductal sofre uma seqüência de remodelações, resultando em grandes ductos biliares comuns e suas ramificações, em meio ao espesso parênquima hepático, que permanecem pérvios durante toda a gestação. Há continuidade com a via biliar extra-hepática — que constituem os ductos hepáticos comuns.

Nos remanescentes de AVB, nota-se o *porta-hepatis* em meio a tecido fibroso com variáveis graus de obliteração do ducto hepático comum e ductos biliares, sugerindo falha no processo de remodelação no hilo hepático, resultando na persistência dos ductos biliares fetais envolvidos por mesênquima. Como o fluxo biliar aumenta perto do nascimento, uma das teorias da etiologia da AVB indica que ocorreria extravasamento de bile desses ductos anormais desencadeando intensa reação inflamatória com conseqüente obliteração da árvore biliar.

Portanto, a AVB pode ser causada por alterações seqüenciais:

1. Falha no desenvolvimento do ducto biliar definitivo.
2. Extravasamento de bile dos ductos biliares primitivos causando reação inflamatória intersticial no mesênquima adjacente.
3. Proliferação contínua dos ductos biliares primitivos, ao nível do *porta-hepatis* além das 25 semanas de gestação ou falha nos mecanismos compensatórios.

Desment[9] estudou a origem das células que originam os ductos biliares e demonstrou que os ductos biliares originam-se do mesênquima ao redor das ramificações do sistema portal — a placa ductal. Alterações envolvendo a placa ductal seriam responsáveis por várias doenças como AVB, cisto de colédoco e outras que atingem as vias biliares.

c) Exposição a toxinas

Em algumas regiões e em determinada época do ano há aumento da incidência de AVB, sugerindo a possibilidade de fatores infecciosos ou mesmo exposição a fatores ambientais ou tóxicos[28,29]. Porém, não há evidências seguras da participação de agentes tóxicos na gênese da AVB em humanos.

d) Infecções virais

A etiologia viral tem sido defendida por vários autores desde a década de 80. Os mais estudados são: papilomavírus[30], reovírus tipo III[31-33], rotavírus do grupo A[34-37] e citomegalovírus[38,39].

Recentemente, Petersen *et al.*[35,36] criaram modelo experimental da doença em camundongos recém-nascidos infectados com rotavírus do grupo A, obtendo obliteração total das vias biliares e manifestações intra-hepáticas semelhantes às observadas na AVB humana. A administração prévia de 10.000 UI de interferon-alfa preveniu a doença. Bobo *et al.*[37] não comprovaram essa hipótese após análise de remanescentes de vias biliares de crianças com AVB.

Apesar da maior freqüência do reovírus nos pacientes com AVB do que na população geral, não há uma relação bem estabelecida entre causa e efeito.

e) Alterações no sistema imunológico/inflamatório/sistema HLA

A maior freqüência de alguns tipos de HLA (B-12)[40] em crianças com essa doença, principalmente nos pacientes com malformações associadas, suscitou a hipótese de a AVB ser fenômeno imunologicamente modulado[41].

Acredita-se que em indivíduos predispostos um estímulo lesivo inicial à célula ductular biliar leve à expressão anormal de antígenos de superfície HLA classe II, bem como de moléculas de adesão intercelulares (ICAM-1)[42-49]. Esses facilitariam a identificação dessas células como "células-alvo", sendo reconhecidas e processadas por macrófagos no espaço porta e apresentadas aos linfócitos T[50-52]. Ocorreriam, dessa forma, ativação e diferenciação dos linfócitos T citotóxicos, liberação de citocinas e ativação de toda a cadeia inflamatória com conseqüente destruição biliar[53-59].

A liberação de citocinas levaria também à ativação das células perissinusoidais (células de Ito), com sua diferenciação em fibroblastos, produção de colágeno e início do processo de fibrose[60-63].

As citocinas pró-inflamatórias mais estudadas são a Interleucina-18 [63] e o TGF-beta1 (Transforming Growth Factor-beta-1).

Nos pacientes com AVB, os níveis de IL-18 são mais elevados que na população controle. Naqueles submetidos a portoenterostomia e que ficaram anictéricos, seus níveis caem, embora permaneçam relativamente elevados, enquanto nos pacientes ictéricos os níveis aumentam. Os níveis normalizam-se após o transplante hepático

f) Lesões vasculares

Outro mecanismo proposto seria de lesões vasculares durante o desenvolvimento hepatobiliar embrionário e/ou fetal. O achado de artérias tortuosas, espessadas e dilatadas identificadas nos remanescentes biliares de crianças com AVB sugere a presença de arteriopatia na gênese da AVB[64].

Classificação

A classificação da AVB, segundo Kasai [65], baseia-se nos achados intra-operatórios. O tipo 1 era chamado de "forma corrigível", na qual há na realidade uma estenose segmentar do colédoco ou do cístico. As demais formas são as formas "não-corrigíveis", com inúmeras variações anatômicas mas que não trazem informações prognósticas, perdendo seu significado quando analisadas do ponto de vista prático.

Diagnóstico

Talvez seja o aspecto de evolução mais segura nos conhecimentos sobre a doença. Atualmente o diagnóstico é feito com eficiência e, principalmente, rapidez na maioria absoluta dos casos. Durante muitos anos, o diagnóstico da AVB representou um desafio aos pediatras e cirurgiões, pois é difícil diferenciar clinicamente a colestase intra-hepática da colestase extra-hepática, isto é, a atresia das vias biliares de outras formas de colestases não-atrésicas, como, por exemplo, as diferentes formas de hepatite neonatal. Ambas as formas podem se apresentar com acolia fecal e colúria. Em decorrência dessa dificuldade, é freqüente haver demora no diagnóstico, pois são solicitados vários exames e testes, todos inúteis, pois não são discriminativos.

Toda criança com icterícia que persista além dos 14 dias de vida deve ser investigada para ser afastada a possibilidade de colestase de causa cirúrgica[66]. O diagnóstico definitivo e a cirurgia não devem ultrapassar 8 a 12 semanas de vida.

Devem ser evitados exames laboratoriais comprovadamente não-discriminativos. Estudo objetivo e completo pode e deve ser feito em, no máximo, 3 a 5 dias, permitindo que se tome a decisão entre continuar o tratamento clínico (colestase intra-hepática) ou indicar cirurgia para a realização da portoenterostomia (colestase extra-hepática ou atresia das vias biliares). Qualquer período superior a esse pode influenciar o resultado final. Períodos prolongados de investigações laboratoriais são infrutíferos e representam os erros mais freqüentemente observados.

O diagnóstico é feito pelo exame clínico, achado ultra-sonográfico especial e biópsia hepática percutânea.

Exame Clínico

Muitos dados de valor podem ser fornecidos apenas pelo exame físico.

A maioria das icterícias do período neonatal deve-se à hiperbilirrubinemia indireta. A simples visualização da cor da urina e das fezes permite-nos afastar a presença de colestase, pois a hiperbilirrubinemia indireta não se acompanha de colúria e acolia fecal.

Porém, as fezes são acólicas quer na AVB como nas colestases intra-hepáticas. Na ausência de acolia fecal, fica excluído o diagnóstico de atresia de vias biliares.

Recém-nascido de baixo peso, com esplenomegalia acentuada precoce e fígado de consistência normal, é mais sugestivo de hepatite neonatal. Recém-nascido de peso adequado ao nascimento, fígado de consistência dura e ausência de esplenomegalia acentuada são sinais mais indicativos de AVB. Apenas com estes dados clínicos consegue-se orientar o diagnóstico em cerca de 85% dos casos. Nenhum outro exame laboratorial mostra, isoladamente, sensibilidade tão grande.

Hepatite neonatal é termo impreciso e genérico, que engloba várias causas de colestase intra-hepática, como erros inatos do metabolismo (deficiência de alfa-1-antitripsina, tirosinemia, galactosemia), citomegalovirose e outras causas de colestase intra-hepática não-atrésica. Na colestase intra-hepática ocorrem flutuações na cor das fezes.

Na AVB, a acolia fecal ocorre habitualmente a partir dos 15º-20º dias de vida. O início da acolia fecal pode ser mais tardio, em torno do 30º dia, podendo se iniciar com período de hipocolia oscilante como na colestase intra-hepática. Nesta, o período de hipocolia fecal oscilante pode ser mais prolongado. Essa é a regra, embora possa haver ampla variação, em ambas as direções. Em certos casos, os dados clínicos não são suficientemente claros. As fezes podem ser acólicas desde o período neonatal (terceiro ou quarto dia de vida) ou após 40 a 45 dias, em ambos os tipos de colestase. O fígado pode ficar precocemente endurecido e noduloso em certas formas graves de colestase intra-hepática ou se apresentar com apenas discreto grau de fibrose em casos de AVB de aparecimento tardio. Outras vezes o aparecimento da acolia fecal é demorado, oscilando durante semanas, quer em uma quer em outra forma de colestase.

Exames Laboratoriais

Não há exame laboratorial que permita estabelecer o diagnóstico diferencial entre colestase intra- e extra-hepática. Nenhum exame laboratorial é suficientemente discriminativo, havendo imbricamento dos valores nas duas condições. Nenhum exame laboratorial isoladamente é mais sensível que o simples exame físico. Ao solicitarmos vários exames, estaremos apenas consumindo tempo precioso.

Bilirrubinemia — pode ser mais alta nas fases mais avançadas da atresia das vias biliares, mas nas fases iniciais não é possível diferenciar as diferentes formas de colestase intra-hepática da AVB. Em ambas as condições, os níveis oscilam entre 6 e 10 mg/dl.

Transaminases, fosfatase alcalina, gama-GT e colesterol — sempre são solicitados, mas nunca conseguem estabelecer o diagnóstico diferencial. Não são discriminativos. Os níveis das transaminases na AVB em geral mostram-se pouco elevados (2 a 3 vezes o valor normal), porém podem oscilar até 200 vezes em ambos os tipos de colestase. Toda e qualquer colestase aumenta a fosfatase alcalina e gama GT. A dosagem de colesterol nada revela. Na realidade, não devem ser solicitados com vistas ao diagnóstico diferencial.

Eletroforese de proteína e alfa-1-antitripsina — permite identificar colestase intra-hepática por deficiência de alfa-1-antitripsina. O diagnóstico é suspeitado pela ausência do pico de alfa-1-globulina na eletroforese de proteína. A confirmação é feita pela determinação da atividade sérica de antitripsina, dosagem específica de alfa-1-antitripsina e fenotipagem genética.

No Serviço de Cirurgia Pediátrica do Instituto da Criança, seguimos avaliação diagnóstica simples e objetiva, valorizando essencialmente o exame clínico, como descrito, a ultra-sonografia e a biópsia hepática percutânea.

Ultra-Sonografia

É o exame de imagem indicado. Além de afastar outras causas de AVB (dilatações das vias biliares extra-hepáticas por cisto de colédoco, síndrome do canal comum), a ultra-sonografia permite alto grau de sensibilidade e especificidade no diagnóstico da AVB. A freqüência com que é indicada a ultra-sonografia materno-fetal associada à melhoria da qualidade técnica dos aparelhos tem levado a número crescente de diagnóstico de AVB, mesmo no período antenatal [67-71]. Sugere-se que cistos pequenos (< 2,0 cm), que não apresentem variação de tamanho durante o crescimento fetal, têm maior probabilidade de tratar-se de AVB.

A partir de 1997, a visualização de uma área triangular ou tubular hiperecogênica localizada cranialmente, junto à bifurcação portal, denominada cordão triangular ou triângulo fibroso (triangular cord — TC) (Fig. 122.2) tem sido muito valorizada como método eficaz, sensível e não-invasivo do diagnóstico de AVB[72-75].

A associação da identificação do cordão triangular (CT) à morfologia e ao tamanho da vesícula biliar aumenta a sensibilidade do exame[73]:

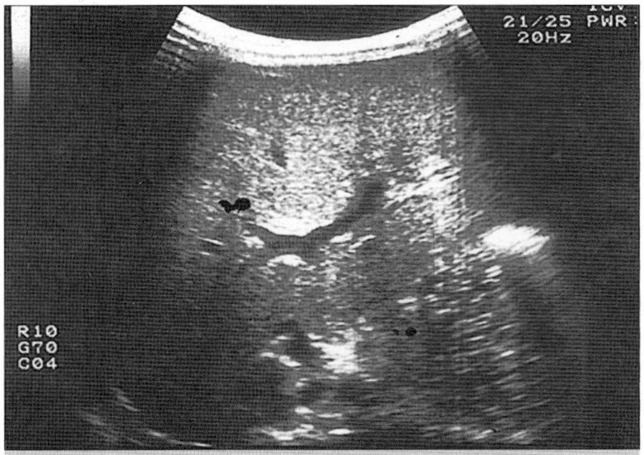

Fig. 122.2 — *Triângulo fibroso (ou "cordão triangular") localizado na bifurcação dos ramos direito e esquerdo da veia porta. O índice de acerto diagnóstico é elevado.*

— a presença do CT associado à ausência ou redução de tamanho da vesícula (0 a 1,45 cm, média de 0,52, normal — 2,39), aumenta a sensibilidade desse exame diagnóstico para 100%[73];

— apenas a identificação do CT, com vesícula biliar normal, reduz o fator preditivo do exame para 88%;

— nos raros casos em que o CT não é visualizado e apenas a vesícula biliar é anormal, a sensibilidade do exame cai para 25%, não sendo portanto útil no diagnóstico.

Os índices de sensibilidade e especificidade do exame estão apontados no Tabela 122.1.

Biópsia Hepática Percutânea

É o exame mais preciso e seguro para diferenciação entre colestase intra- e extra-hepática, com percentual de acerto diagnóstico de 80% a 97%[78-81].

Na nossa instituição, desde 1981, o diagnóstico de AVB é feito essencialmente com base nos dados de exame clínico e punção-biópsia do fígado, de acordo com o índice desenvolvido por Zerbini *et al.*[80]. Estudando 130 biópsias correspondentes a 100 crianças internadas no Instituto da Criança em São Paulo, foi analisada a importância de vários parâmetros histológicos no diagnóstico diferencial entre as formas intra e extra-hepáticas e o valor preditivo de cada uma dessas variáveis, permitindo maior grau de precisão diagnóstica em casos individuais. Através de modelo estatístico, elaborou-se um índice histopatológico com a finalidade de fornecer parâmetros mais objetivos para o diagnóstico diferencial. Tal índice baseia-se em variáveis histológicas indicadoras e orientadoras, com índices de sensibilidade, especificidade, razão de falso-positivos e falso-negativos. Foi desenvolvido com o objetivo de aumentar o índice de acerto no diagnóstico diferencial entre as formas obstrutivas e não-obstrutivas da colestase neonatal. Após análise, seis variáveis mais sensíveis foram escolhidas. Os índices de acerto diagnóstico, sensibilidade e especificidade foram de 90%, 100% e 76%, respectivamente[81]. As variáveis mais significati-

Tabela 122.1
Ultra-Sonografia no Diagnóstico da Atresia das Vias Biliares

Autores	*Nº de Casos*	*Acerto Diagnóstico*	*Sensibilidade*	*Especificidade*
Park WH *et al.*[72]	73	95%	85%	100%
ParK WH *et al.*[73]	79	94%	84%	98%
Tan Kendrick A *et al.*[75]	63	93%	83%	100%
Lisa S *et al.*[76]	18		100%	100%
Pinto RA *et al.*[77]	27		62,5 %	100%

vas são: proliferação ductal, trombos biliares em dúctulos portais, ponte porta-porta, necrose e edema do hepatócito e presença de células gigantes multinucleadas[81]. A presença de desarranjo da arquitetura hepática e outros são também dados histológicos importantes (Tabela 122.2).

Tabela 122.2
Índice para o Diagnóstico das Biópsias Hepáticas nos Casos de Síndrome Colestática do Recém-nascido (segundo Zerbini *et al.*[81])

Variáveis	*Acertos (%)*
Variáveis indicadoras	
1. Proliferação ductal portal	89
2. Colestase portal em ductos neoformados	84
3. Distribuição da proliferação em relação aos espaços-porta	78
4. Fibrose portal	73
Variáveis orientadoras	
1. Pontes porta-porta	71
2. Neutrólitos no infiltrado inflamatório geral	64
3. Tumefação celular	58

As principais características histológicas da hepatite neonatal e AVB são:

Na hepatite neonatal observam-se (Fig. 122.3):

— Desarranjo da arquitetura hepática

— Necrose e tumefação do hepatócito

— Eritropoese sinusoidal

— Colestase intracelular de células gigantes

— Maior presença de células gigantes

Na atresia de vias biliares (Fig. 122.4) observam-se:

— Preservação da arquitetura hepática

— Proliferação ductal

— Colestase em ductos neoformados

— Fibrose portal e ponte porta-porta

O selo da hepatite neonatal é o desarranjo estrutural e a alteração difusa do hepatócito, enquanto o selo histológico da colestase extra-hepática é a proliferação ductal acompanhada de fibrose com expansão do espaço portal.

As causas mais comuns de falso-positivo da biópsia hepática são:

• Hepatite por citomegalovírus[82].

• Deficiência de α-1-antitripsina[83].

• Nutrição parenteral prolongada[84].

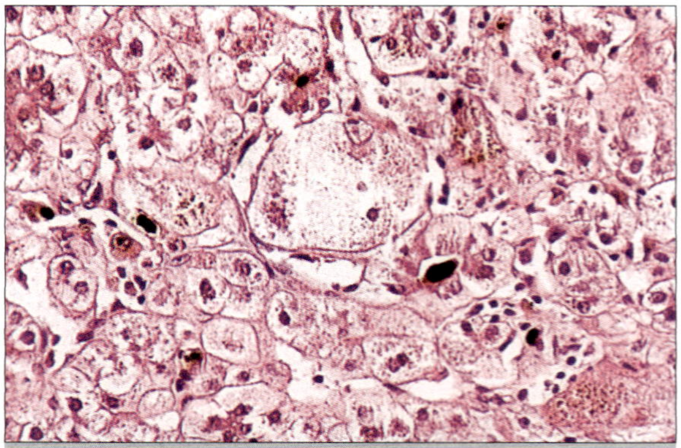

Fig. 122.3 — *Aspecto histológico de caso de colestase intra-hepática não-atrésica (hepatite neonatal). Desarranjo da arquitetura hepática, associado à necrose e à tumefação do hepatócito, colestase intracelular de células gigantes e presença de células gigantes (Masson 100X).*

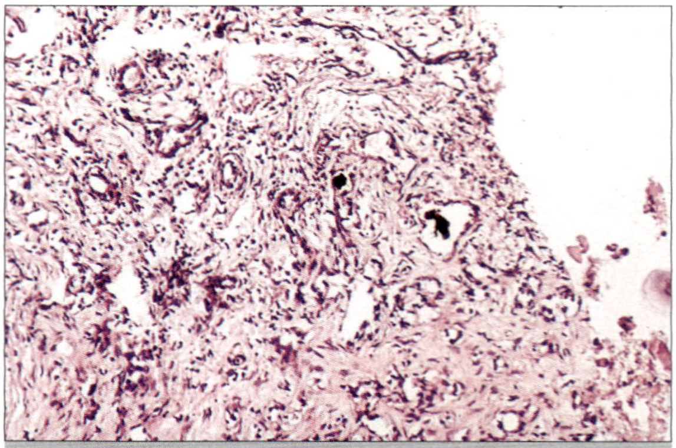

Fig. 122.4 — *Aspecto histológico típico de atresia das vias biliares, em que são observadas preservação da arquitetura hepática, evidente proliferação ductal, considerada a característica histopatológica mais significativa da doença, presença de colestase em ductos neo-formados e expansão dos espaços porta com fibrose portal e ponte porta-porta (Masson 100X). (COR)*

• Fibrose cística[85].

• Hepatite transinfecciosa associada a sepse[86].

• Hipoplasia não-sindromática ou sindromática dos ductos biliares intra-hepáticos (síndrome de Alagille)[87,88].

Nas primeiras semanas de vida, a deficiência de α-1-antitripsina e a síndrome de Alagille apresentam variações histológicas que podem se confundir com o aspecto histológico da AVB.

Com os dados de história, exame físico e punção-biópsia hepática, é possível alcançar o diagnóstico correto na quase totalidade dos casos. Os raros casos cujo diagnóstico não foi estabelecido e que apresentam acolia fecal persistente por mais de 10 dias devem ser submetidos a exploração cirúrgica.

A laparotomia está indicada nas seguintes circunstâncias:

a) acolia fecal persistente por 10 dias;

b) idade próxima a 10-12 semanas de vida com diagnóstico etiológico não-definido;

c) punção-biópsia sugestiva de colestase extra-hepática.

d) massa abdominal palpável no epigástrio ou hipocôndrio direito (sugestiva de cisto do colédoco).

Do ponto de vista prático, a despeito dos inúmeros exames disponíveis para o diagnóstico diferencial da colestase intra- e extra-hepática, utilizamos apenas os dados clínicos, a ultra-sonografia e a biópsia hepática percutânea. Não utilizamos qualquer outro exame laboratorial ou de imagem, incluindo a tubagem duodenal, a excreção hepática de marcadores radiativos ou outros testes laboratoriais inespecíficos. Tais exames de laboratório não são discriminativos e servem apenas para atrasar o diagnóstico e a conduta.

Diagnóstico Diferencial

Nas fases iniciais da doença, quando o quadro clínico ainda não está definido, podemos ter dificuldades no diagnóstico de AVB. Inúmeros são os diagnósticos diferenciais que devem ser afastados.

Na Tabela 122.3, listamos as principais moléstias no diagnóstico diferencial das colestases do período neonatal.

Tabela 122.3
Causas de Colestase do Lactente[89]

Extra-Hepáticas
- AVB
- Cisto de colédoco[90]
- Síndrome do canal comum

Intra-Hepáticas
- Hepatite neonatal idiopática
- Hipoplasia dos ductos biliares
  - — Sindrômica (síndrome de Alagille ou displasia artério-hepática)
  - — Não-sindrômica
- Colestase intra-hepática progressiva familiar (doença de Byler)[91]
- Síndrome de Zellweger (síndrome cérebro-hepatorrenal; doença dos peroxissomas)
- Acidemia triidrocoprostânica
- Doenças metabólicas
  - — Tirosinemia
  - — Galactosemia
  - — Frutosemia
  - — Deficiência de α-1-antitripsina
  - — Fibrose cística[92]
  - — Hipopituitarismo idiopático[93]
  - — Hipotireoidismo
  - — Lipidoses (doença de Gaucher, doença de Niemann-Pick, doença de Wolman)
- Doenças infecciosas – toxoplasmose, rubéola, citomegalovírus, herpes, sífilis ("TORCHS"), coxsackie, echovírus, HIV[94], hepatite B, tuberculose[95], listeriose)
  - — Nutrição parenteral
  - — Sepse
  - — Infecção do trato urinário

Tratamento Cirúrgico

Quarenta anos após a descrição da doença, Ladd[96] publicou o resultado do tratamento cirúrgico de 11 lactentes operados por "icterícia obstrutiva". Baseado em suas observações iniciais, concluiu que a cirurgia deveria ser realizada antes dos 4 meses de vida[97] e estabeleceu a anastomose bilioentérica como tratamento da doença[98]. Em 1953, Gross publicou a primeira grande série de cirurgia: 146 casos de AVB[99]. Em 27 lactentes (18%) foi possível realizar anastomose com o duodeno, e apenas 12 tornaram-se anictéricos. Os demais, que não apresentavam via biliar extra-hepática pérvia para a realização de anastomose convencional, morreram em curto período de tempo.

Os péssimos resultados levaram a várias tentativas cirúrgicas alternativas, mas que logo foram abandonadas: colangiojejunostomia intra-hepática com ressecção em cunha do parênquima hepático[100], implantação de "ductos biliares artificiais" no porta [102], drenagem dos ductos linfáticos do hilo hepático para o jejuno (Fonkalsrud[102,] 1966) e outras.

Na década de 50, Kasai *et al.*, demonstraram dois aspectos importantes da histologia hepática de pacientes com AVB[103]:

— a progressiva destruição dos ductos biliares intralobares com uma gradual diminuição da proliferação de pseudodúctulos entre 2 a 12 meses de idade,

— a presença de ductos microscópicos dentro do remanescente fibroso da árvore biliar atrésica ao nível do *porta-hepatis*.

Baseados nesses dados, propuseram que os ductos biliares extra-hepáticos fossem removidos no período em que ainda houvesse alguma continuidade entre a placa ductal do *porta-hepatis* e o sistema biliar intra-hepático, impedindo a progressão da atresia biliar e abrindo perspectiva para a portoenterostomia, o marco fundamental no tratamento cirúrgico da AVB. Embora não exista referência bibliográfica específica do fato, sabe-se que a concepção da portoenterostomia por Kasai decorreu incidentalmente de achado cirúrgico surpreendente do próprio Kasai, o qual, ao reoperar criança com abscesso subepático na qual havia sido realizada apenas dissecção do *porta-hepatis*, verificou a presença de coleção de bile no local do abscesso, deduzindo, portanto, houve "alguma drenagem biliar após a dissecção do *porta-hepatis* e que a AVB seria doença evolutiva.

Kasai e Suzuki, em 1959, descreveram a portoenterostomia como nova operação para tratamento das formas não-corrigíveis de AVB, não obtendo inicialmente grande aceitação e divulgação[102]. Nove anos após, com a publicação em periódico do Ocidente, a portoenterostomia teve grande impacto no mundo científico, revolucionando o tratamento da AVB[104-105]. Nos Estados Unidos e no Reino Unido [106-108], as primeiras cirurgias foram feitas na década de 1970.

No decorrer dessas quatro décadas, inúmeras variantes técnicas da cirurgia original de Kasai foram propostas: Kasai I, Kasai II, Kimura, Suruga I[109], Suruga II, Sawagushi, Lilly-Altmann e outras. Porém, basicamente, podemos dividir tais variações técnicas em dois grupos: as que utilizam a derivação externa (bileostomia cutânea) e aquelas com derivação interna (Y de Roux e suas variantes).

As derivações externas foram utilizadas durante anos, mas hoje estão abandonadas. Foram propostas com o objetivo de descomprimir a pressão intraluminar da alça intestinal proximal, visando diminuir a incidência de episódios de colangite pos-operatória e permitir visualização direta do fluxo biliar, o que permitiria o diagnóstico precoce da colangite. Todas essas vantagens teóricas não se mostraram verdadeiras.

No início dos anos 90, as técnicas de derivação externa foram abandonadas, devido às complicações especificamente decorrentes das estomias: sangramentos, desidratações hiponatrêmicas devido a perda de bile, prolapso mucoso, perdas alimentares e outras. A Tabela 122.4 mostra o percentual de complicações observadas no Serviço de Cirurgia Pediátrica do Instituto da Criança na época em que utilizamos as derivações externas.

A partir do abandono das estomias externas, as principais mudanças táticas foram direcionadas a variações técnicas visando reduzir a incidência de colangites (construção de alça de Y de Roux mais longa, realização de válvula anti-refluxo) e dissecção mais ampla do *porta-hepatis*.

Tabela 122.4
Complicações da Derivação Externa Referentes a 53 Crianças Operadas de 1981 a 1989

Complicações	*Nº (%)*
Sangramentos da jejunostomia	14 (26,4)
Hiponatremia e desidratação	05 (9,4)
Perda alimentar pela jejunostomia	07 (13,5)
Perfuração intestinal	01 (1,9)

Fonte: Serviço de Cirurgia Pediátrica do ICR-FMUSP)

Válvula Jejunal

Estudos experimentais têm demonstrado que ocorre colonização do conduto hepático-jejunal após 1 semana da cirurgia[110], levando à translocação bacteriana, o que poderia ser responsável pelas colangites pós-operatórias.

A construção de válvulas jejunais para a prevenção de colangites começou a ser realizada a partir de 1972 no Japão[111,112] e a partir de 1985 em outros centros[113].

Recente análise retrospectiva realizada em nosso Serviço, referente a 11 casos nos quais foram realizadas válvulas jejunais, indicou que não houve alteração na incidência de colangites, sendo o procedimento igualmente abandonado[114]. O tema porém é controverso, e recentes publicações sobre o assunto são contraditórias[115-118].

Dissecção Ampliada do Porta-Hepatis

O tempo cirúrgico principal da portoenterostomia é a dissecção correta do *porta-hepatis*, com ampla exposição das estruturas biliares remanescentes. A dissecção ampliada, extensiva ou superextensiva do *porta-hepatis*, possibilita melhor padronização da portoenterostomia, pois se baseia na identificação de pontos de reparo para a dissecção da placa ductal[119,120]. Estudos histológicos mostraram que o local para onde convergem os remanescentes dos ductos biliares, correspondendo à área que deve ser dissecada para a anastomose, situa-se abaixo da bifurcação da veia porta, sendo que os limites laterais do *porta-hepatis* são os ramos direito e esquerdo da veia porta[120,121].

A dissecção ampliada do *porta-hepatis* atingiria todas as possíveis áreas de concentração dos ductos biliares, aumentando as chances de drenagem biliar.

O uso do CUSA (Cavitron Ultrassonic Suction Aspirator) para a dissecção dos remanescente do *porta-hepatis* tem-se mostrado útil em série mais recente[123].

Portoenterostomia: Técnica Cirúrgica

O princípio básico da portoenterostomia é o restabelecimento de fluxo biliar.

A incisão cirúrgica deverá ser a mesma que deverá ser utilizada por ocasião de eventual transplante hepático[114], isto é, a incisão subcostal bilateral. A incisão transversa supra-umbilical habitual deve ser evitada, pois, quando associada à incisão subcostal por ocasião do transplante hepático, poderá originar área isquêmica.

Aberta a cavidade, observar possíveis malformações associadas — poliesplenia (Fig. 122.1), asplenia, má rotação intestinal, veia porta pré-duodenal e outras.

A secção dos ligamentos hepáticos direito, esquerdo, coronal e falciforme permite a "exteriorização do fígado", cuja manobra é útil para melhor exposição do *porta-hepatis*. Logo no início da cirurgia, realizar biópsia hepática em cunha. Não realizamos habitualmente a colangiografia intra-operatória. Na imensa maioria das vezes, ela é desnecessária e só é indicada nos raros casos duvidosos. Para realizar a colangiografia operatória, cateter venoso é inserido na vesícula biliar geralmente hipotrófica (Fig. 122.5), e injetamos o contraste lentamente. A passagem de contraste ao duodeno não exclui AVB. Esse é o erro mais comum e grave, pois pode tratar-se de atresia acima do canal cístico. Deve-se comprimir delicadamente o colédoco distal para forçar a subida do contraste para a árvore biliar intra-hepática.

Segue-se a disseção do hilo e do *porta-hepatis*. Esse é o tempo fundamental da cirurgia, realizando-se a dissecção ampliada do *porta-hepatis*, tomando como referências anatômicas os ramos direito e esquerdo da veia porta[120, 121]. A secção do ligamento umbilical permite melhor exposição do ramo esquerdo da veia porta[121]

A secção do ligamento venoso (ducto de arantius), situado posterior e cranialmente à bifurcação do ramo esquerdo da veia porta, permite mais fácil mobilização da veia porta e melhor exposição do *porta-hepatis*[125-126].

Após reparo dos ramos da veia porta e artéria hepática, realiza-se a ligadura e secção dos pequenos ramos entre a bifurcação da veia porta e o *porta-hepatis* (Fig. 122.6)

A secção do porta-hepatis deve ser realizada no nível em que os remanescentes se alargam, sob a forma triangular, local de maior concentração dos dúctulos. A hemostasia da zona deve ser por pressão direta ou irrigação com soro aquecido. Evitar o uso de bisturi elétrico. O *porta-hepatis* será enviado para análise histológica visando à sua classificação (Gauthier *et al.*[127]) (Fig. 122.7).

Segue-se a construção de alça jejunal longa em Y de Roux, com comprimento de 45 cm. Anastomose término-lateral em um plano, pontos separados, com fio monofilamentar, absorvível, com nós externos. A anastomose deve ser a mais ampla possível, tentando englobar toda a placa ductal, isto é, todos os locais de possível drenagem biliar[121]. A Fig. 122.8 mostra o esquema da portoenterostomia em Y de Roux em alça longa.

A reconstrução do trânsito intestinal deve ser feita mantendo a alça em posição pré-cólica, o que facilita o transplante hepático. Não construímos válvulas intestinais. Não é necessária drenagem da cavidade abdominal. A experiência indica que essa é a melhor cirurgia como tratamento inicial da AVB. Desconsiderar qualquer outra variação cirúrgica, por mais atraente que possa parecer. Não realizar a anastomose com o duodeno, pois, embora fácil, complica a cirurgia do transplante hepático.

Reoperações

Em casos de parada de drenagem biliar no pós-operatório, não está indicada a reexploração cirúrgica.. As eventuais obtenções de fluxo biliar após reexploração não são duradouras e não alteram o prognóstico final. Ao contrário, as reoperações aumentam de modo significativo as complicações intestinais (perfurações) após transplante hepático[114,129]. Portanto, a reexploração do hilo hepático é contra-indicada, e devem ser evitadas reoperações, exceto por outras causas, como a correção de obstrução intestinal[128].

Pós-Operatório Imediato

No pós-operatório, deve-se manter o paciente com SNG aberta e hidratação endovenosa adequada. A recuperação após a cirurgia costuma ser rápida e sem intercorrências. O fluxo biliar pode demorar de 3 a 10 dias para ser observado. As crianças operadas tardiamente podem apresentar insuficiência hepática no pós-operatório, necessitando de tratamento intensivo. Por isso, é necessário individualizar a indicação de exploração cirúrgica em crianças com idade superior a 16-20 semanas.

No pós-operatório, administra-se antibioticoterapia. Os antibióticos de escolha em nossa instituição são as cefalosporinas — cefoxetina, na dosagem de 100 mg/kg/dia em 3 doses. Utilizamos coleréticos (ácido ursodesoxicólico (Ursacol ®) na dosagem de 15-40 mg/kg/dia via oral de 12/12 horas[130]), administrados via oral tão logo haja trânsito intestinal.

Existem controvérsias em relação ao uso de corticosteróides. Muitos indicam o uso de corticosteróides à semelhança do que ocorre no tratamento da rejeição aguda no transplante hepático[131,132]. O mecanismo de ação dos corticosteróides é controverso: induzem a atividade da enzima Na+-K+ATPase, levando à estimulação da fração sal biliar independente, aumentando assim o fluxo biliar[133] e reduzindo a inflamação periductal[134]. A dose recomendada é de 20 mg/dia (4 mg/kg/dia) divididos em 2 doses diárias de prednisona, reduzindo-se pela metade a cada 2 dias. A dose mínima eficaz é de 10 mg. O tempo de uso é monitorado principalmente pela cor das fezes, podendo variar de 7 dias a 3 semanas[135-137].

Nos casos nos quais se prevê jejum prolongado, é aconselhável a nutrição parenteral.

Seguimento Ambulatorial

Os 2 meses iniciais após a cirurgia são fundamentais para o resultado final[114,138]. Esse é o período no qual as crianças com boa evolução tornam-se anictéricas.

Na prática, após 2 meses de evolução, inscrevemos a criança na Lista Única da Secretaria de Estado de Saúde, pois a quase totalidade dos portadores de AVB deverá necessitar de transplante hepático, e atualmente o prazo para a obtenção de um enxerto de doador cadáver é de 1,5 a 2 anos, época que coincide com a deterioração da função hepática e do estado geral.

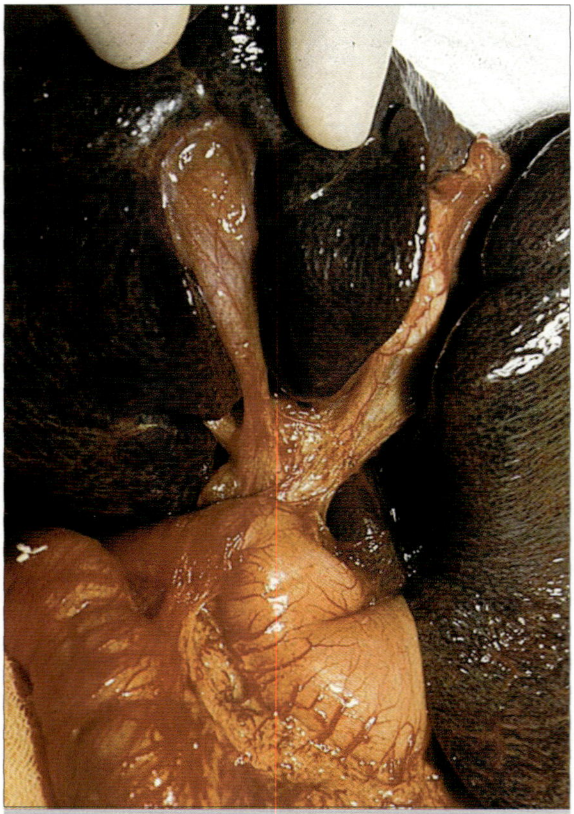

Fig. 122.5 — *Visão intra-operatória de criança portadora de AVB. Notar hipotrofia da vesícula e hilo hepático sem identificação das estruturas.*

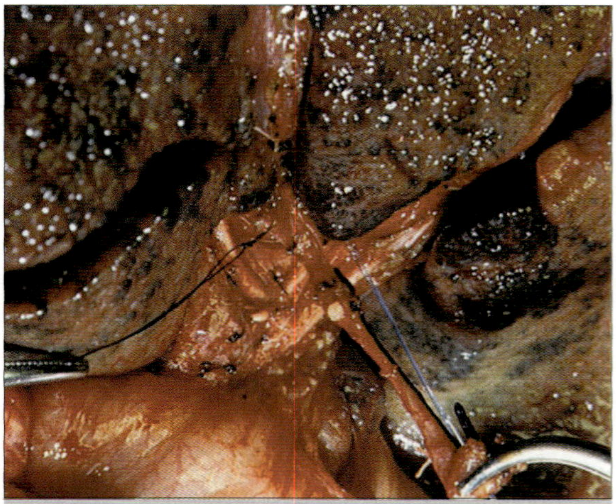

Fig. 122.6 — *Aspecto cirúrgico do porta-hepatis após dissecção do hilo. Os limites da placa ductal estão reparados com fios cirúrgicos. Remanescente fibroso dos ductos biliares está tracionado com pinça de Mixter.*

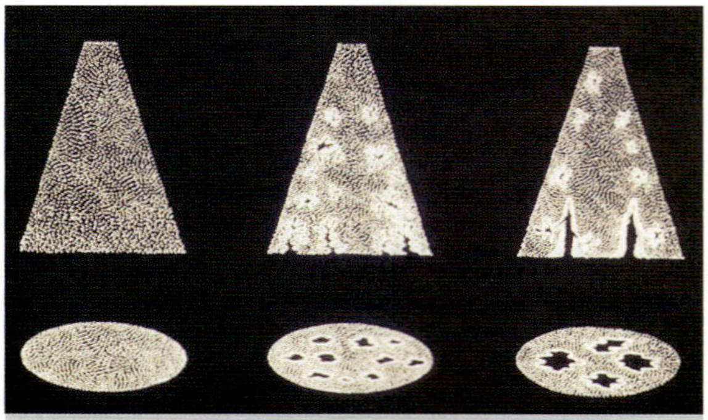

Fig. 122.7 — *Tipos de porta-hepatis segundo Gauthier et al[127]. Tipo I — Padrão inflamatório — somente tecido conjuntivo e células inflamatórias estão presentes. Não são visualizados dúctulos biliares. Tipo II — Padrão glandular — raras glândulas e dúctulos com epitélio cuboidal e diâmetro de 50 a 80 μm entremeados por tecido conjuntivo e infiltrado mononuclear e polimorfonuclear. Tipo III — Padrão canalicular — apresenta dúctulos biliares com epitélio colunar e diâmetros de 150 a 300 μm. Resulta em alto índice de drenagem biliar após portoenterostomia.*

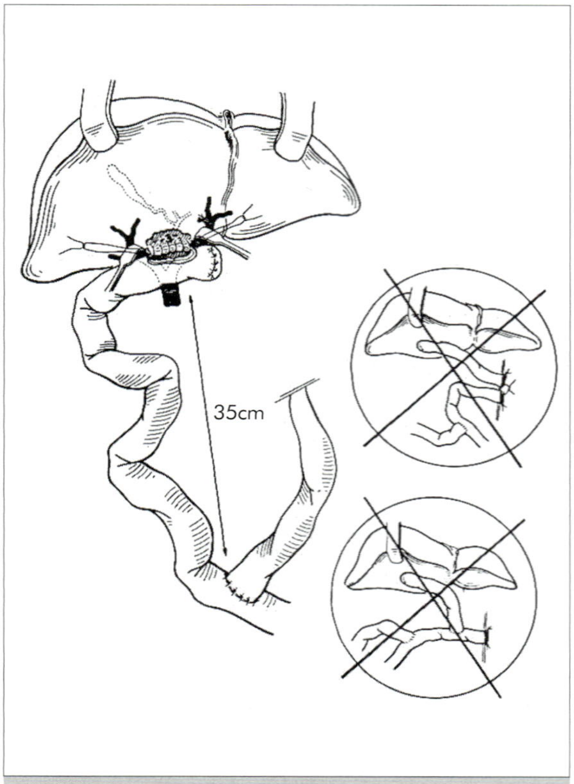

Fig. 122.8 — *Portoenterostomia em Y de Roux. As estomias devem ser evitadas.*

a) Controles laboratoriais no pós-operatório: mensalmente são solicitadas dosagens de bilirrubinas, enzimas hepáticas, hemograma e coagulograma, nos 3 primeiros meses de PO.

b) Antibioticoprofilaxia de longa duração, visando prevenir episódios de colangites. Após o reinício da alimentação, utilizamos sulfametoxaz/trimetoprim (SMZ/TMP) suspensão, na dosagem de 1 ml/kg/dia, por longo tempo[138].

c) Reposição de vitaminas: nas crianças anictéricas, a absorção das vitaminas lipossolúveis (ADEK) é normal, não sendo necessário o uso das formas injetáveis ou formas hidrossolúveis dessas vitaminas. Nas crianças ictéricas, podemos administrar vitaminas injetáveis ou formas hidrossolúveis:

— Vitamina A — Arovit ® 300.000 UI — na dose de 100.000 UI/IM a cada 2 meses; ou Aquasol A® na dose de 2 gotas VO/dia.

— Vitamina D — Calciferol® 600.000 UI — na dose de 100.000 UI a cada 3 meses.

— Vitamina E — Aquasol E® 2,5 UI/gota — na dose de 1 UI/kg/dia via oral

— Vitamina K — Kanakion® 10 mg — na dose de 5 mg IM a cada 3 meses nas menores que 5 quilogramas e 10 mg nas demais; ou Mephyton® 5 mg/cápsula, via oral.

d) Controle de raquitismo — Dosagens de Ca e P a cada 6 meses.

e) Exame neurológico completo a cada 6 meses: A má absorção de vitamina E pode levar a problemas neurológicos graves.

Resultados da Portoenterostomia

O objetivo básico da portoenterostomia é a obtenção de fluxo biliar com o propósito de permitir que a criança atinja idade na qual o transplante hepático se torne opção terapêutica viável e mais segura. Poder-se-ia dizer que a portoenterostomia teria por objetivo curar a doença, mas, na maioria dos casos, isso não é possível. Após a cirurgia, a maioria das crianças passa a apresentar fluxo biliar, porém apenas a minoria fica anictérica. As crianças anictéricas têm sobrevida maior do que aquelas que permanecem ictéricas (colestase parcial), enquanto as que não apresentam drenagem biliar têm sobrevida reduzida.

As séries com maior número de casos e seguimento mais longo são as originárias do Japão. Miyano *et al.*[140] apresentaram casuística com 603 casos na qual 57,4% dos casos operados tornaram-se anictéricos, o que é um número absolutamente surpreendente. Desses, 10,4% dos casos apresentavam a forma "corrigível" de AVB. A sobrevida foi de 49% em 5 anos. Nio *et al.*[141] mostram melhora da sobrevida com a evolução da equipe cirúrgica. No período de 1953 a 1965, a sobrevida de 10 anos era de 9%, enquanto no período de 1976 a 1985, a sobrevida subiu para 61% dos casos.

Várias séries apresentam sobrevida por 10 anos variando de 14% a 40%[138,142-149], enquanto a sobrevida em 20 anos varia de 15% a 21%[141,142,145].

Na América do Sul, o I Inquérito Brasileiro sobre Atresia de Vias Biliares [144] reuniu 609 casos, com 64,9% de drenagem biliar pós-operatória. Desses, apenas 22,6% tornaram-se anictéricos. Esse Inquérito também demonstrou uma grande variação nos resultados de cada centro, diferentes modalidades de técnica cirúrgica resultando resultados finais inferiores aos apontados na literatura.

Na casuística do Serviço de Cirurgia Pediátrica do TCr, de 1983/2000, das 173 crianças operadas, 73,4% apresentaram fluxo biliar no pós-operatório e 27,2% delas tornaram-se anictéricas. A sobrevida de 10 anos é de 14%, sem transplante hepático.

Fatores de Prognóstico

Vários são os fatores de prognóstico estudados tentando identificar as crianças que podem ou não se beneficiar da portoenterostomia.

Os principais fatores prognósticos são:

— tipo de remanescente das vias biliares (tipo de *porta-hepatis*);

— histologia hepática (grau de cirrose);

— Idade à cirurgia.

Os fatores que não influem nos resultados são:

— sexo;

— raça;

— níveis pré-operatórios de bilirrubinas ou albumina[150].

Idade à Cirurgia

A idade parece ser fator importante, mas não exclusivo, determinante do sucesso do tratamento cirúrgico, reafirmando a necessidade de indicação de diagnóstico e cirurgia precoces[151]. No entanto, dentro das primeiras 16 semanas de vida, a idade não influencia substancialmente o índice de fluxo biliar pós-operatório. Essa informação é importante, pois crianças operadas antes ou logo após as clássicas 12 semanas de vida têm prognósticos estatisticamente iguais.

A longo prazo, os melhores resultados são alcançados em crianças operadas antes das 8 semanas de vida, não pelo índice de fluxo biliar obtido mas pelo grau de cirrose hepática, fator que determina a persistência de fluxo biliar adequado.

Ohi *et al.*[129] afirmam que 80% dos pacientes que se tornaram anictéricos foram operados antes da 8ª semana de vida. Na afirmação desses autores, cada 10 dias de demora para o tratamento cirúrgico reduzem em 1/4 os índices de bons resultados. Outros autores [145,150,151] mostram piores resultados após 70 dias ou 10 semanas.

Várias séries têm mostrado melhores resultados no decorrer dos anos, devido essencialmente à maior precocidade do diagnóstico e tratamento. Em nosso serviço, a despeito do progresso no conhecimento e do alerta quanto à necessidade de diagnóstico precoce, as crianças têm sido encaminhadas à cirurgia com média de idade de 14,2 semanas (99,8 dias), com variação de 35 até 188 dias.

Em relação aos resultados, a maior porcentagem de anictéricos foi conseguida nas crianças operadas entre 8 a 12 semanas (33,9%), ao passo que apenas 17,9% das crianças operadas após 16 semanas (112 dias) tornaram-se anictéricas (Tabela 122.5).

Não existe relação linear entre idade e tipo de *porta-hepatis*, pois a apresentação da doença é muito variável, podendo haver *porta-hepatis* tipo III mesmo em crianças de mais idade, inclusive naquelas com idade superior a 16 semanas, bem como *porta-hepatis* de má qualidade (tipo I) em crianças de pouca idade, como apontado na Tabela 122.7. Decorre daí o fato de que a idade não é, dentro de determinados limites, fator de prognóstico. Porém, quanto menor a idade, maior a possibilidade de se reunir fatores favoráveis de prognóstico.

Tabela 122.5
Relação entre Idade à Cirurgia e Drenagem Biliar

Idade à cirurgia (semanas)	Sem drenagem Nº (%)	Drenagem parcial Nº (%)	Anictéricos Nº (%)
4 a 8	05 (23,8)	11 (52,4)	05 (23,8)
8 a 12	08 (13,6)	31 (52,5)	20 (33,9)
12 a 16	16 (29,6)	23 (42,6)	15 (27,8)
+ 16	17 (43,6)	15 (38,5)	07 (17,9)
Total	**46 (26,6)**	**80 (46,2)**	**47 (27,2)**

Fonte: Serviço de Cirurgia Pediátrica do ICr-FMUSP.

Em nossa experiência, até a 16ª semana de vida, a idade não alterou substancialmente o índice de fluxo biliar no pós-operatório. Após essa idade, a indicação cirúrgica deve ser analisada individualmente. A chance de obtenção de fluxo biliar existe mas é pequena e os riscos são grandes, pelo desenvolvimento de insuficiência hepática. Sempre se deve tentar dar uma chance para a criança. Como em nosso meio a espera por um transplante hepático com doador cadáver é relativamente grande (acima de 24 meses), a eventual obtenção de fluxo biliar, mesmo parcial, aumenta a sobrevida dos pacientes, permitindo que a criança espere por um órgão em melhores condições, funcionando como ponte para o transplante.

Tipo Macroscópico de Remanescente das Vias Biliares

Todas as séries mostram que o tipo I da classificação japonesa de AVB[63], chamado no passado de forma corrigível, apresenta resultado cirúrgico uniformemente melhor que as outras formas, com porcentagens de anictéricos próximas a 100%[152]. Na nossa casuística esse tipo é extremamente raro.

Tipo Microscópico de Porta-Hepatis

De acordo com a classificação de Gauthier *et al.*[127], o tipo III — presença de pequenos dúctulos com diâmetro entre 150 a 350 mm está associado a melhores resultados cirúrgicos. O tipo I — dúctulos ausentes ou menores que 50mm — estão relacionados a piores resultados.

Em nossa casuística, foi o principal fator prognóstico, como vemos na Tabela 122.6.

Padrão Histológico do Parênquima Hepático

Grande número de investigadores tem proposto diferentes indicadores histopatológicos para o resultado cirúrgico [151-156].

Em recente revisão de 104 biópsias hepáticas realizadas em portadores de AVB, analisamos o grau de lesão hepática, classificando-as em três graus, conforme a gravidade da lesão hepática [157,158]. Observamos que 64% dos casos entre 8 e 12 semanas de vida apresentavam histologia hepática favorável. Após 16 semanas de vida, há um menor contingente de crianças (21%) que ainda mostram histologia hepática favorável, autorizando-nos à realização de portoenterostomia nessa

Tabela 122.6
Relação entre Tipo de *Porta-Hepatis* e Drenagem Biliar

Tipo de porta-hepatis	Drenagem biliar Nº (%)	Anictéricos Nº (%)
I (n=33)	20 (60,6)	07 (21,2)
II (n=42)	26 (70,6)	06 (17,6)
III (n=63)	52 (80,9)	27 (42,5)

Fonte: Serviço de Cirurgia Pediátrica do ICr-FMUSP.

Tabela 122.7
Relação entre Tipo de *Porta-Hepatis* e Idade à Cirurgia

Tipo de porta-hepatis	0 - 8 semanas (n=16)	8 - 12 semanas (n=40)	12 - 16 semanas (n=29)	> 16 semanas (n=20)
I (n=33)	5 (15,2%)	7 (21,2%)	8 (24,2%)	13 (39,4%)
II (n=42)	7 (16,7%)	14 (33,3%)	16 (38,1%)	5 (11,9%)
III (n=63)	8 (12,7%)	32 (50,8%)	14 (22,2%)	9 (14,3%)

Fonte: Serviço de Cirurgia Pediátrica do ICR-FMUSP.

idade (Tabela 122.8). Por outro lado, 41,2% dos pacientes com o mais acentuado grau de lesão hepática, isto é, com cirrose biliar já instalada, tiveram drenagem biliar no pós-operatório, mas apenas 5,8% deles tornaram-se anictéricos.

Tabela 122.8
Relação entre Idade à Cirurgia e Grau de Lesão Hepática

Idade/semanas	Grau de lesão hepática Nº (%)		
	1	2	3
4 - 8	09 (64,3)	05 (35,7)	0
8 - 12	18 (42,9)	19 (45,2)	05 (11,9)
12 - 16	13 (44,8)	10 (34,5)	06 (20,7)
> 16	04 (21,0)	09 (47,4)	06 (31,6)

Fonte: Serviço de Cirurgia Pediátrica do ICr-FMUSP.

Entretanto, não existe completa correlação entre o grau de lesão hepática e os resultados finais.

Experiência da Equipe Cirúrgica

Os resultados também sofrem influência da experiência do serviço no qual foi realizada a cirurgia. McKiernan *et al.*[159] demonstraram que centros especializados que operam mais que 5 casos/ano apresentam resultados estatisticamente melhores do que aqueles com menor número de casos.

Parece-nos que o resultado cirúrgico depende de uma soma de fatores interligados[160]. São eles:

— cirurgia com idade menor que 12 semanas.

— presença de *porta-hepatis* tipo III.

— dissecção ampliada do *porta-hepatis* que possa atingir todas as regiões de possível drenagem biliar.

— lesão discreta do parênquima hepático por ocasião da cirurgia.

Complicações Tardias

As complicações tardias são representadas pelas colangites, lagos biliares, hipertensão portal, ascite, peritonite bacteriana espontânea, prurido incapacitante e *shunt* pulmonar.

Colangites

Certamente constituem a mais grave complicação tardia da AVB, podendo levar à destruição completa das vias biliares em poucas semanas, mesmo em crianças anictéricas. Aliás, não há episódios de colangites sem fluxo biliar.

Sua etiologia é controversa, porém acredita tratar-se de evolução da própria moléstia de base, com surtos de obliteração das vias biliares intra-hepáticas. Outra hipótese seria complicação infecciosa, provavelmente pela contaminação bacteriana da alça intestinal e colangite ascendente. Seu diagnóstico nem sempre é claro.

Em recente estudo, Lünzmann e Schweizer[161] identificaram duas formas de colangite: a colangite típica, responsável por 80% dos casos, e a atípica.

A colangite típica é caracterizada por febre, dor à palpação do fígado, aumento dos níveis de bilirrubinas, parada ou diminuição do fluxo biliar e elevação das enzimas hepáticas. Habitualmente essa forma ocorre durante ou logo após episódio de infecção das vias aéreas, indicando tratar-se provavelmente de resposta imune a processo viral.

Os casos atípicos são de difícil diagnóstico. Os sinais típicos acima apontados podem ser ausentes ou pouco intensos. A colangite pode ser suspeitada observando-se os aspectos clínicos, mudanças ultra-sonográficas da textura do fígado, sinais de infecção e aumento dos níveis séricos de bilirrubinas e enzimas hepáticos. A biópsia hepática pode confirmar o episódio de colangite, embora o diagnóstico seja essencialmente clínico.

Devem ser precocemente administrados antibióticos de amplo espectro, com cobertura para gram-positivos, gram-negativos e anaeróbios. Os esquemas de tratamento sempre devem incluir o metronidazol visando a anaeróbios.

A cultura de tecido hepático obtido por biópsia tem papel limitado do ponto de vista prático, pois a massa de tecido é insuficiente para se obter cultura positiva. Colangites de repetição podem levar à cirrose hepática precoce. Metade das crianças com um ou mais episódios de colangite desenvolve cirrose no período de 12 anos.

Lagos Biliares

Os lagos biliares são áreas com acúmulo de bile no seio do parênquima hepático e que podem infectar-se, perpetuando um quadro febril. Decorrem da lesão progressiva dos ductos biliares intra-hepáticos. Em crianças com crises prolongadas de colangite ou quadros febris prolongados sem causa aparente, deve-se pesquisar a presença dos lagos biliares por meio da ultrasonografia. A terapêutica mais eficaz é a drenagem externa por meio da punção transparieto-hepática.

Hipertensão Portal

No Serviço de Cirurgia Pediátrica do Instituto da Criança, todas as crianças, após 6 meses da portoenterostomia, são submetidas a exame endoscópico para diagnóstico de varizes esofágicas e, eventualmente, escleroterapia profilática. A longo prazo, a maioria das crianças operadas desenvolve maior ou menor grau de hipertensão portal e varizes de esôfago.

Em nosso serviço[162], a esclerose profilática diminuiu a incidência de sangramento de varizes esofágicas, porém levou a aumento na incidência de sangramento de varizes de fundo gástrico e de gastropatia hipertensiva. Essa complicação foi também apontada por outros autores [163].

Outra complicação mais rara é a enteropatia hipertensiva [164], após escleroterapia.

O uso de betabloqueadores (propranolol) pode ajudar a controlar o sangramento e a diminuir a sua reincidência. A dose inicial é de 20 mg/dia, 2 vezes ao dia. O bloqueio ocorre quando a freqüência cardíaca é reduzida em 25%.

Crianças com AVB mostram níveis elevados de endotelinas (ET), polipeptídeos de 21 aminoácidos produzidos pelo endotélio, com potente ação vasoconstritora que pode contribuir, em parte, para a hipertensão portal[165].

O tratamento cirúrgico das varizes sangrantes do esôfago por meio da anastomose esplenorrenal distal seletiva (cirurgia de Warren), embora muito utilizada em nosso Serviço há cerca de duas décadas, tem sido realizado com pouca freqüência, visto que a escleroterapia tem resolvido a maioria dos casos. Outra tática alternativa é a utilização do *shunt* portossistêmico transjugular intra-hepático (TIPS), muito útil como procedimento-ponte enquanto a criança aguarda o transplante hepático[166,167].

Ascite

A ascite ocorre nas fases mais avançadas de insuficiência hepática ou mais precocemente, quando associada à trombose da veia portal. Muitas vezes é refratária ao tratamento clínico, notadamente nos casos de insuficiência hepática avançada, na desnutrição acentuada com hiponatremia. As válvulas de Le Veen não têm sido utilizadas em crianças pelos maus resultados a longo prazo.

O tratamento da ascite consiste na restrição de sódio na dieta e no uso de diuréticos (espironolactona — Aldactone® — na dose de 2 a 3 mg/kg/dia e furosemida — Lasix® na dose de 1 a 2 mg/kg/dia).

Peritonite Bacteriana Espontânea (PBE)

É complicação freqüente e grave que ocorre nas fases mais avançadas da insuficiência hepática e decorre da contaminação bacteriana do líquido ascítico.

A PBE em portadores de cirrose com ascite ocorre em 0% a 30% dos casos[168].

Os sintomas são sugestivos de infecção peritoneal: dor abdominal, febre e alterações da motilidade intestinal. Pode haver PBE sem sintomas específicos, com apenas sinais sistêmicos de infecção e piora abrupta da função hepática, em geral com aparecimento de encefalopatia hepática ou renal.

O diagnóstico é feito pela clínica e confirmado pela contagem de polimorfonucleares no líquido ascítico. Número de polimorfonucleares superior a 250/mm^3 é diagnóstico. Contagem inferior a 250 mm^3 exclui a doença. A cultura do líquido é negativa em aproximadamente 40% dos casos.

Deve ser iniciada antibioticoterapia empírica tão logo o diagnóstico seja feito.

Os agentes mais comuns na PBE são: aeróbios gram-negativos (*Enterobacteriae*) e *Streptococcus* sp. Os antibióticos usados devem também ter boa penetração no líquido ascítico. Dá-se preferência à cefotaxima ou a outras cefalosporinas, como ceftriaxona, ceftazidima, por, pelo menos, 5 dias. Como segunda escolha, usam-se os aminoglicosídeos associados a betalactâmicos[169].

Prurido

O prurido pode ser incapacitante à criança. Ocorre nas hepatopatias colestáticas devido ao aumento dos níveis séricos de sais biliares. Como tratamento paliativo, pode-se utilizar a rifampicina (Rifaldin®) na dose de 2,5 ml, 2 vezes ao dia. Tem a desvantagem de criar resistência bacteriana com freqüência.

Síndrome Hepatopulmonar

É uma complicação pouco compreendida da hepatopatia crônica. Decorre do desenvolvimento de microfístulas pulmonares, localizadas ou difusas. É caracterizada por hipoxemia e dilatação vascular intrapulmonar associadas ou não a hipertensão pulmonar. As microfístulas pulmonares podem ser tão intensas que impossibilitam o transplante hepático. Faz parte de todo protocolo de transplante hepático a avaliação do *shunt* pulmonar. Cerca de 15% a 20% dos hepatopatas crônicos em lista de transplante são portadores de síndrome hepatopulmonar. A experiência mostra que pode haver reversão da síndrome hepatopulmonar e da hipertensão pulmonar após o transplante hepático. Há dois tipos de doentes: aqueles que melhoram a oxigenação com 100% de oxigênio e os que não melhoram[170]. No primeiro grupo estão os doentes com anormalidades de difusão-perfusão, enquanto no segundo há os portadores de *shunts* anatômicos, passíveis inclusive de serem tratados com embolização pulmonar.

Hipermagnesemia

Cronicamente, os portadores de AVB portadores de colestase parcial podem ter aumento dos níveis séricos de manganês que se acumula no *globus palidus*. Esse depósito anormal pode ser evidenciado pela ressonância magnética. Os pacientes são oligossintomáticos ou assintomáticos, havendo casos de pacientes com mais de 20 anos de cirurgia em que se atribui a causa de eventual depressão e discinesia. Os sintomas são rapidamente revertidos pelo transplante hepático.

Papel da Portoenterostomia na Era do Transplante

Há quem conteste o papel da portoenterostomia na atual era do transplante hepático [171-179], com base na idéia de que realizar o transplante hepático com abdome virgem seria mais vantajoso. Porém, está absolutamente estabelecida a importância da portoenterostomia no tratamento da AVB, em decorrência de várias evidências:

— número crescente de crianças permanece anictérico por longos períodos;

— mesmo quando não leva à "cura", a drenagem biliar pós-operatória, ainda que parcial, o que é alcançado na maioria dos casos, melhora o estado geral, prolonga a sobrevida e diminui a incidência de óbito na lista de espera;

— crianças com maior peso corpóreo apresentam menor índice de complicações no transplante hepático.

Atualmente, a melhor abordagem da AVB é o tratamento seqüencial, a portoenterostomia e o transplante hepático.

DILATAÇÃO CONGÊNITA DAS VIAS BILIARES EXTRA-HEPÁTICAS

Representam um grupo de afecções cuja patogenia, embriologia e tratamento são similares, a despeito de diferenças nos aspectos morfológicos. Englobam os cistos de colédoco e um grupo de afecções com dilatação das vias biliares extra-hepáticas denominado genericamente "síndrome do canal comum".

No passado, o diagnóstico dessas afecções era tardio, após o aparecimento de complicações. A utilização da ultra-sonografia permitiu o diagnóstico mais precoce destas dilatações.

Existem várias classificações das dilatações das vias biliares extra-hepáticas, conforme as variantes morfológicas. A classificação é, no entanto, irrelevante para fins práticos, pois as variações morfológicas das dilatações não alteram a conduta terapêutica.

Por outro lado, o comprometimento da via biliar é difuso e não-restrito ao colédoco, o que torna o termo "cisto de colédoco" impróprio, embora muito utilizado. O termo mais apropriado é dilatação das vias biliares extra-hepáticas.

As doenças císticas congênitas do fígado compreendem um outro grupo de patologias afins nas quais se incluem as doenças fibrocísticas hereditárias hepatorrenais, a doença hepática cística isolada e os micro-hamartomas biliares (complexo de von Meyenburg).

Do ponto de vista embriológico, os ductos biliares formam-se a partir do divertículo hepático, que tem dois componentes: o proximal, que dá origem ao pâncreas ventral e ao colédoco, e o distal, que se diferencia formando a vesícula biliar, o cístico e os ductos biliares proximais. Em condições normais, na fase fetal, a junção dos ductos pancreático e biliar ocorre fora da parede duodenal e do complexo muscular esfincteriano da papila duodenal maior (esfíncter de Oddi), formando um canal comum longo. Com o crescimento, esse canal diminui e se localiza totalmente no interior da parede duodenal, ficando dessa forma sujeito ao mecanismo esfincteriano. Em cerca de 85% dos casos, a união do colédoco e do ducto pancreático principal ocorre dessa forma. O comprimento do canal comum é de até 4 mm na criança e de 10 mm no adulto. O esfíncter de Oddi impede a passagem de bile para os ductos pancreáticos.

Patogenia

A teoria aceita atualmente para explicar as dilatações das vias biliares é a de Babbitt. A junção do colédoco e do ducto pancreático principal é anormal, ocorre da penetração na parede duodenal e forma um canal comum longo permitindo passagem de suco pancreático para o interior das vias biliares. As vias biliares sofrem um processo inflamatório seguido de estenose do ducto biliar em extensões variáveis. A passagem de secreções não se dá em sentido inverso pela maior pressão no interior dos canais pancreáticos. A extensão desse canal comum é anormalmente longa, e a colangiopancreatografia endoscópica demonstra alteração da junção coledocopancreática em mais de 80% dos casos de dilatação de vias biliares de crianças.

Os diferentes aspectos colangiográficos da síndrome do canal comum são bem conhecidos.

O ducto comum longo também permite que ocorra a passagem de bile para os ductos pancreáticos, com ativação das enzimas e pancreatite aguda. Alguns autores rotulam esse quadro de "pseudopancreatite" ou "pancreatite fictícia", pois morfologicamente o pâncreas é normal.

A estase biliar predispõe ao aparecimento de colangite, caracterizada por febre, icterícia e bacteriemia formação de cálculos no interior da árvore biliar. As bactérias desconjugam os sais biliares primários, dentre esses o litocolato, substância com conhecida ação carcinogênica. A incidência de carcinoma de vias biliares em crianças com cisto de colédoco é de 2,5% a 17,5%, portanto cerca de 200 vezes maior do que a população geral.

A alta incidência de afecções biliares nos países do Extremo Oriente parece sugerir uma etiologia provavelmente viral, porém não há conclusões definitivas a esse respeito. Até o presente, já foram citadas 16 teorias para explicar os mecanismos patogênicos do desenvolvimento das dilatações da via biliar.

Patologia

A extensão da dilatação é variável, podendo ou não haver comprometimento associado das vias biliares intra-hepáticas. Na porção mais distal das vias biliares, habitualmente próximo à junção com o ducto pancreático, que corresponde à borda superior da cabeça do pâncreas, observa-se diminuição acentuada do calibre, sem entretanto haver obstrução completa da luz. Daí o fato de as dilatações não causarem obstrução completa das vias biliares. A parede do cisto é composta por tecido conjuntivo fibroso sem a camada muscular lisa, com ausência de revestimento mucoso. A parede das vias biliares é doente; a dilatação é congênita e não depende do fator obstrutivo e, por isso, não regride após a cirurgia de derivação cistojejunal.

Quadro Clínico

As dilatações congênitas das vias biliares são mais freqüentes no sexo feminino e no Extremo Oriente, notadamente no Japão. O diagnóstico é feito durante a primeira década de vida.

A clássica tríade de icterícia, dor no hipocôndrio direito e massa palpável tem sido pouco observada nas crianças. A manifestação clínica mais freqüente é dor abdominal incaracterística, acompanhada ou não de icterícia intermitente do tipo obstrutivo. O primeiro sinal pode ser apenas a massa palpável no hipocôndrio direito, notadamente em lactentes.

Diagnóstico

A confirmação do diagnóstico é feita por meio da ultra-sonografia, o qual pode ser suspeitado já no período pré-natal, a partir do último trimestre da gravidez. A experiência adquirida no Instituto da Criança no manuseio de crianças com dilatação das vias biliares nos permite afirmar que a ultra-sonografia é suficiente para o diagnóstico. É desnecessário qualquer outro tipo de investigação de imagem. A colangiopancreatografia endoscópica transpapilar ou a colangiografia transparieto-hepática mostram o canal comum longo, mas, para finalidades diagnósticas, nada acrescentam à ultra-sonografia.

A tomografia computadorizada, embora também possa revelar dilatações da via biliar extra e intra-hepática, nada acrescenta de modo objetivo. Os exames cintilográficos têm pouca utilidade, não fornecem imagens detalhadas e não devem ser solicitados. Finalmente, outro exame classicamente utilizado para a investigação anatômica da via biliar é a colangiografia intra-operatória, através da punção da vesícula biliar ou do próprio cisto. A colangiografia intra-operatória não deve ser utilizada, pois não traz qualquer auxílio para a conduta cirúrgica.

Tratamento

A correção cirúrgica tem várias técnicas propostas. Algumas delas são de interesse apenas histórico. Não se deve realizar drenagens do cisto que não incluam a ressecção do mesmo. A anastomose cistoduodenostomia ou a anastomose do cisto com alça jejunal exclusa são procedimentos com altos índices de morbidade e maus resultados. A parede do cisto é anormal e inadequada para anastomose, havendo manutenção da estase biliar no pós-operatório. A ausência de revestimento mucoso propicia a ocorrência precoce de estenose ao nível da boca anastomótica. Cerca de 50% dos pacientes com adenocarcinoma de vias biliares em associação com cisto de colédoco haviam sido submetidos previamente a algum tipo de anastomose do cisto com a via digestiva. A ressecção do cisto é obrigatória e universalmente realizada, pois elimina os riscos de carcinoma e outros inconvenientes.

A melhor técnica é a ressecção do cisto do colédoco ou da porção mais distal da dilatação das vias biliares nos casos de "canal comum", seguida de anastomose com alça jejunal longa em Y de Roux. A drenagem direta para o duodeno (hepaticoduodenostomia) permite refluxo do conteúdo duodenal para a árvore biliar.

A via de acesso é feita por incisão transversa ou subcostal bilateral. Após a dissecção do ducto hepático em toda a circunferência, o mesmo é contornado com um dreno de Penrose para facilitar a dissecção. Nos casos de grandes dilatações, na presença de processo inflamatório extenso e firmes aderências com o pâncreas, a dissecção é feita por dentro do cisto. O revestimento interno é dissecado, deixando-se intacta a parede do cisto junto à veia porta, artéria hepática e pâncreas. Esse detalhe técnico, descrito por Lilly e Todani, evita o sangramento intra-operatório e diminui o risco de lesão da veia porta e de aparecimento de fístulas pancreáticas.

A secção proximal é realizada na transição entre o cisto e o hepático comum. Quando este não estiver dilatado, pode-se conservar a parte mais proximal da parede do cisto, com o objetivo de se obter uma boca maior para a anastomose com a alça intestinal. Caso contrário, deve-se fazer a secção mais alta, ao nível da bifurcação dos hepáticos, com o mesmo objetivo. Nos casos em que houver dilatação cilíndrica uniforme, a via biliar deve ser seccionada junto à desembocadura do cisto.

A porção distal do colédoco deve ser ressecada, junto à face superior do pâncreas, ou apenas simples ligadura após ressecar o revestimento mucoso. A persistência do revestimento mucoso predispõe ao desenvolvimento de adenocarcinoma.

A alça de jejuno escolhida para a anastomose, em geral 20 ou 25 cm após o ângulo de Treitz, pode ser conduzida ao hilo hepático de forma pré ou transmesocólica, e a anastomose é feita lateralmente, através de abertura em sua borda contramesenterial, em plano único, utilizando-se fio monofilamentar 5-0 ou 6-0.

O melhor tratamento de coledococele é a marsupialização para dentro da luz duodenal, em conjunto com papilotomia, com o objetivo de se promover melhor drenagem biliar.

REFERÊNCIAS BIBLIOGRÁFICAS

1. Balistreri WF, Grand R, Hoofnagle JH, et al. Biliary atresia: Current concepts and research directions. Summary of a symposium. Hepatology,23:1682,1996.
2. Burns J. Principals of midwifery, including the diseases of women and children. London: Longman: 601, 1817.
3. Mowat AP. Biliary atresia into the 21st century: a historical perspective. Hepatology, 23:1693, 1996.
4. Alagille D. Extrahepatic biliary atresia. Hepatology 4:7, 1984.
5. Lefkowitch JH. Biliary atresia. Mayo Clin Proc 73:90, 1998.
6. Chasdot D, Carton M, Spire B N, et al. Epidemiology of biliary atresia in France: a national study 1986-1996. J Hepatol 6:1006, 1999.
7. McClement JW, Howard ER, Mowat AP. Results of surgical treatment for extrahepatic biliary atresia in the United Kingdom. Br Med J 290:345, 1985.
8. Schweizer P. Treatment of extrahepatic bile ducts atresia: results and long-term prognosis after hepatic portoenterostomy. Pediatr Surg Int 1:30, 1986.
9. Desment VJ. Congenital diseases of intrahepatic bile ducts: variation on the theme "ductal plate malformation". Hepatol 16:1069, 1992.
10. Chandra RS. Biliary atresia and others structural anomalies in the congenital polysplenia syndrome. J Pediatr 85:649, 1974.
11. Karrer FM, Hall R, Lilly JR. Biliary atresia and the polysplenia syndrome. J Pediatr Surg 26:524, 1991.
12. Davenport M, Savage M, Mowat AP, et al. The biliary atresia splenic malformation syndrome. Surgery 113:662, 1993.
13. Carmi R, Magee CA, Neill CA, et al. Extrahepatic biliary atresia and associated anomalies: etiologic heterogeneity suggested by distinctive patterns and associations. Am J Medi Geneti 45:683, 1993
14. Tanano H, Hasegawa T, Kawahara H, et al. Biliary atresia associated with congenital structural anomalies. J Pediatr Surg 11:1687, 1999.
15. Davenport M, Kenkar N, Mielli-Vergani G, et al. Biliary atresia: The King's College Hospital experience (1974/1995). J Pediatr Surg 32:479, 1997.
16. Helwig FC. Multiple spleen combined with other congenital abnormalities. Arch Phatol 8:761, 1929.
17. Vazquez JC, Gutierrez L, Gámez M, et al. Biliary atresia and the polysplenia syndrome: its impact in final outcome. J Pediatr Surg 30:485, 1995.
18. Balistreri WF. Neonatal cholestasis — medical progress. J Pediatr 106:171, 1985.
19. Smith BM, Laberge JM, Schreiber R, et al. Familial biliary atresia in three siblings including twins. J Pediatr Surg 26:1331, 1991.
20. Ando K, Myiano T, Fujimoto, et al. Sibling occurrence of biliary atresia and biliary dilatation. J Pediatr Surg, 31:1302, 1996.
21. Moore TC, Hyman PE. Extrahepatic biliary atresia in one human leukocyte antigen identical twin. Pediatrics 76:604, 1985.
22. Werlin S. Extrahepatic biliary atresia in one of twins. Acta Paediatr 70:943, 1981.
23. Landing BH. Consideration of the pathogenesis of neonatal hepatitis, biliary atresia and choledochal cyst- the concept of infantile obstructive cholangiopathy. Prog Pediatr Surg 6:113, 1975.
24. Yokoyama T, Copeland NG, Jenkins NA, et al. Reversal of left-right asymmetry: A situs inversus mutation. Science 260:679, 1993.
25. Tan CEL, Davenport M, Driver M. Does the morphology of the extrahepatic biliary remnants in biliary atresia influence survival? J Ped Surg 29:1459, 1994.
26. Tan CEL, Moscoso GJ. The developing human biliary system at the porta hepatis level between 29 days and 8 weeks of gestation — A way to understanding biliary atresia. Part I. Pathology International 44:587, 1994.
27. Tan CEL, Moscoso GJ. The developing human biliary system at the porta hepatis level between 11 and 25 weeks of gestation — A way to understanding biliary atresia. Pathology International 44:600, 1994.
28. Yoon PW, Bresee JS, Olney RS, et al. Epidemiology of biliary atresia: a population-based study. Pediatrics 99:376, 1997.
29. Ayas M, Hillemeier AC, Olson AD, et al. Lack of evidence for seasonal variation in extrahepatic biliary atresia during infancy. J Clin Gastroenterol 22:292, 1996.
30. Drut R, Gomez MA, Drut RM, et al. Human papillomavirus, neonatal giant cell hepatitis and biliary duct atresia. Acta Gastroenterol Latinoam 28:27, 1998.
31. Tyler KL, Sokol RJ, Oberhaus S, et al. Detection of reovirus RNA in hepatobiliary tissues from patients with extrahepatic biliary atresia and choledochal cysts. Hepatology 27:1475, 1998.
32. Wilson Gar, Morrison LA, Fields BN. Association of the Reovírus S1 Gene with serotype 3 — induced biliary atresia in mice. J Virology 68:6458, 1994.
33. Morecki R, Glaser JH, Cho S, et al. Biliary atresia and reovirus type 3 infection. NEJM 307:481,1982.
34. Riepenhoff-Talty MR, Gouvea V, Evans MJ. Detection of Group C Rotavirus in infants with extrahepatic biliary Atresia. J Infect Dis 174:8,1996.
35. Petersen C, Grasshoff S, Luciano L. Diverse morphology of biliary atresia in an animal model. J Hepatol 28:603, 1998.
36. Petersen S, Biermannhs D, Kuske M, et al. New aspects in a murine model for extrahepatic biliary atresia. J Pediatr Surg 8:1190, 1997.
37. Bobo L, Ojeh C, Chiu D, et al. Lack of evidence for rotavirus by polymerase reaction/enzyme immunoassay of hepatobiliary samples from children with biliary atresia. Pediatr Res 41:229, 1997.
38. Tarr PI, Haas JE, Christie DL, et al. Biliary atresia, cytomegalovirus, and age at referral. Pediatrics 97:828, 1996.
39. Fischler B, Ehrnst A, Forsgren M, et al. The viral association of neonatal cholestasis in Swenden: a possible link between CMV infection and extrahepatic atresia. JPGN 27:57, 1998.
40. Silveira TR, Salzano FM, Donaldson PT, et al. Association between HLA and extrahepatic biliary atresia. J Pediatr Gastroenterol Nutr 16:114, 1993.

41. Kobayashi H, Puri P, O'Brian DS, et al. Hepatic overexpression of MHC Class II antigens and macrophage-associated antigens (CD68) in patients with biliary atresia of poor prognosis. J. Ped Surg 32:590, 1997.
42. Mielli-Vergani V. Immunological liver diseases in children. Seminar in liver diseases 18:271, 1998.
43. Crawford JM, Boyer JL. Clinicopathology conferences: inflammation-induced cholestasis. Hepatology 28:253, 1998.
44. Schreiber RA, Kleinman RE, Barksdale EM, et al. Rejection of murine congenic bile ducts: model for immune-mediated bile duct disease. Gastroenterol 102:924, 1992.
45. Kobashi H, Yamamoto K, Yashioka T, et al. Nonsuppurative cholangitis is induced in neonatally thymectomized mice: a possible animal model for primary biliary cirrhosis. Hepatology 19:1424, 1994.
46. Ueno Y, Phillips JO, Ludwig J, et al. Development and characterization of a rodent model of immune-mediated cholangitis. Proc. Natl Acad. Sci 93:216, 1996.
47. Broome U, Inemeth A, Hultcrantz R, Scheynius A. Different expression of HLA-DR and ICAM-1 in liver form patients with biliary atresia and Byler's disease. J Hepatol 26:857, 1997.
48. Minnick KE. Soluble ICAM-1 (sICAM-1) in biliary atresia and its relationship to disease activity. J Surg Research 76:53, 1998.
49. Dillon P, Belchis D, Tracy T, et al. Increased expression of intracellular adhesion molecules in biliary atresia. Am J Path 145:263, 1994.
50. Tracy TFJr, Dillon P, Fox ES, et al. The inflammatory response in pediatric biliary disease: macrophage phenotype and distribution. J Pediatr Surg 31:121, 1996.
51. Roughneen PT, Drath DB, Kulkarni AD. Inflammatory cell function in young rodents with experimental cholestasis: investigations of functional deficits, their etiology and their reversibility. J Pediatr Surg 24:668, 1989.
52. Leon MP, Bassendine MF, Wilson JL, et al. Immunogenicity of biliary epithelium: investigation of antigen presentation to CD4+T cells. Hepatology 24:561, 1996.
53. Levy R, Schlaeffer F, Keynan A, et al. Increased neutrophil function induced by bile duct ligation in rat model. Hepatology 17:908, 1993.
54. Hines JE, Johnson SJ, Burt AD, et al. *In vivo* responses of macrophages and perisinusoidal cells to cholestatic liver injury. Am J Pathol 142:511, 1993.
55. Tracy TF, Fox ES. CD14-lipopolisaccharide receptor activity in hepatic macrophages after cholestatic liver injury. Surgery 118:371, 1995.
56. Bemelmans MH, Gouma DJ, Greve JW, Buurman WA. Cytokines tumor necrosis factor and interleukin-6 in experimental biliary obstruction in mice. Hepatology 15:1132, 1992.
57. Rosensweig JN, Omori M, Page K, et al. Transforming growth factor-beta1 in plasma and liver of children with liver disease. Pediatr Res 3:402, 1998.
58. Takada M, Nadeau KC, Hancock WW et al. Effects of explosive brain death on cytokine activation of peripheral organs in rat. Transplantation 65:1533, 1998.
59. Ramm GA, Nair VG, Bridle KR, et al. Contribution of hepatic parenchymal and nonparenchymal cells to hepatic fibrogenesis in biliary atresia. Am J Pathol 153:527, 1998.
60. Benyon RC, Iredole JP, Goddard S, et al. Expression of tissue inhibitor of metalloproteinases 1 and 2 is increased in fibrotic human liver. Gastroenterology 110:821, 1996.
61. Muriel P. Alpha-interferon prevents liver collagen deposition and damage induced by prolonged bile duct obstruction in the rat. J Hepatol 24:614, 1996.
62. Danneman PJ, Mandrell TD. Evaluation of five agents/methods for anesthesia of neonatal rats. Laboratory Animal Science 47:386, 1997.
63. Urushihara N, Iwagaki H, Yagi T, et al. Elevation of serum interleukin-18 levels and activation of Kupffer cells in biliary atresia. J Pediatr Surg 3:446, 2000.
64. Ho CW, Shioda K, Shirasaki K, et al. The pathogenesis of biliary atresia: a morphological study of the hepatobiliary system and the hepatic artery. J Pediatr Gastroenterol Nutr 16:53, 1993.
65. Kasai M, Sawaguchi S, Akiyama et al. A proposal of new classification of biliary atresia. J Jpn Soc Pediatr Surg 12:327, 1976.
66. Hussein M, Howard ER, Mieli-Vergani G, et al. Jaundice at 14 days: Exclude biliary atresia. Arch Dis Child 66:1177, 1991.
67. Greenholz SK, Lilly JR, Shikes RH, et al. Biliary atresia in the newborn. J Pediatr Surg 21:1147, 1968.
68. Tsuchida Y, Kawarasaki H, Iwanaka T, et al. Antenatal diagnosis of biliary atresia (Type I cyst) at 19 week gestation: Differential diagnosis and etiologic implications. J Pediatr Surg 30:697, 1995.
69. Matsubara H, Oya N, Suzuki Y, et al. Is it possible to differentiate between choledochal cyst and congenital biliary atresia (type i Cyst) by antenatal ultrasonography? Fetal Diagn Ther 12:306, 1997.
70. Redcar R, Davenport M, Howard ER. Antenatal diagnosis of congenital anomalies of biliary tract. J Pediatr Surg 33:700, 1998.
71. Iwai N, Deguchi E, Sasaki Y, et al. Antenatal diagnosis of biliary atresia (noncorrectable cyst type): A case report. Eur J Pediatr Surg 5:340, 1999.
72. Park WH, Choi SÓ, Lee HJ, et al. A new approach to biliary atresia with emphasis on the ultrasonographic triangular cord sign: comparison of ultrasonography, hepatobiliary scintilography, and liver needle biopsy in the evaluation of infantile cholestasis. J Pediatr Surg 32:1555, 1997.
73. Park WH, Choi SO, Lee HJ. The ultrasonographic "triangular cord" coupled with gallbladder images in the diagnostic prediction of biliary atresia from infantile intrahepatic cholestasis. J Pediatr Surg 11:1706, 1999.
74. Choi SO, Park WH, Lee HJ. Ultrasonic "triangular cord": the most definitive finding for noninvasive diagnosis of extrahepatic biliary atresia. Eur J Pediatr Surg 8:12, 1998.
75. Tan Kendrick AP, Phua KB, ooi BC, et al. Making the diagnosis of biliary atresia using the triangular cord sign and gallbladder length. Pediatr Radiol 2:69,2000.
76. Lisa S, Karpovas B, et al. "Cordão triangular" no diagnóstico ultra-sonográfico de atresia de vias biliares. Trabalho apresentado no Congresso Brasileiro de Radiologia — Salvador-BR, Novembro de 2000.
77. Pinto RA, Roquete MLV, Ferreira AR, et al. Espessamento ecogênico periportal: achado sonográfico sugestivo de atresia biliar extra-hepática (ABEH). GED 17:83, 1998.
78. Alagille D, Gautier M, Habib EC. Les données de lebiopsie hépatique pré et par operatoire au cour des cholestases prolongués du nourisson: étude de 128 observations. Arch Franç Pédiat, 26:283, 1969.
79. Eliot T, Hachouel M, Gautier M. Valeur de la biopsie hépatique a l'aguile et de la biopsie chirurgicale dans le diagnostique des cholestases neonatales, Gastroent Clin Biol 2:1025, 1978.
80. Zerbini MCN. Análise semiquantitativa e quantitativa de variáveis histopatológicas no diagnóstico diferencial das formas intra e extra-hepáticas na síndrome colestática do recém-nascido. Tese de Doutoramento. Faculdade de Medicina da Universidade de São Paulo, 1985
81. Zerbini MC, Gallucci SD, Maezono R, et al. Liver biopsy in neonatal cholestasis: a review on statistical grounds. Mod Pathol 10:793, 1997.
82. Lurie M, Elmalachi, Shueger L, et al. Liver findings in infantile cytomegalovirus infection: similarity to extrahepatic biliary obstruction. Histopathology 11:1171, 1987.
83. Ishak KG, Sharp HL. Metabolic error and liver diseases. In MACWEEN RN, ANTHONY PP, et al (eds). Pathology on the liver. 3 ed. Edinburgh: Churchill Livingstone, 123:218, 1994.
84. Body IJ, Bleiberg H, Bron D, et al. Total parenteral nutrition: liver histopathology. Histopathology 6:789, 1982.
85. Heubi JE, Daughertym. Neonatal cholestasis: as approach for the practicing pediatrician. Curr Probl Pediatr 8:239, 1990.
86. Lefkowich JH. Bile ductular cholestasis: an amnious histopathologic sign related to sepsis and "cholangitis lenta". Hum Pathol 13:19, 1982.
87. Alagille D. Intrahepatic biliary atresia (hepatic ductular hypoplasia). In: Berenberg SR (ed.). Liver diseases in infancy and

childhood. Baltimore: Williams & Wilkins, 129, 1976.

88. Kahn E. Paucity of interlobular bile ducts. Arteriohepatic displasia on nonsyndromatic duct paucity. Perspec Pediatr Pathol 14:168, 1991.
89. Roquete MLV. Colestase neonatal. J Pediatr 76:S187, 2000.
90. Todani T. Choledochal cysts and pacreatobiliary maljunction. In Balistreri WF, Ohi R, Todani T, Tsuchida Y, eds. Hepatobiliary,pancreatic and splenic disease in children: medical and surgical management. New York: Elsevier Science, 261, 1997.
91. Shneider BL. Genetic cholestasis syndromes. J Pediatr Gastroenterol Nutr 28:124, 1999.
92. Lykavieris P, Bernard O, Hadchouel M. Neonatal cholestasis as presenting feature in cystic fibrosis. Arch Dis Child 75:67, 1996.
93. Sheehan AG, Martin SR, Stephure D, et al. Neonatal cholestasis, hypoglicemia, and congenital hypopituitarism. J Pediatr Gastroenterol Nutr 14:426, 1992.
94. Gaur S, Rosenthal S, Dadhania J, et al. Cholestatic giant cell hepatitis associated with ultrastrutural evidence of intrahepatic retroviral infection in a human immunodeficiency virusseropositive infant. J Pediatr Gastroenterol Nutr 16: 99, 1993.
95. Schaaf HS, Nel ED. Tuberculosis presenting as cholestasis jaundice in early infancy. J Pediatr Gastroenterol Nutr 15:437, 1992.
96. Ladd WE. Congenital atresia and stenosis of the bile ducts. JAMA 91:1082, 1928.
97. Ladd WE. Congenital obstruction of the bile ducts. Ann Surg 102:742, 1935.
98. Ladd WE, Gross RE. Surgical anastomosis between the biliary and intestinal tracts of children. Ann Surg 112:51, 1940.
99. Gross RE. The surgery of infancy and childhood. Philadelphia: Saunders, 1953.
100. Longmire WP, Sanford MC. Intrahepatic cholangiojejunostomy with partial hepatectomy for biliary obstruction. Surgery 24:264, 1948.
101. Sterling JA. Artificial bile ducts in the management of congenital biliary atresia: a clinical report. J Int Coll Surg 36:293, 1961.
102. Fonkalsrud EW, Kitagawa S, Longmire WP. Hepatic lymphatic drainage to the jejunum for congenital biliary atresia. Amer J Surg 112:188, 1966.
103. Kasai M, Suzuki,M. A new operation for "non-correctable" biliary atresia: Hepatic portoenterostomy. Syujyutsu, 13:733, 1959 (em Japonês).
104. Kazai M, Yakovac WC, Koop CE. Liver in congenital biliary atresia and neonatal hepatitis: a histopathologic study. Arch Pathol 74:152, 1962.
105. Kasai M, Kimura S, AsakuraA Y, et al. Surgical treatment of biliary atresia. J Pediatr Surg 3:665, 1968.
106. Lilly JR, Altman RP. Hepatic portoenterostomy (the Kasai operation) for biliary atresia. Surgery 78:76,1975.
107. Altman RP. The portoenterostomy procedure for biliary atresia — Hepatic Portoenterostomy. Ann Surg 188:733,1978.
108. Psacharopoulos HT, Howard ER, Portman B, et al. Extrahepatic biliary atresia: Preoperative assessment and surgical results in 47 consecutive cases. Arch Dis Child 55:851, 1980.
109. Suruga K, Iwai ZYS, Nagashima K, et al. The surgery of infantile obstructive jaundice. Arch Dis Child 40:156, 1965.
110. Chuang JH, Chen WJ, Lee SY, et al. Prompt colonization of the hepaticojejunostomy and translocation of bacteria to liver after bile duct reconstruction. J Pediatr Surg 8: 1215, 1998.
111. Suruga K, Miyano T, Kitahara T. Treatment of biliary atresia: a study of our operative results. J Pediatr Surg 16:621, 1981.
112. Tanaka K, Shirahase I, Utsonomiya H, et al. A valved hepatic portoduodenal intestinal conduit for biliary atresia. Ann Surg 213:230, 1991.
113. Reynolds M, Luck SR, Raffensperger JG. The valved conduit prevents cholangitis; A follow-up. J Pediatr Surg 20:696, 1985.
114. Maksoud JG, Fauza DO, Silva MM, et al. Managementof biliary atresia in the liver transplantation era: a 15-year, single-center experience. J Pediatr Surg 33:115, 1998.
115. Nakajo T, Hashizume K, Saeki KI M, et al. Intussusception type antireflux valve in the Roux-en Y loop to prevent ascending cholangitis after hepatic portoenterostomy. J Pediatr Surg 25:311, 1990.
116. Shanberger RC, Lund DP, Lillehei CW, et al. Interposed jejunal segment with nipple valve to prevent reflux in biliary reconstruction. J Am Coll Surg 180:10, 1995.
117. Honna T, Tsuchida Y, Kawarasaki H, et al. Further experience with the antireflux valve to prevent ascending cholangits in biliary atresia. J Pediatr Surg 32:1450, 1997.
118. Bowlesbj, Abdul Ghani A, Zhang J, et al. Fifteen years' experience with an antirefluxing biliary drainage valve. J Pediatr Surg 11:1711, 1999.
119. Ito T. Nagaya M, Yamada N, et al. Extensive exploration at the porta-hepatis and modified hepatic portoenterostomy in biliary atresia. J Jpn Soc Pediatr Surg 20:209, 1984.
120. Endo M, Katsumata K, Yokoyama J, et al. Super extensive dissection of porta hepatis for biliary atresia. J Jpn Soc Pediatr Surg 20:815, 1984.
121. Toyosaka A, Okamoto E, Okasana T, et al. Extensive dissection at the porta hepatis for biliary atresia. J Pediatr Surg 29:896, 1994.
122. Schweizer P, Kiirschner HJ, Schittenhelm CH. Anatomy of the porta hepatis (PH) as rational basis for the hepatoportoenterostomy (HPE). Eur J Pediatr Surg 9:13,1999.
123. Hashimoto T, Otobe Y, Shimizu Y, et at. A modification of hepatic portoenterostomy (Kasai operation) for biliary atresia. J Am Coll Surg 185:548, 1997.
124. Davies MQR. Facilitation the operative exposure of the portal plate in cases of biliary atresia by dislocating the whole liver onto the abdominal wall. J Pediatr Surg 27:1391, 1992.
125. Ando H, Seo T, Kaneko K, et al. A new hepatic portoenterostomy with division of the ligamentum venosum for treatment of biliary atresia: preliminary report. J Pediatr Surg 32:1552, 1997.
126. Ando H. A new operation for Noncorrectable biliary atresia. Nagoya J Med Sci, 62:107, 1999.
127. Gauthier M, Jehan P, Odievre M, et al. Histologic study of biliary fibrous remnants in 48 cases of extra hepatic biliary atresia: Correlation with postoperative bile flow restoration. J Pediatr 89:704, 1976.
128. Ibrahim M, Ohi R, Chiba T, et al. Indications and results of reoperation for biliary atresia. In: Ohi R, ed. Biliary atresia. Tokio, Japan: Icom Associates, 96, 1991.
129. Ohi R, Hanamatsu M, Mochizuki, et al. Progress in the treatment of biliary atresia. World J. Surg 9:285, 1985.
130. Balistreri WF. Bile acide therapy in pediatric hepatobiliary disease: the role of ursodeoxycholic acid. J Pediatr Gastroenterol Nutr 24:573, 1997.
131. Ryckman FC, Alonso MH, Bucucvalas JC, Balistreri WF. Biliary atresia — surgical management and treatment options as they relate to outcome. Pediatric Hepatology and Liver Transplantation, 20th Annual Aspen Conference on Pediatric Disease, July 26-31, 1998, Aspen, Colorado.
132. Altman RP, Anderson KD. Surgical management of intractable cholangitis following successful Kasai procedure. J Pediatr Surg 17:894, 1982.
133. Miner PB, Gaito JM. Bile flow in response to pharmacologic agents: Hepatic DNA as a reference standard. Biochem Pharmacol 28:1063, 1979.
134. Karrer FM, Lilly J. Cortiscoteroid therapy in biliary atresia. J Pediatr Surg 20:693, 1985.
135. Muraji T, Higashimoto Y. The improved outlook for biliary atresia with corticosteroid therapy. J Pediatr Surg 32:1103, 1997.
136. Muraji T, Nishijima E,Higashimoto Y, et al. Biliary atresia: current management and outcome. Tohoku J Exp Med 181:155, 1997.
137. Lilly J, Karrer FM, Hall RJ, et al. The surgery of biliary atresia. Ann Surg 210:289, 1989.
138. Davennport M, Kerkar, Mielli-Vergani G. et al. Biliary atresia: The King's College Hospital experience (1974-1995). J

Pediatr Surg 32:479, 1997.
139. Subramaniam R, DOIG CM, BOWEN J, BRUCE J. Initial response to portoenterostomy determines long-term outcome in patients with biliary atresia. J Pediatr Surg 35:593, 2000.
140. Ibrahim M, Miyano T, OHI R, et al. Japanese Biliary atresia Registry, 1989 a 1994. Tohoku J Exp Med 181:85, 1997
141. Nio M, Ohi R, Shimaoka S, et al. The outcome of surgery for biliary atresia and the current status of long-term survivors. Tohoku J Exp Med 181:235, 1997.
142. Shimizu Y, Hashimoto T, Otobe Y, et al. Long-term survivors in biliary atresia — findings for a 20-year survival group. Tohoku J Exp Med 181:225, 1997
143. Howard ER, Davenport M. The treatment of biliary atresia in Europe 1969-1995. Tohoku J Exp Med 181:75, 1997.
144. Maksoud JG, Silva MM. I Inquérito Brasileiro sobre Atresia de Vias Biliares. Anais do XX Congresso Brasileiro de Cirurgia Pediátrica — Recife, Brasil, 10 a 14 de outubro de 1999.
145. Altmann RP, Lilly JR, Grennfield J, et al. A multivariable risk factor analysis of the Portoenterostomy (Kasai) procedure for biliary atresia. Twenty-five years of experience from two centers. Ann Surg, 226:348, 1997.
146. Karrer FM, Price MR, Bensard DD, et al. Long-term results with the Kasai operation for biliary atresia. Arch Surg 131:493, 1996.
147. Laurent J, Gautier F, Bernard O, et al. Long-term outcome after surgery for biliary atresia. Gastroenterology 99:1793, 1990.
148. Toyosaka A, Okamoto E, Okasora T, et al. Outcome of 21 patients with biliary atresia living more than 10 years. J Pediatr Surg 28:1498, 1993
149. Valayer J. Conventional treatment of biliary atresia: long-term results. J Pediatr Surg 31:1546, 1996.
150. O'Neil JR JA, et al. The jaundice infant: Biliary atresia and other obstructions. Pediatric surgery. 5a ed., 1465, 1998.
151. Azarow KS, Phillips J, Sandler AD, et al. Biliary atresia: Should all patients undergo a portoenterostomy ? J Pediatr Surg 32:168, 1997.
152. Davenport M, Howard ER. Macroscopic appearance at portoenterostomy — A prognostic variable in biliary atresia. J Pediatr Surg 31:1387, 1996.
153. Kinugasa Y, Nakashima Y, Matsuo S, et al. Bile ductular proliferation as a prognostic factor in biliary atresia: an immunohistochemical assessment. J Pediatr Surg, 11:1715, 1999.
154. Vazquez J, Shikes R, Lilly JR. Histology versus survival in biliary atresia. Cir Pediatr 1:31,1988.
155. Lopez GJ, Vazquez J, Ros Z, et al. Histopathology of biliary atresia: Correlation with biliary flow. Cir Pediatr 4:16, 1991.
156. Segawa O, Miyano T, Fujimoto T, et al. Actin and myosin deposition around bile canaliculi: a predictor of clinical outcome in biliary atresia. J Pediatr Surg 28:851, 1993.
157. Abdel-aziz G. Lebeau G, Rescon PY, et al. Reversibility of Hepatic Fibrosisin Experimentally Induced cholestasis in Rat. Am Journ of Pathology 137:1333, 1991.
158. Rubin E, Popper H. The evolution of human cirhosis deduced from observation in experimental animals. Medicine 43:163, 1967.
159. Mckiernan PJ, Baker AJ, Kelly DA. The frequency and outcome of biliary atresia in the UK and Ireland. Lancet 355:9197, 2000.
160. Endo M, Masuyama H, Watanabe K, et al. Calculation of biliary atresia prognostic index using a multivariate linear model. J Pediatr Surg 30:1575, 1995.
161. Lunzmann K, Schweizer P. The influence of cholangitis on the prognosis of extrahepatic biliary atresia. Eur J Pediatr Surg 9:19-23, 1999.
162. Gonçalves MEP, Cardoso SR, Maksoud JG. Prophylactic sclerotherapy in children with esophageal varices: long-term results of a controlled prospective randomized trial. J Pediatr Surg 35:401, 2000.
163. Horigome H, Nomura T, Saso K, et al. Endoscopic injection sclerotherapy for esophagogastric variceal bleeding in children with biliary atresia. Hepatogastroenterology 46:3060, 1999.
164. Hasegawa T, Tazuke Y, Ishikawa S, et al. Portal hypertensive enteropathy in biliary atresia. Pediatr Surg Int 13:602, 1998.
165. Kobayashi H, Miyano T, Horokoshi K, et al. Clinical significance of plasma endothelin levels in patients with biliary atresia. Pediatr Surg Int, 7:491, 1998.
166. Astfalk W, Huppert PE, Schweizer P, et al. Recurrent intestinal bleeding from jejunojejunostomy caused by portal hypertension following hepatoportojejunostomy in extra hepatic biliary atresia (EHBA) — successful treatment by transjugular intrahepatic portosystemic shunt (TIPS). Eur J Pediatr Surg 7:147, 1997.
167. Carnevale FC, Caldas JG, Maksoud JG. TIPS in children with Budd-Chiari syndrome: a technical alternative. Trabalho apresentado no Annual Meeting and Postgraduate Course of Cardiovascular and Interventional, Radiological Society of Europe, Maastricht, The Netherlands, September 10-14, 2000.
168. Pinzello G, Simonetti R, Camma C, et al. Spontaneous bacterial peritonitis: a update. Gastroenterol Int 6:54, 1993.
169. Rimola A, García-Ts G, Navasa M, et al. Diagnosis, treatment and prophylaxis of spontaneous bacterial peritonitis: a consessus document. J Hepatol 32: 142, 2000.
170. O´callaghan D, Gaine SP. Hepatopulmonary syndromes: treatment of liver transplantation candidates. Curr Opin Org Transplant 7: 107, 2002.
171. Rudolph J, Balistreri WF. Optimal treatment of biliary atresia — "halfway" there! Hepatology 30:606,1999.
172. Starzl TE, Esquivel C, Gordon R, et al. Pediatric Liver Transplantation. Transplant Proc 19:3230, 1987.
173. Kalayoglu M, Stratta RJ, Sollinger HW, et al. Liver transplantation in infants and children. J Pediatr Surg 24:70, 1989.
174. Vacanti JP, Shamberger A, Eraklis A, et al. The therapy of biliary atresia combining the Kasai portoenterostomy with liver transplantation: A single center experience. J Pediatr Surg 25:149, 1990.
175. Maksoud JG, Chapchap P, Porta G, et al. Transplante de fígado em criança: Experiência inicial do Instituto da Criança do Hospital das Clínicas da Universidade de São Paulo. Rev Ass Med Brasil 37:193, 1991.
176. Ryckman F, Fisher R, Pedersen S, et al. Improved survival in biliary atresia patients in the present era of liver transplantation. J Pediatr Surg 28:382, 1993.
177. Otte JB, de Ville de Goyet J, Reding R et al. Sequential treatment of biliary atresia with Kasai portoenterostomy and liver transplantation: a review. Hepatology, 20:41S-48S, 1994.
178. Broelsch CE, Emond JC, Whitington PF. Application of reduced size liver transplantation as split grafts, auxiliary orthotopic grafts, and living related segmental transplants. Ann Surg 212:368, 1990.
179. Carceller A, Blanchard H, Alvarez F, et al. Past and future of biliary atresia. J Pediatr Surg 35:717, 2000.

CAPÍTULO 123

Estenoses Benignas da Via Biliar Principal

Luiz Pereira-Lima
Fábio Luiz Waechter
José Artur Sampaio

Se bem que pouco freqüentes, as estenoses benignas da via biliar principal compreeendem um capítulo de real importância, pois as complicações da condição supracitada, se não tratadas precocemente, podem conduzir ao êxito letal. A causa mais comum de estenose dos ductos biliares é a lesão iatrogênica efetuada durante uma colecistectomia, seguindo-se as dependentes da pancreatite crônica e aquelas que são conseqüência de compressão ou erosão de cálculos vesiculares no canal hepático comum — a chamada síndrome de Mirizzi. Essas condições serão tratadas neste capítulo. A colangite esclerosante primária é apresentada no Capítulo 109.

Estenoses Iatrogênicas

As estenoses biliares benignas pós-operatórias continuam a representar um verdadeiro desafio cirúrgico, mesmo após os grandes avanços técnicos conseguidos nos últimos anos. A literatura continua a registrar índices que variam de 0,2% até 1,7% de estenoses das vias biliares que seguem as colecistectomias[20,32]. Em países como o Chile, onde há a maior incidência de colelitíase no mundo, pois 50% das mulheres e 25% dos homens após os 20 anos de idade têm cálculos vesiculares ao estudo colecistográfico ou à autopsia, as lesões de vias biliares têm sido registradas em índices mínimos, correspondendo a 0,06% dos casos operados[21,22]. Talvez haja explicação para índices tão baixos, registrados em hospitais universitários, em virtude do procedimento cirúrgico ser realizado por cirurgiões especializados. Por outro lado, os índices mais altos das lesões de vias biliares são registrados na Suécia, onde um cirurgião realiza apenas 13 colecistectomias por ano[76].

Com o advento da colecistectomia videolaparoscópica, parece que o índices de lesões das vias biliares têm aumentado, e diversos artigos tem sido publicados enaltecendo esse fato[23,47,74], inclusive identificando o aumento de processos contra médicos. É difícil de responder, sob o ponto de vista estritamente científico se o aumento das lesões da via biliar, é devido à técnica em si ou a erro humano na sua execução[23,74].

É lícito mencionar que a lesão da via biliar pode ocorrer nas mãos de qualquer cirurgião, sendo esse um erro desculpável. Todavia, é difícil justificar tentativas de reparos realizadas por iniciantes ou pouco experientes em cirurgias biliares complexas[14]. O mais grave, e o que torna mais importante o assunto ora tratado, é que essa lesão incide sobre uma faixa etária de grande atividade profissional por parte de seus portadores, e o resultado do tratamento cirúrgico nem sempre corresponde às expectativas desejadas.

Patogenia

A cicatrização das lesões dos ductos biliares parece particularmente propensa a evoluir para estenose, possivelmente por três mecanismos. Primeiro, a vascularização arterial da via biliar principal é axial, ou seja, os vasos que nutrem os ductos originam-se de duas artérias que se localizam nas faces medial (3 horas) e lateral (9 horas) do colédoco (Fig. 123.1). A maior parte (aproximadamente 60%) do suprimento sangüíneo é distal, proveniente das artérias gastroduodenal e retroduodenal, e, portanto, a secção do ducto biliar predispõe à isquemia do segmento proximal e conseqüentemente à formação de fibrose com estenose. Somente 38% da vascularização é proximal, proveniente das artérias hepáticas direita e esquerda. A contribuição direta da artéria hepática comum é mínima (2%). Ocasionalmente, o suprimento sangüíneo distal comum origina-se do tronco celíaco ou da artéria mesentérica superior.

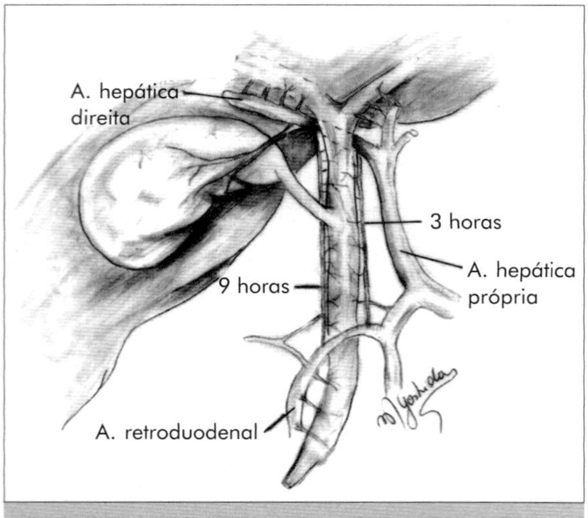

Fig. 123.1 — *Vascularização arterial da via biliar principal.*

Segundo, a própria bile predispõe à formação de fibrose e estenose, conforme demonstrado experimentalmente em dois estudos. Nesses experimentos, a derivação proximal de bile reduziu a ocorrência de estenose e o acesso de bile no local da lesão aumentou a produção de colágeno e fibrose em cães.

Terceiro, um grande número de lesões biliares predispõe ao extravasamento de bile, que causa inflamação e formação de fibrose do tecido subjacente. A presença freqüente de bactérias na bile de pacientes que são submetidos a operações das vias biliares aumenta ainda mais a inflamação e a formação de fibrose.

QUADRO CLÍNICO

A icterícia obstrutiva é a apresentação mais comum, sendo geralmente reconhecida no 2º e 3º dias de pós-operatório, mas ocasionalmente não se desenvolve até muitos meses ou até 20 anos após a operação. Dependendo do grau de estenose, a icterícia pode ser intermitente ou contínua, podendo estar associada a episódios de colangite ascendente (febre e calafrios). Hepatomegalia, abscesso hepático e mesmo cirrose biliar secundária com hipertensão portal podem ocorrer.

Em muitos pacientes, a lesão apresenta-se com drenagem abundante e persistente de bile pelo dreno ou ferida operatória no pós-operatório imediato. Se o paciente não tiver um dreno ou se este foi removido precocemente, pode ocorrer peritonite ou ascite biliar, dependendo da presença ou ausência de bactérias na bile, respectivamente.

No exame físico, observa-se icterícia, cuja intensidade é variável e depende do grau da estenose, presença de cálculo associado e de fístula biliar interna ou externa. Hepatomegalia e sinais de hipertensão portal podem ser evidentes. Na série de Warren *et al.*, a hipertensão portal foi relatada em cerca de 20% dos pacientes, mas atualmente, com a instituição mais precoce do tratamento, essa incidência é provavelmente menor[84]. A hipertensão portal ocorre em média 4-5 anos após o início da estenose, mas pode aparecer antes de 1 ano. Comprometimento nutricional e geral do paciente pode ser evidente em alguns casos.

DIAGNÓSTICO

Dependendo da severidade do trauma e da importância da infecção, o diagnóstico pode ser realizado imediatamente durante o próprio ato operatório ou somente após diversos anos do ato cirúrgico inicial. Nessas últimas circunstâncias, o quadro clínico de colangite com dor, febre e icterícia induz o médico a avançar nos métodos propedêuticos disponíveis.

Em pacientes que não se apresentam à consulta com fístulas ou mesmo drenos no interior das vias biliares, a colangiografia endoscópica está indicada e o diagnóstico diferencial deve ser feito fundamentalmente com a litíase residual. Na verdade, a maioria desses doentes tem via biliar seccionada pela cirurgia prévia, ou por tentativas sem sucesso de reparos anteriores, não havendo comunicação da via biliar proximal com a distal, o que torna a colangiografia endoscópica inadequada para avaliação da via biliar proximal. Desse modo, a colangiografia transparieto-hepática é o exame mais freqüentemente utilizado. A colangiografia transparieto-hepática tem valor inestimável em casos de estenoses benignas da vias biliares, pois além de induzir o diagnóstico também tem valor prognóstico. Em relação a este último, é interessante ressaltar a contribuição de Bismuth e Lazorthes[13].

Esses autores[13], com o objetivo de classificar as estenoses biliares, sob o ponto de vista anatômico, dividiram-nas em cinco tipos distintos. O tipo I seria aquele em que há ducto biliar com mais de 2 cm de comprimento, abaixo da confluência, para a realização de anastomose adequada. No tipo II, o coto de canal biliar comum é menor que 2 cm. No tipo III a estenose seria no hilo hepático e no tipo IV haveria destruição da confluência com separação do ducto biliar esquerdo e direito. O tipo V refere-se àquelas estenoses que envolvem o ducto do setor direito com ou sem envolvimento do ducto biliar comum. Desse modo, há a possibilidade de diferentes autores agruparem seus pacientes nos diferentes tipos de estenoses biliares e, assim, poderem avaliar com maior exatidão científica os resultados dos distintos procedimentos cirúrgicos. É claro que estenoses do tipo I têm melhores resultados que aquelas do tipo IV, o que ressalta a importância da classificação supracitada também no sentido de melhor planejar a terapêutica cirúrgica a ser empregada. A classificação de Bismuth e Lazorthes está esquematizada na Fig. 123.2.

O número de operações prévias também é relacionado ao prognóstico, sendo este pior quanto mais cirurgias prévias tiver sido submetido o paciente. É, assim,

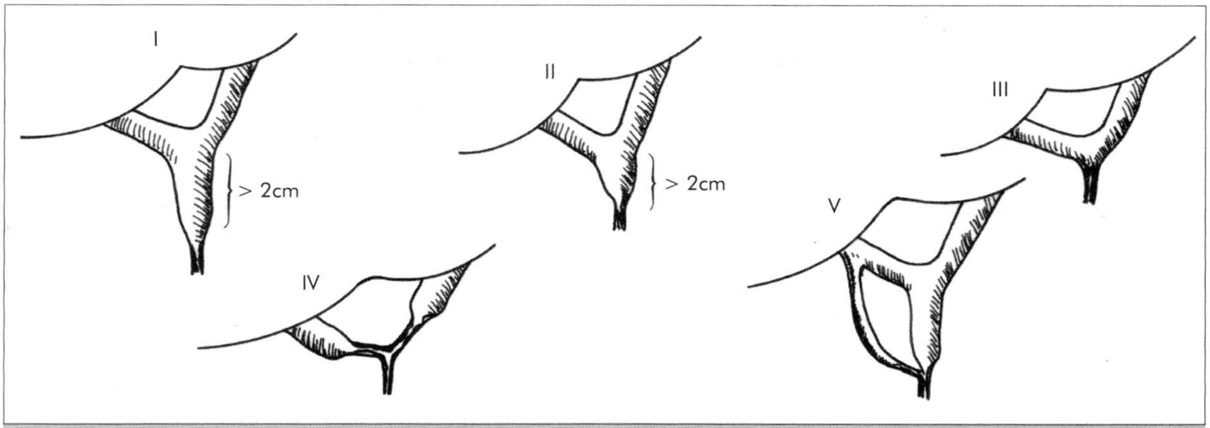

Fig. 123.2 — *Identificação dos 5 tipos de estenoses de via biliar da classificação de Bismuth e Lazorthes.*

fundamental que serviços de referência tenham a prioridade no tratamento dessas complexas lesões. A patologia cirúrgica apresentada pelos portadores de lesões acidentais das vias biliares é variada.

É claro que aqueles pacientes com coleções subepáticas e colangite supurativa demandam tratamento prévio à cirurgia. As coleções devem ser drenadas e não raras vezes transformam-se em fístulas biliares externas, pois a ruptura da via biliar era o fator mantenedor do abscesso. Em pacientes com colangite supurativa, além das medidas de suporte, a punção transcutânea pré-operatória tem papel importante no sentido de aliviar a hipertensão biliar.

Sobre esse último aspecto é lícito lembrar que a utilização de cateteres descompressivos pré-operatórios, excetuando a situação acima lembrada, em nada diminuiu a morbimortalidade cirúrgica de pacientes ictéricos[64], sendo que os riscos da colocação de próteses pré-operatórias superam seus eventuais benefícios[77]. Extensa revisão atual sobre o assunto[8] confirmou os dados supramencionados.

Tem sido nossa conduta, após o diagnóstico colangiográfico da lesão na via biliar, avaliar e corrigir no pré-operatório o eventual déficit nutricional e o tempo de protrombina, administrar antibióticos com finalidade terapêutica e aumentar o fluxo sangüíneo renal promovendo diurese de no mínimo 30 ml/h.

Sob esse aspecto, vale salientar que pacientes portadores de icterícia obstrutiva têm chance maior de desenvolver insuficiência renal aguda particularmente grave, com alta mortalidade[60]. A ausência de bile na luz entérica favorece a endotoxemia[16], não só porque a bile tem um efeito detergente sobre as endotoxinas mas porque pacientes ictéricos têm defesa imunitária diminuída. A depressão da função fagocitária hepática pelas células do sistema reticuloendotelial que se segue à icterícia obstrutiva é um fato cujas razões não são ainda totalmente conhecidas. Parece que a depleção nas opsoninas séricas nesse grupo de pacientes tem papel preponderante[4]. As endotoxinas circulantes ativam uma variedade de respostas intravasculares que induzem a uma vasoconstrição renal, redistribuindo o fluxo sangüíneo intra-renal e promovendo depósito de fibrina no glomérulo[28]. Ainda deve-se salientar que pacientes com icterícia obstrutiva têm a água extracelular correspondente a 80% quando comparada a indivíduos normais[81]. Desses fatos depreende-se a importância de uma hidratação adequada e da monitorização da diurese pré-operatória, mesmo na ausência de sinais evidentes de desidratação.

De uma maneira sumária, poderíamos dizer que o prognóstico de um portador de lesão acidental da via biliar depende fundamentalmente de dois fatores. O primeiro diz respeito ao grau de comprometimento hepático e da via biliar remanescente no momento da reconstrução, e o segundo, à técnica de reconstrução do trânsito biliar propriamente dito. Se no primeiro o cirurgião não pode interferir, é dele dependente o segundo fator.

TRATAMENTO

Lesões Reconhecidas Durante a Operação Inicial

Essas lesões podem acontecer parcial ou totalmente na parede da via biliar principal. É evidente que as primeiras têm solução mais singela, e a reconstrução sobre um dreno em T, retirado por contra-incisão no hepatocolédoco, é manobra recomendável quando menos de 50% da circunferência parietal estiver comprometida. Todavia, quando a secção for total ou quase total, duas técnicas disputam a preferência dos autores: a reconstrução término-terminal e a hepatojejunostomia.

Se aparentemente a anastomose direta término-terminal teria um apelo maior, a literatura não tem chancelado, de forma arrebatadora, essa atitude. Czendes[21] refere 29 maus resultados de um total de 36 casos tratados com anastomoses término-terminais efetuadas imediatamente após o acidente. O relato de Sandberg *et al.*[76] é semelhante ao do autor mencionado. Os melhores resultados obtidos com esse tipo de reconstrução são observados em pacientes submetidos a transplante hepático[80]. Todavia, devemos considerar o refinamento técnico dos cirurgiões que realizam esse procedimento e a utilização de drogas como a ciclosporina, que interferem no processo cicatricial. Mesmo nessas condições, são citados índices de insucesso que giram em torno de 20%[38,80].

Devemos considerar neste momento alguns fatores que podem contribuir para resultados não uniformemente satisfatórios das reconstruções imediatas término-terminais. Um deles é a circulação axial coledociana (Fig. 123.3). Em geral, 60% do fluxo sangüíneo para o ducto biliar têm origem em artérias da parte baixa da via biliar, 38% da porção alta, e 2% originam-se diretamente da artéria hepática comum de uma maneira não-axial[51,52]. Assim, aquela porção do ducto biliar supraduodenal proximal ao local da secção ou lesão é vulnerável à isquemia, que pode contribuir para fibrose e formação de estenose durante o processo de cicatrização[48].

Outro dado a ser considerado, apesar de imponderável, é que de um modo geral quem lesa vias biliares inadvertidamente não é um cirurgião afeito às reconstruções, o que pode levar a resultados insatisfatórios a longo prazo. A literatura tem recomendado a hepatojejunostomia quando há secção total da via biliar durante o ato operatório, solução esta, que tem obtido resultados alentadores no seguimento destes doentes[6,36,66].

Lesões Reconhecidas após a Operação Inicial

O fato é que a maior parte das lesões biliares não é reconhecida no ato operatório primário, manifestando-se ulteriormente como síndrome colestática, e a liderança das hepatojejunostomias em alças isoladas é inconteste nessas situações. Merece consideração, apesar de ser, sob o ponto de vista técnico, a parte mais simples da operação, o tratamento da alça intestinal.

A evolução das alças isoladas inicia-se com Braun em 1892, com a utilização exitosa do jejuno em reconstrução digestiva, efetuando uma enteroenterostomia ao pé da anastomose principal. Quatro anos mais tarde, Roux realiza reconstrução digestiva em forma de "Y", procedimento cujo prestígio tem sido provado no teste do tempo. Todavia, vale acrescentar que em pacientes com mesentério muito espesso, ou por fibrose ou acúmulo gorduroso, é interessante o cirurgião ter em seu arsenal outras modalidades técnicas de isolamento de alças entéricas que são capazes de serem levadas até o fígado. São elas as modificações de Hivet e Praderi[69]. Em casos de obesidade extrema, a modificação de Defelito[25] pode ser útil, quando esse autor resseca segmento da alça aferente, dando assim maior mobilidade à eferente.

Independentemente das modificações técnicas disponíveis, o princípio da alça jejunal isolada tem sido seguido pela grande maioria dos cirurgiões afeitos à cirurgia biliar. Com um século de experiência em anastomoses biliodigestivas com alças destransitadas de material entérico, a literatura passou a identificar eventuais efeitos colaterais dependentes da ausência de bile no duodeno. Os mais representativos são o aparecimento de úlcera péptica pós-operatória[42,49] e a má absorção de gorduras[35]. No sentido de evitar tais problemas e fornecer, teoricamente, um trânsito mais fisiológico, Lopez Gilbert introduziu a interposição de alça jejunal entre a via biliar e o duodeno[39]. Mais tarde, Grassi *et al.*[27] difundiram essa técnica especialmente

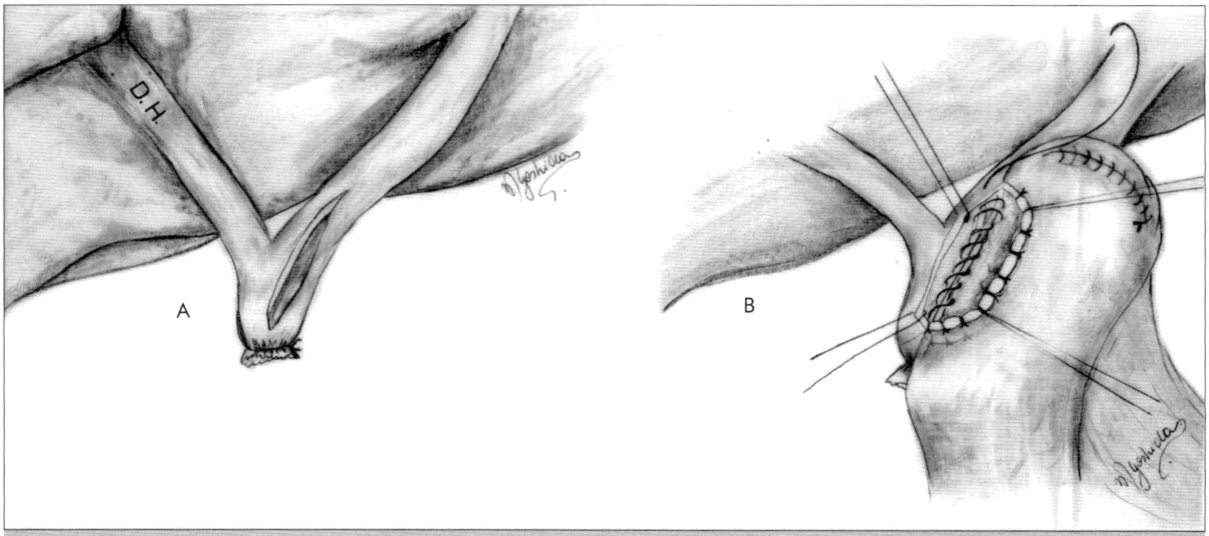

Fig. 123.3 — *Anastomose longitudinal látero-lateral longa entre o ducto hepático esquerdo e o jejuno em Y de Roux. A= Abertura do ducto hepático esquerdo; B= Realização da anastomose. D.H.= ducto hepático direito.*

na Europa, onde o grupo liderado por Moreno-Gonzales é adepto[44]. O fato é que esse tipo de reconstrução é mais trabalhoso, e suas vantagens não têm sido de tal monta evidentes para que os diferentes autores dessem uma maior difusão ao método. Ao contrário, Okada *et al.*[52] recentemente, além de documentarem a inexistência de resultados divergentes que tivessem alguma significância entre os dois métodos, demonstraram que pacientes com alça interposta entre a via biliar e o duodeno apresentavam eventuais crises dolorosas pós-operatórias com maior freqüência, que foram creditadas à presença de refluxo alcalino para o estômago, demonstrado através de estudos cintilográficos com tecnécio marcado, tendo a endoscopia corroborado essa avaliação.

A partir do início da década passada, as publicações de Manenti[41], Barker e Winkler[9] e Hutson *et al.*[34] tornaram possível o acesso pós-operatório às anastomoses biliodigestivas através de alças jejunais excluídas em Y de Roux. O fato de ancorar a alça destransitada no subcutâneo permite sua abordagem e cateterização posterior para possíveis dilatações de anastomoses estenóticas. A chamada hepatocoledocojejunostomia cutânea de Hutson[34] permite ainda com mais facilidade esse acesso, pois o jejuno proximal à anastomose é suturado na pele. Mesmo que determinados grupos[33] tenham se utilizado desse procedimento, esse autor não julga necessário a utilização dessa rotina. Anastomoses bem confeccionadas não necessitam de acesso ulterior, além do inconveniente estético, trocas freqüentes de curativos e da necessidade óbvia de outra operação para fechamento do estoma em caso de sucesso. É claro que em situações especiais, como as colangites esclerosantes, quando a chance de as anastomoses serem abordadas ulteriormente é grande, a utilização de alças entéricas que permitam futuros acessos facilitados deve ser levada em conta. Outra indicação teórica, e que vimos realizando nos últimos tempos, são naqueles casos de litíase intra-hepática múltipla. Nessas condições, o estoma jejunal serve como via de acesso para o coledoscópio ser utilizado para verificação da árvore intra-hepática e remoção de cálculos remanescentes.

Se, por um lado, é verdade que o coto biliar, quando a estenose é baixa, pode ser facilmente encontrado após a lise de aderências de dissecção do tecido inflamatório presente, o mesmo não ocorre nas estenoses altas das vias biliares correspondentes aos tipos III e IV do referido autor. Nessas circunstâncias, a abordagem do ducto hepático esquerdo pela técnica de Hepp-Couinaud, na placa hilar, deu uma grande contribuição à cirurgia da reconstrução de vias biliares lesadas.

A intensa fibrose periductal, o pequeno diâmetro ductal ocasionado pelos surtos repetidos de colangite, a firme aderência do segmento IV do fígado aos canais hepáticos, dando a impressão de que as estenoses hilares são intra-hepáticas, são fatores que interferem na liberação completa dos canais. Assim, a abordagem através de incisão na parede anterior do canal hepático esquerdo, deixando íntegra sua parede posterior, facilita a execução da anastomose entre a parede da via biliar e a alça jejunal exclusa, permitindo uma sutura sem tensão e com aposição adequada das bordas[56]. Essa é a técnica de Hepp-Couinaud, que permite uma ampla anastomose, pois há um segmento de pelo menos 3 cm do canal hepático esquerdo, que pode ser dissecado para que seja efetuada a sutura em tecido mais preservado sob o ponto de vista estrutural. Devemos ressaltar que, se a mobilização ductal foi excessiva, liberando-o demasiadamente de suas aderências posteriores e laterais, possivelmente haverá comprometimento de seu suprimento sangüíneo[11], com possibilidade de recidiva da estenose.

Há algumas razões importantes que justificam a utilização da técnica de Hepp-Couinaud[31] no tratamento das lesões altas das vias biliares. Entre elas, o ducto hepático esquerdo está em geral intacto, já que o mesmo não é habitualmente exposto a trauma cirúrgico durante a colecistectomia, ao contrário do ducto direito e do ducto hepático comum. Suas paredes, sendo preservadas, não adquirem estroma fibroso, permanecendo a mucosa sem alterações patológicas. Uma anastomose nesse tecido tem pouca tendência a evoluir para estenose secundária. Além disso, se determinadas regras técnicas forem seguidas, o ducto hepático esquerdo é quase sempre acessível, do ponto de vista cirúrgico, sendo possível uma exposição de sua parede anterior em seu trajeto extra-hepático. Ainda, seu trajeto é freqüentemente horizontal em direção, e seu calibre, mais largo que o ducto hepático direito[30]. Em nossa experiência, essa técnica foi empregada na grande maioria dos casos, tendo sido possível, nesses pacientes, a confecção de anastomoses seguras com calibre suficiente que permitisse um fluxo biliar livre para o jejuno[53]. A Fig. 123.4 representa uma estenose tipo III de Bismuth e seu respectivo tratamento com a hepatojejunostomia seguindo a técnica de Hepp-Couinaud com o auxílio de tubos transepáticos.

Nas estenoses tipo IV de Bismuth, quando não há conexão entre sistema direito e esquerdo, às vezes há

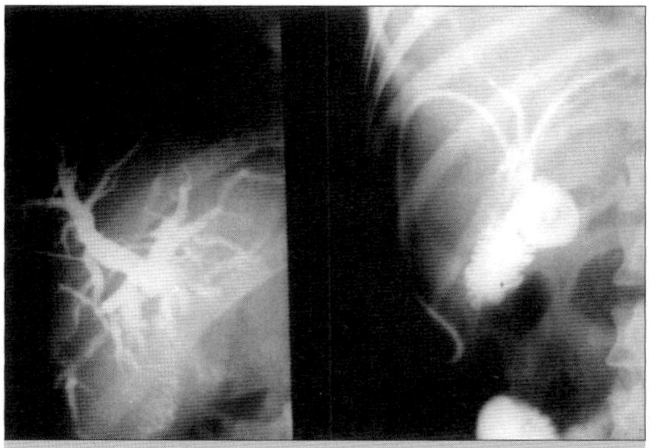

Fig. 123.4. — *O lado esquerdo da figura mostra colangiografia transcutânea com estenose tipo III de Bismuth. À direita identifica-se correção cirúrgica com o auxílio de tubos transepáticos.*

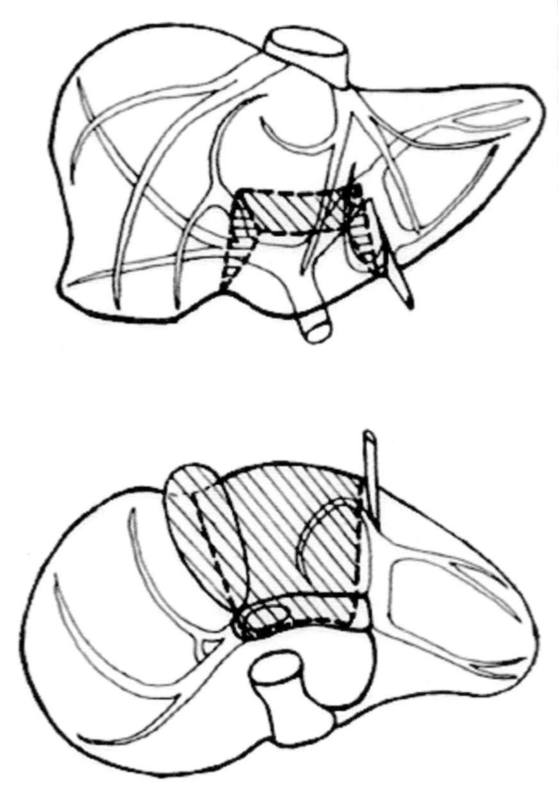

Fig. 123.5 — *Ressecção de porção anterior do segmento IV para abordagem dos ductos hepáticos direito e esquerdo.*

necessidade de secção parenquimatosa. Bismuth[12] realiza duas cissurotomias laterais no sentido de identificar canais intra-hepáticos adequados para a realização de anastomoses. Em fígados hipertrofiados e de consistência muito endurecida, a técnica descrita pelo uruguaio Parodi, e relatada por Praderi[70], consistindo na ressecção de segmento anterior do lobo quadrado, pode ser recurso recomendável (Fig. 123.5). Diga-se que a mesma técnica foi ulteriormente publicada por Champeau[18], na França, onde foi difundida.

Vale ressaltar que a lesão de ductos segmentares pode ser tratada com simples ligadura ductal, tendo essa conduta sido referendada pelo grupo de Blumgart, autor de reconhecida experiência[29]. Essa atitude conduz a atrofia do segmento hepático ligado e hipertrofia vicariante dos segmentos drenados. Abrantes[1] também propõe a ligadura do ducto direito, quando sua posição anatômica não for favorável à reconstrução, sendo o restabelecimento do trânsito biliar feito exclusivamente através do ducto esquerdo. A experiência clínica tem demonstrado que muitos pacientes vêm à reconstrução já com segmentos ou lobos já atrofiados por obstrução continuada da drenagem biliar respectiva, o que corrobora a factibilidade da conduta acima referida em casos selecionados. É de se ter atenção especial nessas circunstâncias, que o pedículo biliar, por rotação do ligamento hepatoduodenal, sofre uma mudança de posição causada pela atrofia de um lobo e hipertrofia de outro. Assim, a veia porta e a artéria hepática passam a ocupar posição anterior, e a via biliar remanescente eventual a posterior.

A técnica que utilizamos nas reconstruções biliares não inclui a mucosa propriamente dita na sutura. Tem sido nosso hábito ressecar o excedente da mesma e aproximá-la através da submucosa até o epitélio biliar. Essa técnica foi justificada por Gazzaniga *et al.*[28] Esses autores verificaram, através da endoscopia transparietal, pelo método de substituição do tubo transepático, que a anastomose efetuada da maneira clássica, a qual inclui a totalidade da mucosa entérica, é capaz de formar um verdadeiro degrau na linha de sutura, prejudicando o escoamento biliar e, eventualmente, diminuindo a luz da anastomose.

Na verdade, é difícil de afirmar, respeitando o purismo histológico, que a via biliar principal possui uma camada mucosa. Esta, em histologia fundamental, inclui o conjunto formado pelo epitélio que atapeta o órgão e o tecido conjuntivo que sustenta esse epitélio — a chamada lâmina própria ou cório da mucosa. O autor, em estudo anterior[55], não verificou ser a via biliar principal possuidora de um cório da mucosa propriamente dita. Além do mais, seria mais correto, sob o ponto de vista científico, chamarmos atenção para suturas que interessassem a aposição de duas superfícies epiteliais, no caso a da via biliar e a do jejuno. Sendo a rica vascularização e o tecido conjuntivo responsáveis pelo sucesso do processo cicatricial adequado, o epitélio, em si, não é capaz de ser o fator fundamental no sucesso das anastomoses biliodigestivas. Pensamos que a inclusão, na linha de sutura, de tecidos em condições histológicas preservadas, com aposição adequada e sem tensão em suas bordas, é o fator principal para o bom fluxo biliar a longo prazo.

De qualquer maneira, os cirurgiões podem escolher suturas, sem medo de errar, para os procedimentos sobre as vias biliares, baseados em circunstâncias clínicas e em preferência individual[79]. Todavia, o rigorismo técnico é a condição fundamental para que se obtenham bons resultados nas hepatojejunostomias.

Técnica Endoscópica

O tratamento endocópico requer o princípio de continuidade da via biliar, o que nem sempre é a regra. Um fio-guia é passado através da área de estenose, e esta é dilatada com um balão. Tubos de silicone são freqüentemente colocados e permanecem após a dilatação. A gravidade da estenose, o tempo de seguimento e o tratamento após a dilatação não são comparáveis nas diferentes séries, o que torna difícil a avaliação dos resultados com a técnica a céu aberto. Na análise dos resultados, também é recomendável avaliar a necessidade de reinternações hospitalares por colangites de repetição, a necessidade de trocas de tubos obstruídos e os custos associados com as morbidades referidas. De um modo geral, em casos selecionados, bons resultados imediatos são referidos em dois terços dos pacientes[74].

Técnica Radiológica

A literatura registra uma experiência maior com a radiologia intervencionista, utilizando-se de balões dilatadores colocados por via transcutânea. É lógico que, ao contrário da endoscopia, as próteses transcutâneas não têm a mesma limitação anatômica que as próteses endoscópicas. Zuidema *et al.* pensam que a radiologia intervencionista já tem seu papel assegurado no tratamento de vias biliares estenosadas por cirurgias prévias[87]. Devemos ressaltar, todavia, que 11 de seus pacientes necessitaram de cirurgia para drenagem de abscessos. Várias outras complicações são referidas na literatura, como perfuração visceral, empiema biliar e fístula arterioportocoledociana[3,87], sendo que o índice de colangite pós-colocação de próteses radiológicas pode atingir 36% dos casos[19].

Atualmente, há séries de autores com mortalidade operatória que se aproxima de zero[12,15] e com excelentes resultados a longo prazo, o que torna o papel da radiologia intervencionista, nessas circunstâncias, limitado. Para casos de mau prognóstico cirúrgico, com hipertensão portal associada, pacientes operados por diversas vezes sem resultado satisfatório e com problemas clínicos associados, a radiologia intervencionista pode ser uma alternativa. Deve ser lembrado ainda que, em pacientes com fígado cirrótico ou mesmo muito fibrosado por colestase de longa duração e colangites de repetição, a introdução de cateteres por via transcutânea tem risco aumentado de sangramento.

A respeito desse aspecto, é bom assinalar a revisão de Pitt *et al.*[65]. Esses autores verificaram que os resultados com a cirurgia eram significativamente melhores do que com a dilatação radiológica ou endoscópica (88% *versus* 55%). As taxas de reestenoses com procedimentos não-cirúrgicos atingiam 45%, enquanto a técnica cirúrgica oferecia 12% de insucesso. Além desse diferencial muito significativo, apesar de a mortalidade ser igual em ambos os grupos, a morbidade no grupo cirúrgico foi significativamente menor (35% *versus* 20%). David *et al.* julgam que os resultados são similares entre a endoscopia e a cirurgia[24]. Todavia, devemos acrescentar que as exceções são tantas para os pacientes serem submetidos a procedimento endoscópico, que, na verdade, esse último método passa a ser apenas alternativo.

Tubos Transepáticos

Os drenos em cirurgia biliopancreática sempre foram uma maneira de ultrapassar dificuldades. A história nos mostra isso com Hans Kehr, cujo dreno em T tem salvado inúmeras vidas e servido, também, através das colangiografias, para que a anatomia radiológica dos canais biliares possa ser mais conhecida.

A colocação transepática de drenos na via biliar deve ser creditada ao alemão Otto Goetze[68]. Na mesma década, Quizano e Campuzano[71], e logo após Muñoz, todos mexicanos, publicaram sete casos de estenoses traumáticas reconstituídas pela utilização de drenos transepáticos. Ainda que a literatura de língua inglesa tenha creditado fundamentalmente a Rodney Smith[78] a utilização de tubos transepáticos nas reconstruções biliares, devemos pagar grande tributo a Raul Carlos Praderi[67] pelo conhecimento disponível sobre esse assunto. Primeiro porque sua publicação foi anterior à de Smith, e depois porque os próprios americanos, em atitude louvável, reconheceram publicamente o valor desse cirurgião uruguaio na publicação do *Current Problems in Surgery*[69].

Mesmo que os drenos transepáticos, ou mesmo transanastomóticos, tenham sido criticados quando da confecção de anastomoses biliodigestivas[5], a utilização dos mesmos é aceita por diversos cirurgiões com experiência em cirurgia biliar[84], ainda que a anastomose seja efetuada em boas condições, o que de certa forma realça a importância de seu emprego. Sem qualquer dúvida, a utilização dos drenos transepáticos possui algumas vantagens evidentes, das quais a mais clara é a de servir de molde para a anastomose[59]. Além disso, permite a aspiração da secreção biliar, especialmente em casos de fístulas pós-operatórias, e o estudo colangiográfico para verificação da perviedade anastomótica.

Com o avanço da endoscopia e da radiologia intervencionista, tem havido descrições na literatura dos métodos mencionados para tratamento das estenoses biliares benignas pós-cirúrgicas. A endoscopia terapêutica só pode ser utilizada quando há conexão da via biliar proximal com o duodeno, o que não é freqüente, pois, infelizmente, esse grupo de pacientes, ao chegar aos serviços de referência, tem sua via biliar seccionada, ou já foi submetido a anastomoses hepato ou coledocojejunais, fazendo com que o duodeno fique fora do trânsito biliar. Nos casos favoráveis sob o ponto de vista anatômico, há ainda a limitação do diâmetro da prótese a ser inserida na via biliar. Salmon[75] adverte que há necessidade de confirmação a longo prazo dos resultados obtidos com a dilatação endoscópica, atentando-se para a seleção de casos adequados a serem submetidos a dilatação endoscópica.

Cameron *et al.*[17] julgam que os tubos transepáticos são responsáveis pelos resultados melhores obtidos a longo prazo, no tratamento cirúrgico das estenoses benignas da via biliar principal. Pensam, também, que a aproximação de mucosa com mucosa, mesmo sendo procedimento ideal, é, na maior parte das vezes, impossível de ser conseguida, ressaltando o valor dos tubos transepáticos, que serviriam de ponte entre as duas superfícies epiteliais. Assim, nas semanas e meses que seguirem ao procedimento cirúrgico, o tecido cicatricial seria moldado sobre o tubo de Silastic, de grosso calibre, cujo material gera pouca reação tecidual. Ao final de 12 meses, com o trajeto bem epitelizado e uma cicatriz estável, o tubo poderia ser removido. Mesmo que a conduta de não efetuar anastomose entre as duas superfícies epiteliais possa ser criticada, sendo esse nosso posicionamento, o fato é que o grupo da Johns Hopkins possui prestígio suficiente para valorizar a utilização de tubos de Silastic na reconstrução de vias biliares lesadas.

Uma vantagem adicional da utilização de tubos transepáticos fenestrados em seu trajeto intraparenquimatoso é a contínua aspiração no pós-operatório imediato. A retirada de grande parte da bile infectada da zona da anastomose hepatojejunal pode facilitar o fechamento de uma eventual fístula biliar. Há evidências de que o extravasamento biliar gera reação inflamatória regional exuberante com tendência à reestenose. Nessas condições, e com a presença de bile infectada, há lesões epitelial e subepitelial e reação inflamatória periductal, que são fatores que podem contribuir para a recidiva da estenose[26]. A cicatrização de anastomoses que foram precedidas por fístulas gera tecido com grande conteúdo fibroso e, havendo a contração ulterior do tecido colágeno, pode resultar na diminuição da luz da anastomose com comprometimento de sua permeabilidade.

É freqüente a presença de calculose intra-hepática secundária às estenoses de vias biliares. Os cálculos pigmentares formam verdadeiros moldes de canais biliares, apresentando-se por vezes em grande número no interior do fígado. Por mais hábil, pertinaz e obsessivo que o cirurgião possa ser, às vezes é impossível a retirada de todos esses cálculos, que podem fazer obstruções segmentares e perpetuar a colestase. As Figs. 123.6 e 123.7 demonstram claramente, em seqüência, uma vantagem inequívoca da utilização de tubos transepáticos em casos de calculose intra-hepática secundária. A primeira identifica, através de colangiografia transcutânea, uma estenose alta tipo III de Bismuth em paciente já operado anteriormente três vezes, sendo que a via biliar remanescente está completamente preenchida por litíase. Após a correção cirúrgica pela técnica de Hepp-Couinaud e com o auxílio de tubo transepático com lavagem diária, o resultado final após 4 meses, antes da retirada do dreno, é demonstrado.

A anastomose hepatojejunal ampla, é o passo fundamental no tratamento dessa complicação da lesão da via biliar. Entretanto, também é certo que os tubos transhepáticos permitem a lavagem diária das vias biliares, fazendo com que muitos desses cálculos remanescentes sejam deslocados para a zona anastomótica e daí para o jejuno. Julgamos que essa é mais uma contribuição que os tubos transepáticos são capazes de fornecer à cirurgia biliar.

Gazzaniga *et al.*[28] estudaram a linha de sutura de anastomoses biliodigestivas, com tubos transepáticos nos 20º, 30º e 40º dias de pós-operatório, através da introdução de um endoscópio, que é colocado na via biliar após a retirada do dreno transepático, ou seja, substituindo-o. Esses autores[28] verificaram que, após 40 dias, à endoscopia, praticamente desaparecem as reações flogísticas na linha de sutura, e que o trajeto intra-hepático, onde permanecem os tubos, está livre de reações inflamatórias. Dessa maneira, Gazzaniga *et al.*[28] pensam que as lesões inflamatórias verificadas em uma distância de até 3 centímetros da zona anastomótica não têm relação com a presença dos tubos transepáticos.

O fato de utilizarmos tubos de Silastic teria como desvantagem teórica o aumento do número de coleções líquidas entre a superfície hepática e o diafragma, já que o mesmo não enseja reação tecidual importante. Assim, se existe a vantagem teórica de não comprometer, com sua presença, a linha de sutura, há o inconveniente de não promover reação tecidual na superfície hepática, bloqueando vazamentos. No sentido de evitar essa desvantagem, Praderi[70], utiliza tubos de polietileno ou polivinil e, após 15 ou 20 dias, os substitui por tubos de Silastic. Para que esses tubos sejam trocados, há necessidade de drenagens transepáticas em "U", ou seja, com duas saídas cutâneas, uma pela alça jejunal e a outra pela superfície hepática. Após o prazo teórico

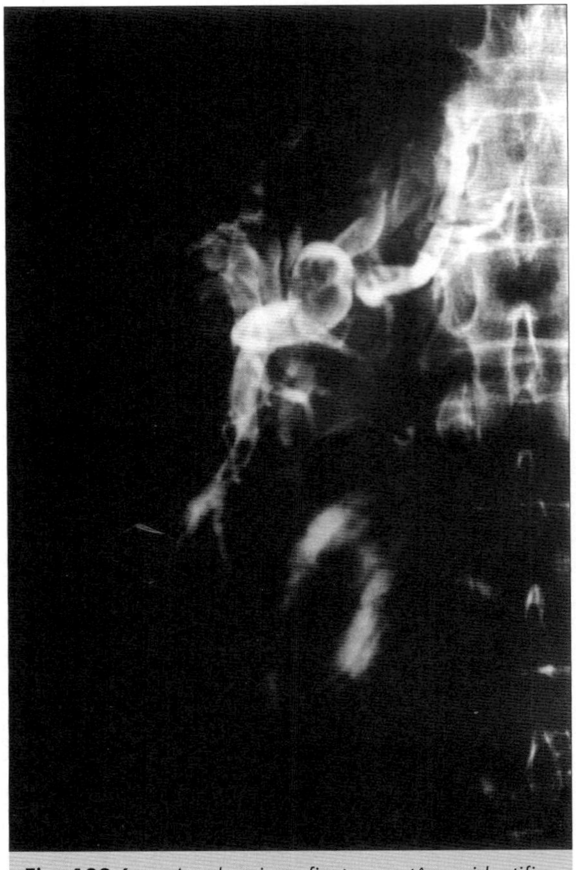

Fig. 123.6 — *A colangiografia transcutânea identifica estenose de via biliar com calculose intra-hepática múltipla.*

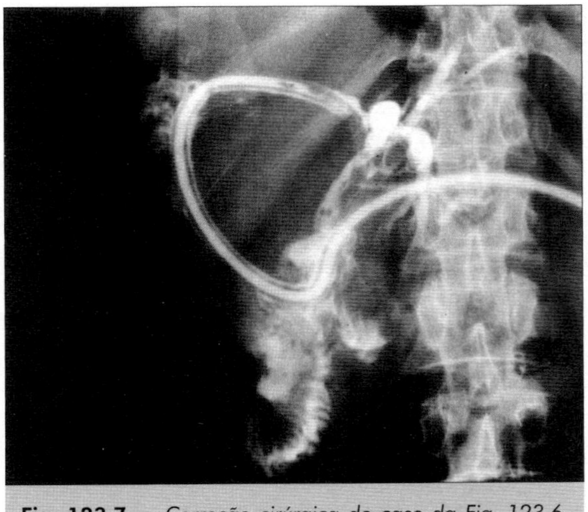

Fig. 123.7 — *Correção cirúrgica do caso da Fig. 123.6, onde o tubo transepático foi utilizado para lavagem diária durante 4 meses.*

estabelecido para a formação de trajeto fibroso extra-hepático, a extremidade do novo tubo é fixada ao tubo já colocado no paciente, e, através de movimento giratório, as posições dos tubos são invertidas.

Para evitar a troca de tubos e não ter que perfurar o jejuno, que, por menor que seja, sempre é um risco adicional, idealizamos a cobertura do trajeto extra-hepático do tubo de Silastic com dreno de Penrose[58]. Esse acondicionamento no trajeto intraperitoneal do tubo transepático evita a eventual crítica de que esses drenos produzem pouca reação tecidual, levando ao aumento de coleções subfrênicas. O dreno de Penrose, não sendo necessário após cerca de 10 dias, poderá ser removido, permanecendo somente o tubo de Silastic. O desiderato, assim, estará estabelecido, pois a permanência do tubo de silicone no trajeto intra-hepático é requerida, e seu efeito colateral no trajeto extra-hepático, de não produzir reação tecidual, é obviado com o dreno de Penrose, que será ulteriormente removido.

Diversas técnicas de perfuração do parênquima hepático têm sido mencionadas para ulterior tração do tubo. Praderi[68] prefere valer-se de uma sonda uterina, sendo que o tubo é amarrado na mesma para sua posterior tração. Smith[79] utiliza-se de uma pinça de Randall, cujos braços, sendo abertos, aprisionam e tracionam o tubo no sentido do hilo hepático. Essa é a mesma técnica utilizada por Moossa *et al.*[46] Rasslan e Fava[72] introduzem uma sonda de Beniquet, de número 24, no ducto hepático e, com manipulação cuidadosa, forçam sua passagem através do parênquima. Essa sonda apresenta um pequeno orifício na sua extremidade, onde é fixado o dreno, que, assim, é tracionado através do fígado.

Praderi[70] argumenta que a utilização da pinça de Randall, instrumento preferido de Rodney Smith[79] e Moossa *et al.*[46], impõe dificuldades para a abertura de seus braços, devido à natural compressão que o parênquima exerce sobre a pinça. Como preferimos a pinça de Randall, e para evitar possíveis traumas, amarramos o tubo com um fio na extremidade dos braços da pinça e a tracionamos sem abri-la. Seja qual for o instrumento utilizado na perfuração do tecido hepático, este deve ter tamanho suficiente para não perfurar o fígado próximo ao hilo e tampouco próximo às veias supra-hepáticas, sob pena de causar sangramentos incontroláveis. Desse modo, é importante que os tubos tenham o mais longo trajeto intraductal possível, para que o fígado seja perfurado em sua periferia, local onde as artérias e veias são de pequeno calibre, diminuindo assim o risco de sangramento. Às vezes verificam-se, através do hilo, hemorragias que podem ser perfeitamente controladas com novo posicionamento do tubo, tracionando-o em ambos os sentidos, visando tamponar o vaso sangrante.

Outro aspecto que deve ser salientado diz respeito aos orifícios que devem ser confeccionados no trajeto intra-hepático dos tubos. Nesse sentido, o cirurgião deve ter especial atenção para não realizar aberturas muito próximas ao local de saída dos drenos, especialmente em casos de fígado com pouco conteúdo fibroso, visto que o alívio da colestase diminuirá a hepatomegalia, sendo possível que, dessa forma, algum orifício permaneça aberto em cavidade livre.

A utilização de cateteres de drenagem transepática não é isenta de riscos, sendo os principais a hemorragia e a sepse[69]. O grupo da Johns Hopkins, até 1984, referia uma experiência com mais de 300 pacientes tratados por afecções hepatobiliares com tubos transepáticos. Identificaram hemobilia em 9 casos. Praderi[69], em mais de 400 tubos colocados, referiu sangramento hepático incontrolável em apenas 1 paciente, e, assim mesmo, no início de sua experiência. Terblanche *et al.*[83], autores com grande experiência com tubos transepáticos, não mencionam hemobilia como complicação que pudesse impor algum risco à vida de pacientes assim tratados. Verifica-se, pois, que, seguindo os princípios mencionados, como a perfuração parenquimatosa em ponto mais periférico possível, utilizando-se de manobras delicadas, a hemobilia pode constituir-se em complicação de extrema raridade. Na nossa experiência com mais 100 tubos transepáticos colocados, se incluirmos aqueles cuja indicação foi neoplasia maligna, ainda não tivemos o dissabor de identificar hemobilia dependente de cateteres transepáticos.

Não é nosso posicionamento creditar, isoladamente, aos tubos transepáticos os bons resultados obtidos no tratamento das lesões acidentais das vias biliares. Julgamos que a técnica de Hepp-Couinaud é a grande responsável pela melhoria dos resultados obtidos no tratamento dessas lesões, como foi demonstrado recentemente por de Raute *et al.*[73]. Nós temos contribuído com publicações[53,56-59], enaltecendo a técnica de autores franceses[30] nas reconstruções biliares, obtendo resultados alentadores em mais de 90% dos casos com o auxílio dos tubos transepáticos de silicone acondicionados em seu trajeto extra-hepático com dreno de Penrose[58].

COLANGIOPATIA PANCREÁTICA CRÔNICA

A estenose fixa do ducto biliar comum dependente da pancreatite crônica — colangiopatia pancreática crônica — é uma complicação não-metabólica de relativa freqüência da pancreatite crônica calcificante. Sua importância reside no fato de que essa entidade pode proporcionar o aparecimento de colangite e cirrose biliar secundária e causar confusão diagnóstica com o câncer de pâncreas. A estenose de colédoco terminal depende da compressão do mesmo, em seu trajeto intrapancreático, pelo tecido inflamatório, por calcificação, ou ainda por pseudocisto nessa região anatômica.

A incidência dessa complicação da pancreatite crônica varia de 4%[2] a 46%[86] segundo diferentes autores. Essa variação ampla é devida a estudos que foram baseados em séries clínicas[82], cirúrgicas[40], radiológicas[86] ou mesmo, estudos de autópsias[82]. Essa condição necessita ser distinguida da hiperbilirrubinemia leve e transitória que pode ocorrer em pacientes com episódios de inflamação aguda pancreática no curso de uma pancreatite crônica. Nessas circunstâncias, a resolução em geral é rápida e depende do maior ou menor grau de edema na cabeça do pâncreas.

A colangiopatia pancreática crônica deve ser suspeitada quando existem níveis elevados de fosfatasemia alcalina independente de hiperbilirrubinemia. O próximo passo na investigação é a colangiografia percutânea ou endoscópica, sendo que a preferência é dada a essa última, que pode também ao mesmo tempo demonstrar alterações no sistema ductal pancreático.

Mesmo em centros de referência, ainda que a biópsia pré-operatória tenha sido efetuada, pode haver dúvidas se realmente se trata de pancreatite crônica ou neoplasia cefálica. Nessas circunstâncias, a melhor biópsia é a ressecção da peça operatória através da pancreatoduodenectomia[45]. É claro que antes dessa decisão o caso deve ser investigado de modo exaustivo, sendo de extremo valor a interpretação e a compreensão adequada das diferentes formas de apresentação radiológica das colangiopatias pancreáticas[61,54]. A Fig. 123.8 demonstra colangiografia com aspecto típico de colangiopatia pancreática crônica.

Além da ressecção, é debatida na literatura a melhor forma de anastomose biliodigestiva para tratamento da estenose fixa do colédoco terminal dependente da pancreatite crônica. Numerosos autores são favoráveis à coledocoduodenostomia látero-lateral. Entretanto, essa conduta, especialmente na pancreatite crônica, tem algumas desvantagens. Para essa anastomose permanecer pérvia por um longo período, seu diâmetro mínimo necessita de pelo menos 1,5 cm[37], e essa dilatação ductal não é a regra na pancreatite crônica. A coledocoduodenostomia realizada em ductos de paredes delgadas, como é comum nessas condições, pode conduzir ao aparecimento de fístulas, com todos os corolários daí

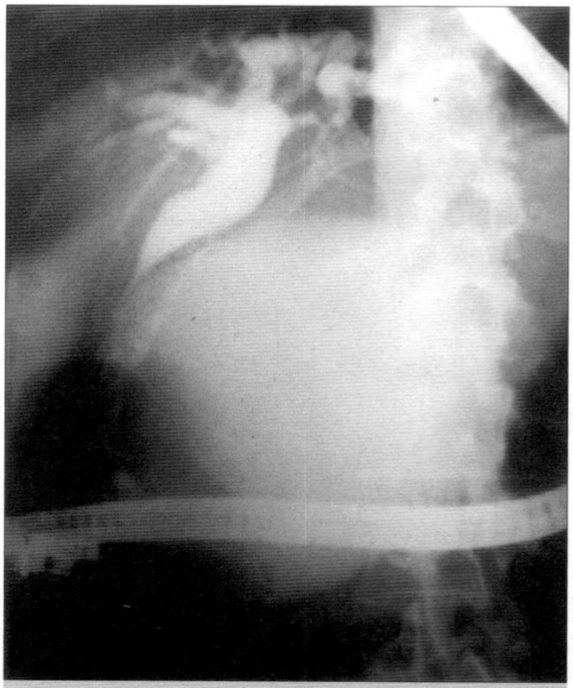

Fig. 123.8 — *A colangiografia endoscópica demonstra compressão de colédoco terminal por pseudocisto pancreático já calcificado.*

advindos. Acrescente-se que em torno de 3% dos portadores de pancreatite crônica no curso evolutivo de sua doença poderão apresentar obstrução duodenal por compressão da segunda porção, o que inutilizaria a coledocoduodenostomia como via de drenagem biliar.

Outro método de tratamento da colangiopatia pancreática é a colecistojejunostomia[50]. Como a expectativa de vida desses pacientes pode ser longa, essa conduta deve ser reservada para casos particularmente difíceis, sob o ponto de vista técnico, de dissecar o colédoco como quando há hipertensão portal associada. Essa anastomose depende, na verdade, do diâmetro do canal cístico, e não do diâmetro da anastomose colecistojejunal efetuada.

Temos recomendado a hepaticojejunostomia em alça isolada. Essa operação evita eventual síndrome do coto retido que pode ocorrer com as coledocoduodenostomias. As também eventuais fístulas, quando ocorrem, terão caráter mais benigno, pois o jejuno utilizado está fora do trânsito digestivo. O fato de não utilizar o duodeno evita as complicações inerentes da pancreatite como obstrução duodenal, ou mesmo o envolvimento da anatomose pelo processo inflamatório pancreático. Mais importante é que as hepaticojejunostomias, no tratamento da colangiopatia pancreática crônica, suportam suturas a longo prazo em colédocos de fino calibre e paredes delgadas, como é a regra na afecção ora tratada[63].

SÍNDROME DE MIRIZZI

A obstrução mecânica do ducto hepático comum decorrente de cálculo impactado no infundíbulo ou ducto cístico é uma rara causa de icterícia obstrutiva. Mesmo que Mirizzi, em 1948, tenha interpretado de maneira errônea que a icterícia nesses pacientes era resultante da contração de fibras musculares circulares de um esfíncter do canal hepático comum, essa entidade clínica permanece com sua alcunha. A incidência desta síndrome varia de 0,7% a 1,1%,[7] sendo de 1,0% em nossa instituição nos últimos anos.[62] O reconhecimento pré-operatório é importante para que adequada estratégia cirúrgica possa ser planejada. A Fig. 123.9 mostra colangiografia em portador de síndrome de Mirizzi, cujo diagnóstico foi confirmado no ato cirúrgico.

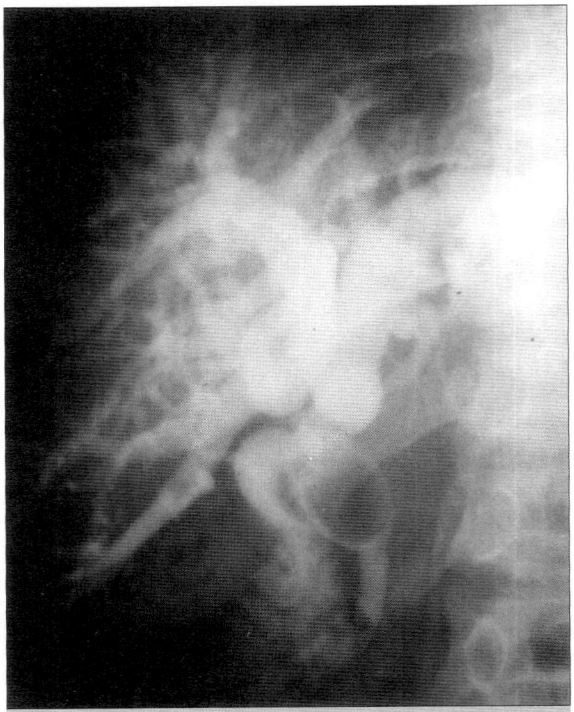

Fig. 123.9 — *A colangiografia transcutânea mostra a dilatação da via biliar principal por cálculo migrando da vesícula através de fístula colecistocoledociana.*

Alguns autores admitem estar aumentando o risco de lesão da via biliar principal em pacientes com essa entidade[7,10]. A área do triângulo de Calot é envolvida por um denso processo inflamatório, com firmes aderências entre a vesícula e o ligamento hepatoduodenal, distorcendo sua anatomia e tornando desnecessária e perigosa a dissecção dessa região.

McSherry[43], baseado nos achados da CE, sugeriu uma divisão em dois tipos radiológicos. *Tipo I:* compressão externa da via biliar principal por um cálculo impactado no infundíbulo vesicular e por processo inflamatório associado. *Tipo II:* fístula colecistocoledociana causada pela erosão parcial ou completa da via biliar por um cálculo vesicular. A importância dessa classificação é orientar o cirurgião na sua estratégia cirúrgica. No tipo I, a colecistectomia parcial com a retirada do cálculo, deixando intacto o infundíbulo vesicular, parece ser uma abordagem prudente. No tipo II, recomenda-se evitar a dissecção da área do triângulo de Calot[7] pois essa manobra pode resultar em aumento do índice de lesão da via biliar com eventual transecção da mesma. A retirada do cálculo pelo fundo da vesícula, que em geral está escleroatrófica, é tática adequada. Com isso, podemos identificar a erosão na via biliar principal e proceder instrumentação para retirada de outros eventuais cálculos de colédoco. Mesmo com o estudo radiológico intra-operatório, a possibilidade de colangiocarcinoma não pode ser excluída, ressaltando-se assim a importância do estudo anatomopatológico de congelação, quando persiste a dúvida diagnóstica da etiologia da icterícia obstrutiva[10].

Vários métodos cirúrgicos têm sido propostos na literatura para reparo desses defeitos no colédoco[7,10,43]. Quando a via biliar não está seccionada totalmente, grande parte dessas lesões pode ser reparada através de uma coledocoplastia, utilizando-se tecido da vesícula remanescente, com colocação de dreno de Kehr distalmente ao fechamento. Quando a secção do colédoco for completa, ou quando a técnica supramencionada for julgada impossível de ser realizada pela fibrose existente, ou mesmo por insuficiente tecido vesicular disponível, a hepatojejunostomia é opção recomendável.

REFERÊNCIAS BIBLIOGRÁFICAS

1. Abrantes WL. Nova abordagem para o tratamento de lesões operatórias de junção dos canais hepáticos. Rev Col Bras Cir 13: 251-255, 1986.
2. Aranha GV, Prinz RA, Freeark RJ, Greenlee HB. The spectrum of biliary tract obstruction from chronic pancreatitis. Arch Surg 119: 595-600, 1984.
3. Armstrong CP, Taylor TV. Complications of percutaneous transhepatic drainage of the obstructed biliary tree. Journal Roy Coll Surg Edin 27: 308-309, 1982.
4. Anderson R, Okmark P, Ahrén B. Plasma fibronectin levels in experimental E. coli and bile peritonitis in the rat. Surg Res Comn 5: 127-132, 1989.
5. Aust JB, Root HD, Urderneta L, Varco R Biliary stricture. Surgery 62: 601-606, 1967.
6. Bade PG, Thompson SR, Hirshberg A, Robbs JV. Surgical options in traumatic injury to the extrahepatic biliary tract. Br J Surg 76: 256-258, 1989.
7. Baer HV, Matteews JJ, Schweiser WP, Gertsch P, Blumgart LH. Management of the Mirizzi syndrome and the surgical implications of cholecystocholedochal fistula. Br J Surg 77: 743-5, 1990.
8. Bakkevold KE, Kambestad B. Morbidity and mortality after radical and paliative pancreatic cancer surgery. Ann Surg 217: 356-368, 1993.
9. Barker EM, Winkler M. Permanent access hepaticojejunostomy. Br J Surg 71: 88-92, 1984.
10. Bower TC, Nargorney DM. Mirizzi Syndrome. HPB Surgery 1: 67-76, 1988.

11. Bowers RM. Morbid conditions following choledochojejunostomy. Ann Surg 159: 424-429, 1964.
12. Bismuth H. Postoperative strictures of the bile ducts. Vol. 5, p. 209-218, Churchill Livingstone, In: Blumgart LH (ed). The biliary tract. Clinical Surgery International 1982.
13. Bismuth H, Lazorthes F. Les traumatismes operatoires de la voie biliaire principale. Vol. 1, Masson Ed. Paris 1981.
14. Blumgart LH. Benign biliary strictures In: Blumgart LH. Surgery of the liver and biliary system. Ch 58 p. 721-752, Churchill Livingstone, Edimburgh 1988.
15. Blumgart LH, Kellpy CJ, Benjamin IS. Benign bile duct strictures following cholecystectomy: critical factors in management. Br J Surg 71: 836-843, 1984.
16. Cahill CJ, Pain JA, Bailey ME. Bile salts endotoxin and renal function in obstructive jaundice. Surg Gynec Obstet 165: 519-22, 1987.
17. Cameron JL, Gayler BW, Zuidema GD. The use of silastic transhepatic stents in benign and malignant biliary strictures. Ann Surg 188: 552-559, 1978.
18. Champeau M, Violas MC. La mobilization du segment IV, voie d'abord idéale confluent biliaire. Ann Chir 20: 966-970, 1966.
19. Clouse ME, Evans D, Costello P, Alday M, Edwards SA, McDermott SA. Percutaneous transhepatic biliary drainage. Complications due to multiple duct obstruction. Ann Surg 198: 25-29, 1983.
20. Collins P.G, Gorey TF. Iatrogenic biliary strictures: presentation and management. Br J Surg 71: 980- 982, 1984.
21. Csendes A, Diaz JC, Burdiles P, Maluenda F. Late and immediate primary repair in accidental section of the common bile duct. Surg Gynec Obstet 168: 125-130, 1989.
22. Csendes A, Wunkhars R, Santa Cruz V, Medina E. Frequency of biliary stones in autopsies. Arch Soc Cir Chile 23: 34-36, 1976.
23. Davidoff AM, Pappas TN, Murray RN. Mechanisms of major biliary injury during laparoscopic cholecystectomy. Ann Surg 215: 196-202, 1992.
24. Davids Paul HP, Andras KF, Tanka, Erik AJ, Rauws Thomas M. Benign biliary strictures. Surgery or endoscopy? Ann Surg 3(217): 237-243, 1993.
25. Defelito JR. Nueva derivación em «Y» en anastomosis digestivas. Rev Argent Cirurg 46: 18-22, 1984.
26. Donaldson GA, Allen AW, Bartlett MK. Post-operative bile duct stricture. Their etiology and treatment. New Eng Med 254: 50-61, 1956.
27. Grassi GB, Broglia S, Dell'Osso A. Epatico-digiuno-duodenoplastica nei reinterventi sulle vie biliar. Chir Gastr 3: 258-261, 1969.
28. Gazzaniga GM, Paggioni A, Pastorino G, Bondanza G, Filauro M, Bagarold C, Moretti G. Technique and endoscopic monitoring of the healing process in bilioenteric anastomoses. Int Surg 72: 203-207, 1987.
29. Hadjis NS, Blumgart LH. Injury to segmental bile ducts. A reappraisal. Arch Surg 123: 353, 1988.
30. Hepp J. Hepaticojejunostomy using the left hepatic trunk for iatrogenic biliary lesions: the French connection. World J Surg 9: 507-511, 1985.
31. Hepp J, Couineaud C. L'utilization du canal hépatique dans les réparations de la voie biliaire principale. Presse Med 64: 947-948, 1956.
32. Hermann RE. A plea for a safer technique of cholecystectomy. Surgery 79: 609-11, 1976.
33. Hoefer RA, Rodriguez DI, McAuley CE, Brantley S, Le Quire M, Spirs JR, Silver LF. Preliminary experience with the Hutson-Russel loop cutaneous choledochojejunostomy. Surg Gynec Obstet 173: 353-358, 1992.
34. Hutson DG, Russel E, Schiffee, Zeppa R. Balloon dilatation of biliary stricture through a choledochojejuno-cutaneous fistula. Ann Surg 199: 637-647, 1984.
35. Jessen SL, Nielsen OV, Lenz K. Fat malabsoption in patients with Roux-en-Y hepaticojejunostomy. Surg Gynec Obstet 47: 561-564, 1978.
36. Kitahama AM, Elliot LF, Overby J, Webb WR. The extrahepatic biliary tract injury. Ann Surg 196: 536- 540, 1982.
37. Kraus MA, Wilson SD. Choledochoduodenostomy — importance of duct size and occurrence of cholangitis. Arch Surg 115: 1212-13, 1980.
38. Krom R.A.F., Kirigna L.M., Maagsma EB. Choledochoduodenostomy: a relatively safe procedure in orthotopic liver transplantation. Surgery 97: 552-556, 1985.
39. Lopez Gilbert L. Interposición de una asa yeyunal excluida entre coledoco y duodeno para tratamiento de una estenosis biliar post gastretomia. Cir Ginec Urol. 128: 19- 23, 1964.
40. Machado MCC, Cunha JEM, Bacchela T, et al. Tratamento cirúrgico da pancreatite crônica (experiência de 81 casos). Rev Hosp Clin Fac Med São Paulo 32: 267-79, 1977.
41. Manenti A. Drainage transhepatique des anastomoses hepatico-jejunales. Nouv Press Med 9: 705-709, 1980.
42. McArthur M, Longmire WP. Peptic ulcer disease after choledochojejunostomy. Am J Surg 122: 155-158, 1971.
43. McSherry CK, Ferstenberg H, Virhup M. The Mirizzi syndrome: suggested classification and surgical therapy. Surg Gastroenterol 1: 219-25, 1982.
44. Moreno-Gonzales E, Hebrero J, Moreno-Azcoita M. Reconstrution of the biliary tract using biliary duodenal interposition of a defunctionalized jejunal limbs. Surg Gynec Obstet 150: 678-682, 1980.
45. Mossa AR, Altorki N. Pancreatic biopsy. Surg Clin North Am 63: 1205-14, 1983.
46. Moossa AR, Block GE, Skinner DB, Hall AW. Reconstruction of high biliary tract strictures employing transhepatic intubation. Surg Clin N Amer 56: 73-81, 1976.
47. Moossa AR, Easter DW, Van Sonnenberg E. Laparoscopic injuries to the bile duct. A case of concern. Ann Surg 215: 203-208, 1992.
48. Nahrwold DL. Benign strictures of the bile ducts. Chicago, Ch 22, p. 323-333, In: Moody FG, Carey LC, Scott Jones R, Kelly KA, Nahrwold DL, Skinner DB. Surgical treatment of digestive disease. Year Book Medical Publishers. 1986.
49. Nielsen M, Jenber S, Mairustron J. Gastrin and gastric acid secretion in hepaticojejunostomy Roux-en-Y. Surg Gynec Obstet 150: 61-64, 1980.
50. Nogueira CED, Dani R, Evaluation of the surgical treatment of chronic calcifying pancreatitis. Surg Gynecol 161: 117-28, 1985.
51. Northover JMA, Terblanche I. Applied surgical anatomy of the biliary tree. In: Blumgart LH. The biliary tract Churchill Livingstone, Edimburg Vol. 5 p. 1-16. Clinical Surgery International, 1982.
52. Okada A, Higaki J, Nakamura T, Kamata S. Roux-en-Y versus interposition biliary reconstruction. Surg Gynec Obstet 174: 313-316, 1992.
53. Pereira-lima L. Biliary reconstruction in benign postoperative stricture with transhepatic tubes. Am J Surg 164: 124-128, 1992.
54. Pereira-Lima L. Aspectos radiológicos da colangiopatia pancreática crônica. Radiolol Bras 24: 223-226, 1991.
55. Pereira-Lima L. Contribuição ao estudo da histologia fundamental do colédoco supraduodenal humano. Tese de Mestrado. Universidade Federal do Rio Grande do Sul. Porto Alegre, 1981.
56. Pereira-Lima L. Importância dos tubos transepáticos no tratamento cirúrgico das lesões acidentais altas da via biliar principal. Tese de Livre-Docência. Porto Alegre, 1989.
57. Pereira-lima L, Falavigna L, Kalil AN. Alternativa técnica de drenagem peritoneal adicional com utilização de tubos transepáticos. Rev Assoc Med Rio Grande do Sul 34: 56-57, 1990.
58. Pereira-Lima L, Falavigna L, Kalil AN. Drainage auxiliaire sur le parcours intraperitoneal des tubes transhepatiques dans les stenoses benignes de la voie biliaire principale. Journal de Chirurgie (Paris) 128: 153-5, 1991.
59. Pereira-Lima L, Kalil AN, Campos I, Mattos AA. Drenagem transepática nas estenoses benignas altas da via biliar principal. Rev Col Bras Cir 14: 174-1, 1987.
60. Pereira-Lima L, Kalil AN, Madalosso CA, Wendt FAR. Insuficiência renal aguda pós-operatória e icterícia obstrutiva. Rev Assoc Med Rio Grande do Sul 37: 54-57, 1993.

61. Pereira-Lima L, Kalil AN. Uma proposta de classificação colangiográfica para a colangiopatia pancreática crônica. Rev Assoc Med Rio Grande do Sul 35-40, 1991.
62. Pereira-Lima L, Wendt FAR, Teixeira PH, Gradret RO, Maciel AC, Kalil AN. Síndrome de Mirizzi: uma experiência cirúrgica. Rev Col Bras Cir 20(5): 261-264, 1993.
63. Pereira-Lima L, Kalil AN, Wilson J. Surgical treatment of chronic pancreatic cholangiopathy. Br J Surg 76: 1129-1131, 1989.
64. Pitt HA, Cameron JL, Pastier RG, Gadacz VH. Factors affecting mortality in biliary tract surgery. Am J Surg 141: 66-72, 1981.
65. Pitt HA, Kaufman SL, Coleman J, White RJ, Cameron JL. Benign postoperative biliary strictures-operate or dilate? Ann Surg 210: 417-422, 1989.
66. Posner MC, Moore EE. Extrahepatic biliary tract injury: operative management plan. J Trauma 25: 833-837, 1985.
67. Praderi R. Coledocostomia transepática. Bol Soc Cir Uruguay 33: 495-500, 1962.
68. Praderi R. One hundred years of biliary surgery. Surg Gastroenterol 1: 269-276, 1982.
69. Praderi RC, Estefan AF, Tiscornia E. Transhepatic intubation is benign and malignant lesions of the biliary ducts. Curr Prob Surg 22(12): 1-88, 1985.
70. Praderi RC, Parodi H, Delgado B. Tratamiento de las obstruciones neoplásicas de la via biliar suprapancreática. Ann Fac Med Montevidéo 49: 221-229, 1964.
71. Quizano M, Campuzano M. La estenosis cicatrizal del colédoco. Rev Invest Clin México 9: 87-92, 1957.
72. Rasslan S, Fava J. Emprego da drenagem transepática na reconstrução da via biliar principal. Arq Gastroenterol São Paulo 22: 166-171, 1985.
73. Raute M, Podlech P, Jaschile W, Manegold BG, Trede M. Management of bile duct injuries and stricture following cholecystectomy. World J Surg 17: 553-562, 1993.
74. Rossi RL, Schirmer WJ, Braasch JW. Laparoscopic bile duct injuries. Risk factors recognition and repair. Arch Surg 127: 596-602, 1992.
75. Salmon PR. Interventional endoscopy. In: Blumgart LH (ed). Surgery of the liver and biliary system, Churchill Livingstone Edimburg, Ch 35 pp. 467-472, 1988.
76. Sandberg AA, Alender G, Bengmanrk S. Accidental lesions of the common bile duct at cholecystectomy. Ann Surg 201: 328-332, 1985.
77. Schounten JT. Operative therapy of pancreatic carcinoma. Am J Surg 151: 626-30, 1986.
78. Smith R. Hepaticojejunostomy with trasnshepatic intubation. A technique for very high strictures of the hepatic duct. Br J Surg 51: 186-194, 1964.
79. Smith R. Injuries of the bile ducts. In: Lord Smith of Marlow, Dame Sheila Sherlok (eds). Surgery of the gallbladder and bile ducts. 2 ed. Butterworths, London p. 361, 1981.
80. Starzl TE, Iwatsukis S, Van Thiel DM. Evolution of liver transplantation. Hepatology 2: 614-636, 1982.
81. Stiges Serra A, Carulla X, Piera C, Matinéz-Ródenas F, Franch G, Pereira J, Gubern JM. Body water compartments in patients with obstructive jaundice. Br J Surg 79: 554-556, 1992.
82. Storck G, Petterson G, Edlund Y. A study of autopsies upon 116 patients with acute pancreatitis. Surg Gynecol Obstet 143: 241-5, 1976.
83. Terblanche J, Saunders SJ., Lowu JH. Prolonged palliation in carcinoma of the main hepatic duct junction. Surgery 71: 720-731, 1972.
84. Warren KW, Jefferson MF. Prevention and repair of strictures of the extrahepatic bile ducts. Surg Clin N Amer 53: 1169-1190, 1973.
85. Weinstein BR, Korn RJ, Zimmermann JH. Obstructive jaundice as a complication of pancreatitis. Ann Inter Med 58: 245-58, 1963.
86. Wisloof F, Jakobsen J, Osnes M. Stenosis of the common bile duct in chronic pancreatitis. Br J Surg 69: 52-4, 1982.
87. Zuideima GD, Cameron JL, Stizmann JV. Percutaneous transhepatic management of complex biliary problems. Ann Surg 197: 584-593, 1983.

124

CAPÍTULO

Colesterolose, Pólipo e Adenomiomatose da Vesícula Biliar

Alexandre Lages Savassi-Rocha
Paulo Roberto Savassi-Rocha

COLESTEROLOSE

A colesterolose da vesícula biliar caracteriza-se pelo acúmulo de ésteres de colesterol nos macrófagos da mucosa e da submucosa, que se aglomeram em formações micronodulares (Fig. 124.1)[16]. Por vezes, essas formações apresentam maior volume, constituindo a forma polipóide da doença.

Macroscopicamente, observam-se inúmeros depósitos amarelados, puntiformes, com distribuição variável. Por esse aspecto, o termo "vesícula em morango" é utilizado para designar a afecção, embora a mucosa não seja avermelhada[16].

O processo inflamatório é mínimo ou ausente. Pode-se observar proliferação de fibras do sistema nervoso autônomo em até 50% dos casos[16].

A etiopatogenia da colesterolose é ainda maldefinida. Postulam-se alguns mecanismos, como a transferência de ésteres de colesterol da bile para a mucosa da vesícula biliar e alterações da síntese hepática de colesterol.

A doença é identificada em 10%-25% das vesículas retiradas cirurgicamente, sendo mais freqüente em mulheres. Estudos de necropsia revelam predominância de homens[37]. Em 10% dos casos existe associação com pólipos de colesterol.

É controversa a relação da colesterolose com a presença de sintomas. Muitos consideram as manifestações clínicas decorrentes de doenças associadas (litíase biliar etc).

Exames de imagem podem revelar padrões radiológicos compatíveis com a doença, mas sua precisão é limitada nesses casos. O diagnóstico geralmente é feito no pós-operatório da colecistectomia, pelo estudo anatomopatológico da peça cirúrgica.

A retirada da vesícula biliar está indicada quando houver dúvidas quanto ao diagnóstico diferencial com tumores epiteliais (adenoma, adenocarcinoma), o que costuma ocorrer na forma polipóide da colesterolose[37].

PÓLIPO

Os pólipos da vesícula biliar são lesões que se projetam para o lúmen a partir da superfície mucosa do órgão. Podem ser benignos ou malignos.

Com a evolução da ultra-sonografia, tornou-se relativamente freqüente a detecção dessas lesões. Por outro lado, a limitação dos métodos propedêuticos para definir o caráter maligno ou benigno de cada pólipo tem suscitado controvérsias quanto à sua abordagem terapêutica, que pode variar da conduta expectante às operações oncológicas radicais[29].

Patologia

Os pólipos benignos incluem tumores "verdadeiros" (adenoma, leiomioma, lipoma, hemangioma etc.) e "pseudotumores" (pólipos de colesterol, adenomiomatose, heterotopia, pólipos inflamatórios) (Fig. 124.2).

Os pólipos de colesterol constituem o tipo histológico mais freqüente, representando 60%-70% dos pólipos da vesícula biliar. São geralmente múltiplos, pediculados, com diâmetro médio de 4-10 mm. Na microscopia observa-se grande quantidade de macrófagos xantomatosos cobertos por epitélio colunar.

As lesões malignas são representadas pelo adenocarcinoma e por metástases, principalmente de carcinoma de células claras e melanoma, entre outros.

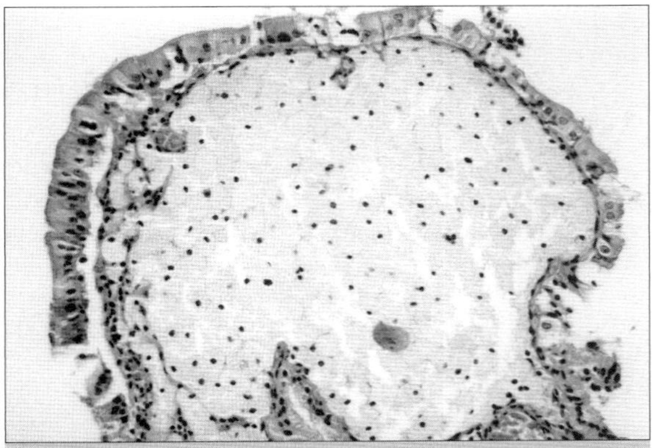

Fig. 124.1 — Colesterolose — aspecto microscópico. Agregado de macrófagos xantomatosos. (Cortesia da Profª Virgínia H.R. Leite.)

Os adenomas são encontrados em cerca de 0,5% das colecistectomias[28]. Considera-se bem estabelecido o seu potencial maligno. A seqüência adenoma–carcinoma ocorre de forma análoga àquela descrita para os tumores colorretais.

Embora existam relatos da presença de focos de carcinoma em pólipos de colesterol, tal associação é muito rara[38].

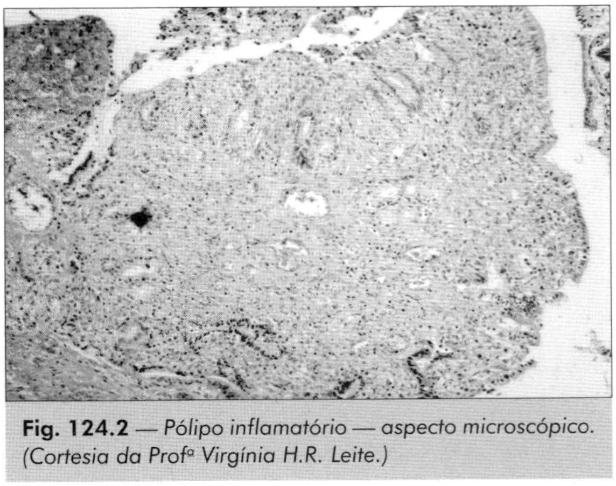

Fig. 124.2 — Pólipo inflamatório — aspecto microscópico. (Cortesia da Profª Virgínia H.R. Leite.)

Epidemiologia

A incidência relatada dos pólipos da vesícula biliar na população geral varia de 1,3% a 9,7%, sendo aproximadamente a mesma em ambos os sexos. Podem ocorrer em indivíduos de qualquer idade, sendo mais comuns entre 30-60 anos.

Relata-se associação de pólipos da vesícula biliar com outras afecções, como a síndrome de Peutz-Jeghers e a leucodistrofia metacromática[43]. Em pacientes com colangite esclerosante, a percentagem de malignidade desses pólipos é alta, podendo atingir 40%-60%[7].

Não existe relação bem estabelecida de fatores ambientais ou hábitos alimentares com o surgimento de pólipos da vesícula biliar.

Diagnóstico

Manifestações Clínicas

A ocorrência de sintomas decorrentes dos pólipos da vesícula biliar é rara. A queixa mais freqüente é a dor abdominal do tipo cólica, localizada no hipocôndrio direito. Há relatos de hemobilia, colecistite aguda e icterícia obstrutiva secundárias à presença dessas lesões, mas constituem situações excepcionais[8,12,47].

Na grande maioria dos casos o diagnóstico é feito incidentalmente, quando se realiza ultra-sonografia em pacientes com sintomas abdominais de causa indefinida ou em exames "de rotina".

Ultra-Sonografia

À ultra-sonografia, o pólipo corresponde a uma lesão que se projeta para o lúmen a partir da mucosa, não produz sombra acústica posterior e não se move com a mudança de decúbito. Esses achados são úteis para a diferenciação com cálculos biliares (Figs. 124.3 e 124.4).

A ultra-sonografia tem sensibilidade de 90,1% e especificidade de 93,9% para a detecção de pólipos da vesícula biliar. No entanto, o exame apresenta baixa precisão para determinar se o pólipo é benigno ou maligno.

Diagnóstico Diferencial (Pólipos Benignos × Malignos)

A análise de diversos aspectos pode contribuir para a diferenciação entre pólipos benignos e malignos, o que é fundamental na definição da conduta a ser instituída.

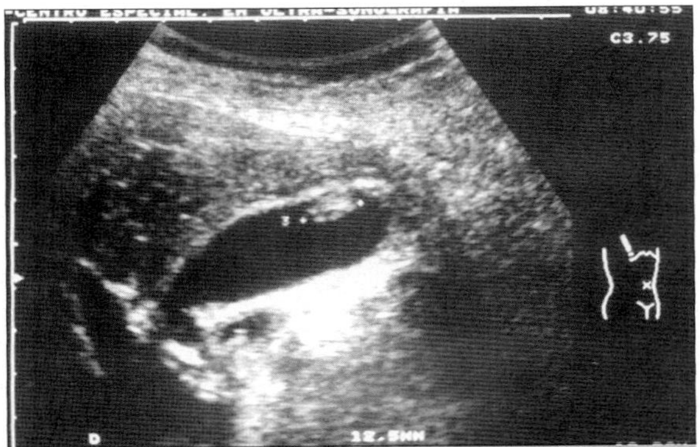

Fig. 124.3 — Pólipo de vesícula biliar — aspecto ultra-sonográfico.

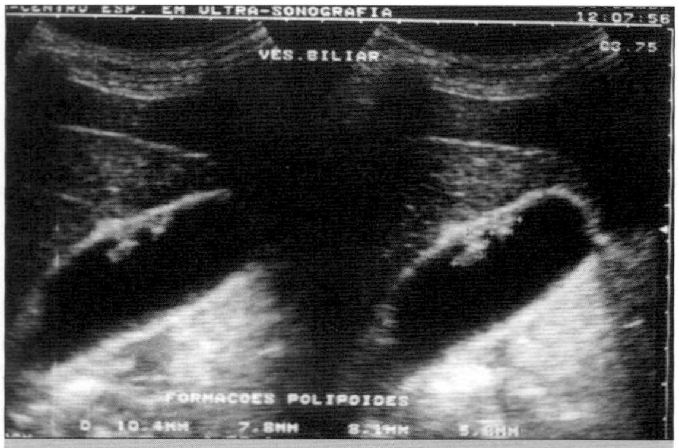

Fig. 124.4 — *Pólipos de vesícula bilar — aspecto ultra-sonográfico.*

- Idade — em indivíduos acima de 50 anos, a probabilidade de um pólipo da vesícula biliar tratar-se de uma neoplasia maligna é maior em relação àqueles mais jovens.
- Tamanho/crescimento do pólipo — o percentual de malignidade dos pólipos com diâmetro acima de 1 cm atinge 70%, enquanto aqueles menores que 5 mm são, via de regra, benignos. Lesões com diâmetro entre 5-10 mm constituem o grupo em que a margem de erro é maior. O crescimento rápido do pólipo confirmado por meio de ultra-sonografias seriadas é um dado que deve alertar para o risco de malignidade.
- Pólipo único x múltiplos — pólipos de colesterol são geralmente múltiplos; os carcinomas ocorrem, geralmente, de forma isolada, ou em número inferior a 3 pólipos[40].
- Pólipo séssil x pediculado — o risco de malignidade dos pólipos sésseis é significativamente maior em relação a pólipos pediculados.
- Presença de cálculo(s) biliar(es) — considera-se a colecistolitíase como fator de risco adicional para malignidade em paciente portadores de pólipos da vesícula biliar[17,33,42].

A ultra-sonografia endoscópica tem sido empregada na propedêutica dos pólipos da vesícula biliar. De acordo com alguns estudos, o método permite definir o aspecto do interior das lesões, os quais apresentam padrões ecográficos distintos de acordo com o tipo histológico.

No que se refere à precisão no diagnóstico de carcinoma, a ultra-sonografia endoscópica apresenta sensibilidade de 91,7%, especificidade de 87,7%, valor preditivo positivo de 75,9% e valor preditivo negativo de 96,6%. Sua principal utilidade, portanto, consiste na identificação dos casos de baixo risco, permitindo que se adote a conduta expectante com maior segurança[4,11,18,41].

A tomografia computadorizada pode fornecer elementos para a diferenciação dos pólipos da vesícula biliar. A tomografia não-contrastada evidencia geralmente os tumores "verdadeiros", enquanto pólipos de colesterol só são identificados, via de regra, com a utilização de contraste venoso. O exame permite também discriminar as lesões sésseis das pediculadas[15].

A colangiografia endoscópica retrógrada e a angiografia, além de serem métodos mais invasivos, geralmente não contribuem para o diagnóstico diferencial dos pólipos da vesícula biliar.

Conduta

O esclarecimento adequado do paciente, especialmente quanto ao risco de malignidade, é fundamental para a definição da conduta.

Observação/Acompanhamento Clínico

Em pacientes assintomáticos, portadores de pólipos da vesícula biliar menores que 5 mm, admite-se a conduta conservadora, devendo-se realizar ultra-sonografias periódicas para reavaliação (3/3 meses).

Existem controvérsias em relação a pólipos com diâmetro de 5-10 mm, e tanto o acompanhamento clínico quanto a indicação cirúrgica são aceitáveis[12]. É importante avaliar a presença de outros fatores de risco para malignidade que justifiquem a realização do procedimento. Ademais, o paciente pode optar por se submeter a colecistectomia nessas situações.

Em estudo prospectivo, Csendes acompanhou 98 pacientes portadores de pólipos da vesícula biliar menores que 1 cm por meio de ultra-sonografias seriadas. Não foram detectadas, no período de seguimento, alterações que determinassem a realização do tratamento cirúrgico. O autor defende a realização do tratamento conservador nesses casos, desde que não associados a colecistolitíase[13].

Tratamento Cirúrgico

De forma geral, realiza-se a colecistectomia em todos os pacientes com pólipos da vesícula biliar que apresentem sintomas relacionados às vias biliares[14,24,30]. A operação também está indicada nos casos em que existe risco aumentado de malignidade, que incluem:

— pólipos maiores que 1 cm;

— pólipos com crescimento documentado pela ultra-sonografia;

— aumento dos níveis de marcadores tumorais (CEA, Ca 19-9);

— pólipos associados a colecistolitíase.

Alguns autores consideram a idade acima de 50 anos e a presença de pólipos sésseis e/ou únicos como fatores de risco independentes para malignidade, cuja presença seria suficiente para indicar a colecistectomia[21,32,46].

Colecistectomia Aberta × Laparoscópica

A colecistectomia laparoscópica é o método de escolha para o tratamento dos pólipos da vesícula biliar[19]. No entanto, nos casos em que há suspeita de malignidade, é aconselhável a realização da cirurgia "aberta", tendo em vista o risco de disseminação tumoral secundária ao pneumoperitônio.

Nos casos de pólipos menores que 1 cm e na ausência de outros fatores de risco, pode-se utilizar a via laparoscópica. Alguns cuidados devem ser tomados no peroperatório para evitar a ocorrência de implantes tumorais, na eventualidade de se tratar de lesões malignas: evitar perfurar a vesícula durante a dissecção; extrair o órgão envolto por um recipiente plástico etc. A não-observância dessas medidas pode piorar significativamente o prognóstico desses pacientes, especialmente dos portadores de tumores iniciais.

A colecistectomia simples é considerada um procedimento adequado para tumores que não ultrapassam a lâmina própria (estágio T1a). Nos casos de tumores mais avançados, é necessária a reoperação precoce, realizando-se a ressecção dos segmentos IVB e V do fígado e a linfadenectomia radical[36].

ADENOMIOMATOSE

A adenomiomatose da vesícula biliar se caracteriza por proliferação do epitélio de revestimento e penetração do mesmo através da camada muscular, que se encontra geralmente hipertrofiada.

Patologia

Observa-se epitélio colunar em meio a feixes de fibras musculares lisas, podendo formar papilas na superfície, além de reação inflamatória discreta e eventual presença de colegranulomas.

Formações pseudodiverticulares (seios de Rokitansky-Aschoff) constituem achado usual nos casos de adenomiomatose da vesícula biliar.

Classificação

Podem-se identificar três formas básicas da doença: localizada (fúndica), generalizada ou difusa (*colecystitis glandularis proliferans*) e segmentar (diverticulose intramural). A forma segmentar acomete geralmente a região do corpo, produzindo um estreitamento circunferencial focal da vesícula (aspecto "em ampulheta").

O "adenomioma" corresponde à adenomiomatose fúndica formada por nódulos não-encapsulados de 0,5-2,5 cm[16].

Etiopatogenia

A etiopatogenia da doença ainda é mal compreendida. Alguns fatores têm sido relacionados ao seu aparecimento, tais como:

- Aumento da pressão intraluminal secundário à presença de cálculos, dobras epiteliais na região ístmica ou a feixes anormais de musculatura lisa[31].
- Presença de junção biliopancreática anômala tipo P-B, que propiciaria a ocorrência de refluxo de suco pancreático para a vesícula biliar e contribuiria para o aumento da pressão intraluminal[25]. A exposição crônica da mucosa à secreção pancreática tem sido relacionada também ao surgimento do carcinoma da vesícula biliar[9,44].

Epidemiologia

A incidência de adenomiomatose da vesícula biliar é difícil de avaliar, podendo variar de 0,8% a 33% de acordo com os critérios diagnósticos utilizados. É mais comum em mulheres, e freqüentemente há colecistolitíase associada[28].

A forma segmentar tem sido considerada fator de risco para o surgimento do adenocarcinoma da vesícula[2,3]. Ootani constatou incidência relativamente elevada de neoplasia nesses casos se comparada às outras formas de adenomiomatose da vesícula biliar. Os tumores ocorreram na região do fundo, distalmente à região acometida pela doença[34].

Diagnóstico

Manifestações Clínicas

A maioria dos pacientes é assintomática, sendo o diagnóstico feito durante a realização de exames radiológicos ou por exame anatomopatológico da vesícula biliar no pós-operatório[26].

A dor abdominal localizada no quadrante superior direito, semelhante à cólica biliar, é o sintoma mais comumente associado à adenomiomatose da vesícula biliar[35]. O diagnóstico deve ser considerado especialmente quando, após extensa avaliação do aparelho digestivo, não se identifica outra causa para o problema.

Relata-se caso de associação entre adenomiomatose da vesícula biliar e febre de origem indeterminada, em que a colecistectomia ocasionou o desaparecimento do quadro[1].

Ultra-Sonografia

A utilização de aparelhos de ultra-sonografia de alta resolução permite caracterizar adequadamente a adenomiomatose da vesícula biliar em grande parte dos casos[20].

O espessamento segmentar ou difuso da parede da vesícula é o achado mais evidente[6]. A visibilização de minúsculos "pseudopólipos" hipoecogênicos, por apresentar maior especificidade, é importante na definição do diagnóstico (Fig. 124.5). Freqüentemente ocorre depósito de cristais nos recessos da parede hipertrofiada da vesícula, os quais produzem artefato semelhante a "cauda de cometa".

O principal diagnóstico diferencial é a colecistite, em que também se observa espessamento da parede. Raramente, o câncer de vesícula pode apresentar aspecto radiológico semelhante à adenomiomatose da vesícula biliar, pela presença de múltiplos arranjos glandulares tumorais com dilatações císticas[22,39].

A tomografia computadorizada e a ressonância magnética vêm sendo utilizadas no diagnóstico da adenomiomatose da vesícula biliar, apresentando boa acurácia[5,10,23,27,49]. É necessária a utilização de técnicas específicas para o estudo adequado da vesícula biliar.

Segundo alguns estudos, a visibilização dos seios de Rokitansky-Aschoff à ressonância magnética pode ser útil na diferenciação entre adenomiomatose da vesícula biliar e carcinoma[48].

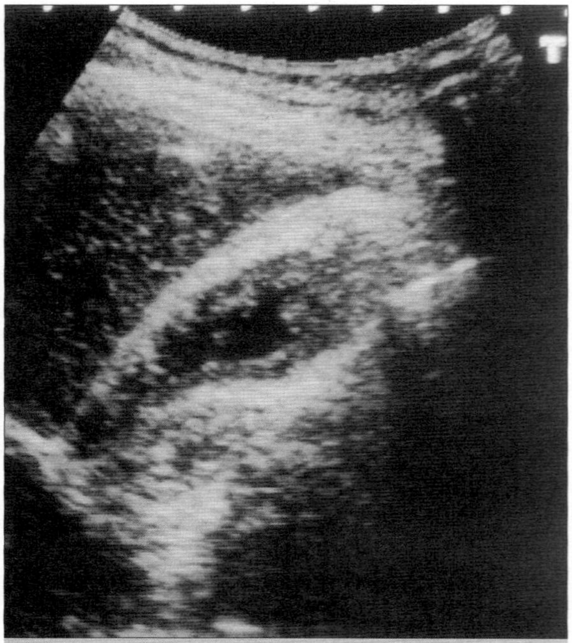

Fig. 124.5 — *Adenomiomatose da vesícula biliar — aspecto ultra-sonográfico. Notar o espessamento da parede e a presença de pseudopólipos hipoecogênicos na região do fundo. (Arquivo do Dr. Rogério Augusto P. Silva.)*

Tratamento

Em pacientes sintomáticos e/ou portadores de colecistolitíase associada está indicada a colecistectomia[45].

A necessidade do tratamento cirúrgico em pacientes assintomáticos é discutível. Alguns autores indicam a operação nos casos de adenomiomatose segmentar, considerando o potencial maligno da lesão.

REFERÊNCIAS BIBLIOGRÁFICAS

1. Akritidis N, Mantzios G, Pappas G. Gallbladder adenomyomatosis presenting as fever of unknown origin: a case report. Hepatogastroenterology 48:112-3, 2001.
2. Alberti D, Callea F, Camoni G, Falchetti D, Rigamonti W, Caccia G. Adenomyomatosis of the gallbladder in childhood. J Pediatr Surg 33:1411-2,1998.
3. Aldridge MC, Gruffaz F, Castaing D, Bismuth H. Adenomyomatosis of the gallbladder. A premalignant lesion? Surg 109:107-10,1991.
4. Azuma T, Yoshikawa T, Araida T, Takasaki K. Differential diagnosis of polypoid lesions of the gallbladder by endoscopic ultrasonography. Am J Surg. 181:65-70, 2001.
5. Battyany I, Imre M, Gasztonyi B, Szekeres G, Horvath L, Par A, Kalman E. Adenomyomatosis of the gallbladder. Orv Hetil 140:1309-10, 1999.
6. Brambs HJ, Wrazidlo W, Schilling H. The sonographic image of gallbladder adenomyomatosis. Rofo Fortschr Geb Rontgenstr Neuen Bildgeb Verfahr 153:633-6, 1990.
7. Buckles DC, Lindor KD, Larusso NF, Petrovic LM, Gores GJ. In primary sclerosing cholangitis, gallbladder polyps are frequently malignant. Am J Gastroenterol 97:1138-42, 2002.
8. Cappell MS, Marks M, Kirschenbaum H. Massive hemobilia and acalculous cholecystitis due to benign polyp. Dig Dis Sci 38:1156-9, 1993.
9. Chang LY, Wang HP, Wu MS, Huang HT, Wang HH, Lin CC, et al. Anomalous pancreatobiliary ductal union: an etiologic association of gallbladder cancer and adenomyomatosis. Hepatogastroenterology 45:2016-9, 1998.
10. Chao C, Hsiao HC, Wu CS, Wang KC. Computed tomographic finding in adenomyomatosis of the gallbladder. J Formos Med Assoc 91:467-9, 1992.
11. Choi WB, Lee SK, Kim MH, Seo DW, Kim HJ, Kim DI, et al. A new strategy to predict neoplastic polyps of the gallbladder based on a scoring system using 12. EUS. Gastrointest Endosc 52:372-9, 2000.
12. Collet JA, Allan RB, Chisholm RJ, Wilson IR, Burt MJ, Chapman BA. Gallbladder polyps: a prospective study. J Ultrasound Med 17:207-11, 1998.
13. Csendes A, Burgos AM,Csendes P, Smok G, Rojas J. Late follow-up of polypoid lesions of the gallbladder smaller than 10 mm. Ann Surg 234:657-60, 2001.
14. Di Rienzo M, Annunziata A, Russo A, Bartolacci M, Leombruni E, Picardi N. Diagnostic and oncologic updating on gallbladder papilloma. Personal experience and review of the literature. Ann Ital Chir 69:627-37, 1998.
15. Furukawa H, Kosuge T, Shimada K, Yamamoto J, Kanai Y, Mukai K, et al. Small polypoid lesions of the gallbladder: differential diagnosis and surgical indications by helical computed tomography. Arch Surg 133:735-9, 1998.
16. Gayotto LCC, Bogliolo L (in memorian). Fígado e vias biliares. In: Bogliolo. Patologia. 5ª ed., Rio de Janeiro, Guanabara Koogan: 599-654, 1994.
17. He ZM, Hu XQ, Zhou ZX. Considerations on indications for surgery in patients with polypoid lesion of the gallbladder. Di Yi Jun Yi Da Xue Xue Bao 22:951-2, 2002.
18. Hirooka Y, Naitoh Y, Goto H, Ito A, Hayakawa S, Watanabe Y, et al. Contrast-enhanced endoscopic ultrasonography in gallbladder diseases. Gastrointest Endosc 48:406-10, 1998.
19. Huang CS, Lien HH, Jeng JY, Huang SH. Role of laparoscopic cholecystectomy in the management of polypoid lesions of the gallbladder. Surg Laparosc Endosc Percutan Tech 11:242-7, 2001.
20. Hwang JI, Chou YH, Tsay SH, Chiang JH, Chang CY, Boland GW, et al. Radiologic and pathologic correlation of adenomyomatosis of the gallbladder. Abdom Imaging 23:73-7, 1998.
21. Ishikawa O, Ohhigashi H, Imaoka S, Nakaizumi A, Kitamura T, Sasaki Y, et al. The difference in malignancy between pedunculated and sessile polypoid lesions of the gallbladder. Am J Gastroenterol 84:1386-90, 1989.

22. Ishizuka K, Shirai Y, Tsukada K, Hatakeyama K. Gallbladder cancer with intratumoral foci: a mimic of adenomyomatosis. Hepatogastroenterology 45:927-9, 1998.
23. Izumi N, Koyama W, Irie T, Miyakawa H, Ito Y, Kanayama M, Hasumura Y, et al. Ultrasonography and computed tomography in adenomyomatosis of the gallbladder. Acta Radiol Diagn (Stockh) 26:689-92, 1985.
24. Jones-Monahan KS, Gruenberg JC, Finger JE, Tong GK. Isolated small gallbladder polyps: an indication for cholecistectomy in symptomatic patients. Am Surg 66:716-9, 2000.
25. Kainuma O, Asano, T, Nakagohri T, Kenmochi T, Okazumi S, Hishikawa E. A case of gallbladder adenomyomatosis with pancreatobiliary maljunction and an anomaly of the cystic duct joined the common channel. Am J Gastroenterol 93:1156-8, 1998.
26. Kasahara Y, Sonobe N, Tomiyoshi H, Imano M, Nakatani M, Urata T, et al. Adenomyomatosis of the gallbladder: a clinical survey of 30 surgically treated patients. Nippon Geka Hokan 61:190-8, 1992.
27. Kim MJ, Oh YT, Park YN, Chung JB, Kim DJ, Chung JJ. Gallbladder adenomyomatosis: findings on MRI. Abdom Imaging 24:410-3, 1999.
28. Levy AD, Murakata LA, Abbott RM, Rohrmann CA. Benign tumors and tumorlike lesions of the gallbladder and extrahepatic bile ducts: radiologic-pathologic correlation. RadioGraphics 22:387-413, 2002.
29. Maeyama R, Yamaguchi K, Noshiro H, Takashima M, Chijiiwa K, Tanaka M. A large inflammatory polyp of the gallbladder masquerading as gallbladder carcinoma. J Gastroenterol 33:770-4, 1998.
30. Mainprize KS, Gould SW, Gilbert JM. Surgical management of polypoid lesions of the gallbladder. Br J Surg 87:414-7, 2000.
31. Meguid MM, Aun F, Bradford ML. Adenomyomatosis of the gallbladder. Am J Surg 147:260-2, 1984.
32. Myers RP, Shaffer EA, Beck PL. Gallbladder polyps: epidemiology, natural history and management. Can J Gastroenterol 16:187-94, 2002.
33. Okamoto M, Okamoto H, Kitahara F, Kobayashi K, Karikome K, Miura K, et al. Ultrasonographic evidence of association of polyps and stones with gallbladder cancer. Am J Gastroenterol 94:446-50, 1999.
34. Ootani T, Shirai Y, Tsukada K, Muto T. Relationship between gallbladder carcinoma and the segmental type of adenomyomatosis of gallbladder. Cancer 69:2647-52, 1992.
35. Perisic-Savic Colovic R, Jancic-Zguricas M. Diffuse adenomyomatosis of the gallbladder. Acta Chir Iugosl 37:189-98, 1990.
36. Resende AP, Savassi-Rocha PR, Veloso LF. Terapêutica cirúrgica do câncer da vesícula e das vias biliares. Possibilidades e dificuldades. In Castro LP, Savassi-Rocha PR, Rodrigues MAG, Murad AM. Tópicos em gastroenterologia 12, Câncer do aparelho digestivo Medsi: 345-70, 2002.
37. Savassi-Rocha PR, Lopes RLC. Colecistoses, coleperitônio, peritonite biliar, Hemobilia, bilemia e parasitos biliares. In: Dani R. Gastroenterologia essencial. 1ª ed., Rio de Janeiro, Guanabara Koogan:551-62, 1998.
38. Shimada K, Yamamoto J, Kosuge T, Sugawara Y, Yamasaki S, Sakamoto M. Adenocarcinoma confined to a cholesterol polyp of the gallbladder. Am J Gastroenterol 94:2568-9, 1999.
39. Shimoji H, Nakachi A, Matsubara H, Miyazato H, Isa T, Hiroyasu S, Shiraishi M. Fundic adenomyomatosis bulged with the subserosal excessive fat of the gallbladder mimicking polypoid carcinoma: a case report with unusual imaging and morphological features. Clin Imaging 25:187-91, 2001.
40. Shinkai H, Kimura W, Muto T. Surgical indications for small polypoid lesion of the gallbladder. Am J Surg 175:114-7, 1998.
41. Sugahara E, Nakajima M, Yasuda K, Cho E, Mukai H, Hayakumo T, et al. Management of polypoid lesions of the gallbladder by endoscopic ultrasonography (EUS): a retrospective study to establish the diagnostic criteria and a prospective study to evaluate its reliability. Nippon Shokakibyo Gakkai Zasshi 92:1846-57, 1995.
42. Terzi C, Sokmen S, Seckin S, Albayrak L, Ugurlu M. Polypoid lesions of the gallbladder: report of 100 cases with special reference to operative indications. Surgery 127:622-7, 2000.
43. Vogel T, Schumacher V, Saleh A, Trojan J, Moslein G. Extraintestinal polyps in Peutz-Jeghers syndrome: presentation of four cases and review of the literature. Deutsche Peutz-Jeghers-Studiengruppe. Int J Colorectal Dis 15:118-23, 2000.
44. Wu MS, Wang HP, Shun CT, Yu SC, Wang TH, Lin JT. Coexistence of anomalous pancreatobiliary ductal union with adenomyomatosis of the gallbladder. Gastrointes Endosc 42:265-9, 1995.
45. Yang WG, Wang SS, Weng YJ, Tsay SH, Chen CC, Chiang JH, et al. Adenomyomatosis of the gallbladder. Zhonghua Yi Xue Za Zi 58:12-7, 1996.
46. Yeh CN, Jan YY, Chao TC, Chen MF. Laparoscopic cholecystectomy for polypoid lesions of the gallbladder: a clinicopathologic study. Surg Laparosc Endosc Percutan Tech 11:176-81, 2001.
47. Yoshida H, Onda M, Tajiri T, Mamada Y, Taniai N, Mizuguchi. Acute cholecystitis caused by a cholesterol polyp. J Nippon Med Sch 68:259-61, 2001.
48. Yoshimitsu K, Honda H, Jimi M, Kuroiwa T, Hanada K, Irie H. MR diagnosis of adenomyomatosis of the gallbladder and differentiation from gallbladder carcinoma: importance of showing Rokitansky-Aschoff sinuses. Am J Roentgenol 172:1535-40, 1999.
49. Yoshimitsu K, Honda H, Aibe H, Shinozaki K, Kuroiwa T, Irie H, et al. Radiologic diagnosis of adenomyomatosis of the gallbladder: comparative study among MRI, helical CT, and transabdominal US. J Comput Assist Tomogr 25:843-50, 2001.

125

CAPÍTULO

Litíase Vesicular e Colecistite Crônica Calculosa

Júlio Cezar Uili Coelho

O interesse pela litíase biliar iniciou-se há mais de 1.500 anos, quando o médico grego Alexander Trallianus observou pela primeira vez cálculo nas vias biliares intra-hepáticas. As primeiras tentativas da terapia da colelitíase eram prevenção da estase biliar na vesícula biliar pela ingestão de água de estações minerais rica em sulfato de magnésio. O tratamento cirúrgico iniciou-se com colecistolitotomias. A primeira colecistostomia bem-sucedida foi realizada por John S. Bobbs, de Indiana, Estados Unidos, em 1867[37]. O tratamento definitivo é a colecistectomia, que foi realizada com sucesso pela primeira vez por Carl Langenbuch, de Berlim, Alemanha, em 1882. Mais recentemente, a colecistectomia passou a ser realizada com êxito por via laparoscópica. A primeira colecistectomia laparoscópica foi realizada por Mouret, de Lyon, França em 1987. Hoje, essa via é o método de escolha de tratamento da colecistolitíase e é a operação do aparelho digestivo mais freqüente.

Classificação dos Cálculos Biliares

Existem inúmeras classificações dos cálculos biliares, mas a mais utilizada e a mais simples é a que divide os cálculos biliares em dois grupos, de acordo com seu aspecto macroscópico e a predominância de colesterol ou de bilirrubinato de cálcio em sua composição química: cálculos de colesterol e pigmentares (Tabela 125.1)[101]. Esta classificação tem importância na patogenia da litíase.

As características dos cálculos da vesícula biliar variam muito com o país e a época do estudo, possivelmente devido a fatores genéticos e ambientais. Os cálculos de colesterol são os mais comuns e representam 70% a 90% dos cálculos biliares nos Estados Unidos, Europa e América Latina[29]. Nestes países, o cálculo de colesterol é o mais encontrado em todas as faixas etárias, inclusive em indivíduos com menos de 25 anos de idade. Doença hemolítica, causa de cálculo de pigmento biliar, é observada em somente ¼ das crianças. Os cálculos de colesterol variam em cor, forma e número, de único a centenas. Embora existam cálculos de colesterol puros (geralmente únicos, redondos, amarelos e cristalinos à secção), a maioria é do tipo misto, apresentando mais de 70% de colesterol na sua composição e quantidades variáveis de sais de cálcio, sais biliares, pigmento biliar, ácidos graxos, proteínas e fosfolipídeos. À secção, os cálculos de colesterol podem ser lamelares ou cristalinos. Apesar de serem mistos em composição, são denominados de colesterol por ser este o seu principal componente.

Os cálculos pigmentares representam 10% a 30% dos cálculos biliares nos Estados Unidos, Europa e América Latina. Entretanto, esses são os cálculos mais comuns em vários países asiáticos. No Japão, possivelmente devido a mudanças significativas em fatores ambientais, principalmente alimentares, a porcentagem de cálculos pigmentares reduziu-se de 60% para 24% da década de 40 à de 80. Tendência similar tem sido observada em outros países asiáticos[46]. O componente maior desses cálculos é o bilirrubinato de cálcio. Apresentam menos de 25% de colesterol em sua composição. Os cálculos pigmentares são subdivididos em negros (ou pretos) e castanhos (ou marrons). Os cálculos pretos e marrons são diferentes morfológica, química e clinicamente. Os cálculos pigmentares negros ou pretos são formados na vesícula biliar, são de cor preta, têm superfície irregular, são quase sempre múltiplos e têm o aspecto cristalóide ao corte. A formação desse cálculos está associada à hemólise e a conseqüente aumento na produção de bilirrubina. São mais comuns em pacientes com cirrose, anemia hemolítica crônica e que receberam nutrição parenteral total. Os cálculos castanhos ou marrons são formados nos ductos biliares ou mais raramente na vesícula biliar devido à estase e à infecção da bile. Têm o aspecto lamelar (lama biliar) e a forma

Tabela 125.1
Classificação dos Cálculos Biliares

	Colesterol	*Pigmentar Negro*	*Pigmentar Marrom*
Localização	Vesícula biliar	Vesícula biliar	Ductos biliares (90%) Vesícula biliar (10%)*
Número	Únicos ou múltiplos	Quase sempre múltiplos	Únicos ou múltiplos
Tamanho	Variável	Geralmente menores do que 1cm	Variável
Cor	Variável	Preto	Marrom
Consistência	Dura (cristalóide)	Dura (cristalóide)	Mole ("barro")
Associação clínica	Hipersecreção biliar de colesterol	Aumento da produção de bilirrubina e redução da motilidade da vesícula	Obstrução e infecção biliar
Radiodensidade	10%-15% radiopaca	70% radiopaca	100% radiotransparente

**Possivelmente secundária a episódios prévios de colecistite aguda com estase e infecção.*

dos ductos biliares (os cálculos marrons moldam os ductos biliares).

INCIDÊNCIA

A colelitíase é uma das doenças mais comuns, e sua prevalência varia com o país estudado[9,33,44,50,72]. É encontrada em cerca de 10% da população americana e inglesa[44]. Um exemplo de prevalência muito elevada ocorre com os índios pima, no estado do Arizona, Estados Unidos, em que 70% das mulheres acima de 25 anos de idade apresentam colelitíase[36,42,77]. Em contraste, em certos países africanos, a prevalência de colelitíase é menor do que 5%. A tribo masai, do leste da África, tem uma prevalência próxima a zero[6].

No Brasil, Coelho e colaboradores determinaram que a prevalência de colelitíase em Curitiba é de 9,3% em indivíduos com mais de 20 anos de idade[16,19]. Considerando que a população no Brasil é de aproximadamente 172 milhões de habitantes e que, desses, 95 milhões têm idade igual ou acima de 20 anos, estima-se que 9 milhões de brasileiros com mais de 20 anos de idade apresentam litíase vesicular.

NÚMERO E TAMANHO

O número e o tamanho dos cálculos da vesícula biliar são extremamente variáveis. Cerca de 20% dos pacientes apresentam cálculo único, e a metade, menos do que 5 cálculos, mas casos de mais de 1.000 cálculos em um único paciente têm sido relatados[26]. A maioria dos cálculos é menor do que 1 cm, mas cálculos enormes, maiores do que 10 cm, são observados raramente[26].

EPIDEMIOLOGIA E FATORES DE RISCO

Vários fatores estão associados a aumento na incidência da litíase biliar. Os mais importantes serão discutidos a seguir (Tabela 125.2).

Hereditariedade (Familiar), Fatores Raciais e Geográficos

Apesar de a hereditariedade ser considerada como um importante fator etiológico na patogenia da colelitíase, os estudos sobre o assunto são limitados e as evidências são circunstanciais[64]. Alguns estudos evidenciaram a incidência de cálculos biliares em parentes de primeiro grau de indivíduos com colelitíase quando comparados a controles[64,79]. Certos grupos populacionais apresentam uma prevalência de colelitíase extremamente elevada, sugerindo que em muitos casos é uma doença poligênica[64]. Um desses grupos é o dos índios pimas dos Estados Unidos, que apresentam colelitíase acima de 70% das mulheres com idade entre 25 e 34 anos[42,77]. Os indivíduos desse grupo apresentam bile extremamente litogênica, com aumento da secreção de colesterol e diminuição da secreção de ácidos biliares. Ao contrário, o grupo masai, na África, apresenta uma incidência de colelitíase extremamente baixa, próxima a zero[6]. Esse grupo apresenta uma relação elevada de ácidos biliares para colesterol. Não está claro se essas diferenças entre grupos populacionais são devidas a fatores genéticos, ambientais ou dietéticos. A Tabela 125.3 mostra a prevalência de colelitíase em alguns países e grupos populacionais.

Além da diferença de prevalência de colelitíase entre grupos populacionais, pode-se observar também uma diferença na composição dos cálculos entre grupos. A relação entre cálculos de colesterol e de bilirrubinato de cálcio é maior no mundo ocidental quando comparado ao mundo oriental. No Japão e em outros países da Ásia, está havendo um aumento na prevalência de cálculos de colesterol em relação aos de bilirrubinato de cálcio devido à ocidentalização dos hábitos, principalmente os alimentares, e à redução de infestações parasitárias da árvore biliar, causa freqüente de cálculos de bilirrubinato de cálcio no Oriente[46].

Tabela 125.2
Fatores de Risco para o Desenvolvimento de Cálculos Biliares

Cálculos de Colesterol
- Sexo feminino
- Paridade
- Idade avançada
- História familiar
- Fator racial
- Obesidade
- Perda rápida de peso
- Hiperlipidemias
- Medicações (hormônios sexuais, drogas hipolipomiontes, tiazídicos, octreotida)
- Doença, ressecção ou derivação ileal
- Lesão da medula espinhal
- *Diabetes mellitus* (?)
- Fatores dietéticos
- Fibrose cística do pâncreas (mucoviscidose)
- Doença celíaca
- Xantomatose cerebrotendinosa
- Porfiria

Cálculos Pigmentares
- Hemólise crônica
- Cirrose hepática
- Idade avançada
- Estase vesicular (nutrição parenteral total, vagotomia troncular)
- Infecção biliar
- Divertículo duodenal justapapilar

Idade

A litíase biliar pode ocorrer em pacientes de qualquer idade, de recém-natos a idosos[20]. Existe uma relação entre a prevalência de colelitíase e a idade.

Apesar de vários autores citarem que a colelitíase em crianças e jovens é geralmente secundária a doença hemolítica ou anomalias congênitas, essas condições são geralmente observadas em somente 1/3 dos pacientes[14]. Entretanto, a incidência dessas condições depende da idade média do grupo estudado e da população do hospital e varia de 10% a 45%. A maioria dos cálculos biliares de adolescentes é de colesterol.

A prevalência de colelitíase aumenta com a idade, e aproximadamente 40% das pessoas com idade de 70 anos possuem colelitíase.

Sexo

A colelitíase é mais freqüente no sexo feminino até a 7ª ou 8ª década da vida, inclusive nas crianças e jovens, e posteriormente a incidência é a mesma em ambos os sexos.

Essa maior prevalência no sexo feminino antes da 7ª ou 8ª década de vida é devida a diferenças hormonais (ver a seguir), e, dependendo da faixa etária, é duas a quatro vezes mais comum na mulher do que no homem.

Tabela 125.3
Prevalência de Colelitíase em Alguns Países e Grupos Populacionais

Muito Alta	*Alta*	*Moderada*	*Baixa*
Índios pima	EUA	Japão	Esquimós
Índios micmac	Rússia	Tailândia	África
Índios chippewa	Inglaterra	Cingapura	Nova Guiné
México	Noruega	Índia	Egito
Suécia	Austrália	China	
Tchecoslováquia	Argentina	Grécia	
Chile	Brasil	Indonésia	

Modificado de Bouchier, IAD[8].

Hormônios e Gestação

A incidência de colelitíase aumenta com o emprego de hormônios sexuais e o número de gestações. O uso de anticoncepcionais duplica a incidência de litíase na mulher fértil e o uso de estrogênios no homem e na mulher aumenta a incidência de cálculos biliares de colesterol. Entretanto, os novos anticoncepcionais com baixa concentração de estrogênio não parecem aumentar a incidência de colelitíase[3]. Estudos ultra-sonográficos na gravidez evidenciaram um aumento no volume da vesícula biliar e uma redução na taxa de esvaziamento após a ingestão de uma refeição[27,93]. Além do mais, existe um aumento na incidência de "lama" na vesícula biliar no puerpério[58]. A formação de cálculos relacionados à gravidez ou à administração de estrogênio é possivelmente devida à redução na motilidade da vesícula biliar e à produção de bile litogênica (aumento da secreção de colesterol na bile) [27,92].

Obesidade e Perda Rápida de Peso

A incidência de colelitíase é maior em pacientes obesos devido à secreção de bile litogênica (hipersaturada em colesterol) secundária a maior produção e secreção de colesterol na bile[39,59,88]. Existe uma correlação linear entre o índice de massa corpórea e a incidência de colelitíase. Stampfer *et al.* observaram um aumento de 7 vezes na incidência de colelitíase de obesos com índice de massa corpórea acima de 45 kg/m^2.[88]

A rápida perda de peso de obesos em dieta para emagrecer ou no pós-operatório de operações para tratamento cirúrgico de obesidade mórbida aumenta a formação de colelitíase[86]. O mecanismo de formação de cálculos é multifatorial, sendo os principais: aumento da secreção de colesterol biliar (bile litogênica) durante a restrição calórica, aumento da produção de muco pela vesícula biliar e redução da motilidade da vesícula biliar.

Doença, Ressecção ou Derivação Ileal

Doença (doença de Crohn), ressecção ou derivação ileal (p. ex., derivação jejunoileal empregada no tratamento da obesidade mórbida) aumentam o risco de litíase biliar devido à redução da absorção e conseqüentemente do *pool* (quantidade total) de sais biliares[52]. Os sais biliares são absorvidos no íleo terminal.

Vagotomia Troncular

O aumento na incidência de colecistolitíase após vagotomia troncular é controverso. Alguns autores sugerem que a vagotomia troncular reduz a motilidade da vesícula biliar e conseqüentemente o esvaziamento biliar, levando assim à estase biliar e à formação de cálculos na vesícula biliar. Apesar de alguns autores terem relatado aumento na incidência de colecistolitíase em pacientes submetidos a vagotomia troncular, Shaffer não observou nem alteração no esvaziamento da vesícula biliar e nem alteração na composição de lipídeos da bile de indivíduos submetidos a vagotomia troncular[37,78].

Alimentação Parenteral Total

A alimentação parenteral total prolongada aumenta a incidência tanto de litíase da vesícula biliar como de colecistite aguda acalculosa. A grande maioria dos cálculos (90%) é de bilirrubinato de cálcio (cálculos pigmentares), e a sua patogenia é possivelmente devida à redução na motilidade e ao esvaziamento da vesícula biliar[69]. Quanto maior a duração da alimentação parenteral total, maior é o risco de desenvolvimento de colelitíase. Cerca de 45% dos pacientes desenvolvem colelitíase em 3 meses de alimentação parenteral total[69]. A administração diária de colecistocinina em pacientes recebendo alimentação parenteral total corrige o distúrbio de motilidade da vesícula e previne a formação de cálculos.

Cirrose Hepática

Pacientes com cirrose hepática têm aumento de duas a três vezes na incidência de colelitíase[32]. Os cálculos são principalmente pigmentares e são formados pelo aumento da destruição das hemácias devido a esplenomegalia e hiperesplenismo. Outros fatores podem ser importantes na patogenia do aumento da colelitíase: redução na síntese hepática de sais biliares e aumento dos níveis séricos de estrogênios devido à insuficiência hepática.

Diabetes Mellitus

A incidência de litíase biliar parece estar um pouco aumentada em pacientes com *diabetes mellitus*. Esse aumento pode ser devido ao aumento na incidência de obesidade e de hipertrigliceridemia observado nos diabéticos, mais do que à presença do próprio *diabetes mellitus*. Redução na motilidade da vesícula biliar conseqüente a neuropatia autonômica pode também desempenhar um papel importante.

Medicamentos

Além de hormônios sexuais (estrogênios), outros medicamentos podem aumentar a incidência de litíase biliar. O clofibrato, que é empregado no tratamento das hiperlipidemias, aumenta a formação de cálculos biliares. Esse medicamento reduz os níveis séricos de lipídios pelo aumento da secreção biliar de colesterol (bile litogênica) [31]. É controverso o papel de outros medicamentos empregados no tratamento das hiperlipidemias, com o genfibrozil, colestiramina e ácido nicotínico, no aumento da formação de cálculos biliares[12,31,38].

A octreotida, um análogo sintético da somatostatina, empregada no tratamento de fístulas digestivas e pancreatite aguda, pode induzir também a formação de cálculos biliares por redução da contratilidade da vesícula biliar. Alguns estudos sugerem que os diuréticos tiazídicos também aumentam a incidência de colelitíase e de colecistite aguda, mas os dados não são definitivos[71,94].

A ceftriaxona, uma cefalosporina de terceira geração, combina com o cálcio, formando um sal insolúvel e lama biliar. O significado da formação dessa lama biliar não está determinado, pois após a suspensão do antibiótico a lama biliar desaparece espontaneamente.

Tem sido sugerido que a administração de aspirina reduz a formação de cálculos biliares, inclusive em obesos, possivelmente porque esse medicamento inibe a produção de muco pela mucosa da vesícula biliar através da inibição da ciclooxigenase e conseqüentemente das prostaglandinas[10,53]. Uma das funções das prostaglandinas é aumentar a produção de muco por várias mucosas do trato gastrointestinal e das vias biliares. Entretanto, outros autores relataram que a prevalência de colelitíase não é menor em pacientes que recebem antiinflamatórios não-hormonais cronicamente[67].

Álcool

Vários estudos sugerem que a ingestão de quantidades moderadas de álcool reduz a incidência de colelitíase[33,83]. O álcool parece reduzir a secreção de colesterol na bile[83]. Entretanto, a incidência de cálculos biliares aumenta se o paciente apresentar cirrose hepática alcoólica ou de qualquer outra etiologia.

Dieta

O papel da dieta como um fator de risco da colelitíase é controverso. Vários autores sugerem que a variação da dieta pode ser importante para explicar a diferença na prevalência de litíase biliar em alguns países. O consumo aumentado de açúcar pode ser um fator de risco[34,49]. O consumo aumentado de gordura pode ser também um fator de risco. Existe evidência experimental de que a ingestão aumentada de colesterol na dieta eleva a saturação de colesterol na bile.

A prevalência de litíase biliar parece ser menor em vegetarianos.[70] A dieta rica em fibras parece reduzir a saturação de colesterol na bile.

Hiperlipidemia

Ainda permanece controversa a relação entre o nível de colesterol sérico ou de triglicerídeo sérico e a litíase biliar. Existem tanto estudos mostrando aumento da prevalência de litíase biliar em pacientes com hiperlipidemias como estudos evidenciando a mesma prevalência. O colesterol secretado na bile é produzido de novo no fígado e não é o mesmo do plasma.

Hemólise Crônica

Existe um aumento na incidência de litíase biliar na presença de qualquer doença hemolítica prolongada. A hemólise aumenta a produção de bilirrubina indireta e conseqüentemente a secreção de bilirrubina direta na bile, que forma cálculos de bilirrubinato de cálcio. A prevalência de litíase biliar em pacientes com anemia hemolítica depende da duração (idade do paciente) e da intensidade da hemólise. A prevalência de colelitíase é maior na esferocitose (43% a 66%) do que na anemia falciforme (10-37%) ou na talassemia (10%). A incidência de colelitíase aumenta com a idade. Em um estudo em indivíduos com anemia falciforme, a incidência de colelitíase aumentou de 12% em crianças com 2 a 4 anos de idade a 42% em jovens com 15 a 18 anos[80,95].

Pacientes com prótese de válvula cardíaca têm maior incidência de colelitíase devido à lesão mecânica das hemácias (hemólise crônica) pela válvula. Como mencionado anteriormente, a hipertensão portal e o hiperesplenismo secundários a cirrose hepática aumentam a hemólise e a formação de colelitíase.

Fibrose Cística do Pâncreas (Mucoviscidose)

A mucoviscidose aumenta a incidência de colelitíase, possivelmente devido à má absorção de sais biliares, o que torna a bile hipersaturada em colesterol (bile litogenia)[75].

Outras Condições

A porfiria predispõe à formação de cálculos biliares devido à precipitação biliar de pigmento porfirínico não-hidrossolúvel.

Pacientes com lesão da medula espinhal têm maior incidência de colelitíase, cuja patogenia ainda não está esclarecida[2,63]. A redução na motilidade da vesícula biliar e hipersecreção biliar de colesterol devido à diminuição progressiva da massa muscular pode ser importantes[37].

A incidência de colelitíase é também maior em pacientes com doença celíaca. Esses pacientes apresentam vesícula biliar dilatada e com redução da contração após a ingestão de alimentos, possivelmente por alteração na liberação de colecistocinina do intestino delgado lesado[57]. Anormalidade no metabolismo de sais biliares e colesterol na doença celíaca também pode ser importante[37].

Na xantomatose cerebrotendinosa há aumento na incidência de litíase biliar por um defeito na síntese dos sais biliares.

Na síndrome de Gilbert (deficiência parcial da glicuroniltransferase) há aumento na incidência de colelitíase, mas sem predileção para um tipo específico de cálculo[90].

PRODUÇÃO E SECREÇÃO NORMAL DE BILE

A bile normal é uma solução complexa composta primariamente de água, eletrólitos e solutos orgânicos. Os principais solutos são os sais biliares, pigmentos biliares, colesterol e fosfolipídios, que são normalmente solúveis em bile. A produção diária de bile é de 500-1.000ml.

Sais Biliares

Os sais biliares são sintetizados nos hepatócitos a partir do colesterol. Os dois sais biliares primários (sintetizados no fígado), colato e quenodesoxicolato, são conjugados com os aminoácidos glicina e taurina antes da secreção para aumentar a sua solubilidade. Os sais biliares são secretados ativamente nos canalículos biliares e são a força primária na produção de bile; são determinantes do volume de bile produzido.

No intestino delgado, os sais biliares ajudam na absorção de gorduras através da formação de micelas. Posteriormente, são quase totalmente reabsorvidos, principalmente no íleo distal. O colato e quenodesoxicolato que alcançam o cólon são parcialmente convertidos por bactérias em sais biliares secundários (não produzidos no fígado), desoxicolato e litocolato, respectivamente. O desoxicolato é absorvido no cólon, reconjugado no fígado e excretado pelo fígado. O litocolato é pobremente reabsorvido, de modo que a sua presença na bile é reduzida. A composição média de sais biliares na bile é 35% colato, 35% quenodesoxicolato, 25% desoxicolato, 2% litocolato e 2% ursodesoxicolato.

Cerca de 95% dos sais biliares secretados são reabsorvidos por difusão passiva no intestino e por transporte ativo no íleo terminal. A quantidade total de sais biliares do organismo (1,8 a 3 g) passa pelo intestino e fígado duas ou três vezes durante cada refeição (6 a 9 ciclos por dia). Esse ciclo dos sais biliares é denominado ciclo ou circulação êntero-hepática e tem por objetivo conservar os sais biliares do organismo. Assim, o fígado só sintetiza 15% a 25% (500 a 600 mg) da quantidade total de sais biliares do organismo por dia.

Pigmentos Biliares

A bilirrubina indireta provém da degradação do heme, principalmente da hemoglobina. A bilirrubina indireta é formada nas células do sistema reticuloendotelial do baço, medula óssea e fígado e também nos hepatócitos. Essa é captada, conjugada em bilirrubina direta e excretada na bile. A bilirrubina indireta é lipossolúvel, e a direta é hidrossolúvel. A maior parte da bilirrubina direta excretada no intestino é degradada pelas bactérias no intestino grosso em urobilinogênio (estercobilinogênio) e eliminada nas fezes. Pouca quantidade de bilirrubina direta e urobilinogênio é reabsorvida.

Colesterol

A quantidade de colesterol livre (não-esterificado) nas membranas celulares deve ser mantida dentro de uma pequena variação para que as funções celulares, inclusive reprodução, crescimento e diferenciação celulares, se processem normalmente. O colesterol do organismo é proveniente dos alimentos ou síntese hepática do acetato. Pequenas quantidades são convertidas em hormônios esteróides e excretadas na urina e pequenas quantidades são perdidas com o descamação de células da pele e mucosas. Entretanto, o maior local de eliminação de colesterol do organismo é através da excreção na bile, tanto como sal biliar ou como colesterol livre. O colesterol excretado na bile é produzido de novo no fígado e não é devido à eliminação direta do colesterol plasmático para a bile.

Fosfolipídeos

Mais de 90% dos fosfolipídios da bile são lecitina. Os fosfolipídios são sintetizados no fígado e secretados na bile associados aos sais biliares. Estes são os mais importantes reguladores da síntese hepática e secreção biliar da lecitina.

PATOGENIA

As teorias iniciais sobre a formação de cálculos biliares sugeriam que a estase de bile na vesícula biliar era o fator etiológico primário. Os estudos de Admirand e Small em 1968 sugeriam que a alteração na composição da secreção biliar pelo fígado (bile litogênica) era o fator principal e por vezes único na formação dos cálculos biliares. Entretanto, atualmente sabe-se que tanto a alteração na composição da bile (bile litogênica), a formação de cristais e a hipomotilidade da vesícula biliar são importantes na formação dos cálculos biliares[35]. A formação de cristais devido à bile litogênica e o aprisionamento desses no muco vesicular associado à estase na vesícula biliar (hipomotilidade) levam à formação de cálculos.

Formação de Bile Litogênica

A alteração primária que causa a formação de todos os tipos de cálculos biliares é o aumento de colesterol (cálculos de colesterol) ou de bilirrubinato de cálcio (cálculos pigmentares) acima da sua solubilidade na bile (bile supersaturada ou litogênica) [62].

Colesterol, lecitina e bilirrubina não-conjugada são insolúveis em água. Para serem solúveis em água, é necessário a formação de micelas, que são agregados polimoleculares de aproximadamente 5 a 6 nm de diâmetro de sais biliares, fosfolipídios (lecitina) e colesterol (Fig. 125.1). Os sais biliares são solúveis em água e também são detergentes, ou seja, são capazes de solubilizar moléculas insolúveis em água, como o colesterol, lecitina e bilirrubina não-conjugada[30]. A capacidade dos sais biliares de solubilizarem o colesterol é grandemente aumentada pela incorporação da lecitina na micela.

Os sais biliares, colesterol, lecitina e a bilirrubina não-conjugada possuem porções da molécula hidrofílicas e porções hidrofóbicas. Na micela, as moléculas dos sais biliares se aglutinam com suas porções hidrofílicas para fora em contato com a água e as porções hidrofóbicas para dentro, em contato uma com a outra. O centro da micela pode incorporar lecitina, colesterol e bilirrubina não-conjugada e mesmo assim manter todo o agregado (micela) hidrossolúvel. A adição de lecitina aumenta o tamanho da micela e aumenta a capacidade da micela de incorporar mais colesterol.

A solubilidade de colesterol na bile depende da concentração relativa de colesterol, sais biliares e fosfolipídios (lecitina) [43]. Em uma série de estudos clínicos e *in vitro*, Admirand e Small descreveram pela primeira vez a relação entre esses três lipídios biliares em indivíduos normais e durante a formação de cálculo de colesterol[11]. A composição relativa desses três principais lipídios na bile pode ser representada em um diagrama triangular (Fig. 125.2). Quando a quantidade de colesterol é pequena, somente micelas estão presentes, e a bile é denominada não-litogênica. Entretanto, quando a quantidade de colesterol aumenta ou a de sais biliares ou lecitina diminui, a bile torna-se hipersaturada em colesterol e é denominada bile litogênica[62]. Nesse tipo de bile, além de micelas, são encontrados vesículas (cristais líquidos) e/ou cristais de colesterol[47].

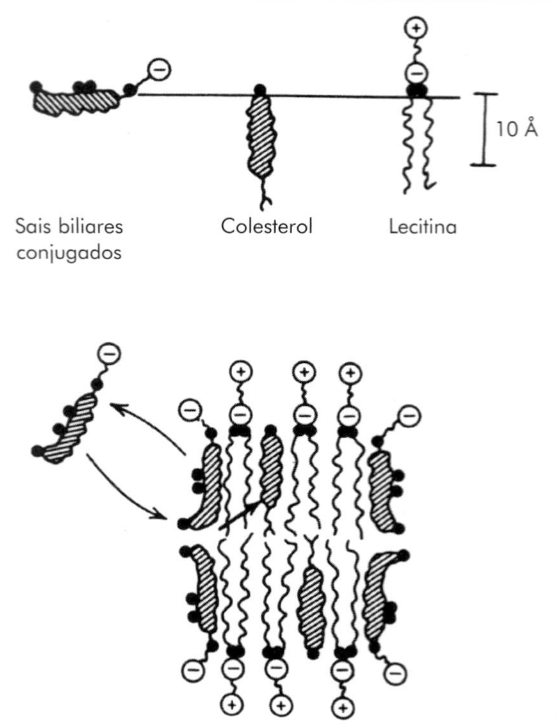

Fig. 125.1 — *Esquema de micela biliar. Na parte superior da figura, as três moléculas de lipídio estão orientadas de modo que suas partes hidrofílicas estão acima da linha e suas partes hidrofóbicas abaixo. Os ácidos biliares são tanto hidrofóbicos como hidrofílicos e em solução aquosa formam agregados cilíndricos (porção inferior da figura), onde os grupos hidrofílicos se direcionam para fora e a parte hidrofóbica direciona-se para dentro. Lecitina é penetrada por água e causa inchaço da micela. Assim, colesterol (seta), que é insolúvel em água, é transportado dentro do centro hidrofóbico da micela mista na bile. (De DenBesten L, Roslyn JJ. Gallstones and cholecystitis. In, Moody FG. Surgical treatment of digestive disease. Year Book Medical Publishers, Chicago, 1986.)*

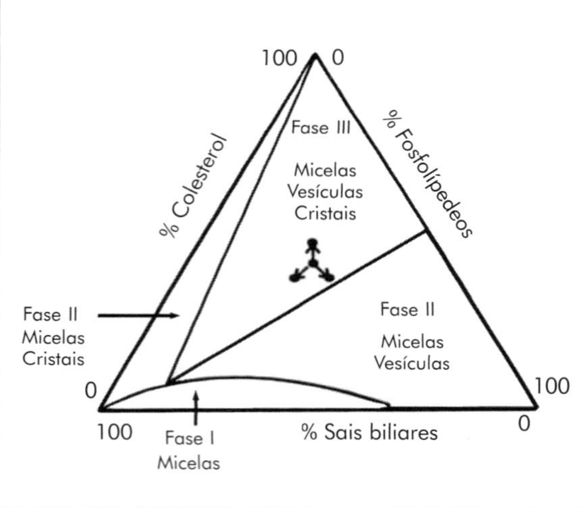

Fig. 125.2 — *Composição relativa de colesterol, sais biliares e lecitina na bile. São evidenciadas a região de uma fase na base da pirâmide (micelar), a região de duas fases à esquerda (micelas e cristais), a região de três fases no centro (micelas, vesículas e a cristais) e região de duas fases à direita (micelas e vesícula). Quando a quantidade de colesterol é pequena, somente micelas estão presentes e a bile não é litogênica (base da pirâmide). Quando a quantidade de colesterol é elevada ou a quantidade de sais biliares ou de lecitina é pequena, a bile torna-se litogênica (supersaturada em colesterol). Nessas condições, além de micelas, podem estar presentes vesículas e/ou cristais de colesterol. (Modificado de Moschetta A et al. Cholesterol crystallization in model biles: effects of bile salt and phospholipid species composition. J Lipid Res 2001; 42:1273.)*

Transporte Vesicular de Colesterol

O colesterol pode ser transportado na bile em vesículas, além de micelas. As vesículas são partículas esféricas e fechadas compostas de somente lecitina e colesterol. Elas não contêm sais biliares. Quando a quantidade de colesterol na bile excede a capacidade de solubilização das micelas, o excesso de colesterol é dispersado em vesículas. À medida que aumenta a concentração de colesterol na bile, mais colesterol é transportado na forma de vesículas[35].

As vesículas podem ser uni (50-100 nm em diâmetro) ou multilamelares (500 a 1.000 nm). Estas podem ser estáveis ou instáveis, dependendo do seu conteúdo de colesterol. As vesículas instáveis tendem a se agregarem, formando vesículas maiores multilamelares que contêm uma forma de cristal líquido lamelar. Essas vesículas são facilmente identificadas ao microscópio com luz polarizada como gotículas birrefringentes.

Papel do Cálcio

O cálcio parece também desempenhar um papel importante na formação dos cálculos, já que sais inorgânicos e orgânicos de cálcio são encontrados nos três tipos de cálculos. O cálcio parece reduzir a solubilidade de colesterol e bilirrubina não-conjugada. Os sais de cálcio podem também iniciar a formação de um cálculo, agindo como um núcleo para a precipitação de outros componentes da bile[35].

Papel da Vesícula Biliar e do Muco

O pré-requisito para a formação de cálculos biliares é a secreção de bile litogênica pelo fígado. Entretanto, essa parece não ser a única condição necessária, já que mais 50% dos indivíduos normais secretam bile supersaturada em colesterol (bile litogênica) após uma noite de jejum. Outras alterações, como estase e secreção de muco, parecem ser importantes na formação dos cálculos biliares.

Vários estudos experimentais demonstraram que alteração na motilidade, na produção de muco e na absorção da vesícula nas fases iniciais da formação de cálculo biliar pode ser importante, sugerindo assim que a patogenia da colelitíase é multifatorial[54,55]. Excesso de muco na vesícula biliar pode servir como núcleo para a formação de cálculo biliar, e a estase na vesícula biliar pode levar à cristalização.

A presença de bile litogênica na vesícula biliar estimula a produção de mucina pela mucosa e diminui a motilidade da vesícula antes da formação de cálculos. Excesso de mucina fornece as condições para os cristais de colesterol se aglutinarem. Os cristais são fixados e aglutinados na mucina. Assim, a mucina facilita a fixação, a aglutinação e a formação de lama biliar.

Lama Biliar

A lama biliar é descrita como uma geléia de mucina contendo partículas nucleadas da bile, geralmente cristais de colesterol e bilirrubinato de cálcio. O interesse pela lama biliar aumentou com o emprego da ultrasonografia, quando então se observou que a sua freqüência é elevada. À ultra-sonografia, caracteriza-se pela presença de ecos, sem sombra acústica nas porções mais pendentes (declive) da vesícula biliar.

A presença de lama biliar é freqüentemente observada em várias condições médicas: no jejum prolongado, principalmente nos pacientes em alimentação parenteral prolongada, gravidez, perda de peso rápida, pacientes recebendo octreotida ou ceftrioxona e pacientes com lesão alta da medula espinhal[48,51,58]. No jejum prolongado, ocorre estase biliar, e o muco produzido pela mucosa da vesícula tende a fixar e aglutinar partículas sólidas da bile. A incidência de lama biliar aumenta com a duração do jejum em pacientes recebendo alimentação parenteral total: 6% dos pacientes com 3 semanas de alimentação parenteral, 50% com 4 a 6 semanas e 100% com mais de 6 semanas.

A lama biliar é considerada como precursora dos cálculos biliares, mas a sua presença não implica obrigatoriamente formação de cálculos. Apesar de ser um fator de risco na formação de colelitíase, é um processo que pode ser reversível[48]. Por exemplo, a ingestão de alimentos ou a administração de colecistocinina ou ainda a suspensão da administração de ceftriaxona podem fazer com que a lama biliar desapareça. Entretanto, a lama biliar pode evoluir para a formação de cálculos ou pode causar complicações, como cólica biliar, pancreatite biliar ou colecistite aguda alitiásica[48,51]. Indivíduos normais que apresentam lama biliar possuem maior possibilidade de formar cálculos biliares com o tempo[48].

Nucleação

As vesículas unilamelares com excesso de colesterol, quando concentradas na vesícula biliar, tornam-se instáveis e se fundem e precipitam (nucleação). A ocorrência de nucleação depende de fatores pró e antinucleação. Vários desses fatores já foram identificados, mas ainda não está determinado quais têm importância clínica. A bile da vesícula biliar de pessoas com cálculo de colesterol precipitam cristais de colesterol cinco vezes mais rápidamente que a bile da vesícula biliar de controles para o mesmo grau de supersaturação de colesterol. Fatores que estimulam ou inibem a secreção de muco na vesícula parecem ser importantes para a ocorrência ou não de nucleação.

CÁLCULOS PIGMENTARES

A bilirrubina excretada na bile é quase totalmente do tipo conjugada (solúvel). Na presença de hemólise, a quantidade de bilirrubina conjugada excretada pode aumentar até 10 vezes. A bilirrubina não-conjugada (insolúvel) representa apenas 1%-2% da quantidade total de bilirrubina da bile hepática ou da vesícula biliar normal. A maior parte dessa bilirrubina é solubilizada em micelas.

Nos pacientes com cálculos pigmentares pretos ou marrons existe um aumento na quantidade de bilirrubina não-conjugada na bile devido à transformação de bilirrubina direta (solúvel) em bilirrubina indireta (insolúvel) pela ação de betaglicuronidase[45]. Nos pacientes com cálculos pretos (não-associados à infecção), a betaglicuronidase é possivelmente produzida pela mucosa das vias biliares, enquanto nos pacientes com cálculos marrons (associados à infecção) a betaglicuronidase é produzida por bactérias[90,91].

QUADRO CLÍNICO

A maioria dos pacientes com colecistolitíase (80%-85%) é assintomática. Dos que apresentam manifestações clínicas, o sintoma mais importante e freqüente da litíase é a dor biliar. A dor é contínua e portanto o termo preferido é dor biliar e não cólica biliar. A dor se caracteriza pelo aparecimento rápido, de forte intensidade e de duração que varia de 30 minutos a poucas horas. Se a dor persistir por mais de 6-8 horas, deve-se suspeitar de uma complicação (colecistite aguda ou pancreatite aguda) ou de outro diagnóstico. Localiza-se quase sempre no hipocôndrio direito ou epigástrico e pode se irradiar para a região dorsal, freqüentemente para porção ínfero-medial da escápula. A dor é freqüentemente acompanhada de náuseas e vômitos e pode aparecer a qualquer hora do dia, inclusive de madrugada. A freqüência da dor biliar é muito variável, de um único episódio por alguns anos a vários por semana.

O conceito tradicional de que a dor é geralmente desencadeada por uma refeição volumosa e gordurosa é possivelmente um mito. A dor pode acontecer a qualquer hora, inclusive de madrugada, depois de muitas horas de jejum. A dor é devida à obstrução temporária do ducto cístico, por minutos a poucas horas. Se a obstrução for mais prolongada, o paciente evolui para colecistite aguda.

Apesar de os indivíduos com litíase da vesícula biliar freqüentemente serem denominados portadores de "colecistite crônica", esse termo é inapropriado. As alterações histológicas sugestivas de inflamação crônica da vesícula biliar (infiltrado inflamatório crônico) ocorrem tanto em pacientes com litíase biliar assintomática como nos que apresentam cólica biliar. Entretanto, alguns pacientes com cólica biliar de repetição podem apresentar vesícula biliar com fibrose, inclusive com redução de suas dimensões e espessamento da parede (vesícula biliar escleroatrófica) e seios de Rokitansky-Aschoff (divertículos intramurais). Sintomas, como intolerância a alimentos gordurosos e dispepsia, são inespecíficos e ocorrem com igual freqüência em indivíduos com ou sem litíase vesicular. Assim, os pacientes que apresentam cólica biliar devem ser denominados portadores de cálculo vesicular com cólica biliar e não portadores de colecistite crônica. Os indivíduos com litíase vesicular que não apresentam sintomas característicos de litíase biliar, mesmo que apresentem alterações histológicas de inflamação crônica da vesícula biliar, devem ser denominados portadores de litíase biliar assintomática.

Muitos pacientes apresentam vários sintomas inespecíficos como desconforto abdominal, intolerância a alimentos gordurosos, flatulência, eructações e dispepsia[5]. É difícil estabelecer o papel dos cálculos vesiculares na produção desses sintomas inespecíficos[5]. Esses sintomas podem ou não melhorar após a colecistectomia.

Raramente o paciente com colecistolitíase pode apresentar vesícula hidrópica, que se caracteriza pela distensão da vesícula biliar por muco (bile branca). Essa condição é devida à obstrução do ducto cístico por um cálculo, que em circunstância especial leva à absorção da bile pela mucosa da vesícula e secreção de muco pela mesma. Caracteristicamente, a bile é estéril. O paciente pode apresentar dor de leve ou moderada intensidade e massa palpável no hipocôndrio direito devido à distensão da vesícula biliar. Os sinais clínicos de colecistite aguda estão geralmente ausentes.

Além da dor biliar, os pacientes com litíase da vesícula biliar podem apresentar colecistite aguda, coledocolitíase, pancreatite aguda, fístula biliar, síndrome de Mirizzi, papilite estenosante, vesícula biliar calcificada em porcelana e carcinoma da vesícula biliar[14,22,60]. As manifestações clínicas dessas condições são apresentadas nos respectivos capítulos.

DIAGNÓSTICO

O diagnóstico de colecistolitíase é suspeitado pela ocorrência de um ou mais episódios de dor biliar e é confirmado pela ultra-sonografia.

A ultra-sonografia é o melhor exame para estabelecer o diagnóstico de litíase da vesícula biliar[4]. A sensibilidade, especificidade e precisão para cálculos da vesícula são de 95% a 99%. Além do mais, a ultra-sonografia é econômica, rápida, prática, amplamente disponível, não utiliza radiação ionizante e material de contraste e ainda permite avaliar outras estruturas abdominais. Os três critérios ultra-sonográficos mais importantes de colecistolitíase são presença de: (1) massa hiperecogênica (cálculo); (2) sombra acústica distal à massa hiperecogênica. A sombra é devida à reflexão completa do som na superfície do cálculo; (3) movimento da massa hiperecogênica quando o paciente muda de decúbito (Fig. 125.3). O cálculo tende a ocupar regiões de maior pendência (declive) na vesícula biliar.

A radiografia simples de abdômen evidencia somente 10%-15% dos cálculos da vesícula biliar (cálculos radiopacos), a tomografia computadorizada, 60%-80%, e a ressonância magnética, 90-95%[4,40].

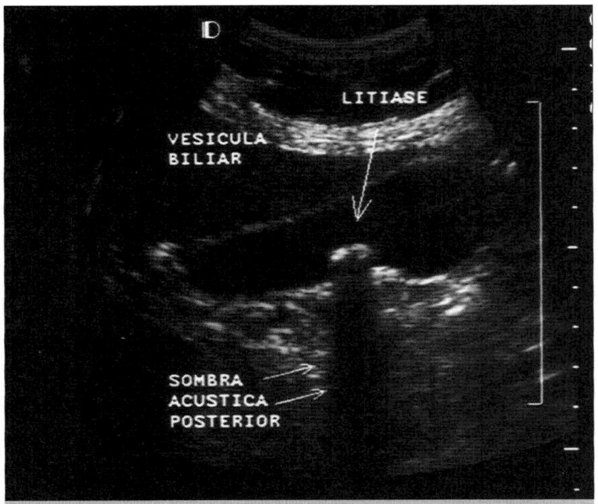

Fig. 125.3 — *Ultra-sonografia do abdômen superior evidenciando um cálculo grande (seta) na vesícula biliar. Observar a sombra acústica distal ao cálculo. (Gentilmente fornecido pelo Dr. Victor Fernando L. Arce, da Ultra-Scan, Curitiba.)*

O diagnóstico diferencial deve ser feito com úlcera péptica, refluxo gastroesofágico, espasmo esofagiano, pancreatite, *angina pectoris*, cólon irritável, neoplasias do aparelho digestivo e lesões neuroosteomusculares.

TRATAMENTO

A colecistectomia é o procedimento de escolha[13]. Tratamentos alternativos, como o uso de ácidos biliares por via oral, dissolução com solventes orgânicos, litotripsia e combinação desses três métodos, são atualmente empregados raramente em casos selecionados ou protocolos de estudos[12]. Esses métodos apresentam um elevado índice de falha no tratamento e não retiram a vesícula biliar, o que está associado a uma taxa proibitiva de recorrência de cálculos[65,68]. Além do mais, não são isentos de efeitos colaterais, e o custo pode ser significativo a longo prazo[81,82].

INDICAÇÃO DE TRATAMENTO

Os pacientes que apresentaram um ou mais episódios de dor biliar têm indicação de colecistectomia, exceto os pacientes que apresentam elevado risco cirúrgico, como os com doença cardiovascular grave[41]. A colecistectomia está indicada em casos selecionados de pacientes com litíase vesicular assintomática (ver a seguir) [28].

Litíase Vesicular Assintomática ou Silenciosa

A maioria dos autores define litíase vesicular assintomática como os casos que não estão associados à presença ou história de cólica biliar ou uma das complicações da litíase biliar (colecistite aguda, pancreatite aguda, coledocolitíase), independentemente da presença ou ausência de sintomas inespecíficos como flatulência, intolerância a alimentos gordurosos e dispepsia. Com a introdução da ultra-sonografia, ficou evidente que a maioria dos casos de litíase vesicular (cerca de 80% a 90%) é assintomática[16,19].

O tratamento dos pacientes com cálculo vesicular assintomático permanece controverso. O processo decisório depende de vários fatores: história natural da litíase assintomática, custo e complicações da colecistectomia, idade do paciente, presença de doenças associadas e risco de carcinoma da vesícula biliar.

Atualmente, com o advento da colecistectomia videolaparoscópica, muitos autores têm indicado essa operação mais freqüentemente em pacientes com litíase vesicular assintomática. A conduta na litíase vesicular assintomática deve ser particularizada a situações específicas, que serão discutidas a seguir.

Vesícula Biliar Calcificada

Essa condição está associada à litíase vesicular em 95% dos casos. A colecistectomia é indicada nos pacientes assintomáticos devido à elevada incidência de carcinoma da vesícula.

"Diabetes Mellitus"

A indicação de colecistectomia profilática em diabéticos com colelitíase assintomática permanece controversa. Os diabéticos apresentam a mesma probabilidade de desenvolver sintomas do que os demais indivíduos com colelitíase assintomática[32]. A conferência de consenso do NIH (National Institutes of Health) dos Estados Unidos sobre cálculos biliares e colecistectomia laparoscópica, realizada em 1993, não recomendou colecistectomia profilática em pacientes diabéticos com colecistolitíase assintomática. Entretanto, quando desenvolvem colecistite aguda, os diabéticos apresentam maior morbidade e mortalidade do que os não-diabéticos. A mortalidade mais elevada é devida a complicações cardiovasculares e renais dos diabéticos, bem como a maior incidência de complicações relacionadas com o processo inflamatório da vesícula (gangrena e empiema). Complicações infecciosas são também mais freqüentes nos diabéticos.

Nutrição Parenteral Total

A prevalência de colelitíase em pacientes que recebem nutrição parenteral total é alta[69]. A morbidade e a mortalidade dos pacientes com colelitíase que estão recebendo nutrição parenteral total são bastante elevadas, 54% e 11%, respectivamente, devido à apresentação clínica atípica e às alterações fisiológicas associadas, tornando o diagnóstico de colecistite aguda tardio e difícil[74]. Pacientes com litíase vesicular assintomática que necessitam de alimentação parenteral total devem ser submetidos a colecistectomia eletiva. Muitos autores recomendam a realização de colecistectomia profilática em pacientes que necessitam de alimentação parenteral total definitiva, mesmo na ausência de colelitíase, se a laparotomia for realizada por outra indicação.

Idade

Muitos autores recomendam a colecistectomia eletiva em pacientes com menos de 50 anos de idade com colelitíase assintomática. Uma vez formados, os cálculos não desaparecem espontaneamente. Estudos com seguimento prolongado evidenciam que a probabilidade de os pacientes assintomáticos desenvolverem sintomas e complicações é significativa. Friedman *et al.* descreveram uma taxa de 3% a 4% por ano de desenvolvimento de sintomas durante um tempo de seguimento de 10 anos[39]. Mais recentemente, o Grupo de Estudo Cooperativo Nacional de Colelitíase dos Estados Unidos relatou uma freqüência bem maior de desenvolvimento de manifestações clínicas em pacientes com litíase vesicular assintomática. Aproximadamente 30% dos indivíduos desenvolvem sintomas em um período de 2 anos de seguimento. Um recente estudo italiano multicêntrico mostrou que a probabilidade de desenvolver cólica biliar e complicações foi de 25,8% e 3,8%, respectivamente, em um período de seguimento de 10 anos.[3] Com o contínuo avanço da medicina e a melhora das condições de vida, a expectativa de vida continua a aumentar. Assim, a probabilidade de um paciente com menos de 50 anos de idade com colelitíase assintomática desenvolver sintomas e necessitar de tratamento cirúrgico é elevada. A operação pode ser necessária quando o paciente apresentar uma complicação ou for idoso com doenças associadas. A morbidade e a mortalidade da colecistectomia laparoscópica nessas condições são mais elevadas. A operação é associada com maior risco de conversão para laparotomia, recuperação mais lenta, internação hospitalar mais prolongada e aumento dos custos médicos. Além do mais, a incidência de coledocolitíase, colangite aguda, fístula biliar e carcinoma de vesícula é mais elevada no idoso, aumentando ainda mais o risco operatório.

A associação entre colelitíase e carcinoma da vesícula biliar é bem conhecida. Apesar de a colelitíase ocorrer em 80% dos pacientes com carcinoma da vesícula biliar, a incidência desse tumor é muito baixa em pacientes com colelitíase assintomática[89]. O mecanismo pelo qual a colecistolitíase predispõe ao carcinoma da vesícula biliar ainda é especulativo. As teorias mais aceitas são a irritação mecânica crônica da mucosa da vesícula pelo cálculo e a carcinogênese por elementos específicos do cálculo ou da bile litogênica[84]. A indicação de colecistectomia profilática em indivíduos com litíase vesicular assintomática somente com o objetivo de evitar o desenvolvimento de carcinoma da vesícula biliar parece pouco justificável, exceto talvez em jovens. Alguns autores sugerem que o risco de carcinoma de vesícula biliar é significativo em jovens com litíase assintomática[42]. Tem sido observada maior incidência de carcinoma da vesícula em certas populações que apresentam prevalência elevada de litíase biliar em jovens, tais como os índios pima nos Estados Unidos e os chilenos[42]. Esses autores sugerem que a colecistectomia profilática quando realizada em pacientes jovens, pode reduzir o risco de carcinoma da vesícula biliar.

Laparotomia ou Laparoscopia por Outra Indicação

A colecistectomia deve ser realizada em pacientes com litíase vesicular assintomática submetidos a laparotomia ou laparoscopia por outra indicação, a menos que as condições gerais ou locais do paciente não permitam a sua realização.

Cirrose Hepática

A mortalidade da colecistectomia é bastante elevada em pacientes com cirrose hepática e portanto não deve ser indicada nesse grupo de pacientes com litíase vesicular assintomática.

Doenças Associadas

A presença de doenças associadas que aumentam o risco cirúrgico, como doenças pulmonares, cardiovasculares e renais, contra-indica a colecistectomia em pacientes com litíase vesicular assintomática, mesmo se o paciente for jovem.

Candidatos a Transplante de Órgãos ou de Medula Óssea

A colecistectomia laparoscópica está indicada nesse grupo de pacientes porque a morbidade e a mortalidade são muito elevadas se eles desenvolvem sintomas após o transplante.

Tratamento Cirúrgico da Obesidade Mórbida

A prevalência de colecistolitíase é elevada em pacientes com obesidade mórbida, e a colecistectomia profilática em pacientes com litíase assintomática está indicada durante o tratamento cirúrgico da obesidade mórbida. A rápida perda de peso após o tratamento cirúrgico aumenta o risco de formação de cálculos na vesícula biliar e de colecistite aguda. Ocorre formação de lama biliar ou colelitíase em cerca de 50% dos obesos submetidos a derivação gástrica nos 6 primeiros meses de pós-operatório, e cerca de 40% desses pacientes desenvolvem sintomas no mesmo período[86]. Assim, muitos cirurgiões indicam a colecistectomia profilática de rotina, mesmo em pacientes sem litíase submetidos a operações bariátricas[59]. Alguns cirurgiões indicam a colecistectomia profilática de rotina somente quando a operação bariátrica é uma derivação (*bypass*) de grande extensão do intestino delgado, mas não quando a operação é basicamente uma restrição gástrica. Neste último tipo de operação, esse último grupo de cirurgiões usa o ácido ursocólico profilático na dose de 600 mg/dia durante o período de perda de peso rápido (cerca de 6 meses).

Anemia Falciforme

Pacientes com anemia falciforme e colelitíase assintomática devem ser submetidos a colecistectomia profilática pela dificuldade de se diferenciar dor abdominal secundária a crise falciforme da cólica biliar ou colecistite aguda.[95]

Outros Fatores

A colecistectomia deve ser realizada em pacientes que viajam, principalmente para locais distantes de cuidado médico adequado. Pode ser indicada mesmo para pacientes que viajam freqüentemente para países que tenham centros médicos de excelência devido aos inconvenientes com a língua, pagamento das despesas médicas, mudança da data do retorno (pode acarretar aumento de custos) etc.

A não-visualização da vesícula biliar no colecistograma oral e a presença de cálculos vesiculares grandes favorecem a indicação de colecistectomia eletiva. A ausência de visualização da vesícula biliar no colecistograma oral indica doença avançada e sugere uma elevada probabilidade de ocorrência de sintomas. Cálculos grandes, principalmente os maiores de 2,5 cm, causam colecistite aguda mais freqüentemente que os cálculos pequenos. Além do mais, câncer de vesícula biliar é mais freqüentemente associado a cálculos grandes[84]. A pancreatite aguda é geralmente associada a cálculos biliares pequenos. Entretanto, a indicação de colecistectomia em pacientes com cálculos vesiculares pequenos assintomáticos na profilaxia da pancreatite aguda é controversa, porque essa complicação é muito menos freqüente do que a colecistite aguda.

TRATAMENTO CIRÚRGICO

O tratamento de escolha para a litíase da vesícula biliar é a colecistectomia, cujo objetivo é o alívio dos sintomas e o tratamento e/ou a prevenção das complicações. A colecistectomia é a operação do aparelho digestivo mais realizada atualmente e a segunda operação abdominal mais freqüente, após a herniorrafia inguinal. Somente nos Estados Unidos são realizadas 700.000 colecistectomias por ano. A simples retirada dos cálculos da vesícula biliar (colecistolitotomia) foi abandonada devido à elevada taxa de recorrência dos cálculos, acima de 50% em 5 anos[65,68].

A colecistectomia pode ser realizada por três vias[14,41]: (1) clássica ou tradicional (incisão ampla mediana, paramediana direita ou subcostal direita); (2) miniincisão; ou (3) via laparoscópica. A via laparoscópica foi realizada pela primeira vez por Philipe Mouret em Lyon, França, em 1987, e em poucos anos se tornou o método de escolha. Apresenta as seguintes vantagens: menor cicatriz, maior aceitabilidade pelo paciente, recuperação mais rápida, tempo de internação hospitalar de 1 dia, retorno ao trabalho e às atividades normais (inclusive esportes) em 1 semana, menor desconforto e menor taxa de complicações quando realizada por cirurgiões experientes com o método. A mortalidade da colecistectomia tornou-se menor nas últimas décadas e atualmente é menor que 0,1%, e em muitos estudos é nula quando realizada eletivamente para pacientes com colecistite não-complicada.

Com a maior experiência dos cirurgiões, os avanços dos instrumentos de videolaparoscopia e a melhora dos resultados, a laparoscopia tornou-se a via de escolha para a realização de colecistectomia, mesmo nos pacientes com complicações como colecistite aguda, gangrena e empiema da vesícula biliar, fístula biliar e cirrose hepática. Muitas dessas complicações ou a presença de gravidez ou de história de operação prévia em abdômen superior eram inicialmente consideradas como contra-indicações para a realização do procedimento. Entretanto, a maioria dos pacientes com essas condições pode ser efetiva e seguramente tratada pela via laparoscópica, de modo que atualmente todos os pacientes com litíase vesicular que necessitam de colecistectomia devem ser inicialmente tratados por esse método.

Somente nos casos em que o cirurgião sente que a operação não pode ser completada com segurança através da via laparoscópica o procedimento é convertido para a via aberta (laparotomia). A impossibilidade de identificar adequada e completamente todas as estruturas anatômicas da região é uma indicação absoluta de conversão. Atualmente, a única contra-indicação a se iniciar o procedimento pela via laparoscópica é a presença de coagulopatia incontrolável. Alguns cirurgiões consideram o câncer da vesícula biliar contra-indicação à colecistectomia por via laparoscópica pela maior incidência de disseminação do tumor na cavidade abdominal e nos locais de inserção dos trocartes.

Técnica Cirúrgica

A avaliação e os cuidados pré-operatórios dos pacientes para a colecistectomia laparoscópica são os mesmos dos pacientes submetidos a procedimento pela laparotomia. O procedimento é realizado com o paciente em decúbito dorsal horizontal sob anestesia geral com

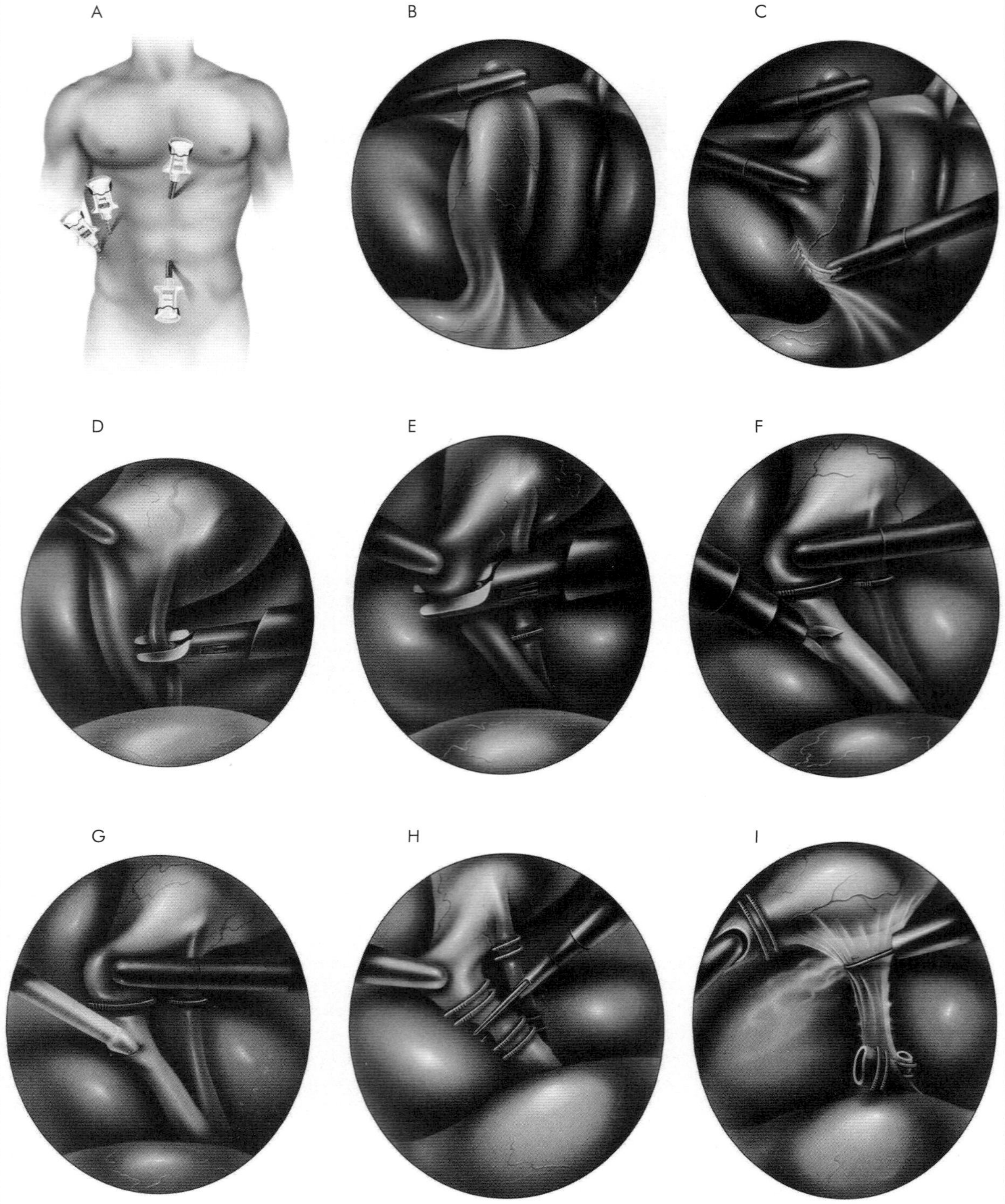

Fig. 125.4 — *Técnica de colecistectomia laparoscópica. A= colocação dos trocartes; B= tração em direção ao diafragma do fundo da vesícula biliar com pinça de preensão forte; C= dissecção por divulsão do folheto anterior do peritônio que recobre o triângulo de Calot; D= colocação de clipe na artéria cística; E= colocação de clipe no ducto cístico; F= incisão do ducto cístico com tesoura delicada; G= inserção de cateter no ducto cístico distalmente para a realização de colangiografia; H= secção do ducto cístico; I= dissecção da vesícula biliar do leito hepático com pinça em forma de gancho. (De Phillips EH. Techniques in endosurgery. Laparoscopic cholecystectomy with common bile duct exploration. Ethicon, Inc.,1992.)*

intubação orotraqueal. A mesa deve ser posicionada em proclive e decúbito lateral esquerdo para facilitar a exposição da área operatória. Sonda nasogástrica ou orogástrica deve ser inserida para evitar distensão gástrica. A realização de pneumoperitônio e a colocação de trocartes são descritas no Capítulo 10. São geralmente colocados 4 trocartes, mas nos obesos pode ser necessário um 5º para afastar o cólon transverso e/ou o grande epíploo (Fig. 125.4A).

A ótica de 0° ou 30° é colocada através do trocarte umbilical (10 mm). Uma pinça de preensão forte, que é colocada no fundo da vesícula biliar através do trocarte mais lateral (5 mm), traciona a vesícula e o fígado superiormente em direção ao diafragma (Fig. 125.4B). O cirurgião manipula os instrumentos através dos outros dois trocartes, e o mais medial de 5 mm é utilizado para tracionar o infundíbulo da vesícula inferiormente e para a direita. É importante salientar que o infundíbulo da vesícula deve ser corretamente tracionado para permitir exposição adequada do triângulo de Calot. Este triângulo é formado pela via biliar principal, porção inferior do fígado e ducto cístico.

Os folhetos anterior e posterior de peritônio que recobrem o triângulo de Calot são delicadamente divulsionados com uma pinça de dissecção longa inserida através do trocarte medial superior (10mm) (Fig.125.4C). O ducto e a artéria císticas são identificados e dissecados. A maioria dos cirurgiões liga e secciona primeiro o ducto cístico e somente posteriormente identifica a artéria cística (Fig. 125.4D e E). Entretanto, alguns não clipam nenhuma estrutura até a identificação e o isolamento completo da artéria e do ducto císticos. A junção do infundíbulo da vesícula biliar com o ducto cístico sempre deve ser identificada. A junção do ducto cístico com o colédoco não necessita ser dissecada, mas a visualização da via biliar principal é importante.

Colangiografia peroperatória pode ser realizada através da colocação de um *clipe* na porção proximal do ducto cístico (junção deste com o infundíbulo da vesícula), incisão da superfície anterior do ducto com uma tesoura apropriada, inserção de um cateter no ducto distalmente e aplicação de um outro clipe, com pouca pressão, no segmento distal do ducto cístico, de modo a fixar o cateter (Fig. 125.4F e G). Após a realização da colangiografia, o cateter é removido e dois *clipes* são aplicados na porção distal do ducto cístico. O ducto é seccionado (Fig. 125.4H).

A indicação de realização de colangiografia peroperatória é controversa. Alguns cirurgiões, principalmente em hospitais universitários, realizam-na de rotina. Entretanto, a maioria realiza em casos selecionados, principalmente nos pacientes com suspeita de coledocolitíase, nos casos em que a anatomia das vias biliares não está clara ou com suspeita de lesão da via biliar principal. As alterações que aumentam a possibilidade de coledocolitíase incluem dilatação da via biliar principal (> 10 mm), história de icterícia ou pancreatite e aumento de bilirrubinas e/ou fosfatase alcalina (ver Capítulo 129).

A seguir, *clipes* são aplicados na artéria cística, um proximal e dois distais, e a mesma é então seccionada. A bile vesicular é aspirada com agulha apropriada e a vesícula biliar é dissecada da fossa vesicular do fígado com uma pinça cautério de espátula ou gancho (Fig. 125.4I).

Após certificar-se da hemostasia adequada, a vesícula é apreendida e tracionada até a parede abdominal sob visão direta, onde é removida através do trocarte umbilical. Quando a vesícula não pode ser removida através do trocarte, a mesma é parcialmente exteriorizada e apreendida com duas pinças hemostáticas. A vesícula é então parcialmente aberta e os cálculos retirados através de uma pinça de Winter. Outra opção é ampliar a abertura da aponeurose através de uma pequena incisão com bisturi de lâmina pequena e retirar a vesícula sem abri-la.

No caso de perfuração ou gangrena da vesícula, a mesma pode ser colocada em um saco plástico, previamente introduzido na cavidade abdominal através do trocarte de 10 mm mediano epigástrico. O saco plástico contendo a vesícula é então retirado. Assim, evitam-se contaminação maior da cavidade e parede abdominal e o extravasamento de cálculos biliares.

Complicações da Colecistectomia

A colecistectomia laparoscópica é um procedimento seguro, cuja taxa de morbidade reduziu significativamente na última década. Várias séries relatam mortalidade próxima a zero e morbidade inferior a 3%-5%. A maioria das complicações é mínima, e o índice de readmissão hospitalar é inferior a 1%.

As complicações podem ser divididas nas comuns a diversos procedimentos laparoscópicos e nas relacionadas a colecistectomia propriamente dita. Somente o último grupo será discutido neste capítulo. As complicações comuns a diversos procedimentos laparoscópicos são discutidas no Cap. 10.

As principais complicações são fístula biliar, lesão da via biliar principal, hemorragia, perfuração da vesícula, cálculos deixados na cavidade e na parede abdominal.

1. *Fístula biliar* — ocorre no pós-operatório de 0,02% a 2,7% das colecistectomias laparoscópicas. As principais causas são escape do *clipe* do coto cístico (causa mais freqüente), necrose do ducto cístico, secção de ducto hepático acessório (ducto de Luschka) e lesão da via biliar principal. Necrose do ducto cístico tem sido relatada nos casos de uso de cautério próximo ao ducto com *clipe* aplicado a ele. Nessa situação, a corrente elétrica causa necrose intensa do ducto pela transmissão intensa de energia térmica pelo *clipe*.

O quadro clínico depende do local de acúmulo de bile, que pode ser na região subepática direita ou todo o abdômen (ascite biliar). No primeiro caso, as manifestações principais são dor no hipocôndrio e ombro direitos, febre, inapetência e mal-estar. Nos pacientes com ascite biliar, as manifestações clínicas principais incluem dor abdominal difusa, náuseas, vômitos, inapetência, íleo, distensão abdominal e febre. Leucocitose com desvio nuclear à esquerda e hiperbilirrubinemia são freqüentes. Alguns pacientes apresentam drenagem de bile pelas incisões ou dreno, caso este tenha sido colocado ao término da operação.

A ultra-sonografia e a tomografia abdominal podem demonstrar presença de líquido no abdômen superior direito ou em todo o abdômen. A cintilografia das vias biliares pode ser útil para determinar o local de extravasamento de bile. Além dessa função, a colangiografia endoscópica retrógrada pode ter finalidade terapêutica, através de papilotomia endoscópica, retirada de cálculo da via biliar principal e/ou colocação de prótese biliar.

A maioria das fístulas cicatriza espontaneamente se houver drenagem externa adequada e não houver obstrução da via biliar principal distal. Se a coleção for localizada, deve-se realizar drenagem percutânea guiada por ultra-sonografia. Se o débito da fístula for pequeno e o estado geral do paciente for bom, a possibilidade de fechamento espontâneo da fístula apenas com tratamento conservador é grande. Caso o débito da fístula não reduza ou seja elevado, deve-se realizar uma colangiografia endoscópica retrógrada associada à papilotomia endoscópica e/ou colocação de prótese biliar. Se houver litíase da via biliar principal, é essencial a sua retirada. A realização de papilotomia endoscópica reduz a resistência do fluxo biliar através da papila e assim reduz o extravasamento de bile pelo local da fístula e acelera a sua cicatrização. A colocação de uma prótese biliar, além de reduzir a resistência do fluxo biliar através da papila, pode ocluir o local de extravasamento de bile, permitindo a cicatrização da fístula.

Na presença de ascite biliar, devem-se realizar drenagem e lavagem abundante de toda a cavidade abdominal através de laparoscopia ou laparotomia, seguidas de reparo do local de extravasamento de bile, ou, se não for possível, drenagem externa adequada do local da lesão.

2. Lesão da via biliar principal (ver Capítulo 123).
3. Hemorragia. As causas mais comuns de sangramento intra-operatório são lesão da artéria cística ou hepática ou de vasos sangüíneos do leito hepático. Sangramento por lesão da artéria cística ou da hepática pode ser de difícil controle. O cirurgião deve tentar comprimir a região enquanto aspira o sangue com um aspirador colocado através de outro trocarte. Nunca deve aplicar *clipes* ou usar o cautério às cegas para evitar lesões de estruturas vizinhas. Caso não obtenha êxito, é recomendável a conversão para laparotomia.

Sangramento do leito hepático é geralmente de fácil controle com o uso adequado de cautério. A compressão da região por alguns minutos ou a aplicação de agentes hemostáticos tópicos, como trombina, Gelfoam®, Surgicel® é geralmente eficaz. Entretanto, em pacientes com cirrose hepática, o controle do sangramento do leito hepático pode ser extremamente difícil e necessitar de conversão para laparotomia.

4. Perfuração da vesícula biliar e cálculos perdidos. A perfuração da vesícula biliar é muito freqüente, ocorrendo em 5% a 20% das colecistectomias laparoscópicas. Os inconvenientes da perfuração da vesícula são devidos ao extravasamento de bile e de cálculos e possível contaminação/infecção bacteriana. A conduta consiste em: (1) fechar o defeito na parede da vesícula com *clipe*, pinçamento ou sutura para prevenir extravasamento adicional de bile e/ou cálculos; (2) aspirar a bile e remover todos os cálculos. Os cálculos podem ser colocados em um saco plástico apropriado ou na própria vesícula biliar; (3) irrigar abundantemente a região com solução salina; e (4)administrar antibiótico profilático de largo espectro em dose única ou por 24 horas, dependendo do conteúdo extravasado e das condições gerais do paciente. O esquema antibiótico mais usado é a cefoxitina ou a combinação de ceftriaxona (ou cefotaxima) com metronidazol.

Com o tratamento adequado anteriormente detalhado, a ocorrência de abscesso pós-operatório é incomum, mesmo se a bile estava infectada. Entretanto, se os cálculos não forem completamente removidos, podem funcionar como fonte de infecção, levando à formação de abscessos. Cálculos deixados no abdômen podem ser eliminados através do trato gastrointestinal, aparelho urinário e mesmo brônquio, ou provocar obstrução das estruturas vizinhas, mesmo anos após a colecistectomia laparoscópica. Portanto, todo esforço deve ser feito para retirar todos os cálculos.

Conversão

A conversão para a via aberta (laparotomia) não deve ser considerada como complicação, e o cirurgião não deve se sentir diminuído por tê-la utilizado. Seu objetivo é evitar lesão da via biliar principal ou de outra estrutura vizinha. Apesar de o índice de conversão diminuir com a experiência do cirurgião, em algumas situações a conversão é necessária.

Atualmente, o índice de conversão é baixo, cerca de 1% a 3% para colecistectomias eletivas e de 5% a 10% para colecistite aguda. Entretanto, muitos cirurgiões experientes têm apresentado taxa de conversão próximo a zero para colecistectomia simples e abaixo de 1% para colecistite aguda. As causas mais comuns de conversão são presença de aderências secundárias a operações prévias ou ao processo inflamatório da vesícula, sangramento e lesão de estruturas vizinhas (via biliar principal; intestino grosso e delgado). Outras causas incluem impossibilidade de identificar adequada e completamente todas as estruturas anatômicas da região; anomalia anatômica ou anatomia duvidosa; falha no equipamento de videolaparoscopia; litíase da via biliar principal; neoplasia da vesícula biliar; e fístula biliar.

REFERÊNCIAS BIBLIOGRÁFICAS

1. Abou-Saif A, Al-Kawas FH. Complications of gallstone disease: Mirizzi syndrome, cholecystocholedochal fistula, and gallstone ileus. Am J Gastroenterol 249-54, 2002.
2. Apstein MD, Dalecki-Chipperfield K. Spinal cord injury is a risk factor for gallstone disease. Gastroenterology 92:966-8, 1987.
3. Attili AF, Capocaccia R, Carulli N. Factors associated with gallstone disease in the MICOL experience: Multicenter Italian Study on Epidemiology of Cholelithiasis. Hepatology 26:809-14, 1997.
4. Benson MD, Gandhi MR. Ultrasound of the hepatobiliary-pancreatic system. World J Surg 14:166-72, 2000.
5. Berger MY, van der Velden JJ, Lijmer JG, et al. Abdominal symptoms. Do they predict gallstones? A systemic review. Scand J Gastroenterol 35:70-6, 2000.
6. Biss K, Ho KJ, Mikkelson B. Some unique biologic characteristics of the Masai of East Africa. N Engl J Med 284:694-5, 1971.
7. Bortoff GA, Chen MY, Ott DJ, et al. Gallbladder stones: imaging and intervention. Radiographic 20:751-5.
8. Bouchier IAD. Gallstones: formation and epidemiology. In: Blumgart LH. Surgery of the liver and biliary tract. Churchill Livingstone, Edinburgh. pp 503-516, 1988.
9. Brasca AP, Pezzotto SM, Berli D, Villavicencio R, Fay O, Gianguzzo MP, Poletto L. Epidemiology of gallstone disease in Argentina: prevalences in the general population and European descendants. Dig Dis Sci 45:2392-8, 2000.
10. Broomfield PH, Chopra R Sheinbaum RC, et al. Effects of ursodeoxycholic acid and aspirin on the formation of lithogenic bile and gallstones during loss of weight. N Engl J Med 319:1567-72, 1988.
11. Carey MD. Critical tables for calculating the cholesterol, saturation of native bile. J Lipid Res 19:945-8.
12. Chapman BA, Burt MJ, Chisholm RJ. Dissolution of gallstones with simvastatin, an HMG CoA reductase inhibitor. Dig Dis Sci 43:349-53, 1998.
13. Cheruvu CV, Eyre-Book IA. Consequences of prolonged wait before gallbladder surgery. Ann R Coll Surg Engl 84:20-2, 2002.
14. Coelho JCU, Andrade RF, Hanel RA, Andriguetto PC. Modificações na apresentação clínica e no resultado do tratamento cirúrgico da colelitíase na era da vídeocirurgia. Rev Col Bras Cir 23:17-21, 1996.
15. Coelho JCU, Azzolini IF, Zanier TM, Greca FH, Pozzobon C.E, Artigas GV. Litíase biliar em pacientes jovens. Rev Col Bras Cir 16:231-3, 1989.
16. Coelho JCU, Bonilha R, Pitaki SAM, Cordeiro RMV, Salvalaggio PRO, Bonin EA, et al. Prevalence of gallstones in a Brazilian population. Int Surg 84:25-8, 1999.
17. Coelho JCU, Buffara M, Pozzobon CE, Altenburg FL, Artigas GV. Incidence of common bile duct stones in patients with acute and chronic cholecystitis. Surg Gynecol Obstet 158:76-80.
18. Coelho JCU, Campos ACL, Moreira M, Moss Jr AA, Artigas GV. Acute acalculous cholecystitis. Int Surg 76:146-8, 1991.
19. Coelho JCU, Frare RC, Arce VFL. Prevalência de litíase vesicular em pacientes hospitalizados em Curitiba: avaliação ultra-sonográfica. Rev Ass Med Brasil 37:169-72, 1991.
20. Coelho JCU, Lemos JM, Andrade RF, Andriguetto PC, Wiekerkehr JC, Campos ACL, Pinho RV. Colecistectomia videolaparoscópica. Experiência de 1.000 casos. Rev Med Paraná 53:1-7, 1996.
21. Coelho JCU, Marchesini JB, De Souza FJ, Sasaki CA, Brenner S. Lesão iatrogênica das vias biliares. Rev Bras Cir 78:297-300, 1988.
22. Coelho JCU, Matias JEF, Campos ACL, Yoshida ME, Brenner S. Síndrome de Mirizzi: descrição de um caso. Rev Bras Cir 80:139-41, 1990;.
23. Coelho JCU, Moody FG, Senninger N. A new method for correlating pancreatic and biliary duct pressures and sphincter of Oddi electromyography. Surgery 97:342-9, 1985.
24. Coelho JCU, Moraes LM, Bárbara MS, Artigas GV. Colecistectomia no paciente idoso. Rev Ass Med Brasil 1988; 34:89-92.
25. Coelho JCU, Pupo CA, Campos ACL, Moss Jr AA. Electromyographic activity of the gastrointestinal tract following cholecystectomy. World J Surg 14:523-8, 1990.
26. Coelho JCU, Vianna R, Aranha A, Sobreiro BP, Borges AM. Tipo, número e tratamento de cálculos da vesícula biliar. Estudo prospectivo de 300 casos de colelitíase. Rev Col Bras Cir 26:265-8, 1999.
27. Coelho JCU, Vianna RMM, Costa MAR, Sigwalt MF. Colecistectomia laparoscópica no terceiro trimestre da gravidez. Arq Gastroenterol 36:30-3, 1999.
28. Coelho JCU, Vizzoto Jr AO, Salvalaggio PRO, Tolazzi ARD. Laparoscopic cholecystectomy to treat asymptomatic gallstones. Dig Surg 198:344-7, 2000.
29. Coelho JCU, Wiederkehr JC. Sphincter of Oddi motility: Recent developments and clinical applications. Am J Surg 172:48-51, 1996.
30. Cooper AL. Metabolic basis of cholesterol gallstone disease. Gastroenterol Cl N Am 20:21-46, 1991.
31. Coronary Drug Project Research Group: Gallbladder disease as a side effect of drugs influencing lipid metabolism. Experience in the Coronary Drug Project. N Engl J Med 296:1185-90, 1977.
32. Del Favero G, Caroli A, Meggiato T. Natural history of gallstones in non-insulin-dependent diabetes mellitus: A prospective 5-year follow-up. Dig Dis Sci 39:1704-9, 1994.
33. Diehl AK. Epidemiology and natural history of gallstone disease. Gastroenterol Clin N Am 20:1-19, 1991.
34. Diehl AK, Haffner SM, Knapp JA, et al. Dietary intake and the prevalence of gallbladder disease in Mexican Americans. Gastroenterology 97:1527-33, 1989.
35. Donovan JM. Physical and metabolic factors in gallstone pathogenesis. Gastroenterol Clin N Am 28:75-89, 1999.
36. Everhart JE, Khare M, Hilll M, et al. Prevalence and ethnic differences in gallbladder disease in the United States. Gastroenterology 117:632-8, 1999.
37. Everson GT. Gallbladder function in gallstone disease. Gastroenterol Clin N Am 20:85-110, 1991.
38. Frick MH, Elo O, Haapa K, et al. Helsinki Heart Study: Primary-prevention trial with gemfibrozil in middle-aged men with dyslipidemia. Safety of treatment, changes in risk factors, and incidence of coronary heart disease. N Engl J Med 317:1237-45, 1987.
39. Friedman GD, Kannel WB, Dawber TR. The epidemiology of gallbladder disease: Observations in the Framingham Study. J Chr Dis 19:273-92, 1966.
40. Fulcher AS, Turner MA, Capps GW. MR cholangiography: Technical advances and clinical applications. Radiographics 19:25-31, 1999.
41. Gilliland TM, Traverso W. Modern standards for comparison of cholecystectomy with alternative treatments for symptomatic cholelithiasis with emphasis on long term relief of symptoms. Surg Gynecol Obstet 170:39-44, 1990.
42. Grimaldi CH, Nelson RG, Pettitt DJ. Increased mortality with gallstone disease: results of a 20-year population-based survey in Pima Indians. Ann Intern Med 118:185-91, 1993.
43. Gustafsson U, Sahlin S, Einarsson C. Biliary lipid composition in patients with cholesterol and pigment gallstones and gallstone-free subjects: deoxycholic acid does not contribute to formation of cholesterol gallstones. Eur J Invest 30:1099-106, 2000.
44. Heaton KW. The epidemiology of gallstones and suggested aetiology. Clin Gastroenterol 2:67-83, 1973.
45. Ho KJ, Hsu SC, Chen JS. Human biliary β-glucuronidase. Correlation of its activity with deconjugation of bilirubin in the bile. Eur J Chin Invest 16:3617, 1986.
46. Ho KJ, Lin XZ, Yu SC. Cholelithiasis in Taiwan: Gallstone characteristics, surgical incidence, bile lipid composition, and role of beta-glucuronidase. Dig Dis Sci 40:1963-7, 1995.
47. Holzbacvh RC, Busch N. Nucleation and growth of cholesterol crystals. Gastroenter Cl N Am 20:67-84, 1991.

48. Janowitz P, Kratzer W, Zemmler T. Gallbladder sludge: spontaneous course and incidence of complications in patients without stones. Hepatology 20:291-5, 1994.
49. Jorgensen T, Jorgensen LM. Gallstones and diet in a population. Scand J Gastroenterol 1989;24:821-6.
50. Kratzer W, Mason RA, Kachele V. Prevalence of gallstones in sonographic surveys worldwide. J Clin Ultrasound 27:1-8, 1999.
51. Ko CW, Sekijima JH, Lee SP. Biliary sludge. Ann Intern Med 130:301-5, 1999.
52. Lapidus A, Bangstad M, Astrom M, et al. The prevalence of gallstone disease in a defined cohort of patients with Crohn's disease. Am J Gastroenterol 94:1261-5, 1999.
53. Lee SP, Carey MC, Lamont JT. Aspirin prevention of cholesterol gallstone formation in prairie dogs. Science 211:1429-31, 1981.
54. Li YF, Moody FG, Weisbrodt NW, Zalewsky CA, Coelho JCU, Senninger N, Gouma D. Gallbladder contractility and mucus secretion after cholesterol feeding in the prairie dog. Surgery 100:900-4, 1986.
55. Li YF, Moody FG, Weisbrodt NW, Coelho JCU, Gouma D. Calcium-induced contraction and contractile protein content of gallbladder smooth muscle after high-cholesterol feeding of prairie dogs. Gastroenterology 92:746-50, 1987.
56. Lillemoe KD, Martin As, Cameron JL, et al. Major bile duct injuries during laparoscopic cholecystectomy: Follow-up after combined radiological and surgical management. Ann Surg 225-459-66, 1997.
57. Low-Beer TS, Harvey RF, Davies ER, et al. Abnormalities of serum cholecystokinin and gallbladder emptying in celiac disease. N Engl J Med 292:961-3, 1975.
58. Maringhini A, Marceno MP, Lanzarone F, et al. Sludge and stones in gallbladder after pregnancy. Prevalence and risk factors. J Hepatol 5:218-23, 1987.
59. Mason EE, Renquist KE. Gallbladder management in obesity surgery. Obes Surg 12:222-229, 2002.
60. Matias JEF, Coelho JCU, Buffara M, Marchesini JB S. Análise crítica dos fatores indicadores de coledocolitíase. Rev Col Bras Cir 15:211-4, 1988.
61. Mentes BB, Akin M, Irkorucu O. Gastrointestinal quality of life in patients with symptomatic or asymptomatic cholelithiasis before and after laparoscopic cholecystectomy. Surg Endosc 15:1267-72, 2001.
62. Miquel JF, Nunez L, Amigo L, et al. Cholesterol saturation, not proteins or cholecystitis, is critical for crystal formation in human gallbladder bile. Gastroenterology 114:1016-21, 1998.
63. Moonka R, Stiens SA, Resnick WJ, et al. The prevalence and natural history of gallstones in spinal cord injured patients. J Am Coll Surg 189:274-8, 1999.
64. Nakeeb A, Comuzzie AG, Martin L, Sonnenberg GE, Swartz-Basile D, Kissebah AH, Pitt HA. Gallstones: genetics versus environment. Ann Surg 235:842-9, 2002.
65. Norrby S, Schonebeck J. Long-term results with cholecystolithotomy. Acta Chir Scand 136:711-5, 1970.
66. Oliveira RC, Coelho JCU, Tulio LF. Evaluation of gallstone dissolution by methyl tert-butyl ether in vitro. Surg Res Comun 13:253-7, 1993.
67. Pazzi P, Scagliarini R, Sighinolfi D, et al. Nonsteroidal antiinflammatory drug use and gallstone disease prevalence: A case-control study. Am J Gastroenterol 93:1420-5, 1998.
68. Pers M, Baden H. On the frequency of recurrence of calculi in the gallbladder after cholecystolithotomy. Acta Chir Scand 102:260-2, 1950.
69. Pitt HA, King WD, Mann, LL, et al. Increased risk of cholelithiasis with prolonged total parenteral nutrition. Am J Surg 145:106-10, 1983.
70. Pixley F, Wilson D, Mcpherson K, et al. Effect of vegetarianism on development of gallstones in women. Br Med J 291:11-2, 1985.
71. Porter JB, Jick H, Dinan BJ. Acute cholecystitis and thiazides. N Engl J Med 304:954-5, 1981.
72. Reshetnikov OV, Ryaabikov AN, Shakhmatov SG, Malyutina SK. Gallstone disease prevelance in Western Siberia: Cross-sectional ultrasound study versus autopsy. J Gastroenterol Hepatol 17:702-7, 2002.
73. Richardson WS, Carter KM, Helm B, Garcia LA, Chambers RB, Keats BJ. Risk factors for gallstone disease in the laparoscopic era. Surg Endosc 16:450-2, 2002.
74. Roslyn JJ, Pitt HA, Mann L. Parenteral nutrition induced gallbladder disease. A reason for early cholecystectomy. Am J Surg 148:58-63, 1984.
75. Rovsing H, Sloth K. Micro-gallbladder and biliary calculi in mucoviscidosis. Acta Radiologica 14:588-92, 1973.
76. Salen G, Tint GS, Shefer S. Treatment of cholesterol gallstones with litholytic bile acids. Gastroenter Cl N Am 20:171-82, 1991.
77. Sampliner RE, Bennett PH, Conness LJ, et al. Gallbladder disease in Pima Indians. Demonstration of high prevalence and early onset by cholecystography. N Engl J Med 283:1358-64, 1970.
78. Sapala MA, Sapala JA. Soto AD, et al: Cholelithiasis following subtotal gastric resection with truncal vagotomy. Surg Gynecol Obstet 148:36-9, 1979.
79. Sarin SK, Negi VS, Dewan R, et al. High familial prevalence of gallstone in the first-degree relatives of gallstone patients. Hepatology 22:138-41, 1995.
80. Sarnaik S, Slovis TL, Corbett DP, Enami A, Whitten CF. Incidence of cholelithiasis in sickle cell anemia using the ultrasonic gray-scale technique. J Pediatrics 96:1005-8, 1980.
81. Sauerbruch T, Stern M. Fragmentation of bile duct stones by extracorporeal shock waves. A new approach to biliary calculi after failure of routine endoscopic measures. Gastroenterology 96:146-52, 1989.
82. Schoenfield LJ. The effect of ursodiol on the efficacy and safety of extracorporeal shock-wave lithotripsy of gallstones: the Dornier National Biliary Lithotripsy Study. N Engl J Med 323:1239-45, 1990.
83. Schwesinger WE, Kurtin WE, Johnson R. Alcohol protects cholesterol gallstone formation. Ann Surg 207:641-6, 1988.
84. Serra I, Diehl AK. Number and size of stones in patients with asymptomatic and symptomatic gallstones and gallbladder carcinoma. J Gastrointest Surg 4:481-5, 2000.
85. Sheth S, Bedford A, Chopra S. Primary gallbladder cancer: recognition of risk factors and the role of prophylactic cholecystectomy. Am J Gastroenterol 95:1402-8, 2000.
86. Shiffman ML, Sugerman HJ, Kellum JM. Gallstone formation after rapid weight loss: A prospective study in patients undergoing gastric bypass surgery for treatment of morbid obesity. Am J Gastroenterol 86:1000-6, 1991.
87. Sigel B, Coelho JCU, Spigos DG, Donahue PE, Wood DK, Nyhus LM. Ultrasonic imaging during biliary and pancreatic surgery. Am J Surg 141:84-9, 1981.
88. Stampfer MJ, Maclure KM, Colditz GA, et al. Risk of symptomatic gallstones in women with severe obesity. Am J Clin Nutr 55:652-8, 1992.
89. Torres OJM, Caldas LRA, Azevedo RP, Palácio RL, Rodrigues MLS, Lopes JAC. Colelitíase e câncer de vesícula biliar. Rev Col Bras Cir 29:88-91, 2002.
90. Trotman BW. Pigment gallstone disease. Gastroenterol Cl N Am 20:111-26, 1991.
91. Trotman BW, Morris TA, Sanchez HM Soloway RD, Ostrow JD. Pigment versus cholesterol cholelithiasis: identification and quantification by infrared spectroscopy. Gastroenterology 72:495-8, 1977.
92. Tsimoyiannis EC, Antoniou NC, Tsaboulas C, et al. Cholelithiasis during pregnancy and lactation. Prospective study. Eur J Surg 160:627-31, 1994.
93. Van Bodegraven AA, Bohmer CJ, Manoliu RA, et al. Gallbladder contents and fasting gallbladder volumes during and after pregnancy. Scand J Gastroenterol 33:993-7, 1998.
94. Van Der Linden W, Ritter B Edlund G. Acute cholecystitis and thiazides. Br Med J 289:654-5, 1984.
95. Winter SS, Kinney TR, Ware RE. Gallbladder sludge in children with sickle cell disease. J Pediatr 125:747-52, 1994.
96. Yasojima EY, Lopes Filho GJ. Colangiografia peroperatória sistemática em colecistectomia videolaparoscópica. Rev Col Bras Cir 29:92-8, 2002.

CAPÍTULO 126

Colecistite Aguda Calculosa*

John F. Welkie
Neil R. Thomford
Antonio Celso Busnardo

INTRODUÇÃO

A colecistite aguda é uma doença inflamatória da vesícula biliar, com os achados macroscópicos e microscópicos habituais de inflamação aguda. Em 90%-95% dos casos existe colelitíase associada, uma doença que atinge 27 milhões de pessoas nos Estados Unidos. Aproximadamente 20%-30% dos pacientes com colelitíase desenvolverão colecistite aguda em algum momento de sua vida, geralmente após surtos repetidos de cólica biliar. A colecistite aguda calculosa ocorre mais freqüentemente entre as 4ª e 8ª décadas da vida, sendo mais comum em caucasianos e em mulheres. Estima-se que 800.000 colecistectomias sejam realizadas nos Estados Unidos a cada ano, e dessas, 20%-30% são por colecistite aguda calculosa. Devido a esse fato, é uma doença de considerável interesse tanto para o clínico, quanto para o cirurgião.

PATOGENIA

A obstrução do ducto cístico é a condição *sine qua non* na patogenia da colecistite aguda calculosa. Geralmente a colecistite aguda inicia-se com obstrução do ducto cístico por impactação de um cálculo no ducto cístico ou no infundíbulo da vesícula biliar (bolsa de Hartmann)[18,24]. Nessa última situação, o ducto cístico é obstruído secundariamente. A obstrução do ducto cístico causa um aumento da pressão intraluminal da vesícula biliar, obstrução venosa e linfática, edema, isquemia e ulceração da sua parede e, finalmente, infecção bacteriana secundária, que pode evoluir para empiema ou gangrena. Pode seguir-se perfuração da vesícula biliar resultando em abscesso localizado ou peritonite generalizada.

A inflamação inicial é química e não bacteriana, apesar de a infecção ser importante na patogenia das complicações. A obstrução do ducto cístico é associada à liberação de fosfolipase da mucosa da vesícula biliar, que converte a lecitina da bile vesicular em lisolecitina, que é tóxica à mucosa. Enzimas lisossômicas produzidas por bactérias podem também contribuir para a patogenia da colecistite aguda.

Embora a obstrução do ducto cístico seja o evento primário no desenvolvimento da maioria dos casos de colecistite aguda calculosa, existem evidências que sugerem que outros fatores podem ter papéis secundários importantes. Modelos experimentais demonstraram que algumas substâncias podem produzir colecistite aguda, quando introduzidas no lúmen da vesícula biliar após a ligadura do ducto cístico. Essas substâncias incluem suco pancreático, suco gástrico, bile supersaturada, desoxicolato e lisolecitina. Postula-se que essas soluções causam irritação da mucosa, alteram a função motora da vesícula biliar e promovem a liberação de enzimas da mucosa que levam a uma lesão adicional da parede da vesícula biliar.

A obstrução do ducto cístico não ocasiona sempre colecistite aguda. Se o cálculo passa pelo ducto cístico para o colédoco ou retorna para a vesícula biliar, a cadeia de eventos interrompe-se e o processo não progride para colecistite aguda. Em outras situações a obstrução do ducto cístico pode resultar em vesícula hidrópica, uma condição na qual a vesícula biliar se torna distendida por secreção mucóide produzida pelo seu epitélio de revestimento. A ausência de bile se deve à sua absorção pela mucosa da vesícula biliar.

Podem ser encontradas bactérias na bile de 40%-60% dos pacientes com colecistite aguda calculosa[18,24]. O papel das bactérias na patogenia da doença é considerado secundário. A bile de vesículas normais é estéril, mas as bactérias são um achado comum quando cálculos estão presentes. Na ausência de inflamação

**Capítulo traduzido pelos Drs. Carolina Gomes Gonçalves e Gustavo Justo Schulz.*

aguda, as culturas de bile são positivas em 14% dos pacientes com colelitíase, 59% dos pacientes com coledocolitíase e em aproximadamente 76% dos pacientes com icterícia associada. A *Escherichia coli* é o microorganismo mais comumente isolado, seguido por *Klebsiella aerogenes*, *Streptococcus faecalis*, *Proteus* sp., *Clostridium* sp., e uma variedade de outras bactérias menos comuns.

QUADRO CLÍNICO

O sintoma mais importante é a dor, que se localiza no quadrante superior direito do abdômen[18]. Ao contrário da cólica biliar, a dor da colecistite aguda persiste por mais de 6 horas. É comum a irradiação para o dorso, existindo referência de dor em região subescapular direita, irradiada através dos nervos esplâncnicos. A dor é contínua na maioria dos casos, e geralmente é de tal severidade que os pacientes preferem andar, em vez de permanecer deitados. Anorexia e náuseas são comuns, podendo ocorrer vômitos. A maioria dos pacientes refere um ou múltiplos episódios de dor biliar (cólica biliar) anterior, mas a colecistite aguda pode ser a primeira manifestação da colelitíase.

O exame físico dos pacientes revela dor à palpação do quadrante superior direito, com defesa de parede e, ocasionalmente, contratura involuntária local. O sinal de Murphy (parada da inspiração quando da palpação profunda do quadrante superior direito) está presente em mais da metade dos casos. Presença de massa palpável ocorre em 20% dos pacientes, e o íleo adinâmico é comum[18]. O paciente pode estar afebril ou apresentar temperatura abaixo de 38,5°C; temperaturas mais altas sugerem gangrena ou perfuração da vesícula biliar.

Icterícia ocorre em 20% dos pacientes com colecistite aguda e é geralmente devida à inflamação contígua da via biliar principal, com conseqüente estase[18,24]. A compressão da via biliar principal pela vesícula biliar distendida pode também ser importante em alguns casos. Coledocolitíase ocorre em 6%-10% dos pacientes, mas é causa de icterícia em uma percentagem menor.

Uma forma especial de colecistite aguda é a colecistite enfisematosa, que é causada por bactérias anaeróbicas, principalmente clostrídios[14]. Caracteriza-se pela presença de gás no lúmen ou na parede da vesícula biliar[14]. O quadro clínico é o de uma colecistite aguda grave e o diagnóstico é estabelecido pelo reconhecimento de gás na vesícula biliar na radiografia simples de abdômen ou na ultra-sonografia ou tomografia. A doença apresenta uma evolução rápida para sepse, com deterioração do estado geral. A colecistite enfisematosa tem uma predileção por pacientes diabéticos. Três quartos dos casos ocorrem na forma calculosa de colecistite aguda, e um terço, na acalculosa. Na operação, a vesícula biliar geralmente encontra-se com gangrena. Perfuração da vesícula biliar com peritonite difusa ocorre em 15% dos casos. A mortalidade é superior a 20%.

Diagnóstico

Estudos Laboratoriais

A presença de leucocitose discreta com desvio à esquerda é comum. Um leucograma acima de 15.000/mm^3 deve lembrar a presença de gangrena ou perfuração[18]. Elevações discretas dos níveis séricos das bilirrubinas, fosfatase alcalina e transaminase glutâmico-oxalacética (SGOT) são comuns e secundárias à inflamação localizada do parênquima hepático e/ou ductos biliares. Concentração sérica de bilirrubina total maior do que 4 mg/dl sugere a associação de coledocolitíase ou obstrução do ducto hepático comum por um cálculo impactado no infundíbulo (síndrome de Mirizzi). A amilase sérica pode estar elevada, mas não reflete, necessariamente, inflamação aguda do pâncreas. Além do pâncreas e das glândulas salivares, a amilase é produzida também por outros órgãos, como a vesícula biliar e os ductos biliares, intestino delgado e trompa de Falópio. Assim, doenças desses órgãos podem também elevar a amilasemia.

Exames Radiológicos

Radiografia Simples do Abdômen

Esse exame é importante para excluir outros diagnósticos. A presença ou ausência de ar livre abaixo do diafragma e a distribuição de ar no trato gastrointestinal são achados valiosos adicionais para o diagnóstico diferencial. A presença de ar na vesícula biliar estabelece o diagnóstico de colecistite aguda enfisematosa. Cerca de 10%-15% dos cálculos biliares são radiopacos e são visualizados na radiografia simples do abdômen. Entretanto, esse achado não confirma o diagnóstico de colecistite aguda. Ocasionalmente, outros achados como vesícula em porcelana e presença de ar nas vias biliares (fístula biliar) sugerem doenças das vias biliares.

Ultra-Sonografia

A ultra-sonografia é o exame diagnóstico de escolha. Esse exame é rápido, não-invasivo, não utiliza radiações ionizantes e é independente da função hepática. Também é útil na avaliação do ducto biliar comum, pâncreas e rins. Pode ser realizado em gestantes, pois não tem nenhum efeito prejudicial ao feto. A ultra-sonografia tem uma precisão de 95% para o diagnóstico de cálculos da vesícula biliar, mas de somente 70%-80% para o diagnóstico de inflamação aguda da vesícula biliar. Entretanto, o diagnóstico de colecistite aguda pode ser presumido e é altamente provável nos pacientes com cálculo da vesícula biliar que apresentam dor no quadrante superior direito, leucocitose e febre, mesmo quando a ultra-sonografia evidenciar somente cálculos e ausência de sinais inflamatórios agudos da vesícula biliar. Nessa situação, a cintilografia pode ser necessária para comprovar o diagnóstico de colecistite aguda. A cintilografia pode também ser importante para estabelecer o diagnóstico de colecistite aguda nos casos de cálculos pequenos não observados pela ultra-sonografia.

O achado ultra-sonográfico mais comum que sugere inflamação aguda da vesícula biliar é o espessamento de sua parede (4 mm ou mais) [12,14]. Entretanto, esse espessamento também pode ocorrer na colecistite crônica (vesícula escleroatrófica), ascite, insuficiência cardíaca congestiva, insuficiência renal, hepatite, doença hepática alcoólica, hipertensão portal, sepse, várias neoplasias e hipoalbuminemia. Outros achados ultra-sonográficos que sugerem o diagnóstico de colecistite aguda incluem coleção líquida ao redor da vesícula, distensão da vesícula biliar, lama intraluminar e sinal de Murphy ultra-sonográfico[12,14]. Este sinal caracteriza-se pela presença de dor no hipocôndrio direito quando se examina a região com o transdutor de ultra-sonografia. O paciente refere dor durante a inspiração profunda de forma similar ao sinal de Murphy observado durante o exame físico. Entretanto, o sinal de Murphy ultra-sonográfico é mais preciso do que o sinal de Murphy clássico, pois permite a visualização da região e dessa forma demonstra que a dor é possivelmente decorrente do contato da vesícula biliar com a parede abdominal. Permite também eliminar outras causas que possam ocasionar o aparecimento de sinal de Murphy no exame físico, como, por exemplo, abscesso hepático.

A presença de coleção líquida ao redor da vesícula é inespecífica, podendo ocorrer em pacientes com pancreatite aguda, úlcera péptica perfurada ou abscessos intra-abdominais, mesmo a distância.

Cintilografia das Vias Biliares

Esse exame, primeiramente descrito por Loberg, Cooper e Harvey, é um excelente método para o diagnóstico de colecistite aguda calculosa. As sensibilidades relatadas variam entre 92% e 100% com especificidades de 94-100%[7]. Apesar de a cintilografia ter uma elevada precisão para o diagnóstico de colecistite aguda, ela não determina o fator etiológico, no caso, cálculo biliar. Os análogos radioativos marcados do ácido iminodiacético (Tc^{99m} IDA) são injetados por via endovenosa. Cerca de 85% do total é captado pelos hepatócitos e excretado na bile sob a forma não-conjugada; de 15% é rapidamente excretado na urina. Normalmente, a vesícula biliar da metade dos pacientes é visualizada em 15 minutos, de 80% dos pacientes em 20 minutos, e em quase todos os pacientes, em 50 minutos (Fig. 126.1). Entretanto, a maioria dos centros de cintilografia examina os pacientes durante 4 horas para que diminuam as possibilidades de exames falso-positivos. Se também for administrada ao paciente uma injeção endovenosa de sulfato de morfina, na dose de 0,04 mg/kg, o tempo de estudo cintilográfico pode ser diminuído, com manutenção das mesmas altas taxas de precisão[26]. A morfina causa contração do esfíncter de Oddi, aumentando a pressão intraluminal da árvore biliar, proporcionando um melhor enchimento da mesma.

A ausência de visualização da vesícula biliar, mas com visualização da via biliar principal e duodeno, é um achado indicativo de obstrução do ducto cístico, sugerindo o diagnóstico de colecistite aguda (Fig. 126.2). Embora seja dependente da função hepatocelular, esse exame mantém sua precisão no paciente ictérico se forem utilizados os análogos isopropil ou parabutil do ácido iminodiacético, pois são mais resistentes ao deslocamento pela bilirrubina. Resultados falso-positivos são vistos em pacientes submetidos a jejum prolongado, pacientes em alimentação parenteral total, portadores de pancreatite, alcoólatras ou portadores de doença hepatocelular. A interpretação desse exame nesses pacientes deve ser feita com cautela.

Tomografia Computadorizada

Apesar de a tomografia poder evidenciar colecistite aguda, sua maior aplicabilidade é no diagnóstico de complicações, como perfuração e colecistite enfisema-

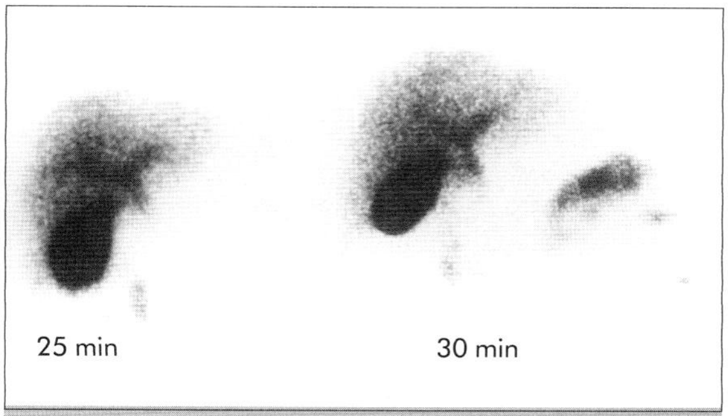

Fig. 126.1 — *Cintilograma mostrando preenchimento da vesícula biliar e do intestino delgado proximal por material radioativo. Esses achados normais excluem o diagnóstico de colecistite aguda.*

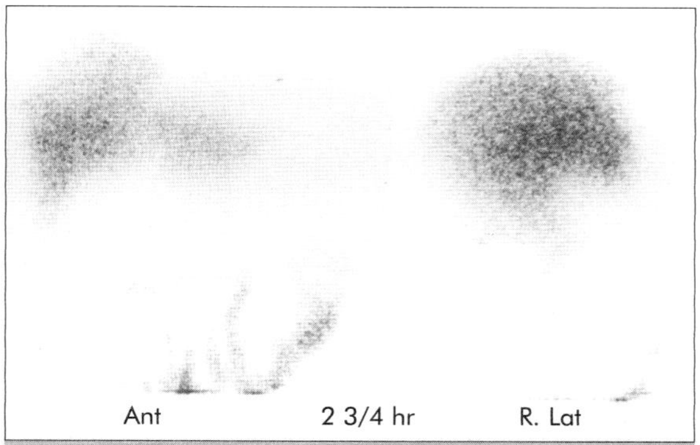

Fig. 126.2 — *Cintilograma mostrando material radioativo no intestino delgado. Não existem evidências de radioatividade na vesícula após 2 horas e 45 minutos, sugerindo obstrução do ducto cístico e, portanto, colecistite aguda.*

tosa, ou para excluir outras condições intra-abdominais, como pancreatite aguda[21]. A precisão da tomografia é menor do que a da ultra-sonografia no diagnóstico de colecistite aguda. As principais alterações tomográficas de colecistite aguda incluem espessamento da parede da vesícula, cálculo biliar, distensão da vesícula, coleção pericolecística e ar dentro ou na parede da vesícula (colecistite enfisematosa) [2].

EVOLUÇÃO

Cerca de 85% dos pacientes com colecistite aguda não-operados evoluem favoravelmente, com resolução do processo inflamatório agudo em alguns dias ou poucas semanas. A maioria desses pacientes apresenta novos surtos de colecistite aguda ou cólica biliar em poucos meses. Os outros 15% dos pacientes com colecistite aguda não-operados evoluem para complicação: gangrena, perfuração e empiema da vesícula biliar. As complicações ocorrem com maior freqüência em idosos, pacientes com *diabetes mellitus*, com doença vascular sistêmica e imunodeprimidos[1].

Extensões variáveis de gangrena da vesícula biliar não são incomuns. É a complicação mais freqüente da colecistite aguda. Ocorre com maior freqüência em idosos, diabéticos, em pacientes que apresentam empiema da vesícula biliar e colecistite enfisematosa. O local mais freqüente de gangrena é o fundo da vesícula, mas ela pode ocorrer em qualquer segmento da vesícula biliar, inclusive de toda a vesícula. As manifestações clínicas e as alterações laboratoriais são geralmente intensas, mas podem ser mínimas, principalmente no idoso.

Perfuração da vesícula biliar ocorre em 3%-10% dos pacientes com colecistite aguda e pode ser: (1) Perfuração localizada com bloqueio e possível formação de coleção ou abscesso localizado. É o tipo de perfuração mais freqüente. (2) Perfuração para peritônio livre com peritonite difusa (peritonite biliar). É a forma mais grave de perfuração, mas felizmente é a mais rara. (3) Perfuração para uma víscera vizinha ou para a pele, formando fístula colecistoentérica ou colecistocutânea, respectivamente (ver Capítulo 130).

Empiema da vesícula biliar ocorre em 2% a 5% das colecistites agudas e se caracteriza pela presença de pus no lúmen da vesícula biliar. Ocorre principalmente em idosos. A maioria dos pacientes apresenta febre intermitente, dor abdominal, massa dolorosa palpável no hipocôndrio direito e leucocitose intensa. Entretanto, alguns pacientes com empiema apresentam somente alterações clínicas mínimas, as quais não correspondem à gravidade da condição. *Escherichia coli* é a bactéria mais freqüentemente isolada, mas outras bactérias gram-negativas, enterococos, clostrídios e estafilococos podem ser cultivados.

DIAGNÓSTICO DIFERENCIAL

A análise objetiva da combinação de história clínica, exame físico, exames laboratoriais e radiológicos geralmente permite que o clínico estabeleça um diagnóstico de colecistite aguda calculosa. As doenças que devem ser consideradas no diagnóstico diferencial incluem processos inflamatórios agudos intra-abdominais comuns, tais como gastrite, pancreatite, pielonefrite, cálculos renal e/ou ureteral, abscesso hepático, diverticulite, hérnia de hiato e hepatite viral ou alcoólica. Também devem ser considerados a salpingite, peri-hepatite gonocócica (síndrome de Fitz-Hugh-Curtis), cistos ovarianos, tumores e traumatismos. Finalmente, o infarto agudo do miocárdio, pneumonite, herpes-zoster e outras causas incomuns de dor abdominal alta devem ser considerados.

TRATAMENTO

O tratamento consiste em colecistectomia, que deverá ser precoce, ou seja, realizada durante a mesma internação hospitalar, geralmente dentro de 1-3 dias depois do início do surto agudo da doença[11]. A operação deve ser realizada de emergência nos pacientes com suspeita de complicações (empiema, gangrena e perfuração) ou de urgência nos com elevada predisposição a complicações (*diabetes mellitus* e imunodeprimidos) (ver Capítulo 128).

O tratamento inicial inclui a administração de líquidos endovenosos, analgésico e jejum. A aspiração nasogástrica é reservada para os pacientes que apresentam náuseas e vômitos. Antibióticos de largo espectro devem ser iniciados no pré-operatório e suspensos no pós-operatório imediato. Na presença de complicações (empiema, gangrena, fístula), perfuração da vesícula biliar durante a operação ou em pacientes imunodeprimidos, a antibioticoterapia deve ser prolongada no pós-operatório, conforme as condições clínicas, geralmente por 72 horas ou mais. O uso de antibióticos (geralmente cefalosporina de primeira geração, como cefazolina) em pacientes diabéticos, ictéricos, idosos, com coledocolitíase conhecida ou suspeitada, e em pacientes imunodeprimidos diminui a incidência de infecções de parede abdominal e septicemia.

A colecistectomia pode ser realizada com sucesso por via videolaparoscópica em quase todos os pacientes com colecistite aguda. Durante a operação, a aspiração de bile para descompressão da vesícula biliar distendida e inflamada pode ser necessária para permitir exposição adequada, pinçamento e manipulação segura da vesícula. A taxa de conversão para cirurgia aberta é maior do que a da colecistectomia laparoscópica realizada para colecistite crônica[19,22]. Muitos cirurgiões utilizam a colangiografia peroperatória de rotina em pacientes com colecistite aguda calculosa com o objetivo de auxiliar na identificação da anatomia e de diagnosticar e reparar precocemente lesões da via biliar principal[26].

A colecistostomia laparoscópica ou percutânea é reservada para aqueles poucos casos selecionados nos quais a reação inflamatória é especialmente intensa e/ou as condições gerais do paciente necessitem de um procedimento limitado tanto em extensão quanto em tempo[3,6,8]. A mortalidade desse procedimento por ambos os métodos é de 10%-30%, refletindo a gravidade das doenças associadas, principalmente de natureza cardiovascular[11,23].

REFERÊNCIAS BIBLIOGRÁFICAS

1. Bedirli A, Sakrak O, Souzer EM, Kerek M, Guler I. Factors effecting the complications in the natural history of acute cholecystitis. Hepatogastroenterology 48:1275-8, 2001.
2. Bennett GL, Rusinek H, Lisi V, Israel GM, Krinsky GA, Slywotzky CM, Megibow A. CT findings in acute gangrenous cholecystitis. AJR Am J Roentgenol 178:275-81, 2002.
3. Bradley KM, Dempsey DT. Laparoscopic tube cholecystostomy: still useful in the management of complicated acute cholecystitis. Laparoendosc Adv Surg Teach A 12:187-91, 2002.
4. Cameron IC, Chadwick C, Phillips J, Johnson AG. Current practice in the management of acute cholecystitis. BR J Surg 87:362-73, 2000.
5. Cameron IC, Chadwick C, Phillips J, Johnson AG. Acute cholecystitis — room for improvement? Ann R Coll Surg Engl 84:10-3, 2002.
6. Chang L, Moonka R, Stelzner M. Percutaneous cholecystostomy for acute cholecystitis in veteran patients. Am J Surg 180:198-202, 2000.
7. Chatziionnou SN, Moore WH, Ford PV, Dhekne RD. Hepatobiliary scintigraphy is superior to abdominal ultrasonography in suspected acute cholecystitis. Surgery 127:609-13, 2000.
8. Chopra S, Dodd GD 3rd, Mumbower AL, Chintapalli KN, Schwesinger WH, Sirinek KR, Dorman JP, Rhim H. Treatment of acute cholecystitis in non-critically ill patients at high surgical risk: comparison of clinical outcomes after gallbladder aspiration and after percutaneous cholecystostomy. AJR Am J Roentgenol 176:1025-31, 2001.
9. Greenwald JA, McMullen HF, Coppa GF, Newman RM. Standardization of surgeon-controlled variables: impact on outcome in patients with acute cholecystitis. Ann Surg 231:339-44, 2000.
10. Habib FA, Kolachalam RB, Khilnani R, Preventza O, Mittal VK. Role of laparoscopic cholecystectomy in the management of gangrenous cholecystitis. Am J Surg 181:71-5, 2001.
11. Hatzidakis AA, Prassopoulos P, Petinarakis JL, Sanidas E, Chrysos E, Chalkiadakis G, Tsiftsis D, Gourtsoyiannis NC. Acute cholecystitis in high-risk patients: percutaneous cholecystostomy vs conservative treatment. Eur Radiol 12:1778-84, 2002.
12. Kalimi R, Gecelter GR, Caplin D, Brickman M, Tronco GT, Love C, Yao J, Simms HH, Marini CP. Diagnosis of acute cholecystitis: sensitivity of sonography, colescintigraphy, and combined sonography-cholescintigraphy. J Am Coll Surg 193:609-13, 2002.
13. Kim HJ, Lee SK, Kim MH, Too KS, Lim BC, Seo DW, Min YL. Safety and usefulness of percutaneous transhepatic cholecystoscopy examination in high-risk surgical patients with acute cholecystitis. Gastrointest Endosc 52:645-9, 2000.
14. Konno K, Ishida H, Naganuma H, Sato M, Komatsuda T, Sato A, Ishida J, Sakai T, Watanabe S. Emphysematous cholecystitis: sonographic findings. Abdom Imaging 27:191-5, 2002.
15. Liu TH, Consorti ET, Merces DW. Laparoscopic cholecystectomy for acute cholecystitis: technical considerations and outcome. Semin Laparosc Surg 9:24-31, 2002.
16. Madan AK, Aliabadi-Wahle S, Tesi D, Flint LM, Steinberg SM. How early is early laparoscopic treatment of acute cholecystitis? Am J Surg 183:232-6, 2002.
17. Merriam LT, Kanaan SA, Dawes LG, Angelos P, Prystowsky JB, Rege RV, Joehl RJ. Gangrenous cholecystitis: analysis of risk factors and experience with laparoscopic cholecystectomy. Surgery 126:680-5, 1999.
18. Mulagha E, Fromm H. Acute cholecystitis. Curr Treat Options Gastroenterol 2:144-6, 1999.
19. Navez B, Mutter D, Russier Y, Vix M, Jamali F, Lipski D, Cambier E, Guiot P, Leroy J, Marescaux J. Safety of laparoscopic approach for acute cholecystitis: retrospective study of 609 cases. World J Surg 25:1352-6, 2001.
20. Parkman HP, James AN, Thomas RM, Bartula LL, Ryan JP, Myers SI. Effect of indomethacin on gallbladder inflammation and contractility during acute cholecystitis. J Surg Res 96:135-42, 2001.
21. Paulson EK. Acute cholecystitis: CT findings. Semin Ultrasound CT MR 21:56-63, 2000.
22. Schafer M, Krahenbuhl L, Buchler MW. Predictive factors for the type of surgery in acute cholecystitis. Am J Surg 182:291-7, 2001.
23. Spira RM, Nissan A, Zamir O, Cohen T, Fields SI, Freund HR. Percutaneous transhepatic cholescystostomy and delayed laparoscopic cholecystectomy in critically ill patients with acute calculus cholecystitis. Am J Surg 183:62-6, 2002.
24. Strasberg SM. Cholelithiasis and acute cholecystitis. Clin Gastroenterol 22:643, 1997.
25. Suter M, Meyer A. A 10-year experience with the use of laparoscopic cholecystectomy for acute cholecystitis: is it safe? Surg Endosc 15:1187-92, 2001.
26. Vasquez TE, Rimkus DS, Hass MG, Larosa DI. Efficacy of morphine sulfate-augmented hepatobiliary imaging in acute cholecystitis. J Nucl Med Technol 28:153-5, 2000.

CAPÍTULO 127

Colecistite Acalculosa*

Yong-Ran Zhu

COLECISTITE AGUDA ACALCULOSA

Introdução

A colecistite aguda acalculosa ou alitiásica é uma doença grave, geralmente diagnosticada em pacientes com trauma severo ou enfermidade crítica. Apesar de ser uma doença incomum, sua incidência está aumentando nas últimas décadas. A incidência de colecistite aguda acalculosa entre todos os pacientes com colecistite aguda aumentou linearmente de 2,9% no período de 1950-54 para 9,5% no período de 1975-79[11]. Esse aumento é possivelmente devido aos avanços nos cuidados dos pacientes gravemente enfermos, o que permitiu prolongar a sobrevida desses pacientes e assim aumentar a população com risco de desenvolver essa complicação. Atualmente é responsável por cerca de 10% das colecistites agudas. Essa percentagem é muito maior no pós-operatório (85%) e nas crianças (50%)[5]. Entretanto, a mortalidade varia entre 17% e 67%. Os casos não-tratados estão associados a uma mortalidade ainda maior. A mortalidade cirúrgica excede em muito a da colecistite aguda calculosa e de qualquer outra doença benigna do trato biliar.

Etiologia e Patogenia

A primeira descrição da colecistite aguda acalculosa foi feita por Duncan em 1844, que publicou um caso de gangrena da vesícula biliar[5,9]. O paciente tinha sido submetido a herniorrafia femoral e desenvolveu colecistite aguda acalculosa no pós-operatório. A colecistite aguda acalculosa ocorre após grandes traumas, queimaduras, choque, procedimentos cirúrgicos, pós-transplante de medula óssea, transfusões maciças, hiperalimentação parenteral, infecções, pacientes graves na unidade de terapia intensiva e doenças debilitantes crônicas, como doenças vasculares, do colágeno e *diabetes mellitus*[1,4,9,10,14]. Ao contrário da colecistite calculosa, em que existe preponderância do sexo feminino, a colecistite aguda acalculosa incide de forma quase igual em ambos os sexos.

Atualmente acredita-se que a etiologia da colecistite aguda acalculosa seja multifatorial, com vários fatores desempenhando um papel mais ou menos importante, dependendo do caso[2]. Os fatores que podem desempenhar papel importante na patogenia da colecistite aguda acalculosa incluem infecção, alterações da bile, isquemia, aumento da pressão da ampola de Vater e ativação da via intrínseca da coagulação. Esses fatores causam aumento da viscosidade da bile (lama biliar), que, associado à redução na contratilidade da vesícula biliar, ocasiona obstrução do ducto cístico e conseqüentemente colecistite aguda.

Desidratação, jejum prolongado e aumento da produção de bilirrubina secundária às transfusões sangüíneas múltiplas podem aumentar a viscosidade da bile e assim causar obstrução funcional do ducto cístico[2,9,22]. A nutrição parenteral total causa distensão da vesícula biliar e estase biliar. A morfina e os opiáceos, freqüentemente empregados no pós-operatório em pacientes politraumatizados e em queimados, podem causar espasmo do esfíncter de Oddi e estase biliar. Pressão positiva no final da expiração mecânica causa experimentalmente estase biliar e hiperbilirrubinemia em cães. A isquemia, que é observada na arterioesclerose, vasculites e hipotensão, pode também ser um fator contribuinte importante. Experimentalmente, a hipotensão e o choque podem causar áreas focais de necrose na parede da vesícula biliar.

Lesões na mucosa da vesícula biliar devido à infusão de agentes quimioterápicos podem causar colecis-

Capítulo traduzido pelos Drs. Carolina Gomes Gonçalves e Matheus Neves Ribeiro da Silva tite aguda acalculosa. Obstrução do ducto cístico ou da artéria cística por tumores ou fatores mecânicos, como cisto do colédoco, anomalias congênitas ou torção da vesícula em hérnias encarceradas (hérnia diafragmática ou epigástrica), tem sido descrita raramente como causa de colecistite aguda acalculosa[2,7]. Apesar de a infecção ser geralmente secundária, ela pode ser a causa primária da colecistite aguda acalculosa[1].

Glenn e Becker enfatizaram que a ativação das vias dependentes do fator XII (fator de Hageman) levaria à colecistite aguda acalculosa[11]. A ativação do fator XII causa trombose dos vasos sangüíneos da vesícula biliar. A injeção endovenosa de ativadores do fator XII (polifenol e endotoxinas bacterianas) pode produzir trombose, hemorragia e necrose da serosa e muscular da vesícula biliar de cães e macacos, alterações similares às encontradas em pacientes com colecistite aguda acalculosa. Fragmentos ativos de fator XII, que por sua vez ativam o próprio fator XII, foram encontrados em preparados de albumina e plasma estocados a 4ºC. Conhecidos ativadores do fator XII, como sepse bacteriana, transfusão de produtos do plasma e exposição do plasma ao colágeno, são todos comuns em pacientes traumatizados e queimados. Não se sabe por que a vesícula biliar parece ser o órgão-alvo para a lesão conseqüente à ativação das vias dependentes do fator XII. Uma possível razão é que, da mesma forma que a vesícula biliar é embriologicamente derivada do duodeno e contém colecistocinina em sua parede, ela também pode conter algum tipo de cininogênio em sua parede; esse cininogênio pode ser fragmentado por componentes ativos da via intrínseca para produzir substâncias vasoativas capazes de aumentar o vasoespasmo e a lesão local.

O desenvolvimento de colecistite aguda acalculosa não é restrito à população adulta, e tem sido descrito como uma complicação de outras lesões ou doenças em crianças, como as infecções sistêmicas. Em crianças, entretanto, deve-se estar atento para lesões congênitas do trato biliar, como cistos de colédoco ou atresia ductal, que causam obstrução da via biliar na ausência de cálculos.

Patologia

É difícil determinar qualquer diferença macro e microscópica entre a colecistite aguda acalculosa e a colecistite aguda calculosa, exceto pela maior freqüência de gangrena na primeira e pela presença de cálculos na segunda. A vesícula biliar na colecistite aguda sem cálculos apresenta todas as fases de um processo inflamatório agudo, variando desde edema da parede até necrose isquêmica e gangrena. A parede intensamente edemaciada da vesícula biliar pode parecer quase normal ao exame microscópico; esse é o estágio mais precoce da colecistite aguda acalculosa. Mais tarde, poderão ser observadas ulcerações da mucosa, infiltração da muscular e da serosa por neutrófilos polimorfonucleares e necrose focal da parede das artérias e veias. As alterações dos vasos sangüíneos consistem em lesões focais do endotélio por eritrócitos e depois trombose. Exceto nas regiões gangrenadas em certas vesículas biliares, a mucosa permanece relativamente não-envolvida pelo processo, sendo as alterações predominantemente observadas na muscular e na serosa. A pesquisa de bactérias é freqüentemente negativa, mas algumas vezes podem ser isolados uma única espécie de bactéria ou vários grupos de microorganismos.

Quadro Clínico

Os sinais e sintomas de colecistite aguda acalculosa não diferem dos da colecistite aguda calculosa. Dor no hipocôndrio direito é o sintoma mais comum, ocorrendo em 80%-90% dos pacientes. Febre, náuseas e vômitos também são freqüentes. Entretanto, devido à gravidade das doenças associadas, os sintomas de colecistite aguda (dor em hipocôndrio direito, náuseas, vômitos e febre) podem ser mínimos. O quadro clínico de apresentação em alguns pacientes é o de septicemia. Dor abdominal difusa secundária a perfuração da vesícula biliar para abdome livre pode ser o sintoma de apresentação.

Dor à palpação do hipocôndrio direito é o achado de exame físico mais freqüente. Massa palpável dolorosa no quadrante superior direito do abdômen está presente em 25% dos pacientes. Outras alterações de exame físico observadas menos freqüentemente incluem icterícia, distensão abdominal, redução dos ruídos hidroaéreos, rigidez abdominal e deterioração do estado clínico geral.

A incidência de gangrena e perfuração da vesícula biliar em pacientes com colecistite aguda acalculosa é maior do que em pacientes com colecistite aguda calculosa[18]. Os motivos para esse aumento de incidência incluem retardo no diagnóstico e na realização do procedimento cirúrgico, presença de doenças associadas e a idade avançada de muitos pacientes. A incidência de colecistite aguda enfisematosa também é maior. Essa forma de colecistite aguda grave e fulminante é causada por bactérias anaeróbicas e tem uma predileção por diabéticos (ver Capítulo 128).

Diagnóstico

O diagnóstico pode ser extremamente difícil em pacientes com alteração do nível de consciência. Essa dificuldade é mais freqüente em pacientes sob a ação de sedativos e analgésicos, no pós-operatório, em pacientes com trauma ou queimadura severa e em pacientes criticamente enfermos em uso de respirador. Nessas condições, a história clínica é difícil de ser obtida e o exame físico é difícil de ser interpretado porque os pacientes apresentam nível de consciência alterado ou estão recebendo analgésicos e sedativos. Para se fazer um diagnóstico precoce, é necessário um alto grau de suspeição.

Os testes laboratoriais são inespecíficos. Leucocitose com desvio nuclear à esquerda ocorre na maioria dos pacientes. As bilirrubinas, fosfatase alcalina, gamaglutamiltranspeptidase e transaminases se elevam discreta ou moderadamente na maioria dos casos.

A ultra-sonografia é considerada o exame de escolha para estabelecer o diagnóstico de colecistite aguda acalculosa. Sua sensibilidade e especificidade são superiores a 90%[18,19]. Além do mais, é um exame barato, não emprega radiação ionizante e material de contraste e pode ser realizado à beira do leito. Os achados ultra-sonográficos mais importantes são espessamento da parede da vesícula biliar (maior que 4 mm), distensão da vesícula, lama biliar ou bile ecogênica (sem cálculo ou sombra acústica) na luz da vesícula, sinal de Murphy ultra-sonográfico (ver Cap.126), presença de coleção pericolecística e ausência de contração da vesícula à administração de colecistocinina endovenosa[13]. O espessamento da vesícula biliar não é patognomônico de colecistite aguda e pode ser observado em outras condições clínicas, incluindo ascite, hipoalbuminemia, colecistite crônica (vesícula escleroatrófica), hipertensão portal, doença hepática alcoólica, hepatite, insuficiência cardíaca crônica, insuficiência renal e infiltração leucêmica da vesícula biliar[8,15].

Pacientes gravemente enfermos internados em unidade de terapia intensiva mas sem colecistite aguda acalculosa freqüentemente apresentam um ou mais dos sinais ultra-sonográficos anteriormente descritos[3]. Assim, a ultra-sonografia, quando empregada isoladamente, é de valor limitado para estabelecer o diagnóstico de colecistite aguda acalculosa em pacientes internados em unidade de terapia intensiva[3,21]. A combinação da ultra-sonografia e da cintilografia aumenta a precisão diagnóstica em pacientes internados em unidade de terapia intensiva, reduzindo tanto a taxa de resultados falso-positivos como de falso-negativos[19].

A tomografia tem sensibilidade e especificidade de 70-90%, sendo os principais achados tomográficos espessamento da parede da vesícula, distensão da vesícula, coleção pericolecística e ar dentro ou na parede da vesícula.

A cintilografia da vias biliares pode também ser valiosa para o diagnóstico[19]. A ausência de visualização da vesícula biliar, mas com visualização da via biliar principal e duodeno, 1 a 4 horas após a injeção do radioisótopo, é sugestiva de colecistite aguda. A realização do exame com a administração de sulfato de morfina (0,04 mg/kg) nos pacientes em que a vesícula biliar não foi visualizada em 1 hora após a administração do radioisótopo (tecnécio^{99m}) melhora a precisão diagnóstica[19]. A sensibilidade e a especificidade do exame são respectivamente de cerca de 70% e 100%[19,21].A cintilografia complementa a ultra-sonografia no diagnóstico de colecistite aguda acalculosa em pacientes internados em unidade de terapia intensiva[19,21].

Tratamento

O diagnóstico e a intervenção cirúrgica precoces são fundamentais para o sucesso terapêutico. Infelizmente, o diagnóstico pode ser estabelecido tardiamente, porque os pacientes freqüentemente não apresentam os sinais e sintomas típicos, como febre, dor espontânea e à palpação de quadrante superior direito ou icterícia.

O tratamento consiste em colecistectomia imediata, pois a presença de gangrena e perfuração não pode ser seguramente excluída no pré-operatório. Metade dos pacientes apresenta gangrena da vesícula biliar, e 7,5% apresentam perfuração. A quase-totalidade dos casos pode ser feita por via videolaparoscópica.

A colecistostomia deve ser indicada nos pacientes muito enfermos para serem submetidos a colecistectomia ou em alguns pacientes com reação inflamatória muito intensa[20]. Esse procedimento pode ser realizado com anestesia local ou por via percutânea transepática com auxílio da ultra-sonografia. Se for realizada colecistostomia e houver regressão do processo inflamatório, geralmente não há indicação de colecistectomia em 2 a 3 meses, pois não há litíase e, conseqüentemente, a possibilidade de recorrência é pequena[20].

A mortalidade varia de 6,5% a 75% e é mais elevada em pacientes que desenvolvem colecistite aguda acalculosa após trauma ou no pós-operatório. Essa grande variação de mortalidade descrita na literatura é possivelmente devido à presença concomitante de diferentes doenças predisponentes e associadas. A contribuição exata da colecistite aguda acalculosa para a morbidade e a mortalidade é difícil de ser determinada em pacientes que já se encontravam agudamente enfermos ou com doenças graves associadas.

Colecistite Crônica Acalculosa

Anteriormente houve um abuso no diagnóstico e na indicação de colecistectomia por colecistite crônica acalculosa. Vários autores relatavam que essa condição correspondia a 2%-10% de todas as indicações de colecistectomia. Atualmente, a existência dessa afecção é controversa. Raramente, a infecção/infestação da vesícula biliar por *Ascaris lumbricoides*, *Salmonella typhi*, *Mycobacterium tuberculosis* e outros microorganismos podem causar alterações crônicas na vesícula biliar[1]. A redução da fração de ejeção durante a cintilografia das vias biliares a com administração de colecistocinina (sincalide 0,02 mg/kg infundido endovenosa e continuamente em 30 a 60 minutos) pode ajudar a estabelecer o diagnóstico de colecistite crônica acalculosa[5,25]. Entretanto, resultados falso-positivos foram relatados em percentagens elevadas[25].

REFERÊNCIAS BIBLIOGRÁFICAS

1. Avalos M E, Cerulli M A, Lee R S. Acalculous acute cholecystitis due to Samonella typhi. Dig Dis Sci 37:1772-5, 1992.
2. Babb R R. Acute acalculous cholecystitis. A review. J Clin Gastroenterol 15:238-41, 1992.
3. Boland GW, Slater G, Lu DS, Eisenberg P, Lee MJ, Mueller PR. Prevalence and significance of gallbladder abnormalities seen on sonography in intensive care unit patients. AJR Am J Roentgenol 174:973-7, 2000.
4. Branch Jr C L. Post-traumatic acalculous cholecystitis on a neurosurgical service. Neurosurgery 12:98-101, 1983.
5. Chen PF, Nimeri A, Pham QH, Yuh JN, Gusz JR, Chung RS. The clinical diagnosis of chronic acalculous cholecystitis. Surgery 130:578-81, 2001.
6. Chen P S. Acute acalculous cholecystitis. Arch Surg 1978; 113:1461-2.
7. Coelho JCU, Campos ACL, Moreira M, et al. Acute acalculous cholecystitis. Int. Surg 76:146-8, 1991.
8. Finlay D E, Mitchell SL, Letourneau JG, Longley DG. Leukemic infiltration of the gallbladder wall mimicking acute cholecystitis. Am J Roentgenol 160:63-4, 1993.
9. Flancbaum L, Majerus TC, Cox EF. Acute posttraumatic acalculous cholecystitis. Am J Surg 150:252-5, 1985.
10. Gips M, Halpern M, Wolloch Y. Acalculous candida cholecystitis. Eur J Surg 158:251-2, 1992.
11. Glenn F, Becker C G. Acute acalculous cholecystitis. Ann Surg 195:131-6, 1982.
12. Gouma D J, Obertop H. Acute calculous cholecystitis. What is new in diagnosis and therapy? HPB Surg 6:69-78, 1992.
13. Imamoglu M, Sarihan H, Sari A, Ahmetoglu A. Acute acalculous cholecystitis in children: Diagnosis and treatment. J Pediatr Surg 37:36-9, 2002.
14. Imhof M, Raunest J, Ohmann C, Röher H D. Acute acalculous cholecystitis complicating trauma: a prospective sonographic study. World J Surg 16:1160-6, 1992.
15. Jardines L A, O'Donnell M R, Johnson DL, Terz JJ, Forman SJ. Acalculous cholecystitis in bone marrow transplant patients. Cancer 71:354-8, 1993.
16. Lillemoe KD. Surgical treatment of biliary tract infections. Am Surg 66:138-44, 2000.
17. Lindberg E F. Acalculous cholecystitis in Vietnam casualties. Ann Surg 171: 152-7, 1970.
18. Madl C, Grimm G, Mallek R, et al. Diagnosis of gallbladder perforation in acute acalculous cholecystitis in critically ill patients. Intensive Care Med 18:245-6, 1992.
19. Mariat G, Mahul P, Prev t N, De Filippis JP, Cuilleron M, Dubois F, Auboyer C. Contribution of ultrasonography and cholescintigraphy to the diagnosis of acute acalculous cholecystitis in intensive care unit patients. Intensive Care Med 26:1658-63, 2000.
20. Patel M, Miedema BW, James MA, Marshall JB. Percutaneous cholecystostomy is an effective treatment for high-risk patients with acute cholecystitis. Am Surg 66:33-7, 2000.
21. Prevot N, Mariat G, Mahul P, Granjon D, Cuilleron M, Tiffet O, De Filipis JP, Jospe R, Auboyer C, Dubois F. Contribution of cholescintigraphy to the early diagnosis of acute acalculous cholecystitis in intensive-care-unit patients. Eur J Nucl Med 26:1317-25, 1999.
22. Ross DC. Acalculous cholecystitis in association with major burns. Burns 1987; 13:488-91.
23. Savino JA. Factors encouraging laparotomy in acalculous cholecystitis. Cri Care Med 13:377-80, 1985.
24. Ullman M. Post-traumatic and postoperative acute acalculous cholecystitis. Acta Chir Scand 150:507-9, 1984.
25. Ziessman HA. Cholecystokinin cholescintigraphy: victim of its own success? J Nucl Med 40:2038-42, 1999.

128

CAPÍTULO

Colecistite em Condições Especiais*

Venkatachala I. Sreenivas
Karen A. Johnson

INTRODUÇÃO

Estima-se que nos Estados Unidos da América 25 milhões de pessoas possuam cálculos biliares. A ultrasonografia é um método rápido, não-invasivo, indolor e de elevada precisão para a sua detecção. A obstrução do ducto cístico, um importante fator na patogenia da colecistite aguda, pode ser prontamente diagnosticada através da cintilografia biliar. Dos 25 milhões de portadores de cálculos biliares, 800 mil são operados anualmente por colecistite e suas complicações. A colecistectomia eletiva é uma das operações abdominais mais seguras, com uma mortalidade de aproximadamente 0,1%. Entretanto, na presença de determinadas condições, o diagnóstico é difícil e o risco cirúrgico pode aumentar. Essas condições incluem gravidez, idade avançada, infância, nutrição parenteral total, *diabetes mellitus* e cirrose hepática.

GRAVIDEZ

Têm sido observadas alterações na cinética biliar durante a gravidez. No final do primeiro trimestre, a vesícula biliar tem seu volume duplicado, sua taxa de esvaziamento diminui em aproximadamente 30% e seu volume residual é o dobro do normal[4,20,38]. A estase resultante causa alterações quantitativas dos ácidos biliares. Sua secreção pelo fígado está diminuída. O estrogênio pode desempenhar um papel importante na patogenia dessas alterações, já que está documentado que a administração desse hormônio reduz a produção e a secreção de ácidos biliares. A secreção de colesterol, ao contrário, permanece inalterada. O resultado é um aumento relativo da concentração de colesterol na bile; essa supersaturação resultante favorece a precipitação de cristais de colesterol (ver Capítulo 125). Uma vez formados os cristais, a própria estase leva à formação de cálculos biliares.

Embora existam grandes alterações fisiológicas que favorecem o desenvolvimento de colelitíase durante a gravidez, a colecistectomia nesse período é de ocorrência infreqüente[38,40]. Apenas 0,3% das colecistectomias é realizada durante a gravidez.

O diagnóstico nem sempre é fácil. As náuseas e vômitos que acompanham a cólica biliar podem ser confundidos com os vômitos da gravidez. A leucocitose associada à gravidez limita sua utilidade no diagnóstico precoce da colecistite aguda[38]. Similarmente, a elevação da fosfatase alcalina na gravidez limita o seu valor como índice preditivo de obstrução biliar. Já no segundo trimestre, o apêndice pode estar deslocado para o quadrante superior direito devido à presença do útero aumentado, dificultando assim um diagnóstico diferencial entre colecistite aguda e apendicite aguda[38]. Os danos causados ao feto pela exposição aos raios X devem ser sempre lembrados; essa exposição deve ser a mínima possível, fato que pode retardar o diagnóstico.

A ultra-sonografia é o método preferido para o diagnóstico de colelitíase e colecistite aguda. A precisão diagnóstica é elevada quando a colecistite aguda é diagnosticada na presença de cálculos biliares, espessamento da parede vesicular e dor localizada na região da vesícula biliar[38].

O sucesso do tratamento é avaliado em termos de complicações tanto fetais quanto maternas[4,33,43]. O momento da operação é uma importante consideração para que se diminuam a morbidade e a mortalidade fetal e materna[1,14]. O segundo trimestre é o momento ideal para a operação durante a gravidez[46]. Uma vez que o segundo trimestre tenha sido alcançado, o período crítico de abortamento espontâneo já foi superado,

Capítulo traduzido pelos Drs. Carolina Gomes Gonçalves e Matheus N. R. da Silva.

a organogênese já se completou, o útero não está grande o suficiente para limitar uma boa exposição no campo operatório e o parto prematuro é menos provável de ocorrer do que durante o terceiro trimestre. Na conduta com pacientes grávidas, a utilização de medicações e agentes anestésicos que atravessam a placenta deve ser evitada. O fato de uma paciente ser tratada através de intervenção cirúrgica ou por medidas não-cirúrgicas depende da gravidade do processo patológico, da duração da gravidez e da própria resposta às medidas não-cirúrgicas. Pacientes com sintomas leves no final da gravidez são tratadas clinicamente com o intuito de que o feto nasça a termo e a colecistectomia possa ser realizada no período pós-parto. Por outro lado, pacientes sépticas com colecistite aguda e/ou colangite são submetidas a tratamento cirúrgico. Uma paciente sintomática sem complicações sépticas é idealmente operada durante o segundo trimestre. A colecistectomia laparoscópica tem sido empregada com sucesso em todos os trimestres da gravidez e atualmente é o método de escolha para a realização de colecistectomia na gravidez[1,25,32].

COLECISTITE NO IDOSO

Para os propósitos de discussão deste capítulo, idoso refere-se às pessoas com idade acima de 65 anos. É fato bem estabelecido que a incidência de colelitíase aumenta com a idade[12,34]. Aproximadamente 40% das pessoas com idade de 70 anos possuem colelitíase. Fato interessante é que, quanto maior o tempo que o paciente possui colelitíase, maior é a incidência de complicações relacionadas aos cálculos biliares, não sendo surpresa que 20%-40% da população de pacientes idosos apresente colecistite aguda[44].

A colecistectomia para a colecistite crônica em pacientes com idade abaixo dos 65 anos tem uma mortalidade operatória de 0,1%[31]. A mortalidade operatória, nas mesmas condições, na população com idade superior a 65 anos é de 1%[31]. A mortalidade operatória para a colecistite aguda é mais alta quando comparada com a da colecistite crônica em ambos os grupos etários[18]. Entre os idosos, tem sido relatada uma taxa de mortalidade para colecistite aguda de 2%-5%.[18] A taxa de mortalidade nesse grupo de pacientes está relacionada a complicações da colecistite aguda e à presença de outras doenças associadas, como doenças cardiovasculares, hipertensão arterial e *diabetes mellitus*[24]. A incidência de empiema, gangrena e perfuração da vesícula biliar é mais elevada no idoso do que nos não-idosos. O diagnóstico tardio também é um fator contribuinte. Freqüentemente existe atraso no diagnóstico devido à ausência de história característica ou devido à apresentação clínica atípica. A mortalidade pode ser reduzida com o estabelecimento imediato do diagnóstico, preparação pré-operatória adequada, intervenção cirúrgica precoce e manejo pós-operatório cuidadoso[35]. Pode não ocorrer febre ou a temperatura pode estar discretamente elevada, irritação peritoneal pode estar ausente e o número de leucócitos pode ser normal. É importante lembrar que pacientes com colelitíase de longa data são também candidatos a ter coledocolitíase, e portanto a incidência de coledocolitíase é maior nos idosos. Conseqüentemente, a colangiografia peroperatória deve ser realizada para excluir ou confirmar a presença de cálculos no ducto biliar comum. A colecistectomia laparoscópica é o tratamento de escolha[9,27,35,45]. No paciente com colecistite aguda e condições gerais ruins para suportar anestesia geral, pode-se realizar colecistostomia, com taxas de morbidade e mortalidade menores[7,23]. Tal procedimento pode ser realizado com anestesia local ou por via percutânea[7,23,42,44].

COLECISTITE NA CRIANÇA

A colecistite aguda acalculosa corresponde a aproximadamente metade dos casos de colecistite aguda nas crianças. Infecção, trauma, náuseas, vômitos e desidratação são causas de colecistite aguda acalculosa. Ver Cap. 127 para outros fatores predisponentes.

A incidência de litíase biliar aumenta com a idade. Nas crianças a sua incidência é baixa, sendo os seguintes os fatores predisponentes nesse grupo: familiar, alimentar, doença hemolítica, fibrose cística, doença hepática, doença cardíaca e ressecção intestinal[15,22]. Atualmente a maioria dos casos de colelitíase em crianças é devido a fatores nutricionais e familiares (hereditários). A segunda causa mais freqüente é doença hemolítica, sendo que cerca de 25% das crianças com colelitíase tem doença hemolítica. As demais causas são infreqüentes.

As manifestações clínicas são similares às dos adultos. Entretanto, a sua baixa incidência na criança reduz a suspeição da doença e retarda o diagnóstico e o tratamento. A colecistectomia laparoscópica é o tratamento de escolha.

NUTRIÇÃO PARENTERAL TOTAL (NPT)

A ocorrência de colestase intra-hepática e um aumento da colelitíase têm sido observados em pacientes que recebem NPT[8,24]. Quanto maior a duração da NPT, maior é o risco de desenvolvimento de colelitíase e suas complicações associadas. Messing *et al.*[30] observaram que, ao final de uma semana de NPT, 6% de seus pacientes haviam desenvolvido lama biliar na vesícula biliar. Essa percentagem aumentou para 56% entre 4 e 6 semanas, e todos os pacientes que receberam NPT por mais de 6 semanas desenvolveram lama biliar. Entretanto, a lama biliar desapareceu com o reinício da alimentação oral na maioria dos pacientes. Houve desenvolvimento de colelitíase em apenas 6% dos pacientes.

Os mecanismos responsáveis pelo desenvolvimento de lama biliar incluem alterações da função hepática e da cinética biliar, estase advinda da ausência de estímulo para contração da vesícula biliar durante o período de jejum e aumento da absorção de água da bile vesicular. Em um estudo experimental com cães em regime de NPT, a estase vesicular foi efetivamente tratada pela administração endovenosa diária de colecistocinina. A incidência de formação de cálculos biliares foi assim reduzida[16]. Crianças que recebem NPT não estão isentas do desenvolvimento de cálculos biliares[36]. Os cálculos que se desenvolvem devido à NPT são de uma variedade de pigmento biliar[36]. A mortalidade e a morbidade da colecistite em pacientes que recebem NPT são altas,11% e 54%, respectivamente, e seu diagnóstico é difícil e freqüentemente tardio[40]. Os achados da cintilografia biliar devem ser interpretados com cautela. Quando o procedimento foi realizado por apenas 2 horas, a taxa de falso-positivos foi de 92%. Tem sido observado que em pacientes assintomáticos em jejum por 48 horas o teste foi falso-positivo em 36% ao fim de 4 horas[48]. Para minimizar os resultados falso-positivos, o teste deve ser continuado por 24 horas.

A colecistectomia laparoscópica precoce tem sido defendida em pacientes com colelitíase e recebendo NPT devido à alta incidência de complicações quando a mesma não é realizada[24]. A colecistostomia percutânea pode ser indicada nos pacientes gravemente enfermos[40].

DIABETES MELLITUS

Tem sido relatada uma alta prevalência de cálculos biliares entre pacientes com *diabetes mellitus*, mas a freqüência exata varia de acordo com as séries publicadas[5]. Alterações da motilidade da vesícula biliar, bem como alterações nos constituintes da bile, são consideradas como as responsáveis por esta alta incidência. Alguns autores observaram vesículas biliares aumentadas e com baixa contratilidade em pacientes diabéticos, presumivelmente devido à neuropatia. Os cálculos de pacientes diabéticos são de colesterol. Paradoxalmente, a bile é mais litogênica [42]. A insulinoterapia reduz a síntese de sais biliares e aumenta a excreção de colesterol na bile.

Entretanto, alguns sugerem que não existe um defeito bioquímico específico que altere a composição da bile no diabético. O aumento da saturação de colesterol na bile (bile litogênica) seria conseqüente à obesidade, que é mais freqüente no diabético[42].

O *diabetes mellitus per se* não é indicação para colecistectomia profilática em pacientes com litíase vesicular assintomática. Outros fatores, como idade e doenças associadas, devem ser considerados (ver Capítulo 125). A colecistectomia laparoscópica é o tratamento de escolha para os pacientes sintomáticos[5]. Nos diabéticos com colecistite aguda, a colecistectomia deve ser realizada precocemente devido à elevada possibilidade de complicações, como empiema, gangrena e perfuração da vesícula biliar[39]. Além do mais, os diabéticos têm maior taxa de complicações renais e vasculares. Dessa forma, a taxa de conversão, morbidade e mortalidade de colecistectomia realizada por colecistite aguda em diabéticos é maior do que a de pacientes não-diabéticos[47].

CIRROSE HEPÁTICA

A incidência de cálculos biliares é maior na presença de cirrose hepática, duas a três vezes maior do que na população geral[10,19,21]. Essa associação pode estar relacionada a hiperesplenismo, hemólise e à conseqüente sobrecarga de pigmentos biliares oferecida ao fígado[13]. A maioria dos cálculos biliares nos pacientes cirróticos é pigmentar. Também ocorre redução na quantidade de sais biliares da bile e do organismo, mas essa alteração é compensada pela redução do colesterol da bile, de modo que a bile não é litogênica. Neuropatia autonômica pode também contribuir com a formação de cálculos biliares em cirróticos, possivelmente reduzindo o esvaziamento da vesícula biliar[11,29].

O diagnóstico diferencial da icterícia em pacientes cirróticos é difícil. A icterícia pode ser resultado de doença hepatocelular ou resultado de coledocolitíase causando obstrução biliar. O tratamento varia de acordo com a causa da icterícia. A causa mais freqüente de icterícia no cirrótico é a doença hepatocelular e não a coledocolitíase. Alterações nos testes de função hepática não são diagnósticos para diferenciar a icterícia hepatocelular da obstrutiva, e a ultra-sonografia tem limitações na detecção de cálculos no ducto biliar comum. O edema e o espessamento da parede da vesícula biliar, comuns na ascite e hipoalbuminemia, podem ser incorretamente interpretados como sinais de colecistite aguda. Na presença de obstrução ductal biliar extra-hepática, os ductos biliares intra-hepáticos podem não estar dilatados devido à fibrose circundante. A colangiografia endoscópica retrógrada ou preferencialmente a colangiorressonância podem ser necessárias para diferenciar a icterícia hepatocelular de icterícia obstrutiva[2,3].

A mortalidade operatória da colecistectomia em pacientes cirróticos é bem maior do que na população geral[2,3]. As causas de morte incluem hemorragia, insuficiência hepática, insuficiência renal, hemorragia gastrointestinal alta, sepse e insuficiência de múltiplos órgãos e sistemas. A taxa de mortalidade, o volume sangüíneo perdido e a necessidade transfusional se correlacionam com a classificação de Child. Nos pacientes Child A, taxa de mortalidade de zero tem sido relatada, enquanto pacientes Child C requerem transfusões maciças e têm taxa de mortalidade de aproximadamente 24%[28,37]. Existe correlação entre o tempo de protrombina e a taxa de mortalidade[2,3].

O sangramento intra-operatório é uma complicação temida durante colecistectomias em pacientes cirróticos. O risco é devido à hipertensão portal, alterações da coagulação e plaquetopenia. Sangramento excessivo pode ocorrer, apesar de um estudo da coagulação normal, e o mesmo pode ser minimizado pela administração de plasma fresco congelado, transfusões de plaquetas, administração intra-operatória de vasopressina para diminuir a pressão portal e pelo uso de agentes antifibrinolíticos para controlar a atividade fibrinolítica.

Atualmente, a via de acesso preferida para colecistectomia em pacientes cirróticos é a laparoscópica[28,37]. Essa via oferece várias vantagens sobre a colecistectomia aberta (clássica), incluindo menor morbidade, tempo operatório, internação hospitalar e de transfusão de sangue e seus derivados[21,37].

A colecistectomia subtotal é uma técnica útil para minimizar o sangramento intra-operatório[6]. Nessa técnica, a porção da vesícula biliar aderente ao fígado não é removida. Apenas a porção da vesícula coberta por peritônio é excisada ao nível do ducto cístico, o qual é ligado por sutura intraluminar. As bordas da vesícula biliar são suturadas usando-se chuleio contínuo ancorado para controlar o sangramento. A mucosa da vesícula deixada no leito hepático é destruída com a utilização do eletrocautério. A drenagem do leito vesicular é evitada para prevenir o extravasamento de líquido ascítico.

A colecistostomia deve ser considerada como uma opção mais viável do que a colecistectomia em pacientes graves. É um procedimento seguro e está associado a menos complicações[3].

REFERÊNCIAS BIBLIOGRÁFICAS

1. Al-Fozan H, Tulandi T. Safety and risk of laparoscopy in pregnancy. Curr Opin Obstest Gynecol 14:375-9, 2002.
2. Aranha GV, Sontag SI, Greenlee HB. Cholecystectomy in cirrhotic patients; a formidable operation. Am J Surg 143:55-60, 1982.
3. Aranha GV, Kriss D, Greenlee HB. Therapeutic options for biliary tract disease in advanced cirrhosis. Am J Surg 155:374-7, 1988.
4. Behera A, Gupta NM. Haemoperitoneum and haemobilia due to cystic artery tear associated with gallbladder perforation in acute cholecystitis - complication of pregnancy. Case report. Eur J Surg 157:619-20, 1991.
5. Bedirli A, Sozuer EM, Yuksel O, Yilmaz Z. Laparoscopic cholecystectomy for symptomatic gallstones in diabetic patients. J Laparoendosc Adv Surg Tech A 11:281-4, 2001.
6. Bornman PC, Terblanche J. Subtotal cholecystectomy for the difficult gallbladder in portal hypertension and cholecystitis. Surgery 98:1-6, 1985.
7. Borzellino G, de Manzoni G, Ricci F, Castaldini G, Guglielmi A, Cordiano C. Emergency cholecystostomy and subsequent cholecystectomy for acute gallstone cholecystitis in the elderly. Br J Surg 86:1521-5, 1999.
8. Bower R, Mrdeza MA, Block GE. Association of cholecystitis and parenteral nutrition. Nutrition 6:125-30, 1990.
9. Brunt LM, Quasebarth MA, Dunnegan DL, Soper NJ. Outcomes analysis of laparoscopic cholecystectomy in the extremely elderly. Surg Endosc 15:700-5, 2001.
10. Buchner AM, Sonnenberg A. Factors influencing the prevalence of gallstones in liver disease: the beneficial and harmful influences of alcohol. Am J Gastroenterol 97:905-9, 2002.
11. Chawla A, Puthumana L Thuluvath PJ. Autonomic dysfunction and cholelithiasis in patients with cirrhosis. Dig Dis Sci 46:495-8, 2001.
12. Chen CY, Lu CL, Lee PC, Wang SS, Chang FY, Lee SD. The risk factors for gallstone disease among senior citizens: an Oriental study. Hepatogastroenterology 46:1607-12, 1999.
13. Conte D, Fraquelli M, Fornari F, Lodi L, Bodini P, Buscarini L. Close relation between cirrhosis and gallstones: cross-sectional and longitudinal survey. Arch Intern Med 159: 1500, 1999.
14. Cosenza CA, Saffari B, Jabbour N, Stain SC, Garry D, Parekh D, Selby RR. Surgical management of biliary gallstone disease during pregnancy. Am J Surg 178:545-8, 1999.
15. Coughlin JR, Mann DA. Detection of acute cholecystitis in children. Can Assoc Radiol J 41:213-6, 1990.
16. Doty JE, Pitt HA, Porter-frank V, et al. Cholecystokinin prophylaxis of parenteral nutrition-induced gallbladder disease. Clin Res 32:24A, 1984.
17. Drane WE, Nelp WB, Rudd TG. The need for routine delayed radionuclide hepatobiliary imaging in patients with intercurrent disease. Radiology 151: 763-9, 1984.
18. Edlund G, Ljungdahl M. Acute cholecystitis in the elderly. Am J Surg 159:414-6, 1990.
19. Elzouki AN, Nilsson S, Nilsson P, Verbaan H, Simanaitis M, Lindgren S. The prevalence of gallstones in chronic liver disease is related to degree of liver dysfunction. Hepatogastroenterology 46:2946-50, 1999.
20. Everson GT, Mckinley C, Lawson M, et al. Gallbladder function in the human female: effect of the ovulatory cycle, pregnancy and contraceptive steroids. Gastroenterology 82:711-9, 1982.
21. Friel CM, Stack J, Forse A, Babineau TJ. Laparoscopic cholecystectomy in patients with hepatic cirrhosis: a five-year experience. J Gastrointest Surg 3:286-91, 1999.
22. Gupta SK, Gupta V. Cholecystitis and cholelithiasis in children. Indian 1991; 28:801-3, 1991.
23. Hafif A, Gutman M, Kaplan O, et al. The management of acute cholecystitis in elderly patients. Am Surg 57:648-52, 1991.
24. Hwang TL, Chen MF. Percutaneous gallbladder drainage for acute acalculous cholecystitis during total parenteral nutrition. Br J Surg 79:237-8, 1992.
25. Lachman E, Schienfeld A, Voss E, Gino G, Boldes R, Levine S, Borstien M, Stark M. Pregnancy and laparoscopic surgery. J Am Assoc Gynecol Laparosc 6:347-51, 1999.
26. Landau O, Deutsch AA, Kott I, Rivlin E, Reiss R. The risk of cholecystectomy for acute cholecystitis in diabetic patients. Hepatogastroenterology 39:438-42, 1992.
27. Laycock WS, Siewers AE, Birkmeyer CM, Wennberg DE, Birkmeyer JD. Variation in the use of laparoscopic cholecystectomy for elderly patients with acute cholecystitis. Arch Surg 135:457-62, 2000.
28. Leone N, Garino M, De Paolis P, Pellicano R, Fronda GR, Rizzetto M. Laparoscopic cholecystectomy in cirrhotic patients. Dig Surg 18:449-52, 2001.
29. Li CP, Hwang SJ, Lee FY, Chang FY, Lin HC, Lu RH, Chu CJ, Lee SD. Evaluation of gallbladder motility in patients with liver cirrhosis: relationship to gallstone formation. Dig Dis Sci 45:1109-14, 2000.
30. Messing B, Bories C, Kuntslinger F et al. Does total parenteral nutrition induce gallbladder sludge and lithiasis? Gastroenterology 84:1012-9, 1983.
31. Montori A, Boscaini M, Gasparrini M, Miscusi G, Masoni L, Onorato M, Montori J. Gallstones in elderly patients: impact of laparoscopic cholecystectomy. Can J Gastroenterol 14:929-32, 2000.
32. Morrell DG, Mullins JR, Harrison PB. Laparoscopic cholecystectomy during pregnancy in symptomatic patients. Surgery 112:856-9, 1992.
33. Muench J, Albrink M, Serafini F, Rosemurgy A, Carey L, Murr MM. Delay in treatment of biliary disease during pregnancy increases morbidity and can be avoided with safe laparoscopic cholecystectomy. Am Surg 67:539-42, 2001.
34. Pessaux P, Regenet N, Tuech JJ, Rouge C, Bergamaschi

R, Arnaud JP. Laparoscopic versus open cholecystectomy: a prospective comparative study in the elderly with acute cholecystitis. Surg Laparosc Endosc Percutan Teach 11:252-5, 2001.

35. Pessaux P, Tuech JJ, Derouet N, Rouge C, Regenet N, Arnaud JP. Laparoscopic cholecystectomy in the elderly: a prospective study. Surg Endosc 14:1067-9, 2000.
36. Pitt HA, Berquist WE, Mann L, et al. Parenteral nutrition induces calcium bilirubinate gallstones. Gastroenterology 84:1274-80, 1983.
37. Poggio JL, Rowland CM, Gores GJ, Nagorney DM, Donohue JH. A comparison of laparoscopic and open cholecystectomy in patients with compensated cirrhosis and symptomatic gallstone disease. Surgery 127:405-11, 2000.
38. Ramin KD, Ramsey PS. Disease of the gallbladder and pancreas in pregnancy. Obstet Gynecol Clin North Am 28:571-80, 2001.
39. Ransohoff DF, Miller GL, Forsythe SB, et al. Outcome of acute cholecystitis in patients with *diabetes mellitus*. Ann Intern Med 106:829-32, 1987.
40. Roslyn JJ, Pitt HA, Mann L, et al. Parenteral nutrition induced gallbladder disease. A reason for early cholecystectomy. Am J Surg 148:58-63, 1984.
41. Ruhl CE, Everhart JE. Association of diabetes, serum insulin, and C-peptide with gallbladder disease. Hepatology 31:299-303, 2000.
42. Spira RM, Nissan A, Zamir O, Cohen T, Fields SI, Freund HR. Percutaneous transhepatic cholecystostomy and delayed laparoscopic cholecystectomy in critically ill patients with acute calculus cholecystitis. Am J Surg 183:62-6, 2002.
43. Sungler P, Heinerman PM, Steiner H, Waclawiczek HW, Holzinger J, Mayer F, Heuberger A, Boeckl O. Laparoscopic cholecystectomy and interventional endoscopy for gallstone complications during pregnancy. Surg Endosc 14:267-71, 2000.
44. Uecker J, Adams M, Skipper K, Dunn E. Cholecystitis in the octogenarian: is laparoscopic cholecystectomy the best approach? Am Surg 67:637-40, 2001.
45. van Rensburg LC. The management of acute cholecystitis in the elderly. Br J Surg 71:692-3, 1984.
46. Visser BC, Glasgow RE, Mulvihill KK, Mulvihill SJ. Safety and timing of nonobstetric abdominal surgery in pregnancy. Dig Surg 18:409-17, 2001.
47. Walsh DB, Eckhaauser FE, Ramsburgh, et al. Risks associated with *diabetes mellitus* in patients undergoing gallbladder surgery. Surgery 91:254-7, 1982.
48. Warner BW, Hamilton FN, Silberstein EB, et al. The value of hepatobiliary scans in fasted patients receiving total parenteral nutrition. Surgery 102:595-601, 1987.

CAPÍTULO 129

Coledocolitíase

Edward Arthur Benson
Keven R. Wedgwood
Antony T. R. Axon
Luciano Dias de O. Reis

INTRODUÇÃO

A colecistectomia é atualmente a cirurgia abdominal mais comumente realizada nos Estados Unidos e na Grã-Bretanha, e tal fato não é surpresa se considerarmos que 20% a 30% da população acima dos 40 anos de idade são portadores de litíase biliar. A litíase biliar é geralmente assintomática (85%-90%), mas pode também ser responsável por cólica biliar, colecistite aguda e crônica, icterícia obstrutiva, colangite e pancreatite biliar. As três últimas são secundárias a migração de cálculos biliares da vesícula para a via biliar principal.

Cerca de 5%-10% dos pacientes submetidos a colecistectomia necessitam de exploração das vias biliares (coledocotomia) ou papilotomia endoscópica para remover cálculos, e em mais de 85% destes com êxito. A operação primária é a que oferece maior possibilidade de retirar, com sucesso, os cálculos das vias biliares.

Recentemente a colecistectomia laparoscópica foi introduzida com sucesso, e a maioria dos cirurgiões de vários países prefere realizar a colecistectomia por esse método[1,10]. Entretanto, apesar de a exploração da via biliar principal por via laparoscópica ter sido realizada com sucesso e com baixa morbidade e mortalidade por vários cirurgiões, seu uso ainda não foi difundido por falta de experiência dos cirurgiões com o método ou por falta de equipamentos apropriados[9,23].

Embora a terminologia "cálculo da via biliar principal" seja a mais apropriada, o vocábulo "coledocolitíase" (cálculo do colédoco) é mundialmente mais empregado e será usado como sinônimo neste capítulo.

ETIOLOGIA E PATOGENIA

A causa mais comum (95%) de litíase da via biliar principal (coledocolitíase) é a passagem de um cálculo da vesícula biliar através do ducto cístico para o colédoco (coledocolitíase secundária). A coledocolitíase ocorre em 5% a 10% dos pacientes com litíase da vesícula biliar, e sua incidência aumenta com a idade, sendo mais comum nos pacientes com mais de 50 anos de idade.

Mais raramente, cálculos podem se formar na própria via biliar principal (coledocolitíase primária), devido à estase e à infecção biliar secundária a: (1) estenose da via biliar principal ou da papila de Vater; (2) cistos biliares (doença de Caroli; cistos congênitos); e (3) presença de corpos estranhos nos ductos biliares, como fio de sutura inabsorvível ou vermes, *Ascaris lumbricoides* e *Clornoquis sinensis*.

A causa mais freqüente de coledocolitíase no Sudeste da Ásia, felizmente bastante rara na Europa e nas Américas, incluindo o Brasil, é a colangite piogênica recorrente[5]. Essa condição é provavelmente devida a uma bacteremia portal por *Escherichia coli* que posteriormente dissemina para os ductos biliares. A *E. coli* produz ß-glicuronidase, que desconjuga a bilirrubina direta (solúvel) em indireta (insolúvel) e forma cálculos nos ductos biliares, inclusive nos intra-hepáticos. Litíase da vesícula biliar ocorre em apenas 15% desses pacientes. Infestação pelo verme *Clonorchis sinensis* ocorre na metade dos casos e desempenha um papel na patogenia.

Os cálculos primários da via biliar principal são constituídos principalmente de pigmento biliar devido à desconjugação de bilirrubina pelas bactérias e à aglomeração de pigmentos sólidos com bactérias pelo glicocálix bacteriano. Esses cálculos são de cor escura e moles, de aspecto similar à lama, e por isso são freqüentemente denominados lama biliar. Ao contrário, os cálculos secundários são semelhantes aos cálculos da vesícula biliar (ver Capítulo 125). Ocasionalmente, o paciente pode ter lama biliar, em cujo centro encontra-se um cálculo secundário. Nesse caso, o cálculo provavelmente estava no ducto biliar por muitos meses ou anos, e durante esse período houve deposição lenta e gradativa de pigmentos biliares sobre o cálculo.

A diferenciação entre cálculo primário e secundário da via biliar principal é muito importante para a seleção de tratamento cirúrgico adequado. Se a opção for tratamento cirúrgico, uma anastomose biliodigestiva ou papiloplastia é necessária na presença de cálculo primário para evitar recorrência. Papilotomia endoscópica é uma outra opção.

QUADRO CLÍNICO

A coledocolitíase pode ser assintomática ou pode manifestar-se com: (1) cólica biliar; (2) icterícia obstrutiva; (3) colangite aguda (ver Capítulo132); e (4) pancreatite aguda (ver Capítulo 139). Além do mais, complicações como cirrose hepática biliar e abscesso hepático podem ocorrer. Muito raramente, a passagem freqüente de cálculo pela papila pode ocasionar papilite estenosante (ver Capítulo 131).

As características clínicas da cólica biliar secundária à coledocolitíase são similares às da cólica biliar secundária a litíase da vesícula biliar (ver Capítulo 125). A dor é geralmente contínua, de forte intensidade, e localizada no hipocôndrio direito ou epigástrico ou mais raramente em região dorsal. A duração é freqüentemente de 30 minutos a 2 horas e comumente está associada a náuseas e vômitos. Icterícia e colangite aguda estão freqüentemente associadas à cólica biliar secundária a coledocolitíase.

As manifestações clínicas secundárias à coledocolitíase podem ocorrer antes da realização da colecistectomia ou poucos dias a muitos anos após a colecistectomia. Quando o cálculo não é primário e é diagnosticado após a colecistectomia (com ou sem exploração da via biliar principal), é denominado cálculo residual.

DIAGNÓSTICO

O cirurgião deve ser capaz de identificar precisamente os pacientes que requerem exploração das vias biliares, e isso pode ser obtido com investigação pré-operatória adequada de todos os pacientes com colelitíase, embora os fatores de risco de coledocolitíase (p. ex., icterícia prévia, pancreatite etc.) não sejam sempre fidedignos.

História e Exame Físico

Pacientes com o diagnóstico de colelitíase que apresentam icterícia e/ou colangite quase que certamente necessitam de exploração das vias biliares. Entretanto, pacientes com colecistite aguda podem apresentar icterícia sem serem portadores de coledocolitíase. Nesses casos, a icterícia é leve, geralmente inferior a 3-4mg/dl[18,28]. Pacientes com história de icterícia flutuante ou com história típica de colelitíase e que já estiveram ictéricos podem também necessitar de exploração de vias biliares.

A pancreatite biliar aguda não é necessariamente uma indicação para exploração das vias biliares porque na maioria das vezes o cálculo agressor, que transitoriamente esteve impactado na ampola de Vater, já passou para o duodeno. Entretanto, se uma intervenção cirúrgica precoce (< 24 horas) for realizada nesses pacientes, o cálculo agressor pode ser encontrado impactado na ampola de Vater em 75% dos casos.

Investigação Radiológica

A quantidade de informações obtidas através da ultra-sonografia é dependente da experiência e da habilidade técnica do ultra-sonografista e geralmente oferece informações relevantes sobre a vesícula biliar e seu conteúdo, apesar de ser menos útil na detecção de cálculos na via biliar principal. A ultra-sonografia confirma a presença de colelitíase, assim como demonstra se os cálculos são solitários ou múltiplos e fornece informação sobre as suas dimensões. Ultra-sonografistas experientes são capazes de identificar o colédoco e medir o seu diâmetro, assim como de diagnosticar cálculos coledocianos em pacientes com suspeita de coledocolitíase. A ultra-sonografia apresenta uma precisão de 95% a 98% no diagnóstico de colelitíase, mas de somente 25% a 30% nos da via biliar principal.

Como investigação inicial no paciente ictérico, a ultra-sonografia é o método de escolha, pois pode ser capaz de demonstrar a presença de dilatação de vias biliares intra e extra-hepáticas e excluir outras causas de icterícia como metástases hepáticas, carcinoma de cabeça de pâncreas e obstruções de hilo hepático por tumor intraluminar (intrínseca) ou linfonodos (extrínseca).

Em pacientes que se apresentam com icterícia, a ultra-sonografia é usada como exame inicial para determinar se a mesma é obstrutiva ou não (ver Capítulo 97). Se a icterícia for obstrutiva, o nível da obstrução pode ser determinado com esse método, embora a maioria dos clínicos não se baseie apenas nessa investigação para indicar cirurgia nos seus pacientes. Investigações mais invasivas podem ser empregadas para se obter maiores informações sobre a anatomia da via biliar, como a colangiorressonância, a colangiografia transparieto-hepática e a colangiopancreatografia endoscópica retrógrada.

Além de diagnósticas, essas técnicas podem ser usadas terapêutica ou paliativamente para drenagem externa de bile infectada, para a inserção de próteses transtumorais em pacientes ictéricos e para a realização de esfincterotomia para a retirada de cálculos de colédoco (ver Capítulo 132). Drenagem externa preliminar das vias biliares obstruídas não é satisfatória devido à alta incidência de complicações sépticas. No entanto, a colangiopancreatografia retrógrada endoscópica com esfincterotomia é particularmente importante nos pacientes com coledocolitíase que têm elevado risco cirúrgico ou que recusam a intervenção cirúrgica e em pacientes portadores de cálculo residual de colédoco.

Pela história, exame do paciente e realização dos exames mencionados, o cirurgião sabe quais são os pacientes que deverão necessitar de exploração das vias biliares. Mesmo assim, a decisão final deve ser feita no ato operatório. Uma indicação absoluta de coledocotomia é a palpação de cálculo no colédoco. A porção supraduodenal do colédoco é facilmente acessível. A manobra de Kocher facilita a palpação da porção retroduodenal e intrapancreática do colédoco que é mais difícil de palpar. Mesmo após a realização da manobra de Kocher, a palpação pode ser insatisfatória em pacientes que tiveram pancreatite recente. Pequenos cálculos podem passar despercebidos, e a região proximal à bifurcação do hepático não é acessível à palpação.

Outro dado operatório importante que pode indicar a necessidade de exploração das vias biliares é a presença de múltiplos cálculos pequenos na vesícula biliar, especialmente quando associado a ducto cístico calibroso e permeável e a colédoco dilatado, mas nenhum desses achados isoladamente é indicação absoluta para exploração das vias biliares.

O dado mais importante para indicar a exploração das vias bilares é a colangiografia peroperatória[4]. A realização seletiva desse exame tem sido defendida por alguns, com a vantagem de diminuir o custo e o tempo cirúrgico, mas que invariavelmente levará a um aumento da incidência de cálculo residual. A colangiografia peroperatória detecta cálculos nas vias biliares em aproximadamente 5% dos pacientes que não preenchem requisitos para coledocotomia e evita exploração desnecessária em 15% dos pacientes que preenchem tais requisitos. Quando adequadamente realizada, a taxa de falso-negativo é baixa, 1%, e a de falso-positivo, de 4%. Portanto, a colangiografia peroperatória é um exame adjunto importante nas colecistectomias[4]. Esse exame, quando realizado de rotina, evita coledocotomia desnecessária em alguns pacientes sem cálculos das vias biliares mas com suspeita clínica de coledocolitíase, detecta cálculos em pacientes sem indicação clínica da existência dos mesmos, define com precisão a anatomia das vias biliares (que pode ser de extrema importância nas operações difíceis) e permite a identificação do número e de posição dos cálculos nas vias biliares.

Técnica da Colangiografia Peroperatória

O ducto cístico é canulado com um cateter e Hipaque a 25% é empregado como meio de contraste. O exame pode ser realizado usando-se intensificador de imagem ou com a clássica técnica de duas ou três exposições. A utilização de intensificação de imagem tem a vantagem de permitir ao cirurgião a possibilidade de visualizar as vias biliares (e é particularmente útil se for realizada manometria biliar, apesar de a maioria dos autores não usar essa técnica). A técnica de dois ou três filmes tem a desvantagem de os filmes serem geralmente processados fora da sala de operações e o cirurgião deve esperar por eles para continuar a operação. Uma falha de enchimento na via biliar principal é indicação para exploração das vias biliares se a injeção de ar puder ser excluída. A não-passagem de contraste para o duodeno é uma indicação relativa para a exploração das vias biliares e, na ausência de falhas de enchimento (cálculos), pode ser devida a espasmo do esfíncter de Oddi. A administração de nitrito de amilo ou preferencialmente de glucagon (1 g EV) é importante para o diagnóstico diferencial. Essas substâncias relaxam o esfíncter de Oddi, e a passagem subseqüente de material de contraste para o duodeno indica espasmo do esfíncter de Oddi e exclui cálculo encravado no mesmo. Não há indicação para exploração das vias biliares quando não se consegue, por motivos técnicos, a canulação do ducto cístico, a não ser que haja indicação clínica para tal. Existem métodos alternativos para se realizar colangiografia peroperatória, como a punção direta do colédoco com uma agulha fina.

Recentemente, técnicas de se obter colangiografia durante a colecistectomia laparoscópica têm sido descritas, com sucesso em até 88% dos casos. A colangiografia fluoroscópica digital com a ultra-sonografia laparoscópica também tem sido empregada, mas necessita de alta tecnologia e ainda assim não suplanta a colangiografia clássica, via ducto cístico[4].

TRATAMENTO

O tratamento da litíase da via biliar principal pode ser indicado tanto em pacientes com vesícula biliar (que não foram submetidos a colecistectomia) quanto em pacientes sem vesícula biliar (que já foram submetidos a colecistectomia, Fig. 129.1).

Pacientes com Vesícula Biliar

O tratamento de escolha é a colecistectomia com exploração da via biliar principal. A via de acesso preferencial é a laparoscópica[20]. Entretanto, a maioria dos cirurgiões só tem experiência com a colecistectomia laparoscópica, mas não com a exploração da via biliar principal laparoscópica. Esses cirurgiões indicam a extração endoscópica dos cálculos da via biliar principal antes ou após a realização da colecistectomia laparoscópica[9].

Em pacientes idosos com risco cirúrgico elevado, a conduta de escolha é o tratamento endoscópico da coledocolitíase. Se as condições do paciente permitirem, a colecistectomia laparoscópica é realizada posteriormente[9,21]. Essa conduta é também freqüentemente empregada no tratamento de pacientes com colangite aguda secundária a litíase da via biliar principal.

Pacientes sem Vesícula Biliar (submetidos a colecistectomia anteriormente)

O tratamento de escolha é o endoscópico, independentemente da idade do paciente[9]. Em caso de insucesso com essa conduta, existem as seguintes opções, cuja escolha depende da experiência do médico, da disponibilidade dos métodos na comunidade, do tipo de cálculo e da idade e condições gerais do paciente: cirurgia, litotripsia endoscópica extracorpórea, dissolução dos cálculos e extração percutânea pelo trajeto do dreno de Kehr.

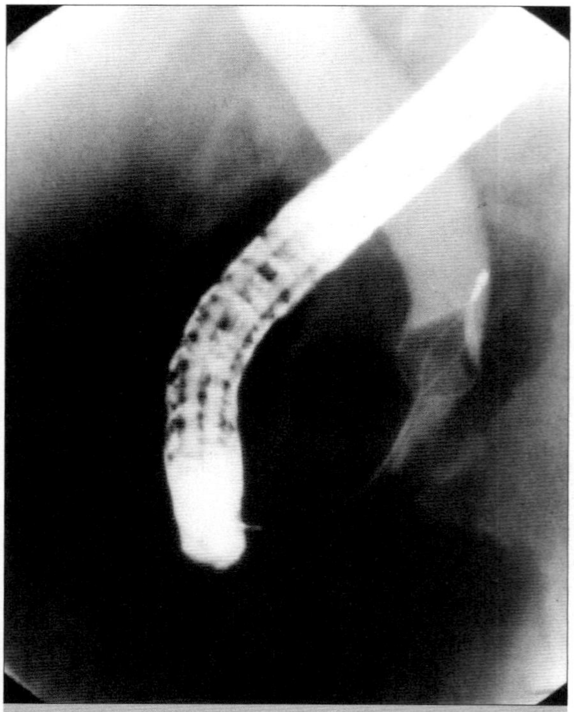

Fig. 129.1 — *Remoção de um cálculo de colédoco com a cesta de Dormia.*

Tratamento Endoscópico

A colangiopancreatografia endoscópica retrógrada foi primeiramente descrita em 1970 por Oi. Em 1974, Classen e Demling e Kawai separadamente introduziram a papilotomia (esfincterotomia) endoscópica para a retirada de cálculo da via biliar principal. Desde então, a esfincterotomia endoscópica tornou-se o método de escolha[9]. Com o advento da colecistectomia laparoscópica e a pouca experiência dos cirurgiões com a exploração do colédoco pela via laparoscópica, o tratamento endoscópico da coledocolitíase aumentou.

Indicações

A colecistectomia simples causa morbidade e mortalidade muito baixas, mas as complicações aumentam quando o ducto biliar comum é explorado cirurgicamente, principalmente em pacientes idosos e com condições clínicas não-favoráveis. Pacientes com litíase sintomática da via biliar principal com risco cirúrgico alto devem ser examinados para tratamento endoscópico. A esfincterotomia endoscópica é também o tratamento de escolha para jovens saudáveis que já realizaram colecistectomia mas que apresentam cálculos residuais. Estes podem ser achados no pós-operatório quando a colangiografia através do tubo em T é realizada ou podem apresentar-se semanas, meses ou anos mais tarde com dor, icterícia, colangite ou pancreatite. Outras duas indicações para tratamento endoscópico em jovens relativamente saudáveis são colangite secundária a cálculos coledocianos ou pancreatite aguda associada à presença persistente de cálculo no colédoco. Uma indicação recente, que está se tornando muito freqüente, é dos pacientes com litíase da vesícula e da via biliar principal que são submetidos a colecistectomia laparoscópica. Freqüentemente esses pacientes são submetidos a tratamento endoscópico no pré ou no pós-operatório.

Técnica da Esfincterotomia Endoscópica

A esfincterotomia endoscópica deve ser efetuada somente por endoscopistas experientes que tiveram treinamento adequado nessa área. Uma abordagem em equipe é essencial e deve incluir um radiologista experiente em radiologia biliar intervencionista e um endoscopista ou cirurgião com interesse em cirurgia das vias biliares.

Antes da realização da esfincterotomia endoscópica, o eletrocoagulador deve ser testado e duas unidades de sangue compatível devem estar disponíveis no caso de sangramento. Se existe uma boa evidência de coledocolitíase, é prudente fazer cobertura antibiótica antes de se iniciar o procedimento para reduzir o risco de colangite ou sepse pancreática. O equipamento endoscópico deve ser submetido a adequada anti-sepsia antes de sua utilização para minimizar a ocorrência de colangite.

A medicação pré-exame deve ser administrada endovenosamente e consiste em meperidina (demerol) 50 mg, diazepam 20 mg, atropina 0,6 mg e hioscina 40 mg. Atualmente, a maioria dos endoscopistas utilizam Fentanil® (citrato de fentanila) e propofol sob a responsabilidade de um anestesista. O paciente é então colocado em decúbito lateral esquerdo, e um pan-endoscópio de visão lateral é passado para a segunda porção do duodeno. O paciente é então rodado ventralmente e uma radiografia de controle é obtida.

A ampola de Vater é canulada. A introdução perpendicular do cateter geralmente leva à canulação do ducto pancreático, visto que o ducto biliar é canulado na posição de 11 horas. O contraste é injetado sob controle fluoroscópico e radiografias são obtidas conforme o caso. Quando a presença de cálculo na via biliar principal tiver sido confirmada, o cateter é retirado e o papilótomo é introduzido. É essencial que a posição do papilótomo na via biliar e não no ducto pancreático seja documentada radiograficamente antes que qualquer corte seja feito, evitando assim lesão no ducto pancreático que pode ocasionar pancreatite.

O papilótomo é composto de um cateter de Teflon com um fio de metal para corte que atravessa o centro da cânula, sai 1 a 2 cm acima da ponta da cânula e entra novamente próximo à ponta. Quando o fio de metal é tensionado, a cânula é encurvada e possibilita que o fio incise a porção intramural do ducto biliar quando uma corrente elétrica passa através dele. O fio não deve ser tensionado excessivamente, e o corte deve ser feito com pequenas cargas elétricas (cauterização) sob visão direta, de modo que a incisão seja controlada e realizada gradativamente. Um corte realizado gradativamente com uma mistura de corrente de coagulação e corte reduz o risco de sangramento. A incisão é estendida o suficiente para permitir que o cálculo possa ser removido. A avaliação da abertura é obtida pela introdução de um balão dentro da via biliar, o qual é retirado inflado. É imprudente tentar a retirada do cálculo de colédoco com uma cesta de Dormia sem se certificar da abertura adequada da papila, para evitar a impactação do cálculo e da cesta de Dormia.

É melhor tentar remover os cálculos por ocasião da papilotomia com o emprego do balão de Fogarty ou mais freqüentemente da cesta de Dormia (Fig. 129.1). Os cálculos que não puderem ser removidos são freqüentemente eliminados espontaneamente em alguns dias através da papila seccionada, mas a colangiografia endoscópica retrógrada deve ser realizada novamente para confirmar a ausência de cálculos no colédoco. Alternativamente, um tubo nasobiliar pode ser colocado no colédoco por ocasião da papilotomia para a realização de uma colangiografia nasobiliar em alguns dias para confirmar a passagem do cálculo. Se o mesmo não foi eliminado, a irrigação vigorosa, seguida da infusão de substâncias litolíticas (éter termetilbutílico, ácidos biliares ou monooctanoína) através do tubo nasobiliar para a dissolução do cálculo, deve ser tentada.

A papilotomia endoscópica não é sempre possível de ser realizada. A ampola pode ser difícil de se localizar, como quando dentro de um divertículo, ou dificuldades podem advir da canulação do ducto biliar. Um número de manobras pode ser tentado se a canulação não for possível. A papila pode ser pré-seccionada com bisturi elétrico em forma de agulha, o qual pode abrir o ducto biliar e permitir a subseqüente canulação com um papilótomo-padrão. Pode ser possível entrar no colédoco usando-se um dilatador ou um fio-guia e posteriormente o papilótomo é introduzido através do fio-guia. Uma terceira técnica é realizar uma colangiografia transparieto-hepática, seguida da introdução do fio-guia percutâneo, o qual sai através da papila no du-

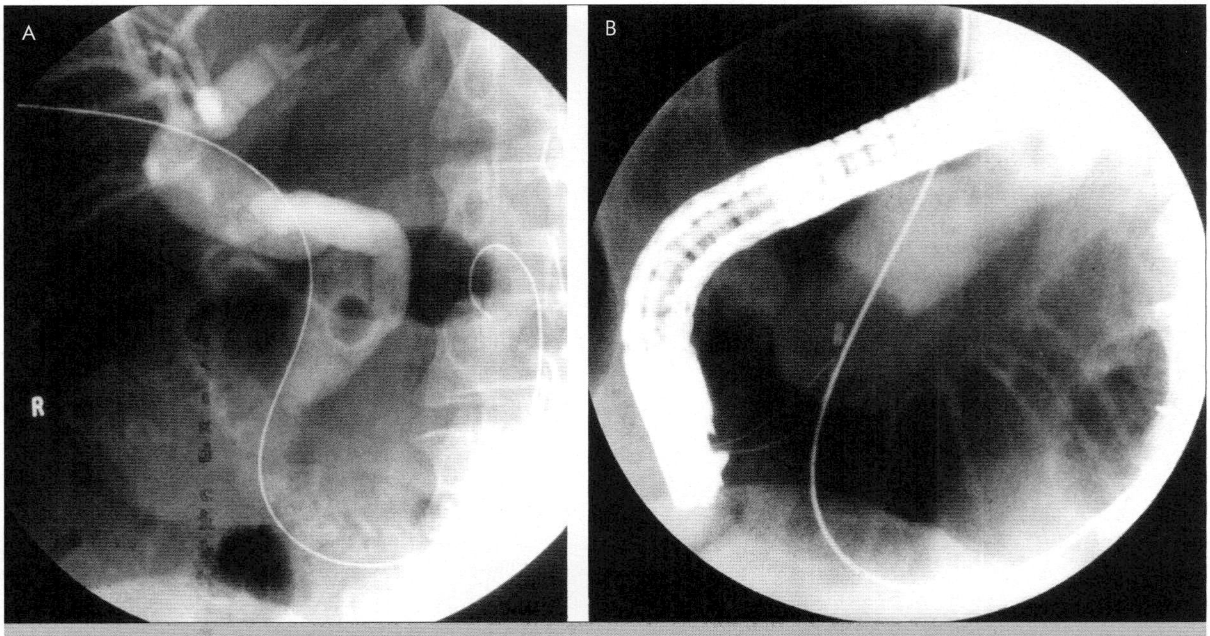

Fig. 129.2 — *A) Fio introduzido nas vias biliares por punção transparieto-hepática e passado para o duodeno. B) Fio servindo como guia para o papilótomo que pode ser observado no colédoco terminal ao lado do fio-guia.*

odeno. Em endoscopia subseqüente, a ampola pode ser facilmente encontrada pela visualização do fio-guia, e a canulação é relativamente simples (Fig. 129.2A e 129.2B).

Outra situação em que a canulação da papila é difícil é nos pacientes com gastrectomia BII. Nessa circunstância, é às vezes mais fácil realizar uma esfincterotomia utilizando um endoscópio de visão terminal. Um outro problema nessa situação é que a ampola é abordada pela direção contrária e o papilótomo quando introduzido, tende a cortar a parede duodenal mais do que a abrir a papila. Por essa razão, um papilótomo modificado pode ser necessário, ou seja, onde o fio é empurrado para formar um contorno convexo (Fig. 129.3).

Resultados e Complicações

A papilotomia endoscópica permite a retirada de cálculo residual do colédoco em 80% a 90% dos pacientes (Figs. 129.4A, 129.4B e 129.4C). As taxas de sucesso aumentam com a experiência e com o grau de tenacidade mostrado pelo endoscopista. A complicação mais comum é a impossibilidade de remover o cálculo, que pode ser devido à dificuldade de canulação da papila ou ao tamanho do cálculo. O estreitamento normalmente presente na porção suprapapilar do colédoco pode evitar que o cálculo seja trazido para baixo para a abertura papilar.

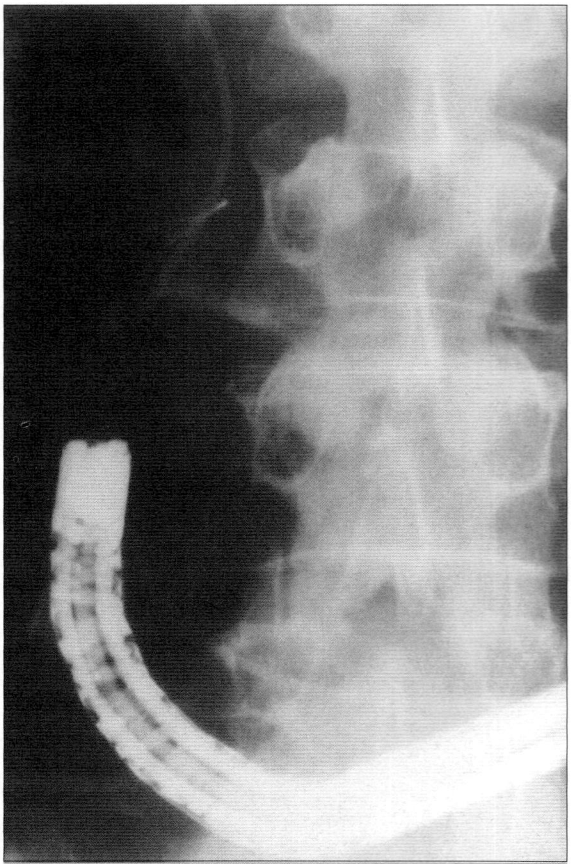

Fig. 129.3 — *Esfincterotomia endoscópica em um paciente que foi submetido a gastrectomia Billroth II. O acesso à ampola foi através da alça aferente, com um pan-edoscópio de visão terminal. O fio-guia foi introduzido via transparietohepática pela ampola, para auxiliar a sua identificação. O papilótomo é do tipo de empurrar, que forma uma borda cortante convexa em direção ao duodeno.*

A mortalidade da papilotomia endoscópica é de 1%, e as complicações ocorrem em 10%[7].

Colangite pós-colangiopancreatografia retrógrada endoscópica é incomum se antibiótico profilático for prescrito e o equipamento for adequadamente esterilizado. Mesmo assim, essa condição pode ocorrer se todos os cálculos da via biliar não forem removidos. A colangite é potencialmente letal, e por essa razão é importante retirar todos os cálculos do colédoco após a papilotomia. Se isso não for possível, é importante introduzir um cateter nasobiliar para permitir a drenagem biliar caso ocorra a impactação do cálculo.

A complicação mais perigosa é o sangramento, que ocorre em 6% dos pacientes. Pequeno sangramento não é incomum, mas uma hemorragia intensa pode ocorrer, especialmente se for incisada uma artéria anômala. O tratamento conservador é inicialmente instituído, mas, se não houver resultado, uma laparotomia deve ser efetuada sem demora, e o sangramento deve ser controlado com 1 ou 2 pontos de sutura. Infelizmente, a taxa de mortalidade é alta nos pacientes submetidos a laparotomia, pela dificuldade de abordagem cirúrgica e problemas na identificação da área de sangramento.

A pancreatite pós-endoscópica é mais comum em pacientes que foram submetidos a papilotomia endoscópica do que naqueles submetidos somente a colangiografia endoscópica retrógrada diagnóstica. Esta pode se seguir a cauterização do óstio do ducto pancreático ou ser devida a uma injeção excessiva ou repetida de contraste no ducto pancreático, a qual tende a ocorrer quando o endoscopista está tendo problemas em canular o ducto biliar. Às vezes, a pancreatite ocorre sem razão óbvia.

A perfuração não é uma complicação incomum da papilotomia endoscópica[7]. É usualmente retroperitoneal e pode passar despercebida. Ela raramente leva a sérios problemas, e o tratamento é inicialmente conservador. Nesses casos, freqüentemente são visualizados ar no retroperitônio e pequeno extravasamento de contraste. Contudo, se a papilotomia foi longa (mais que 1,5 cm), tecnicamente difícil e o paciente apresentava sepse biliar e resultar em pneumoperitônio, dor severa, sem melhora em poucas horas, o risco de abscesso e septicemia aumenta consideravelmente e a laparotomia deve ser imediatamente realizada, o duodeno reparado e a região drenada.

Quando grandes cálculos passam ao intestino, após a realização da papilotomia, o íleo biliar pode ocorrer raramente (Figs. 129.5A e 129.5B).

Complicações a longo prazo são poucas. A recorrência de cálculos ou colecistite em pacientes nos quais a vesícula biliar tenha sido deixada são as complicações mais comuns. Ocasionalmente, a colangite pode ocorrer. Inicialmente se pensou que a papilotomia endoscópica poderia, a longo prazo, conduzir a estenose de papila, mas na prática essa complicação tem sido observada muito raramente.

A taxa de mortalidade para a papilotomia endoscópica pode ser muito baixa em mãos experientes, 0,2%, mas 1% é a média observada, pois nesse grupo de pacientes encontram-se um grande número de idosos e de alto risco.

Retirada de Cálculos Grandes e Difíceis ou Impactados

Pode ser difícil remover grandes cálculos impactados na ampola de Vater. Nessas circunstâncias, um papilótomo-padrão não pode ser inserido e, portanto, um bisturi em forma de agulha deve ser usado inicialmente para abrir a ampola, o que usualmente permite que o cálculo seja eliminado no duodeno. Os cálculos biliares grandes, da mesma forma que os cálculos presos acima do estreitamento natural da porção suprapapilar do colédoco, constituem um grande problema. Duas abordagens endoscópicas são possíveis para esses casos: litotripsia ou dissolução do cálculo.

A litotripsia mecânica é o método mais comumente utilizado. Uma cesta de Dormia especial é introduzida dentro do ducto comum e o cálculo é capturado dentro da cesta. A cesta é então puxada para dentro de uma bainha metálica por meio de uma engrenagem manual, e assim os cálculos são esmagados. Na prática, esse método é tecnicamente difícil e necessita de um endoscopista experiente, mas bons resultados podem ser obtidos. Cálculos maiores que 2 cm não podem ser capturados pela cesta e geralmente necessitam de litotripsia extracorpórea para fragmentar o cálculo.

A litotripsia eletro-hidráulica está ainda em estágio de desenvolvimento. O aparelho de litotripsia é introduzido na papila utilizando-se um endoscópio especial, e através de uma descarga elétrica uma onda de choque hidráulico é produzida e atinge os cálculos, fragmentando-os. Outros métodos mais novos de litotripsia incluem a fragmentação por ultra-som endoscópico, *laser* ou ondas de choque por coledocoscopia ou extracorpórea. Esses métodos também estão atualmente sendo avaliados.

A colocação de um tubo nasobiliar através da papila possibilita a infusão de soluções de dissolução na via biliar principal. Várias soluções são disponíveis, sendo as mais comumentes usadas a monooctanoína e o éter termetilbutílico. Freqüentemente é desnecessária a completa dissolução do cálculo, uma vez que, reduzindo o seu tamanho, ele freqüentemente passa espontaneamente através de uma papila aberta pela esfincterotomia.

Recentemente, certos autores têm utilizado extração de cálculos sem esfincterotomia usando balão ou dilatação química da ampola de Vater. Essa técnica é útil somente em pacientes com cálculos pequenos, mas tem a vantagem de evitar a secção do esfíncter de Oddi. Embora essa técnica elimine o risco de sangramento, ela pode, teoricamente, aumentar o perigo de impactação do cálculo e da cesta.

Se os métodos anteriores falharem, e existir indicação absoluta de tratamento (como no caso de colangite

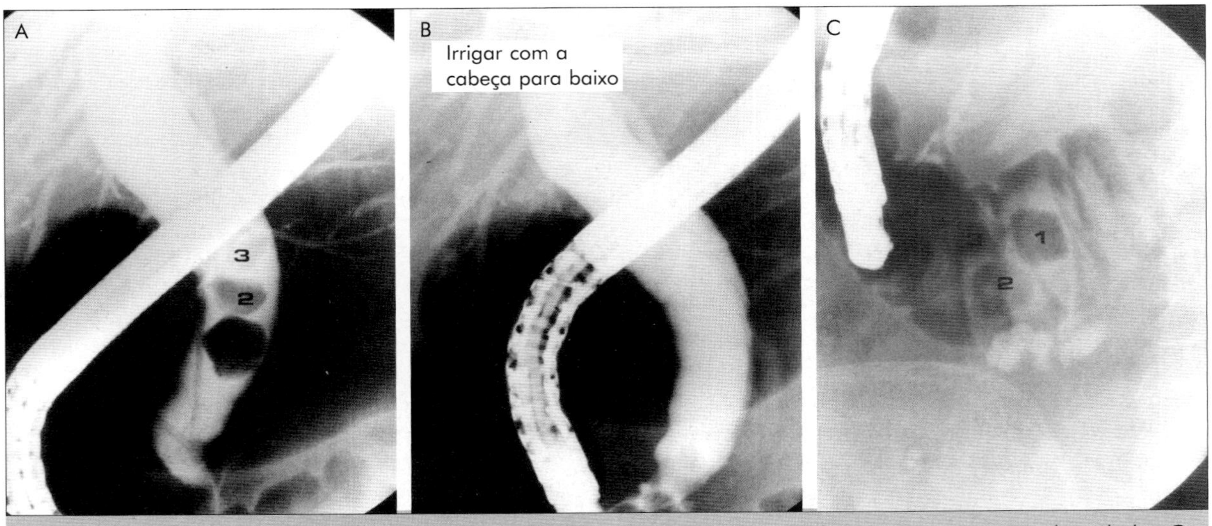

Fig. 129.4 — *A) Cálculos residuais do colédoco antes da esfincterotomia. B) Após a esfincterotomia e remoção dos cálculos. O pequeno defeito de enchimento residual é uma bolha de ar. C) Os cálculos são vistos no duodeno.*

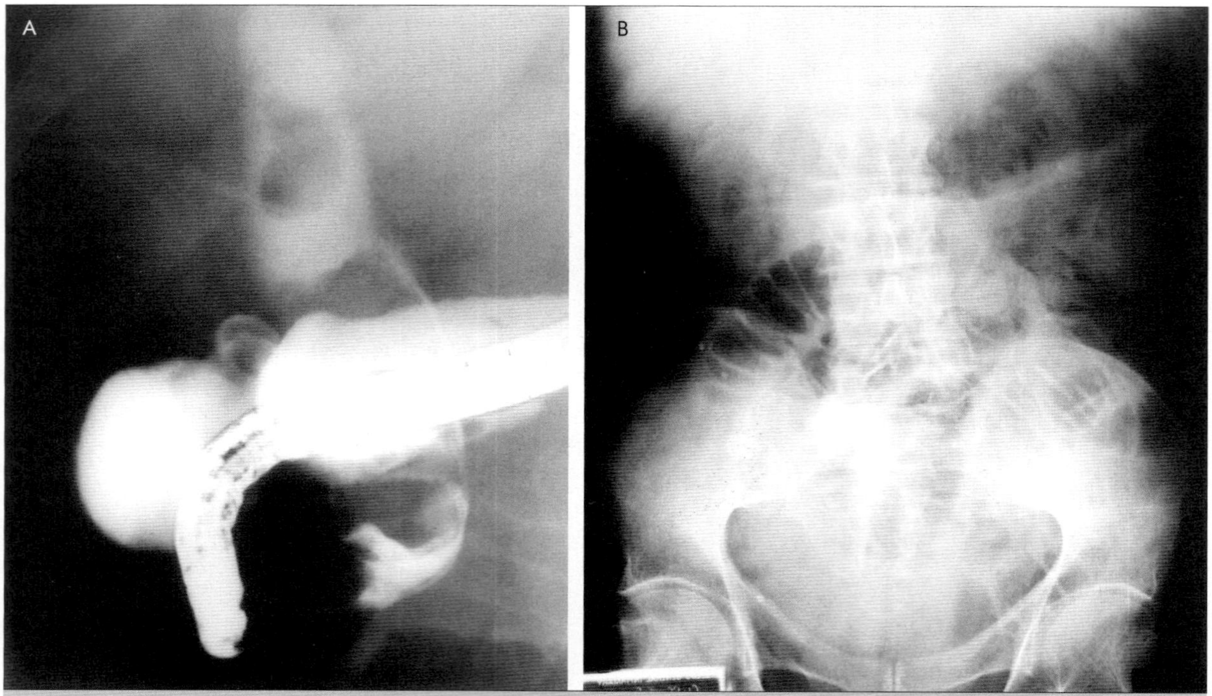

Fig. 129.5 — *A) Colangiografia mostrando um cálculo residual grande. B) A passagem do cálculo para o intestino pós-esfincterotomia causou obstrução intestinal (ileobiliar).*

recorrente) e o paciente for considerado inoperável, uma opção é a colocação de uma prótese endoscópica. Nessas circunstâncias, um duodenoscópio de canal largo é necessário. Um fio-guia é passado dentro do ducto comum e uma prótese é colocada através do fio. As próteses tendem a ocluir dentro de 3 a 6 meses e podem necessitar de trocas periódicas. Entretanto, esse procedimento pode causar um bom alívio dos sintomas em pacientes com ou sem vesícula biliar, com alto risco cirúrgico e que tiveram uma tentativa sem sucesso de retirada endoscópica do cálculo.

Tratamento Endoscópico em Pacientes com Vesícula Biliar

Em pacientes com coledocolitíase e com vesícula biliar e que não apresentam risco cirúrgico elevado, o tratamento de escolha é a colecistectomia com exploração da via biliar principal ou colecistectomia com papilotomia. Contudo, em pacientes idosos com coledocolitíase sintomática e com vesícula biliar e com grande risco cirúrgico, o tratamento de escolha é a extração endoscópica dos cálculos. A curto prazo, os resultados são bons, e os cálculos da via biliar principal podem ser removidos na maioria dos casos sem dificuldade. Taxas de complicações variam conforme o serviço e de acordo com o tempo de seguimento. A incidência de colecistite nos pacientes com vesícula biliar submetidos a papilotomia endoscópica é em torno de 5% na maioria das séries, mas outras complicações podem ocorrer e incluem cólica biliar, icterícia, colangite e pancreatite aguda, presumivelmente secundárias a cálculos residuais e à migração de outros cálculos da vesícula biliar[21]. Se o paciente apresenta um grande risco cirúrgico e a papilotomia endoscópica é realizada com sucesso, não existe indicação para colecistectomia subseqüentemente. Entretanto, os pacientes que apresentam um melhor risco operatório após o tratamento da litíase da via biliar principal devem ser submetidos a colecistectomia para evitar as complicações anteriormente mencionadas[21].

LITOTRIPSIA EXTRACORPÓREA

As principais indicações da litotripsia extracorpórea são pacientes com coledocolitíase em que a papilotomia endoscópica falhou em remover os cálculos, geralmente cálculos maiores que 1-2 cm. A taxa de fragmentação de cálculos é superior a 90%. Entretanto, mais de 50% dos pacientes necessitam de papilotomia endoscópica para remover os fragmentos dos cálculos. As complicações observadas com o tratamento incluem cólica biliar (a mais comum), hemobilia, hematúria, pancreatite e colangite. O método é contra-indicado na presença de colangite, coagulopatia, pancreatite aguda, arritmia cardíaca e aneurisma.

TRATAMENTO CIRÚRGICO

Exploração Laparoscópica da Via Biliar Principal

Existem duas técnicas de exploração laparoscópica do ducto biliar comum: exploração transcística e coledocotomia.

Exploração Transcística da Via Biliar Principal

A técnica mais comumente utilizada é a exploração transcística (Fig. 129.6). Pode ser às cegas, guiada por fluoroscopia ou usando-se um coledocoscópio. A remoção às cegas pode ser fácil se a anatomia for favorável, o cálculo for pequeno e houver um número reduzido de cálculos, de preferência único. Consiste na inserção de uma cesta de Dormia ou um balão de Fogarty através do ducto cístico. O cálculo pode ser removido com sucesso retirando-se a cesta ou o balão cuidadosamente através do ducto cístico. Essa técnica requer alguma dose de sorte para capturar o cálculo. O maior inconveniente é a possibilidade de deslocamento do cálculo para a árvore biliar proximal.

A remoção transcística de cálculos da via biliar principal com a cesta ou o balão pode ser facilitada por orientação fluoroscópica. Se os cálculos são pequenos e não há estenose da ampola, também pode ser realizada a infusão contínua de solução salina morna após a administração de glucagon na dose de 1mg EV para relaxar o esfíncter de Oddi com o objetivo de carregar ("empurrar") o cálculo para o duodeno.

O uso de coledocoscópio aumenta a possibilidade de sucesso com a exploração transcística. Depois de identificar os cálculos na colangiografia, um fio-guia é inserido na via biliar guiado por fluoroscopia. Sobre o fio-guia, dilatadores ureterais ou um cateter-balão para dilatação são inseridos no ducto cístico (Fig. 129.6C). Usando-se solução salina, o balão

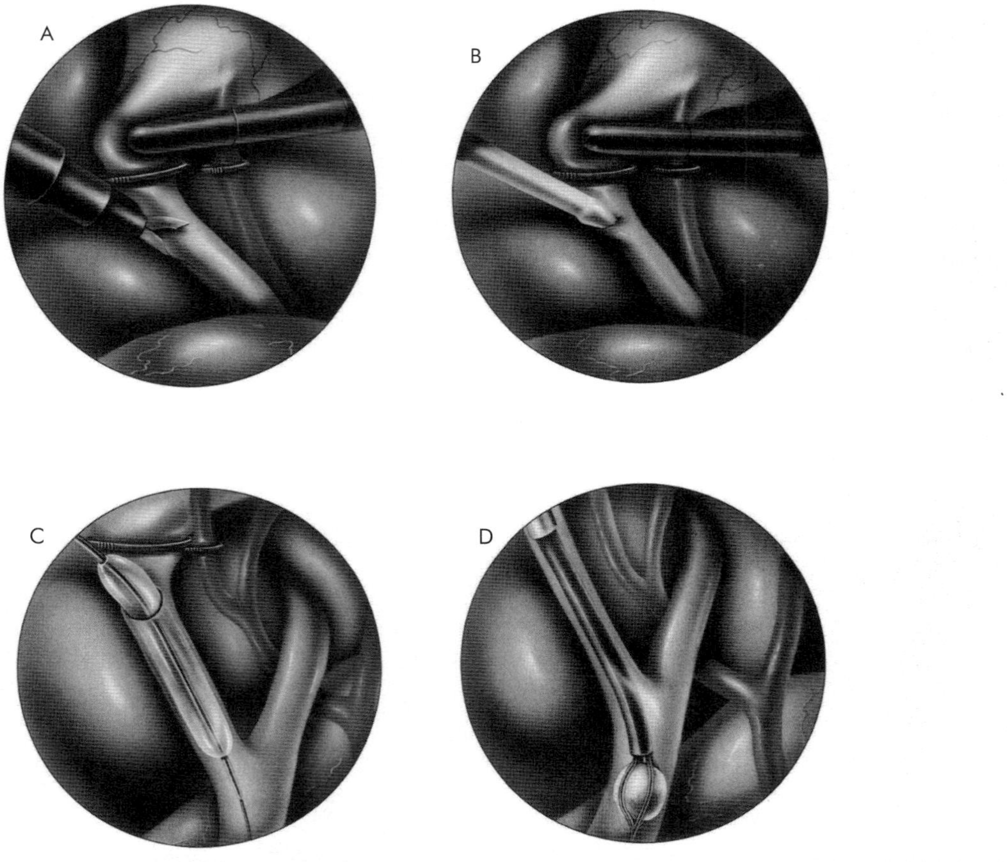

Fig. 129.6 — *Técnica de exploração da via biliar principal através do ducto cístico. A = Incisão parcial do ducto cístico para realização de colangiografia peroperatória; B = Inserção do cateter no ducto cístico; C = Dilatação do ducto cístico com um balão para facilitar a remoção e a retirada de cálculos; D = Apreensão de cálculo da via biliar principal com uma cesta de Dormia. (De Phillips EH. Techniques in Endosurgery. Laparoscopic cholecystectomy with common bile duct exploration. Ethicon, Inc.1992).*

é distendido sob visualização direta até alcançar seu diâmetro máximo (6 a 7 mm). O balão é removido e o coledocoscópio (3,6 mm de diâmetro) é inserido. Manobras para alcançar a via biliar distal são facilmente realizadas se a dilatação do ducto cístico foi conseguida com sucesso. Sob visualização direta, pequenos cálculos (menores que o diâmetro do ducto cístico dilatado) podem ser capturados usando-se uma cesta ureteral de 3 French inserida através do canal operatório do coledocoscópio (Fig. 129.6D). Cálculos pequenos podem ser facilmente removidos dessa maneira. A maior desvantagem dessa técnica é a incapacidade de se explorar os ductos biliares proximais na maioria dos casos. Entretanto, isso não é freqüentemente necessário, já que a maioria dos cálculos está na via biliar distal. Também é mais difícil de capturar cálculos grandes ou múltiplos com essa técnica.

A maior vantagem dessa técnica é que, após o término da exploração da via biliar principal, o ducto cístico é simplesmente ligado e não é necessário a colocação de um tubo-T ou a drenagem do abdômen. Geralmente, o paciente pode retornar para casa no mesmo dia. A convalescença e cuidados pós-operatórios são os mesmos de uma colecistectomia laparoscópica simples.

A taxa de sucesso com a exploração da via biliar principal através do ducto cístico é de cerca de 80%. Suas limitações são cálculos localizados nos ductos hepáticos, anatomia desfavorável, cálculo > 6 mm e número de cálculos > 6.

Coledocotomia

A coledocotomia laparoscópica emprega os mesmos princípios da exploração aberta da via biliar. A única diferença é que ela é realizada usando-se um laparoscópio, e isso requer uma habilidade técnica adicional de suturas laparoscópicas avançadas, as quais todos os cirurgiões deveriam possuir. Uma vez identificados os cálculos na colangiografia, realiza-se a dissecção da via biliar. A exposição é melhorada pelo uso de um laparoscópio com ângulo de visão de 45 graus.

Uma coledocotomia longitudinal anterior é realizada na via biliar. A extração do cálculo é realizada por lavagem ou pelo uso de balões ou cestas com ou sem coledocoscopia. Como complemento, o coledocoscópio é inserido para se certificar da remoção completa dos cálculos. Insere-se um tubo-T e a coledocotomia é fechada com pontos separados de fio absorvível. Realiza-se uma colangiografia complementar para confirmar a remoção completa de cálculos e a ausência de extravasamentos na sutura.

A litotripsia mecânica, eletro-hidráulica e com *laser* podem ser úteis em pacientes com cálculos grandes. O *laser* é muito mais caro mas teoricamente mais seguro, com menor chance de causar perfuração da parede da via biliar. A litotripsia mecânica com cesta é mais barata do que a litotripsia eletro-hidráulica, mas é mais volumosa para se inserir dentro da via biliar e mais difícil de se usar.

A vantagem da coledocotomia é que todos os tipos de cálculos podem ser removidos. A taxa de sucesso com esse método é de cerca de 96%. Uma desvantagem é o desconforto de ter um tubo-T por 14 a 21 dias. A possibilidade de estenose do colédoco é maior nos casos em que o diâmetro do ducto for <10 mm.

Exploração Cirúrgica a Céu Aberto ou Tradicional das Vias Biliares

Cobertura antibiótica pré e peroperatória (cefalosporina) associada a medidas preventivas contra trombose venosa profunda (suspensão de anticoncepcional, administração de heparina subcutânea e uso de meias compressivas). Boa iluminação, exposição e assistente competente são fundamentais nessa operação potencialmente complicada. A incisão cirúrgica é de escolha pessoal. Paramediana direita, mediana ou subcostal direita (Kocher) permitem um bom acesso, e a última é indicada no obeso e no idoso com ângulo costal aberto.

Apesar de a colangiografia peroperatória poder ser facilmente realizada rotineiramente durante a colecistectomia por minilaparotomia[52], a coledocotomia é difícil por esse acesso, sendo freqüentemente necessária a ampliação da incisão. Após a realização da colangiografia peroperatória e a tomada de decisão de explorar cirurgicamente a via biliar, o cirurgião deve escolher a via de acesso para tal. Os métodos mais comuns são a supra e a transduodenal. Preferimos quase sempre a exploração supraduodenal.

Exploração Supraduodenal do Colédoco

A exploração do colédoco a céu aberto ou tradicional via ducto cístico é raramente eficiente e não é recomendada. Entretanto, o método preferencial de exploração do colédoco por laparoscopia é por via ducto cístico[23,26]. A manobra de Kocher é realizada antes de se explorar o colédoco. Identifica-se o colédoco expondo-se sua face ântero-lateral, usando-se dissecção romba e fina. Suturas de reparo são colocadas na parede anterior do colédoco, que é incisada com bisturi de lâmina fina. As suturas de reparo são então substituídas por outra em cada borda da coledocotomia para impedir que a parede do ducto lacere. Geralmente abre-se a parede anterior do colédoco por 1 a 2 cm, de tal maneira que não se lese o suprimento sangüíneo do mesmo[5,44]. O local da coledocotomia deve ser imediatamente acima do duodeno, pois possibilita uma coledocoduodenostomia caso haja indicação técnica (ver adiante). Quando não for possível esse acesso ideal ao colédoco, o cirurgião deve fazer a coledocotomia onde for tecnicamente mais fácil. A bile é aspirada e pode ser enviada para cultura, especialmente em pacientes com colangite.

Freqüentemente o cirurgião é capaz de palpar e deslocar cálculos do colédoco distal para o local da coledocotomia e retirá-los usando gentilmente a manobra da "ordenha" (pinçamento delicado e contínuo do colédoco com o 4º e 5º quirodáctilos esquerdos, de modo a empurrar o cálculo em direção à coledocotomia; essa manobra é similar à ordenha de vaca). A instrumentação do ducto é então realizada. Inicialmente, é melhor explorar os ductos biliares proximal à coledocotomia, porque é tecnicamente mais fácil. Pinças de Desjardin são colocadas delicadamente em ambos os ductos hepáticos. Ocasionalmente, o cálculo pode estar firmemente aderido nos ductos proximais e não ser removido com facilidade. Nesse caso, o cateter biliar de Fogarty pode ser utilizado para movimentar o cálculo, que é retirado após se insuflar o balão do cateter proximalmente ao cálculo antes de puxá-lo. A irrigação dos ductos com solução salina é freqüentemente empregada para retirar pequenos cálculos e resíduos. Muitos cirurgiões preferem utilizar inicialmente o cateter de Fogarty e, se necessário, a seguir a irrigação e as pinças de Desjardin.

Após o ducto biliar proximal ter sido "limpo", recomenda-se ocluí-lo enquanto se explora o colédoco distal para impedir que cálculos migrem proximalmente. Isso pode ser feito com *clamp* e arterial tipo "buldogue" ou colocando-se um pequeno tampão de gaze que seja capaz de ocluir a luz do colédoco. Esse pequeno tampão é fixado em um fio, de modo a impedir que o tampão migre proximalmente para os hepáticos.

O colédoco distal é mais fácil de ser explorado, mas os princípios técnicos são os mesmos. Colocando-se a mão livre atrás do duodeno e pâncreas mobilizados, é possível realizar com facilidade a manobra da ordenha e, se necessário, a colocação do cateter de Fogarty, cateter de irrigação e pinça de Desjardin.

Cateteres biliares podem ser introduzidos para lavar e retirar pequenos cálculos ou fragmentos residuais. O uso desses cateteres pode dar indicação de se a ampola está permeável ou não. A palpação da ponta do cateter através da parede do duodeno e também o não-extravasamento do líquido através da coledocotomia durante a irrigação enquanto o cateter estiver no duodeno são indicações de que a papila está permeável. Explorações intensas e às cegas da papila com dilatadores de Bakes são condenáveis devido ao risco de produção de trauma, fístulas e falsos trajetos[37]. Com o objetivo de diminuir a incidência de cálculo residual, o cirurgião deve considerar a conveniência de examinar o ducto após a exploração, através de colangiografia pós-operatória ou de coledocoscopia.

1. *Colangiografia pós-exploração.* O colédoco é suturado após a colocação de um tubo em T de Kehr na sua luz. O tubo é então irrigado várias vezes para eliminar as bolhas de ar, e a seguir é realizada a colangiografia através do tubo em T com ipaque a 25%.
2. *Coledocoscopia.* O coledocoscópio flexível ou rígido é introduzido dentro da via biliar via coledocotomia, e as suturas de reparo são aproximadas para minimizar o extravasamento do líquido de irrigação (geralmente solução salina isotônica morna). O ducto é dessa forma distendido para permitir que o cirurgião examine o ducto claramente sob visão direta. Da mesma forma que para a exploração, os ductos proximais são mais fáceis de serem examinados que os distais. O coledocoscópio flexível é mais versátil que o rígido e tem a vantagem de permitir que instrumentos adicionais sejam passados pelo endoscópio para remover cálculos sob visão direta. A coledocoscopia flexível diminui o risco de cálculo residual a quase zero[39], pois o cirurgião pode visualizar toda a via biliar extra-hepática, a papila, e demonstrar sua perviedade, pela passagem através de papila de cateter até o duodeno sob visão direta.

Ao término da coledocoscopia, após certificar-se da ausência de cálculos, o colédoco é fechado deixando-se um tubo de Kehr intraluminal ou primariamente sem drenagem[35]. Não é necessário um tubo em T muito grande (e, em casos com grande dilatação dos ductos, pode-se optar pela coledocoduodenostomia). Um tubo em T de látex, números 14 a 16 French, é satisfatório (esse é o menor calibre que permite instrumentação subseqüente através do trajeto do tubo). O tubo é introduzido e seus ramos encurtados de modo que cada um não tenha mais que 1 ou 2 cm. Não é indicado deixar um ramo longo para baixo que ultrapasse a papila, para evitar a ocorrência de pancreatite aguda. O ducto é fechado com pontos separados de fio absorvível 3-0 ou 4-0, envolvendo o tubo em T acima e/ou abaixo.

O tubo é então levado diretamente através da parte superior da fosseta de Morrisson ou Rutherford-Morrisson para se exteriorizar lateralmente no flanco. O tubo deve ser posicionado como descrevendo uma suave curva convexa através do abdômen superior no espaço subepático. O tubo em T é deixado em drenagem aberta até a realização da colangiografia, em torno do 8º dia. Desde que nenhum cálculo seja visualizado, o tubo é fechado e retirado no 15º dia de pós-operatório. Se a colangiografia no 8º dia sugerir cálculos residuais, o exame deverá ser repetido em 1 ou 2 semanas. Se uma falha de enchimento ainda estiver presente, tem que ser tomada então a decisão de se o cálculo será removido por lavagem, terapia de dissolução, colangiografia endoscópica retrógrada e esfincterotomia, ou através do tubo de Kehr. Se for escolhida a última opção, esta só pode ser realizada 6 semanas após a exploração do colédoco, de modo a permitir a formação de um trajeto fibroso firme ao redor do dreno.

Exploração Transduodenal do Colédoco

A maioria dos cirurgiões realiza a exploração supraduodenal do colédoco, mas existem aqueles que preferem a abordagem transduodenal como procedimento primário[3]. Geralmente a via transduodenal é usada quando a supraduodenal falhou. Nesse caso, a abordagem combinada tem uma morbidade e mortalidade significativamente mais altas do que quando apenas uma delas é usada[67]. Os cirurgiões que rotineiramente usam o acesso supraduodenal podem optar pela via transduodenal quando existirem indicações pré ou peroperatória de que uma papilotomia ou papiloplastia seja necessária, ou quando houver cálculo encravado na papila.

Após a mobilização do duodeno através da manobra de Kocher, a palpação duodenal pode indicar a localização da ampola, embora esta seja freqüentemente difícil de ser palpada. A identificação da ampola pode ser facilitada pela passagem de um cateter de colangiografia ou um dilatador de Bakes de pequeno diâmetro através da ampola, que pode ser palpado através da parede duodenal[60]. O duodeno é então aberto longitudinalmente entre pontos de reparo por meio de bisturi elétrico, por uma extensão próxima da metade da borda convexa da segunda porção do duodeno. Após a identificação da ampola, esta é aberta para cima na posição de 11 ou 12 horas, por aproximadamente 2 cm, com uma tesoura delicada ou com o uso de bisturi elétrico com ponta delicada. Suturas de fio absorvível nº 4-0 ou 5-0 são colocadas entre a mucosa duodenal e o ducto biliar.

Seguindo-se à esfincteroplastia, o ducto pode ser examinado com pinça de Desjardin reta ou minimamente encurvada. Não é necessária a colocação de tubo de Kehr no colédoco, mesmo nos casos em que a exploração foi combinada (supra e transduodenal)[29]. O duodeno é fechado em um ou dois planos, longitudinalmente ou transversalmente, conforme a preferência do cirurgião.

Derivação Biliodigestiva

Além da retirada de cálculos, em algumas situações pode ser necessário realizar uma derivação biliodigestiva: papiloplastia, coledocoduodenostomia ou mais raramente hepaticojejunostomia. A derivação biliodigestiva está indicada na presença de cálculo primário da via biliar principal e na presença de múltiplos cálculos (primários ou secundários) da via biliar principal, cuja remoção é tecnicamente difícil ou impossível. Essa última indicação tem o objetivo de reduzir o risco de cálculos residuais, pois, se eles existirem, poderão passar espontaneamente para o duodeno através de uma coledocoduodenostomia ou papiloplastia ampla. Muitos cirurgiões realizam uma derivação biliodigestiva quando o número de cálculos da via biliar principal é superior a 7.

Outras indicações de derivação biliodigestiva menos absolutas incluem: presença de lama biliar (que pode funcionar como núcleo de formação de cálculos recorrentes), se a cirurgia está sendo realizada por cálculos residuais ou recorrentes após colecistectomia prévia ou se o procedimento está sendo realizado em um paciente que não suportaria mais uma cirurgia, tanto pela sua idade como por outras condições clínicas associadas.

A escolha entre coledocoduodenostomia e papiloplastia deve ser baseada principalmente no diâmetro do colédoco. Nos casos em que o diâmetro do colédoco for inferior a 1,5-2 cm, prefere-se a esfincteroplastia. A coledocoduodenostomia só deve ser realizada quando o colédoco tiver no mínimo 15 a 20 mm de diâmetro. Uma pequena incisão é realizada ao longo da borda superior da primeira porção duodenal diretamente abaixo e contígua à porção supraduodenal do colédoco, e a sutura é realizada em um ou dois planos com pontos separados usando-se fio absorvível 4-0. A coledocoduodenostomia é um procedimento de drenagem seguro e confiável, com taxas de mortalidade e morbidade similares às da esfincteroplastia transduodenal[3,60,63].

Complicações da Exploração da Via Biliar

A) *Mortalidade:* a mortalidade da colecistectomia de rotina não-complicada é menor do que 0,2%. A adição da exploração da via biliar principal aumenta o risco em aproximadamente cinco vezes, e a adição de um procedimento de drenagem biliar (esfincteroplastia ou coledocoduodenostomia) aumenta a mortalidade para aproximadamente 2%[3,60,63].

B) *Cálculos residuais:* a incidência de cálculo residual é variável e parece ocorrer menos freqüentemente após a realização da coledocoscopia (aproximadamente 2%)[19,39,41] do que colangiografia (5% a 10%) durante a exploração da via biliar[27,68]. Essa complicação pode ser tratada com: (1) irrigação do tubo T de Kehr com solução salina; (2) terapia de dissolução, com instilação de sais biliares, heparina, éter termetilbutílico ou monooctanoína via tubo de Kehr ou cateter nasobiliar (vide adiante); (3) extração percutânea: essa técnica só pode ser empregada após 6 semanas da operação, para permitir a formação de fibrose firme e resistente no trajeto do tubo em T, de modo a não causar perfuração do trajeto durante instrumentação. Essa técnica pode ser efetuada sob controle radiológico, usando cateteres de Burhenne ou sob visão direta com o coledocoscópio; (4) extração endoscópica com ou sem papilotomia: esta pode ser realizada precocemente no pós-operatório logo após o diagnóstico de cálculo residual; (5) extração cirúrgica do cálculo. Atualmente, o método mais utilizado de tratamento de cálculos residuais do colédoco é a extração endoscópica.

C) *Hemorragia*: esta pode ser secundária a lesão no ducto biliar (raro) ou a exploração transduodenal (mais comum após a esfincteroplastia). Essa última apresentação é intensa em 2% a 5% das esfincteroplastias e pode necessitar de laparotomia e revisão cirúrgica da esfincteroplastia[60,63].

D) *Complicações infecciosas:* ocorrem raramente e podem ser devidas a extravasamento de bile no local da inserção do tubo em T, infecção da coleção biliar e formação de abscesso subepático. A ocorrência de colangite no pós-operatório é rara e é devida à presença de cálculos residuais e/ou estenose na esfincteroplastia ou coledocoduodenostomia[36].

E. Pancreatite aguda: esta é incomum e é mais freqüente após a exploração transduodenal do colédoco do que a supraduodenal. A incidência é de aproximadamente 1%[42].

F. Lesão traumática do colédoco e formação de estenose: ver Capítulo 123 para o tratamento dessa grave complicação.

REFERÊNCIAS BIBLIOGRÁFICAS

1. Arvidsson D, Berggren U, Haglund U. Laparoscopic common bile duct exploration. Eur J Surg 164:369-75, 1998.
2. Basso N, Pizzuto G, Surgo D, Materia A, Silecchia G, Fantini A, Fiocca F, Trentino P. Laparoscopic cholecystectomy and intraoperative endoscopic sphincterotomy in the treatment of cholecysto-choledocholithiasis. Gastrointest Endosc 50:532-5, 1999.
3. Berthou JC, Drouard F, Charbonneau P, Moussalier K. Evaluation of laparoscopic management of common bile duct stones in 220 patients. Surg Endosc 12:16-22, 1998.
4. Catheline JM, Turner R, Rizk N, Barrat C, Buenos P, Champault G. Evaluation of the biliary tree during laparoscopic cholecystectomy: laparoscopic ultrasound versus intraoperative cholangiography: a prospective study of 150 cases. Surg Laparosc Endosc 8:85-91, 1998.
5. Chijiiwa K, Kozaki N, Naito T, et al. Treatment of choice for choledocholithiasis in patients with acute obstructive suppurative cholangitis and liver cirrhosis. Am J Surg 170:356, 1995.
6. Chung RS, Klabbatz L, Chari V, Eisenstat M. Unsuspected choledocholithiasis first diagnosed at laparoscopic cholecystectomy: treatment by trans-cystic duct stenting and elective stent-guided sphincterotomy. Gastrointest Endosc 48:71-4, 1998.
7. Chung RS, Sivak MV, Fergusson DR. Surgical decisions in the management of duodenal perforation complicating endoscopic sphincterotomy. Am J Surg 165:700-3, 1993.
8. Cipolletta L, Bianco MA, Rotondano G, Marmo R, Lamanda R, Di Scala A, De Simone T, Bruni D. Laparoscopic antegrade biliary stenting for postoperative endoscopic clearance of biliary stones. J Laparoendosc Adv Surg Tech A 9:321-4, 1999.
9. Cotton PB. Endoscopic retrograde cholangiopancreatography and laparoscopic cholecystectomy. Am J Surg 165:474-8, 1993.
10. Crawford DL, Phillips EH. Laparoscopic common bile duct exploration. World J Surg 23:343-9, 1999.
11. Csendes A, Burdiles P, Diaz JC. Present role of classic open choledochostomy in the surgical treatment of patients with common bile duct stones. World J Surg 11:1167-70, 1998.
12. Cuschieri A, Lezoche E, Morino M, et al. EAES multicenter prospective randomized trial comparing two-state vs single-stage management of patients with gallstone disease and ductal calculi. Surg Endosc 13:952-7, 1999.
13. DePaula AL, Hashiba K, Bafutto M, Machado C, Ferrari A, Machado MM. Results of the routine use of a modified endoprosthesis to drain the common bile duct after laparoscopic choledochotomy. Surg Endosc 12:933-5, 1998.
14. Dorman JP, Franklin ME, Glass JL. Laparoscopic common bile duct exploration by choledochotomy. An effective and efficient method of treatment of choledocholithiasis. Surg Endosc 12:926-8, 1998.
15. Drouard F, Passone Szerzyna N, Berthou JC. Laparoscopic treatment of common bile duct stones. Hepatogastroenterology 44:16-21, 1997.
16. Fujisaki S, Nezu T, Miyake H, Oida T, Tomita R, Amano S, Fukuzawa M. Laparoscopic treatment for common bile duct stones by transcystic papilla balloon dilatation technique. Surg Endosc 13: 824-6, 1999.
17. Giurgiu DI, Margulies DR, Carroll BJ, Gabbay J, Iida A, Takagi S, Fallas MJ, Phillips EH. Laparoscopic common bile duct exploration: long-term outcome. Arch Surg 134:839-43, 1999.
18. Goldman DE, Gholson CF. Choledocholithiasis in patients with normal serum liver enzymes. Dig Dis Sci 40:1065, 1995.
19. Gurbuz AT, Watson D, Fenoglio ME. Laparoscopic choledochoduodenostomy. Am Surg 65:212-4, 1999.
20. Heili MJ, Wintz NK, Fowler DL. Choledocholithiasis: endoscopic versus laparoscopic management. Am Surg 65:135-8, 1999.
21. Hill J, Martin DF, Tweedle DE. Risks of leaving the gallbladder in situ after endoscopic sphincterotomy for bile duct stones. Br J Surg 78:554, 1991.
22. Martin IJ, Bailey IS, Rhodes M, ORourke N, Nathanson L, Fieding G. Towards T-tube free laparoscopic bile duct exploration: a methodologic evolution during 300 consecutives procedures. Ann Surg 228:29-34, 1998.
23. Masci E, Fanti L, Mariani A, Guerini S, Zuliani W, Baccari P, Giacomelli M, Tittobello A. Selection criteria for pre-operative endoscopic retrograde cholangiography and endoscopic-laparoscopic treatment of biliary Stones. Eur J Gastroenterol Hepatol 11:781-4, 1999.
24. Memon MA, Hassaballa H, Momon MI. Laparoscopic common bile duct exploration: The past, the present, and the future. Am J Surg 179:309-15, 2000.
25. Meyer C, Le JV, Rohr S, Thiry LC, Duclos B, Reimund JM, Baumann R. Management of common bile duct stones in a single operation combining laparoscopic cholecystectomy and perioperative endoscopic sphincterotomy. Surg Endosc 13:874-7, 1999.
26. Shuchleid S, Chousleb A, Mondragon A, Torices E, Licona A, Cervantes J. Laparoscopic common bile duct exploration. World J Surg 23:698-701, 1999.
27. Tanaka M, Takahata S, Konomi H, et al. Long-term consequence of endoscopic sphincterotomy for bile duct stones. Gastrointest Endosc 48:465, 1998.
28. Thornton JR, Lobo AJ, Lintott DJ, et al. Value of ultrasound and liver function tests in determining the need for endoscopic retrograde cholangiopancreatography in unexplained abdominal pain. Gut 33:1559, 1992.
29. Tinoco R, El Kadre L, Tinoco A. Laparoscopic choledochoduodenostomy. J Laparoendosc Adv Surg Tech A 9:123-6, 1999.

130

CAPÍTULO

Fístula Biliar e Íleo Biliar

Luiz Rohde
Alessandro Osvaldt
Mário Sérgio Borges da Costa

FÍSTULA BILIAR

Fístula biliar é uma comunicação anormal da árvore biliar com o exterior (fístula biliar externa ou biliocutânea) ou com algum órgão interno (fístula biliar interna). Ambas podem ser congênitas (muito rara) ou adquiridas, sendo que a última se divide em espontânea e traumática (cirúrgica).

FÍSTULA BILIAR INTERNA

Etiologia

A incidência da fístula biliar interna está diminuindo, em virtude da cirurgia mais precoce nas colecistopatias e do uso de medicamentos para tratamento da úlcera péptica com bons resultados. Cerca de 90% das fístulas biliares internas espontâneas são decorrentes de litíase biliar, enquanto 6% são secundárias à doença ulcerosa péptica[1,9]. As neoplasias de vesícula, vias biliares, estômago e pâncreas, menos freqüentemente, determinam o surgimento de fístulas biliares. Outras causas raras são doença de Crohn, diverticulite de cólon e tuberculose intestinal. A incidência ocorre em torno de 1% a 2 % dos pacientes submetidos a colecistectomia[10,15].

Classificação

Os tipos de fístulas biliares internas mais encontrados são os seguintes: colecistoduodenal (80%), colecistocólica (10%), colecistográstrica (4%), colecistocoledociana (3%), coledocoduodenal (2%) e brônquica (1%). Há relatos de fístulas com a pleura, árvore brônquica, pericárdio, pelve renal, veia porta, artéria hepática, útero, bexiga, bem como de fístulas compostas (colecistoduodenocólica)[14], mas são extremamente raras. Dentre as fístulas, merece menção a síndrome de Mirizzi, que em sua progressão pode evoluir para a formação de uma fístula entre a vesícula e a via biliar principal. Essa síndrome deve-se à compressão do hepatocolédoco por um cálculo impactado no infundíbulo da vesícula ou no ducto cístico, o qual pode causar erosão para o interior do hepatocolédoco, estabelecendo uma fístula interna[2,6,17].

Patogenia

Em geral, as fístulas biliares internas iniciam-se com um episódio de colecistite aguda litiásica que determina aderências das estruturas adjacentes à vesícula (duodeno, cólon, estômago, hepatocolédoco). A pressão determinada pelo cálculo produz isquemia e erosão da parede da vesícula e da víscera aderida, com posterior migração do cálculo através da fístula. As fístulas coledocoduodenais decorrem da penetração de úlcera péptica em 80% dos casos, sendo outra causa freqüente a criação de falsos trajetos durante a exploração das vias biliares. Fístulas envolvendo as vias biliares e a veia porta ou artéria hepática foram relatadas após colangiografia transparieto-hepática[15].

Quadro Clínico

A maioria das fístulas biliares internas é assintomática, ocorrendo em pacientes cujo quadro clínico é dominado pelos achados de colelitíase ou de doença ulcerosa péptica, dependendo do tipo de fístula. Pode ocorrer, em alguns casos, o fechamento espontâneo da fístula após a passagem do cálculo ou o tratamento bem-sucedido para a úlcera[15]. Entretanto, as fístulas podem produzir sintomas por si. As fístulas colecistocólicas, por exemplo, determinam marcada colangite e diarréia (causada pela irritação colônica determinada pelos sais biliares). Nas fístulas com o duodeno, a passagem de cálculos grandes pode determinar um quadro de obstrução intestinal (íleo biliar) ou obstáculo ao esvaziamento gástrico (síndrome de Bouveret) (Fig. 130.1)[5,19]. A maioria dos cálculos é eliminada nas fezes, podendo ocasionalmente ser vomitados.

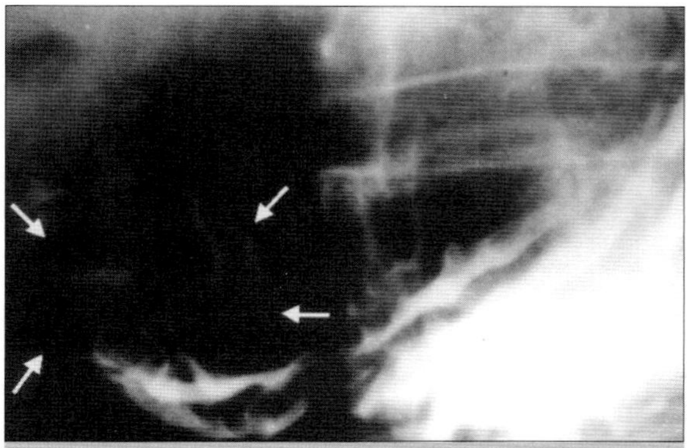

Fig. 130.1 — *Radiografia contrastada de estômago e duodeno mostrando volumoso cálculo (setas) obstruindo o duodeno (síndrome de Bouveret).*

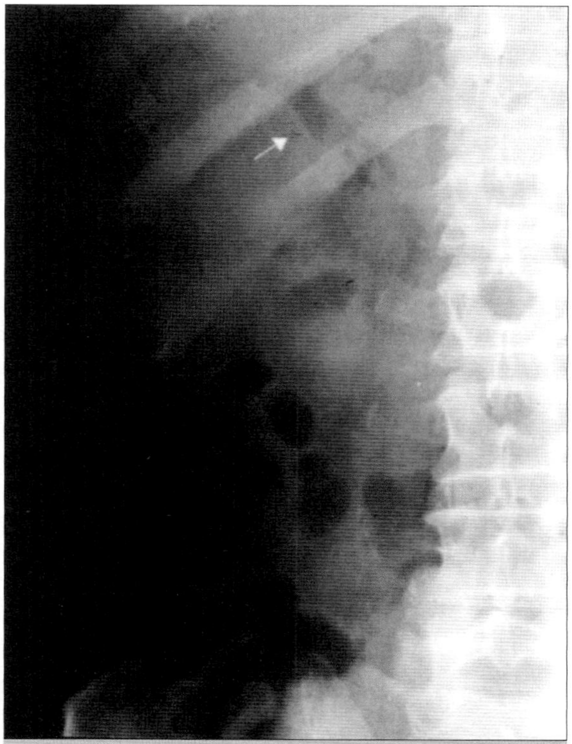

Fig. 130.2 — *Radiografia simples do abdômen apresentando pneumobilia (seta).*

Diagnóstico

A perfeita definição por imagem da fístula biliar interna, a exemplo do que ocorre com a externa, é fundamental. A radiografia simples do abdômen apresenta ar nas vias biliares (pneumobilia) em um terço dos pacientes[15] (Fig. 130.2) e, ocasionalmente, mostra cálculos radiopacos.

O estudo contrastado do estômago e do duodeno demonstra fístulas envolvendo essas estruturas, enquanto o enema baritado mostra fístulas comprometendo o cólon. A colangiografia endoscópica retrógrada e a cintilografia hepatobiliar com derivados do ácido iminodiacético marcados com ^{99m}Tc também são de valor no diagnóstico. A colangiorressonância é exame que, com o aumento da experiência, terá papel importante no diagnóstico. Seu real valor ainda não foi definido pela infreqüência da fístula biliar interna e por tratar-se de exame relativamente novo e realizado somente em centros de referência. Nos casos suspeitos, a colangiografia no intra-operatório poderá firmar o diagnóstico (Fig. 130.3).

Tratamento

O tratamento inicia-se pelo controle da infecção, dos distúrbios hidroeletrolíticos e nutricionais associados. Nos casos de fístulas envolvendo a vesícula, realizam-se a colecistectomia e o fechamento da víscera envolvida ou, eventualmente, a ressecção segmentar com anastomose (se do cólon ou intestino delgado). Nas fístulas coledocoduodenais causadas por doença ulcerosa péptica deve-se dar prioridade ao tratamento da úlcera. Algumas dessas fístulas se fecham com o tratamento clínico isolado, e as que requerem abordagem cirúrgica podem ter como conduta uma das técnicas consagradas no tratamento da úlcera péptica.

As fístulas colecistocoledocianas que determinam grande defeito na parede do hepatocolédoco podem ser corrigidas utilizando-se um retalho da parede da vesícula. Naqueles casos em que há grande destruição da parede da via biliar principal o melhor tratamento é a anastomose hepaticojejunal em alça exclusa[6]. Existem relatos de tratamento por laparoscopia[4].

FÍSTULA BILIAR EXTERNA

Ver Capítulo 12.

ÍLEO BILIAR

Introdução

A passagem de um cálculo biliar para a luz intestinal através de uma fístula interna, determinando obstrução mecânica, constitui o chamado íleo biliar. Essa obstrução pode ocorrer em qualquer segmento do

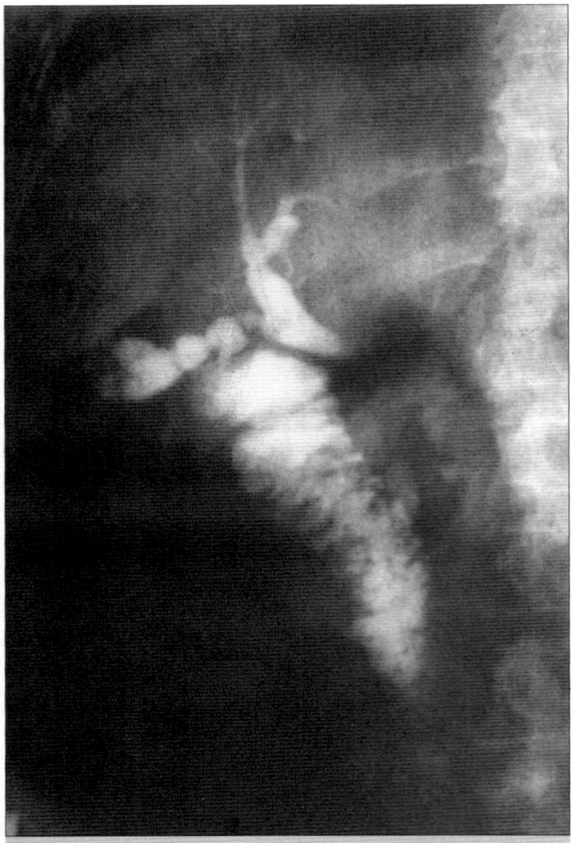

Fig. 130.3 — *Colecistocolangiografia com passagem de contraste do infundíbulo da vesícula biliar para o duodeno e para a via biliar principal. Caso de fístula colecistoduodenal.*

intestino, não apenas no íleo. O termo íleo biliar consagrou-se e na prática engloba todas as obstruções intestinais determinadas por cálculo biliar.

Incidência e Patogenia

Menos de 3% dos casos de obstrução intestinal são devidos a cálculo biliar, mas no grupo de pacientes com mais de 65 anos esse índice chega a 20%-25%[5,13]. Estima-se que o íleo biliar ocorra entre 0,4% e 1,5% dos pacientes com litíase vesicular e entre 6% e 14% dos pacientes com fístulas bilioentéricas. Há predomínio em pacientes do sexo feminino, e a média de idade está entre 65 e 75 anos[1,9,13].

Na maioria das vezes a fístula é entre o duodeno e a vesícula, a qual dá passagem a um cálculo de pelo menos 2 cm de diâmetro que se impacta no íleo terminal (60%), no íleo proximal (24%), no jejuno distal (9%) ou no cólon e no reto (2%-4%)[5]. Esse cálculo, enquanto móvel, causa uma obstrução intestinal intermitente que evolui para um quadro de obstrução completa quando há impactação do mesmo. Há relatos isolados de íleo biliar conseqüente a esfincterotomia endoscópica[8]. Nos raros casos de fístula colecistocolônica com migração do cálculo, a impactação do mesmo ocorre em zona de estenose sigmoidiana secundária a doença diverticular[3,18].

Quadro Clínico

Na história pregressa há referência de cólica biliar e crises de colecistite aguda. O quadro típico é aquele em que o paciente apresenta manifestações compatíveis com colecistite aguda (náusea, vômito, febre, dor no hipocôndrio direito, vesícula e/ou plastrão palpáveis) com melhora dos sintomas e sinais. Segue-se, após cerca de 24-48 horas, um quadro sugestivo de oclusão intestinal mecânica (náuseas, vômitos, dor em cólica periumbilical e distensão abdominal).

Diagnóstico

É feito pelo quadro clínico e por exames complementares. A radiografia simples do abdômen mostra alças intestinais distendidas, com padrão obstrutivo, e pneumobilia em 40% dos casos. Pode-se ver o cálculo no local de obstrução se ele for radiopaco ou pode-se percebê-lo pela presença de ar intestinal circunjacente, mesmo sendo radiotransparente. A avaliação ultra-sonográfica fica dificultada pela presença de gás no intestino, mas pode detectar ar na via biliar, alterações na parede da vesícula e cálculo no interior da luz intestinal. A tomografia computadorizada não é obrigatória na investigação mas pode auxiliar nos casos atípicos. (Fig. 130.4). O diagnóstico pré-operatório correto de íleo biliar varia de 4% a 85%[17].

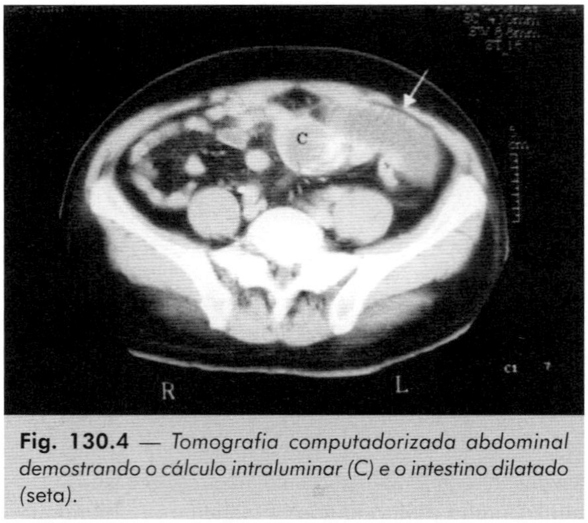

Fig. 130.4 — *Tomografia computadorizada abdominal demostrando o cálculo intraluminar (C) e o intestino dilatado (seta).*

Tratamento

O tratamento consiste na correção dos desequilíbrios hidroeletrolíticos ou nos distúrbios associados,

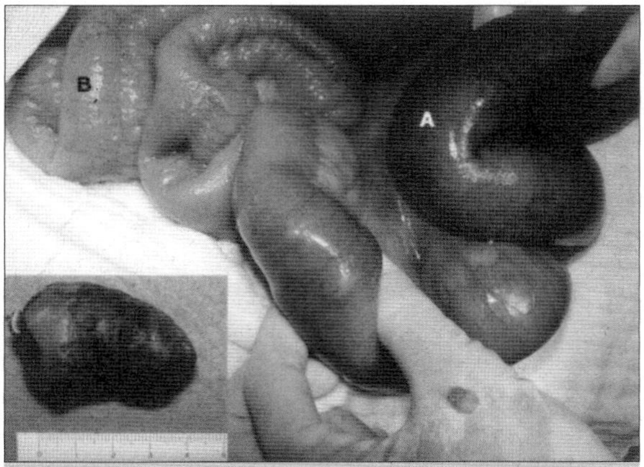

Fig. 130.5 — *Fotografia intra-operatória mostrando o cálculo de aproximadamente 5 cm (em detalhe), a zona de obstrução (entre os dedos do cirurgião) e o intestino obstruído (A) e o normal após a obstrução (B).*

antibioticoterapia e cirurgia. Há controvérsia entre os que advogam a simples enterolitotomia (com abordagem da doença biliar em um segundo tempo)[9,12,13] e os que defendem a enterolitotomia associada à correção da fístula e da doença biliar (cirurgia em um tempo)[1]. A conduta deve adaptar-se às circunstâncias de cada caso. Nos pacientes com condições clínicas insatisfatórias ou com intensa reação inflamatória no quadrante superior direito, o melhor procedimento é a simples enterolitotomia. Nesse procedimento, o cálculo é "ordenhado" para um segmento mais proximal, realiza-se uma enterotomia transversal e retira-se o cálculo.

É importante palpar todo o intestino devido à possibilidade de outro cálculo intraluminar estar presente[7,12]. Cálculos múltiplos no intestino foram constatados em 3% a 15% dos casos[7,11,20]. Nos pacientes com condições clínicas satisfatórias, a cirurgia em um tempo pode ser realizada com segurança. Os poucos relatos de enterolitotomia videoassistida sugerem que essa abordagem pode ser utilizada em casos selecionados de íleo biliar, embora sua indicação ainda não esteja estabelecida[11,16].

A mortalidade operatória varia de 8% a 20%[7,13,20], sendo principalmente relacionada ao diagnóstico tardio e a outras doenças graves concomitantes.

REFERÊNCIAS BIBLIOGRÁFICAS

1. Ahrendt AS, Pitt HA. Biliary Tract. In: Townsend Jr, CM. Sabiston Textbook of Surgery. 16th ed., Philadelphia, WB Saunders Company: 1093-1095, 2001.
2. Baer HH, Matthews JB, Schweizer WP, et al. Management of the Mirizzi syndrome and the surgical implications of cholecystocholedocal fistula. Br J Surg 77:743-5, 1990.
3. Cardoso JB, Féres O, Andrade JI. Íleo biliar colônico. Rev. Col. Bras. Cir. 26:255-257, 1999.
4. Chikamori F, Okumiya K, Inoue A, et al. Laparoscopic cholecystofistulectomy for preoperatively diagnosed cholecystoduodenal fistula. J Gastroent 36: 125-8, 2001.
5. Cooper SG, Sherman SB, Steinhardt JE, et al. Bouveret's syndrome: diagnostic considerations. JAMA 258: 226-8, 1987.
6. Csendes A, Diaz CJ, Brdiles P, et al. Mirizzi syndrome and cholecystobiliary fistula: a unifying classification. Br J Surg 76:1139-43, 1989.
7. Deitz DM, Standage BA, Pinson CW, et al. Improving the outcome in gallstone ileus. Am. J. Surg. 152:572-576, 1986.
8. Desplad M, Clavien PA, Metha G, Rohner A. Gallstone ileus and bowel perforation after endoscopic sphincterotomy. Am J Gastroenterol 87:886-888, 1992.
9. Glenn F, Reed C, Grafe WR. Biliary enteric fistula. Surg Gynecol Obstet 153:527-531, 1981.
10. Machado MAC, Jukemura J, Volpe P, et al. Fístulas biliares internas: estudo de 13 casos e revisão da literatura. Rev Hosp Clin Fac Med USP 50: 45-8, 1995.
11. Montgomery A. Laparoscope-guided enterolithotomy for gallstone ileus. Surg Laparosc Endosc 3:310-314, 1993.
12. Mulvihill SJ. Surgical management of gallstone disease and postoperative complications. In: Feldman N. Sleisenger & Fordtran's Gastrointestinal and Liver Disease, 6th ed., Philadelphia, WB Saunders Company: 977, 1998.
13. Reisner RM, Cohen HR. Gallstone ileus: A review of 1001 reported cases. Am Surg 60:441, 1994.
14. Rohde L, Wolff CH, Bonamigo TP. Fístula colecistoduodenocólica. Relato de um caso. Rev Assoc Med Bras 16:241, 1970.
15. Saif AA, Al-Kawas FH. Complications of gallstone disease: Mirizzi syndrome, cholecystocholedochal fistula and gallstone ileus. Am J Gastroent 97: 249-54, 2002.
16. Sarli L, Pietra N, Costi R, Gobbi S. Gallstone ileus: laparoscopic-assisted enterolithotomy. J Am Coll Surg 186:370-1, 1998.
17. Schutte H, Bastias J, Csendes A, Yarmuch J, De la Cuadra R, Chiong H, Braghetto I. Gallstone ileus. Hepatogastroenterology 39:562-565, 1992.
18. Serrano R, Montan A, Lacasa J. Colelitiasis y fístula colecistocolónica: una rara forma de ileo biliar. Rev Esp Enf Digest 77:55-57, 1990.
19. Van Dam J, Steiger E, Sivak MV. Giant duodenal gallstone presenting as gastric outlet obstruction: Bouveret's syndrome. J Clin Gastroenterol 15:150-3, 1992.
20. Van Hillo M, van der Vliet JA, Wiggers T, Obertop H, Terpstra OT, Greep JM. Gallstone obstruction of the intestine: an analysis of ten patients and a review of the literature. Surgery 101:273-276, 1987.

131

CAPÍTULO

Disfunção do Esfíncter de Oddi (Síndrome Pós-Colecistectomia)

Júlio Cezar Uili Coelho
Frank G. Moody

O esfíncter de Oddi regula a passagem diária de aproximadamente 1 litro de bile e 2 litros de suco pancreático para o duodeno. Em anos recentes, estudos utilizando técnicas eletromiográficas, cinerradiográficas, cintilográficas e manometria endoscópica melhoraram nosso conhecimento sobre a motilidade normal e anormal do esfíncter de Oddi[20]. Este capítulo faz um resumo dos novos desenvolvimentos sobre a motilidade do esfíncter de Oddi e sua aplicabilidade na prática clínica.

ANATOMIA DO ESFÍNCTER DE ODDI

O esfíncter de Oddi foi descrito pela primeira vez por anatomistas no século XVI e estudado com maior profundidade por Francis Glisson em 1654[6,54]. O esfíncter recebe seu nome em homenagem ao fisiologista italiano Rugero Oddi, que no final do século XIX demonstrou sua presença em vários animais, mediu sua resistência e relatou várias e importantes contribuições sobre suas propriedades fisiológicas[54,58]. Oddi também postulou que o espasmo do esfíncter poderia ser causa de icterícia.

O ducto pancreático principal junta-se ao aspecto póstero-medial do ducto biliar comum para formar um canal comum (ampola de Vater), que passa obliquamente através da segunda porção da parede duodenal e termina na papila maior (Fig. 131.1). A papila maior ou papila de Vater é uma protrusão do lado pancreático da mucosa duodenal em forma de mamilo e com menos de 1 cm de diâmetro e que usualmente é dilatada. Esse canal comum é conhecido como ampola de Vater. Em aproximadamente 20% das pessoas o canal comum é curto, e em 10% está ausente. Nesse último caso, o ducto biliar comum e o ducto pancreático principal chegam ao duodeno separadamente. O esfíncter de Oddi é formado por três esfíncteres (bandas musculares) presentes em extensão variável: o esfíncter colédoco, o esfíncter pancreático e o esfíncter da ampola que envolvem o ducto biliar comum distal, o ducto pancreático comum distal e a ampola de Vater (canal comum), respectivamente (Fig. 131.2)[38].

O esfíncter de Oddi constitui um grupo de fibras de músculo liso funcionalmente independentes da musculatura duodenal. Sua maior parte fica dentro da parede duodenal e mede 4 a 10 mm de comprimento[9]. Histologicamente, o esfíncter de Oddi consiste em duas camadas musculares: uma camada externa circular e proeminente e outra interna longitudinal e fina[36]. A camada muscular circular fecha e abre o canal comum, e a camada longitudinal retrai ou levanta a papila maior.

Gânglios e nervos em abundância são encontrados entre as camadas musculares do esfíncter de Oddi e sua superfície. Virtualmente todos os neuropeptídeos identificados têm sido encontrados nesse esfíncter. Sand *et al.*[65] demonstraram, por técnicas imuno-histoquímicas, que o esfíncter de Oddi humano tem imunorreatividade para o polipeptídeo intestinal vasoativo, peptídeo histidina-leucina, peptídeo histidina-metioninamida, neuropeptídeo Y, peptídeo relacionado ao gene da calcitonina, galanina, substância P, encefalina e somatostatina, mas não para bombesina. Há indícios de que o óxido nítrico medeia uma importante parte do relaxamento não-adrenérgico e não-colinérgico da musculatura circular do esfíncter de Oddi[3].

A inervação parassimpática do esfíncter de Oddi se origina do nervo vago, e a inervação simpática dos segmentos espinhais T7 a T10 e do gânglio celíaco[8]. A estimulação das fibras vagais eferentes relaxa o esfíncter de Oddi, e a estimulação dos nervos adrenérgicos causa a contração do esfíncter. Conexões neuronais entre a vesícula biliar e o esfíncter de Oddi possivelmente são responsáveis por reflexo neural entre essas duas estruturas[6].

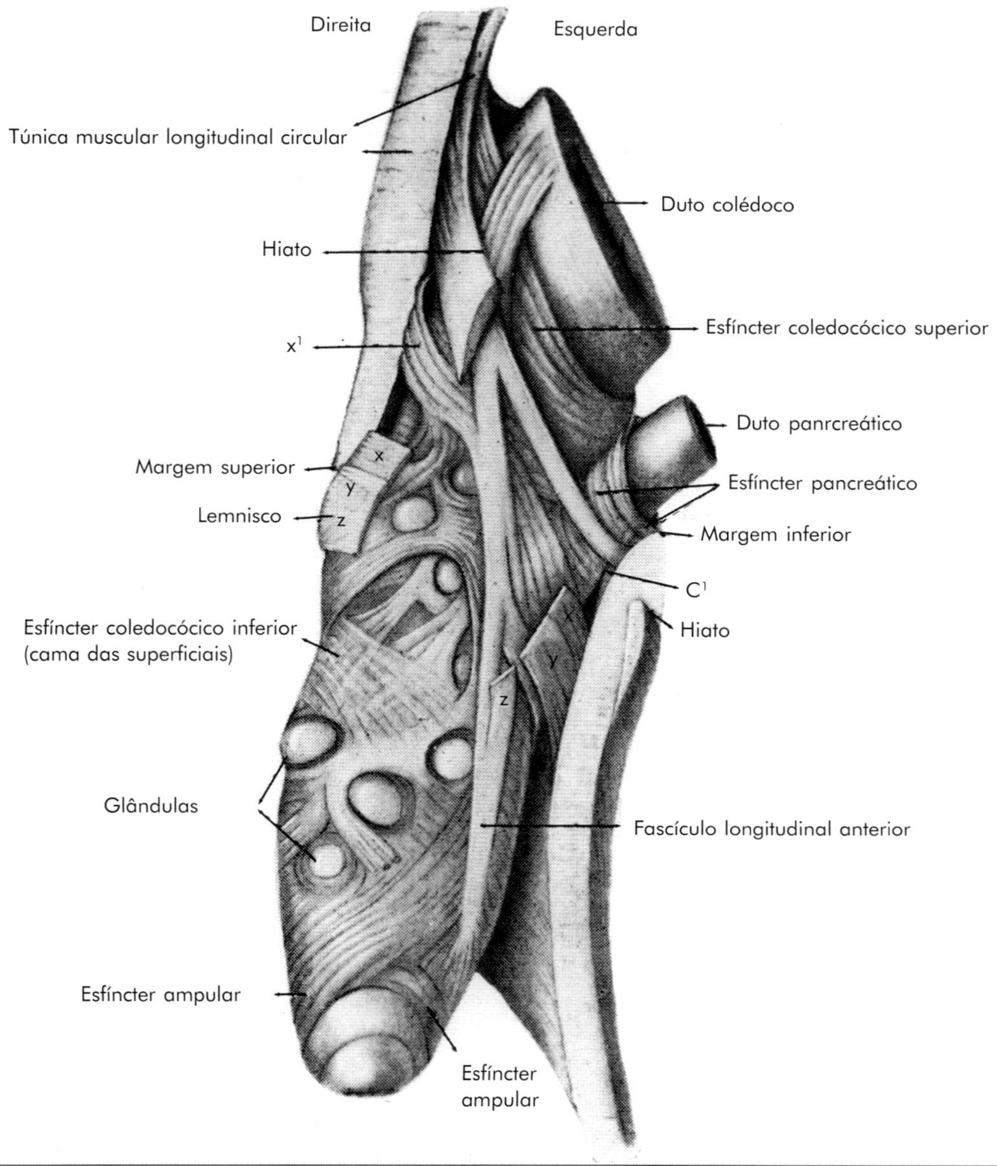

Fig. 131.1 — *Papila de Vater humana e seu esfíncter de Oddi. (Com permissão do Surg Gynecol Obst.).*

FISIOLOGIA DO ESFÍNCTER DE ODDI

As duas maiores funções do esfíncter de Oddi são o controle do momento (tempo) e quantidade de fluxo da secreção biliopancreática para o duodeno e a prevenção de refluxo de conteúdo duodenal para o ducto biliar comum e para o ducto pancreático principal.

Era inicialmente aceito que o esfíncter de Oddi tinha uma simples função passiva na regulação do fluxo biliar. Supunha-se que o fluxo de bile para o duodeno era dependente principalmente da quantidade e pressão da produção de bile no fígado e da contração da vesícula biliar. O esfíncter de Oddi relaxaria ou contrairia em resposta a esses fatores. Entretanto, estudos recentes utilizando eletromiografia, cinerradiografia e técnicas endoscópicas manométricas sugerem que o esfíncter de Oddi tem função primordial no controle do momento (tempo) e da quantidade de fluxo da secreção biliopancreática para o duodeno[6,21,23]. Os mecanismos pelos quais esse controle é exercido ainda são controversos. O controle neuro-hormonal parece ser muito importante. O esfíncter de Oddi também dirige bile para a vesícula biliar. Parte da bile produzida durante o jejum é acumulada na vesícula biliar, que age como um reservatório e também concentra a bile. Durante o jejum, o esfíncter de Oddi aumenta a resistên-

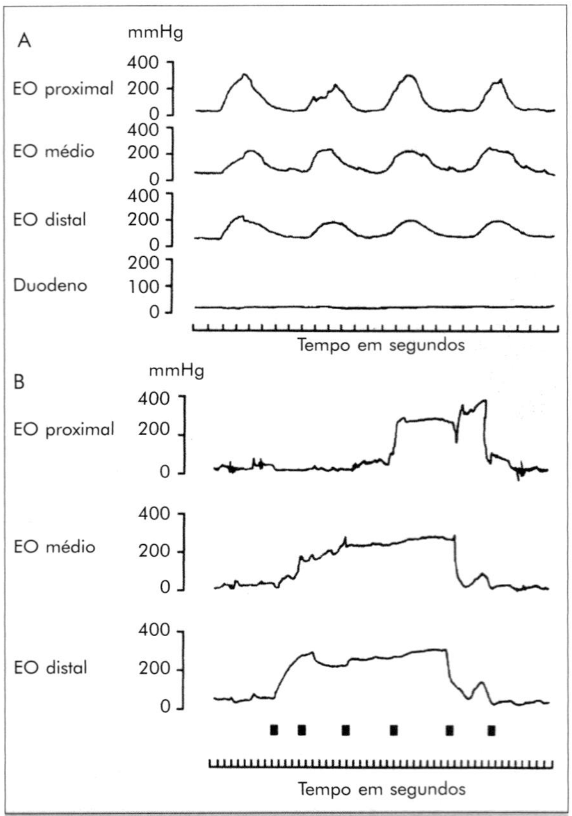

Fig. 131.2 — *Registro manométrico do esfíncter de Oddi (EO). A) Registro normal evidenciando contrações fásicas e uma pressão basal baixa; B) Registro de um paciente com estenose do esfíncter de Oddi (papila de Vater), mostrando pressão basal elevada.*

cia à passagem de bile para o duodeno e portanto permite o enchimento da vesícula biliar.

O esfíncter de Oddi é muito efetivo em prevenir refluxo de conteúdo duodenal para o ducto biliar comum e para o ducto pancreático principal. O mecanismo anti-refluxo é possivelmente secundário a uma combinação de fatores. Contrações fásicas do esfíncter de Oddi, que são predominantemente anterógradas e superpostas a uma pressão basal, são importantes para prevenir refluxo[77]. As características anatômicas do esfíncter de Oddi também são muito importantes. O curso oblíquo do canal comum através da parede duodenal (Fig. 131.1), sua abertura estreita, a presença de pregas na luz duodenal e a produção de muco são efetivos para a prevenção de refluxo[20].

Motilidade Normal

Vários estudos têm demonstrado que, apesar de a motilidade do esfíncter de Oddi ser diferente da do duodeno, há uma correlação entre elas[22,23]. Há dois padrões de motilidade do trato gastrointestinal de várias espécies, incluindo o homem, o gambá e o cão: o padrão de jejum ou MMC (complexo motor migratório) e o padrão alimentar.

Durante o jejum, o MMC se propaga periodicamente através do trato gastrointestinal do estômago até o íleo, a cada 90 minutos em média. É dividido em quatro fases. A freqüência dos agrupamentos de potencial de ação (*bursts of spike potentials*) no esfíncter de Oddi e no duodeno aumenta gradualmente da fase I para atingir uma freqüência máxima na fase III, diminuindo rapidamente durante a fase IV, para então começar um novo ciclo do MMC. O fluxo de bile para o duodeno ocorre não somente durante a alimentação, mas também durante o jejum. Esse fluxo tem um padrão cíclico e se correlaciona com as fases do MMC, sendo máximo durante as porções finais do MMC. O fluxo de bile durante o jejum tem por função prevenir estase, acumulação de microcristais de bile e de resíduos (debris).

Após a alimentação, a motilidade do trato gastrointestinal e do esfíncter de Oddi muda para um novo padrão, chamado padrão alimentar[18]. Este é caracterizado por agrupamentos irregulares de potenciais de ação, sem um ciclo típico. A freqüência dos agrupamentos de potencial de ação depende do tipo e da quantidade de comida ingerida.

Efeitos de Agentes Farmacológicos

O efeito de vários agentes farmacológicos na motilidade do esfíncter de Oddi foi avaliado em vários estudos. As alterações na motilidade podem variar com a espécie estudada. As doses das drogas utilizadas na maioria dos estudos foram farmacológicas e não-fisiológicas. Ademais, o papel fisiológico de vários desses agentes no esfíncter de Oddi ainda não está claro. Deve-se ser cauteloso na interpretação dos resultados desses estudos. A Tabela 131.1 resume o efeito de vários agentes farmacológicos na motilidade do esfíncter de Oddi[15-17,23-25,31,32,34,39,42,46,62,67].

AVALIAÇÃO DO ESFÍNCTER DE ODDI

Manometria do Esfíncter de Oddi

Três métodos manométricos têm sido utilizados para estudar a motilidade do esfíncter de Oddi: manometria endoscópica direta, manometria indireta e técnica com transdutor de ponta.

A manometria endoscópica direta é atualmente considerada o método-padrão ouro para avaliação da função do esfíncter de Oddi. É realizada endoscopicamente por canulação retrógrada do esfíncter de Oddi com um cateter-padrão de manometria de três lúmens com orifício lateral de 1,7 mm. Um sistema de baixa complacência, alta pressão e fluxo constante é utilizado para perfundir o cateter, o qual é lentamente retirado do ducto

Tabela 131.1
Efeito de Agentes Farmacológicos na Motilidade do Esfíncter de Oddi

Inibitório	*Estimulatório*
Agonistas α_2-adrenérgicos	Agonistas α_1-adrenérgicos
Agonistas β_1-adrenérgicos	Agonistas colinérgicos
Agonistas β_2-adrenérgicos	Eritromicina
Bloqueadores de canal de cálcio	Etanol
Cisaprida	Gastrina
Colecistocinina	Morfina
Glucagon	Motilina
Halotano	Prostaglandina E_2
Isoproterenol	Serotonina
Midazolan	
Nitrito de amilo	
Óxido nítrico	
Secretina	
Somatostatina (octreotida)	
VIP	

biliar comum ou do ducto pancreático principal para o duodeno através do esfíncter. A pressão é constantemente transmitida através do cateter por transdutores externos, os quais a transformam em sinal elétrico, que é amplificado e gravado. Drogas que alteram a motilidade do esfíncter de Oddi podem ser administradas para melhor definir a resposta do esfíncter.

Canulação seletiva do ducto biliar comum é importante para diagnosticar disfunção segmentar do esfíncter de Oddi, responsável por obstrução biliar parcial ou por episódios de pancreatite aguda recorrente[60,79]. Elevação isolada da pressão no segmento do ducto biliar comum ou do ducto pancreático do esfíncter de Oddi pode ocorrer em pacientes com obstrução biliar parcial ou pancreatite aguda recorrente, respectivamente[70].

O ducto biliar comum não tem atividade contrátil, e a sua pressão é de 5 a 15 mmHg acima da pressão duodenal. A pressão do ducto pancreático principal é similar à do ducto biliar comum[60]. A pressão basal do esfíncter de Oddi é usualmente de 5 a 15 mmHg maior do que a pressão do ducto biliar comum e de 15 a 30 mmHg maior que a pressão duodenal (Tabela 131.2). Contrações fásicas se superpõem na pressão basal do esfíncter de Oddi. Essas contrações fásicas variam de 50 a 150 mmHg em amplitude e de 3 a 8 contrações por minuto em freqüência. A maioria das contrações fásicas se propaga em direção anterógrada.

Tabela 131.2
Manometria Normal do Esfíncter de Oddi

Pressão Basal	15-30 mmHg
Contrações fásicas	
Amplitude	50-150 mmHg
Freqüência	3-8 por minuto
Direção	maioria anterógrada

A manometria endoscópica é um procedimento caro e sofisticado, a qual é realizada somente em poucos centros médicos. Mesmo quando realizada por um endoscopista competente e habilidoso, consegue-se completá-la em somente cerca de 70% dos pacientes[47]. É importante diferenciar atividade motora de artefatos produzidos pelos movimentos do paciente, respiração, náuseas e atividade duodenal. Ademais, a canulação do esfíncter *per se* pode alterar a motilidade. Como a motilidade do esfíncter de Oddi varia com as fases do complexo motor migratório, alterações na freqüência das contrações fásicas podem ser normais, dependendo da fase do complexo motor migratório.

Por poder ser realizada somente por curtos períodos de tempo (minutos) devido à dificuldade de se manter o cateter no local, a manometria do esfíncter de Oddi pode não representar de maneira completa o estado global da motilidade do esfíncter[1]. Entretanto, resultados reprodutíveis têm sido relatados pela maioria dos autores, mas a variação na interpretação do traçado manométrico entre observadores ainda é causa de preocupação[71,75].

A manometria do esfíncter de Oddi tem o mesmo potencial para complicação que a colangiopancreatografia retrógrada endoscópica (CPRE)[2,49]. A incidência de pancreatite após manometria do esfíncter de Oddi é maior do que após CPRE diagnóstica[52]. A incidência dessa complicação é dependente do fluxo e do tempo de perfusão do cateter e também de se o segmento pancreático do esfíncter é avaliado[49,69]. Sherman *et al.*[66] relataram redução na freqüência de pancreatite de 31% para 4% após avaliação do segmento pancreático do esfíncter de Oddi quando um cateter de aspiração foi utilizado. Devido à dificuldade na realização e na interpretação do teste e de seus riscos potenciais, a manometria do esfíncter de Oddi não deve ser indicada rotineiramente.

A manometria indireta utiliza infusão de fluido no ducto biliar comum, usualmente através de um tubo em T ou um cateter inserido através do ducto cístico. Esse método é menos fisiológico, menos preciso, e avalia apenas indiretamente o esfíncter de Oddi. A técnica com transdutor de ponta utiliza um cateter com um microtransdutor interno que mede continuamente a pressão do ducto biliar principal. Tem a vantagem de ser mais fisiológico e de a monitoração poder ser realizada por longos períodos de tempo após o paciente se recuperar. A maior limitação desse método é que ele determina a pressão do ducto biliar comum, e não do esfíncter de Oddi.

Estudos de Imagem

Várias técnicas de imagem têm sido utilizadas para estudar o esfíncter de Oddi. Apesar de esses testes não serem invasivos, lhes faltam sensibilidade e especificidade.

A demonstração por ultra-sonografia de um ducto biliar comum dilatado após colecistectomia não necessariamente sugere disfunção do esfíncter de Oddi[29]. Pode ser devido à presença de doença prévia. O diâmetro do ducto biliar comum também varia com a idade do paciente. A determinação do diâmetro do ducto biliar comum após administração de alimentos gordurosos ou octapeptídeo-colecistocinina tem sido proposta para avaliar a função do esfíncter de Oddi. Em indivíduos normais, a administração de alimentos gordurosos ou de colecistocinina não altera o diâmetro do ducto biliar comum quando medido por ultra-sonografia. Entretanto, um aumento no diâmetro maior do que 2 mm é observado em pacientes com disfunção do esfíncter de Oddi. Esse teste é seguro e barato, mas é dependente do operador.

Cintilografia hepatobiliar dinâmica pode ser utilizada para identificar pacientes com obstrução parcial do ducto biliar comum, incluindo pacientes com estenose papilar benigna[14]. Esse método tem alta sensibilidade e deve ser utilizado precocemente como procedimento diagnóstico para avaliar pacientes com suspeita clínica de estenose papilar benigna. A curva tempo-atividade hilar e o valor de depuração em 45 minutos são os critérios mais utilizados para diferenciar indivíduos normais daqueles com obstrução biliar parcial[59,73]. Resultados falso-positivos são observados em pacientes com doença hepática parenquimatosa avançada, nos quais o retardo da excreção do radioisótopo é observado.

Colangiografia intra-operatória, através de tubo-T ou endoscópica, é importante para excluir estenose ou litíase do ducto biliar comum. Drenagem retardada do contraste (maior do que 45 minutos) após colangiografia pode sugerir disfunção do esfíncter de Oddi[37]. Entretanto, Elta *et al.*[30] demonstraram que a ocorrência de drenagem retardada em voluntários assintomáticos após colecistectomia é freqüente, e portanto esse achado questiona a validade do critério de drenagem retardada do contraste para o diagnóstico de disfunção do esfíncter de Oddi. Ademais, a quantidade de contraste injetado e as medicações fornecidas durante o exame podem alterar os resultados.

Testes Laboratoriais

Enzimas pancreáticas ou hepáticas elevadas podem ocorrer em pacientes com disfunção do esfíncter de Oddi, mas esses testes não são específicos ou sensíveis. Eles podem estar elevados em pacientes com outras doenças, como doenças hepáticas ou pancreáticas. Também podem ser normais em pacientes com disfunção comprovada do esfíncter de Oddi.

Outros Testes

O teste morfina–prostigmina (teste de Nardi) foi proposto para avaliar pacientes com suspeita de disfunção do esfíncter de Oddi. Esse teste é positivo se dor biliar é reproduzida e a amilase sérica, lipase ou transaminases se elevam após administração de 1 mg de sulfato de morfina e 10 mg de prostigmina. Estudos recentes demonstraram baixa sensibilidade e especificidade para esse teste e que o mesmo não deve ser utilizado para avaliação clínica[50].

Disfunção do Esfíncter de Oddi

Aproximadamente 20% dos pacientes permanecem ou desenvolvem sintomas após colecistectomia[8]. Esse grupo de sintomas tem sido denominado síndrome pós-colecistectomia. Entretanto, esse termo deve ser abandonado por ser genérico e impreciso. Várias condições podem ser responsáveis por esses sintomas e incluem doenças pancreáticas e biliares, síndrome do intestino irritável, doenças pépticas, doenças hepáticas, angina e neurite. Uma pequena porcentagem de pacientes com esses sintomas tem disfunção do esfíncter de Oddi.

Disfunção do esfíncter de Oddi é uma condição obstrutiva benigna e não-calculosa que ocorre ao nível desse esfíncter. A disfunção pode ser estrutural (estenose papilar) ou funcional (discinesia do esfíncter de Oddi)[52].

Estenose papilar é um estreitamento estrutural da papila de Vater devido a anomalias congênitas ou processos inflamatórios. Apesar de as lesões neoplásicas poderem também ocasionar estenose papilar, elas não são consideradas como disfunção do esfíncter de Oddi. A estenose papilar pode ocasionar distúrbios motores secundários do esfíncter de Oddi.

A discinesia do esfíncter de Oddi é uma constrição funcional ("espasmo") do esfíncter. Esta condição é devida a uma alteração primária da motilidade do esfíncter de Oddi, sem fibrose. O diagnóstico diferencial entre essas duas condições pode ser difícil. Hogan e Geenen[37] propuseram uma classificação para diferenciar pacientes com suspeita de disfunção do esfíncter de Oddi. Essa classificação é atualmente conhecida por classificação de Milwaukee, nome da universidade onde esses autores trabalham, e é baseada na história clínica,

Tabela 131.3
Classificção de Disfunção do Esfíncter de Oddi*

Grupo Biliar I	*Grupo Biliar II*	*Grupo Biliar III*
Dor biliar mais todos os seguintes: a) enzimas hepáticas > 2 vezes o normal em duas ocasiões b) ducto biliar comum dilatado observado na ultra-sonografia (>12 mm) c) drenagem lenta de contraste após CPRE (>45 min)	Dor biliar mais um ou dois dos seguintes: a) enzimas hepáticas > 2 vezes o normal em duas ocasiões b) ducto biliar comum dilatado observado na ultra-sonografia (>12 mm) c) drenagem lenta de contraste após CPRE (>45 min)	Dor biliar somente
Grupo Pancreático I	*Grupo Pancreático II*	*Grupo Pancreático III*
a) pancreatite recorrente b) amilasemia > 5 vezes o normal em duas ocasiões c) ducto pancreático dilatado e drenagem lenta de contraste na CPRE	a) pancreatite recorrente b) amilasemia > 5 vezes o normal em duas ocasiões c) CPRE normal	Dor pancreática somente

**Classificação proposta por Hogan WJ* et al.[41]

nos exames laboratoriais e na colangiopancreatografia retrógrada endoscópica (CPRE). Os pacientes são classificados em grupo biliar ou pancreático (Tabela 131.3).

- *Grupo biliar I.* Esses pacientes têm dor tipo biliar, enzimas hepáticas (primariamente aspartato aminotransferase e fosfatase alcalina) maiores que 2 vezes o normal documentadas em duas ou mais ocasiões, drenagem lenta de material de contraste do ducto biliar comum após CPRE (>45 min) e ducto biliar comum dilatado medido por ultra-sonografia diagnóstica (maior de >12 mm de diâmetro). A maioria dos pacientes desse grupo tem estenose papilar; portanto a manometria do esfíncter de Oddi não é essencial, mas pode ser de ajuda.
- *Grupo biliar* II. Esses pacientes têm dor tipo biliar, mas somente um ou dois dos critérios mencionados previamente. Manometria do esfíncter de Oddi é indispensável para determinar a etiologia da disfunção: estenose papilar ou discinesia.
- *Grupo biliar* III. Esses pacientes têm somente dor tipo biliar sem nenhuma anormalidade objetiva. Somente 9% a 12% dos pacientes desse grupo têm disfunção do esfíncter de Oddi, e quando essa disfunção é diagnosticada é quase que exclusivamente discinesia do esfíncter de Oddi[47]. Manometria do esfíncter de Oddi é necessária na sua avaliação.
- *Grupo pancreático* I. Esses pacientes têm pancreatite aguda de repetição inexplicada com importante elevação da amilasemia (mais que 5 vezes o normal) em pelo menos duas ocasiões. Também há dilatação simétrica e regular do ducto pancreático (> 6 mm) e drenagem lenta do contraste (> 9 minutos) na CPRE[66]. A maioria dos pacientes nesse grupo tem estenose papilar, e manometria do esfíncter de Oddi não é essencial para o diagnóstico.
- *Grupo pancreático* II. Esses pacientes têm pancreatite aguda de repetição inexplicada com importante elevação da amilasemia (mais que 5 vezes o normal) em pelo menos duas ocasiões. O ducto pancreático tem tamanho normal, com drenagem normal de contraste na CPRE. Manometria do esfíncter de Oddi é necessária para se estabelecer o diagnóstico. A etiologia é muito provavelmente uma discinesia do esfíncter de Oddi[26,45].
- *Grupo pancreático* III. Esses pacientes têm somente dor tipo pancreática, sem nenhuma anormalidade objetiva. Manometria do esfíncter de Oddi é mandatória para se estabelecer o diagnóstico. Alguns desses pacientes têm discinesia do esfíncter de Oddi.

Relatos recentes têm descrito a presença de disfunção de esfíncter de Oddi documentada manometricamente em pacientes com vesícula intacta[12,44]. A maioria desses pacientes tem resultados bons e ótimos com uma combinação de esfincterotomia endoscópica e colecistectomia seletiva com tratamento clínico mínimo. Estudos prospectivos com maior número de pacientes são necessários para estabelecer a validade dessa conduta.

Diferenciação Manométrica entre Estenose Papilar e Discinesia do Esfíncter de Oddi

A pressão basal elevada do esfíncter de Oddi (> 40mmHg) é o achado manométrico mais importante na disfunção do esfíncter de Oddi (Fig. 131. 2).

É o único critério manométrico consistente e que se correlaciona bem com os sintomas dos pacientes, e também com o alívio dos sintomas após terapia. Essa alteração manométrica ocorre tanto na estenose papilar como na discinesia do esfíncter de Oddi. A distinção entre as duas condições é baseada nos resultados da resposta da pressão do esfíncter de Oddi a testes farmacológicos utilizando relaxantes de musculatura lisa, como colecistocinina-octapeptídeo, nitrato de amilo e glucagon[47]. Relaxamento após administração dessas drogas sugere que o problema é discinesia do esfíncter de Oddi.

Três outros achados manométricos foram descritos em pacientes com discinesia do esfíncter de Oddi: resposta paradoxal a colecistocinina-octapeptídeo, propagação retrógrada de ondas fásicas e alta freqüência de contração de ondas fásicas (taquioddia).

Normalmente, a administração de colecistocinina-octapeptídeo (20 mg/kg/EV) reduz rapidamente as ondas de contração fásica e a pressão basal[6]. Entretanto, em alguns pacientes com disfunção do esfíncter de Oddi, a colecistocinina-octapeptídeo causa contração paradoxal do esfíncter de Oddi e, em alguns casos, reproduz a dor do paciente.

A propagação predominante de ondas fásicas no esfíncter de Oddi normal é anterógrada. Propagação retrógrada de mais de 50% das ondas fásicas sugere discinesia do esfíncter de Oddi.

A freqüência de contrações de ondas fásicas maior que 8 por minuto (taquioddia) tem sido observada em pacientes com discinesia do esfíncter de Oddi. Essa anormalidade pode resultar num encurtamento da fase de enchimento do esfíncter de Oddi e diminuir o esvaziamento biliar. Entretanto, é claro que ocorre significativa variabilidade na freqüência de ondas fásicas em diferentes condições e fases do complexo motor migratório[28]. A Tabela 131.4 mostra os principais critérios manométricos para diferenciar estenose papilar de discinesia do esfíncter de Oddi.

Tabela 131.4
Diferenciação Manométrica entre Estenose Papilar de Discinesia do Esfíncter de Oddi

Critério manométrico	*Estenose papilar*	*Discinesia do esfíncter de Oddi*
Pressão elevada do esfíncter de Oddi	+	+
Relaxante de musculatura lisa	–	+
Resposta paradoxal à colecistocinina-octapeptídeo	–	+
Propagação retrógrada da onda fásica	< 50%	> 50%
Taquioddia	–	+

Tratamento

Não há consenso no tratamento da disfunção do esfíncter de Oddi. Devido à existência de poucos estudos controlados no tratamento clínico, endoscópico e cirúrgico, o tratamento conservador inicial é desejável[7,10,11].

Tratamento Clínico e Endoscópico

Os pacientes que preenchem os critérios para grupo biliar I de disfunção do esfíncter de Oddi da classificação de Milwaukee, mais provavelmente têm estenose papilar e podem se beneficiar da esfincterotomia endoscópica ou esfincteroplastia cirúrgica. Dilatação com balão do esfíncter de Oddi tem apresentado sucesso variável em aliviar sintomas[5]. Ademais, o índice de complicações, especialmente o índice de pancreatite aguda, é elevado após dilatação com balão.

Os resultados da esfincterotomia endoscópica comparam-se favoravelmente à esfincteroplastia cirúrgica, tanto em termos de complicações como no sucesso em aliviar a longo prazo os sintomas, e portanto é atualmente o tratamento de escolha[35]. Weitemeyer[79] relatou que, de um total de 247 pacientes com estenose papilar tratados com esfincterotomia endoscópica, 70% tiveram remissão completa dos sintomas e 82% apresentaram melhora da maioria dos sintomas.

A esfincterotomia endoscópica, quando realizada por disfunção do esfíncter de Oddi, tem um índice de complicações maior do que quando realizada para litíase do ducto biliar comum[11,68]. O índice de complicações é ainda maior quando o ducto biliar comum não está dilatado[11,68]. Chen *et al.*[11] relataram uma incidência de pancreatite após esfincterotomia de 3,7% em pacientes com litíase do ducto biliar comum e de 12,5% em pacientes com disfunção do esfíncter de Oddi. Esfincterotomia endoscópica tipo pré-corte (*pre-cut*) é mais freqüentemente necessária em pacientes com disfunção do esfíncter de Oddi do que em pacientes com qualquer outra indicação[68,79]. A esfincterotomia endoscópica tipo pré-corte aumentou o índice de complicações em um estudo[79], mas não em outro[68], quando comparada à esfincterotomia-padrão. O índice geral de mortalidade em 30 dias varia de 0% a 1,7%[68,79]. Alguns autores relataram que a colocação profilática de prótese (*stent*) no ducto pancreático principal reduz a freqüência e a gravidade de pancreatite aguda pós-esfincterotomia.

Os pacientes que preenchem os critérios para grupo biliar II podem ter estenose papilar ou discinesia do esfíncter de Oddi. Uma pressão basal elevada do esfíncter de Oddi (> 40 mmHg) é o critério mais importante para predizer quais os pacientes irão responder à terapia clínica ou à esfincterotomia endoscópica. A maioria dos autores sugere que outros achados manométricos, testes de enzimas hepáticas, diâmetro do ducto biliar comum, tempo de drenagem de material de contraste e o teste morfina–prostigmina não são usualmente de valor em predizer benefício terapêutico[13]. Entretanto, Rolny *et al.*[63] descreveram que a tríade testes de função hepática elevados, ducto biliar hepático dilatado e drenagem de contraste lenta na CPRE indica uma anormalidade definitiva do esfíncter de Oddi em pacientes sintomáticos após colecistectomia, mesmo que a pressão do esfíncter de Oddi seja normal. Esses pacientes se beneficiam de esfincterotomia endoscópica. É sugerido que a manometria do esfíncter de Oddi nessa categoria de pacientes não é somente desnecessária, mas também pode confundir o raciocínio diagnóstico.

Em pacientes com pressão basal do esfíncter de Oddi elevada, uma tentativa terapêutica com bloqueadores de canal de cálcio ou nitratos de longa ação é justificada[46]. Esfincterotomia endoscópica é indicada em pacientes com pressão basal elevada que não respondem à terapia medicamentosa ou que apresentam intolerância a medicações. Alguns autores recomendam esfincterotomia endoscópica como tratamento de escolha em pacientes do grupo biliar II, porque ocorre alívio dos sintomas a longo prazo na maioria dos pacientes[10,37]. Khuroo *et al.*[46], em um estudo prospectivo, randomizado e duplo-cego de pacientes com disfunção do esfíncter de Oddi, demonstraram que a nifedipina (um bloqueador de canal de cálcio) aliviou a dor em pacientes com pressão basal elevada e contrações fásicas predominantemente anterógradas. Geenen *et al.*[37] realizaram um estudo randomizado duplo-cego em pacientes com disfunção do esfíncter de Oddi do grupo biliar II. Quarenta e sete pacientes foram randomizados para esfincterotomia endoscópica ou procedimento-controle sem esfincterotomia. Esfincterotomia resultou em melhora da dor após 1 ano de seguimento em 10 de 11 pacientes com pressão basal elevada do esfíncter de Oddi. Somente 3 de 12 pacientes com pressão basal elevada do grupo-controle melhoraram. Desses 12 pacientes, 7 foram submetidos a esfincterotomia subseqüentemente.

Esfincterotomia endoscópica em pacientes do grupo biliar II é associada a uma baixa incidência de reestenose, menos de 5%[51]. A repetição da esfincterotomia endoscópica é efetiva no tratamento de pacientes com estenose papilar recorrente[51].

O grupo biliar III é o maior subgrupo de pacientes com dor do tipo biliar. A maioria dos pacientes não tem disfunção do esfíncter de Oddi e não se beneficia com a esfincterotomia endoscópica. Não há critério clínico, laboratorial, de imagem ou manométrico que possa predizer quais pacientes se beneficiaram da esfincterotomia endoscópica. Portanto, uma procura exaustiva para afastar outras causas dos sintomas dos pacientes deve ser realizada, como a síndrome do intestino irritável e doenças pépticas. Terapia medicamentosa pode ser tentada em alguns pacientes. A esfincterotomia endoscópica deve ser indicada somente em pacientes selecionados após explicação completa dos riscos e possíveis benefícios envolvidos.

Ingesta de bebidas alcoólicas é uma importante causa de pancreatite, devido principalmente à secreção de suco pancreático supersaturado com proteínas. Álcool também causa um importante aumento na motilidade do esfíncter de Oddi[19,23,39]. O papel da disfunção do esfíncter de Oddi na etiologia da pancreatite recorrente idiopática e da pancreatite crônica permanece controverso[39,48]. Pancreatite induzida por microcristais é mais comum do que inicialmente pensado e pode ser responsável por alguns casos de pancreatite idiopática recorrente. Venu *et al.*[78] realizaram papiloplastia cirúrgica ou papilotomia endoscópica em 16 de 17 pacientes com pancreatite idiopática recorrente e elevação da pressão basal do esfíncter de Oddi e observaram resolução dos sintomas desses pacientes em seguimento médio de 36 meses.

A papilotomia endoscópica com esfincterotomia do ducto pancreático deve ser utilizada somente como parte de estudos clínicos em pacientes com pancreatite recorrente idiopática e pressão basal elevada do esfíncter de Oddi[74].

Tratamento Cirúrgico

Embora a realização de papilotomia Vateriana (esfincteroplastia) por via transabdominal seja consideravelmente mais invasiva que a realizada por via endoscópica, ela permite uma definição mais precisa das distorções anatômicas dentro da papila e a oportunidade de se dividir o septo transampular. Essa estrutura é formada por um véu fino de tecido conjuntivo que é revestido de um lado por epitélio biliar e do outro pelo epitélio do ducto pancreático (Fig. 131.3). Sua finalidade é separar o fluxo de suco pancreático da bile quando chegam ao duodeno. A inflamação e a fibrose pela passagem crônica de cálculos biliares, por colesterolose ou por distorção devido a um episódio de pancreatite aguda podem causar uma diminuição significativa no tamanho da abertura do ducto de Wirsung. É sugerido que essa estenose adquirida do ducto de Wirsung seja a fonte dos episódios dolorosos referidos pela maioria dos pacientes com papilite estenosante.

A esfincteroplastia transduodenal com septectomia transampular é geralmente realizada pela incisão que foi empregada na colecistectomia original. Uma minuciosa exploração da cavidade peritoneal é etapa crítica na cirurgia. Se a fonte dos episódios dolorosos for descoberta com essa manobra, realiza-se uma cirurgia apropriada e não a esfincteroplastia, a menos que o ducto biliar ou pancreático estiver dilatado na colangiopancreatografia retrógrada endoscópica realizada anteriormente. Não encontrando a explicação para a síndrome dolorosa do paciente, realiza-se a mobilização da cabeça do pâncreas e ligamento gastroepático a fim de identificar o ducto cístico remanescente e o ducto biliar. O ducto cístico remanescente é cateterizado em sua extremidade mais externa, e um tubo plástico tamanho 5 French é inserido para a medida das pressões dentro

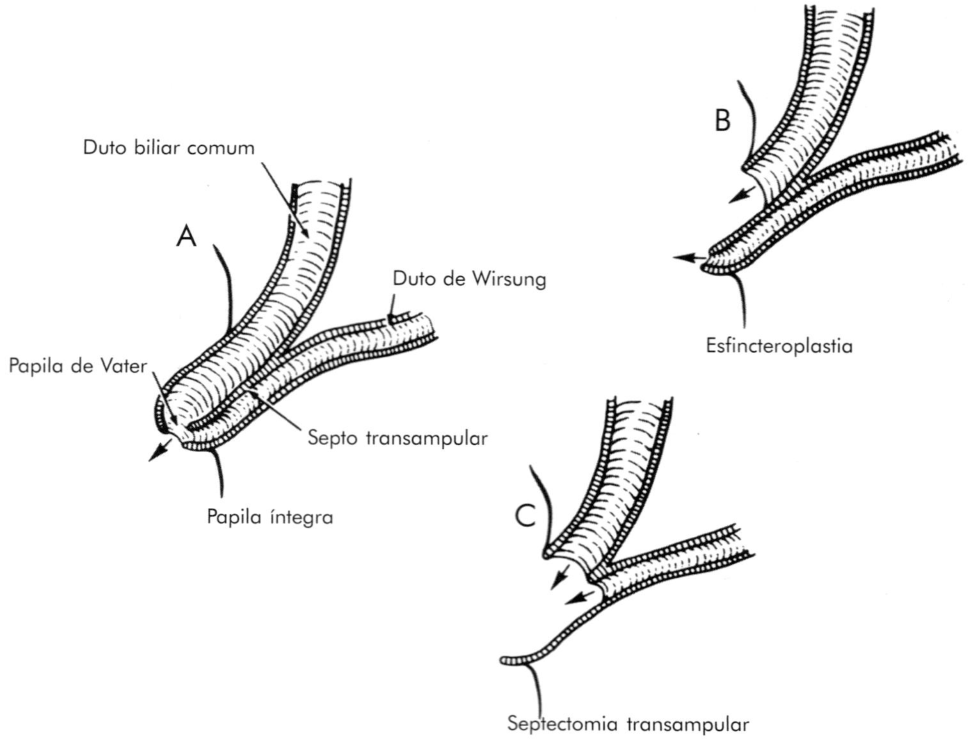

Fig. 131.3 — *Desenho esquemático da esfincteroplastia cirúrgica com septectomia transampular. A. Anatomia normal; B. Pós-esfincteroplastia; C. Pós-septectomia transampular. (Com permissão do Ann Surg.).*

do ducto biliar. A colangiografia é então realizada se a colangiopancreatografia endoscópica retrógrada pré-operatória não foi possível.

Nesse ponto, o ducto é aberto na sua face anterior e o sistema ductal é explorado com um estilete de 3 mm. Não se encontrando cálculo ou outra anormalidade, então tenta-se passar um cateter de 12 French pela papila.

A inserção de um cateter de pequeno calibre, filiforme e flexível pela papila é um meio para se identificar precisamente a localização da papila de Vater pelo duodeno. Uma pequena incisão (2,0 cm) longitudinal é realizada na parede anterior do duodeno sobre a papila (Fig. 131.3). A elevação do cateter permite a colocação de sutura de retenção 5-0 em ambos os lados da papila na posição de 3 e 9 horas. O uso de luz frontal e de lentes de magnificação ocular facilita a próxima manobra, que inclui a divisão da papila ao longo de sua superfície anterior na posição de 11 horas, por uma distância de 2 cm. A mucosa do ducto biliar é aproximada da duodenal com suturas de ácido poliglicóico 5-0 colocada a cada 3 mm. A abertura do ducto de Wirsung é então identificada. Isso pode requerer pesquisa muito cuidadosa e a inserção do cateter lacrimal pequeno (menos de 1 mm de diâmetro) nos casos em que o septo transampular é extensamente fibrosado. O septo é então dividido por uma distância de 1 cm e uma porção removida é enviada para exame histológico. O epitélio do ducto de Wirsung é então aproximado com o epitélio do ducto biliar com suturas de poliglicólico 7-0 colocadas a 2 mm de intervalo. A operação é completada fechando-se o duodeno em 2 planos e com um dreno tipo T no ducto biliar. A morbidade com esse procedimento, quando realizado como descrito acima, está listada na Tabela 131.5. Deve ser salientado que essa operação não irá aliviar a dor quando secundária a pancreatite crônica.

DISCINESIA (DISFUNÇÃO OU DISMOTILIDADE) DA VESÍCULA BILIAR

A dismotilidade ou hipomotilidade da vesícula biliar pode predispor à formação de lama ou cálculo biliar, conforme já foi discutido no Capítulo 125. Entretanto, a quase totalidade dos autores não aceita que a hipomotilidade da vesícula biliar (vesícula biliar preguiçosa) possa causar sintomas na ausência de lama ou cálculo biliar. O esvaziamento retardado (lento) da vesícula biliar na cintilografia é mais comum no paciente com síndrome do intestino irritável do que nos indivíduos normais[72]. Assim, nesse grupo de pacientes, a dor abdominal é possivelmente secundária a síndrome do in-

Tabela 131.5
Morbidade de 103 Pacientes Submetidos a Esfincteroplastia Transduodenal com Septectomia Transampular*

	Pacientes
Pancreatite	8
Atelectasia pulmonar	6
Colangite	4
Íleo	3
Disfunção do dreno em T	3
Drenagem biliar	3
Pneumonia	2
Erupção cutânea	2
Infecção pulmonar	2
Embolia pulmonar	1
Hemorragia gastrintestinal	1

**Ausência de mortalidade. De Moody FG[55].*

testino irritável, e não a discinesia da vesícula. Poucos autores indicam a colecistectomia em pacientes com episódios de dor biliar típica na ausência de lama ou cálculo biliar, mesmo com esvaziamento lento da vesícula biliar na cintilografia[80,81].

REFERÊNCIAS BIBLIOGRÁFICAS

1. Akita Y, Nimura Y, Yasui A. Percutaneous transhepatic manometry of sphincter of Oddi. Dig Dis Sci 36:1410, 1991.
2. Albert MB, Steinberg WM, Irani SK. Severe acute pancreatitis complicating sphincter of Oddi manometry. Gastrointest Endosc 34:342, 1988.
3. Allescher HD, Lu S, Daniel EE, Classen M. Nitric oxide as putative nonadrenergic noncholinergic inhibitory transmitter in the opossum sphincter of Oddi. Can J Physiol Pharmacol 71:525, 1993.
4. Aymerich RR, Prakash C, Aliperti G. Sphincter of Oddi manometry: is it necessary to measure both biliary and pancreatic sphincter pressures? Gastrointest Endosc 52:183-6, 2000.
5. Bader M. JE, Hogan WJ. Endoscopic balloon dilatation of the sphincter of Oddi in patients with suspected biliary dyskinesia: results of a prospective randomized trial. Gastrointest Endosc 32:158, 1986.
6. Becker JM. Physiology of motor function of the sphincter of Oddi. Surg Clin North Am 73:1291, 1993.
7. Blades EW, Sivak Jr MV. Sphincter of Oddi manometry: how far is the leap of faith? Gastrointest Endosc 39;593, 1993.
8. Bodvall B, Overgaard B. Computer analysis of poscholecystectomy biliary tract symptoms. Surg Gynecol Obstet 124:723, 1967.
9. Boyden EA. The sphincter of Oddi in man certain representative mammals. Surgery 1:25, 1937.
10. Burton FR, Postcholecystectomy syndrome. How to determine if the sphincter of Oddi is the cause. Postgrad Med 91:255, 1992.
11. Chen YK, Foliente RL, Santoro MJ, Walter MH, Collen MJ. Endoscopic sphincterotomy-induced pancreatitis: increase risk associated with nondilated bile ducts and sphincter of Oddi dysfunction. Am J Gastroenterol 89:327, 1994.
12. Choudhry U, Ruffolo T, Jamidar P, Hawes R, Lehman G. Sphincter of Oddi dysfunction in patients with intact gallbladder: therapeutic response to endoscopic sphincterotomy. Gastrointest Endosc 39:492, 1993.
13. Chuttani R, Carr-locke DL. Pathophysiology of the sphincter of Oddi. Surg Clin North Am 73:1311, 1993.
14. Cicala M, Habib FI, Vavassori P, Pallotta N, Schillaci O, Costamagna G, et al. Outcome of endoscopic sphincterotomy in post cholecystectomy patients with sphincter of Oddi dysfunction as predicted by manometry and quantitative choledochoscintigraphy. Gut 50:665-8, 2002.
15. Coelho JCU, Gouma DJ, Moody FG, Li, YF, Schlegel JF. Effect of 16,16 dimethyl prostaglandin E2 on the myoeletric activity of the gastrointestinal tract of the opossum. J Physiol 377:421, 1986.
16. Coelho JCU, Gouma DJ, Moody FG, Li YF, Weisbrodt NW. Influence of autonomic drugs on the motility of the sphincter of Oddi in the opossum. Surg Gynecol Obstet 163:209, 1986.
17. Coelho JCU, Gouma DJ, Moody FG, Li YF, Weisbrodt NW. Serotonin increases the velocity of propagation and frequency of the migrating myoelectric complexes. Eur J Clin Invest 16:252, 1986.
18. Coelho JCU, Gouma DJ, Moody FG, Schlegel JF. The effect of feeding on myoelectric activity of the sphincter of Oddi and gastrointestinal tract in the opossum. Dig Dis Sci 31:202, 1986.
19. Coelho JCU, Gouma DJ, Moody FG, Senninger N, Li YF, Chey WY. Sphincter of Oddi and gastrointestinal tract motility disturbance following alcohol administration in the opossum. World J Surg 10:990, 1986.
20. Coelho JCU, Moody FG. Certain aspects of normal and abnormal motility of sphincter of Oddi. Dig Dis Sci 32:86, 1987.
21. Coelho JCU, Moody FG, Senninger N. A new method for correlating pancreatic and biliary duct pressures and sphincter of Oddi electromyography. Surgery 97:342, 1985.
22. Coelho JCU, Moody FG, Senninger N, Li YF. Effects of gastrointestinal hormones on Oddi's sphincter and duodenal myoeletric activity and pancreatobiliary pressure. Arch Surg 120:1060, 1985.
23. Coelho JCU, Moody FG, Senninger N, Weisbrodt NW. Effect of alcohol upon myoelectric activity of the gastrointestinal tract and pancreatic and biliary duct pressures. Surg Gynecol Obst 160:528, 1985.
24. Coelho JCU, Senninger N, Runkel N, Herfarth C, Messmer K. Effect of analgesic drugs on the electromyografics activity of the gastrointestinal tract and sphincter of Oddi and on biliary pressure. Ann Surg 204:53, 1986.
25. Coelho JCU, Senninger N, Runkel N, Herfarth C, Messmer K. Effect of nifedipine on the motility of the sphincter of Oddi and small bowel of the opossum. Res Exp Med 187:19, 1987.
26. Coyle WJ, Pineau BC, Tarnasky PR, Knapple WL, Aabakken L, Hoffman BJ, et al. Evaluation of unexplained acute and acute recurrent pancreatitis using endoscopic retrograde cholangiopancreatography, sphincter of Oddi manometry and endoscopic ultrasound. Endoscopy 34:617-23, .
27. Craig AG, Toouli J. Slow release nifedipine for patients with sphincter of Oddi dyskinesia: results of a pilot study. Intern Med J 32:119-20, 2002.
28. Cuer Jc, Dapoigny M, Bommelaer G. The effect of midazolam on motility of the sphincter of Oddi in human subjects. Endoscopy 25:384, 1993.
29. Devereaux BM, Sherman S, Lehman GA. Sphincter of Oddi (pancreatic) hypertension and recurrent pancreatitis. Curr Gastroenterol Rep 4:153-9, .
30. Elta GH, Barnett JL, Ellis JH, Ackermann R. Wahl R. Delayed biliary drainage is common is asymptomatic post-cholecystectomy volunteers. Gastrointest Endosc 38:435, 1992.

31. Fazel A, Burton FR. A controlled study of the effect of midazolam on abnormal sphincter of Oddi motility. Gastrointest Endosc 55:637-40, 2002.
32. Fazel A, Li SC, Burton FR. Octreotide relaxes the hypertensive sphincter of Oddi: pathophysiological and therapeutic implications. Am J Gastroenterol 97:612-6, 2002.
33. Fogel EL, Eversman D, Jamidar P, Sherman S, Lehman GA. Sphincter of Oddi dysfunction: pancreaticobiliary sphincterotomy with pancreatic stent placement has lower rate of pancreatitis than biliary sphincterotomy alone. Endoscopy 34:325-9, 2002.
34. Fullarton GM, Falconer S, Campbell A, Murrary WR. Controlled Study of the effect nicardipine and ceruletide on the sphincter of Oddi. Gut 33:550, 1992.
35. Fullarton GM, Murray WR. Evaluation of endoscopy sphincterotomy in sphincter of Oddi dysfunction. Endoscopy 24:199, 1992.
36. Funch-Jensen P. Sphincter of Oddi motility. Acta Chir Scand (Suppl.553):1, 1990.
37. Geenen J, Hoogen Wj, Toouli J, Venu RP. The efficacy of endoscopic sphincterotomy after cholecystectomy en patients with sphincter-of-Oddi dysfunction. N Engl J Med 320:82, 1989.
38. Greff JA, Carr-Locke DL, Endoscopic pancreatic and biliary manometry in pancreatic, biliary, and papillary disease, and after endoscopic sphincterotomy and surgical sphincteroplasty. Gut 25:1247, 1984.
39. Guelrud M. How good is sphincter of Oddi manometry for chronic pancreatitis. Endoscopy 26:265, 1994.
40. Guelrud M, Mendoza S, Rossiter G, Gelrud D, Rossiter A, Souney PF. Effect of local instillation of alcohol on sphincter of Oddi motor acitivity: combined ERCP and manometry study. Gastrointest Endosc 37:428, 1991.
41. Hogan WJ, Geenen JE. Biliary dyskinesia. Endoscopy 20:179, 1988.
42. Hogan WJ, Geenen J. Dodds Wj, Toouli J. Venu R. Helm J. Paradoxical motor response to cholecystokinin (CCK-OP) in patients with suspected sphincter of Oddi dysfunction. Gastroenterology 82:1085, 1982.
43. Howerton DH. Sphincter of Oddi manometry: is timing everything? Am J Gastroenterol 96:1933-4, 2001.
44. Kalloo NA, Hylind LM. Sphincter of Oddi dysfunction; does it occur in patients with intact gallbladder? Gastroenterology 100:A321, 1991.
45. Kaw M, Brodmerkel GJ Jr. ERCP, biliary crystal analysis, and sphincter of Oddi manometry in idiopathic recurrent pancreatitis. Gastrointest Endosc 55:157-62, 2002.
46. Khurro MS, Zargar AS, Yattoo GN. Efficacy of nifedipine therapy in patients with sphincter of Oddi dysfunction: a prospective, double-blind, randomized, placebo-controlled, cross over trial. Br J Pharmacol 33:477, 1992.
47. Lans JL, Parikh NP, Geenen JE. Application of sphincter of Oddi manometry in routine clinical investigations. Endoscopy 23:139, 1991.
48. Laugier R. Dynamic endoscopic manometry in response to secretin in patients with chronic pancreatitis. Endoscopy 26:222, 1994.
49. Lehman GA. Endoscopic sphincter of Oddi manometry: a clinical practice and research tool. Gastrointest Endosc 37:490,1991.
50. LoGiudice JA, Geenen JE, Hogan WJ, Dodds WJ. Efficacy of the morphine-prostigmine test for evaluating patients with suspecded papillary stenosis. Dig Dis Sci 24:455, 1979.
51. Manoukian AV, Schmalz MJ, Geenen JE, Hogan WJ, Venu RP, Johnson GK. The incidence of post-sphincterotomy stenosis in group II patients with sphincter of Oddi dysfunction. Gastrointest Endosc 39:496, 1993.
52. Meshkinpour J, Kay L. Mollot M. The role of the flow rate of the pneumohydraulic systems on post-sphincter of Oddi manometry pancreatitis. J Clin Gastroenterol 14:236, 1992.
53. Meshkinpour H, Mollot M. Sphincter of Oddi dysfunction and unexplained abdominal pain: clinical and manometric study. Dig Dis Sci 37:257, 1992.
54. Modlin IM, Ahlman H. Oddi: the paradox of the man and the sphincter. Arch Surg 129:549, 1994.
55. Moody FG. The postcholecystectomy syndrome. In: Moody FG (ed). Surgical treatment of digestive disease. Year Book Medical Publisher, Chicago, 298-309, 1990.
56. Moody F, Berenson MM, McCloskey D. Transampullary septectomy for postcholecystectomy pain. Ann Surg 186:415-23, 1977.
57. Moody FG, Vecchio R, Calabuig R, Runkel N. Transduodenal sphincteroplasty with transampullary septectomy for stenosing papillitis. Am J Surg 161:213, 1991.
58. Oddi R. D'une disposition a sphincter speciale de l'ouverture due canal cholidogue. Arch Ital Bil 8:317, 1887.
59. Persson B. Axelsson B, Jacobsson H. Cholescintigraphy in the diagnosis and assessment of benign papillary stenosis. Eur J Nucl Med 20:770, 1993.
60. Raddawi HM, Geenen JE, Hogan WJ, Dodds WJ, Venu RP, Johnson GK. Pressure measurements from biliary and pancreatic segments of sphincter of Oddi. Comparison between patients with functional abdominal pain biliary, or pancreatic disease. Dig Dis Sci 36:71, 1991.
61. Rolny P, Arlebick A. Effect of midazolan on sphincter of Oddi motility. Endoscopy 25:381, 1993.
62. Rolny P, Funch-Jensen P, Kruse A.Thommesen P. Effect of cholecystectomy on the relationship between hydrostatic common bile duct pressure and sphincter of Oddi motility. Endoscopy 23:111, 1991.
63. Rolny P, Geenen JE, Hogan WJ. Post-cholecystectomy patients with objective signs of partial bile outflow obstruction: clinical characteristics, sphincter of Oddi manometry findings, and results of therapy. Gastrointest Endosc 39:778, 1993.
64. Rosenblatt ML, Catalano MF, Alcocer E, Geenen JE. Comparison of sphincter of Oddi manometry, fatty meal sonography, and hepatobiliary scintigraphy in the diagnosis of sphincter of Oddi dysfunction. Gastrointest Endosc 54:697, 2001.
65. Sand J, Tainio H, Nordback I. Peptidergic innervation of human sphincter of Oddi. Dig Dis Sci 39:293, 1994.
66. Sherman S, Hawes RH, Troiano FP, Lehman GA. Pancreatitis following bile duct sphincter of Oddi manometry: utility of the aspirating catheter. Gastrointest Endosc 38:347, 1992.
67. Sherman S, Lehman GA. Opioids and the sphincter of Oddi. Gastrointest Endosc 40:105, 1994.
68. Sherman S, Ruffolo TA, Hawes RH, Lehman GA. Complications of endoscopic sphincterotomy. A prospective series with emphasis on the increased risk associated with sphincter of Oddi dysfunction and nondilated bile ducts. Gastroenterology 101:1068, 1991.
69. Sherman S, Troiano FP, Hawes RH, O'Connor KW, Lehman GA. Frequency of abnormal sphincter of Oddi manometry compared with the clinical suspicion of sphincter of Oddi dysfunction. Am J Gastroenterol 86:586, 1991.
70. Silverman WB, Ruffolo TA Sherman S, Hawes RH, Lehman GA. Correlation of basal sphincter pressures measured from the bile duct and the pancreatic dusct in patients with suspected sphincter of Oddi dysfunction. Gastrointest Endosc 38:440,1992.
71. Smithline A, Hawes R, Lehman G. Sphincter of Oddi manometry: interobserver variability. Gastrointest Endosc 39:486, 1993.
72. Sood GK, Baijal SS, Lahoti D, et al. Abnormal gallbladder function in patients with irritable bowel syndrome. Am J Gastroenterol 88:1137-41, 1993.
73. Sostre S, Kalloo NA, Spiegler EJ, Camargo EE, Wagner HN Jr. A noninvasive test of sphincter of Oddi dysfunction in postcholecystectomy patients: the scintigraphic score. J Nucl Med 33:1216, 1992.
74. Stone JE, Hogan WJ, Geenen JE, Wilson SK, Dodds WJ. Acute recurrent pancreatitis: the role of sphincter of Oddi manometry in predicting long-term benefit of therapy. Gastroenterology 94:446A, 1988.
75. Thune A, Scicchitano J, Roberts-Thomson I, Toouli J. Reproducibility of endoscopic sphincter of Oddi manometry. Dig Dis Sci 36:1401, 1991.

76. Toouli J, Baker RA. Innervation of the sphincter of Oddi: physiology and considerations of pharmacological intervention in biliary dyskinesia. Pharmacol Ther 49:269, 1991.
77. Toouli J, Roberts-Thomson IC, Kellow J, et al. Manometry based randomized trial of endoscopic sphincterotomy for sphincter of Oddi dysfunction. Gut 46:98-102, 2000.
78. Venu RP, Geeenen JE, Hogan WJ. Idiopathic recurrent pancreatitis: an approach to diagnosis and treatment. Dig Dis Sci 34:56, 1989.
79. Weitemeyer R. The treatment of ampullary stenosis by endoscopic sphincterotomy (EST). Am J Surg 167:493, 1994.
80. Westlake PJ, Hershfield NB, Kelly JK, et al. Chronic right upper quadrant pain without gallstones: Does HIDA scan predict outcome after cholecystectomy? Am J Gastroenterol 85:986-91, 1990.
81. Yap L, Wycherley A, Morphett A, et al. Acalculous biliary pain: cholecystectomy alleviates symptoms in patients with abnormal cholescintigraphy. Gastroenterology 1991; 101:786-90.
82. Yasuda I, Tomita E, Enya M, Kato T, Moriwaki H. Can endoscopic papillary balloon dilation really preserve sphincter of Oddi function? Gut 49:686-91, 2001.

CAPÍTULO 132

Colangites*

Ronald L. E. Thompson
Brian J. Rowlands

Colangite Bacteriana Aguda

Colangite é uma infecção bacteriana dos ductos biliares. A síndrome clínica foi originalmente descrita por Charcot, em 1877, como uma tríade composta por febre e calafrios intermitentes, dor abdominal e icterícia. As bactérias podem estar presentes no sistema biliar sem causar infecção (bacteriobilia), e o desenvolvimento de colangite requer uma alteração biliar adicional, geralmente uma lesão obstrutiva parcial devido a cálculos ou estenose, ou, mais raramente, a uma obstrução neoplásica; essa associação foi primeiramente reconhecida por Rogers em 1903. Entretanto, mais recentemente foi observado que pacientes extremamente imunodeprimidos podem desenvolver colangite, mesmo sem obstrução da via biliar. Em 1959, Reynolds e Dargon descreveram uma forma mais grave de colangite, na qual choque séptico e obnubilação mental estavam presentes, além da tríade de Charcot[19].

São descritos quatro tipos diferentes de colangite bacteriana (Tabela 132.1). A maioria dos autores concorda que a colangite é uma doença com espectro que varia de leve a letal. Sem a visualização direta do conteúdo dos ductos biliares é difícil a diferenciação entre colangites supurativa e não-supurativa.

Incidência

Nas sociedades ocidentais a colangite não-supurativa é a mais comum[22]. A maioria delas é secundária a litíase biliar, instrumentação (procedimentos biliares percutâneos e endoscópicos) e pós-cirurgia biliar[5,30]. Aproximadamente 50% dos casos ocorrem em pacientes acima de 70 anos, e é pouco comum em pacientes abaixo de 50 anos de idade; na Ásia, o grupo etário mais jovem é mais suscetível. Cálculos biliares são encontrados em aproximadamente 80% dos casos, e a colangite aguda é uma complicação que se desenvolve em 6-9% dos pacientes com litíase biliar. A colangite supurativa contribui com apenas 10-15% do total de casos de colangite, e nesse grupo 50% são devidos à obstrução maligna. Desde a introdução da colangiografia endoscópica retrógrada, colangiografia através do dreno de Kehr e colangiografia transparieto-hepática, houve uma melhora no diagnóstico de colangite.

Etiologia

Classicamente, a colangite ocorre na presença de uma lesão obstrutiva parcial do sistema biliar, que permite proliferação bacteriana e infecção biliar[10]. Existem relatos recentes de casos de colangite em pacientes sem qualquer obstrução, mas esses pacientes freqüentemente possuem uma anormalidade em seu sistema imune, como, por exemplo, na AIDS (Tabela 132.2). Na obstrução maligna, a colangite é menos freqüente do que na doença litiásica, porém é mais grave.

Existem vários problemas comuns associados ao desenvolvimento de colangite após procedimentos diagnósticos: (1) obstrução completa; (2) a presença de bactérias na árvore biliar antes da cirurgia; (3) novas bactérias introduzidas na via biliar pela instrumentação; (4) uso de injeções na via biliar sob alta pressão (a pressão máxima deve ser de 30 cm H_2O); (5) uso de meios de contraste hipertônicos.

Antes de 1980-90, a causa mais comum de colangite aguda era a litíase da via biliar principal. Entretanto, nos últimos anos, com o desenvolvimento de técnicas diagnósticas e terapêuticas percutâneas e endoscópicas, os procedimentos biliares percutâneos e endoscópicos, incluindo obstrução de próteses, tornaram-se a

Capítulo traduzido pelos Drs. Leandro Coelho e Giorgio Alfredo Pedriso Paretta.

Tabela 132.1
Classificação da Colangite

Tipo	*Sinônimos*
Colangite aguda	Colangite ascendente Colangite não-supurativa
Colangite tóxica aguda	Colangite supurativa aguda Colângio-hepatite oriental
Colangite piogênica recorrente	Colangite oriental Colângio-hepatite asiática Cálculos intra-hepáticos Hepatolitíase Colangite primária Colangite parasitária oriental
Colangite criptogênica	

Tabela 132.2
Causas Comuns de Colangite Bacteriana

1. Lesões Obstrutivas	Coledocolitíase 80% Estenoses benignas Obstrução maligna Pancreatite crônica
2. Procedimentos Percutâneos e Endoscópicos	Colangiopancreatografia endoscópica retrógrada Colangiografia transparieto-hepática
3. Procedimentos Cirúrgicos	Exploração da via biliar comum Estenose de anastomose biliodigestiva
4. Condições que Causam Imunossupressão	AIDS Malignidade Radioterapia Quimioterapia Medicamentos, como corticóides

causa mais freqüente de colangite[17]. Essa mudança é observada em hospitais especializados, mas não na maioria dos hospitais da comunidade, onde a litíase permanece como a causa mais freqüente de colangite.

Algumas causas pouco comuns de colangite são doença de Caroli, obstrução causada por muco de um colangiocarcinoma, colestase após reação à carbamazepina e colangite secundária à imunossupressão.

Patogenia

O desenvolvimento de colangite requer a presença de bactérias na via biliar e de uma obstrução parcial ou completa de um ducto biliar[19]. A origem exata das bactérias é controversa; existem três possibilidades: excreção de bactérias na bile após absorção pela veia porta, contaminação por via hematogênica e infecção ascendente. A maioria das evidências clínicas e experimentais apóia a primeira teoria. Existe uma passagem contínua de bactérias do trato gastrointestinal para o fígado através da veia porta, seguida de sua excreção na bile; há também uma incidência mais alta de colangite em doenças, como a colite ulcerativa, em que existe uma quantidade elevada de bactérias na veia porta. Em circunstâncias normais, a maioria das bactérias absorvidas é destruída pelas células de Kupffer no fígado, e aquelas que escapam para o interior do sistema biliar são excretadas para o duodeno (Fig. 132.1). Sempre que existirem obstrução ductal, estase biliar e presença de "corpos estranhos", há multiplicação de bactérias que produzem infecção. Com o aumento da icterícia, existem aumento de absorção de bactérias e redução da atividade das células de Kupffer, permitindo que mais bactérias entrem nos ductos biliares (Fig. 132.2). Eventualmente, a redução da atividade das células de Kupffer e o aumento na pressão da árvore biliar infectada permitem que mais bactérias e endotoxinas entrem na circulação sangüínea (Fig. 132.3).

Não existem evidências que apóiem a ascensão de microrganismos do trato gastrointestinal através do esfíncter de Oddi normal, mas isso pode acontecer em pacientes com divertículo justapapilar (ver Cap. 56). O refluxo pode ocorrer na presença de anastomose biliodigestiva, mas a colangite se desenvolve apenas se existir uma estenose ao nível da anastomose. Não há evidências que apóiem a teoria da disseminação hematogênica como causa de colangite.

A fase final da patogenia da colangite é o desenvolvimento de sinais clínicos. Isso é devido à bacteremia sistêmica, resultado do refluxo colangiovenoso das bactérias dos ductos biliares para os sinusóides hepáticos. A pressão ductal normal é 10 cmH_2O, e estudos mostram que partículas podem passar para o sangue venoso durante a colangiografia, quando a pressão ductal é de apenas 20 cmH_2O. Pressões mais elevadas são encontradas em pacientes com obstrução biliar.

Os microorganismos mais comumente isolados são os da flora entérica: *Escherichia coli* (39%), *Klebsiella* (12%) e *Streptococcus faecalis* (13%)[17,22]. Um único microorganismo é encontrado em 40% dos casos, e múltiplos microorganismos em 60% dos casos[17]. Os anaeróbios também podem ser encontrados, mas apenas na presença de organismos aeróbicos. Os anaeróbios mais comuns são o *Bacteroides fragilis* (o mais freqüente) e o *Clostridium perfringen*[17]. Outros microorganismos mais raros são *Staphylococcus aureus*, *Pseudomonas* sp. e *Proteus* sp. Pacientes que tiveram operações biliares prévias com drenos biliares e apresentam colangite têm maior possibilidade de ter múltiplas bactérias resistentes e também de apresentar infecção por fungos, principalmente pela *Candida* sp.[17].

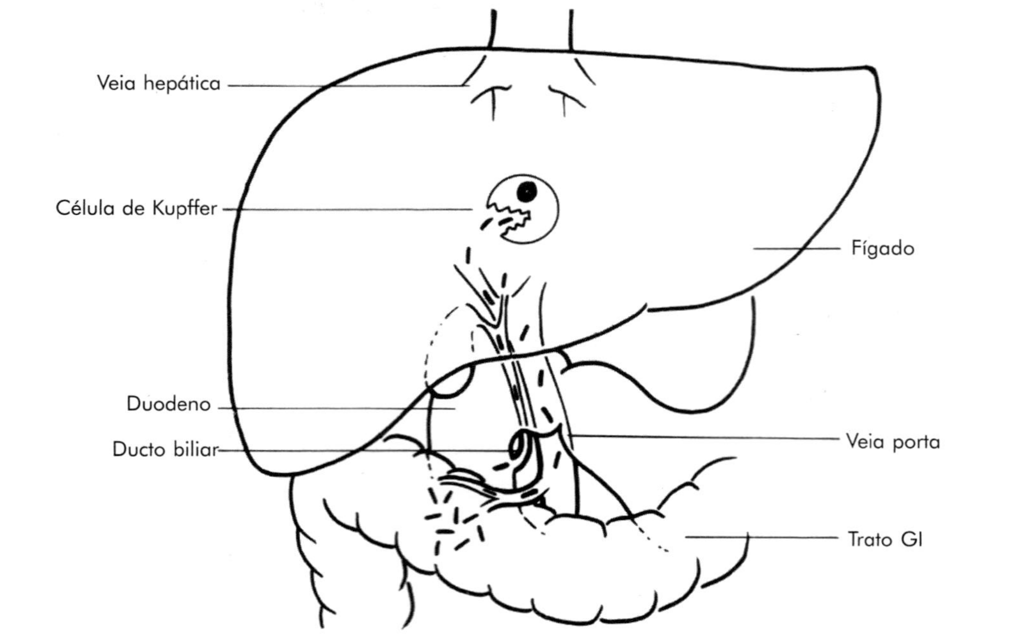

Fig. 132.1 — *Remoção de bactéria pelo fígado e ductos biliares normais.*

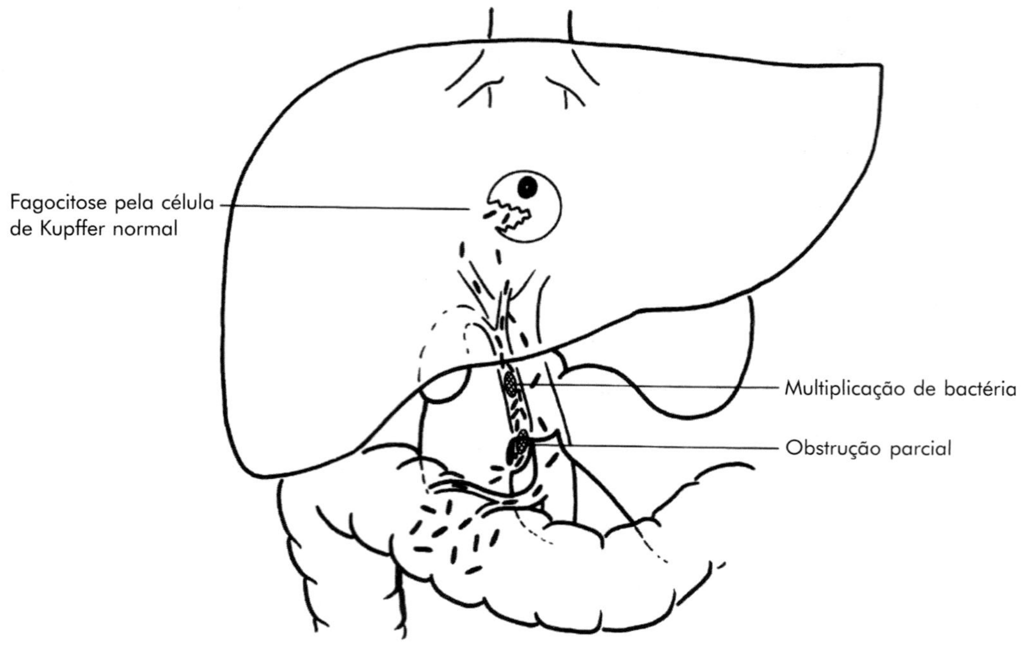

Fig. 132.2 — *Colangite aguda.*

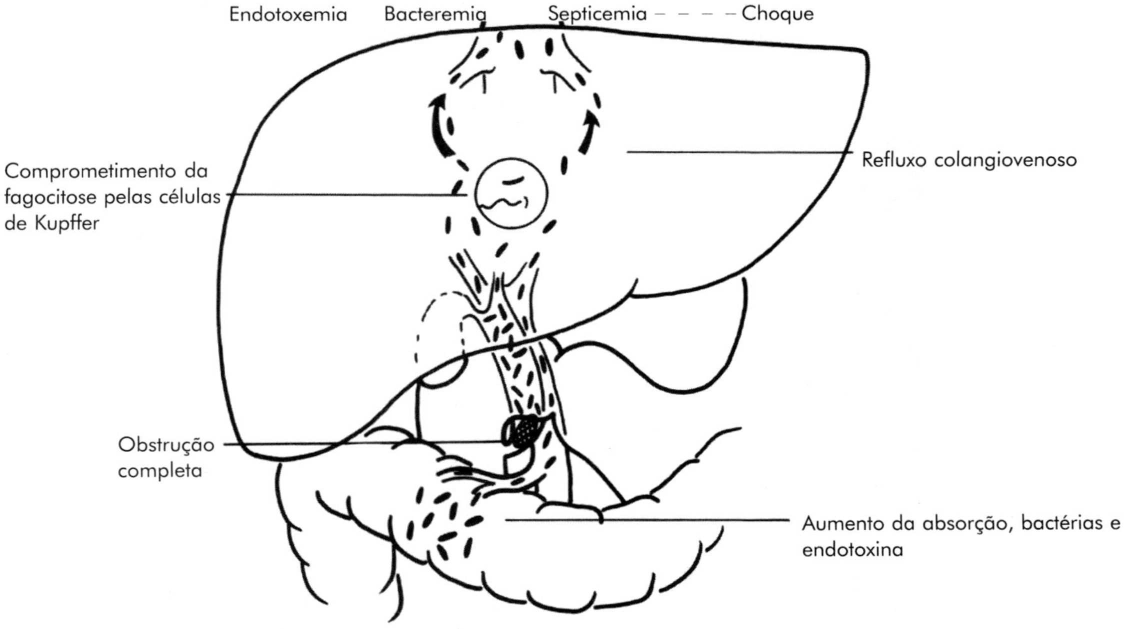

Fig. 132.3 — *Colangite supurativa aguda.*

As bactérias isoladas das hemoculturas durante septicemia devido à colangite são bastante similares às isoladas da cultura da bile (Tabela 132.3). A incidência de hemoculturas positivas é dependente da natureza das lesões obstrutivas: na coledocolitíase é de 64%-90%, nas estenoses benignas, de 100% e nas estenoses malignas, de apenas 10%. Culturas positivas são menos freqüentes na obstrução completa do que na obstrução parcial.

Patologia

Na fase avançada da colangite aguda, pode-se observar pus nos ductos biliares, e quase que invariavelmente existe a concomitância de um infiltrado inflamatório no tecido fibroso portal circundante e um processo similar na vesícula biliar[17]. O desenvolvimento de colangite pode ser dividido em três estágios. Inicialmente, existe uma resposta inflamatória celular que resulta no espessamento da parede ductal com aumento da vascularização, edema e eritema. A seguir, ocorre a fase catarral, na qual existe um aumento do número de glândulas mucosas e do volume de suas secreções; os ductos tornam-se mais endurecidos e há a formação de membranas mucóides no interior do trato biliar e de abscessos locais.

Histologicamente existem glândulas mucosas hiperplásicas e hipertróficas, infiltrado inflamatório e aumento da vascularização. Finalmente, na fase supurativa, existem membranas mucóides densas, os ductos estão distendidos com material inflamatório sob pressão, há congestão venosa e descoloração ductal. Histologicamente existem vênulas obstruídas no interior da parede, bactérias nas membranas mucóides, e o fígado apresenta-se com um infiltrado neutrofílico proeminente e com microabscessos.

Tabela 132.3
Organismos Envolvidos na Septicemia Secundária a Colangite

	Organismos Isolados de Hemoculturas	*Mesmos Organismos na Bile*
Escherichia coli	61%	93%
Klebsiella spp	15%	100%
Streptococcus faecalis	6,5%	100%
Pseudomonas aeruginosa	2%	100%
Serratia spp	4%	100%
Clostridium perfringens	4%	100%
Bacteroides fragilis	6,5%	33%

Quadro Clínico

A descrição clássica de colangite é de uma síndrome de dor abdominal, icterícia, febre e calafrios intermitentes, conhecida como tríade de Charcot. O choque e a depressão do sistema nervoso central foram acrescentados à tríade de Charcot, e esse conjunto de manifestações clínicas é denominado pêntade de Reynolds[22]. Essa apresentação é a mais séria da colangite, e necessita de tratamento imediato e específico para reduzir a mortalidade. Existe uma importante sobreposição de sintomas entre a colangite aguda e a colangite supurativa aguda (Tabela 132.4), e as investigações laboratoriais não são úteis na diferenciação entre essas duas condições (Tabela 132.5).

A tríade completa de sintomas ocorre em apenas 50%-70% dos pacientes, e na colangite supurativa aguda os sintomas são freqüentemente mais graves e o choque e a confusão mental, mais freqüentes. O Quadro 132.4 evidencia que 40% dos pacientes com colangite aguda e 10% dos com colangite aguda supurativa não apresentam febre. A média de idade dos pacientes com colangite aguda é de 55-70 anos, e a incidência é igual em ambos os sexos.

O fator mais importante para se fazer o diagnóstico é uma história clínica precisa. A cirurgia biliar prévia aumenta a possibilidade de cálculos residuais, de anastomose biliodigestiva ou lesão de ductos biliares[18,20]. A dor abdominal está freqüentemente presente, mas é de leve intensidade; náuseas e vômitos são os únicos outros sintomas freqüentes.

Os sinais clínicos são temperatura elevada, icterícia e dor à palpação do hipocôndrio direito. Sinais de irritação peritoneal não são comuns, e os ruídos hidroaéreos são normais. Ocasionalmente pode-se palpar uma massa no hipocôndrio direito, que pode representar uma vesícula biliar aumentada, um abscesso ou um tumor.

Diagnóstico

A investigação é direcionada para duas áreas — estabelecimento da gravidade da doença e investigação da causa básica. A investigação inicial deve incluir leucograma, dosagem de bilirrubinas, fosfatase alcalina, transaminase pirúvica, transaminase oxalacética, amilasemia e hemoculturas[22] (Tabela 132.5).

Tabela 132.4
Características Clínicas da Colangite

	Colangite Supurativa Aguda	*Colangite Aguda*
Febre/Hipotermia	90%	60%
Calafrios	90%	55%
Icterícia	95%	60%
Dor abdominal	90%	85%
Hipotensão	60%	10%
Confusão mental	30%	10%

Tabela 132.5
Achados Laboratoriais na Colangite

	Colangite Supurativa Aguda	*Colangite Aguda*
↑ Contagem leucocitária/ desvio à esquerda	95%	90%
Bilirrubinas > 3,5 mg/l	90%	65%
↑ Fosfatase alcalina	92%	88%
↑ Transaminase pirúvica	95%	95%
↑ Transaminase oxalacética	90%	90%
↑ Amilasemia	2%	5%
↑ Uréia	35%	10%

A investigação adicional para descobrir a causa básica inclui o exame ultra-sonográfico do fígado, do trato biliar extra-hepático e do pâncreas, para detectar dilatação biliar, cálculos ou tumores. A ultra-sonografia do fígado fornece informações úteis a respeito da excreção biliar e alterações parenquimatosas, como a formação de abscesso intra-hepático. A tomografia computadorizada do fígado e do pâncreas pode auxiliar a definir o local exato da obstrução biliar, e se a mesma é benigna ou maligna. A tomografia pode também identificar abscessos hepáticos secundários. A cintilografia das vias biliares é bastante útil no diagnóstico diferencial de colecistite aguda.

A colangiografia pode ser tanto transparieto-hepática quanto endoscópica retrógrada. Existem vantagens para ambos os métodos: a colangiografia transparieto-hepática é útil quando existe obstrução completa com dilatação dos ductos proximais, e a colangiopancreatografia endoscópica retrógrada é útil quando o exame ultra-sonográfico mostra ausência de dilatação do sistema ductal. Em geral, a melhor modalidade de exame é aquela em que a instituição em questão tem maior experiência. Atualmente, a colangiorressonância pode ser extremamente útil para o diagnóstico etiológico e não é invasiva.

Diagnóstico Diferencial

As maiores possibilidades que devem ser consideradas no diagnóstico diferencial são colecistite aguda e úlcera duodenal perfurada. Outros diagnósticos menos prováveis incluem pielonefrite direita, apendicite, pneumonia do lobo inferior direito e infarto pulmonar. Devem ser consideradas também as infecções bacterianas em outros locais.

Tratamento

O tratamento inicial consiste na correção de distúrbios hidroeletrolíticos e metabólicos e na administração de antibióticos. Pacientes idosos e debilitados com colangite aguda e todos os pacientes com colangite supurativa aguda necessitarão de monitorização cuidadosa (Tabela 132.6). Se a reposição de volume não é suficiente para reverter o choque, então devem ser administrados agentes vasoativos e inotrópicos positivos; os pacientes devem responder rapidamente a essa terapia e devem estar afebris em 48 horas. Nesse estágio deve-se realizar uma colangiorressonância para determinar a causa da colangite.

As hemoculturas devem ser colhidas antes da antibioticoterapia, cuja escolha dependerá do espectro da atividade antimicrobiana, da penetração biliar, da toxicidade e do custo (Tabela 132.7). A escolha inicial do antibiótico é baseada principalmente na sensibilidade da flora bacteriana presente na bile. A concentração do antibiótico no sangue e nos tecidos e muito mais importante do que a sua concentração na bile, principalmente nos pacientes com colangite, em que a obstrução biliar impede a excreção biliar adequada de várias substâncias, inclusive antibióticos[17]. Pacientes com colangite aguda e prótese biliar freqüentemente apresentam infecção por flora mista, inclusive com *Pseudomonas*. Assim, o esquema de antibioticoterapia em pacientes com prótese biliar deve cobrir *Pseudomonas*.

Os esquemas iniciais mais usados são: (1) Cefalosporina de 3ª (ceftriaxona, cefotaxima, ceftazidima) ou 4ª geração (cefepima — Maxcef®) + metronidazol; (2) Piperacilina + tazobactam (Tazocilin®); (3) Sulbactam + ampicilina (Unasyn®); (4) Ciprofloxacina; e (5) Imepenem + cilastatina (Tienan®; Bergamo Imipenema-Cilastatina®).

A antibioticoterapia é ajustada posteriormente, conforme a resposta clínica e o resultado da cultura da bile (se foi realizada) e/ou da hemocultura.

A maioria dos pacientes com colangite aguda não-supurativa responde ao tratamento clínico com antibioticoterapia e medidas de suporte. Entretanto, 15% a 25% desses pacientes e a maioria dos com colangite aguda supurativa necessitam de drenagem biliar por via transparieto-hepática ou endoscópica ou mais raramente cirúrgica.

O tratamento percutâneo ou endoscópico deve ser, sempre que possível, a primeira opção, porque apresenta menor taxa de morbidade e mortalidade quando comparado ao cirúrgico. A escolha entre o tratamento percutâneo ou endoscópico é baseada na causa e no local da obstrução e na disponibilidade e experiência desses métodos no hospital onde o paciente está sendo tratado.

Se a obstrução for proximal ao hilo hepático ou o paciente apresentar uma anastomose biliodigestiva, a opção de escolha é a drenagem percutânea. Não é necessário introduzir a prótese abaixo da estenose no tratamento inicial, se o paciente estiver com evidências clínicas de infecção grave. O importante é realizar a drenagem biliar externa no primeiro tempo e colocar a prótese distalmente à estenose no segundo tempo, quando a infecção estiver controlada.

Se a obstrução for distal ao hilo hepático, principalmente na presença de litíase da via biliar principal, o tratamento de escolha é a drenagem biliar endoscópica. No caso de coledocolitíase, se as condições do paciente

Tabela 132.6
Monitorização dos Pacientes com Colangite Aguda

Hemocultura
Débito urinário
Estado hemodinâmico Pressão venosa central Monitorização da pressão arterial Pressão da artéria pulmonar com cateter de Swan-Ganz
Gases sangüíneos
Testes de função hepática
Monitorização da coagulação

Tabela 132.7
Penetração Biliar dos Antibióticos

Antibióticos	*Não-obstruído*	*Obstruído*
Cefalosporinas		
Cefperazona	+++	++
Cefamandol	++	++
Cefazolina	+	+
Cefalotina	+	–
Cefotaxima	+	–
Penicilinas		
Mezlocilina	+++	++
Ampicilina	++	+
Amoxilina	+	–
Carbenicilina	–	–
Aminoglicosídeos		
Amicacina	++	+
Gentamicina	+	+
Tobramicina	+	–

permitirem, os cálculos são removidos após a papilotomia. Entretanto, se a infecção for grave, é preferível colocar um cateter nasobiliar inicialmente para descompressão da via biliar e após a resolução da colangite fazer a retirada dos cálculos[14]. Nos casos de estenose benigna ou maligna da via biliar principal (tumores do colédoco, pâncreas, papila ou duodeno; estenose biliar iatrogênica), o tratamento consiste em papilotomia e colocação de uma prótese biliar através da estenose. Se houver obstrução de uma prótese biliar, esta deve ser retirada e substituída por outra[19,22].

O tratamento cirúrgico de emergência deve ser reservado para os pacientes em que a descompressão biliar percutânea ou endoscópica falhou ou não está disponível. O princípio do tratamento cirúrgico envolve descompressão e drenagem da árvore biliar para prevenir o refluxo colangiovenoso. O método básico consiste em coledocotomia com inserção de um dreno de Kehr de grande calibre (> 16 French), com irrigação delicada para remover o pus, sem manipulação adicional.

Procedimentos mais prolongados, como colecistectomia com exploração da via biliar comum, seguidos da inserção de um dreno de Kehr, coledocoduodenostomia ou coledocojejunostomia, devem ser realizados apenas por cirurgiões experientes e não estão indicados quando o paciente está gravemente enfermo. Durante a exploração da via biliar comum nos pacientes que não estão graves, a coledocoscopia transoperatória pode ser eficaz na remoção por lavagem de resíduos e cálculos sem aumentar os riscos de complicações pós-operatórias.O tratamento laparoscópico deve ser realizado somente por cirurgiões experientes com o método, e os procedimentos laparoscópicos são os mesmos da operação realizada por via aberta (laparotomia)[17]. A intervenção cirúrgica de emergência é necessária em 15% dos pacientes com colangite.

Resultados e Complicações

Os resultados do tratamento da colangite leve são excelentes, e as mortes são geralmente devidas a complicações que se seguem à cirurgia eletiva para a doença básica. A mortalidade por colangite grave é de 100% quando tratada clinicamente, e de 25% quando tratada com descompressão ductal biliar.

A complicação mais grave é o abscesso hepático, sendo que a colangite é responsável por 50% de todos os casos de abscesso hepático. Os abscessos hepáticos são geralmente de difícil diagnóstico e devem ser sempre suspeitados nos pacientes que não respondem ao tratamento. Eles são tratados por drenagem percutânea ou cirúrgica, mas a mortalidade que causam é alta. A insuficiência renal oligúrica é outra complicação importante. Em geral, o resultado é ruim em 20% dos pacientes, e ainda há necessidade de melhoria dos métodos de tratamento.

A Tabela 132.8 evidencia os fatores preditivos de prognóstico ruim nos pacientes com colangite aguda[22].

Tabela 132.8 Fatores Preditivos de Prognóstico Ruim em Pacientes com Colangite Aguda
Idade avançada
Sexo feminino
Insuficiência renal aguda
Doenças associadas
pH< 7,4
Bilirrubina > 5 mg/dl
Albumina < 3 g/100 ml
Plaquetas< 150.000/mm³
Cirrose hepática
Presença de abscesso hepático
Obstrução biliar maligna

COLANGITE CRIPTOGÊNICA

A colangite criptogênica é uma forma microscópica da doença que afeta a porção intra-hepática do sistema biliar. Sua causa é desconhecida, mas ela tem sido um achado em doenças sistêmicas, incluindo a síndrome do choque tóxico.

COLANGITE PIOGÊNICA RECORRENTE

Esta é uma forma de colangite caracterizada por infecções recorrentes da árvore biliar como resultado de cálculos pigmentares associados a estenoses localizadas e dilatações das vias biliares[5]. Ela tem muitos sinônimos (Tabela 132.1), tendo sido primeiramente descrita por Digby em 1930, e o nome colangite piogênica recorrente foi usado pela primeira vez por Cook, em 1954.

Incidência

Apesar de ser encontrada quase que exclusivamente em países do Sudoeste da Ásia e no Extremo Oriente, ela pode ser observada em imigrantes ou viajantes provenientes desses países[11,15]. É comum na população chinesa de Hong Kong, onde é uma das emergências abdominais mais freqüentes, embora recentemente sua incidência tenha-se reduzido, especialmente em áreas urbanas. Ambos os sexos são igualmente afetados, diferentemente da preponderância feminina para cálculos biliares. O pico de incidência é de 30-40 anos, um grupo mais jovem do que o dos cálculos biliares. Existe uma predileção pelos grupos de níveis socioeconômicos mais baixos e nas regiões rurais.

Patogenia

A patogenia ainda não é completamente compreendida. Existem três problemas principais: estenoses biliares, cálculos biliares ductais e infecção. Ainda não está esclarecido qual deles é o principal fator precipitante. Entretanto, acredita-se que inicialmente ocorra desenvolvimento de infecção por microrganismos intestinais nos pequenos ductos biliares[5]. Os mesmos microrganismos são encontrados na veia porta, na via biliar comum e em amostras de biópsias hepáticas (*Escherichia coli, Klebsiella, Pseudomonas* e *Proteus*)[16]. Esses organismos podem alcançar os ductos biliares após uma enterite grave, embora o estabelecimento de infecção provavelmente necessite de algum comprometimento da imunidade. A resistência à infecção pode ser reduzida pela desnutrição e por infecções parasitárias, situações que ocorrem nos grupos de níveis socioeconômicos mais baixos.

Embora a infecção parasitária possa ser um fator contribuinte na formação de cálculos biliares, ela não é um fator importante na patogenia da colangite piogênica recorrente, já que a presença de *Clonorchis sinensis* e *Ascaris lumbricoides* não se correlaciona bem com o padrão de colangite, e existe baixa incidência de seus ovos (25% e 13%, respectivamente) em pacientes com esse tipo de colangite. Existe uma alta incidência de culturas positivas de bile em pacientes portadores de colangite piogênica recorrente, e existem menos evidências de que os dois outros fatores sejam seus eventos precipitantes.

A colangiopancreatografia endoscópica retrógrada mostrou a presença de alterações estruturais nos ductos biliares antes do aparecimento de cálculos, mas, de maneira inversa, têm-se encontrado cálculos nos ductos intra-hepáticos antes do desenvolvimento de estenoses significativas.

Matsushiro propôs a seguinte seqüência de eventos: em condições normais, a glicuronidase e a glicaro-1:4-lactona estão presentes na bile. A glicaro-1:4-lactona, que é o maior fator inibidor da glicuronidase, é reduzida com a ingestão de uma dieta pobre em proteínas; isso permite um aumento da atividade enzimática que resulta na formação de lama e cálculos biliares, predispondo à infecção e a um aumento adicional da atividade da glicuronidase. Assim, uma vez que células inflamatórias, microcálculos, parasitas ou células epiteliais descamadas formam um núcleo, os cálculos rapidamente tornam-se mais volumosos e são retidos pelas estenoses, que novamente perpetuam a infecção, e um círculo vicioso se estabelece. Nos casos avançados, as estenoses estão sempre associadas à extensa formação de cálculos.

Patologia

A patologia primária está localizada no interior dos ductos biliares, sendo o fígado envolvido secundariamente. As alterações primárias são infecção, estenose e formação de cálculos; estes são principalmente de bilirrubinato de cálcio (pigmentares), friáveis, podendo ser encontrados em qualquer nível dos ductos biliares intra ou extra-hepáticos, e variam em tamanho, de microscópicos até 4 cm de diâmetro[2]. Os ductos biliares mais dilatados são geralmente os mais acometidos; o ducto hepático esquerdo é mais freqüente e intensamente acometido do que o ducto direito[2]. Existem alterações seqüenciais que levam à perda do paralelismo das paredes dos ductos biliares, à ramificação excessiva, à terminação abrupta ("cabeça-de-seta") com formação de pequenos ductos e ao desenvolvimento de estenose.

Os ductos extra-hepáticos não sofrem estenoses, mas são mais propensos a dilatações secundárias e à obstrução por cálculos. A vesícula biliar pode também estar distendida devido à obstrução por cálculos, e isso pode levar a infecção, empiema, gangrena e perfurações múltiplas. Devido à passagem repetida de cálculos pelo esfíncter de Oddi, este pode ser comprometido, e a papilite é comum, com inflamação aguda, estenose e formação de pseudopólipo e adenoma[15].

Também existem alterações hepáticas; na fase aguda, o fígado está aumentado por congestão, edema e formação de abscesso. Após vários episódios, o fígado pode reduzir-se em tamanho e formar cicatrizes na sua superfície, e aderências com o diafragma.

Microscopicamente, nos primeiros estágios existem pericolangite com infiltração de polimorfonucleares e tromboflebite das veias portais. Após episódios recorrentes, os ductos biliares tornam-se espessados e estenosados, com anéis de tecido fibroso e infiltrado inflamatório crônico. A proliferação biliar nunca é intensa. Nos estágios avançados, o tecido fibroso periductal é denso e acelular, os ductos estão estenosados com dilatação proximal e existe uma redução do número de veias portais. A cirrose biliar e a insuficiência hepática são complicações raras.

Complicações

Existem várias complicações secundárias aos cálculos, como, por exemplo, a pancreatite, encontrada em 12% dos pacientes. Em Hong Kong, metade dos pacientes com pancreatite tem colangite piogênica recorrente. A ruptura da vesícula biliar é uma complicação grave devida à bile infectada e à ausência de aderências, e pode levar rapidamente à peritonite e morte. A fístula coledocoduodenal pode ocorrer, mas seus efeitos geralmente não são sérios.

Outras complicações resultam da infecção bacteriana; abscessos hepáticos são comuns, podendo ser únicos ou múltiplos. Eles não são do tipo colangítico e provavelmente resultam de bacteremia portal. Eles podem romper-se no interior de órgãos distantes, como a cavidade pleural e o pericárdio. A septicemia e o choque por bactérias gram-negativas são complicações sérias, e, em casos graves, pode ser necessária a descompressão de emergência da via biliar com dreno de Kehr. A tromboflebite das veias hepáticas pode evoluir para trombose da veia porta e raramente dá origem a êmbolos sépticos, que se podem alojar nas arteríolas pulmonares, resultando em hipertensão pulmonar. Cirrose biliar secundária e colangiocarcinoma ocorrem em 7% e 3%, respectivamente.

Quadro Clínico

Geralmente estão presentes os sintomas tipícos de colangite, a tríade de Charcot, composta por febre recorrente, dor abdominal e icterícia[2]. No episódio inicial, a febre geralmente é baixa, a dor no hipocôndrio direito tem pouca irradiação e a icterícia é leve; o episódio inicial pode regredir espontaneamente[2].

O segundo episódio ocorre em qualquer momento até 2 anos após. A dor é mais aguda, a icterícia é mais acentuada e geralmente é necessário tratamento com antibióticos. Com os episódios subseqüentes, haverá períodos de remissão cada vez mais curtos, reduzindo para cada 2-3 meses. Existem hiperpirexia, temperatura de 39-40°C, icterícia e urina escura, descrita como cor de chá, e o vômito ocorre em 80% dos pacientes.

Ao exame o paciente não se apresenta bem, está ictérico e inquieto; o abdômen mostra sinais de cirurgia prévia em 20% dos casos, e existe dor à palpação do hipocôndrio direito. Há hepatomegalia em 60% dos casos, esplenomegalia em 25%, e a vesícula biliar pode estar distendida, o que contradiz a lei de Courvoisier. A deterioração dos sinais abdominais indica a presença de peritonite, e a elevação transitória da pressão arterial pode ser um prelúdio de choque.

Diagnóstico

O hemograma mostra anemia de intensidade variável, com a hemoglobina bastante baixa nos pacientes com ancilostomíase concomitante. Elevação no número de leucócitos é comum, e elevação acentuada no número de polimorfonucleares é encontrada apenas nos pacientes com infecção muito grave. Existem alterações obstrutivas moderadas nos testes de função hepática, com elevação da fosfatase alcalina, gamaglutamiltransferase (gama GT) e bilirrubinas. A amilase sérica pode estar elevada, e geralmente não existe elevação das transaminases.

O exame parasitológico de fezes pode revelar ovos de *Clonorchis sinensis* em 25% dos casos e de *Acaris lumbricoides* em 13%. Culturas de bile positivas são encontradas em 88% dos casos, geralmente com organismos entéricos, que podem ser demonstrados no sangue portal durante a fase aguda em 40% e durante a remissão em 6% dos casos.

A radiografia simples de abdômen pode mostrar ar nas vias biliares em 2% dos casos; a ultra-sonografia pode ser bastante precisa em mãos experientes. Ela pode determinar o tamanho e a localização dos cálculos, abscessos hepáticos e o estado da parede da vesícula biliar, embora seja menos precisa para cálculos e obstrução extra-hepática. A tomografia computadorizada é precisa mas é cara, e tem a vantagem de demonstrar anormalidades do sistema extra-hepático. Esses métodos não-invasivos não fornecem informações anatômicas suficientes para o planejamento cirúrgico. Atualmente, a colangiorressonância é o método de investigação de escolha[11]. A colangiopancreatografia endoscópica retrógrada e a colangiografia transparieto-hepática devem ser reservadas para casos duvidosos ou quando se planejam medidas terapêuticas associadas. Os dois métodos podem desencadear um episódio infeccioso e devem ser realizados somente sob cobertura antibiótica, depois que o episódio agudo tenha entrado em remissão. Procedimentos auxiliares a esses métodos, como esfincterotomia, drenagem nasobiliar, drenagens externa e interna e dilatação de esfíncteres, podem ser considerados posteriormente[7].

Diagnóstico Diferencial

O diagnóstico geralmente não é difícil em áreas endêmicas. Outras possibilidades incluem a hepatite viral, especialmente quando a dor e a icterícia são leves, e o carcinoma de ductos biliares, no qual geralmente existe icterícia progressiva e perda de peso. Abscesso hepático roto geralmente não é diagnosticado até a operação; quando não existe uma causa óbvia de peritonite, o abdômen deve ser explorado. Dois outros diagnósticos que devem ser considerados são a úlcera duodenal perfurada e a perfuração apendicular.

Tratamento

A maioria dos episódios agudos resolve com tratamento conservador. Os procedimentos cirúrgicos são mais adequadamente realizados de maneira eletiva. Qualquer tratamento conservador deve ser agressivo, com infusão de líquidos endovenosos, administração de antibióticos de largo espectro e analgésicos potentes, monitorização cuidadosa do pulso, temperatura, pressão sangüínea, débito urinário e descompressão gástrica, se existirem vômitos. Deverá ocorrer melhora em 24 horas; se não houver melhora em 48 horas, há indicação de intervenção cirúrgica.

Os pacientes em choque deverão ser ressuscitados, e não devem ser operados se estiverem instáveis. Pacientes mais idosos podem apresentar pouca icterícia ou sinais abdominais, e seu tratamento deve basear-se na investigação laboratorial e em métodos de imagem não-invasivos. Técnicas de drenagem recentemente introduzidas, a drenagem nasobiliar ou drenagem externa após colangiografia transparieto-hepática, devem ser utilizadas com cautela[2]. Os tubos são finos e podem obstruir-se facilmente com lama biliar e bile infectada, e, devido às múltiplas estenoses, vários drenos podem ser necessários para assegurar uma drenagem adequada. Essas técnicas devem ser vistas com os métodos auxiliares de tratamento[5].

As indicações para se abandonar o tratamento conservador no episódio agudo são cólica intensa não-aliviada por analgésicos, aumento do pulso e hipotensão arterial indicando obstrução severa de ductos biliares, sinais de peritonite generalizada e ausência de melhora clínica. O objetivo do tratamento cirúrgico é a descompressão biliar, obtida pela exploração do ducto biliar comum através de coledocotomia e inserção de dreno de Kehr largo; o ducto pode ser lavado com solução salina morna, e os cálculos e a lama biliar devem ser aspirados. A coledocoscopia não está indicada, a menos que exista suspeita de um tumor. A colecistectomia deve ser realizada apenas se existir colecistite associada. Cálculos intra-hepáticos e estenoses não são tratados até a cirurgia definitiva. Os abscessos hepáticos são drenados externamente. Um cálculo impactado na porção terminal da via biliar comum não é abordado, a menos que possa ser extraído com facilidade ou que exista pancreatite. Na presença de pancreatite, uma esfincteroplastia transduodenal é mandatória para prevenir sua evolução. Os pacientes em choque necessitam de cuidados pós-operatórios em uma unidade de terapia intensiva.

Na fase aguda, o tratamento cirúrgico está associado a uma mortalidade de aproximadamente 28% e a uma taxa de complicações pós-operatórias significativa, de 45%. A cirurgia definitiva é obtida com a retirada de todos os cálculos do trato biliar, correção das estenoses e fornecimento de drenagem adequada. Diferentes opções são necessárias para diferentes situações. Pacientes com cálculos primariamente extra-hepáticos (50%) serão mais adequadamente tratados com procedimentos de drenagem; a exploração do ducto biliar comum é realizada de modo-padrão, usando a coledocoscopia intra-operatória e métodos de drenagem quando indicados. A esfincteroplastia é usada quando existe estenose da ampola de Vater ou cálculo impactado; já a hepaticojejunostomia é usada quando o ducto está grosseiramente espessado e dilatado, se existe substancial número de cálculos da via biliar principal e quando outros procedimentos de drenagem falharam.

Quando corretamente indicadas, essas operações apresentam bons resultados em 83% dos casos para a esfincteroplastia e 74% para a hepaticojejunostomia. Há necessidade de reoperação em 8% e 13% dos casos, respectivamente.

Estenoses dos ductos hepáticos direito e esquerdo podem ser tratadas pela hepaticojejunostomia, ou por plastias ductais; a excisão direta da estenose e anastomose oferece maus resultados. Vinte por cento dos pacientes tem uma combinação de doença intra e extra-hepática. Os resultados nessa situação dependerão do ponto dominante, e a seleção do tipo de operação necessitará de cuidadosa avaliação. Para a doença intra-hepática, os bons resultados podem ser obtidos em aproximadamente 70% dos casos. A doença tratada precocemente evoluirá satisfatoriamente, pois a interrupção do círculo vicioso infecção–cálculos–estenose impedirá a evolução da doença.

Os métodos empregados são: (1) remoção de cálculos através da via biliar comum, com intubação e irrigação; (2) remoção direta através de uma hepatotomia; esta pode ser realizada para cálculos superficiais ou profundos; (3) reparo plástico dos ductos hilares através da abertura do fígado; (4) ressecção hepática – é limitada a apenas 5% dos pacientes com colangite piogênica recorrente e é efetiva para doença severa localizada onde existem pouco parênquima hepático e grandes ductos cavernosos que contenham cálculos. Essa modalidade está mais restrita à segmentectomia lateral esquerda. Uma ressecção lobar necessita de cuidadosa avaliação no que se refere a seqüelas funcionais; (5) abordagens endoscópica e radiológica. Estas não estão indicadas para procedimentos eletivos, já que os pacientes estão geralmente em boas condições para a cirurgia e são necessárias muitas sessões de tratamento. Elas são úteis na fase aguda para remover cálculos residuais. As indicações são aquelas em que uma segunda operação está contra-indicada, cálculos maiores já foram removidos e um dreno de Kehr está na via biliar principal. O acesso pode ser obtido pelo duodeno via colangiopancreatografia endoscópica retrógrada, através do trajeto fistuloso de um dreno de Kehr ou via percutânea. As estenoses dos ductos intra-hepáticos podem ser dilatadas usando-se o cateter-balão de Gruntezig antes da remoção dos cálculos.

Prognóstico

A doença é recorrente e pode continuar por muitos anos. O prognóstico é bom se todos os cálculos intra-hepáticos puderem ser removidos. É grave, entretanto, se existirem complicações como septicemia e abscesso hepático.

Referências Bibliográficas

1. Alvarez JA, Gonzalez JJ, Baldonedo RF, Sanz L, Carreno G, Jorge JI. Single and multiple pyogenic liver abscesses: etiology, clinical course, and outcome. Dig Surg 18:283-8, 2001.
2. Carpenter HA. Bacterial and parasitic cholangitis. Mayo Clin Proc 73:473-8, 1998.
3. Cotton PB. Evaluating ERCP is important but difficult. Gut 51:287-9, 2002.
4. Cosenza CA, Durazo F, Stain SC, Jabbour N, Selby RR. Current management of recurrent pyogenic cholangitis. Am Surg 65:939-43, 1999.
5. De U, Acharya AN. Recurrent pyogenic cholangitis. J Indian Med Assoc 99:651-2, 2001.

6. Hakansson K, Ekberg O, Hakansson HO, Leander P. MR characteristics of acute cholangitis. Acta Radiol 43:175-9, 2002.
7. Harris HW, Kumwenda ZL, Sheen-Chen SM, Shah A, Schecter WP. Recurrent pyogenic cholangitis. Am J Surg 176:34-7, 1998.
8. Hui CK, Lai KC, Wong WM, Yuen MF, Lam SK, Lai CL. A randomized controlled trial of endoscopic sphincterotomy in acute cholangitis without common bile duct stones. Gut 51:245-7, 2002.
9. Hui CK, Lai KC, Yuen MF, Ng MM, Lam SK, Lai CL. Role of cholecystectomy in preventing recurrent cholangitis. Gastrointest Endosc 56:55-60, 2002.
10. Hui CK, Lai KC, Yuen MF, Ng M, Lai CL, Lam SK. Acute cholangitis — predictive factors for emergency ERCP. Aliment Pharmacol Ther 15:1633-7, 2001.
11. Kim MJ, Cha SW, Mitchell DG, Chung JJ, Park S, Chung JB. MR imaging findings in recurrent pyogenic cholangitis. AJR Am J Roentgenol 173:1545-9, 1999.
12. Kimmings AN, van Deventer SJ, Rauws EAJ, Huibregtse K, Gouma DJ. Systemic inflammatory response in acute cholangitis and after subsequent treatment. Eur J Surg 166:700-5, 2000.
13. Lai ECS, Mok FTR, Tan ESV, et al. Endoscopic biliary drainage for severe acute cholangitis. New Engl J Med 21:1585, 1994.
14. Lee DW, Chan AC, Lam YH, Ng EK, Lau JY, Law BK, Lai CW, Sung JJ, Chung SC. Biliary decompression by nasobiliary catheter or biliary stent in acute suppurative cholangitis: a prospective randomized trial. Gastrointest Endosc 56:361-5, 2002.
15. Lee PS, Auyeung KM, To KF, Chan YI. Biliary papillomatosis complicating recurrent pyogenic cholangitis. Clin Radiol 56:591-3, 2001.
16. Leung JW, Liu YL, Lau GC, Chan RC, Lai AC, Ling TK, Cheng AF. Bacteriologic analyses of bile and brown pigment stones in patients with acute cholangitis. Gastrointest Enodsc 54:340-5, 2001.
17. Lillemoe KD. Surgical treatment of biliary tract infections. Am Surg 66:138-44, 2000.
18. Lillemoe KD, Melton GB, Cameron JL, et al. Postoperative bile duct strictures: Management and outcome in the 1990s. Ann Surg 232:430, 2000.
19. Lipsett PA, Pitt HA. Acute cholangitis. Surg Clin North Am 70:701, 1990.
20. Ostroff JW. Post-transplant biliary complications. Gastrointest Endosc Clin North Am 11:163, 2001.
21. Park MS, Yu JS, Kim KW, Kim MJ, Chung JP, Yoon SW, Chung JJ, et al. Recurrent pyogenic cholangitis: comparison between MR cholangiography and direct cholangiography. Radiology 220:677-82, 2001.
22. Raraty MG, Finch M, Neoptolemos JP. Acute cholangitis and pancreatitis secondary to common duct stones: management update. World J Surg 1998;22:1155-61.
23. Sarli L, Iusco D, Sgobba G, Roncoroni L. Gallstone cholangitis: a 10-year experience of combined endoscopic and laparoscopic treatment. Surg Endosc 16:975-80, 2002.
24. Sugiyama M, Atomi Y. The benefits of endoscopic nasobiliary drainage without sphincterotomy for acute cholangitis. Am J Gastroenterol 93:2065-8, 1998.
25. Takada T. Is preoperative biliary drainage necessary according to evidence-based medicine? J Hepatobiliary Pancreat Surg 8:58-64, 2001.
26. van Lent AU, Bartelsman JF, Tytgat GN, Speelman P, Prins JM. Duration of antibiotic therapy for cholangitis after successful endoscopic drainage of the biliary tract. Gastrointest Endosc 55:518-22, 2002.
27. Wang MC, Tseng CC, Chen CY, Wu JJ, Huang JJ. The role of bacterial virulence and host factors in patients with *Escherichia coli* bacteremia who have acute cholangitis or upper urinary tract infection. Clin Infect Dis 35:1161-6, 2002.
28. Yamada T, Murakami K, Tsuchida K, Ohara H, Nakazawa T, Sano H, et al. Ascending cholangitis as a cause of pyogenic liver abscesses complicated by a gastric submucosal abscess and fistula. J Clin Gastroenterol 30:317-20, 2000.
29. Yeoh KG, Zimmerman MJ, Cunningham JT, et al. Comparative costs of metal versus plastic stent strategies for malignant obstructive jaundice by decision analysis. Gastrointest Endosc 49:466-71, 1999.
30. Zhang WZ, Chen YS, Wang JW, Chen XR. Early diagnosis and treatment of severe acute cholangitis. World J Gastroenterol 8:150-2, 2002.

133

CAPÍTULO

Hemobilia

Renato Ferreira da Silva
Rita de Cássia Martins Alves da Silva

HISTÓRICO

Quem primeiro chamou atenção para hemorragia através da árvore biliar foi Francis Glisson em 1654, quando descreveu a evolução de um paciente com essa manifestação secundária a ferida penetrante em conseqüência de um duelo[29]. Quinke, em 1871, introduziu os sinais e sintomas com os quais a síndrome se apresenta[23]. Philip Sandblom, em 1948, foi o primeiro a denominar essa situação de hemobilia[8]. Essa síndrome foi durante vários anos citada como "curiosidade médica", sendo inclusive chamada de "síndrome negligenciada". Hoje a hemobilia tem sido cada vez mais freqüente na prática diária e deve sempre ser lembrada no diagnóstico diferencial de hemorragia digestiva. Nos últimos 20 a 30 anos tem-se observado mudança da sua freqüência assim como dos seus fatores etiológicos, relacionados à evolução da cirurgia hepatobiliar, da hepatologia e da radiologia intervencionista, ao potencial de invasividade dos mesmos, bem como à oportunidade de abordar pacientes com doença hepática avançada. No passado recente, o trauma hepático era a causa mais freqüente dessa síndrome. Hoje a maioria dos relatos de caso está relacionada à instrumentação para diagnóstico e tratamento das doenças hepáticas[8,19].

Conceito

O termo hemobilia é usado sempre que há sangramento através da árvore biliar, podendo ser de origem hepática ou extra-hepática. Ela ocorre sempre que há fístula entre os vasos do sistema esplâncnico com os ductos do sistema biliar intra ou extra-hepáticos. É classificada em hemobilia maior ou menor. A maior se manifesta com sangramento abundante, necessitando de transfusão sangüínea e cuidados imediatos, podendo sugerir sangramento arterial. A menor é oligossintomática, podendo manifestar-se com anemia crônica, sugerindo sangramento venoso insidioso[8,29].

FISIOPATOLOGIA

No trauma hepático, a hemobilia ocorre porque o hematoma ou o biloma decorrentes do mesmo impedem a regeneração local do fígado. Essas lesões favorecem, pela sua expansão, as lesões vasculares e biliares, formando fístulas e originando assim a hemobilia. Tardiamente pode ocorrer diminuição da formação do exsudato de fibrina e/ou do tecido de granulação, e, como resultado, a cavidade se perpetua, tendo como conseqüência a recorrência[21,27].

Estudos experimentais sobre o comportamento do sangue no interior da árvore biliar têm sugerido que, se o sangramento for intenso, pode ocorrer a formação de um coágulo misto com bile. Se o sangramento for leve, forma-se um coágulo puro[28]. O coágulo pode sofrer ação fibrinolítica da bile e se dissolver, ou então adquirir consistência sólida[8,22,88]. Sendo o sangramento ativo e intenso, a capacidade fibrinolítica da bile pode ser superada e conseqüentemente ocorrer a solidificação dos coágulos, que podem simular cálculos e causar icterícia obstrutiva. Se há permanência de coágulo na via biliar, pode-se fazer lavagem da mesma com substâncias fibrinolíticas, como estreptoquinase, tentando assim evitar tratamento cirúrgico da icterícia obstrutiva. O sucesso desse tratamento não altera a história natural da hemobilia, que pode cursar com recorrência, por vários anos[25,29].

ETIOLOGIA

A etiologia da hemobilia é muito variada, incluindo algumas condições raras como hemorragia espontânea em pacientes hemofílicos[31], uso de antimicrobianos[11], abscesso amebiano[15], hepatoma[32], litíase intra-hepática[22] e anomalias vasculares[12]. As causas mais comuns são trauma hepático, procedimentos percutâneos no fígado e manipulação das vias biliares por via endoscópica[7,18,2025,26]. Por muitos anos, o trauma, principalmente o acidente automobilístico, foi responsável por mais de 50% dos casos de hemobilia[7,26,36]. Por outro lado, o avanço da hepatologia e da cirurgia hepatobiliar tornou a etiologia iatrogênica muito freqüente, sendo hoje a causa mais comum de hemobilia[8]. A mudança observada na etiologia da hemobilia ao longo dos anos é ilustrada na Fig. 133.1. Entre as causas iatrogênicas são citados os procedimentos percutâneos do fígado, como biópsia hepática, alcoolização e radioablação de tumores, instalação de TIPS (anastomose portossistêmica transjugular), drenagem hepática transcutânea, colecistectomia laparoscópica e também colocação de próteses na árvore biliar[2,9,12,14,20].

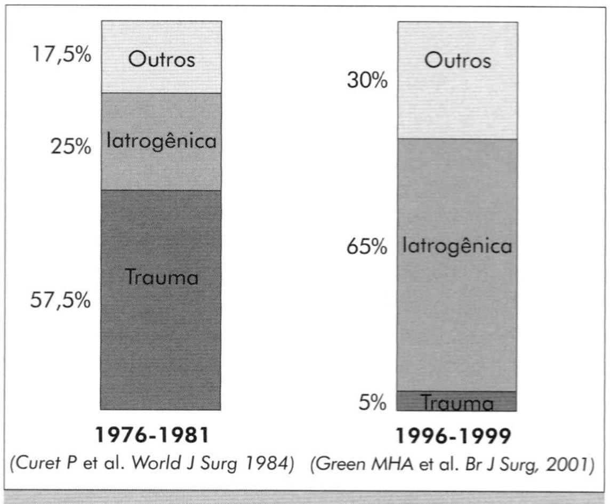

Fig. 133.1 — *Mudanças na etiologia da hemobilia ao longo dos anos.*

A prevalência de hemobilia causada por biópsia hepática varia de 0,06% a 7%[1,8]. As condições que favorecem essa complicação pós-biópsia são citadas na Tabela 133.1. O mecanismo da hemorragia nos portadores de ascite é decorrente da perda do mecanismo tampão da parede abdominal, e no fígado cirrótico pequeno estão relacionados a lesão de estruturas e os órgãos vizinhos. No fígado transplantado, a hemobilia ocorre por alterações funcionais, como coagulopatia, podendo favorecer sangramentos mesmo após correção adequada. O intervalo de tempo entre a biópsia e a hemobilia pode variar de 24 h a 10 dias[35]. Na tentativa de diminuir essa complicação, algumas inovações têm sido introduzidas na prática médica, como o uso da biópsia guiada por ultra-som, por laparoscopia, acesso transjugular e embolização do trajeto[25,30]. Embora essas inovações tenham diminuído a ocorrência de várias complicações pós-biópsia hepática, a incidência de hemobilia continua inalterada[8,13,25,30].

A hemobilia também está associada a procedimentos como alcoolização e ablação por radiofreqüência, que foram introduzidos recentemente como opção de

Tabela 133.1 Situações que Favorecem a Ocorrência de Hemobilia Pós-Biópsia Hepática
Ascite
Coagulopatia
Fígado cirrótico e pequeno
Fígado transplantado

Green MHA et al. Br J Surg 88:773-786, 2001.

tratamento para tumores hepáticos[4,17]. O TIPS, importante procedimento utilizado para tratamento de complicações graves como hemorragia digestiva recorrente por hipertensão portal e ascite intratável, tem contribuído para a ocorrência de hemobilia em mais de 5% dos casos, podendo ser de origem tanto arterial como venosa de difícil diagnóstico e tratamento. Isso ocorre porque, mesmo com a passagem do TIPS, a pressão no sistema portal pode continuar elevada, o que agrava a hemobilia[6,18,34].

A colecistectomia por via laparoscópica trouxe importante contribuição para a cirurgia das vias biliares, porém tem sido relacionada como causa de hemobilia, pela formação de pseudo-aneurisma, tanto da artéria hepática direita quanto do coto da artéria cística (Figs. 133.2 A e B). A provável patogenia dessa complicação está relacionada com lesão térmica por uso do cautério. Essa complicação pode ocorrer em tempo variado, geralmente dentro do primeiro mês pós-cirurgia, havendo relato dessa complicação até 1 ano depois[24,26,37].

QUADRO CLÍNICO

O quadro clínico clássico consta da tríade descrita por Quinke: dor abdominal alta, hemorragia gastrointestinal e icterícia, ou pode ocorrer apenas um dos elementos da mesma, como dor recidivante em cólica no abdome superior, icterícia que pode ser intermitente ou anemia. Vômitos com "moldes" de sangue que são formados na árvore biliar podem acontecer raramente[23,29]. A apresentação clínica é variável e depende do volume e da velocidade do sangramento, podendo apresentar anemia com sangue oculto nas fezes até hemorragia digestiva maciça.

DIAGNÓSTICO

O diagnóstico clínico de hemobilia deve ser lembrado sempre que ocorrer a tríade de Quinke (hemorragia digestiva, icterícia, dor no quadrante superior do abdômen)[23], que pode ser encontrada na sua forma clássica em até 22% dos casos. Todavia, seus sinais e sintomas podem ocorrer isoladamente nas seguintes

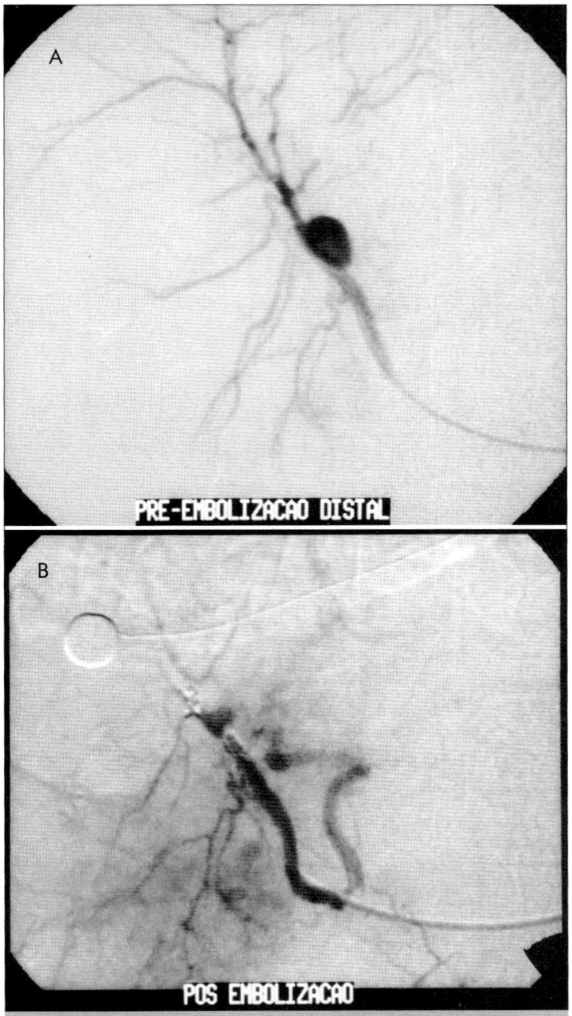

Fig. 133.2 A e B — *Arteriografia mostra (A) pseudo-aneurisma em artéria hepática direita após colecistectomia laparoscópica, e (B) desaparecimento da lesão após embolização. (Cortesia do Dr. Kassin MK Houssain — Funfarme/Famerp-SP.)*

freqüências: sangramento, 32%, dor, 10% e icterícia, 1%[8]. Portanto, a hemobilia deve fazer parte do diagnóstico diferencial das condições acima citadas, bem como de anemia. Sempre que ocorrerem hemorragia digestiva sem lesão ulcerosa péptica, lesão aguda da mucosa gastrointestinal ou varizes esofagianas, deve-se pensar em hemobilia. A anamnese é parte fundamental no diagnóstico dessa síndrome, devendo ser questionados, exaustivamente, a ocorrência de antecedentes, como trauma hepático recente ou remoto, e também procedimentos, como biópsia hepática. Esses antecedentes são muito importantes pelo potencial de participarem da etiologia da síndrome.

A orientação na investigação inicial vai depender da apresentação da síndrome. Se o primeiro sintoma for hemorragia digestiva, o primeiro exame deverá ser a endoscopia digestiva alta. Se esse exame detectar sangramento ou coágulo na ampola de Vater, faz-se o diagnóstico de hemobilia, sendo essa condição encontrada em apenas 12% dos casos. Assim sendo, investigação adicional é necessária na maioria dos casos, incluindo a realização de exame ultra-sonográfico do abdômen superior, colangiografia, cintilografia e arteriografia hepáticas.

O exame ultra-sonográfico do fígado deve ser feito após a endoscopia, podendo indicar lesão hepática, cálculo hepático ou biliar. Em caso de sangramento recente, a contribuição do ultra-som é limitada, visto que o coágulo se forma apenas 24 a 48 h após o sangramento. Se o coágulo se formar na árvore biliar, o ultra-som mostrará imagem de conteúdo ecogênico móvel e sem sombra acústica na luz dos ductos ou da vesícula biliar[1,8] (Fig. 133.3). O ultra-som pode ainda demonstrar imagem anecóica circunscrita na artéria hepática, com fluxo detectado pelo Doppler sugerindo aneurisma ou pseudo-aneurisma.

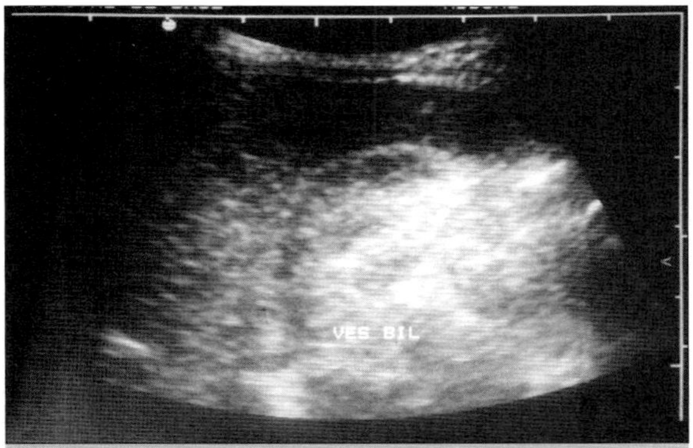

Fig. 133.3 — *Exame ultra-sonográfico mostra conteúdo hiperecóico sem sombra acústica no interior da vesícula biliar, representando sangramento recente após biópsia hepática.*

A tomografia computadorizada e a angiotomografia podem ajudar, demonstrando lesões vasculares ou do parênquima hepático. A colangiografia pode ser útil e deve ser realizada através da via pela qual tenha, supostamente, ocorrido a lesão hepática. Por exemplo, se houver drenagem biliar percutânea ou por dreno de Kher, essas vias deverão ser utilizadas para a realização do exame. A colangiopancreatografia também pode ser útil no diagnóstico da hemobilia, demonstrando sangramento através de cateter introduzido na papila ou falha de enchimento na árvore biliar após injeção de contraste. Cintilografia hepática com tecnécio tem sido utilizada, podendo identificar sangramento de baixo fluxo como 0,1ml/h. A vantagem teórica desse método é identificar sangramento intermitente, uma vez que o contraste permanece na corrente sangüínea por tempo superior a 48 h. Esse exame deve ser indicado quando investigação exaustiva não demonstrar o sítio de sangramento. A arteriografia é considerada padrão ouro para o diagnóstico etiológico, localização e tratamento da hemobilia, alcançando sucesso em mais de 90% dos casos. Cirurgias prévias e anormalidades vasculares podem dificultar o diagnóstico através da angiografia[6,8,29].

TRATAMENTO

O tratamento da hemobilia depende naturalmente da sua etiologia, podendo variar de condutas conservadoras, como o uso de drogas vasoconstrictoras[33], a cirurgias, como colecistectomia quando houver cálculo biliar e hepatectomia quando a origem for tumor[29]. Se for constatada lesão vascular, as opções serão embolização, ligadura arterial ou realização de enxertos nos casos de pseudo-aneurismas micóticos pós-transplante de fígado[5,8,10,16,19,33]. Os objetivos imediatos no tratamento da hemobilia devem ser parar o sangramento e/ou desobstruir a árvore biliar para melhora da icterícia obstrutiva. Historicamente, a primeira intervenção cirúrgica para tratamento de hemobilia foi realizada por Kher[29] em 1903, quando fez ligadura da artéria hepática direita. Em 1976, Walter[8] relatou o primeiro tratamento efetivo com embolização transarterial, e desde então esse procedimento passou a ser a primeira opção de tratamento para essa síndrome (Figs. 133.2 A e B). A evolução dos vários tipos de cateteres permitindo a arteriografia seletiva seguida de embolização arterial para oclusão da fístula, com diferentes produtos, como sangue autólogo, partículas de Gelfoam® e cianoacrilato, permitiu o sucesso terapêutico em 80% a 100% dos casos[1,4,8], com diminuição da morbidade e da mortalidade em relação à cirurgia. Antes de realizar a embolização arterial é preciso certificar-se de que a veia porta está pérvia. Após a embolização, pode ocorrer discreta disfunção hepática com elevação de enzimas que deve retornar ao normal em aproximadamente 6 semanas[8]. Na presença de hematoma está indicada profilaxia com antimicrobianos.

A cirurgia fica reservada para casos de falha no tratamento com embolização arterial, sepse, colecistite ou obstrução biliar por tumores ou cálculos. Quando a cirurgia for indicada, os vasos que apresentarem sangramento deverão ser ligados e os aneurismas, ressecados. Nos casos de não-identificação seletiva dos vasos sangrantes deve-se proceder a ligadura da artéria correspondente. Se houver persistência do sangramento, deve ser realizada hepatectomia do lobo correspondente[27,29]. Outras opções menos eficientes e utilizadas com menor freqüência têm sido relatadas, como o uso de cauterização das vias biliares por via endoscópica e o uso de drogas vasoconstritoras[33]. Em casos de hemobilia após drenagem biliar transparieto-hepática, é recomendada a troca do cateter por outro de maior diâmetro[8].

A mortalidade decorrente de hemobilia vem diminuindo ao longo dos anos. Em 1972 era de 25%, em 1987 diminuiu para 12%, e em revisão recente com 222 casos, entre 1996-1999, foram relatadas apenas quatro mortes[3,8]. Isso se deve, basicamente, à evolução do tratamento através da arteriografia e ao diagnóstico precoce dessa síndrome.

REFERÊNCIAS BIBLIOGRÁFICAS

1. Cattan P, Cuillerier E, Cellier C, Cuenod CA, Roche A, Landi B, Barbier JP. Hemobilia caused by a pseudoaneurysm of the hepatic artery diagnosed by EUS. Gastrointestinal Endoscopy 55:252-255, 1999.
2. Conio M, Caroli-Bosc FX, Buckley M, Chiaramondia M, D'Addazio G, Munizzi F. Massive hematobilia after extraction of plastic biliary endoprosthesis. J Clin Gastroenterol 25:706, 1997.
3. Curet P, Bauner R, Roche A, Grellet J, Mercadier M. Hepatica hemobilia of traumatic or iatrogenic origin: recent advances in diagnosis and therapy, review of the literature from 1976 to 1981. World J Surg 8:2-8, 1984.
4. Di Stasi M, Buscarini L, Livraghi T, Giorgio A, Salmi A, De Sio I, Brunello F, Solmi L, Caturelli E, Magnolfi F, Caremani M, Filice C. Percutaneous ethanol injection in the treatment of hepatocellular carcinoma. Scand J Gastroenterol 32:1168-1173, 1997.
5. Dousset B, Sauvanet A, Bardou M, Legmann P, Volgrain V, Belghiti J. Selective surgical indications for iatrogenic hemobilia. Surgery 121:37-41, 1997.
6. González-Abraldes J, Moitinho E, Garcia-Pagán JC, Escorsell A, Salmerón JM, Gilabert R, Real M, Muntanyá X, Bosch J. Selective arterial embolization for life threatening hemobilia after transjugular intrahepatic portosystemic shunt placement. J Hepatol 174-176, 2001.
7. Goodnight JE Jr, Blaisdell FW. Haemobilia. Surg Clin North Am 61:981-986, 1981.
8. Green MHA, Duell RM, Johnson CD, Jamieson NV. Haemobilia. Br J Surg 88:773-786, 2001.
9. Hayashi N, Sakai T, Kitagawa M, Kimoto T, Inagashi R, Ishii Y. US-guided left-sided biliary drainage: nine-year experience. Radiology 204:119-122, 1997.
10. Hubens A, De Schepper A. Hepatic artery aneurysm: a pitfall in biliary surgery. Br J Surg 66:259-261, 1979.
11. Huilgol VR, Markus SL, Vakil NB. Antibiotic-induced iatrogenic hemobilia. AJG 92:706-707, 1997.
12. Ishikawa M, Tanaka M, Ogawa Y, Chijiiwa K. Arteriovenous malformation at pancreatobiliary region causing hemobilia after cholecystectomy. Gastroenterology 105:1553-1556, 1993.
13. Jornod P, Wiesel PH, Pescatore P, Gonvers J. Am J Gastroenterol 94:3051-3054, 1999.
14. Kaman L, Kumar S, Behera A, Katariya RN. Pseudoaneurysm of the cystic artery: a rare cause of hemobilia. Am J Gastroenterol 93:1535-1537, 1998.
15. Lankarani KB, Geramizadeh B, Salahi H. An unexpected cause of hemobilia. J Clin Gastroenterol 32:457-464, 2001.
16. Leonardi LS, Soares Jr C, Boin IFSF, Oliveira VC. Hemobilia after mycotic hepatic artery pseudoaneurysm after liver transplantation. Transplant Proc 33:2580-2582, 2001.
17. Livraghi T, Goldgerg SN, Lazzaroni S, Meloni F, Solbiati L, Gazelle GS. Small hepatocellular carcinoma: treatment with radio-frequency ablation versus ethanol injection. Radiology 210:655-661, 1999.
18. Mallery S, Freeman ML, Peine CJ, Miller RP. Biliary-shunt fistula following transjugular intrahepatic portosystemic shunt placement. Gastroenterology 111:1353-1357, 1996.
19. Moodley J, Singh B, Lalloo S, Pershard S, Robbs JV. Non-operative management of haemobilia. Br J Surg 88:1073-1076, 2001.
20. Mosenkis BN, Brandt LJ. Bleeding causing biliary obstruction after endoscopic sphincterotomy. AJG 92:708-709, 1997.
21. Olsen WR. Late complications of central liver injuries. Surgery 92:733-743, 1982.

22. Pitre J, Dousset B, Massault P, Soubrane O, Legmann P, Houssin D. Multiple intrahepatic stones caused by hemobilia in liver transplant recipients. Surgery 121:352-354, 1997.
23. Quinke H. Ein fall von aneurysm der leberarterie. Klin. Wochenscher 8:349-351, 1871.
24. Ribeiro A, Williams H, May G, Fulmer JT, Spivey JR. Hemobilia due to hepatic artery pseudoaneurysm thirteen months after laparoscopic cholecystectomy. J Clin Gastroenterol 26:50-53, 1998.
25. Rossi P, Sileri P, Gentileschi P, Sica GS, Forlini A, Stolfi VM, De Majo A, Coscarella G, Canale S, Gaspari AL. Percutaneous liver biopsy using an ultrasound-guided subcostal route. Dig Dis Sci 46:128-132, 2001.
26. Saldinger PF, Wang JY, Boyd C, Lang E. Cystic artery stump pseudoaneurysm following laparoscopic cholecystectomy. Surgery 131:585-586, 2002.
27. Sandblom P. Haemobilia. Surg Clin North Am 53: 1191-1201, 1973.
28. Sandblom P, Mirkovitch V, Saegesser F. Formation and fate of fibrin clost in the biliary tract. Ann Surg 3:356-366, 1977.
29. Sandblom, P. Haemobilia. In: Blumgart LH. Surgery of the liver and biliary tract. 2nd ed., Edindurgh, Churchill Livingstone: 1259-1274, 1994.
30. Smith TP, McDermott VG, Ayoub DM, Suhocki PV, Stackhouse DJ. Percutaneous transhepatic liver biopsy with tract embolization. Radiology 198:769-774, 1996.
31. Sreenivas DV, Bharavi C, Anjum F, Kumar Yr N, Kumar A. Spontaneous hemobilia in a hemophiliac treated by factor VIII replacement and nasobiliary drainage. Dig Dis Sci 43:2606-2609, 1998.
32. Tseng LJ, Jao YTFN, Mo LR. Acute pancreatitis caused by hemobilia secondary to hepatoma with bile duct invasion. Gastrointestinal Endoscopy 55:240-241, 2002.
33. Wettstein AR, Meier R. Local application of a potent vasoconstrictor during ERCP for the acute management of hemobilia. AJG 93:2644-2645, 1998.
34. Willner IR, El-Sakr R, Werkman RF, Taylor Z, Riely CA. A fistula from the portal vein to the bile duct: an unusual complication of transjugular intrahepatic portosystemic shunt. Am J Gastroenterol 93:1952-1955, 1998.
35. Worobetz LJ, Passi RB, Sullivan SN. Hemobilia after percutaneous liver biopsy: role of endoscopic retrograde cholangiopancreatography and sphincterotomy. Am J Gastroenterol 78:182-184, 1983.
36. Yoshida J, Donahue PE, Nyhus LM. Hemobilia: review of recent experience with a worldwide problem. Am J Gastroenterol 82:448-453, 1987.
37. Zilberstein B, Cecconello I, Ramos AC, Sallet JA, Pinheiro EA. Hemobilia as a complication of laparoscopic cholecystectomy. Surg Laparosc Endosc 4:301-303, 1994.

134

CAPÍTULO

Drenagem Biliar*

Dirk J. Gouma
J. W. A. J. Reeders
Huug Obertop

Introdução

A abordagem diagnóstica dos pacientes com icterícia tem mudado radicalmente pela aplicação de novos métodos diagnósticos e terapêuticos. Novas técnicas como a ultra-sonografia, *duplex scan*, tomografia computadorizada, ressonância magnética e técnicas invasivas como a colangiografia transparieto-hepática e colangiopancreatografia retrógrada endoscópica são atualmente disponíveis em muitos hospitais gerais. A colangiografia transparieto-hepática e a colangiopancreatografia retrógrada endoscópica não são importantes apenas pelo diagnóstico dos pacientes com icterícia obstrutiva, mas também por suas possibilidades terapêuticas, como a drenagem biliar transparieto-hepática, esfincterotomia endoscópica, drenagem nasobiliar e inserção de endopróteses. Atualmente, a ultra-sonografia e a colangiorressonância são geralmente os primeiros exames diagnósticos a serem realizados para determinar a causa da icterícia obstrutiva, reservando-se os outros dois exames quando se almeja terapia da obstrução.

A colangiografia transparieto-hepática foi descrita por Huard e Do Xuan Hop em 1937, mas não tinha sido aceita por causa de complicações graves (fístula biliar, peritonite, hemorragia); a drenagem biliar transparieto-hepática foi introduzida em 1952 por Carter[4,21]. Com a introdução da agulha de Chiba por Okuda *et al.* na Universidade de Chiba, o método adquiriu adeptos e uma maior aplicação[35]. Essa agulha fina e flexível reduziu drasticamente a incidência de complicações, e a drenagem biliar através dessa técnica foi amplamente realizada e aceita. A redução considerável da importância da colangiografia transparieto-hepática diagnóstica na última década não é em função da qualidade da colangiografia, mas por causa do desenvolvimento de técnicas muito precisas e menos invasivas, como a ultra-sonografia com Doppler, tomografia computadorizada, colangiorressonância e colangiopancreatografia retrógrada endoscópica. A redução na utilização da drenagem biliar transparieto-hepática foi devido ao risco relativamente alto de complicações quando comparado ao recente desenvolvimento de drenagens biliares pela colangiopancreatografia retrógrada endoscópica. Entretanto, o desenvolvimento de novos materiais intervencionistas (guias mais finos e mais flexíveis de acesso percutâneo por cateteres) e a introdução da punção guiada por ultra-sonografia fazem atualmente da drenagem biliar transparieto-hepática uma boa alternativa no tratamento da icterícia obstrutiva[26].

Durante uma colangiografia transparieto-hepática, é possível realizar uma moderna e sofisticada técnica de drenagem biliar transparieto-hepática para minimizar o risco de fístula biliar, especialmente em pacientes com icterícia obstrutiva. A drenagem biliar transparieto-hepática pode ser utilizada para descompressão pré-operatória das vias biliares a fim de melhorar as condições do pacientes antes da cirurgia, drenagem paliativa prolongada, dilatação de estenoses, remoção de cálculos e radioterapia.

A técnica, as diferentes indicações e os resultados da drenagem biliar transparieto-hepática serão discutidos a seguir.

Técnica

A técnica percutânea é uma alternativa caso a colangiopancreatografia retrógrada endoscópica não seja possível de ser realizada ou nos casos de estenoses da porção distal do ducto biliar comum. A técnica percutânea é mais freqüentemente usada para obstruções proximais por

* *Capítulo traduzido pelos Drs. Márcio André Sartor e Christiano M.P. Claus.*

causa do sucesso limitado da drenagem endoscópica em obstruções peri-hilares. A melhor via de abordagem para essas lesões é demonstrada na Tabela 134.1.

Tabela 134.1
Escolha do Procedimento de Drenagem em Pacientes com Obstrução da Via Biliar Proximal *Versus* Obstrução da Via Biliar Distal e Média

	Primeira escolha	*Segunda escolha*
Obstrução da via biliar proximal • Infiltração tumoral • Metástase • Carcinoma da vesícula • Colangiocarcinoma	DBTP*	CPER**
Obtrução da via biliar distal e média • Carcinoma periampular • Carcinoma da cabeça do pâncreas • Carcinoma da via biliar principal • Linfoma periductal • Metástases para linfonodos	CPER	DBTP

**DBTP — Drenagem biliar transparieto-hepática.*
***CPER — Colangiopancreatografia endoscópica retrógrada.*

As alterações da coagulação sangüínea, se necessário devem ser corrigidas. Profilaxia antibiótica (cefalosporina de 3ª geração ou gentamicina 80-120 mg EV + amoxacilina 1g EV) deve ser administrada 1 hora antes do procedimento.

As contra-indicações para o procedimento são: coagulopatia incorrigível, ascite importante, via de acesso insegura e a presença de numerosos segmentos biliares obstruídos, mas sem comunicação entre si.

O procedimento é realizado preferencialmente com sedação endovenosa, necessitando de monitorização respiratória e circulatória, além do uso de um oxímetro de pulso. O procedimento deve ser efetuado em condições estéreis e guiado por fluoroscopia. A fluoroscopia em dois planos ou axial computadorizada pode ajudar a punção seletiva de um ducto e reduzir o tempo de exame.

O objetivo da drenagem biliar é drenar a maior parte possível de fígado não-atrofiado e livre de tumor. Há duas opções para obter-se um acesso radiológico ao trato biliar, as quais serão discutidas posteriormente. A escolha do método de abordagem deve ser decidida pela presença de atrofia, tumor e múltiplos segmentos afetados em um lobo.

Método de Punção às Cegas

Na escolha do local de punção, é importante evitar-se a cavidade pleural e órgãos como cólon, estômago etc. Os pontos de referência devem ser o diafragma, a coluna vertebral e o bulbo duodenal, o qual deve ser localizado pela presença de ar ou de uma sonda radiopaca posicionada no duodeno por via nasal. A agulha deve ser direcionada para um ponto a meio caminho de uma linha entre o ponto mais alto da cúpula diafragmática direita e o bulbo duodenal. Em pacientes já submetidos a uma ressecção gástrica, a borda superior da 12ª vértebra torácica pode ser utilizada como ponto de referência[26]. Pode-se optar pelo flanco direito ou pela parede abdominal anterior como via de acesso (Fig. 134.1).

Abordagem pelo Flanco Direito

a) Incisão na pele no ponto de punção (na borda superior da costela, no 10º ou 11º espaço intercostal, 1 a 2 cm posterior à linha axilar média).

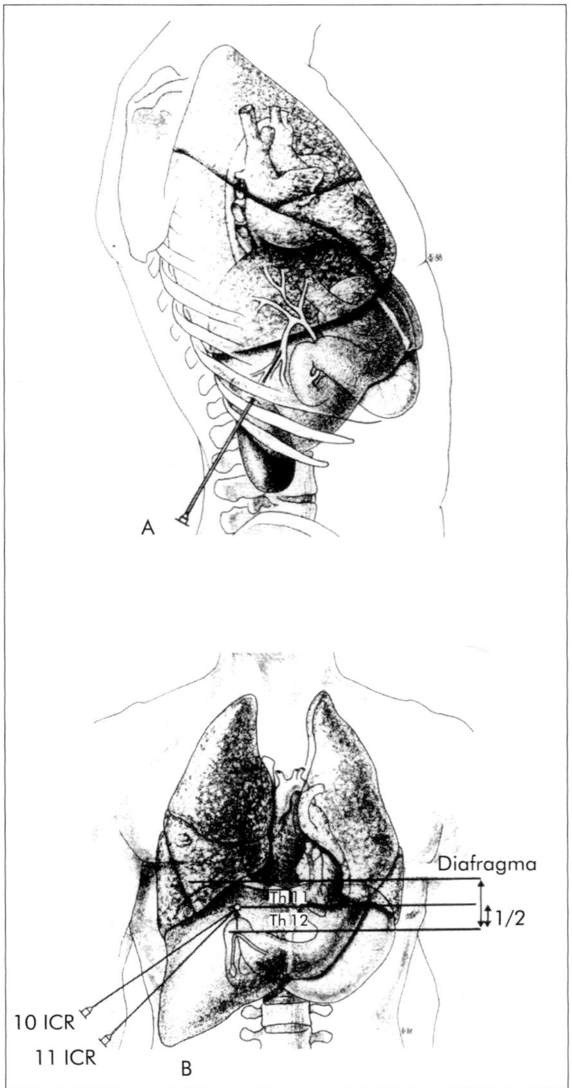

Fig. 134.1 — *Locais de punção para realização de colangiografia transepática percutânea pelo método às cegas.*

b) Enquanto o paciente segura a respiração, introduz-se a agulha de Chiba (calibre 22) através da incisão na pele em direção a um ponto a meio caminho da linha entre a cúpula diafragmática direita e o bulbo duodenal ou em direção à borda superior da 12ª vértebra torácica vista por radioscopia.

c) Quando a ponta da agulha de Chiba alcançar o ponto correto, remove-se o mandril e injeta-se contraste lentamente enquanto a agulha de Chiba é retirada vagarosamente.

d) A agulha deve ser retirada parcialmente e redirecionada apropriadamente.

e) O posicionamento intraductal é confirmado por aspiração de bile ou injeção de contraste. É preferível aspirar bile antes da injeção do contraste para evitar injeção de contraste no próprio parênquima (depósitos de contraste), nas veias hepáticas (fluxo hepatofugal para o coração), nos ramos da veia porta (fluxo hepatopetal com coloração do parênquima) e nos vasos linfáticos (canais tortuosos que drenam em direção ao hilo hepático).

f) Quando a bainha externa do sistema de punção estiver no ducto biliar, é necessária a injeção de contraste para confirmar essa posição.

g) Um *kit* de acesso percutâneo é utilizado para introduzir um fio-guia em J de 0,038 polegada.

h) Quando estiver no ducto biliar, o guia em J é avançado até o nível da obstrução.

i) O cateter deve ser introduzido e posicionado utilizando-se o guia.

j) O cateter e o fio-guia são preferencialmente passados através da obstrução para realização de uma drenagem interna, ou drenagem externa temporária.

No caso de drenagem externa

— dilata-se o trajeto através da cápsula e do fígado com dilatadores em série ou coaxiais;

— insere-se um cateter de drenagem *pigtail* 10 -12 F pelo fio-guia até que este chegue à posição correta (proximal à estenose);

— coleta-se a bile em uma bolsa de drenagem.

No caso de drenagens interna/externa

— passa-se o fio-guia através da estenose;

— dilata-se o trajeto em toda a sua extensão com dilatadores em série ou coaxiais 6,8 e 9 F;

— posiciona-se um cateter 10-12 F, ultrapassando toda a extensão da estenose (Fig. 134.2).

Abordagem pela Parede Abdominal Anterior

Uma abordagem anterior (para drenagem do lobo esquerdo) tem a vantagem de evitar a punção pleural e

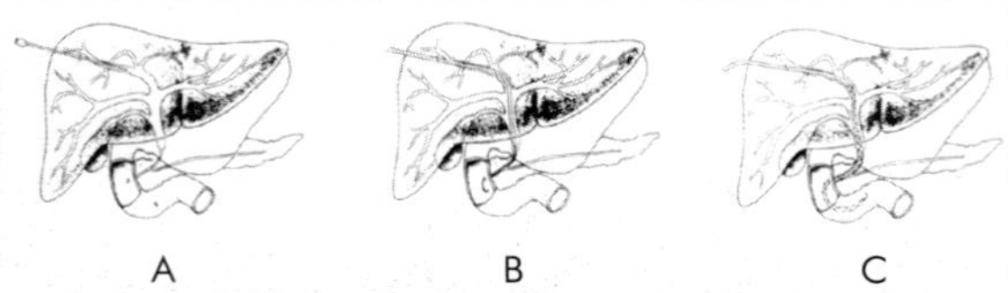

Fig. 134.2 — *Técnica de drenagem biliar. A. Obstrução da via biliar principal distal. Punção do sistema biliar intra-hepático direito com uma agulha e uma bainha externa. B. A agulha é removida e o fio-guia é passado pela estenose. O dilatador é colocado sobre o fio-guia para dilatar a estenose. C. Um cateter de drenage externa/internos pigtail com múltiplos furos é colocado após a estenose, com os furos posicionados antes e após a estenose.*

de migração do cateter ou do acotovelamento/quebra do cateter entre a parede abdominal e a cápsula do fígado; dessa forma, a abordagem anterior é geralmente preferível. As indicações especiais são demonstradas na Tabela 134.2.

A técnica é análoga à descrita anteriormente, mas realizada, de preferência, pelo método guiado por ultra-sonografia[26].

Tabela 134.2 Indicações de Punção Anterior
• Atrofia do lobo direito
• Obstrução seletiva do sistema intra-hepático esquerdo
• Ascite volumosa
• Drenagem biliar transparieto-hepática prévia com colangite do sistema direito e dilatação do sistema esquerdo

Método Guiado por Ultra-sonografia

A punção guiada por ultra-sonografia tem a vantagem de permitir a punção seletiva dos ductos biliares dilatados. Os ductos biliares não têm necessariamente que estar muito dilatados em obstruções importantes. Desse modo, ductos biliares ligeiramente dilatados podem ser puncionados utilizando-se esse método, reduzindo consideravelmente o número de punções negativas e diminuindo a chance de complicações como fístula biliar e hemorragia.

A direção da punção é escolhida para que o fio-guia e o cateter (em caso de drenagem) possam ser introduzidos facilmente. A técnica é demonstrada nas Figs. 134.3 e 134.4.

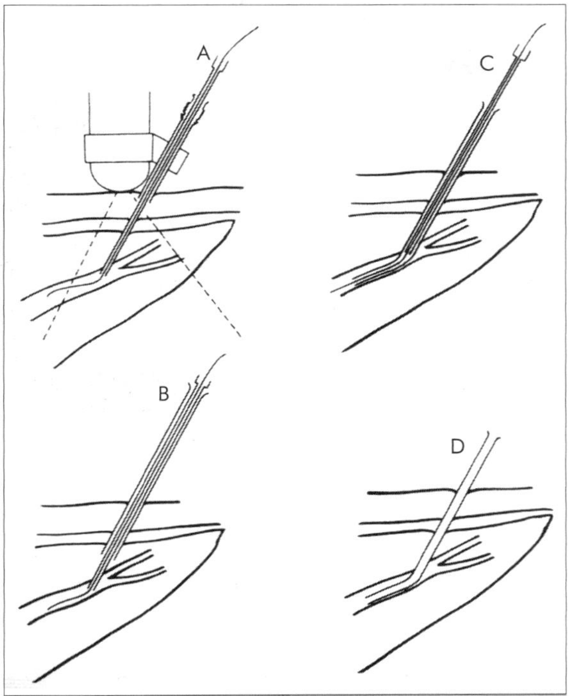

Fig. 134.3 — *Técnica de colangiografia transepática percutânea guiada por ultra-sonografia (de acordo com Lameris, 1987). 1. Introdução da agulha de Chiba (calibre 22) no fígado sob orientação ultra-sonográfica; 2. Introdução de um fio-guia (0,018 polegada) através da agulha sob orientação ultra-sonográfica; 3. Introdução de uma agulha calibre 18 com bainha de Teflon sobre o fio-guia; 4. Os demais passos são similares à técnica de drenagem biliar.*

Drenagem Biliar Interna em Dois Tempos

A inserção de um fio-guia através de uma estenose maligna num sistema biliar intra-hepático distendido sempre consome tempo, e as chances de sepse em função de bactérias introduzidas na corrente sangüínea aumentam com o tempo de procedimento. Pode ser prudente deixar um cateter de drenagem externa e inserir um sistema de drenagem interna alguns dias mais tarde, quando as vias biliares tiverem sido suficientemente descomprimidas e os coágulos e os resíduos biliares tiveram sido drenados.

As vantagens desse método são: a) diminuição do calibre dos ductos biliares acima da estenose, facilitando a manipulação do fio-guia; b) decréscimo no edema reativo junto à obstrução.

Introdução de Endopróteses

Um cateter de drenagens biliares interna/externa pode ser substituído por uma endoprótese (prótese de polietileno, prótese metálica auto-expansível, prótese de Wall stent, prótese de Gianturco, prótese de Memotherm).

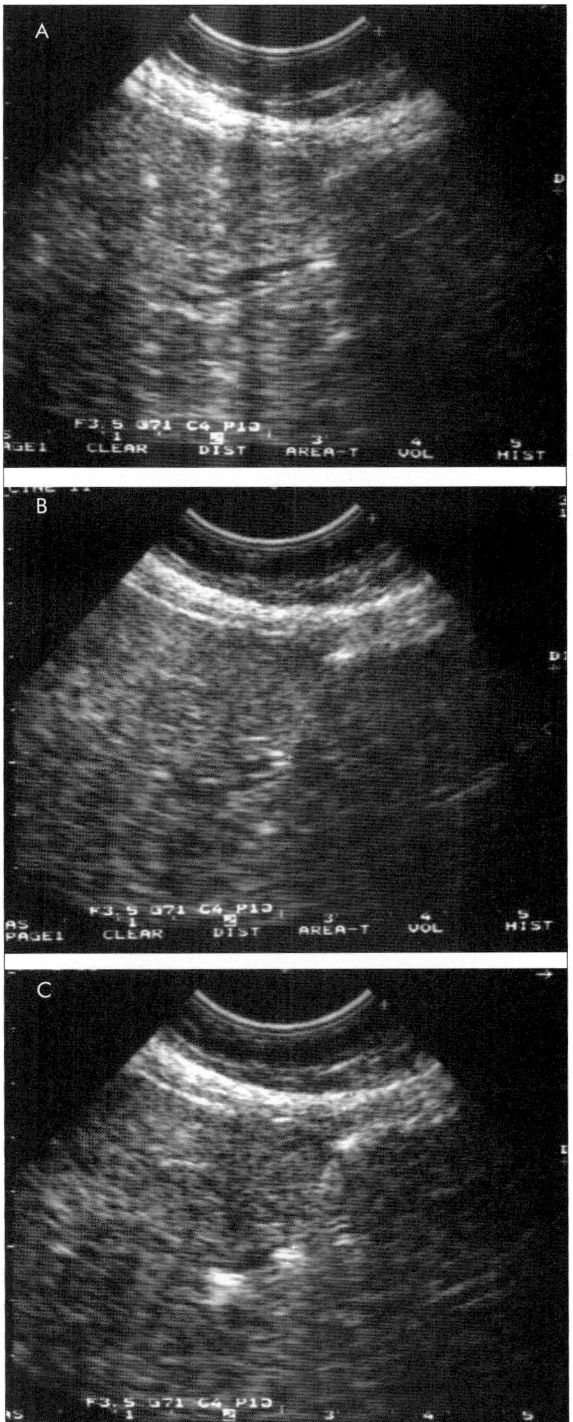

Fig. 134.4 — *Drenagem biliar transepática percutânea guiada por ultra-sonografia. A. Agulha colocada no fígado. O ponto branco representa a extremidade distal da agulha. B. A agulha de Chiba é inserida através do guia anterior e orientada por ultra-sonografia. O ponto branco representa a extremidade distal da agulha de Chiba colocada em um ducto biliar dilatado. C. Fio-guia colocado através da agulha de Chiba em ducto biliar.*

A vantagem de uma endoprótese é que o paciente não está continuamente observando o dreno e conseqüentemente confrontando a sua doença, não há cuidados diários com o cateter e este não pode ser retirado acidentalmente. A desvantagem é que as endopróteses sofrem obstrução em 3 a 6 meses após a inserção.

Entretanto, a nova prótese metálica auto-expansível prolonga a perviedade da prótese, evitando trocas freqüentes. Outra vantagem do uso da prótese metálica é que esta é mais fácil de ser colocada e menos traumática que a prótese convencional de poliuretano, por poder ser inserida com um cateter 6 F. A desvantagem é que essa prótese é mais cara que as próteses convencionais e de difícil remoção[14,27].

Dois métodos podem ser utilizados para o posicionamento de uma endoprótese: a inserção anterógrada percutânea e a inserção retrógrada endoscópica, pelo procedimento "encontro" (*rendez vous*) (procedimento percutâneo seguido de uma colangiopancreatografia retrógrada endoscópica)[13].

Inserção Percutânea Anterógrada

Pela agulha inserida em um ducto biliar intra-hepático, pode-se colocar um fio-guia (Ring-Lunderquist) (Fig. 134.5), além da estenose. Remove-se a bainha de plástico e insere-se a prótese sobre o fio-guia, com o chamado "cateter empurrador", até que a prótese ultrapasse a estenose, como demonstrado na Fig. 134.6. A prótese Wallstent é introduzida mais facilmente com o "cateter empurrador" 6 F.

Procedimento Rendez Vous *Combinado*

A colangiografia transparieto-hepática serve para introduzir-se um fio-guia até o duodeno. O guia pode ser apreendido pelo endoscopista e a prótese posicionada através do fio-guia. Esse procedimento combinado pode contribuir para o tratamento não-cirúrgico em pacientes de alto risco, caso os procedimentos percutâneos ou endoscópicos, realizados isoladamente, tenham falhado (Fig. 134.7). Com a possibilidade da introdução percutânea de próteses metálicas, o procedimento combinado tem sido utilizado menos freqüentemente.

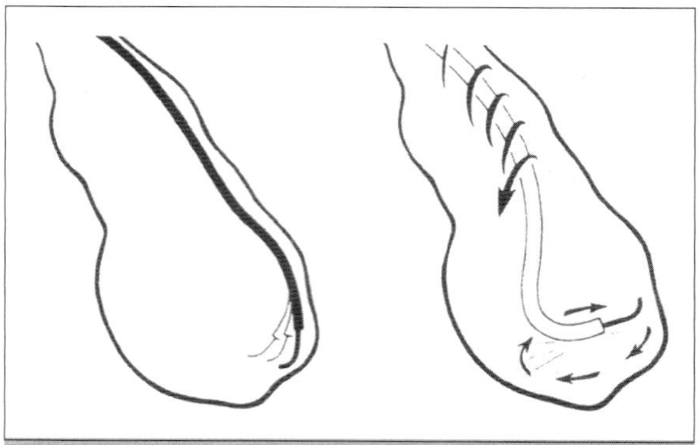

Fig. 134.5 — *Uso do fio de Ring-Lunderquist para encontrar a luz do ducto biliar bastante dilatada. Um movimento rotatório do cateter externo produz um movimento circular da ponta do fio-guia (De acordo com Ferrucci et al., 1985.)*

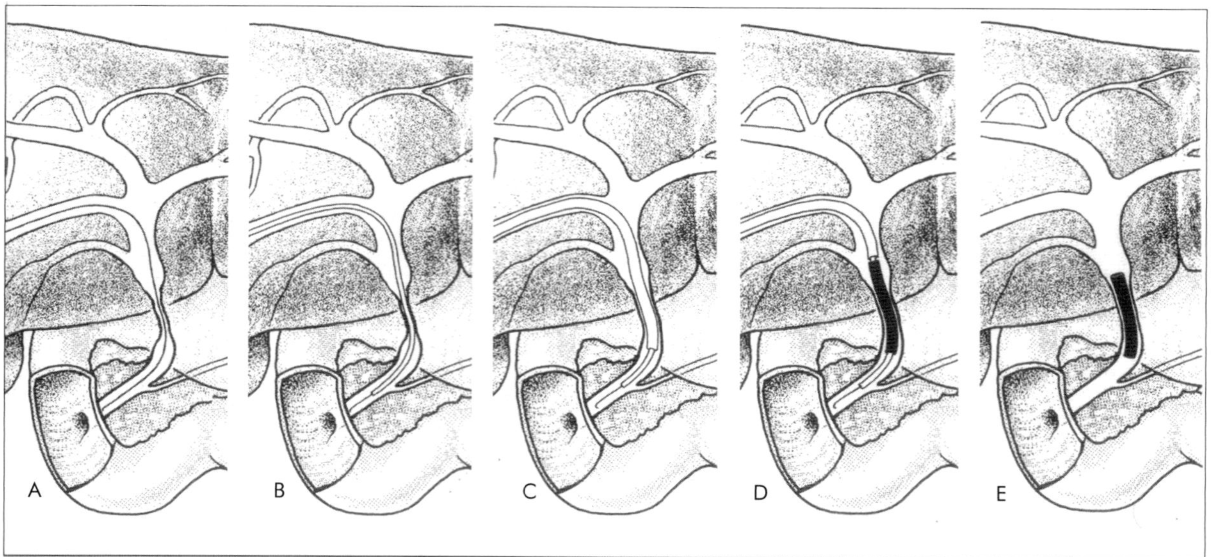

Fig. 134.6 — *Técnica percutânea para inserção de uma endoprótese. A. Fio-guia através da estenose da via biliar principal. B. Colocação do cateter de drenagem além da estenose. C. Dilatação da estenose com um dilatador. D. A endoprótese é empurrada sobre o fio-guia com um tubo empurrador. E. O cateter e o fio-guia são removidos, deixando a endoprótese em posição correta.*

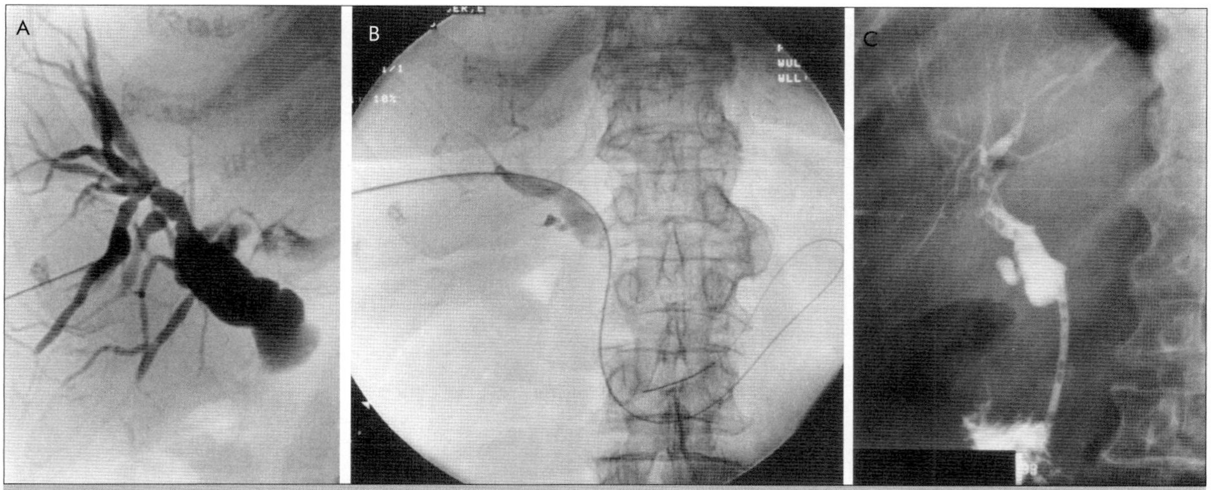

Fig. 134.7 — *Procedimento Rendez Vous. A. Punção do hipocôndrio direito com uma agulha de Chiba (calibre 22) guiada por ultra-sonografia. A colangiografia mostra a não-progressão do contraste na via biliar principal distal devido à neoplasia da cabeça do pâncreas. B. O fio-guia é passado além da estenose. C. Colocação retrógrada da endoprótese de polietileno.*

Reposição de um Cateter Acidentalmente Removido

Pacientes com drenagem externa contínua têm, às vezes, seus cateteres removidos acidentalmente. Caso o cateter tenha estado no local por alguns meses, é simples introduzir o fio-guia no ducto biliar ou no duodeno pelo antigo canal fibrótico de drenagem. Caso o guia encontre algum bloqueio, um cateter pode ser empurrado além desse bloqueio. A injeção de contraste irá indicar a direção para se continuar com a introdução do fio-guia. Esse procedimento deve ser realizado o mais breve possível após a remoção.

Drenagem de Anastomoses Biliodigestivas

A técnica é análoga à descrita anteriormente. Alterações na anatomia por causa de fibrose podem dificultar a introdução do fio-guia e/ou do cateter, com um risco de perfuração ligeiramente aumentado (Fig. 134.8).

Problemas com o Cateter Biliar

Os problemas com os cateteres biliares e seus tratamentos são apresentados na Tabela 134.3. Os problemas devem ser tratados o mais cedo possível. O cateter na fase inicial, na maioria dos pacientes, está localizado no trato biliar, e a sua manipulação ou troca é relativamente mais fácil. Entretanto, mais tarde esse cateter pode estar deslocado.

Complicações da Colangiografia Transparieto-Hepática e Drenagem Biliar Transparieto-Hepática

A taxa de complicações após colangiografia transparieto-hepática e drenagem biliar transparieto-hepática varia amplamente entre as diferentes séries. As complicações maiores são relatadas entre 10% e 15% e demonstradas na Tabela 134.4 (Fig. 134.9).

Resultados da Drenagem Biliar Percutânea

A colangiografia transparieto-hepática e a drenagem biliar transparieto-hepática foram realizadas em 45 e 133 pacientes consecutivos, respectivamente, com icterícia obstrutiva no hospital acadêmico de Maastricht durante 1979-89[15,16]. Os 133 pacientes nos quais foram realizadas drenagens são apresentados na Tabela 134.5. Nos primeiros anos a drenagem biliar transparieto-hepática foi realizada por obstrução distal em 60% dos casos; em um segundo período, após a introdução da drenagem endoscópica, a indicação foi modificada para lesões mais proximais (78%). Os resultados são discutidos separadamente de acordo com as indicações para a drenagem biliar. No Centro Médico Acadêmico de Amsterdam a drenagem biliar transparieto-hepática foi realizada em 167 pacientes consecutivos com icterícia obstrutiva durante o período de 1988 a 1993: 45 pacientes com neoplasia do hilo hepático e 122 pacientes com obstrução distal do ducto biliar comum (Fig. 134.10). A despeito da ampla experiência com

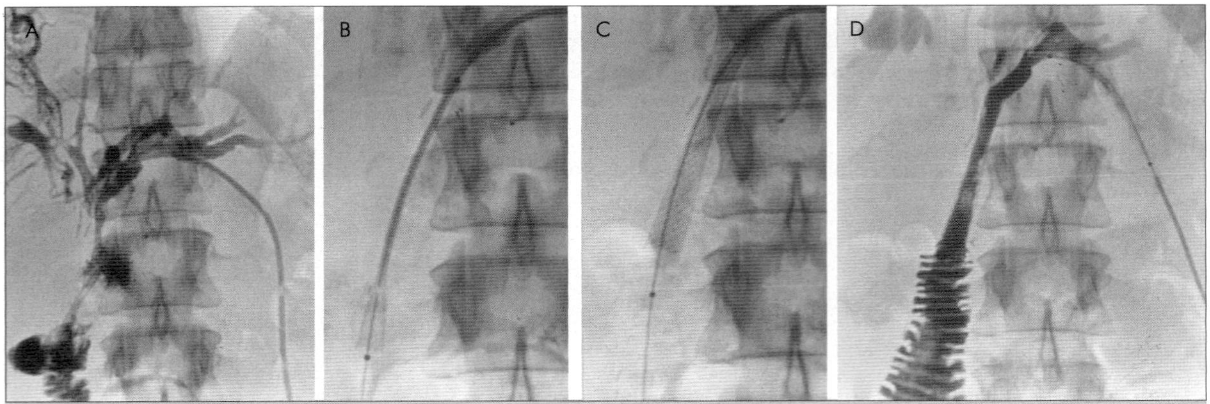

Fig. 134.8 — *Colocação da endoprótese. A. Estenose na anastomose de hepaticojejunostomia. Colocação de um cateter de drenagens interna/externa. B/C. Liberação da prótese de Memotherm (Nitonol). D. Drenagem adequada de contraste pela prótese.*

Tabela 134.3
Problemas com o Cateter Biliar e seus Tratamentos

Problema	*Causa*	*Tratamento*
Contraste não passa para o duodeno, mas extravasa proximalmente	• Oclusão do cateter	• Trocar o cateter
Drenagem de sangue pelo cateter	• Cateter posicionado em vaso sangüíneo	• Reposicionar o cateter
Ausência de melhora da icterícia	• Oclusão do cateter? • Posicionamento das aberturas laterais do cateter muito para baixo	• Mudar ou tracionar o cateter
Drenagem do conteúdo duodenal pelo cateter	• O cateter está colocado muito para baixo no duodeno	• Retirar o cateter até a ponta alcançar a ampola
Migração do cateter	—	• Reposicionar o cateter
Sepse	• Oclusão ou deslocamento do cateter	• Trocar ou reposicionar o cateter

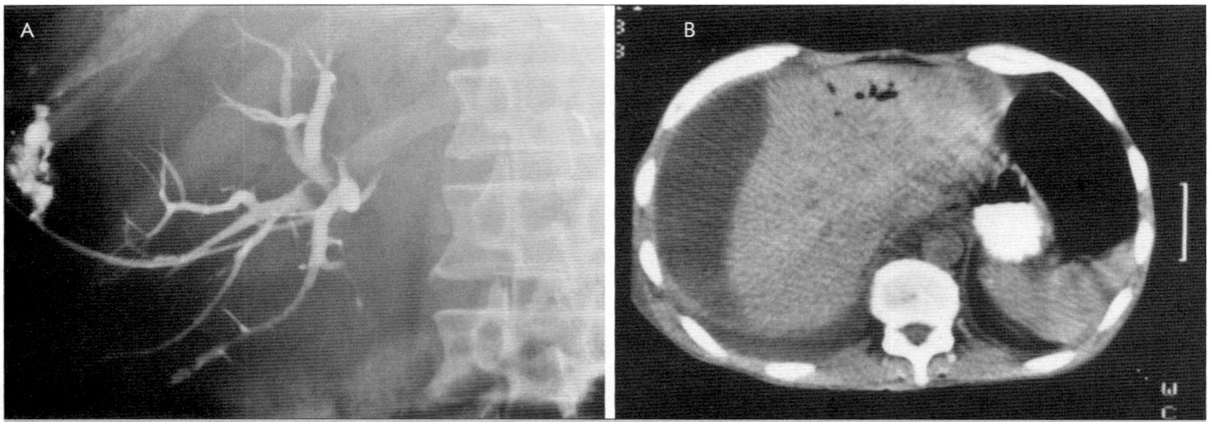

Fig. 134.9 — *Complicação da drenagem biliar transepática percutânea. A. Ruptura do cateter após a sua passagem pela cápsula do fígado devido a movimento excessivo do cateter em um paciente com ascite volumosa. B. Tomografia computadorizada. Grande coleção de bile subcapsular.*

Tabela 134.4 Complicações da Colangiografia e da Drenagem Biliar Transparieto-Hepática	
Complicações da colangiografia transparieto-hepática	*Complicações da drenagem biliar transparieto-hepática*
Hemobilia	Oclusão/migração do cateter
Hipotensão	Extravasamento de bile
Colangite	Icterícia
Septicemia, choque séptico	Colangite
Extravasamento de bile, peritonite biliar	Infecção de pele
Pneumotórax	Abscesso subfrênico
Sangramento intraperitoneal (hematoma hepático)	Empiema da vesícula biliar
Fístula portobiliar, derrame	Crescimento tumoral em volta do cateter e empiema pleural

colangiopancreatografia endoscópica retrógrada em Amsterdam, o número de drenagens transparieto-hepáticas tem aumentado nos últimos anos, por causa das novas possibilidades de dilatação de estenoses em hepaticojejunostomias e da aplicação da nova prótese metálica de autodilatação retardada (prótese de Wallstent, prótese de Gianturco, prótese de Memotherm).

DRENAGEM BILIAR PRÉ-OPERATÓRIA NA ICTERÍCIA OBSTRUTIVA CAUSADA POR CÂNCER

O tratamento cirúrgico dos pacientes com icterícia obstrutiva está associado a uma alta taxa de morbidade e mortalidade. O princípio de que a morbidade e a mortalidade poderiam ser reduzidas pela descompressão do trato biliar já foi adotado por Whipple em 1935, pela realização de duodenopancreatectomia em dois tempos. No primeiro tempo era realizada a descompressão cirúrgica do trato biliar, para reduzir os níveis de bilirrubina sérica e para melhorar a função hepática. No segundo tempo era realizada a ressecção cirúrgica. A intensidade da icterícia e os níveis de bilirrubina sérica são classicamente considerados os principais fatores relacionados com a morbidade e mortalidade, sendo freqüentemente utilizados como critério para a drenagem pré-operatória.

Durante os últimos anos, diversos autores têm analisado outros fatores que afetam a morbidade e a mortalidade em cirurgia biliar. Pitt *et al.* apresentaram 8 fatores de risco: idade acima de 60 anos, doença maligna, hematócrito abaixo de 30%, leucócitos

Tabela 134.5
Diagnóstico dos Pacientes Submetidos a Drenagem Biliar Percutânea em Dois Períodos: 1979-1984 no Hospital Universitário de Maastricht, Holanda

Obstrução	*1979-84*		*1984-89*		*Total*	
	n	*%*	*n*	*%*	*n*	*%*
Distal						
Benigno	21	25,6	4	7,8	25	18,8
Pâncreas	28	34,1	7	13,7	35	26,3
Proximal						
Vesícula biliar	4	4,9	9	17,7	13	9,8
Ducto biliar	13	15,9	15	29,4	28	21,0
Extra-hepático	16	19,5	15	29,4	31	23,3
Outros	-	-	1	2,0	1	0,8
Total	82		51		133	

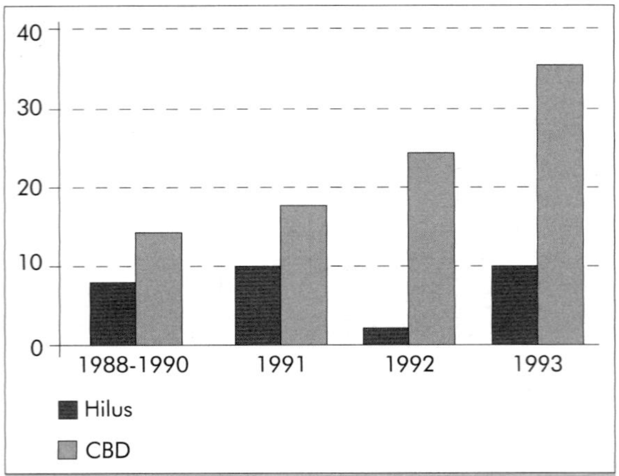

Fig. 134.10 — *Drenagem biliar percutânea durante 1988-1993 (Centro Médico Acadêmico de Amsterdam, Holanda).*

acima de 10.000 cels/mm^3, creatinina sérica acima de 1,5 mg/100 ml, bilirrubina sérica acima de 10 mg/dl, fosfatase alcalina acima de 100 UI e albumina sérica abaixo de 3 g/dl[37]. Os mesmos fatores foram analisados por outros autores[37]. O período de drenagem pré-operatório varia de 7 a 27 dias nas diversas séries, sendo o período de 2 semanas o mais empregado. Estudos experimentais, no entanto, têm demonstrado que a recuperação da função hepática e da resposta imune necessita de um período de 4 a 6 semanas de drenagem biliar[17,40]. Independentemente da boa aceitação do prazo de 2 semanas de drenagem pré-operatória, o período ótimo de drenagem ainda é desconhecido.

Vários estudos, inclusive uma meta-análise recente, não registraram diferença na mortalidade entre os pacientes com icterícia obstrutiva por câncer que foram submetidos a drenagem biliar pré-operatória comparado com os que não foram. Entretanto, a taxa de complicações é maior no grupo que foi submetido a drenagem biliar pré-operatória. Assim, não existe benefício, e a drenagem biliar pré-operatória não deve ser indicada de rotina em pacientes com icterícia obstrutiva causada por câncer[31,43,44,49]. Entretanto, a drenagem biliar pré-operatória está indicada em pacientes com colangite.

Drenagem Biliar Contínua como Tratamento Paliativo Prolongado na Icterícia Obstrutiva

Existe um consenso de que a drenagem biliar é apenas um tratamento paliativo e que a decisão de realizá-la só deve ser tomada após ter sido comprovado que o paciente e/ou as lesões encontradas são inoperáveis e a malignidade tiver sido documentada histologicamente. Em pacientes com tumores irressecáveis, a drenagem biliar é dirigida apenas para o alívio dos sintomas, não devendo ser realizada até que a paliação se torne necessária. O principal objetivo da drenagem biliar é o alívio do prurido, que é causado pelo aumento dos sais biliares no organismo. A drenagem biliar pode também melhorar a ingestão alimentar em pacientes com icterícia obstrutiva tanto benigna como maligna[36].

Além da derivação cirúrgica, há outras duas alternativas de tratamento: drenagem biliar transparieto-hepática e drenagem endoscópica transpapilar. A escolha entre essas duas técnicas é principalmente dependente das possibilidades locais e da experiência do serviço. Quando as duas técnicas são disponíveis, prefere-se a endoscópica, especialmente para obstruções distais. O sucesso da colocação de uma endoprótese é aproximadamente o mesmo com as duas técnicas. Vários estudos randomizados evidenciam que a taxa de complicações é menor na abordagem endoscópica[45]. Optando-se pela drenagem biliar transparieto-hepática como uma paliação a longo prazo, a inserção de uma endoprótese é o tratamento preferido (Fig. 134.11). Um cateter externo é a alternativa de menor índice de sucesso, porque os cateteres externos são desconfortáveis psicologicamente, difíceis de tolerar e mais suscetíveis a complicações infecciosas. O conhecido sistema fechado de drenagem biliar combinada externa/interna pode ser uma alternativa razoável para pacientes com múltiplas estenoses, sendo que em muitos pacientes mais de 3 cateteres são necessários para drenar os dois lobos hepáticos.

Icterícia Obstrutiva Devida a Carcinoma Pancreático

Em pacientes com obstrução distal do colédoco por carcinoma pancreático, a mortalidade em 30 dias é de 12% após a drenagem biliar transparieto-hepática, enquanto a mortalidade após uma derivação cirúrgica durante o mesmo período é de 9%. Entretanto, pode-se argumentar que a condição clínica desses pacientes submetidos a paliação cirúrgica era melhor. A qualidade de vida após a inserção de uma endoprótese pode ser ainda pior, pela chance de uma colangite ascendente (20-30%), a qual ocorre apenas ocasionalmente após uma derivação cirúrgica.

As endopróteses inseridas endoscopicamente têm a vantagem de que a troca de uma prótese ocluída é muito mais fácil, porém Huibregtse, em uma série de mais de 600 pacientes, relatou colangite precoce em 8% e reintervenções em 21%[9]. A despeito dessas complicações tardias, a introdução endoscópica de endopróteses deve ser preferida para pacientes de alto risco e para pacientes com uma sobrevida relativamente curta. A drenagem biliar transparieto-hepática é a segunda escolha. Para pacientes em melhores condições clínicas, a derivação cirúrgica é o melhor tratamento paliativo.

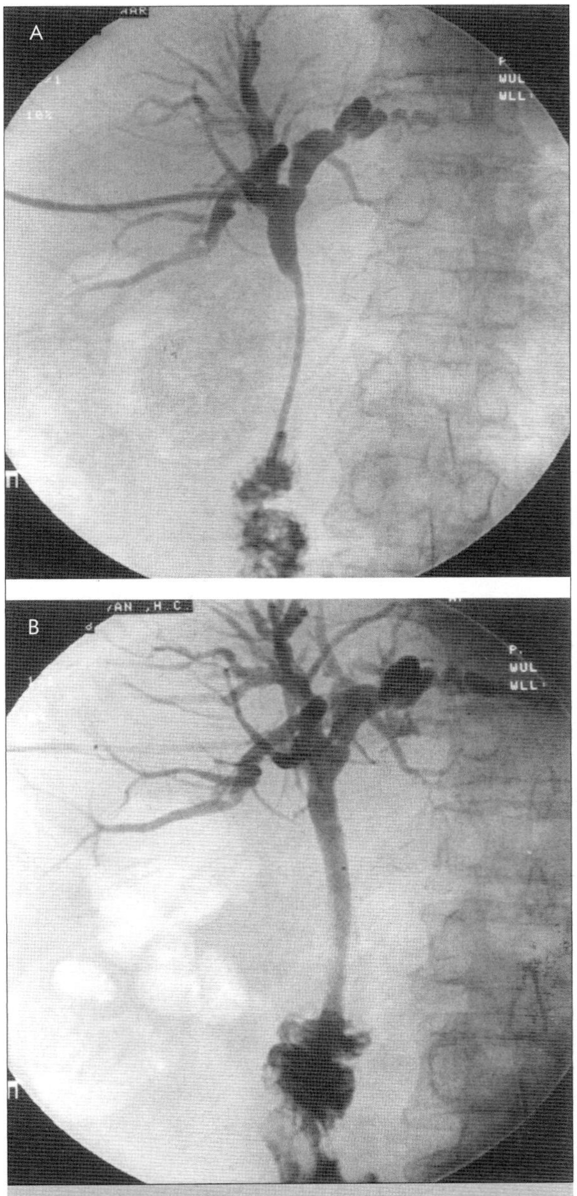

Fig. 134.11 — *Colocação de endoprótese. A. Drenagens biliares interna/externa em um paciente com obstrução da via biliar principal distal para melhora da colangite. B. Uma semana após a colocação de uma prótese metálica autodilatável (Wallstent) através da estenose do colédoco por tumor de cabeça do pâncreas.*

ICTERÍCIA OBSTRUTIVA DEVIDA A TUMORES PERIAMPULARES

Nos tumores periampulares inoperáveis, uma endoprótese pode ser utilizada com sucesso na maioria dos pacientes (> 90%); no entanto, a esfincterotomia endoscópica é superior, pois não há necessidade da colocação de próteses e, portanto, o índice de complicações é menor. Os pacientes com neoplasias de papila tem um bom prognóstico após cirurgia curativa (50% de sobrevida em 5 anos) e portanto deve-se ter certeza de que esses pacientes apresentam tumores inoperáveis. Caso exista alguma dúvida, deve ser realizada laparotomia.

ICTERÍCIA OBSTRUTIVA DEVIDA À OBSTRUÇÃO ALTA DOS DUCTOS BILIARES

O tratamento de pacientes com tumor dos ductos biliares proximais, inoperáveis, é normalmente mais difícil. Todos os procedimentos paliativos são tecnicamente mais difíceis, e os resultados são muito dependentes da experiência local nas diferentes técnicas. A descompressão cirúrgica do ducto do segmento III do lobo hepático esquerdo é considerada por Blumgart como um tratamento paliativo atraente, com uma boa qualidade de vida. No entanto, mesmo em sua série, Blumgart relatou uma mortalidade de 16% (12 de 46 pacientes). Em outro estudo, Broe e Cameron demonstraram que em apenas uma minoria de pacientes (14%) uma derivação cirúrgica pode ser tecnicamente realizada.

A drenagem biliar percutânea pode ser realizada em todos os pacientes, e a estenose pode ser ultrapassada em 75% desses. Drenagem satisfatória pode ser conseguida em 63%, com uma sobrevida média de 48 semanas[15]. Os resultados têm melhorado durante os últimos anos, após a introdução da abordagem ao lobo hepático esquerdo, guiada por ultra-sonografia[17,47]. Os resultados do acesso endoscópico para essas obstruções altas dos ductos biliares são semelhantes aos da drenagem biliar transparieto-hepática, no entanto, caso o acesso endoscópico seja impossível, o sucesso da drenagem biliar transparieto-hepática permanece em torno dos 90%.

Independentemente da técnica utilizada, permanece questionável se os dois lobos hepáticos devem ser drenados quando estão obstruídos proximalmente e não existe comunicação entre os ductos dos lobos hepáticos direito e esquerdo. A paliação pode ser suficiente quando somente um dos lobos é descomprimido (apenas 30% da massa hepática pode ser suficiente, segundo Bismuth). No entanto, infelizmente a colangite ascendente do lobo não-drenado é um problema comum. Lammer inseriu mais de uma endoprótese em 24 de 30 dos seus pacientes (80%) para drenar todos os segmentos hepáticos[28]. Poucos trabalhos são disponíveis para indicar a freqüência de colangite causada por um lobo/segmento não-drenado.

Nossa rotina atualmente é inserir uma endoprótese e dependendo da qualidade da drenagem e após um episódio de colangite, realizamos uma segunda punção inserindo uma segunda endoprótese. Os resultados da drenagem biliar transparieto-hepática e da tunelização endoscópica para a obstrução biliar alta por colangiocarcinoma são comparáveis, e o tratamento de primeira escolha é dependente da experiência do serviço. A derivação cirúrgica deve ser o tratamento preferido em pacientes de baixo risco operatório.

ICTERÍCIA OBSTRUTIVA DEVIDA ÀS METÁSTASES EXTRA-HEPÁTICAS

Em pacientes com icterícia obstrutiva por metástases ou por recorrência local de neplasias extra-hepáticas (como o carcinoma de estômago e cólon) as possibilidades são limitadas. A maior parte dos pacientes tem uma obstrução alta do ducto biliar por metástases em linfonodos junto à região hilar, onde uma derivação cirúrgica é tecnicamente impossível. A abordagem endoscópica freqüentemente falha em pacientes gastrectomizados. O acesso percutâneo pode ser relativamente mais fácil porque os ductos biliares são comprimidos externamente pelo crescimento das metástases, não sendo geralmente invadidos. Nesses pacientes, uma drenagem paliativa somente é indicada quando sintomas intensos, como prurido, estão presentes. A drenagem biliar é tecnicamente possível em 90% dos pacientes, e o prurido desaparece em 94% dos pacientes nos quais a drenagem é possível. Devido a obstruções intra-hepáticas (metástases hepáticas), a colangite, nesse grupo de pacientes, é encontrada mais freqüentemente (70%) e a mortalidade hospitalar é alta (30%). A qualidade de vida da maior parte dos 70% de pacientes que deixam o hospital após um procedimento de drenagem justifica essa abordagem, quando eles têm uma condição "razoável".

ICTERÍCIA OBSTRUTIVA DEVIDA A CARCINOMA DE VESÍCULA BILIAR

Pacientes com icterícia obstrutiva por carcinoma de vesícula biliar têm, mais freqüentemente, obstrução junto ao hilo, causada por crescimento local e/ou metástases linfonodais. Uma derivação cirúrgica é tecnicamente difícil; entretanto, a drenagem biliar transparieto-hepática é relativamente simples. A sobrevida é curta, especialmente em função da doença de base. A drenagem biliar transparieto-hepática ou um procedimento endoscópico deve ser realizado somente em pacientes com prurido.

NOVOS DESENVOLVIMENTOS NA DRENAGEM BILIAR

Dilatação de Estenoses Benignas

O tratamento dos pacientes com estenoses biliares benignas pode ser realizado com técnicas percutâneas ou endoscópicas de dilatação. São comumente utilizados de maneira alternativa ou em associação aos métodos cirúrgicos (Fig. 134.12). A pneumodilatação biliar percutânea é freqüentemente necessária, especialmente se o acesso endoscópico estiver impedido por uma cirurgia prévia (hepaticojejunostomia etc.). Para puncionar-se segmentos seletivamente, a colangiografia transparieto-hepática necessita ser guiada por ultra-sonografia.

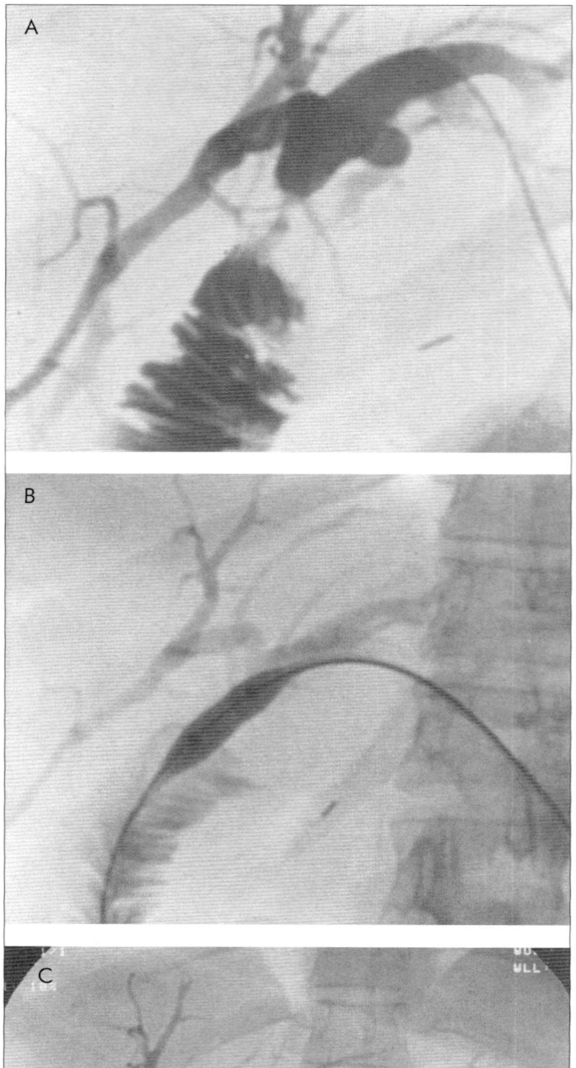

Fig. 134.12 — *Dilatação com balão da estenose. A. Estenose no local da anastomose de hepaticojejunostomia. B. Dilatação da estenose com um balão. C. Colocação de um cateter de drenagens interna/externa pigtail (10 F) através da estenose.*

Nas estenoses, há três maneiras de se obter acesso radiológico percutâneo ao trato biliar: transepático, por um cateter colocado cirurgicamente e por uma alça em Y de Roux fixada superficialmente junto à pele. O acesso transparieto-hepático geralmente favorece um acesso "anatômico" à estenose. Se foi utilizado um cateter no trato biliar, para proteger a anastomose biliodigestiva, o trajeto desse cateter permite outro acesso atraumático, para o subseqüente manejo radiológico de qualquer estreitamento intra-hepático associado[13]. A abordagem combinada cirúrgica e radiológica é a terceira forma de acesso, proporcionando um acesso biliar percutâneo, através de uma alça do Y de Roux (utilizada para uma anastomose biliodigestiva) fixada superficialmente[13].

A maior parte das estenoses pode ser dilatada com o uso de um balão de angioplastia. Em estenoses resistentes, podem ser utilizados dilatadores coaxiais. A dimensão do balão é determinada pela extensão da estenose e pelo diâmetro do ducto biliar normal adjacente, geralmente um cateter com balão de 2 a 4 cm de extensão e 6 mm de diâmetro, para estenoses intra-he-

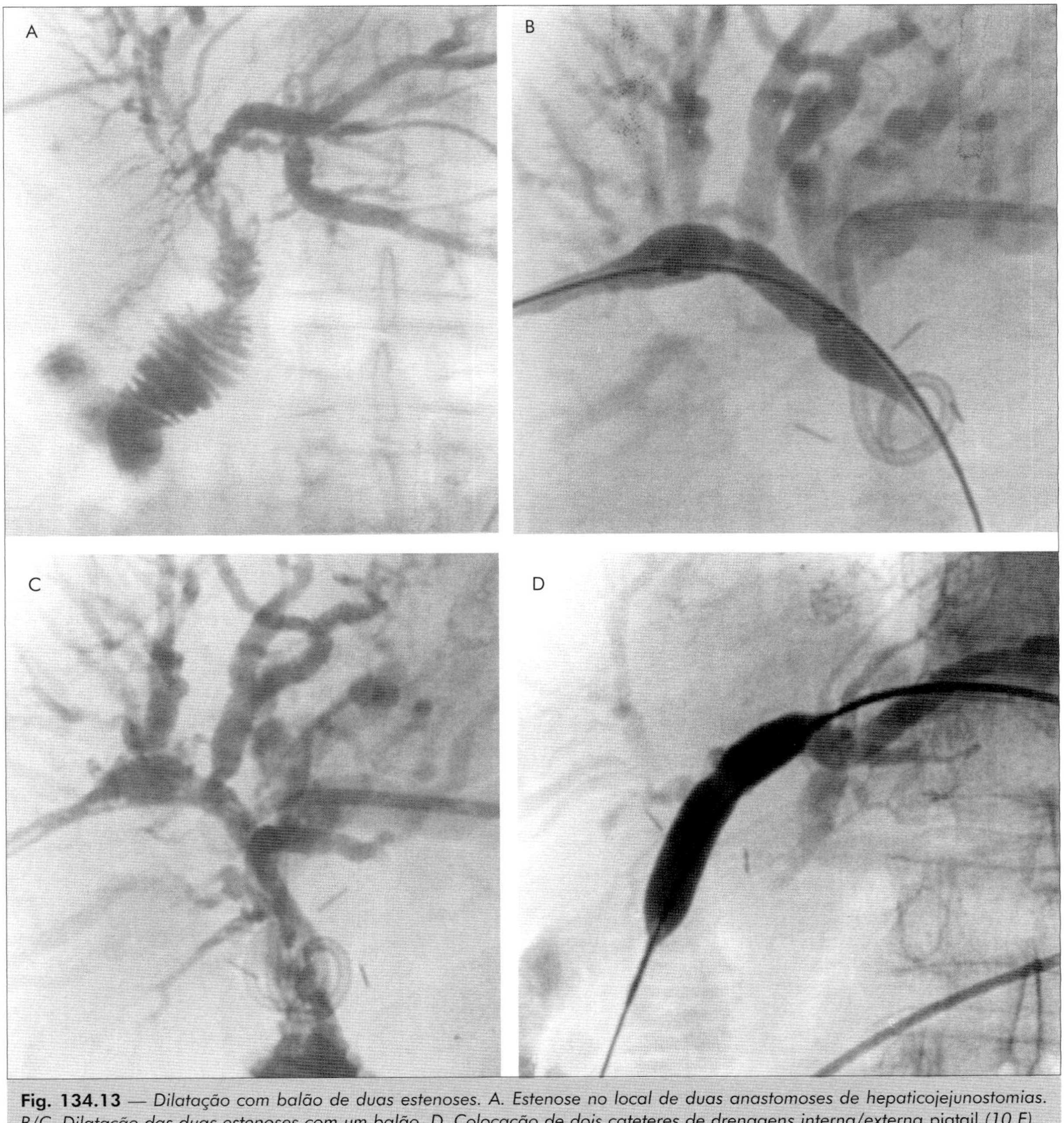

Fig. 134.13 — *Dilatação com balão de duas estenoses. A. Estenose no local de duas anastomoses de hepaticojejunostomias. B/C. Dilatação das duas estenoses com um balão. D. Colocação de dois cateteres de drenagens interna/externa pigtail (10 F).*

páticas, e de 8-10 mm, para estenoses extra-hepáticas (Fig. 134.13). O número e a duração das insuflações são empíricos. O objetivo é restaurar a luz do ducto estenosado até o diâmetro do ducto normal adjacente. Um dreno deve ser deixado através da área dilatada por 3 meses em média. Aproximadamente 20% a 30% dos pacientes com estenose biliar benigna apresentam reestenose após uma dilatação, sendo necessárias dilatações repetidas[13].

Em um pequeno número de pacientes a prótese metálica auto expansível pode ser benéfica. Migração (0% a 12%) ou oclusão (7% a 13%) da prótese são possíveis complicações[7,22,41]. Os resultados iniciais parecem promissores. No entanto, até que a evolução a longo prazo seja conhecida, a prótese biliar metálica, para o tratamento da estenose biliar benigna deve ser usada apenas em pacientes selecionados (Fig. 134.14), quando a dilatação com balão tiver falhado e tratamento cirúrgico é impossível.

Alguns autores relatam que estenoses primárias respondem menos à dilatação com balão que as estenoses em anastomoses[33]. Mueller, relatou uma experiência multicêntrica de 89 estenoses em 73 pacientes[33]. Desses pacientes, 57 foram tratados percutaneamente, e a perviedade média foi de 67% após 3 anos, não sendo encontrada, nessa série, diferença entre anastomoses estenosadas (67%) e estenoses iatrogênicas (76%).

Colangioscopia Transparieto-Hepática

A colangioscopia transparieto-hepática com um endoscópio de 3,8 mm de diâmetro foi desenvolvida recentemente. Em nosso serviço utilizamos esse endoscópio, com sucesso, para fragmentação de cálculos residuais no ducto biliar comum, com controle direto por um colangiofibroscópio. A técnica parece ser útil para pacientes selecionados.

Radioterapia Transparieto-Hepática

A radioterapia transparieto-hepática tem sido relatada mais freqüentemente após a introdução do fio de irídio-192. Essa técnica tem sido utilizada para carcinoma dos ductos biliares proximais, sendo o radionucleotídeo introduzido no cateter biliar, liberando altas concentrações ao tumor e uma dose limitada à periferia. A despeito do tempo de sobrevida prolongado relatado em alguns estudos, o benefício da radioterapia interna ou externa nunca foi demonstrado em estudos randomizados.

Remoção Percutânea de Cálculos Biliares

Cálculos intraductais estão muitas vezes associados a estenoses benignas. As opções para a remoção de cálculos dependem da localização, tamanho e composição desses cálculos, bem como do acesso radiológico. A remoção percutânea de cálculos através do trajeto do dreno em T, a chamada técnica de Burhenne, é uma técnica bem estabelecida. A via transparieto-hepática, como um acesso novo para a extração de cálculos com a cesta de Dormia, tem sido relatada desde 1979. A dissolução do cálculo com solventes ou a dilatação da papila de Vater são geralmente necessárias para permitir a passagem do cálculo para o duodeno. Os resultados da dissolução dos cálculos intraductais são

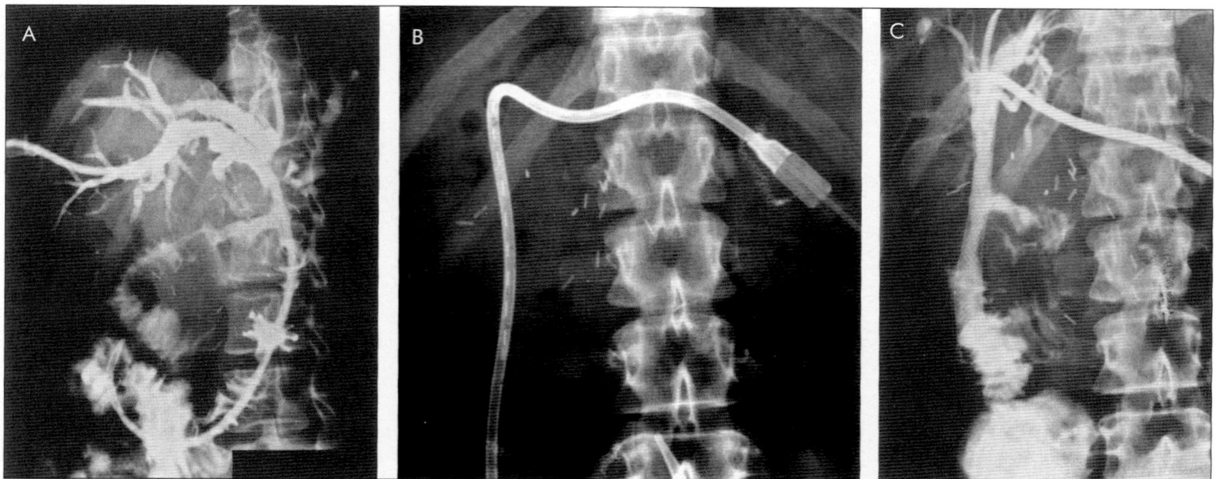

Fig. 134.14 — *Colocação de endoprótese e radioterapia percutânea. A. Drenagens interna/externa de uma paciente com estenose longa e irregular da via biliar principal (visão lateral). B. Colocação de fios de irídio-192 para radioterapia local. C. Colocação de endoprótese (Wallstent) com passagem normal de contraste (visão ântero-posterior).*

desapontadores, e apenas pode ser conseguido sucesso parcial, a despeito de longos períodos de perfusão.

A litotripsia endoscópica com ondas curtas pode ser valiosa para a fragmentação de cálculos maiores nos ductos biliares extra-hepáticos. A coledococoscopia pode ser utilizada em conjunto com a litotripsia eletro-hidráulica ou por ultra-som. A esfincterotomia endoscópica obtém sucesso em mais de 90% dos casos com complicações mínimas, sendo geralmente aceita como o método de escolha para a extração de cálculos. A abordagem transparieto-hepática, portanto, deve ser reservada para pacientes selecionados: aqueles sem condições cirúrgicas e aqueles em que a abordagem endoscópica é impossível. A esfincterotomia percutânea ainda é realizada, porém essa técnica também possui as mesmas limitações.

Colecistostomia Percutânea

A colecistostomia percutânea é uma técnica amplamente utilizada para a descompressão da vesícula biliar com inflamação aguda[5,52]. A drenagem pode ser realizada tanto por via transepática como transperitoneal, que parece tecnicamente mais fácil se a vesícula biliar estiver distendida abaixo da borda do fígado, sendo preferida caso haja doença hepática concomitante ou uma colecistolitotomia esteja sendo planejada[5]. O acesso transperitoneal está associado a uma maior incidência de fístula biliar[52]. Tem sido sugerido que, caso seja utilizado um acesso transperitoneal, a vesícula biliar deve ser ancorada à parede abdominal.

REFERÊNCIAS BIBLIOGRÁFICAS

1. Bemelmans MHA, Gouma DJ, Greve JW, Buurman WA. Effect of antitumour necrosis factor treatment on circulating tumour necrosis factor levels and mortality after surgery in jaundiced mice. Br J Surg 80: 1055-8, 1993.
2. Bornman PC, Harries-Jones EP, Tobias R, Van Steigmann G, Terblanche J. Prospective controlled trial of transhepatic biliary endoprosthesis versus bypass surgery for incurable carcinoma of head of pancreas. Lancet 1: 69-71, 1986.
3. Borzellino G, de Manzoni G, Ricci F, et al. Emergency cholecystostomy and subsequent cholecystectomy for acute gallstone cholecystitis in the elderly. Br J Surg 86:1521, 1999.
4. Carter RF, Saypol GM. Transabdominal cholangiography. JAMA 148:253, 1952.
5. Cheslyn-Curtis S, Lees WR, Hatfield AR, Russel RC. Percutaneous techniques for the management of symptomatic gallbladder stones. Dig Diseases 10:208-17, 1992.
6. Clements WDB, Diamond T, McCrory, Rowlands BJ. Biliary drainage in obstructive jaundice: experimental and clinical aspects. Br J Surg 80: 834-42, 1993.
7. Coons HG. Self-expanding stainless steel biliary stents. Radiology 979-83, 1989.
8. Costamagna G. Therapeutic biliary endoscopy. Endoscopy 32:209-16, 2000.
9. Davids PHP, Groen AK, Rauws EAJ, Tytgat GNJ, Huibregtse K. Randomised trial of self-expanding metal stents *versus* polyethylene stents for distal malignant biliary obstruction. The Lancet 340:1488-92, 1992.
10. Davis CA, Landercasper J, Gundersen LH, Lambert PJ. Effective use of percutaneous cholecystostomy in high-risk surgical patients: Techniques, tube management, and results. Arch Surg 134:727, 1999.
11. De Palma GD, Galloro G, Siciliano S, Iovino P, Catanzano C. Unilateral versus bilateral endoscopic hepatic duct drainage in patients with malignant hilar biliary obstruction: results of a prospective, randomized, and controlled study. Gastrointest Endosc 53:547-53, 2001.
12. Dowsett JF, Vaira AR, Hatfield AR, Hatfield ARW, Cairns SR, Polydorou A, Frost R, Croker J, Cotton PB, Russel RCG, Mason RR. Endoscopic biliary therapy using the combined percutaneous and endoscopic technique. Gastroenterology 96:1180-6, 1989.
13. Gibson RN, Adam A, Czerniak A, Halevy A, Hadjis N, Benjamin IS, Allison DJ, Blumgart LH. Benign biliary strictures: a proposed combined surgical and radiological management. Australian and New Zealand Journal of Surgery 57:361-8, 1987.
14. Gordon RL, Dick BW, LaBerge JM, Doherty MM, Ring EJ. Clinical comparison of percutaneous use of metallic expandable Wallstents and conventional plastic endoprosthesis in malignant biliary obstruction. Radioloy 177, P304:138, 1990.
15. Gouma DJ. Wesdorp RIC, Soeters PB, Greep JM. A palliative percutaneous drainage procedure for proximal bile duct carcinoma. Neth J Surg 36: 48-53, 1984.
16. Gouma DJ. Results of percutaneous palliative drainage in biliary tract carcinoma. Biliary Surgery Georg Thieme Verlag, Stuttgart/ New York. Edited by V. Schumpelick, G. Winkeltau, K.H. Treutner, 1991.
17. Gouma DJ, Roughneen PT, Kumar S, Moody FG, Rowlands BJ. Changes in nutritional status associated with obstructive jaundice and biliary drainage in rats. Am J Clin Nutr 44:362-9, 1986.
18. Gouma DJ Coelho JCU, Schleger JF, Li YF, Moody FG. Endotoxemia after relief of biliary obstruction by internal and external drainage in rats. Am J Surg 151:476-9, 1986.
19. Gouma DJ, Coelho JCU, Schlegel JF, Li YF, Moody FG. The effect of preoperative internal and external biliary drainage on mortality of jaundiced rats. Arch Surg 122:731-4, 1987.
20. Hammel P, Couvelard A, O'Toole D, Ratouis A, Sauvanet A, Flejou JF, Degott C, Belghiti J. Regression of liver fibrosis after biliary drainage in patients with chronic pancreatitis and stenosis of the common bile duct. N Engl J Med 344:418-23, 2001.
21. Huard P. Do-Xuan-Hop. La ponction transhépatique des canaux biliaires. Bull Soc Med Chir Indochine 15:1090, 1937.
22. Irving JD, Adam A, Dick R, Donderlinger RF, Lunderquist A, Roche A. Gianturco expandable metallic biliary stents: results of a European clinical trial. Radiology 172:321-6, 1989.
23. Kimmings AN, Sewnath ME, Mairuhu WM, vanZanten AP, Rauws EA, vanDeventer SJ, Gouma DJ. The abdominal lipid spectrum in malignant obstructive jaundice in relation to endotoxin sensitivity and the result of preoperative biliary drainage. Surgery 129:282-91, 2001.
24. Kimmings AN, vanDeventer SJ, Obertop H, Rauws EA, Huibregtse K, Gouma DJ. Endotoxin, cytokines, and endotoxin binding proteins in obstructive jaundice and after preoperative biliary drainage. Gut 46:725-31, 2000.
25. Lai ECS, Tompkins RK, Mann LL, Roslyn JJ, Mann LL. Proximal bile duct cancer. Ann Surg 205:111-8, 1987.
26. Laméris JS, Obertop H, Jeekel J. Biliary drainage by ultrasound guided puncture of the left hepatic duct. Clin Radiol 36:269-74, 1985.
27. Laméris JS, Stoker J, Hesselink EJ, Nijs HP. Percutaneous placement of the Wallstent for palliative treatment of malignant biliary obstruction. Radiology 177, P305:138, 1990.
28. Lammer W, Neumayer K. Biliary drainage endoprosthesis: experience with 201 placements. Radiology 159:625-9, 1986.
29. Lillemoe KD, Melton GB, Cameron JL et al. Postoperative bile duct strictures: Management and outcome in the 1990s. Ann Surg 232:430, 2000.
30. Mann DV, Lam WWM, Magnus HN, So NMC, Yeung DKW, Metreweli C, Lau WY. Biliary drainage for obstructive jaundice enhances hepatic energy status in humans: a 31 phosphorus magnetic resonance spectroscopy study. Gut 50:118-22, 2002.

31. Martignoni ME, Wagner M, Krahenbuhl L, Redaelli CA, Friess H, Buchler MW. Effect of preoperative biliary drainage on surgical outcome after pancreatoduodenectomy. Am J Surg 181:52-9, 2001.
32. Matsueda K, Yamamoto H, Umeoka F, Ueki T, Matsumura T, Tezen T Doi I. Effectiveness of endoscopic biliary drainage for unresectable hepatocellular carcinoma associated with obstructive jaundice. J Gastroenterol 36:173-80, 2001.
33. Mueller PR, Van Sonnenberg E, Ferrucci JT, et al. Biliary stricture dilatation: multicenter review of clinical management in 73 patients. Radiology 160:17-22, 1986.
34. Nakayama T, Ikeda A, Okuda K. Percutaneous transhepatic drainage of the biliary tract. Gastroenterology 74:554-9, 1978.
35. Okuda K, Tanikawa K, Emura T, et al. Non-surgical, percutaneous transhepatic cholangiography diagnostic significance in medical problems of the liver. Dig Dis 19:21-36, 1974.
36. Padillo FJ, Andicoberry B, Narajo A, Mino G, Pera C, Sitges SA. Anorexia and the effect of internal biliary drainage on food intake in patients with obstructive jaundice. J Am Coll Surg 192:584-90, 2001.
37. Pitt HA, Cameron JL, Postier RG, Gadacz TR. Factors affecting mortality in biliary tract surgery. Am J Surg 141:66-72, 1981.
38. Pitt HA, Gomes AS, Lois JF, et al. Does preoperative percutaneous biliary drainage reduce operative risk or increase hospital cost? Ann Surg 201:545-53, 1985.
39. Queneau PE, Zeeh SLV, Thibault P, Heyd B, Carayon P, Miguet JP. Feasibility of and interest in combined endoscopic ultrasonography and biliary drainage in unexplained acute biliopancreatic disorders. Dig Dis Sci 47:2020-4, 2002.
40. Roughneen PT, Gouma DJ, Kulkarni AD, Fanslow WF, Rowlands BJ. Impaired specific cell-mediated immunity in experimental biliary obstruction and its reversibility by internal biliary drainage. J Surg Res 41:113-25, 1986.
41. Rossi P, Bezzi M, Salvatori FM, Maccioni F, Porcaro ML. Recurrent benign biliary strictures: management with self-expandable metallic stents. Radiology 1975:661-5, 1990.
42. Saito M, Tsuyuguchi T, Yamaguchi T, et al. Long-term outcome of endoscopic pappillotomy for choledocholithiasis with cholecystolithiasis. Gastrointest Endosc 51:540, 2000.
43. Sewnath ME, Karsten TM, Prins MH, Rauws EJA, Obertop H, Gouma DJ. A meta-analysis on the efficacy of preoperative biliary drainage for tumors causing obstructive jaundice. Ann Surg 236:17-27, 2002.
44. Sewnath ME, Birjmohun RS, Rauws EA, Huibregtse K, Obertop H, Gouma DJ. The effect of preoperative biliary drainage on postoperative complications after pancreaticoduodenectomy. J Am Coll Surg 192:726-34, 2001.
45. Speer AG, Cotton PB, Russel RCG, et al. A randomized trial of endoscopic versus percutaneous stent insertion in malignant obstructive jaundice. Lancet 2:57-63, 1987.
46. Srivastava S, Sikora SS. Implantation metastasis following external biliary drainage in biliary tract cancers — cause for concern! Hepatogastroenterology 47:1535-7, 2000.
47. Stoker J, Laméris S, Jeekel J. Percutaneously placed Wallstent endoprosthesis in patients with malignant distal biliary obstruction. Br J Surg 80:1185, 1993.
48. Tamada K, Tomiyama T, Wada S, Ohashi A, Satoh Y, Higashizawa T, Gotoh Y, Ido K, Sugano K. Hyperechoic lines as a sonographic confirmatory sign during percutaneous transhepatic biliary drainage. Abdom Imaging 26:39-42, 2001.
49. Takada T. Is preoperative biliary drainage necessary according to evidence-based medicine? J Hepatobiliary Pancreat Surg 8:58:64, 2001.
50. Tocchi A, Mazzoni G, Liotta G, Lepre L, Cassini D, Miccini M. Late development of bile duct cancer in patients who had biliary-enteric drainage for benign disease: a follow-up study of more than 1,000 patients. Ann Surg 234:210-4, 2001.
51. Van Lent AUG, Bartelsman JFWM, Tytgat GNJ, Speelman P, Prins JM. Duration of antibiotic therapy for cholangitis after successful endoscopic drainage of the biliary tract. Gastrointest Endosc 55:518-22, 2002.
52. Van Sonnenberg E, Wittich GR, Casola G, et al. Diagnostic and therapeutic percutaneous gallbladder procedures. Radiology 160:23-26, 1986.
53. Yeoh KG, Zimmerman MJ, Cunningham JT, et al. Comparative costs of metal versus plastic stent strategies for malignant obstructive jaundice by decision analysis. Gastrointest Endosc 49:466-71, 1999.
54. Wang HP, Huang SP, Sun MS, Chen JH, Wang HH, Lin CC, Chang YS, Yang CS, Wu MS, Lin JT. Urgent endoscopic nasobiliary drainage without fluoroscopic guidance: A useful treatment for critically ill patients with biliary obstruction. Gastrointest Endosc 52:741-4, 2000.
55. Winkler E, Kaplan O, Gutman M, Skorrick Y, Rozin RR. Role of cholecystostomy in the management of critically ill patients suffering from acute cholecystitis. Br J Surg 76: 693-5, 1989.

CAPÍTULO 135

Tumores do Trato Biliar Extra-Hepático*

Christoph Erich Broelsch
Nils Roman Frühauf
Andrea Frilling
Massimo Malagó

INTRODUÇÃO

O carcinoma do trato biliar extra-hepático, que inclui o carcinoma de vesícula biliar, é uma doença rara. Em 1890, Fardel descreveu o primeiro caso de doença maligna do trato biliar extra-hepático[36]. Experiência significativa com esses tumores tem sido limitada a somente poucos centros de referência. Relatos recentes com maior número de pacientes têm permitido a elaboração de um esquema de tratamento racional. Tornou-se óbvio que a ressecção completa com margens histológicas negativas é a única opção de tratamento que oferece a possibilidade de sobrevida e cura potencial. Infelizmente, a maioria dos pacientes tem doença avançada já na apresentação e são candidatos a medidas paliativas. Novas modalidades de tratamento, incluindo quimioterapia adjuvante, neoadjuvante e paliativa e ainda radioterapia, falharam em aumentar a sobrevida.

CARCINOMA DE VESÍCULA BILIAR

Epidemiologia

Nos Estados Unidos, o adenocarcinoma de vesícula biliar é o sexto tumor maligno mais comum do aparelho digestivo. Achados de autópsia e em cirurgias sobre o trato biliar de 112.713 pacientes revelaram uma incidência de carcinoma de vesícula biliar variando entre 0,55% e 1,91%[95]. Mais freqüentemente, o carcinoma de vesícula biliar é diagnosticado nas sexta e sétima décadas de vida e tem maior incidência em mulheres do que homens, em uma proporção de aproximadamente 3:1[95]. A prevalência sobre as mulheres é ainda maior em pacientes abaixo dos 40 anos, com proporção de 20:1[30]. Curiosamente, a prevalência do carcinoma de vesícula biliar é particularmente alta entre os índios americanos do Sudeste. A incidência da doença é seis vezes maior do que na população não-indígena. No Chile, a incidência de carcinoma de vesícula biliar está crescendo, tornando-se a primeira causa de mortalidade por câncer entre mulheres chilenas[40, 66]. As variações geográficas e entre as populações na incidência de câncer de vesícula biliar sugerem que fatores de risco ambientais podem influenciar o desenvolvimento da doença.

Etiologia

Ainda que a etiologia exata do carcinoma de vesícula biliar continue desconhecida, diversos fatores causais têm sido propostos.

Colelitíase

Há uma associação significativa entre a ocorrência de colelitíase e carcinoma de vesícula biliar. Em mais de 92% dos pacientes com carcinoma de vesícula biliar, a colelitíase pode ser encontrada[73,23]. O risco de desenvolvimento de carcinoma de vesícula biliar aumenta diretamente com o tamanho da litíase. Pacientes com cálculos menores que 3 cm de diâmetro têm uma chance 2,4 vezes maior de desenvolver carcinoma de vesícula biliar do que aqueles sem patologia em vesícula, enquanto cálculos maiores que 3 cm de diâmetro têm 10,1 vezes mais risco de desenvolver carcinoma[3].

Colecistite Crônica Calculosa

Pacientes com colecistite crônica de longa evolução podem desenvolver calcificação da parede da vesícula biliar (vesícula em porcelana). É possível que a inflamação crônica e/ou infecção da vesícula aumen-

*Capítulo traduzido pelos Drs. Luciano Okawa e Maria Cecília Closs Ono.

tem o risco de malignização, já que 22% dos pacientes com vesícula em porcelana têm carcinoma de vesícula biliar[9]. Além disso, bactérias patogênicas podem ser identificadas por cultura em vesícula de pacientes com carcinoma com freqüência significativamente maior do que em pacientes com colelitíase simples[27]. Colelitíase e colecistite são mais comuns em mulheres, uma observação que pode explicar em parte a maior incidência de carcinoma na população feminina.

Pólipos Adenomatosos

Pólipos adenomatosos provenientes da mucosa da vesícula biliar são presumivelmente precursores do carcinoma[58]. Áreas de adenomas residuais podem ser encontradas em mais de 20% dos carcinomas invasivos. Uma seqüência pólipo–carcinoma, semelhante à situação dos pólipos colônicos, pode ser provável.

Outros

Pacientes com união anômala do ducto pancreatobiliar apresentam uma condição conhecidamente associada a aumento do risco de desenvolvimento de carcinoma de vesícula biliar por levar à inflamação crônica que resulta em hiperplasia do epitélio da vesícula biliar[113]. Hepatocarcinógenos químicos não têm relação clara com o desenvolvimento de carcinoma de vesícula biliar. No entanto, existem relatos de que trabalhadores expostos a substâncias carcinogênicas, como metilcolantreno e nitrosaminas, têm risco maior de carcinoma precoce de vesícula biliar quando comparados à população controle[65]. Em particular, metilcolantreno tem sido demonstrado como indutor de carcinoma de vesícula biliar em hamsters[107]. Não existe associação aparente entre carcinoma de vesícula biliar e vírus da hepatite B ou C, cirrose ou exposição a micotoxinas.

Patologia

Histologicamente, mais de 90% dos tumores malignos de vesícula biliar pertencem ao grupo de adenocarcinomas. Os demais são carcinomas adenoescamosos, carcinomas anaplásicos e raramente rabdomiossarcoma embrionário ou tumores carcinóides[73,106]. Adenocarcinomas geralmente têm arranjo predominantemente papilar ou tubular. Adenocarcinomas papilares são caracterizados por estroma extenso recoberto por células colunares. As formações tubulares do adenocarcinoma tubular podem ser de células colunares ou cubóides. A produção de mucina e células em anel de sinete são achados freqüentes em adenocarcinomas de vesícula biliar[106]. Todos esses tipos invasores infiltram as camadas de adventícia e muscular da parede da vesícula. Invasão vascular, linfática e perineural também podem ser demonstradas freqüentemente.

No momento do diagnóstico, doença avançada locorregional está geralmente presente. Somente 10% dos pacientes apresentam carcinoma confinado à parede da vesícula biliar[73].

Extensão direta do carcinoma para o leito hepático da vesícula biliar está presente em 69% a 83% dos casos[85]. A invasão do fígado geralmente indica a presença de extensão tumoral extra-hepática, mas menos de 12% dos pacientes com envolvimento hepático não têm outros sítios de doença regional. Invasão direta da porção extra-hepática da árvore biliar ocorre em 57% dos pacientes. Em mais de 40% dos casos, duodeno, estômago ou cólon transverso e em 23% dos casos, pâncreas, estão envolvidos[95]. O tumor infiltra a artéria hepática ou a veia porta em 15% dos pacientes. A agressividade da doença é ilustrada pela alta incidência de envolvimento linfático. Metástases linfonodais em grupos regionais como cístico, colédoco ou em território de drenagem pancreatoduodenal estão presentes em 42% a 70% dos casos[90]. Linfonodos distantes como periaórticos ou em veia cava inferior ocorrem em aproximadamente 25% dos casos. Importante lembrar que metástases linfonodais podem ser achados na ausência de envolvimento do fígado ou outros órgãos contíguos.

O padrão das metástases linfonodais é demonstrado por 3 vias de drenagem[49]. A principal via é a colecistorretropancreática, com vasos linfáticos na superfície anterior e posterior da vesícula biliar, que convergem para um grande linfonodo retroportal, comunicante com linfonodos coledocianos e pancreatoduodenais. A via colecistocelíaca consiste em linfáticos provenientes das paredes anterior e posterior da parede da vesícula biliar, que correm da direita para o centro da veia porta e se comunicam com grupos de linfonodos pancreatoduodenais e aortocava, situados próximos da veia renal esquerda. A via final de disseminação do carcinoma é a invasão vascular. Metástases não-contíguas afetando fígado, pulmões e ossos ocorrem em 65%, 25% e 12%, respectivamente[90].

Estagiamento

Os sistemas de estagiamento geralmente utilizados estão baseados em características patológicas da invasão local pelo tumor ou na ocorrência de metástases linfonodais (Tabela 135.1). Antes do esquema de estagiamento recentemente recomendado pela American Joint Cancer Committee, o TNM, o sistema Nevin foi utilizado freqüentemente[77]. Estudos do carcinoma de vesícula biliar efetuados no Japão geralmente baseiam-se no estagiamento da Sociedade Japonesa de Cirurgia Biliar.

Quadro Clínico

Os sinais e sintomas mais comuns em pacientes com carcinoma de vesícula biliar são inespecíficos. Dor abdominal, principalmente em hipocôndrio direito e às vezes exacerbada pela ingesta de refeições gordurosas, é a queixa predominante em 75% a 97% dos pacientes[95]. Sensibilidade dolorosa em hipocôndrio direito pode ser demonstrada em porcentagem menor de pacientes.

Tabela 135.1
Classificação TNM e AJCC-TNM do Carcinoma de Vesícula Biliar

Estagiamento TNM

Tumor primário (T)

- Tx: tumor primário não pode ser avaliado
- T1: tumor invade a mucosa ou a muscular
  - T1a: tumor invade a mucosa
  - T1b: tumor invade a muscular
- T2: tumor invade o tecido conjuntivo perimuscular, sem extensão através da serosa ou ao fígado;
- T3: tumor ultrapassa a serosa ou invade um órgão adjacente, ou ambos (extensão hepática menor que 2 cm)
- T4: tumor se estende mais que 2 cm no fígado e/ou em dois ou mais órgãos adjacentes (estômago, duodeno, cólon, pâncreas, omento, ducto biliar extra-hepático)

Linfonodos regionais

- Nx: linfonodos regionais não podem ser avaliados
- N0: nenhuma metástase em linfonodos regionais
- N1: metástases em linfonodos do ducto cístico, pericoledocianos e/ou hilares.
- N2: metástases em linfonodos peripancreáticos (cabeça do pâncreas), periduodenais, periportais, tronco celíaco e/ou da artéria mesentérica superior.

Metástases a distância (M)

- Mx: metástases a distância não podem ser avaliadas
- M0: sem metástases a distância
- M1: metástases a distância

Sistema de estagiamento AJCC-TNM

Estagiamento TNM

I	T1a, N0, M0
	T1b, N0, M0
II	T2, N0, M0
III	T1, N1, M0
	T2, N1, M0
	T3, qualquer N, M0
IV	T4, qualquer N, M0
	Qualquer T, qualquer N, M1

Geralmente esses sintomas são atribuídos a colelitíase ou colecistite. Náuseas, vômitos e anorexia estão presentes em 40% a 64% dos pacientes. Icterícia clinicamente evidente é vista em 45%, e emagrecimento de mais de 10% do peso é notado em 37% a 77% dos pacientes. Raramente, episódios de sangramento mimetizando úlcera péptica ou hemobilia são encontrados devido à invasão do trato gastrointestinal superior[90].

Diagnóstico

Apesar de apenas 45% dos pacientes estarem obviamente ictéricos na apresentação, 70% dos pacientes apresentam-se com níveis elevados de bilirrubinas (ao menos 2 vezes o valor normal)[90]. Níveis de fosfatase alcalina estão elevados em 2/3 dos pacientes. Transaminases elevadas são detectadas em 1/3 dos pacientes e são compatíveis com invasão hepática avançada e metástases. Níveis do antígeno carcinoembrionário (CEA) elevados são vistos em pacientes com doença avançada. A incidência de CEA elevado em estágios precoces não é conhecida.

Em menos de 10% dos pacientes o diagnóstico de carcinoma de vesícula biliar é realizado anteriormente à laparotomia[71]. Nenhuma das investigações laboratoriais se mostrou específica. Antes de a ultra-sonografia e a tomografia computadorizada (CT) se tornarem amplamente disponíveis, o diagnóstico pré-operatório de carcinoma de vesícula biliar era particularmente difícil[95].

Ultra-Sonografia

A ultra-sonografia é o primeiro exame de imagem para pacientes sintomáticos com colecistite ou colelitíase presumidas. Ultra-sonografia de alta resolução é capaz de detectar carcinoma de vesícula biliar em virtualmente todos os estágios e atualmente é o melhor método para detecção precoce do tumor[32]. Dependendo da experiência do examinador, tumores tão pequenos quanto 5 mm podem ser identificados[86]. Ultra-sonografia pré-operatória pode sugerir o diagnóstico correto em até 75% dos pacientes[28,86]. A acurácia do ultra-som endoscópico, como uma evolução da ferramenta diagnóstica-padrão, está, atualmente, sob avaliação. O método se baseia no padrão de múltiplas camadas da parede da vesícula, um fenômeno típico de um tumor maligno[67].

Tomografia Computadorizada

No passado, a TC era realizada com menor freqüência em pacientes com doença do trato biliar presumidamente benigna. Melhoramentos na tecnologia da TC, especialmente no desenvolvimento da TC helicoidal, resultaram numa melhor habilidade para caracterizar a causa de uma obstrução biliar[55]. No caso da suspeita de carcinoma de vesícula biliar, a TC irá predizer o diagnóstico correto em aproximadamente 95% dos pacientes[48].

Ressonância Magnética

A precisão da ressonância magnética (RM) (Fig. 135.1) é comparável à da tomografia. A técnica de ressonância magnética dinâmica está evoluindo e é particularmente útil para avaliar envolvimento da artéria hepática ou da veia porta em lesões avançadas (Fig. 135.2).

Tratamento

Tratamento Cirúrgico

Em média, o carcinoma de vesícula biliar é diagnosticado em 2% dos pacientes submetidos a colecis-

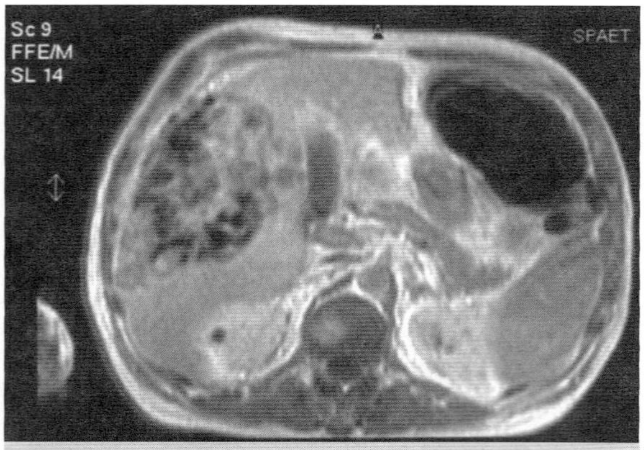

Fig. 135.1 — *RM revelando um grande carcinoma da vesícula biliar infiltrando o lobo hepático direito.*

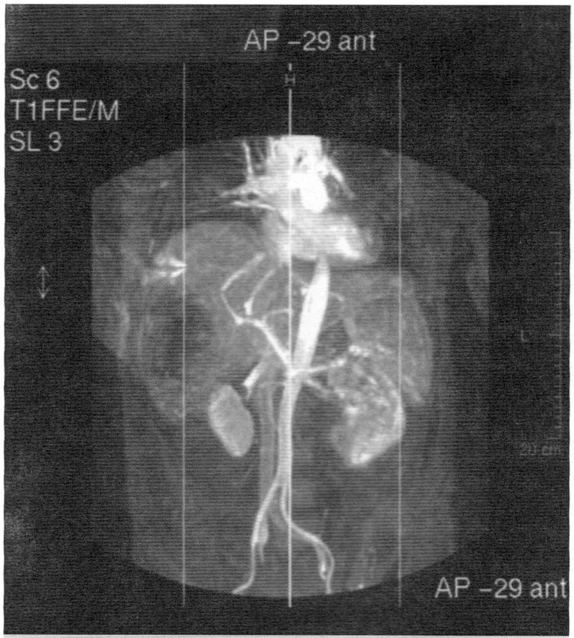

Fig. 135.2 — *RM tridimensional dinâmica mostrando um carcinoma de vesícula biliar dentro do lobo hepático direito. A artéria hepática direita está ocluída pela massa tumoral.*

tectomia por doença de trato biliar presumidamente benigna[95]. Calculando-se que 700.000 colecistectomias laparoscópicas são realizadas por ano nos Estados Unidos, aproximadamente 14.000 desses pacientes estão sob o risco de disseminação inadvertida de carcinoma de vesícula biliar não-reconhecido[38]. A disseminação de células tumorais no momento da colecistectomia laparoscópica e semeadura na superfície peritoneal e ao longo do trajeto dos trocartes representam um sério problema em diversos pacientes[84]. A possibilidade de disseminação de células tumorais é um fator de revés pelo fato de tornar um procedimento de ressecção curativo não passível de ser realizado e de limitar a sobrevida a longo prazo do paciente. Entretanto, ainda não está claro em que grau a disseminação potencial de células tumorais no momento da laparoscopia realmente altera a história natural do carcinoma de vesícula biliar. No período de 1989 a 1995, o relato do National Data Base dos Estados Unidos não demonstrou mudança na sobrevida dos pacientes com carcinoma de vesícula biliar após a introdução da colecistectomia laparoscópica[34].

Quando o carcinoma de vesícula biliar é identificado durante uma colecistectomia laparoscópica, em geral recomenda-se que seja realizada ou conversão a cirurgia aberta oncologicamente adequada, ou se deve terminar a laparoscopia e encaminhar o paciente a um centro para tratamento cirúrgico adequado[38]. Pacientes nos quais a colecistectomia laparoscópica foi realizada e o carcinoma foi diagnosticado, por acaso, no momento do exame histológico, devem ser considerados para tratamento cirúrgico agressivo subseqüente com objetivo de cura ou sobrevida livre de doença a longo prazo[39].

Em contraste com o grupo de pacientes cujos carcinomas de vesícula biliar foram achados incidentalmente, a maioria daqueles com carcinoma diagnosticado clinicamente não é candidata a ressecção curativa, uma vez que apresentam doença localmente avançada, metástases hepáticas não-contíguas ou metástases a distância. Em menos de 10% a 30% dos casos clinicamente evidentes uma ressecção completa será obtida[7].

A extensão da ressecção permanece uma questão controversa para doença em estágio I. Um grande número de cirurgiões considera a colecistectomia simples adequada para o carcinoma de vesícula biliar restrito à mucosa (T1aN0M0). A taxa de sobrevida em 5 anos para pacientes submetidos a colecistectomia somente, para doença confinada à mucosa, varia de 57% a 100%[41]. Segundo a nossa experiência, uma linfadenectomia incluindo a região cística, pericoledociana, gastroepática e pancreatoduodenal é recomendada, uma vez que no estágio T1a o envolvimento linfonodal pode ser observado em alguns pacientes. Para tumores localizados dentro da parede da vesícula biliar juntamente com o fígado, uma ressecção em cunha da fossa vesicular deve ser considerada.

Há consenso em se realizar colecistectomia ampliada em pacientes com tumores T1b ou carcinomas de vesícula em estágio II ou III, uma vez que metástases linfonodais são detectadas significativamente com maior freqüência nessas situações[117]. A incidência de metástases para linfonodos regionais na presença de carcinomas de vesícula T1b é de 15,6%, a qual aumenta para 56,1% e para 74,4% nos T2 e T3 respectivamente[82]. Uma ressecção ampliada inclui colecistectomia com ressecção em cunha da fossa vesicular, incluindo 3 a 5 cm de margem de parênquima hepático normal, seguido de linfadenectomia cística, pericoledociana, gastroepática, pancreatoduodenal e paraórtica. A taxa de sobrevida após a colecistectomia ampliada para carcinoma de vesícula biliar em estágios II e III da AJCC varia de 7,5% a 37%[41] e é significativamente melhor quando comparada à da colecistectomia simples. Metástases linfonodais regionais e/ou invasão direta do parênquima hepático são indicadores de mau prognóstico, com redução significativa na taxa de sobrevida[79]. Ressecção hepática com margens hepáticas microscopicamente positivas também apresenta impacto negativo na sobrevida. Esse subgrupo de pacientes tem uma sobrevida média de 8,9 meses comparada a 67,2 meses para pacientes com margens livres de tumor[79]. No caso de se obter margens livres de doença, a radicalidade da resseção hepática (lobectomia direita, lobectomia direita estendida, trissegmentectomia direita ou bissegmentectomia central) provavelmente não apresenta impacto na sobrevida livre de doença[83,123].

Em pacientes com tumores T3 e T4, nos quais invasão de ducto biliar extra-hepático está presente em aproximadamente 60% dos casos, ressecção em bloco do ducto hepático comum e do ducto colédoco com hepaticojejunostomia em Y de Roux deve ser incluída na colecistectomia estendida. O mesmo procedimento é recomendado quando o carcinoma é diagnosticado após colecistectomia simples com margem histologicamente positiva no ducto cístico. O carcinoma envolvendo o istmo da vesícula e o ducto cístico freqüentemente cresce ao longo do ducto hepático comum e hepático direito, necessitando de lobectomia hepática direita ou de lobectomia hepática direita estendida e ressecção da porção extra-hepática do ducto biliar[122].

Operações extremamente radicais foram propostas para pacientes com tumores avançados T3N1M0 ou T4N1M0. Essas cirurgias incluem hepatopancreaticoduodenectomia ou transplante de conjunto abdominal para carcinoma localmente avançado[3]. A mortalidade operatória desses procedimentos radicais é de pelo menos 15% com uma incidência de mais de 90% de morbidades maiores. Ressecção da veia porta e/ou artéria hepática com reconstrução vascular é freqüentemente necessária para ressecar completamente toda a doença maligna macroscópica. O maior relato de pacientes submetidos a hepatopancreatoduodenectomia para carcinoma de vesícula biliar é de 150 casos no Japão, com taxa de sobrevida em 5 anos de 14%[82]. Os pacientes que não morreram de complicações intra ou pós-operatórias foram a óbito devido a carcinoma metastático ou recidivado.

Quimioterapia

Até o presente momento nenhum estudo provou conclusivamente o benefício da quimioterapia como tratamento de carcinoma de vesícula biliar irressecável ou metastático. Todos os estudos foram realizados com número pequeno de pacientes, e em alguns foram incluídos pacientes com carcinoma hilar de ductos biliares. Remissão completa é rara. Doença com tumor estável com sobrevida média de 11 meses ou menos foi relatada por alguns investigadores. A toxicidade associada com os regimes de tratamento relatados é significativa, e o benefício na sobrevida é de somente alguns meses a mais do que os pacientes não-tratados. Pacientes que receberam quimioterapia sistêmica com 5-fluorouracil (5-FU) ou 5-FU associado a outro agente quimioterápico mostraram resposta objetiva em menos de 12%[35]. Fluoropirimidinas combinadas com doxorrubicina administradas sistemicamente levaram a uma taxa de resposta de 30% a 40%[43]. Gencitabina como agente isolado pode levar a taxas de resposta semelhantes, mas o efeito raramente dura por mais de 3 a 6 meses.

Infusão de quimioterapia pela artéria hepática também foi descrita em um pequeno número de pacientes com carcinoma de vesícula biliar localmente avançado. Taxas de resposta parciais de 55% a 60% e respostas completas de 9% foram relatadas[64]. Entretanto, a duração média da resposta foi de somente 3 meses, e todos os pacientes desenvolveram doença progressiva. Nenhum paciente sobreviveu por mais de 4 anos após o início da quimioterapia arterial hepática. A sobrevida média relatada de 12 a 14 meses após a infusão arterial hepática de quimioterapia não difere da sobrevida média de pacientes tratados com quimioterapia intravenosa somente. Apenas um benefício clínico moderado pela toxicidade menos freqüente e menos grave associado à infusão intra-arterial pode ser discutido. Atualmente, não há agentes quimioterápicos citotóxicos a serem recomendados para o tratamento de doença metastática ou localmente irressecável[66]. Os resultados de um estudo recente no Japão indicaram que, após ressecção não-curativa do carcinoma de vesícula biliar, quimioterapia com mitomicina C e 5-FU pode ser de algum benefício.

Radioterapia

A sobrevida média relatada para pacientes com carcinoma de vesícula biliar localmente avançado tratados com radioterapia é de aproximadamente 10 meses[16,96]. Radioterapia externa com dose total de 45 Gy pode induzir redução em tumor recidivante em 20% a 70% dos casos e proporciona alívio temporário da icterícia em até 80% dos pacientes[96]. Um dos efeitos colaterais graves após altas doses de radioterapia que pode ocorrer é estenose de ductos biliares extra-hepáticos. Entretanto, sobrevida a longo prazo ocasional foi relatada após tratamento com altas doses de radioterapia ou com a administração de agentes quimioterápicos radiossensibilizantes como 5-FU durante a radioterapia externa[16].

Radioterapia Intra-Operatória (RTIO)

No passado, RTIO era usada como tratamento paliativo. Radiação até um total de 20 a 30 Gy era aplicada para carcinoma irressecável[17]. A sobrevida média para carcinoma avançado de vesícula biliar tratado com RTIO isolada é de aproximadamente menos de 12 meses. Provavelmente a RTIO não esteja associada a um aumento na morbidade operatória ou pós-operatória[114]. Em alguns relatos, a combinação de uma ressecção com intenção curativa de tumores em estágio IV e RTIO leva a uma melhora na sobrevida do paciente (sobrevida em 5 anos de 14% *versus* 6%)[115].

Abordagem Multidisciplinar

Pelo menos 50% dos pacientes que são submetidos a colecistectomia estendida ou ressecção mais radical para carcinoma de vesícula biliar em estágio II, III ou IV desenvolvem recidiva do tumor. Estudos não-randomizados e relatos de caso sugerem que a sobrevida global pode ser melhorada administrando-se radioterapia adjuvante e/ou quimioterapia após ressecção de tumores em estágio II, III ou IV[5,71]. Infelizmente, o número de pacientes que recebeu tratamento adjuvante é pequeno, e uma variedade de regimes de tratamento foi utilizada. Além disso, não há estudos randomizados para pacientes com estágios II e III tratados dentro de um programa coerente de regimes adjuvantes e neoadjuvantes. Tais estudos seriam necessários para demonstrar uma melhora na sobrevida em pacientes que recebem terapias pré, intra ou pós-operatórias combinadas com uma abordagem cirúrgica curativa.

Tratamento Paliativo

A maioria dos pacientes com carcinoma de vesícula biliar é diagnosticada em estágios avançados ou com tumores irressecáveis. Icterícia obstrutiva é freqüente e geralmente causada por um envolvimento extenso do ducto biliar extra-hepático tanto pelo próprio tumor quanto pelo aumento volumoso dos linfonodos do hilo hepático. A colocação de uma prótese interna intraductal via endoscópica pode ser difícil de ser realizada[110]. Quando carcinoma de vesícula biliar irressecável é diagnosticado no momento da cirurgia, uma anastomose biliodigestiva pode resultar em um alívio sintomático importante em mais de 90% dos pacientes[11]. Quando o diagnóstico é realizado através de achados radiológicos ou biópsia percutânea, a icterícia pode ser aliviada pela colocação de cateteres biliares percutâneos, no caso de a colocação de *stent* endoscópico não ser possível.

Até 50% dos pacientes com carcinoma avançado de vesícula biliar irão desenvolver obstrução gastroduodenal clinicamente evidente. Isso pode ser tratado cirurgicamente com um procedimento de derivação, como a gastrojejunostomia, ou pela colocação de tubo de gastrostomia para descompressão e de tubo de jejunostomia para alimentação. Em alguns pacientes, próteses duodenais expansíveis podem contribuir para melhorar a qualidade de vida. Gastrostomia percutânea endoscópica pode ser utilizada para descomprimir o estômago obstruído em pacientes com doença avançada e expectativa de sobrevida limitada[52].

CARCINOMA DO DUCTO BILIAR EXTRA-HEPÁTICO

O câncer de ducto biliar extra-hepático é encontrado principalmente em 3 posições dentro da árvore biliar extra-hepática. Em 50-60% dos casos o tumor é localizado proximal à junção do ducto cístico, incluindo a região hilar. O tumor é encontrado em 20%-25% dos casos distal à junção com o ducto cístico e acima da borda superior do pâncreas, e os 20% dos casos restantes afetam as porções mais distais do ducto biliar comum.

Epidemiologia

Carcinomas que se originam do ducto biliar extra-hepático são lesões raras. Dados de autópsia revelam uma média de incidência de 0,01% a 0,46%[101]. A incidência nos Estados Unidos é de aproximadamente 1 a 2 casos por 100.000 indivíduos por ano, e na Tailândia é muito mais alta. O carcinoma de ducto biliar extra-hepático é diagnosticado mais freqüentemente entre as 5ª e 7ª décadas de vida. Homens são afetados mais freqüentemente que mulheres, com uma relação aproximada de 3:2[87].

Etiologia

Embora a etiologia precisa do câncer de ducto biliar seja ainda desconhecida, na maioria dos pacientes várias condições predisponentes presumíveis, como lesões agudas ou crônicas do epitélio do trato biliar, podem ser identificadas[103].

Colangite Esclerosante Primária (CEP)

A desordem é caracterizada por uma inflamação auto-imune dos tecidos periductais e subseqüentes estruturas dos ductos biliares intra e extra-hepáticos. Em um grande relato de 305 pacientes com colangite esclerosante primária seguidos por 5 anos, 8% desenvolveram colangiocarcinoma[14,21]. Doenças inflamatórias intestinais como colite ulcerativa não alteram o risco subseqüente de desenvolver colangiocarcinoma[2].

Lesões Císticas

Doenças císticas biliares congênitas, como a doença de Caroli, levam a um aumento do risco de colangiocarcinoma[29]. Degeneração maligna é incomum nos cistos de colédoco diagnosticados e ressecados em fases precoces da vida[63]. Entretanto, o risco é aumentado substancialmente em 15% a 20% nos pacientes em que a ressecção do cisto de colédoco é postergada para a idade adulta[21].

Outros

Embora não se acredite que colelitíase e *status* pós-colecistectomia estejam associados a um aumento da incidência de colangiocarcinoma, a hepatolitíase e a coledocolitíase podem predispor à malignidade. É sabido que o conjunto desses pacientes carrega aproximadamente 10% de risco de colangiocarcinoma. Infecção parasitária crônica do trato biliar, observada comumente no Sudeste da Ásia, também é identificada como um fator de risco.

Patologia

Com uma incidência de 50% a 60%, os colangiocarcinomas são mais comumente localizados na confluência dos ductos biliares. Tumores de ducto biliar distal ocorrem em 20-30% de todos os casos[57]. A localização intra-hepática é observada em aproximadamente 10% dos pacientes. Menos de 10% dos pacientes se apresentarão com um envolvimento multifocal e difuso da árvore biliar. Em contraste com o carcinoma de vesícula biliar, o câncer de ducto biliar extra-hepático é caracterizado por extensão local sem metástases a distância. Metástases que se espalham para os linfonodos locais ocorrem em aproximadamente 50% dos casos, enquanto metástases a distância são detectadas em menos de 10% dos pacientes[13].

Histologicamente, mais de 90% dos colangiocarcinomas extra-hepáticos são adenocarcinomas. Subtipos macroscópicos do colangiocarcinoma, como o esclerosante, o nodular e o papilar, têm sido descritos[120]. Tumores esclerosantes são os mais comuns, causando um espessamento anular do ducto biliar. Tumores papilares ocorrem em aproximadamente 10% e são mais comumente localizados no ducto biliar distal; são lesões friáveis, freqüentemente com invasão transmural limitada, e tendem a se expandir em vez de promover estenose do ducto. Tumores papilares podem crescer até tamanhos significativos, mas freqüentemente surgem de uma base bem-definida e podem ser móveis dentro do ducto biliar. Tipo histológico e graduação são importantes fatores de sobrevida dos pacientes. Pacientes com adenocarcinoma papilar de ducto biliar, relativamente incomum, têm um prognóstico mais favorável, com uma sobrevida de 3 anos da ordem de 75%[89,116]. Pacientes com um colangiocarcinoma hilar do tipo nodular ou esclerosante, mais comuns, têm uma sobrevida de 3 anos com taxas menores que 30%[72]. Estudos patológicos que correlacionam o tipo tumoral com os padrões de expansão fornecem evidências que podem explicar as diferenças observadas nos resultados de sobrevida. Tumores papilares e tumores nodulares superficiais se estendem predominantemente pela submucosa, raramente invadindo as camadas mais profundas da parede do ducto biliar ou vasos linfáticos, enquanto tumores nodulares infiltrantes ou tumores infiltrantes difusos ultrapassam a submucosa ou se disseminam por via linfática[100]. Pacientes com carcinomas bem e moderadamente diferenciados têm uma sobrevida de 3 anos com taxas acima de 51%; em contraste, nenhum paciente com carcinoma pobremente diferenciado sobreviveu mais que 2 anos[116].

O prognóstico é afetado adversamente pela expansão longitudinal do tumor ao longo da parede do ducto e tecidos periductais, infiltração através da serosa, invasão direta dentro do parênquima hepático ou envolvimento de linfonodos regionais[116]. A distância da expansão mucosa ou submucosa do tumor pode ser de até 30 mm; entretanto, recorrências locais e anastomóticas são raras se no mínimo 5mm de margens tumorais livres são atingidas no momento da cirurgia. Essa observação ressalta a importância da análise por congelação das margens ductais durante a ressecção.

Muitos tumores expressam CEA e CA 19-9, embora esses marcadores sejam de valor diagnóstico limitado[74]. Mutações K-ras são identificadas em alta proporção de espécimes ressecadas[88,91].

Um diagnóstico histológico pré-operatório de carcinoma de ducto biliar extra-hepático pode ser extremamente difícil de ser obtido, uma vez que muitas lesões benignas podem mimetizar o colangiocarcinoma. Embora biópsias percutâneas e esfregaços para citologia sejam válidos se positivos para malignidade, eles são geralmente associados a uma sensibilidade relativamente baixa[44]. Em geral, um diagnóstico histológico não é pré-requisito prioritário para proceder à intervenção cirúrgica. Entretanto, em pacientes que podem ser candidatos a transplante hepático, um diagnóstico histológico é importante para diferenciar entre um comprometimento devido à colangite esclerosante primária e colangiocarcinoma hilar.

Estagiamento

Atualmente não existe nenhum sistema de estagiamento clínico aceito para o câncer de ducto biliar extra-hepático. No período pré-operatório, na maioria dos centros, será usada a classificação Bismuth-Corlette (Fig. 135.3) para carcinoma hilar, baseada no relato de 1957 de 3 pacientes com pequenos adenocarcinomas envolvendo a confluência dos ductos hepáticos direito e esquerdos[4]. Comumente, tais colangiocarcinomas primários que se originam da bifurcação da árvore biliar extra-hepática são denominados tumores de Klatskin. Seguindo o relato inicial, em 1965, foi apresentada uma série maior de pacientes com essas lesões incomuns[57]. Na presença de tumores do tipo I ou II, a estratégia cirúrgica inclui a remoção do ducto biliar extra-hepático, com ou sem a base da região hilar e o lobo caudado. Tumores do tipo IIIA ou IIIB podem geralmente ser ressecados se uma lobectomia hepática em bloco direita ou esquerda foi realizada. O carcinoma de ducto biliar classificado como tipo IV é, por definição, irressecável.

Diferentes sistemas de estagiamento radiológico para a avaliação da ressecabilidade estão sob avaliação[1,99]. O sistema comum TNM pode somente ser aplicado seguindo a ressecção (Tabela 135.2).

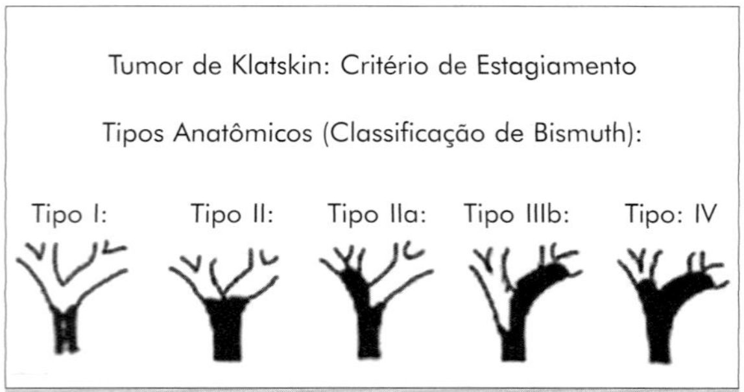

Fig. 135.3 — *Classificação dos tumores de Klatskin por Bismuth e Corlette*

Tabela 135.2
Classificação TNM e AJCC-TNM dos Tumores de Ductos Biliares Extra-Hepáticos

Sistema de Estagiamento TNM	
Tumor primário (T)	
Tx	tumor primário não pode ser avaliado
T0	sem evidências de tumor primário
Tis	carcinoma *in situ*
T1	tumor invade a mucosa ou a muscular
T1a	tumor invade a mucosa
T1b	tumor invade a muscular
T2	tumor invade o tecido conjuntivo perimuscular
T3	tumor invade órgãos adjacentes: fígado, pâncreas, duodeno, vesícula biliar, cólon, estômago
Linfonodos regionais (N)	
Nx	linfonodos regionais não podem ser avaliados
N0	nenhuma metástase em linfonodos regionais
N1	metástases em linfonodos do ducto cístico, pericoledocianos e/ou hilares
N2	metástases em linfonodos peripancreáticos (cabeça do pâncreas), periduodenais, periportais, celíacos e/ou mesentéricos superiores
Metástases a distância (M)	
Mx	metástases a distância não podem ser avaliadas
M0	sem metástases a distância
M1	metástases a distância
Sistema de estagiamento AJCC-TNM	
Estadiamento TNM	
0	Tis, N0, M0
I	T1, N0, M0
II	T2, N0, M0
III	T1, N1, M0
	T2, N1, M0
IVa	T3, qualquer N, M0
IVb	Qualquer T, qualquer N, M1

Quadro Clínico

Sintomas precoces são incomuns em pacientes com carcinoma de ducto biliar extra-hepático. O câncer geralmente permanece subclínico até o momento da obstrução biliar e conseqüente aparecimento da icterícia[8]. Sintomas gerais podem incluir perda de peso, anorexia, fraqueza, dor abdominal moderada e prurido[57,60,61]. Em alguns pacientes o prurido pode preceder a icterícia por muitas semanas. A incidência de icterícia varia de 80-100% em grandes séries. Uma vez que a icterícia é evidente, esta tende a se aprofundar rapidamente. Icterícia intermitente pode ocorrer na presença de tumores papilares. Uma obstrução segmentar fica irreconhecível por um longo período de tempo, resultando em atrofia lobar ipsilateral sem icterícia evidente.

O exame físico freqüentemente não é específico. Icterícia é um achado óbvio quando presente. Prurido significativo pode ser manifestado na forma de múltiplas escoriações cutâneas. O fígado pode estar aumentado, mas a vesícula biliar é geralmente descomprimida e não-palpável com obstrução hilar. Uma vesícula biliar palpável sugere uma obstrução mais distal.

Diagnóstico

Exames de Imagens de Secção Transversal

Estudos radiográficos são importantes no estabelecimento do diagnóstico de colangiocarcinoma hilar e na seleção de pacientes para ressecção. Numa imagem de corte transversal, uma massa hilar associada a uma dilatação ductal intra-hepática, uma vesícula biliar descomprimida e um calibre normal do ducto biliar distal são os achados clássicos. Uma massa distinta freqüentemente não é visualizada[99]. Tanto a tomografia computadorizada helicoidal com contraste (Fig. 135.4)[59] quanto a ressonância magnética (Fig. 135.5)[105] são artifícios não-invasivos para acessar a extensão e invasão tumoral das estruturas vasculares portais principais. Se a situação das estruturas vasculares portais principais não puder ser determinada, a angiografia hepática com estudo da fase venosa permanece sendo o padrão–ouro para determinar o envolvimento de vasos maiores. Achados como doença extra-hepática, metástase hepática bilobar ou envolvimento de vasos portais hepáticos maiores ou oclusão tumoral freqüentemente impedem uma ressecção curativa[108].

Colangiografia

A visualização do sistema ductal biliar usando meios de contraste é um estudo essencial que possibilita a obtenção de detalhes importantes de localização do tumor e extensão da doença. A colangiografia percutânea transepática (CPT) exibe mais confiavelmente os ductos biliares intra-hepáticos que a colangiografia endoscópica retrógrada (CER)[26,111]. A colangiopancreatografia por ressonância magnética (CPRM) surgiu recentemente como uma ferramenta poderosa para investigação e virtualmente tem substituído a colangiografia direta[55]. Além disso, para identificar o tumor e o nível da obstrução, a CPRM pode também revelar ductos obstruídos e isolados não-identificados pela CPT. CPRM também fornece informações relativas à perviedade das estruturas vasculares hilares (Fig. 135.6)[53]. Como não requer intubação do trato biliar, potenciais complicações infecciosas que podem contribuir para a morbidade operatória são assim evitadas. A colangiografia com aspecto de grande extensão proximal bilobar dentro do parênquima hepático freqüentemente indica que a lesão é irressecável (Figs. 135.7 e 135.8).

Ultra-Sonografia Duplex

Em mãos experientes, esse método pode ser muito útil em avaliar a extensão regional da doença, incluindo envolvimento vascular[104]. Mais recentemente, o uso rotineiro da laparoscopia, a despeito da laparotomia, tem sido sugerido para avaliar pacientes com evidências mínimas de metástase hepática ou implantes peritoneais não-descobertos por métodos de imagem usuais[25].

Tratamento

O fator mais importante que afeta o prognóstico é a ressecabilidade local do tumor. Ressecção com margens histológicas negativas e restauração da continuidade bilioentérica é o objetivo do tratamento cirúrgico. Pacientes que são submetidos a ressecções curativas têm taxas de sobrevida de 5 anos entre 10% e 73%[11,72,78]. A larga variação das taxas de sobrevida nas várias séries é explicado por variações na incidência de fatores que estão associados a um prognóstico pobre.

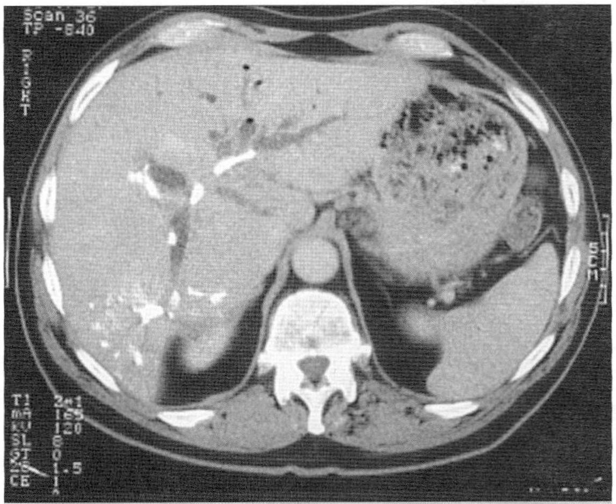

Fig. 135.4 — *TC de fígado revelando dilatação de ductos biliares intra-hepáticos bilobar devido a tumor de Klatskin.*

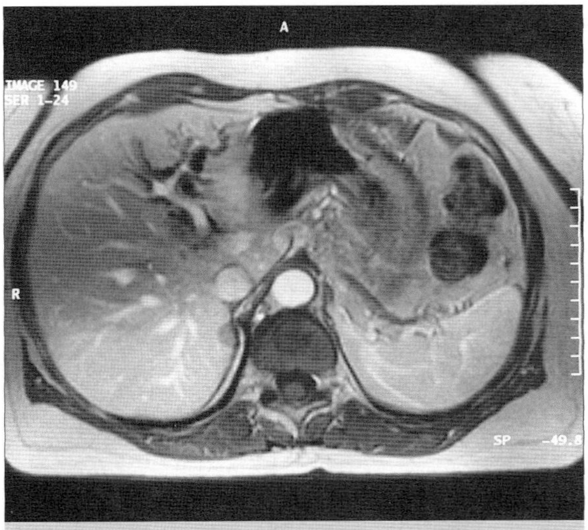

Fig. 135.5 — *RM de fígado. Dilatação dos ductos biliares intra-hepáticos esquerdos causada por infiltração tumoral do ducto hepático esquerdo.*

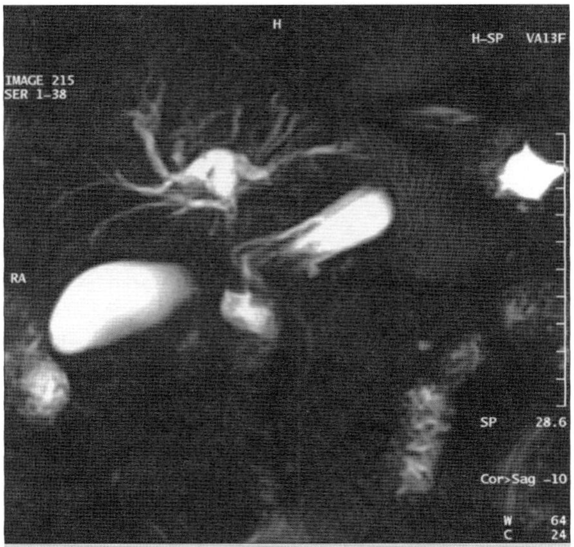

Fig. 135.6 — *CPRM de um carcinoma ocluindo o ducto hepático esquerdo.*

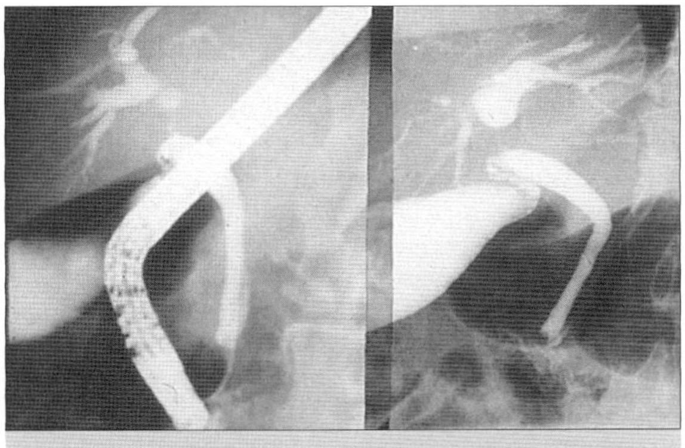

Fig. 135.7 — *Colangiografia endoscópica retrógrada com os achados característicos de um tumor de Klatskin do tipo IV.*

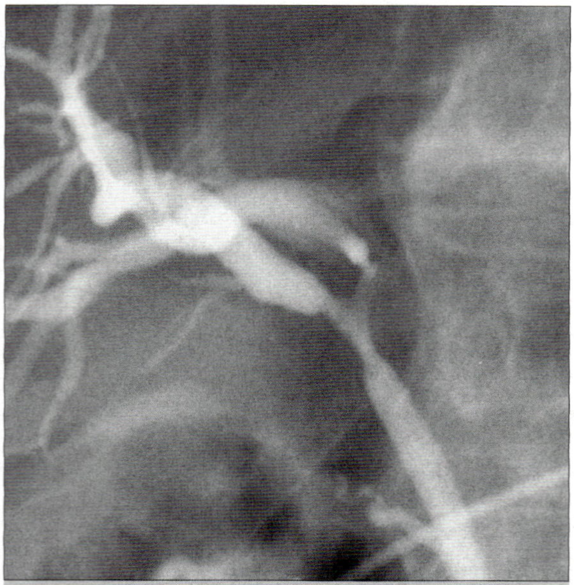

Fig. 135.8 — *Colangiografia endoscópica retrógrada mostrando um colangiocarcinoma hilar tipo II de Bismuth-Corlette.*

O colangiocarcinoma hilar tem prognóstico pior do que os carcinomas da metade ou terço distal do ducto biliar extra-hepático. Isso é devido ao fato de os tumores hilares apresentarem freqüentemente envolvimento hepático bilobar, o que reduz a taxa de ressecção curativa[24]. A taxa de sobrevida de 5 anos é de 65% em pacientes com carcinoma da metade ou terço distal do ducto biliar, sem metástases linfonodais, submetidos a ressecção curativa. Entretanto, na presença de metástases linfonodais, a sobrevida em 5 anos reduz para 21%[54]. Ressecção paliativa, procedimentos cirúrgicos de derivação e vários tipos de intubação e procedimentos de drenagem são associados a taxas de sobrevida de 3 anos de 0% a 4%[72].

Ressecção

Completado o estagiamento pré-operatório, aproximadamente dois terços dos pacientes com carcinoma de ducto biliar extra-hepático serão candidatos à cirurgia. A ressecção é avaliada durante a laparotomia, por cuidadosa exploração de implantes peritoneais, metástases hepáticas e envolvimento linfonodal regional. O objetivo de qualquer procedimento cirúrgico é remover toda a massa tumoral, inclusive toda a doença microscópica, além de aliviar a obstrução biliar. O procedimento cirúrgico-padrão consiste em ressecção do ducto biliar extra-hepático desde o nível da confluência dos ductos hepáticos até o duodeno, além da ressecção da vesícula biliar e dos linfonodos portais e a realização de anastomose biliodigestivo. Controvérsias existem acerca de uma ressecção hepática adicional e lobectomia do lobo caudado. Principalmente os tumores localizados à esquerda quase sempre envolvem ductos maiores do lobo caudado, o qual drena dentro do ducto hepático esquerdo. Assim, esses tumores freqüentemente requerem uma remoção em bloco do hemifígado esquerdo e do lobo caudado (Figs. 135.9 e 135.10)[62]. Entretanto, até agora não existe nenhum estudo prospectivo randomizado abordando esse assunto.

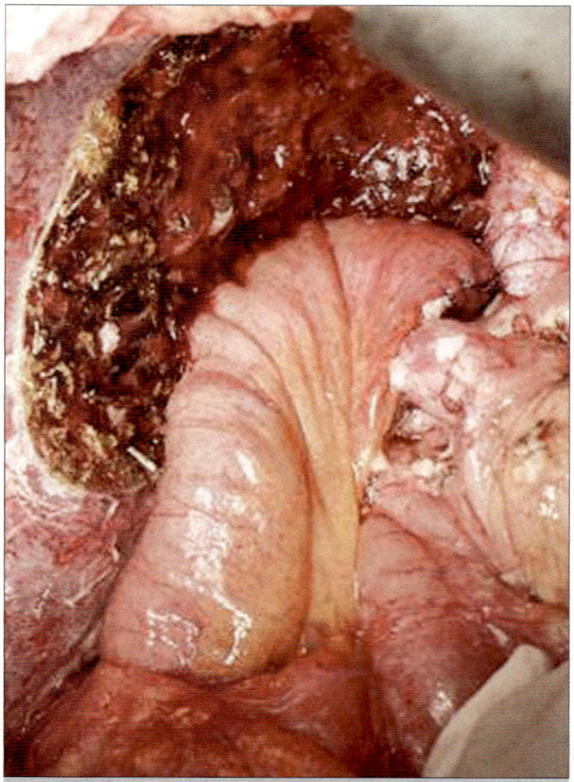

Fig. 135.9 — *Achados intra-operatórios após hepatectomia esquerda extensa para colangiocarcinoma do tipo IIIb. A drenagem biliar do lobo direito foi restabelecida através da realização de uma hepaticojejunostomia direita em Y de Roux.*

Recorrência tumoral locorregional ocorre em mais de 60% dos casos, sendo o lobo caudado o local mais freqüente de manifestação tumoral. A recorrência tumoral para linfonodos regionais do hilo hepático, espaço retroduodenal e espaço perigástrico é observado em 20%[100]. Estudos anatômicos detalhados fornecem informações sobre a alta incidência de recorrência hepática e local, seguindo a ressecção de colangiocarcinomas hilares. Em pacientes submetidos a cirurgia para colangiocarcinoma hilar, invasão direta do parênquima hepático é freqüente. O carcinoma muitas vezes se estende para dentro dos ductos biliares, drenando o lobo caudado ou invadindo diretamente o parênquima do lobo caudado. Um estudo de autópsia mostrou que em 97,2% os ductos biliares de drenagem do lobo caudado entravam diretamente para dentro do ducto hepático esquer-

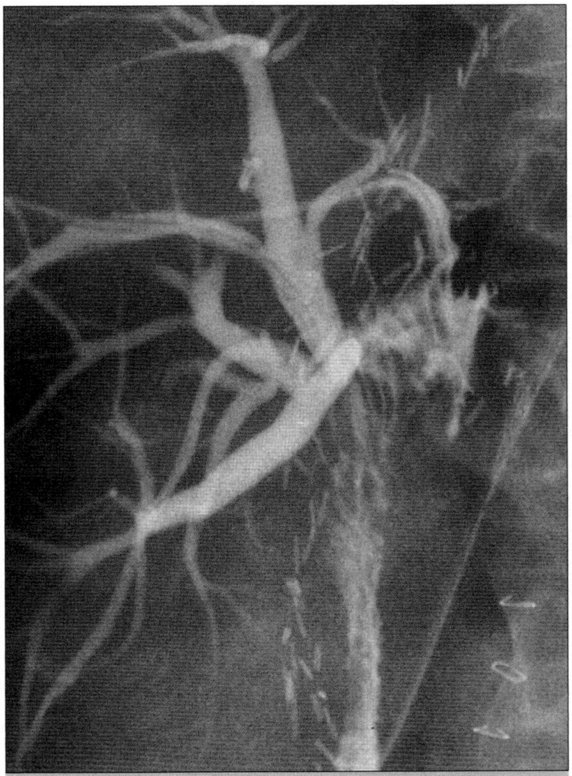

Fig. 135.10 — *Imagem da hepaticojejunostomia em Y de Roux após 14 dias através do dreno transanastomótico. Drenagem biliar regular do lobo hepático direito na alça jejunal.*

do principal, ducto hepático direito ou ambos[68]. Esses ductos biliares do lobo caudado freqüentemente entram no ducto hepático esquerdo ou direito principais dentro de 1 cm do ducto hepático. Assim, um carcinoma surgindo da confluência dos ductos hepáticos direito e esquerdo não precisa ser de grande tamanho para se estender para dentro dos ductos biliares, drenando o lobo caudado. Como o colangiocarcinoma é conhecido por se estender ao longo da parede dos ductos biliares e como o lobo caudado e o hilo hepático são locais freqüentes de recorrência tumoral seguindo a ressecção do ducto extra-hepático, um tratamento cirúrgico agressivo, incluindo o lobo caudado e o parênquima hilar hepático, é aconselhável.

Uma classificação do colangiocarcinoma hilar, denominada Bismuth-Corlette, é útil para planejar a extensão e o local da ressecção hepática[12]. Os equipamentos cirúrgicos aperfeiçoados e o entendimento das técnicas de seleção para uma ressecção hepática segura permitem a realização de ressecções extensas agressivas, com pouco ou nenhum aumento na morbimortalidade operatória. A média de sobrevida associada com as operações mais radicais varia de 10 a 37 meses, com taxas de sobrevida de 5 anos de 20% a 44% e de 10 anos em torno de 14%[6,8,68,97,119,121].

As taxas de sobrevida a longo prazo depois da ressecção do colangiocarcinoma da porção média ou distal do ducto biliar comum, a última requerendo pancreatoduodenectomia, são geralmente melhores que em pacientes com tumores hilares[75]. Embora a ressecção cirúrgica agressiva do colangiocarcinoma hilar proporcione a melhor chance de sobrevida a longo tempo, esse procedimento cirúrgico é associado a risco significativo. A taxa de mortalidade operatória em séries recentes alcança de 5% a 12%, sendo a insuficiência hepática pós-operatória a causa mais comum de morte após ressecção hepática extensa[8,15,93]. Complicações cirúrgicas são relatadas em 25% a 45% dos pacientes sobreviventes sendo as complicações infecciosas as comuns. A colocação pré-operatória de próteses biliares, com resultante contaminação da árvore biliar obstruída, aumenta a incidência de infecção[46]. Operações muito extensas, que incluem hepatectomia maior, ressecção de ductos biliares extra-hepáticos e pancreatoduodenectomia em bloco, são indicadas em pacientes selecionados com colangiocarcinoma hilar[118]. Procedimentos extensos têm uma taxa de mortalidade operatória de no mínimo 30% e uma alta taxa de complicações; entretanto, taxas de sobrevida de mais de 2 anos podem ser vistas[93].

Tratamentos incluindo radioterapia externa pós-operatória focada no leito da ressecção na dose de 50 a 60 Gy e braquiterapia com irídio-192 carregado temporariamente dentro de *stents* biliares transepáticos na área da hepaticojejunostomia têm sido relatados em pacientes que foram submetidos a ressecção de colangiocarcinoma hilar.

Transplante Hepático

A hepatectomia total e o transplante hepático (TH) são relatados como sendo a última opção terapêutica para pacientes com colangiocarcinoma hilar. Em séries prévias, a mortalidade em 90 dias devido à hemorragia, sepse, e rejeição de enxerto foi superior a 25%, e a taxa de sobrevida de 5 anos foi de somente 5%. Em aproximadamente todos os pacientes que morriam 3 meses após transplante, a morte era devida à recorrência tumoral. A média de sobrevida de pacientes que estavam vivos por mais que 3 meses após o transplante foi de 11 meses[42,47,92,94].

Em séries recentes, a média de sobrevida seguindo TH para colangiocarcinoma extra-hepático aumentou para 23 meses. As taxas relatadas de sobrevida de 5 anos são de aproximadamente 25%, e em pacientes altamente selecionados com estágios I e II da doença a sobrevida de 5 anos é de até 73%[51,102]. Apesar de tudo, devido a resultados diferentes na maioria dos relatos, o transplante hepático atualmente empregado não deveria ser considerado como o tratamento-padrão, mas, de preferência, parte de protocolo investigacional.

Tratamento Paliativo

Em geral, ressecção curativa é possível em menos de 30% dos pacientes com colangiocarcinoma hilar[11,61]. Em tumores considerados irressecáveis com base nos achados dos estudos diagnósticos, uma laparotomia pode ser evitada por colocação de drenagens externas percutâneas ou endopróteses. Endopróteses convencionais de polietileno 10 ou 12 French têm uma alta taxa de oclusão e conseqüente colangite[81]. Novos *stents* de parede metálica expansível parecem ter aumentado as taxas de perviedade a longo prazo e podem ser usados para dar altas doses paliativas de braquiterapia endoluminal[22]. Quando a irressecabilidade é determinada no momento da laparotomia, um procedimento cirúrgico de desvio (*bypass*) deve ser utilizado com o objetivo de promover drenagem da árvore biliar obstruída. Em pacientes com tumor intraperitoneal bastante disseminado, a manipulação operatória deve ser reduzida. Cateteres biliares transepáticos colocados pré-operatoriamente são deixados em posição para paliação da obstrução biliar.

Colecistectomia pode ser realizada para prevenir o desenvolvimento de colecistite aguda decorrente da obstrução do ducto cístico, pelo tumor ou pelo cateter. Em pacientes selecionados com câncer irressecável localmente avançado no hilo hepático, a colecistectomia pode ser realizada e o ducto biliar distal aos tumores, dividido. Uma estenose maligna pode ser dilatada para colocar um cateter progressivamente maior dentro do sistema ductal direito ou esquerdo.

Uma outra opção de tratamento paliativo é a derivação bilioentérica para o segmento III, ramo do ducto hepático esquerdo. Essa técnica geralmente causará a descompressão dos sistemas direito e esquerdo e pode ser efetuada sem a necessidade de próteses de longo prazo. Técnicas cirúrgicas de derivação, intubação operatória e drenagem externa percutânea são equivalentes no alívio parcial ou completo da icterícia. Além disso, a avaliação da qualidade de vida em pacientes que se submetem a cirurgia de derivação, intubação operatória ou drenagem percutânea não tem demonstrado uma vantagem distinta para qualquer um dos tipos de tratamento paliativo[11,60]. Não existe também diferença significativa na sobrevida relatada, para o tipo de procedimento paliativo empregado com o fim de aliviar a obstrução biliar. Entretanto, paliação efetiva da obstrução biliar em pacientes com colangiocarcinoma hilar irressecável é importante porque 50% deles sobreviverão por, no mínimo, 1 ano depois que o diagnóstico inicial do tumor foi realizado[37].

Quimioterapia

Devido à alta porcentagem de colangiocarcinomas hilares irressecáveis, vários regimes quimioterápicos foram utilizados na esperança de promover uma melhor paliação e prolongar a sobrevida. Infelizmente, esses relatos descrevem os resultados de tratamentos de grupos muito pequenos de pacientes. Uma revisão de quimioterapia sistêmica para câncer das vias biliares com 97 pacientes que foram tratados com 9 programas terapêuticos diferentes[80]. Nesse estudo, mitomicina-C, doxorrubicina e 5-fluorouracil são as drogas de maior eficácia, com uma resposta parcial coletiva de 29% e uma sobrevida mediana variando entre 6 e 11 meses. De modo geral, tanto quimioterapia sistêmica como quimioterapia regional pela infusão pela artéria hepática falham em demonstrar vantagem evidente na sobrevida.

Radioterapia

Os resultados da radioterapia são ainda mais incongruentes devido aos vários tipos, às várias dosagens e às diferentes vias de administração, além de um número limitado de pacientes comparáveis. Radioterapia adjuvante tem sido utilizada em seguida à ressecção com o objetivo de reduzir a recorrência locorregional e contribuir para melhor sobrevida[19]. Radioterapia interna com Ir^{192} (irídio) ou braquiterapia com irídio podem ter uma função paliativa, melhorando a perviedade de ductos biliares obstruídos. Esse método tem sido associado a um aumento médio na sobrevida de 16 meses. Ocasionalmente, pacientes irradiados com doenças irressecáveis sobrevivem mais de 5 anos[70]. Alguns conceitos paliativos são baseados no uso de irídio endoluminal exclusivo, resultando em uma taxa de sobrevida de até 18 meses, porém freqüentemente acompanhada por episódios de colangite[69]. Radioterapia externa como a única opção de tratamento não gera nenhuma diferença significativa na sobrevida global, embora raras sobrevidas em longo prazo tenham sido relatadas[45].

Radioterapia intra-operatória tem sido avaliada em associação com tumores de ductos biliares extra-hepáticos ressecáveis e irressecáveis[18]. Como uma técnica modificada, dose de reforço pode ser aplicada[98]. Pode existir um leve prolongamento na sobrevida de pacientes com tumores irressecáveis, mas os dados sobre a sobrevida são ainda desanimadores. O uso mais interessante da radioterapia intra-operatória pode ser como um adjuvante cirúrgico imediato na bordas do leito tumoral pelo alto risco de recorrência local[50]. Aplicação de radiossensibilizadores ou hipertermia em conjunto com a radioterapia pode ser assunto de muitas pesquisas clínicas.

CARCINOMAS PERIAMPULARES

Carcinomas da região periampular incluem tumores de pâncreas, ducto biliar distal, ampola de Vater e duodeno periampular (ver Capítulo 144). Os últimos três são muito raros e, freqüentemente, difíceis ou impossíveis de serem diferenciados previamente à cirurgia do adenocarcinoma de origem pancreática[112]. Embora a cirurgia seja curativa em até 40% a 50% dos pacientes com adenocarcinoma localizado não-metastático da ampola de Vater, o mesmo não ocorre com o adenocarcinoma de pâncreas. Nesse sentido reside a importância de um bom estudo de imagem e da ultra-sonografia endoscópica no pré-operatório. Apesar dos aspectos técnicos da pancreatoduodenectomia serem freqüentemente menos importantes em pacientes com neoplasias ampulares do que com adenocarcinoma pancreático, dados recentes sugerem que apenas procedimentos oncologicamente adequados contribuem para a sobrevida favorável de pacientes com carcinoma ampolar[10,112].

Referências Bibliográficas

1. Adam A, Benjamin IS. The staging of cholangiocarcinoma. Clin Radiol 46: 299-303, 1992.
2. Ahmad J., Slivka A. Hepatobiliary disease in inflammatory bowel disease. Gastroenterol Clin North Am 31: 329-45, 2002.
3. Alessiani M, Tzakis A, et al. Assessment of five-year experience with abdominal organ cluster transplantation. J Am Coll Surg 180: 1-9, 1995.
4. Altemeir W, Gall AE, et al. Sclerosing carcinoma of the major intrahepatic bile ducts. Arch Surg 75: 450-454, 1957.
5. Athlin LE, Domellof LK, et al. Advanced gallbladder carcinoma: a case report and review of the literature. Eur J Surg Oncol 13: 449-53, 1987.
6. Baer HU,Stain SC, et al. Improvements in survival by aggressive resections of hilar cholangiocarcinoma. Ann Surg 217: 20-7, 1993.
7. Barr LH, Wright FH. Carcinoma of the gallbladder. Am Surg 50: 275-6, 1984..
8. Bengmark S, Ekberg H, et al. Major liver resection for hilar cholangiocarcinoma. Ann Surg 207: 120-5, 1988.
9. Berk RN, Armbuster TG, et al. Carcinoma in the porcelain gallbladder. Radiology 106: 29-31, 1973.
10. Birkmeyer JD, Finlayson SR, et al. Effect of hospital volume on in-hospital mortality with pancreaticoduodenectomy.Surgery 125: 250-6, 1999.
11. Bismuth H, Castaing D, et al. Resection or palliation: priority of surgery in the treatment of hilar cancer. World J Surg 12(1): 39-47, 1988.
12. Bismuth H, Corlette MB. Intrahepatic cholangioenteric anastomosis in carcinoma of the hilus of the liver.Surg Gynecol Obstet 140: 170-8, 1975.
13. Broe P, Cameron JL. The management of proximal biliary tract tumors. Adv Surg 15: 47-91, 1981.
14. Broome U, Olsson R, et al. Natural history and prognostic factors in 305 Swedish patients with primary sclerosing cholangitis. Gut 38: 610-5, 1996.
15. Burke EC, Jarnagin WR, et al. Hilar cholangiocarcinoma: patterns of spread, the importance of hepatic resection for curative operation, and a presurgical clinical staging system. Ann Surg 228: 385-94, 1998.
16. Buskirk SJ, Gunderson LL, et al. Analysis of failure following curative irradiation of gallbladder and extrahepatic bile duct carcinoma. Int J Radiat Oncol Biol Phys 10: 2013-23, 1984.
17. Busse PM, Cady B, et al. Intraoperative radiation therapy for carcinoma of the gallbladder.World J Surg 15: 352-6, 1991.
18. Busse PM, Stone MD, et al. Intraoperative radiation therapy for biliary tract carcinoma: results of a 5-year experience. Surgery 105: 724-33, 1989.
19. Cameron JL, Pitt HA, et al. Management of proximal cholangiocarcinomas by surgical resection and radiotherapy. Am J Surg 159: 91-7; discussion 97-8, 1990.
20. Castro MP. Efficacy of gemcitabine in the treatment of patients with gallbladder carcinoma: a case report. Cancer 82: 639-41, 1998.
21. Chapman RW. Risk factors for biliary tract carcinogenesis. Ann Oncol 10 Suppl 4: 308-11, 1999.
22. Cheng JL, Bruno MJ, et al. Endoscopic palliation of patients with biliary obstruction caused by nonresectable hilar cholangiocarcinoma: efficacy of self-expandable metallic Wallstents. Gastrointest Endosc 56: 33-9, 2002.
23. Chow WH, Johansen C, et al. Gallstones, cholecystectomy and risk of cancers of the liver, biliary tract and pancreas. Br J Cancer 79: 640-4, 1999.
24. Chung C, Bautista N, et al. Prognosis and treatment of bile duct carcinoma. Am Surg 64: 921-5, 1998.
25. Corvera CU, Weber SM, et al. Role of laparoscopy in the evaluation of biliary tract cancer. Surg Oncol Clin N Am 11: 877-91, 2002.
26. Cotroneo AR, Di Stasi C, et al. Carcinoma of the pancreatic head area. Diagnostic imaging. Direct cholangiography: PTC. Rays 20: 280-8, 1995.
27. Csendes A, Becerra M, et al. Bacteriological studies of bile from the gallbladder in patients with carcinoma of the gallbladder, cholelithiasis, common bile duct stones and no gallstones disease. Eur J Surg 160: 363-7, 1994.
28. Dalla Palma L, Rizzatto G, et al. Grey-scale ultrasonography in the evaluation of carcinoma of the gall bladder. Br J Radiol 53: 662-7, 1980.
29. Dayton MT, Longmire WP Jr, et al. Caroli's disease: a premalignant condition?. Am J Surg 145: 41-8, 1983.
30. De Aretxabala X, Roa I, et al. Gallbladder cancer in patients less than 40 years old. Br J Surg 81: 111, 1994.
31. Diehl AK. Gallstone size and the risk of gallbladder cancer. Jama 250: 2323-6, 1983.
32. Donohue JH. Present status of the diagnosis and treatment of gallbladder carcinoma. J Hepatobiliary Pancreat Surg 8: 530-4, 2001.
33. Donohue JH, Nagorney DM, et al. Carcinoma of the gallbladder. Does radical resection improve outcome? Arch Surg 125: 237-41, 1990.
34. Donohue JH, Stewart AK, et al. The National Cancer Data Base report on carcinoma of the gallbladder, 1989-1995. Cancer 83: 2618-28, 1998.
35. Falkson G, MacIntyre JM, et al. Eastern Cooperative Oncology Group experience with chemotherapy for inoperable gallbladder and bile duct cancer. Cancer 54: 965-9, 1984.
36. Fardel D. Malignant neoplasms of extrahepatic biliary ducts. Ann Surg 76: 205-211, 1922.
37. Farley DR, Weaver AL, et al. «Natural history» of unresected cholangiocarcinoma: patient outcome after noncurative intervention. Mayo Clin Proc 70(5): 425-9, 1995.
38. Fong Y, Brennan MF, et al. Gallbladder cancer discovered during laparoscopic surgery. Potential for iatrogenic tumor dissemination. Arch Surg 128: 1054-6, 1993.
39. Fong Y, Heffernan N, et al. Gallbladder carcinoma discovered during laparoscopic cholecystectomy: aggressive reresection is beneficial. Cancer 83: 423-7, 1998.
40. Fox JG, Dewhirst FE, et al. Hepatic *Helicobacter* species identified in bile and gallbladder tissue from Chileans with chronic cholecystitis. Gastroenterology 114: 755-63, 1998.
41. Gall FP, Kockerling F, et al. Radical operations for carcinoma of the gallbladder: present status in Germany. World J Surg 15: 328-36, 1991.
42. Goldstein RM, Stone M, et al. Is liver transplantation indicated for cholangiocarcinoma? Am J Surg 166: 768-71; discussion 771-2, 1993.
43. Harvey JH, Smith FP, et al. 5-Fluorouracil, mitomycin, and doxorubicin (FAM) in carcinoma of the biliary tract. J Clin Oncol 2: 1245-8, 1984.
44. Henke AC, Jensen CS, et al. Cytologic diagnosis of adenocarcinoma in biliary and pancreatic duct brushings. Adv Anat Pathol 9: 301-8, 2002.
45. Hishikawa Y, Shimada T, et al. Radiation therapy of carcinoma of the extrahepatic bile ducts. Radiology 146: 787-9, 1983.
46. Hochwald SN, Burke EC, et al. Association of preoperative biliary stenting with increased postoperative infectious complications in proximal cholangiocarcinoma.Arch Surg 134: 261-6, 1999.

47. Ismail T, Angrisani L, et al. Primary hepatic malignancy: the role of liver transplantation.Br J Surg 77: 983-7, 1990.
48. Itai Y, Araki T, et al. Computed tomography of gallbladder carcinoma. Radiology 137: 713-8, 1980.
49. Ito M, Mishima Y, et al. An anatomical study of the lymphatic drainage of the gallbladder. Surg Radiol Anat 13: 89-104, 1991.
50. Iwasaki Y, Todoroki T, et al. The role of intraoperative radiation therapy in the treatment of bile duct cancer.World J Surg 12: 91-8, 1988.
51. Iwatsuki S, Todo S, et al. Treatment of hilar cholangiocarcinoma (Klatskin tumors) with hepatic resection or transplantation. J Am Coll Surg 187: 358-64, 1998.
52. Jones RS. Palliative operative procedures for carcinoma of the gallbladder.World J Surg 15: 348-51, 1991.
53. Kalra M, Sahani D, et al. The role of magnetic resonance cholangiopancreatography in patients with suspected biliary obstruction. Curr Gastroenterol Rep 4: 160-6, 2002.
54. Kayahara M, Nagakawa T, et al. Role of nodal involvement and the periductal soft-tissue margin in middle and distal bile duct cancer. Ann Surg 229: 76-83, 1999.
55. Kim BS, Ha HK, et al. Accuracy of CT in local staging of gallbladder carcinoma.Acta Radiol 43: 71-6, 2002.
56. Kim JH, Kim TK, et al. Preoperative evaluation of gallbladder carcinoma: Efficacy of combined use of MR imaging, MR cholangiography, and contrast-enhanced dual-phase three-dimensional MR angiography. J Magn Reson Imaging 16: 676-84, 2002.
57. Klatskin G. Adenocarcinoma of the hepatic duct at its bifurcation with the porta hepatis. Am J Med 38: 241-256, 1965.
58. Kozuka S, Tsubone N, et al. Relation of adenoma to carcinoma in the gallbladder. Cancer 50: 2226-34, 1982.
59. Lahde, S. Helical CT in the examination of bile duct obstruction. Acta Radiol 37(5): 660-4, 1996.
60. Lai EC, Tompkins RK, et al. Proximal bile duct cancer. Quality of survival. Ann Surg 205: 111-8, 1987.
61. Langer JC, Langer B, et al. Carcinoma of the extrahepatic bile ducts: results of an aggressive surgical approach. Surgery 98: 752-9, 1985.
62. Lillemoe KD, Cameron JL. Surgery for hilar cholangiocarcinoma: the Johns Hopkins approach. J Hepatobiliary Pancreat Surg 7: 115-21, 2000.
63. Lipsett PA, Pitt HA, et al. Choledochal cyst disease. A changing pattern of presentation. Ann Surg 220: 644-52, 1994.
64. Makela JT, Kairaluoma MI. Superselective intra-arterial chemotherapy with mitomycin for gallbladder cancer. Br J Surg 80: 912-5, 1993.
65. Mancuso TF, Brennan MJ. Epidemiological considerations of cancer of the gallbladder, bile ducts and salivary glands in the rubber industry. J Occup Med 12: 333-41, 1970.
66. Misra S, Chaturvedi A, et al. Carcinoma of the gallbladder. Lancet Oncol 4(3): 167-76, 2003.
67. Mizuguchi M, Kudo S, et al. Endoscopic ultrasonography for demonstrating loss of multiple-layer pattern of the thickened gallbladder wall in the preoperative diagnosis of gallbladder cancer. Eur Radiol 7: 1323-7, 1997.
68. Mizumoto R, Suzuki H. Surgical anatomy of the hepatic hilum with special reference to the caudate lobe. World J Surg 12: 2-10, 1988.
69. Monson JR, Donohue JH, et al. Intraoperative radiotherapy for unresectable cholangiocarcinoma — the Mayo Clinic experience. Surg Oncol 1: 283-90, 1992.
70. Mornex F, Ardiet JM, et al. Radiotherapy of high bile duct carcinoma using intra-catheter iridium 192 wire. Cancer 54: 2069-73, 1984.
71. Morrow CE, Sutherland DE, et al. Primary gallbladder carcinoma: significance of subserosal lesions and results of aggressive surgical treatment and adjuvant chemotherapy. Surgery 94: 709-14, 1983.
72. Nagorney DM, Donohue JH, et al. Outcomes after curative resections of cholangiocarcinoma. Arch Surg 128(8): 871-7; discussion 877-9, 1993.
73. Nagorney DM, McPherson GA. Carcinoma of the gallbladder and extrahepatic bile ducts. Semin Oncol 15(2): 106-15, 1988.
74. Nakeeb A, Lipsett PA, et al. Biliary carcinoembryonic antigen levels are a marker for cholangiocarcinoma. Am J Surg 171: 147-52; discussion 152-3, 1996.
75. Nakeeb A, Pitt HA, et al. Cholangiocarcinoma. A spectrum of intrahepatic, perihilar, and distal tumors. Ann Surg 224: 463-73; discussion 473-5, 1996.
76. Nelson BD, Porvaznik J, et al. Gallbladder disease in Southwestern American Indians. Arch Surg 103: 41-3, 1971.
77. Nevin JE, Moran TJ, et al. Carcinoma of the gallbladder: staging, treatment, and prognosis." Cancer 37: 141-8, 1976.
78. Nimura Y, Kamiya J, et al. Aggressive surgical treatment of hilar cholangiocarcinoma. J Hepatobiliary Pancreat Surg 5: 52-61, 1998.
79. North JH Jr, Pack MS, et al. Prognostic factors for adenocarcinoma of the gallbladder: an analysis of 162 cases. Am Surg 64: 437-40, 1998.
80. Oberfield RARL, Rossi RL. The role of chemotherapy in the treatment of bile duct cancer. World J Surg 12: 105-8, 1988.
81. O'Brien S, Hatfield AR, et al. A three year follow up of self expanding metal stents in the endoscopic palliation of long-term survivors with malignant biliary obstruction. Gut 36: 618-21, 1995.
82. Ogura Y, Mizumoto R, et al. Radical operations for carcinoma of the gallbladder: present status in Japan. World J Surg 15: 337-43, 1991.
83. Ogura Y, Tabata M, et al. Effect of hepatic invasion on the choice of hepatic resection for advanced carcinoma of the gallbladder: histologic analysis of 32 surgical cases. World J Surg 22: 262-6; discussion 266-7, 1998.
84. Ohtani T, Takano Y, et al. Early intraperitoneal dissemination after radical resection of unsuspected gallbladder carcinoma following laparoscopic cholecystectomy.Surg Laparosc Endosc 8: 58-62, 1998.
85. Ohtsuka M, Miyazaki M, et al. Routes of hepatic metastasis of gallbladder carcinoma. Am J Clin Pathol 109: 62-8, 1998.
86. Okamoto M, Okamoto H, et al. Ultrasonographic evidence of association of polyps and stones with gallbladder cancer. Am J Gastroenterol 94: 446-50, 1999.
87. Okuda K, Nakanuma Y, et al. Cholangiocarcinoma: recent progress. Part 1: epidemiology and etiology. J Gastroenterol Hepatol 17: 1049-55, 2002.
88. Okuda K, Nakanuma Y, et al. Cholangiocarcinoma: recent progress. Part 2: molecular pathology and treatment. J Gastroenterol Hepatol 17: 1056-63, 2002.
89. Ouchi K, Suzuki M, et al. Histologic findings and prognostic factors in carcinoma of the upper bile duct. Am J Surg 157: 552-6, 1989.
90. Perpetuo MD, Valdivieso M, et al. Natural history study of gallbladder cancer: a review of 36 years experience at M. D. Anderson Hospital and Tumor Institute. Cancer 42: 330-5, 1978.
91. Petmitr S, Pinlaor S, et al. K-ras oncogene and p53 gene mutations in cholangiocarcinoma from Thai patients. Southeast Asian J Trop Med Public Health 29: 71-5, 1998.
92. Pichlmayr R, Lamesch P, et al. Surgical treatment of cholangiocellular carcinoma. World J Surg 19: 83-8, 1995.
93. Pichlmayr R, Weimann A, et al. Surgical treatment in proximal bile duct cancer. A single-center experience. Ann Surg 224: 628-38, 1996.
94. Pichlmayr R, Weimann A, et al. Role of liver transplantation in the treatment of unresectable liver cancer. World J Surg 19: 807-13, 1995.
95. Piehler JM, Crichlow RW. Primary carcinoma of the gallbladder. Surg Gynecol Obstet 147: 929-42, 1978.
96. Pilepich MV, Lambert PM. Radiotherapy of carcinomas of the extrahepatic biliary system. Radiology 127: 767-70, 1978.
97. Pinson CW, Rossi RL. Extended right hepatic lobectomy, left hepatic lobectomy, and skeletonization resection for proximal bile duct cancer. World J Surg 12: 52-9, 1988.

98. Rich TA. Intraoperative radiotherapy. Radiother Oncol 6: 207-21, 1986.
99. Robledo R, Muro A, et al. Extrahepatic bile duct carcinoma: US characteristics and accuracy in demonstration of tumors. Radiology 198: 869-73, 1996.
100. Sakamoto E, Nimura Y, et al. The pattern of infiltration at the proximal border of hilar bile duct carcinoma: a histologic analysis of 62 resected cases. Ann Surg 227: 405-11, 1998.
101. Sako K, Seitzinger GL, et al. Carcinoma of the extrahepatic bile ducts: review of the literature and report of six cases.Surgery 41: 416-422, 1957.
102. Shimoda M, Farmer DG, et al. Liver transplantation for cholangiocellular carcinoma: analysis of a single-center experience and review of the literature. Liver Transpl 7(12): 1023-33, 2001.
103. Shimonishi T, Sasaki M, et al. Precancerous lesions of intrahepatic cholangiocarcinoma. J Hepatobiliary Pancreat Surg 7: 542-50, 2000.
104. Smits NJ, Reeders JW. Imaging and staging of biliopancreatic malignancy: role of ultrasound. Ann Oncol 10 Suppl 4: 20-4, 1999.
105. Soto JA, Barish MA, et al. Magnetic resonance imaging of the bile ducts. Semin Roentgenol 32: 188-201, 1997.
106. Sumiyoshi K, Nagai E, et al. Pathology of carcinoma of the gallbladder.World J Surg 15: 315-21, 1991.
107. Suzuki A, Watanabe M, et al. Induction of carcinoma of the gallbladder in hamsters by insertion of methylcholanthrene beeswax pellets. Jpn J Surg 12: 227-8, 1982.
108. Szklaruk J, Tamm E, et al. Preoperative imaging of biliary tract cancers.Surg Oncol Clin N Am 11: 865-76, 2002.
109. Takada T, Amano H, et al. Is postoperative adjuvant chemotherapy useful for gallbladder carcinoma? A phase III multicenter prospective randomized controlled trial in patients with resected pancreaticobiliary carcinoma. Cancer 95: 1685-95, 2002.
110. Tanaka J, Andoh H, et al. Palliative treatment with metallic stents for unresectable gallbladder carcinoma involving the portal vein and bile duct. J Hepatobiliary Pancreat Surg 7: 331-5, 2000.
111. Tanaka M, Ogawa Y, et al. The role of endoscopic retrograde cholangiopancreatography in preoperative assessment of bile duct cancer. World J Surg 12: 27-32, 1988.
112. Tanaka S, Hirohashi K, et al. Prognostic factors in patients with carcinoma of the papilla of Vater. Hepatogastroenterology 49: 1116-9, 2002.
113. Tanno S, Obara T, et al. Proliferative potential and K-ras mutation in epithelial hyperplasia of the gallbladder in patients with anomalous pancreaticobiliary ductal union. Cancer 83: 267-75, 1998.
114. Todoroki T, Iwasaki Y, et al. Resection combined with intraoperative radiation therapy (IORT) for stage IV (TNM) gallbladder carcinoma. World J Surg 15: 357-66, 1991.
115. Todoroki T, Kawamoto T, et al. Benefits of combining radiotherapy with aggressive resection for stage IV gallbladder cancer. Hepatogastroenterology 46: 1585-91, 1999.
116. Tompkins RK, Thomas D, et al. Prognostic factors in bile duct carcinoma: analysis of 96 cases. Ann Surg 194: 447-57, 1981.
117. Toyonaga T, Chijiiwa K, et al. Completion radical surgery after cholecystectomy for accidentally undiagnosed gallbladder carcinoma. World J Surg 27: 266-71, 2003.
118. Tsukada K, Yoshida K, et al. Major hepatectomy and pancreatoduodenectomy for advanced carcinoma of the biliary tract. Br J Surg 81: 108-10, 1994.
119. Washburn WK, Lewis WD, et al. Aggressive surgical resection for cholangiocarcinoma. Arch Surg 130: 270-6, 1995.
120. Weinbren K, Mutum S. Pathological aspects of cholangiocarcinoma. J Pathol 139: 217-38, 1983.
121. WhiteTT. Skeletization resection and central hepatic resection in the treatment of bile duct cancer. World J Surg 12: 48-51, 1988.
122. Yamaguchi K, Chijiiwa K, et al. Anatomical limit of extended cholecystectomy for gallbladder carcinoma involving the neck of the gallbladder. Int Surg 83: 21-3, 1998.
123. Yoshikawa T, Araida T, et al. Bisubsegmental liver resection for gallbladder cancer. Hepatogastroenterology 45: 14-9, 1998.

9

PARTE

PÂNCREAS

CAPÍTULO 136

Anatomia e Fisiologia do Pâncreas*

Gary C. Vitale
John H. Barker

INTRODUÇÃO

O pâncreas foi denominado por Galeno. Galeno e Vesalius não lhe atribuíram função, mas pensaram nele mecanicamente como um tecido frouxo de sustentação para os vasos sangüíneos e o estômago. A primeira delineação de ducto pancreático humano foi realizada por Wirsung em 1642, e de Graaf descreveu a secreção pancreática em cães pouco depois, em 1664.

A relação entre secreção pancreática e digestão foi estabelecida entre 1834 e 1844, com Eberle observando a emulsificação da gordura. Purkinje e Pappenheim observaram a proteólise, e Valents, a degradação enzimática do amido. Kuhne isolou a enzima tripsina pela primeira vez em 1876. A amilase e a lipase pancreáticas foram isoladas logo depois.

Langerhans descreveu em 1869 a estrutura histológica do pâncreas, e Heidenhein documentou o desaparecimento dos grânulos citoplasmáticos após refeições, sugerindo a sua importância no armazenamento enzimático[20]. Friedreich, em 1875, e Fritz, em 1889, descreveram doenças do pâncreas e sugeriram opções cirúrgicas para o seu tratamento. Apesar de Brunner ter removido cirurgicamente com sucesso o pâncreas de um cão em 1683, foi somente na década de 30 que Whipple e Brunschwig desenvolveram o conceito de ressecção pancreática cirúrgica para neoplasias e pancreatites.

EMBRIOLOGIA

A superfície endodérmica do duodeno forma dois brotos pancreáticos na 4ª semana de gestação. Os brotos dorsal e ventral migram e se fundem por volta da 7ª semana de gestação, ao mesmo tempo que o duodeno roda para a direita (Fig. 136.1)[34]. A formação ductal ocorre, na medida em que os componentes ductais ventrais e dorsais se fundem. O pâncreas ventral, formando o processo uncinado, une-se com o ducto biliar distal para formar a papila maior, refletindo sua origem duodenal comum[5]. A porção proximal do ducto pancreático dorsal se atrofia, para formar o ducto acessório (Santorini), com uma entrada separada no duodeno na papila menor, a qual é pérvia em 50% a 70% dos casos. Em 10% dos casos o sistema ductal não se funde[8].

Com 9 semanas de gestação o pâncreas é composto de células epiteliais indiferenciadas. Por volta da 12ª à 16ª semana, é possível ver células de ilhotas bem distintas. A secreção de insulina se inicia no 5º mês de gestação[14]. Simultaneamente, as células exócrinas se diferenciam, e os primeiros grânulos de zimogênio aparecem com 12 semanas de gestação.

ANATOMIA

Sistema Ductal

O conceito de anatomia ductal normal deve ser abandonado, dada a variabilidade do sistema ductal pancreatobiliar. A porção pancreática do ducto biliar comum tem em média 3 cm de comprimento. Essa porção do ducto biliar pode ser exposta por um acesso posterior, por elevação do tecido pancreático ou por dissecção adjacente ao duodeno ao longo da margem pancreática.

O ducto pancreático principal (ducto de Wirsung) localiza-se próximo à superfície posterior da glândula e possui 3 mm de diâmetro na sua porção proximal, afilando-se para 2 mm na cauda. Quando se dilata, o ducto é acessível na superfície anterior da glândula abaixo de uma fina camada de tecido pancreático. O ducto

*Capítulo traduzido pelos Drs. Carolina Gomes Gonçalves e Lucas Duda Schmitz.

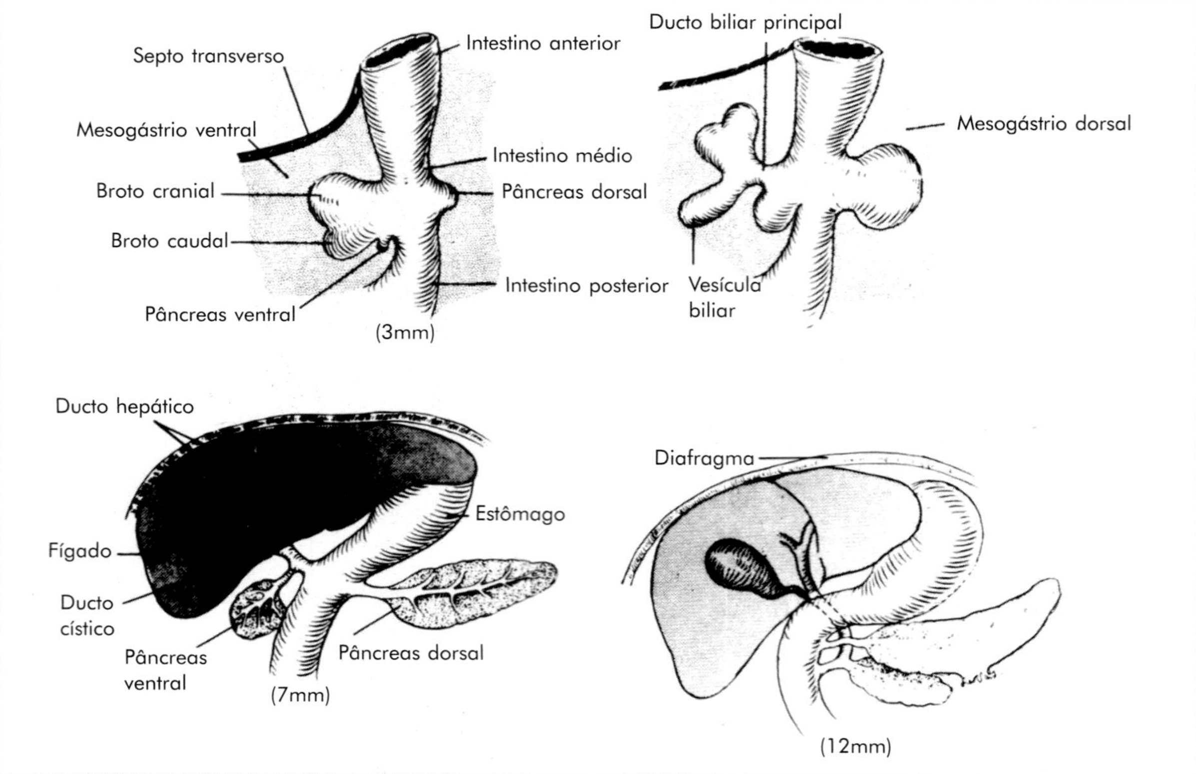

Fig. 136.1 — *Estágios no desenvolvimento embriológico da árvore biliar extra-hepática e pâncreas. (De MM Thaler et al. The biliary tract: anatomy and embryology. In: Gastrointestinal disease, editado por MG Sleisenger e JS Fordtran, p. 1083, W.B. Saunders, Philadelphia, 1973.)*

pancreático principal se divide na cabeça do pâncreas e se comunica com o ducto acessório antes de se dirigir inferiormente em direção à papila duodenal maior. O ducto acessório (ducto de Santorini) passa anteriormente ao ducto biliar comum e se esvazia na papila menor, a qual está localizada proximal e anteriormente à papila maior. Esta localiza-se no meio da segunda porção do duodeno, em média, a 8 cm do piloro (1,5 a 12 cm)[11]. A ampola de Vater é uma dilatação pequena (< 5 mm) do canal pancreatobiliar comum, que ocorre em 90% dos indivíduos. Em 10% das pessoas os ductos biliar e pancreático entram separadamente no duodeno, sem formarem uma ampola[7]. Não é incomum a presença de divertículos periampolares (ver Capítulo 56).

As variações dos ductos principal e acessório são mais bem visualizadas diagramaticamente e podem ser vistas na Fig. 136.2. A configuração anatômica mais comum é a presença de um pequeno canal comum (formado pela junção do ducto biliar comum com o ducto pancreático principal) com (33%) ou sem (48%) um ducto acessório. Um canal comum longo com aberturas separadas ocorre em 6% dos indivíduos.

O *pancreas divisum* é uma anomalia dos ductos que ocorre em 10% da população e se caracteriza pela não-fusão embriológica dos ductos pancreáticos ventral e dorsal[5]. Nessa condição, o ducto pancreático principal drena quase todo o pâncreas, exceto o processo uncinado, e se abre na papila menor; somente o processo uncinado é drenado pela papila maior (papila de Vater). A importância do *pancreas divisum* na etiologia da pancreatite aguda e crônica é discutida nos Capítulos 139 e 140.

Vascularização Arterial

O suprimento sangüíneo do pâncreas é derivado do tronco celíaco e da artéria mesentérica superior. É notória a variação no padrão de ramificações dessas artérias. O tronco celíaco tipicamente se divide nas artérias gástrica esquerda, hepática comum e esplênica. Também fornece a artéria frênica e a artéria pancreática dorsal (Fig. 136.3).

Observa-se o padrão típico de ramificação em aproximadamente 80% das vezes. Uma variante cirurgicamente importante é a origem da artéria hepática comum, como o primeiro ramo da artéria mesentérica superior. Alternativamente, a artéria mesentérica superior pode ser ramo do tronco celíaco em um tronco comum com a artéria esplênica. A artéria gástrica esquerda pode surgir diretamente da aorta ou como um ramo da arté-

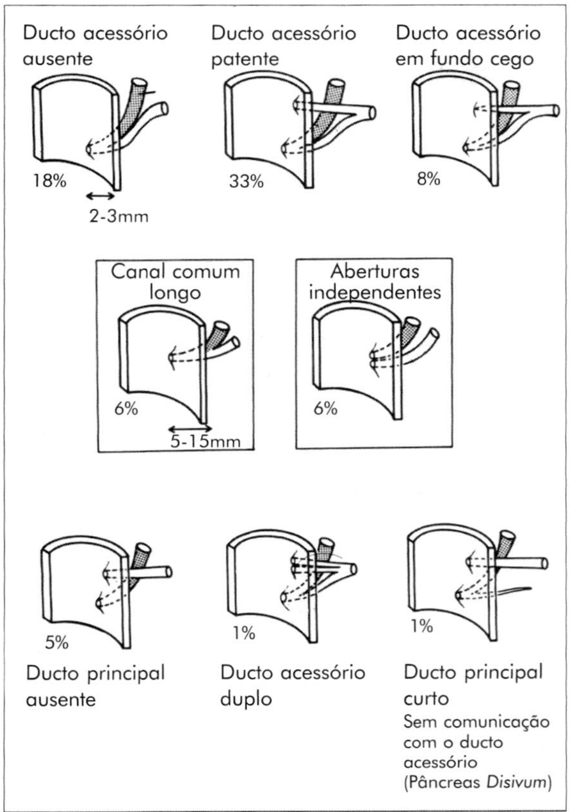

Fig. 136.2 — *Variações dos ductos pancreáticos principal e acessório e sua relação com o ducto biliar principal (DBP). Acima, variações do ducto acessório e presença de um pequeno canal comum entre o ducto biliar principal e o ducto pancreático principal; no meio, variações das terminações do ducto biliar principal e ducto pancreático principal; embaixo, miscelânea de variações. (De CR Mackie et al. Surgical anatomy of the pancreas. In: Tumors of the pancreas, AR Moossa (Ed.), p. 1, Williams and Wilkins, Baltimore, 1980.)*

ria esplênica. Podem surgir do tronco celíaco uma artéria hepática acessória direita ou esquerda (Fig. 136.4). Mackie *et al.* relataram infarto hepático após cirurgia pancreática e ressaltaram a necessidade de esclarecimento da anatomia hepática durante a ressecção pancreática (Fig. 136.5).

A artéria gastroduodenal mais comumente é um ramo da artéria hepática e passa posteriormente à primeira porção do duodeno. A divisão dessa artéria em gastroepiplóica direita e pancreatoduodenal ântero-superior, ramo da artéria gastroduodenal é muito constante. A origem da artéria pancreatoduodenal póstero-superior, ramo da artéria gastroduodenal, se origina anteriormente e à esquerda do ducto biliar comum, passa entre o duodeno e o pâncreas e atravessa a superfície posterior do pâncreas, posteriormente ao ducto biliar, criando assim uma espiral ao redor do ducto. É a maior fonte de suprimento sangüíneo para o ducto biliar distal e está exposta a lesões na mobilização do ducto biliar distal.

As artérias pancreatoduodenais inferiores posterior e anterior se originam da artéria pancreatoduodenal inferior, que é ramo da artéria mesentérica superior. Essas artérias podem originar-se diretamente da artéria mesentérica superior ou das primeiras artérias jejunais. A cabeça do pâncreas e o duodeno têm um suprimento sangüíneo comum através de ramos das arcadas anterior e posterior (Fig. 136.3). A importância cirúrgica está no fato de uma ressecção da cabeça do pâncreas, em uma pancreatectomia de 95%, poder interferir com ramos para o duodeno e resultar num segmento de duodeno isquêmico. Similarmente, a primeira porção do jejuno pode ser irrigada somente por ramos da artéria pancreatoduodenal inferior e pode, portanto, ser comprometida na ressecção desses vasos.

A artéria pancreática dorsal surge da artéria esplênica (37%), como um quarto ramo do tronco celíaco (33%), da artéria mesentérica superior (21%) ou da artéria hepática (8%) (Fig. 136.3)[38]. Seu curso é dorsal ao pâncreas atrás do cólon, anastomosando-se distalmente com a artéria pancreatoduodenal ântero-superior, formando a arcada arterial pré-pancreática. Um fato de importância cirúrgica é que em 5% dos indivíduos a artéria pancreática dorsal se continua como artéria cólica média.

A artéria pancreática inferior irriga o corpo e a cauda do pâncreas ao longo da margem pancreática inferior. Está freqüentemente envolta em tecido pancreático. A artéria pancreática magna é o ramo mais calibroso dos ramos pancreáticos da artéria esplênica. Ela se ramifica ao longo do ducto pancreático comum e se anastomosa com as artérias pancreática dorsal e pancreática caudal (ramo terminal da artéria esplênica).

Vascularização Venosa

A anatomia venosa do pâncreas permite a determinação de ressecabilidade de um dado tumor pancreático, e a chave para a dissecção envolve a remoção do pâncreas das veias mesentérica superior e porta. As veias correm correspondentemente às artérias, com arcadas venosas anterior e posterior e com veias pancreatoduodenais superior e inferior (Fig. 136.6).

A veia pancreatoduodenal ântero-superior junta-se com a veia gastroepiplóica e termina na veia mesentérica superior, enquanto a veia pancreatoduodenal póstero-superior termina diretamente na veia porta. Ambas as veias pancreatoduodenais inferiores drenam nos ramos venosos jejunais mais altos ou na veia mesentérica superior. As veias pancreáticas dorsal, inferior e caudal correm adjacentes às suas artérias correspondentes. As variações anatômicas da veia mesentérica inferior são de importância cirúrgica (Fig. 136.7).

Drenagem Linfática

A drenagem linfática da cabeça do pâncreas e do duodeno está associada à artéria esplênica, à artéria gas-

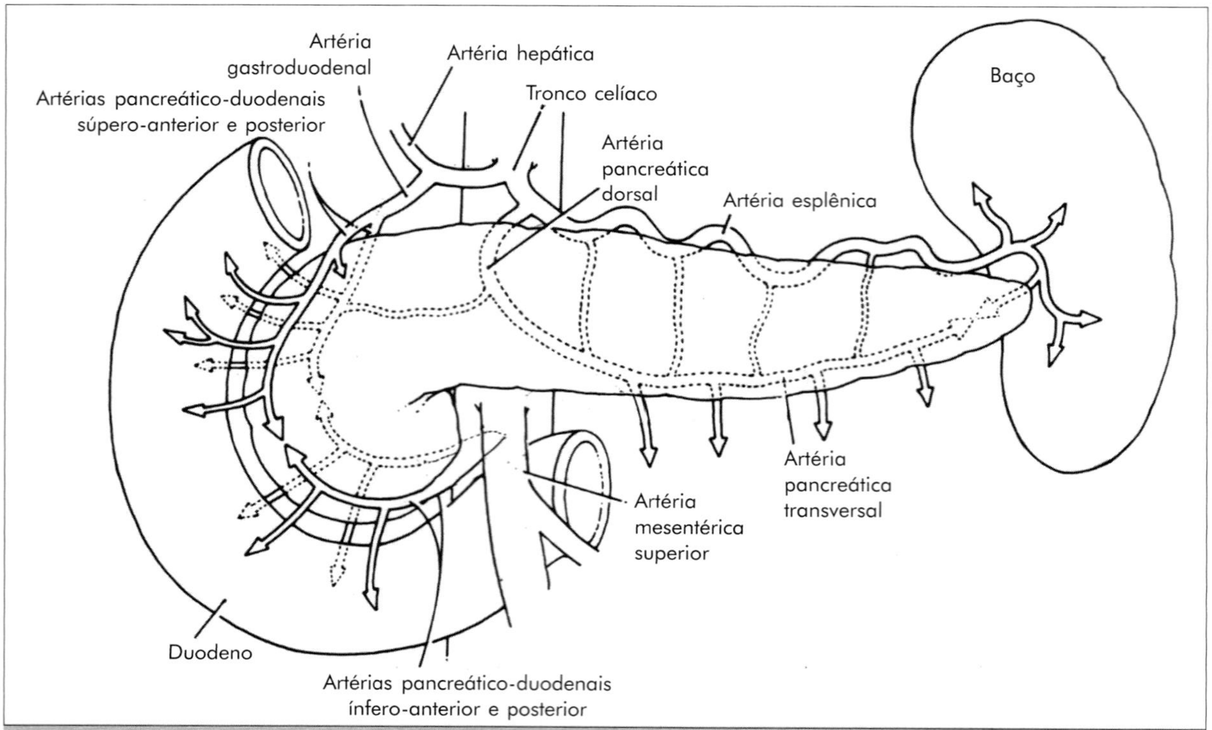

Fig. 136.3 — *Vista anterior da principal vascularização arterial do pâncreas (as artérias gástricas direita e esquerda foram omitidas). (De Skandalakis JE[32].)*

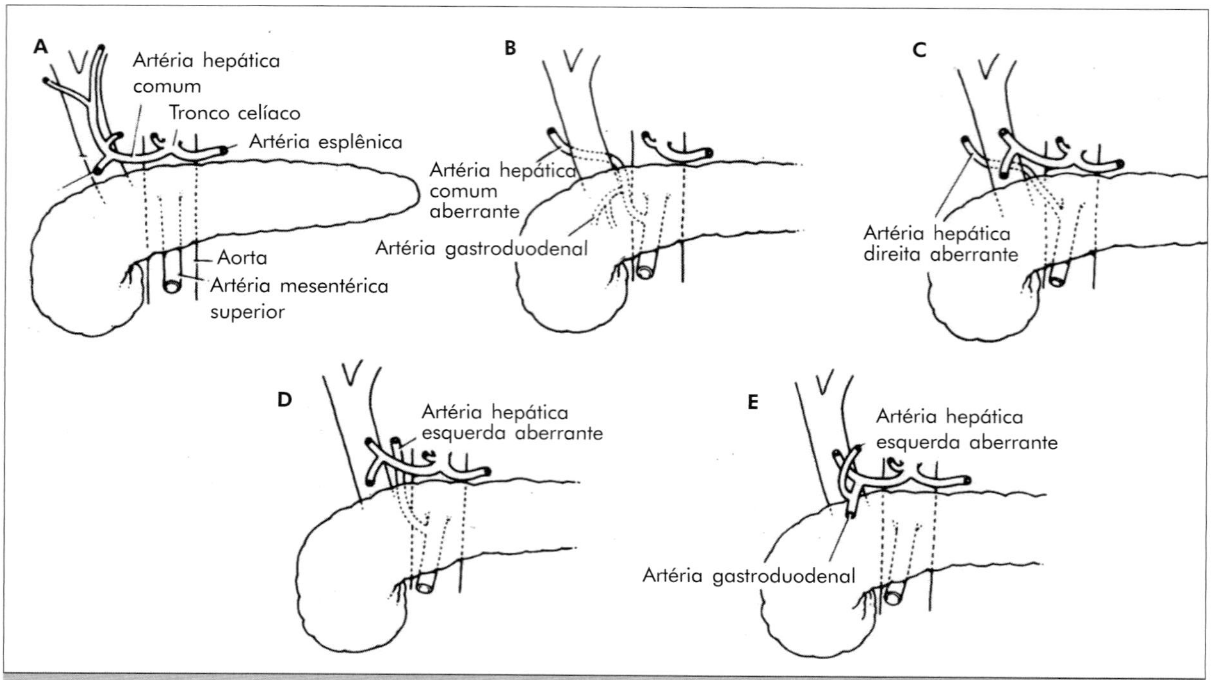

Fig. 136.4 — *Variações das artérias hepáticas. A) Configuração normal, a artéria hepática comum é ramo do tronco celíaco. B) Uma artéria hepática aberrante nasce da artéria mesentérica superior. C) Uma artéria hepática direita aberrante nasce da artéria mesentérica superior. D) Uma artéria hepática esquerda aberrante nasce da artéria mesentérica superior. E) Uma artéria hepática esquerda aberrante nasce da artéria gastroduodenal. Essas artérias aberrantes podem estar associadas às artérias hepáticas normais ou substituindo-as. (De Skandalakis JE[32].)*

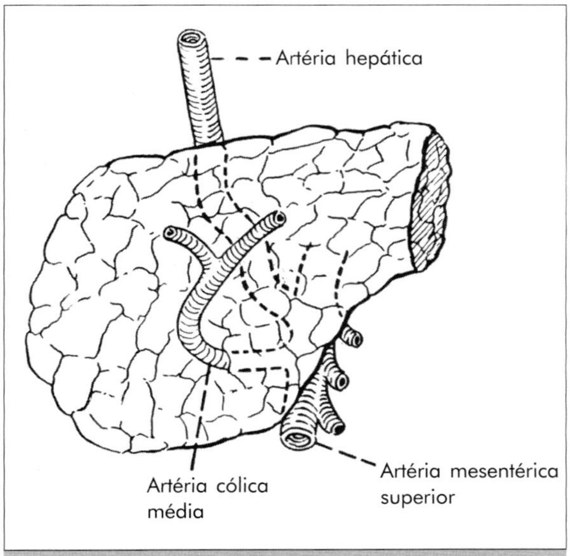

Fig. 136.5 — *Duas relações arteriais anormais com a cabeça do pâncreas — a artéria hepática direita ou comum, como ramo da artéria mesentérica superior e passando imediatamente atrás, ou talvez superficialmente, através da cabeça do pâncreas (uma artéria hepática de origem aórtica pode ter as mesmas relações); e uma artéria cólica média passando através da cabeça do pâncreas. (De Hollinshead WH. The thorax, abdomen and pelvis. Anatomy for surgeons, Vol. 2, Paul B. Hoeber Inc., New York, 1956.)*

troduodenal e aos vasos mesentéricos superiores. Cubilla achou uma média de 35 linfonodos removidos pelo procedimento de Whipple e 70 linfonodos por uma pancreatectomia regional. O duodeno e a cabeça do pâncreas drenam para linfonodos celíacos e mesentéricos pré-aórticos. O corpo do pâncreas tem drenagem para os linfonodos pancreatoesplênicos na borda superior do pâncreas e a cauda para o hilo esplênico. Esses linfonodos drenam para os linfonodos do tronco celíaco (Fig. 136.8).

O carcinoma da cabeça do pâncreas freqüentemente metastatiza para os linfonodos mesentéricos superiores, explicando, portanto, o freqüente envolvimento da veia mesentérica superior[12]. A obstrução das vias linfáticas primárias pode causar desvio de linfa, particularmente para a porta hepatis, envolvendo, portanto, esses linfonodos mais superiores com tumor. Além disso, uma extensa rede de linfáticos entre a cabeça, o corpo e a cauda do pâncreas foi demonstrada, contribuindo para o argumento de se realizar pancreatectomia total durante uma ressecção de um câncer pancreático potencialmente curável.

Inervação

Os nervos do pâncreas são autônomos e se originam dos plexos celíaco e mesentérico superior[1]. Eles

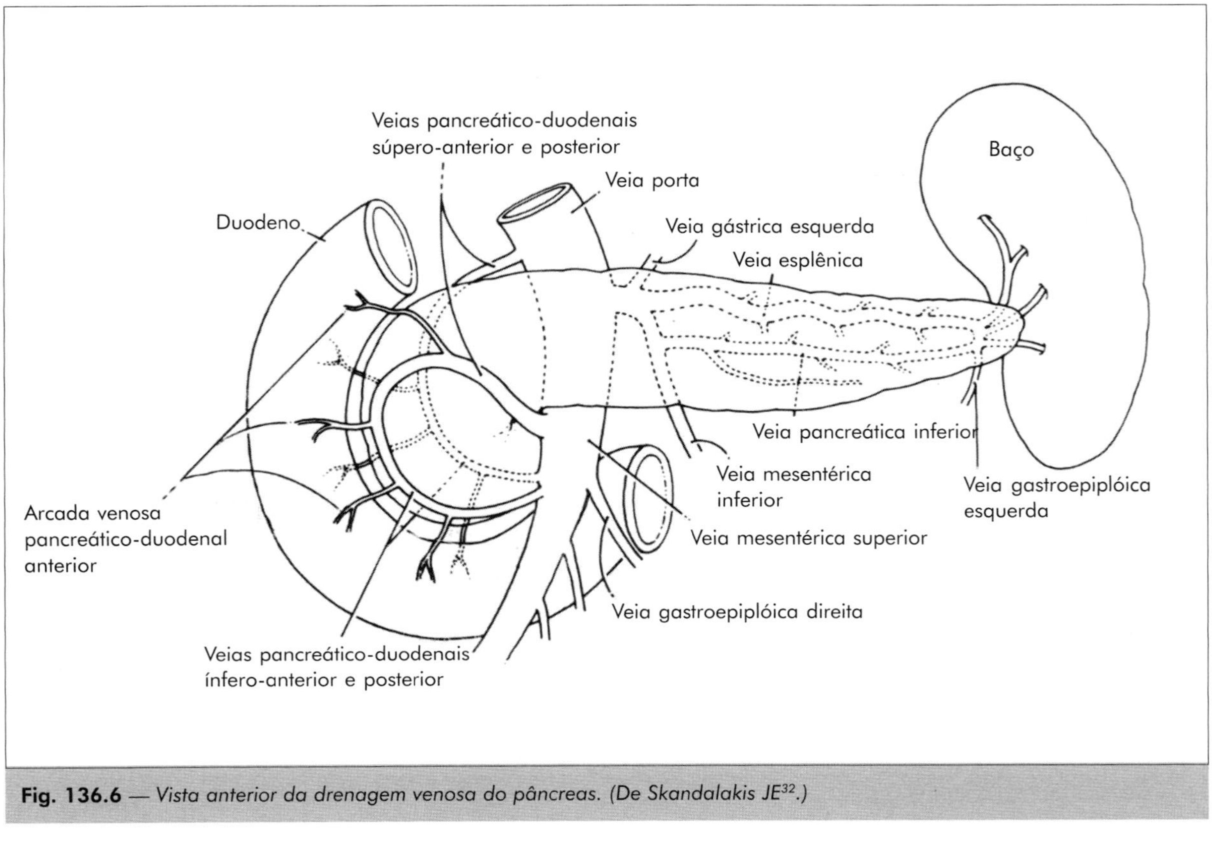

Fig. 136.6 — *Vista anterior da drenagem venosa do pâncreas. (De Skandalakis JE[32].)*

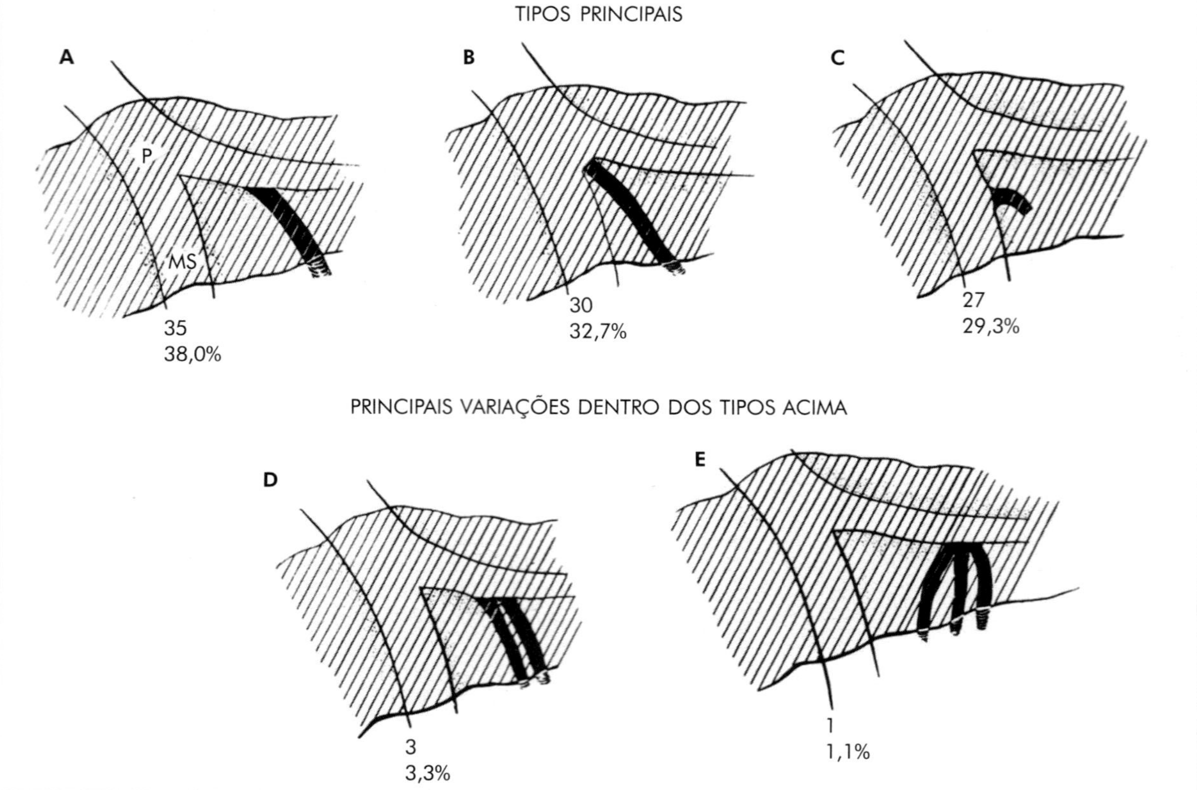

Fig. 136.7 — *De A a E, principais tipos e variações da veia mesentérica inferior e número de espécimes (de 92 dissecções estudadas) nos quais o padrão geral de cada um foi observado. (De Douglas S, et al.[10]).*

Fig. 136.8 — *Drenagem linfática do pâncreas. O fluxo é em direção à margem mais próxima do pâncreas. (De Skandalakis JE[32].)*

são de importância primordial no diagnóstico e tratamento da dor pancreática crônica[1]. Os nervos simpáticos são vasomotores e são acompanhados de fibras aferentes de sensibilidade dolorosa. O plexo celíaco situa-se anteriormente à aorta no nível da primeira vértebra lombar. O gânglio celíaco direito está atrás da veia cava inferior e cabeça do pâncreas, enquanto o gânglio esquerdo está atrás da borda inferior do corpo do pâncreas, medialmente à glândula supra-renal esquerda. O gânglio celíaco direito pode ser alcançado através de uma manobra de Kocher ampla, enquanto o esquerdo é mais bem exposto pela elevação do corpo do pâncreas ao longo da sua borda inferior (Fig. 136.9).

A inervação vagal se estende às células acinares e ilhotas, mas a secreção pancreática está principalmente sob controle hormonal.

Numa fase precoce, a dor pancreática por neoplasia maligna é gerada por obstrução ductal, devido à dificuldade de fluxo de suco pancreático após liberação de secretina no período pós-prandial. Mais tarde, o tumor se estende via linfáticos perineurais aos nervos parietais do abdômen posterior. Essa dor tardia é tipicamente uma dor severa, intratável, secundária à neoplasia pancreática terminal e pode não ser aliviada pelo bloqueio do plexo celíaco e cadeias simpáticas (Fig. 136.10)[25,28].

FISIOLOGIA

Função Exócrina

O suco pancreático possui cloro e bicarbonato como seus principais ânions; sódio e potássio são os principais cátions. A concentração de bicarbonato pode ser tão alta quanto 150 mEq/l, com pH de 8,3. A secreção de bicarbonato parece ser um processo ativo ligado ao transporte ativo de hidrogênio.

As células acinares são responsáveis pela captação de aminoácidos do líquido extracelular e pela síntese de proteínas. As enzimas formadas são armazenadas em grânulos de zimogênio dentro das células acinares. Esses grânulos são posteriormente liberados na luz do ducto dos ácinos, que passam através do ducto pancreático principal para o duodeno. Os zimogênios liberam enzimas na forma inativa, denominadas pró-enzimas, as quais são ativadas pela enterocinase no duodeno ou pela tripsina ativada. Enzimas ou pró-enzimas compõem 90% da proteína do suco pancreático. As demais proteí-

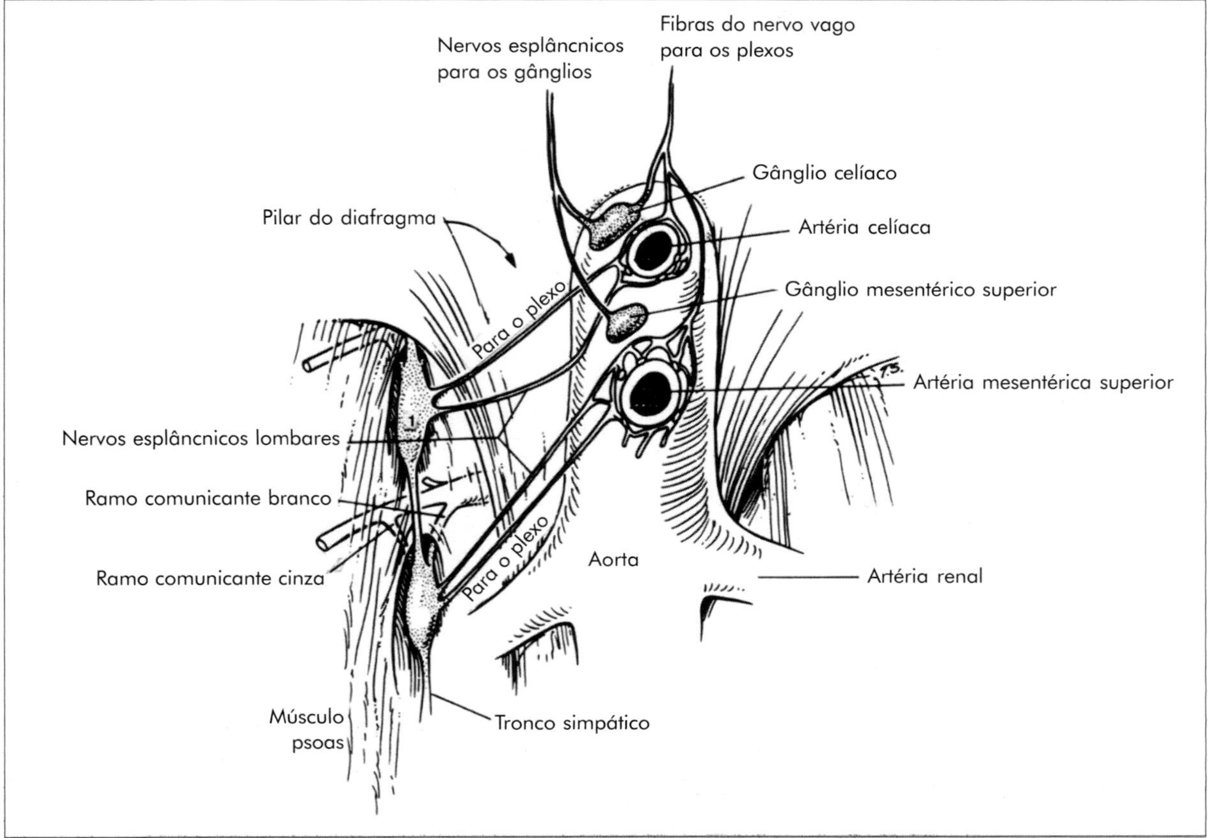

Fig. 136.9 — *Inter-relações periaórtica e pré-aórtica do plexo celíaco com a artéria celíaca. Representação diafragmática mostrando sua conexão aos gânglios simpáticos e vago. (De Prithvi RP[28].)*

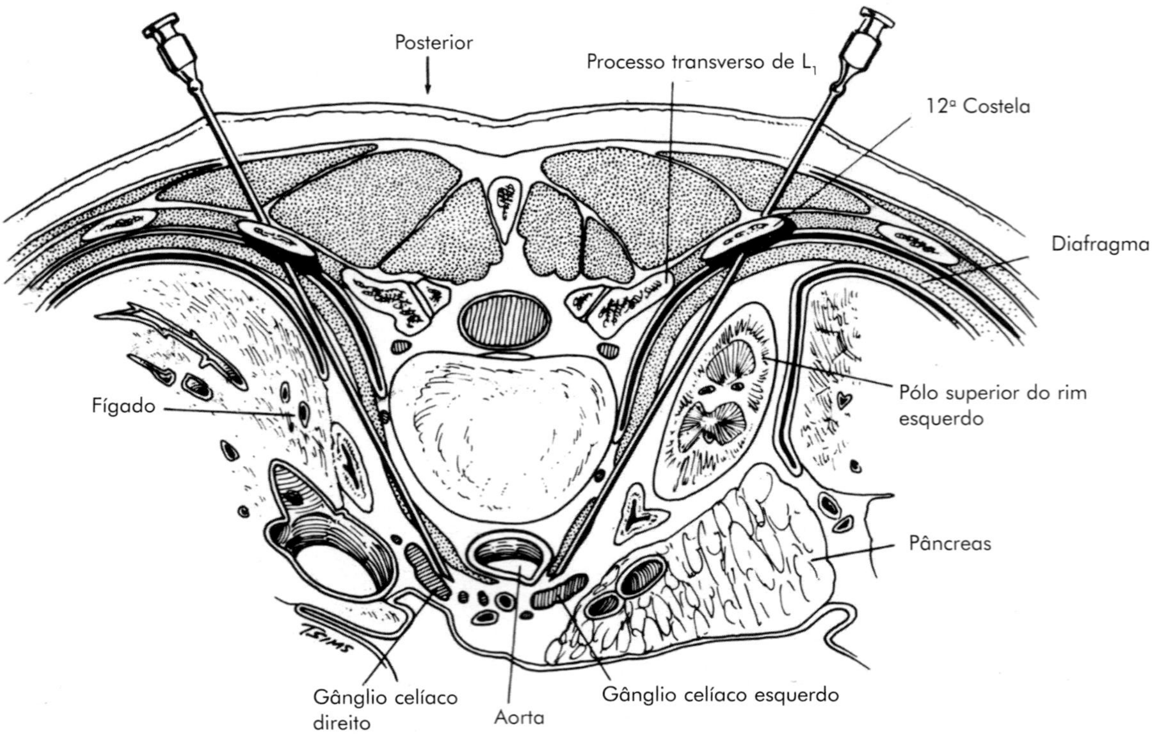

Fig. 136.10 — *Secção transversal ao nível de L1 mostrando entrada de agulhas 20/6 bilateralmente até o plexo celíaco. (De Prithvi RP[28].)*

nas são os inibidores da tripsina, proteínas plasmáticas e mucoproteínas. As proteases perfazem a maioria das proteínas. A enterocinase converte o tripsinogênio em tripsina pela retirada de um fragmento do tripsinogênio. A tripsina ativa todas as outras proteases[39].

Lipase, amilase e ribonuclease são secretadas na sua forma ativa. A co-lipase também está presente como um co-fator para incrementar a atividade da lipase, prevenindo a inibição pelo ácido biliar e diminuindo seu pH ótimo para aquele da luz intestinal (pH 6,5)[4,16].

A secretina estimula uma secreção pancreática copiosa de bicarbonato[6]. Ela não é um estimulador potente de secreção protéica. A colecistocinina induz um débito pancreático pouco volumoso, mas bastante rico em proteína. Em combinação, esses dois hormônios potencializam-se entre si, particularmente com referência à secreção de bicarbonato[22,31,38].

A gastrina tem o mesmo peptídeo C-terminal que a colecistocinina e estimula a secreção pancreática rica em proteína, mas é um secretagogo menos potente. O peptídeo intestinal vasoativo é similar à secretina e estimula a secreção de uma solução de grande volume. Ele pode inibir competitivamente a ação da secretina. O glucagon parece ser um inibidor da secreção pancreática.

A estimulação nervosa experimental através do nervo vago estimula a secreção pancreática de amilase[23]. Drogas colinérgicas estimulam a secreção enzimática, indicando um mecanismo vagal-colinérgico. A atropina bloqueia essas ações. A hipoglicemia induzida pela insulina leva a um aumento da secreção protéica com secretina. A secreção pós-prandial de tripsina é reduzida após a vagotomia[21].

Função Endócrina

As ilhotas de Langerhans constituem 1-2% da massa pancreática, mas recebem 20% do fluxo sanguíneo pancreático. Existem quatro tipos de células conhecidas nas ilhotas de Langerhans: células alfa, beta, delta e delta-1. As células alfa compreendem 20% das ilhotas normais, enquanto as células beta correspondem a 75% (Fig. 136.11). As células alfa secretam glucagon, e as células beta, insulina[17]. As células alfa tendem a se localizar perifericamente nas ilhotas, enquanto as células beta tendem a se acumular no centro das ilhotas[33]. Demonstrou-se que as células delta contêm gastrina e somatostatina[15,24]. As células delta-1, que ocorrem raramente, podem produzir peptídeo intestinal vasoativo (VIP) ou polipeptídeo pancreático humano (HPP). Este último estimula a glicogenólise e inibe a colecistocinina e a secretina, mas sua ação fisiológica não é conhecida[26,27]. A ingestão de proteínas, a estimulação do nervo vago e a hipoglicemia estimulam a liberação de polipeptídeo pancreático.

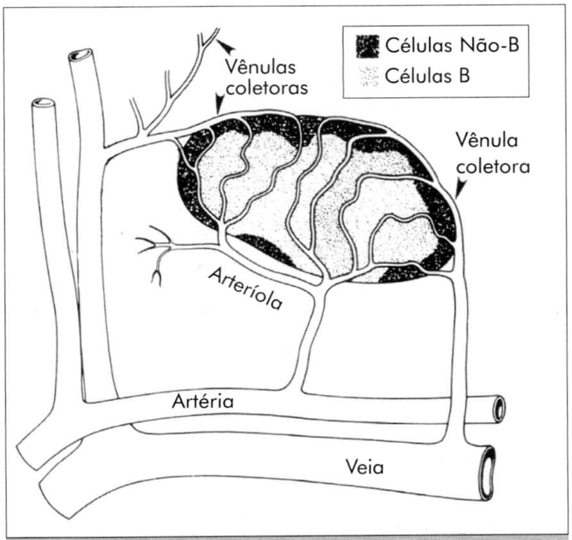

Fig. 136.11 — *Diagrama de uma grande ilhota típica (diâmetro maior que 260 micrômetros) baseado em análise combinada de moldes obtidos por corrosão e injeção com nanquim, ilhotas coradas por imuno-histoquímica com menos capilares desenhados do que os que realmente estão presentes. Como nas ilhotas pequenas, as arteríolas aferentes penetram a ilhota em interrupções da camada de células não-B e transformam-se em capilares, a maioria dos quais atravessa a massa de células B e passa através da camada de células não-B como vasos eferentes. Ocasionalmente, um capilar passa pela interface de células B e não-B e nunca penetra o núcleo de células B. Nas ilhotas maiores, os capilares eferentes coalescem na borda da ilhota e passam ao longo da camada de células não-B como vênulas coletoras, antes de desembocarem numa veia. (De Bonner-Weir S, et al.[3]).*

A insulina reduz a glicemia pelo aumento da captação da glicose pelas células do organismo, promovendo a glicogênese e inibindo a gliconeogênese. A insulina também estimula a lipogênese, inibe a lipólise e aumenta a síntese protéica. Os estímulos para a liberação de insulina incluem hiperglicemia (o mais importante), aminoácidos e ácidos graxos. A hipoglicemia inibe a liberação de insulina.

A glucagon aumenta a glicemia pela glicogenólise hepática e gliconeogênese. O glucagon também relaxa a musculatura lisa do trato gastrointestinal e do esfíncter de Oddi, fazendo com que o glucagon tenha uma importante aplicação em radiologia. Os estímulos para a liberação do glucagon são hipoglicemia, aminoácidos, catecolaminas, sistema nervoso simpático e colecistocinina. A hiperglicemia e a insulina inibem a liberação do glucagon.

A somatostatina inibe a liberação de insulina, bem como a liberação de várias substâncias como gastrina, VIP, PP, ácido gástrico, pepsina, enzimas pancreáticas e glucagon[18]. Também inibe a motilidade gastrointestinal e biliar[18]. A secreção de somatostatina é estimulada por nutrientes e inibida pela insulina.

REFERÊNCIAS BIBLIOGRÁFICAS

1. AGA. Technical Review. Treatment of pain in chronic pancreatitis. *Gastroenterology* 115:763-9, 1998.
2. Balthazar EJ. Acute pancreatitis: assessment of severity with clinical and CT evaluation. *Radiology* 223:603-13, 2002.
3. Bonner-Weir S, et al. New perspectives on the microvasculature of the islet of Langerhans in the rat. *Diabetes* 31:883, 1982.
4. Borgström B & Erlanson C. Pancreatic lipase and co-lipase. Interactions and effects of bile salts and other detergents. *Eur J Biochem*, 37:60, 1973.
5. Burtin P, Person B, Charneau J, Boyer J. Pancreas divisum and pancreatitis: a coincidental association. *Endoscopy* 23:55-8, 1991.
6. Catalano MF, Lahoti S, Geenan JE, et al. Prospective evaluation of endoscopic ultrasonography, endoscopic retrograde pancreatography, and secretin test in the diagnosis of chronic pancreatitis. *Gastrointest Endosc* 48:11-5, 1998.
7. Coyle WJ, Pineau BC, Tarnasky PR, Knapple WL, Aabakken L, Hoffman BJ, et al. Evaluation of unexplained acute recurrent pancreatitis using endoscopic retrograde cholangiopancreatography, sphincter of Oddi manometry and endoscopic ultrasound. *Endoscopy* 34:617-23, 2002,
8. Dawson W & Langman J. An anatomical-radiological study on the pancreatic duct patterns in man. *Anat Rec*, 139:59, 1961.
9. Dib M, Zhao X, Wang X, Anderson R. Mast cells contribute to early pancreatitis-induced endothelial barrier dysfunction. *Pancreatology* 2:396-401, 2002.
10. Douglas S, et al. The anatomy of the portal vein and its tributaries. *Surg Gynecol Obstet*, 91:562, 1950.
11. Dowdy GS, Waldron GW & Brown WG. Surgical anatomy of the pancreatobiliary ductal system. *Arch Surg*, 84:229, 1962.
12. Evans BP & Ochsner A. The gross anatomy of the lymphatics of the human pancreas. *Surgery*, 36:177, 1954.
13. Fahrenkrug J, Schaffalitzky DE, Muckadell OB, Holst JJ, Lindkaer S & Jensen S. Vasoactive intestinal polypeptide in vagally mediated pancreatic secretion of fluid and HCO_3. *Am J Physiol*, 237:E535, 1979.
14. Falin LT. Development and cytodifferentation of the islets of Langerhan in human embryos and foetuses. *Acta Anat*, 68:147, 1967.
15. Ganda OP, Weir GC, Soeldner JS, Legg MA, Chick WL, Patel YC, Ebeid, AM, Gabbay KH & Reichlin S. "Somatostatinoma": A somatostatin-containing tumor of the endocrine pancreas. *N Engl J Med*, 296:963, 1977.
16. Haas LS, Gates LK Jr. The ascites to serum amylase ratio identifies two distinct populations in acute pancreatitis with ascites. *Pancreatology* 2:100-3, 2002.
17. Hardt PD, Killinger A, Nalop J, Schnell-Kretschmer H, Zekorn T, Klor HU. Chronic pancreatitis and *diabetes mellitus*. A retrospective analysis of 156 ERCP investigations in patients with insulin-dependent and non-insulin-dependent *diabetes mellitus*. Pancreatology 2:30-3, 2002.
18. Lai KH, Lo GH, Cheng JS, Fu MT, Wang EM, Chan HH, et al. Effect of somatostatin on the sphincter of Oddi in patients with acute non-biliary pancreatitis. *Gut* 49:843-6, 2001.
19. Mackie CR, Lu CT, Noble HG, et al. Prospective evaluation of angiography in the diagnosis and management of patients suspected of having pancreas cancer. *Ann Surg*, 189:11, 1979.
20. Major RH. A history of medicine (Vol. 2). Charles C. Thomas Publishers, 1954.
21. Malagelada JR, GO VLW & Summerskill WHJ. Altered pancreatic and biliary function after vagotomy and pyloroplasty. *Gastroenterology*, 66:22, 1974.
22. Meyer JH. Release of secretin and cholecystokinin. In: Thompson JC. (ed.). Symposium on gastrointestinal hormones. Austin, University of Texas Press, p. 475, 1975.

23. Novis DH, Bank S & Marks IM. The cephalic phase of pancreatic secretion in man. *Scand J Gastroent*, 6:417, 1971.
24. Orci L. & Unger RH. Functional subdivision of islets of Langerhans and possible role of D-cells. *Lancet*, 2:1243, 1975.
25. Pereira A. De S. Blocking of the splanchnic nerves and the first lumbar sympathetic ganglion: technic, accidents and clinical indications. *Arch Surg*, 53: 32, 1946.
26. Polak JM, Bloom SR, Adrian TE, Heitz PH, Bryant MG & Pearce AGE. Pancreatic polypeptide in insulinomas, gastrinomas, vipomas and glucagonomas. *Lancet*, 1:328, 1976.
27. Polak JM, Pearce AGE, Grimelius L, Bloom SR & Arimura A. Growth-hormone release-inhibitin hormone in gastrointestinal and pancreatic D-cells. *Lancet*, 1:1220, 1975.
28. Prithvi RP. Handbook of regional anesthesia, Churchill Livingstone, New York, p. 114, 1985.
29. Ray BS & Console AD. The relief of pain in chronic (calcarious) pancreatitis by sympathectomy. *Surg Gynecol Obstet*, 89:1, 1949.
30. Salomone T, Tosi P, Raiti C, Guariento A, Tomassetti P, Migliori M, Saieva C, et al. Apoptosis in the peripheral blood mononuclear cells as a self-limitation process in human acute pancreatitis. *Pancreatology* 2:204-10, 2002.
31. Schaffmayer A, Teichmann RK, Rayford PL & Thompson JC. Physiologic release of secretin measured in peripheral and portal venous blood of dogs. *Digestion* 17:509, 1978.
32. Skandalakis JE. Anatomical complications of pancreatic surgery. *Contemp Surg*, 15:17, 1979.
33. Smotkin J, Tenner S. Laboratory diagnostic tests in acute pancreatitis. *J Clin Gastroenterol* 34:459-62, 2002.
34. Streeter JL. Developmental horizons in human embryos. *Contrib Embryol*, 32:133, 1948.
35. Thaler MM, et al. The biliary tract: Anatomy and embryology. In: Sleisenger MH & Fordtran JS. Gastrointestinal disease, W.B. Saunders, Philadelphia, p. 1083, 1973.
36. Unger RH. Diabetes and the alpha cell. *Diabetes* 25:136, 1976.
37. Whitcomb DC. Hereditary pancreatitis: a model for understanding the genetic basis of acute and chronic pancreatitis. *Pancreatology* 1:565-70, 2001.
38. Woodburne RT & Olsen LL. The arteries of the pancreas. *Anat Rec* III: 255, 1951.
39. Wormsley KG. & Goldberg DM. Progress report: the interrelationships of the pancreatic enzymes. *Gut* 13:398, 1972.
40. Yadav D, Agarwal N, Pitchumoni CS. A crritical evaluation of laboratory tests in acute pancreatitis. *Am J Gastroenterol* 97:1309-18, 2002.

CAPÍTULO 137

Avaliação do Paciente com Doença Pancreática*

Chris E. Forsmark
Phillip P. Toskes

Introdução

A avaliação de pacientes com pancreatite aguda ou crônica requer um cuidadoso exame clínico e a utilização apropriada de uma variedade de testes diagnósticos. A avaliação de um paciente com doença pancreática pode ter vários objetivos, incluindo: (1) a documentação de que os sinais clínicos ou sintomas são de fato devidos à doença do pâncreas e não a alguma outra causa; (2) a determinação da etiologia da doença pancreática; (3) a determinação da gravidade da doença pancreática; e (4) o reconhecimento de complicações da doença pancreática. Enquanto esses objetivos gerais aplicam-se tanto para a pancreatite aguda como crônica, os testes específicos e métodos usados para avaliar esses pacientes podem ser completamente diferentes. Este capítulo irá separar essas duas condições clínicas e discutirá uma abordagem racional para alcançar esses objetivos em pacientes com suspeita de doença pancreática.

Pancreatite Aguda

Diagnóstico de Pancreatite Aguda

Um diagnóstico definitivo de pancreatite aguda pode ser feito somente pelo exame do tecido pancreático obtido na cirurgia ou autópsia. Desde que isso seja freqüentemente inviável, a maioria dos diagnósticos clínicos de pancreatite aguda baseia-se na dor abdominal e em elevações na amilase sérica. A dor é tipicamente descrita como contínua, com irradiação para o dorso. As náuseas e os vômitos estão muitas vezes presentes. Raros pacientes irão se apresentar sem dor, particularmente aqueles com pancreatite fulminante, que se apresentam em coma ou choque[56]. A dor abdominal típica da pancreatite aguda, junto com marcantes elevações da amilase (> 3 vezes o normal), é completamente específica para pancreatite aguda[2]. Deve-se sempre ter em mente, entretanto, que nem a dor abdominal nem elevações da amilase isoladas são específicas para pancreatite[2].

A amilase é secretada não somente pelo pâncreas mas também pelas glândulas salivares, intestino delgado, vesícula biliar, ductos biliares e trompas de Falópio. Modestas elevações na amilase sérica total podem ser observadas em uma variedade de condições clínicas envolvendo esses órgãos, incluindo parotidite, obstrução do intestino delgado, isquemia ou infarto mesentérico, colecistite aguda, coledocolitíase e gravidez ectópica[2,91,92]. As elevações podem também ser vistas na insuficiência renal crônica devido à diminuição da depuração (*clearance*) da amilase[25]. Em muitas situações clínicas, a pancreatite não é a causa mais comum de elevações discretas a moderadas da amilase. A despeito dessas limitações, a fácil disponibilidade e a simplicidade técnica da análise fazem da amilase sérica total o teste diagnóstico mais amplamente utilizado para a pancreatite aguda.

Em uma tentativa de melhorar a especificidade, têm sido feitas determinações da isoamilase para eliminar aquelas condições primárias de liberação da isoamilase não-pancreática. Infelizmente, nos casos em que o médico necessita de auxílio diagnóstico, ou seja, nos pacientes com discretas a moderadas elevações da amilase sérica, a determinação da isoamilase não é muito precisa[2,91].

A lipase sérica é também liberada durante a inflamação pancreática. Embora mais específica do que a amilase, a lipase é também liberada pela faringe, língua, estômago e intestino delgado[2,91]. A lipase pode ser medida por uma análise turbidométrica e por um sistema automatizado. O sistema de análise automatizado (Ektachem, Kodak) pode resultar em valores séricos de lipa-

Capítulo traduzido pelos Drs. Christiano M.L. Claus e Danielle Duck se falsamente elevados[95], e é claramente inferior, como teste diagnóstico, à análise turbidométrica da lipase e determinações da amilase sérica total. Quando a análise turbidométrica é usada, a lipase sérica é substancialmente mais específica do que a amilase total e não ocorre redução significativa da sensibilidade.

Uma terceira enzima pancreática que pode ser utilizada no diagnóstico de pancreatite aguda é o tripsinogênio imunorreativo ou tripsina sérica. A tripsina é produzida somente no pâncreas e é, provavelmente, ligeiramente mais específica do que a medida turbidométrica da lipase no diagnóstico de pancreatite aguda[2,91,92]. Em nossa experiência, a tripsina sérica é particularmente útil na documentação de doença pancreática em pacientes com somente modestas elevações da amilase, ou em casos complicados em que a especificidade máxima é necessária. A medida da tripsina sérica é agora realizada por vários laboratórios clínicos. A tripsina sérica é determinada por radioimunoensaio e leva usualmente vários dias para se obter um resultado. Esses testes séricos são comparados na Tabela 137.1.

Os exames de imagem são freqüentemente usados para corroborar uma impressão clínica de pancreatite aguda ou para excluir diagnósticos alternativos. A radiografia abdominal simples nunca é diagnóstica de pancreatite aguda, mas pode ser útil em excluir outros diagnósticos, tais como úlcera perfurada. As calcificações pancreáticas podem ser demonstradas, o que implica que o episódio clínico de pancreatite aguda está ocorrendo em um paciente com pancreatite crônica estabelecida.

A ultra-sonografia pode ser útil em demonstrar edema ou aumento pancreático, mudanças na ecogenicidade da glândula, coleções líquidas pancreáticas ou peripancreáticas, ou cálculos biliares que podem ser a base do episódio agudo[2,48]. A maior limitação do ultra-som está na incapacidade de visualizar completamente o pâncreas em um grande número de pacientes e na relativa não-especificidade dos achados. A tomografia computadorizada é superior à ultra-sonografia para visualização pancreática, especialmente quando os pacientes são avaliados para complicações de pancreatites.

A tomografia computadorizada fornece evidências importantes de pancreatite quando o diagnóstico é incerto e pode excluir com precisão muitas condições clínicas que podem mimetizar uma pancreatite aguda[2,9,10,51,62,63]. Alterações que são compatíveis com pancreatite aguda incluem: (1) aumento da glândula, tanto focal como difusamente; (2) obliteração das margens pancreáticas com infiltração da gordura peripancreática e mesentério; (3) coleções líquidas pancreáticas ou peripancreáticas; (4) anormalidades do ducto pancreático; e (5) massas inflamatórias do pâncreas (fleimão) (Fig. 137.1). Uma tomografia computadorizada normal não exclui pancreatite aguda se o episódio de inflamação for discreto. Em pacientes com pancreatite aguda e uma tomografia computadorizada normal, contudo, o quadro clínico é extremamente leve, ocorrendo rápida recuperação em essencialmente todos esses pacientes[1,9,10,51,62,63]. Alterações mais intensas na tomografia computadorizada indicam pancreatite mais severa.

Com quadro clínico sugestivo, elevações marcantes na amilase são adequadas para o diagnóstico de pancreatite aguda. O uso da lipase e de tripsina é mais específico e de ajuda em pacientes complicados ou difíceis em se estabelecer firmemente o diagnóstico. O ultra-som e em particular a tomografia computadorizada podem ser usados para confirmar o diagnóstico, excluir outras doenças e auxiliar a estabelecer a etiologia e a gravidade da pancreatite aguda.

Determinação da Gravidade da Pancreatite Aguda

Somente um quarto dos pacientes com pancreatite aguda desenvolve complicações, embora a maioria dos

Tabela 137.1
Testes Bioquímicos para Pancreatite Aguda

	Amilase	*Lipase*	*Isoamilase*	*Tripsina*
Sensibilidade	Muito boa (95-100%)	Muito boa (90-100%)	Boa (84-100%)	Muito boa (90-100%)
Especificidade	Baixa (70%)	Muito boa (99%)	Boa (40-97%)	Muito boa (99%)
Valor Preditivo				
Teste positivo	Baixo (15-72%)	Muito bom (90%)	Razoável (50-96%)	Muito bom (90%)
Teste negativo	97-100%	95-100%	70-100%	95-100%
Confiabilidade	Boa	Depende do método usado para dosagem	Depende do método usado para dosagem	Boa
Custo	Baixo	Baixo	Moderado	Moderado

A magnitude da elevação desses marcadores bioquímicos não possui relação com a severidade da doença. Adaptado de Agarwal N[2].

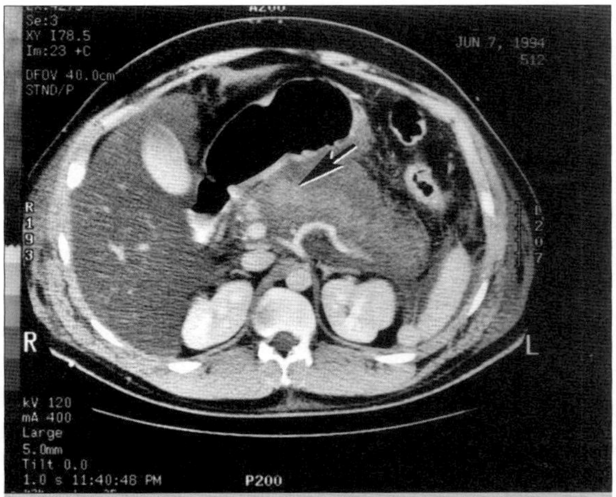

Fig. 137.1 — *Tomografia computadorizada mostrando um grande fleimão do pâncreas em um paciente com pancreatite hiperlipidêmica. Uma pequena área no centro da massa inflamatória ainda opacificada com injeção de contraste intravenoso (seta). O restante do fleimão demonstrado sem opacificação é compatível com necrose.*

casos de morte nos pacientes com pancreatite aguda ocorra nesse grupo[1,14,80,90,92]. Há uma variedade de métodos para estimar a gravidade da doença em pacientes individualizados. Eles incluem: (1) escala de fatores múltiplos que medem marcadores laboratoriais e clínicos de severidade (critérios de Ranson ou Glasgow, APACHE II); (2) sistemas usando a aparência pancreática na tomografia computadorizada; (3) estimativas de co-morbidade secundária; e (4) medidas da resposta do sistema inflamatório ou sistema de liberação de enzimas pancreáticas (elastase leucocitária, peptídeo de ativação do pepsinogênio). Ainda que cada um desses sistemas possa ser útil na identificação dos pacientes com uma pancreatite aguda severa, cada um tem taxas substanciais de resultados falso-negativos e falso-positivos. Como exemplo, um quarto a metade dos pacientes previstos para ter um curso complicado ou óbito por um desses sistemas atualmente, tem um curso não-complicado e recupera-se sem maiores problemas[90,110]. Portanto, nenhum desses sistemas pode ser considerado um substituto da experiência e observação clínica freqüente.

Dois sistemas semelhantes de contagem de fatores múltiplos que avaliam a severidade da doença são os critérios de Ranson[80] e Glasgow modificado[14] (Tabela 137.2). A necessidade de hospitalização prolongada ou intervenção cirúrgica eleva-se quando mais de três critérios são encontrados, com a maioria dos casos de óbito ocorrendo em pacientes com mais de quatro critérios. A avaliação pelo sistema APACHE II (Acute Physiology and Chronic Health Evaluation) compreende um sistema mais complexo de fatores múltiplos[1,30,58,90,110], mas tem a vantagem de ser aplicada em todos os momentos no curso clínico dos pacientes.

Todos esses sistemas são igualmente precisos, mas são complicados e difíceis de manejar. São necessários sistemas mais simplificados.

Tabela 137.2
Critérios de Ranson e Glasgow Modificado para Determinar a Gravidade da Pancreatite Aguda

Critérios de Ranson*
Na admissão ao hospital
Idade > 55 anos (>70 anos)
Contagem de Leucócitos > 16.000/mm^3 (> 18.000/mm^3)
Glicemia >200 mg/dl (>220 mg/dl)
LDH > 350 U/l (>400 U/ml)
AST > 250 U/l
Dentro de 48 horas da admissão
Diminuição no hematócrito > 10 pontos
Aumento no nitrogênio uréico > 5 mg/dl (>2 mg/dl)
Cálcio sérico < 8 mg/dl
PaO_2 < 60 mmHg (não-incluído)
Déficit de base > 4 mmol/l (> 5 mmol/l)
Déficit de líquidos estimado > 6 l (>4 l)
Critérios de Glasgow Modificados
Idade > 55 anos
Contagem de leucócitos > 15.000 / mm^3
Glicemia > 180 mg/dl
Nitrogênio uréico > 45 mg/dl
LDH > 600 U/l
Albumina < 3.3 mg/dl
Cálcio sérico < 8 mg/dl
PaO_2 < 60 mmHg

**Os critérios de Ranson incluem critérios para pancreatite alcoólica como listado. Quando a pancreatite litiásica é suspeitada, as alterações nos critérios são incluídas nos parênteses em seguida a cada critério. (Das referências: Blamey SL[14] e Ranson JHC[80].*

Inúmeros sistemas de contagem com fatores simples foram desenvolvidos, incluindo medidas de co-morbidade secundárias[78], sistema de escore clínico simples e medidas de falência de múltiplos órgãos e sistemas[97]. Apesar de mais fáceis de serem usados do que os sistemas complicados previamente discutidos, nenhum deles é mais preciso, e todos sofrem do mesmo problema de serem incapazes de determinar quais pacientes com pancreatite moderadamente intensa irão desenvolver complicações e quais irão recuperar-se sem maiores problemas. O uso desses sistemas de escore é primariamente para estudos clínicos, e não para o cuidado de um paciente individual.

A aparência do pâncreas na tomografia computadorizada parece ser o preditor de maior utilidade clínica na pancreatite grave[9,10,51,62,63]. O uso de tomografia dinâmica de alta resolução permite a visualização precisa do pâncreas, bem como a medição do grau de necrose pancreática. Anormalidades progressivas da aparência pancreática do normal, passando pela inflamação peripancreática até a presença de coleções líquidas ou fleimão, correlacionam-se bem com a piora da gravidade da pancreatite. O uso adicional de infusão rápida em bolo de contraste (tomografia computadorizada dinâmica) permite a visualização dos vasos pancreáticos intensificados. A falta de intensificação dos vasos indica necrose pancreática (Fig. 137.1). A documentação de heterogeneidade na intensificação do contraste (necrose) é clinicamente útil em estimar o risco de infecção pancreática. Tanto a infecção pancreática como o óbito por infecção ocorrem quase que exclusivamente em pacientes com necrose pancreática significativa (> 30%)[1,9,10,51,62,63,90]. A infecção é atualmente a causa mais comum de morbidade e mortalidade na pancreatite aguda grave. Terapia efetiva para essa complicação é disponível; a capacidade de predizer essas complicações com base nos achados de tomografia computadorizada pode, portanto, ser clinicamente muito útil no cuidado de cada paciente em particular.

A tomografia computadorizada é capaz de classificar os pacientes com uma taxa aceitável de 20% de falso-negativo e 20% de falso-positivo. Entretanto, o custo desse procedimento é substancial. Inúmeros testes séricos simples são promissores como preditores do prognóstico (Tabela 137.3). Os mais promissores incluem proteína C-reativa[31,32,41,67,98], elastase leucocitária[41,67,98] e peptídeo de ativação do pepsinogênio[42]. A simplicidade dos marcadores séricos simples para prognóstico e para seguimento da evolução da doença é completamente atraente. Estudos iniciais têm demonstrado que esses marcadores séricos podem ser tão precisos quanto os sistemas mais complexos, embora sejam necessários estudos adicionais.

A observação clínica freqüente e cuidadosa permanece o método mais importante para avaliar a gravidade da doença. Sistemas de contagens de pontos complicados são úteis em estudos clínicos, mas são muito trabalhosos para o uso rotineiro. A tomografia computadorizada dinâmica parece ser o método mais preciso de determinação do risco e identificação do potencial de ocorrência de infecção pancreática. O uso de marcadores séricos simples é promissor, embora sejam necessários estudos adicionais.

Tabela 137.3
Parâmetros Laboratoriais Preditivos de Pancreatite Aguda Grave

Fosfolipase A_2
Proteína C-reativa
Desidrogenase láctica
Proteína associada à pancreatite
Fator de necrose tumoral
Nível de endotoxina sérica
α_2-Macroglobulina
α_1-Antitripsina
Elastase de leucócitos polimorfonucleares (granulócitos)
Peptídeo de ativação do tripsinogênio

Avaliação da Etiologia

A litíase biliar e o álcool são responsáveis pela maioria dos casos de pancreatite aguda[92] (Tabela 137.4). Pacientes com pancreatite alcoólica podem apresentar-se clinicamente com pancreatite aguda, apesar do fato de a glândula já estar irreversivelmente danificada. Uma história cuidadosa do uso de álcool pode ser diagnóstica. A demonstração de calcificações pancreáticas difusas na radiografia abdominal simples ou na tomografia computadorizada sugere fortemente o diagnóstico de pancreatite alcoólica[3,4,5,71].

A pancreatite por litíase biliar deve ser suspeitada particularmente em pacientes que apresentam-se com pancreatite aguda e evidências de obstrução do ducto biliar. Vários investigadores têm avaliado métodos para distinguir a pancreatite litiásica de outras formas de pancreatite aguda com base em exames bioquímicos de função hepática (AST, ALT, bilirrubinas e fosfatase alcalina), características clínicas e visualização radiográfica[40,73,74,105]. A combinação de anormalidades nos exames de função hepática, em particular uma bilirrubina > 2 mg/dl e ultra-som, tem uma sensibilidade de 95% e uma especificidade de 100%[105]. O uso de tomografia computadorizada adicionou pouco à precisão diagnóstica, exceto em pacientes que tinham sido submetidos a colecistectomia[105], embora a tomografia computadorizada possa obviamente ser indicada por outras razões.

Causas raras de pancreatite aguda, tais como trauma, hiperlipidemia, induzida por drogas, familiar ou causas vasculares podem freqüentemente ser determinadas por uma cuidadosa história clínica, bem como por uma avaliação laboratorial simples. Todos os pacientes com pancreatite aguda inexplicada devem ter o nível de triglicerídeos de jejum determinado[96].

Apesar da avaliação cuidadosa, aproximadamente 15-20% dos pacientes com pancreatite aguda não apresentam etiologia. Existem inúmeras explicações possíveis[92], incluindo obstrução ductal pancreática devido à estenose, a cálculos, à inflamação, à disfunção do esfíncter de Oddi e *pancreas divisum*. Além disso, dois estudos recentes sugeriram que uma porção substancial desses pacientes irá ter uma forma frustra de pancreatite litiásica caracterizada por lama biliar ou microlitíase[59,85]. Essa lama biliar pode não ser observada à ultra-sonografia-padrão, mas pode ser detectada

Tabela 137.4 Causas de Pancreatite Aguda
Litíase biliar
Álcool
Drogas Azatioprina, 6-mercatopurina, ácido valpróico, estrógenos, tetraciclina, metronidazol, nitrofurantoína, furosemida, metildopa, pentamidina, didanosina.
Toxinas Álcool metílico, veneno de escorpião, inseticidas organofosforados.
Trauma Contusão e iatrogênico (após colangiopancreatografia endoscópica retrógrada).
Hereditária
Obstrução do ducto pancreático Tumores ampolares, coledococele, *pancreas divisum*, disfunção do esfíncter de Oddi.
Infestação e infecção Ascaridíase, clonorquíase, parotidite epidêmica, citomegalovírus, micoplasma, *Mycobacterium avium*, *Mycobacterium tuberculosis*.
Idiopática

pelo exame da bile para cristais de bilirrubinato de cálcio. Dados indicam que mais de 40% dos pacientes com lama biliar encontrados no exame de bile têm uma ultrasonografia completamente normal. Esses dois estudos demonstraram bile anormal em 2/3 a 3/4 dos pacientes com "pancreatite idiopática", e episódios adicionais de pancreatite parecem ser prevenidos pela colecistectomia. A técnica de análise da bile não é ainda padronizada; são necessários estudos adicionais antes que essa técnica possa ser recomendada.

A pancreatografia endoscópica retrógrada pode ser útil em determinar a causa da pancreatite aguda, particularmente naqueles pacientes que experimentaram mais de um episódio (pancreatite aguda recidivante)[40,74]. Embora a pancreatografia possa ser de ajuda nesses pacientes, muito cuidado deve ser tomado para não se superavaliar os achados. A estenose ductal evidente pode ser encontrada, e pode ser conseqüência da pancreatite aguda, e não a causa[7,18]; essas mudanças podem levar meses para se resolverem[36]. O *pancreas divisum* pode ser encontrado, mas a ligação evidente do *pancreas divisum* à pancreatite aguda é tênue[19,26]. Geralmente exigimos a presença de lesão do ducto dorsal (dilatação) antes de atribuir a pancreatite aguda ao *pancreas divisum*. Em casos selecionados, a manometria do esfíncter de Oddi pode produzir informações adicionais relativas à causa da pancreatite aguda, particularmente se há uma elevação fixa na pressão do esfíncter (> 40 mmHg) (ver Capítulo 131)[57,60,87]. A despeito de uma avaliação extensa, entretanto, 15%-20% dos pacientes permanecem com etiologia não-determinada.

Avaliação das Complicações

Uma variedade de complicações sistêmicas e peripancreáticas pode desenvolver-se na pancreatite aguda, tais como hipotensão, insuficiência renal, hipocalcemia ou síndrome da angústia respiratória do adulto (SARA). As complicações peripancreáticas da infecção pancreática e coleções líquidas merecem uma discussão mais detalhada.

A infecção pancreática tem se tornado a causa mais freqüente de morbidade grave e mortalidade[82]. A detecção precoce da infecção pancreática é crítica para se reduzir essa morbidade e mortalidade. Inúmeros termos são usados para descrever a infecção pancreática, mas as definições mais precisas incluem[65]: (1) infecção de necrose pancreática, principalmente material sólido que está infectado; (2) abscesso pancreático — uma coleção de material purulento contendo pouco ou nenhum tecido necrótico; e (3) pseudocisto infectado — uma coleção localizada de líquido pancreático infectado delimitado por paredes fibrosas. Necrose infectada e abscesso pancreático desenvolvem-se sobre uma necrose pancreática. Como discutido anteriormente, o uso de tomografia computadorizada dinâmica permite a identificação de pacientes com necrose pancreática. Muitos dos sinais e sintomas de infecção pancreática, tais como febre, leucocitose, taquicardia e hipotensão, podem ocorrer na pancreatite aguda severa na ausência de infecção, levando à dificuldade diagnóstica. A infecção pancreática deve ser suspeitada quando um paciente desenvolve febre > 39°C, taquicardia, leucocitose > 20.000/ml ou evidência de deterioração clínica[35]. A infecção tipicamente ocorre 8 a 20 dias após o episódio de pancreatite aguda[11,38,46,65].

Embora os sinais e sintomas de infecção pancreática sejam inespecíficos, a avaliação cuidadosa é necessária se a infecção é suspeitada, já que a mortalidade de infecção pancreática não-tratada aproxima-se de 100%. A tomografia computadorizada melhorou acentuadamente a capacidade de documentar a necrose pancreática (um substrato freqüente para a infecção) e guiar uma agulha de aspiração diagnóstica de áreas de líquidos ou necrose potencialmente infectadas. A demonstração de necrose (ausência de material de contraste em uma região do pâncreas) ou de coleções líquidas associadas à presença de gás confirma o diagnóstico de infecção pancreática[9,10,11,16,35,38,46,65]. Ainda na ausência desses achados, uma grande suspeita clínica de infecção pancreática indica a necessidade de avaliação adicional, especificamente a aspiração com agulha fina guiada por tomografia computadorizada, com coloração pelo Gram e cultura do aspirado. Essa técnica tem provado ser satisfatória e efetiva por vários investigadores[38,46]. Mesmo em pacientes sob antibioticoterapia sistêmica, a coloração de Gram permanece positiva. A demonstração de necrose infectada ou abscesso pancreático geralmente requer debridamento cirúrgico dos tecidos desvitalizados e infectados. A infecção pancreática pode ser prevenida em alguns pacientes. Imipenem diminui a sepse pancreática. Essa terapêutica deve ser considerada em pacientes com evidência de necrose substancial (> 30%) na tomografia computadorizada dinâmica.

As coleções de suco pancreático e líquido inflamatório ocorrem em mais de 50% dos pacientes com pancreatite aguda[62]. Essas coleções líquidas pancreáticas podem regredir ou podem finalmente evoluir para formarem pseudocistos maduros. A documentação de uma coleção líquida pancreática durante um episódio de pancreatite aguda não é, entretanto, muito comum, e nenhuma terapia é requerida na ausência de complicação. A história natural dos pseudocistos maduros necessita ser mais bem definida. Estudos recentes têm sugerido que a história natural dos pseudocistos pancreáticos é muito mais benigna do que previamente se suspeitava[103,112]. Na ausência de complicações, tais como, ruptura, sangramento, obstrução de uma víscera oca ou dor significativa, um pseudocisto menor do que 6 cm pode ser seguramente observado. A avaliação do pseudocisto pancreático é descrita mais completamente na seção sobre pancreatite crônica, a seguir.

PANCREATITE CRÔNICA

Diagnóstico de Pancreatite Crônica

Os fatores cardinais de pancreatite crônica são dor abdominal e esteatorréia, com *diabetes mellitus* ocorrendo muito tardiamente no curso clínico[3,4,5]. Na doença muito avançada, particularmente pancreatite alcoólica, as características radiográficas estão muitas vezes presentes, as quais tornam o diagnóstico bastante simples. Por exemplo, uma radiografia abdominal simples ou tomografia computadorizada demonstrando calcificação pancreática difusa em um paciente com dor abdominal, esteatorréia e abuso de álcool é diagnóstica de pancreatite crônica, e nenhum teste adicional é requerido[4,75]. Em pacientes com doença menos avançada, entretanto, o diagnóstico pode ser mais difícil. Esse é um problema particular em pacientes com pancreatite crônica idiopática nos quais essas características radiográficas raramente se desenvolvem[4,36]. O verdadeiro teste diagnóstico-padrão-ouro é o estudo da histologia pancreática demonstrando as características típicas de pancreatite crônica. Como o tecido pancreático raramente é disponível para diagnóstico, alguns outros testes podem ser utilizados. Os testes diagnósticos disponíveis para o diagnóstico de pancreatite crônica são listados na Tabela 137.5.

Tabela 137.5
Testes Diagnósticos para Pancreatite Crônica

Função	*Estrutura*
Teste da secretina ou secretina/colecistocinina	Colangiopancreatografia endoscópica retrógrada
Teste da bentiromida	Tomografia computadorizada
Teste do pancrealauril	Ultra-sonografia endoscópica*
Tripsina sérica	Ressonância nuclear magnética*
Quimotripsina fecal	Ultra-sonografia
Teste de Schilling duplamente marcado	Radiografia simples de abdômen
Gordura fecal	
Glicemia	

Listados em ordem decrescente de sensibilidade.
**A sensibilidade exata da ultra-sonografia endoscópica e da ressonância nuclear magnética é desconhecida, mas parece ser próxima da tomografia computadorizada.*

A pancreatite crônica é uma doença lentamente progressiva, com insuficiência exócrina grave ocorrendo algumas vezes somente após 20 anos[3,4]. Quando a doença progride, anormalidades facilmente reconhecíveis podem desenvolver-se, tais como cálculos pancreáticos ou dilatação do ducto pancreático[71]. Em pacientes com essas alterações avançadas, qualquer teste diagnóstico pode confirmar o diagnóstico, e testes invasivos ou complexos não são necessários para propósitos diagnósticos. Nesse grupo de pacientes, achados típicos podem incluir: (1) calcificação difusa da glândula na radiografia simples de abdômen ou tomografia computadorizada; (2) atrofia pancreática e/ou uma grande dilatação do ducto pancreático na tomografia computadorizada; (3) uma grande diminuição da tripsina sérica; ou (4) um pancreatograma demonstrando um ducto pancreático dilatado com múltiplas estenoses, semelhante a uma "cadeia de lagos". O diagnóstico de pancreatite crônica nesse grupo de pacientes com doença dos "ductos grandes" deve, obviamente, ser feito com o mínimo de testes de avaliação invasivos e dispendiosos. O diagnóstico pode ser muito mais difícil em pacientes com doença menos avançada ou naqueles com pancreatite crônica não-alcoólica, cujas anormalidades do ducto pancreático principal podem ser mínimas ou, ainda, ausentes (doença do "ducto pequeno" ou pancreatite crônica de alterações mínimas). O maior dilema diagnóstico, portanto, ocorre quando há necessidade de avaliação de pacientes com doença menos avançada, antes do desenvolvimento dessas alterações óbvias de pancreatite crônica. Isto é, nesses pacientes com doença menos avançada ou precoce, uma estratégia diagnóstica deve ser desenvolvida. Essa estratégia deve levar em conta a sensibilidade relativa e a especificidade dos vários testes, seu custo, riscos associados e precisão. Um teste "ideal", que seja altamente preciso, barato, seguro e amplamente disponível, não existe.

Como delineado na Tabela 137.5, inúmeros testes de avaliação da função e estrutura pancreática são disponíveis. Estudos da morfologia pancreática incluem radiografia abdominal simples, ultra-sonografia, tomografia computadorizada, ressonância magnética, ultra-sonografia endoscópica e pancreatografia endoscópica retrógrada. A radiografia abdominal simples é um exame simples, barato e não-invasivo que pode ser usado para documentar calcificações pancreáticas difusas em pacientes com doença muito avançada[75]. O exame é, entretanto, muito insensível em pacientes com doença menos avançada. A ultra-sonografia, do mesmo modo, é também insensível, e a sua capacidade de visualizar o pâncreas é limitada na presença de gás no trato gastrointestinal subjacente[75].

A tomografia computadorizada é mais precisa e mais sensível em detectar pancreatite crônica do que a radiografia abdominal simples ou a ultra-sonografia. Os achados de tomografia computadorizada que sugerem pancreatite crônica incluem: (1) atrofia da glândula; (2) irregularidades da glândula; (3) dilatação ou irregularidade do ducto pancreático; ou (4) cálculo pancreático calcificado. A tomografia computadorizada é o método mais sensível para avaliação da presença de calcificação pancreática (Fig. 137.2). Avaliações de tomografia computadorizada têm relatado sensibilidade de 74% a 90% e especificidade de 84% a 100%[34,75,94]. A maioria desses estudos foi executada em pacientes com pancreatite crônica mais avançada. A precisão da tomografia computadorizada é substancialmente menor em pacientes com pancreatite crônica menos avançada. O uso de tomografia computadorizada helicoidal permite avaliar com mais precisão estruturas menores, tal como o ducto pancreático. Em nossa experiência, essa nova tecnologia de tomografia computadorizada tem uma precisão similar à da pancreatografia endoscópica retrógrada.

O uso de ressonância nuclear magnética ou ultra-sonografia endoscópica[109], parece promissor, embora a experiência não seja ainda adequada para permitir julgamentos precisos desses métodos.

A pancreatografia endoscópica retrógrada é uma técnica de imagem comumente usada na avaliação de pacientes com pancreatite crônica ou sintomas sugestivos dessa doença. O diagnóstico de pancreatite crônica pela pancreatografia endoscópica retrógrada é baseado na presença de alterações no ducto pancreático principal e ramos colaterais. O critério mais amplamente utilizado é o critério de Cambridge[8], e inclui dilatação, estreitamento ou formação de estenose, contorno irregular, enchimento de cavidades ou

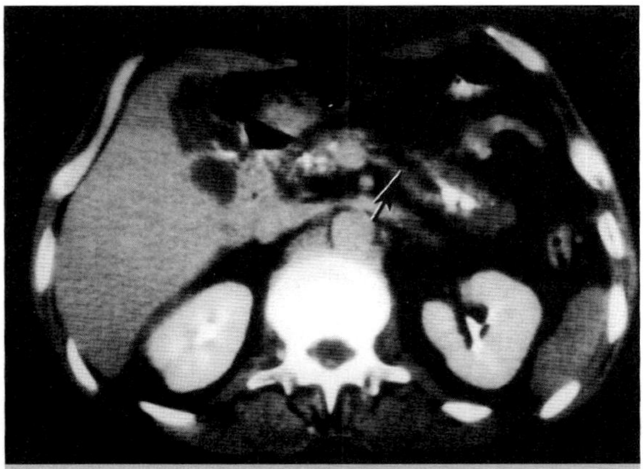

Fig. 137.2 — *Tomografia computadorizada demonstrando alterações compatíveis com pancreatite crônica, incluindo um ducto pancreático dilatado (seta) e calcificação difusa.*

pseudocistos ou defeito de enchimento (cálculo pancreáticos) (Fig. 137.3). Nos estágios mais avançados, a presença de "cadeia de lagos" é bastante característica de pancreatite crônica. A sensibilidade relatada da pancreatografia endoscópica retrógrada para pancreatite crônica varia de 67% a 90%, com especificidade de 89% a 100%[17,21,34,75,94]. Como revisto recentemente[36], estudos avaliando a pancreatografia endoscópica retrógrada na pancreatite crônica sofriam de inúmeras falhas metodológicas. Além dessas falhas, muitos pacientes com pancreatite crônica podem ter pancreatografia endoscópica retrógrada normal ou somente com alterações mínimas. Finalmente, inúmeras outras condições clínicas podem produzir alterações no ducto pancreático que são indistinguíveis da pancreatite crônica incluindo carcinoma pancreático[79], pancreatite aguda[7,18,23,36], alterações produzidas por cateter de uso prolongado no ducto pancreático[36,43,52,60] e alterações normais relacionadas à idade[6,8,36,49,53]. A pancreatite aguda pode produzir alterações na pancreatografia que podem levar semanas a meses para desaparecer, e deve-se tomar cuidado para não atribuir essas alterações à pancreatite crônica. Outro erro comum é diagnosticar pancreatite crônica em pacientes idosos com base nos achados de pancreatografia endoscópica retrógrada somente, desde que a dilatação ductal acentuada e mesmo cálculos pancreáticos[70] possam ocorrer a despeito da função pancreática perfeitamente normal. A precisão relatada da pancreatografia endoscópica retrógrada na pancreatite crônica é, entretanto, uma superestimativa da sua verdadeira precisão. Isso precisa ser reconhecido, já que a pancreatografia endoscópica retrógrada está associada a mais riscos significativos do que os testes diagnósticos discutidos até aqui. Embora a pancreatografia endoscópica retrógrada seja muitas vezes de ajuda nesse grupo de pacientes, seu custo, necessidade de experiência extensa e habilidade técnica e riscos de complicações, e ainda, a mortalidade deverão fazer dela um último passo na avaliação de pacientes com suspeita de pancreatite crônica.

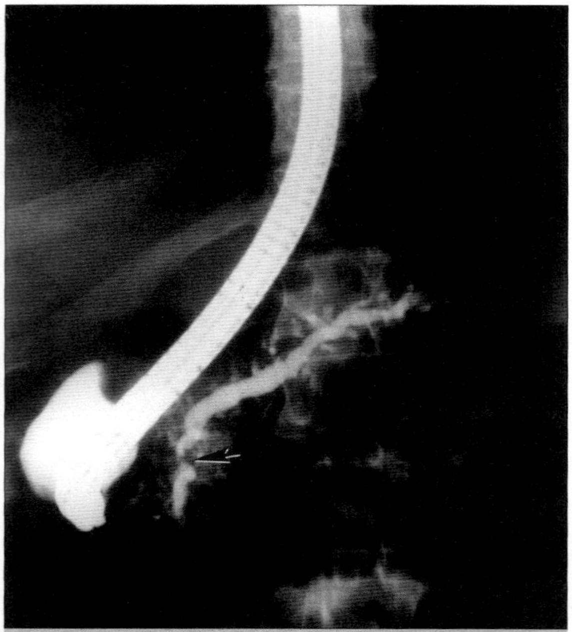

Fig. 137.3 — *Pancreatograma endoscópico retrógrado demonstrando alterações compatíveis com pancreatite crônica, incluindo dilatação do ducto pancreático principal e ramos colaterais e uma área de estenose relativa no ducto pancreático na cabeça do pâncreas (seta).*

São também disponíveis vários exames que tentam medir a função pancreática. Exames que medem a função pancreática indiretamente incluem o teste da bentiromida, a quimotripsina fecal, o teste de Schilling duplamente marcado e a tripsina sérica. Cada um desses exames tem o objetivo de documentar a presença de insuficiência exócrina. O teste indireto mais amplamente utilizado é o exame da bentiromida ou exame NBT-PABA. O peptídeo sintético NBT-PABA é clivado pela quimotripsina pancreática em NBT e PABA. O ácido paraaminobenzóico (PABA) que é liberado é absorvido pelo intestino delgado, conjugado no fígado e excretado na urina. A recuperação do PABA na urina reflete a quantidade relativa de quimotripsina intraluminal. Deve ser relembrado que a secreção pancreática deve estar reduzida para aproximadamente 10% do normal para que esse teste se torne seguramente positivo[55,75]. O exame é, portanto, preciso na doença avançada (sensibilidade total de aproximadamente 70%), mas muito menos sensível e provavelmente inútil na pancreatite crônica discreta (sensibilidade total de aproximadamente 45%)[55,75]. Doenças do intestino delgado, gastrectomia, hepatopatias, insuficiência renal e o uso de alguns medicamentos (acetominofen, lidocaína, cloranfenicol, procaína, fenacetina, sulfonamida, sulfoniluréia e tiazídicos) podem interferir com o resultado. Um exame semelhante, o teste do pancrealauril (dilaurato de fluorescência), não é disponível em todos os países, mas é de igual sensibilidade e precisão. Esse exame pode também ter um resultado falso-positivo na presença de doença biliar ou hepática, na doença do intestino delgado e em pacientes com gastrectomia à Billroth II.

A mensuração da quimotripsina fecal como um marcador da concentração intraluminal de enzimas pancreáticas e, portanto, da função pancreática tem também sido avaliada. No total, a sensibilidade aproxima-se de 85% em pacientes com pancreatite crônica avançada, mas menos de 50% com doença menos avançada[75,83]. A mensuração da tripsina no soro é outro teste simples para avaliar a função pancreática. Níveis acentuadamente diminuídos de tripsina sérica (< 20 ng/ml) são altamente específicos para pancreatite crônica e são particularmente confiáveis em pacientes com esteatorréia[47]. Testes falso-positivos podem ser encontrados em pacientes com obstrução pancreática ductal. Uma variedade de outros testes da função pancreática tais como glicose sérica (documentando a insuficiência endócrina do pâncreas) ou gordura fecal de 72 horas pode ser importante no tratamento clínico global dos pacientes, mas é muito insensível para ser usada para o diagnóstico de pancreatite crônica.

Esses testes indiretos da função pancreática são freqüentemente positivos em pacientes com pancreatite crônica mais intensa, mas todos sofrem de uma incapacidade para diagnosticar a doença em seus estágios iniciais. Os únicos testes que possuem um potencial que satisfaz a necessidade para o diagnóstico de pancreatite crônica em sua forma menos intensa são os testes diretos da capacidade secretória pancreática. O teste da secretina e o da colecistocinina-secretina requerem a coleta de suco pancreático com uma sonda colocada no duodeno, após estimulação com um ou ambos desses secretagogos.

No teste da secretina, este hormônio é administrado via endovenosa continuamente ou em bolo, na dose de 1 Unidade Clínica (UC) por quilograma. Os valores normais são: (1) volume >2 ml/kg por hora; (2) concentração de bicarbonato >80 mEq/l; e (3) produção de bicarbonato >10 mEq/l em 1 hora. No teste da colecistocinina-secretina, esses hormônios são administrados na dose de 40 ng/kg/hora para a colecistocinina-octopeptídeo e de 0,25 UC/kg/hora para a secretina natural. A secretina sintética estará disponível no mercado em breve. Esses testes dependem da coleta adequada de secreções pancreáticas e da capacidade técnica de medir o bicarbonato e proteases no líquido coletado. A sensibilidade desses testes, como para todos os testes para pancreatite crônica, depende da gravidade da doença. A sensibilidade varia de 74% a 90%, com a especificidade variando de 80-90%[17,39,55,72,75,81]. Inúmeros estudos têm comparado esses testes de função pancreática com outros testes diagnósticos, em particular alterações no ducto pancreático encontradas na pancreatografia endoscópica retrógrada[17,39,54,72,81]. Todos esses estudos têm chegado a conclusões semelhantes, a saber, que esses testes de estimulação hormonal são mais sensíveis, mais precisos e diagnósticos de pancreatite crônica em seus estágios menos severos, comparados a outros testes de pancreatite crônica. Vários estudos têm documentado pacientes com aparência pancreática normal pelos exames de imagens (tomografia computadorizada e pancreatografia endoscópica retrógrada) mas com testes de estimulação hormonal anormais. Na ausência de histologia pancreática documentando pancreatite crônica, não estava claro se esses pacientes realmente tinham pancreatite crônica. Dois estudos recentes[45,104], documentaram pancreatite crônica (com base no tecido pancreático obtido na cirurgia) em pacientes com dor abdominal intensa e pancreatogramas normais ou minimamente alterados, documentando a chamada pancreatite crônica com "alterações mínimas". Um outro estudo seguiu um pequeno grupo de pacientes com achados de pancreatografia endoscópica normal mas com testes de estimulação hormonal anormal[54]. Esses pacientes desenvolveram pancreatite crônica comprovada durante o seguimento prolongado.

Os testes de estimulação hormonal direta, portanto, parecem diagnosticar pancreatite crônica em um estágio mais inicial do que alguns outros testes diagnósticos avaliáveis. A despeito das observações registradas sobre a eficácia dos testes de estimulação hormonal, esse teste não é até agora executado em muitas instituições. Ainda continua a procura do teste diagnóstico ideal para a pancreatite crônica. A estratégia diagnóstica que empregamos está delineada na Fig. 137.4.

Avaliação da Etiologia da Pancreatite Crônica

O abuso crônico do álcool é a causa mais comum de pancreatite crônica. Ao redor de 70% de todos os casos de pancreatite crônica podem ser atribuídos ao álcool. No geral, a ingesta prolongada de álcool é necessária (6-12 anos) para produzir pancreatite crônica. Uma história cuidadosa é freqüentemente suficiente para estabelecer a etiologia em pacientes com pancreatite alcoólica crônica, e é nesses pacientes em que as alterações avançadas na morfologia pancreática são mais co-

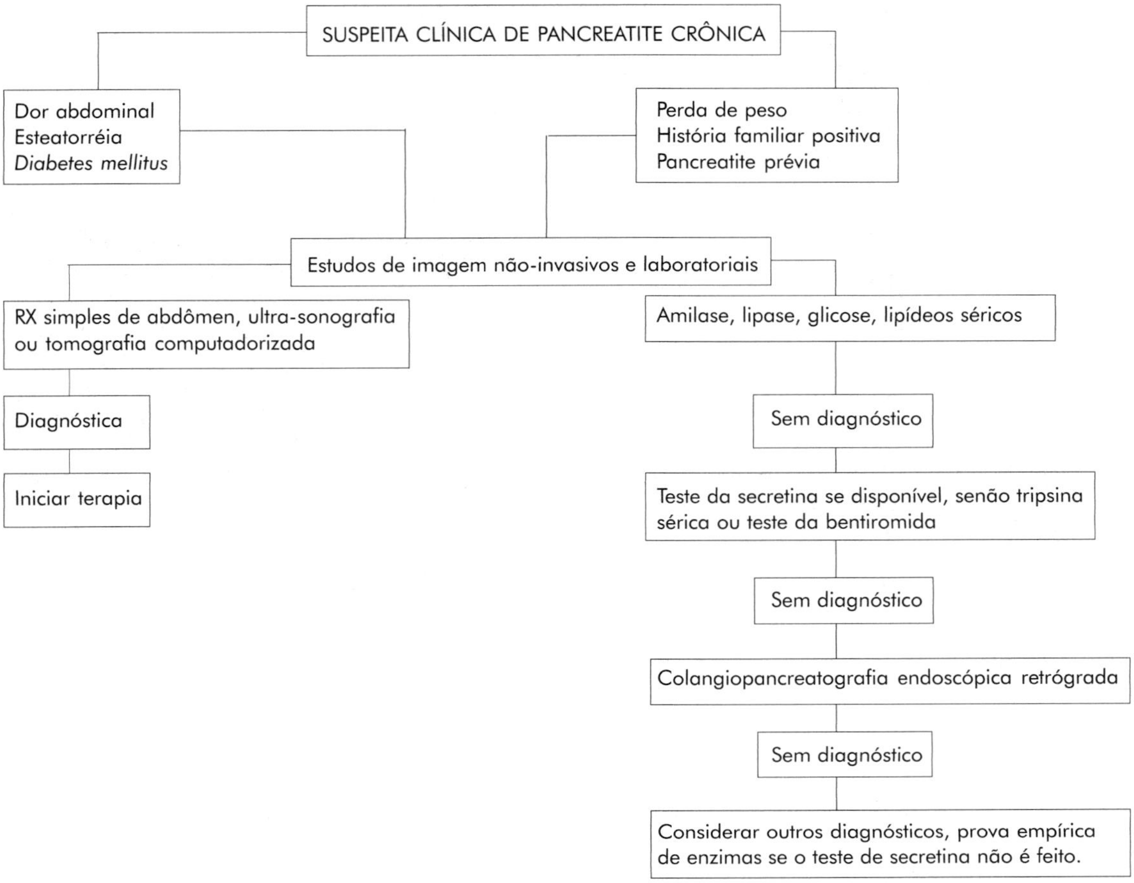

Esta estratégia diagnóstica inclui uma prova com administração de enzimas pancreáticas como um teste diagnóstico para médicos sem acesso ao teste da secretina, desde que a tripsina sérica e o teste da bentiromida não tenham sensibilidade.

Fig. 137.4 — *Estratégia diagnóstica para avaliação de pacientes suspeitos de ter pancreatite crônica.*

muns. A pancreatite crônica idiopática é a segunda causa mais comum. Outras causas raras incluem pancreatite tropical, pancreatite hereditária, trauma, hiperlipidemia e *pancreas divisum*. Não há características patognomônicas que permitam à pancreatite crônica idiopática ser distinguida da pancreatite crônica alcoólica, mas certas características podem ser de ajuda, como as listadas na Tabela 137.6.

O papel do *pancreas divisum* em causar pancreatite crônica não está definido. Dados epidemiológicos são controvertidos quanto à associação do *pancreas divisum* com dor abdominal crônica, pancreatite crônica ou com pancreatite aguda recidivante[19]. A despeito da falta de associação do *pancreas divisum* e doença pancreática crônica, há um subgrupo de pacientes com *pancreas divisum* e obstrução do fluxo na papila acessória. É nesse grupo de pacientes que a doença pancreática clínica pode ocorrer, como documentado pela observação clínica e anormalidades histológicas e morfológicas do ducto pancreático limitadas ao pâncreas dorsal[12,13,26,106,108].

O desafio clínico na determinação da etiologia reside em distinguir se pacientes com *pancreas divisum* também têm obstrução ao fluxo na papila menor. Estratégias para documentar isso incluem: (1) documentação da presença de anormalidades visíveis do ducto dorsal (em particular, dilatação) durante pancreatografia endoscópica retrógrada[12,13,26]; (2) medida do diâmetro do ducto dorsal após estimulação com secretina[64,106,108]; (3) um teste de estimulação hormonal anormal (secretina ou colecistocinina-secretina); (4) manometria da papila acessória[60,87]; (5) resistência à passagem de uma sonda de ducto lacrimal através da papila acessória na cirurgia[106,108]; ou (6) resposta clínica à descompressão do ducto dorsal com catéter de uso prolongado[68,87]. Somente a presença de lesão óbvia do ducto dorsal ou um teste de estimulação hormonal são específicos em determinar se o *pancreas divisum* é responsável pela pancreatite crônica[36]. É evidente que antes de se iniciar alguma avaliação deverá ser confirmado se os sintomas são realmente pancreáticos na origem. Isso pode ser bastante simples, como em um paciente com pancreatite aguda recidivante, mas pode ser bastante desafiador em pacientes com somente dor crônica no qual se suspeita de pancreatite crônica. Como discutido inicialmente, o uso de testes de estimulação hormonal oferece o método mais preciso para fazer isso. Em nossa experiência, a vasta maioria dos pacientes encaminhados à nossa instituição com dor abdominal crônica e pancreatografia endoscópica retrógrada demonstrando *pancreas divisum* tem testes de estimulação de secretina normal e realça a dificuldade encontrada na avaliação desses pacientes.

Avaliação das Complicações da Pancreatite Crônica

As complicações mais comuns da pancreatite crônica são dor abdominal, má absorção, desnutrição e ataques sobrepostos de pancreatite aguda sobre uma glândula já com dano irreversível. Episódios de uma inflamação aguda tendem a ser mais suaves em pacientes com pancreatite crônica, embora raros pacientes possam experimentar pancreatite aguda grave. A avaliação da pancreatite aguda já foi discutida; esta seção irá focar a avaliação de complicações locais da pancreatite crônica.

Tanto a coleção líquida pancreática como pseudocistos pancreáticos podem ocorrer em pacientes com pancreatite crônica. No geral, os pseudocistos são mais comuns. Embora os pacientes com pancreatite crônica possam desenvolver todas as complicações associadas com os pseudocistos, tais como ruptura, sangramento

Tabela 137.6
Diferenças entre a Pancreatite Crônica Alcoólica e a Idiopática

Características	*Alcoólica*	*Idiopática*
Sexo	Predomínio em Homens	Mulheres > Homens
Calcificação da glândula	Comum	Menos comum
Esteatorréia	Mais comum	Menos comum
Doença indolor	Raro (< 5%)	Não é incomum
Progressão para insuficiência exócrina	Precoce	Tardia ou ausente
Doença dos "ductos grandes"*	Comum	Raro
Alívio da dor com administração de enzimas pancreáticas	Menos comum	Comum

**Veja texto para definições.*

ou infecção, eles têm mais probabilidade de mudarem o padrão da dor crônica, desenvolverem uma síndrome consumptiva ou permanecerem assintomáticos[35]. Os pseudocistos associados com pancreatite crônica têm menor probabilidade de resolução espontânea do que aqueles encontrados na pancreatite aguda, mas têm paradoxalmente também menor probabilidade de causar complicações[35].

O diagnóstico de pseudocisto é feito melhor pela ultra-sonografia ou tomografia computadorizada. A tomografia computadorizada é mais precisa e tem menor número de exames inadequados, e, por isso, tornou-se o método de escolha[100]. Os pseudocistos que são encontrados na pancreatite crônica são geralmente maduros, e, com uma cápsula bem formada, podendo ser freqüentemente apreciados pela tomografia computadorizada[107]. A história natural do pseudocisto tem sido recentemente mais cuidadosamente definida. Pseudocistos assintomáticos menores do que 6 cm de diâmetro podem seguramente ser seguidos com pouco risco de complicações graves, particularmente em pacientes que suspenderam o abuso de álcool[103,112].

Pacientes com pseudocistos podem também desenvolver complicações que requerem avaliação e tratamento específico. O sangramento ocorre em 2% a 7% dos pacientes com pseudocistos, mas leva a uma mortalidade significativa de 35%[15,37,89,93]. O sangramento de um pseudocisto pode originar-se nos pequenos vasos dentro da parede[35] ou de uma artéria visceral volumosa que se transformou em um pseudo-aneurisma pela lesão local causada pelo pseudocisto[20,37,89]. O sangue pode permanecer no pseudocisto, pode romper-se dentro do peritônio ou pode entrar no intestino via ducto pancreático (*hemosuccus pancreaticus*)[99] ou por erosão direta dentro de uma víscera oca vizinha. Isso deve ser suspeitado[35] quando: (1) o sangramento gastrointestinal desenvolve-se em um paciente com suspeita de pseudocisto ou pseudocisto conhecido; (2) há dor abdominal súbita que se desenvolve associada a aumento ou aparecimento de uma massa abdominal; (3) o paciente com um pseudocisto desenvolve sangramento gastrointestinal inexplicado; ou (4) dor abdominal e evidência de desenvolvimento de obstrução do ducto biliar. A avaliação deverá começar com endoscopia, primariamente para avaliar outras causas potenciais de sangramento. Se não são vistas lesões sangrantes, a tomografia computadorizada deverá ser executada. Achados de alta densidade líquida dentro de um pseudocisto, uma estrutura vascular central realçada dentro do pseudocisto ou sangue no ducto pancreático devem ser tomados como evidência de sangramento. A angiografia visceral está indicada em alguns pacientes com esses achados ou em alguns pacientes com doença pancreática conhecida e grande volume de sangramento, sem uma explicação encontrada na endoscopia do trato gastrointestinal superior. A angiografia permite diferenciar o sangramento vascular pequeno e grande, para planejamento cirúrgico e para possível embolização.

A infecção de um pseudocisto ocorre em mais de 15% dos pacientes[15,35,65]. A infecção pode ser distinguida da colonização. Pacientes infectados apresentam-se com febre, calafrios, dor abdominal e leucocitose. A colonização refere-se a uma cultura cística positiva na ausência de sinais clínicos de infecção ou líquidos que pareçam macroscopicamente infectados. A aspiração percutânea com coloração de Gram e cultura é necessária se há suspeita de infecção. A drenagem de pseudocistos infectados com cateter é efetiva se o cisto não contiver partículas grandes ou resíduos necróticos; em um estudo, 94% de tais pseudocistos foram tratados efetivamente com drenagem percutânea[101]. A colocação de um tubo pode ser realizada ao mesmo tempo que se faz a aspiração inicial se o líquido aparece macroscopicamente infectado ou se a coloração com Gram é positiva.

Os pseudocistos podem romper abruptamente ou podem extravasar seu conteúdo mais lentamente ao longo de um trato fistuloso, produzindo ascite pancreática ou uma fístula pancreatopleural (ver Capítulo143). Esses líquidos pancreáticos derramados lentamente são particularmente comuns em pacientes com pancreatite crônica. Em geral, os sintomas não sugerem inflamação pancreática ativa e os pacientes mais comumente notam distensão abdominal ou sintomas respiratórios devidos a um aumento do derrame pleural[22,84]. O diagnóstico dessas fístulas internas deve ser suspeitado quando ascite exsudativa ou derrame pleural com uma amilase elevada é encontrada. A amilase do líquido está geralmente > 3.000 UI/l (média de 18.450 UI/l)[84]. O uso de tomografia computadorizada e de pancreatografia endoscópica retrógrada pode muitas vezes localizar o trato fistuloso e permite reparo cirúrgico com sucesso. O uso de somatostatina ou seu análogo, a octreotida, pode também fechar com sucesso a fístula pancreática em muitos pacientes[76].

REFERÊNCIAS BIBLIOGRÁFICAS

1. Agarwal N, Pitchumoni CS. Assessment of severity in acute pancreatitis. *Am J Gastroenterol* 86:1385-1391, 1991.
2. Agarwal N, Pitchumoni CS, Sivaprasad AV. Evaluating tests for acute pancreatitis. Am J Gastroenterol 85:356-366, 1990.
3. Ammann RW, Muellhaupt B, Zurich Pancreatitis Study Group. The natural history of pain in alcoholic chronic pancreatitis. *Gastroenterology* 116-1132-7, 1999.
4. Ammann RW, Buehler H, Muench R, et al. Differences in the natural history of idiopathic (nonalcoholic) and alcoholic chronic pancreatitis: a comparative long-term study of 287 patients. *Pancreas* 2:368-377, 1987.
5. Ammann RW, Muench R, Otto R, et al. Evolution and regression of pancreatic calcification in chronic pancreatitis: a prospective long-term study of 107 patients. *Gastroenterology* 95:1018-1028, 1988.
6. Anand BS, VIJ, JC, Mac HS, et al. Effect of aging on the pancreatic ducts: a study based on endoscopic retrograde pancreatography. *Gastrointest Endosc* 35:210-213, 1989.
7. Ashley SW, Perez A, Pierce EA, Brooks DC, Moore FD Jr, Whang EE, et al. Necrotizing pancreatitis: contemporary analysis of 99 consecutive cases. *Ann Surg* 234:572-9, 2001.
8. Axon ATR, Classen M, Cotton PB, et al. Pancreatography in chronic pancreatitis: international definitions. *Gut* 25:1107-1112, 1984.

9. Balthazar EJ. CT diagnosis and staging of acute pancreatitis. *Radiol Clin NA* 27:19-37, 1989.
10. Balthazar EJ. Acute pancreatitis: assessment of severity with clinical and CT evaluation. *Radiology* 223:603-13, 2002.
11. Beger D, Bittner R, Block S, et al. Bacterial contamination of pancreatic necrosis: a prospective clinical study. *Gastroenterology* 91:433-438, 1986.
12. Benage D, McChenry, R, Hawes RH, et al. Minor papilla cannulation and dorsal ductography in pancreas divisum. *Gastrointest Endosc* 36:553-557, 1990.
13. Blair AJ, Russell CG, Cotton PB. Resection for pancreatitis in patients with pancreas divisum. *Ann Surg* 200:590-594, 1984.
14. Blamey SL, Imrie CW O'Neill J, et al. Prognostic factors in acute pancreatitis. *Gut* 25:1340-1346, 1984.
15. Bradley EL, Clements JL, Gonzalez AC. The natural history of pancreatic pseudocysts: a unified concept of management. *Am J Surg* 137:135-141, 1979.
16. Bradley EL, Murphy F, Ferguson C. Prediction of pancreatic necrosis by dynamic pancreatography. *Ann Surg* 210:495-504, 1989.
17. Braganza JM, Hunt LP, Warwick F. Relationship between pancreatic exocrine function and ductal morphology in chronic pancreatitis. *Gastroenterology* 82:1341-1347, 1982.
18. Buchler M, Hanke A, Malfertheiner P. Follow-up after acute pancreatitis: morphology and function. In: Beger HG, Buchler M. (eds): Acute pancreatitis. Berlin, Springer-Verlag, pp. 367-374, 1987.
19. Burtin, P, Person, B, Charneau, J, et al. Pancreas divisum and pancreatitis: a coincidental association. *Endoscopy* 23:55-58, 1991.
20. Cahow CE, Gusberg RJ, Gottlieb LJ. Gastrointestinal hemorrhage from pseudoaneurysms in pancreatic pseudocysts. *Am J Surg* 145:534-541, 1983.
21. Caletti G, Brocchi E, Agostini D, et al. Sensitivity of endoscopic retrograde pancreatography in chronic pancreatitis. *Br J Surg* 69:507-509, 1982.
22. Cameron JL. Chronic pancreatic ascites and pancreatic pleural effusion. *Gastroenterology* 74:134-140, 1978.
23. Cavallini G, Riela A, Angelini GP, et al. Limitations in the interpretation of endoscopic retrograde pancreatography findings in chronic pancreatitis. In: Malfertheiner, P. (ed): Diagnostic procedures in pancreatic disease. Berlin, Springer-Verlag, pp. 175-184, 1985.
24. Cohn JÁ, Bornstein JD, Jowell PS. Cystic fibrosis mutations and genetic predispositions to idiopathic chronic pancreatitis. *Med Clin North Am* 84-621-5, 2000.
25. Collen MJ, Ansher AF, Chapman AB, et al. Serum amylase in patients with renal insufficiency and renal failure. *Am J Gastroenterol* 85:1377-1380, 1990.
26. Cotton PB. Pancreas divisum-curiosity or culprit. *Gastroenterology* 89:1431-1435, 1985.
27. Coyle WJ, Pineau BC, Tarnasky PR, Knapple WL, Aabakken L, Hoffman BJ et al. Evaluation of unexplained acute and acute recurrent pancreatitis using endoscopic retrograde cholangiopancreatography, sphincter of Oddi manometry and endoscopic ultrasound. *Endoscopy* 34:617-23, 2002.
28. DeBanto JR, Goday PS, Pedroso MR, Iftikhar R, Fazel A, Nayyar S, et al. Acute pancreatitis in children. *Am J Gastroenterol* 97:1726-31, 2002.
29. DiMagno EP. Gene mutations and idiopathic chronic pancreatitis: clinical implications and testing. *Gastroenterology* 121:1508-12, 2001.
30. Dominguez-Munoz JE, Carballo F, Garcia MJ, et al. Evaluation of the clinical usefulness of APACHE II and SAPS systems in the initial prognostic classification of acute pancreatitis: a multicenter study. *Pancreas* 8:682-686, 1993.
31. Dominguez-Munoz JE, Carballo F, Garcia MJ, et al. Monitoring of serum proteinase-antiproteinase balance and systemic inflammatory response in prognostic evaluation of acute pancreatitis: results of a prospective multicenter study. *Dig Dis Sci* 38:507-513, 1993.
32. Eachempati SR, Hydo LJ, Barie PS. Severity scoring for prognostication in patients with severe acute pancreatitis: comparative analysis of the Ranson score and the APACHE III score. *Arch Surg* 137:730-6, 2002.
33. Etemad B, Whitcomb DC. Chronic pancreatitis: diagnosis, classification, and new genetic developments. *Gastroenterology* 120:682-707, 2001.
34. Forsmark CE. The diagnosis of chronic pancreatitis. *Gastrointest Endosc* 52:293-9, 2000.
35. Forsmark CE, Grendell JH. Complications of pancreatitis. *Sem Gastrointest Dis* 2:165-176, 1991.
36. Frey CF. The surgical management of chronic pancreatitis: The Frey Procedure. *Adv Surg* 32:41-8, 1999.
37. Gadacz TR, Trunkey D, Kieffer RF. Visceral vessel erosion associated with pancreatitis: case reports and a review of the literature. *Arch Surg,* 113:1438-1440, 1978.
38. Gerzof SG, Banks PA, Robbins AH, et al. Early diagnosis of pancreatic infection by computed tomography-guided aspiration. *Gastroenterology* 93:1315-1320, 1987.
39. Girdwood AH, Hatfield, ARW, Bornman PC, et al. Structure and function in noncalcific pancreatitis. *Dig Dis Sci* 29:721-726, 1984.
40. Goodman AJ, Neoptolemos JP, Carr-Locke DL, et al. Detection of gallstones after acute pancreatitis. *Gut* 26:125-132, 1985.
41. Gross V, Scholmerich J, Leser HG, et al. Granulocyte elastase in assessment of severity of acute pancreatitis: comparison with acute-phase proteins C-reactive, a_1-antitrypsin, and protease inhibitor a_2-macroglobulin. *Dig Dis Sci* 35:97-105, 1990.
42. Gudgeon AM, Heath DI, Hurley P, et al. Trypsinogen activation peptides assay in the early prediction of severity of acute pancreatitis. *Lancet* 335:4-8, 1990.
43. Gulliver DJ, Edmunds S, Baker ME, et al. Stent placement for benign pancreatic diseases: correlation between ERCP findings and clinical response. *AJR,* 159:751-755, 1992.
44. Hammel P, Couvelard A, O'Toole D, et al. Regression of liver fibrosis after biliary drainage in patients with chronic pancreatitis and stenosis of the common bile duct. *N Engl J Med* 344:418-23, 2001.
45. Hayakawa T, Kondo T, Shibata T, et al. Relationship between pancreatic exocrine function and histologic changes in chronic pancreatitis. *Am J Gastroenterol* 87:1170-1174, 1992.
46. Hiatt JR, Fink AS, King W, et al. Percutaneous aspiration of peripancreatic fluid collections: a safe method to detect infection. *Surgery* 101:523-530, 1987.
47. Jacobson DG, Curington C, Connery K, et al. Trypsin-like immunoreactivity as a test for pancreatic insufficiency. *New Engl J Med* 310:1307-1309, 1984.
48. Jeffrey RB. Sonography in acute pancreatitis. *Radiol Clin NA,* 27:5-17, 1989.
49. Jones SN, McNeil NI, Lees WR. The interpretation of retrograde pancreatography in the elderly. *Clin Radiol* 40:393-396, 1989.
50. Khan Z, Vlodov J, Horovitz J, Jose RM, Iswara K, Smotkin J et al. Urinary trypsinogen activation peptide is more accurate than hematocrit in determining severity in patients with acute pancreatitis: a prospective study. *Am J Gastroenterology* 97:1973-7, 2002.
51. Kivisaari L, Somer K, Standertskjold-Nordenstam, CG, et al. Early detection of acute fulminant pancreatitis by contrast-enhanced computed tomography. *Scand J Gastroenterol* 18:39-41, 1983.
52. Kozarek RA. Pancreatic stents can induce ductal changes consistent with chronic pancreatitis. *Gastrointest Endosc,* 36:93-95, 1990.
53. Kreel L, Sandin B. Changes in pancreatic morphology associated with aging. *Gut* 14:962-970, 1973.
54. Lambiase L, Forsmark CE, Albert CA, et al. Secretin test diagnoses chronic pancreatitis earlier than ERCP. *Gastroenterology* 104:A315, 1993.
55. Lankisch PG. Exocrine pancreatic function tests. *Gut* 23:777-798, 1982.

56. Lankisch PG, Schirren CA, Kunze, E. Undetected fatal acute pancreatitis: why is the disease so frequently overlooked? *Am J Gastroenterol* 86:322-326, 1991.
57. Lans JI, Geenen JE, Johanson JF, et al. Endoscopic therapy in patients with pancreas divisum and acute pancreatitis: a prospective randomized trial. *Gastrointest Endosc* 38:430-434, 1992.
58. Larvin M, McMahon MJ. Apache II score for assessment and monitoring of acute pancreatitis. *Lancet* 2:201-205, 1989.
59. Lee SP, Nicholls JF, Park HZ. Biliary sludge as a cause of acute pancreatitis. *New Engl J Med* 326:589-593, 1992.
60. Lehman GA, Sherman S, Nisi R, et al. Pancreas divisum: results of minor papilla sphincterotomy. *Gastrointest Endosc* 39:1-8, 1993.
61. Lewis MP, Lo SK, Reber PU, et al. Endoscopic measurement of pancreatic tissue perfusion in patients with chronic pancreatitis and control patients. *Gastrointest Endosc* 2000; 51:195-9.
62. London NJM, Neoptolemos JP, Lavelle J, et al. Serial computed tomography scanning in acute pancreatitis: a prospective study. *Gut* 30:397-403, 1989.
63. London NJM, Neoptolemos JP, Lavelle J, et al. Contrast-enhanced abdominal computed tomography scanning and prediction of severity of acute pancreatitis: a prospective study. *Br J Surg* 76:268-272, 1989.
64. Lowes JR, Lees WR, Cotton PB. Pancreatic duct dilation after secretin stimulation in patients with pancreas divisum. *Pancreas* 4:371-374, 1989.
65. Lumsden A, Bradley EL. Secondary pancreatic infections. *Surg Gynecol Obstet,* 170:459-467, 1990.
66. Malka D, Hammel P, Sauvanet A, Rufat P, O'Toole D, Bardet P. Risk factors for *diabetes mellitus* in chronic pancreatitis. *Gastroenterology* 119:1324-32, 2000.
67. Malfertheiner P, Dominguez-Munoz J.E. Prognostic factors in acute pancreatitis. *Int J Pancreatol,* 14:1-8, 1993.
68. McCarthy J, Geenen JE, Hogan W. Preliminary experience with endoscopic stent placement in benign pancreatic diseases. *Gastrointest Endosc,* 34:16-18, 1988.
69. Merkle EM, Gorich J. Imaging of acute pancreatitis. *Eur Radiol* 12:1979-92, 2002.
70. Nagai H, Ohtsubo K. Pancreatic lithiasis in the aged: its clinicopathology and pathogenesis. *Gastroenterology* 86:331-338, 1984.
71. Nagata A, Homma T, Tamai K, et al. A study of chronic pancreatitis by serial endoscopic pancreatography. *Gastroenterology* 81:884-891, 1981.
72. Nakano S, Horiguchi Y, Takeda T, et al. Comparative diagnostic value of endoscopic pancreatography and pancreatic function tests. *Scand J Gastroenterol* 9:383-390, 1974.
73. Neoptolemos JP, Hall AW, Finlay DF, et al. The urgent diagnosis of gallstones in acute pancreatitis: a prospective study of three methods. *Br J Surg* 71:230-233, 1984.
74. Neoptolemos JP, London N, Baildy I, et al. The role of clinical and biochemical criteria and endoscopic retrograde cholangiopancreatography in the urgent diagnosis of common bile duct stones in acute pancreatitis. *Surgery* 100:732-741, 1986.
75. Neiderau C, Grendell JH. Diagnosis of chronic pancreatitis. *Gastroenterology* 88:1973-1995, 1985.
76. Pederzoli P, Bassi C, Falconi M, et al. Conservative treatment of external pancreatic fistulas with parenteral nutrition alone or in combination with continuous intravenous infusions of somatostatin, glucagon, or calcitonin. *Surg Gynecol Obstet* 163:428-432, 1986.
77. Pitchumoni CS. Pathogenesis of alcohol-induced chronic pancreatitis: facts, perceptions, and misperceptions. *Surg Clin North Am* 81:379-90, 2001.
78. Rabeneck L, Feinstein AR, Horwitz RI, et al. A new clinical prognostic staging system for acute pancreatitis. *Am J Med* 95:61-70, 1993.
79. Ralls PW, Halls J, Renner I, et al. Endoscopic retrograde cholangiopancreatography (ERCP) in pancreatic disease. *Radiology* 134:347-352, 1980.
80. Ranson JHC. Etiological and prognostic factors in human acute pancreatitis: a review. *Am J Gastroenterol* 77:633-638, 1982.
81. Reimer-Jensen A, Matzen P, Malchow-Moller A, et al. Pattern of pain, duct morphology, and pancreatic function in chronic pancreatitis: a comparative study. *Scand J Gastroenterol* 19:334-338, 1984.
82. Renou C, Grandval P, Ville E, et al. Endoscopic treatment of the main pancreatic duct: Correlation among morphology, manometry, and clinical follow-up. *Int J Pancreatol* 27:143-7, 2000.
83. Riedel L, Walker ARP, Segal I, et al. Limitations of faecal chymotrypsin as a screening test for chronic pancreatitis. *Gut* 32:321-324, 1991.
84. Rockey DC, Cello JP. Pancreaticopleural fistula: report of 7 patients and review of the literature. *Medicine* 69:332-344, 1990.
85. Ros E, Navarro S, Bru C, et al. Occult microlithiasis in "idiopathic" acute pancreatitis: prevention of relapses by cholecystectomy or ursodeoxycholic acid therapy. *Gastroenterology* 101: 1701-1709, 1991.
86. Sakarafas GH, Tsiotou AG. Proximal pancreatectomy in the surgical management of chronic pancreatitis. *J Clin Gastroenterol* 34:72-6, 2002.
87. Satterfield ST, McCarthy JH, Geenen JE, et al. Clinical experience in 82 patients with pancreas divisum: preliminary results of manometry and endoscopic therapy. *Pancreas* 3:248-253, 1988.
88. Smotkin J, Tenner S. Laboratory diagnostic tests in acute pancreatitis. *J Clin Gastroenterol* 34:459-62, 2002.
89. Stanley JC, Frey CF, Miller TA, et al. Major arterial hemorrhage: a complication of pancreatic pseudocysts and chronic pancreatitis. *Arch Surg* 111:435-438, 1976.
90. Steinberg WM. Predictors of severity of acute pancreatitis. *Gastroenterol Clin NA,* 19:849-861, 1990.
91. Steinberg WM, Goldstein SS, Davis ND, et al. Diagnostic assays in acute pancreatitis: a study of sensitivity and specificity. *Ann Intern Med* 102:576-580, 1985.
92. Steinberg WM, Tenner S. Acute pancreatitis. *New Engl J Med* 330:1198-1210, 1994.
93. Stroud, W.H, Cullom, J.W, Anderson, M.C. Hemorrhagic complications of severe pancreatitis. *Surgery* 90:657-663, 1981.
94. Swobodnik W, Meyer W, Brecht-Kraus D, et al. Ultrasound, computed tomography, and endoscopic retrograde cholangiopancreatography in the morphologic diagnosis of pancreatic disease. *Klin Wochenschr*, 61:291-296, 1983.
95. Tetrault GA. Lipase activity in serum measured with Ektachem is often increased in nonpancreatic disorders. *Clin Chem* 37:447-451, 1991.
96. Toskes PP. Hyperlipidemic pancreatitis. *Gastroenterol Clin NA* 19:783-791, 1990.
97. Triester SL, Kowdley KV. Prognostic factors in acute pancreatitis. *J Clin Gastroenterol* 34:167-76, 2002.
98. Uhl W, Buchler M, Malfertheiner P, et al. PMN-elastase in comparison with CRP, antiproteases, and LDH as indicators of necrosis in human acute pancreatitis. *Pancreas* 6:253-259, 1991.
99. van Rooyen W, van Blankenstein M, Eeftinck M, et al. Haemorrhage from the pancreatic duct: a rare form of upper gastrointestinal bleeding. *Br J Surg* 71:137-140, 1984.
100. VanSonnenberg E, Casola G, Varney RR, et al. Imaging and interventional radiology for pancreatitis and its complications. *Radiol Clin NA* 27:65-72, 1989.
101. VanSonnenberg E, Wittich GR, Casola G, et al. Percutaneous drainage of infected and noninfected pancreatic pseudocysts: experience in 101 cases. *Radiology* 170:757-761, 1989.
102. Venu RP, Brown RD, Halline AG. The role of endoscopic retrograde cholangiopancreatography in acute and chronic pancreatitis. *J Clin Gastroenterol* 34:560-8, 2002.
103. Vitas GJ, Sarr MG. Selected management of pancreatic pseudocysts: operative versus expectant management. *Surgery* 111:123-130, 1992.

104. Walsh TN, Rode J, Theis BA, et al. Minimal change chronic pancreatitis. *Gut* 33:1566-1571, 1992.
105. Wang SS, Lin XZ, Tsai YT, et al. Clinical significance of ultrasonography, computed tomography, and biochemical tests in the rapid diagnosis of gallstone-related pancreatitis: a prospective study. *Pancreas* 3:153-158, 1988.
106. Warshaw AL. Pancreas divisum: a case for surgical treatment. *Adv Surg*, 21:93-110, 1987.
107. Warshaw AL, Rattner DW. Timing of surgical drainage for pancreatic pseudocyst: clinical and chemical criteria. *Ann Surg* 202:720-724, 1985.
108. Warshaw AL, Simeone JF, Schapiro RH, et al. Evaluation and treatment of the dominant dorsal duct syndrome (Pancreas divisum revisited). *Am J Surg* 159:59-66, 1990.
109. Wiersma M, Hawes R, Lehman G, et al. Prospective evaluation of endosonography compared to ERCP and secretin stimulated pure pancreatic juice in the diagnosis of early chronic pancreatitis. *Gastrointest Endosc* 38:265, 1992.
110. Wilson C, Heath DI, Imrie CW. Prediction of outcome in acute pancreatitis: a comparative study of APACHE II, clinical assessment, and multiple factor scoring systems. *Br J Surg* 77:1260-1264, 1990.
111. Yadav D, Agarwal N, Pitchumoni CS. A critical evaluation of laboratory tests in acute pancreatitis. *Am J Gastroenterol* 97:1309-18, 2002.
112. Yeo CJ, Bastidas JA, Lynch-Nyhan A et al. The natural history of pancreatic pseudocysts documented by computed tomography. *Surg Gynecol Obstet* 170:411-417, 1990.

Doença Pancreática na Infância

Izrail Cat
Dinarte José Giraldi
Nelson Augusto Rosário Filho

Introdução

Ao contrário do adulto, em que as causas que mais freqüentemente determinam doenças pancreáticas são alcoolismo, tumor e litíase, nas crianças predominam malformações congênitas, doenças hereditárias, infecciosas, traumáticas e iatrogênicas[49].

Morbidade e mortalidade significativas das doenças pancreáticas no grupo etário pediátrico estão relacionadas ao desenvolvimento anormal. Um grau cada vez maior de suspeita de ocorrência de doenças do pâncreas levará ao reconhecimento mais precoce dos seus sintomas proteiformes com intervenção terapêutica oportuna, o que determinará uma diminuição da morbimortalidade[49].

Malformações Congênitas

O desenvolvimento embriológico do pâncreas se inicia na 5ª semana de vida intra-uterina. Provavelmente existem somente poucos genes que regulam o seu desenvolvimento nesse período, entre eles o homeobox-1 (PDX-1), que é um gene inibidor na diferenciação de células vizinhas. A ampla faixa de defeitos anatômicos é explicada por anormalidades nas vias de genes de sinalização específicos[81].

A diferenciação em tecido exócrino e endócrino depende da influência de fatores de transcrição. O fator que faz a diferenciação para o tecido exócrino é o p48, e para o tecido endócrino é o fator de transformação de crescimento beta-1 (TGF beta-1). Este último regula o equilíbrio adequado entre o desenvolvimento endócrino e o exócrino. A formação dos ductos pancreáticos parece ocorrer somente após a diferenciação do epitélio pancreático. O fator mais importante descrito é a laminina-1 que se expressa nas duas primeiras semanas de gestação[81].

Os distúrbios herdados do desenvolvimento podem ser classificados em dois tipos; os que ocorrem nas fases iniciais da gestação comprometem tanto o parênquima exócrino como o endócrino. Podem estar associados a outras malformações em fígado, rins, esqueleto e intestino. Provavelmente ocorrem por mutações em fatores de transcrição ou de vias de sinalização. Aplasia ou agenesia são raros e incompatíveis com a sobrevida.

Os distúrbios das fases tardias geralmente comprometem as células acinares, enquanto estão preservados os elementos ductais e endócrinos, como é o caso das síndromes de Schwachman e de Johansson-Blizzard. Anormalidades do desenvolvimento das células acinares são como conseqüência a produção deficiente de enzimas pancreáticas. A presença concomitante de parênquima endócrino normal e de elementos ductais implica que o defeito ocorre na fase tardia do desenvolvimento[81].

Pâncreas Anular

É um anel de tecido pancreático que circunda a porção descendente do duodeno e aparece quando a porção ventral do pâncreas falha em rodar completamente[49]. Tem sido associado a hiperinsulinismo, síndrome de Down, atresia e diafragma do duodeno, má rotação do cólon, fenda palatina, ânus imperfurado, divertículo de Meckel, ausência congênita da vesícula biliar, anéis vasculares, cardiopatias congênitas e outras anomalias[29,37,49]. Pode estar associado a outras anomalias pancreáticas como o *pancreas divisum* ou a anormalidades ductais. Muitos pacientes têm uma história de poliidrâmnio materno [38]. Já foi descrito em mãe e três de quatro filhos. A doença se exterioriza em dois períodos etários, no recém-nascido (maioria dos casos) e na quarta ou quinta décadas da vida[8].

Essa condição representa uma emergência cirúrgica, e os sinais e sintomas, caracterizados por obstrução alta com vômitos biliosos e distensão abdominal alta, podem surgir logo ao nascimento. Nas crianças de mais idade podem surgir dor abdominal, intolerância alimentar, vômitos crônicos e pancreatite[38]. No estudo radiológico costuma aparecer o sinal da dupla bolha[37,44].

A obstrução é aliviada preferentemente por duodenoduodenostomia ou, alternativamente, por duodenojejunostomia. O pâncreas não é dividido para impedir a formação de fístula. O prognóstico é excelente se a cirurgia corretora for imediata[37].

Duplicação dos Ductos Pancreáticos

Ocorre por uma migração anormal das células do estômago e duodeno durante a formação das bolsas pancreáticas. Contém uma camada de músculo liso e mucosa gástrica ou duodenal e localiza-se na junção entre o corpo e a cauda, ou mesmo na cabeça do pâncreas [2]. Comunica-se com os ductos pancreáticos ou pode perfurar no próprio parênquima, determinando pancreatite e ascite pancreática.

Os sintomas podem iniciar em qualquer idade, com irritabilidade, episódios recorrentes de dor abdominal, anorexia importante, melena e, por vezes, presença de massa epigástrica. Na maioria das vezes o diagnóstico é realizado na cirurgia. O tratamento consiste em excisão cirúrgica e jejunostomia em Y de Roux[34].

Cistos Congênitos

São raros e podem ser solitários ou múltiplos, uni ou multiloculados. Suas paredes são revestidas por epitélio e contêm um pouco de tecido pancreático e líquido amarelo-turvo que, necessariamente, não contém enzimas. Em algumas crianças pode estar associado à doença policística de rim, fígado ou baço [34]. A sintomatologia é de uma compressão extrínseca e vai depender de seu tamanho, que pode determinar o deslocamento para cima e para a frente do estômago ou o deslocamento para baixo do cólon [34]. Podem ocorrer dor abdominal, obstipação e vômitos, associados ou não à massa abdominal. Diferenciam-se dos cistos de retenção porque estes contêm alta concentração de enzimas e geralmente se desenvolvem devido à obstrução crônica de uma parte do sistema ductal. Isso é importante porque a simples excisão cirúrgica pode complicar com fístulas pancreáticas. Por isso é recomendada a drenagem interna com anastomose de sua parede com a parede posterior do estômago.

A diferenciação com cistoadenoma ou cistoadenocarcinoma pode ser geralmente feita pela angiografia porque esses tumores são muito vascularizados. A diferenciação com pseudocistos é mais difícil, e geralmente a história pode ajudar. O tratamento é a excisão cirúrgica [3].

Pâncreas Aberrante (Ectópico, Acessório ou Supranumerário)

É um defeito no desenvolvimento que ocorre antes ou durante a rotação do broto ventral, que se vai unir ao broto pancreático dorsal. É mais comumente encontrado no estômago, duodeno ou jejuno, porém pode ocorrer em qualquer local ao longo do trato gastrointestinal, bem como no baço, epíploo, vesícula e divertículo de Meckel[21]. Nos lactentes podem ocorrer vômitos ocasionais, e, quando está localizado no piloro, nas regiões pré-pilóricas do estômago ou ainda associado a duplicação gástrica, eles se exteriorizam com sintomas precoces de obstrução que se assemelham à estenose pilórica[78]. Podem ulcerar ou podem ocorrer hemorragia gastrointestinal ou abdômen agudo[15,37].

O diagnóstico é realizado pelo estudo radiológico contrastado do trato gastrointestinal superior. A característica radiológica é um nódulo na área pré-pilórica com defeito de enchimento no seu centro. O tratamento é cirúrgico.

Pancreas Divisum

O *pancreas divisum* surge entre a 6ª e a 7ª semana de desenvolvimento embrionário, e sua incidência varia de 1% a 14%, sendo, portanto, uma das anomalias congênitas mais comuns do pâncreas humano [1]. Essa anomalia ocorre quando os dois ductos ficam isolados e não se comunicam. A parte dorsal, que é maior, drena para o ducto de Santorini pela papila menor. A parte ventral, que é menor, drena através da papila principal de Vater junto com os canais biliares.

O principal sintoma é a dor abdominal crônica recorrente, podendo predispor a pancreatite aguda obstrutiva. Antes da identificação dessa anomalia pelo uso rotineiro da pancreatografia endoscópica, essa sintomatologia era diagnosticada como pancreatite aguda idiopática. O cateterismo retrógrado é o único meio diagnóstico confiável[4]. A esfincteroplastia cirúrgica ou esfincterotomia endoscópica da papila menor pode trazer algum benefício.

Tumores Pancreáticos

Os tumores na infância são raros, e a maioria tem origem nas células beta e não-beta das ilhotas. O pâncreas também pode ser local de metástases de tumores primitivos a distância e é freqüentemente envolvido no linfoma de Burkitt[49]. Os tumores do pâncreas podem ser de dois tipos: não-funcionantes e funcionantes[33].

Entre os não-funcionantes, os encontrados com maior freqüência são o adenoma cístico benigno, o hemangioendotelioma benigno, o adenocarcinoma e os carcinomas indiferenciados [33]. Em crianças maiores podem se apresentar como massa palpável na região epigástrica ou no quadrante superior esquerdo do abdômen, bem como icterícia. Os malignos costumam se exteriorizar com anorexia e perda de peso, dão metástases para o fígado e linfonodos portais, mesentéricos ou periaórticos e têm mau prognóstico[33].

Os tumores funcionantes, ou das ilhotas, são mais comuns e podem ser de células beta e não-beta. São principalmente adenomas. Os tumores das células beta são pequenos, geralmente não-palpáveis, e exteriorizam-se pelas crises de hipoglicemia devidas ao hiperinsulinismo. É clássico o aparecimento da tríade diagnóstica de Whipple (hipoglicemia de jejum ou esforço, glicemia de jejum abaixo de 50 mg/dl e melhora dos sintomas após administração de glicose). Se as hipoglicemias não forem tratadas oportuna e corretamente, podem ocorrer microcefalia e retardo mental[11].

Os níveis de insulina do sangue estão elevados só intermitentemente, por isso seu valor normal não exclui o diagnóstico. O teste da tolbutamida pode ser útil para estabelecer o diagnóstico, embora seja não-específico. O diagnóstico também pode ser sugerido pelo teste da epinefrina e glucagon, os quais determinam hipoglicemia em vez de hiperglicemia.

A hipoglicemia é controlada por administração intravenosa de glicose, porém só temporariamente. Por isso, após algumas semanas de tratamento, é necessária a exploração cirúrgica à procura do tumor. Quando não for possível sua localização por arteriografia ou tomografia computadorizada, está indicada a ressecção de 75% ou mais do pâncreas. Após a cirurgia há necessidade de monitorar a glicemia devido à hiperglicemia[34].

INSUFICIÊNCIA PANCREÁTICA

O distúrbio do pâncreas mais freqüentemente encontrado na infância é a insuficiência pancreática. Ao nascimento, o pâncreas exócrino é funcionalmente imaturo e a secreção de ácidos biliares e de lipase é de cerca de 5% a 10% dos valores dos adultos. Além disso, a secreção de isoamilase só atinge os valores dos adultos ao redor de 2 a 3 anos. Devido a isso, as crianças nos primeiros 6 meses de vida podem apresentar uma esteatorréia chamada de "fisiológica".

O pâncreas exócrino desenvolvido apresenta uma grande reserva funcional, pois há absorção de 80% da gordura quando há pancreatectomia subtotal de 95% do parênquima. Estudos mostram que só há sinais de má digestão quando há perda de 90% da reserva [20]. Uma das características clínicas dessa síndrome é o déficit de crescimento acompanhado de apetite voraz, em contraste com aquelas crianças que são irritadas e anoréticas devido à má absorção relacionada a doenças intestinais.

Distúrbios Primários

Mucoviscidose (Fibrose Cística do Pâncreas)

A fibrose cística (FC) é a doença genética letal mais comum da raça branca e é a principal causa da insuficiência pancreática em crianças. É uma exocrinopatia que compromete pulmões, fígado e intestinos. Caracteriza-se por defeito no transporte de eletrólitos através das membranas celulares epiteliais do organismo, resultando em secreções viscosas que causam obstrução dos ductos glandulares[41,62].

A FC é causada por mutações no gene regulador da condutância transmembrana (CFTR) que codifica uma proteína expressa na membrana apical das células epiteliais exócrinas. A CFTR funciona principalmente como um canal de cloro induzido por AMP cíclico, e parece ser capaz de regular outros canais de íons [85]. A proteína CFTR é composta de 1.480 aminoácidos e está ancorada nas camadas lipídicas duplas das membranas celulares.

O gene da FC, que está localizado no braço longo do cromossoma 7 (posição 7q31), e sua proteína associada foram identificados em 1985 por técnicas de clonagem molecular[85].

A descoberta do gene da FC e sua proteína levou à hipótese de que mutações eram responsáveis pelas manifestações clínicas da doença. O defeito na secreção do cloro para a luz das glândulas exócrinas, acompanhado pelo sódio e água, resulta em secreções espessas. Mais de 1.000 mutações do gene da FC foram identificadas e associadas com as alterações específicas na estrutura e função da proteína CFTR. No entanto, associações entre genótipos e fenótipos têm dado resultados ambíguos[85].

Nos estudos iniciais de triagem para o gene da FC, seqüências de DNA de pacientes com a doença revelaram conter a deleção de um par de três bases que correspondiam à perda do aminoácido fenilalanina no resíduo 508 (DF508) da seqüência protéica.

A distribuição mundial da mutação DF508 varia de 26% na Turquia a 88% na Dinamarca[86].

A freqüência observada da mutação DF508 em indivíduos caucasóides com FC no Brasil é de 47%, e semelhante à descrita na Argentina e em países do Sul da Europa[61].

Nesse estudo havia uma correlação entre o genótipo de FC e insuficiência pancreática, presente em 98% dos indivíduos para DF508. O diagnóstico de FC foi feito 3 anos antes em indivíduos homozigotos, confirmando observações prévias que sugerem que essa mutação está associada a fenótipos mais graves de FC[42].

As mutações em FC podem ser agrupadas em classes de acordo com os efeitos na função da proteína CFTR. Na classe I não há produção (síntese) da proteína, portanto não há canal de cloro (por exemplo: mutação G542X).

Na classe II, não há maturação da proteína. A mutação F508 pertence a essa categoria. Na classe III a proteína é sintetizada e localizada corretamente, mas não funciona como canal de cloro, por perda de capacidade de resposta ao ATP (por exemplo: mutação

G551D). Essas três classes agrupam os casos mais graves de insuficiência pancreática.

A classe IV (mutação R117H e R334W) e a classe V (mutação A455E) correspondem a formas mais atenuadas da doença, por alterações menores de nucleotídeos ou substituições de aminoácidos que reduziriam a função ou a quantidade produzida da proteína CFTR disponível na membrana celular epitelial [85].

Insuficiência Pancreática na Fibrose Cística

O trato digestório e os ductos pancreáticos são revestidos por epitélio com propriedades de transporte, semelhante ao epitélio do trato respiratório. As células epiteliais intestinais transportam íons, nutrientes e água pela parede intestinal, e sua disfunção é responsável por manifestações clínicas, que incluem o íleo meconial[42,82].

Do ponto de vista clínico, a doença pode se apresentar pela obstrução intestinal no período neonatal (íleo meconial), sinais de má absorção intestinal, doença respiratória progressiva e crônica, azoospermia, prolapso retal e desnutrição[68]. As principais manifestações clínicas iniciais são os sintomas respiratórios persistentes (60%), esteatorréia (55%) e déficit ponderoestatural (47%)[25].

O defeito primário nas células epiteliais dos ductos pancreáticos é uma redução na secreção de água dependente de bicarbonato, pela redução na secreção de cloro pela célula[32]. Dessa maneira, as secreções pancreáticas exócrinas em FC têm baixas concentrações de bicarbonato, pH mais baixo e volumes menores que o normal. Essas secreções espessadas causam obstrução dos ductos ao fluxo de enzimas que compõem o suco pancreático, impedindo a digestão de gorduras, proteínas e amido. A obstrução leva à dilatação acinar e degeneração das células[34,82].

No exame histológico, os ductos pancreáticos estão muito dilatados, preenchidos com material eosinofílico amorfo. Na evolução, surgem inflamação, fibrose e atrofia do parênquima. As ilhotas permanecem intactas. Nos casos de sobrevida longa, os ductos biliares sofrem processo semelhante, e a obstrução resulta em cirrose biliar[34].

Apesar de o defeito no transporte de cloro dependente do AMP cíclico caracterizar o epitélio na FC, ele não explica sozinho todas as manifestações da doença, particularmente o processo inflamatório nas vias aéreas. Acredita-se que a secreção enzimática na membrana apical da célula acinar pancreática, sensível ao pH da luz acinar, é inibida por alterações nos fosfolipídios da membrana, levando à secreção enzimática defeituosa[26].

A maioria dos pacientes com FC tem insuficiência pancreática causando má absorção de gorduras e nutrientes, ocorrendo em 90% dos pacientes antes de 1 ano de idade[59].

Uma apresentação rara da FC descrita em adultos é a pancreatite aguda recorrente, como manifestação clínica isolada em pacientes sem doença respiratória e em geral sem insuficiência pancreática[54].

Entre 10% e 15% dos pacientes com FC têm secreção pancreática suficiente para prevenir a esteatorréia[9]. Como um grupo, os com função pancreática preservada têm melhor função pulmonar, padrão melhor de crescimento e estado nutricional, menor índice de complicações gastrointestinais e melhor sobrevida[82].

Dados do registro de FC indicam que a sobrevida mediana para pacientes com insuficiência pancreática era de 29 anos, comparada aos 56 anos dos pacientes com função pancreática normal [85].

O grau de correlação entre o genótipo de CFTR e fenótipo de FC varia, e é maior para o estado da função pancreática e menor para a doença pulmonar. O fenótipo de insuficiência pancreática ocorre em pacientes com dois alelos de classes graves, como DF 508, D1507, G551D e R553X, enquanto pacientes exibindo alelos de classes de doença menos intensa (R117H, A455E, R334W) em um ou ambos os cromossomas têm doença respiratória menos intensa.

Sinais e Sintomas da Disfunção Pancreática

O diagnóstico de FC em geral é tardio, mesmo na presença de quadro clínico típico [26]. O perfil está mudando com a introdução do teste de triagem neonatal pela tripsina imunorreativa. Um consenso recente propôs que o diagnóstico de FC deva ser feito na presença de características fenotípicas, história de FC em irmãos, teste de triagem neonatal positivo com concentrações elevadas de íons no suor, identificação de mutações gênicas e demonstração de transporte anormal de íons no epitélio respiratório[66].

A falta de enzimas pancreáticas aumenta o número de evacuações, contínua ou intermitentemente, com fezes volumosas, de cheiro nauseabundo, e presença de gotículas gordurosas.

A maioria dos pacientes não cresce adequadamente, tem deficiência de vitaminas lipossolúveis, suor com gosto salgado e propensão à prostração pelo calor. As crianças têm apetite excessivo, o abdômen distendido, músculos atrofiados, cílios longos lembrando desnutrição protéica[26,32,68].

Em muitas crianças que estão com leite materno ou de soja, o edema hipoprotéico pode ser o primeiro sintoma, acompanhado de anemia[57].

Crianças maiores podem ter ingestão nutricional inadequada, e isso contribui para o estado de subnutrição, com déficit ponderal em cerca de 40% delas. Os fibrocísticos têm diminuição da massa gorda e muscular e a composição corporal se correlaciona com níveis séricos de leptina e IGF-1. Estes seriam marcadores úteis para avaliação do estado nutricional e composição corporal nesses pacientes[45].

Apesar das implicações no prognóstico da doença, a função pancreática não tem recebido o mesmo cuidado que a prova do suor [7]. O teste mais utilizado para a função pancreática é o balanço de gordura fecal de 72 horas. Esse teste serve para avaliação quantitativa da presença de insuficiência pancreática e resposta ao tratamento. Testes mais invasivos como tubagem duodenal, estimulação com secretina e colecistocinina, análise de suco pancreático para pH e enzimas podem ser mais precisos e menos práticos. A determinação de elastase pancreática humana nas fezes, mesmo em pacientes recebendo suplementos enzimáticos cuja origem é suína, pode ser útil em determinar se o paciente tem insuficiência pancreática, embora não seja útil para formas intermediárias de função pancreática[10].

Um aumento em alelos mutantes de CFTR foi observado em 27 pacientes com pancreatite idiopática e sem doença pulmonar[14]. DNA foi testado para 17 mutações de CFTR e para os alelos 5T no íntron 8 do gene de CFTR. Esse alelo reduz o nível funcional de CFTR e está associado a uma forma hereditária de infertilidade masculina. Outros autores encontraram mutações de CFTR em um cromossoma (13,4%) com maior freqüência em pacientes com pancreatite crônica que em normais, e sem a combinação de doença sinusopulmonar, eletrólitos elevados no suor ou diferença de potencial nasal baixa, comuns na FC[73, 84].

Pancreatite aguda tem sido descrita em adultos e crianças com FC[24,25]. No entanto, é rara na infância e tem etiologia diferente daquela do adulto.

Tratamento

O tratamento básico consiste em dieta hipercalórica e rica em proteínas, suplementação vitamínica e administração de enzimas pancreáticas[41, 62].

A reposição de enzimas é suficiente para uma absorção adequada de gorduras em 80% dos casos. A administração de bloqueadores H^2 de histamina é útil para reduzir o pH gástrico e facilitar a dissolução dos grânulos dos preparados enzimáticos e manter a atividade enzimática. A otimização da suplementação enzimática e vitamínica, em especial das lipossolúveis, é suficiente em muitos pacientes para adequada necessidade nutricional. Outros entretanto requerem suplemento oral hipercalórico, e alguns se beneficiam de gastrostomia ou alimentação enteral[79].

A dose máxima de enzimas pancreáticas não deve ultrapassar 2.500 U lipase/kg/refeição. Em crianças menores de 4 anos, são recomendadas 1.000 U lipase/kg/refeição, e nos maiores de 4 anos, 500 U lipase/kg/refeição[41].

Inicialmente a administração de enzimas era liberal e sem limites de doses. Esta abordagem mudou a partir de 1994, quando os primeiros casos de colonopatia fibrosante foram descritos[77]. Os pacientes se apresentavam com a síndrome da obstrução intestinal distal, mas não respondiam a tratamento clínico, como esperado nos com fibrose cística. Mais tarde foi relacionada às doses altas de enzimas pancreáticas.

O diagnóstico de colonopatia fibrosante deve ser considerado em FC na presença de dor abdominal, distensão, ascite quilosa e mudança do hábito intestinal.

Diarréia pode estar presente, o que confunde a família e leva ao aumento da dose de enzimas. O enema opaco revela a irregularidade da mucosa e perda da haustração colônica. À colonoscopia, a mucosa é eritematosa e há estenose luminal [55]. O tratamento pode requerer cirurgia.

As vitaminas lipossolúveis devem ser adicionadas no dobro das doses diárias recomendadas. Há produtos especificamente formulados para os fibrocísticos.

Um preparado colerético de ursodesoxicolato mostrou-se promissor e retardou ou mesmo produziu regressão de lesões hepáticas em FC, e está indicado em pacientes com elevação de enzimas hepáticas ou evidência de hipertensão portal[59].

Prognóstico

O prognóstico dos fibrocísticos melhorou expressivamente nas últimas décadas nos Estados Unidos: a mediana de sobrevida passou de 2 anos em 1950 para 32,5 anos em 1999[59].

Alguns fatores foram identificados na influência do prognóstico. O condicionamento físico aeróbico é o mais importante na sobrevida de 8 anos. Tratamento precoce, agressivo e em centros especializados é associado a melhor prognóstico. Manutenção do estado nutricional é outro fator essencial. Os pacientes com insuficiência pancreática, os do sexo feminino e aqueles colonizados por *Pseudomonas* têm prognóstico pior[59].

Consultas freqüentes, tratamento rigoroso e periódico com antibióticos e atividade física fazem a diferença no prognóstico de pacientes com fibrose cística.

Síndrome de Shwachman-Diamond

A insuficiência pancreática associada à hipoplasia de medula óssea foi descrita em 1964 e é a segunda causa mais comum de insuficiência pancreática na criança[75]. A proporção é de 1 caso para cada 20.000/50.000 nascidos vivos, e a distribuição é igual entre os sexos.

O defeito foi localizado na região pericentromérica do cromossoma 7, com várias mutações já detectadas[81].

Os sintomas surgem entre os 2 meses e 1 ano de idade, com diarréia gordurosa e déficit ponderoestatural progressivos. O apetite é voraz, e, quando são adicionados à dieta alimentos sólidos, as fezes tornam-se volumosas, espumosas e claras. O abdômen fica distendido, com as alças dilatadas. Pode também surgir um *rash* eczematóide. *Diabetes mellitus* pode ocorrer no fim da infância.

A função exócrina pancreática melhora com a idade em alguns pacientes, e ao redor de 4 anos de idade 50% desses pacientes podem apresentar estudos de balanço de gordura nas fezes normais.

A neutropenia pode ser cíclica e não ser notada durante uma infecção. Existe leucopenia ou pancitopenia[67]. Os leucócitos mostram uma parada de maturação com segmentação mínima, e sua mobilidade está defeituosa, fato que ocorre também nos pais dos pacientes. A medula óssea é hipocelular, e em alguns casos existem fibrose e deposição de gordura. Ocorre também trombocitopenia, e pode surgir anemia refratária. A hemoglobina fetal está elevada. Pode ocorrer também deficiência de imunoglobulinas.

A anormalidade pancreática está limitada às células acinares. O pâncreas é hipoplásico, parecendo atrófico, e o parênquima é substituído por tecido gorduroso. As células das glândulas não têm grânulos secretórios, há fibrose periductal, porém as ilhotas estão intactas. As células ductais não estão alteradas porque os ânions cloreto e bicarbonato, bem como a secreção líquida, estão normais.

As complicações infecciosas devido à insuficiência da medula óssea são as causas mais importantes de morbimortalidade[34]. Outras complicações podem ocorrer, como mielodisplasia, anemia aplásica e leucemia mielóide aguda. É descrito risco de 33% destes pacientes apresentarem mielodisplasia ou leucemia[81].

O teste de pancreozimina-secretina mostra acentuada redução das enzimas, mas o volume permanece normal. O metabolismo da glicose está normal, porém mais tarde pode ser observada curva de tolerância à glicose do tipo diabética. Em 15% dos pacientes existem lesões ósseas que lembram disostoses metafisárias, e a idade óssea está retardada.

O tratamento visa à administração de enzimas pancreáticas e cuidados com as infecções.

Síndrome de Pearson

É uma síndrome rara, descrita por Pearson *et al.* em 1971, em quatro crianças com insuficiência medular óssea (anemia, plaquetopenia e neutropenia) e doença exócrina pancreática. É causada por mutações do DNA mitocondrial, e o mecanismo do comprometimento do pâncreas exócrino ainda não está elucidado. A lesão pancreática surge na vida pós-natal e é progressiva. Outros órgãos podem estar comprometidos, como fígado, intestino, túbulos renais, pele e pâncreas endócrino (diabetes). A exteriorização clínica depende da proporção entre DNA normal e alterado.

Nas doenças em que há alterações do DNA mitocondrial há deficiência na produção de energia. Como o pâncreas necessita de muita energia para a síntese protéica, uma deficiência na produção energética na fosforilação oxidativa torna o pâncreas suscetível à injúria pelos radicais de oxigênio, liberando para o citoplasma o cálcio mitocondrial, citocromo C e fator indutor de apoptose[81].

Síndrome de Johanson Blizzard

Descrita em 1971, essa rara síndrome é caracterizada por aplasia congênita das aletas nasais, surdez neurossensorial, microcefalia, ausência de dentes permanentes, defeitos do ectoderma e insuficiência pancreática. São comuns retardo do desenvolvimento e malformações genitourinárias, cardíacas e anorretais. Pode estar associada a anomalias endócrinas como hipotireoidismo, deficiência do hormônio do crescimento, hipopituitarismo e *diabetes mellitus*. Parece que nessa síndrome não se observa melhora da função pancreática com a idade.

As enzimas estão baixas, principalmente tripsinogênio, lipase e colipase. Na anatomia patológica os ductos estão intactos porém os ácinos pancreáticos estão ausentes. Pode ser realizado diagnóstico pré-natal pela ultra-sonografia. Há o relato de um caso com cariótipo XXY[31].

Síndrome de Jeune

É uma síndrome rara que pode se exteriorizar desde o nascimento com angústia respiratória devida à distrofia torácica do tipo asfixiante. Além das alterações esqueléticas há insuficiência pancreática exócrina, nanismo, displasia cística renal e lesões da veia porta. Anatomopatologicamente se observam fibrose pancreática e formações císticas[81].

Distúrbios Secundários

Qualquer enteropatia grave que comprometa o intestino proximal pode resultar em disfunção pancreática secundária. Isso ocorre porque a mucosa intestinal produz diversos hormônios (secretina secretagoga, colecistocinina) que regulam a secreção pancreática exócrina. Insuficiência pancreática ocorre no kwashiorkor e nas formas graves de má absorção, bem como na diarréia crônica por doenças do delgado.

As insuficiências pancreáticas secundárias são representadas por desnutrição proteicocalórica e pancreatites.

Desnutrição Proteicocalórica

A função pancreática está muito alterada na desnutrição proteicocalórica. O pâncreas exócrino apresenta uma alta taxa de síntese protéica e, por isso, grande necessidade de energia bem como aporte constante de aminoácidos para substrato. Desse modo, a síntese reduzida de enzimas que é observada em crianças desnutridas poderia ser uma resposta adaptativa à desnutrição proteicocalórica. Esse fato é evidenciado por estudos de estimulação em que há uma importante correlação entre a albumina sérica e as enzimas pancreáticas, além de acentuada deficiência das enzimas das células acinares, porém permanecendo normais o volume e o pH do suco pancreático[81]. Estudos histológicos confirmam que as células acinares são atróficas, com redução do número de grânulos secretores, permanecendo intactas as estruturas ductais[22]. Não está determinado em qual estágio da desnutrição ocorrem as lesões pancreáticas irreversíveis. O que está comprovado é que a desnutrição de longa duração pode resultar em lesão pancreática permanente (fibrose).

No kwashiorkor a melhora da função pancreática se dá precocemente, em torno do 4º dia do início do tratamento. Nos lactentes marasmáticos, o retorno completo da função pancreática pode necessitar de meses, mesmo após a normalização clínica. Parece que essas crianças apresentam alterações fibróticas no pâncreas, e, portanto, a melhora nunca poderá ser completa. A lipase é a enzima mais gravemente comprometida e a última a se recuperar[34].

Pancreatites

Há necessidade de distinção entre pancreatite aguda e crônica. Na aguda, uma vez removida a causa há melhora clínica, histológica e funcional. Na crônica, que leva às vezes décadas para se desenvolver, há alterações morfológicas irreversíveis, determinando dor, além de perda permanente da função[16]. Surtos recorrentes de pancreatite aguda podem evoluir para a forma crônica[51].

Os avanços da genética e da biologia molecular apóiam a hipótese de que a pancreatite se inicia como resultado de uma ativação intracelular descontrolada das enzimas pancreáticas. O tripsinogênio catiônico tem um papel fundamental na ativação normal das outras enzimas digestivas no pâncreas. Sua auto-ativação ocorre continuamente, porém atinge um estado de equilíbrio por vários mecanismos inibidores. Pode-se esperar haver desequilíbrio quer pela acentuação da auto-ativação, quer pela redução dos mecanismos inibidores. O desequilíbrio assim estabelecido desencadearia a cascata enzimática pancreática. Apesar dos avanços do conhecimento nessa área, para a maioria das causas que determinam pancreatite, os fatores que precipitam essa via comum permanecem desconhecidos.

As pancreatites são raras na infância e devem ser lembradas quando a criança apresenta vômitos, distensão abdominal, dor epigástrica, íleo, icterícia, febre e choque[27,40]. Surge aumento da sensibilidade epigástrica, e o lactente geralmente fica deitado de lado e flexiona os joelhos. Pode haver derrame pleural acompanhado de distúrbios respiratórios.

Como fatores etiológicos têm sido implicados obstrução dos canais pancreáticos por anomalias congênitas, ingestão de drogas, doenças sistêmicas, traumatismos e infecções[6,48,49]. As causas congênitas mais comuns são estenoses ou hipertrofias do esfíncter de Oddi e obstrução dos ductos por pâncreas anular. Doenças sistêmicas associadas são hiperparatireoidismo, lúpus eritematoso sistêmico, poliartrite, úlcera péptica, desnutrição, insuficiência renal crônica, avitaminoses A e D, doença de Reye, doença de Kawasaki, hiperlipoproteinemias e migração de áscaris[47,69,80]. Apesar de a mucoviscidose poder apresentar um quadro clínico muito similar à pancreatite aguda, de acordo com a classificação de Marselha, a mucoviscidose não deve ser denominada pancreatite (ver Capítulo 139).

As infecções associadas à pancreatite aguda podem ser causadas por gram-negativos, *Mycoplasma pneumoniae*, leptospirose, sífilis e numerosos vírus como adenovírus, citomegalovírus, influenza A, Coxsackie, ECHO, hepatites A e B, sarampo, parotidite e rubéola congênita[35,46].

Em alguns casos surge após ingestão de drogas como esteróides, indometacina, diuréticos, salicilatos, isoniazida, 6-mercaptopurina, 1-asparaginase, azatioprina, tetraciclinas, cimetidina, ácido valpróico, sulfossalazina, anticoagulantes, álcool e borato[5,34,65].

As causas traumáticas são devidas a injúria abdominal em acidentes, procedimentos cirúrgicos no abdômen superior e em crianças espancadas [17]. A criança que está começando a andar pode cair sobre um brinquedo, e a sintomatologia de vômitos, choro e hiperestesia abdominal só ocorre muitas horas após. Nas crianças maiores os acidentes mais comuns são os de bicicleta, e ocorrem mais freqüentemente em meninos[19].

A pancreatite hereditária familiar é uma pancreatite crônica calcificante que foi descrita em 1952 por Confort e Steinberg. É a segunda doença herdada do pâncreas mais comum[50]. Tem herança autossômica dominante, penetrância de 80% e expressividade variável. É ocasionada por uma mutação no gene do tripsinogênio catiônico no cromossoma 7 (códons 29, 122, N291 e R122H). Esta mutação foi identificada em 2% da população em geral. Contribui com 1% de todos os casos de pancreatite crônica. A auto-ativação do tripsinogênio forma tripsina, e o equilíbrio é mantido por sua desativação por um processo de hidrólise em sua cadeia lateral. Essas mutações alterariam a configuração da proteína impedindo a hidrólise e, com isso, o mecanismo regulador. Desse modo, a quantidade aumentada de tripsina ativa determina a pancreatite [81]. O inibidor da tripsina secretora pancreática também atua inibindo cerca de 20% da tripsina ativa, agindo como uma defesa contra o tripsinogênio ativado nas células acinares. Os sintomas iniciam-se precocemente na infância, e a insuficiência pancreática bem como as calcificações surgem no adulto jovem. Geralmente as crises de dor abdominal, náuseas e vômitos são induzidas por refeições com excesso de alimentos ou estresse. Tem sido associada à hiperlipidemia e à aminoacidúria, e foi observada incidência aumentada de adenocarcinoma pancreático. Como complicação, pode ocorrer trombose das veias porta e esplênica.

Na pancreatite fibrosante, os sinais e sintomas de pancreatite aguda e de insuficiência pancreática estão ausentes, e ela pode se exteriorizar com icterícia do tipo obstrutiva. Nos estudos de imagem identifica-se aumento do pâncreas, especialmente da cabeça, que pode determinar compressão extrínseca do colédoco. O mecanismo exato da doença não é conhecido, mas há suspeita de que haja associação com mutação de genes[71]. Na anatomia patológica há substituição das glândulas acinares por fibrose, com infiltrado de células inflamatórias e preservação das ilhotas[81].

O diagnóstico e o tratamento das pancreatites são discutidos nos Capítulos 139 e 140.

Nos traumatismos a laparotomia de urgência só se justifica quando há choque hipovolêmico que persiste após reposição do volume ou recidiva. Se o pâncreas foi seccionado, pode ser necessária pancreatectomia distal.

O pseudocisto é raro em crianças e pode surgir em pancreatites de qualquer etiologia, embora seja mais comum nos traumatismos, na pancreatite hereditária, após parotidite, litíase e malformação [13, 28]. Quando não existe uma causa aparente, deve ser aventada a hipótese de criança espancada. Exterioriza-se por vômitos, febre, dor e distensão abdominal, bem como massa palpável. Pode haver aumento da amilase do soro e da urina, bem como da lipase do soro. A ultra-sonografia é importante para o diagnóstico. Os pseudocistos podem sofrer hemorragia e também infectar formando abscessos[76]. Quando há ruptura a mortalidade é alta. Os cistos pequenos podem resolver espontaneamente, e os grandes devem ser drenados cirurgicamente[34].

INSUFICIÊNCIA PANCREÁTICA ESPECÍFICA OU ISOLADA

São situações muito raras e possivelmente devidas a mutações de genes específicos embora ainda não tenham sido elucidadas em nível genético.

Deficiência de lipase — Foi descrita em 1964 por Sheldon, e é uma forma monoenzimática rara de insuficiência pancreática exócrina. Provavelmente é herdada de modo autossômico recessivo. Embora o gene esteja mapeado no cromossoma 10q24-q26, ainda não foi identificada qualquer mutação em pacientes com essa deficiência. Surge logo após o nascimento com esteatorréia grave e diarréia, na ausência de outra doença pancreática. Retardo do desenvolvimento não acompanha essa entidade. A análise do líquido duodenal evidencia a ausência de lipase, porém a co-lipase está presente em quantidades adequadas. A lipólise não está completamente abolida. As lipases linguais e gástricas têm atividade suficiente para prevenir a deficiência de ácidos graxos. As fezes têm cheiro nauseabundo desde o nascimento e se assemelham a manteiga rançosa. Não há sinais de anemia nem distensão abdominal. O diagnóstico é confirmado pelo teste de estimulação pancreozimina-secretina. Grandes doses de extrato pancreático são necessárias para proporcionar uma quantidade adequada de lipase[64]. A dieta deve ser suplementada com triglicerídeos de cadeia média[63,74].

Deficiência de colipase — Foi primeiramente relatada por Hildebrand *et al.* em 1982 em dois irmãos com esteatorréia. A colipase é o co-fator que, junto com a lipase, exerce ação enzimática sobre os triglicerídeos na presença de ácidos biliares. Já foram descritos casos de deficiência combinada de lipase e colipase.

Deficiência de amilase — Geralmente não é diagnosticada antes dos 4 meses de idade porque a atividade da amilase é normalmente baixa nos lactentes nos primeiros meses. A introdução ou a sobrecarga de amido nessa época pode desencadear diarréia. O diagnóstico pode ser feito pelo teste de pancreozimina-secretina ou pelo teste de sobrecarga de amido. O tratamento consiste na restrição de amido da dieta e o prognóstico é excelente, com desaparecimento da diarréia[52].

Deficiência de tripsinogênio — O tripsinogênio é um ziminogênio pancreático que depende da enterocinase intestinal para se transformar em tripsina. A incidência dessa deficiência é de 1:10.000, e o modo de herança ainda não foi estabelecido. Caracteriza-se clinicamente por uma síndrome de má absorção com retardo do crescimento, anemia, hipoproteinemia e edema. O apetite é normal, podendo ocorrer alterações na coloração do cabelo, e os pacientes têm aparência de kwashiorkor. Já foi descrita associação com ânus imperfurado. O diagnóstico diferencial é feito com enteropatia perdedora de proteína. A gordura das fezes de 72 horas está elevada, e os lipídios constituem mais da metade do peso seco das fezes. A excreção protéica pode atingir 60% do nitrogênio ingerido, e os testes de estimulação pancreática são normais. O tratamento é utilizar alimentação e hidrolisado de proteínas com suplementação com enzimas pancreáticas[83].

Deficiência de enterocinase intestinal — Foi descrita em 1969 por Hadorn *et al.* e pode ser congênita ou secundária a diversas injúrias da mucosa. O gene da enterocinase foi mapeado no cromossoma 21q21, porém não há relato que demonstre o defeito molecular. É considerada um defeito de ativação, pois a enzima ativa a conversão do tripsinogênio em tripsina. Esta, por sua vez, induz a ativação de outras pró-enzimas pancreáticas, tais como quimotripsinogênio, pró-carboxipeptidases e proelastase. A lipase e a amilase são normais. Diarréia, deficiência de crescimento, anemia e esteatorréia estão presentes nos primeiros meses de vida. As fezes são fétidas, líquidas e volumosas. Há anorexia, distensão abdominal e perda do subcutâneo. Quando surge a desnutrição, existe hepatomegalia, mas não esplenomegalia. Ocorre também intolerância à lactose. Hipoproteinemia e edema estão freqüentemente associados. Essa deficiência é documentada pela intubação duodenal: ocorrem níveis baixos de tripsina, quimotripsina, carboxipeptidase ou o aparecimento dessas enzimas após adição de enterocinase. Nos testes de estimulação pancreática há resposta normal de volume, qualidade e quantidade de bicarbonato, bem como atividades da lipase e amilase. Essa deficiência é confirmada por atividade mínima de enterocinase em biópsia duodenal na presença de atividade normal da dissacaridase. O tratamento consiste na suplementação dietética com enzimas pancreáticas[36].

NESIDIOBLASTOSE

Foi descrita em 1938 por Laidlaw e caracteriza-se por apresentar, geralmente no período neonatal, hiperinsulinismo com hipoglicemias graves, recorrentes, com alto risco de lesões neurológicas importantes [23, 30]. O segundo período etário de manifestação é entre 3 e 6 meses, quando os intervalos da alimentação são progressivamente aumentados. As convulsões noturnas são a exteriorização mais comum, e os sintomas são provocados pelo jejum de mais de 6 horas[12].

Essas crianças são geralmente macrossômicas, e a sintomatologia neurológica decorrente da hipoglicemia é manifestada por alterações do psiquismo (sonolência, coma) agitação, contraturas mioclônicas, convulsões, apnéias, hipotermia e episódios de cianose[23,70].

Normalmente, quando a hipoglicemia for menor do que 30 mg/dl, os níveis de insulina devem ser menores do que 10 mUI/ml[25]. Desse modo, níveis de insulina entre 10 e 20 mUI/ml são altamente suspeitos e sugestivos do diagnóstico de nesidioblastose ou adenoma das células das ilhotas. Quando os sintomas são desencadeados pelo jejum, pode-se realizar as dosagens de glicemia e insulinemia e, em seguida, administrar glucagon 30 mg por quilo de peso, via intramuscular ou venosa. Se houver elevação da glicemia acima de 40 mg da linha basal 30 minutos após, isso é diagnóstico de hiperinsulinemia.

Nas crianças entre 1 e 5 anos, os estados hiperinsulinêmicos são raros. Nessas circunstâncias, as causas mais comuns de hipoglicemia são deficiência dos hormônios contra-receptores (cortisol e hormônio do crescimento), hipoglicemia cetótica, erros inatos do metabolismo do glicogênio ou da gliconeogênese e administração de drogas. Todas essas situações são caracterizadas por níveis de insulina menores do que 10 mUI/ml, bem como pela presença de corpos cetônicos no sangue e na urina.

Em crianças de mais de 5 anos a hipoglicemia pode ser devida à insulina, e o tumor pode ser localizado por tomografia abdominal ou angiografia celíaca[12].

O quadro morfológico da nesidioblastose consiste em número aumentado e hiperplasia de células beta, que produzem insulina, dispostas isoladamente ou em pequenos grupos de duas a seis células, disseminadas por todo o parênquima e separadas das ilhotas. Essas alterações morfológicas podem representar uma resposta adaptativa ao desequilíbrio hormonal, isto é, aumento da insulina orgânica, o qual poderá ser inclusive funcional.

Com o auxílio de técnicas imuno-histológicas, foram observados proliferação de células endócrinas isoladas e grupos de células endócrinas pequenas. Essas alterações foram consideradas evidências morfológicas de nesidioblastose e interpretadas como uma condição patológica. O que fica para ser resolvido é a causa do hiperinsulinismo orgânico.

Nas crises de hipoglicemia deve ser administrada glicose através de cateter central, na dosagem de 20 mg/kg/min. Se após 24 horas a hipoglicemia persistir, e se for confirmado o diagnóstico de hiperinsulinismo, pode-se iniciar diazóxido, 10 a 20 mg/kg/dia, via oral, dividido em três doses, continuando com a administração de glicose intravenosa. O diazóxido pode necessitar de 3 dias para exercer o seu efeito máximo. Se após esse período ainda persistir a hipoglicemia, deve-se administrar hidrocortisona na dose de 5 mg/kg/dia ou prednisona 1 a 2 mg/kg/dia. Se esse esquema prosseguir acompanhado de alimentação oral diuturna e persistir ou houver recorrência da hipoglicemia após 5 dias de terapêutica, está indicada a cirurgia. Quanto mais a hipoglicemia for resistente ao tratamento médico e quanto maior for o nível de insulinemia, mais precocemente está indicada a cirurgia [12].

Durante a cirurgia o paciente deve receber glicose continuamente e o seu nível deve ser monitorado per e pós-operatoriamente. Se com o emprego de ultra-sonografia peroperatória não for encontrado adenoma, deve ser realizada pancreatectomia de 90% a 95% do parênquima. Em crianças com mais de 3 meses, em geral é suficiente a pancreatectomia de 70% a 80%. A orientação terapêutica definitiva é mais médica do que cirúrgica.

Para tratar o hiperinsulinismo, tentou-se usar a somatostatina natural, porém ela tem o inconveniente de possuir uma vida média muito curta (2 a 3 minutos) e ocorre hipoglicemia grave quando o seu uso é interrompido. Recentemente foi usado um análogo (SMS 201-995) que, quando aplicado 1 mg por via subcutânea, determinava o aumento da glicemia nas 24 horas[39].

PANCREATITE TROPICAL

Descrita em 1959 por Zuidema para caracterizar uma doença pancreática crônica em crianças e adultos jovens de baixo poder aquisitivo, é muito freqüente na Ásia e na África. Também é conhecida como pancreatite nutricional ou síndrome de pancreatite tropical juvenil. A maioria dos casos descritos é do estado de Kerala, na Índia, onde a doença é endêmica. Nunca foi relatada em país desenvolvido[72].

Predomina no sexo masculino, e os pacientes apresentam uma tonalidade cianótica peculiar nos lábios. Há emagrecimento importante, distensão abdominal, hepatomegalia, icterícia, aumento das glândulas parótidas, cabelos ralos e alterações da pele lembrando kwashiorkor. A dor abdominal, que é localizada no epigástrio, região periumbilical ou nos hipocôndrios, surge em crises que podem durar horas ou dias e que são agravadas pela ingestão de alimentos. Ela é persistente e de difícil tratamento[60]. Estudos da função secretora do aspirado duodenal confirmam uma acentuada diminuição da atividade da lipase.

Como complicação da doença podem ocorrer diabetes, catarata bilateral, glomeruloesclerose intercapilar e tuberculose pulmonar. Têm sido relatados microaneurismas em 17% dos pacientes e alterações neurológicas do tipo sensorial ou motora em menor proporção. O óbito ocorre entre os 20 e 30 anos de idade por hipoglicemia, nefropatia ou hepatopatia[60].

Na anatomia patológica o pâncreas é firme, fibroso, áspero à palpação. Por vezes se torna indistinguível da gordura ao seu redor porque é substituído por tecido gorduroso. À microscopia há infiltração de células inflamatórias crônicas, fibrose e atrofia do parênquima, bem como litíase. As ilhotas estão virtualmente ausentes e há uma redução das células beta. O fígado mostra infiltração gordurosa e surge fibrose nos estágios mais avançados da doença. O aumento da parótida sugere hipertrofia funcional.

Como a doença ocorre quase exclusivamente em grupos mais pobres das nações em desenvolvimento e é acompanhada de achados clínicos de desnutrição e ausência de dados de pancreatite crônica dos países ocidentais (alcoolismo e doença biliar), a desnutrição tem sido implicada como a causa provável[72]. Embora a dieta desses pacientes seja deficiente em proteínas, hidratos de carbono e micronutrientes e o pâncreas mostre um padrão de desnutrição proteicocalórica do tipo kwashiorkor, apenas uma minoria desenvolve fibrose e atrofia pancreática. Além disso, os cálculos dos ductos, o infiltrado e a necrose não existem em pâncreas de crianças que vão a óbito por kwashiorkor[18]. Nos antecedentes desses pacientes não há história de kwashiorkor na infância. Se esses pacientes tiveram deficiência protéica na infância, a impressão é de que ela não foi suficiente para determinar todo o espectro do kwashiorkor. Além disso, não se encontra a pancreatite tropical em muitos países onde a desnutrição protéica e o kwashiorkor são endêmicos[60].

Uma hipótese especulativa diz respeito ao papel da cassava (raiz que contém cianeto), alimento natural largamente consumido na Índia e na Nigéria, países onde existe alta incidência da doença[24,58].

REFERÊNCIAS BIBLIOGRÁFICAS

1. Agha FP, Williams KD. Pancreas divisum: incidence, detection and clinical significance. *Am J Gastroenterol* 82:315-320, 1987.
2. Akers DR, Favara BE, Franciosi, RA, Nelson JM. Duplication of the alimentary tract: report of three unusual cases associated with bile and pancreatic ducts. *Surgery* 71:817-823, 1972.
3. Assawamatiyanont S, King Jr AD. Dermoid cysts of the pancreas. *Ann Surg* 43:503-504, 1977.
4. Aumais G, Chati N, Jobin G, Archambault A. Pancreas divisum: étude retrospective de 980 catheterismes rétrogrades de la papille. *L'Union Méd. Canada* 115:382-384, 1986.
5. Barros HTM, Barros EJG, Carvalhaes JTA. Pancreatite aguda associada ao uso de valproato de sódio. *Rev Assoc Med Bras* 32:33-34, 1986.
6. Blacki, PR, Welch KJ, Eraklis AJ. Justapancreatic ductal communications: a cause of pancreatitis and recurrent abdominal pain in childhood. *J Pediatr Surg* 21:257-261, 1986.
7. Borowitz D, Evidence for the diagnosis of pancreatic insufficiency. *Pediatr Pulmonol* 29:167-168,2000
8. Brandow KR, Neville R, Fiellding LP. Clinical relevance of an exploratory laparotomy: general principles derived from a singular instance of anular pancreas. *Cur Surg* 44:98-101, 1987.
9. Bush A, Wallins C. Time to think again: cystic fibrosis is not an all or none disease. Pediatr Pulmonol 30:139-144, 2000.
10. Cade A, Walters MP, McGinley N, Firth J, et al. Evaluation of fecal pancreatic elastase as a measure of pancreatic exocrine function in children with cystic fibrosis. *Pediatr Pulmonol* 29:172-176, 2000.
11. Chase HP, Meredith AL, Lavin MH. Cystic fibrosis and malnutrition. *J Pediatr* 95:337-347, 1979.
12 Chernausek SD, Leslie ND, Bloch CA, Sperling MA. Endocrine disorders in children. *Surg Clin North Amer* 65:1527-1549, 1985.
13. Chester JF, Williams KL. Juvenile pancreatic pseudocyst. *J R Soc Med* 79:611-612, 1986.
14. Cohn JA, Friedman KJ, Noone PG, Knowles MR, Silverman LM, Jowell PS. Relation between mutations of the cystic fibrosis gene and idiopathic pancreatitis. *N Engl J Med* 339:653-658, 1998.
15. Curran JP, Anderson V. Pancreatic heterotopia as a cause of an acute abdomen. *Clin Pediat* 25:466-468, 1986.
16. Dani R, Nogueira CED. Pancreatites. In Fagundes Neto U, Wehba J, Penna FJ. Gastrenterologia pediátrica. 2ª ed. Rio de Janeiro, Medsi: 587-595, 1991.
17. Davenport M. Acute and chronic pancreatitis. *Indian J Pediatr* 69:801-807, 2002.
18. Davis JNP. The essential pathology of kwashiorkor. *Lancet* 1:317-320, 1948.
19. Debeugny P, Hillet P, Bonevalle M, Turck D, Faille P. Les traumatismes du pancréas chez l'enfant. A propos de 22 observations. *Cir Pédiatr* 28:24-31, 1987.
20. DiMagno EP, Go VLW, Summerskill WHJ. Relations between pancreatic enzyme outputs and malabsorption in severe pancreatic insufficiency. *N Engl J Med* 288:813-815, 1973
21. Dolan RV, Remine DH, Dockerty MB. The fate of heterotopic pancreatic tissue. A study of 212 cases. *Arch Surg* 109:762-765, 1974.
22. Duarte MA, Penna FJ. Insuficiência pancreática exócrina. In Fagundes Neto U. Wehba J, Penna FJ. Gastrenterologia pediátrica. 2a. ed. Rio de Janeiro, Medsi: 581-585, 1991.
23. Dunger DB, Burns C, Ghale GK, Muller DPR, Spitz L, Grant DB. Pancreatic exocrine and endocrine function after subtotal pancreatectomy for nesidioblastosis. *J Pediatr Surg* 23:112-115, 1988.
24. Editorial. Diabetes, cyanide and rat poison. *Lancet* 2:341-342, 1979.
25. Farias L, Rosario Filho NA, Kovalhuk L, Miasaki N, et al. Aspectos clínicos da fibrose cística. Experiência no Hospital de Clínicas da UFPR, 1980-1996. *Pediatria (São Paulo)* 19:241-248, 1997.
26. Freedman SD, Blanco P, Shea JC, Alvarez JG. Mechanisms to explain pancreatic dysfunction in cystic fibrosis. *Med Clin North Am* 84:657-666, 2000.
27. Friedman L, Chappell JS, Dubowitz B, Papert BL Chronic pancreatitis presenting as protracted abdominal pain in infancy and childhood. *S Afr Med J* 71:194, 1987.
28. Gay C, Macabeo V, Championnat C, Mialon G. Pseudokyste pancréatique post-traumatique de régression spontanée. *Pédiatrie* 42:99-101, 1987.
29. González NF, Espuñes SP, Fernández AI, Colomer BF, Sastre JL, Toral F. Deleción terminal del 11q (síndrome de Jacobsen) asociada a atresia duodenal con páncreas anular. *An Pediatr* 57:249-252, 2002.

30. Goudswaard WB, Houthoff HJ, Koudstaal J. Zwierstra RP. Nesidioblastosis and endocrine hyperplasia of the pancreas: a secondary phenomenon. *Human Pathol* 17:46-54, 1986.
31. Grand RJ, Rosen SW, Sant'Agnese PA, Kirkham WR. Unusual case of XXY Klinefelter's syndrome with pancreatic insufficiency, hypothiroydism, deafness, chronic lung disease, dwarfism and microcephaly. *Am J Med* 41:478-485, 1966.
32. Gray NA, Plant S, Argent BE. AMP-regulated whole cell chloride currents in pancreatic ducts cells. Am J Physiol 264:591-602, 1993.
33. Grosfeld JL, Clatworthy Jr HV, Hamondi AB. Pancreatic malignancy in children. *Arch Surg* 101:370-375, 1970.
34. Gryboski J. The pancreas. In: Gryboski J. Gastrointestinal problems in the infant. 1ª ed., Philadelphia, Saunders: 450-498, 1975.
35. Guarita DR, Mott CB. Pancreatopatias. In Barbieri D, Koda YKL. Doenças gastroenterológicas em Pediatria. 1ª ed, São Paulo, Atheneu: 382-386, 1996.
36. Hadorn B, Tarlow MJ, Lloyd JK, Wolff OH. Intestinal enterokinase deficiency. *Lancet* 1:812-813,1969.
37. Hadorn HB, Thaler MM. Diseases of the pancreas in childhood. In: Sleisenger MH, Fordtran JS. Gastrointestinal disease. 1ª ed. Philadelphia, Saunders:1226-1233, 1973.
38. Heikenen J.B., Werlin S.L. Congenital anomalies of the pancreas and biliary tract. In: Altschuler S.M., Liacouras C.A. Clinical pediatric gastrenterology. 1ª ed., Philadelphia, Churchill Livingstone: 341-347, 1998.
39. Hindmarsh P. Brook CGD. Short-term management of nesidioblastosis using the somatostatin analogue SMS 201-995. *New Engl J Med* 316:221-222, 1987.
40. Househam KC. Chronic pancreatitis and recurrent abdominal pain in childhood. *S Afr Med J* 71:669, 1987.
41. Hudson VL, Guill MF. New developments in cystic fibrosis. *Pediatr Ann* 27:515-520,1998.
42. Johansen KH, Nir M, Hoiby N, Koch C, Schwartz M. Severity of cystic fibrosis in patients homozigous and heterozigous for DF508 mutation. *Lancet* 377:631-634, 1991.
43. Jordan SC, Ament ME. Pancreatitis in children and adolescents. *J Pediatr* 91:211-216, 1997.
44. Jotz GP, Carnevale FC, Onófrio PL, Chaib E, Mello, JB. Pâncreas anular. Apresentação de caso e revisão da literatura. *Arq Gastroenterol* 33:29-31, 1996
45. Kamoi TO, Rosario Filho NA, Boguszewski MCS, Radominski RB, Padilha T; Figueiredo BC, Wikland KA. Relationship of the nutrition markers IGF-1, IGFBP-3, leptin and IL-6 in patients with cystic fibrosis. *Allergy 57 (suppl 73)*:153, 2002.
46. Kennedy JD, Talbot IC, Tanner MS. Severe pancreatitis and fatty liver progressing to cirrhosis associated with Coxsackie B4 infection in a three year old with Alpha-1-antitrypsin deficiency. *Acta Paediatr Scand* 75:336-339, 1986.
47. Krige JEJ, Lewis G, Bornman PC. Recurrent pancreatitis caused by a calcified ascaris in the duct of Wirsung. *Am J Gastroenterol* 82:256-257, 1987.
48. Lachter J, Keidar S, Eildelman S. Hypophosphatemia and idiopathic pancreatitis. *Am J Gastroenterol* 81:1221-1222, 1986.
49. Lebenthal E, George DE. Pancreatic Diseases. In Lebenthal E. Textbook of Gastroenterology and Nutrition. 1ª ed., Nova York, Raven Press:1037-1055, 1981.
50. Lerner A, Branski D, Lebenthal E. Pancreatic diseases in children. *Pediatr Clin North Am* 43:125-156, 1996.
51. Levy MJ, Geenen JE. Idiopathic acute recurrent pancreatitis. *Am J Gastroenterol* 96:2540-2555, 2001.
52. Lilibridge CB, Townes PL. Physiologic deficiency of pancreas amylase in infancy: a factor in iatrogenic diarrhea. J Pediatr 82:279, 1973.
53. Maksoud Filho JG, Maksoud JG. Afecções cirúrgicas do pâncreas na infância. In: Barbieri D, Koda YKL. Doenças gastrenterológicas em Pediatria. 1ª ed. São Paulo, Atheneu: 404-408, 1996.
54. Mallia P. Cystic fibrosis presenting in adults. *Hosp Med* 60:29-33, 1999.
55. McCabe A, Irish MS, Borowitz DS, Glick PL. The surgical aspects of gastrointestinal disease in cystic fibrosis. New insights into cystic fibrosis, 6:1-11, 1999.
56. Modolell I, Alvarez A, Guarner L, Garcia J, Malagelada JR. Gastrointestinal, liver, and pancreatic involvement in adult patients with cystic fibrosis. *Pancreas* 22:395-399, 2001.
57. Nielson OH, Larson BF. The incidence of anaemia, hypoproteinemia and oedema in infants as presenting symptoms of cystic fibrosis. *J Pediatr Gastroenterol Nutr* 1:355-359, 1982.
58. Nwokolo C, Oli J. Pathogenesis of juvenile tropical pancreatitis syndrome. *Lancet* 1:456-458, 1980.
59. Orenstein DM, Winnie GB, Altman H. Cystic Fibrosis: a 2002 update. J Pediatr 14:156-164, 2002.
60. Pitchumoni CS. Special problems of tropical pancreatitis. *Clin Gastroenterol* 13:941-959, 1984.
61. Raskin S, Phillips JA, Krishnamani MRS, Vnencak-Jones RA, Parker R, Rozov T, et al. DNA analysis of cystic fibrosis in Brazil by direct PCR amplification from Guthrie cards. *Am J Med Genet* 46:665-669, 1993.
62. Resnikoff JR, Conrad DJ. Recent advances in the understanding and treatment of cystic fibrosis. *Curr Opinion Pulm Med* 4:130-134, 1998.
63. Rey J, Frezal J, Royer P, Lamy M. L'absence congenitale de lipase pancreatique. *Arch Fr Pediatr* 23:5-14, 1986.
64. Roberts IM. Disorders of the pancreas in children. *Gastroenterol Clin North Am.* 19:963-973, 1990.
65. Rosenberg HK, Ortega W. Hemorrhagic pancreatitis in a young child following valproic acid therapy. *Clin Pediatr* 26:98-101, 1987.
66. Rosenstein BJ, Cutting GR. The diagnosis of cystic fibrosis: a consensus statement. *J Pediatr* 132: 589-595, 1998.
67. Rothbaum R, Perrault J, Vlachos A, Cipolli M, Alter B, Burroughs S, et al. Shwachman-Diamond syndrome: report from an international conference. *J Pediatr* 141:266-270, 2002.
68. Rozov T. Mucoviscidose. In Rozov T. Doenças pulmonares em pediatria: diagnóstico e tratamento. 1ª ed., São Paulo, Editora Atheneu: 443-459, 1999.
69. Russo M, Texie P, Brun P, Huault G. Pancreatite aigue au cours d'un purpura rheumatoide. *Arch Fr Pediatr.* 44:474, 1987.
70. Schenk DE, Moynihan PC. Nesidioblastosis: diagnosis and treatment. *J La State Med Soc.* 139:22-24, 1987.
71. Sclabas G, Kirschstein T, Uhl W, Hurliman R, Ruchti C, Buchler M.W. Juvenile idiopathic fibrosing pancreatitis. *Dig Dis Sci* 47:1230-1235, 2002.
72. Shaper AG. Aetiology of chronic pancreatic fibrosis with calcification seen in Uganda. *Br Med J* 1:1607-1609,1964.
73. Sharer N, Schwarz M, Malone G, et al. Mutations of the CF gene in patients with chronic pancreatitis. *N Engl J Med* 339:645-652, 1998.
74. Sheldon W. Congenital pancreatic lipase deficiency. *Arch Dis Child* 39:268-271, 1964.
75. Shwachman H, Diamond LK, Oski, FA, Khaw KT. The syndrome of pancreatic insufficiency and bone marrow disfunction. *J Pediatr* 65:645-663, 1964.
76. Siegel MJ. Normal and abnormal pancreas in children. *Radiology* 165:15-18, 1987.
77. Smyth RL, van Velsen D, Smith AR, et al. Strictures of ascending colon in cystic fibrosis and high-strength pancreatic enzymes. *Lancet* 343:85-86, 1994.
78. Spence, RK, Schnaufer L, Mahboubi S. Coexistant gastric duplication and accessory pancreas: clinical manifestations, embryogenesis, and treatment. *J Pediatr Surg* 21:68-70, 1986.
79. Steinkamp G, von Der Hardt H. Improvement of nutritional status and lung function after long-term nocturnal gastrostomy feedings in cystic fibrosis. *J Pediatr* 124:244-249, 1994.
80. Stoler J, Biller JA, Grand RJ. Pancreatitis in Kawasaki disease. *Am J Dis Child* 141:306-308, 1987.
81. Stormon MO, Durie PR. Pathophysiologic basis of exocrine pancreatic dysfunction in childhood. *J Pediatr Gastroenterol Nutr* 35:8-21, 2002.
82. Taylor CJ, Aswani N. The pancreas in cystic fibrosis. *Pediatr Respir Ver* 3:78-81, 2002.
83. Townes PL, Bryson MF, Miller G. Further observations on trypsinogen deficiency disease: report of a second case. *J Pediatr* 71:220-224, 1967.
84. Truninger K, Malik N, Ammann RW et al. Mutations of the CF gene in patients with chronic pancreatitis. *Am J Gastroenterol* 96:2657-2661, 2001.
85. Tsui LC, Durie PR. What is a CF diagnosis? Genetic heterogeneity. *New Insights into CF* 5:1-5, 1997.
86. Tsui LC. Worldwide survey of the DF508 mutation. *Amer J Hum Genet* 47:354-359, 1990.

139

CAPÍTULO

Pancreatite Aguda*

Seung Jin Yoo
Hee Sik Sun
Sang Yong Choo

INTRODUÇÃO

A pancreatite aguda foi reconhecida e descrita no século XVII. Em 1856, Claude Bernard induziu pancreatite aguda experimentalmente em cães através da injeção de uma mistura de bile e azeite no ducto pancreático enquanto estudava as propriedades digestivas do pâncreas. A primeira publicação descrevendo aspectos clínicos e patológicos da pancreatite foi efetuada por Reginald Fitz no Hospital Geral de Massachusetts, Estados Unidos, em 1889, o qual a classificou em supurativa, hemorrágica e gangrenosa. Em 1901, Opie observou, na necropsia de um paciente com pancreatite necro-hemorrágica, um cálculo encravado na papila de Vater e sugeriu que a obstrução da papila poderia ser a causa da pancreatite aguda[36]. As descobertas da secretina por Starling e Bayliss, em 1920, e da pancreozimina por Harper e Raper, em 1943, contribuíram decisivamente para a pesquisa da fisiologia do pâncreas.

Em 1925, Sir Berkeley Moynihan considerou a pancreatite aguda a mais terrível de todas as afecções abdominais. A elevação dos níveis de amilase sérica na pancreatite foi primeiramente descrita em 1929, e a sua dosagem foi recomendada como teste diagnóstico. Atualmente, a dosagem da amilasemia ainda permanece como um importante exame para se estabelecer o diagnóstico de pancreatite aguda. A pancreatite aguda é uma das causas mais comuns de abdômen agudo, freqüentemente requer admissão hospitalar de emergência e deve ser considerada no diagnóstico diferencial de várias outras afecções abdominais graves.

A pancreatite aguda é caracterizada clinicamente por dor abdominal associada à elevação da amilase e lipase no sangue e/ou na urina. Pode ser um único episódio ou pode recorrer. Morfologicamente, podem-se observar edema intersticial, necrose e hemorragia pancreática e necrose gordurosa intra e extrapancreática, dependendo da intensidade do processo inflamatório. As lesões podem ser localizadas ou difusas e tanto as funções exócrinas como as endócrinas são alteradas por tempo e extensão variáveis.

Capítulo traduzido pelos Drs: Edimar Leandro Toderke e Daniel D. Serrarin.

CLASSIFICAÇÃO

Classificação das Pancreatites

A classificação das pancreatites é complexa e não existe nenhuma totalmente satisfatória e universalmente aceita. A mais aceita é a de Marselha — Roma, que foi introduzida em 1988 por um grupo de pesquisadores internacionais[46]. Nesta classificação, as pancreatites são divididas como aguda e crônica, e o álcool é reconhecido como causa tanto de pancreatite aguda como crônica.

A pancreatite aguda não é considerada uma doença, mas sim um espectro de lesões inflamatórias do pâncreas e dos tecidos peripancreáticos, que inclui edema, necrose, necrose hemorrágica e necrose gordurosa. Pode ocorrer formação de pseudocisto. Na maioria dos pacientes, a inflamação é pequena e limitada à ocorrência de edema e necrose gordurosa. Independentemente da gravidade da pancreatite aguda, quando o paciente sobrevive, as lesões são geralmente reversíveis. Entretanto, caso ocorra necrose de um segmento do ducto pancreático principal, pode resultar em estenose e obstrução do ducto e pancreatite crônica obstrutiva distal à estenose. Essa complicação é rara.

As causas de pancreatite aguda podem ser pancreáticas ou extrapancreáticas. As causas pancreáticas incluem tumores ou pancreatite crônica. As principais causas extrapancreáticas são litíase biliar, drogas, operações, trauma, hiperlipoproteinemias e cateterização da papila de Vater. A pancreatite aguda alcoólica é geralmente observada nas fases iniciais da pancreatite crônica calcificante.

A pancreatite crônica é definida como a presença de lesões inflamatórias crônicas que levam à fibrose do pâncreas, destruição do parênquima exócrino e, em alguns pacientes, à destruição do parênquima endócrino. Nas fases iniciais da doença, a pancreatite crônica é freqüentemente complicada por ataques de pancreatite aguda que podem representar a única manifestação clínica. Geralmente após alguns anos ocorre insuficiência pancreática exócrina e endócrina, e os episódios de pancreatite aguda diminuem ou desaparecem.

Classificação da Pancreatite Aguda

A pancreatite aguda é geralmente classificada morfologicamente em duas principais formas: edematosa e necrotizante. Essa é uma distinção clínica puramente arbitrária, uma vez que as mesmas só podem ser diagnosticadas cirurgicamente ou por autópsia. Visto que a hemorragia e a supuração são comumente associadas à necrose, os termos pancreatite hemorrágica ou supurativa são usados para designar uma variante da forma necrotizante. A forma edematosa pode evoluir para a forma necrotizante. A distinção entre essas duas formas principais de pancreatite aguda baseada apenas nas características clínicas e exames laboratoriais convencionais pode ser difícil, particularmente na fase inicial da doença.

Tabela 139.1
Fatores Etiológicos da Pancreatite Aguda

1. Metabólicos
   - Álcool
   - hiperlipoproteinemia
   - hipercalcemia
   - drogas
   - veneno de escorpião
   - hereditariedade
2. Mecânicos
   - colelitíase
   - pós-operatório (biliar, gástrica)
   - pós-traumático
   - pancreatografia retrógrada
   - obstrução do ducto pancreático (tumor pancreático, *pancreas divisum*, papilite estenosante, áscaris)
   - obstrução duodenal
3. Vasculares
   - hipotensão
   - pós-operatório (derivação cardiopulmonar)
   - periarterite nodosa
   - ateroembolismo
4. Infecciosos
   - vírus
   - bactéria
   - fungo
   - parasita

Etiologia

As causas mais comuns de pancreatite aguda são a litíase biliar e o álcool. A ordem de freqüência desses dois fatores etiológicos depende do hospital. Se o hospital é dedicado ao atendimento de pacientes particulares, a litíase biliar é a causa mais comum de pancreatite aguda. Ao contrário, se o hospital é dedicado ao atendimento de pacientes pobres, grupo em que o alcoolismo é maior, o álcool é a causa mais freqüente. A terceira causa mais freqüente é a idiopática, seguida de vários outras causas bem menos comuns.

A etiologia da pancreatite aguda pode ser agrupada principalmente em metabólica, mecânica, vascular ou infecciosa, embora a identificação nesses grupos não seja clara e freqüentemente arbitrária (Tabela 139.1).

Fatores Metabólicos

Álcool

Clinicamente, a pancreatite ocorre entre 1% a 10% dos alcoólatras, e os achados patológicos da pancreatite foram encontradas em 17% a 45% das pessoas que fazem uso abusivo e crônico de álcool. Esse fator é a causa mais comum de pancreatite crônica, e na sua fase inicial pode evoluir com um ou mais surtos de pancreatite aguda. Estima-se que metade dos pacientes com pancreatite crônica apresenta pelo menos um surto de pancreatite aguda. A pancreatite não ocorre após um curto período de libação alcoólica. Geralmente, a primeira manifestação clínica é precedida por um período de tempo de pelo menos 6 a 8 anos de uso de grande quantidade de álcool.

Hiperlipoproteinemia

A hiperlipoproteinemia é freqüentemente observada nas pancreatites agudas[8,10]. Não se sabe ainda se a pancreatite produz anormalidades nos lipídios séricos ou se certos lipídios sangüíneos predispõem à pancreatite. A associação é comum com os tipos I (acima de 30%), IV (15%) e V (27% a 41%) de hiperlipidemia da classificação de Frederickson. Como o tipo IV é o tipo de hiperlipoproteinemia mais comum, esse tipo responde pela maioria dos casos associados à hiperlipidemia. A freqüência dos episódios agudos parece ser mediada pela maior ou menor ingesta de gorduras.

O mecanismo pelo qual a hiperlipidemia conduz a pancreatite é desconhecido, mas suspeita-se que, na presença de marcada hipertrigliceridemia, a lipase pancreática pode levar à liberação local de quantidade suficiente de ácidos graxos livres para iniciar a lesão pancreática[4]. Embolização de partículas de lipídios séricos aglutinados em vasos pancreáticos e infiltração gordurosa aguda das células acinares também têm sido sugeridas.

Hipercalcemia e Hiperparatireoidismo

A incidência de pancreatite em pacientes com hiperparatireoidismo é de aproximadamente 7% a 19%[10]. Tanto a forma aguda como crônica têm sido relatadas. Três hipóteses foram propostas para explicar essa relação: (1) o aumento do cálcio sérico levaria à formação de cálculo dentro do ducto pancreático; (2) os níveis altos de paratormônio teriam ações tóxicas diretas sobre o pâncreas; (3) os níveis altos de cálcio sérico na secreção pancreática acelerariam a conversão do tripsinogênio em tripsina dentro do pâncreas.

Em ratos com hiperparatireoidismo induzido experimentalmente através do transplante de enxerto de paratireóide, o hiperparatireoidismo esteve associado a níveis elevados de amilase sérica. Além disso, um aumento de concentração do cálcio foi observado no suco pancreático em conjunto com a elevação do nível sérico de tripsina ativa. Achados histológicos mostraram a evidência de pancreatite em animais com hiperparatireoidismo. No entanto, um recente trabalho de revisão de pacientes com hiperparatireoidismo realizado na Clínica Mayo mostrou que a incidência de pancreatite foi somente de 1,5%, e 65% desses pacientes com pancreatite tinham outras possíveis causas para a doença pancreática. A evidência clínica para essa associação, portanto, não é definitiva.

Drogas

A pancreatite aguda pode ser devida à administração de uma grande variedade de medicamentos, como diuréticos (tiazídicos, clortalidona, furosemida, ácido etacrínico, clonidina), antiinflamatórios (corticóides, acetaminofen, sulfassalazina, indometacina), imunossupressores (azatioprina, 6-mercaptopurina, l-asparginase), antimicrobianos (isoniazida, tetraciclina, rifampicina) e outros (anticoncepcionais, propoxifeno, metformina) (Tabela 139.2). O mecanismo pelo qual a pancreatite é determinada por essas substâncias ainda não é claro. A didesoxiinosina, medicamento anti-retrovírus, causa pancreatite aguda em 16-24% dos pacientes que recebem este medicamento por algumas semanas. A recidiva pode ocorrer com a reintrodução do medicamento.

Substâncias tóxicas como inseticidas organofosforados e álcool metílico podem ocasionar pancreatite aguda.

Tabela 139.2
Drogas que Causam Pancreatite Aguda

Associação Definitiva • Azatioprina • Estrogênio
Associação Provável • Diuréticos tiazídicos • Furosemida • Ácido etacrínico • Sulfonamidas • Tetraciclina • L-asparginase • Corticosteróides • Metformina • Procainamida • Ácido valpróico • Clonidina • Pentamidina • Didesoxiinosina

Veneno de Escorpião

A pancreatite aguda e o cisto pancreático ocorrem em pacientes picados pelo *Tityus trinitatis* (escorpião negro de Trinidade). A produção de pancreatite parece ser especificamente causada pelo veneno desse escorpião, o qual é achado somente em Trinidad e na Venezuela. A patogenia da pancreatite causada por esse veneno é obscura.

Hereditariedade

A pancreatite pode ocorrer em algumas alterações metabólicas hereditárias, como hiperlipidemia. Malformações anatômicas dos ductos pancreáticos e do esfíncter de Oddi têm sido observadas em raros pacientes com pancreatite aguda, com vários episódios recidivantes. A mais freqüente dessas anomalias é o *pancreas divisium* (ver Capítulos 136 e 137), que ocorre em 4%-11% das pessoas e se caracteriza pela ausência de fusão dos ductos pancreáticos dorsal e ventral. Assim, o ducto pancreático principal drena pela papila menor, que pode ser insuficiente para drenar adequadamente o suco pancreático e pode desencadear pancreatite. O processo uncinado e parte da cabeça do pâncreas drenam para a papila maior. O significado da presença de *pancreas divisum* como causa de pancreatite aguda e crônica é controverso, e muitos autores acreditam que não existe uma maior incidência de pancreatite em indivíduos com *pancreas divisum*.

A pancreatite aguda hereditária é uma doença autossômica dominante causada por uma alteração genética localizada no cromossoma 7 (ver Capítulo138). Essa condição progride para pancreatite crônica, e a incidência de carcinoma pancreático é aumentada (ver Capítulos 140 e 144).[58]

Fatores Mecânicos

Colelitíase

O cálculo biliar é reconhecido em aproximadamente 40-60% dos pacientes com pancreatite aguda, e esta ocorre em 5% dos pacientes tratados cirurgicamente por colelitíase[45]. A incidência de pancreatite recorrente é entre 36% e 63% em pacientes que se recuperam da pancreatite aguda biliar se a colelitíase não for tratada. Essa incidência pode ser reduzida a 2% a 8% pelo tratamento cirúrgico da doença biliar. Assim, a colelitíase parece ser o fator causal na maioria dos pacientes. A pancreatite se inicia a partir da passagem de um cálculo pela ampola de Vater. O ducto cístico tende a ser mais largo e os cálculos mais numerosos, pequenos e mais irregulares em pacientes com pancreatite por cálculo biliar, comparativamente aos casos com colelitíase sem associação com pancreatite[1]. Cálculos biliares são encontrados impactados na ampola em 75% dos pacientes submetidos a cirurgia dentro das 48 horas iniciais da pancreatite aguda[1]. Um total de 85% a 94% dos pacientes com pancreatite biliar apresenta cálculos biliares nas fezes, recuperados através de tamisação das mesmas (Fig. 139.1)[1].

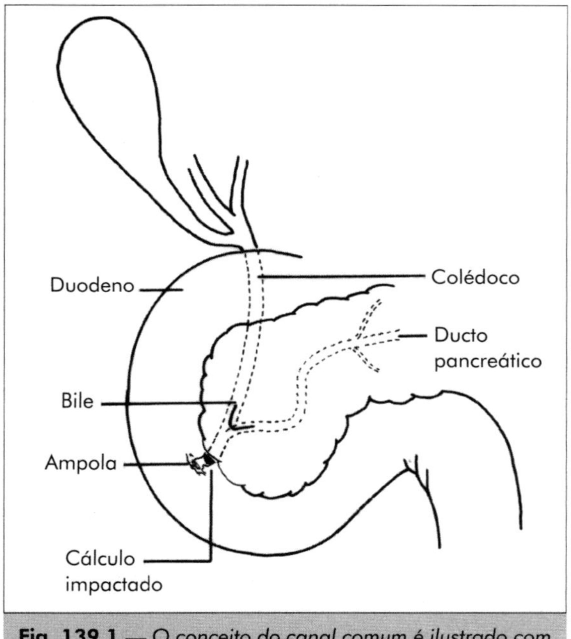

Fig. 139.1 — *O conceito do canal comum é ilustrado com um cálculo impactado na ampola de Vater, que causa refluxo de bile para o ducto pancreático.*

Opie propôs que a obstrução do ducto biliar comum e do orifício ampular pancreático por um cálculo pode iniciar pancreatite pelo refluxo da bile para dentro do ducto pancreático. Porém, estudos subseqüentes mostraram que a presença de bile no ducto pancreático não produz pancreatite em pressão fisiológica[2]. Além disso, a pressão secretória pancreática é geralmente mais alta que a biliar. A perfusão contínua de um sistema ductal pancreático não-obstruído, com bile em animais de experimentação, não ocasiona pancreatite, mas a pancreatite biliar pode ser produzida experimentalmente se a bile é injetada com pressão suficiente para lesar o ácino pancreático.

Estudos radiocinemanométricos têm mostrado que o esfíncter de Oddi freqüentemente oclui o ducto biliar e pancreático, bem como também os isola, situação que não ocorre quando o canal comum se encontra aberto. Além disso, o refluxo para o ducto pancreático, que ocorre durante cirurgia ou colangiografia através do tubo em T de Kehr, não apresenta nenhum efeito patológico no pâncreas. Assim, supõe-se que a obstrução do canal comum leva a um refluxo de enzimas pancreáticas dentro da árvore biliar inicialmente, e que a incubação de bile e enzimas pancreáticas forma uma mistura que é altamente tóxica ao pâncreas. Realmente, a resistência ao fluxo da bile no ducto pancreático está bem diminuída quando a bile e enzimas pancreáticas são incubadas. Os sais biliares não-conjugados parecem ser extremamente tóxicos ao pâncreas durante refluxos experimentais. Os sais biliares não-conjugados são formados pela ação bacteriana em sais biliares conjugados, e a lisolecitina resulta em conversão da lecitina biliar pela fosfolipase A do suco pancreático. Estudos recentes têm demonstrado que a bile no pâncreas pode causar lesão vascular, estase e espasmo, podendo iniciar pancreatite. Em resumo, atualmente aceita-se que a passagem do cálculo pela ampola de Vater é essencial para a ocorrência da pancreatite aguda, mas o mecanismo da lesão ainda é especulativo[1].

Pancreatite Pós-Operatória

A pancreatite aguda ocorre em 1% a 17% das cirurgias gástricas e em 1% a 9% das cirurgias das vias biliares. Raramente, ocorre após cirurgias anatomicamente distantes do pâncreas. O mecanismo é tanto por lesão direta do pâncreas, ou do seu suprimento sangüíneo, ou ainda por obstrução do ducto pancreático principal junto ao duodeno. Além disso, a quantidade de tripsina inibida no suco pancreático decresce durante o período pós-operatório, o que pode tornar o pâncreas particularmente sensível a lesão.

A pancreatite aguda também ocorre como complicação pós-operatória de cirurgia vascular de grande porte ou derivação cardiopulmonar. Um estudo recente revelou a ocorrência de pancreatite aguda em 16% das autópsias realizadas após derivação cardiopulmonar, cuja patogenia era possivelmente relacionada à isquemia.

Obstrução do Ducto Pancreático ou Duodeno

A pancreatite aguda pode ser devida à lesão direta do ducto pancreático, parênquima pancreático ou seu suprimento sangüíneo, os quais podem ser causados por trauma abdominal fechado ou aberto. A injeção de quantidade moderada de contraste dentro do ducto pancreático durante a colangiopancreatografia retrógrada endoscópica também pode desencadear pancreatite. O início da lesão pancreática nesses pacientes é devido à excessiva pressão intraductal. Pancreatite aguda ocorre com uma freqüência muito maior após manometria do esfíncter de Oddi do que após colangiopancreatografia retrógrada endoscópica devida à infusão de líquido em maior quantidade para realização da manometria. A incidência de pancreatite diminui com a redução da quantidade de líquido infundido.[12] A obstrução do ducto pancreático, causada por um tumor duodenal, ampular ou pancreático, pode causar pancreatite aguda. Raramente, a pancreatite também pode ser causada pela invasão da ampola de Vater e obstrução do ducto pancreático por *Ascaris lumbricoides*.

Entre outras causas, a deformidade duodenal da ampola de Vater em pacientes com doença de Crohn duodenal, o divertículo duodenal (ver Capítulo 56) e a síndrome da alça aferente pós-gastrectomia (ver Capítulo 38) podem ser causas de pancreatite aguda. A inflamação pancreática pode ser iniciada pelo refluxo do conteúdo duodenal para o ducto pancreático.

Trauma Pancreático

O trauma, tanto externo como iatrogênico (cirúrgico), pode ocasionar pancreatite aguda.

Fatores Vasculares

A isquemia pancreática pode representar um papel significativo na progressão da pancreatite da forma edematosa para a necrótica[10]. A pancreatite aguda experimental em cães pode ser produzida pela injeção intra-arterial de microesferas de 8 a 20 de diâmetro. Além disso, estudos de autópsias mostraram que a maioria dos pacientes com pancreatite tinha embolização ateromatosa nos vasos pancreáticos. Assim, a insuficiência vascular pode ser o fator inicial de pancreatite. A pancreatite também pode ser devida a um período de perfusão arterial inadequada sem oclusão anatômica, como, por exemplo, após derivação cardiopulmonar ou outras formas de hipoperfusão sangüínea.

Fatores Infecciosos

Várias doenças, como parotidite epidêmica, coxsackievírus, ecovírus, hepatite viral, virus Epstein-Barr e micoplasma, podem ocasionar pancreatite aguda, cuja patogenia ainda não é conhecida (Tabela 139.3).

Tabela 139.3
Causas Infecciosas e Parasitárias Associadas à Pancreatite Aguda

Vírus • Caxumba • Coxsackie B • Enterovírus • Epstein-Barr • Citomegalovírus • Hepatite A • Hepatite B • Hepatite C
Bactérias • *Staphylococcus* sp. • *Escherichia coli* • *Enterococcus* sp. • *Enterobacter* sp. • *Proteus* sp. • Pseudomonas aeruginosa • Espiroquetas • *Corynebacterium diphtheriae* • *Legionnella spiro* • *Yersinia* sp. • *Campylobacter* sp. • *Salmonella typhimurium* • *Mycobacteria* sp. • *Mycoplasma* sp.
Fungo • Aspergilose • Actinomicose
Parasitas • *Ascaris lumbricoides* • *Clonorchis sinensis* • *Echinococcus granulosus* • *Giardia lamblia* • *Plasmodium falciparum*

Patogenia

Os mecanismos exatos que levam à autodigestão do pâncreas e assim à pancreatite aguda ainda são especulativos. Alguns dos fatores que podem ser importantes na patogenia incluem obstrução do ducto pancreático, refluxo do conteúdo duodenal para o ducto pancreático, alteração da permeabilidade do ducto pancreático, isquemia e ativação prematura da tripsina.

Diferentes etapas podem ser identificadas no desenvolvimento da pancreatite aguda (Fig. 139.2). A fase inicial consiste no fator etiológico que induz a lesão da célula acinar por via canalicular, linfática ou vascular, ou ainda por ação direta sobre o parênquima pancreático. A inflamação do pâncreas inicia com a ativação intra-acinar da tripsina, que, posteriormente, ativa as outras enzimas pancreáticas. As enzimas ativadas lesam e rompem as membranas celulares, podendo causar edema pancreático, necrose e hemorragia do parênquima pancreático, necrose peripancreática e lesões a distância. Dependendo da quantidade de enzimas liberadas e ativadas, o processo inflamatório pode ser confinado ao parênquima (p. ex., edema do parênquima) e regredir espontaneamente. Por outro lado, pode ocorrer autodigestão pancreática, com necrose e hemorragia do parênquima e tecidos peripancreáticos ou mesmo necrose gordurosa a distância, como da medula óssea e tecido celular subcutâneo.

Em cerca de 15% dos pacientes ocorre lesão enzimática e isquêmica de órgãos distantes, inclusive pulmões, rins e fígado, e a síndrome de resposta inflamatória sistêmica pode se estabelecer.

Ativação Intrapancreática do Zimogênio Pancreático

Várias enzimas pancreáticas potencialmente lesivas são sintetizadas como zimogênios inativos e posteriormente ativadas através do desdobramento da cadeia peptídica (tripsina, quimiotripsina, elastase, carboxipeptidase e fosfolipase). Outras enzimas digestivas (amilase, lipase, nuclease) são sintetizadas na forma ativa. As enzimas armazenadas nos grânulos de zimogênio são isoladas por uma membrana de fosfolipídio nas células acinares. Além disso, existem no tecido pancreático e no soro inibidores que podem inativar as proteases prematuramente ativadas.

A tripsina desempenha um papel importante no processo de ativação intrapancreática das enzimas, pois é capaz de ativar todos os zimogênios pancreáticos conhecidos, particularmente no processo de autodigestão. O mecanismo pelo qual a tripsina é ativada no processo não é conhecido. É duvidoso se a ativação da tripsina pode ocorrer *in vivo*, uma vez que a tripsina enzimaticamente ativa nunca foi detectada no tecido pancreático durante a pancreatite aguda. Contudo, somente traços de tripsina ativa, os quais não podem ser detectados enzimática ou laboratorialmente, são suficientes para ativar outros zimogênios pancreáticos.

Mecanismos Iniciais de Ativação Enzimática

Refluxo do Conteúdo Duodenal

Existem mecanismos de defesa que em condições normais previnem o refluxo do conteúdo duodenal para o ducto pancreático, como o esfíncter de Oddi, as pregas mucosas do duodeno e o gradiente de pressão entre o ducto pancreático e o duodeno. Esses mecanismos de proteção podem ser reduzidos ou eliminados por mudanças orgânicas na papila, por distúrbio funcional do músculo esfincteriano e pelo aumento da pressão duodenal.

O conteúdo duodenal é uma mistura de enzimas pancreáticas ativadas, ácidos biliares, lisolecitina, gordura emulsificada e algumas bactérias, e todos esses podem em conjunto iniciar pancreatite experimentalmente. As bactérias não são a causa primária, uma vez que a pancreatite pode ser produzida em cães livres de germes, utilizando-se a técnica de Pfeffer (produção experimental de uma alça duodenal cega). Clinicamente, a pancreatite aguda pode ocorrer como resultado da obstrução da alça aferente pós-gastrectomia e em obstrução intraluminal do duodeno, condições em que ocorre refluxo do conteúdo duodenal para o ducto pancreático.

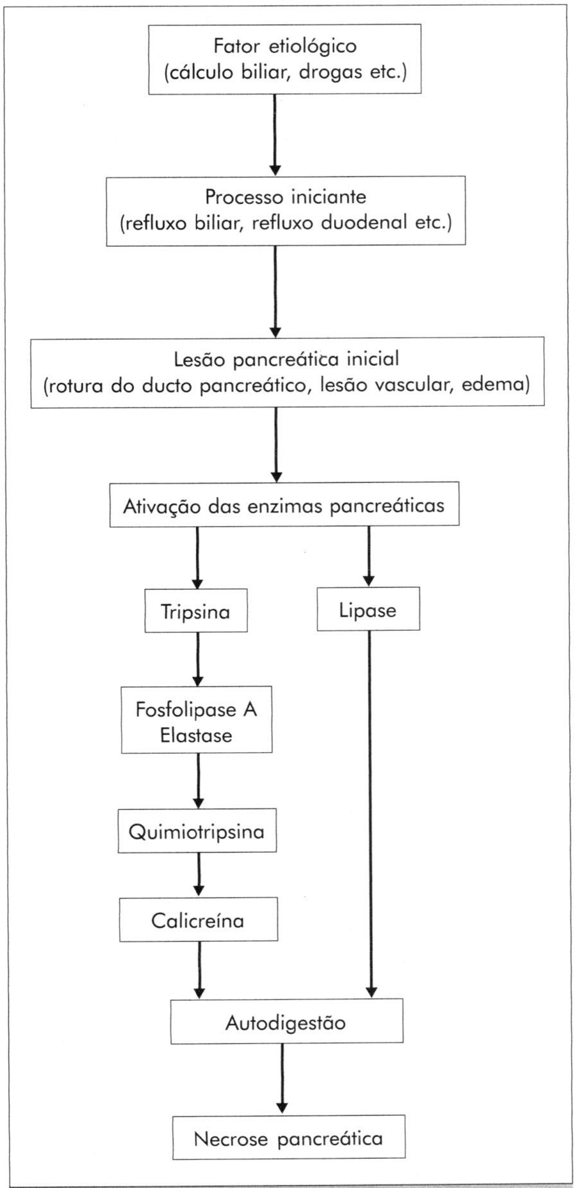

Fig. 139.2 — *Patogenia da pancreatite aguda*[8].

Refluxo de Bile

O refluxo de bile para dentro do sistema ductal do pâncreas tem sido a mais freqüente causa que desencadeia pancreatite aguda. Opie postulou que a impactação de cálculo na papila em pacientes com canal comum poderia levar à pancreatite aguda. Também a estenose da papila causada por retração cicatricial devido a processos inflamatórios ou espasmos do esfíncter de Oddi pode produzir refluxo de bile. O pâncreas é normalmente protegido desse refluxo pela secreção de suco pancreático com pressão maior do que a biliar, conforme demonstrado experimentalmente em cães, porém esse processo pode ser alterado em certas circunstâncias, ocorrendo então o refluxo[12]. A obstrução ductal com estimulação pancreática produz necrose do pâncreas em ratos se a regurgitação de bile ocorrer. A passagem de bile para dentro do pâncreas com subseqüente estimulação da secreção pancreática com secretina e colecistocinina produz necrose pancreática em cães em que um canal comum foi estabelecido experimentalmente.

A injeção de bile ou ácido biliar no ducto pancreático tem sido amplamente usada para produzir pancreatite aguda em animais de experimentação, e os possíveis mecanismos estão resumidos na Fig. 139.3.

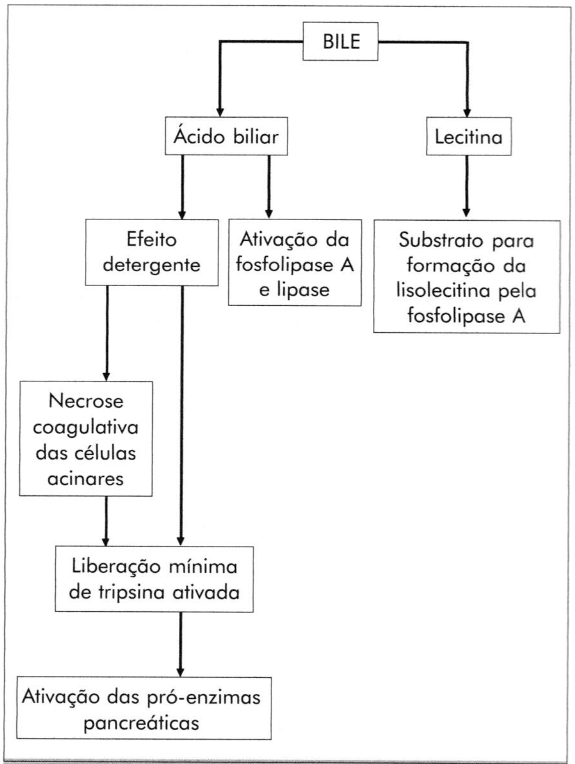

Fig. 139.3 — *Efeito da bile no pâncreas[8].*

Ativação do Sistema Complemento

A ativação do sistema complemento, anticorpos locais dependentes ou independentes, pode produzir pancreatite aguda experimental. Na pancreatite causada por taurocolato sódico, a atividade hemolítica do complemento sérico declina de acordo com a gravidade da doença, e os depósitos de C^3 podem ser demonstrados circundando a necrose do parênquima.

O envolvimento do sistema complemento foi demonstrado em pancreatite aguda no ser humano. O C^3 decresce durante a fase aguda e aumenta durante o período de convalescência. O baixo nível do complemento pode indicar um prognóstico desfavorável. O catabolismo do complemento tem lugar principalmente na cavidade abdominal como resultado da alteração do balanço protease-antiprotease.

Estimulação Excessiva de Secreção Enzimática

A administração de uma dose elevada de ceruleína (colecistocimina) em cães induz uma grande estimulação de tecido pancreático, depleção dos grânulos de zimogênio, vacuolização e perda do citoplasma apical nas células acinares. A infusão de uma dose supramáxima de ceruleína induz pancreatite aguda edematosa em ratos. A alteração estrutural inclui a fusão dos grânulos de zimogênio e a formação de grandes vacúolos dentro do citoplasma que eliminam o seu conteúdo dentro do espaço intersticial. Finalmente, ocorre autodigestão do pâncreas.

Clinicamente, a pancreatite aguda freqüentemente ocorre após uma refeição copiosa devido à alta estimulação do pâncreas. O hiperparatireoidismo pode causar pancreatite aguda devido à estimulação da secreção pancreática pelo cálcio.

Enzimas Pancreáticas e Processo Autodigestivo

A alteração histomorfológica da necrose pancreática deve ser considerada no processo autodigestivo pelas enzimas pancreáticas. Inicialmente, uma necrose coagulativa do parênquima ocorre com picnose nuclear ou com rápida cariólise e uma leve reação leucocitária. A degeneração do ácino necrótico e a absorção dos restos têm sido observadas. Edema, hemorragia e trombose sugerem alterações vasculares. Necrose gordurosa extra e intrapancreática é alteração proeminente.

Enzimas Proteolíticas

Tripsina

A injeção retrógrada de pequena quantidade de tripsina leva somente a edema intersticial transitório, e uma grande dose induz a edema intenso, hemorragia e lesão vascular em animais experimentais. O tecido acinar mostra necrose liquefativa com abundante infiltração leucocitária. Altos níveis de tripsina imunorreativa estão presentes no soro e líquido peritoneal de pacientes com pancreatite aguda. A presença do complexo tripsina com inibidores da protease pode iniciar a formação de tripsina ativa durante a pancreatite aguda.

Quimiotripsina

A injeção de quimiotripsina dentro do ducto pancreático causa alterações similares àquelas da tripsina, e traços de atividade da quimiotripsina tem sido detectados no suco pancreático humano durante um episódio de pancreatite aguda.

Elastase

A injeção intrapancreática de elastase resulta em aspectos morfológicos muito similares aos da pancreatite causada pela tripsina. A lesão das fibras elásticas dos vasos é mais extensa, e a elastase ativada desenvolve um maior papel nas mudanças vasculares na pancreatite.

Calicreína

O calicreinogênio pancreático pode ser ativado pela tripsina. A calicreína libera bradicinina e calidina, cujos efeitos são vasodilatação, aumento da permeabilidade vascular, invasão de leucócitos e dor.

Enzimas Lipolíticas

Fosfolipase A

A fosfolipase A destrói a membrana celular em presença de ácido biliar, devido à desagregação da membrana fosfolipídica em lisofosfolipídios, os quais têm um forte efeito citotóxico. Dessa forma, a fosfolipase A ou a lisolecitina injetadas no ducto pancreático em animais experimentais causam uma necrose parenquimatosa intensa. O aspecto histomorfológico do pâncreas com necrose em ratos após a injeção de fosfolipase A é bem similar ao da pancreatite necrótica humana.

A fosfolipase A foi encontrada no exsudato pancreático após injeção retrógrada de tripsina e ácido biliar em ductos pancreáticos de cães. Um decréscimo acentuado de lecitina e cefalina com um aumento simultâneo de lisolecitina, nos casos fatais de pancreatite humana, é prova do efeito intrapancreático da fosfolipase A.

Não são conhecidos inibidores da fosfolipase A no homem, mas em ratos a pancreatite aguda produzida experimentalmente pode ser reduzida pela administração de inibidores da fosfolipase A, por exemplo, proteína, cromopromazina e lidocaína.

Lipase

A lipase é sintetizada pela célula acinar na forma ativa e é responsável pela necrose gordurosa na pancreatite aguda. Os ácidos biliares, atuando como detergentes, permitem o acesso da lipase pancreática nos triglicerídeos armazenados nas células gordurosas. Ainda não é claro se a lipase pancreática tem um efeito destrutivo direto nas células acinares semelhantes à fosfolipase A, mas existem algumas evidências de um efeito secundário no parênquima pancreático. A necrose pancreática pode ser produzida experimentalmente pela injeção de azeite de oliva dentro do ducto ou do parênquima pancreático, e também pela injeção intrapancreática de lipase.

Quadro Clínico

A pancreatite aguda ocorre em qualquer idade, mas é rara em crianças e em adultos muito jovens. Quando a etiologia é a litíase biliar, manifesta-se principalmente em pacientes de meia-idade e idosos, com predominância do sexo feminino. A pancreatite aguda alcoólica ocorre mais no sexo masculino e dos 35 aos 45 anos de idade. Não existe diferença racial na incidência de pancreatite aguda. História de litíase biliar, uso de drogas, trauma abdominal, cirurgia recente ou picada por escorpião são antecedentes importantes para o diagnóstico.

A dor é o sintoma inicial em mais de 90% dos pacientes e pode variar desde um pequeno desconforto abdominal até uma dor intensa. Caracteristicamente, a dor é de início súbito, com duração de 1 ou vários dias, e é freqüentemente resistente aos analgésicos. Os pacientes usualmente curvam-se para a frente e assumem várias posições na tentativa de aliviar a dor. Dependendo do grau de extensão do processo inflamatório, a dor pode ser mais ou menos intensa. É referida no quadrante superior direito ou esquerdo, no epigástrio ou em todo o abdômen superior. Em pacientes com litíase biliar associada, é freqüente a localização no quadrante superior direito. A dor abdominal difusa é observada em mais de um terço dos pacientes, e a irradiação para o dorso ocorre em 40% a 50% dos casos. Náuseas e vômitos acompanham a dor em mais de 90% dos pacientes.

Febre, taquipnéia, taquicardia, aumento da sensibilidade epigástrica e contratura muscular são comumente encontrados. Pode ocorrer choque em alguns pacientes, principalmente naqueles com a forma necrótica. A icterícia clínica é um achado infreqüente, apesar de hiperbilirrubinemia ser observada em uma elevada percentagem dos pacientes, devido à estase biliar secundária ao processo inflamatório intenso e à compressão do colédoco terminal pelo pâncreas aumentado de volume. Distensão abdominal está freqüentemente presente na fase precoce da doença em conseqüência de íleo paralítico localizado ou difuso. Ocasionalmente palpa-se uma massa em epigástrio, que é um pseudocisto, ou marcado processo inflamatório do pâncreas e estruturas vizinhas. Equimose na região periumbilical (**sinal de Cullen**) ou nos flancos (**sinal de Gray-Turner**) pode ser observada após vários dias de evolução e é devida à dissecção do sangue peripancreático para a gordura subcutânea dessas regiões (Fig. 139.4). A presença desses sinais em um paciente com pancreatite aguda indica a ocorrência de pancreatite hemorrágica. Esses sinais não são patognomônicos de pancreatite aguda e podem ocorrer nos pacientes com sangramento retroperitoneal de qualquer etiologia, como trauma e uso de anticoagulantes.

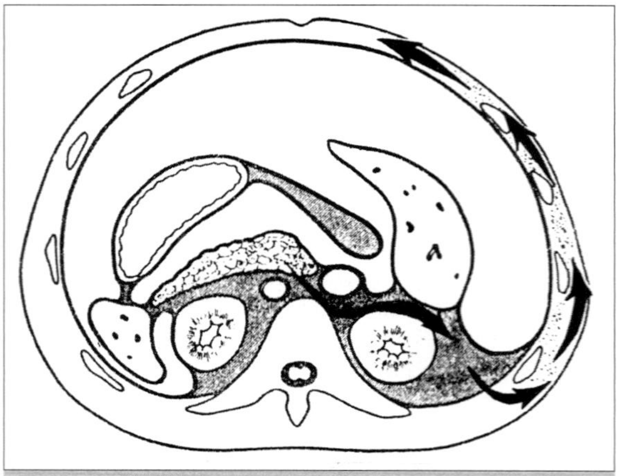

Fig. 139.4 — *Esquema ilustrando a formação de equimose de um ou ambos os flancos (sinal de Gray-Turner) e da região periumbilical (sinal de Cullen), devido à dissecção de sangue retroperitoneal para a gordura subcutânea dessas regiões. A deposição de sais de ferro pode ocasionar pigmentação permanente dessas regiões. (Ellison EH, Carey LC.)*

Diagnóstico

Exames Laboratoriais

O diagnóstico de pancreatite aguda é baseado mais na história clínica e exame físico do que em exames laboratoriais.

Amilase — A amilasemia permanece o teste diagnóstico mais usado e o mais prático[49]. Entretanto, resultados falso-positivos e falso-negativos podem ocorrer. Geralmente, a amilase sérica encontra-se elevada nas primeiras 2 a 12 horas do início dos sintomas e retorna ao normal em 3 a 4 dias. A hiperamilasemia prolongada (acima de 1 semana) usualmente indica a continuidade do processo inflamatório ou reflete o desenvolvimento de complicações locais, tais como pseudocisto, ascite pancreática com ou sem derrame pleural ou aumento da amilase de origem extrapancreática. A dosagem da amilase sérica em pacientes com pancreatite aguda comprovada revela que aproximadamente um terço dos pacientes tem valores menores do que 200 unidades Somogyi, um terço tem níveis entre 200 a 500 unidades e um terço mais de 500 unidades. A intensidade de amilasemia não tem valor prognóstico.

A hiperamilasemia pode ser também observada em(Tabela 139.4): (a) doenças hepáticas, como hepatite viral e cirrose; (b) colecistite aguda ou coledocolitíase; (c) úlcera péptica perfurada, devido à absorção peritoneal da amilase do conteúdo duodenal; (d) trombose mesentérica e obstrução intestinal com estrangulamento e necrose da mucosa intestinal, devido à absorção da amilase através da parede intestinal lesada; (e) alcoolismo sem pancreatite e administração de opiáceos, como morfina e meperidina, possivelmente devido ao aumento do tônus do esfíncter de Oddi; (f) doenças das trompas uterinas, como gravidez tubária e pelviperitonite, devido ao fato de as trompas também produzirem amilase; (g) parotidite, devido à produção de amilase pelas parótidas; (h) insuficiência renal, devido à redução na excreção de amilase; (i) cetoacidose diabética; (j) sangramento intracraniano; (l) apendicite aguda; (m) carcinoma do pâncreas; (n) pacientes com AIDS freqüentemente apresentam hiperamilasemia, sem pancreatite aguda, possivelmente por aumento da isoenzima amilase das glândulas salivares[49,57]. Os pacientes com AIDS podem também apresentar pancreatite aguda causada pelo vírus da AIDS ou por outro vírus ou pelo uso de medicamentos antivirais.

São disponíveis métodos bioquímicos que permitem a dosagem das várias isoenzimas da amilase e assim determinar o órgão de origem da amilase. Entretanto, essas dosagens têm pouca utilidade prática porque a maioria das doenças que simulam pancreatite aguda e aumentam a amilasemia aumentam a amilase pancreática e não as isoenzimas de origem não-pancreática[49].

A dosagem da quantidade total de amilase em uma amostra de urina de 2 horas é mais precisa que a concentração dessa enzima na urina ou no sangue, ou ainda dos níveis da lipase sérica. O diagnóstico de pancreatite é altamente sugestivo quando a eliminação urinária da amilase excede 300 unidades em 1 hora. A relação entre a quantidade da amilase sérica e urinária aumenta a precisão diagnóstica de pancreatite, pois a amilase urinária permanece elevada por tempo mais prolongado (Fig. 139.5). A reabsorção tubular diminuída e o aumento da excreção urinária da amilase são responsáveis pela alteração na depuração (*clearance*) da amilase, que pode ser calculada pela seguinte fórmula:

$$\text{Depuração da amilase} = \frac{\text{Amilase Urinária}}{\text{Amilase Sérica}} \times \frac{\text{Creatinina Sérica}}{\text{Creatinina Urinária}} \times 100$$

A depuração da amilase acima de 5 é bastante sugestiva do diagnóstico de pancreatite aguda. Resultados falso-positivos da depuração da amilase podem ocorrer no pós-operatório em alguns pacientes, em diabéticos, em pacientes com insuficiência renal e em queimados. Pode haver elevação da amilasemia com redução na depuração urinária da amilase em uma condição rara denominada **macroamilasemia**. Nessa condição, a amilase se liga a uma globulina ou a uma outra molécula que a torna muito grande para ser excretada pelo rim. A macroamilasemia não está associada à pancreatite ou a qualquer outra condição clínica, pode ser tem-

Tabela 139.4
Causas de Hiperamilasemia

Intra-Abdominal

Causas Pancreáticas
- pancreatite aguda
- pancreatite crônica
- trauma
- carcinoma
- pseudocisto
- ascite pancreática
- abscesso pancreático
- derrame pleural pancreático

Causas Não-Pancreáticas
- doenças do trato biliar
- obstrução intestinal
- infarto mesentérico
- úlcera péptica perfurada
- peritonite
- síndrome da alça aferente
- apendicite aguda
- gravidez ectópica rota
- salpingite
- aneurisma aórtico roto

Extra-Abdominal

Doenças das Glândulas Salivares
- caxumba
- parotidite
- trauma
- cálculo
- sialoadenite actínica

Alteração na Excreção de Amilase
- insuficiência renal
- macroamilasemia

Miscelânea
- pneumonia
- trauma cranioencefálico
- queimadura severa
- cetoacidose diabética
- gravidez
- drogas
- bisalbuminemia

porária e ocorre em 1,5% dos pacientes hospitalizados por diversas causas.

Lipase — A lipasemia tem maior sensibilidade e especificidade que a amilasemia. A lipase se eleva tão precocemente quanto a amilase, mas permanece elevada por tempo mais prolongado[49,57]. Entretanto, a dosagem bioquímica da lipase é mais complicada que a da amilase, e o seu uso tem sido limitado. Outras enzimas e pró-enzimas pancreáticas, como o tripsinogênio e a elastase, têm maior sensibilidade e especificidade que a amilase, mas as suas determinações bioquímicas são mais complicadas.

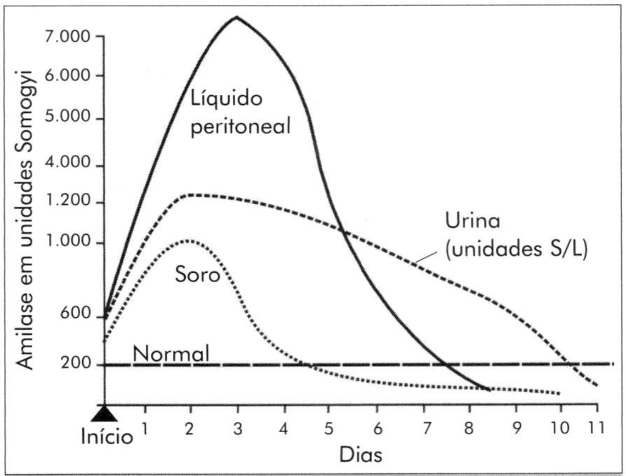

Fig. 139.5 — *Valores da amilase nos vários fluidos em função do tempo. Note que a amilase urinária permanece elevada quando a amilase sérica já retornou ao normal. (Ellison EH, Carey LC.)*

Hemograma — Geralmente revela leucocitose com desvio nuclear à esquerda. Nos casos intensos, pode haver elevação do hematócrito por hemoconcentração, devido à perda de plasma para o espaço retroperitoneal e a cavidade peritoneal, mas mais freqüentemente o hematócrito diminui. Uma queda do hematócrito acima de 10 pontos percentuais nas primeiras 48 horas indica pancreatite hemorrágica grave.

Outros exames laboratoriais — A hiperglicemia é freqüente e é devida à liberação de catecolaminas e corticóides. Com exceção de pacientes diabéticos, níveis glicêmicos superiores a 200 mg/dl indicam pancreatite intensa. A hiperglicemia pode também ter valor diagnóstico quando acima de 300 mg/dl, pois é incomum em outras condições abdominais extrapancreáticas agudas.

Ocorre hiperbilirrubinemia em 25% dos pacientes, geralmente de curta duração (4-7 dias), e é devida à estase biliar secundária ao processo inflamatório intenso e à compressão do colédoco terminal pelo edema pancreático[49]. Ocasionalmente pode ser secundária à coledocolitíase, principalmente quando acima de 4 mg/dl. A fosfatase alcalina também se eleva paralelamente à bilirrubinemia. A aspartato-aminotransferase pode-se elevar, e quando está acima de 250 U Sigma Frankel indica pancreatite grave[49,57]. A desidrogenase lática pode também se elevar, e acima de 350 UI/l indica pancreatite grave[41,49,57].

A hipocalcemia ocorre freqüentemente nas pancreatites necro-hemorrágicas, e níveis séricos inferiores a 8 mg/dl indicam pancreatite grave, porém a tetania é rara[49,57]. A hipocalcemia pode ser explicada por: (a) deposição de cálcio em tecido peripancreático e retroperitoneal; (b) diminuição de albumina sérica e conseqüente redução do cálcio ligado a essa proteína; (c) redução da liberação do paratormônio com conseqüente diminuição da liberação do cálcio ósseo; (d) excesso da liberação da tireocalcitonina devido à hiperglucagonemia. A hipocalcemia pode persistir por vários dias, mesmo após os níveis séricos de amilase terem retornado ao normal. O eletrocardiograma mostra um prolongamento do segmento QT, depressão do segmento ST e achatamento da onda T.

Os triglicerídeos séricos podem se elevar em 15% a 20% dos pacientes e a amilasemia pode ser falsamente normal nesses casos, devido à presença de um inibidor circulante da amilase. A pressão parcial de oxigênio (PO^2) no sangue arterial pode estar diminuída, e se inferior a 60 mmHg indica pancreatite grave. A metemalbuminemina é um complexo resultante da união do heme com a albumina, que, quando presente nas pancreatites, indica forma hemorrágica. É também encontrada em várias outras situações, como no trauma abdominal, trauma de tecidos moles, hematoma retroperitoneal e fraturas ósseas. Recentemente tem-se empregado a dosagem por radioimunoensaio dos níveis séricos de tripsinogênio, elastase e outras enzimas pancreáticas durante o surto de pancreatite, mas sua utilidade clínica é limitada.

A toracocentese ou paracentese abdominal pode estar indicada para auxiliar no diagnóstico de pacientes com hidrotórax e/ou com ascite possivelmente de origem pancreática (ver Capítulo 143). A elevação de amilase ou lipase nos fluidos é significativa.

Exames de Imagem

O exame radiológico do tórax e abdômen é útil no estabelecimento do diagnóstico de pancreatite. A **radiografia de tórax** pode evidenciar derrame pleural e atelectasia de base, quase sempre à esquerda ou bilateral. A **radiografia simples de abdômen** ocasionalmente revela cálculo biliar, sugerindo assim o fator etiológico de pancreatite. Calcificação pancreática sugere um surto agudo da pancreatite crônica e não pancreatite aguda. A presença de alça de intestino delgado única dilatada (alça sentinela) é a alteração radiológica abdominal mais freqüente (40% dos pacientes) e é bastante sugestiva do diagnóstico. Nas pancreatites mais graves, o íleo pode ser mais generalizado. Outras alterações que podem ser observadas na radiografia simples do abdômen incluem dilatação do cólon transverso, borramento do músculo psoas, aumento da densidade dos tecidos no epigástrio, aumento do espaço gastrocólico e distensão da grande curvatura gástrica e do arco duodenal.

O **estudo radiológico contrastado do trato gastrointestinal** alto pode mostrar alargamento do arco duodenal ou deslocamento anterior do estômago, devido ao edema pancreático. Entretanto, a maior importância desse exame é excluir outras doenças que apresentam quadro clínico similar à pancreatite aguda. A **cintilografia das vias biliares** visualiza a vesícula biliar na grande maioria dos pacientes com pancreatite aguda e pode ser útil para o diagnóstico diferencial com colecistite aguda.

A **ultra-sonografia** é um método importante no diagnóstico e avaliação da pancreatite aguda. Ela pode evidenciar aumento de volume e edema do pâncreas (Fig. 139.6), sendo também uma excelente técnica para a identificação de pseudocistos e diferenciação dos mesmos de massas sólidas. É também muito importante na avaliação da litíase biliar, o fator etiológico mais freqüente da pancreatite aguda[33]. Entretanto, a presença de íleo paralítico com excesso de gás intestinal impede a visualização do pâncreas em aproximadamente 1/4 dos pacientes. Nos casos de pancreatite aguda em que é possível visualizar-se adequadamente o pâncreas, o diagnóstico é de pâncreas normal em 41%, aumento generalizado em 33% e edema localizado e pseudocisto em 26%[16].

Apesar de mais cara e de utilizar irradiação ionizante, a **tomografia computadorizada** permite a avaliação mais adequada do pâncreas e tecido peripancreático na presença de pancreatite aguda[5]. A obtenção de imagens por esse método não é dificultada pela presença de ar, como o é pela ultra-sonografia. A tomografia computadorizada é considerada o padrão ouro para avaliar a gravidade da pancreatite aguda, especialmente para determinar a presença de necrose pancreática[28]. Entretanto, o uso de material de contraste pode ser nefrotóxico.

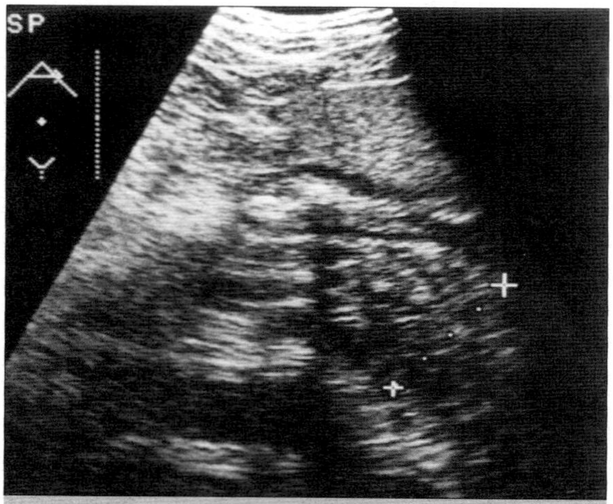

Fig. 139.6 — *Ultra-sonografia em corte transversal mostrando o corpo do pâncreas aumentado moderada e difusamente.*

Os achados tomográficos mais freqüentes de pancreatite aguda são aumento pancreático difuso, obliteração, edema ou coleção de fluidos nos tecidos peripancreáticos (Fig. 139.7). A injeção de contraste por via endovenosa permite identificar áreas com ausência ou pouca perfusão, sugestivas de necrose[53]. Esse achado tem também importância no prognóstico. A presença de bolhas de ar no pâncreas e tecido pancreático indica infecção(Tabela 139.5)[5]. A tomografia computadorizada é o melhor método para diagnosticar necrose pancreática, e a biópsia aspirativa com agulha fina do tecido necrótico guiado pela tomografia computadorizada é o melhor método para determinar a presença de infecção no tecido pancreático necrosado[5,33,48]. Nas fases mais avançadas, a tomografia computadorizada pode ser importante no diagnóstico de pseudocisto ou abscesso pancreático. A tomografia computadorizada pode ser normal na pancreatite leve e apresenta precisão inferior à ultra-sonografia na avaliação de colelitíase.

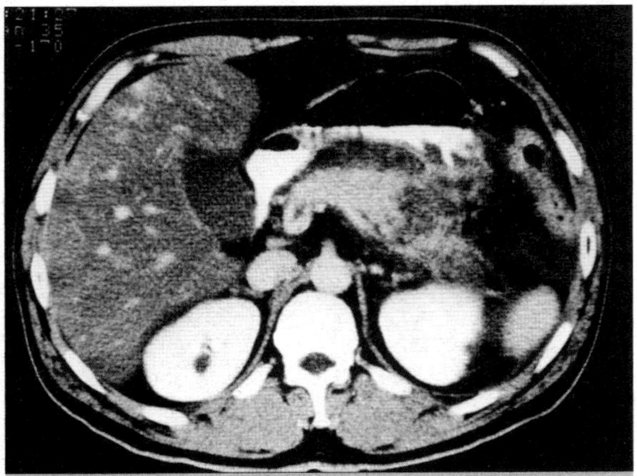

Fig. 139.7 — *Tomografia computadorizada do corpo e causa do pâncreas evidenciando contorno irregular, edema e área difusamente definida de densidade reduzida.*

Tabela 139.5 Alterações na Tomografia Computadorizada na Pancreatite Aguda
Alterações Pancreáticas • aumento do parênquima: difuso e localizado • edema do parênquima • necrose
Alterações Peripancreáticas • desaparecimento ou diminuição das linhas de gordura • espessamento dos planos das fáscias • presença de coleção líquida
Achados Inespecíficos • distensão de alças intestinais • derrame pleural • edema mesentérico

Em animais de experimentação, o material de contraste da tomografia pode reduzir a perfusão da microcirculação pancreática se utilizado nos primeiros dias e assim agravar a pancreatite aguda. Apesar de essa alteração não ter sido demonstrada nos seres humanos, muitos autores preferem realizar a tomografia somente após o final da 1ª semana nos pacientes que não estão melhorando com o tratamento conservador[53]. Geralmente, não há necessidade de repetir as tomografias periodicamente[35]. Solicitando tomografia dessa maneira criteriosa, o custo também pode ser reduzido[30,35].

A **ressonância magnética** também apresenta elevada sensibilidade na identificação de pancreatite aguda necrotizante e pode ser útil na determinação da gravidade da pancreatite aguda[16,27,28].

A **colangiopancreatografia endoscópica retrógrada** associada à manometria do esfíncter de Oddi e à ultra-sonografia endoscópica pode ser útil para identificar a etiologia da pancreatite aguda e da pancreatite aguda recorrente[13].

Ocasionalmente, a **laparotomia exploradora** está indicada em pacientes cuidadosamente selecionados, para excluir outras doenças abdominais potencialmente letais que podem ser tratadas cirurgicamente.

Complicações

As seguintes complicações da pancreatite podem ocorrer durante a sua evolução:

a) *Pulmonar:* atelectasia, derrame pleural, síndrome da angústia respiratória.

b) *Renal:* insuficiência renal.

c) *Cardíaca:* insuficiência cardíaca.

d) *Metabólica:* hiperglicemia, acidose, hipocalcemia e hipomagnesemia.

e) *Sistêmica:* coagulação vascular disseminada, síndrome de disfunção de múltiplos órgãos e sistemas, depleção do espaço extracelular, choque.

f) *Pancreática e peripancreática:* hemorragia, necrose, infecção, pseudocisto, compressão, necrose e perfuração (fístula) de estruturas vizinhas (p. ex.: cólon).

g) *Outras:* úlcera de estresse (gastrite hemorrágica), necrose gordurosa metastática (pele, osso e sistema nervoso central).

Diagnóstico Diferencial

É importante suspeitar de pancreatite aguda em todos os pacientes com dor abdominal alta, particularmente em pacientes com suspeita de doença calculosa biliar e história de ingestão de álcool por muitos anos. A pancreatite aguda deve ser considerada em pacientes que: (1) subitamente desenvolvem choque ou anúria com ou sem dor abdominal; (2) apresentam febre, dor abdominal ou choque no pós-operatório, especialmente após cirurgia do trato biliar, estômago e duodeno; (3) apresentam coma diabético associado a choque; (4) exibem características clínicas que sugerem infarto do miocárdio.

O quadro clínico de pancreatite aguda pode alterar-se com a evolução do processo. Dentro de 2 ou 3 horas após o início, os sintomas freqüentemente são sugestivos de colecistite aguda; 6 a 8 horas após, suspeita-se freqüentemente de úlcera perfurada, e após 2 a 3 dias a distensão abdominal importante e o íleo paralítico podem sugerir obstrução intestinal. Todas essas condições estão associadas à elevação dos níveis séricos de amilase e freqüentemente da lipase. Devido às diversas formas de apresentação clínica e à grande variação da intensidade dos sintomas e sinais, a pancreatite aguda deve ser sempre considerada no diagnóstico diferencial da grande maioria das condições abdominais agudas (ver Capítulo10).

Tratamento

Tratamento Clínico

O tratamento clínico dos pacientes com pancreatite aguda pode ser classificado em específico e de suporte. A conduta específica tem por objetivo limitar a gravidade da inflamação pancreática ou prevenir complicações. O tratamento de suporte mantém o paciente estável e trata das complicações quando estas ocorrem. Os procedimentos não-cirúrgicos estão resumidos no Tabela 139.6.

Tabela 139.6
Tratamento Clínico da Pancreatite Aguda

1. Limitação da Inflamação Pancreática

   a) inibição da secreção pancreática
   - jejum
   - sucção por sonda nasogástrica
   - drogas: anticolinérgicos, glucagon, calcitonina, somatostatina, octreotida, acetazolamida, bloqueadores H^2, propiltiouracil, 5- fluorouracil, antagonistas dos receptores da colecistocinina
   - hipotermia
   - irradiação pancreática

   b) inibição das enzimas pancreáticas
   - inibidores da protease: aprotinina, geboxato, plasma fresco congelado
   - antifibrinolíticos
   - inibidores da fosfolipase A

   c) corticosteróides

   d) proteção pancreática dos radicais livres do oxigênio
   - inibidores da xantina oxidase
   - removedores de radicais livres

2. Interrupção na Patogenia das Complicações
   - antibióticos
   - antiácidos, bloqueadores H^2
   - heparina, fibrinolisina
   - vasopressina
   - dextrano de baixo peso molecular
   - bloqueio ganglionar

3. Tratamento de Suporte e das Complicações
   - restauração e manutenção do volume intravascular
   - equilíbrio hidroeletrolítico
   - suporte respiratório
   - suporte nutricional
   - analgesia
   - heparina

4. Eliminação de Compostos Tóxicos intraperitoneais diálise peritoneal

Inibição da Inflamação Pancreática

Inibição da Secreção Pancreática

A colocação de sonda nasogástrica é indicada em pacientes com pancreatite aguda que apresentam náuseas, vômito e distensão abdominal. A aspiração do ácido gástrico pode também diminuir a secreção exócrina pancreática pela redução da liberação da secretina secundária ao ácido que alcança o duodeno. A presença de ácido clorídrico no duodeno libera secretina pela mucosa duodenal. A sucção nasogástrica não reduz a gravidade da pancreatite aguda em estudos clínicos prospectivos.

Os bloqueadores de bomba de prótons (omeprazol, lanzoprazol, pantozol e rabeprazol) estão indicados nas pancreatites agudas moderadas e graves com o objetivo de diminuir a incidência de hemorragia digestiva alta secundária a erosões agudas do estômago e duodeno (úlcera de estresse). Essas substâncias podem também reduzir a secreção exócrina pancreática pela redução da liberação da secretina. Entretanto, o seu uso não reduz a gravidade da pancreatite aguda.

Atualmente, as drogas anticolinérgicas não são mais administradas nos pacientes com pancreatite aguda. O objetivo dessas drogas era reduzir a secreção pancreática mediada pelo nervo vago e reduzir o espasmo do esfíncter de Oddi[8]. Entretanto, o seu valor clínico é discutível, principalmente porque a secreção pancreática é mínima nos pacientes com pancreatite aguda que são mantidos em jejum e com sonda nasogástrica. As drogas anticolinérgicas são contra-indicadas em pacientes com taquicardia e hipertermia, alterações freqüentes em pacientes com pancreatite severa.

O glucagon, a somatostatina (octreotida), a calcitonina, a acetazolamida, o propiltiouracil, o 5-fluorouracil, a hipotermia e a radioterapia inibem a secreção pancreática e tem sido empregados raramente no tratamento da pancreatite aguda por alguns autores, mas a sua eficácia na redução das morbidade e mortalidade não foi demonstrada[8,10]. A octreotida (100 mg, subcutâneo, 8/8 horas) e a vapreotida, análogos de ação prolongada da somatostatina, também parecem não reduzir a morbidade e a mortalidade.

Inibição das Enzimas Pancreáticas

A aprotinina (Trasylol®) é um polipeptídeo extraído da glândula parótida bovina que inibe a tripsina e a calicreína. A aprotinina, bem como outros inibidores das enzimas pancreáticas (ácido épsilon-aminocapróico, inibidor da tripsina da soja, antiveneno de cobra, insulina, clorofila A), parece não oferecer nenhum benefício no tratamento da pancreatite aguda. Os corticóides também parecem não ser úteis no tratamento da pancreatite aguda. O gabexato e o nafamostat, potentes antiproteases (inibidores das enzimas pancreáticas), foram recentemente avaliados, mas também não parecem ser efetivos.

Prevenção das Complicações

O valor dos antibióticos ainda não está estabelecido por estudos prospectivos randomizados[8,10]. Entretanto, os antibióticos são geralmente recomendados nas formas mais graves da pancreatite aguda para evitar complicações sépticas. O seu uso não é necessário nas formas edematosas. Quando ocorre infecção, a flora identificada é quase sempre mista, sendo a Escherichia coli a bactéria mais freqüentemente isolada[8]. Infecção por fungo ocorre em cerca de 40% dos pacientes com infecção pancreática[21]. O esquema mais usado é uma combinação de cefolosporina de 3ª geração ou quinolona com metronidazol[19,21,22,47].

O emprego da descontaminação intestinal em pacientes com pancreatite aguda grave não parece ser efetivo em reduzir complicações infecciosas e a mortalidade da pancreatite aguda. A descontaminação seletiva consiste no emprego de antibióticos por via oral de ação tópica, com pouca absorção pelo trato gastrointestinal, com boa atividade bactericida contra bactérias gram-negativas e fungos e mínima atividade contra bactérias anaeróbicas. Dessa forma, as bactérias gram-negativas e fungos que freqüentemente causam infecção hospitalar no paciente gravemente enfermo seriam suprimidos. Entretanto, as bactérias anaeróbicas que predominam na flora intestinal não seriam reduzidas e assim evitariam a proliferação de bactérias patogênicas intestinais.

A coagulação intravascular pode estar implicada na patogenia das complicações locais e sistêmicas da pancreatite aguda, pois são demonstradas alterações nos fatores de coagulação e a formação do trombo de fibrina intravascular na pancreatite aguda. Com o objetivo de reduzir a coagulação intravascular, a heparina, o ácido acetilsalicílico, o salicilato de sódio e dipiridamol tem sido utilizados em alguns estudos, mas o seu valor é duvidoso. A modificação do fluxo sangüíneo pancreático pela administração de vasopressina, dextrano de baixo peso molecular ou pela simpatectomia cirúrgica pode minimizar os sintomas da pancreatite experimental, mas sua aplicação clínica precisa ser avaliada.

Tratamento de Suporte e Sintomático

Manutenção do Volume Intravascular

O volume de sangue circulante decresce marcadamente na pancreatite aguda devido à perda sistemática de fluidos para o retroperitônio, por vômitos e pela sucção nasogástrica. A mensuração freqüente do pulso e da pressão arterial é necessária para a avaliação e monitorização do volume intravascular e função cardiovascular. Um cateter venoso central, deve ser colocado para determinação da pressão venosa central e uma sonda vesical de demora deve ser introduzida para monitorização da excreção urinária. Um cateter de Swan-Ganz é necessário para medir a pressão arterial pulmonar em pacientes com doença cardiovascular e também para administrar fluidos ou drogas inotrópicas. Considerando-se que a isquemia pode converter uma pancreatite moderada em um caso mais grave, a manutenção do fluxo sangüíneo e a administração de drogas para suporte de função cardiovascular são de grande importância para se obter boa perfusão em nível de tecido pancreático e evitar vasoconstrição. Soluções cristalóides podem restaurar e manter satisfatoriamente o volume intravascular na maioria dos pacientes[9]. Outra opção é a administração de sangue e albumina, quando necessário.

Reposição Eletrolítica

Uma vez que a hipocalcemia e a hipomagnesemia são freqüentemente associadas à pancreatite, as suas reposições via endovenosa são mandatórias, quando estas alterações ocorrem. Distúrbios do sódio e potássio plasmáticos são freqüentes pelo íleo paralítico, vômitos, insuficiência renal e outras causas e devem ser prontamente corrigidos.

Suporte Respiratório

As complicações pulmonares são freqüentemente demonstradas tanto clinicamente como radiologicamente na pancreatite aguda[54]. A característica usual destas complicações é a hipoxia arterial. Essa hipoxia precoce pode ser letal se não diagnosticada e tratada. A constante avaliação através da gasometria arterial é essencial para detectar casos não evidentes clinicamente ou radiograficamente, e deve ser efetuada freqüentemente nas 48 a 72 horas iniciais. A hipoxia arterial precoce resolve-se com a melhora da inflamação pancreática. Os recursos empregados para manutenção da função respiratória são a oxigenoterapia, com ou sem ventilação artificial, e a monitorização dos gases sangüíneos[54].

Os fatores implicados na patogenia das complicações pulmonares incluem as alterações dos mecanismos ventilatórios secundários à distensão abdominal e à elevação do diafragma. Causas adicionais incluem as enzimas pancreáticas circulantes, tromboembolismo pulmonar, ácidos graxos livres circulantes e produtos circulantes provindos da clivagem proteolítica do complemento. A deficiência respiratória progressiva pode ser devida ao decréscimo de volume do líquido intravascular ao aumento da excreção urinária pela administração de diuréticos. Em pacientes com insuficiência respiratória intensa, a intubação endotraqueal e a ventilação através da pressão expiratória final positiva devem ser instituídas o mais precocemente possível.

Analgesia

A meperidina é recomendada para o tratamento da dor e é considerada preferível à morfina, devido à maior freqüência de espasmo do esfíncter de Oddi produzido pela morfina[8,10,41]. O bloqueio esplâncnico ou anestesia epidural contínua são também recomendados, os quais podem evitar o espasmo do esfíncter de Oddi e aumentar o fluxo sangüíneo pancreático.

Suporte Nutricional

Em pacientes com pancreatite grave, a alimentação oral é contra-indicada por períodos prolongados, e a nutrição enteral ou parenteral total deve ser indicada o mais cedo possível[18]. Preparações contendo lipídios para administração endovenosa como suplemento calórico de nutrição parenteral podem ser administradas a pacientes com pancreatite aguda que não tenham hipertrigliceridemia, pois não parecem exacerbar ou piorar o surto inflamatório agudo.

A nutrição enteral pode ser administrada através de sonda jejunal posicionada fluoroscopicamente após o ângulo de Treitz ou através de jejunostomia[25]. A nutrição enteral é bem tolerada, fácil de ser administrada, apresenta menos complicações e é mais barata do que a nutrição parenteral total[18].

Tratamento Endoscópico

O papel da colangiopancreatografia endoscópica retrógrada e da papilotomia endoscópica permanece controverso[31]. Os poucos trabalhos retrospectivos e randomizados disponíveis sugerem que não existem vantagens em realizar colangiopancreatografia endoscópica retrógrada e papilotomia endoscópica em pacientes com pancreatite biliar aguda leve. Entretanto, nos pacientes com pancreatite grave, esses procedimentos reduzem a taxa tanto de morbidade como de mortalidade[10,17,43]. A maioria dos autores sugere que em pacientes com pancreatite aguda grave com suspeita da etiologia biliar está indicada a colangiopancreatografia endoscópica retrógrada, se não houver melhora em 48 horas. Se confirmada a presença de cálculos na via biliar principal, está indicada a papilotomia endoscópica[10]. Outros autores indicam a colangiopancreatografia endoscópica retrógrada com possível papilotomia endoscópica nos pacientes com pancreatite aguda que apresentam evidência bioquímica de obstrução biliar (como aumento das bilirrubinas e da fosfatase alcalina) ou que apresentam evidências diretas ou indiretas de coledocolitíase na ultra-sonografia ou tomografia computadorizada.[39]

Tratamento Cirúrgico

O tratamento cirúrgico da pancreatite aguda pode ser indicado para estabelecer diagnóstico diferencial, para o tratamento do fator etiológico (litíase biliar), para prevenir a progressão (deterioração) da pancreatite e para o tratamento da necrose pancreática e peripancreática e de suas complicações. (Tabela 139.7).

Tabela 139.7 Indicações Cirúrgicas na Pancreatite Aguda
1. Diagnóstico diferencial
2. Tratamento do fator etiológico (litíase biliar)
3. Prevenção da progressão (agravamento) da pancreatite
4. Tratamento da necrose pancreática e peripancreática (necrosectomia)
5. Tratamento das complicações

Laparotomia Diagnóstica

Ocasionalmente a laparotomia pode ser indicada para excluir ou tratar outras doenças abdominais, como infarto mesentérico, colecistite gangrenosa ou úlcera péptica perfurada, que necessitam de intervenção cirúrgica de emergência. É importante lembrar que doenças não-pancreáticas podem simular pancreatite aguda e que estas podem ocasionalmente também coexistir com pancreatite. Quase sempre o diagnóstico diferencial pode ser estabelecido com segurança com o exame clínico e exames complementares adequados, mas raramente a laparotomia é o único meio de estabelecer o diagnóstico diferencial com segurança.

Tratamento da Litíase Biliar

Ainda é controvertido quando se deve tratar a litíase biliar nos pacientes com pancreatite biliar[8,17]. A contínua obstrução da ampola de Vater por um cálculo pode ser um fator de progressão da inflamação da pancreatite aguda. Entretanto, a incidência de cálculo impactado na ampola de Vater parece ser elevada somente nas primeiras horas de pancreatite aguda, reduzindo posteriormente até 1-2%[32].

Além do mais, hoje está estabelecido que a pancreatite aguda, uma vez iniciada, pode seguir um curso fulminante, mesmo na ausência de um cálculo causando obstrução ao nível da ampola de Vater[39]. Vários autores recomendam o tratamento cirúrgico precoce da litíase biliar na vigência de pancreatite aguda[1]. Esses pesquisadores referem redução nas taxas de complicações da pancreatite aguda e sustentam que com essa conduta é desnecessária uma internação hospitalar subseqüente para tratar a doença biliar. O tratamento consiste em colecistectomia e, se indicada, exploração da via biliar principal, com ou sem papiloplastia.

Por outro lado, outros autores, incluindo Ranson, preferem tratar clinicamente a pancreatite aguda de origem biliar se uma colecistite gangrenosa e uma colangite obstrutiva puderem ser excluídas[41,42]. A litíase biliar é tratada após a resolução da pancreatite aguda. Ranson relatou uma menor mortalidade nos pacientes com pancreatite aguda severa (mais de três critérios prognósticos de pancreatite de Ranson positivos) tratados clinicamente quando comparados aos tratados com cirurgia biliar precoce[41,42]. Nos pacientes com pancreatite leve não há diferença na taxa de morbidade e mortalidade entre o grupo operado precocemente e o grupo operado tardiamente.

A conduta mais aceita atualmente é a de realização de colecistectomia nos pacientes com **pancreatite aguda leve** logo após a melhora das manifestações clínicas, na mesma internação hospitalar. Se durante a operação houver evidências operatórias ou colangiográficas de coledocolítiase, está indicada a exploração da via biliar principal. Nesse caso, se a colecistectomia estiver sendo realizada por via laparoscópica e o cirurgião não tiver experiência com a exploração do colédoco por essa via, ele pode realizar a papilotomia endoscópica no próximo dia ou então converter a cirurgia para a via clássica ou a céu aberto.

Os principais argumentos de indicar a colecistectomia precocemente na pancreatite aguda leve são: (1) a operação precoce não altera a evolução da pancreatite aguda; (2) evita-se uma reinternação hospitalar para realizar a colecistectomia e, portanto, o custo hospitalar é menor; (3) reduz-se a recidiva da pancreatite aguda enquanto o paciente aguarda a colecistectomia. A recidiva da pancreatite aguda é superior a 50% nos pacientes não-submetidos a colecistectomia que tiveram um episódio de pancreatite aguda e a metade dos casos de recidiva ocorre em 6 meses[22]. Os pacientes que tiveram pancreatite aguda e que apresentam coledocolitíase não tratada invariavelmente apresentam recidiva da pancreatite aguda[22].

Nos pacientes com **pancreatite aguda grave** está indicada a colangiopancreatografia endoscópica retrógrada, e, se houver cálculo, a papilotomia endoscópica[56]. A colecistectomia deve ser realizada somente após a resolução completa do processo inflamatório do pâncreas. Atualmente, poucos cirurgiões preferem realizar a colecistectomia precoce com exploração da via biliar principal nos pacientes com pancreatite aguda grave que não apresentam melhora clínica nas primeiras 48 horas do início da doença. O objetivo dessa conduta é remover um possível cálculo da via biliar e assim prevenir a progressão da pancreatite. Entretanto, conforme já mencionado, a via de avaliação e tratamento preferida atualmente, nessas condições, é a endoscópica.

Debridamento do Tecido Pancreático e Peripancreático (Necrosectomia)

Infecção do tecido pancreático e peripancreático necrosados é a causa mais comum de óbito nos pacientes com pancreatite aguda[8]. A necrose pancreática ocorre em 5-10% dos pacientes com pancreatite aguda. A infecção do tecido necrótico ocorre em 40% dos pacientes com necrose pancreática (pancreatite necro-hemorrágica) e aumenta a mortalidade em 3 a 4 vezes quando comparada com a necrose pancreática estéril[8]. Como conseqüência desses dados, a detectação de necrose pancreática e a determinação se a mesma está ou não infectada têm enorme importância clínica e na seleção dos pacientes com indicação cirúrgica. A tomografia computadorizada com contraste é o método mais preciso para detectar necrose pancreática[48]. A presença de gás extra-intestinal ou de bactérias obtidas de biópsia aspirativa com agulha fina do tecido necrótico guiado pela tomografia computadorizada é o melhor método para determinar a presença de infecção no tecido pancreático necrosado, com uma precisão superior a 95%[8,48].

Na presença de tecido necrótico infectado, o debridamento deve sempre ser realizado.[3] Após o debridamento do tecido infectado, é importante a drenagem adequada da região, cujas opções são: drenagem aberta, fechada ou com sistema de irrigação e aspiração[3,8,27]. Um número expressivo de pacientes necessita de uma ou mais reoperações de forma programada ou realizadas conforme a evolução clínica e tomográfica (Capítulo 142).

Mais recentemente, alguns autores têm empregado com sucesso a videolaparoscopia para o debridamento do tecido necrótico[38,48]. A drenagem percutânea de abscesso associado à necrose pancreática deve ser evitada, porque, apesar de esse método poder ser efetivo para drenar a coleção de pus, a recidiva é elevada pela incapacidade de remover adequadamente o tecido necrótico[11].

Ressecção Pancreática

Desde que Watts, em 1963, descreveu a cura de um paciente com pancreatite aguda grave tratado com pancreatectomia total, tem havido interesse no emprego das ressecções pancreáticas no tratamento da pancreatite aguda[42]. As pancreatectomias são indicadas somente nas pancreatites necro-hemorrágicas, e o tipo de ressecção depende da experiência do cirurgião e da extensão e gravidade da pancreatite. A pancreatectomia total e a duodenopancreatectomia estão associadas à mortalidade muito mais elevada do que somente a ressecção do tecido necrótico pancreático e peripancreático (necrosectomia).

Os resultados obtidos com as ressecções pancreáticas são controversos. Apesar de muitos autores terem relatado importante melhora da função cardiovascular e da sobrevida com a ressecção pancreática em pacientes com pancreatite necro-hemorrágica, alguns autores só a empregam raramente, pois alegam aumento da incidência de sepse intra-abdominal e de complicações respiratórias após a pancreatectomia. Atualmente, a maioria dos cirurgiões prefere a necrosectomia à pancreatectomia[1,8].

Lavagem Peritoneal

Em 1965, Wall observou importante melhora clínica de três pacientes com pancreatite aguda que foram submetidos a diálise peritoneal para o tratamento de insuficiência renal associada. Desde então, a lavagem peritoneal tem sido empregada por alguns autores no tratamento da pancreatite aguda. Os benefícios desse procedimento devem-se à remoção dos fatores tóxicos que estão presentes no exsudato peritoneal na pancreatite aguda. Os fatores tóxicos identificados no exsudato incluem amilase, lipase, fosfolipase A, tripsinogênio, substâncias com atividade similar a prostaglandinas e agentes formadores de cinina. Esse exsudato é tóxico quando injetado em animais de experimentação e pode causar hipotensão sistêmica, liberação de histamina e aumento da permeabilidade vascular.

O procedimento consiste na inserção de um cateter de diálise peritoneal na cavidade abdominal, na linha média, sob anestesia local. Usualmente, 2 litros de solução salina isotônica ou de Ringer lactato são instilados na cavidade abdominal por gravidade em aproximadamente 15 minutos. O líquido deve permanecer intraperitonealmente por 30 minutos e é então drenado por sifonagem. Potássio (4 mEq/l), heparina (500 USP/l) e antibióticos podem ser adicionados ao líquido de infusão. A lavagem deve ser instituída dentro das primeiras 48 horas do início da pancreatite e continuada por 48 a 96 horas, dependendo da evolução clínica.

As possíveis desvantagens da lavagem peritoneal incluem: possibilidade de lesões de vísceras intra-abdominais pelo cateter, insuficiência respiratória, intolerância à glicose, hipotermia e perda protéica. Apesar de a lavagem peritoneal ser possivelmente efetiva na redução das complicações cardiovasculares e respiratórias associadas à pancreatite grave, ela não reduz a incidência de sepse intra-abdominal e possivelmente a taxa de morbidade e mortalidade[40]. Portanto, seu emprego tem sido limitado somente a alguns serviços.

O tratamento do pseudocisto, abscessos e fístula pancreáticos é discutido nos Capítulos 141 e 142, respectivamente.

Prognóstico

A maioria dos pacientes com pancreatite aguda recupera-se totalmente em menos de 1 semana com o tratamento conservador. A mortalidade global é de cerca de 10%[10]. Apesar de a necrose pancreática ocorrer em 5-10% das pancreatites agudas, 80% dos pacientes que vão a óbito têm necrose pancreática. A taxa de mortalidade da pancreatite necro-hemorrágica é de aproximadamente 50%. A pancreatite edematosa apresenta uma taxa de mortalidade de 3% a 10%. A mortalidade aumenta com a idade e com a presença de outras doenças associadas, como *diabetes mellitus*, insuficiência respiratória ou renal e doenças cardiovasculares. A laparotomia exploradora não aumenta a taxa de mortalidade na maioria das séries publicadas[8].

A mortalidade global dos pacientes com pancreatite necro-hemorrágica praticamente não mudou nas últimas décadas. Houve apenas mudanças da causa mais freqüente de morte e do tempo em que o paciente vai a óbito após o início da pancreatite. Há algumas décadas, a maioria dos pacientes morria nos primeiros dias ou em poucas semanas após o início do quadro de pancreatite, principalmente por distúrbios hidroeletrolíticos e insuficiência renal. Atualmente, com os melhores cuidados de terapia intensiva, a maioria dos pacientes morre várias semanas após o início do quadro por infecção do tecido pancreático e peripancreático necrosados e posteriormente por síndrome de disfunção de múltiplos órgãos e sistemas[2,23].

Pacientes com choque apresentam elevada taxa de mortalidade, e a duração do íleo paralítico é uma boa maneira de se avaliar a gravidade e a extensão do processo inflamatório do pâncreas. Os sinais de Cullen e Gray-Turner aparecem tardiamente na evolução da doença e indicam mau prognóstico. Febre persistente, leucocitose, amilasemia persistentemente elevada e colestase por 7 dias ou mais sugerem complicações locais. A intensidade da amilasemia ou amilasúria não tem valor prognóstico, somente diagnóstico. A mortalidade na pancreatite biliar tem sido descrita como mais alta que na pancreatite alcoólica. A gravidade e a mortalidade da pancreatite decrescem marcadamente na pancreatite recidivante após dois ou mais episódios. Apenas 1% das pancreatites agudas progride para pancreatite crônica.

Ranson *et al.* analisaram retrospectivamente 43 parâmetros clínicos e laboratoriais em um grupo de 100 pacientes com pancreatite aguda, com o objetivo de determinar sinais precoces que pudessem identificar aqueles pacientes com pancreatite grave e com elevadas taxas de morbidade e mortalidade[41]. De todos os fatores analisados, 11 deles tinham valor prognóstico significativo (Tabela 139.8). A mortalidade nos casos com menos de três fatores é de aproximadamente 1%, enquanto nos casos com três ou mais fatores é de 33%. Esses dados são importantes para determinar os pacientes com maiores riscos e que possivelmente se beneficiariam com tratamento em unidade de terapia intensiva.

Vários outros métodos de determinação do prognóstico foram introduzidos nos últimos anos, como, por exemplo, o de Imrie, APACHE II (*Acute Physiology and Chronic Health Enquiry*), APACHE III, Fisiologia Aguda Simplificada, Conselho de Pesquisa Médica de Sepse, Sepse Cirúrgica de Steve, determinação da proteína C

Tabela 139.8 Fatores de Prognóstico de Ranson na Pancreatite Aguda[25]
Na admissão
1. idade acima de 55 anos
2. leucócitos acima de 16.000/mm³
3. glicemia acima de 200 mg/100 ml
4. DHL acima de 350 UI/l
5. SGOT acima de 250 U/100 ml
Durante as 48 horas iniciais
1. queda no hematócrito maior que 10%
2. nitrogênio uréico maior que 5 mg/100 ml
3. cálcio sérico menor que 8 mg/100 ml
4. PO^2 arterial menor que 60 mmHg
5. déficit de base maior que 4 mEq/l
6. seqüestro de líquido maior que 6 litros

reativa, da elastase do neutrófilo, interleucina 6 e 8, hematócrito, peptídeo de ativação do tripsinogênio urinário, determinação da glicemia, creatinina e uréia plasmática na admissão[4,6,7,15,17,26,29,37,44,52,59]. Entretanto, esses métodos têm uma precisão inferior a 80% a 90% para determinar a ocorrência de pancreatite necrótica. A tomografia é o método mais preciso para determinar o prognóstico da pancreatite aguda (Tabela 139.9) [5].

Tabela 139.9 Determinação da Gravidade da Pancreatite Aguda por Tomografia Computadorizada	
Grau A	Pâncreas normal, sugestivo de pancreatite leve
Grau B	Aumento de volume focal ou difuso do pâncreas, incluindo irregularidades do contorno e atenuação não-homogênea, mas sem inflamação peripancreática
Grau C	Grau B + inflamação peripancreática
Grau D	Grau C + coleção líquida única
Grau E	Grau C + 2 ou mais coleções líquidas peripancreáticas ou gás no pâncreas ou retroperitônio

De Balthazar EJ[5].

REFERÊNCIAS BIBLIOGRÁFICAS

1. Acosta JM, Pellengrini CA, Skinner DB. Etiology and pathogenesis of acute biliary pancreatitis. *Surgery* 88:118-25, 1980.
2. Appelros S, Lindgren S, Borgstrom A. Short and long term outcome of severe acute pancreatitis. *Eur J Surg* 167:281-6, 2001.
3. Ashley SW, Perez A, Pierce EA, Brooks DC, Moore FD Jr, Whang EE, Banks PA, Zinner MJ. Necrotizing pancreatitis: contemporary analysis of 99 consecutive cases. Ann Surg 234:572-9, 2001.
4. Bank S, Singh P, Pooran N, Stark B. Evaluation of factors that have reduced mortality from acute pancreatitis over the past 20 years. *J Clin Gastroenterol* 35:50-60, 2002.
5. Balthazar EJ. Acute pancreatitis: assessment of severity with clinical and CT evaluation. *Radiology* 223:603-13, 2002.
6. Baron TH. Predicting the severity of acute pancreatitis: is it time to concentrate on the hematocrit? *Am J Gastroenterol* 96:1960-1, 2001.
7. Blum T, Maisonneuve P, Lowenfels AB, Lankisch PG. Fatal outcome in acute pancreatitis: its accurrence and early prediction. *Pancreatology* 1:237-41, 2001.
8. Bradley III EL. A fifteen year experience with open drainage for infected pancreatic necrosis. *Surg Gynecol Obstet* 177:215-22, 1993.
9. Brown A, Baillargeon JD, Hughes MD, Banks PA. Can fluid resuscitation prevent pancreatic necrosis in severe acute pancreatitis? *Pancreatology* 2:104-7, 2002.
10. Carr-Locke DL. Role of endoscopy in gallstone pancreatitis. *Am J Surg* 165:519-21, 1993.
11. Carter CR, McKay CJ, Imrie CW. Percutaneous necrosectomy and sinus tract endoscopy in the management of infected pancreatic necrosis: an initial experience. *Ann Surg* 232:175-80, 2000.
12. Chui DW, Grendell JW. Acute pancreatitis. Cur Opinion Gastroenterol 9:760-6, 1993.
13. Coyle WJ, Pineau BC, Tarnasky PR, Knapple WL, Aabakken L, Hoffman BJ, Cunningham JT, Hawes RH, Cotton PB. Evaluation of unexplained acute and acute recurrent pancreatitis using endoscopic retrograde cholangiopancreatography, sphincter of Oddi manometry and endoscopic ultrasound. *Endoscopy* 34:617-23, 2002.
14. DeBanto JR, Goday PS, Pedroso MR, Iftikhar R, Fazel A, Nayyar S et al. Acute pancreatitis in children. *Am J Gastroenterol* 97:1726-31, 2002.
15. Eachempati SR, Hydo LJ, Barie PS. Severity scoring for prognostication in patients with severe acute pancreatitis: comparative analysis of the Ranson score and the APACHE III score. *Arch Surg* 137:730-6, 2002.
16. Elmas N. The role of diagnostic radiology in pancreatitis. *Eur J Radiol* 38:120-32, 2001.
17. Fan S-T, Lai ECS, Mok FPT et al. Early treatment of acute biliary pancreatitis by endoscopic papillotomy. *N Engl J Med* 328:228-32, 1993.
18. Fang J, DiSario JA. Nutritional management of acute pancreatitis. *Curr Gastroenterol Rep* 4:120-7, 2002.
19. Garg PK, Khanna S, Bohidar NP, Kapil A, Tandon RK. Incidence, spectrum and antibiotic sensitivy pattern of bacterial infections among patients with acute pancreatitis. *J Gastroenterol Hepatol* 16:1055-9, 2001.
20. Gloor B, Muller CA, Worni M, Martignoni ME, Uhl W, Buchler MW. Late mortality in patients with severe acute pancreatitis. *Br J Surg* 88:975-9, 2001.
21. Gloor B, Muller CA, Worni M, Stahel PF, Redaelli C, Uhl W, Buchler MW. Pancreatic infection in severe pancreatitis: the role of fungus and multiresistant organisms. *Arch Surg* 136:592-6, 2001.
22. Gloor B, Schmidt O, Uhl W, Buchler MW. Prophylactic antibiotics and pancreatic necrosis. *Curr Gastroenterol Rep* 3:109-14, 2001.
23. Gloor B, Uhl W, Muller CA, Buchler MW. The role of surgery in the management of acute pancreatitis. *Can J Gastroenterol* 14 suppl D:136D-140D, 2000.
24. Gotzinger P, Sautner T, Kriwanek S, Beckerhinn P, Barlan M, Armbruster C, Wamser P, Fugger R. Surgical treatment for severe acute pancreatitis: extent and surgical control of necrosis determine outcome. *World J Surg* 26:474-8, 2002.
25. Hallay J, Kovacs G, Szatmari K, Bako A, Szentkereszty Z, Lakos G, Sipka S, Sapy P. Early jejunal nutrition and changes in the immunological parameters of patients with acute pancreatitis. *Hepatogastroenterology* 48:1488-92, 2001.
26. Halonen KI, Pettila V, Leppaniemi AK, Kemppainen EA, Puolakkainen PA, Haapiainen RK. Multiple organ dysfunction associated with severe acute pancreatitis. *Crit Care Med* 30:1274-9, 2002.

27. Hartwig W, Maksan SM, Foitzik T, Schmidt J, Herfarth C, Klar E. Reduction in mortality with delayed surgical therapy of severe pancreatitis. *J Gastrointest Surg* 6:481-7, 2002.
28. Hirota M, Kimura Y, Ishiko T, Beppu T, Yamashita Y, Ogawa M. Visualization of the heterogeneous internal structure of so-called "pancreatic necrosis" by magnetic resonance imaging in acute necrotizing pancreatitis. *Pancreas* 25:63-7, 2002.
29. Khan Z, Vlodov J, Horovitz J, Jose RM, Iswara K, Smotkin J, Brown A, Tenner S. Urinary trypsinogen activation peptide is more accurate than hematocrit in determining severity in patients with acute pancreatitis: a prospective study. *Am J Gastroenterol* 97:1973-7, 2002.
30. Lankisch PG, Struckmann K, Assmus C, Lehnick D, Maisonneuve P, Lowenfels AB. Do we need a computed tomography examination in all patients with acute pancreatitis within 72 h after admission to hospital for the detection of pancreatic necrosis? *Scand J Gastroenterol* 36:432-6, 2001.
31. Lau ST, Simchuk EJ, Kozarek RA, Traverso LW. A pancreatic ductal leak should be sought to direct treatment in patients with acute pancreatitis. *Am J Surg* 181:411-5, 2001.
32. Martin SP, Ulrich CD. Complicated acute pancreatitis. *Curr Treat Options Gastroenterol* 3:215-26, 1999.
33. Merkle EM, Gorich J. Imaging of acute pancreatitis. *Eur Radiol* 12:1979-92, 2002.
34. Mikami Y, Takeda K, Shibuya K, Qiu-Feng H, Egawa S, Sunamura M, Matsuno S. Peritoneal inflammatory cells in acute pancreatitis: Relationship of infiltration dynamics and cytokine production with severity of illness. *Surgery* 132:86-92, 2002.
35. Munoz-Bongrand N, Panis Y, Soyer P, Riche F, Laisne MJ, Boudiaf M, Valleur P. Serial computed tomography is rarely necessary in patients with acute pancreatitis: a prospective study in 102 patients. *J Am Coll Surg* 193:146-52, 2001.
36. Opie EL. The etiology of acute pancreatitis. *Bull John Hopkins Hosp* 12:182-8, 1901.
37. Osvaldt AB, Viero P, Borges da Costa MS, Wendt LR, Bersch VP, Rohde L. Evaluation of Ranson, Glasgow, APACHE-II and APACHE-O criteria to predict severity in a acute biliary pancreatitis. *Int Surg* 86:158-61, 2001.
38. Pamoukian VN, Gagner M. Laparoscopic necrosectomy for acute necrotizing pancreatitis. *J Hepatobiliary Pancreat Surg* 8:221-3, 2001.
39. Pellegrini CA. Surgery for gallstone pancreatitis. *Am J Surg* 165:515-8, 1993.
40. Platell C, Cooper D, Hall JC. A meta-analysis of peritoneal lavage for acute pancreatitis. *J Gastroenterol Hepatol* 16:689-93, 2001.
41. Ranson JHC, Rivkind KM, Roses DF, Fink SD, Eng K, Spencer FC. Prognostic signs and role of operative management in acute pancreatitis. *Surg Gynecol Obstet* 139:69-81, 1974.
42. Ranson JHC, Berman RS. Long peritoneal lavage decreases pancreatic sepsis in acute pancreatitis. *Ann Surg* 211:708-15, 1990.
43. Ricci MDF, Castaldini MDG, de Manzoni MDG, Borzellino MDG, Rodella MDL, Kind MDR, Cordiano MDC. Treatment of gallstone pancreatitis: six-year experience in a single center. *World J Surg* 26:85-90, 2002.
44. Robert JH, Frossard JL, Mermillod B, Soravia C, Mensi N, Roth M, Rohner A, Hadengue A, Morel P. Early prediction of acute pancreatitis: prospective study comparing computed tomography scans, Ranson, Glascow, acute physiology and chronic health evaluation II scores, and various serum markers. *World J Surg* 26:612-9, 2002.
45. Sakorafas GH, Tsiotou AG. Etiology and pathogenesis of acute pancreatitis: current concepts. *J Clin Gastroenterol* 30:343-56, 2000.
46. Sarles H, Adler G, Dani R, et al. The pancreatitis classification of Marseilles-Rome, 1988. *Scand J Gastroent* 24:641-2, 1989.
47. Sharma VK, Howden CW. Prophylactic antibiotic administration reduces sepsis and mortality in acute necrotizing pancreatitis: a meta-analysis. *Pancreas* 22:28-31, 2001.
48. Slavin J, Ghaneh P, Sutton R, Hartley M, Rowlands P, Garvey C, Hughes M, Neoptolemos J. Management of necrotizing pancreatitis. *World J Gastroenterol* 7:476-81, 2001.
49. Smotkin J, Tenner S. Laboratory diagnostic tests in acute pancreatitis. *J Clin Gastroenterol* 34:459-62, 2002.
50. Somogyi L, Martin SO, Ulrich CD. Recurrent Acute Pancreatitis. *Curr Treat Options Gastroenterol* 4:361-8, 2001.
51. Somogyi L, Martin SP, Venkatesan T, Ulrich CD 2nd. Recurrent acute pancreatitis: an algorithmic approach to identification and elimination of inciting factors. *Gastroenterology* 120:708-17, 2001.
52. Triester SL, Kowdley KV. Prognostic factors in acute pancreatitis. *J Clin Gastroenterol* 34:167-76, 2002.
53. Uhl W, Roggo A, Kirschstein T, Anghelacopoulos SE, Gloor B, Muller CA, Malfertheiner P, Buchler MW. Influence of contrast-enhanced computed tomography on course and outcome in patients with acute pancreatitis. *Pancreas* 24:191-7, 2002.
54. van Der Kolk MB, Ramsay G. Management of acute pancreatitis in the intensive care unit. *Curr Opin Crit Care* 6:271-5, 2000.
55. Vauthey J-N, Lerut J. An "open-closed" technique for the treatment of necrotizing pancreatitis. *Am J Surg* 165:277-81, 1993.
56. Venu RP, Brown RD, Halline AG. The role of endoscopic retrograde cholangiopancreatography in acute and chronic pancreatitis. *J Clin Gastroenterol* 34:560-8, 2002.
57. Vissers RJ, Abu-Laban RB, McHugh DF. Amylase and lipase in the emergency department evaluation of acute pancreatitis. *J Emerg Med* 17:1027-37, 1999.
58. Whitcomb DC. Hereditary pancreatitis: a model for understanding the genetic basis of acute and chronic pancreatitis. *Pancreatology* 1:565-70, 2001.
59. Yadav D, Agarwal N, Pitchumoni CS. A critical evaluation of laboratory test in acute pancreatitis. *Am J Gastroenterol* 97:1309-18, 2002.

CAPÍTULO 140

Pancreatite Crônica*

Luís Barneo Serra
Antonio Linares Rodriguez
Luís Estrada González

INTRODUÇÃO

A pancreatite crônica reúne um grupo de entidades clínicas cujo denominador comum é a destruição ativa e irreversível do pâncreas com progressiva deterioração anatômica e funcional da glândula. A classificação das pancreatites é apresentada no Capítulo 139[55].

Pancreatite crônica é definida como a presença de lesões inflamatórias crônicas irreversíveis que levam à fibrose do pâncreas, destruição do parênquima exócrino e, em alguns pacientes, destruição do parênquima endócrino. Geralmente, as ilhotas de Langerhans são relativamente bem preservadas quando comparadas com a intensidade de destruição acinar. Nas fases iniciais da doença a pancreatite crônica é freqüentemente complicada por ataques de pancreatite aguda que podem representar a única manifestação clínica. Após alguns anos, ocorre insuficiência exócrina e endócrina, e os episódios de pancreatite aguda diminuem ou desaparecem.

A distribuição mundial da pancreatite crônica apresenta duas zonas nitidamente definidas. Na Europa, Japão e Américas, a pancreatite crônica está relacionada com o consumo de álcool. Nas regiões tropicais da África e Ásia, que chegam a apresentar incidências da ordem de 50/1.000 habitantes, a pancreatite crônica está relacionada a fatores eminentemente sociais e/ou dietéticos, ainda não muito bem conhecidos.

CLASSIFICAÇÃO

Na classificação de Marselha-Roma de 1988, três formas de pancreatite crônica são apresentadas[55].

Capítulo traduzido pelos Drs. Christiano M.L. Claus e Daniel D. Serrarim.

Pancreatite Crônica Calcificante

É a forma mais freqüente (80% dos casos) e é caracterizada pela distribuição irregular e lobular das lesões pancreáticas: rolhas protéicas, cálculos, atrofia e estenose dos ductos pancreáticos. Deve-se à secreção de suco pancreático anormalmente rico em proteínas, que precipita nos canalículos e se transforma em cálculos ao agregar-se com sais de cálcio. Esses cálculos são visíveis na radiografia simples de abdômen. Supõe-se que os precipitados protéicos ou tampões alterem o epitélio dos pequenos canalículos, dando lugar a uma fibrose pericanalicular obstruindo os mesmos, os quais se dilatam e se transformam em cistos e pseudocistos. Essas lesões estão distribuídas irregularmente pela glândula e são irreversíveis, dando lugar a uma perda progressiva da função pancreática exócrina e endócrina. As causas de pancreatite crônica calcificante são: alcoólica; tropical ou desnutrição; hereditária e hipercalcêmica (secundária a hiperparatireoidismo). As formas tropicais e hereditárias são observadas em pacientes jovens, e a alcoólica e hipercalcêmica em adultos.

Pancreatite Crônica Obstrutiva

A obstrução do ducto pancreático ocasiona o desenvolvimento de lesões distais ao obstáculo. As principais causas da obstrução são tumor, traumatismo, anomalias congênitas, cistos, papilite estenosante e seqüela de pancreatite aguda (estenose do ducto pancreático). Ao contrário da pancreatite crônica calcificante, não se observam cálculos, as lesões do epitélio ductal são menos intensas e a atrofia e a fibrose do tecido acinar são uniformes e difusas. As alterações morfológicas e funcionais do pâncreas tendem a melhorar após a remoção da obstrução.

Pancreatite Crônica Inflamatória

É uma forma muito rara de pancreatite observada em idosos. Caracteriza-se por uma fibrose difusa do pâncreas com infiltrado inflamatório por células mononucleares. Não apresenta calcificações.

ETIOLOGIA

Vários são os fatores etiológicos responsáveis pelos quadros de pancreatite crônica, porém muitos mecanismos ainda não são conhecidos. A causa mais comum de pancreatite crônica no adulto é alcoólica, seguida da idiopática, e na criança e adolescente é a fibrose cística (Capítulo 138)[13]. Alguns autores não classificam a fibrose cística e a hemocromatose como pancreatite crônica. Os seguintes fatores estão envolvidos na gênese da pancreatite crônica.

Álcool

É o fator etiológico mais freqüente (40% a 75%) dos processos inflamatórios crônicos pancreáticos nos países ocidentais[13]. A quantidade de álcool necessária para causar pancreatite crônica é variável, e parece não haver um valor limite. Entretanto, quanto maior o consumo de álcool, maior é o risco de desenvolver pancreatite. Além disso, a quantidade de álcool ingerida é o fator mais importante na determinação da gravidade de pancreatite aguda alcoólica. A forma com que o álcool é ingerido (bebida destilada, cerveja, vinho) e o hábito alimentar parecem não influenciar o risco de desenvolvimento de pancreatite crônica. Geralmente os sintomas iniciais aparecem entre os 35-45 anos, após ingestão excessiva de álcool por 10 a 20 anos. Mas casos de pacientes com menos de 25 anos de idade com pancreatite crônica têm sido relatados.

A maioria dos pacientes apresenta alterações funcionais e estruturais do pâncreas quando surgem os primeiros sintomas de doença pancreática. Assim, quando os pacientes apresentam pancreatite aguda com edema, necrose e/ou hemorragia do pâncreas, lesões crônicas irreversíveis do pâncreas já estão presentes. A presença de lesões hepáticas associadas é mais alta do que anteriormente se pensava, cerca de 40%-50% dos pacientes apresentam as diversas formas de hepatopatia alcoólica: infiltração gordurosa, hepatite e cirrose.

Obstrução do Ducto Pancreático Principal

Obstrução do ducto pancreático principal por tumor, cistos, pseudocistos, estenoses do ducto principal (seqüela de trauma ou de pancreatite aguda) ou da papila de Vater pode causar pancreatite crônica.

Pancreatite Tropical

A patogenia da pancreatite crônica tropical ou nutricional permanece especulativa. Essa forma de pancreatite ocorre em alguns países, como Indonésia, Zaire, Nigéria e Sul da Índia. É uma doença que compromete igualmente os dois sexos e preferencialmente os adultos jovens. A dieta dos pacientes que desenvolvem pancreatite nutricional é baixa em proteínas (menos de 50g por dia) e gordura (menos de 30 g por dia). Entretanto, essa doença não ocorre em certos países, como o Brasil, onde esse tipo de desnutrição é freqüente. Alguns autores sugerem que a carência de certos micronutrientes associada à desnutrição protéica é fundamental na patogenia. Outros fatores dietéticos tóxicos, como Cassava (tapioca) e Shorghum, têm sido sugeridos, mas sua importância é pouco aceita.

Hereditariedade

Transmitida com caráter autossômico dominante, ainda que com penetrância incompleta[66]. Pode iniciar em idade precoce, situando-se a maioria dos casos descritos em torno dos 10 anos de idade. Seu comportamento clínico e anatomopatológico é similar ao da pancreatite crônica calcificante provocada pelo álcool. Em alguns casos, têm sido descritas outras anomalias congênitas concomitantes, sem que a freqüência de apresentação permita conclusões estatisticamente significativas[9,14].

Hiperparatireoidismo

A incidência de pancreatite crônica recidivante é baixa nos pacientes com hiperparatireoidismo, e a associação dessas duas condições ainda não é amplamente aceita.

Traumatismo

O trauma pancreático pode causar pancreatite aguda e mais raramente pancreatite crônica. A ruptura traumática de ductos pancreáticos pode levar a uma estenose cicatricial dos mesmos e posteriormente à pancreatite crônica. Ao contrário da pancreatite crônica alcoólica, essa forma de pancreatite pode ser localizada.

Alterações Congênitas

A existência de alterações congênitas pancreáticas que impedem uma boa drenagem de suas secreções, por exemplo o *pancreas divisum*, tem sido sugerida como causa de pancreatite aguda e pancreatite crônica. Entretanto, a presença de *pancreas divisum* como causa de pancreatite aguda e crônica é bastante discutível (ver Capítulos 138 e 139)[4,5]. O *pancreas divisum* é uma anomalia congênita em que o ducto pancreático dorsal não se funde com o ventral. Conseqüentemente, o ducto pancreático principal drena pela papila menor, que pode ser insuficiente para drenar adequadamente o suco pancreático, podendo desencadear pancreatite.

Auto-Imunidade

O achado ocasional de alguns anticorpos circulantes em enfermos com pancreatite crônica tem colocado em evidência a possível influência etiológica de fenômenos auto-imunes que ainda permanecem desconhecidos. Cerca de 60% dos pacientes com suspeita de pancreatite crônica auto-imune apresentam outras doenças auto-imunes, como colangite esclerosante primária, cirrose biliar primária, hepatite auto-imune e síndrome de Sjögren.

Radioterapia

Alguns pacientes desenvolvem pancreatite crônica após radioterapia abdominal[58].

Idiopática

A causa de pancreatite crônica permanece desconhecida em um grande número de casos. As causas idiopáticas continuam sendo o segundo grupo mais freqüente de pancreatite crônica.

Classicamente, a litíase biliar era considerada como um fator etiológico da pancreatite crônica. Entretanto, atualmente sabe-se que somente nos casos raros de seqüela de pancreatite aguda biliar, como estenose do ducto pancreático principal, pode ocorrer o desenvolvimento de pancreatite crônica. Do mesmo modo, as hiperlipidemias dos tipos I, IV e V, que são consideradas fatores etiológicos de pancreatite aguda, estão deixando de ser aceitas como causa de pancreatite crônica pela maioria dos autores.

PATOGENIA

A patogenia da pancreatite crônica permanece especulativa. Existem três principais teorias que tentam explicar a patogenia da pancreatite crônica:

1. *Teoria da Obstrução Ductal.* A ingestão crônica de álcool ocasiona secreção de suco pancreático rico em proteínas e com baixo volume de bicarbonato. Caracteristicamente, há redução da litostatina ou de proteína litiásica pancreática, que é um inibidor potente da precipitação do carbonato de cálcio no suco pancreático. Essa alteração físico-química do suco pancreático favorece a precipitação de proteínas nos ductos pancreáticos, levando à formação de rolhas protéicas, que, combinadas com o cálcio, formam cálculos pancreáticos. Essas rolhas protéicas e cálculos obstruem os ductos pancreáticos pequenos e grandes, ocasionando a formação de fibrose.
2. *Teoria Tóxico-Metabólica.* Segundo essa teoria, o álcool ou um de seus metabólitos tem um efeito direto tóxico sobre as células acinares ou dos ductos pancreáticos. Observou-se que o álcool pode aumentar a secreção de tripsinogênio comparado com o inibidor do tripsinogênio, uma condição que favorece a ativação prematura das enzimas dentro das células acinares ou dos ductos pancreáticos. Também tem sido descrito aumento da peroxidação dos lipídios das membranas, um marcador da produção de radicais livres e de estresse oxidativo, nos pacientes com pancreatite crônica.
3. *Teoria da Necrose-Fibrose.* Episódios repetitivos de pancreatite aguda com necrose celular levariam, com o tempo, à pancreatite crônica. O processo de cicatrização repetitivo substituiria o tecido necrótico por fibrose. Assim, surtos repetitivos de pancreatite aguda levariam à pancreatite crônica. Na pancreatite hereditária e no *pancreas divisum*, os episódios de pancreatite aguda levam à pancreatite crônica, apoiando essa teoria[4,9,66].

Na fibrose cística, existe um defeito primário na permeabilidade do epitélio dos ductos pancreáticos aos eletrólitos que resulta em redução no fluxo de secreção pancreática nos ductos e secreção de material protéico hiperconcentrado, levando à precipitação desse material e à obstrução dos ductos. Nenhuma teoria explica por que somente uma minoria dos indivíduos que ingerem álcool em grande quantidade desenvolve pancreatite crônica.

A teoria mais aceita atualmente é a de que a pancreatite crônica calcificante é devida à redução primária da secreção da litostatina, e essa teoria é discutida em detalhes logo a seguir.

Na pancreatite crônica calcificante, as diferentes etiologias mencionadas acima conduzem a lesões similares caracterizadas pela formação de cálculos pancreáticos. Isso pode ocorrer através de um mecanismo comum, sendo a formação de precipitados de proteínas nos ductos a primeira lesão ultra-estrutural visível;[40,61] a pancreatite crônica calcificante é uma litíase antes de ser uma pancreatite. Os cálculos pancreáticos são formados por sais insolúveis de cálcio, principalmente carbonato de cálcio em forma de calcita (± 95% do peso dos cálculos) e pequenas quantidades de polissacarídeos e a proteína do cálculo pancreático[56]. Cálculos pancreáticos radiotransparentes que contêm proteína do cálculo pancreático também podem ocorrer.

Os cálculos são observados nos estágios tardios da pancreatite crônica calcificante, com todas as transições possíveis entre os tampões intraductais ou precipitados protéicos e os cálculos pancreáticos, que representam diferentes estágios da litogênese pancreática. Na litogênese, ocorre um duplo processo: a precipitação de proteínas, importante nos primeiros estágios da doença, e a precipitação de sais insolúveis de cálcio, predominantemente nos estágios posteriores.

Normalmente, o suco pancreático é supersaturado de carbonato de cálcio, o que poderia predispor ao desenvolvimento de cálculos pancreáticos em todos os indivíduos, se não fosse a presença de uma ou mais substâncias no suco pancreático que impedem a precipitação do cálcio. Uma dessas substâncias é a litostatina ou proteína litiásica pancreática, que possui peso molecular de 16.000 a 19.000 daltons e que pode ser o único constituinte protéico dos cálculos pancreáticos. A seqüência dos 144 aminoácidos que formam a proteína do cálculo pancreático é conhecida. Apresenta 5 formas moleculares segundo o grau de fosforilação e de glicosilação. De maneira similar às enzimas pancreáticas, a litostatina é sintetizada pelas células acinares, armazenada nos grânulos de zimogênio e secretada no suco pancreático em uma concentração constante. A heterogeneidade molecular da litostatina provavelmente explica o duplo fenômeno da litogênese anteriormente mencionado, isto, é, a precipitação de ao menos uma das formas moleculares da litostatina, a qual é a proteína principal das rolhas protéicas e cálculos, e a precipitação do carbonato de cálcio, explicada por secreção insuficiente de uma das outras formas moleculares da litostatina. Acredita-se que somente uma dessas formas da litostatina seja a proteína estabilizadora do suco pancreático, capaz de prevenir a precipitação de sais de cálcio.

A litostatina pode prevenir a nucleação e o aumento dos cristais de carbonato de cálcio em soluções[40]. A concentração relativa da litostatina no suco pancreático está diminuída em pacientes com pancreatite crônica calcificante alcoólica e não-alcoólica e mesmo em alcoolistas sem pancreatite crônica, fato que sugere que uma secreção diminuída da fração ativa de litostatina pela célula acinar pode ser importante na patogenia das diferentes formas etiológicas da pancreatite crônica calcificante. Por outro lado, a membrana basal das células ductais que estão em contato com os precipitados protéicos desaparece, o que ocasionaria um aumento da permeabilidade e um incremento da difusão de cálcio e proteínas do líquido intersticial ao suco pancreático. Esse aumento da concentração de cálcio encontrado no suco pancreático de pacientes com pancreatite crônica calcificante aceleraria a precipitação do carbonato de cálcio. Entretanto, outros estudos não comprovaram a redução da litostatina nos pacientes com pancreatite crônica, portanto; a importância dessa proteína na patogenia da pancreatite crônica precisa de estudos adicionais.

Esses mecanismos de formação de cálculos pancreáticos seriam comuns a todas as formas da pancreatite crônica calcificante[40]. Estima-se que é necessário um consumo crônico de álcool de ao menos 5 anos para desenvolver a enfermidade. Esse consumo crônico produziria um aumento da secreção de proteínas no suco pancreático. Como só um reduzido número de alcoólatras crônicos desenvolve pancreatite crônica calcificante, existe provavelmente uma predisposição congênita à toxicidade do álcool que diminuiria a secreção das formas moleculares ativas de litostatina. No caso da pancreatite crônica calcificante por hipercalcemia, existe um aumento de proteína no suco pancreático, mas nem todos os pacientes com hipercalcemia apresentam pancreatite crônica, porque seria necessária a existência de fatores predisponentes.

PATOLOGIA

Morfologicamente, a pancreatite crônica se caracteriza por uma esclerose irregular, com destruição e perda permanente do parênquima exócrino, que pode ser focal, segmentar ou difusa, associada a vários graus de dilatação do sistema ductal[45].

Macroscopicamente, distinguem-se duas formas de pancreatite crônica. Na hipertrófica, uma região de glândula, geralmente a cabeça, está aumentada de volume e é de consistência pétrea, confundindo-se com um adenocarcinoma. Na forma atrófica, o acometimento da glândula pode ser geral, ficando o pâncreas reduzido a um cordão irregular com nodulações.

Histologicamente, a pancreatite crônica apresenta proliferação do tecido conjuntivo com atrofia secundária do parênquima e reações inflamatórias recidivantes. O acometimento da glândula pode ser interlobular, respeitando as ilhotas de Langerhans, ou intralobular, com destruição das ilhotas. A inflamação do pâncreas pode ser: (1) difusa, como nos casos de pancreatite crônica obstrutiva e da pancreatite inflamatória; e (2) segmentar ou focal, como na pancreatite crônica calcificante.

As lesões microscópicas se caracterizam por precipitados protéicos (que posteriormente se converteriam em cálculos), metaplasia e desaparecimento do epitélio ductal, fibrose pericanalicular com destruição dos ductos, formação de cistos e pseudocistos, geralmente menores que 1 cm de diâmetro, e alterações do ducto principal. Existem focos de edema e de necrose, com infiltração de células inflamatórias de todos os tipos, com a presença de fibrose cicatricial. O acometimento das ilhotas de Langerhans é menor que o do tecido acinar.

A distribuição lobular da doença significa que freqüentemente existem áreas normais. Entretanto, estudos ultra-estruturais demonstraram que os ácinos aparentemente normais à microscopia óptica de pacientes com pancreatite crônica apresentavam evidências de secreção protéica aumentada, ou seja maior diâmetro da célula, núcleo e nucléolo; aumento do comprimento do retículo endoplasmático, aumento do número de vacúolos e diminuição do número de grânulos de zimogênio maduros[1,2]. Rolhas ou precipitados protéicos eosinofílicos intraductais ou intra-acinares são freqüentemente observados.

QUADRO CLÍNICO

A pancreatite crônica incide mais em homens do que em mulheres (8:1). A idade de início se situa ao redor dos 30 anos; entretanto, as pancreatites hereditária e tropical incidem em indivíduos mais jovens[54,66]. O começo da pancreatite crônica pode ser insidioso, com dispepsia, plenitude pós-prandial, náuseas e dor epigástrica discreta, geralmente pós-alimentar.

No estágio inicial podem ocorrer episódios recorrentes de curta duração (menos de 7 dias) de inflamação aguda do pâncreas. Durante esses surtos a dor é intensa, no epigástrio e dorso, que alivia com a flexão do tronco. Nesse estágio, é comum o paciente apresentar um ou mais episódios de pancreatite aguda, às vezes grave, com necrose e hemorragia do pâncreas. Os episódios repetidos de dor se correlacionam com a ingestão repetida ao álcool. Por vezes, a dor surge aproximadamente 30 minutos após as refeições, durando cerca de 2 horas, e é semelhante à dor da isquemia intestinal crônica. A dor é o sintoma mais freqüente e o mais importante da pancreatite crônica. Seu mecanismo ainda não está esclarecido, mas a hipótese mais aceita é de que a dor é devida à hipertensão intracanalicular resultante da obstrução dos ductos pancreáticos por cálculos e estenoses. Também tem sido sugerido que a irritação ou inflamação dos nervos pancreáticos e peripancreáticos pode ser importante.

A dor é usualmente contínua, de intensidade e freqüência bastante variáveis. Geralmente localiza-se no abdome superior e pode irradiar-se para o dorso ou mais raramente para o ombro esquerdo. Quando intensa, é associada a náuseas e vômitos. A dor é freqüentemente agravada ou desencadeada por ingestão excessiva de álcool ou de alimentos em grande quantidade. Os episódios e a intensidade da dor aumentam inicialmente, mas após muitos anos de pancreatite crônica diminuem, possivelmente por destruição do tecido pancreático.

A freqüência e a gravidade dos ataques de dor são as responsáveis pela alta incidência de problemas psíquicos (dependência a opiáceos, depressão, suicídio) que esses pacientes apresentam. Em 5-15% dos casos, a pancreatite não se manifesta inicialmente por dor e sim por sintomatologia da insuficiência pancreática exócrina (esteatorréia, má absorção) ou endócrina (*diabetes mellitus*), icterícia ou hemorragia digestiva alta[20,24].

O estágio da pancreatite crônica avançada caracteriza-se por insuficiência exócrina (esteatorréia), diabetes, perda de peso, presença de calcificações pancreáticas e desaparecimento da dor. Esse estágio desenvolve-se após 5-8 anos do início da enfermidade. Aproximadamente, 40-75% dos pacientes apresentam calcificações pancreáticas. Existe uma relação estreita entre o desaparecimento da dor e a progressiva deterioriação da função exócrina. O reaparecimento da dor nesses pacientes seria uma manifestação da existência de complicações, como pseudocistos.

As complicações locais da pancreatite crônica podem aparecer tanto nos estágios iniciais ou tardios da doença. O paciente pode apresentar surtos de inflamação pancreática aguda com possível necrose e hemorragia do pâncreas, pseudocisto, obstrução biliar, estenoses do duodeno, hemorragia digestiva, hipertensão portal por trombose da veia-porta ou esplênica e obstrução linfática.

As complicações podem manifestar-se por crises de dor intensa, de longa duração (mais de 10 dias), com episódios recorrentes em curtos intervalos. Geralmente devem-se a pseudocistos ou a obstruções das vias biliares extra-hepáticas parciais, com ou sem colangite. Usualmente, a icterícia que surge nos ataques agudos da pancreatite crônica é transitória, porém, se persiste, pode ser por compressão da via biliar por fibrose intensa na cabeça do pâncreas ou um pseudocisto. Ocasionalmente, a icterícia se deve a cálculos biliares, os quais ocorrem em aproximadamente 10% dos pacientes com pancreatite crônica. Pensa-se que a associação de litíase biliar e pancreatite crônica se deve à diminuição do *pool* de sais biliares ocasionado pela perda anormal desses sais nas fezes pela esteatorréia e pelo aumento da litogênese biliar associada ao próprio alcoolismo (ver Capítulos 125 e 128). Entre as causas de dor persistente, deve-se considerar a dependência ao álcool e aos opiáceos. Outras complicações da pancreatite crônica são as estenoses digestivas (duodeno, antrogástrico), hemorragias por ruptura de aneurisma, hipertensão portal e obstrução linfática.[24]

É discutível se há um aumento na incidência de câncer pancreático em pacientes com pancreatite crônica. Se houver, esse aumento é pequeno. Cerca de 10% dos pacientes desenvolvem neoplasias malignas extrapancreáticas, predominantes no trato respiratório, e estão diretamente relacionadas ao consumo de álcool e tabaco.

No caso de pancreatite crônica hereditária, alguns pacientes apresentam aminoacidúria (cistina, lisina) [66]. Essa entidade pode ocorrer tanto na forma autossômica recessiva como autossômica dominante. A criança sofre ataques recorrentes de dor abdominal sem causa aparente, simulando, em algumas ocasiões, crises de pancreatite aguda. No diagnóstico diferencial deve-se considerar a fibrose cística, a hiperlipidemia dos tipos I e V e o hiperparatireoidismo hereditário. Após vários anos, o aparecimento de esteatorréia e a visualização das calcificações pancreáticas esclarecem o diagnóstico. Nesses pacientes não é rara a incidência de trombose esplênica ou portal.

DIAGNÓSTICO (ver também Capítulo 137)

A avaliação e a dificuldade diagnóstica da pancreatite crônica dependem das manifestações clínicas do paciente e da fase evolutiva da doença. Nos pacientes com história de ingestão prolongada e intensa de álcool e com manifestações clínicas sugestivas, o diagnóstico pode ser facilmente suspeitado e confirmado por exames de imagem. Entretanto, pacientes com manifestações clínicas atípicas (p. ex.: com ausência de dor) ou numa fase inicial, o diagnóstico pode ser muito difícil; todos ou quase todos os exames laboratoriais para determinar as funções exócrina e endócrina pancreática e os exames de imagem podem ser normais nas fases iniciais da pancreatite crônica.

Usualmente, a história clínica faz suspeitar da enfermidade. O exame físico geralmente não apresenta dados conclusivos. O *diabetes mellitus*, assim como os sintomas de má absorção, não são específicos, além de serem achados relativamente tardios da doença. A radiologia simples, se mostrar as calcificações no nível do pâncreas, confirma o diagnóstico da enfermidade, mas esse achado é observado somente após terem transcorrido vários anos do início da mesma. A morfologia do pâncreas é avaliada pela ultra-sonografia, tomografia computadorizada e pancreatografia endoscópica retrógrada. A utilidade da ressonância magnética está em estudo. As provas da função exócrina do pâncreas têm um valor relativo. O exame citológico do suco pancreático e a determinação de marcadores tumorais no sangue e suco pancreático podem ajudar no diagnóstico diferencial entre pacreatite crônica e câncer de pâncreas. Por último, a biópsia percutânea do pâncreas com agulha fina é uma técnica que pode ser útil ao diagnóstico diferencial pré-operatório do câncer de pâncreas[18].

Dosagem de Enzimas Pancreáticas

As enzimas pancreáticas no plasma ou urina (amilase, lipase, tripsina, elastase, DNAse, RNAse) são geralmente normais ou próximo ao normal nos pacientes com pancreatite crônica, mesmo durante episódios de dor. Entretanto, quando ocorrem episódios de pancreatite aguda, elas se alteram, conforme descrito no capítulo das pancreatites agudas (ver Capítulo 139).

Testes de Função Pancreática Exócrina (ver Capítulo 137)

Deve-se considerar que é necessária uma destruição de 90% do parênquima pancreático para que se estabeleça uma insuficiência pancreática exócrina com manifestações clínicas. Por outro lado, não se pode confundir os termos insuficiência pancreática exócrina "moderada" ou "intensa", pois pacientes com pancreatite crônica assintomática podem apresentar diferentes graus de insuficiência exócrina[1]. Cerca de 10% dos pacientes têm uma função secretora pancreática normal e 25% apresentam valores limítrofes. A maioria das provas fornece valores falso-positivos em pacientes com *diabetes mellitus*, gastrectomizados, hepatopatias e desordens gastrointestinais associadas à diarréia e má absorção, e nenhuma é útil para diferenciar a pancreatite crônica do câncer de pâncreas (ver Capítulo 137).

Provas Diretas da Capacidade Secretora

Consistem no estudo do suco duodenal após estimulação do pâncreas com hormônios exógenos, tais como a secretina e a colecistocinina, e na determinação do volume de secreção, da concentração de bicarbonato e da atividade de diferentes enzimas (tripsina, amilase, lipase), as quais se apresentam reduzidas na pancreatite crônica. O teste da secretina consiste na administração intravenosa contínua ou em bolo de uma unidade clínica por quilo de peso desse hormônio[6]. Os valores normais são volume de suco pancreático maior que 2 ml/kg por hora; concentração de bicarbonato maior que 80 mEq/l e débito de bicarbonato maior que 10 mEq/L em 1 hora. A sensibilidade do teste secretina-colecistocinina oscila entre 75% e 90%, e a especificidade, entre 80% e 90%. Esses valores dependem da severidade da destruição do pâncreas exócrino. A obtenção direta do suco pancreático por canulação endoscópica do ducto pancreático não melhora os resultados obtidos com o estudo do suco duodenal. O principal inconveniente do estudo direto da função exócrina do pâncreas é a necessidade da intubação duodenal; por isso, na atualidade se preferem as provas indiretas, praticando-se o teste da secretina-colecistocinina quando o paciente necessita da realização de uma pancreatografia endoscópica retrógrada para o estudo morfológico dos ductos pancreáticos.

Provas Indiretas

Apresentam uma grande vantagem sobre as diretas, pois não precisam da intubação duodenal; porém, são menos sensíveis que as provas diretas. A sensibilidade dessas provas indiretas é de 80%-90% em pacientes com pancreatite crônica avançada e esteatorréia. Contudo, nenhuma delas mostra uma sensibilidade maior que 50% em pacientes com pancreatite crônica inicial e sem manifestações clínicas de esteatorréia. Dos múltiplos testes realizados, somente as provas do N-benzoil-l-tirosil-p-aminobenzóico e do dilaurato de fluoresceína e a determinação da quimotripsina fecal são de alguma utilidade nesses pacientes sem esteatorréia. Entretanto, nenhuma dessas provas isoladas é capaz de estabelecer o diagnóstico de pancreatite crônica. Não substituem nem o teste da secretina-colecistocinina direto nem os exames de imagem.

1. O teste de Lundh deve ser considerado uma prova de interesse histórico, pois precisa de intubação duodenal do paciente e não apresenta maior eficácia que as provas indiretas, que não requerem a sondagem duodenal. A prova consiste em administrar uma dieta líquida-padrão e dosar a atividade da tripsina em diferentes amostras duodenais.
2. Teste do ácido N-benzoil l-tirosil-p-aminobenzóico (NBT-PABA, bentiromida). Essa substância é especificamente hidrolisada em NBT e PABA pela qui-

motripsina pancreática. O PABA liberado é absorvido pelo intestino delgado e excretado na urina. A medida do PABA na urina reflete indiretamente a quantidade intraluminal de quimiotripsina. No indivíduo normal, 50% do PABA da bentiromida administrada são excretados na urina dentro de 6 horas da sua administração. É uma prova muito simples, não-invasiva, e só requer um mínimo de técnica e pessoal.[16,43] Doenças que interferem no resultado desse exame são discutidas no Capítulo 127.

3. Teste do dilaurato de fluoresceína. O fundamento dessa prova é similar ao da NBT-PABA, e dosa-se a fluoresceína excretada na urina.
4. Quimotripsina fecal. Na prática clínica, determina-se a quantidade de quimotripsina em pequenas amostras de fezes[16]. É uma prova simples, que se pode realizar ambulatorialmente, pois a atividade da quimotripsina é estável durante vários dias em temperatura ambiente. Entretanto, valores normais são observados em pacientes com insuficiência pancreática, e resultados falso-positivos podem ocorrer em até 10% das pessoas normais.

Outras provas indiretas da função exócrina requerem uma tecnologia mais complexa (prova de respiração de triglicerídeos radioativos, duplo Schilling (*Schilling dual*), lactoferrina) ou requerem a sondagem duodenal (determinação de lactoferrina no suco duodenal ou pancreático), sem aumentar a eficácia em relação às outras provas. As determinações séricas de tripsina, isomilase pancreática e de polipeptídeo pancreático tampouco representam um avanço no diagnóstico da pancreatite crônica.

Exames para Determinar Má Absorção Intestinal

Ver Capítulos 46 e 50 para o diagnóstico diferencial.

Exames de Imagem

A **radiografia simples do abdômen** detecta as calcificações pancreáticas em cerca de 25% dos casos com pancreatite crônica avançada. As calcificações são múltiplas, de pequeno tamanho e com distribuição irregular ao longo da glândula.

A **duodenografia hipotônica** foi completamente substituída pela ultra-sonografia e pela tomografia computadorizada. Com a duodenografia hipotônica podem-se detectar um aumento do arco duodenal e irregularidades ao nível da mucosa, devido ao aumento da cabeça do pâncreas.

A **ultra-sonografia** revela o tamanho do pâncreas, os contornos característicos do parênquima e a existência de dilatações ductais[16]. O tamanho da glândula se correlaciona com a cronicidade da inflamação. Nas fases agudas, o pâncreas aparece aumentado de tamanho. Nos estágios avançados, à medida que o órgão se atrofia, o tamanho se torna normal ou mesmo menor. Os contornos da glândula podem ser irregulares. Na maioria dos pacientes, a ecogenicidade do parênquima está aumentada e com padrão heterogêneo. Os cálculos pancreáticos produzem ecos muito intensos. O ducto pancreático principal está dilatado quando o diâmetro é superior a 2 mm. Em geral, a sensibilidade da ultra-sonografia no diagnóstico das pancreatites crônicas oscila entre 60-70%, com uma especificidade de 80-90%.

A **ultra-sonografia** é útil no diagnóstico diferencial da pancreatite crônica. O câncer de pâncreas avançado pode ser detectado pela ultra-sonografia, com uma sensibilidade de 75-90% e uma especificidade de 80% a 100%. A ultra-sonografia é útil para a realização de biópsia pancreática percutânea com agulha fina e para a aspiração ou drenagem de pseudocisto ou abscessos. Na prática, a ultra-sonografia é o primeiro método diagnóstico utilizado quando se suspeita de uma enfermidade do pâncreas. Com esse método, muitos casos de pancreatite crônica podem ser diagnosticados rapidamente, sendo possível diferenciá-los do câncer de pâncreas. Entretanto, a sua precisão é inferior à da tomografia.

A **tomografia computadorizada detecta melhor** a ultra-sonografia que as alterações da pancreatite crônica, podendo identificar cálculos que não são visualizados por outros procedimentos. Critérios, tais como tamanho da glândula, contorno, densidade e as alterações ductais são mais bem esclarecidos pela tomografia computadorizada do que pela ultra-sonografia[16,49]. A sensibilidade da tomografia computadorizada no diagnóstico de pancreatite crônica é de 75-90%, com uma especificidade de 85-100%. A tomografia computadorizada detecta 10-20% a mais de casos de pancreatite crônica do que a ultra-sonografia. A tomografia computadorizada é também muito útil para diferenciar a pancreatite crônica do câncer de pâncreas, com uma sensibilidade para o diagnóstico da enfermidade neoplásica avançada de 60-100% e uma especificidade de 95-100%. Apesar de a capacidade diagnóstica da tomografia computadorizada ser superior à ultra-sonografia, seu custo e a exposição a radiações ionizantes fazem com que a tomografia computadorizada não seja o primeiro exame de imagem realizado quando se suspeita da existência de uma enfermidade pancreática, a não ser quando a ultra-sonografia não evidencia as alterações pancreáticas ou foi tecnicamente inadequada.

A **ressonância magnética** dinâmica com gadolínio tem uma sensibilidade e especificidade similares às da tomografia computadorizada e da colangiopancreatografia endoscópica retrógrada para diagnosticar doenças pancreáticas, mas, devido ao seu custo elevado, a ressonância magnética só deve ser utilizada quando a tomografia computadorizada não for conclusiva[16,49,59,60]. A pancreatografia por ressonância apresenta precisão elevada e freqüentemente é a primeira escolha para avaliar o ducto pancreático em substituição à pancreatografia endoscópica retrógrada.

A **pancreatografia endoscópica** retrógrada é considerada a técnica de maior precisão tanto para o diagnóstico de pancreatite crônica como para a sua diferenciação do câncer de pâncreas. Apresenta uma sensibilidade de 70-93% e uma especificidade de 89-100%[16,49,59,60]. Pode-se evidenciar a existência de acinarização por permeabilidade excessiva ao contraste, dilatações dos ductos principal e secundários, estenoses, falhas de enchimento (cálculos) e pseudocistos. Contudo, a pancreatografia endoscópica retrógrada é cara, requer pessoal experiente, expõe o paciente a radiações ionizantes, e a cateterização do ducto pancreático não é possível em aproximadamente 10-15% dos pacientes. É o procedimento para avaliar o pâncreas de maior risco e tem uma morbidade de 3% e uma mortalidade de 0,1-0,2%. Por isso, a pancreatografia endoscópica retrógrada deve ser indicada somente nos pacientes em que o diagnóstico de certeza não foi possível com os outros métodos e nos pacientes em que se planeja uma terapêutica cirúrgica.

Ultra-Sonografia Endoscópica

Os critérios diagnósticos de pancreatite crônica pela ultra-sonografia endoscópica são baseados na presença de anormalidades nos ductos e/ou no parênquima pancreático (Tabela 140.1). A maioria dos estudos requer pelo menos três critérios para estabelecer o diagnóstico de pancreatite crônica, enquanto outros requerem quatro ou mesmo cinco[6,16].

Na diferenciação de pancreatite crônica do câncer de pâncreas estão sendo utilizados o exame citológico e a determinação de marcadores tumorais no suco pancreático obtido durante a realização de uma pancreatografia endoscópica retrógrada. Tanto a atividade do antígeno carcinoembrionário no sangue e no suco pancreático como a galactosiltransferase no sangue não têm demonstrado utilidade prática. O valor da lactoferrina no suco pancreático necessita de avaliação futura. Em toda pancreatografia endoscópica retrógrada dever-se-ia aspirar suco pancreático para exame citológico. Mesmo que uma citologia negativa não exclua malignidade, uma citologia positiva é bastante sugestiva. A biópsia percutânea com agulha fina guiada por ultra-sonografia ou tomografia computadorizada para o diagnóstico do câncer de pâncreas está tendo muita aceitação nos últimos anos devido à sua grande sensibilidade e especificidade.

Apesar de haver numerosos estudos avaliando a precisão diagnóstica de uma determinada prova, a capacidade diagnóstica que resulta da combinação de várias dessas provas ainda não é conhecida. A seqüência racional para o diagnóstico da pancreatite crônica se inicia pela história clínica e exame físico completos. Recomenda-se a ultra-sonografia como o primeiro procedimento diagnóstico. Concomitantemente à ultra-sonografia, pode-se estudar a função exócrina do pâncreas através de provas indiretas. A tomografia computadorizada deve ser o segundo procedimento a se realizar se a impressão clínica e a ultra-sonografia não forem suficientes para um diagnóstico definitivo. Por fim, uma vez esgotados os métodos anteriores, indica-se a pancreatografia endoscópica retrógrada, com o exame citológico do suco pancreático e estudo direto da função exócrina, com o objetivo de estabelecer o diagnóstico definitivo de pancreatite crônica. Nos pacientes com suspeita de câncer do pâncreas está indicada a biópsia percutânea com agulha fina ou laparotomia.

DIAGNÓSTICO DIFERENCIAL

O diagnóstico diferencial deve ser feito com todas as enfermidades que causam episódios recorrentes de dor abdominal, associadas ou não à esteatorréia, e *diabetes mellitus*. Alguns pacientes com pancreatite crônica não apresentam dor abdominal e referem esteatorréia, *diabetes mellitus* ou outra complicação da pancreatite crônica. No início da enfermidade é difícil distinguir a

Tabela 140.1
Critérios Diagnósticos de Pancreatite Crônica pela Ultra-Sonografia Endoscópica*

Anormalidades Parenquimais	*Anormalidades Ductais*
1. Focos hiperecogênicos	1. Dilatação do ducto principal
2. Faixas hiperecogênicas	2. Irregularidade do ducto principal
3. Lobularidade do contorno do pâncreas	3. Margens do ducto hiperecogênico
4. Cistos	4. Dilatação de ductos secundários
	5. Cálculos

**O diagnóstico de pancreatite crônica é geralmente estabelecido quando houver pelo menos 3 dos 9 critérios. Alguns autores requerem 4 ou 5 critérios.*

pancreatite aguda da pancreatite crônica. A pancreatite aguda afeta indivíduos adultos, especialmente mulheres com litíase biliar, mas também ocorre freqüentemente em alcoólatras. Nestes, a pancreatite aguda pode ser a primeira manifestação da doença pancreática. Na pancreatite aguda a função exócrina pancreática entre as crises dolorosas é normal ou próximo ao normal, enquanto na pancreatite crônica ela vai se deteriorando. No câncer de pâncreas a dor é contínua, a icterícia é precoce, persistente e progressiva, e o paciente pode apresentar emagrecimento importante em poucas semanas; as explorações morfológicas (ultra-sonografia, tomografia computadorizada, pancreatografia endoscópica retrógrada) estabelecem o diagnóstico na maioria dos casos. Crises da dor abdominal e esteatorréia estão presentes em outras entidades como a doença de Crohn e os gastrectomizados. Nesses casos, os antecedentes, a história clínica e os exames radiológicos contrastados podem elucidar o diagnóstico. A esteatorréia e o *diabetes mellitus* podem ocorrer conjuntamente na doença celíaca e na neuropatia autônoma diabética. Na doença celíaca, a história clínica, os estudos radiológicos contrastados e a biópsia intestinal esclarecem o quadro. A neuropatia autônoma surge após muitos anos do início do diabetes insulino-dependente, estando associada a outras complicações secundárias da doença (nefropatia, retinopatia), e, apesar de apresentar insuficiência exócrina do pâncreas, esta é de pouca intensidade quando comparada com a pancreatite crônica.

Complicações

Muitos pacientes com pancreatite crônica apresentam uma ou mais complicações durante a evolução da doença. As complicações podem aparecer tanto na fase inicial como tardia da enfermidade. As principais complicações são pancreatite aguda com suas diversas formas e complicações (ver Capítulo 139), pseudocisto (ver Capítulo 141), abscesso pancreático (ver Capítulo 142), derrames cavitários crônicos (ascite pancreática e derrame pleural) (ver Capítulo 143), estenose da via biliar principal (ver Capítulo 123), trombose das veias esplênica e porta e hemorragia digestiva.

A trombose das veias esplênica e porta pode ser devida à compressão desses vasos por pseudocisto ou pelo pâncreas fibrótico. A trombose da veia porta causa um quadro clínico de hipertensão portal clássica (ver Capítulo 102), cujo diagnóstico diferencial com cirrose hepática alcoólica é muito difícil[24]. A trombose da veia esplênica causa hipertensão das veias intra-esplênicas e conseqüentemente esplenomegalia, hiperesplenismo e circulação colateral através de formação de varizes no fundo gástrico.[24] Pode ocorrer hemorragia digestiva alta por ruptura das varizes. O diagnóstico diferencial com cirrose hepática alcoólica é importante, pois, caso necessário, a esplenectomia é curativa sem a necessidade de derivação portossistêmica. A trombose da veia esplênica deve ser suspeitada em pacientes com varizes gástricas sem varizes esofagianas. O diagnóstico é confirmado pela arteriografia seletiva da veia esplênica ou pela esplenoportografia.

A hemorragia digestiva pode ser secundária a ruptura de varizes do esôfago devido à hipertensão portal, a um aneurisma ou à erosão de vasos gastroduodenais pela inflamação glandular.

A incidência de neoplasia pancreática não é maior nos pacientes com pancreatite crônica. Entretanto, a incidência de neoplasias malignas do trato respiratório e cavidade oral é maior nesse grupo, pelo elevado consumo de álcool e tabaco.

A maior incidência de cirrose hepática em pacientes com pancreatite crônica se deve ao maior consumo de álcool e à má nutrição. Em algumas regiões, a pancreatite crônica se associa a uma maior absorção de ferro, resultando em um quadro clínico similar à hemocromatose.

Evolução

A história natural da pancreatite crônica não está bem definida, pois a maioria dos estudos publicados é retrospectiva e outros avaliam somente alguns aspectos da doença[2]. A evolução da enfermidade consiste em deterioração lenta e progressiva da função pancreática exócrina e endócrina, associada a episódios de dor abdominal de duração e freqüência variáveis. Ocasionalmente, os episódios agudos podem ser graves e fatais[35]. Outras vezes, os episódios são de icterícia obstrutiva. O resultado final é o aparecimento de esteatorréia e de *diabetes mellitus*. Quando a destruição do pâncreas é intensa, os episódios de dor diminuem. Durante a evolução, é freqüente o paciente apresentar dependência a drogas (narcóticos) e depressão.

Aproximadamente 30% dos pacientes necessitam de tratamento cirúrgico nos 3 anos subseqüentes ao diagnóstico, quase sempre para aliviar a dor. Cerca de 50% dos pacientes morrem dentro de 20 anos após o estabelecimento do diagnóstico. O prognóstico é pior se o paciente permanece ingerindo álcool. Estima-se que a sobrevida em 5 anos na pancreatite crônica alcoólica sem operação pancreática é de 66%.[35] A sobrevida em 10 anos dos abstêmios é de 80%, muito superior à dos que continuam ingerindo álcool, que é de 20%. Dos pacientes que morrem, 20% são devidos diretamente à pancreatite, principalmente pseudocistos, abscessos, cirurgias pancreáticas e *diabetes mellitus*; nos 80% restantes, as causas não são diretamente relacionadas a pancreatite e sim a doenças cardiovasculares, neoplasias (carcinoma pulmonar; carcinoma de orofaringe), infecções, cirrose e hemorragia gastrointestinal[24,36,67].

Tratamento Clínico

A finalidade do tratamento clínico é tentar eliminar o fator etiológico (álcool) e aliviar a sintomatologia do paciente. A principal medida é a abstinência alcoólica, se esta for a causa da pancreatite. Para tanto, é geralmente necessária a ajuda psiquiátrica, psicológica ou de organizações como os alcoólicos anônimos.

Tratamento da Dor

A dor é o sintoma mais comum que necessita de tratamento. A etapa inicial consiste em determinar as possíveis causas de dor para as quais existe tratamento específico, como pseudocisto, compressão das estruturas vizinhas e carcinoma do pâncreas. Analgésicos em doses e esquemas variáveis são administrados conforme a necessidade de manter o paciente confortável[1]. Os analgésicos necessários variam desde acetaminofen até narcóticos.

O valor de enzimas pancreáticas no alívio da dor é geralmente insatisfatório. Teoricamente, a ingestão de enzimas pancreáticas diminuiria a liberação de colecistocinina pelo duodeno e assim reduziria a secreção pancreática, a pressão intraductal e a dor. Um teste terapêutico pode ser usado por um período de 1-2 meses com Creon®, Panzytrat® ou Trienzin®, 8 comprimidos 4 vezes ao dia.

Alguns estudos sugerem que a octreotida, um análogo da somatostatina, pode reduzir a dor, por dois mecanismos distintos: redução da secreção pancreática e efeito antinociceptivo (analgésico). A dose utilizada varia de 100 a 250 mg 3 vezes ao dia[1].

Tratamento da Má Absorção

Trata-se a esteatorréia com dieta fracionada e hipogordurosa (60 a 80 g/dia) e enzimas pancreáticas, ingeridas durante as refeições.

A dose de enzimas pancreáticas deve ser individualizada para cada paciente. Geralmente são necessários 4 a 8 comprimidos durante cada refeição. A maior parte das enzimas pancreáticas é inativada no estômago. O uso de preparados de enzimas pancreáticas em grânulos (pancrease, entolase ou *creon* — 2 a 3 comprimidos em cada refeição) — que se dissolvem somente em pH acima de 6 (no duodeno) — é mais efetivo, mas é mais caro. Para que os preparados pancreáticos não sejam inativados rapidamente no estômago pelo ácido, recomenda-se o uso de bloqueadores de bomba de prótons. Os bloqueadores não devem ser usados com os preparados de liberação intestinal, pois caso contrário as enzimas podem ser liberadas e inativadas no estômago.

Suporte Nutricional

Muitos pacientes necessitam de suporte nutricional com alimentação parenteral total por semanas ou meses para corrigir os distúrbios nutricionais. O uso de triglicerídeos de cadeia média por via oral pode ser útil em alguns pacientes, pois esse triglicerídeo é absorvido pelo intestino delgado alto sem a necessidade de secreção pancreática ou apenas com pequena quantidade. Em caso de deficiência de vitaminas, administrar suplementos de vitaminas lipossolúveis (A, D, E e K).

Tratamento do *Diabetes Mellitus*

O controle do diabetes é difícil no alcoólatra com esteatorréia. Esses pacientes são muito sensíveis à insulina, com tendência a hipoglicemia, tanto por deficiência de digestão como pela secreção de glucagon. As necessidades de insulina são variáveis, mas são geralmente de 20-40 U/dia.

TRATAMENTO ENDOSCÓPICO

O tratamento endoscópico da pancreatite crônica ainda se encontra numa fase inicial, com uma experiência pequena e seguimento limitado dos pacientes. Os procedimentos endoscópicos empregados incluem esfincterotomia do ducto pancreático, tratamento de complicações como pseudocistos, extração ou dissolução de cálculos pancreáticos, colocação de endopróteses no ducto pancreático e obliteração do ducto pancreático principal através da injeção de diversas substâncias[8,29,33,34]. Esse último procedimento tem o objetivo de esclerosar e destruir o pâncreas exócrino, e assim aliviar a dor. Entretanto, os resultados obtidos não têm sido satisfatórios. Na presença de cálculos grandes, alguns autores empregam a litrotripsia extracorpórea associada à remoção endoscópica dos fragmentos.

Os resultados do tratamento endoscópico a longo prazo ainda não são conhecidos. Freqüentemente os resultados são temporários e não eliminam a necessidade de tratamento cirúrgico posteriormente. O tratamento endoscópico é freqüentemente caro e necessita de endoscopistas especializados, dedicados e com grande experiência. Além disso, o método não é isento de complicações, sendo as principais hemorragia, infecção, exacerbação de pancreatite e oclusão e migração de próteses.

TRATAMENTO CIRÚRGICO

As indicações de cirurgia nas pancreatites crônicas são: (a) alívio da dor; (b) tratamento das complicações (obstrução duodenal ou biliar, hipertensão portal segmentar, pseudocistos, fístulas, ascite e hemorragias); e (c) diagnóstico diferencial com câncer de pâncreas. Após a intervenção cirúrgica, os pacientes devem continuar a seguir as medidas higienodietéticas mencionadas anteriormente, como supressão do álcool, restrição de gorduras e rigorosa vigilância médica para controle das funções endócrinas e exócrinas do pâncreas operado.

Existe uma grande variedade de procedimentos cirúrgicos cujas indicações dependem da diversidade das formas clínicas, dos tipos de complicações e da preferência e experiência do cirurgião (Tabela 140.2). Pela falta de homogeneidade dos pacientes, é difícil comparar os resultados das diversas opções cirúrgicas. Deve-se considerar na avaliação dos resultados o alívio da dor, a resolução das complicações, a freqüência das reintervenções, as complicações pós-operatórias, a situação funcional residual endócrina e exócrina do pâncreas e a sobrevida.

Tratamento Cirúrgico da Dor

O tratamento cirúrgico da dor deve ser indicado somente nos pacientes com dor abdominal intensa, periódica ou contínua, que interfere com a atividade normal de vida e que não foi controlada satisfatoriamente com o tratamento clínico[1,44].

Tabela 140.2
Operações Empregadas no Tratamento das Pancreatites Crônicas

Indiretas:
A. Operações sobre os nervos:
1. Simpatectomia:
• Toracolombar
• Esplanicectomia
• Gangliectomia celíaca
• Neurectomia pós-ganglionar celíaca
2. Vagotomia
B. Operações sobre o estômago:
1. Gastroenterostomia
2. Gastrectomia
C. Operações sobre o trato biliar:
1. Coledocotomia
2. Anastomoses biliointestinais
3. Esfincterotomia
4. Esfincteroplastia
Diretas:
A. Drenagem de cistos
B. Litotomia (via endoscópica)
C. Esclerose endoscópica do ducto pancreático
D. Anastomose pancreático-digestiva
1. Operação de DuVal
2. Operação de Partington e Rochelle (modificação da operação de Puestow e Gillesby)
3. Operação de Frey
E. Ressecções:
1. Pancreatectomia esquerda
2. Pancreatoduodenectomia
3. Pancreatectomia total
4. Pancreatectomia distal de 95% (operação de Child)
5. Operação de Berger

Atualmente, a maioria dos cirurgiões faz a seleção da melhor operação com base no diâmetro do ducto pancreático principal. Para tanto, uma colangiopancreatografia endoscópica retrógrada, tomografia computadorizada ou pancreatorressonância é realizada no pré-operatório. Se o ducto pancreático principal estiver dilatado (> 7 ou 8 mm), a causa da dor é possivelmente hipertensão no ducto pancreático devido à obstrução do mesmo, e a operação de escolha é a pancreatojejunostomia longitudinal[39,41].

As ressecções pancreáticas são o tratamento de escolha nos pacientes sem dilatação do ducto pancreático (< 7 mm). A dor nesses casos é possivelmente devida à obstrução de pequenos ductos ou à irritação ou inflamação dos nervos pancreáticos e peripancreáticos. Portanto, a drenagem do ducto pancreático principal não alivia esse tipo de dor. As ressecções pancreáticas também estão indicadas quando a pancreatite crônica é limitada a um segmento do pâncreas e quando houve falha no tratamento com a pancreatojejunostomia.

Alguns cirurgiões preferem sempre as ressecções pancreáticas, mesmo nos pacientes com dilatação do ducto pancreático. Ocasionalmente o tratamento cirúrgico do fator etiológico, como paratireoidectomia nos adenomas de paratireóide, é de fundamental importância.

Procedimentos de Drenagem

Entre os procedimentos para tratar a dor, figuram os de drenagem, cujo benefício teórico reside na descompressão do ducto pancreático. Entre estas intervenções, pode-se considerar a esfincterotomia com septoplastia, nos raros casos nos quais a obstrução se localiza estritamente na ampola. Esse procedimento consiste em uma papiloplastia clássica seguida da secção e plastia do septo entre o colédoco e o ducto pancreático principal. Alguns endoscopistas altamente treinados conseguem realizar esse procedimento por via endoscópica.

A realização da drenagem retrógrada em Y de Roux com pancreatojejunostomia caudal após a ressecção distal do pâncreas com esplenectomia (**operação de DuVal**, 1954) (Fig. 140.1) não fornece bons resultados, pois não proporciona uma drenagem adequada de todo o pâncreas devido à presença de múltiplas estenoses proximais. Puestow e Gillesby propuseram em 1958 uma modificação da técnica que consistia em abrir o ducto de Wirsung longitudinalmente em toda a sua extensão antes de revesti-lo com uma jejunal em Y de Roux. Essa intervenção também não alcançou popularidade, pois necessitava da realização de esplenectomia e pancreatectomia distal. Partington e Rochelle, em 1960, modificaram a operação de Puestow e realizaram uma **pancreatojejunostomia longitudinal** que Catell já havia realizado no tratamento paliativo dos carcinomas pancreáticos cefálicos, porém mais extensamente. Neste procedimento não é necessária a realização de pancrea-

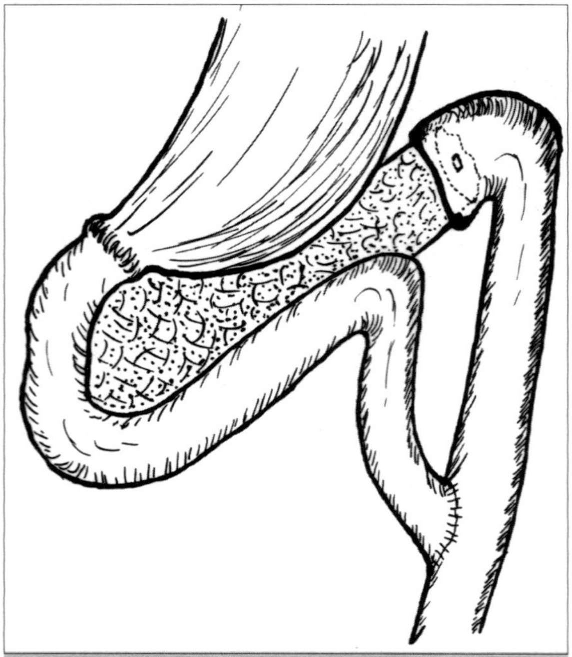

Fig. 140.1 — *Pancreatojejunostomia caudal.*

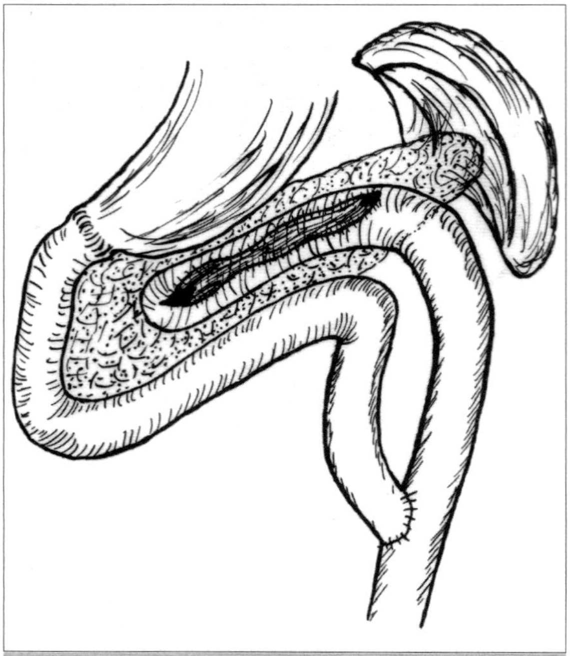

Fig. 140.2 — *Pancreatojejunostomia látero-lateral.*

tectomia distal e esplenectomia (Fig. 140.2), e é a operação de escolha para a maioria dos cirurgiões nos casos de pancreatite crônica com dilatação dos ductos pancreáticos. Os cistos ou pseudocistos associados podem ser drenados na mesma alça jejunal.

Em 1987, Frey *et al.* modificaram a técnica de pancreatojejunostomia longitudinal de Partington e Rochelle, adicionando ao procedimento ressecção parcial de cerca de 5 g da porção ventral inflamada do pâncreas (**operação de Frey**). Nessa operação, uma borda em forma de concha da cabeça do pâncreas é deixada junto ao duodeno, colédoco terminal e vasos peripancreáticos.

A mortalidade operatória para a pancreajejunostomia longitudinal é inferior a 2%, a morbidade, menor que 5%, e o alívio total ou parcial da dor é de aproximadamente 80%. A pancreatojejunostomia, apesar de facilitar a drenagem do suco pancreático para o intestino, não melhora a função pancreática exócrina. Entretanto, essa derivação pode retardar a perda progressiva da função pancreática exócrina quando realizada antes da destruição avançada do pâncreas, conforme demonstrado recentemente[21,33]. Nos pacientes que não obtiveram melhora da dor, está indicada a colangiopancreatografia endoscópica retrógrada para determinar a efetividade da drenagem pela alça intestinal (alça do Y de Roux). Se for detectada alguma obstrução ou dificuldade de drenagem do contraste para a alça intestinal, está indicada revisão (redrenagem) da operação, com resultados bons. Caso contrário, a ressecção pancreática é a operação de escolha.

Ressecções Pancreáticas

A maioria dos cirurgiões indica ressecções pancreáticas nos pacientes com dor abdominal não-controlada clinicamente que não apresentam dilatação do ducto pancreático principal (< 7 mm). Entretanto, alguns autores preferem as ressecções pancreáticas independentemente da presença ou ausência de dilatação do ducto pancreático. O tipo da ressecção depende da extensão e do local predominante das alterações pancreáticas e da preferência do cirurgião[10,17].

A **pancreatoduodenectomia ou operação de Whipple** (Fig. 140.4) deve ser ampla devido ao comprometimento global da glândula nessa enfermidade. O coto caudal pancreático remanescente deve ser preservado e anastomosado a uma alça jejunal em Y de Roux para reduzir a ocorrência de insuficiência pancreática endócrina e exócrina. O diabetes, cuja incidência é estimada em 33% após a operação de Whipple, é mais bem controlado que na pancreatectomia total. A mortalidade operatória é de aproximadamente 5%. As complicações próprias da operação são as fístulas pancreatojejunal e coledocojejunal. Alguns autores recomendam ocluir o ducto pancreático remanescente com diferentes substâncias[15,28] e eliminar desse modo a possível fístula pancreática. Com a finalidade de diminuir a síndrome pós-gastrectomia que os pacientes submetidos a operação de Whipple apresentam, Kausch em 1909 e posteriormente Traverso e Longmire propuseram a **pancreatoduodenectomia com preservação do piloro**, anastomosando-o ao jejuno (Fig 140.5). Outros autores obtiveram resultados favoráveis com esse procedimento.

A **pancreatectomia distal** (Fig. 140.3), que compreende a extirpação da cauda e de parte do corpo do pâncreas, tem como indicação principal as pancreatites crônicas distais. Se o pâncreas restante apresentar pseudocistos ou ducto pancreático dilatado, pode-se anatomosá-lo a uma alça jejunal (**operação de DuVal**), convertendo-se assim em uma intervenção de drenagem. A pancreatectomia distal apresenta uma mortalidade operatória de 0% a 14%, dependendo da série e da extensão da ressecção.

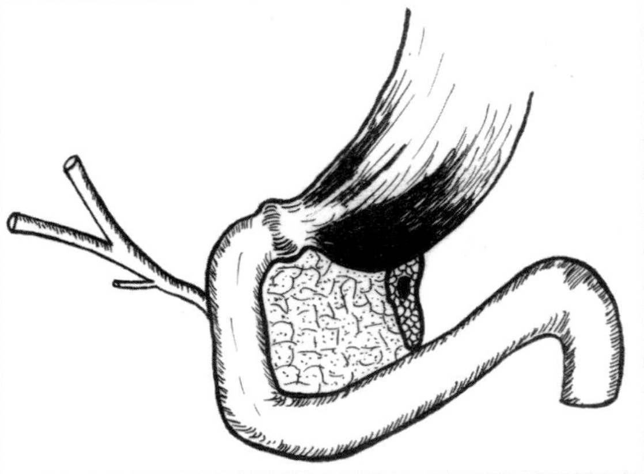

Fig. 140.3 — *Pancreatectomia distal.*

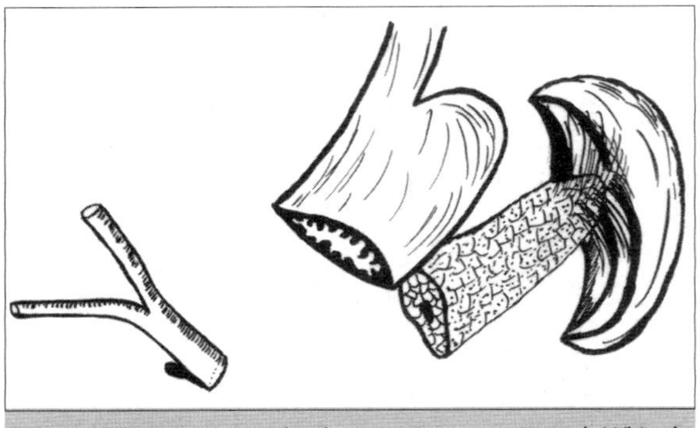

Fig. 140.4 — *Pancreatoduodenectomia ou operação de Whipple.*

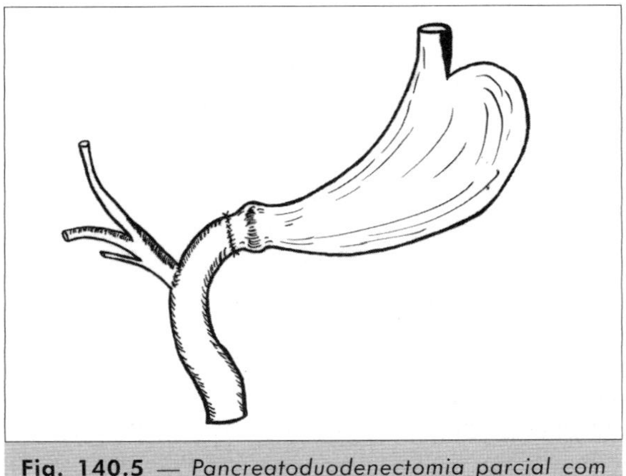

Fig. 140.5 — *Pancreatoduodenectomia parcial com preservação do piloro.*

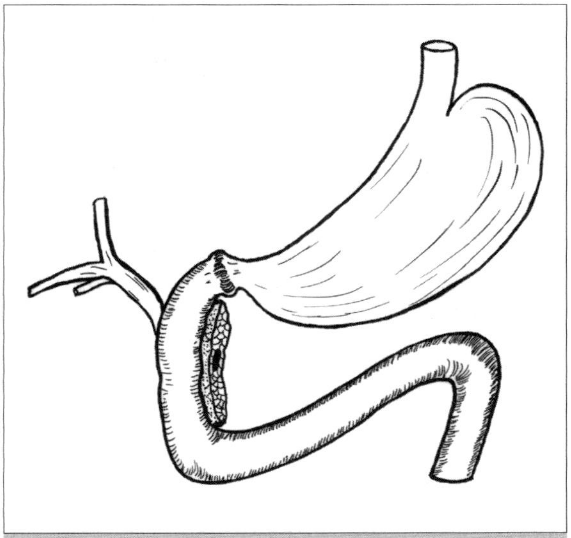

Fig. 140.6 — *Pancreatectomia distal.*

A **pancreatectomia quase total ou subtotal ou pancreatectomia a 95% ou operação de Child** consiste na ressecção de quase todo o pâncreas (aproximadamente 95%), deixando apenas um remanescente pancreático junto ao duodeno por onde passam o colédoco terminal e os vasos sangüíneos que nutrem o duodeno (Fig. 140.5).

A **operação de Berger** tem sido utilizada com sucesso nos pacientes com pancreatite crônica que apresentam uma massa inflamatória na cabeça do pâncreas, inclusive com cistos ou pseudocistos[3]. O procedimento consiste na ressecção da cabeça do pâncreas com preservação do duodeno. Inicialmente o colo do pâncreas é seccionado ao nível da veia mesentérica superior. A cabeça do pâncreas é então rodada para uma posição ventrodorsal. Ressecção da cabeça do pâncreas é realizada de modo a deixar uma borda de 5 a 8 mm de tecido pancreático junto ao duodeno para manter a vascularização desse segmento intestinal e a integridade do colédoco. Uma alça jejunal em Y de Roux é anastomosada tanto para o pâncreas distal como para a borda do tecido pancreático junto ao duodeno. Caso o ducto principal do corpo e da cauda contenha múltiplas estenoses, é aconselhável abrir o ducto longitudinalmente e estender a anastomose pancreatojejunal lateral, de maneira similar à técnica de Partington-Rochelle.

A **pancreatectomia total** estaria indicada somente naqueles pacientes que já eram diabéticos antes da operação, pois a ausência da glândula produz importantes alterações no metabolismo dos hidratos de carbono difíceis de controlar, o que conduz a reiteradas crises de choque hipoglicêmico, responsáveis por 20% da mortalidade tardia que esses pacientes apresentam. Outra complicação tardia da pancreatectomia total são as úlceras jejunais. A mortalidade operatória varia entre diferentes séries de 0% a 20%, e a sobrevida a longo prazo é inferior ao procedimento de Whipple.

As complicações pós-operatórias, como isquemia, estenose e fístula do colédoco e duodeno, são significativas[22,23,25]. O alívio da dor com as ressecções pancreáticas é de aproximadamente 80%. Entretanto, essas operações causam um aumento muito grande de insuficiência pancreática exócrina e endócrina. Por exemplo, após a pancreatectomia a 95%, três quartos dos pacientes ficam com *diabetes mellitus* dependente de insulina, e todos necessitam de enzimas pancreáticas[22,23,25]. Essas complicações são de difícil controle em pacientes com pancreatite crônica, que muitas vezes permanecem alcoólatras e apresentam instabilidade emocional. Além disso, o custo de enzimas pancreáticas e insulina é levado para os padrões de vários países da América do Sul.

Autotransplante pancreático segmentar e das ilhotas de Langerhans. Tem-se utilizado o autotransplante do pâncreas distal, seja nos vasos femorais com oclusão ductal e conservação da função endócrina, seja nos vasos ilíacos com anastomose intestinal, para preservar a função endócrina e exócrina do pâncreas distal[15,16]. Outros grupos utilizam o pâncreas ressecado para isolar as ilhotas de Langerhans e injetá-las no paciente, num mesmo tempo operatório, seja no fígado, por infusão através da veia porta ou de uma tributária, ou então na cápsula renal. Até o momento, os resultados dos dois tipos de autotransplante têm sido insatisfatórios.

Procedimentos de Desnervação

As diversas operações de secção de nervos simpáticos ou mais raramente do nervo vago, como ganglionectomia transperitoneal ou retroperitoneal celíaca, esplancnicectomia e infiltração do gânglio celíaco, não melhoram a dor ou o fazem apenas temporariamente e, portanto, raramente são empregadas como a única forma de tratamento. A mais utilizada consiste na injeção de 20 ml de álcool a 50% em ambos os lados da aorta ao nível do tronco celíaco com uma agulha de raquianestesia de calibre 20 ou 22.

Tratamento Cirúrgico das Complicações

Nos casos de estenose da via biliar principal secundária a fibrose intensa da cabeça do pâncreas, é necessária a derivação biliar para evitar a colangite, a cirrose biliar, e excluir o diagnóstico de câncer de pâncreas. A intervenção preferida é a coledocojejunostomia (hepatojejunostomia) em Y de Roux ou coledocoduodenostomia (ver Capítulo 123)[18]. A ressecção da cabeça do pâncreas é utilizada por poucos cirurgiões. Quando o colédoco bem como o conduto pancreático estão estenosados, alguns autores preferem a coledocoduodenostomia associada a uma pancreatojejunostomia longitudinal. Essas derivações biliares são reservadas para os casos de estenoses severas, e não as icterícias de curta evolução que aparecem nas crises agudas das pancreatites. Se a estenose do colédoco for secundária a pseudocisto da cabeça do pâncreas, está indicada a derivação do pseudocisto (ver Capítulo 141).

Outra indicação é a estenose duodenal devida à fibrose da parede do duodeno secundária à pancreatite crônica. Essa complicação não deve ser confundida com a compressão edematosa transitória do duodeno que ocorre nas crises agudas e que é autolimitada. O tratamento da estenose duodenal consiste em gastrojejunostomia com vagotomia troncular. Se a estenose está associada à dor, considera-se que a melhor intervenção é a duodenopancreatectomia, pois a gastrojejunostomia não aliviará a dor.

A hemorragia gastrointestinal secundária à hipertensão portal segmentar da pancreatite crônica pode necessitar de tratamento cirúrgico de emergência. A esplenectomia é curativa, pois a hipertensão portal venosa é restrita às veias gástricas que drenam para a veia esplênica. O controle da hemorragia é geralmente possível com medidas conservadoras, escleroterapia das varizes gástricas (resultados inferiores aos da escleroterapia das varizes esofagianas) ou angiografia seletiva com embolização. O tratamento dos pseudocistos, fístulas pancreáticas e derrames cavitários (ascite e pleural) é discutido nos Capítulos 141 e 143.

TÉCNICA DA PANCREATOJEJUNOSTOMIA

Distúrbios nutricionais, hepáticos e de coagulação são freqüentes, pois a maioria dos pacientes é alcoólatra e deve ser adequadamente avaliada e tratada no pré-operatório.

O acesso mais freqüentemente empregado é a laparotomia mediana e supra-umbilical. Alguns autores preferem uma incisão transversa no abdômen superior com secção de ambos os músculos retoabdominais. Toda a superfície anterior do pâncreas, do hilo esplênico ao duodeno, é exposta após secção ampla do ligamento gastrocólico. O estômago é afastado superiormente com uma ou duas válvulas de Doyen.

O ducto pancreático principal (ducto de Wirsung) é localizado por palpação cuidadosa ou múltiplas punções do pâncreas com agulha fina. A ultra-sonografia peroperatória pode ser útil para localizar o ducto e guiar uma agulha de punção. Se essas manobras falharem, uma incisão transversa deve ser feita na porção distal da superfície anterior do pâncreas e o parênquima cuidadosamente dissecado com uma pinça hemostática

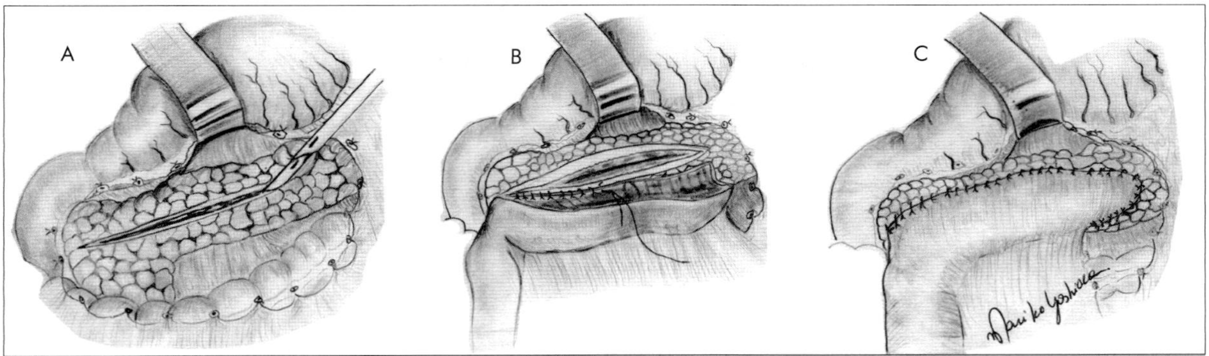

Fig. 140.7 — *Técnica de pancreatojejunostomia. Inicialmente, abre-se toda a extensão do ducto pancreático principal (A). Anastomose da alça jejunal em Y de Roux com a porção inferior (B) e superior (C) do pâncreas.*

curva pequena até o ducto ser identificado. Este é aberto em toda a sua extensão com bisturi elétrico e o auxílio de uma pinça hemostática que é colocada dentro do ducto para distendê-lo e indicar o local exato da incisão do pâncreas. É muito importante que o ducto pancreático seja aberto em toda a sua extensão, de 1-2 cm do hilo até 1-2 cm da papila maior (duodeno), para certificar-se de que todos os segmentos estenóticos sejam drenados (Fig. 140.7). Com esse objetivo, o ducto deve ser adequadamente aberto na cabeça do pâncreas (nessa área, o ducto dirige-se posteriormente) e no processo uncinado. Possíveis cálculos pancreáticos são completamente removidos, e a hemostasia é obtida com bisturi elétrico ou com pontos separados em X.

Um segmento jejunal é preparado para a realização da anastomose pancreatojejunal látero-lateral em Y de Roux. O jejuno é seccionado 30-40 cm distalmente ao ligamento de Treitz e o segmento distal é levado próximo ao pâncreas através de uma abertura no mesocólon transverso. Após certificar-se de que esse segmento jejunal está bem vascularizado e sem tração, ele é aberto longitudinalmente por uma extensão igual à abertura do ducto pancreático principal. A alça jejunal é anastomosada ao pâncreas, primeiro a porção inferior do pâncreas (Fig. 140.7) e posteriormente a porção superior com sutura contínua de fio 2 "0" inabsorvível em um ou dois planos. A jejunojejunostomia término-lateral é realizada com a anastomose do jejuno proximal com a alça jejunal 40cm distal à pancreatojejunostomia em um ou dois planos com fio absorvível 2 "0". Não é necessário colocar drenos.

Complicações

Deiscência da anastomose pancreatojejunal ou da jejunojejunostomia, hemorragia intra-abdominal ou digestiva, abscesso intra-abdominal, infecção da ferida operatória e complicações comuns a qualquer operação abdominal de grande porte. A mortalidade operatória média é de 4,25%.

Referências Bibliográficas

1. AGA Technical Review. Treatment of pain in chronic pancreatitis. *Gastroenterology* 115:763, 1998.
2. Ammann RW, Muellhaupt B, Zurich Pancreatitis Study Group. The natural history of pain in alcoholic chronic pancreatitis. *Gastroenterology* 116:1132, 1999.
3. Beger HG, et al. Duodenum-preserving head resection in chronic pancreatitis changes the natural course of the disease: a single-center experience. *Ann Surg* 230:512, 1999.
4. Bernard J P, Sahel J, Giovannini M, Sarles, H. Pancreas divisum is a probable cause of acute pancreatitis: a report of 137 cases. *Pancreas* 5:248-54, 1990.
5. Burtin P, Person B, Charneau J, Boyer J. Pancreas divisum and pancreatitis: a coincidental association. *Endoscopy* 23:55-8, 1991.
6. Catalano MF, Lahoti S, Geenan JE, et al. Prospective evaluation of endoscopic ultrasonography, endoscopic retrograde pancreatography, and secretin test in the diagnosis of chronic pancreatitis. *Gastrointest Endosc* 48:11, 1998.
7. Cavallini G, Bovo P, Zamboni M, et al. Exocrine and endocrine functional reserve in the course of chronic pancreatitis as studied by maximal stimulation tests. *Dig Dis Sc* 37:93-6, 1992.
8. Cremer M, Deviere J, Delhaye M, et al. Stenting in severe chronic pancreatitis: results of medium-term follow-up in seventy-six patients. *Endoscopy* 23:171-6, 1991.
9. Cohn JA, Bornstein JD, Jowell PS. Cystic fibrosis mutations and genetic predispositions to idiopathic chronic pancreatitis. *Med Clin North Am* 84:621, 2000.
10. Cooperman AM. Surgery and chronic pancreatitis. *Surg Clin North Am* 81:431-55, 2001.
11. Dancour A, Levy P, Milan C, Bernades P. Histoire naturelle de la pancréatite chronique non alcoolique. Étude de 37 cas et comparaison avec 319 cas de pancréatite chronique alcoolique. *Gastroenterol Clin Biol* 17:915-24, 1993.
12. DiMagno EP. Gene mutations and idiopathic chronic pancreatitis: clinical implications and testing. *Gastroenterology* 121:1508-12, 2001.
13. Dimagno E P, Holtmann G. Chronic pancreatitis. *Current Opinion in Gastroenterology* 8:824-9, 1992.
14. Etemad B, Whitcomb DC. Chronic pancreatitis: diagnosis, classification, and new genetic developments. *Gastroenterology* 120:682-707, 2001.
15. Farney A C, Najarian J S, Nakhleh R E, Lloveras G, Field J, et al. Autotransplantation of dispersed pancreatic islet tissue combined with total or near-total pancreatectomy for treatment of chronic pancreatitis. *Surgery* 110:427-39, 1991.
16. Forsmark CE. The diagnosis of chronic pancreatitis. *Gastrointest Endosc* 52:293, 2000.
17. Frey CF. The surgical management of chronic pancreatitis: The Frey procedure. *Adv Surg* 32:41, 1999.
18. Hammel P, Couvelard A, O'Toole D, et al. Regression of liver fibrosis after biliary drainage in patients with chronic pancreatitis and stenosis of the common bile duct. *N Engl J Med* 344:418, 2001.

19. Hayakawa T, Kondo T, Shibata T, Noda A, Suzuki T, Nakano S. Relationship between pancreatis exocrine function and histological changes in chronic pancreatitis. *Am J Gastroenterol* 87:1170-4, 1991
20. Hardt PD, Killinger A, Nalop J, Schnell-Kretschmer H, Zekorn T, Klor HU.Chronic pancreatitis and diabetes mellitus. A retrospective analysis of 156 ERCP investigations in patients with insulin-dependent and non-insulin-dependent diabetes mellitus. *Pancreatology* 2:30-3, 2002.
21. Hawes RH. A clinician's perspective on chronic pancreatitis - 2002. *Rev Gastroenterol Disord* 2002; 2:57-65, 2002.
22. Heise JW, Katoh M, Luthen R, Roher HD. Long-term results following different extent of resection in chronic pancreatitis. *Hepatogastroenterology* 48:864-8, 2001.
23. Howard TJ, Jones JW, Sherman S, Fogel E, Lehman GA. Impact of pancreatic head resection on direct medical costs in patients with chronic pancreatitis. *Ann Surg* 234:661-7, 2001.
24. Izbicki JR, Yekebas EF, Strate T, Eisenberger CF, Hosch SB, Steffani K, Knoefel WT. Extrahepatic portal hypertension in chronic pancreatitis: an old problem revisited. *Ann Surg* 236:82-9, 2002.
25. Jalleh R P, Williamson R C N. Pancreatic exocrine and endocrine function after operations for chronic pancreatitis. *Ann Surg* 216:656-62, 1992.
26. Jimenez RE, Fernandez-del Castilho C, Rattner DW, et al. Outcome of pancreaticoduodenectomy with pylorus preservation or with antrectomy in the treatment of chronic pancreatitis. *Ann Surg* 231:293, 2000.
27. Jordan PH Jr, Pikoulis M. Operative treatment for chronic pancreatitis pain. *J Am Coll Surg* 192:498-509, 2001.
28. Kasmin FE, Siegel JH. Endoscopic therapy for chronic pancreatitis. *Surg Clin North Am* 81:421-30, 2001.
29. Kiehne K, Folsch UR, Nitsche R. High complication rate of bile duct stents in patients with chronic alcoholic pancreatitis due to noncompliance. *Endoscopy* 32:377, 2000.
30. Kim T, Murakami T, Takamura M, Hori M, Takahashi S, Nakamori S, Sakon M, Tanji Y, Wakasa K, Nakamura H. Pancreatic mass due to chronic pancreatitis: correlation of CT and MR imaging features with pathologic findings. *AJR Am J Roentgenol* 177:367-71, 2000.
31. Kloppel G, Maillet B. Pseudocyts in chronic pancreatitis: a morphological analysis of 57 resection specimens and 9 autopsy pancreata. *Pancreas* 6:266-74, 1991.
32. Kondo T, Hayakawa T, Shibata T. et al. Aberrant pancreas is not susceptible to alcoholic pancreatitis. Int J *Pancreatol* 8:245-52, 1991.
33. Kozarek R A, Ball T J, Patterson D J, et al. Endoscopic transpapillary therapy for disrupted pancreatic duct and peripancreatic fluid collection. *Gastroenterology* 100:1362-70, 1991.
34. Kozarek RA. Endoscopic therapy of complete and partial pancreatic ductal disruption. *Gastrointest Endosc Clin North Am* 8:39, 1998.
35. Lankisch PG. Natural course of chronic pancreatitis. *Pancreatology* 1:3-14, 2001.
36. Lankisch MR, Imoto M, Layer P, DiMagno EP. The effect of small amounts of alcohol on the clinical course of chronic pancreatitis. *Mayo Clin Proc* 76:242-51, 2001.
37. Lewis MP, Lo SK, Reber PU et al. Endoscopic measurement of pancreatic tissue perfusion in patients with chronic pancreatitis and control patients. *Gastrointest Endosc* 51:195, 2000.
38. Malka D, Hammel P, Sauvanet A, Rufat P, O'Toole D, Bardet P et al. Risk factors for diabetes mellitus in chronic pancreatitis. *Gastroenterology* 119:1324-32, 2000.
39. Matsumoto Y, Fujii H, Miura K, Inoue S, Sekikawa T et al. Successful pancreatojejunal anastomosis for pancreatoduodenectomy. *Surg Gynecol Obstet* 175:555-62, 1992.
40. Multigener L, Sarles H, Lombardo D, Decaro A. Pancreatic stone protein II. Implication in stone formation during the course of chronic calcifying pancreatitis. *Gastroenterology* 89:387-91, 1985.
41. Nealon W H, Thompson J C. Progressive loss of pancreatic function in chronic pancreatitis is delayed by main pancreatic duct decompression. A longitudinal prospective analysis of the modified Puestow procedure. *Ann Surg* 217:458-68, 1993.
42. Nealon WH, Matin S. Analysis of surgical success in preventing recurrent acute exacerbations in chronic pancreatitis. *Ann Surg* 233:793-800, 2001.
43. Pemberton PW, Gagjee P, Chaloner C, Braganza J M, Lobley R W. Spectrofluorimetric determination of urinary p-aminobenzoic and p-aminosalicylic acids in the BT-PABA/PAS test of pancreatic function. *Clin Chim Acta* 199:253-63, 1991.
44. Pitchumoni C S. Is there an effective nonsurgical treatment for pain in chronic pancreatitis? *Am J Gastroenterol* 86:26-8, 1991.
45. Pitchumoni CS. Pathogenesis of alcohol-induced chronic pancreatitis: facts, perceptions, and misperceptions. *Surg Clin North Am* 81:379-90, 1991.
46. Proca DM, Ellison EC, Hibbert D, Frankel WL. Major pancreatic resections for chronic pancreatitis. *Arch Pathol Lab Med* 125:1051-4, 2001.
47. Ramesh H. Proposal for a new grading system for chronic pancreatitis: the ABC system. *J Clin Gastroenterol* 35:67-70, 2002.
48. Renou C, Grandval P, Ville E, et al. Endoscopic treatment of the main pancreatic duct: Correlation among morphology, manometry, and clinical follow-up. *Int J Pancreatol* 27:143, 2000.
49. Robinson PJ, Sheridan MB. Pancreatitis: Computed tomography and magnetic resonance imaging. *Eur Radiol* 10:401, 2000.
50. Rosch T, Schusdziarra V, Born P. Modern imaging methods versus clinical assessment in the evaluation of hospital in-patients with suspected pancreatic disease. *Am J Gastroenterol* 95:2261, 2000.
51. Sakorafas GH, Farnell MB, Farley DR et al. Long-term results after surgery for chronic pancreatitis. *Int J Pancreatol* 27:131, 2000.
52. Sakorafas GH, Farnell MB, Nagorney DM, Sarr MG. Surgical management of chronic pancreatitis at the Mayo Clinic. *Surg Clin North Am* 81:457-65, 2001.
53. Sakorafas GH, Tsiotou AG. Proximal pancreatectomy in the surgical management of chronic pancreatitis. *J Clin Gastroenterol* 34:72-6, 2002.
54. Sarles H, Bernard JP, Gullo L. Pathogenesis of chronic pancreatitis. *Gut* 31:629-32, 1990.
55. Sarles H. Definitions and classifications of pancreatitis. *Pancreas* 6: 470-4, 1991.
56. Sherman S, Lehman GA, Hawes R H, et al. Pancreatic ductal stones: frequency of succesful endoscopic removal and improvement in symptoms. *Gastrointest Endosc* 37:511-7, 1991.
57. Schmidt D N. Apparent risk factors for chronic and acute pancreatitis in Stockholm Conty. *Int J Pancreatol* 8:45-50, 1991.
58. Schoo N, Broodt D, Zipf A et al. Histological findings of chronic pancreatitis after abdominal radiotherapy. *Pancreas* 12:313, 1996.
59. Semelka R C, Kroeker M A, Schoenut J P, Kroeker R, Yaffe C S, Micflikier A B. Pancreatic disease: prospective comparison of CT, ERCP, and 1.5-T MR imaging with dynamic gadolinium enhancement and fat suppression. *Abdom Gastrointest Radiol* 181:785-91, 1991.
60. Sica JT, Braver J, Cooney MJ et al. Comparison of endoscopic retrograde cholangiopancreatography with MR cholangiography in patients with pancreatitis. *Radiology* 210:605, 1999.
61. Singh M. Pathophysiology of alcohol-related pancreatitis. *Semin Gastrointest Dis* 2:140-151, 1991.
62. Sohn TA, Campbell KA, Pitt HA, Sauter PK, Coleman JA, Lillemo KD, Yeo CJ, Cameron JL. Quality of life and long-term survival after surgery for chronic pancreatitis. *J Gastrointest Surg* 4:355-64, 2000.
63. Tandon RK, Sato N, Garg PK, The Consensus Study Group. Chronic pancreatitis: Asia-Pacific consensus report. *J Gastroenterol Hepatol* 17:508-18, 2002.
64. Toskes P P. Chronic pancreatitis. Current Opinion in Gastroenterology 9:767-773, 1993.
65. Varghese JC, Masterson A, Lee MJ. Value of MR pancreatography in the evaluation of patients with chronic pancreatitis. *Clin Radiol* 57:393-401, 2002.
66. Whitcomb DC. Hereditary pancreatitis: a model for understanding the genetic basis of acute and chronic pancreatitis. *Pancreatology* 1:565-70, 2001.
67. Witzigmann H, Max D, Uhlmann D, Geissler F, Ludwig S, Schwarz R, Krauss O, Lohmann T, Keim V, Hauss J. Quality of life in chronic pancreatitis: a prospective trial comparing classical whipple procedure and duodenum-preserving pancreatic head resection. *J Gastrointest Surg* 6:173-9, 2002.
68. Widdison A L, Alvarze C, Karanjia ND, Reber H A. Experimental evidence of beneficial effects of ductal decompression in chronic pancreatitis. *Endoscopy* 23:151-4, 1991.

CAPÍTULO 141

Lesões Císticas do Pâncreas

Marcel Cerqueira Cesar Machado
Carlos Barros Mott
José Jukemura
José Eduardo Monteiro da Cunha
Dulce R. Guarita
Telesforo Bacchella

Introdução

Até a década de 1970 as lesões císticas do pâncreas compreendiam os chamados pseudocistos do pâncreas e os cistoadenomas seroso e mucinoso[9,10].

O desenvolvimento de técnicas de imagem que permitem diagnosticar lesões do pâncreas e a disseminação de seu uso em doentes com queixas abdominais levaram ao diagnóstico de inúmeras lesões císticas, que compreendem, entre outras, as neoplasias sólidas císticas do pâncreas ou tumor de Frantz e a neoplasia intraductal papilar mucinosa[1].

O aumento do número de ressecções de lesões císticas do pâncreas levou a um conhecimento maior dessas lesões. Assim, novas entidades foram descritas, como o cistoadenoma macrocístico seroso, a transformação cística acinar, o cistoadenoma seroso sólido e a neoplasia intraductal papilar oncocística.[1]

Na nossa casuística, as lesões císticas mais comuns são os pseudocistos, os cistoadenomas serosos e mucinos, os tumores de Frantz e, por último, as neoplasias intraductais papilar-mucinosas, sendo os demais, como os tumores neuroendócrinos císticos, muito raros.

Classificação

Inúmeras classificações de lesões císticas do pâncreas têm sido propostas. A mais prática é a que se baseia no tipo de envolvimento pancreático que causa a lesão. Assim, lesões císticas podem ser classificadas como:

1. Pseudocistos
    - pós-inflamatório
    - pós-traumático
2. Cistos de retenção
    - pancreatite crônica
    - câncer do pâncreas ou papila
3. Neoplasias
    - cistoadenoma seroso
    - neoplasia cística mucinosa (cistoadenoma – cistoadenocarcinoma)
    - tumor intraductal papilar produtor de mucina
    - tumor neuroendócrino cístico
    - cistoadenocarcinoma acinar
    - tumor de Frantz
    - teratoma cístico
    - linfangioma
4. Congênito
    - doença policística
    - cisto simples
5. Parasitório
    - hidatidose

Pseudocistos do Pâncreas

São formações cavitárias que contêm em seu interior suco pancreático puro ou associado a restos de material digerido de sangue ou pus, localizados dentro, na superfície ou fora do pâncreas, podendo ou não ter comunicação com a glândula pancreática ou com seu ducto principal.

Os pseudocistos contêm uma parede inflamatória com tecido fibroso e sem revestimento epitelial.

Freqüência

Os pseudocistos pancreáticos podem ser encontrados em todas as doenças pancreáticas, inflamatórias (agudas e crônicas), neoplásicas e parasitárias. Sua freqüência é, no entanto, maior nos casos de pancreatite crônica[4,36,42]. Na experiência de Grace e Jordan[17], de um total de 54 cistos pancreáticos, 40 deles originaram-se a partir de inflamação crônica do pâncreas. As causas determinantes restantes relacionaram-se com trauma em 3 casos (5,5%), afecção biliar em um (1,8%), causas variadas em 3 (5,5%) e etiologia desconhecida em 7 (13%).

Na pancreatite crônica, a incidência de cistos varia entre 15% e 23% para a maioria dos autores[18,19,41]. No Brasil, a presença de cistos em portadores de pancreatite crônica é elevada. Na experiência do nosso serviço, em 545 casos de pancreatite crônica seguidos prospectivamente, 196 (35,9%) deles evoluíram com cistos pancreáticos[12].

A elevada percentagem de formações císticas em portadores de pancreatite crônica em nosso meio resulta, provavelmente, de lesões anatomopatológicas mais graves observadas nesses pacientes, comparativamente à comprovada em outras áreas geográficas, como ficou demonstrado em estudo multicêntrico sobre anatomia patológica realizado entre Brasil, França, Itália e África do Sul[40]. Corroborando esse fato, Machado *et al.*[26] observaram, do ponto de vista histológico, necrose pancreática em 11,2% dos pacientes operados com pancreatite crônica, percentual significativamente superior ao encontrado em outros centros[19,41], justificando a elevada porcentagem de cistos necróticos em portadores de pancreatite crônica em nosso meio. As lesões morfológicas mais freqüentes e intensas do parênquima pancreático observadas nesses pacientes decorrem, provavelmente, do consumo alcoólico mais intenso e prolongado.

Etiologia e Patogenia

Os pseudocistos originam-se de qualquer afecção pancreática grave inflamatória ou traumática que implique extravasamento de secreção pancreática ou necrose de tecido pancreático. Podem ser de localização intrapancreática, quando a causa mais freqüente é a necrose focal do pâncreas, ou extrapancreática, quando o extravasamento de secreção pancreática pode levar ao acúmulo da mesma em situação extrapancreática. A grande maioria dos casos na nossa casuística está associada à pancreatite crônica alcoólica, sendo portanto mais freqüente no sexo masculino em adulto. Quando se originam de pancreatite crônica familiar, a freqüência é semelhante nos dois sexos.

Do ponto de vista dos exames de imagem, os pseudocistos podem se confundir com lesões de etiologia tumoral, como os cistoadenomas mucinosos ou serosos; porém do ponto de vista histológico diferem drasticamente das lesões neoplásicas por não terem epitélio de revestimento. No entanto, os cistoadenomas mucinosos podem apresentar extensas áreas da parede sem epitélio, o que torna a conduta de se efetuar biópsia no intra-operatório totalmente inadequada, levando a erro diagnóstico e, portanto, à conduta errônea[31].

Quadro Clínico

As manifestações clínicas dos pseudocistos pancreáticos apresentam, inicialmente, relação com a afecção pancreática que os origina e, a seguir, com seu tamanho e dimensões. Os pseudocistos pancreáticos surgem após um surto agudo de envolvimento glandular, com tempo de aparecimento variável, de algumas semanas até meses. Sua presença deve ser aventada quando houver persistência ou agravamento das manifestações clínicas ou aumento dos níveis de amilase sérica (já elevadas anteriormente), apesar do tratamento clínico bem orientado para a inflamação aguda do pâncreas. Da mesma forma, deve-se pensar na sua formação quando após melhora clínica do envolvimento pancreático houver recrudescência da dor, sobretudo quando esta surgir em local diferente daquele observado na crise inicial.

Em certo número de casos, o cisto pode ser assintomático. Esse fato foi observado em 5 dos 15 casos observados por Caravati *et al.*[8] e em 10 dos 69 casos estudados por Nardi *et al.*[37]

Entre os sintomas, a dor é a manifestação mais freqüente, sendo comprovada entre 80% e 90% dos casos[41]. A icterícia do tipo obstrutiva é observada em cerca de 10% dos cistos[32]. Resulta da compressão da via biliar principal pelo cisto. Nos cistos complicados (infecção, hemorragia, perfuração e compressão), as manifestações clínicas são mais importantes, como será descrito posteriormente.

Quanto ao exame físico, as alterações detectadas dependem inicialmente mais da afecção pancreática causal do que do próprio cisto. Quando atingem um determinado tamanho, podem tornar-se palpáveis ao exame físico abdominal. Entretanto, quando evoluem com complicações, as manifestações clínicas são muito mais exuberantes, podendo ser observados ao exame físico os seguintes sinais: (a) febre (cisto infectado); (b) icterícia conjuntival e/ou cutânea (compressão do colédoco retropancreático); (c) anemia (hemorragia digestiva secundária à ruptura de vaso intracístico e/ou de varizes esofagogástricas); (d) aumento do volume abdominal (ascite pancreática secundária à ruptura do cisto); (e) esplenomegalia e/ou circulação colateral abdominal (hipertensão portal segmentar).

Diagnóstico

Como vimos anteriormente, não existe nenhum sintoma ou sinal absolutamente específico do pseudocisto pancreático. Contudo, a presença de certas manifestações clínicas que surgem durante, imediatamente após ou mesmo tardiamente à inflamação aguda ou crônica da glândula, ou após traumatismo abdominal, pode sugerir sua presença. De uma maneira geral, entretanto, sua presença deverá ser suspeitada quando após certo tempo de doença pancreática surgirem os seguintes elementos: (a) persistência ou recrudescência da dor, sobretudo em lugar diferente daquele observado no surto pancreático inicial; (b) hiperamilasemia persistente; (c) colestase extra-hepática persistente; (d) massa abdominal palpável; (e) compressões, deslocamentos e obstruções de órgãos ou estruturas adjacentes ao exame radiológico simples ou contrastado do trato gastrointestinal; (f) derrames cavitários (ascite e derrame pleural). A suspeita diagnóstica, baseada nesses elementos, deverá ser confirmada pela realização de exames subsidiários.

Com a introdução rotineira, na prática médica, dos métodos de imagem, em particular da ultra-sonografia abdominal, os outros procedimentos subsidiários, até então largamente utilizados para o diagnóstico dos cistos (exames bioquímicos, radiológicos simples e contrastados, angiográficos e cintilográficos), deixaram de apresentar valor relevante, sendo realizados somente em condições excepcionais.

A ultra-sonografia abdominal, por permitir o diagnóstico dos cistos pancreáticos mesmo quando apresentam dimensões reduzidas e por ser um método não-invasivo que pode ser repetido várias vezes, deve constituir-se no ponto de partida em todo caso suspeito (Fig. 141.1). Além de estabelecer o diagnóstico em elevada porcentagem dos casos, permite também avaliar a natureza da lesão da glândula pancreática que o originou, bem como a presença de eventuais complicações. Formações ovóides, com conteúdo anecóico e reforço da parede posterior, correspondem, no exame ecográfico, a cistos não-complicados. A presença de resíduos no interior do cisto corresponde a material necrótico, sangue ou pus. A ressonância nuclear magnética e a tomografia têm sido utilizadas com maior freqüência por permitirem melhor delineamento das lesões, avaliação do ducto pancreático com maior precisão e, muitas vezes, permitir o diagnóstico diferencial das lesões císticas do pâncreas (Figs. 141.3 a 141.5).

Evolução

Até a introdução dos métodos de imagem, prevalecia na literatura o conceito de que os cistos secundários às pancreatites crônicas excepcionalmente regrediam

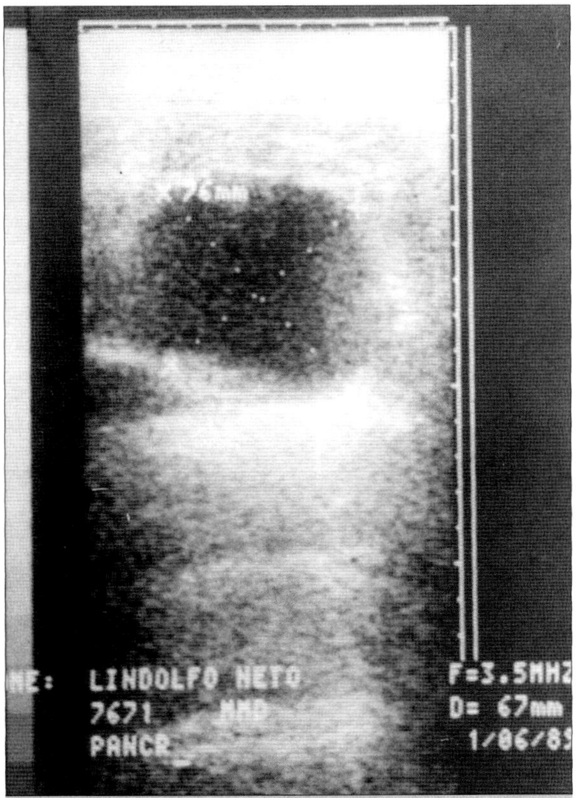

Fig. 141.1 — *Ultra-sonografia do abdômen mostrando coleção líquida na topografia da cabeça do pâncreas.*

espontaneamente, ao contrário daqueles resultantes das pancreatites agudas[5,41,42].

O seguimento evolutivo pela ecografia tem mostrado que não só os cistos necróticos secundários às pancreatites agudas, mas também aqueles resultantes das pancreatites crônicas podem, em boa porcentagem das vezes, regredir espontaneamente[2,18,36] . Os demais tipos de cistos, em particular os de retenção, congênitos e parasitários, raramente desaparecem.

Guarita *et al.*[18] em nosso meio, estudaram a evolução dos cistos através de exames ultra-sonográficos periódicos, durante 36 meses, em 31 portadores de pancreatite crônica de origem alcoólica. Dos 31 pacientes, 25 (80,6%) apresentavam cisto único e 6 (19,3%), cistos múltiplos. O número total de formações císticas foi de 40, variando o tamanho de seu maior diâmetro de 0,5 a 10,5 cm (média 3,8 ± 2,0 cm). Dezenove dos 40 cistos (47,5%) localizavam-se na cabeça, 6 (15,0%) no corpo, 13(32,5%) na cauda do pâncreas, 1 (2,5%) ocupava simultaneamente a região da cabeça e do corpo e 1 (2,5%), o corpo e a cauda da glândula.

Os pacientes foram acompanhados por 15,6 ± 9,2 meses (45 dias e 36 meses) mediante estudos ultrasonográficos realizados em intervalos de 69,8 ± 46,0 dias. Foram realizados, em média, 8,5 ± 4,6 exames por caso. Em 21/31 pacientes (67,7%) houve desaparecimento total dos cistos, e todos tiveram sua resolução espontânea em tempo inferior a 18 meses, tendo sido o tempo médio de 6,8 ± 6,2 meses, em 15 deles (61,9%) dentro de 6 meses, em 3 (14,2%) entre 7 e 12 meses e em 5 (23,8%) entre 13 e 18 meses.

Certas características dos cistos e da própria glândula têm sido valorizadas como capazes de interferir na evolução dos cistos[2]. Entre essas, o número e diâmetro dos cistos, o aumento de suas dimensões durante o acompanhamento e a presença de calcificação na glândula pancreática.[2] Aranha *et al.*[2], em estudo recente, enfatizaram, ao acompanhar 93 portadores de cistos pancreáticos de várias origens, que a possibilidade de resolução espontânea dos mesmos ocorre sobretudo quando o cisto for único, medir menos de 4,2 cm de diâmetro, não aumentar de tamanho e se assentar em glândulas não-calcificadas.

No trabalho de Guarita *et al.*[18], no entanto, o estudo comparativo entre os grupos com e sem resolução espontânea dos cistos evidencia que os seguintes parâmetros não interferem no desaparecimento espontâneo dos mesmos: idade dos pacientes, tempo e quantidade de ingestão alcoólica, presença de dor, diabetes, calcificações pancreáticas, números e diâmetro dos cistos. Esse estudo indicou ainda que os cistos localizados na cabeça do pâncreas mostraram menor tendência à resolução espontânea. Nessa casuística, somente 2/31 (6,4%) apresentaram, durante o acompanhamento, complicações, representadas, em um, por ruptura espontânea do cisto em peritônio livre e, no outro, sangramento intracístico. Acreditamos hoje que os cistos intramurais, ou seja, com componente intrapancreático, por apresentarem maior tendência a complicações, principalmente hemorrágicas, devam ser tratados cirurgicamente. A comprovação da elevada porcentagem de resolução espontânea dos cistos em portadores de pancreatite crônica, com insignificante freqüência de complicações, determina novo enfoque na abordagem terapêutica dos cistos secundários a essa afecção.

Complicações

Os cistos pancreáticos podem ser sede de complicações, algumas das quais, se não forem pronta e corretamente tratadas, podem apresentar elevada mortalidade. Entre essas citam-se: (a) obstrução do trato gastrointestinal, do ducto biliar principal e da veia esplênica; (b) hemorragia digestiva; e (c) perfuração livre na cavidade abdominal ou em víscera oca e infecção.

A compressão, o deslocamento ou mesmo a obstrução de órgãos e estruturas adjacentes ao pâncreas representam as complicações mais freqüentes dos cistos pancreáticos. O órgão ou a estrutura envolvida dependem da localização e do tamanho do cisto. Em relação ao trato gastrointestinal, o estômago e o duodeno, pela sua vizinhança com o pâncreas, são os setores mais envolvidos. No entanto, também podem ocorrer compressões ao nível dos intestinos delgado e grosso.

O cisto cefálico pode comprimir o trato biliar principal, ocasionando colestase extra-hepática, geralmente prolongada e intensa (Fig. 141.2).

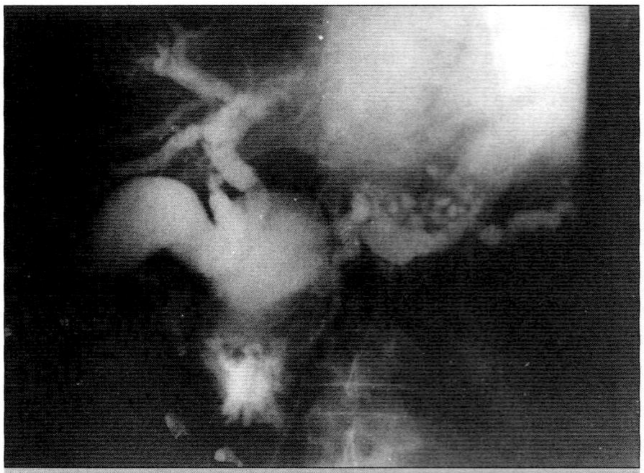

Fig. 141.2 — *Colangiopancreatografia endoscópica retrógrada. Nota-se cisto de cabeça do pâncreas comunicando-se com ducto principal. Nota-se também dilatação da via biliar intra e extra-hepática.*

Os cistos pancreáticos, sobretudo quando localizados no corpo e na cauda da glândula, podem determinar deslocamento e compressão da veia esplênica e excepcionalmente da veia porta. Dependendo da intensidade da compressão, podem determinar obstrução total desse território venoso, originando hipertensão portal segmentar, com a subseqüente formação de varizes gastroesofágicas. A ruptura dessas varizes determina o aparecimento de hemorragia digestiva alta, exteriorizada na forma de hematêmese e/ou melena.

Os portadores de hipertensão portal segmentar secundária ao envolvimento pancreático excepcionalmente mostram ao exame físico sinais de hipertensão portal, tais como circulação colateral venosa abdominal ou esplenomegalia. A comprovação da hipertensão portal nesses pacientes poderá ser feita, além da ultra-sonografia, através da esplenoportografia transcutânea ou do estudo da fase venosa da arteriografia do tronco celíaco e da mesentérica superior.

O cisto pancreático pode participar, através de outros mecanismos, na gênese da hemorragia digestiva. Esta pode também resultar da ruptura de vaso intracístico, quando este mantém comunicação com os ductos pancreáticos. Os vasos rotos podem corresponder àqueles localizados na parede do cisto ou a outros vasos englobados pelo próprio cisto, em particular a artéria e a veia esplênicas e a artéria gastroduodenal. Em portadores de cisto pancreático, a presença de anemia, piora súbita da dor, crescimento mais ou menos rápido do cisto, sua pulsatibilidade e a presença do sopro são sinais sugestivos de hemorragia intracística (Fig. 141.3).

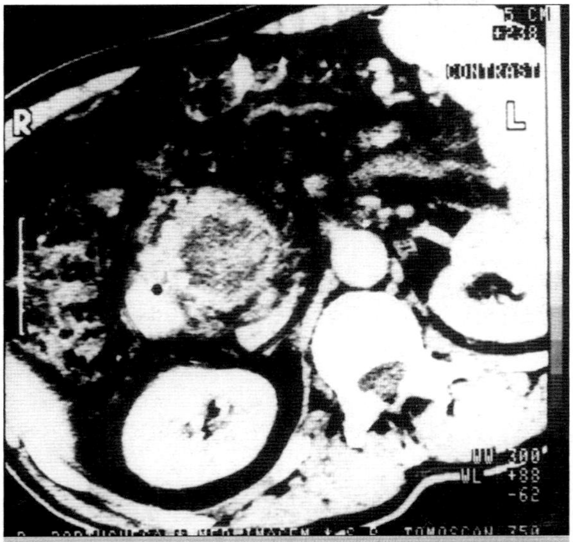

Fig. 141.3 — *Tomografia computadorizada do abdômen em doente com pancreatite crônica e sangramento digestivo. Nota-se cisto da cabeça do pâncreas com contraste no interior do cisto, indicativo de sangramento intracístico.*

O cisto pode ser ainda responsável por sangramento quando perfura em víscera oca, pelo rompimento de vasos da mucosa do órgão em que penetrou. Nesse caso, a hemorragia manifesta-se por hematêmese ou melena, quando a víscera perfurada corresponde ao trato digestivo alto. Quando a perfuração ocorre ao longo do cólon, a hemorragia é exteriorizada em forma de enterorragia.

Independentemente do mecanismo determinante da hemorragia, os cistos hemorrágicos apresentam gravidade e um elevado índice de mortalidade. A gravidade depende fundamentalmente da dimensão do vaso comprometido e, conseqüentemente, do volume e rapidez da perda sangüínea, bem como do tempo decorrido entre o sangramento e o ato operatório.

Os cistos pancreáticos podem romper-se livremente na cavidade abdominal ou fistulizar-se em vísceras ocas com as quais mantinham contigüidade. Quando rompem na cavidade abdominal, dão origem a ascite e/ou a derrame pleural. O volume do derrame pode ser considerável desde que o conteúdo do cisto seja grande ou, principalmente, quando este tiver comunicação com o ducto pancreático.

Embora qualquer afecção pancreática inflamatória ou neoplásica que evolua com cisto possa ser responsável pela ascite e/ou derrame pleural, essa complicação é mais freqüentemente observada em portadores de pancreatite crônica de natureza alcoólica[4,18,12,35].

O conhecimento detalhado dos vários aspectos dos derrames cavitários de origem pancreática é de fundamental importância, não pela alta incidência em nosso meio[35], mas para que a conduta terapêutica possa ser corretamente instituída.

O diagnóstico de origem pancreática do derrame cavitário pode ser facilmente estabelecido pelo encontro de níveis elevados de amilase e de proteínas no líquido obtido através de punção. Embora vários mecanismos patogênicos tenham sido aventados para explicar a origem pancreática dos derrames cavitários[7,38,39], na nossa experiência[35] e de outros autores[40] essa complicação resulta sempre da ruptura de um cisto e/ou do próprio ducto pancreático. Esse fato pode ser comprovado em todos os casos de derrames cavitários submetidos a tratamento cirúrgico[29].

Comprovada a presença do derrame peritoneal e/ou pleural, o tratamento cirúrgico se impõe.

Algumas vezes, no entanto, os cistos (sobretudo quando infectados) podem fistulizar-se em vísceras próximas, em particular no estômago, duodeno, trato biliar e cólons. À semelhança do que ocorre com os cistos hemorrágicos, as perfurações em vísceras apresentam elevado índice de mortalidade. Isso se deve à possibilidade de contaminação do cisto por conteúdo alimentar, secreções digestivas ou mesmo fezes, podendo levar à instalação de abscesso pancreático. Os cistos, durante sua evolução, podem se infectar espontânea ou secundariamente à pancreatografia endoscópica retrógrada.

A suspeita clínica e a comprovação da infecção do cisto através dos métodos de imagem, implicam a indicação de tratamento cirúrgico imediato do mesmo.

Tratamento

Até recentemente, a presença de cistos não-complicados implicava, na grande maioria das vezes, tratamento cirúrgico imediato. Como vimos, pela possibilidade freqüente de resolução espontânea dos mesmos e pela baixa incidência de complicações durante certo tempo de acompanhamento, essa postura terapêutica tem sido modificada ultimamente. Desde que os pacientes possam ser seguidos periodicamente, tanto do ponto de vista clínico como ultra-sonográfico, a melhor conduta é o acompanhamento clínico durante certo tempo, antes de se formalizar a indicação de tratamento cirúrgico. Essa conduta implica, no entanto, que os pacientes sejam orientados a procurar o médico assistente no caso do aparecimento de qualquer manifestação clínica sugestiva de complicação no cisto. A conduta expectante deve ser evitada nos cistos intraparenquimatosos, principalmente os cefálicos, dada a maior possibilidade de comprometimento de estruturas vasculares vizinhas. Vários casos de cistos intrapancreáticos com trombose de veia porta ou hemorrágicos têm sido observados. Esses casos devem ser considerados como primariamente cirúrgicos.

Nos casos de cistos não-complicados que após certo tempo de seguimento não desaparecem, duas condutas têm sido habitualmente preconizadas: (a) drenagem transcutânea do cisto com agulhas, guiadas pela ultrasonografia e/ou tomografia computadorizada; (b) tratamento cirúrgico.

Quanto à drenagem transcutânea do cisto, esse procedimento, embora de fácil execução e praticamente sem maior risco para o paciente, apresenta recidiva dos cistos em cerca de 80% dos casos[25], não devendo nunca ser realizado nos casos complicados. Foi demonstrado que as drenagens transcutâneas dos cistos pancreáticos dão maus resultados nas situações em que os níveis de amilase no líquido dos cistos são elevados, devendo esses casos ser tratados cirurgicamente[13]. Mais recentemente tem sido realizada também a cistogastrostomia endoscópica.

É difícil no pré-operatório, utilizando-se a ultrasonografia ou mesmo a tomografia computadorizada, estabelecer a existência de aderências entre a parede gástrica posterior e o cisto a ser drenado. A inexistência desse tipo de aderência provocará, sem dúvida alguma, fístula gástrica e abscesso retrogástrico, com suas possíveis conseqüências. Temos observado em vários doentes com cistos retrogástricos a inexistência de aderências entre o estômago e a parede dos cistos por serem estes intrapancreáticos. É possível que a ecoendoscopia permita avaliar melhor essas lesões verificando inclusive a presença ou não de varizes gástricas, que tornariam a drenagem endoscópica potencialmente perigosa.

Nas situações de trombose ou compressão da veia esplênica com hipertensão portal segmentar, a presença de varizes do estômago pode complicar a drenagem endoscópica de cistos. Na pancreatite crônica, nos cistos que não regridem espontaneamente, apresentam algum tipo de complicação ou são de localização intraparenquimatosa o tratamento é cirúrgico.

Tratamento Cirúrgico

O tratamento cirúrgico dos cistos pancreáticos deve levar em conta alguns critérios no sentido de reduzir o índice de complicações[17], a mortalidade pós-operatória, as recidivas (que podem alcançar de 11% a 20% dos doentes)[3] e o índice de reintervenções, que atinge a 34% dos casos[33].

Um dos critérios importantes é a espessura e a consistência das paredes dos cistos. Os de paredes muito finas e frágeis ou que já se romperam previamente são diametralmente diferentes daqueles de paredes fibrosadas e consistentes. Nos primeiros está indicada a drenagem externa, e nos outros, anastomoses cistoentéricas. As drenagens externas são seguidas de alto índice de complicações imediatas e tardias.

As anastomoses cistoentéricas estão indicadas em todas as situações em que as paredes dos cistos são de consistência firme, mesmo que o conteúdo do cisto esteja infectado. Os cistos hemorrágicos devem ser tratados com o objetivo de coibir a hemorragia. Assim, as ressecções pancreáticas, embora tecnicamente mais difíceis, produzem os melhores resultados e devem ser praticadas em todas as situações em que essa conduta possa ser seguida[20].

Com referência às derivações cistogástricas, a técnica empregada é relativamente simples: pratica-se gastrostomia longitudinal na parede anterior, sendo o cisto palpado através da parede posterior do órgão. Pode-se, nesse tempo, praticar punção do cisto e efetuar cistografia. A seguir, a parede gástrica posterior é incisada no sentido das suas pregas, numa extensão de ± 6-7 cm, conseguindo-se a hemostasia com fios de sutura inabsorvíveis.

O conteúdo do cisto e sua cavidade são observados, sendo enviado material para cultura. A presença de coágulos é um sinal de alerta para a existência de possível foco de sangramento. Nessa eventualidade, a operação deve ser interrompida (o coágulo não deve ser mobilizado), passando-se, a seguir, ao preparo para possível controle de pedículos vasculares (artéria esplênica, no caso de cisto do corpo e cauda, e artérias gastroduodenal e hepática nos cistos que comprometem a cabeça do órgão). O ideal é ter o diagnóstico de cisto hemorrágico antes da realização da intervenção cirúrgica. Nas situações de hemorragia intracística, após o controle dos principais pedículos vasculares, deve-se remover os coágulos, inspecionar o conteúdo do cisto e suturar o vaso ou vasos responsáveis. Na hipótese de não se conseguir fazer a hemostasia, deve-se realizar a ressecção do pâncreas, suturando-se posteriormente à parede gástrica.

O grande problema, referido na literatura, nas cistogastrostomias é a maior freqüência de hemorragia digestiva no pós-operatório. Becker *et al.*[3], em um levantamento de 1.020 casos, relatam que os maiores índices de complicações e de recidivas foram observados com esse tipo de intervenção. No nosso material foram operados 10 doentes com este procedimento, tendo-se observado um óbito e três recidivas da dor.

O óbito foi causado exatamente por hemorragia digestiva em doente com cisto secundário a pancreatite aguda com necrose pancreática. Nessa situação, a derivação cistogástrica está contra-indicada, sendo mais lógica a realização de exploração pancreática, desbridamento da área e drenagem externa. Na verdade, nesse caso, estamos diante de pancreatite aguda necro-hemorrágica com necrose e coleção retrogástrica. A derivação cistogástrica não impediu a progressão da necrose e o sangramento digestivo fatal.

As cistoduodenostomias têm indicação quando o cisto pancreático apresenta íntima relação com o duodeno. Os cistos localizados na cabeça do pâncreas, em relação com o duodeno, porém fazendo abaulamento na face anterior do pâncreas, devem ser tratados através de cistojejunostomias. Nessas situações, geralmente existem tecido pancreático e vasos e, às vezes, o colédoco interpondo-se entre o duodeno e a parede cística (Fig. 141.5).

Ao abordar-se o cisto através da via transduodenal, pode-se lesar uma dessas estruturas e provocar complicações graves. Essa operação inclusive apresenta maus resultados a longo prazo[14] e, no nosso grupo,

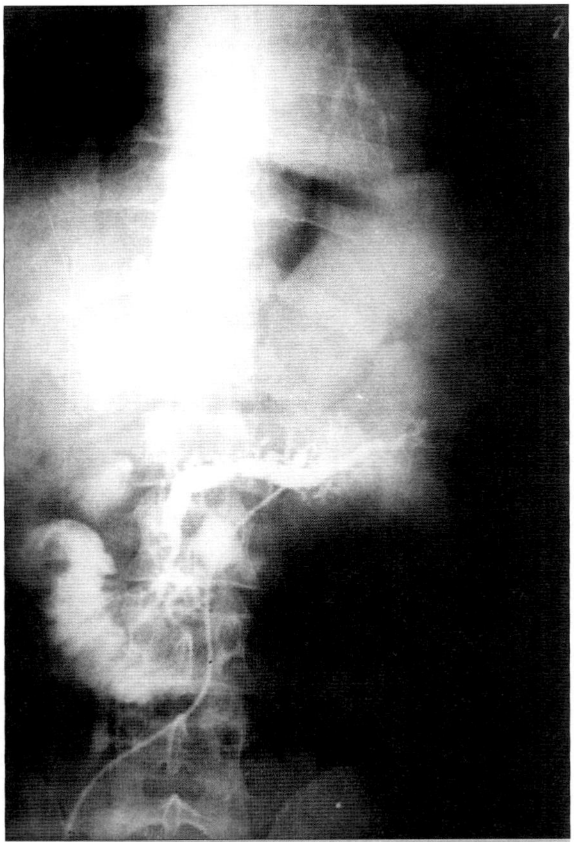

Fig. 141.4 — *Pancreatografia intra-operatória demonstrando ducto de Wirsung dilatado comunicando-se com um cisto cefálico.*

tem sido contra-indicada. Somente nos casos excepcionais de cistos retroduodenais, inabordáveis por outros métodos terapêuticos, é que se utiliza a via de acesso transduodenal.

As derivações dos cistos pancreáticos com alça jejunal constituem cirurgias de eleição nas situações em que não há contigüidade entre o cisto e o estômago ou quando o cisto tem relação de contigüidade com o estômago, porém apresenta dimensões muito grandes, ultrapassando a grande curvatura gástrica. Nos cistos retrogástricos é sempre útil obter-se, durante a intervenção, informação sobre a existência ou não de aderência entre o estômago e o cisto, principalmente quando este não é de grandes dimensões[33,35].

Nas icterícias persistentes no pré-operatório ou nos casos de cisto cefálico com dilatação do colédoco e compressão de sua porção intrapancreática, mesmo após descompressão e esvaziamento do cisto, está indicada a realização de anastomose biliodigestiva(Fig. 141.2).

Um ponto extremamente importante se relaciona com a presença de ducto de Wirsung dilatado. É claro que na situação de grandes cistos retrogástricos, que tornam impossível qualquer visualização do ducto prin-

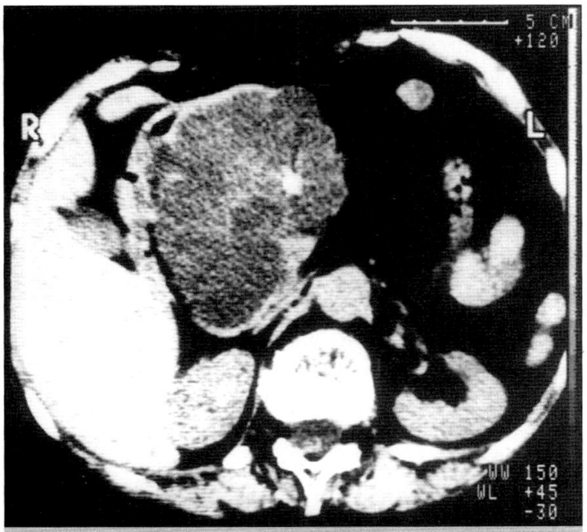

Fig. 141.5 — *Cistoadenoma seroso-variante adenoma microcístico; nota-se calcificação central característica dessas lesões.*

cipal, a presença ou não de dilatação ductal é irrelevante desde que nenhuma providência de ordem cirúrgica possa ser tomada.

Na presença de cisto cefálico não muito grande, com ducto pancreático dilatado, a conduta cirúrgica inclui, além da derivação cistojejunal, uma anastomose pancreatojejunal longitudinal para descompressão ductal (Fig. 141.4).

Nessas circunstâncias, o índice de recidiva dos sintomas após a derivação dos cistos pode ser substancialmente reduzido pela realização concomitante da descompressão ductal. Assim, em trabalhos anteriores do nosso grupo, em 20 doentes submetidos a derivação de cistos, nos quais foram efetuadas simultaneamente derivações pancreatojejunais, houve recidiva da dor em apenas um caso[34]. A ausência de descompressão ductal provavelmente explica a alta incidência de recidiva da dor (30% dos casos) nos portadores de pancreatite crônica com cistos tratados através de derivações cistogástricas ou cistoduodenais isoladas. Nessa eventualidade, a conduta ideal seria reexaminar tais doentes alguns meses após a cirurgia e analisar a possível existência de dilatação do ducto pancreático. Comprovada a dilatação ductal, esses doentes devem ser reoperados. Essa afirmação se baseia nos excelentes resultados observados na nossa casuística nas situações em que a derivação dos cistos se acompanhou de derivação do ducto de Wirsung. Os cistos intrapancreáticos pequenos principalmente no corpo e na cauda, podem ser tratados através de ressecção pancreática se não houver dilatação ductal. Na presença desta, a derivação pancreatojejunal é o método de escolha.

Nos cistos acompanhados de ascite ou derrame pleural, o tratamento é basicamente cirúrgico. Em 31 de nossos casos tratados cirurgicamente, 17 foram submetidos a drenagem externa e 13, a derivação interna. A avaliação de um ou outro método depende dos achados intra-operatórios. Nas situações em que existe dilatação ductal associada ou nas situações em que os cistos presentes apresentam paredes suficientemente firmes, preferem-se as derivações pancreatojejunais ou cistojejunais. Nos cistos pequenos de cauda podem-se praticar ressecção pancreática, efetuada em um único caso de nossa casuística. Quando as condições locais ou as condições clínicas dos doentes não permitem soluções definitivas, pode-se praticar drenagens externas com bons resultados, embora haja um número grande de reoperações. Na nossa casuística de 17 doentes, 8 necessitaram de reoperações. Não houve mortalidade nessa casuística[29].

A conduta atual com respeito à cirurgia dos cistos é a sua observação através da utilização da ultra-sonografia. Os cistos intraparenquimatosos, principalmente os cefálicos, devem ser olhados como possíveis candidatos ao tratamento cirúrgico. Os cistos extrapancreáticos devem ser observados por um período mínimo de 6-8 semanas. Em caso de regressão ou manutenção das dimensões do cisto, a cirurgia pode ser protelada enquanto se aguarda o período mínimo de observação. Nas eventualidades de crescimento grande do cisto com sintomatologia dolorosa ou obstrutiva, pode-se indicar a cirurgia em fases mais precoces, quando a única intervenção possível é a drenagem externa com suas eventuais complicações, entre as quais as fístulas persistentes e a recidiva do processo.

Com relação aos resultados imediatos do tratamento dos cistos, observa-se que as drenagens externas são seguidas de alto índice de complicações, das quais a mais comum é a fístula pancreática persistente. Na nossa casuística de sete desses casos, seis tiveram que ser reoperados.

Os melhores resultados foram obtidos nas cistojejunoanastomoses.

CISTOS DE RETENÇÃO

São encontrados principalmente nas pancreatites crônicas de etiologia alcoólica e, raramente, nas obstrutivas, isto é, naquelas resultantes de obstáculo ao livre escoamento do suco pancreático (odites, *pancreas divisum*, câncer pancreático).

Os cistos de retenção são geralmente pequenos, medindo de 1 a 5 cm de diâmetro, arredondados, localizados dentro do pâncreas, apensos aos ductos pancreáticos, com os quais geralmente se comunicam. Podem ser únicos, mas normalmente são múltiplos, localizando-se em toda a extensão da glândula, preferencialmente na cabeça e no istmo. Formam-se pela dificuldade de drenagem da secreção pancreática, conferindo-lhes assim sua forma esférica. A dificuldade de drenagem pode depender, isolada ou conjuntamente, de cálculos e estenose dos ductos, ou ainda de obstáculos orgânicos. O tratamento dessas lesões é idêntico ao tratamento das pancreatites crônicas, ou seja, ressecções cefálicas ou derivação pancreatojejunais.

CISTOS PARASITÁRIOS

A presença de cisto hidático no pâncreas é rara, calculando-se incidência de 0,25% em relação aos demais órgãos[14]. Quando presente, localiza-se preferencialmente na cabeça (50%), seguindo-se respectivamente no corpo (34%) e na cauda (16%)[14].

Distinguem-se duas formas de envolvimento glandular pela parasitose:

a) *Primária* — a localização é sempre única, originada da evolução vesicular de um embrião hexacanto no interior do tecido pancreático, o qual atinge a glândula por via arterial exclusiva, após atravessar as barreiras hepática e pulmonar.

b) *Secundária* — resulta da implantação equinocócica múltipla, a partir do omento pancreatioesplênico ou do retroperitônio.

O aspecto morfológico do cisto hidático pancreático é idêntico ao de qualquer outra localização, bem como a conduta terapêutica.

NEOPLASIAS CÍSTICAS DO PÂNCREAS

Neoplasias Intraductais Produtoras de Mucina

Entre os tumores exócrinos do pâncreas, as neoplasias pancreáticas intraductais produtoras de mucina têm sido descritas com maior freqüência recentemente[1,21,23] por duas razões: pelo seu quadro clínico freqüentemente caracterizado por crises de dor abdominal lembrando crises de pancreatite aguda em virtude de oclusão temporária dos ductos pancreáticos e pelo seu prognóstico favorável. Apesar de serem reconhecidas mais freqüentemente nos últimos anos, sua natureza, sua patogenia e sua relação com o carcinoma ductal pancreático permanecem não-esclarecidas. Do ponto de vista anatomopatológico, são caracterizadas pela proliferação intraductal de células produtoras de mucina em arranjo papilar. Em muitos doentes existe dilatação cística de ductos pancreáticos de modo focal ou difuso (Fig. 141.10). Pode haver atipias de vários graus, podendo inclusive originar o carcinoma. Assim, pode-se dividir essas lesões em adenomas, adenocarcinomas e lesões limítrofes. Na nossa experiência, foram operados cerca de 10 doentes. Em um deles o processo era já avançado, com invasão extraductal, tendo o doente falecido 2 anos após pancreatectomia total. Todos os outros doentes estão vivos. Sua freqüência está aumentando à medida que melhoram os métodos de imagem e o reconhecimento de sua existência.

Em algumas séries essa neoplasia já atinge 3% dos tumores exócrinos do pâncreas e cerca de 22% das neoplasias císticas do pâncreas[23].

Essas lesões distinguem-se das neoplasias císticas mucinosas dado o fato de que essas últimas não se comunicam com o sistema ductal. Nos carcinomas ductais, embora possa haver um componente intraductal, o componente invasivo extraductal prevalece sobre o anterior, ao contrário do que acontece com a neoplasia intraductal produtora de mucina.

Seu tratamento é cirúrgico, com remoção do segmento pancreático envolvido (Fig. 141.11).

A utilização de estudo ultra-sonográfico intra-operatório pode auxiliar a avaliação da extensão intraductal da neoplasia e portanto determinar a extensão de ressecção. Além desse fato, estudos de material de congelação podem indicar o tipo de ressecção a ser executado se parcial ou total.

Cistoadenomas do Pâncreas

Os cistos neoplásicos de pâncreas foram estudados há muito tempo por Compagno e Oertel [9,10], que dividem essas lesões em três tipos principais: cistoadenoma seroso, cistoadenoma mucinoso e cistoadenocarcinoma, em geral uma evolução do cistoadenoma mucinoso. Atualmente essas duas lesões são estudadas em conjunto, sob a denominação de neoplasia cística mucinosa.

Neoplasias Císticas Mucinosas

As neoplasias císticas mucinosas afetam quase exclusivamente os indivíduos do sexo feminino e se localizam preferencialmente (90%) no corpo e na cauda do pâncreas. Mesmo as lesões consideradas de natureza benigna têm um potencial de malignidade. Podem apresentar calcificações de sua parede (Fig 141.6). Apresentam-se como lesões císticas uni ou multiloculares, com diâmetro entre 2 e 35 cm (Fig. 141.7A e B). A presença de multiloculações, a localização na cabeça do pâncreas e a presença de projeções papilares e nódulos estromais estão correlacionadas com componente invasivo maligno[46].

Na nossa experiência de 73 casos de tumores císticos de pâncreas, 30 eram do tipo cistoadenoma mucinoso e 11, cistoadenocarcinoma mucinoso, ou seja, mais da metade dos tumores císticos de pâncreas é constituída de neoplasia mucinosa[30].

O prognóstico desses tumores é excelente desde que completamente ressecados, o que pode ser feito em mais de 90% dos casos. Na nossa experiência, todos os cistoadenomas mucinosos foram removidos, porém 7 pacientes dos 11 com cistoadenocarcinomas faleceram em decorrência da disseminação das neoplasias, sendo que 4 tumores não puderam, inclusive, ser ressecados. A sobrevida dos doentes com cistoadenocarcinomas, na nossa experiência, atinge 29% em 5 anos[30].

As lesões císticas mucinosas são constituídas de cavidades com revestimento de epitélio com células pro-

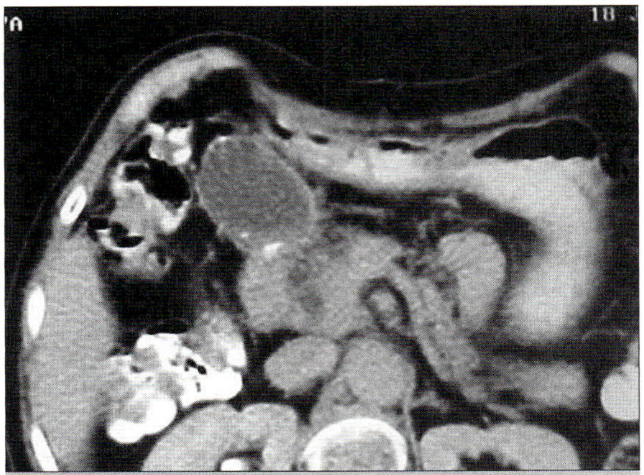

Fig. 141.6 — *Cistoadenoma mucinoso. Nota-se calcificação da parede da lesão.*

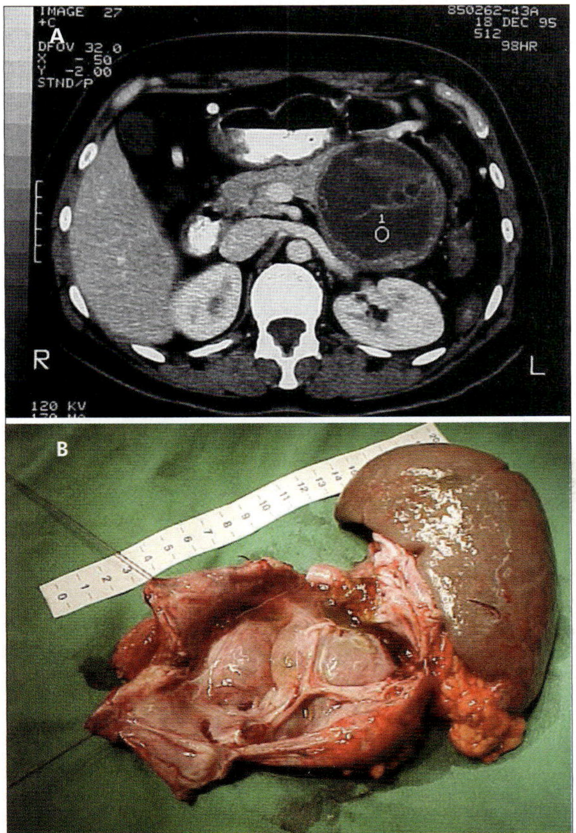

Fig. 141.7 — *A) Cistoadenoma mucinoso multilocular: tomografia. B) Cistoadenoma mucinoso multilocular: peça cirúrgica.*

dutoras de mucina e com estroma semelhante ao do ovário, que pode ser focalmente hialinizado, podendo haver inclusive calcificação na parede do cisto.

O diagnóstico diferencial com tumores intraductais produtores de mucina é feito pela presença de comunicação com o ducto principal, inexistente nas neoplasias mucinosas.

A utilização recente de ecoendoscopia permite avaliar melhor as lesões císticas do pâncreas. Recentemente, Koito *et al.*[22] avaliaram retrospectivamente tumores císticos comparando os aspectos à ecoendoscopia com os achados histológicos em 52 casos operados. Nesse estudo, verificaram que todos os cistos não-neoplásicos tinham paredes finas (Fig. 141.8), septos finos, ou eram do tipo microcístico. As lesões neoplásicas tinham parede espessada, tumores protrusos para a luz ou septos espessos. A punção do cisto pode contribuir para o diagnóstico, mas os dados dos diversos tipos do cisto podem ser superponíveis. O líquido dessas lesões císticas é rico em CEA e CA19-9 e contém células colunares.

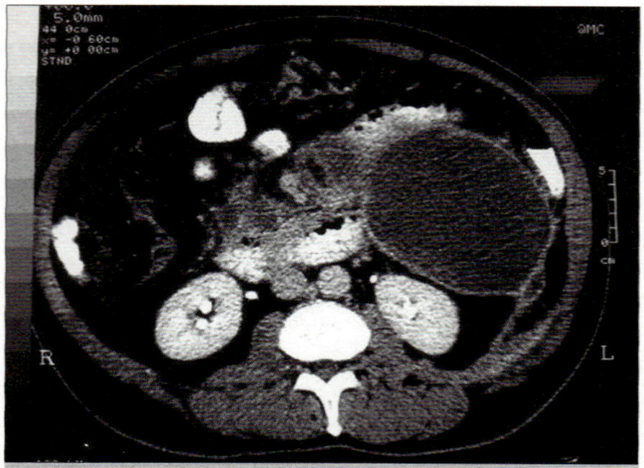

Fig. 141.8 — *Pseudocisto de pâncreas. Observar as paredes da lesão regulares e sem projeções papilares ou septos.*

Neoplasias Císticas Serosas

Constituem um conjunto de neoplasias que incluem os cistoadenomas oligocísticos, ou cistoadenoma seroso macrocístico, doença de von Hippel-Lindau e adenoma microcístico seroso. São compostos do mesmo tipo de célula rica em glicogênio e com um perfil imunológico semelhante ao da célula ductal. Essas lesões, no entanto, são diferentes entre si em vários aspectos. Existe ainda um tipo de lesão constituída pelos adenomas serosos sólidos além dos cistoadenocarcinomas serosos cuja participação nesse conjunto de lesões ainda é incerta.

Na nossa casuística de 73 casos de neoplasia cística operados, incluindo aqui apenas os cistoadenomas, o tipo seroso constituiu aproximadamente 44% dos cistoadenomas do pâncreas[30].

Os adenomas microcísticos apresentam-se como lesões simples, arredondadas, paredes lisas e boceladas, com diâmetro de 1 a 25 cm.

Muitas dessas lesões podem apresentar à superfície de corte imagem em favo de mel com um centro com cicatriz central ou mesmo calcificação central (Fig. 141.9). Quase todas as lesões se concentram no sexo feminino e no corpo e na cauda do pâncreas. As lesões císticas, denominadas adenoma seroso macrocístico ou adenoma seroso oligocístico, são compostas de poucos e relativamente grandes cistos, ocorrendo principalmente na cabeça do pâncreas.

Na síndrome de von Hipple-Lindau as lesões císticas são múltiplas, podem envolver todo o pâncreas e não têm preferência pelo sexo feminino. Do ponto de vista genético, essas lesões císticas mencionadas anteriormente diferem entre si.

O diagnóstico diferencial é muito difícil quando se cotejam os cistoadenomas serosos macrocísticos com os cistoadenomas mucinosos, porém os adenomas microcísticos são mais fáceis de diagnosticar.

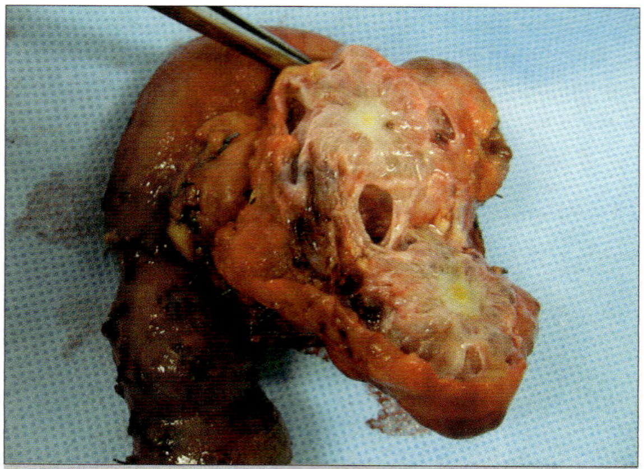

Fig. 141.9 — *Cistoadenoma seroso; com dois tipos de lesões associadas — uma tipo adenoma microcístico e outra com cavidades císticas grandes.*

Tratamento das Neoplasias Císticas

O tratamento das lesões císticas neoplásicas do pâncreas é a ressecção cirúrgica, a não ser que haja contra-indicação pelas condições clínicas dos doentes.

O diagnóstico errôneo dessas neoplasias pode levar a resultados catastróficos.

No nosso serviço, descrevemos 5 casos de neoplasias císticas mucinosas diagnosticadas e tratadas erroneamente como pseudocistos[31].

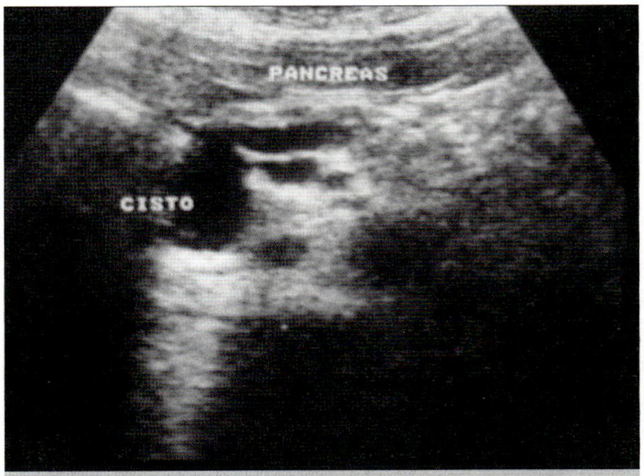

Fig. 141.10 — *Ultra-sonografia do abdome. Nota-se dilatação do ducto de Wirsung — tumor intraductal.*

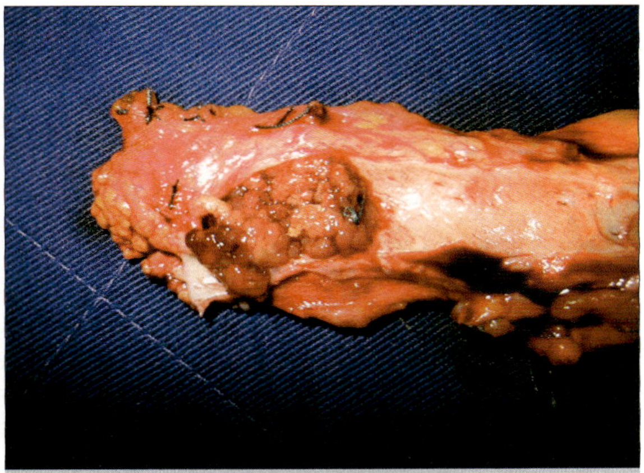

Fig. 141.11 — *Aspecto macroscópico de tumor intraductal com componente invasivo — pancreatectomia subtotal. Mesmo caso da Fig. 141.10.*

Esses pacientes foram submetidos a anastomose cistojejunal e cistogastroanastomose. Todas foram reoperadas realizando ressecção pancreática subtotal, em um deles associada à ressecção da parede abdominal. Um dos doentes apresentava, à reoperação, carcinomatose peritoneal[31].

O estudo histológico por congelação no intra-operatório pode ser totalmente enganoso. A ausência de revestimento epitelial característica dos pseudocistos pode estar presente nos cistoadenomas mucinosos. Com efeito, o revestimento epitelial é incompleto em 40% dos cistoadenomas. A área de epitélio ausente é de aproximadamente 40% nos tumores desnudos[44].

Na presença de lesões císticas de natureza benigna ou de pequenas dimensões, as ressecções pancreáticas podem ser segmentares, com anastomose pancreatojejunal do remanescente pancreático caudal ou então ressecção pancreática corpo caudal com preservação do baço.

Neoplasia Epitelial Papilar e Cística do Pâncreas (Tumor de Frantz)

Embora rara, esse tipo de neoplasia só foi descrito entre nós em 1993[28], e desde então as lesões têm sido mais freqüentemente reconhecidas e tratadas no nosso meio. No nosso serviço existem hoje 23 casos desse tipo raro de neoplasia. São em geral tumores encapsulados que ao corte apresentam áreas sólidas e áreas liquefeitas. Apesar de malignas, apresentam enorme possibilidade de cura quando corretamente diagnosticadas e completamente ressecadas.

Encontradas em qualquer região do pâncreas, são mais freqüentes em mulheres jovens, sendo o tipo com aspecto cístico o mais comum. Ao corte, apresentam aspecto friável e degeneração cística com área hemorrágica. Pode haver calcificação focal da pseudocápsula. Histologicamente, encontram-se áreas pseudopapilares e hemorrágicas, com estroma hialinizado. As células são típicas, com citoplasma eosinofílico com glóbulos PAS positivo e padrão imuno-histoquímico híbrido, com positividade para vimentina, alfa-1-antitripsina, enolase, sinaptofisina, receptor de progesterona e citoqueratina. Essas lesões estão aparentemente aumentando em freqüência pelo maior reconhecimento da doença devido ao desenvolvimento de métodos diagnósticos por imagem, que permitem reconhecê-las em fase evolutiva mais precoce, possibilitando assim seu tratamento.

O prognóstico, uma vez totalmente ressecados, é excelente (85-90% dos casos). Na nossa experiência de 23 casos, apenas 1 desenvolveu metástases hepáticas, vindo a falecer 2 anos após a cirurgia com carcinomatose peritoneal. As metástases hepáticas, devem ser removidas, e muitos doentes se curam com esse tipo de intervenção. Entre os nossos casos, vários apresentavam comprometimento extenso do tronco venoso mesentérico portal, que foi ressecado com excelentes resultados.

O primeiro doente dessa série está hoje em excelente estado, com 13 anos após a duodenopancreatectomia com ressecção de segmento da veia mesentérica superior.

Sua patogenia é desconhecida. Tem sido avaliada a hipótese de que essas lesões e os cistoadenomas mucinosos representem o seqüestro de células relacionadas ao ovário dada a proximidade dos brotos do ovário, e do pâncreas durante a embriogênese[24] .

REFERÊNCIAS BIBLIOGRÁFICAS

1. Adsay, MV, Longnecker DS, Klimstra DS. Pancreatic tumor with cystic dilatation of the ducts: Intraductal papillary mucinous neoplasm and intraductal oncocytic papillary neoplasms. *Semin Diagn Pathol* 17:16-30, 2000.

2. Aranha GV, Printz RA, Esqguerra AC & Greenlee HB. The nature and course of cystic pancreatic lesions diagnosed by ultrasound. *Arch Surg* 118:486, 1983.
3. Becker WF, Pratt MS & Ganji H. Pseudocysts of the pancreas. *Surg Gynec Obstet* 127:744, 1968.
4. Bernardes P, Callet B & Dupuy R. Étude clinique et evolutive de 102 cases de pancreatite chronique. *Nouv Presse Med* 4:149, 1975.
5. Bradley EL, Clements JL & Gonzales AC. The natural history of pancreatic pseudocysts: a unified concept or management. *Am J Surg* 237:135, 1979.
6. Bresler L, Boissel P & Grosdidier J. Major hemorrage from pseudocysts and pseudoaneurysms caused by chronic pancreatitis: surgical therapy. *World J Surg* 15: 49, 1991.
7. Camero JL, Bradley RK, Bender HW & Zuidema GD. The treatment of pancreatic ascitis. *Ann Surg* 170: 668, 1969.
8. Caravati CM, Asthworth JS & Frederick P. Pancreatic Pseudocyst. A medical evaluation. *JAMA* 19: 572, 1966.
9. Compagno J & Oertel JE. Microcystic adenoma of the pancreas (glycogen-rich cytadenomas) A clinic-pathologic study of 34 cases. *Am J Clin Pathol* 69:289, 1978.
10. Compagno J, Oertel JE. Mucinous cystic neoplasms of the pancreas with overt and latent malignancy (cystadenocarcinoma and cystadenoma): a clinic-pathologic study of 41 cases. *Am J Pathol* 69: 573, 1978.
11. Cubilla AL, Fitzgerald PJ. Tumors of the exocrine pancreas. *Atlas of Tumor Pathology*, Armed Forces. Institute of Pathology, 1984.
12. Cunha RM, Mott CB, GuaritaTA, DR, Pedroso MRA, Jukemura J, Bacchella T, Cunha JEM, Machado MCC, Laudanna AA. Complicações das pancreatites crônicas em São Paulo. *Rev Hosp Clín Fac. Med SP* 52:306-315, 1997.
13. Duvngak M, Vucelic B, Rotkvic I, Sikoric P, Brkic T, Banic M, Troskot B & Supanc V. Assesment of value of pancreatic pseudocystic amylase concentration by percutaneous evolution. *J Clin Ultrasound* 20: 183, 1992.
14. Frey CF. Pancreatic pseudocysts. Operative stragery. *Ann Surg* 188:652, 1978.
15. Gilman PK, Gibbons IC, Kaplan MS & Juler Gl. Unusual diagnostic aspects and current management of pancreatic pseudocysts. *Amer Surg* 6:326, 1974.
16. Gonzales LE. Clamagirand CP, Torbeck CV & Gallo AB. Hidatidose pancreática primitiva. *Rev Esp Enfer Apar Dig*, 36:377, 1972.
17. Grace RR & Jordan PH. Unresolved problems of pancreatic pseudocysts. *Ann Surg* 184: 16, 1976.
18. Guarita DR. Cistos pancreáticos em pancreatite crônica alcoólica. Avaliação de sua evolução, através do exame ultra-sonográfico. Tese de Doutoramento. Fac Med Univ São Paulo, 1986.
19. Gullo L, Costa PL & Labo G. Chronic pancreatitis in Italy. Ethiological, clinical and histological observations based on 253 cases. *Rend Gastrenterol* 9:97, 1977.
20. Hamel A, Parc R, Adda G, Bauteloup PV, Hurguet G, Malafosse M Bleeding pseudoaneurysms in chronic pancreatitis. *Brit J Surg* 78:1059, 1991.
21. Hashimoto CL, Sakai P, Guarita DR, Sugai B, Mott CB, Machado MCC, Iriya K, Cunha R, Laudanna AA. Neoplasia pancreática intraductal produtora de mucina. Mucine-producing intraductal pancreatic neoplasm. *GED,* 15:175-178, 1996.
22. Koito K, Manieno T, Nagokawa T. Solitary cystic tumor of the pâncreas. EUS-pathologic correlations. *Gastroent Endoscopy* 45:2668-2676, 1997.
23. KloppelL G, Kosmashi M. Cystic lesions and neoplasms of the pancreas. *Pancreatology,* 1: 648-655, 2001.
24. Kosmahl M, Seada LS, Jänig V, Harms D, Klöppel G. Solid pseudopapillary tumor of the pancreas. Its origin revisited. *Wirchows Arch* 436:473-480, 2000.
25. Limpert JD, Vogelzang RL & Neiman WL. International Ultra-sound. Eric van Sonnemberg, *New Unt*, 1987.
26. Machado MCC, Cunha JEM, Bacchella T, Mott CB, Duarte IS & Bettarello A. Acute pancreatitis necrosis in chronic alcoolic pancreatitis. *Dig Dis Sci* 29:709, 1984.
27. Machado MCC, Montagnini AL, Machado MAC, Falzoni R, Volpe P, Jukemura J, Abdo EE, Penteado S, Bacchella T, Monteiro Cunha JE, Pinotti HW. Neoplasia cística diagnóstica como pseudocisto do pâncreas: estudo de cinco casos e revisão da literatura. *Rev Hosp Clín Fac Med SP*, 49:246-249, 1994.
28. Machado MCC, Cunha JEM, Bacchella T, Jukemura J, Penteado S, Zerbini MC, Dias TRP, Vianna MR, Pinotti HW. Tumor de Frantz (Neoplasia epitelial papilar e cística do pâncreas. Estudo de 3 casos). *Rev Hosp Clín Fac Med SP*, 48:29-34, 1993.
29. Machado MCC, Cunha JEM, Bacchella T, Penteado S, Jukemura J, Mott CB, Pinotti HW. Tratamento cirúrgico da ascite do derrame pleural em pacientes com pancreatite crônica. *Rev. Hosp. Clín Fac Med S. Paulo*, 44(5):237, 1989.
30. Machado MCC, Machado MAC, Montagnini AL, Jukemura J, Cunha JEM, Campion JP, Launois B. Tumores císticos do pâncreas: estudo de 73 casos. *Rev Bras de Pâncreas*, 1:26-30, 1997.
31. Machado MCC, Montagnini AL, Machado MAC, Falzoni R, Volpe P, Jukemura J, Abdo EE, Penteado S, Bacchella T, Cunha JEM e Pinotti HW. Neoplasia cística diagnosticada como pseudocisto de pâncreas: estudo de cinco casos e análise de literatura. *Rev Hosp Clín Fac Med S Paulo* 49:246-249, 1994.
32. Mercadier MP, Clot JP & Russel JP. Chronic recurrent pancreatitis and pancreatic pseudocysts. *Curr Probl Surg Year Book Med Publisher Chicago*, 1973.
33. Montenegro da Cunha JE, Machado MCC, Bacchella T, Reibsched S, Mott CB & Raia AA Pseudocisto do pâncreas. Considerações diagnósticas e terapêuticas com base no tratamento de 58 pacientes. *Rev Ass Med Bras* 28:37, 1980.
34. Montenegro da Cunha JE, Bacchella T, Mott CB & Machado MCC. Management of pancreatic pseudocysts in chronic alcoholic pancreatitis with duct dilation. *Int Surg* 70:53, 1985.
35. Mott CB, Guarita DR, Barros MIB, Conte VP, Machado MCC, Bove P, Raia A & Bettarello A. Ascite na pancreatite crônica. *Arq Gastroent São Paulo*, 12: 245, 1975.
36. Mott CB, Guarita DR, Souza RAR, Cerri GC & Bettarello A. Seguimento evolutivo dos cistos pancreáticos pela ecografia em portadores de pancreatite crônica. *Rev Hosp Clín Fac Med São Paulo*, 39:260, 1984.
37. Nardi GL, Lyon DC, Sheiner HJ & Bartelett MJ. Solitary occult cysts of the pancreas. *New Eng J Med* 280:11, 1969.
38. Polark M & Mattosinho França LC. Chronic pancreatitis with massive ascites. *Digestion*, 1:296, 1968.
39. Rosenberg IK, Kahn JA & Malt AJ. Surgical experience with pancreatic pseudocyst. *Am J Surg* 117:11, 1969.
40. Sahel J & Sarles H. Chronic calcifying pancreatitis and obstructive pancreatitis — two entities. In Gyr KE, Singer MV & Sarles H. Pancreatitis: concepts and classification: Proceedings, International Symposium on the classification of pancreatitis, 2º, Marseille,1984. *Amsterdam, Excerpta Medica*, pp. 47-49, 1984.
41. Sarles H, Salasc B, Delecourt J, Macchgaiero M & Gaeta L. Les formations Kystiques au cours des pancreátites chroniques: orientation therapeutique. *Gastroenterol Clín Biol*, 6:857, 1982.
42. Scharplasts D & White TT. A review of 64 patients with pancreatic cysts. *Ann Surg* 176:638, 1972.
43. Wade JW. Twenty-five years experiences with pancreatic pseudocysts. Are we making progress? *Am J Surg* 149:705, 1985.
44. Warshaw AL, Compton CC, Lewanchowski K, Cardenosa G, Mueller PR. Cystic Tumors of the Pancreas. *Ann Surg* 212:430, 1990.
45. Wilentz RE, Albores-Saavedra J, Zahurak M, Talamini MA, Yeo CJ, Cameron JL, Hruban RH. Pathologic examination accurately predicts prognosis in mucinous cystic neoplasms of the pancreas. *Am J Pathol* 23:1320-1321, 1999.
46. Zamboni G, Scarpa A, Bogin G, Iacono C, Bassi C, Talamini G, Sessa F, Capella C, Solcia E, Rickaert F, Mariuzzi GM, Kloppel G. Mucinous cystic tumors of the pancreas: Clinico pathological features, prognosis and relations-ship to others mucinous cystic tumors. *Am J Surg Pathol* 23:410-420, 1999.

CAPÍTULO 142

Necrose e Abscesso do Pâncreas

José Eduardo Monteiro da Cunha
Sônia Penteado
José Jukemura
Marcel Cerqueira Cesar Machado

INTRODUÇÃO

A pancreatite aguda constitui uma doença inflamatória do pâncreas cujas manifestações clínicas e evolução variam significativamente em função da etiologia, da fisiopatologia e dos aspectos morfológicos. A grande maioria dos pacientes com pancreatite apresenta a forma edematosa intersticial da doença de baixa morbimortalidade, com resposta favorável ao tratamento clínico[10]. As formas graves de pancreatite aguda ocorrem em 10% a 20% dos pacientes e estão geralmente associadas à insuficiência orgânica única ou múltipla (IMO) determinada por necrose extra ou intrapancreática[20]. A infecção secundária do tecido necrótico ocorre sob a forma de necrose pancreática infectada ou de abscessos pancreáticos, sendo a ocorrência desses significativamente menor do que a da necrose pancreática infectada[42].

CONCEITUAÇÃO

Os termos abscesso pancreático e necrose pancreática infectada devem ser definidos precisamente, uma vez que, geralmente, são empregados de forma inapropriada na literatura médica, muitas vezes de forma indistinta. Em revisão de 45 artigos sobre abscesso de pâncreas, apenas 11 autores tentaram definir o processo sem que houvesse duas definições semelhantes[16] Enquanto o abscesso de pâncreas constitui uma coleção circunscrita de pus com pouca ou nenhuma necrose (Fig. 142.1) e cuja infecção ocorre, geralmente, 2 a 3 semanas após o surto inicial da pancreatite, a necrose pancreática é representada por necrose focal ou difusa do parênquima pancreático ou, mais freqüentemente, do tecido gorduroso peripancreático sem a presença de pus (Fig. 142.2). A infecção desse material necrótico pode ocorrer precocemente na evolução da pancreatite aguda, e o seu prognóstico é significativamente pior que o do abscesso do pâncreas.

ETIOLOGIA

A necrose pancreática e os abscessos de pâncreas constituem complicações da evolução das pancreatites, sendo mais comumente observadas nos pacientes com pancreatite aguda de várias etiologias, mas com maior freqüência nas pancreatites de etiologia biliar. Nas pancreatites crônicas calcificantes de natureza alcoólica, a necrose pancreática ocorre com menor freqüência, sendo observada em aproximadamente 12% dos casos[28].

PATOGENIA

No processo inflamatório agudo do pâncreas, as enzimas lipolíticas e proteolíticas que se encontram em níveis elevados no tecido pancreático e no exsudato peritoneal determinam lesão direta com instalação de necrose do pâncreas e do tecido peripancreático. Além disso, microtromboses vasculares, eventualmente presentes nos vasos pancreáticos e na proximidade do pâncreas e da área esplâncnica, podem determinar a instalação de necrose isquêmica secundária[18]. Trabalhos experimentais demonstraram que o bloqueio da endotelina, um mediador das lesões microcirculatórias, melhora a evolução da pancreatite aguda[14].

A partir de 1990, a disponibilidade de ensaios laboratoriais com anticorpos anticitocinas possibilitou a associação da pancreatite aguda a um aumento da produção de citocinas (IL-1, IL-6 e TNF) responsáveis pela instalação da síndrome de resposta inflamatória sistêmica (SIRS) com efeitos deletérios locais e sistê-

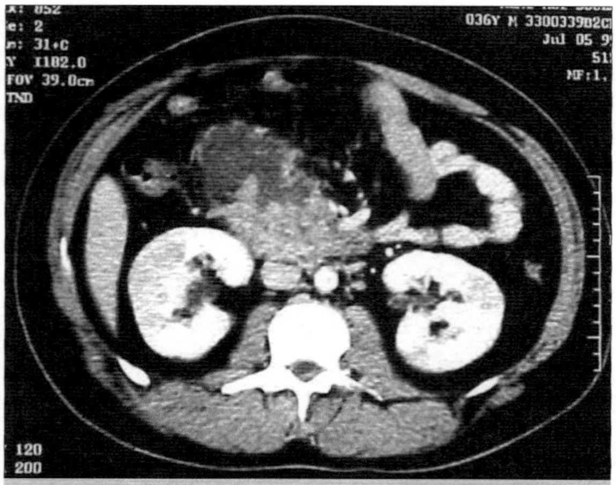

Fig. 142.1 — *Tomografia computadorizada de abdômen demonstrando um abscesso de pâncreas.*

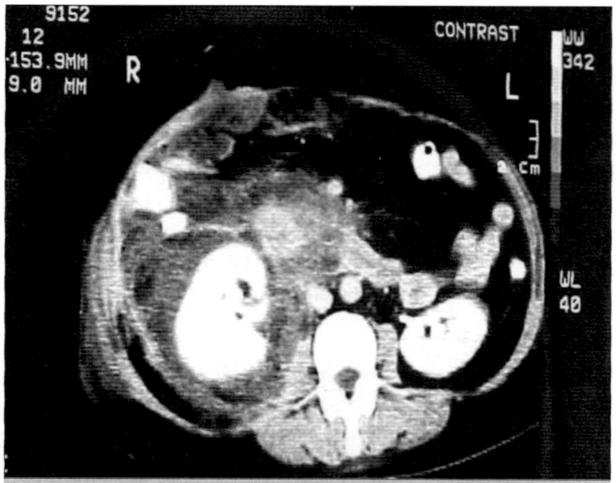

Fig. 142.2 — *Tomografia computadorizada de abdômen demonstrando necrose pancreática e peripancreática.*

micos[47]. Deve-se salientar que a impossibilidade de demonstração da presença de citocinas inflamatórias no plasma não exclui a sua participação no desenvolvimento da SIRS. A produção de citocinas pode também ser estimulada pelo fator de transcrição NF kappa B, que, por sua vez, é também responsável pela instalação da necrose pancreática. Trabalhos experimentais recentes demonstram que o bloqueio do NF kappa B reduz a gravidade da pancreatite aguda[12]. Dessas alterações inflamatórias resultam a ativação de neutrófilos, linfócitos e plaquetas e alterações endoteliais que participam nas lesões de sistemas orgânicos a distância e na grave lesão tecidual. Embora a SIRS seja característica da pancreatite aguda grave, ela pode ocorrer na ausência de necrose pancreática e pode ser observada na ausência de infecção[24]. Esses dados contrariam a observação de estudos anteriores que mostraram uma relação direta entre a ocorrência das lesões orgânicas múltiplas e a extensão da necrose pancreática, independentemente da presença de infecção[22].

A infecção secundária do tecido pancreático necrosado, principalmente por bactérias de origem entérica, constitui complicação grave da pancreatite aguda que ocorre em 40% a 70% dos casos de pancreatite necrotizante[7,17]. Enquanto alguns trabalhos mostram que as infecções pancreáticas podem ocorrer nas fases iniciais das pancreatites agudas graves[17,27], outros relatam sua instalação mais tardia[20]. O conhecimento da possibilidade de não-infecção do tecido necrótico na pancreatite aguda em alguns pacientes reveste-se da maior importância e tem grandes implicações terapêuticas.

Embora os mecanismos de contaminação bacteriana da necrose pancreática ainda não estejam totalmente esclarecidos, diversos estudos sugerem que as bactérias podem alcançar o tecido necrótico por vias hematogênica, linfática, biliar, ou pelo refluxo duodenal[7]. Trabalhos mais recentes demonstram que alterações da mucosa intestinal provocadas pela pancreatite aguda experimental favorecem a translocação de bactérias, que, dessa forma transmural, podem atingir o tecido pancreático[26]. Em trabalhos experimentais, também pudemos comprovar a existência de translocação bacteriana na pancreatite aguda induzida por taurocolato de sódio[41].

A patogenia do abscesso pancreático não está totalmente estabelecida. As possibilidades geralmente propostas são a infecção de pseudocistos pancreáticos não-reconhecidos previamente e a liquefação secundária e a infecção da necrose pancreática.

QUADRO CLÍNICO

Reconhecem-se atualmente três tipos de evolução clínica da pancreatite aguda grave.

A primeira forma evolutiva ocorre nos primeiros dias de instalação da doença e pode persistir por uma ou duas semanas. Caracteriza-se por manifestações de toxicidade decorrente de lesões orgânicas circulatórias, pulmonares, renais e do sistema nervoso central. As manifestações clínicas podem incluir instabilidade hemodinâmica, insuficiência respiratória com hipoxemia arterial, disfunção renal e alteração do sensório. Febre e leucocitose podem estar presentes e são de origem tóxica, uma vez que nessa fase inicial a necrose pancreática e peripancreática se mantém estéril na maioria dos casos.

O segundo tipo evolutivo é relativamente raro e apresenta uma característica bifásica. Após a resolução das manifestações da primeira fase, instala-se um período oligossintomático ou assintomático cuja duração varia de algumas semanas a 1 ou 2 meses, quando aparecem sinais de sepse e dor abdominal. Essa evolução é característica do desenvolvimento do abscesso de pâncreas, de prognóstico mais favorável do que o da necrose pancreática.

A terceira forma evolutiva é a mais freqüente e a que oferece as maiores dificuldades diagnósticas, uma vez que se sobrepõe às duas formas anteriores. Após duas ou três semanas, a fase tóxica inicial combina-se com manifestações características de sepse: febre, leucocitose, hipotensão arterial e falências orgânicas, que podem representar a continuidade da fase tóxica inicial ou a presença de infecção. Esse padrão evolutivo é característico da necrose pancreática infectada.

DIAGNÓSTICO

O diagnóstico das infecções pancreáticas está relacionado ao estagiamento da pancreatite aguda, a fim de identificar as formas graves da doença. O sistema de avaliação proposto por Ranson permite uma correlação positiva entre o número de sinais positivos e a gravidade da pancreatite aguda[34]. Na presença de até três sinais prognósticos, a pancreatite é do tipo leve, com baixa taxa de infecção e pequena mortalidade. Entre três e seis sinais positivos a pancreatite é grave, com alta incidência de sepse e mortalidade elevada. Acima de sete sinais positivos a pancreatite é de alta gravidade, com mortalidade de 100%. Os critérios de Ranson têm o inconveniente da necessidade de monitorização dos pacientes nas primeiras 24-48 horas, o que dificulta a análise desses pacientes, que, geralmente, são transferidos mais tardiamente para os serviços especializados. O sistema APACHE II (*Acute Physiology and Chronic Health Evaluation*), inicialmente proposto para ser utilizado em unidades de terapia intensiva, parece ser o mais adequado para avaliação da gravidade da pancreatite aguda[25]. Este método, além de quantificar a gravidade da doença, permite o cálculo do risco de morte. Tem a vantagem adicional de basear-se em exames realizados rotineiramente, ao contrário do que ocorre com outros sistemas de avaliação. A associação do APACHE II com o índice de massa corpórea aumenta significativamente o índice de predição da gravidade da doença.

O diagnóstico do abscesso de pâncreas e da necrose pancreática infectada depende fundamentalmente da identificação correta das fases evolutivas da pancreatite aguda grave. A distinção clínica entre as manifestações da fase tóxica inicial, características da necrose pancreática estéril, e a sepse decorrente da necrose pancreática infectada constitui grande desafio diagnóstico.

Os dados clínicos e laboratoriais indicados na Tabela 142.1 podem ser de alguma valia na definição diagnóstica. Entretanto, apenas um em cada quatro pacientes com infecção apresenta três dos indicadores enumerados.

Considerando a importância do diagnóstico precoce da infecção da necrose pancreática, tentativas de desenvolvimento de exames laboratoriais têm sido realizadas, nesse sentido, sem muito sucesso. Recentemente observou-se a elevação significativa dos níveis séricos de pró-calcitonina em pacientes com necrose pancreática infectada comparativamente a doentes com necrose estéril[29].

Tabela 142.1
Dados Clínicos e Laboratoriais Sugestivos da Presença de Infecção Pancreática

Parâmetro	*Valor*
Febre	> 38°C
Hematócrito	> 35%
Diferença de base	< 4 mmol/l
PaO_2	< 60 mmHg
$PaCO_2$	< 30 mmHg
Albumina	< 3 g/dl
Plaquetas	> 450.000/mm^3

A necrose pancreática pode ser diagnosticada radiologicamente pela tomografia computadorizada helicoidal (TC) dinâmica do abdome intensificada por contraste[2]. Como a microcirculação pancreática está comprometida na pancreatite aguda necrotizante, as porções afetadas do pâncreas não apresentam a intensificação após administração de contraste (Fig. 142.2). Essa falta de intensificação pode ser mais bem observada após 2 ou 3 dias do início da doença. A TC representa o padrão ouro no diagnóstico não-invasivo da necrose pancreática, com níveis de acurácia superiores a 90% quando mais de um terço do parênquima pancreático encontra-se necrosado[2].

O valor da TC realizada nos primeiros dias da pancreatite aguda ainda é controverso, uma vez que a importância da TC precoce no nível da assistência médica dos pacientes com pancreatite aguda ainda não foi avaliada por estudos controlados. A distinção pela TC entre a pancreatite intersticial e a necrotizante, embora importante para definir o prognóstico, não interfere no tratamento a ser instituído nos primeiros dias de manifestação da doença.

Apesar da grande importância da TC no diagnóstico da necrose pancreática, ela é incapaz de revelar com exatidão a presença de infecção da necrose. A identificação das microbolhas gasosas, características da presença de bactérias anaeróbicas, pela TC é relativamente rara. O exame bacteriológico do material obtido por punção do tecido necrótico com agulha fina guiada por ultra-sonografia ou TC tem sido amplamente utilizado no diagnóstico da infecção da necrose pancreática em pacientes com sinais de sepse[3] (Fig. 142.3). A sensibilidade e a especificidade do método são de 88% e 90%, respectivamente. O índice de complicações da técnica é baixo[3]; entretanto, existe um risco potencial de infecção secundária da necrose estéril[37] e, por isso, o método só deve ser realizado em pacientes com sinais sugestivos de sepse.

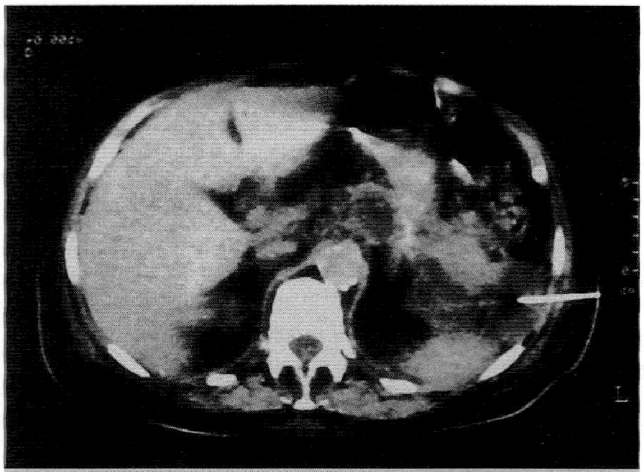

Fig. 142.3 — *Punção da necrose pancreática com agulha fina guiada por tomografia.*

TRATAMENTO

Prevenção da Necrose Pancreática

Entre os vários fatores determinantes da necrose pancreática, o comprometimento da microcirculação parece ser o mais importante. A reposição hídrica agressiva, que é benéfica na limitação da insuficiência renal e do choque, parece também ser importante na limitação e mesmo prevenção da necrose pancreática[23]. Entretanto, ainda não está bem definido se essa medida isolada é suficiente para prevenir a necrose do pâncreas.

Prevenção da Infecção Pancreática

Como a contaminação bacteriana da necrose presente na pancreatite aguda grave aumenta significativamente a sua mortalidade[38], a profilaxia da infecção do tecido necrótico constitui etapa fundamental de seu tratamento. Vários estudos controlados mostram que a administração profilática de antibióticos de alta penetração pancreática, como o imipenem e o ciprofloxacino, reduz a incidência de complicações sépticas[30] ou a mortalidade da pancreatite aguda grave[39]. Uma metanálise realizada com base nestes estudos[40] comprovou o efeito benéfico dos antibióticos profiláticos na prevenção da infecção e na redução da mortalidade. Da análise desses dados resultou uma recente recomendação positiva quanto ao uso da antibioticoprofilaxia na pancreatite necrotizante feita pela Associação Internacional de Pancreatologia (43).

Tratamento da Necrose Infectada

A comprovação da infecção da necrose pancreática e do quadro de sepse dela decorrente constitui indicação para tratamento cirúrgico[44]. Enquanto a mortalidade do tratamento cirúrgico da necrose pancreática infectada em centros especializados varia de 10% a 30%[9,13], o seu tratamento conservador em pacientes com lesões orgânicas múltiplas atinge 100%[46].

O objetivo da cirurgia é a remoção completa do tecido necrosado, com o que se reduz o risco de complicações adicionais determinadas pela progressão da necrose e/ou da infecção e pela liberação dos mediadores inflamatórios. Tal objetivo pode ser obtido através de três tipos de abordagem cirúrgica: a) desbridamento do tecido necrótico seguido de drenagem externa; b) desbridamento da necrose e lavagem contínua; e c) desbridamento sem fechamento da parede abdominal[4]. Os resultados dessas técnicas não foram ainda comparados em estudos controlados e variam conforme a experiência dos diferentes centros especializados. Ao contrário do desbridamento, as ressecções pancreáticas parciais ou totais, propostas por vários autores com a finalidade de interromper a progressão da doença, acarretam alta mortalidade, além de aumentarem o risco de insuficiências pancreáticas exócrina e endócrina pós-operatórias devidas à remoção de tecido pancreático viável dificilmente distinguível do tecido necrótico[31].

Apesar de alguns relatos na literatura sobre a possibilidade de realização de desbridamento da necrose pancreática por laparoscopia[1,21], esse método não deve ser recomendado até que maior experiência com a técnica seja desenvolvida e que trabalhos prospectivos sejam realizados.

No Serviço de Cirurgia de Vias Biliares e Pâncreas do Hospital das Clínicas da FMUSP, realizamos o desbridamento mais extenso possível do tecido necrosado seguido de drenagem fechada ampla com múltiplos drenos laminares tipo Penrose, sem irrigação contínua ou realização de estomias. O procedimento é realizado através de laparotomia transversa supra-umbilical bilateral. Quando o desbridamento completo da necrose não é factível por ocasião da primeira intervenção, pelo risco de se ressecar inadvertidamente tecido viável, reintervenções programadas com intervalos de 48 horas devem ser realizadas. Nessas reoperações, freqüentemente consegue-se realizar com maior segurança a exérese do tecido necrótico residual. Reoperações devem também ser realizadas quando não houver regressão do quadro séptico ou quando a tomografia revelar presença de tecido necrótico inadvertidamente deixado nas intervenções anteriores. As complicações mais importantes das seqüestrectomias são hemorragia intraperitoneal ou gastrointestinal e fístulas entéricas.

Os abscessos pancreáticos, embora classicamente devam ser tratados por meio de drenagem cirúrgica, por apresentarem quadro clínico de menor gravidade que a necrose infectada e melhor resultado do tratamento cirúrgico, podem, em casos bem selecionados, ser drenados através de drenagem percutânea[5].

Os pseudocistos pancreáticos constituem uma complicação tardia da necrose pancreática. Na grande maioria dos casos podem ser acompanhados através da ultra-sonografia e tratados de modo conservador. Quando volumosos ou intraparenquimatosos, principalmente os de localização cefálica, devem ser tratados cirurgicamente de forma eletiva. O tratamento cirúrgico de urgência está indicado na presença de infecção e ruptura, quando deve ser realizada a drenagem cirúrgica externa. Os pseudocistos hemorrágicos (Fig. 142.4) representam complicação grave da necrose pancreática que requerem tratamento cirúrgico de urgência através da ligadura da artéria responsável pelo sangramento.

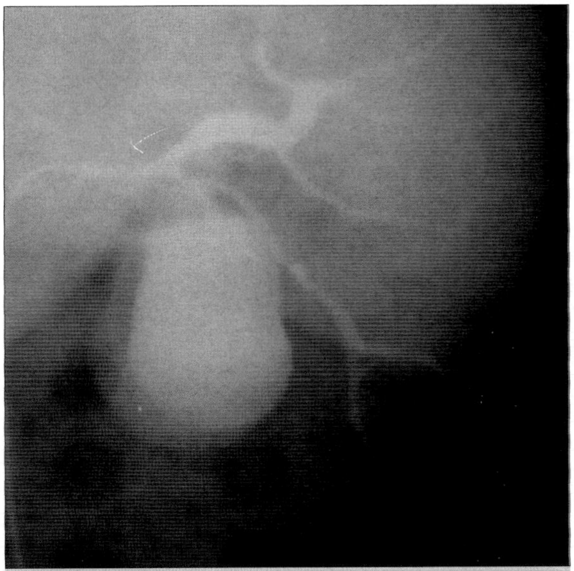

Fig. 142.4 — *Arteriografia da artéria esplênica demonstra contrastação de pseudocisto hemorrágico da cauda do pâncreas.*

Oportunidade da Cirurgia

Pacientes com necrose pancreática podem evoluir em horas ou em poucos dias após o início dos sintomas para um estado crítico com alto risco de morte por falência cardiorrespiratória. Nessas condições, no passado, costumava-se indicar o tratamento cirúrgico precoce na tentativa de controlar essa deterioração das funções orgânicas. Entretanto, índices de mortalidade de até 65% questionam o eventual benefício da cirurgia realizada nos primeiros dias após o início dos sintomas[11,15,19]

Nos casos graves, em que ocorre instabilidade hemodinâmica de difícil controle clínico, a lavagem peritoneal contínua conforme descrito por Ranson *et al.* foi sugerida como alternativa ao tratamento cirúrgico precoce[33]. Entretanto, uma meta-análise recentemente realizada, compreendendo oito estudos prospectivos e casualizados envolvendo 333 pacientes com pancreatite aguda, não mostrou benefícios com a utilização do método[32].

Necrose Pancreática Estéril

Enquanto a necrose pancreática infectada constitui indicação cirúrgica inquestionável, o tratamento da necrose pancreática estéril é ainda objeto de controvérsia, uma vez que a maioria dos pacientes com necrose não-infectada responde favoravelmente ao tratamento não-operatório[9,20]. Todavia, alguns pacientes não melhoram apesar de tratamento intensivo na UTI, e o papel da cirurgia continua a ser discutido nos doentes com necrose pancreática estéril que desenvolvem IMO[35, 36].

Fundamentados na teoria de que a remoção da necrose reduz a produção das substâncias citotóxicas formadas na pancreatite aguda grave, diminuindo assim as complicações sistêmicas da doença, e reduz a possibilidade de infecção, alguns autores indicam o tratamento cirúrgico de todos os pacientes com necrose pancreática e relatam índices de mortalidade de 8,4% a 13%[6,35]. Algumas observações atestam contrariamente a essa conduta. Inicialmente, sabe-se que a infecção do tecido necrótico não ocorre em todos os casos[7,17]. Assim como outros autores, temos observado vários casos de regressão da necrose sem a instalação de processo infeccioso. De outro lado, vários trabalhos comprovam que a cirurgia pode acarretar infecção da necrose pancreática em até 30% dos casos, aumentando assim a mortalidade associada à infecção[38,45,37].

Em estudo multicêntrico que incluiu 287 doentes com pancreatite aguda grave e necrose não-infectada submetidos a tratamento conservador, a mortalidade global foi de 9,7%, não diferindo significativamente da mortalidade de 13% relatada por Bradley[8] em pacientes submetidos a tratamento cirúrgico (Tabela 142.2)

Tabela 142.2
Tratamento Não-Cirúrgico da Necrose Pancreática Estéril – Meta-análise

Auto	N	Extensão	IO	†(%)
Bradley EL (1991)[6]	40	58%	19	10
Uhl *et al.* (1995)[9]	15	35%	10	0
Uomo *et al.* (1996)[3]	146	55%	49	9,5
Total	287	54(%)	39(%)	9,7

Um estudo retrospectivo de 172 doentes com necrose estéril, apesar de não mostrar diferença significativa de mortalidade entre os casos operados e os tratados conservadoramente, recomenda o tratamento cirúrgico de pacientes com necrose estéril que evoluem para complicações orgânicas progressivas apesar de tratamento intensivo adequado[37].

A dificuldade existente no tratamento da necrose pancreática estéril é comprovada pelas diferentes posições adotadas por serviços de grande experiência. Enquanto o grupo de Ulm considera a extensão da necrose e a infecção fatores independentes na determinação da IMO[22], o grupo do MGH, em Boston, refere índices de mortalidade igualmente baixos no tratamento dos doentes com necrose pancreática estéril e infectada[13,35].

A diversidade relatada pelos vários serviços no tratamento da necrose pancreática estéril sugere uma possível falta de uniformidade das casuísticas estudadas.

Apesar da controvérsia existente no tratamento da necrose pancreática estéril, após a análise dos vários estudos existentes e seguindo a recomendação da Associação Internacional de Pancreatologia[43], parece-nos válido aceitar que esses pacientes devam ser inicialmente tratados de forma conservadora, estando a cirurgia indicada em duas situações: (1) pacientes com deterioração progressiva das funções respiratória e hemodinâmica apesar de suporte ventilatório máximo (hipoxemia com PEEP > 15 cm H_2O e hipotensão com oligúria com pressão capilar pulmonar > 20 mmHg); e (2) pacientes com quadro "séptico" persistente após 7 dias do início da doença.

A conduta adotada no Serviço de Cirurgia de Vias Biliares e Pâncreas do Hospital das Clínicas da FMUSP para o tratamento da necrose pancreática está esquematizada na Fig. 142.5.

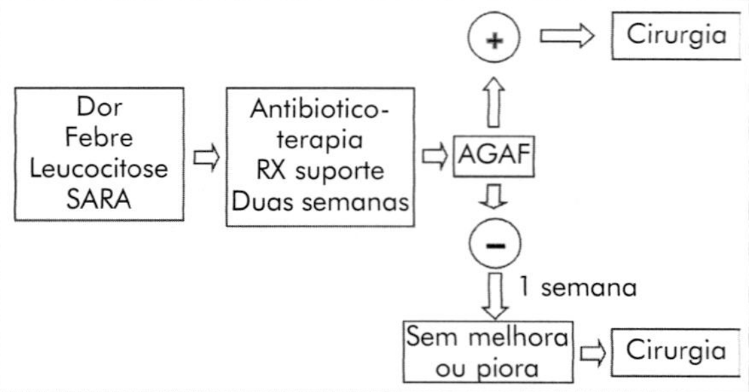

Fig. 142.5 — *Conduta no tratamento da necrose pancreática estéril. AGAF = aspiração com agulha fina guiada por tomografia.*

A controvérsia referente ao tratamento adequado da necrose pancreática estéril está longe de ser resolvida, sendo necessários novos estudos bem controlados, com casuística homogênea para o seu esclarecimento definitivo.

REFERÊNCIAS BIBLIOGRÁFICAS

1. Amori BJ. Laparoscopic transgastric pancreatic necrosectomy for infected pancreatic necrosis. *Surg Endosc* 16:1362, 2002.
2. Balthazar EJ, Freeny PC, von Sonnenberg E. Imaging and intervention in acute pancreatitis. *Radiology* 193:297-306, 1994.
3. Banks PA, Gerzof SG, Langevin RE, Silverman SG, Sica GT, Hughes MD. CT-guided aspiration of suspected pancreatic infection: bacteriology and clinical outcome. *Int J Pancreatol* 18:265-270, 1995.
4. Banks PA. Acute pancreatitis: medical and surgical management. *Gastroenterology* 89:S78-S85, 1994.
5. Baril NB, Ralls PW, Wren SM, Selby RR, Radin R, Parekh D, Jabbour N, Stain Sc. Does an infected peripancreatic fluid collection of abscess mandate operation? *Ann Surg* 231:361-367, 2000.
6. Beger HG: Operative management of necrotizing pancreatitis-necrosectomy and continuous closed postoperative lavage of the lesser sac. *Hepatogastroenterology* 38:129-133, 1991.
7. Beger HG; Bittner R, Block S, Büchler M. Bacterial contamination of pancreatic necrosis. *Gastroenterology* 91:433-8, 1986.
8. Bradley EL 3rd Indications for debridement of necrotizing pancreatitis. *Pancreas* 13:219-223, 1996.
9. Bradley EL, Allen K. A prospective longitudinal study of observation versus surgical intervention in the management of necrotizing pancreatitis. *Am J Surg* 161:19-24, 1991.
10. Creutzfeld W, Lankisch PG. Intensive medical treatment of severe acute pancreatitis. *World J Surg* 5:341-50, 1981.
11. Cunha JEM, Machado MCC, Penteado S, Jukemura J, Bacchella T, Pinotti HW Pancreatic necrosis in Brazil. In Bradley EL III. Acute pancreatitis. *Diagnosis and treatment. Raven Press*, New York, p. 121-125, 1994.
12. Ethridge RT, Hashimoto K, Chung DH, Ehlers RA, Rajaraman S, Evers BM. Selective inhibition of NF-kappa B attenuates the severity of cerulein-induced acute pancreatitis. *J Am Coll Surg* 195:497-505, 2002.
13. Fernandez-del Castillo C, Rattner DW, Makary MA, Mostafavi A, McGrath D, Warshaw AL. Debridement and closed packing for the treatment of necrotizing pancreatitis. *Ann Surg* 228:676-684, 1998.
14. Foitzik T, Eibl G, Hotz HG, Faulhaber J, Kirchengast M, Buhr HJ. Endothelin receptor blockade in severe acute pancreatitis leads to systemic enhancement of microcirculation, stabilization of capillary permeability, and improved survival rates. *Surgery* 128:399-407, 2000.
15. Forsmark CE, Toskes PP. Acute pancreatitis: medical management. *Critical Care Clinics* 11:295-309, 1995.
16. Frey CF, Bradley EL, Beger HG. Progress in acute pancreatitis. *Surg Gynecol Obstet* 167:282-286, 1988.
17. Gerzof SG, Banks PA, Robbins AH. Early diagnosis of pancreatic infection by CT-guided aspiration. *Gastroenterology* 93:1315-20, 1987.
18. Goodhead B. Vascular factors in the pathogenesis of acute hemorrhagic pancreatitis. *Ann R Coll Surg Engl* 45:80, 1969.
19. Hartwig W, Maksan SM, Foitzik T, Schmidt J, Herfarth C, Klar E. Reduction in mortality with delayed surgical therapy of severe pancreatitis. *J Gastrointest Surg* 6:481-487, 2002.
20. Hartwig W, Werner J, Muller CA, Uhl W, Büchler MW. Surgical management of severe acute pancreatitis including sterile necrosis. *J Hepatobiliary Pancreat Surg* 9:429-435, 2002.
21. Horvath KD, Kao LS, Wherry KL, Pellegrini CA, Sinanan MN. A technique for laparoscopic-assisted percutaneous drainage of infected pancreatic necrosis and pancreatic abscess. *Surg Endosc* 15:1221-1225, 2001.
22. Isenmann R, Rau B, Beger HG. Bacterial infection and extent of necrosis are determinants of organ failure in patients with acute necrotizing pancreatitis. *Br J Surg* 86:1020-1024, 1999.
23. Klar E, Foitzik T, Buhr H, Messmer K, Herfarth C. Isovolemic hemodilution with dextran 60 as treatment of pancreatic ischemia in acute pancreatitis. Clinical practicability of an experimental concept. *Ann Surg* 217:369-374, 1993.
24. Lankisch PG, Pflichthofer D, Lehnick D. No strict correlation between necrosis and organ failure in acute pancreatitis. *Pancreas* 20:319-322, 2000.
25. Larvin M & McMahon MJ. APACHE II score for assessment and monitoring of acute pancreatitis. *Lancet* 2:201-204, 1989.
26. Lee KKW, Heeckt PF, Healey P, et al. Acute pancreatitis promotes transmucosal passage of enteric bacteria. Pancreas Club, Inc. 28th Annual Meeting p. 24, 1994.

27. Machado MCC, Bacchella T, Cunha JEM, Jukemura J, Penteado S, Pinotti HW, et al. Evolução das necroses pancreáticas. Influência do fator infecção. *Rev Hosp Clin Fac Med S Paulo* 40:120-4, 1985.
28. Machado MCC, Cunha JEM, Bacchella T, Mott CB, Duarte I, Bettarello A. Acute pancreatic necrosis in chronic alcoholic pancreatitis. *Dig Dis Sci* 29: 709-713, 1984.
29. Mandi Y, Farkas G, Takacs T, Boda K, Lonovics J. Diagnostic relevance of procalcitonin, IL-6, and sICAM-1 in the prediction of infected necrosis in acute pancreatitis. *Int J Pancreatol* 28:41-49, 2000.
30. Nordback I, Sand J, Saaristo R, Paajanen H. Early treatment with antibiotics reduces the need for surgery in acute necrotizing pancreatitis - a single-center randomized study. *J Gastrointest Surg* 5:113-118, 2001.
31. Nordback IH, Auvinen OA. Long-term results after pancreas resection for acute necrotizing pancreatitis. *Br J Surg* 72:687-689, 1985.
32. Platell C, Cooper D, Hall JC. A meta-analysis of peritoneal lavage for acute pancreatitis. *J Gastroenterol Hepatol* 16:689-693, 2001.
33. Ranson JH, Berman RS. Long peritoneal lavage decreases pancreatic sepsis in acute pancreatitis. *Ann Surg*;211:708-716, 1990.
34. Ranson JHC, Spencer FC. Prevention, diagnosis and treatment of pancreatic abscess. *Surgery* 82:99-106, 1977.
35. Rattner DW, Legermate DA, Lee MJ, Mueller PR, Warshaw AL. Early surgical debridement of symptomatic pancreatic necrosis is beneficial irrespective of infection. *Am J Surg* 163:105-109, 1992.
36. Rau B, Pralle U, Mayer JM, Beger HG. Role of ultrasonographically guided-fine needle aspiration cytology in the diagnosis of infected pancreatic necrosis. *Br J Surg* 85:179-184, 1998.
37. Rau B, Pralle U, Uhl W, Schoenberg MH, Beger HG. Management of sterile necrosis in instances of severe acute pancreatitis. *J Am Coll Surg* 182:279-288, 1995.
38. Rau B, Uhl W, Buchler MW, Beger HG. Surgical treatment of infected necrosis. *World J Surg* 21:155-161, 1997.
39. Sainio V, Kemppainen E, Puolakkainen P, Taavitsainen M, Kivisaari L, Valtonen V, Haapiainen R, Schroder T, Kivilaakso E. Early antibiotic treatment in acute necrotizing pancreatitis. *Lancet* 346:663-667, 1995.
40. Sharma VK, Howden CW. Prophylactic antibiotic administration reduces sepsis and mortality in acute necrotizing pancreatitis: a meta-analysis. *Pancreas* 22:28-31, 2001.
41. Souza LJ. Translocação bacteriana na pancreatite aguda. Tese de Mestrado, Faculdade de Medicina Universidade de S. Paulo, 1995.
42. Srikanth G, Sikora SS, Baijal, SS, Ayyargiri A, Kumar A, Saxena R, Kapoor VK. Pancreatic abscess: 10 year experience. *ANZ J Surg* 72:881-886, 2002.
43. Uhl W, Warshaw A, Imrie C, Bassi C, McKay CJ, et al. IAP Guidelines for the surgical management of Acute pancreatitis. *Pancreatology* 2:565-73, 2002.
44. United Kingdom guidelines for the management of acute pancreatitis. British Society of Gastroenterology. *Gut* 42 (suppl 2): S1-S13, 1998.
45. Uomo G, Visconti M, Manes G. Non surgical treatment of acute necrotizing pancreatitis. *Pancreas* 12:142-148, 1996.
46. Widdison AL, Karanjia ND. Pancreatic infection complicating acute pancreatitis. *Br J Surg* 1993;80:148-54
47. Wrobleski DM, Barth MM, Oyen LJ. Necrotizing pancreatitis: pathophysiology, diagnosis, and acute care management. *AACN Clin Issue* 10:464-477, 1999.

CAPÍTULO 143

Fístulas e Derrames Cavitários Pancreáticos

Júlio Cezar Uili Coelho
Jorge Massayuki Yokochi

O rompimento de um ducto pancreático de grande calibre leva a extravasamento de secreção pancreática, que pode ter uma das seguintes evoluções (Fig. 143.1): (1) drenagem para o exterior através de uma ferida cirúrgica ou dreno, formando uma fístula pancreática externa ou pancreatocutânea; (2) se a secreção pancreática for contida pelos tecidos adjacentes, ocorrerá a formação de uma coleção localizada, denominada pseudocisto (ver Capítulo 141); (3) se a secreção não for contida pelos tecidos adjacentes, poderá drenar livremente para a cavidade abdominal formando ascite pancreática. Se a drenagem for posteriormente para o retroperitônio, a secreção pancreática poderá se estender para o mediastino e romper para uma das cavidades pleurais (derrame pleural pancreático) ou pericárdio (derrame pericárdico pancreático).

As causas de ruptura de um ducto pancreático são mostradas na Tabela 143.1. A pancreatite aguda é a causa mais comum de ruptura de ductos pancreáticos por necrose dos ductos pancreáticos periféricos pequenos[9]. Essa ruptura resulta em coleção de líquido peripancreático ou pseudocisto. Na maioria dos casos, a lesão ductal cicatriza e as coleções são absorvidas sem seqüelas, porque os ductos pancreáticos eram previamente normais (sem dilatações ou estenoses) antes do surto de pancreatite aguda. Entretanto, o mesmo não acontece na pancreatite crônica. Nessa condição, o parênquima pancreático e os ductos pancreáticos estavam previamente alterados, de modo que a cicatrização é mais incomum. As alterações dos ductos pancreáticos na pancreatite crônica geralmente incluem obstrução e dificuldade de drenagem da secreção para o duodeno, de modo a perpetuar a fístula.

FÍSTULA PANCREÁTICA EXTERNA

Fístula pancreática externa ou fístula pancreatocutânea é definida como a drenagem de secreção pancreática para o exterior. A drenagem pode ser através de um dreno ou ferida cirúrgica. Vários autores consideram fístula pancreática somente se a secreção pancreática persistir por mais de 7 dias.

Etiologia

A causa mais comum são as complicações de operações abdominais, principalmente deiscência de anastomoses ou suturas pancreáticas. Fístula pancreática após esplenectomia é devida à lesão da cauda do pâncreas. Drenagem percutânea de pseudocistos pode resultar em fístula pancreática externa se o pseudocisto era comunicante com o ducto pancreático[6].

Quadro Clínico

A secreção pode ser pancreática pura (p. ex.: pós-drenagem de um pseudocisto) ou misturada com bile ou conteúdo intestinal (p. ex.: fístula pancreatojejunal). A secreção causa dermatite importante na pele ao redor da fístula. Quando a fístula for pura, a secreção é clara, mas pode ter cor escura ou ser purulenta se for misturada com secreção intestinal ou biliar ou se houver infecção associada. O volume de drenagem é bastante variável, de poucos mililitros por dia a mais de 1.000 ml por dia. Fístulas que drenam menos do que 200 ml por dia são consideradas de baixo débito, e as que drenam mais são de alto débito.

Diagnóstico

O diagnóstico é estabelecido pela dosagem de amilase na secreção, a qual é bastante elevada, podendo ser superior a 400.000 Somogyi/dl. A fistulografia percutânea geralmente estabelece o local do extravasamento no pâncreas. A tomografia computadorizada pode ser

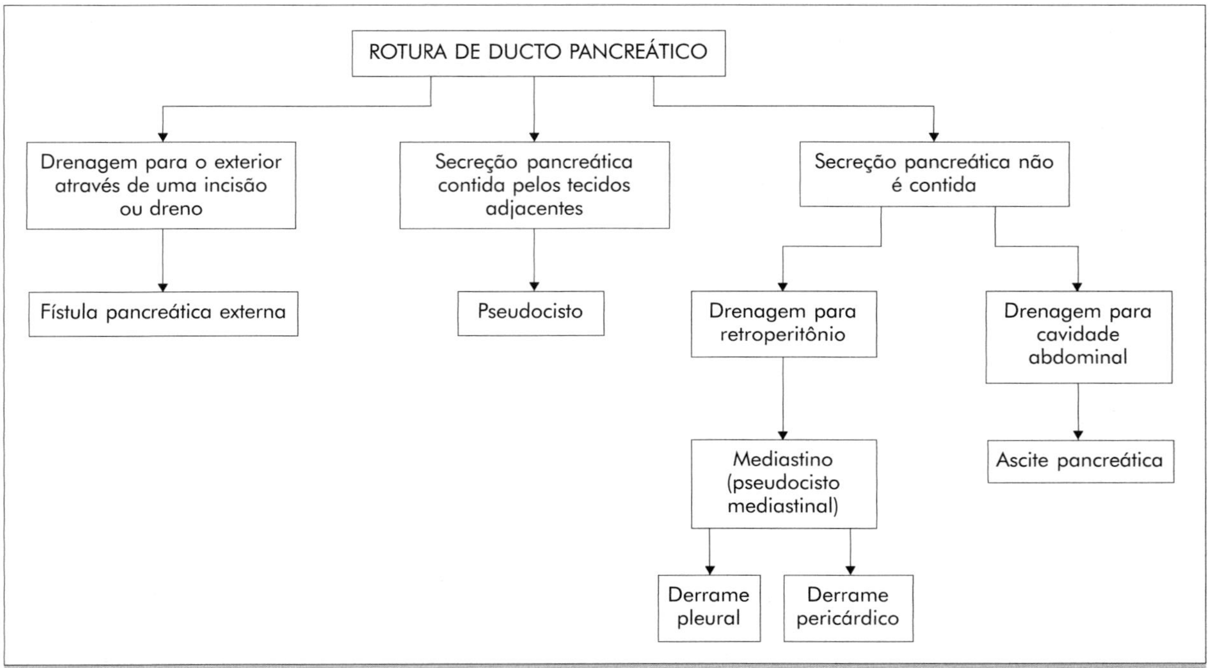

Fig. 143.1 — *Complicações da ruptura de um ducto pancreático de grande calibre*

Tabela 143.1 Causas de Ruptura do Ducto Pancreático
1. Pancreatite aguda
2. Pancreatite crônica
3. Ruptura de cisto ou pseudocisto pancreático
4. Trauma
5. Iatrogênica • Operações pancreáticas • Procedimentos percutâneos • Procedimentos endoscópicos

importante para diagnosticar presença de abscesso ou coleções intra-abdominais nos pacientes que apresentam febre e leucocitose. A pancreatorressonância ou a pancreatografia endoscópica retrógrada deve ser solicitada para estabelecer o local da fístula, caso não tenha sido estabelecido pela fistulografia percutânea, ou para avaliar a presença de alterações crônicas do ducto pancreático.

Complicações

As complicações da fístula pancreática externa incluem sepse, distúrbios hidroeletrolíticos, desnutrição e dermatite ao redor do orifício externo da fístula.

Tratamento

A conduta terapêutica inicial consiste em reposição hidroeletrolítica, cuidados com a dermatite ao redor do orifício fistuloso, e certificar-se de que a secreção está adequadamente drenada e que não existe coleção intra-abdominal. Quando a drenagem for inadequada, o paciente apresenta evidência de sepse, com estado geral comprometido, febre e leucocitose com desvio nuclear à esquerda. No caso de dúvida, a tomografia deve ser solicitada para excluir coleções intra-abdominais.

O objetivo inicial é reduzir o débito da fístula e manter o estado nutricional adequado. Para tanto, o paciente deve ser mantido em jejum e a nutrição parenteral total iniciada. Octreotida (Sandostatin®), na dose de 0,1 mg 3 vezes ao dia, por via subcutânea, é freqüentemente utilizada para reduzir a quantidade de secreção pancreática[5,21]. A maioria das fístulas fecha com o tratamento clínico.

Nos casos de falha do tratamento clínico, deve ser tentado o tratamento endoscópico através de uma papilotomia ou colocação de uma prótese no ducto pancreático principal, cujo objetivo é diminuir a pressão no ducto pancreático principal através da redução da resistência do fluxo da secreção pancreática do ducto para o duodeno[3]. Assim, a secreção pancreática drena preferencialmente para o duodeno, reduzindo o extravasamento pelo local da ruptura do ducto. Nos casos de fístula pancreática na cabeça ou corpo do pâncreas, a prótese pode também ser colocada no ducto pancreático, de modo a obstruir o local da fístula, permitindo a sua cicatrização.

Nos casos refratários, está indicado o tratamento cirúrgico, que deve ser sempre precedido pela localização da fístula e por uma avaliação das condições dos ductos pancreáticos através de fistulografia, pancreatografia endoscópica retrógrada ou pancreatorressonância. Para as fístulas localizadas na cabeça e corpo do pâncreas, o procedimento de escolha é a realização de uma anastomose direta entre a solução de continuidade do ducto (local da fístula) e uma alça jejunal (pancreatojejunostomia em Y de Roux). Nos pacientes com pancreatite crônica, com dilatação do ducto pancreático principal, pode ser realizada pancreatojejunostomia em Y de Roux com abertura extensa da maior parte do ducto pancreático principal. A pancreatojejunostomia deve incluir o orifício da fístula (o local de extravasamento da fístula).

Para as fístulas localizadas na cauda do pâncreas e com ducto pancreático principal normal (sem dilatação), está indicada a pancreatectomia distal, com sutura do coto e ducto pancreáticos. Nas fístulas dessa localização, mas com ducto pancreático dilatado, pode ser realizada: (1) pancreatectomia distal com pancreatojejunostomia com o coto pancreático; ou (2) pancreatojejunostomia no local da fístula. Nessa situação, a dilatação do ducto pancreático indica obstrução e dificuldade de drenagem da secreção pancreática. Assim, a pancreatectomia distal sem a realização concomitante de drenagem do ducto pancreático (pancreatojejunostomia) é associada à elevada recidiva da fístula.

DERRAMES CAVITÁRIOS PANCREÁTICOS

Introdução

Apesar de os derrames cavitários associados às doenças inflamatórias agudas do pâncreas serem conhecidos há várias décadas, o primeiro relato da ascite pancreática foi feito somente em 1951 por Davis e Kelsey. Cameron *et al.* em 1967, foram os primeiros a descrever em detalhes a patogenia, as características clínicas e bioquímicas dessa entidade.[7]

Os derrames cavitários secundários a doenças do pâncreas podem ser divididos em agudos e crônicos. Nos derrames cavitários agudos, o líquido se acumula devido a presença de serosite química e nos crônicos devido à ruptura do ducto pancreático ou do pseudocisto[16]. Os derrames cavitários associados às pancreatites agudas são autolimitados, desaparecendo após a resolução do episódio de inflamação aguda do pâncreas, raramente causam sintomas intensos ou necessitam de tratamento específico. Ao contrário, os derrames crônicos são mais raros, causam alterações orgânicas importantes e necessitam de tratamento para a sua resolução.

DERRAMES CAVITÁRIOS AGUDOS

Os derrames agudos ocorrem durante um episódio de inflamação aguda do pâncreas e são devidos à serosite secundária à ação de enzimas pancreáticas na cavidade peritoneal, pleural ou pericárdica. Coleções líquidas, principalmente peripancreáticas, ocorrem em 30% a 50% das pancreatites agudas. O derrame pleural agudo ocorre em 4% a 17% dos pacientes com pancreatite aguda e possivelmente se deve à passagem de enzimas pancreáticas para a cavidade pleural através de linfáticos transdiafragmáticos. Raramente, ocorre derrame pericárdico nos pacientes com pancreatite aguda.

Durante o surto de pancreatite aguda ocorre liberação de substâncias tóxicas vasoativas responsáveis pelas alterações sistêmicas da doença, bem como por modificações estruturais da própria glândula: edema, hemorragia e necrose (ver Capítulo 139). Além dessas alterações macroscópicas observam-se distúrbios locais da circulação, de modo a provocar seqüestração de líquido tanto no pâncreas como na região peripancreática. Secundariamente, ocorre aumento do fluxo linfático e exsudação peritoneal.

As coleções líquidas peripancreáticas agudas ocorrem precocemente no surto da pancreatite aguda e são desprovidas de paredes definidas. Quando a coleção persiste por mais de 4 a 6 semanas, ocorre a formação de uma cápsula ou parede e assim de um pseudocisto. Ao contrário dessas coleções autolimitadas, o pseudocisto apresenta uma cápsula (parede) de tecido fibrótico e/ou tecido de granulação (ver Capítulo 141).

Os derrames cavitários agudos são quase sempre de pequeno volume, não causam sintomas e são autolimitados. São freqüentemente achados de exames de imagem. Raramente, a ascite pode ser de grande volume. O aspecto do líquido pode ser hemorrágico ou amarelo citrino e contém concentrações elevadas de amilase e lipase, mesmo quando os níveis séricos dessas enzimas são normais.

As coleções peripancreáticas raramente causam alterações no exame físico, sendo usualmente identificadas somente nos exames de imagem. A tomografia computadorizada revela coleção líquida peripancreática de contornos irregulares e sem paredes definidas. A interface entre a coleção líquida e estruturas vizinhas é indistinta. O diagnóstico de derrame pleural e pericárdio é estabelecido pela radiografia de tórax, eletrocardiograma e ecocardiograma.

Como os derrames cavitários agudos são pequenos, assintomáticos e auto-limitados, não há indicação de tratamento. Eles são geralmente reabsorvidos quando a pancreatite aguda regride.

Derrames Cavitários Crônicos (Fístula Pancreática Interna)

Etiologia e Patogenia

Os derrames cavitários pancreáticos crônicos ou fístula pancreática interna são secundários ao extravasamento e acúmulo de suco pancreático devido à ruptura de um ducto pancreático de grande calibre ou de um pseudocisto. A maioria dos casos é devido à ruptura de um pseudocisto e um paciente com pancreatite crônica.

O extravasamento pode ser para a cavidade abdominal (anterior), retroperitônio (posterior) ou ambos. No caso de extravasamento para a cavidade abdominal, ocorre a formação de ascite[4]. O suco pancreático contém enzimas não ativadas e, portanto, não ocasiona peritonite aguda, mas sim a formação de ascite indolor. Entretanto, um pouco de irritação peritoneal subaguda ou crônica pode ocorrer porque a albumina que normalmente não está presente no suco pancreático é encontrada em grandes quantidades no líquido ascítico. Esse achado sugere que a albumina é possivelmente formada por uma reação peritoneal exsudativa subaguda ou crônica.

Se a ruptura do ducto pancreático ou do pseudocisto for posterior, o suco pancreático se acumulará no retroperitônio e poderá se estender para o mediastino ao longo do esôfago ou da aorta torácica[15]. No mediastino, esse acúmulo de secreção pancreática poderá ser contido e se apresentar como um pseudocisto mediastinal ou mais comumente poderá romper para uma ou ambas as cavidades pleurais ou para o pericárdio, formando derrame pleural uni ou bilateral ou derrame pericárdico. Nesses casos, o paciente apresenta uma fístula pancreática interna entre um ducto pancreático e a cavidade pleural ou pericárdica[18]. Raramente, a perfuração de um pseudocisto através da cúpula diafragmática pode também dar origem a derrame pleural.

Assim, os derrames cavitários pancreáticos crônicos são sempre secundários a uma fístula pancreática interna, cuja causa é quase sempre uma pancreatite crônica, mas pode ser iatrogênica ou devida a trauma pancreático externo. A maioria dos portadores de fístula pancreática interna tem por etiologia a ruptura do pseudocisto de pâncreas crônico de causa alcoólica ou a necrose pancreática localizada do ducto pancreático. Nas crianças, grupo em que as pancreatites são raras, o trauma é a causa mais comum de fístula pancreática interna.

A incidência exata da ascite pancreática é desconhecida. A incidência de ascite e derrame pleural pancreáticos crônicos em pacientes com pseudocisto pancreático é de 15% e 1%, respectivamente. Somente raros casos de derrame pericárdico pancreático crônico foram descritos[19].

Quadro Clínico

A maioria dos pacientes com derrames cavitários crônicos de origem pancreática não apresenta história clínica sugestiva de doença pancreática. Alguns pacientes referem um episódio de pancreatite anterior, geralmente meses ou anos antes do aparecimento da ascite ou derrame pleural.

Os sintomas decorrentes da **ascite** são geralmente sensação de peso, distensão abdominal e dispnéia. Náuseas, vômito e perda de peso, apesar do grande volume de líquido ascítico acumulado, são queixas comuns. Dor abdominal é um sintoma pouco freqüente. A falta de sintomas abdominais agudos secundários ao extravasamento da secreção pancreática é devida à falta de ativação das enzimas pancreáticas. Ao exame físico, a ascite é o achado predominante. A palpação abdominal habitualmente não é dolorosa. Sinais de desnutrição são observados na maioria dos pacientes. Devido ao fato de muitos pacientes apresentarem história de ingestão crônica de álcool, a ascite secundária à cirrose hepática é erroneamente sugerida como o diagnóstico inicial em muitos casos.

Os pacientes com **derrame pleural** podem apresentar dispnéia, dor torácica e tosse. Ao contrário dos derrames pancreáticos agudos, que são geralmente pequenos e quase sempre à esquerda, os crônicos são na maioria das vezes de grande volume, ocupando toda ou a maior parte da cavidade pleural, e são somente um pouco mais freqüentes à esquerda. Tanto o agudo como o crônico podem ocasionalmente ser bilaterais. Queixas abdominais que chamem a atenção para o diagnóstico etiológico do derrame pleural são infreqüentes, a não ser nos pacientes com ascite simultânea.

O **derrame pericárdico** está associado à dispnéia, atrito pericárdico e ao abafamento das bulhas cardíacas. Tamponamento cardíaco com conseqüente congestão venosa sistêmica e redução do débito cardíaco pode ocorrer. Nesses casos, hipotensão arterial, pulso paradoxal e sinais e sintomas de insuficiência cardíaca podem ser evidentes.

A associação de ascite, derrame pleural e derrame pericárdico pode ocorrer em qualquer combinação. A ascite e o derrame pleural estão associados, em aproximadamente 15% dos pacientes, à fístula pancreática interna. É importante registrar que casos de derrames intermitentes têm sido relatados.

Diagnóstico

Conforme já mencionado, a história clínica não sugere uma etiologia pancreática na maioria dos pacientes. O diagnóstico de derrame cavitário pancreático crônico é feito pela dosagem da amilase e albumina no líquido obtido da punção abdominal, pleural ou pericárdica. A amilase é sempre muito elevada (geralmente superior a 1.000 U Somogyi/dl, podendo atingir 475.000 U Somogyi/dl). A albumina do líquido ascítico é superior à do plasma. Os casos de albumina abaixo de 3 g/dl geralmente ocorrem em pacientes desnutridos com hipoalbuminemia. O aspecto do líquido é geralmente claro, mas pode ser amarelo citrino ou sanguinolento. A contagem de hemácias e leucócitos é bastante variável e não é importante para o diagnóstico. A lipase nos derrames também é elevada, mas a sua dosagem é mais lenta e complicada e, portanto, pouco empregada.

A amilase sérica é geralmente elevada e é devida à passagem da amilase do derrame para o sangue. Casos raros de amilasemia normal têm sido descritos, e conseqüentemente níveis normais de amilase sérica não excluem o diagnóstico.

A radiografia do abdome pode demonstrar calcificação na área de projeção do pâncreas. A radiografia contrastada do tubo digestivo alto pode revelar deslocamento do estômago e alças jejunais pelo pseudocisto. A ultra-sonografia e a tomografia computadorizada são exames que antecedem o emprego da colangiopancreatografia endoscópica retrógrada e têm como finalidade identificar pseudocistos e alterações do parênquima pancreático[15].

A pancreatorressonância e a colangiopancreatografia endoscópica retrógrada tem a finalidade de estudar alterações do ducto do pancreático associadas à pancreatite crônica, localização da fístula e sua comunicação com pseudocisto, que é o achado mais comum nos portadores de ascite pancreática, podendo ser único ou múltiplo[15,18] (Figs. 143.2 e 143.3). Esses dados são fundamentais na orientação da conduta cirúrgica, e, portanto, um desses exames deve sempre ser realizado em todos os pacientes com derrame cavitário pancreático crônico em que uma operação está sendo planejada. Esse exame deve ser realizado no máximo dentro de 24 horas antes da operação, com cobertura antibiótica adequada para evitar o desenvolvimento de infecção do pseudocisto ou do líquido ascítico[15,18]. A ruptura de um pseudocisto pode ser identificada em 70%-80% dos pacientes com ascite pancreática, e a ruptura do ducto sem um pseudocisto, em 10%. Nos demais pacientes, o local de extravasamento do ducto pancreático não pode ser determinado, possivelmente pela quantidade insuficiente de contraste injetado ou pela diluição do mesmo no líquido ascítico.

O desaparecimento do contraste do pseudocisto logo após a injeção constitui forte evidência da perfuração do mesmo. Além disso, pelo fato de haver comunicação do ducto pancreático com o pseudocisto, a dilatação do ducto costuma não ser observada, o que não exclui a presença de estenose ductal, podendo resultar em interpretações anatômicas prejudiciais ao procedimento cirúrgico.

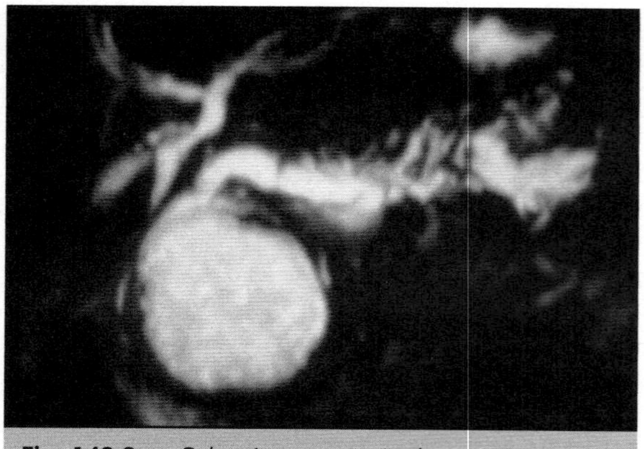

Fig. 143.2 — *Colangiorressonância de um paciente com pancreatite crônica, evidenciando dilatação do ducto pancreático principal e de ductos secundários. Um pseudocisto grande na cabeça do pâncreas se comunica com o ducto pancreático principal.*

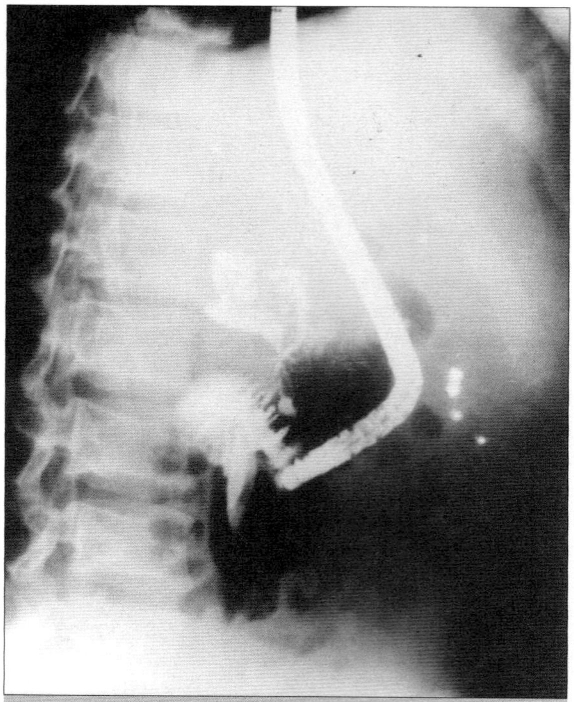

Fig. 143.3 — *Colangiopancreatografia endoscópica retrógrada demonstrando extravasamento do contraste do ducto pancreático para a cavidade peritoneal em um paciente com pancreatite crônica.*

O derrame pleural obedece aos mesmos princípios patogênicos da ascite pancreática, de maneira que os procedimentos diagnósticos são semelhantes. A colangiopancreatografia endoscópica retrógrada é importante para demonstrar a comunicação do ducto pancreático com a cavidade pleural.

Tumores malignos torácicos primários ou secundários podem raramente estar associados a derrame pleural, contendo níveis elevados de amilase, possivelmente devido à obstrução do ducto torácico. Entretanto, o aumento da amilase é geralmente discreto ou moderado e não alcança níveis de 1.000 U como nos derrames pleurais crônicos de origem pancreática. Perfuração esofágica com conseqüente extravasamento de saliva (rica em amilase proveniente das glândulas parótidas) pode também causar derrame pleural com elevado nível de amilase, mas a história e o quadro clínico são bastante elucidativos para o diagnóstico. O diagnóstico diferencial com a ascite de origem hepática é feito pelo exame do líquido ascítico. Na ascite de origem hepática, a amilase é sempre normal e a albumina é geralmente inferior a 1,5 g/100 ml.

Tratamento

O tratamento inicial deve ser clínico e consiste em diminuir a produção de secreção pancreática. Essa redução é realizada através da administração de inibidores da bomba de próton e de octreotida (Sandostatin®-100 mg subcutâneo de 8/8 horas)[5,19,21]. O paciente deve ser mantido em jejum, e alimentação parenteral total deve ser iniciada[16].

A paracentese ou a toracocentese são realizadas conforme o necessário para manter a cavidade abdominal ou o espaço pleural sem líquido, cuja finalidade é permitir a aproximação das superfícies serosas e assim ocluir a fístula. Com freqüência, esses enfermos são submetidos a paracentese e a toracocentese repetidas, a fim de descomprimir a cavidade abdominal e o espaço pleural, praticando-se este tratamento durante 2 a 3 semanas, e, caso a fístula não feche, a cirurgia torna-se imperiosa. Nos derrames pericárdicos, a pericardiocentese única ou múltipla é geralmente suficiente para a sua resolução. A taxa de sucesso com o tratamento clínico é de aproximadamente 50% e é maior para os derrames pleurais do que para os ascíticos, possivelmente porque, nos primeiros, os trajetos fistulosos são mais longos e, portanto, mais sujeitos a fecharem com o tratamento clínico.

O tratamento endoscópico com esfincterotomia ou colocação de uma prótese 5F ou 7F no ducto pancreático principal pode auxiliar em alguns casos e deve ser tentado se houver insucesso com o tratamento clínico[3,4,10].

O tratamento cirúrgico é indicado para os pacientes em que a fístula não fechou após um período de tratamento clínico de 2 a 3 semanas. A colangiopancreatografia endoscópica retrógrada é indispensável para o planejamento da técnica operatória. Se esta não for possível por dificuldades técnicas, é necessária a realização de pancreatografia peroperatória pela canulação da papila maior através de uma duodenotomia ou pela técnica retrógrada após a ressecção da cauda do pâncreas.

O procedimento cirúrgico depende do tipo e do local da ruptura[16]:

1. Se a ruptura for diretamente do ducto sem um pseudocisto, o procedimento preferido é a realização de uma anastomose direta entre a solução de continuidade do ducto e uma alça jejunal em Y de Roux. Nos casos de ruptura na cauda, uma pancreatectomia distal é a alternativa[15].
2. Se a ruptura for de um pseudocisto, prefere-se a drenagem do cisto para uma alça jejunal em Y de Roux ou para o estômago.
3. Se o pseudocisto for pequeno e localizado na cauda, a pancreatectomia distal é o procedimento de eleição, naturalmente dispensando-se a derivação interna caso o pancreatograma não revele obstrução ductal proximal. Caso essa possibilidade ocorra, pratica-se a pancreatojejunostomia com alça jejunal exclusa em Y de Roux no pâncreas remanescente. Nesse caso, a simples sutura do coto pancreático, sem derivação em Y de Roux, é associada à elevada incidência de fístula.
4. Uma conduta de exceção é a pancreatojejunostomia longitudinal, que pode ser empregada nos pacientes nos quais não se consegue identificar o local da fístula pancreática interna.

O tratamento cirúrgico do derrame pleural de etiologia pancreática obedece aos mesmos princípios enunciados para o tratamento cirúrgico da ascite pancreática, sendo importante a demonstração do trajeto fistuloso pela colangiopancreatografia endoscópica retrógrada. A toracotomia é absolutamente desnecessária. Se o trajeto fistuloso não é demonstrado radiograficamente, recomenda-se para sua identificação a dissecção do retroperitônio na região da aorta e do hiato esofagiano.

Ascite Quilosa Pancreática

A ascite quilosa é devida ao extravasamento de linfa para a cavidade abdominal e caracteriza-se pelo seu aspecto leitoso, com elevado teor de proteínas e lipídios em relação ao plasma[3]. É importante salientar que nem todos os casos de ascite de cor leitosa são quilosos. Alguns pacientes com ascite pseudoquilosa apresentam líquido ascítico esbranquiçado devido à presença de material rico em proteínas e fosfolipídeos oriundos de degeneração celular. Nesses casos, o conteúdo de triglicerídeos é inferior ao do plasma.

As causas mais comuns de ascite quilosa são ruptura da cisterna do quilo, obstrução intestinal com obstrução dos ductos linfáticos e ruptura de cisto que contenha linfa e doenças neoplásicas, principalmente os linfomas.[3] A doença pancreática é uma causa muito rara de ascite quilosa. A patogenia dessa complicação da pancreatite aguda ainda não está bem esclarecida, sendo um dos mecanismos a lesão da cisterna do quilo ou do ducto torácico por enzimas pancreáticas, o que ocasionaria rompimento e fístula linfática. O tratamento basicamente é clínico e consiste no uso de dieta rica em proteínas, carboidratos e lipídios de cadeia média, os quais são transportados via veia porta e não linfática[3].

Referências Bibliográficas

1. Arendt T, Bastian A, Lins M, Klause N, Schmidt WE, Folsch UR. Chylous cardiac tamponade in acute pancreatitis. *Dig Dis Sci* 41:1972-4, 1996.
2. Bassi C, Butturini G. A single-institution experience with fistulojejunostomy for external pancreatic fistulas. *Am J Surg* 179:203, 2000.
3. Bittencourt MG, Coelho JCU, de Souza ERC, Brenner S. Ascite quilosa secundária a pancreatite crônica. *Rev Med Parana* 44:24-5, 1986.
4. Boulanger S, Volpe CM, Ullah A, Lindfield V, Doerr R. Pancreatic pseudocyst with biliary fistula: treatment with endoscopic internal drainage. *South Med J* 94:347-9, 2001.
5. Bracher GA, Manocha AP, DeBanto JR, Gates LK Jr, Slivka A, Whitcomb DC et al. Endoscopic pancreatic duct stenting to treat pancreatic ascites. *Gastrointest Endosc* 49:710-5, 1999.
6. Buchler MW, Bassi C, Fingerhut A, Klempa I. Does prophylac-

tic octreotide decrease the rates of pancreatic fistula and other complications after pancreaticoduodenectomy? *Ann Surg* 234:262-3, 2001.
7. Cameron JL. Chronic pancreatic ascites and pancreatic pleural effusions. *Gastroenterology* 74:134-40, 1978.
8. Fotoohi M, D'Agostino HB, Wollman B, Chon K, Shahrokni S, van Sonnenberg E. Persistent pancreatocutaneous fistula after percutaneous drainage of pancreatic fluid collections: role of cause and severity of pancreatitis. *Radiology* 213:573-8, 1999.
9. Hammar AM, Sand J, Lumio J, Hirn M, Honkonen S, Tuominen L, et al. Pancreatic pseudocystportal vein fistula manifests as reCidivating oligoarthritis, subcutaneous, bursal and osseal necrosis: a case report and review of literature. *Hepatogastroenterology* 49:273-8, 2002.
10. Hirota M, Kamekawa K, Tashima T, Mizumoto M, Ohara C, Beppu T et al. Percutaneous embolization of the distal pancreatic duct to treat intractable pancreatic juice fistula. *Pancreas* 22:214-6, 2001.
11. Howell DA, Dy RM, Gerstein WH, Hanson BL, Biber BP. Infected pancreatic pseudocysts with colonic fistula formation successfully managed by endoscopic drainage alone: report of two cases. *Am J Gastroenterol* 95:1821-3, 2000.
12. Ihse I, Larson J, Lindstrom E. Surgical management of pure pancreatic fistulas. *Hepatogastroenterology* 41:271, 1994.
13. Kozarek RA. Endoscopic therapy of complete and partial pancreatic ductal disruption. *Gastrointest Endosc Clin North Am* 8:39, 1998.
14. Kurihara K, Nagai H, Kasahara K, Kanazawa K, Kanai N. Biliopancreatic fistula associated with intraductal papillary-mucinous pancreatic cancer: institutional experience and review of the literature. *Hepatogastroenterology* 47:1164-7, 2000.
15. Lankisch PG, Dröge M, Becher R. Pleural effusions: a new negative prognostic parameter for acute pancreatitis. *Am J Gastroenterol* 89:1849, 1994.
16. Nordback I, Sand J. The value of the endoscopic pancreatogram in peritoneal or pleural pancreatic fistula. *Int Surg* 81:184-6, 1996.
17. Ohge H, Yokoyama T, Kodama T, Takesue Y, Murakami Y, Hiyama E, et al. Surgical approaches for pancreatic ascites: report of three cases. *Surg Today* 29:458-61, 1999.
18. Pezzilli R et al. Treatment of pancreatic ascites with somatostatin. *Pancreas* 8:120, 1993.
19. Safadi BY, Marks JM. Pancreatic-pleural fistula: the role of ERCP in diagnosis and treatment. *Gastrointest Endosc* 51:213-5, 2000.
20. Schoonjans R, Vandewoude K, Cesmeli E, Verloove H, Vogelaers D, Colardyn F, Elewaut A. Recurrent pericardial effusion as a result of chronic pancreatitis. Successful treatment with somatostatin. *J Clin Gastroenterol* 23:224-7, 1996.
21. Sheiman RG, Chan R, Matthews JB. Percutaneous treatment of a pancreatic fistula after pancreaticoduodenectomy. *J Vasc Interv Radiol* 12:524-6, 2001.
22. Yeo CJ, Cameron JL, Lillemoe KD, Sauter PK, Coleman J, Sohn TA et al. Does prophylactic octreotide decrease the rates of pancreatic fistula and other complications after pancreaticoduodenectomy? Results of a prospective randomized placebo-controlled trial. *Ann Surg* 232:419-29, 2000.

CAPÍTULO 144

Tumores Exócrinos do Pâncreas*

J. Hein Allema
Dirk J. Gouma
Huug Obertop

Introdução

A maioria dos pacientes com adenocarcinoma do pâncreas exócrino tem doença incurável quando o diagnóstico é estabelecido. Mesmo em centros especializados, 30% dos pacientes com câncer pancreático são submetidos a ressecção pancreática, mas somente um terço dos espécimes cirúrgicos desses pacientes apresenta um tumor localizado e potencialmente curável[61,67]. Assim, aproximadamente 10% dos pacientes com câncer pancreático terão expectativa de cura pela cirurgia. Dados do Instituto Nacional de Câncer dos Estados Unidos confirmam o seu prognóstico ruim: menos de 20% dos pacientes com câncer pancreático têm uma sobrevida acima de 1 ano, e somente 4% têm sobrevida acima de 5 anos após o diagnóstico[51]. A ressecção do câncer de pâncreas é um procedimento de grande porte, com uma mortalidade operatória de 5-10%, embora números próximos a 0 tenham sido descritos mais recentemente[61,67]. A sobrevida em 5 anos após ressecção é de cerca de 15-20%[3,37,61,63].

Selecionar os pacientes que possam se beneficiar com a ressecção, oferecendo-lhe o melhor tratamento com mínima morbidade e mortalidade, bem como realizar tratamento paliativo aos demais pacientes, deve ser o objetivo principal.

Incidência e Epidemiologia

Apesar de o carcinoma do pâncreas ser o 11º tumor mais freqüente, devido ao seu comportamento biológico agressivo é a 4ª causa mais comum de óbito por câncer tanto no homem (depois dos tumores de pulmão, próstata e cólon) como na mulher (depois dos tumores de mama, cólon, pulmão)[20]. Sua incidência aumentou 3 vezes nos Estados Unidos de 1920 a 1978 e posteriormente se estabilizou. Entretanto, em vários países europeus, sua incidência continua a aumentar. Inúmeros trabalhos foram realizados avaliando aspectos epidemiológicos do carcinoma do pâncreas, mas sua etiologia permanece desconhecida. Alguns fatores que estão relacionados com o aumento na incidência do carcinoma pancreático são idade avançada, sexo masculino, cor negra, etnia judaica, hereditariedade e tabagismo (Tabela 144.1)[14,51].

O carcinoma do pâncreas é mais freqüente no homem do que na mulher, em uma proporção de 1,3 para 1, e ocorre mais freqüentemente nas 7ª e 8ª décadas de vida[51]. Não existe diferença de incidência racial importante, mas esse tumor parece ser ligeiramente mais comum em negros (2 vezes) e judeus[4].

O fator genético é importante em alguns pacientes com carcinoma pancreático[14,22,23]. A pancreatite hereditária apresenta um risco estimado de desenvolver carcinoma pancreático de 40% na idade de 70 anos[35]. Esse tipo de pancreatite é autossômica dominante, e o gene responsável pela doença está localizado no cromossoma 7q35. Cinco outras síndromes hereditárias apresentam maior risco de desenvolver carcinoma pancreático (carcinoma colorretal sem polipose hereditária, carcinoma de mama hereditário familiar associado à mutação do BRCA2, síndrome de Peutz-Jeghers, síndrome ataxia telangiectasia, síndrome de múltiplos melanomas e nevo atípico familiar[67]. Além das condições hereditárias previamente mencionadas, observou-se uma maior incidência de carcinoma pancreático (7% a 8%) em familiares de 1º grau com essa neoplasia[22,23].

O fator ambiental mais importante associado com o carcinoma pancreático é o tabagismo, e o risco aumenta com a intensidade do tabagismo[10,13]. A ingestão elevada de gordura e/ou carne parece também aumentar o risco de carcinoma pancreático[10,14].

Capítulo traduzido pelos Drs. Danielle Duck e Edimar Leandro Toderke.

Tabela 144.1
Fatores de Risco para Desenvolvimento de Carcinoma Pancreático

Elevado	*Moderado/Pouco*
Idade avançada	*Diabetes mellitus*
Sexo masculino	Pancreatite crônica
Cor negra	Gastrectomia
Etnia judaica	Dieta rica em carne/gordura
Tabagismo	
Hereditariedade	

PATOLOGIA

A quase totalidade das neoplasias pancreáticas é maligna, sendo o adenocarcinoma ductal o mais comum[10,70]. Tumores císticos e endócrinos, que podem ser tanto benignos como malignos, serão discutidos no final deste capítulo e no Capítulo 145, respectivamente. Outros tumores pancreáticos muito raros, como pancreatoblastoma, teratomas e linfomas, não serão discutidos.

Cerca de 95-97% das neoplasias malignas do pâncreas são adenocarcinomas que se originam de células glandulares exócrinas dos ductos (quase todos) ou dos ácinos (muito raros)[61]. Freqüentemente, grande parte da massa tumoral (até 2/3 do volume) é devida à pancreatite adjacente. O tumor localiza-se mais freqüentemente na cabeça do pâncreas (65%). Cerca de 15% localiza-se no corpo e/ou na cauda, e 20% envolve difusamente toda a glândula[61,70].

A neoplasia comumente comprime o colédoco terminal e o ducto pancreático principal. Outras estruturas adjacentes, como as veias porta e cava, estômago e duodeno, são também freqüentemente comprimidas. O carcinoma pancreático caracteriza-se por disseminação vascular e linfática precoces. Metástases para linfonodos regionais e para o fígado ocorrem em 90% e 80% dos pacientes, respectivamente, por ocasião do diagnóstico[67,70]. Invasão perineural, que é uma causa comum de dor persistente, também é muito freqüente. O tumor pode ser multicêntrico em 30% dos casos[10,70].

QUADRO CLÍNICO

As manifestações clínicas do adenocarcinoma pancreático são tardias. Quando presentes, freqüentemente indicam doença avançada, de modo que somente menos de 20% dos pacientes são submetidos a tratamento cirúrgico curativo[10,67]. Os tumores da cabeça do pâncreas causam sintomas mais precoces e apresentam melhor prognóstico do que os tumores do corpo e da cauda do pâncreas[61].

Perda de peso é o sintoma mais freqüente, ocorrendo em quase todos os pacientes. A icterícia, geralmente progressiva e com prurido, ocorre em 70%-80% dos pacientes e é o sintoma que mais freqüentemente leva o paciente a procurar atenção médica. A dor é um sintoma também freqüente, que pode ser localizada no abdômen superior ou lombar, com ou sem irradiação em faixa. A dor pode ser muito intensa, principalmente nas fases avançadas, e é relacionada à invasão tumoral dos nervos e à pancreatite adjacente, e secundária à obstrução dos ductos pancreáticos.

Perda de apetite, fraqueza generalizada, depressão mental, sintomas dispépticos vagos também ocorrem freqüentemente. Insuficiência pancreática exócrina (esteatorréia) e endócrina (*diabetes mellitus*) e tromboflebite migratória ou trombose das veias profundas das extremidades inferiores são manifestações tardias e incomuns. Entretanto, trombos arteriais e venosos são observados em 25% dos pacientes com câncer pancreático à necropsia. O aparecimento de *diabetes mellitus* pela primeira vez em idosos pode indicar a presença de carcinoma pancreático. Pancreatite aguda pode também ser a primeira manifestação.

Os sintomas iniciais estão presentes por mais de 3 meses em 40% dos pacientes com câncer pancreático. Embora a icterícia seja um sinal de alarme, esta pode ser ignorada pelo paciente e pelo médico, especialmente na presença de doença biliar benigna ou pancreática concomitante[42]. A icterícia não é geralmente um sintoma isolado, sendo usualmente acompanhada por outros sintomas, como dor e perda de peso. A dor foi encontrada em somente 33% dos pacientes com tumor localizado, mas em 72% dos pacientes com doença avançada ou metastática em nossos estudos[42].

Ao exame físico, a icterícia é a alteração mais evidente. Uma massa pode ser palpada no abdômen superior e pode ser uma vesícula biliar dilatada (sinal de Courvoisier), neoplasia, hepatomegalia ou massa de linfonodos. Ascite ou linfonodos metastáticos distantes (linfonodo de Virchow ou adenopatia supraclavicular esquerda) são mais incomuns e indicam doença avançada. A icterícia e a presença de vesícula biliar palpável foram sinais prognósticos relativamente bons em nosso estudo[61].

DIAGNÓSTICO

Exames Laboratoriais

As alterações dos exames laboratoriais são inespecíficas de icterícia obstrutiva em pacientes com carcinoma da cabeça do pâncreas, e as principais incluem elevação das bilirrubinas, mais acentuadamente da direta, da fosfatase alcalina e da gamaglutamiltransferase (gama GT). As aminotransferases estão pouco elevadas nos pacientes com icterícia prolongada ou intensa.

Ultra-Sonografia e Tomografia

Apesar de a ultra-sonografia abdominal ser o primeiro exame de imagem a ser solicitado na maioria dos pacientes para avaliação da causa da icterícia, a tomografia computadorizada é o método de escolha para o diagnóstico e estagiamento do carcinoma pancreático[6,7]. O achado tomográfico de carcinoma pancreático é a presença de uma lesão focal hipodensa, associado a alterações secundárias a invasão de estruturas vizinhas, como dilatação da via biliar principal e vesícula biliar e invasão e trombose de vasos adjacentes. A tomografia também apresenta elevada precisão na avaliação da disseminação tumoral para linfonodos peripancreáticos, estruturas adjacentes e o fígado[44,49].

Além de apresentar uma precisão de até 90% no diagnóstico do adenocarcinoma pancreático, a tomografia é útil para determinar os pacientes que apresentam tumor irressecável[36,57]. Os principais achados tomográficos de tumor irressecável são: (1) presença de metástase a distância; (2) envolvimento ou revestimento arterial (artéria mesentérica superior ou tronco celíaco) ou venoso (veia mesentérica superior ou porta) pelo tumor; e (3) invasão de órgãos adjacentes como o intestino grosso e o estômago[25]. Na presença desses achados, a precisão em determinar a irressecabilidade do tumor é de quase 100%. Entretanto, a precisão em determinar a ressecabilidade é de somente 50% a 75%, ou seja, 25% a 50% dos pacientes que apresentam tumor ressecável na tomografia apresentam lesões mais avançadas na laparotomia, que o tornam irressecável. As causas mais comuns de tumor irressecável não-determinadas pela tomografia são invasão vascular pelo tumor e presença de pequenas metástases hepáticas.

Ressonância Magnética

Com a melhora tecnológica da ressonância magnética, a precisão desse método no diagnóstico de carcinoma pancreático tem alcançado níveis próximos ou iguais ao da tomografia[25,56]. A tomografia tem a vantagem de ser mais barata e mais rápida do que a ressonância. Entretanto, a ressonância magnética não utiliza radiação ionizante e não utiliza material de contraste iodado e, assim, raramente causa nefrotoxicidade ou reações alérgicas[1].

Os achados de carcinoma pancreático na ressonância incluem massa pancreática, dilatação ductal e metástases hepáticas. A presença de massa pancreática na ressonância se caracteriza por hipossinal em T1 comparado com o hipersinal do tecido pancreático normal. O ducto pancreático pode ser adequadamente avaliado pela colangiopancreatorressonância e os resultados são comparáveis aos da colangiopancreatografia retrógrada na identificação do carcinoma pancreático[1]. A realização de angiorressonância (arteriografia e venografia) é fundamental para determinar a ressecabilidade do tumor[56].

Colangiopancreatografia Endoscópica Retrógrada (CPER)

Como a grande maioria (95-97%) dos carcinomas pancreáticos origina-se no ducto pancreático, não é surpresa que a colangiopancreatografia endoscópica retrógrada tenha elevada precisão no diagnóstico dessa neoplasia. Entretanto, com a melhora tecnológica da tomografia e da ressonância, inclusive da colangiopancreatorressonância, a CPER tornou-se desnecessária no diagnóstico da maioria dos pacientes com carcinoma pancreático. Atualmente, a CPER tem sido mais utilizada no paciente com carcinoma pancreático com finalidade terapêutica (colocação de próteses biliares para aliviar a icterícia) do que diagnóstica.

A CPER pode também ser extremamente útil no caso incomum em que persiste dúvida diagnóstica após a realização da tomografia e da ressonância. Os achados de carcinoma pancreático na CPER incluem obstrução do ducto pancreático pelo tumor, compressão ou invasão do colédoco terminal pelo tumor e extravasamento do material de contraste no parênquima pancreático por necrose do ducto.

Ultra-Sonografia Endoscópica

Vários autores demonstraram que a ultra-sonografia endoscópica apresenta elevada precisão no diagnóstico do carcinoma pancreático. Parece ser muito útil na avaliação de tumores pequenos[30,57]. Entretanto, como o método depende muito da qualificação do operador, trabalhos adicionais são necessários para confirmar essa elevada precisão. A ultra-sonografia endoscópica também pode ser útil para a obtenção de tecido através de biópsia pancreática com agulha fina[69].

Tomografia de Emissão de Pósitron

Esse exame é baseado na observação de que as células neoplásicas utilizam mais glicose do que as células normais do pâncreas[53]. Imagens são obtidas após a administração de fluorodesoxiglicose, um análogo radioativo da glicose. Ao contrário do pâncreas normal, que não é visualizado com esse exame, o carcinoma pancreático e as metástases aparecem como áreas de captação ("áreas quentes").

Atualmente, a tomografia de emissão de pósitron é utilizada nas seguintes situações: (1) diagnóstico diferencial de massas pancreáticas benignas de malignas; (2) diferenciação entre fibrose e recidiva tumoral após pancreatectomia; (3) auxiliar no diagnóstico diferencial de lesões pancreáticas pequenas; e (4) avaliação da resposta terapêutica à qumiorradiação neoadjuvante.

Biópsia Pancreática

A realização de biópsia aspirativa com agulha fina guiada por ultra-sonografia endoscópica ou tomografia pode ser importante para estabelecer o diagnóstico de carcinoma pancreático em alguns pacientes. Sua sensibilidade varia de 60% a 95%, sua especificidade é de quase 100%, e parece não haver diferença nos resultados entre a biópsia guiada por ultra-sonografia endoscópica ou tomografia.

Complicações podem ocorrer raramente, como hemorragia, fístula pancreática, pancreatite, abscesso e disseminação tumoral. A biópsia está indicada em: (1) pacientes com doença avançada e com estado geral ruim, de modo que nem operação curativa ou paliativa está indicada. Nesse caso, é importante obter comprovação diagnóstica histológica através de biópsia se terapêutica neo-adjuvante estiver sendo contemplada; (2) pacientes com massa pancreática localizada, cuja possibilidade de linfoma, tuberculose, sarcoidose e outras doenças incomuns estiver sendo considerada. A biópsia pancreática é desnecessária nos pacientes em que se objetiva realizar procedimento cirúrgico curativo ou paliativo.

Laparoscopia

A laparoscopia pode ser importante no estagiamento e no planejamento do carcinoma pancreático. Entretanto, sua indicação permanece controversa[27,40]. Pelo custo elevado e a possibilidade de complicações, a laparoscopia não deve ser realizada nos casos em que o tratamento cirúrgico curativo ou paliativo estiver indicado.

Sua principal indicação é nos pacientes com carcinoma do corpo e da cauda do pâncreas em que os demais exames pré-operatórios indicam lesão localizada e ressecável[11,27,40]. Nessas condições, a laparoscopia pode evidenciar metástases não-identificáveis durante o pré-operatório em uma percentagem expressiva dos pacientes e assim evitar uma laparotomia desnecessária. Ao contrário do tumor da cabeça do pâncreas, os tumores do corpo e da cauda geralmente não causam obstrução biliar ou do duodeno e portanto não necessitam de operações paliativas.

A laparoscopia não está indicada em pacientes com tumor da cabeça do pâncreas já que na ocorrência de metástases não identificadas com os exames pré-operatórios, procedimentos como derivações biliares, gastroenteroanastomoses e infiltração do tronco celíaco com álcool são excelentes opções de tratamento paliativo.

Angiografia

Com o desenvolvimento da angiotomografia e da angiorressonância, que apresentam elevada precisão, custo menor e complicações incomuns, a arteriografia tem sido empregada somente em casos isolados de carcinoma pancreático[49].

Marcadores Tumorais

O antígeno carboidrato 19-9 (CA 19-9) é o marcador tumoral mais utilizado no diagnóstico do carcinoma pancreático. Além de útil para o diagnóstico, tem sido valioso para o prognóstico e para determinar recidiva.

Sua sensibilidade é de 78,6% no câncer ressecável e de 91,3% no irressecável[52,64]. Devido à baixa sensibilidade do CA 19-9 nos cânceres pancreáticos pequenos, o seu papel na detecção do câncer pancreático precoce é limitado[64] (ver Capítulo 2).

ESTAGIAMENTO

O estagiamento é geralmente estabelecido simultaneamente ao diagnóstico, através da realização dos exames previamente discutidos. O sistema de estagiamento mais usado para o carcinoma pancreático é o da União Internacional contra o Câncer, que é baseado em critérios do tumor (T), linfonodos (N) e metástases (M). Os quatro estágios da neoplasia são evidenciados na Tabela 144.2.

Tabela 144.2
Estagiamento dos Tumores Pancreáticos pelo Sistema da União Internacional contra o Câncer

Estágio	*T*	*N*	*M*	*Sobrevida em 5 anos*
I	T_1 ou T_2	N_0	M_0	20-40%
II	T_3	N_0	M_0	10-25
III	Qualquer T	N_1	M_0	10-15
IV	Qualquer T	Qualquer N	M_1	0-8

Tumor (T): T_1= limitado ao pâncreas; T_2 = extensão diretamente ao duodeno, ducto biliar ou tecidos peripancreáticos; T_3= extensão diretamente ao estômago, baço, cólon ou grandes vasos adjacentes. Linfonodos (N): N_0= ausência de metástases para linfonodos; N_1= presença de metástases para linfonodos. Metástases a distância (M): M_0= ausência de metástases a distância; M_1= presença de metástases a distância.

TRATAMENTO

Risco Operatório

Pacientes idosos e debilitados não são candidatos à ressecção pancreática, uma vez que a mortalidade operatória é bastante expressiva, podendo atingir até 40% nesse grupo de pacientes[58]. Assim, uma investigação diagnóstica ampla e procedimentos para estadiamento não são necessários nesses pacientes. A mortalidade pós-operatória é alta em pacientes com icterícia obstrutiva[45,64]. Dados da literatura evidenciam que bilirrubina sérica acima de 12 mg/100 ml, combinada a um hematócrito menor que 30% em um paciente com neoplasia maligna, está associada à mortalidade operatória de 60% e de somente 5% quando esses fatores estão ausentes[45].

A obstrução biliar leva à disfunção hepatocelular e a um comprometimento da função das células hepáticas de Kupffer. O clareamento das endotoxinas provindas das bactérias intestinais pelo sistema reticuloendotelial está afetado. Os sais biliares, que podem ligar-se às endotoxinas, estão ausentes no intestino durante a obstrução biliar. Esses dois fatores são responsáveis por um aumento da endotoxina na icterícia obstrutiva. A alta taxa de mortalidade pós-operatória e o elevado número de complicações, como insuficiência renal, coagulopatia, levando à deficiência de cicatrização da ferida e hemorragia gastrointestinal, são possivelmente secundários à endotoxemia. O comprometimento da imunidade celular específica foi demonstrado em ratos com obstrução biliar experimental.[70] Embora pouco seja conhecido sobre o estado imunológico de pacientes com icterícia obstrutiva, a diminuição da imunidade pode ser uma das razões da alta incidência de complicações sépticas nesses pacientes. Vários métodos podem diminuir as complicações associadas à endotoxina: administração oral de sais biliares (desoxicolato sódico), preparo intestinal pré-operatório ou lavagem intestinal completa e administração oral de lactulose. Através dessas medidas, a quantidade de endotoxinas absorvidas pelo intestino será menor[16,17].

A drenagem biliar pré-operatória é outra forma para reduzir a mortalidade pós-operatória em pacientes com obstrução biliar[15,18]. O efeito benéfico desse procedimento tem sido demonstrado em estudos clínicos retrospectivos. Contudo, a morbidade e a mortalidade pós-operatórias não diminuem em pacientes tratados com drenagem biliar transepática percutânea, quando comparados com os pacientes-controle não-drenados. Entretanto, a drenagem biliar interna parece ser benéfica. Experimentalmente em ratos, a drenagem biliar interna aumenta a sobrevida e reduz a endotoxemia, ao passo que a drenagem biliar externa não teve efeito considerável[16,17] (ver Capítulo 134).

A introdução transpapilar de uma prótese oferece uma forma de drenagem interna, segura em mãos hábeis. Esse procedimento aumenta o risco de colangite. A drenagem deve ser mantida por mais de 2 semanas, de acordo com estudos experimentais e clínicos, para permitir a normalização da bilirrubina sérica e melhorar vários outros parâmetros.

A deterioração do estado nutricional nos pacientes com carcinoma pancreático e icterícia obstrutiva é freqüente. A hiperalimentação parenteral durante, no mínimo, 12 dias após resolução da obstrução biliar através da drenagem percutânea pode diminuir a percentagem de complicações pós-operatórias quando comparada com pacientes que se submeteram a drenagem sem hiperalimentação.

Laparotomia

Os pacientes portadores de câncer pancreático potencialmente ressecável devem ser operados por um cirurgião com experiência em operações pancreáticas, capaz de realizar ressecções com uma mortalidade inferior a 10%[4,62]. A taxa de ressecabilidade do câncer pancreático é freqüentemente inferior a 20%. Mesmo em centros especializados a taxa é inferior a 30-40%[4,62]. A taxa de ressecabilidade de tumores pequenos é muito mais alta. Em uma revisão de 104 pacientes com carcinoma pancreático menor que 2 cm, somente 1 paciente submeteu-se a um procedimento paliativo devido à sua idade. Todos os demais tumores foram ressecados (99%)[64].

A comprovação diagnóstica histológica antes da ressecção não é necessária. Nos pacientes com tumores pequenos, que são os que apresentam melhor prognóstico, a decisão de prosseguir com a ressecção pancreática pode ser difícil. Contudo, pelos erros de amostragens e dificuldades na interpretação das biópsias, o número de biópsias falso-negativas pode ser superior a 30% (15% por erro de amostragem, 15% por erro de interpretação). A aspiração intra-operatória através de uma agulha fina especialmente sob guia ultra-sonográfico é provavelmente mais útil na obtenção de tecido para diagnóstico. Ocorrendo uma ou duas biópsias negativas, a decisão de proceder com a ressecção deve ser tomada com base no julgamento clínico. Se o paciente tiver um nódulo e as demais porções do pâncreas forem normais, é pouco provável que não seja uma neoplasia. A dificuldade é excepcionalmente grande no paciente com pancreatite crônica e com nódulo pancreático único.

O estabelecimento intra-operatório do estágio e da ressecabilidade do tumor também não é simples. A disseminação peritoneal e as grandes metástases hepáticas podem freqüentemente ser diagnosticadas, mas a invasão local de vasos sangüíneos é de difícil verificação, e estudos pré-operatórios, como a angiotomografia ou a angiorressonância, podem ser úteis. A retirada de amostras de linfonodos da gordura peripancreática não é aconselhada. A presença de metástases em linfonodos regionais não é contra-indicação absoluta de pancreatectomia, especialmente em pacientes com tumores pequenos. Contudo, alguns cirurgiões não prosseguem com a pancreatoduodenectomia em pacientes com metástases com linfonodos, principalmente em pacientes com estado geral comprometido, idosos e com doenças associadas.

Ressecção do Câncer Pancreático

Câncer da Cabeça do Pâncreas

Após determinar a ressecabilidade do tumor, a pancreatectomia é realizada. A pancreatectomia é o procedimento de escolha para os pacientes com carcinoma na cabeça do pâncreas. Permanece controversa a escolha entre a técnica de preservar ou não o piloro (Fig. 144.1). A primeira é mais fisiológica, e alguns estudos demonstraram redução da diarréia (esteatorréia), melhora na recuperação do peso e normalização do metabolismo da glicose no pós-operatório[33]. Entretanto, o tempo de esvaziamento gástrico é bastante reduzido, e muitos pacientes apresentam náuseas e vômitos intensos nas primeiras semanas de pós-operatório quando se utiliza a técnica de preservação do piloro. Apesar de não estar documentada uma linfadenectomia limitada e que a margem de excisão pode estar comprometida por tumor nos pacientes com preservação do piloro, a excisão completa do tumor é um assunto de preocupação com essa técnica. O procedimento com preservação do piloro não deve ser usado em pacientes com grandes massas tumorais na cabeça do pâncreas e em pacientes com tumores duodenais envolvendo a primeira ou a segunda porção do duodeno. Entretanto, é o procedimento de escolha para o carcinoma periampular pequeno e para as doenças pancreáticas benignas.

A pancreatectomia regional foi proposta por Fortner *et al.* e consiste em pancreatectomia total, dissecção ampla dos linfonodos e excisão dos grandes vasos adjacentes envolvidos como a veia porta[29]. O valor dessa operação ainda não foi provado, e dois estudos prospectivos e randomizados recentes não demonstraram sobrevida maior em pacientes submetidos a pancreatectomia regional[66,67].

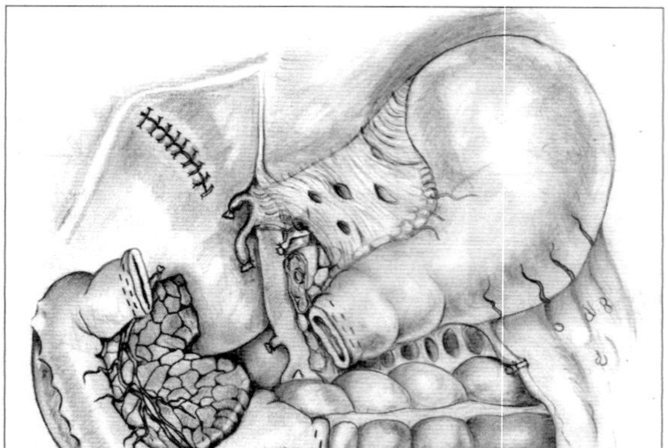

Fig. 144.1 — *Pancreatoduodenectomia parcial com preservação do piloro.*

A mortalidade e a morbidade operatória da pancreatoduodenectomia em centros com grande experiência são de 3% e 45%, respectivamente[46,66,67]. As principais causas de morte pós-operatória são sepse, hemorragia e complicações cardiovasculares. As principais complicações pós-operatórias são fístula pancreática, abscesso, hemorragia e infecção de parede. Esvaziamento gástrico lento é uma complicação comum nos serviços que utilizam a técnica de preservação do piloro.

Câncer do Corpo e da Cauda do Pâncreas

O carcinoma do corpo e da cauda do pâncreas geralmente alcança grandes dimensões, invade as estruturas vizinhas (veia porta, veia e artéria mesentérica superior e o tronco celíaco) ou apresenta metástases a distância quando é diagnosticado. Atualmente, a ressecção pancreática (pancreatectomia distal com esplenectomia) é possível em somente 10% dos tumores do corpo e da cauda do pâncreas.

Técnica de Pancreatoduodenectomia (Operação de Whipple)

A operação pode ser realizada através de uma laparotomia mediana que se estende do apêndice xifóide a 2-4 cm abaixo do umbigo. Uma incisão subcostal bilateral ou direita extensa pode ser utilizada. O ligamento gastrocólico é amplamente aberto e o pâncreas, cuidadosamente avaliado.

Antes de prosseguir com a ressecção pancreática por neoplasia, o cirurgião deve certificar-se da ressecabilidade da lesão. Os seguintes achados contra-indicam a pancreatoduodenectomia e por isso devem ser cuidadosamente avaliados: (1) extensão da neoplasia além da área da ressecção usual, como metástases hepáticas. A presença de metástases em linfonodos localizados na área a ser removida não contra-indica a operação; (2) invasão do mesocólon transverso que necessite de colectomia para excisar completamente a neoplasia; (3) invasão da veia cava, que deve ser avaliada pela realização da manobra de Kocher (secção da reflexão peritoneal superior à 1ª porção do duodeno e lateral à 2ª porção); (4) invasão da veia porta e dos vasos mesentéricos superiores, que pode ser determinada pela dissecção da superfície posterior do pâncreas e da parede anterior desses vasos. Essa dissecção pode ser realizada cuidadosamente com o dedo indicador ou com uma gaze pequena ("bonequinha"), pois o espaço entre o pâncreas e esses vasos é preenchido por tecido areolar frouxo e raramente são encontrados pequenos vasos sangüíneos (Fig. 144.2). Essa dissecção pode ser iniciada tanto pela borda inferior como pela borda superior do pâncreas. Se a dissecção foi iniciada pela borda inferior, a veia mesentérica superior pode ser facilmente identificada seguindo a veia cólica média no mesocólon transverso até a sua junção com a veia mesentérica superior.

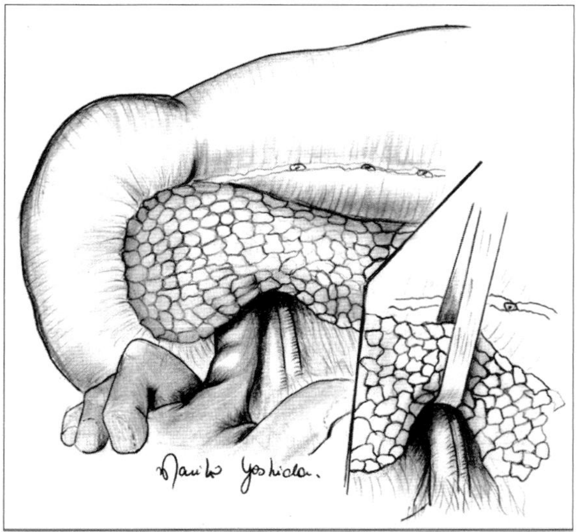

Fig. 144.2 — *Dissecção cuidadosa com o dedo indicador do espaço entre a superfície posterior do pâncreas e os vasos mesentéricos superiores. A parte inferior direita do desenho mostra o pâncreas reparado com um dreno de Penrose.*

A seguir, a vesícula biliar é dissecada e a artéria cística identificada, ligada e seccionada. O ducto hepático comum é dissecado e seccionado acima da sua junção com o ducto cístico. A extremidade distal do ducto hepático comum seccionado é ligada e tracionada para facilitar a sua dissecção da veia porta. A extremidade proximal do ducto hepático é ocluída temporariamente com um clampe buldogue delicado para evitar extravasamento de bile.

Dois pontos de fio inabsorvível 2-0 são passados e amarrados lateral e medialmente à linha de secção transversa do pâncreas, tanto na borda superior como na borda inferior do pâncreas, com a finalidade de ligar os vasos que percorrem essas bordas (Fig. 144.3). A superfície anterior do pâncreas é seccionada transversalmente entre os pontos anteriores e o parênquima é cuidadosamente dissecado com uma pinça hemostática delicada até o ducto pancreático principal ser identificado e reparado com fio absorvível. Um cateter de polietileno ou preferentemente de silicone é inserido por 2 ou 3 cm na porção distal do ducto pancreático principal, que é delicadamente amarrado ao cateter com fio absorvível de polivicril 4-0 (Fig. 144.3). O ducto e o resto do parênquima pancreático são seccionados. Hemostasia é obtida com cautério ou com pontos transfixantes.

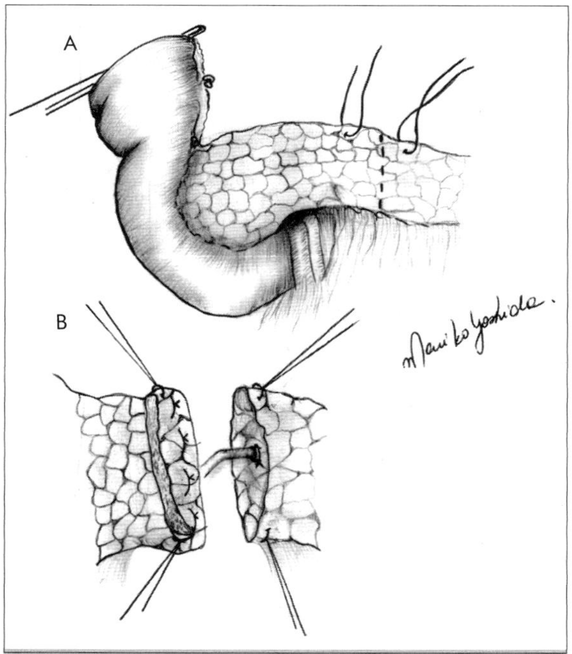

Fig. 144.3 — *Ligadura dos vasos que percorrem as bordas superior (A) e inferior (B) do pâncreas. Cateterização do ducto pancreático principal e secção do pâncreas.*

O estomago é seccionado após ligadura das artérias gástrica esquerda e gastroduodenal. A terceira e a quarta porções do duodeno são liberadas por dissecção romba e o mesentério dos 10 cm proximais de jejuno é ligado e seccionado. O jejuno é seccionado a esse nível e passado para o andar superior do abdômen através de uma abertura no mesentério ou por trás dos vasos mesentéricos. A extensão da ressecção gástrica é variável, de 40% a 75%, dependendo do serviço. Alguns autores também realizam vagotomia troncular para evitar a ocorrência de úlcera da boca anastomótica, devido à redução da secreção alcalina pancreática que alcança o jejuno após a pancreatectomia. Mais recentemente, foi proposta a pancreatoduodenectomia com preservação do piloro, na qual todo o estômago e o piloro são preservados e a secção é feita na 1ª porção do duodeno (Fig. 144.1). Essa técnica tem a vantagem de reduzir as complicações nutricionais e a diarréia pós-operatória.

A peça cirúrgica permanece ligada somente pelo processo uncinado, que deve ser cuidadosamente dissecado dos vasos mesentéricos superiores e da veia porta. A dissecção é feita pela ligadura e secção dos vasos venosos e arteriais provenientes daqueles vasos que vascularizam o processo uncinado (Fig. 144.4). Essa dissecção é iniciada inferiormente e é facilitada pela retração da veia porta para esquerda com um afastador de veia, enquanto o processo uncinado é tracionado para a direita. Essa manobra facilita a ligadura dos vasos provenientes da artéria mesentérica.

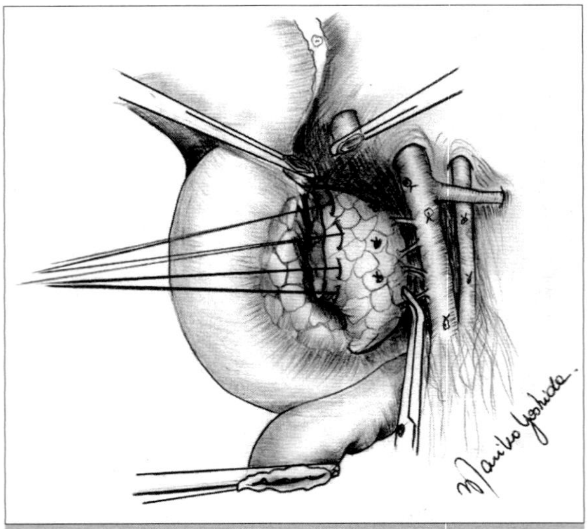

Fig. 144.4 — *Liberação do processo uncinado do pâncreas.*

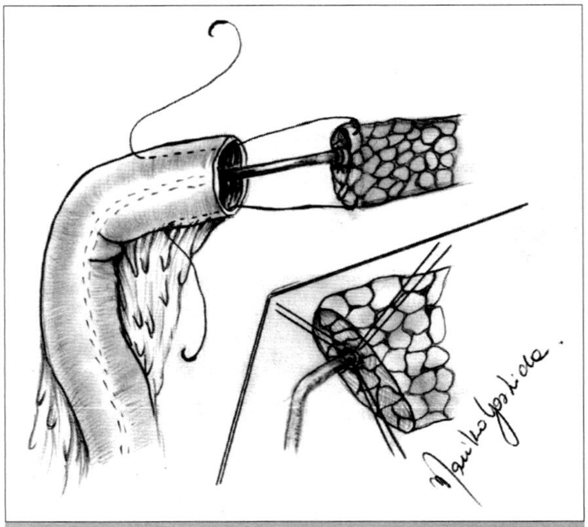

Fig. 144.5 — *Anastomose pancreatojejunal com invaginação do pâncreas dentro da alça jejunal. A parte inferior direita do desenho mostra o ducto pancreático principal cateterizado.*

Ocasionalmente, durante a dissecção do pâncreas da veia porta após a secção da via biliar, estômago e jejuno, o cirurgião pode inesperadamente observar invasão da veia porta pelo tumor. Nessa situação, o cirurgião deve ressecar um segmento da veia porta. Entretanto, se o cirurgião não tiver experiência com procedimentos vasculares, a melhor conduta é seccionar o pâncreas através do tumor e aceitar que a operação não foi curativa do que tentar ressecar um segmento da veia porta ou da artéria mesentérica superior.

A seqüência e os tipos de anastomoses empregados na reconstrução biliopancreatogastrointestinal variam bastante com a experiência do cirurgião. A seqüência mais utilizada é primeiro a anastomose pancreatojejunal término-terminal seguida da hepaticojejunal término-lateral e finalmente da gastrojejunostomia.

A extremidade distal do jejuno seccionado é levada próximo ao pâncreas através de uma abertura no mesocólon transverso ou através do ligamento de Treitz, por onde o duodeno e o jejuno proximal foram retirados. A anastomose entre o jejuno e o pâncreas é feita em um ou dois planos com sutura contínua ou pontos separados com fio inabsorvível de polipropileno (Prolene) ou algodão. Um tipo de anastomose pancreatojejunal freqüentemente empregado consiste na invaginação da extremidade seccionada do pâncreas por 2 cm na luz da extremidade distal do jejuno seccionado e na realização de uma sutura contínua ou com pontos separados entre o parênquima pancreático e todas as camadas do jejuno (Fig. 144.5). Uma segunda camada de pontos entre a superfície do pâncreas e a seromuscular do jejuno pode ser adicionada. Antes de realizar a sutura da parede anterior, o cateter do ducto pancreático é passado distalmente na luz intestinal e a sua extremidade pode ser seccionada 5-8 cm do pâncreas e abandonada na luz, ou pode então ser exteriorizada através da parede jejunal e abdominal a uma distância de 10-15 cm do pâncreas (Fig. 144.6).

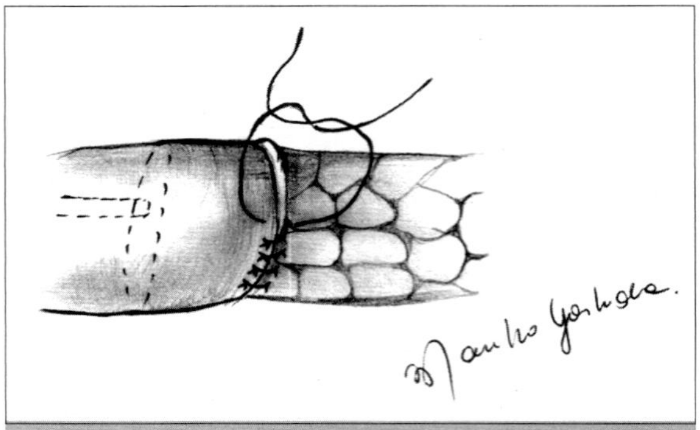

Fig. 144.6 — *Realização da anastomose pancreatojejunal, plano anterior.*

Um segundo tipo de anastomose entre o pâncreas e o jejuno é a término-lateral ducto-mucosa intestinal. A extremidade do jejuno seccionado é fechada em um ou dois planos com sutura contínua de polivicril 2-0. Um segmento seromuscular é excisado da face antimesentérica do jejuno de tamanho igual à superfície pancreática seccionada. A superfície posterior do pâncreas seccionada é anastomosada com sutura contínua ou pontos separados de polipropileno ou algodão a todas as camadas do jejuno. Uma pequena abertura é feita no centro da mucosa em que a seromuscular foi excisada e o ducto é anastomosado à mucosa jejunal com quatro ou cinco pontos de polivicril 4-0. Um cateter pode ser empregado para moldar a anastomose de uma das duas maneiras descritas anteriormente. A sutura entre a parede anterior do pâncreas e o jejuno completa a anastomose.

A hepaticojejunostomia término-lateral em plano único de PDS 4-0 é realizada a seguir. O plano posterior é geralmente feito com sutura contínua e o anterior com pontos separados, mas se houver qualquer dúvida quanto à permeabilidade da anastomose (ducto hepático com menos de 2 cm) é preferível realizar a anastomose do plano anterior e posterior com pontos separados.

Se o piloro foi preservado, a anastomose gastrojejunal ou duodenojejunal é realizada em um ou dois planos com polivicril 2-0. Um dreno é colocado próximo à pancreatojejunostomia e outro inferior à hepatojejunostomia.

Procedimentos Paliativos

O prurido secundário à icterícia obstrutiva é um sintoma extremamente desconfortável, que deve ser aliviado. Três métodos efetivos de drenagem biliar são disponíveis para o tratamento da icterícia obstrutiva: cirúrgico, endoscópico e percutâneo. Apesar de o método percutâneo ser bastante efetivo e associado à baixa morbidade e mortalidade (ver Capítulo 134), o método endoscópico tornou-se o mais usado entre os dois não-cirúrgicos.

Permanece controversa a escolha entre a drenagem biliar endoscópica e a cirúrgica. Vários estudos demonstraram que ambas são efetivas em aliviar a icterícia. A drenagem endoscópica é associada à menor taxa de morbidade e mortalidade e a uma maior taxa de recidiva da icterícia, necessitando da troca da prótese a cada 3 meses em média. Ao contrário, no tratamento cirúrgico, apesar de associado à maior morbidade e mortalidade, a resolução da icterícia obstrutiva é geralmente definitiva. A escolha deve ser baseada na disponibilidade, experiência e taxas de complicações dos métodos no hospital e principalmente no estado geral do paciente e no estágio de evolução do tumor. O tratamento cirúrgico é preferível em pacientes menos idosos, com estado geral melhor e com sobrevida mais longa (doença menos avançada). Drenagem cirúrgica paliativa também deve ser realizada nos pacientes que foram submetidos a laparotomia em que não foi possível realizar a ressecção pancreática, mesmo nos que já tenham uma prótese colocada endoscopicamente ou por via transparieto-hepática no pré-operatório.

O tratamento endoscópico tem uma taxa de sucesso de colocação da prótese de 85-90%, mortalidade de 2% e de colangite, a complicação mais freqüente, de 8%. Recorrência da icterícia ocorre na maioria dos pacientes que apresentam sobrevida maior do que 3-6 meses, a menos que a prótese seja trocada previamente.

Os três procedimentos cirúrgicos de drenagem biliar mais freqüentemente utilizados são a coledocoduodenostomia, a colecistojejunostomia e a hepático ou coledocojejunostomia. O tratamento cirúrgico apresenta mortalidade operatória de 3,1% e complicação de 22%[60].

Em virtude de a obstrução gástrica poder ocorrer em 10%-20% dos pacientes submetidos somente à drenagem biliar, uma gastroenterostomia profilática associada ou não à vagotomia troncular é defendida, principalmente em pacientes com menos de 60 anos de idade, com ausência de metástases hepáticas extensas e com uma expectativa de vida superior a 3 meses[32,60]. A colocação de próteses metálicas auto-expansivas no local da estenose pilórica ou duodenal em pacientes com carcinoma pancreático tem sido realizada com sucesso por alguns serviços[41,59]. Entretanto, resultados de grandes séries ainda não são disponíveis.

Dor abdominal e lombar é freqüentemente intensa em pacientes com carcinoma pancreático irressecável[68]. A esplancnicectomia intra-operatória química (injeção de 20 ml de álcool a 50% em ambos os lados da aorta no nível do tronco celíaco) é efetiva em reduzir a dor e sempre que possível deve ser associada ao tratamento paliativo[31]. A esplancnicectomia química percutânea é igualmente efetiva[48].

Terapia Adjuvante

Vários estudos demonstraram o valor da quimiorradioterapia em pacientes com carcinoma pancreático[28,50,63]. Os dois quimioterápicos que demonstraram aumentar a sobrevida em carcinoma pancreático são o 5-FU (5- fluorouracil) e a gencitabina. A gencitabina é um análogo de desoxicitadina capaz de inibir a replicação e o reparo do DNA. Os dois quimioterápicos são radiossensibilizadores. Atualmente, a gencitabina é considerada o melhor quimioterápico disponível para o tratamento do adenocarcinoma pancreático[54].

Um estudo recente do Hospital Johns Hopkins nos Estados Unidos demonstrou que a quimiorradioterapia adjuvante pós-operatória (5-FU + 40 Gy de radioterapia) prolonga a sobrevida dos pacientes submetidos a ressecção do carcinoma pancreático (20 meses) quando comparada ao tratamento cirúrgico isolado (11 meses)[61,65].

Os pacientes que apresentam doença avançada não-ressecável no momento do diagnóstico ou que apresentam recidiva após pancreatectomia também podem se beneficiar de quimioterapia ou quimiorradioterapia paliativa. A radioterapia em combinação com 5-FU parece ser superior à radioterapia isolada.

Alguns autores preferem utilizar a quimiorradioterapia neo-adjuvante, ou seja antes do tratamento cirúrgico[12,38,47]. Suas vantagens e desvantagens necessitam ser determinadas.

Prognóstico

O prognóstico do adenocarcinoma pancreático é ruim, sendo que a maioria dos pacientes tem doença incurável quando o diagnóstico é estabelecido. Menos de 20% dos pacientes com adenocarcinoma pancreático têm sobrevida acima de 1 ano, e somente 4% têm sobrevida acima de 5 anos após o diagnóstico[51].

Cerca de 10% dos pacientes com câncer pancreático terão expectativa de cura pela cirurgia. Nos pacientes que foram submetidos a pancreatoduodenectomia por carcinoma da cabeça do pâncreas, a sobrevida média é de 16 a 22 meses e a de 5 anos é de 15 a 21%[3,37,39,61]. Os fatores que determinam melhor prognóstico incluem tumor < 3 cm, ausência de metástase para linfonodos, margens não-comprometidas, tumores bem diferenciados e operação realizada por equipe com grande experiência em pancreatectomias (> 5 pancreatoduodenectomias por ano)[37,39,61,62]. Nos pacientes submetidos a pancreatectomia por carcinoma de corpo e cauda do pâncreas, a sobrevida média é de 7 a 13 meses, com menos de 10% apresentando sobrevida superior a 5 anos.

NEOPLASIAS CÍSTICAS DO PÂNCREAS

As neoplasias císticas do pâncreas são incomuns, correspondendo a apenas 1% de todas as neoplasias desse órgão(Capítulo 141). As mais comuns são a neoplasia cística mucinosa, o cistoadenoma seroso e a neoplasia mucinosa papilar intraductal (Tabela 144.3).

Neoplasia Cística Mucinosa

As neoplasias císticas mucinosas são os tumores císticos pancreáticos mais freqüentes (50% das neoplasias císticas do pâncreas). Ocorrem principalmente nas mulheres (> 80%), com idade média de 55 anos. Dois terços localizam-se no corpo e na cauda do pâncreas. Os tumores podem ser benignos (cistoadenoma mucinoso) ou malignos (cistoadenocarcinoma mucinoso). O exame microscópico pode revelar áreas de displasia, indicando que os tumores benignos podem evoluir para carcinoma.

A maioria dos pacientes é assintomática ou apresenta dor abdominal ou massa palpável. A ultra-sonografia e a tomografia auxiliam no diagnóstico e evidenciam cistos de tamanhos variáveis (1 a 25 cm), cujo conteúdo é viscoso, as paredes são fibrosas, e em alguns casos há calcificações.

Os tumores císticos mucinosos devem ser ressecados completamente, tanto para diferenciar os benignos dos malignos como para evitar progressão para neoplasia maligna. O cistoadenocarcinoma apresenta crescimento lento e portanto curso insidioso, ocorrência de metástase tardia e prognóstico melhor. A sobrevida em 5 anos para os tumores malignos é de 50-75%.

Cistoadenoma Seroso

A maioria ocorre em mulheres (80%) adultas (idade média de 63 anos). O local mais comum é no corpo e na cauda, e o seu tamanho varia de 1 a 25 cm. Raramente pode estar associado com a doença de Hippel-Lindau. Ao contrário das neoplasias císticas mucinosas, o conteúdo é seroso, e com raras exceções a neoplasia é benigna (cistoadenoma seroso). Raros casos(< 1%) de cistoadenocarcinoma seroso foram descritos na literatura.

Tabela 144.3
Características dos Tumores Císticos do Pâncreas

	Neoplasia Cística Mucinosa	*Cistoadenoma Seroso*	*Neoplasia Mucinosa Papilar Intraductal*
Idade média	55 anos	63	70
Sexo	80% mulher	80% mulher	60% homem
Localização	2/3 corpo e cauda	2/3 corpo e cauda	Maioria cabeça
Clínica	Dor abdominal; massa	Dor abdominal; massa	Dor abdominal; pancreatite
Tomografia			
Septos	Sim	Sim	Não
Calcificações	Sim	Sim	Não
Pancreatografia			
Deslocamentodo ducto	Sim	Sim	Não
Dilatação de ducto	Não	Não	Sim
Falhas de enchimento	Não	Não	Sim
Comunicação ducto-cisto	Não	Não	Sim
Mucina na papila	Não	Não	Sim
Potencial maligno	Sim	99% benigno	Sim

O tumor é geralmente formado por múltiplos cistos, mas ocasionalmente pode existir um único cisto. A diferenciação com pseudocisto pancreático é fundamental, pois o tratamento é diferente. O diagnóstico é sugerido pelas ultra-sonografia e tomografia computadorizada, que evidenciam uma massa com múltiplos cistos separados entre si por tecido fibroso. A colangiopancreatografia retrógrada não demonstra o cisto porque não há continuidade com os ductos pancreáticos, mas pode evidenciar compressão do colédoco terminal. A arteriografia mostra deslocamento e compressão de vasos pelo tumor sem vascularização na massa tumoral.

A conduta é expectante se a neoplasia for assintomática. Entretanto, se houver dúvida diagnóstica, a neoplasia crescer ou o paciente apresentar sintomas ou complicações como hemorragia e obstrução das estruturas vizinhas, está indicada a sua ressecção, mesmo se for necessário uma pancreatoduodenectomia.

Neoplasia Mucinosa Papilar Intraductal

Essa neoplasia consiste em proliferação intraductal de células produtoras de mucina. Freqüentemente produzem mucina em grande quantidade, que podem obstruir os ductos, ocasionando dilatação cística dos mesmos e a pancreatite crônica obstrutiva. O muco pode ser observado na papila de Vater durante uma endoscopia digestiva alta. A maioria dos tumores está localizada na cabeça do pâncreas. Cerca de 1/3 dos tumores é maligno, e estes são de crescimento lento e dão metástases tardiamente. Há um discreto predomínio (60%) no sexo masculino.

O quadro clínico é geralmente de dor abdominal ou de episódios de pancreatite. A ultra-sonografia e a tomografia podem evidenciar, além do tumor, dilatação intensa do ducto pancreático principal. A pancreatografia retrógrada pode evidenciar eliminação de muco pela papila, dilatação do ducto pancreático, com regiões com falha de enchimento e comunicação entre o ducto e áreas císticas.

O tratamento consiste em ressecção pancreática: pancreatoduodenectomia para os tumores localizados na cabeça e pancreatectomia distal ou subtotal para os localizados na cauda e no corpo do pâncreas. O prognóstico é bom, com elevada possibilidade (60%) de cura com o tratamento cirúrgico.

REFERÊNCIAS BIBLIOGRÁFICAS

1. Adamek HE, Albert J, Breer H, et al. Pancreatic cancer detection with magnetic resonance cholangiopancreatography and endoscopic retrograde cholangiopancreatography: A prospective controlled study. *Lancet* 356:190-3, 2000.
2. Adler G, Schmid RM. Chronic pancreatitis: Still puzzling? *Gastroenterology* 112:1762-5, 1997.
3. Benassai G, Mastrorilli M, Quarto G et al. Survival after pancreaticoduodenectomy for ductal adenocarcinoma of the head of the pancreas. *Chir Ital* 52:263-70, 2000.
4. Birkmeyer JD, Finlayson SRG, Tosteson ANA et al. Effect of hospital volume on in-hospital mortality with pancreaticoduodenectomy. *Surgery* 125:250-6, 1999.
5. Birkmeyer JD, Warshaw AL, Finlayson SRG, et al. Relationship between hospital volume and late survival after pancreaticoduodenectomy. *Surgery* 126:178-83, 1999.
6. Bluemke DA, Fishman EK. CT and MR evaluation of pancreatic cancer. *Surg Oncol Clin North Am* 7:103-24, 1998.
7. Boland GW, O'Malley ME, Saez M, et al. Pancreatic-phase versus portal vein-phase helical CT of the pancreas. Optimal temporal window for evaluation of pancreatic adenocarcinoma. *AJR Am J Roentgenol* 172: 605-8, 1999.
8. Brat DJ, Lillemoe KD, Yeo CJ, et al. Progression of pancreatic intraductal neoplasms to infiltrating adenocarcinoma of the pancreas. *Am J Surg Pathol* 22:163-9, 1998.
9. Czito BG, Willett CG, Clark JW, Fernández-del Castillo C. Current perspectives on locally advanced pancreatic cancer. *Oncology* 14:1535-45, 2000.
10. DiMagno EP, Reber HA, Tempero MA. AGA technical review on the epidemiology, diagnosis, and treatment of pancreatic ductal adenocarcinoma. *Gastroenterology* 117:1464-84, 1999.
11. Espat NJ, Brennan MF, Colon KC. Patients with laparoscopically staged unresectable pancreatic adenocarcinoma do not require subsequent surgical biliary or gastric bypass. *J Am Coll Surg* 188:649-55, 1999.
12. Evans DB, et al: Preoperative chemoradiation strategies for localized adenocarcinoma of the pancreas. *J Hepato-Biliary Pancreat Surg* 5:242-8, 1998.
13. Ghadirian P, Simard A, Baillargeon J. Tobacco, alcohol, and coffee and cancer of the pancreas. *Cancer* 67:2664-70, 1991.
14. Gold EB, Goldin SB. Epidemiology of and risk factors for pancreatic cancer. *Surg Oncol Clin North Am* 7:67-91, 1998.
15. Gouma DJ, Wesdorp RIC, Oostenbroek RJ, et al. Percutaneous transhepatic drainage and insertion of an endoprothesis for obstructive jaundice. *World J Surg* 145:763-8, 1983.
16. Gouma DJ, Coelho JCU, Schlegel JF, et al. The effect of preoperative internal and external biliary drainage on mortality of jaundiced rats. *Arch Surg* 122:731-4, 1987.
17. Gouma DJ, Coelho JCU, Fisher JD et al. Endotoxemia after relief of biliary obstruction by internal and external drainage in rats. *Am J Surg* 151:476-9, 1986.
18. Gouma DJ, Moody FG. Preoperative percutaneous transhepatic drainage: Use or abuse. *Surg Gastroenterol* 3:74-80, 1984.
19. Gouma DJ, Roughneen PT, Kumar S et al. Changes in nutritional status associated with obstructive jaundice and biliary drainage in rats. *Am J Clin Nutr* 44:362-9, 1986.
20. Greenlee RT, Murray T, Bolden S, Wingo PA. Cancer Statistics 2000. CA Cancer J Clin 50:7-33, 2000.
21. Howe JR. Factors predictive of survival in ampullary carcinoma. *Ann Surg* 228:87-95, 1998.
22. Hruban RH, Peterson GM, Goggins M, et al. Familial pancreatic cancer. *Ann Oncol 10 (Suppl 4)*:69-73, 1999.
23. Hruban RH, Petersen GM, Ha PK, Kern SE. Genetics of pancreatic cancer: from genes to families. *Surg Oncol Clin North Am* 7:1-23, 1998.
24. Huibregtse K, Tytgat GN. Palliative treatment of obstructive jaundice by transpapillary introduction of a large bore bile duct endoprothesis. *Gut* 23:371-5, 1982.
25. Ichikawa T, Haradome H, Hachiya J, et al. Pancreatic ductal adenocarcinoma: Preoperative assessment with helical CT versus dynamic MR Imaging. *Radiology* 202:655-62, 1997.
26. Izbicki JR, Bloechle C, Broering DC, et al. Extended drainage versus resection in surgery for chronic pancreatitis. *Ann Surg* 228:771-79, 1998.
27. Jimenez RE, Warshaw AL, Rather DW, et al. Impact of laparoscopic staging in the treatment of pancreatic cancer. *Arch Surg* 135:409-15, 2000.

28. Klinkenbijl JH. Adjuvant radiotherapy and 5-fluorouracil after curative resection for the cancer of the pancreas and periampullary region: phase III trial of the EORTC Gastrointestinal Tract Cancer Cooperative Group. *Ann Surg* 230:776-82, 1999.
29. Leach SD. Survival following pancreaticoduodenectomy with resection of the superior mesenteric-portal vein confluence for adenocarcinoma of the pancreatic head. *Br J Surg* 85:611-5, 1998.
30. Legman P, Vignaus O, Dousser B, et al. Pancreatic tumors: Comparison of dual-phase helical CT and endoscopic sonography. *Am J Roentgenol* 170:1315-22, 1998.
31. Lillemoe KD, Cameron JL, Kaufman HS, et al. Chemical splanchniectomy in patients with unresectable pancreatic cancer: A prospective randomized trial. *Ann Surg* 217:447-57, 1993.
32. Lillemoe KD. Is prophylactic gastrojejunostomy indicated for unresectable periampullary cancer? A prospective randomized trial. *Ann Surg* 203:322-7, 1999.
33. Lin PW, Lin YJ. Prospective randomized comparison between pylorus preserving and pancreaticoduodenectomy. *Br J Surg* 86:603-8, 1999.
34. Lowenfels AB, Maisonneuve P, Cavallini G, et al. Pancreatitis and the risk of pancreatic cancer. *N Engl J Med* 328:1433-37, 1993.
35. Lowenfels AB, Maisonneuve P, DiMagno EP, et al. Hereditary pancreatitis and the risk of pancreatic cancer. *J Natl Cancer Inst* 89:442-46, 1997.
36. Lu DS, Reber HA, Krasny RM, et al. Local staging of pancreatic cancer: Criteria for unresectability of major vessels as revealed by pancreatic-phase, thin-section helical CT. *Am J Roentgenol* 168:1439-43, 1997.
37. Meyer W, Jurowich C, Reichel M, et al. Pathomorphological and histological prognostic factors in curatively resected ductal adenocarcinoma of the pancreas. *Surg Today* 30:582-7, 2000.
38. Miller AR, Robinson EK, Lee JE, et al. Neoadjuvant chemoradiation for adenocarcinoma of the pancreas. *Surg Oncol Clin North Am* 7:183-97, 1998.
39. Millikan KW, Deiel DJ, Silverstein JC, et al. Prognostic factors associated with respectable adenocarcinoma of the head of the pancreas. *Am Surg* 65:618-23, 1999.
40. Minnard EA, Conlon KC, Hoos A, et al Laparoscopic ultrasound enhances standard laparoscopy in the staging of pancreatic cancer. *Ann Surg* 228:182-87, 1998.
41. Nevitt AW, Vida F, Kozarek RA, et al. Expandable metallic prostheses for malignant obstructions of gastric outlet and proximal small bowel. *Gastrointest Endosc* 47:271-6, 1998.
42. Obertop H, Bruining HA, Schattenkerk M, et al. Operative approach to cancer of the head of the pancreas and the periampullary region. *Br J Surg* 69:573-6, 1982.
43. Obertop H, Van Houten H. A new technique for pancreatojejunostomy. *Surg Gynecol Obstet* 159:88-90, 1984.
44. O'Malley ME, Boland GW, Wood BJ, et al. Adenocarcinoma of the head of the pancreas: Determination of surgical unresectability with thin-section pancreatic-phase helical CT. *Am Roentgenol* 173:1513-18, 1999.
45. Pain JA, Cahill CJ, Bailey ME. Perioperative complications in obstructive jaundice: therapeutic considerations. *Br J Surg* 72:942-5, 1985.
46. Pedrazolli S, DiCarlo R, et al. Standard versus extended lymphadenectomy associated with pancreaticoduodenectomy in the surgical treatment of adenocarcinoma of the head of the pancreas. *Ann Surg* 228:508-17, 1998.
47. Pisters PWT. Rapid-fractionation preoperative chemoradiation, pancreaticoduodenectomy, and intraoperative radiation therapy for resectable pancreatic adenocarcinoma. *J Clin Oncol* 16:3843-9, 1998.
48. Polati E, Finco G, Gottin L, et al. Prospective randomized double-blind trial of neurolytic coeliac plexus block in patients with pancreatic cancer. *Br J Surg* 85:199-291, 1998.
49. Raptopoulos V, Steer ML, Sheiman RG, et al: The uses of helical CT and CT angiography to predict vascular involvement from pancreatic cancer: Correlation with findings at surgery. *AJR Am J Roentgenol* 168:971-7, 1997.
50. Regine WF, John WJ, Mohiuddin M. Evolving trends in combined modality therapy for pancreatic cancer. *J Hepato-Biliary Pancreat Surg* 5:227-31, 1998.
51. Ries LAG, Eisner MP, Kosary CL, et al. Seer Cancer Statistics Review. 1973 — 1996. Bethesda, MD. National Cancer Institute, 2000.
52. Ritts RE, Pitt HA. CA 19-9 in pancreatic cancer. *Surg Oncol Clin North Am* 7:93-101, 1998.
53. Rose DM, Delbeke D, Beauchamp RD, et al[18]. Fluorodeoxyglucose-positron emission tomography in the management of patients with suspected pancreatic cancer. *Ann Surg* 229:729-38, 1998.
54. Rothenberg ML, Moore MJ, Cripps MC, et al. A phase II trial of gemcitabine in patients with 5-FU refractory pancreas cancer. *Ann Oncol* 7: 347-53, 1996.
55. Share N, Schwarz G, et al. Mutations of the cystic fibrosis gene in patients with chronic pancreatitis. *N Engl J Med* 339:645-52, 1998.
56. Shirkhoda A, Konez O, Shetty A. Mesenteric circulation: Three-dimensional MR angiography with a gadolinium-enhanced multiecho gradient-echo technique. *Radiology* 169:1295-303, 1997.
57. Shoup M, Hodul P, Aranha GV, et al. Defining a role for endoscopic ultrasound in staging periambullary tumors. *Am J Surg* 179:453-56, 2000.
58. Snellen JP, Obertop H, Bruining HA et al. The influence of preoperative jaundice biliary drainage and age on postoperative morbidity and mortality after pancreatoduodenectomy and total pancreatectomy. *Neth J Surg* 37:83-6, 1985.
59. Soetikno RM, Lichtenstein DR, Vandervoort J, et al. Palliation of malignant gastric outlet obstruction using an endoscopically plastic Wallstent. *Gastrointest Endosc* 47:267-70, 1998.
60. Sohn TA, Lillemoe KD, Cameron LJ, et al. Surgical palliation unresectable periampullary adenocarcinoma in the 1990s. *J Am Surg* 188: 658-66, 1999.
61. Sohn TA, Yeo CJ, Cameron JL, et al. Resected adenocarcinoma of the pancreas in 616 patients: Results, outcomes, and prognostic indicators. *J Gastrointest Surg* 4:567-79, 2000.
62. Sosa JA, Bowman HM, Gordon TA, et al: Importance of hospital volume in the overall management of pancreatic cancer. *Ann Surg* 228:429-38, 1998.
63. Spitz FR, Abbruzzese JL, Lee JE, et al. Preparative and postoperative chemoradiation of the pancreas. *J Clin Oncol* 15: 928 - 37, 1997.
64. Tsuchiya R, Noda T. Collective review of small carcinomas of the pancreas. *Ann Surg* 203:77-81, 1986.
65. Yeo CJ, Abrams RA, Grochow LB, et al. Pancreaticoduodenectomy for pancreatic adenocarcinoma: Postoperative adjuvant chemoradiation improves survival. A prospective, single institution experience. *Ann Surg* 225:621-36, 1997.
66. Yeo CJ, Cameron JL, Sohn TA, et al. Pancreaticoduodenectomy with or without extended retroperitoneal lymphadenectomy for periampullary adenocarcinoma. *Ann Surg* 229: 613-24, 1999.
67. Yeo CJ, Cameron JL. Pancreatic cancer. *Curr Probl Surg* 36:57-152, 1999.
68. Warshaw AL, Banks PA, Fernadez-del Castilho C. AGA technical review: Treatment of pain in chronic pancreatitis. *Gastroenterology* 115: 765-76, 1998; 1998.
69. Wiersema MJ, Vilmann P, Giovanni M, et al. Endosonography-guided fine needle aspiration biopsy: Diagnostic accuracy and complication assessment. *Gastroenterology* 112:1087-95, 1997.
70. Wilentz RE, Hurban RH. Pathology of cancer of the pancreas. *Surg Oncol Clin North Am* 7:43-65, 1998.

CAPÍTULO 145

Tumores Endócrinos do Pâncreas*

Bernardo Duarte

Introdução

O pâncreas pode ser o local de origem de uma ampla variedade de tumores endócrinos benignos ou malignos, únicos ou múltiplos, funcionantes ou não-funcionantes. Dois aspectos são responsáveis pelo aprimoramento do diagnóstico desses tumores: as técnicas de radioimunoensaio para dosagem de hormônios e peptídeos no sangue e o desenvolvimento do conceito da capacidade funcional das células e tumores neuroendócrinos através de técnicas imunocitoquímicas. Esses fatos baseiam-se na descrição do sistema neuroendócrino difuso, no tubo gastroentérico e no pâncreas, que possuem células com características citoquímicas comuns de captação e descarboxilação de precursores aminas (células APUD). A presença de células funcionantes semelhantes no cérebro aumentou o conhecimento e o entendimento do amplo universo de peptídeos reguladores no homem.

Classificação

As neoplasias endócrinas são classificadas em tumores originários das células das ilhotas pancreáticas e tumores não-originários das células das ilhotas pancreáticas ou tumores ectópicos (Tabela 145.1).

Os tumores originários das células das ilhotas pancreáticas são os seguintes, em ordem de freqüência: insulinomas (células beta), glucagonomas (células alfa), somatostatinomas (células delta), PPomas (células PP ou FPP), que secretam polipeptídeos pancreáticos[25]. O vipoma pode originar-se das células das ilhotas ou ainda das células neurais pancreáticas.

Os tumores endócrinos não-originários das ilhotas pancreáticas secretam peptídeos que geralmente não estão presentes no pâncreas. Os mais comuns são o gastrinoma, tumores produtores de ACTH, síndrome de hipercalcemia ectópica, tumores produtores de hormônio antidiurético e tumores carcinóides[25]. O pâncreas e os pulmões são os locais mais comuns de tumores responsáveis por síndromes paraneoplásicas.

Considera-se de grande importância o reconhecimento de que as células das ilhotas pancreáticas normais, bem como as células neoplásicas, podem produzir ou secretar mais de um hormônio e peptídeo ou amina; portanto, a apresentação clínica pode ser uma combinação dos efeitos desses diferentes hormônios e peptídeos, porém mais comumente observa-se o efeito de um só hormônio. Por essa razão, torna-se prático classificar os tumores pancreáticos endócrinos de acordo com o hormônio que é predominantemente secretado pelo tumor funcionante, como, por exemplo, insulina (insulinoma) e somatostatina (somatostatinoma).

Insulinoma

O insulinoma é o tumor endócrino mais comum do pâncreas. As células das ilhotas foram descritas por Langerhans em 1869. O primeiro adenoma foi relatado por Nicholls em 1908 e foi o primeiro tumor endócrino a ser reconhecido. A insulina foi descoberta por Banting e Best em 1922, e a correlação clínica da hiperinsulinemia e de seus efeitos no homem foi relatada por Campbell *et al.*, em 1923. Em 1927, Wilder e outros autores descreveram a hiperinsulinemia e hipoglicemia em um caso de carcinoma incurável das células das ilhotas pancreáticas. W. J. Mayo realizou a ressecção do primeiro insulinoma metastático; entretanto, a primeira cura cirúrgica foi realizada por Roscoe Graham como foi relatado por Hawland e seus assistentes em 1929. Em 1938, Whipple relatou a tríade clássica do insulinoma: sintomas característicos de hipoglicemia, níveis séricos de glicose abaixo de 50 mg/dl e a melhora ime-

*Capítulo traduzido pelos Drs. Danielle Duck e Leandro Coelho.

Tabela 145.1
Tumores Endócrinos do Pâncreas

Tumores das Células das Ilhotas Pancreáticas		
Tumor	*Célula das Ilhotas*	*Hormônio Principal*
Insulinoma	Células Beta	Insulina
Glucagonoma	Células Alfa	Glucagon
Somatostatinoma	Células Delta	Somatostatina
Vipoma	Células das Ilhotas e Células Neurais	VIP (Peptídeo Intestinal Vasoativo)
PPoma	Células PP	PP (Polipeptídeo Pancreático)
Tumores Pancreáticos Ectópicos		
Gastrinoma		Gastrina
Tumores Produtores de ACTH		ACTH
Hipercalcemia Ectópica		Paratormônio Hormônio Liberador de Gastrina (Bombesina) Hormônio Antidiurético
Carcinóide		Serotonina

diata dos sintomas após administração de glicose. A dosagem de insulina por radioimunoensaio, descoberta por Berson e Yalow, tornou o diagnóstico do insulinoma mais fácil.

A incidência de insulinomas é estimada em 1 por 2,5 milhões de pessoas. Pode ocorrer em todas as idades desde o nascimento, porém a incidência maior está entre os 40 e 60 anos de idade.[18] Existem muitos relatos sobre uma pequena predominância no sexo feminino sobre o sexo masculino, porém existem também relatos que não mostram diferença na incidência desses tumores entre os sexos[18].

Patologia

Estima-se que 90% dos insulinomas são benignos e únicos. Tumores múltiplos são provavelmente parte da síndrome neoplásica endócrina múltipla tipo I, e ocorrem em aproximadamente 10% dos casos de insulinomas. Os tumores são distribuídos uniformemente no pâncreas; no entanto, casos ectópicos (1% a 3%) podem ocorrer no estômago, divertículo de Meckel com pâncreas ectópico e pulmão. Esses tumores são de dimensões reduzidas, a maioria (50%) com cerca de 0,5 a 1 cm, e muito raramente (8%) atingem mais de 5 cm de diâmetro.

As alterações patológicas dos insulinomas são as seguintes: (1) hiperplasia difusa das células beta; (2) nesidioblastose, um tipo de hiperplasia em que a proliferação das ilhotas ocorre a partir de epitélio do ducto de secreção exócrina[46]. Consiste em uma lesão difusa que ocorre predominantemente em crianças mas pode ser reconhecida em 5% dos adultos e adolescentes com hiperinsulinismo; (3) microadenomatose; (4) adenoma das células beta; e (5) carcinoma das células beta. Adenomatose consiste em múltiplos macro ou microadenomas e ocorre especialmente em pacientes com neoplasia endócrina múltipla do tipo I. O carcinoma é definido pela presença de metástases para linfonodos regionais e para o fígado. A histologia dos tumores malignos é indistinguível daquela dos tumores benignos, mesmo com a utilização da microscopia eletrônica. Os tumores malignos correspondem a aproximadamente 10% dos insulinomas e são geralmente de tamanho grande (média de 6 cm). Quando ocorrem metástases, geralmente são para o fígado (50%) e para linfonodos regionais (30%)[18].

Quadro Clínico

A hipoglicemia é responsável pela maioria dos sintomas e sinais e é decorrente do excesso de insulina, que, por sua vez, inibe a produção hepática de glicose e estimula a utilização periférica de glicose pelos músculos e tecido adiposo[18,25]. Uma vez que o cérebro depende da glicose para seu funcionamento, os sintomas neurológicos são os mais comuns. Esses sintomas são muito variáveis, podendo ocorrer alterações neurológicas focais, apatia, estupor, paralisia, convulsões, coma, irritabilidade, ansiedade, confusão mental, excitação, desorientação, delírio, disartrias, perturbações visuais e vertigem[18,25].

A hipoglicemia provoca a liberação de catecolaminas. A adrenalina exacerba muito as alterações neurológicas já existentes e acarreta ainda alterações cardiovasculares, como palpitação, palidez, dor precordial e ainda alterações gastrointestinais como fome, náuseas e vômitos[18]. A hipoglicemia ocorre tipicamente em períodos de jejum e pode ser provocada ou agravada por exercícios físicos[18,19]. O ganho de peso é comum, pois as manifestações clínicas são prevenidas ou reduzidas pela ingestão de alimentos.

No caso de insulinoma, que faz parte da neoplasia endócrina múltipla do tipo I (síndrome de Werner), as manifestações clínicas podem ser mais complexas devido à produção de outros hormônios[31].

Diagnóstico

A presença de insulinoma deve ser sempre considerada em pacientes com sintomas de hipoglicemia, principalmente quando desencadeada pelo jejum ou por exercícios físicos, e em pacientes com neoplasia endócrina múltipla tipo I[19,31]. Entretanto, como existem muitas outras causas de hipoglicemia que são mais comuns do que insulinomas, deve-se sempre fazer uma consideração metódica dessas outras etiologias possíveis (Tabela 145.2).

A tríade de Whipple (sintomas de hipoglicemia, glicemia < 50 mg/dl e melhora dos sintomas após administração endovenosa de glicose) permanece importante no diagnóstico de insulinoma. Entretanto, a tríade não é específica e pode ser observada em outras condições, como administração de agentes hipoglicemiantes, tumores de partes moles e hipoglicemia reativa ou pós-prandial.

A melhor maneira para diagnosticar insulinomas é a presença de níveis inapropriadamente elevados de insulina circulante (> 5 mU/ml) em relação ao nível sérico de glicose coexistente, especialmente quando há sintomas de hipoglicemia[6]. Esses níveis são obtidos através da determinação dos níveis de insulina com radioimunoensaio e dosagem dos níveis séricos de glicose em jejum, sendo que em indivíduos normais a taxa de insulina em relação à glicose é sempre menor do que 0,4.

Os testes utilizados no diagnóstico dos insulinomas incluem:

1. Relação dos níveis sangüíneos de insulina em relação ao de glicose > 0,4.
2. Teste de jejum-dosagem de glicemia e insulinemia durante jejum prolongado. Cerca de 2/3 dos pacientes apresentam sintomas de hipoglicemia em 24 horas de jejum e quase todos apresentam em 72 horas.
3. Dosagem de pró-insulina e peptídeo C. Este teste é muito útil no diagnóstico diferencial da hipoglicemia do paciente com insulinoma daquela do paciente que administra insulina em si próprio, geralmente médicos e enfermeiras. O nível de peptídeo C ou pró-insulina é elevado na presença de insulinoma e normal

Tabela 145.2
Causas Principais de Hipoglicemia

Pós-Prandial (Hipoglicemia Reativa)

- Hiperinsulinismo alimentar
- Intolerância hereditária à frutose
- Galactosemia
- Sensibilidade à leucina
- Idiopática

Hipoglicemia de Jejum

Condições primárias devidas à superprodução de glicose
- Deficiência de Hormônios
  - Hipopituitarismo
  - Insuficiência de Supra-Renal
  - Deficiência de Catecolaminas
  - Deficiência de Glucagon
- Alterações Enzimáticas
  - Glicose-6-fosfatase
  - Fosforilase hepática
  - Piruvato carboxilase
  - Fosfoenolpiruvato (PEP)-carboxicinase
  - Frutose 1,6 di-fosfatase
  - Glicose sintetase
- Deficiência de Substratos
  - Hipoglicemia cetósica da infância
  - Desnutrição severa, perda muscular
  - Gestação prolongada
- Doenças Hepáticas Adquiridas
  - Congestão hepática
  - Hepatite severa
  - Cirrose
- Drogas
  - Álcool
  - Propranolol
  - Salicilatos

Condições primárias devidas à utilização excessiva de glicose
- Hiperinsulinismo
  - Insulinoma
  - Insulina exógena
  - Sulfoniluréias
  - Doença imune com anticorpos insulínicos
- Níveis Apropriados de Insulina
  - Tumores extrapancreáticos
  - Caquexia com depleção de gordura
  - Deficiência de carnitina
  - Deficiência de carnitina aciltransferase

Adaptado de Jaspan JB, Polonsky KS, Foster DW et al. *Tumors of pancreas, Baltimore, Williams & Wilkins, 1980.*

ou baixo no paciente que utiliza insulina. A taxa de pró-insulina/insulina é geralmente elevada no paciente com insulinoma e normal após a ingestão do hipoglicemiante sulfoniluréia.

4. Teste de provocação. Atualmente em desuso pelo risco de hipoglicemia grave. Alguns dos testes utilizados são o teste da tolbutamida, glucagon, glicose e l-leucina.

Localização dos Insulinomas

A localização do tumor deve ser sempre realizada no período pré-operatório e deve ser iniciada somente após a comprovação da existência de hiperinsulinemia[6]. O insulinoma é distribuído uniformemente no pâncreas, sendo localizados 1/3 na cabeça, 1/3 no corpo e 1/3 na cauda. A determinação prévia da localização facilita a operação, uma vez que cerca de 20% dos insulinomas são bastante pequenos e não podem ser palpados ou visualizados durante o ato operatório. Seu pequeno tamanho (40% são menores que 1,0 cm de diâmetro e 65% são menores que 1,5 cm de diâmetro) limita a utilidade da ultra-sonografia abdominal, da tomografia computadorizada e da ressonância magnética. A Tabela 145.3 mostra a sensibilidade dos vários exames de imagem em detectar insulinoma[6].

A cintilografia de receptores da somatostatina pode ser útil. Vários tumores, inclusive as neoplasias pancreáticas endócrinas, tumores do sistema nervoso central, linfomas, carcinoma da mama, carcinoma pulmonar de células pequenas, possuem receptores de somatostatina, o que permite que sejam localizados através de cintilografia[39]. O exame consiste da administração de octreotida (análogo sintético da somatostatina) marcada com radioisótopos, que se liga aos receptores da somatostatina do tumor. Assim, o tumor pode ser localizado pela cintilografia. A presença de receptores da somatostatina é variável conforme o tipo de tumor. A sensibilidade média na localização de alguns tumores pela cintilografia de receptores da somatostatina é a seguinte: insulinoma 55%, gastrinoma 80%, glucagonoma 100%, tumor pancreático endócrino não-funcionante 85%, VIPomas 80% e carcinóide 90%[27,39].

Tabela 145.3
Sensibilidade dos Exames de Imagem para Localizar Insulinoma

Exames de Imagem	*Sensibilidade**
• Cintilografia de receptores de somatostatina	55%
• Ultra-sonografia abdominal	30%
• Tomografia computadorizada	30%
• Ressonância magnética	30%
• Arteriografia	60%
• Dosagem de sangue venoso	
Sangue portal	80%
Pós-administração de cálcio	90%
• Ultra-sonografia endoscópica	81%
• Ultra-sonografia operatória	90%

**Sensibilidade média de vários estudos[3,8,14,15,18,37,53,54].*

A ultra-sonografia endoscópica é capaz de localizar insulinomas em 80% (57% a 92%) dos casos em uma revisão de 10 trabalhos, e foi superior aos outros métodos radiológicos de imagem[53,54].

A arteriografia, embora seja um exame invasivo e com risco relativo, é superior à ultra-sonografia, à tomografia computadorizada e à ressonância magnética para localizar insulinomas, com sensibilidade de 60%[6,18]. Alguns autores obtiveram sensibilidade de até 90%. O insulinoma é hipervascularizado.

A obtenção percutânea de amostras de sangue do sistema porta é um método que requer treinamento especial. Esse método consiste na obtenção de sangue de vários locais da veia porta, veia esplênica, mesentérica superior e veias pancreáticas e dosagem de insulina das amostras de cada localização. O aumento do nível de insulina em uma determinada região indica a localização do insulinoma. Esse método pode permitir a localização de insulinomas em casos de falha dos outros métodos, e a sua sensibilidade varia de 63% a 96%, com uma média de 80%[6,18].

Com base no conhecimento de que o cálcio libera insulina, tem-se realizado um teste altamente sensível, que consiste na administração de cálcio na dose de 0,025 mEq/kg nas artérias gastroduodenal, mesentérica superior, hepática direita ou artéria esplênica. Posteriormente, são coletadas amostras de sangue da veia hepática direita para dosagem de insulina[7]. O aumento do nível de insulina após a administração de cálcio em uma das artérias indica que o insulinoma está localizado na região pancreática irrigada por aquela artéria. O teste de estimulação pela administração intra-arterial de cálcio é considerado o exame mais sensível (90%) para localizar insulinomas no pré-operatório[3,6].

A ultra-sonografia intra-operatória pode auxiliar o cirurgião na localização dos insulinomas (90% de sensibilidade) e outros tumores endócrinos, pois caracteristicamente esses são hipoecogênicos quando comparados ao tecido pancreático normal[3,21].

Tratamento

O tratamento do insulinoma consiste na sua excisão cirúrgica. Após a confirmação diagnóstica de insulinoma, a proteção contra a hipoglicemia deve ser realizada com alimentação freqüente, porém, se houver necessidade de promover o jejum, a administração de glicose por via endovenosa se faz necessária. O anestesista deve sempre estar alerta, bem como o cirurgião, para evitar hipoglicemia, e uma monitorização dos níveis de glicose durante a operação deve ser realizada.

Procedimento Cirúrgico

A incisão depende da escolha do cirurgião e do biotipo do paciente. Uma incisão subcostal ou mediana permite visualização e exploração adequadas do pâncreas. A localização pré-operatória do tumor facilita o ato operatório. Cerca de 80-85% dos tumores é palpável por cirurgiões experientes.

Todo o pâncreas deve ser exposto e cuidadosamente palpado, inclusive a cabeça, após a realização da manobra de Kocher. Os tumores pequenos, solitários e superficiais são facilmente excisados, sempre tomando-se cuidado especial para não lesar o ducto pancreático principal, evitando-se assim o desenvolvimento de fístula. Quando houver lesão do ducto principal, deve-se realizar uma pancreatectomia distal com preservação do baço, se possível. A pancreatoduodenectomia raramente é necessária.

Quando o tumor não é encontrado por palpação, a ultra-sonografia peroperatória deve ser feita[3,21]. Pode ainda ser necessária a realização de uma duodenotomia para melhor avaliação da cabeça do pâncreas. Quando não se consegue identificar o tumor apesar do exame cuidadoso e criterioso, muitos autores preconizam a realização de uma pancreatectomia distal para eliminar a hiperplasia das células das ilhotas, nesidioblastose e microadenomatose. A pancreatectomia total deve ser evitada, e, nos casos em que a localização do tumor não foi possível, é preferível terminar o procedimento cirúrgico nesse ponto e tentar novamente a localização do tumor posteriormente, com a utilização de outras técnicas, tais como a obtenção de amostras de sangue da veia esplênica por via percutânea ou uma terapia com diazóxido (600-900 mg/dia), deixando-se a pancreatectomia total como última opção[16]. O cirurgião deve sempre avaliar o fígado e os linfonodos para excluir neoplasia maligna, sendo que qualquer lesão ou linfonodo suspeito devem ser biopsiados. Em casos de tumores malignos, o tratamento consiste na retirada da maior quantidade de tumor possível, uma vez que a cura não é possível. A redução da massa tumoral facilita o controle da hipoglicemia, e a terapia com medicamentos como o diazóxido ou a octreotida torna-se mais efetiva.

Insulinomas são raros (< 4%) em recém-natos e crianças de baixa idade[46]. A maioria dos casos nessa faixa etária consiste em nesidioblastose, cujo tratamento consiste em pancreatectomia quase total ou a 95% com preservação do baço[30]. O tratamento com octreotida é reservado para os casos de falha do tratamento cirúrgico.

As complicações dessas operações são: fístula pancreática, abscesso, pseudocistos e pancreatite. Quando se realiza uma cirurgia de Whipple, as complicações inerentes a essa cirurgia devem ser consideradas. A hiperglicemia em casos de pancreatectomia extensa pode ocorrer, podendo ocorrer ainda hipoglicemia persistente em casos de doença difusa como microadenomas, nesidioblastose e tumores irressecáveis.

Para os casos de falha com o tratamento cirúrgico está indicado o tratamento com diazóxido ou octreotida ou mais raramente estreptozotocina associada a 5-fluorouracil. O diazóxido tem um efeito hiperglicemiante intenso pela inibição direta da liberação da insulina das células através da estimulação dos receptores alfa-adrenérgicos. Possui também um efeito hiperglicemiante extra-hepático através da glicogenólise. O diazóxido deve ser iniciado com doses de 50 mg 3 vezes ao dia e, se necessário, aumentado até a dose máxima de 300 mg, 3 vezes ao dia[16].

Os análogos da somatostatina (octreotida e seus derivados de ação prolongada) têm sido usados com bom resultados. Atualmente, preferem-se os derivados de ação prolongada, lanreotida e octreotida de liberação lenta (Sandostatin LAR® - 10, 20 ou 30 mg EV ou IM 1 vez ao mês).

A dose de estreptozotocina é de 500 mg por m^2 de superfície corporal ao dia associada a 5-fluorouracil 400 mg por m^2 ao dia por um período de 5 dias.

GASTRINOMA (SÍNDROME DE ZOLLINGER-ELLISON)

Os dois primeiros casos de gastrinomas foram descritos por Zollinger e Ellison em 1955[10]. Gregory *et al.* demonstraram que esses tumores secretavam gastrina. Em 1968, McGuigem e Trudeau desenvolveram um teste de radioimunoensaio para dosagem de gastrina. A determinação de gastrina em pacientes com doença ulcerosa e diarréia tornou evidente que o gastrinoma é incomum, porém não tão raro como se pensava inicialmente. A relação entre gastrinomas e neoplasia endócrina múltipla está bem estabelecida; cerca de 25% dos gastrinomas fazem parte da neoplasia endócrina múltipla do tipo I[31], e os demais 75% são esporádicos (sem relação com essa síndrome). A síndrome de Cushing pode ocorrer em pacientes com gastrinomas esporádicos ou familiares. Os feocromocitomas raramente ocorrem em pacientes com gastrinomas.

Patologia

Os gastrinomas podem ser únicos ou múltiplos. Microadenomas e hiperplasia das células das ilhotas podem ocorrer em toda a glândula. Em trabalhos realizados nas década de 1970 e 1980, a maioria (60% a 90%) dos gastrinomas era maligna. Entretanto, nos estudos recentes em que os pacientes são tratados mais precocemente, somente cerca de 35-50% dos casos são malignos. Esse dado sugere que se os gastrinomas não forem tratados precocemente, eles se tornam malignos[10,12,23].

Setenta a 90% dos gastrinomas localizam-se no triângulo dos gastrinomas ou de Stabile, uma região cujos ápices são: (1) ápice superior — junção do ducto cístico com o colédoco; (2) ápice inferior — junção das 2ª e 3ª porções do duodeno; e (3) ápice lateral esquerdo — junção da cabeça com o colo do pâncreas (Fig. 145.1)[45]. Metade dos gastrinomas é localizada no duodeno, ¼ no pâncreas, 10% nos linfonodos e os demais em localizações incomuns, como mesentério, hilo do baço, antro distal, cólon, cápsula renal e ovário. Dos tumores duodenais, 70% estão localizados na 1ª porção (geralmente junto ao piloro), 20% na 2ª porção (geralmente não próximos à papila), 10% na 3ª porção e raramente na 4ª porção.

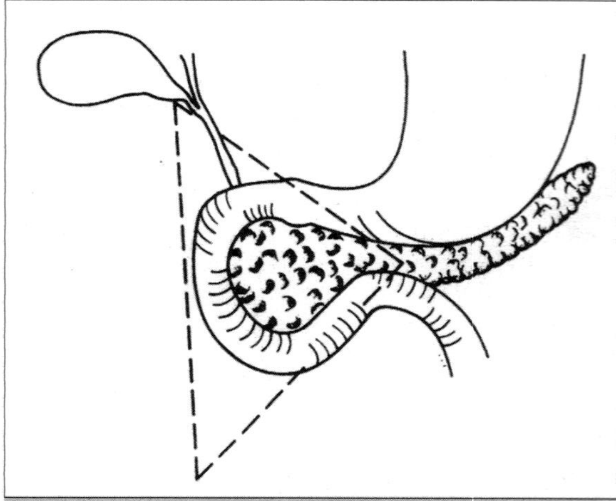

Fig. 145.1 — *Triângulo dos gastrinomas, no qual se localizam 70% a 90% desses tumores. (De Stabile BE et al.[45])*

O diagnóstico diferencial entre gastrinoma benigno e maligno depende da presença ou não de metástases. A histologia não é capaz de diferenciar gastrinoma benigno de maligno. Tanto o gastrinoma duodenal como o pancreático são malignos em uma percentagem similar, cerca de 35% a 50% dos casos. Os locais mais comuns de metástases são os linfonodos e o fígado.

A presença de metástases para linfonodos é similar nos gastrinomas duodenais e pancreáticos, 35% a 50% dos casos. Enquanto as metástases para linfonodos não dependem do tamanho ou localização do tumor primário, as metástases hepáticas ocorrem com mais freqüência nos tumores > 3 cm. Como os gastrinomas pancreáticos são > 3 cm em 70% dos pacientes e os duodenais são < 1 cm em 80% dos pacientes, metástases hepáticas são mais comuns nos gastrinomas pancreáticos (40%) do que nos duodenais (10%). Tumores localizados no corpo e na cauda do pâncreas (à esquerda da artéria mesentérica superior) são geralmente maiores do que os originários na cabeça do pâncreas e, portanto, apresentam metástases hepáticas mais freqüentes[20].

Quadro Clínico

A disponibilidade de radioimunoensaio específico para gastrina tornou a história natural desta doença mais bem definida. Os pacientes com gastrinoma são agora atendidos em estágios precoces da doença, tal como diarréia sem sinais aberrantes de gastrinoma.

A idade mais comum de aparecimento é na 5ª década de vida, embora haja relatos da presença dessa síndrome em pacientes com 7 anos de idade e ainda aos 90 anos. Os pacientes com neoplasia endócrina múltipla do tipo I apresentam em média o início das manifestações clínicas 5 a 10 anos mais precocemente[31].

As principais manifestações clínicas são as relacionadas com a hipersecreção ácida, sendo a dor epigástrica o sintoma mais comum. A doença ulcerosa péptica é a alteração mais comum, e a maioria das úlceras localiza-se no bulbo duodenal, apesar de a multiplicidade de lesões e localizações ectópicas sugerir a presença de gastrinoma. Os gastrinomas ocorrem em 0,1% de todos os pacientes com úlceras pépticas e em 2% dos pacientes com úlceras pépticas recorrentes após operações para tratamento dessas lesões.

As complicações mais comuns da úlcera péptica são náuseas e vômitos (30%), hemorragia (10%) e perfuração (7%). Evidência de esofagite de refluxo é observada em 25-40% dos pacientes. A história de doença ulcerosa crônica refratária ao tratamento clínico e ao tratamento cirúrgico sugere a presença de gastrinoma.

Manifestações clínicas de outros tumores endócrinos ocorrem nos pacientes com neoplasia endócrina múltipla do tipo I, sendo os mais comuns adenoma ou hiperplasia da paratireóide (95%), insulinoma, glucagonoma, VIPoma e adenoma ou hiperplasia da hipófise[31]. É sempre importante suspeitar da presença de gastrinoma em pacientes com a neoplasia endócrina múltipla do tipo I[31]. A associação com a neoplasia endócrina múltipla pode ser um sinal de bom prognóstico. O adenoma de paratireóide é a alteração mais comum nesses pacientes. As endocrinopatias associadas ocorrem em 10% a 40% dos pacientes com gastrinoma.

Diarréia ocorre na metade dos pacientes, sendo que 10% a 20% dos pacientes com gastrinoma apresentam somente essa manifestação. A diarréia é decorrente de três mecanismos: (1) inativação da lipase pelo pH baixo no intestino delgado alto; (2) precipitação dos sais biliares; (3) irritação pelo excesso de ácido na mucosa do intestino delgado. Como característica única, a diarréia nesses pacientes pode ser completamente interrompida com a aspiração contínua da secreção gástrica com sonda nasogástrica.

Diagnóstico

O diagnóstico de gastrinoma deve ser suspeitado nas condições ilustradas na Tabela 145.4.

Tabela 145.4
Condições que Levam à Suspeita do Diagnóstico de Gastrinoma

• Persistência ou recorrência de úlcera péptica apesar do tratamento clínico ou cirúrgico adequado
• Úlcera localizada distalmente à 1° porção do duodeno ou no jejuno
• Úlceras múltiplas
• Úlcera associada à hipercalcemia e/ou nefrolitíase ou diarréia, ou história familiar, ou idade jovem
• Esofagite de refluxo intensa
• Perfuração jejunal espontânea
• Diarréia secretória persistente de origem desconhecida
• Úlcera perfurada ou hemorrágica
• Neoplasia endócrina múltipla do tipo I

A associação de hipergastrinemia e hipersecreção gástrica é altamente sugestiva de gastrinoma. A dosagem de gastrina por radioimunoensaio é o principal método para se estabelecer o diagnóstico de gastrinoma[10,23]. Os níveis de gastrina em pacientes normais variam entre 100-150 pg/ml e muitos dos pacientes com gastrinomas têm níveis superiores a 500 pg/ml; muitos casos porém podem ter valores de gastrina dentro do normal, especialmente em estágios iniciais. Níveis de gastrina superiores a 1.000 pg/ml podem indicar gastrinoma com metástases.

Todos os pacientes com suspeita de gastrinoma devem ter análise da secreção ácida. Valores acima de 15 mEq/hora para a secreção ácida basal são altamente indicativos de gastrinoma, embora a secreção gástrica seja variável na síndrome de Zollinger-Ellison. Em pacientes com ressecções gástricas, valores superiores a 5 mEq/hora são sugestivos de gastrinoma. A determinação da secreção ácida após estímulo com pentagastrina administrada subcutaneamente na dose de 6 μg/kg é também importante. Quando a relação da secreção ácida basal com a secreção ácida estimulada (máxima) for superior a 0,6, o diagnóstico de gastrinoma é muito provável. Entretanto, aproximadamente 40% dos pacientes com gastrinoma não apresentarão essa relação acima de 0,6, bem como a secreção ácida basal não será superior a 15 mEq/hora. Essas duas alterações ocorrem em 10% dos pacientes com úlcera duodenal comum (sem gastrinoma).

Após a demonstração de hipergastrinemia e hipersecreção gástrica, deve-se excluir outras entidades que podem causar essas alterações, especialmente hiperplasia das células G, porém esta é uma afecção muito rara. Outras causas de hipergastrinemia são acloridria, hipocloridria (com ou sem anemia perniciosa), gastrite crônica, carcinoma gástrico, uso de medicamentos antiulcerosos que inibem a secreção gástrica (inibidores de bomba de próton; inibidores da histamina), vitiligo, obstrução pilórica, insuficiência renal crônica, feocromocitoma, síndrome do intestino curto, artrite reumatóide, pós-vagotomias e síndrome do antro retido após gastrectomia (ver Capítulo 38).

Quando os níveis de gastrinemia não forem conclusivos, devem-se empregar testes de estímulos como secretina, cálcio e refeição-padrão.[23,32] O teste de secretina é o mais sensível e preciso dos três citados. A administração de secretina causa liberação de gastrina pela massa tumoral. O teste é realizado pela administração endovenosa em bolo de secretina na dose de 2 CU/kg. Amostras de sangue são obtidas para determinação basal 2, 5, 10 e 20 minutos após a injeção da secretina. Quando há elevação na concentração de gastrina acima de 200 pg/ml, o resultado é considerado positivo e indica presença de gastrinoma. Resultados falso-positivos não foram descritos, e resultados falso-negativos ocorrem em somente 5-10% dos pacientes. Pessoas normais, com úlcera duodenal, hiperplasia das células G e antro retido, não apresentam elevação da gastrina ou esta é mínima após a administração de secretina ou cálcio.

O teste de infusão de cálcio à taxa de 5 mg/kg/hora, seguido da determinação dos valores de gastrina, é raramente usado, por ser um teste demorado e com efeitos colaterais. A secretina aumenta em pacientes com gastrinomas, mas não em grupos-controle. Resultados falso-positivos ocorrem em 10-15% dos pacientes, mas podem ser reduzidos a 2% se uma elevação da gastrina sérica de pelo menos 395 pg/ml for requerida para estabelecer o diagnóstico de gastrinoma[10]. A resposta da gastrina sérica é medida antes e 30, 60 e 90 minutos após a alimentação e aumenta acima do basal em pacientes com hiperplasia das células G, pós-gastrectomizados, e em pacientes normais, mas não ocorre elevação ou esta é mínima em pacientes com gastrinoma.

Localização do Tumor

O gastrinoma é um dos tumores de mais difícil localização, e procedimentos tanto invasivos como não-invasivos podem não ser efetivos. A ultra-sonografia, a tomografia computadorizada, a ressonância magnética e a angiografia seletiva permitem a localização de somente menos da metade dos gastrinomas.

A técnica de obtenção de amostras seletivas de sangue venoso de várias regiões do sistema portal para determinação do nível de gastrina tem sido menos usada pela precisão limitada e a possibilidade de complicações significativas[34]. Entretanto, uma melhora nos resultados foi obtida com uma modificação técnica, que consiste em injeção intra-arterial seletiva de secretina, que estimula a produção de gastrina, e a obtenção de amostras de sangue na veia hepática direita. O aumento da gastrina na veia hepática após a administração de secretina em uma determinada artéria significa que o gastrinoma está localizado na região de vascularização daquela artéria.

O exame de maior sensibilidade (80%) na localização dos gastrinomas é a cintilografia de receptores de somatostatina, já que 90% desses tumores têm receptores da somatostatina (ver localização dos insulinomas neste capítulo)[4,15]. Em um estudo realizado pelo Instituto Nacional de Saúde dos Estados Unidos (NIH), concluiu-se que a cintilografia de receptores de somatostatina deve ser o primeiro exame a ser solicitado para localizar gastrinomas, devido à sua simplicidade, custo baixo e elevada sensibilidade. Entretanto, a sensibilidade do método é menor para tumores pequenos. Tumores < 1,1 cm são detectados em somente 30% dos casos[2].

Como os tumores duodenais são geralmente pequenos, são eles os tumores de maior dificuldade de localização. A endoscopia e a ultra-sonografia endoscópica são os exames mais efetivos para localização pré-operatória dos gastrinomas duodenais[53,54]. A ultra-sonografia peroperatória pode também ser usada com grande precisão na localização dos insulinomas.

Tratamento

O tratamento mudou significativamente com o controle efetivo da hiperacidez gástrica através dos bloqueadores de bomba de próton, como o omeprazol, lanzoprazol, pantoprazol e rabeprazol. Esses medicamentos reduzem significativamente a secreção ácida pelo bloqueio da bomba de hidrogênio das células parietais e seus resultados são satisfatórios no tratamento prolongado. Entretanto, o tratamento dos gastrinomas não está ainda padronizado, em parte devido à variação no comportamento biológico dos tumores e à falta de um número significativo de casos tratados em uma única instituição. Muitos autores sugerem o seguinte esquema[1]:

a) Os pacientes com doença comprovadamente avançada e com múltiplas metástases hepáticas não devem ser operados e devem ser controlados com bloqueadores de bomba de prótons (omeprazol 60 a 120 mg/dia). Outros métodos terapêuticos paliativos são freqüentemente ineficazes e poucos utilizados, entre os quais se listam: radioterapia, quimioterapia (doxorrubicina, 5-fluourouracil), estreptozotocina, octreotida e interferon-alfa.

b) Pacientes com a síndrome da neoplasia endócrina múltipla raramente devem ser submetidos a tratamento cirúrgico, porque geralmente apresentam múltiplos gastrinomas, o que torna a exérese de todos os tumores pouco provável. Entretanto, alguns autores indicam o tratamento cirúrgico para os pacientes que não apresentam doença disseminada[36].

c) O paciente portador de gastrinoma esporádico que não apresenta doença disseminada deve ser submetido a ressecção cirúrgica. O cirurgião deve sempre estar alerta para o fato de que em um grande número de casos o tumor não será encontrado ou ainda haverá metástases ou o tumor é irressecável. Entretanto, alguns autores não adotam esse esquema seletivo e indicam exploração cirúrgica em todos os pacientes. A ressecção com sucesso, definida como retorno aos níveis normais de gastrina, é possível em somente 20% dos casos.

As opções cirúrgicas são as seguintes, e devem ser individualizadas:

1. Nos casos em que o tumor primário não foi encontrado, as opções cirúrgicas como vagotomia troncular com antrectomia, vagotomia troncular com piloroplastia e vagotomia superseletiva raramente são utilizadas atualmente. O paciente deve ser mantido com bloqueadores de bomba para o resto da vida. Gastrectomia total, pelas suas elevadas morbidade e mortalidade, não deve ser utilizada em pacientes com gastrinoma, a menos que o paciente tenha intolerância aos bloqueadores de bomba de prótons.
2. Quando é encontrado, o tumor deve ser ressecado conforme a sua localização. Os tumores localizados em corpo e cauda do pâncreas devem ser tratados com enucleação, se forem pequenos e não junto ao ducto pancreático principal; caso contrário, deve-se realizar pancreatectomia distal ou hemipancreatectomia com esplenectomia. Os tumores da cabeça do pâncreas, que não podem ser enucleados, devem ser ressecados com a realização de pancreatoduodenectomia.

   Tumores de duodeno devem ser excisados através de uma incisão elíptica de todas as camadas do duodeno, com cuidado para não lesar as papilas maior e menor. Apesar de o tumor ser geralmente submucoso, a enucleação é inadequada porque metade dos tumores nessa localização é localmente invasiva.
3. Na presença de metástases hepáticas deve-se ressecar a maior quantidade possível das mesmas (operação citorredutora) para facilitar o controle da secreção ácida. Conforme já mencionado anteriormente, a maioria dos autores não indica tratamento cirúrgico na presença de doença avançada e prefere tentar o controle da hipersecreção ácida com medicamentos.
4. A pancreatectomia às cegas com ressecção de 2/3 da glândula não é recomendada atualmente.

Prognóstico

Dos pacientes com gastrinoma esporádico, 50% não apresentam recidiva da doença em 5 anos e 35% em 10 anos. Entretanto, dos pacientes com gastrinoma associado à neoplasia endócrina múltipla, somente 5% não apresentam recidiva em 5 anos, e todos apresentam recidiva em 10 anos[36]. Salienta-se que, mesmo quando todo o tumor é aparentemente removido, 50% dos pacientes com gastrinoma associado à neoplasia endócrina múltipla apresentam recidiva em 5 anos. A presença de metástases para linfonodos não parece alterar a sobrevida. Nos casos em que o tumor não é encontrado, a sobrevida é de quase 100% em 5 anos e de 80% em 10 anos.

GLUCAGONOMA

O primeiro caso comprovado de glucagonoma foi relatado por McGravan *et al.* em 1966. Esses autores relataram excesso de glucagon no plasma e no tecido de um tumor pancreático de um paciente que era portador de *diabetes mellitus* e erupção cutânea. Wilkinson definiu o eritema migratório necrolítico como a alteração dermatológica típica desse tumor. Mallinson reconheceu o relacionamento entre um tumor de células alfa e dermatite e relatou 9 casos de glucagonoma (dermatite, *diabetes mellitus*, perda de peso, anemia e neoplasia de células alfa do pâncreas) [13].

Patologia

Os glucagonomas são tumores de células alfa das ilhotas pancreáticas, geralmente solitários, porém adenomas múltiplos podem ser encontrados[13]. Os tumores estão geralmente localizados na cauda do pâncreas (50-80%) e raramente na cabeça[44]. Os glucagonomas são geralmente grandes, com tamanho variando entre 3 e 10 cm de diâmetro[13,44]. A localização extrapancreática é extremamente rara[44].

Esses tumores são malignos em 70% dos casos e benignos em 30%[44]. A histologia não diferencia glucagonomas benignos de malignos e a presença de metástases define a malignidade do tumor. O fígado e os linfonodos são os locais mais freqüentes de metástases, mas estas podem ocorrer na supra-renal e ossos. A microscopia eletrônica evidencia a presença de grânulos secretórios densos.

Os glucagonomas são tumores produtores de outros peptídeos e apresentam ainda células que contêm insulina, somatostatina, VIP (polipeptídeo vasoativo intestinal), gastrina e PP (polipeptídeo pancreático). Na neoplasia endócrina múltipla do tipo I, os somatostatinomas apresentam múltiplos tumores, cada um contendo diferentes peptídeos[32].

Quadro Clínico

A prevalência e a incidência não são conhecidas, e existem aproximadamente 500 casos relatados na literatura até o presente[44]. Não há relatos em crianças, a maioria dos casos ocorre na 6ª década de vida e a incidência é semelhante em ambos os sexos.

A maioria dos pacientes apresenta a clássica dermatite (eritema migratório necrolítico), a qual invariavelmente envolve o abdômen inferior e o períneo. A pele na região perioral e nas extremidades inferiores, especialmente nos pés, é freqüentemente afetada e pode ser a primeira área sintomática. Os lábios superiores são menos freqüentemente comprometidos, e o abdômen superior e o tórax são raramente afetados. A erupção cutânea é altamente característica, áreas discretamente elevadas e edemaciadas de coloração avermelhada espalham-se em 2 a 3 dias, e nesse período as camadas superficiais de pele se destacam facilmente, deixando superfícies cruentas que se infectam facilmente[33]. O centro da lesão rapidamente cicatriza com uma pigmentação acastanhada, enquanto as bordas tendem a se espalhar, tomando uma forma geográfica. O diagnóstico é difícil quando a lesão apresenta infecção e é confundida com a forma atípica de psoríase, pênfigo e eczema. Essa lesão assemelha-se àquela causada por dermatite devida à deficiência de zinco. Entretanto, o eritema migratório necrolítico não causa alopecia importante e lesões em face e bolsa escrotal, como acontece na deficiência de zinco[33]. A hipoaminoacidemia é uma causa provável, uma vez que a sua correção leva ao desaparecimento da erupção cutânea independentemente dos níveis de glucagon[33]. Existe um padrão histológico com a derme e a camada inferior da epiderme normais, mas a metade superior da epiderme é necrótica com lise celular; a queratina espalha-se formando uma vesícula superficial. Glossite atrófica, distrofias ungueais e adelgaçamento dos cabelos são fatores integrantes das alterações dermatológicas.

A ocorrência de *diabetes mellitus* é freqüente e pode preceder ou suceder a erupção cutânea por meses ou mesmo anos. O grau de diabetes é variável, e muitas das complicações como retinopatia, neuropatia, nefropatia e doença arterial podem não ocorrer. Muitos autores acreditam que esse estado de diabetes é decorrente de altos níveis de glucagon circulante biologicamente ativo. Um teste de tolerância à glicose normal não exclui o diagnóstico de glucagonoma[13,49].

Anemia normocítica normocrômica com níveis normais de vitamina B_{12} e folatos cuja causa é desconhecida está quase sempre presente, especialmente durante as recorrências dos episódios de erupções cutâneas. Em animais de laboratório, observou-se que o glucagon suprime a eritropoiese.

Trombose venosa ocorre em cerca de 30% dos casos. Quando ocorre tromboembolismo pulmonar, este deve ser tratado adequadamente.

Perda de peso ocorre em todos os pacientes e depressão aparece em cerca de 1/3 dos pacientes, sendo que esses dois sintomas regridem com a remissão da erupção cutânea e após a ressecção do tumor[49,50]. Taquicardia pode ser observada (glucagon libera catecolaminas, aumenta o débito cardíaco e os fluxos esplâncnico e renal).

Os pacientes freqüentemente apresentam constipação intestinal e íleo paralítico, porém a diarréia também pode ser observada. A hipocloridria gástrica com diminuição da produção de bicarbonato pancreático pelo pâncreas ocorre, porém essa alteração não causa sintomas.

Como nem todos os glucagonomas apresentam eritema migratório necrotizante e nem todos esses tumores produzem apenas um hormônio, a maioria dos autores divide esses tumores em três tipos:

1. *Glucagonoma com síndrome cutânea:* consiste em eritema migratório necrotizante, glossite, anemia, perda de peso, *diabetes mellitus*, depressão intensa e trombose venosa, sendo que nem todas as manifestações estão necessariamente presentes.
2. *Glucagonoma sem síndrome cutânea:* inclui pacientes com hiperglucagonemia, diabetes mellitus e glucagonoma maligno irressecável.
3. *Glucagonoma associado à síndrome pluriglandular:* esses pacientes apresentam hiperplasia das células alfa, adenomatose, adenomas ou carcinomas. O glucagon plasmático está em níveis normais, o diabetes é leve ou ausente e não há anemia, erupção cutânea ou glossite. O glucagonoma não é funcionante, e suas manifestações clínicas são dependentes da secreção de outros hormônios pelo tumor.

Os glucagonomas ocasionalmente podem fazer parte da neoplasia endócrina múltipla do tipo I, tanto esporádico quanto familiar.

Diagnóstico

A suspeita clínica é baseada na presença de dermatite, especialmente quando esta é crônica e resistente à terapia clínica, *diabetes mellitus*, distúrbios psiquiátricos, VHS aumentado e presença de um tumor pancreático diagnosticado[13,49].

O diagnóstico é confirmado pela elevação do glucagon plasmático acima de 200 pg/ml (normal < 200 pg/ml). Na grande maioria dos casos de glucagonomas, o nível de glucagon é > 500 pg/ml. Casos raros apresentam nível entre 200-500 pg/ml. Esses casos devem ser diferenciados de outras causas de hiperglucagonemia: insuficiência hepática (cirrose hepática), hiperglucagonemia familiar, estresse intenso (trauma, exercício), septicemia, queimadura, pancreatite aguda, acromegalia, hiperfunção cortical adrenal, jejum prolongado, cetoacidose diabética e insuficiência renal crônica. Essas condições raramente causam hiperglucagonemia >500 pg/ml[33,49,50].

A hipoaminoacidemia plasmática, quando presente, é altamente sugestiva de glucagonoma. Uma biópsia de pele na área da erupção cutânea pode comprovar o diagnóstico.

Finalmente, uma ressecção ou mesmo uma biópsia do tumor com coloração histoquímica apropriada (enolase específica para neurônio) e específica, ou por microscopia eletrônica mostrando os grânulos característicos, ou por imunoperoxidase que revela o glucagon contido nas células, confirmam o diagnóstico. Comprovação suplementar pode ser feita através da quantificação de glucagon no tumor por radioimunoensaio.

Diagnóstico da Localização

Uma vez que muitos dos glucagonomas têm mais do que 3 cm de diâmetro, eles são facilmente detectados pela ultra-sonografia, tomografia computadorizada, ressonância magnética e arteriografia[13,49]. Técnicas invasivas, tais como a angiografia seletiva e a obtenção percutânea transepática de amostra de sangue, são exames reservados para os casos em que os métodos anteriores não localizaram o tumor. A cintilografia de receptores de somatostatina é capaz de identificar praticamente todos os casos de glucagonomas[27].

Tratamento

O tratamento inicial é a correção do estado hipermetabólico induzido pelo glucagon, utilizando-se hiperalimentação parenteral, correção da hipoaminoacidemia e administração de insulina quando necessário[42]. Todos os sintomas melhoram após a ressecção cirúrgica do tumor. Os níveis de glucagon retornam ao normal em casos de cura, servindo de certa forma como um marcador da presença do tumor. A ressecção da maior quantidade possível de tumor é recomendada nos casos incuráveis.

Octreotida de ação prolongada e de liberação lenta (Sandostatin LAR®- 10, 20 ou 30 mg EV ou IM 1 vez ao mês) tem sido utilizada com sucesso no controle das manifestações clínicas de pacientes com doença disseminada. A estreptozotocina também tem sido usada em pacientes com metástases disseminadas, mas o resultado é ruim.

VIPOMA

Esse raro tumor das células das ilhotas pancreáticas foi relatado por Verner e Morrison em 1958 em pacientes com diarréia intensa aquosa e hipopotassemia. É também conhecido como síndrome WDHA, das iniciais das palavras inglesas *watery, diarrhea*, *hypokalemia* e achlorhydria, devido às características de diarréia aquosa, hipopotassemia e acloridria[43]. É também conhecido como cólera pancreático, síndrome do polipeptídeo vasoativo intestinal (VIP), síndrome de Verner-Morrison e VIPoma. O VIP é o principal mediador dessa entidade.

Patologia

O VIP é um polipeptídeo com 28 aminoácidos que foi assim denominado devido ao seu efeito vasodilatador. Acredita-se que o VIP seja um neurotransmissor ou um neuromodulador encontrado no sistema nervoso central e periférico. É produzido por células neurais que se localizam dentro do pâncreas e/ou nas células das ilhotas pancreáticas[38].

Bloom, em 1983, demonstrou a correlação entre os níveis circulantes de VIP e as manifestações clínicas desse tumor. O VIP foi sintetizado por Bodanski em 1973. Os VIPomas contêm, além do VIP, metionina, histidina, enolase específica de neurônio, prostaglandina E2, polipeptídeo pancreático, tireocalcitonina e serotonina.

Os tumores produtores de VIP encontram-se no pâncreas em 90% dos casos, e 10% deles encontram-se na cadeia simpática como ganglioneuroblastomas, feocromocitomas, no pulmão, nos rins e na glândula tireóide[38,41].

Quadro Clínico

Os pacientes portadores dessa síndrome apresentam: (1) diarréia aquosa secretora, geralmente excedendo a 3 litros por dia, com conteúdo rico em potássio e bicarbonato, que não melhora com o jejum, geralmente acompanhada de dor abdominal do tipo cólica; (2) hipopotassemia; (3) redução da secreção gástrica (hipocloridria) em 70% dos pacientes; (4) hipovolemia; (5) insuficiência renal moderada ou grave; (6) perda de peso; (7) acidose. Outros achados clínicos e laboratoriais freqüentemente encontrados são rubor, hipercalcemia, hipofosfatemia e intolerância à glicose.

A letargia é explicada em parte pela hipopotassemia, que aparece em 50% dos casos. O VIP ocasiona osteólise. A hipomagnesemia secundária à glicogenólise, que ocorre devido à presença de VIP no fígado, pode ocasionar tetania. Os VIPomas podem fazer parte da neoplasia endócrina múltipla do tipo I, porém esse fato é muito raro.

Tumores únicos no pâncreas ocorrem em 80% dos casos, e a hiperplasia das células das ilhotas pancreáticas aparece em cerca de 10% a 20% dos casos. Até 10% dos tumores são de localização intratorácica, retroperitoneal ou ainda no fígado, intestino delgado e esôfago. Somente 2% dos VIPomas são múltiplos. Metástases hepáticas ocorrem em aproximadamente metade dos casos.

Diagnóstico

Os achados clínicos, principalmente de diarréia secretória de grande volume, associados a taxas elevadas de VIP (>225 pg/ml) confirmam o diagnóstico[38,41,43]. O diagnóstico diferencial deve ser feito com as seguintes afecções que produzem diarréia: síndrome de Zollinger-Ellison (taxas elevadas de gastrina e hiperacidez gástrica), doença inflamatória intestinal, adenoma viloso intestinal, somatostatinoma (apresentam má absorção de gorduras, o que não ocorre nos VIPomas), síndrome carcinóide (rubor, alterações intestinais mecânicas — que não ocorrem nos VIPomas — , e ainda aumento da serotonina e 5-HIAA, que são mais comuns nos tumores carcinóides) e carcinoma medular da tireóide (ocasiona aumento da calcitonina).

Os tumores produtores de polipeptídeo inibidor gástrico-GIP (GIPomas) e hormônio similar à colecistocinina são extremamente raros.

Diagnóstico de Localização

Como a maioria dos VIPomas é grande, eles são facilmente localizados com a ultra-sonografia, a tomografia ou a arteriografia. A tomografia de tórax pode ser necessária para o diagnóstico dos casos intratorácicos. A cintilografia dos receptores da somatostatina pode identificar 80% dos VIPomas.

Tratamento

A terapêutica inicial consiste na correção de distúrbios hidroeletrolíticos e na administração de octreotida (análogo da somatostatina) para o controle da diarréia. A ressecção do VIPoma deve ser indicada para todos os pacientes. A maioria dos tumores localiza-se no corpo e na cauda do pâncreas e está indicada a pancreatectomia distal.

Os VIPomas decorrentes de hiperplasia das células das ilhotas pancreáticas comprovados por biópsia podem ser curados com uma pancreatectomia subtotal de 85% da glândula.

A ressecção da maior quantidade possível do tumor (operação citorredutora — ressecção do tumor e do maior número possível de metástases) está indicada nos pacientes com doença disseminada. Nos casos de tumores irressecáveis, octreotida de ação prolongada é efetiva no controle da diarréia. A quimioterapia é ineficaz.

SOMATOSTATINOMA

A somatostatina produzida pelas células delta das ilhotas do pâncreas é um polipeptídeo cíclico composto de 14 aminoácidos que afeta o metabolismo de carboidratos e o crescimento através da inibição da secreção da insulina, glucagon, hormônio do crescimento, gastrina, secretina, polipeptídeo pancreático, peptídeo de liberação de insulina e motilina. Além da inibição das secreções endócrinas, apresenta um efeito direto em outros órgãos-alvo, tais como o estômago, onde é um potente inibidor da secreção ácida basal estimulada pela pentagastrina; diminuição do trânsito do intestino delgado, diminuição da absorção de gorduras, e ainda, redução da absorção de cálcio. Os efeitos da somatostatina são mediados via parácrina.

Guillemin *et al.* isolaram a somatostatina em 1955 no hipotálamo, porém mais tarde a somatostatina foi encontrada nas células das ilhotas pancreáticas e no antro gástrico. Os primeiros somatostatinomas foram relatados por Larson, Ganda, Kovacs *et al.* Em uma revisão da literatura mundial até 1998, foram relatados 173 casos, sendo que somente em 17 havia manifestações clínicas. A grande maioria era de tumores que apresentavam imunorreatividade à somatostatina, mas não produziam as manifestações da "síndrome somatostatinoma" [44].

Patologia

Os somatostatinomas são geralmente tumores grandes quando o diagnóstico é estabelecido. Cerca da metade a ¾ localiza-se no pâncreas e os demais no duodeno, ou mais raramente em outros locais, como o ducto cístico. Nos tumores de localização pancreática, 50% deles localizam-se na cabeça e 19% na cauda. Nos tumores de localização extrapancreática, 90% são de duodeno (48% na ampola de Vater e 42% nas demais porções do duodeno) [44]. Tumores malignos correspondem a 85% dos somatostatinomas pancreáticos e 52% dos tumores intestinais. As metástases envolvem o fígado, linfonodos e ossos. Esses tumores contêm outros hormônios, tais como a insulina, glucagon, substância P, VIP, calcitonina, motilina e ACTH.

Quadro Clínico

Esses tumores ocorrem desde os 26 aos 84 anos de idade, não havendo diferença na incidência entre os sexos. Muitos dos pacientes apresentam doenças na vesícula biliar, diarréia, esteatorréia, *diabetes mellitus*, hipocloridria e perda de peso[44]. As doenças da vesícula biliar incluem colelitíase, grande dilatação da vesícula sem colelitíase e icterícia obstrutiva por invasão tumoral. Metástases são observadas na maioria dos casos. Todas as manifestações são mais comuns nos tumores de localização pancreática.

Diagnóstico

A maioria dos casos foi diagnosticada durante colecistectomias por colelitíase (cuja incidência está aumentada em pacientes com somatostatinomas), e muito raramente o tumor foi detectado previamente à cirurgia. Em pacientes com suspeita de somatostatinoma, o diagnóstico é confirmado pela presença de um alto nível de somatostatina no plasma. Os níveis de somatostatina são mais elevados nos tumores de localização pancreática e menos elevados nos casos de tumores intestinais. Existem relatos da presença de formas moleculares diferentes de somatostatina.

A tomografia computadorizada, a ressonância magnética e a cintilografia de marcadores da somatostatina são capazes de localizar quase todos esses tumores devido ao seu tamanho considerável[1,15,27].

Tratamento

A única forma de tratamento é o cirúrgico, que consiste na ressecção do tumor primário e do maior número possível de metástases, se presentes[1]. A colecistectomia deve ser realizada de rotina. A quimioterapia e outros tratamentos clínicos necessitam ser avaliados[1].

Polipeptídeo Pancreático — PPoma

O polipeptídeo pancreático (PP) foi encontrado por Chance, Jones, Kimmel *et al.* em 1972. As células PP estão localizadas nas ilhotas pancreáticas, dispersas no parênquima exócrino e no revestimento dos ductos. Nas células das ilhotas, são encontradas na periferia, entre as células alfa e beta, local em que terminações nervosas penetram nas ilhotas, fato que pode explicar a alta sensibilidade das células PP a perturbações autonômicas. O papel fisiológico do PP é ainda desconhecido. A ingestão de alimento aumenta rapidamente os níveis séricos de PP por 4 a 8 horas. A atropina inibe esse mecanismo. Existem poucas dezenas de casos de PPomas relatadas, sendo que a idade variou entre 20 e 74 anos e ambos os sexos foram igualmente afetados.

A perda de peso ocorre em 68% dos casos. Muitos autores acreditam que se trata de uma síndrome silenciosa, sendo encontrada ao acaso em pacientes com hepatomegalia (40% dos casos), dor abdominal (30% dos casos), e ainda diagnosticada através de estudos radiológicos[25]. Cerca de 29% dos casos relatados fazem parte da neoplasia endócrina múltipla do tipo I[31].

O tratamento ideal é a laparotomia com ressecção, enquanto outros autores reservam a laparotomia para lesões solitárias. A localização pré-operatória com a utilização de amostras venosas seletivas pode ser utilizada. A estreptozotocina e os análogos da somatostatina apresentam resultados satisfatórios.

Neurotensinoma

A neurotensina é um polipeptídeo que foi encontrado em cérebro bovino por Carraway e Leeman em 1973. A neurotensina tem vários efeitos biológicos, inclusive taquicardia, hipotensão, cianose, aumento da secreção pancreática e do intestino delgado. As características clínicas de pacientes com neurotensinoma incluem hipopotassemia, perda de peso, *diabetes mellitus*, cianose, hipotensão e rubor cutâneo. Entretanto, vários autores questionam a existência de "síndrome do neurotensinoma". A neurotensina também foi encontrada em pacientes portadores de tumores endócrinos do pâncreas como glucagonomas, insulinomas, VIPomas e tumores não-funcionantes.

Síndrome Carcinóide

Tumores carcinóides podem ser encontrados no pâncreas[26]. Esses tumores geralmente fazem parte da neoplasia endócrina múltipla do tipo I (ver Capítulo 61).

POLIPEPTÍDEO INIBIDOR GÁSTRICO (GIPOMA)

É um tumor com apresentação semelhante àquela dos VIPomas, porém diferente pelo fato de não causar efeitos vasomotores e pelo potente efeito estimulador da insulina.

REFERÊNCIAS BIBLIOGRÁFICAS

1. Angeletti S, Corleto VD, Schillaci O, et al. Use of the somatostatin analogue octreotide to localize and manage somatostatin-producing tumours. *Gut* 42:792, 1998.
2. Alexander HR, Fraker DL, Norton JA, et al. Prospective study of somatostatin receptor scintigraphy and its effect on operative outcome in patients with Zollinger-Ellison syndrome. *Ann Surg* 228:228-38, 1998.
3. Brown CK, Bartlett DL, Doppman JL, et al. Intraarterial calcium stimulation and intraoperative ultrasonography in the localization and resection of insulinomas. *Surgery* 122:1189-94, 1997.
4. Cadiot C. Usefulness somatostatin receptor scintigraphy in the management of patients with Zollinger-Ellison syndrome. *Gut* 41:107, 1997.
5. Calafiore R. Perspectives in pancreatic and islet cell transplantation of the therapy of IDDM. *Diabetes Care* 20:889-96, 1997.
6. Doherty GM, Doppman JL, Shawker TH, et al. Results of a prospective strategy to diagnose, localize, and resect insulinomas. *Surgery* 110:989-97, 1991.
7. Doppman JL, Miller DL, Chang R, et al. Insulinomas: Localization with selective intraarterial injection of calcium. *Radiology* 178:237-41, 1991.
8. Doppman JL, Chang R, Franker DL, et al. Localization of insulinomas to regions of the pancreas by intraarterial stimulation with calcium. *Ann Intern Med* 123:269, 1995.
9. Dumonteil E, Philippe J. Insulin gene: Organization, expression and regulation. *Diabetes Metab* 22:164-73, 1996.
10. Ellison EC. Forty-year appraisal of gastrinoma. *Ann Surg* 222:511, 1995.
11. Evers BM, Rady PL, Sandoval K, et al. Gastrinomas demonstrate amplification of the HER-2/neu proto-oncogene. *Ann Surg* 219:596-604, 1994.
12. Evers BM, Townsend CM Jr, Thompson JC. Zollinger-Ellison syndrome. *Probl Gen Surg* 14:119-31, 1997.
13. Frankton S, Bloom SR. Glucagonomas. *Clin Gastroenterol* 10:697, 1996.
14. Gibril F, Reynolds JC, Doppman JL, et al. Somatostatin receptor scintigraphy: Its sensitivity compared with that of other imaging methods in detecting primary and metastatic gastrinomas. A prospective study. *Ann Intern Med* 125:26-34, 1996.
15. Gibril F, Doppman JD, Jensen RT. Comparative analysis of tumor localization techniques for neuroendocrine tumors. Yale *J Biol Med* 70:481, 1997.
16. Gill GV, Rauf O, MacFarlane IA. Diazoxide treatment for insulinoma: A national UK survey. *Postgrad Med J* 73:640-1, 1997.
17. Gillis JC, Noble S, Goa KL. Octreotide long-acting release (LAR): A review of its pharmacological properties and therapeutic use in the management of acromegaly. *Drugs* 53:681, 1997.
18. Grant CS. Insulinoma. Clin Gastroenterol 10:645, 1996.
19. Hirshberg B, Livi A, Bartlett DL, et al. Forty-eight-hour fast: The diagnostic test for insulinoma. *J Clin Endocrinol Metab* 85:3222, 2000.
20. Howard TJ, Sawicki MP, Stabile BE, et al. Biologic behavior of sporadic gastrinoma located to the right and the left of the superior mesenteric artery. *Am J Surg* 165:101-6, 1993.
21. Huai J-C, Zhang W, Niu H-O, et al. Localization and surgical treatment of pancreatic insulinomas guided by intraoperative ultrasound. *Am J Surg* 175:18-21, 1998.
22. Jaskowiak NT, Fraker DL, Alexander HR, et al. Is reoperation for gastrinoma excision indicated in Zollinger-Ellison syndrome? *Surgery* 120:1055, 1996.
23. Jensen RT. Gastrin-producing tumors. *Cancer Treat Res* 89:293-334, 1997.
24. Jensen RT. Management of the Zollinger-Ellison syndrome in patients with multiple endocrine neoplasia type 1. *J Int Med* 243:477, 1998.
25. Jensen RT. Pancreatic endocrine tumors. Recent advances. *Ann Oncol* 10:170, 1999.
26. Jensen RT. Carcinoid and pancreatic endocrine tumors: Recent advances in molecular pathogenesis, localization, and treatment. *Curr Opin Oncol* 12:368, 2000.
27. Krenning EP, Kwekkeboom DJ, Oci HY, et al. Somatostatin — receptor scintigraphy in gastroenteropancreatic tumors. *Ann NY Acad Sci* 733:416, 1994.
28. Lamberts SWJ, van der Lely AJ, de Herder WW et al. Octreotide. *N Engl J Med* 334:246, 1996.
29. MacFarlane MP, Fraker DL, Alexander HR, et al. Prospective study of surgical resection of duodenal and pancreatic gastrinomas in multiple endocrine neoplasia type 1. *Surgery* 118:973-80, 1995.
30. Martin LW, Ryckman FC, Sheldon CA. Experience with 95% pancreatectomy and splenic salvage for neonatal nesidioblastosis. *Ann Surg* 200:355-62, 1984.
31. Marx S. Multiple endocrine neoplasia type 1: clinical and genetic topics. *Ann Intern Med* 129:484, 1998.
32. Mignon M, Cadiot G. Diagnostic and therapeutic criteria in patients with Zollinger-Ellison syndrome and multiple endocrine neoplasia type 1. *J Int Med* 243:489, 1998.
33. Mullans EA, Cohen PR. Latrogenic neucrolytic migratory erythema: A case report and review of nonglucagonoma-associated necrolytic migratory erythema. *J Am Acad Dermatol* 38:866, 1998.
34. Norton JA. Neuroendocrine tumors of the pancreas and duodenum. *Curr Probl Surg* 31:77-156, 1994.
35. Norton JA, Doherty GM, Fraker DL. Surgical treatment of localized gastrinoma within the liver: a prospective study. *Surgery* 124:1145, 1998.
36. Norton JA, Fraker DL, Alexander RH, et al. Surgery to cure the Zollinger-Ellison syndrome. *N Engl J Med* 341:635-44, 1999.
37. Orbuch M, Doppman JL, Jensen RT. Localization of pancreatic endocrine tumors. *Semin Gastrointest Dis* 6:90, 1995.
38. Park SK, O'Dorisio MS, O'Dorisio TM. Vasoactive intestinal polypeptide-secreting tumours: Biology and therapy. *Clin Gastroenterol* 10:673, 1996.
39. Reubi JC, Laissue J, Waser B et al. Expression of somatostatin receptors in normal, inflamed, and neoplastic human gastrointestinal tissues. *Ann N Y Acad Sci* 733:122, 1994.
40. Schonfeld JV, Goebell H Müller MK. The islet-acinar axis of the pancreas. *Int J Pancreatol* 16:131-40, 1994.
41. Smith SL, Branton SA, Avino AJ, et al. Vasoactive intestinal polypeptide secreting islet cell tumors: A 15-year experience and review of the literature. *Surgery* 124:1050, 1998.
42. Soga J, Yakuwa Y. Glucagonomas/diabetico-dermatogenic syndrome (DDS): A statistical evaluation of 407 reported cases. *J Hepatobiliary Pancreat Surg* 5:313, 1998.
43. Soga J, Yakuma Y. Vipoma/diarrheogenic syndrome: A statistical evaluation of 241 reported cases. *J Exp Clin Cancer Res* 17:389, 1998.
44. Soga J, Yakuma Y. Somatostatinoma/inhibitory syndrome: A statistical evaluation of 173 reported cases as compared to other pancreatic endocrinomas. *J Exp Clin Cancer Res* 18:13, 1999.
45. Stabile BE, Morrow DJ, Passaro E Jr. The gastrinoma triangle: Operative implications. *Am J Surg* 147:25-31, 1984.
46. Thomas CG Jr, Cuenca RE, Azizkhan RG,et al. Changing concepts of islet cell dysplasia in neonatal and infantile hyperinsulinism. *World J Surg* 12:598-609, 1988.
47. van Eijck CH, Lamberts SW, Lemaire LC, et al. The use of somatostatin receptor scintigraphy in the differential diagno-

sis of pancreatic duct cancers and islet cell tumors. *Ann Surg* 224:119, 1996.

48. Weber HC, Venzon DJ, Lin J-T, et al. Determinants of metastatic rate and survival in patients with Zollinger-Ellison syndrome. A prospective long-term study. *Gastroenterology* 108:1637-49, 1995.
49. Wermers RA, Fatourechi V, Wynne AG, et al. The glucagonoma syndrome: Clinical and pathologic features in 21 patients. *Medicine* 75:53, 1996.
50. Wermers RA, Fatourechi V, Kvols LK. Clinical spectrum of hyperglucagonemia associated with malignant neuroendocrine tumors. *Mayo Clin Proc* 71:1030, 1996.
51. Wu TJ, Lin CL, Taylor RL, et al. Increased parathyroid hormone-related peptide in patients with hypercalcemia associated with islet cell carcinoma. *Mayo Clin Proc* 72:1111, 1997.
52. Yu F, Venzon DJ, Serrano J, et al. Prospective study of the clinical course, prognostic factors, and survival in patients with long-standing Zollinger-Ellison syndrome. *J Clin Oncol* 17:615, 1999.
53. Zimmer T, Scherübl H, Faiss S, et al. Endoscopic ultrasonography of neuroendocrine tumours. *Digestion* 62:45, 2000.
54. Zimmer T, Ziegler K, Bader M, et al. Localization of neuroendocrine tumours of the upper gastrointestinal tract. *Gut* 35:471, 1994.

146

CAPÍTULO

Transplante de Pâncreas

Alexandre Coutinho Teixeira de Freitas
Giacomo Piero Basadonna
Marco Aurélio Raeder da Costa

Diabetes mellitus é patologia que acomete cerca de 15 milhões de pessoas nos Estados Unidos, correspondendo a 6% da população[60]. A síndrome do *diabetes mellitus* inclui não somente o metabolismo inadequado da glicose mas também complicações microvasculares que caracterizam a doença como a maior responsável por insuficiência renal crônica, amputação de membro inferior e cegueira em adultos[60]. Em 1922, Banting e Best realizaram a descoberta da insulina[4]. Após sua introdução na prática clínica, a acidose diabética quase desapareceu como causa de morte, e os pacientes portadores de diabetes juvenil tiveram pela primeira vez a perspectiva de atingir a vida adulta. No entanto, desde o início de sua utilização, surgiram dúvidas de que o diabetes seria curado pela administração de insulina. Sabe-se atualmente que apesar do cuidadoso controle com insulina e dieta a deterioração de artérias de pequeno calibre, observada em pacientes diabéticos, progride inexoravelmente em muitos deles[25]. Essa doença arterial, embora ocorra em todo o organismo, tem predileção pelo rim e retina e caracteriza-se pelo espessamento da membrana basal[25]. Como resultado, com 30 anos de idade, quase 75% dos pacientes portadores de diabetes juvenil apresentam significativa retinopatia ou nefropatia, não importando o quão cuidadosamente foram tratados. Nos últimos anos, técnicas alternativas de tratamento do *diabetes mellitus* vêm sendo desenvolvidas, com o objetivo de modificar essa situação. Entre elas destacam-se o transplante de pâncreas e, mais recentemente, o transplante de ilhotas de Langerhans.

O primeiro transplante de pâncreas foi realizado em 1966 por Kelly na Universidade de Minnesota[19,25]. Até 1980, poucos procedimentos foram realizados devido a dificuldades técnicas e de imunossupressão. Após 1980, com a introdução da ciclosporina como imunossupressor, houve uma explosão do número de transplantes realizados, conforme dados da UNOS (*United Netword for Organ Sharing*) (Fig. 146.1). Atualmente, o transplante de pâncreas é considerado a única técnica de reposição endócrina disponível para utilização na prática clínica.

O primeiro transplante de Ilhotas de Langerhans foi realizado em 1990. Até 2000 foram realizados cerca de 267 implantes; entretanto 12,4% desses resultaram em independência do uso de insulina por período superior a 4 semanas e apenas 8,2% por período superior a 1 ano[6]. Em 2000, o grupo de Edmonton, Canadá, publicou a primeira série clinica de transplantes de ilhotas com resultados favoráveis, colocando o procedimento como uma das prováveis formas de terapêutica em casos selecionados de diabetes[52].

TRANSPLANTE DE PÂNCREAS

Modalidades de Transplante de Pâncreas e Indicações

O transplante de pâncreas tem indicação em situações restritas nos pacientes diabéticos. O objetivo ideal de proporcionar uma técnica de reposição endócrina com utilização precoce no desenvolvimento do *diabetes mellitus* ainda não foi alcançado. Nessa situação, o risco de evolução do diabetes com o uso de insulina exógena deve ser confrontado com os benefícios do transplante, sua morbidade e mortalidade, assim como o risco inerente à imunossupressão.

Em algumas situações, as complicações secundárias do diabetes determinam uma condição de alto risco para o paciente. Nessas situações, a administração de insulina exógena ou de terapias como a hemodiálise determinam alta morbidade e mortalidade que podem ser minimizadas com a indicação do transplante. As indicações e modalidades de transplante de pâncreas estão representadas na Tabela 146.1.

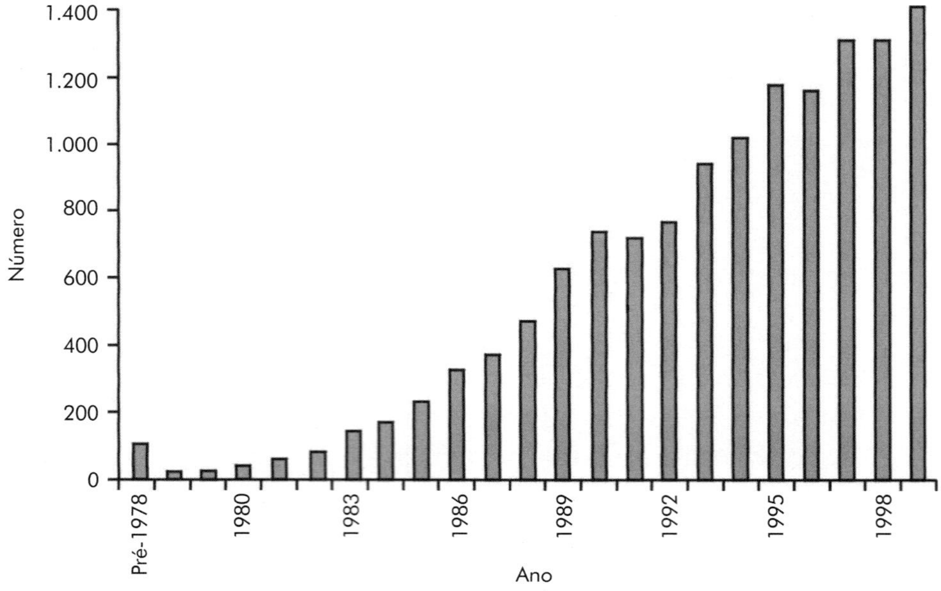

Fig. 146.1 — *Transplantes de pâncreas/ano (UNOS — 2000).*

Tabela 146.1
Indicações e Modalidades de Transplante de Pâncreas

Modalidade	*Indicação*
Transplante simultâneo rim/pâncreas	DMID + *clearance* de creatinina < 30 ml/min
Transplante pâncreas após transplante renal	DMID + transplante renal com *clearance* de creatinina > 60 ml/min
Transplante pâncreas isolado	DMID lábil

DMID = Diabetes mellitus *insulino-dependente; min = minuto.*

O transplante simultâneo de rim e pâncreas está indicado a portadores de *diabetes mellitus* insulino-dependente que evoluíram com insuficiência renal crônica e se encontram em diálise ou em fase pré-diálise. Geralmente aceita-se como critério de indicação *clearance* de creatinina inferior a 30 ml/minuto[60,61,63].

Nessa situação, alternativas ao transplante simultâneo a serem analisadas são: a administração de insulina exógena associada à diálise ou à administração de insulina exógena associada ao transplante renal (intervivos ou cadavérico).

A administração de insulina exógena associada à diálise é modalidade terapêutica com mortalidade proibitiva. Um estudo mostrou sobrevida média de 20% em 60 meses em 412 pacientes submetidos a essa modalidade terapêutica[21].

O transplante renal acompanhado de insulinoterapia é modalidade bastante utilizada. Devem-se levar em conta diferenças entre os resultados do procedimento dependendo da sua realização com doador cadavérico ou intervivos. Estudos mostram que os resultados do transplante renal estão estreitamente relacionados à histocompatibilidade, apresentando sobrevida do enxerto em 10 anos, variando de 65% a 32% de acordo com o número de incompatibilidades dos antígenos HLA A, B e Dr (Tabela 146.2). Habitualmente conseguem-se órgãos mais compatíveis do ponto de vista dos antígenos HLA em doadores vivos, geralmente com parentesco de 1º grau, traduzindo-se em melhor sobrevida. Um estudo analisando 2.540 transplantes com doador vivo mostrou sobrevida do enxerto em 10 anos de 50%, em contraste com os transplantes com doador cadavérico que apresentaram sobrevida de 40%[30].

O transplante simultâneo de rim e pâncreas com doador cadavérico apresenta sobrevida dos pacientes semelhante à sobrevida do transplante renal isolado, mas com maior morbidade. A realização do transplante pan-

Tabela 146.2 Sobrevida de Transplante Renal em 10 Anos		
Incompatibilidade HLA	*Sobrevida do Enxerto em 10 Anos*	
	Opelz et al.[35]	*Zhou e Cecka*[75]
0	53%	65%
1-2	—	47%
3-4	42%	38%
5-6	32%	32%

creático adiciona o risco de um enxerto de baixo fluxo sangüíneo com a possibilidade de trombose vascular, pancreatite e fístula, entre outros. No entanto, os benefícios do controle metabólico da diabetes traduzem-se em melhor qualidade de vida e estabilização de muitas das complicações secundárias da doença. Ainda, o controle adequado da glicemia permite que não ocorra em longo prazo nefropatia diabética no rim transplantado. Esses fatores justificam a indicação do procedimento.

A decisão sobre qual procedimento deverá ser indicado depende de fatores do receptor e mesmo da existência de um doador compatível na família. Obviamente, as opções devem ser individualizadas para cada paciente. No entanto, podemos considerar em termos gerais uma ordem de preferência. Devido aos melhores resultados, a primeira opção é a realização de um transplante simultâneo de rim e pâncreas cadavérico ou o transplante renal intervivos com transplante pancreático cadavérico indicado posteriormente. O transplante renal cadavérico associado à insulinoterapia ou a diálise associada à insulinoterapia apresentam comprovadamente resultados inferiores.

Um estudo analisou a sobrevida em pacientes submetidos a transplante renal intervivos (n = 130), transplante simultâneo de rim e pâncreas (n = 379) e transplante renal cadavérico (n = 296)[40]. Não houve diferença em relação à sobrevida do paciente e do enxerto renal em 5 anos nos submetidos a transplante renal intervivos (89,5% e 78,5%) e a transplante simultâneo de rim e pâncreas (88% e 78%). No entanto, a sobrevida foi significativamente menor nos pacientes submetidos a transplante renal cadavérico (72% e 64%).

O transplante renal intervivos seguido por um transplante pancreático cadavérico apresenta o inconveniente da necessidade de duas intervenções cirúrgicas. Recentemente uma outra opção tem sido utilizada[10]. Após a identificação de um doador vivo com um rim compatível, o transplante é postergado até o aparecimento de um pâncreas proveniente de um doador cadavérico. As cirurgias de captação do rim no doador vivo e do pâncreas no doador cadavérico são realizadas de maneira sincronizada, o mesmo ocorrendo com o implante. Assim, realiza-se um transplante simultâneo de rim e pâncreas com doador vivo e cadavérico, respectivamente, eliminando-se o inconveniente de dois procedimentos cirúrgicos. Na falta de um doador vivo compatível, o paciente deve ser listado para o transplante simultâneo de rim e pâncreas cadavérico.

O transplante de pâncreas isolado é considerado à parte. Como já relatado, a indicação do procedimento nesses casos não é devida a complicações crônicas da diabetes, mas sim devida à morbidade e à mortalidade elevadas de pacientes com diabetes lábil. Nesses casos, o uso de insulinoterapia exógena, mesmo que com controle adequado, apresenta limitações devidas à ocorrência de hipoglicemia. A caracterização de diabetes lábil pode ser realizada usando o sistema MAGE[51]. Nesse método, é utilizada a amplitude da variação glicêmica como parâmetro diagnóstico de diabetes lábil. Pacientes portadores de diabetes lábil apresentam amplitude maior que pacientes diabéticos controlados ou indivíduos normais.

Segundo dados da UNOS, o transplante simultâneo de rim e pâncreas é o mais freqüentemente realizado, seguido pelo transplante de pâncreas após o transplante renal e o transplante de pâncreas isolado (Fig. 146.2).

Contra-Indicações

As contra-indicações ao transplante de pâncreas isolado ou simultâneo normalmente referem-se a disfunções orgânicas com grande probabilidade de descompensação em razão do procedimento cirúrgico ou da imunossupressão no pós-operatório. As contra-indicações mais freqüentes estão representadas na Tabela 146.3[60,63].

A análise cardiovascular é de suma importância, haja vista a alta incidência de doença coronariana nos paci-

Tabela 146.3 Contra-Indicações ao Transplante de Pâncreas (Simultâneo ou Isolado)
Síndrome da imunodeficiência adquirida
Idade acima de 60 anos
Obesidade (> 50% peso ideal)
Doença psiquiátrica grave
Neoplasia maligna recente
Infecção não-controlada
Uso ativo de substâncias tóxicas
Doença cardíaca avançada

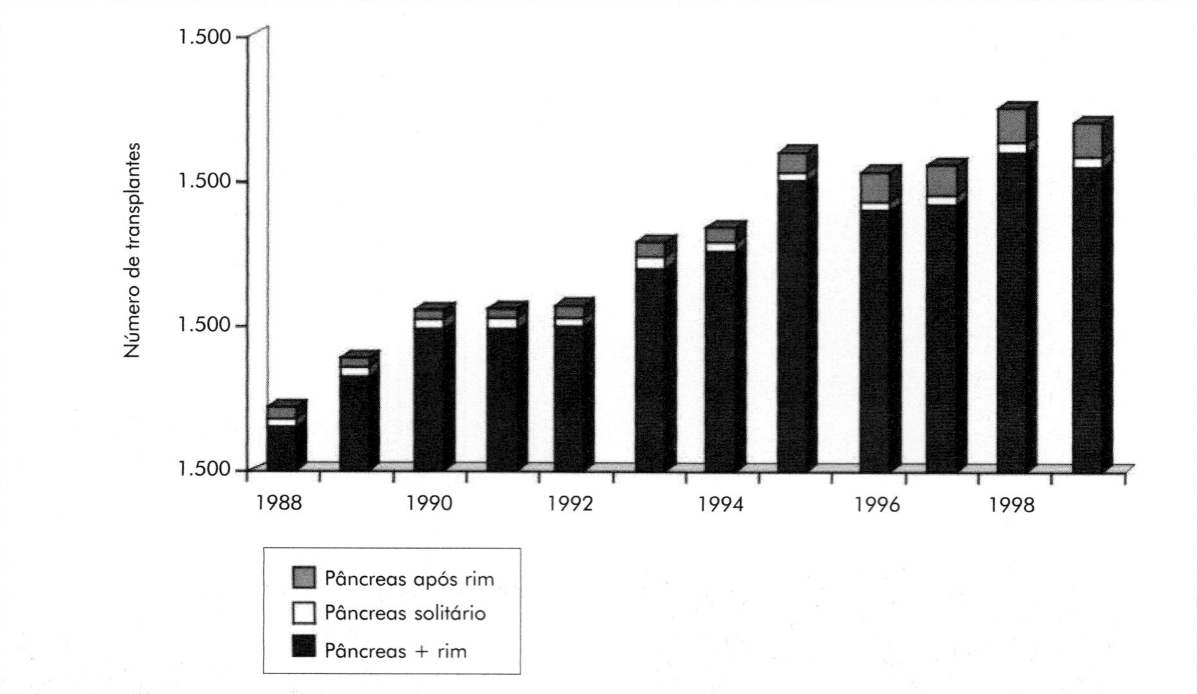

Fig. 146.2 — *Número de transplantes por modalidade (UNOS 2000).*

entes diabéticos. Normalmente são utilizados métodos não-invasivos, como teste de esforço em esteira, teste de estresse com tálio, ecocardiograma de estresse com dobutamina ou cintilografia de perfusão com persantina. A coronariografia é reservada para casos específicos, como presença de doença cardiovascular diagnosticada na história clínica ou exame físico, métodos não-invasivos com anormalidades significativas, idade acima de 45 anos, diabetes por mais de 25 anos, tabagismo importante, hipertensão de longa data ou história de doença vascular periférica ou cerebrovascular[28]. História de infarto do miocárdio, angioplastia ou *bypass* coronariano não são contra-indicações absolutas. Nesses casos, a indicação depende da reserva cardiovascular. Normalmente considera-se fração de ejeção abaixo de 50% como contra-indicação[60,63].

Procedimento no Doador

A abordagem inicial do doador envolve a determinação da tipagem sangüínea, tipagem HLA e reação cruzada. O transplante somente é realizado quando o doador e receptor apresentam a mesma tipagem sangüínea. A tipagem HLA normalmente é realizada para fins acadêmicos. Devido a limitações impostas pela dinâmica da captação de órgãos em relação ao tempo de isquemia fria e à pequena chance de um doador compatível na população geral, a tipagem HLA não é utilizada na seleção de um doador. A realização da reação cruzada é de suma importância. Sua realização verifica a presença de anticorpos pré-formados do receptor contra o doador. Reação cruzada positiva indica a presença desses anticorpos, contra-indicando o transplante devido à alta incidência de rejeição hiperaguda.

A captação do pâncreas pode ser realizada simultaneamente à captação de outros órgãos do trato digestivo como o fígado e o intestino delgado[1,57]. No início do desenvolvimento técnico do procedimento optava-se ou pela captação do fígado ou pela captação do pâncreas. A captação inicia-se pela perfusão dos órgãos intra-abdominais com uma solução de preservação a 4°C através de canulação aórtica e da veia mesentérica inferior. O sangue coletado é retirado por meio de canulação da veia cava inferior infra-hepática e também, nos casos de captação do coração, por meio de abertura da veia cava inferior supra-hepática na sua inserção no átrio direito. O pâncreas é mobilizado do retroperitônio através de dissecção cuidadosa, evitando-se a manipulação direta do órgão, tracionando-se o mesmo pelo baço. O órgão é ressecado conjuntamente com o baço e o duodeno; este será utilizado para drenagem da secreção exócrina pancreática. A vascularização arterial do pâncreas é fornecida pelas artérias esplênica, mesentérica superior e gastroduodenal. A última é ligada na sua origem na artéria hepática, restando uma vascularização arterial através de tronco duplo: artéria esplênica na sua origem no tronco celíaco e artéria mesentérica superior na sua origem na aorta. A drenagem venosa é realizada através da veia porta, que é seccionada alguns centímetros acima da borda superior do pâncreas. Na borda inferior do pâncreas a artéria mesentérica superior e a veia mesentérica superior são ligadas. Após a captação do pâncreas, o rim é dissecado e ressecado no caso de transplante simultâneo.

Segmento de artéria ilíaca comum e sua bifurcação em artéria ilíaca interna e externa, formando um enxerto arterial em forma de Y, também é ressecado, e será utilizado na cirurgia na mesa auxiliar para a reconstrução arterial. Segmento da veia ilíaca comum também é ressecado devido à necessidade, em alguns casos, de alongamento da veia porta no enxerto pancreático.

Procedimento na Mesa Auxiliar

Após a retirada do órgão, este é revisado na mesa auxiliar. São realizadas esplenectomia e secção de segmentos redundantes do duodeno. Nesse ponto, a vascularização arterial pancreática remanescente realizada por dois troncos é convertida em vascularização por tronco único. Com essa finalidade, é realizada anastomose da artéria mesentérica superior do enxerto pancreático com a artéria ilíaca externa do enxerto arterial em forma de Y e anastomose da artéria esplênica do enxerto pancreático com a artéria ilíaca interna do enxerto arterial.

Procedimento no Receptor

Nos casos de transplante simultâneo de rim e pâncreas, inicia-se pelo implante do pâncreas devido à sua maior susceptibilidade a isquemia fria em relação ao rim. Habitualmente o pâncreas é implantado na fossa ilíaca direita, e o rim, na fossa ilíaca esquerda. A artéria ilíaca comum do enxerto em Y anastomosado ao pâncreas é anastomosada na artéria ilíaca comum do receptor (Fig. 146.3).

A drenagem venosa do órgão pode ser realizada na circulação sistêmica (a mais utilizada) ou portal. No caso de drenagem na circulação sistêmica, a veia porta do enxerto é anastomosada na veia ilíaca externa do receptor após ligadura da veia hipogástrica (Fig. 146.3). No caso de drenagem para a circulação portal, a veia porta do doador é anastomosada em uma tributária da veia porta do receptor. Essa forma de reconstrução é considerada mais fisiológica porém mais difícil tecnicamente e com potencial de complicações graves.

A drenagem da secreção exócrina do pâncreas pode ser realizada em uma alça intestinal ou na bexiga. A drenagem intestinal é realizada através da anastomose do segmento do duodeno do doador com o intestino. Essa anastomose pode ser realizada em Y de Roux ou em alça. Esse tipo de drenagem é mais fisiológico, porém existem o risco de contaminação da cavidade com a abertura da alça intestinal e o risco de fístula. A drenagem vesical é o método de preferência no transplante de pâncreas solitário (Fig. 146.3)[65]. Nesses casos, a amilase excretada na urina torna-se de suma importância para o diagnóstico da rejeição.

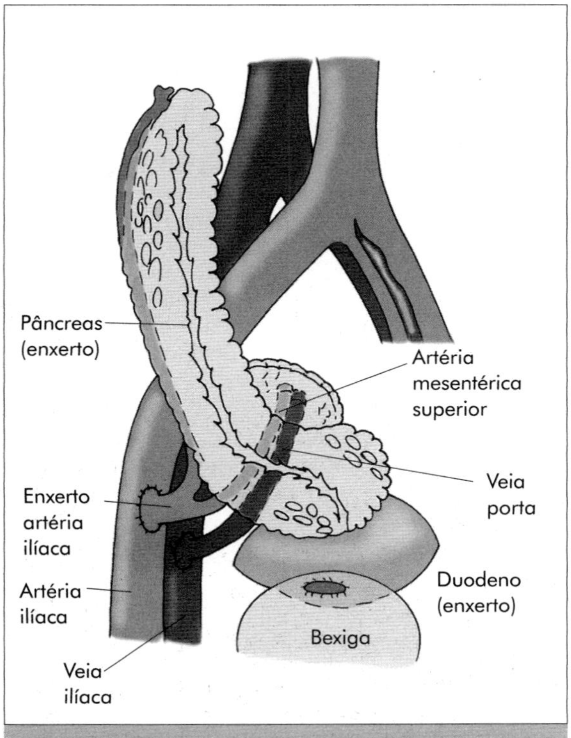

Fig. 146.3 — *Transplante pancreático com drenagem vesical e sistêmica (Modificado de Sutherland DER* et al., *2001[70].)*

Imunossupressão

Normalmente utiliza-se imunossupressão quádrupla, uma droga para indução e três drogas para manutenção da imunossupressão, devido à alta imunogenicidade pancreática[5,15,56,60,69]. Recentemente a indução da imunossupressão tem sido realizada com um anticorpo monoclonal específico para o receptor da interleucina 2, como o basiliximab ou o daclizumab. Outros indutores que podem ser utilizados são o anticorpo monoclonal anti-CD3 (OKT3), a globulina antilinfocítica e a globulina antitimocítica[5,56,69].

Para manutenção da imunossupressão utiliza-se um bloqueador da calcineurina como o tacrolimus ou a ciclosporina, associado a um corticóide e a um inibidor da síntese das purinas como a azatioprina ou o micofenolato mofetil.

As diferentes associações de drogas imunossupressoras variam de acordo com a experiência e a preferência dos serviços de transplante. Um estudo recente demonstrou a evolução da imunossupressão durante o desenvolvimento técnico do transplante pancreático em 1.194 procedimentos realizados em uma única instituição no período de 1966 até 2000[65]. De 1966 até 1973 utilizaram-se somente azatioprina e prednisona. De 1978 até 1986 utilizou-se indução com globulina antilinfocítica em quase todos os casos associada a esquema de manutenção, no início com azatioprina e prednisona, passando para ciclosporina e prednisona e finalmente para esquema tríplice com ciclosporina, azatioprina e prednisona. De 1986 até 1994 continuou-se o uso de imunossupressão tripla com prednisona, ciclosporina e a azatioprina e indução com globulina antilinfocítica. De 1994 até 1998 a ciclosporina e a azatioprina foram substituídas por tacrolimus e micofenolato mofetil. De 1998 a 2000 iniciou-se o uso de daclizumab como indutor da imunossupressão. Também nesse período, nos casos de transplante de pâncreas solitário, iniciou-se imunossupressão pré-operatória com tacrolimus e micofenolato mofetil. A imunossupressão pré-operatória nos casos de transplante de pâncreas isolado tem o objetivo de transplantar o órgão em um ambiente cronicamente imunossuprimido[68]. Na Universidade de Minnesota essa conduta diminuiu as taxas de perda do enxerto devido à rejeição, historicamente maiores no transplante de pâncreas solitário[65]. Atualmente, nesse serviço, a taxa é muito próxima dos transplantes simultâneos de rim e pâncreas[65].

Novas drogas vêm sendo utilizadas como imunossupressores com o objetivo de diminuir seus efeitos tóxicos e a incidência de rejeição. O sirolimus, inibidor da enzima mTOR, responsável pela proliferação linfocitária em resposta às citocinas, foi recentemente utilizado em associação com tacrolimus em baixa dosagem e prednisona, esta última retirada precocemente após 3 meses[31]. Outro estudo utilizou indução com globulina antitimocítica e manutenção com sirolimus, tacrolimus em baixa dose e prednisona[48]. O uso do sirolimus mostra-se bastante promissor, com menor incidência de complicações relacionadas ao uso de inibidores da calcineurina e da prednisona e menores taxas de rejeição[31]. Estudos multicêntricos controlados são necessários para melhor analisar seus benefícios.

Complicações Pós-Operatórias

Apesar de sua crescente popularidade nos últimos 15 anos, o transplante de pâncreas apresenta maior incidência de complicações cirúrgicas no pós-operatório em relação aos outros transplantes de órgãos sólidos realizados de rotina, principalmente devido a seu baixo fluxo sangüíneo e à presença do componente exócrino[17]. Também o posicionamento intraperitoneal de um enxerto denervado com drenagem sistêmica de insulina contribui para sua morbidade. As taxas de relaparotomia no pós-operatório são elevadas e estreitamente relacionadas à sobrevida do enxerto pancreático. A experiência do serviço influencia as taxas de relaparotomia[17,38,41]. Em um estudo, a incidência de relaparotomia foi de 32,4% em 367 transplantes com drenagem vesical realizados de 1985 a 1994 e de 18,8% em 213 transplantes realizados de 1994 a 1997[17]. A maior indicação de relaparotomia de 1994 a 1997 foi por hemorragia (6,6%), seguido por fístula (6,1%), trombose do enxerto (5,6%), infecção (3,8%) e causas diversas (1,3%). Outros estudos também mostraram taxas elevadas de relaparotomia[8,10,71]. Complicações não-cirúrgicas também ocorrem em freqüência elevada. As mais freqüentes são a rejeição aguda, infecções oportunistas por citomegalovírus e Epstein-Barr e complicações relacionadas a diabetes, como doença vascular periférica e gastropatia. As principais causas de perda do enxerto após o transplante pancreático são: rejeição, trombose vascular, pancreatite e infecção.

Diversas complicações urológicas podem ocorrer nos casos de drenagem exócrina vesical. Essas complicações estão relacionadas à presença de enzimas pancreáticas na urina. As complicações mais freqüentes são: hematúria, estenose de uretra, uretrite e ulcerações vesicais[9,54]. Além disso, as secreções pancreáticas excretadas na urina são ricas em bicarbonato, podendo causar desidratação e acidose metabólica[49,58], situação que provoca internamento em até 38% dos casos em regiões de clima quente[37]. Os pacientes submetidos a drenagem exócrina vesical devem receber de rotina suplementação via oral profilática de bicarbonato de sódio. A freqüência dessas complicações não diminuiu nos últimos anos, apesar do desenvolvimento técnico do transplante[18,53]. Em aproximadamente 10% dos casos é necessária conversão entérica do método de drenagem para controle do quadro[53,65].

Rejeição

Rejeição é considerada a maior causa de perda do enxerto. De acordo com o Registro Internacional de Transplantes de Pâncreas, a rejeição é responsável por 40% das perdas do enxerto[66]. A rejeição é considerada como irreversível, com perda do enxerto, no momento em que o processo inflamatório acomete as ilhotas de Langerhans. Nesse momento ocorre aumento dos níveis glicêmicos. Devido a esse fato, a glicemia não é utilizada para o diagnóstico da rejeição. Diversos estudos demonstraram que no caso de transplante simultâneo de rim e pâncreas a rejeição renal precede ou ocorre simultaneamente à rejeição pancreática[55,61]. Em raras vezes ocorre rejeição pancreática antes da rejeição renal. Ainda, no pâncreas, a rejeição acomete inicialmente a porção exócrina e posteriormente a porção endócrina. Essa seqüência de acometimento permite que sejam traçadas estratégias para o diagnóstico da rejeição.

No transplante simultâneo de rim e pâncreas o diagnóstico da rejeição é realizado através de monitorização da creatinina sérica de maneira semelhante ao transplante renal isolado. Um aumento dos níveis de creatinina é altamente sugestivo de rejeição. Nesses casos, deve ser feita confirmação com biópsia renal.

Nos casos de transplante simultâneo de rim e pâncreas com drenagem vesical, a excreção de amilase urinária também pode ser usada no diagnóstico da rejeição. O processo inflamatório reduz a excreção de amilase para o duodeno, refletindo na quantidade de amilase na urina. Nesse momento ainda não há inflamação das ilhotas, tornando o processo totalmente reversível na maioria dos casos. A amilase urinária é determinada em unidades/hora. Considera-se diminuição de 50% na excreção urinária de amilase como altamente indicativa de rejeição[65].

No transplante de pâncreas isolado ou transplante de pâncreas após o transplante renal perde-se o parâmetro do rim para monitorização da rejeição. No transplante de pâncreas após o transplante renal o rim não pode ser utilizado como parâmetro porque os dois órgãos não são provenientes do mesmo doador e funcionam imunologicamente de maneira diferente. Nesses casos, quando da realização de drenagem exócrina vesical, utiliza-se a excreção de amilase urinária como principal método de investigação[65]. Nos casos de drenagem exócrina entérica, outros parâmetros devem ser utilizados na investigação: amilase sérica, lipase sérica e eosinofilia. Esses métodos, no entanto, são menos específicos e sensíveis do que a creatinina sérica e a amilase urinária, o que pode dificultar o diagnóstico. Esses exames devem ser monitorizados freqüentemente para detecção da rejeição. Nesses casos deve-se realizar a confirmação diagnóstica com biópsia pancreática.

A incidência de rejeição no pós-operatório varia de acordo com a modalidade de transplante realizada: 31% para o transplante simultâneo de rim e pâncreas, 47% para o transplante de pâncreas após o transplante renal e 61% para o transplante de pâncreas solitário[65]. Isso se traduz em taxas de perda do enxerto devido a rejeição em 1 e 3 anos de 2% e 6% para o transplante simultâneo de rim e pâncreas, de 12% e 19% para o transplante de pâncreas após o transplante renal e de 22% e 43% para o transplante de pâncreas solitário[65]. Uma possível explicação para melhores resultados no transplante simultâneo de rim e pâncreas é o efeito imunossupressor da uremia. No transplante de pâncreas após o transplante renal, os pacientes recebem o pâncreas na ausência de uremia porém cronicamente imunossuprimidos, apresentando resultados intermediários. A dificuldade de diagnóstico da rejeição também é uma das explicações para as maiores taxas de perda do enxerto devido à rejeição no transplante de pâncreas isolado[68].

O tratamento da rejeição é realizado inicialmente com pulsoterapia com esteróides[61]. Rejeição resistente a pulsoterapia, rejeição recorrente ou rejeição severa comprovada por biópsia devem ser tratadas com preparados antilinfocíticos como a timoglobulina ou OKT3. Nesses casos de imunossupressão intensa, deve-se realizar profilaxia de infecções virais e fúngicas[62].

Efeito do Transplante Pancreático no Metabolismo e nas Complicações Secundárias da Diabetes

Evidencia-se normalização tanto dos níveis glicêmicos de jejum quanto dos valores da hemoglobina glicosilada, principalmente quando o transplante pancreático é bem-sucedido e combinado ao transplante de rim. Os pacientes recuperam a secreção endógena e a reserva secretória da insulina mesmo com os efeitos metabólicos de algumas drogas imunossupressoras como prednisona e ciclosporina. Balsells *et al.* demonstraram que após transplante simultâneo de pâncreas e rim, entre 55 pacientes com enxertos funcionantes por mais de 1 ano e seguimento médio de 4,2 ± 2,3 anos, os níveis de hemoglobina glicosilada, bem como os testes de tolerância oral à glicose, mostraram-se dentro da curva de normalidade em mais de 80% dos pacientes[3]. Outro estudo analisou 57 pacientes submetidos a transplante simultâneo de pâncreas e rim com seguimento médio de 5 anos. O valor médio dos níveis glicêmicos de jejum caiu de 198 mg/dl durante o período pré-operatório para níveis em torno de 94 mg/dl após o procedimento, e se manteve estável doravante. Da mesma forma, a porcentagem de hemoglobina glicosilada caiu de 9,8% para 4,8%[64].

No seu início, o diabetes insulino-dependente é caracterizado por aumento do fluxo e pressão na microvasculatura. A lesão que ocorre no endotélio microvascular leva à perda da vasodilatação de reserva e da auto-regulação vascular. A disfunção endotelial precede o desenvolvimento das complicações clínicas e está secundariamente associada à hiperglicemia com formação e acúmulo de produtos intermediários do metabolismo da glicose na parede dos vasos. A taxa de acúmulo desses metabólitos é proporcional ao tempo de exposição aos níveis elevados de glicemia. As anormalidades funcionais iniciais na microvasculatura de pacientes diabéticos são passíveis de reversão com a correção da hiperglicemia, o que não ocorre com as alterações estruturais tardias como esclerose capilar e neovascularização retiniana. A retinopatia diabética avançada está presente em grande proporção dos pacientes tratados com o transplante simultâneo de pâncreas e rim. Ela é conseqüência da grande duração do Diabetes do tipo I nesses pacientes com doença renal avançada. Em cerca de 90% dos casos há estabilização da retinopatia após o transplante[36]. No entanto, outros estudos demonstraram progressão da doença retiniana em até 50% dos pacientes transplantados[39,50].

Nos pacientes submetidos ao transplante combinado de pâncreas e rim, a recorrência de nefropatia diabética no aloenxerto renal é rara. Quando receptores de enxerto renal isolado e de enxerto renal-pancreático tiveram seus rins biopsiados 1 a 6 anos após o transplante, as alterações compatíveis com nefropatia diabética estavam presentes em 11 de 24 pacientes que receberam o rim isoladamente, em contraste com apenas 1 de 15 pacientes com o transplante combinado[72]. Fioretto *et al.* demonstraram que o transplante de pâncreas isolado em pacientes sem sinais e sintomas de uremia reverte a nefropatia diabética após 5 anos de normoglicemia[11].

A doença vascular permanece como a maior causa de morbidade e mortalidade após o transplante em receptores diabéticos[7,29]. O risco de um paciente apresentar complicações vasculares está relacionado ao grau de doença vascular prévia ao transplante. Pacientes submetidos a angiografia coronariana pré-operatória com uma ou mais lesões estenóticas com acometimento superior a 50% da luz arterial apresentam um risco de 55% de desenvolver um evento vascular (infarto do miocárdio, acidente vascular cerebral ou trombose de extremidade) após 3 anos[29]. Lesões ateroscleróticas carotídeas, documentadas por ultra-sonografia, progridem após transplante simultâneo de pâncreas-rim; entretanto essa progressão é mais rápida em pacientes que não atingiram controle glicêmico adequado ou eram portadores de hipertensão arterial grave[24].

A patogenia da aterosclerose é complexa. A hiperglicemia contribui para a formação de placas através de alterações na função das células endoteliais, glicooxidação do colesterol LDL e aumento da reação plaquetária[72]. O transplante de pâncreas em si parece não reverter as lesões ateroscleróticas estabelecidas, mas a normoglicemia tende a contribuir com a estabilização da placa aterosclerótica, restaurando a reatividade endotelial e revertendo as alterações funcionais. Ainda não estão disponíveis estudos que documentem o efeito de um aloenxerto pancreático funcionante por tempo prolongado sobre a incidência de infarto do miocárdio, acidente vascular cerebral e amputações.

A influência da normoglicemia na progressão da neuropatia é mais encorajadora. Há ausência de progressão da neuropatia em pacientes com um enxerto pancreático funcionante por 3 anos ou mais. Apesar de melhora no índice composto por sintomas clínicos e de velocidade da condução nervosa, os valores finais ficaram abaixo da variação normal[33]. Relatos mais recentes que utilizaram investigação eletrofisiológica da velocidade e amplitude da condução nervosa demonstraram melhora significativa da neuropatia diabética após transplante pancreático[2,34].

A hiperinsulinemia que ocorre nos pacientes portadores de enxertos com derivação venosa sistêmica foi inicialmente comparada à situação que ocorre em pacientes diabéticos sob tratamento com insulina exógena e em pacientes portadores de insulinoma. Postulou-se que nesses casos a hiperinsulinemia estaria associada à doença aterosclerótica e à alteração no metabolismo de lipídios[22,59]. Essa afirmativa não foi confirmada, pois algumas séries com seguimento prolongado após transplante de pâncreas não revelaram nenhuma alteração significativa nos níveis de triglicerídeos e colesterol[27]. Dessa forma o efeito real do transplante de pâncreas sobre o metabolismo de lípidios e vias alternativas do metabolismo da glicose ainda precisa ser definido.

O transplante de pâncreas é extremamente eficaz em melhorar a qualidade de vida dos receptores[14,20,23,42,74]. Pacientes que receberam enxerto pancreático apresentaram diminuição significativa no número de dias de trabalho perdidos e no número de internações hospitalares e sua duração em comparação ao período pré-transplante[32]. Outros estudos demonstraram maior grau de satisfação em relação a fatores dietéticos e impacto na vida familiar nos pacientes submetidos a transplante simultâneo de rim e pâncreas ou transplante de pâncreas após transplante renal em relação aos pacientes submetidos a transplante renal isolado. Mais de 90% dos pacientes submetidos a transplante de pâncreas solitário afirmaram que o tratamento da imunossupressão é mais simples do que o tratamento do diabetes[13].

Sobrevida

O número total de transplantes de pâncreas relatado ao Registro Internacional de Transplante de Pâncreas de outubro de 1987 a outubro de 2001 foi de 17.325, incluindo mais de 12.500 realizados nos Estados Unidos e em torno de 4.700 provenientes de outros centros. A análise mais recente do Registro Internacional de Transplante de Pâncreas foi realizada com dados provenientes de pacientes transplantados durante o período de 1997 a 2001: 3.885 transplantes simultâneos de rim e pâncreas, 630 transplantes de pâncreas após transplante renal e 240 transplantes de pâncreas isolado. A sobrevida dos pacientes em 1 ano para procedimentos realizados nos Estados Unidos, independentemente da modalidade de transplante, foi maior do que 95%, sendo mais alta nos pacientes submetidos a transplante de pâncreas isolado (97%). A sobrevida do enxerto pancreático em 1 ano foi de 83% nos casos de transplante simultâneo de rim e pâncreas, 79% nos casos de transplante de pâncreas após o renal e 78% nos casos de transplante de pâncreas isolado. As três modalidades de transplante apresentaram taxas de perda do enxerto por rejeição abaixo de 6% no primeiro ano.

Dos procedimentos realizados fora dos Estados Unidos durante o período de 1997 a 2001, a grande maioria foi de transplantes simultâneos de rim e pâncreas, com sobrevida dos pacientes e do enxerto em 1 ano de 94% e 80%, respectivamente.

Transplante de Ilhotas de Langerhans

O objetivo do transplante de pâncreas ou de ilhotas de Langerhans é atingir o controle glicêmico com o menor risco possível para o paciente[46,67]. O transplante de ilhotas de Langerhans é um procedimento menos invasivo do que o transplante de pâncreas. Além disso, tem potencial de ser realizado mais precocemente no curso do diabetes, resultando em controle da glicose sérica e prevenção do desenvolvimento das complicações secundárias da doença.

A cirurgia de captação do órgão é idêntica no caso de transplante de ilhotas de Langerhans e transplante de pâncreas. Na cirurgia em mesa auxiliar o duodeno e o baço são ressecados e o órgão é transportado em solução de preservação para o centro de isolamento de ilhotas. O processo de isolamento das ilhotas de Langerhans é iniciado mediante perfusão do ducto pancreático com enzimas digestoras (liberase)[26,44,45]. As ilhotas são submetidas a dissociação mecânica associada a um sistema de aferese por gradiente contínuo com ácido diatrizóico. A quantificação das ilhotas é expressa em termos de Unidade Equivalente de Ilhotas (UEI), unidade-padrão para descrição da variabilidade no volume das ilhotas, que corresponde a um diâmetro de 150 μm[43].

O procedimento do implante pode ser realizado em regime ambulatorial. O receptor é sedado e um ramo portal periférico é canulado por via transparieto-hepática guiado por fluoroscopia. Uma vez confirmado o acesso, utiliza-se a técnica de Seldinger para posicionamento de um cateter de 5 F no ramo principal da veia porta. Uma solução contendo pelo menos 4.000 UEI/kg de peso do receptor, heparina e albumina humana é injetada no sistema portal. Durante a retirada do cateter, são injetadas partículas de Gelfoam para auxiliar na hemostasia. A pressão portal é monitorizada durante todo o procedimento, e o paciente é submetido a exame ultra-sonográfico de controle com Doppler nos 1º e 7º dias de pós-transplante.

Atualmente, o esquema de imunossupressão mais utilizado consiste em indução com daclizumab e manutenção com sirolimus e tacrolimus. Melhores resultados têm sido obtidos com a utilização de esquema de imunossupressão livre de glicocorticóides[47].

Apesar de o método ser muito interessante como alternativa menos invasiva no tratamento de pacientes diabéticos, poucos centros têm atingido resultados favoráveis com relação à insulino-independência por tempo prolongado após o transplante[16]. O relato de 7 pacientes consecutivos, portadores de diabetes do tipo I, que se tornaram insulino-independentes por período superior a 1 ano após o transplante de ilhotas foi o primeiro a realmente demonstrar a viabilidade do método[52]. Mesmo assim, todos os pacientes necessitaram de mais de um transplante para atingir controle glicêmico sem a utilização de insulina exógena.

Vários aspectos técnicos do procedimento ainda precisam ser aperfeiçoados. O enxerto não é vascularizado imediatamente como nos casos de transplante de órgão sólido. Após o transplante ocorrem isquemia e apoptose celular com perda de grande número das ilhotas transplantadas. Devido a esse fator, geralmente é necessário mais de um pâncreas para se conseguir um número suficiente de ilhotas para promover insulino-independência. Também há grande dificuldade em se dispor de centros qualificados para o isolamento das ilhotas[12]. À medida que esses problemas forem resolvidos e o seguimento em longo prazo dos pacientes demonstrar resultados satisfatórios, principalmente com baixas taxas de rejeição, o transplante de ilhotas de Langerhans não será mais considerado experimental e se tornará modalidade terapêutica atrativa para pacientes diabéticos insulino-dependentes selecionados.

REFERÊNCIAS BIBLIOGRÁFICAS

1. Abu-Elmagd K, Fung J, Bueno J, Martin D, Madariaga JR, Mazariegos G, Bond G, Molmenti E, Corry RJ, Starzl TE. Logistics and technique for procurement of intestinal, pancreatic, and hepatic grafts from the same donor. *Ann Surg* 232: 680-687, 2000.
2. Allen RD, Al-Harbi IS, Morris JG, Clouston PD, O'Connell PJ, Chapman JR, Nankivell BJ. Diabetic neuropathy after pancreas transplantation: determinants of recovery. *Transplantation* 63: 830-838, 1997.
3. Balsells MF, Esmatjes E, Ricart MJ, Casamitjana R, Astudillo E, Cruz LF. Successful pancreas and kidney transplantation: a view of metabolic control. *Clin Transplant* 12: 582-587, 1998.
4. Banting FG, Best CH, Collip JB, Campbell WR, Fletcher AA. Pancreatic extracts in the treatment of *diabetes mellitus*. *Can Med Assoc J* 12:141-146, 1922.
5. Brayman KL, Sutherland DER. Factors leading to improved outcome following pancreas transplantation: the influence of immunosuppression and HLA matching. *Transplant Proc* 24: 91-95, 1992.
6. Brendel M, Hering B, Schulz A, Bretzel R. International Islet Transplant Registry Report. Giessen, Germany: University of Giessen, 1-20, 1999.
7. Bruce DS, Newell KA, Woodle ES, Millis JM, Piper JB, Seaman DS, Huss E, Thistlewaite JR. Late complications in kidney-pancreas transplant recipients. *Transplant Proc* 27: 3118, 1995.
8. Douzdjian V, Abecassis MM, Cooper JL, Smith JL, Corry RJ. Incidence, management and significance of surgical complications after pancreas transplantation. *Surg Gynecol Obst* 177: 451-456, 1993.
9. Elkhammas EA, Henry ML, Barone GW. Urological complications in diabetic recipients of combined kidney-pancreas grafts versus kidney grafts alone. *Transplant Proc* 24: 813-814, 1992.
10. Farney AC, Cho E, Schweitzer EJ, Dunkin B, Philosophe B, Colonna J, Jacobs S, Jarrell B, Flowers JL, Bartlett ST. Simultaneous cadaver pancreas living-donor kidney transplantation: a new approach for the type 1 diabetic uremic patient. *Ann Surg* 232: 696-703, 2000.
11. Fioretto P, Steffes MW, Sutherland, DER, Goetz FC, Mauer M. Reversal of lesions of diabetic nephropathy after pancreas transplantation. *N Engl J Med* 339: 60-75, 1998.
12. Goss JA, Schock AP, Brunicardi FC, Goodpastor SE, Garber AJ, Soltes G, Barth M, Froud T, Alejandro R, Ricordi C. Achievement of insulin independence in three consecutive type-1 diabetic patients using islets isolated at a remote islet isolation center. *Transplantation* 74: 1761-1766, 2002.
13. Gross CR, Kangas JR, Lemieux AM, et al. *Transplant Proc* 27:3067, 1995.
14. Gross CR, Zehrer CL. Impact of the addition of a pancreas to quality of life in uremic diabetic recipients of kidney transplants. *Transplant Proc* 25: 1293-1295, 1993.
15. Gruessner RWG, Nakhleh R, Tzardis P. Differences in rejection grading after simultaneous pancreas and kidney transplantation in pigs. *Transplantation* 57: 1021-1028, 1994.
16. Hering BJ, Ricordi C. Islet transplantation for patients with type 1 diabetes. *Graft* 2: 12-27, 1999.
17. Humar A, Kandaswamy R, Granjer D, Gruessner RW, Gruessner AC, Sutherland DER. Decreased surgical risks of pancreas transplantation in the modern era. *Ann Surg* 231: 269-275, 2000.
18. Kaplan B, Wang Z, Abecassis MM. Frequency of hyperkalemia in recipients of simultaneous pancreas and kidney transplants with bladder drainage. *Transplantation* 62: 1174-1175, 1996.
19. Kelly WD, Lillehei RC, Merkel FK, et al. Surgery 61: 827,1976.
20. Kendall DM, Teusher AU, Robertson RP. Defective glucagon secretion during sustained hypoglycemia following successful islet allo and auto-transplantation in humans. *Diabetes* 46: 23-27, 1997.

21. Koch M, Kutkuhn B, Grabensee B, Ritz E. Apolipoprotein A, fibrinogen, age, and history of stroke are predictors of death in dialyzed diabetic patients: a prospective study in 412 subjects. *Nephrol Dial Transplant* 12: 2603-2611, 1997.
22. Kruszynska YJ, Home PD, Alberti KGMM. The effect of chronic hyperinsulinemia on insulin sensitivity and VLDL metabolism. *Diabetologia 35 (Suppl.1)*: 192a, 1986.
23. Landgraf R. Impact of pancreas transplantation on diabetic secondary complications and quality of life. *Diabetologia* 39: 1415-1424, 1996.
24. La Rocca E, Minucucci F, Secchi A, Cirulino D, Bonfatti D, Ferrani G, Castoldi R, DiCarlo V, Pozz G. Evolution of carotid vascular lesions in kidney-pancreas and kidney-alone transplant patients. *Transplant Proc* 27: 3072, 1995.
25. Lillehei RC, Simmons RL, Najarian JS. Pancreatico-duodenal allotransplantation: experimental and clinical experience. *Ann Surg* 172:405-436, 1970.
26. Linetsky E, Bottino R, Lehmann R, Alejandro R, Inverardi L, Ricordi C. Improved human islet isolation using a new enzyme blend, liberase. *Diabetes* 46: 1120-1123, 1997.
27. Luzi L, Groop LC, Perseghin G, Taskinen MR, Hilden H, Bianchi E, Terruzzi I, Dodesini A, Di Carlo V, Pozza G. Effect of pancreas transplantation on free fatty acid metabolism in uremic IDDM patients. *Diabetes* 45: 354-360, 1996.
28. Manske CL, Thomas W, Wang Y, Wilson RF. Screening diabetic transplant candidates for coronary artery disease: identification of a low risk subgroup. *Kidney Int* 44: 617-621, 1993.
29. Manske CL, Wilson RF, Wang Y, Thomas W. Atherosclerotic vascular complications in diabetic transplant recipients. Am J *Kidney Dis* 29: 601-607, 1997.
30. Matas AJ, Payne WD, Sutherland DE, Humar A, Guessner RW, Kandaswamy R, Dunn DL, Gillingham KJ, Najarian JS. 2,500 living donor kidney transplants: a single center experience. *Ann Surg* 234: 149-164, 2001.
31. Mcalister VC, Gao Z, Peltekian K, Domingues J, Mahalati K, MacDonald A. Sirolimus-tacrolimus combination immunosuppression. Lancet 355: 376-377, 2000.
32. Mittal VK, Toledo-Pereira LH. Long-term function and rehabilitation in combined kidney and pancreatic transplants. *Transplant Proc* 27: 3075, 1995.
33. Muller-Felber W, Landgraf R, Scheuer R, Wagner S, Reimers CD, Nusser J, Abendroth D, Ilner WD, Land W. Diabetic neuropathy 3 years after successful pancreas and kidney transplantation. *Diabetes* 42: 1482-1486, 1993.
34. Navarro X, Sutherland DE, Kennedy WR. Long term effects of pancreatic transplantation on diabetic neuropathy. *Ann Neurol* 42: 727-736, 1998.
35. Opelz G, Mytilineos J, Scherer S, Dunckley H, Trejaut J, Chapman J, Fisher G, Fae I, Middleton D, Savage D. Analysis of HLA-DR matching in DNA-typed cadaver kidney transplants. *Transplantation* 55: 782-785, 1993.
36. Pearce IA, Ilango B, Sells RA, Wong D. Stabilization of diabetic retinopathy following simultaneous pancreas and kidney transplant. *Brit J Ophthalmol* 84: 736-740, 2000.
37. Pearson TC, Santamaria PJ, Routenberg KL, O'Brien DP, Whelchel JD, Neylan JF, Larsen CP. Drainage of the exocrine pancreas in the clinical transplantation: comparison of bladder versus enteric drainage in a consecutive series. *Clin Transplant* 11: 201-205, 1997.
38. Pirsch JD, Odorico JS, D'Alessandro AM. Posttransplant infection in enteric versus bladder-drained simultaneous pancreas-kidney transplant recipients. *Transplantation* 66: 1746-1750, 1998.
39. Ramsay RC, Goetz FC, Sutherland DER, Mauer SM, Robinson LL, Cantrill HL, Knobloch WH, Narjarian JS. Progression of diabetic retinopathy after pancreas transplantation for insulin-dependent diabetes mellitus. *N Eng J Med* 318: 208-214, 1988.
40. Rayhill SC, D'Alessandro AM, Odorico JS, Knechtle SJ, Pirsch JD, Heisey DM, Kirk AD, Vanderwerf W, Sollinger HW. Simultaneous pancreas-kidney transplantation and living related donor renal transplantation in patients with diabetes: is there a difference in survival? *Ann Surg* 231: 417-423, 2000.
41. Reddy KS, Stratta RJ, Shokouh-Amiri MH. Surgical complications after pancreas transplantation with portal-enteric drainage. *J Am Coll Surg* 189: 305-313, 1999.
42. Redmon JB, Teusher AU, Robertson RP. Hypoglycemia following pancreas transplantation. *Diabetes Care* 11: 1944-1950, 1999.
43. Ricordi C, Gray DW, Hering BJ, et al. Islet isolation assessment in man and large animals. *Acta Diabetol* 27:185-195, 1990.
44. Ricordi C, Lacy PE, Scharp DW. Automated islet isolation from human pancreas. *Diabetes 38(Suppl.1)*: 140-142, 1989.
45. Rosenberg L, Wang R, Paraskevas S, Maysinger D. Structural and functional changes resulting from islet isolation lead to islet cell death. *Surgery* 126: 393-398, 1999.
46. Ryan EA. Pancreas transplants: for whom? *Lancet* 351:1072-1073, 1998.
47. Ryan EA, Lakey JRT, Rajotte RV, Korbutt GS, Kin T, Sharlen I, Rabinovitch A, Elliot JF, Bigam D, Kneteman NM, Warnock GL, Larsen I, Shapiro AMJ. Clinical outcomes and insulin secretion after islet transplantation with the Edmonton protocol. *Diabetes* 50: 710-719, 2001.
48. Salazar A, McAlister VC, Kiberd BA, Bitter-Suermann H, Al-Kerithy MF, MacDonald AS. Sirolimus-tacrolimus combination for combined kidney-pancreas transplantation: effect on renal function. *Transplant Proc* 33: 1038-1039, 2001.
49. Schang T, Timmermen W, Thiede JS. Detrimental effects of fluid and electrolyte loss from duodenum in bladder-drained pancreas transplants. *Transplant Proc* 23: 1617-1618, 1991.
50. Schmidt D, Kirste G, Schrader W. Progressive proliferative diabetic retinopathy after transplantation of the pancreas. *Acta Ophthalmol* 72: 743-751, 1994.
51. Service FJ, Molnar GD, Rosevear JW, Ackerman E, Gatewood LC, Taylor WF. Mean amplitude of glycemic excursions, a measure of diabetes instability. *Diabetes* 19: 644-655, 1970.
52. Shapiro AMJ, Lakey JRT, Ryan EA, Korbutt GS, Toth EL, Warnock GL, Kneteman NM, Rajotte, RV. Islet transplantation in seven patients with type 1 diabetes mellitus using a glucocorticoid-free immunosuppressive regimen. *N Eng J Med* 343: 230-238, 2000.
53. Sindhi R, Stratta RJ, Lowell JA. Experience with enteric conversion after pancreatic transplantation with bladder drainage. *J Am Coll Surg* 184: 281-289, 1997.
54. Sollinger HW, Messing EM, Eckhoff DE. Urological complications in 210 consecutive simultaneous pancreas-kidney transplants with bladder drainage. *Ann Surg* 218: 561-570, 1993.
55. Sollinger HW, Stratta RJ, D'Alessandro AM. Experience with simultaneous pancreas-kidney transplantation. *Ann Surg* 208: 475-483, 1988.
56. Sollinger HW, Stratta RJ, Kalayoglu M, Pirsh JD, Belzer FO. Pancreas transplantation with pancreaticocystostomy and quadruple immunosuppression. *Surgery* 102: 674-679, 1987.
57. Starzl TE, Miller C, Bronznick B, Makowka L. An improved technique for multiple organ harvesting. *Surg Gynecol Obstet* 165: 343-348, 1991.
58. Stephanian E, Gruessner RWJ, Brayman K. Conversion of exocrine secretions from bladder to enteric drainage in recipients of whole pancreaticoduodenal transplants. *Ann Surg* 216: 663-672, 1992.
59. Stout RW. The role of insulin in atherosclerosis in diabetics and non-diabetics: a review. Diabetes 30 (Suppl.2): 54-57, 1981.
60. Stratta RJ. Pancreas transplantation: a managed cure approach to diabetes. *Curr Probl Surg,* 711-808, 1996.
61. Stratta RJ, Taylor RJ, Bynon JS. Patterns of rejection after combined pancreas-kidney transplantation. *Transplant Proc* 26: 524-525, 1994.
62. Stratta RJ, Taylor RJ, Bynon JS. Viral prophilaxis in combined pancreas-kidney transplantation recipients. *Transplantation* 57: 506-512, 1994.
63. Stratta RJ, Taylor RJ, Wahl TO, Duckqorth WC, Gallagher TF, Knight TF, Fisher JL, Neumann TV, Miller S, Langnas AN, Ozaki CF, Bynon JF, Larsen JL, Weide LG, Cassling RS, Taylon AJ, Shaw BW. Recipient selection and evaluation for vascularized pancreas transplantation. *Transplantation* 55: 1090-1096, 1993.

64. Sudan D, Sudan R, Stratta R. Long-term outcome of simultaneous kidney-pancreas transplantation: Analysis of 61 patients with more than 5 years follow-up. *Transplantation* 69: 550-555, 2000.
65. Sutherland DER, Gruessner RW, Dunn DL, Matas AJ, Humar A, kandaswamy R, Mauer SM, Kennedy WR, Goetz FC, Robertson RP, Gruessner AC, Najarian JS. Lessons learned from more than 1000 pancreas transplants at a single institution. *Ann Surg* 233: 463-501, 2001.
66. Sutherland DER, Gruessner A, Gruessner RWG. International Pancreas Transplant Registry: pancreas transplant results in the USA with comparison to non-USA data in the International Registry. *IPTR Annual Report*, 1995.
67. Sutherland DER, Gruessner AC, Gruessner RW: Pancreas transplantation: a review. *Transplant Proc* 30: 1940-1943, 1998.
68. Sutherland DER, Gruessner RW, Humar A, Kandaswamy R, Najarian JS, Dunn DL, Gruessner A. Pretransplant immunosupression for pancreas transplants alone in nonuremic diabetic recipients. *Transplant Proc* 33: 1656-1658, 2001.
69. Sutherland DER, Moundry-Munns KC, Gruessner A. Pancreas transplant outcome with or without biological anti-T-cell Therapy for induction immunosuppression with use of cyclosporine. *Transplant Proc* 26: 2752-2755, 1994.
70. Sutherland DER, Gruessner RWG, Gruessner AC. Pancreas transplantation for treatment of diabetes mellitus. *World J Surg* 25:487-496, 2001.
71. Tropmann MS, Gruessner AC, Dunn DL, Sutheland DER, Gruessner RWG. Surgical complications requiring early relaparotomy after pancreas transplantation. *Ann Surg* 227: 255-258, 1998.
72. Wautier JL, Zoukorian C, Chappey O, Wautier MP, Guillausseau PJ, Cao R, Hori O, Stern D, Schmidt AM. Receptor-mediated endothelial cell disfunction in diabetic vasculopathy. *J Clin Invest* 97: 238-243, 1996.
73. Wilczek HE, Jaremko G, Tyden G, Groth CG. Evolution of diabetic nephropathy in kidney grafts. *Transplantation* 59: 51-57, 1995.
74. Zehrer CL, Gross CR. Quality of life after pancreas transplantation. *Diabetes Care* 13:539-541, 1990.
75. Zhou YC, Cecka JM. Effect of HLA matching on renal transplant survival. *Clin Transpl* 499-510, 1993.

PARTE 10

PERITÔNIO E PAREDE ABDOMINAL

CAPÍTULO 147

Anomalias Congênitas do Peritônio e da Parede Abdominal*

Ken Kimura

INTRODUÇÃO

Defeitos da parede abdominal anterior, como onfalocele, gastrosquise, hérnia umbilical e hérnia inguinal, são causas comuns de procedimentos cirúrgicos em serviço de cirurgia pediátrica. O uso de rotina de ultra-sonografia durante a gestação é capaz de diagnosticar no período pré-natal várias dessas anomalias. Permite, assim, o aconselhamento dos pais, a realização de operações fetais ou programação de atendimento mais adequado em centros especializados durante o parto e imediatamente após.

ONFALOCELE

A onfalocele é um defeito na região umbilical da parede abdominal, através do qual as vísceras abdominais fazem protrusão para dentro do saco herniário, formado por peritônio parietal e membrana amniótica. A onfalocele é considerada uma desordem do desenvolvimento da parede abdominal, na qual há uma falha do conteúdo abdominal herniado em reduzir-se durante as 8ª-12ª semanas de gestação. Crianças nascidas com onfalocele apresentam um saco circular no meio do abdômen, do qual o cordão umbilical surge. O saco pode conter o fígado, intestino, omento, anexos e outras vísceras[27].

No embrião, a formação da parede abdominal se inicia com o desenvolvimento e a convergência das dobras mesenquimais cefálica, caudal e lateral, aproximadamente na 3ª semana gestacional. A falha da dobra cefálica em se desenvolver resulta em onfalocele epigástrica. A onfalocele clássica na fixação do cordão umbilical é causada pela falência da dobra lateral em convergir ao redor do cordão (Fig. 147.1). A extrofia da bexiga ou cloaca é causada pela falha da dobra caudal em se desenvolver. Com um defeito na parede abdominal, a redução da víscera posteriormente para dentro da cavidade abdominal não é completa como ocorre normalmente durante as 10ª-12ª semanas de gestação.

Epidemiologia

A incidência de onfalocele varia de 1/3.200 a 1/10.000 nascidos vivos. Predisposição familiar tem sido documentada em alguns casos[19,37]. Mais de 50% dos pacientes apresentam outras anomalias. Os defeitos congênitos associados com a onfalocele incluem anomalias cardíacas (20-35%), anomalias cromossômicas (15%), síndrome de Beckwith-Wiedemann (gigantismo, macroglossia e um defeito umbilical, que pode ser hérnia umbilical ou onfalocele) (7%), extrofia de bexiga, cloaca e pentalogia de Cantrell (onfalocele, hérnia diafragmática anterior, fenda do esterno, ectopia do cordão e defeitos intracardíacos)[7,13,22,26].

Diagnóstico

A onfalocele em um feto é diagnosticada durante a metade do 3º trimestre por uma ultra-sonografia de rotina[25,37]. A ressonância magnética pré-natal também pode ser útil para o diagnóstico[45]. A menos que o saco herniário seja rompido ou o conteúdo herniário estrangulado, o estado do paciente após o nascimento não é crítico ou urgente. A radiografia toracoabdominal pré-operatória e a ecocardiografia deverão ser realizadas rotineiramente.

Tratamento

A onfalocele contendo todo o fígado é denominada onfalocele "gigante", a qual requer reparos em múlti-

*Capítulo traduzido pelos Drs. Carolina Gomes Gonçalves e Guataçara Salles Jr.

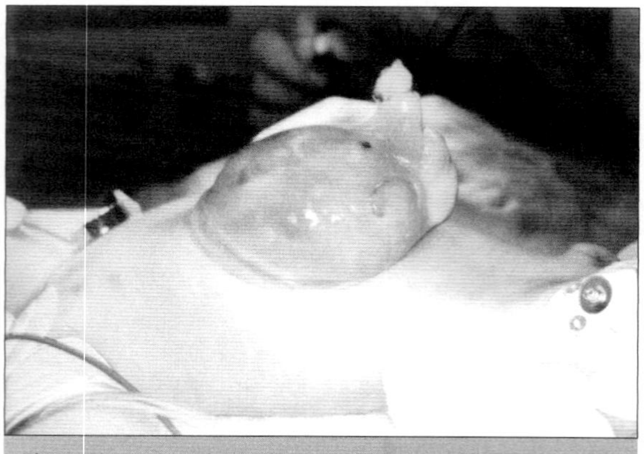

Fig. 147.1 — Onfalocele típica. O saco da onfalocele está fixado pelo cordão umbilical.

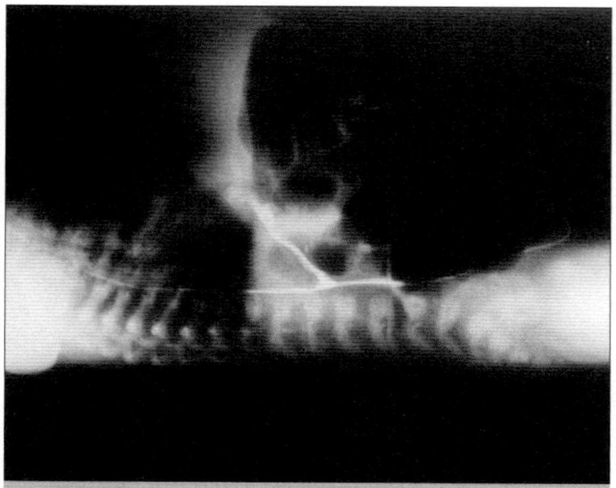

Fig. 147.2 — Cavograma da veia cava inferior em uma criança com onfalocele. O fígado inteiro está fora da cavidade abdominal. Note a relação anatômica anormal entre a veia cava inferior e a veia hepática.

plos estágios[2,39,44,48]. A dificuldade no tratamento de uma onfalocele gigante é devida a uma disparidade grande entre o volume da cavidade abdominal e a víscera protruída. Uma onfalocele relativamente pequena com um defeito da parede abdominal de somente 2-3 cm, com seu conteúdo exclusivamente intestinal, é definida como "hérnia dentro do cordão". A "hérnia dentro do cordão" está freqüentemente associada a anomalias do ducto onfalomesentérico (vitelointestinal), sendo o reparo cirúrgico relativamente fácil. No entanto, por causa das anomalias graves associadas, envolvendo outros sistemas vitais e órgãos, a mortalidade após reparo da "hérnia dentro do cordão" é surpreendentemente alta. A associação de onfalocele com anomalias graves de órgãos vitais excede a 30% a 50%, e por essa razão a taxa de sobrevida permanece relativamente baixa após reparo cirúrgico. A escolha do procedimento de reparo cirúrgico é dependente do tamanho do órgão protruído. O descolamento de pele ou a técnica de silo, ou a combinação de ambas, podem ser indicados.

Tratamento Pré-Operatório

No nascimento, o conteúdo do saco herniário deverá ser cuidadosamente examinado através da transparência do saco. Em pacientes com virtualmente todo o fígado protruído para dentro do saco herniário, atenção especial é necessária para posicionar apropriadamente o saco herniário. A angulação do saco de onfalocele pode causar comprometimento do retorno venoso e hipovolemia pela oclusão dos grandes vasos do fígado[4,46].

Pacotes de gazes secas esterilizadas são usados para cobrir a onfalocele frouxamente, após o que o corpo da criança, abaixo dos ombros, é colocado em uma sacola intestinal de plástico estéril (sacola de Lahey). Então, o paciente pode ser colocado em uma incubadora aquecida, com adição de oxigênio. Nesse período, a onfalocele deverá ser posicionada de modo mais apropriado para evitar dobras dos vasos hepáticos (Fig. 147.2).

A determinação da temperatura retal deverá ser realizada para permitir registro contínuo da temperatura. Monitores hemodinâmicos, tais como eletrocardiograma, oxímetro de pulso e cateterização arterial para monitorização da pressão sangüínea são recomendados. Uma sonda nasogástrica deverá ser colocada com sucção contínua para descompressão gástrica. Um cateter intravenoso é colocado no pescoço ou extremidade superior. Solução salina com dextrose a 10% é administrada intravenosamente com antibioticoterapia profilática apropriada.

Procedimentos Cirúrgicos

As onfaloceles pequenas com um saco herniário menor do que 2 cm de diâmetro contendo somente intestino delgado no saco são definidas como "hérnia dentro do cordão" (Fig. 147.3). A ligação simples do cordão umbilical em sua raiz parece fácil, mas é perigosa, pois pode causar lesão no intestino eviscerado. Mais de 70% de nossos pacientes com "hérnias dentro do cordão umbilical" tinham remanescentes do ducto onfalomesentérico não-evidentes (Fig. 147.4). Na operação, o saco pode ser aberto e inspecionado. O remanescente do ducto onfalomesentérico pode ser reparado antes do fechamento fascial.

Para uma grande onfalocele, o fechamento fascial primário é impossível e procedimentos em estágios são necessários para reconstruir a parede abdominal. Para o procedimento inicial, preferimos a técnica de descolamento da pele. A onfalocele de tamanho médio, que é o tipo mais comum, pode ser tratada por essa técnica. Após ressecção do saco, incisões na pele são estendidas da parede abdominal defeituosa na linha média para cima para o processo xifóide e para baixo para a sínfise púbica. A linha alba também é incisada. Os descolamentos da pele são desenvolvidos por dissecção do tecido celular subcutâneo bilateralmente, em direção à linha axilar anterior. As margens da linha alba dividida são suturadas na superfície superior da pele descolada para prevenir herniação. As margens da pele descolada são aproximadas por cima da víscera herniada usando-se sutura em chuleio reforçada, para criar uma hérnia incisional larga. Dois a 3 meses após, o fechamento fascial é executado. Nesse período, a parede abdominal se desenvolveu o suficiente para acomodar o conteúdo herniário.

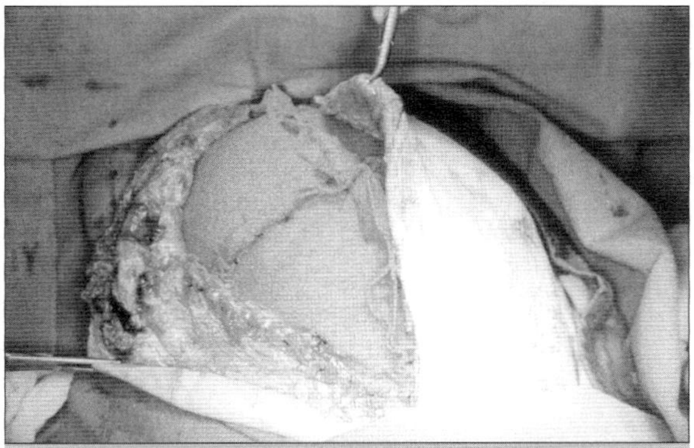

Fig. 147.3 — *Material sintético (Dacron) é usado para formar a parede abdominal em um paciente com onfalocele gigante.*

Para uma onfalocele gigante, a qual inclui a maioria do fígado no saco, um saco de Silastic (similar a um "silo") é colocado para alojar a víscera como um procedimento inicial. Várias semanas após, o saco plástico é removido e o defeito fascial é fechado com materiais sintéticos, tais como retalhos de Dacron ou Teflon, e descolamentos de pele são criados para cobrir a parede abdominal artificial (Fig. 147.5)[32-34]. O retalho é reduzido em tamanho por ajustes em múltiplos estágios sob anestesia, antes de o fechamento fascial final poder ser executado. O mais sério problema no tratamento da onfalocele gigante é a dobra (acotovelamento) dos vasos hepáticos quando o fígado é reduzido rapidamente e com força para a cavidade abdominal. A cavografia pré-operatória é de ajuda para orientação anatômica.

A escolha do procedimento de correção é dependente da preferência e bom senso de cada cirurgião. Os princípios fundamentais desses procedimentos cirúrgicos é manter a pressão intra-abdominal o mais próximo da pressão fisiológica[33].

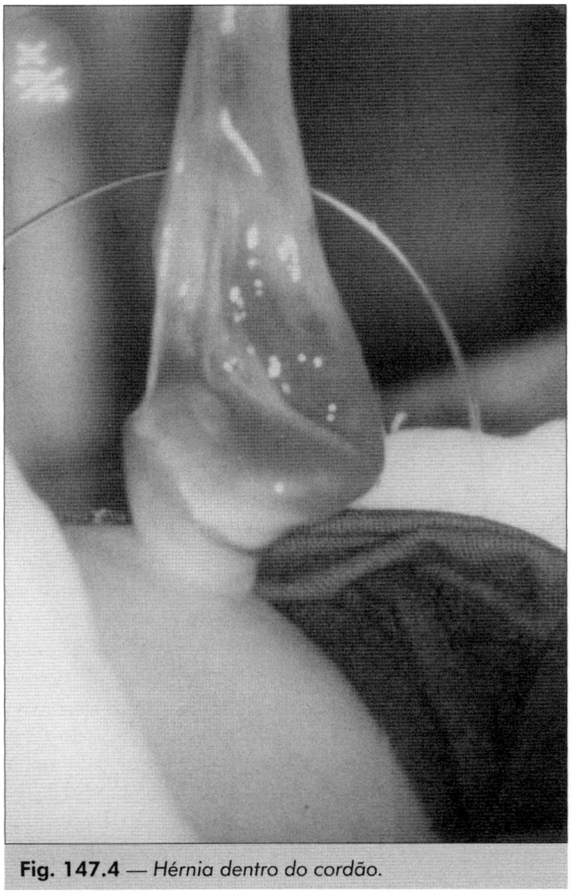

Fig. 147.4 — *Hérnia dentro do cordão.*

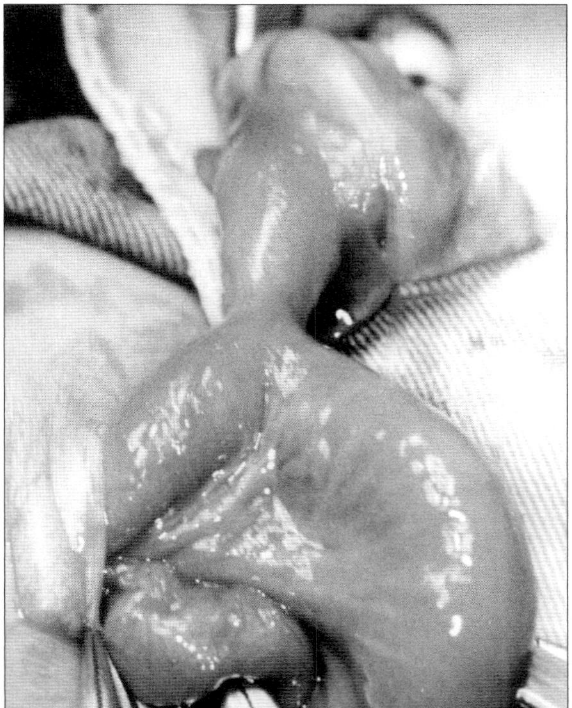

Fig. 147.5 — *Ducto onfalomesentérico em uma criança nascida com hérnia dentro do cordão (mesmo paciente da Fig. 147.4).*

Controle Pós-Operatório

O paciente deverá ser tratado em uma incubadora ou sob aquecimento por radiação, paralisado por 48-72 horas e mantido em ventilação mecânica contínua. A descompressão nasogástrica deverá ser contínua. Nutrição parenteral por longo tempo é freqüentemente mandatória. Os antibióticos deverão ser administrados intravenosamente por 1 semana ou 10 dias.

GASTROSQUISE

Gastrosquise é uma palavra derivada do grego, que significa fenda abdominal e é caracterizada por um defeito de todos os planos da parede abdominal, a qual freqüentemente tem menos que 3 cm de diâmetro[27]. Os órgãos eviscerados podem consistir um estômago, intestino, omento e anexos. O fígado e o baço permanecem na cavidade abdominal. O defeito da parede abdominal está freqüentemente localizado imediatamente para o lado direito da fixação do cordão umbilical. A gastrosquise do lado esquerdo é extremamente rara, mas tem sido relatada[12]. A gastrosquise está sempre associada à má rotação do intestino. Contudo, ao contrário da onfalocele, não há associação significativa com outras anomalias congênitas graves[27]. O tratamento cirúrgico consiste na redução dos órgãos abdominais eviscerados e na reconstrução do defeito da parede abdominal. Em pacientes com disparidade significativa entre a capacidade da cavidade abdominal e os órgãos eviscerados, a reconstrução em estágios da parede abdominal, tal como descolamento da pele ou técnica de silo, é planejada[3,8,24,29,42].

A gastrosquise é resultado da laceração na base do cordão umbilical durante a vida fetal, mais do que de uma falha da gênese normal da parede abdominal (Fig. 147.6)[47]. Na gastrosquise, o defeito é quase sempre do lado direito do cordão umbilical. Em um paciente com uma gastrosquise do lado esquerdo por nós tratado, a veia umbilical foi localizada ao longo da margem esquerda do defeito da parede abdominal, sugerindo que a laceração da base do cordão umbilical foi torcida em direção horária[43].

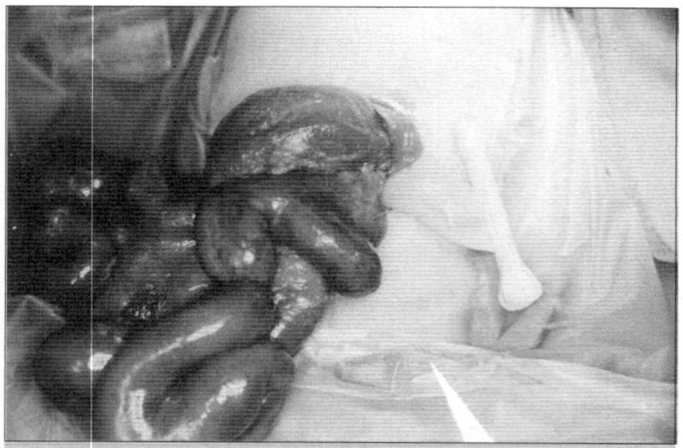

Fig. 147.6 — *Gastrosquise clássica. O defeito está imediatamente lateral direito da fixação do cordão umbilical.*

Os pacientes são geralmente pequenos para a idade gestacional, mas além da má rotação, outras anomalias congênitas associadas não são comuns. Em contraste com a onfalocele, a gastrosquise não tem um saco herniário. A serosa intestinal exposta ao líquido amniótico é espessada e coberta com exsudato acinzentado ou pseudomembrana. O comprimento do intestino herniado e o grau de mudanças em sua superfície são variáveis, de acordo com a extensão e a duração da evisceração durante a vida fetal.

Diagnóstico

O diagnóstico é visual com o intestino e a vesícula biliar ou gônadas protruídas através do defeito da parede abdominal. A ultra-sonografia pré-natal demonstra gastrosquise no feto a partir da 14ª semana de gestação[25].

Conduta Pré-Operatória

As crianças nascidas com gastrosquise podem desenvolver peritonite, hipotermia, hipovolemia e acidose, e podem deteriorar, a menos que medidas profiláticas apropriadas sejam tomadas de imediato. A peritonite é causada pelo contato direto do intestino eviscerado com áreas contaminadas, tais como a vagina da mãe. O intestino deverá ser enrolado com compressas estéreis, e antibióticos intravenosos devem ser administrados. A hipotermia é induzida pelo esfriamento da circulação sangüínea através do intestino eviscerado. O bebê deverá ser encaixado em uma sacola plástica estéril e colocado em uma incubadora ou submetido a aquecimento por radiação. A hipovolemia é o resultado do seqüestro de líquidos no intestino eviscerado[28]. A cirurgia imediata é mandatória. A acidose é o resultado de todos esses distúrbios.

Procedimentos Cirúrgicos

Fechamento fascial primário, descolamento da pele ou técnica do silo são as escolhas para correção da gastrosquise, de acordo com a capacidade proporcional da cavidade abdominal para acomodar as vísceras reduzidas. Em pacientes com intestino eviscerado relativamente pequeno, o fechamento fascial primário pode ser realizado com segurança. Naqueles com comprimento moderado de intestino eviscerado, o estágio de descolamento de pele é indicado, como o descrito para onfalocele[20]. Em pacientes com todo o intestino eviscerado, a técnica do silo é inevitável (Fig. 147.7). Como para a onfalocele gigante, uma incisão mediana é estendida desde o processo xifóide até a sínfise púbica para fazer a base do silo. Duas folhas de silicone são fixadas na margem fascial da linha alba, usando-se suturas reforçadas[20].

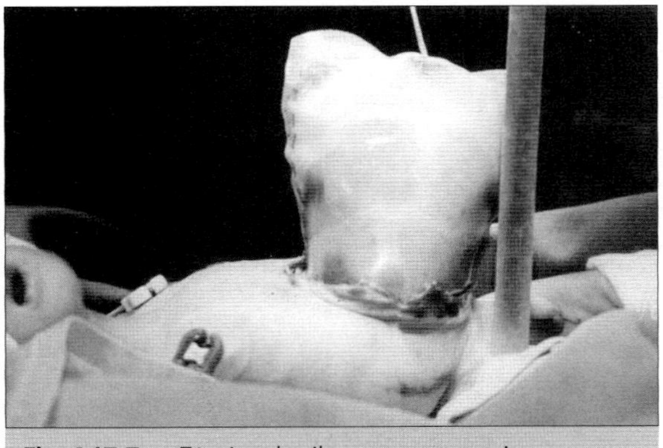

Fig. 147.7 — *Técnica do silo para gastrosquise.*

Controle Pós-Operatório

O tratamento pós-operatório é essencialmente o mesmo feito para a onfalocele.

ANOMALIAS DO DUCTO ONFALOMESENTÉRICO

As anomalias do ducto onfalomesentérico (vitelo-intestinal) são caracterizadas por persistência de restos do ducto vitelino, o qual normalmente fecha e desaparece completamente durante a 7ª semana de gestação. O ducto vitelino liga o intestino médio com o saco embrionário. A falha no fechamento resulta em um ducto onfalomesentérico, seio umbilical, cisto, divertículo de cordão ou divertículo de Meckel. O diagnóstico pode ser difícil por causa da abundância de sintomas clínicos, que podem estar associados: obstrução ou sangramento gastrointestinal, intussuscepção e fístula umbilical. O tratamento cirúrgico inclui divisão simples do cordão ou ressecção do seio umbilical, cisto ou fístula intestinal com o íleo envolvido, seguido por anatomose término-terminal.

As anomalias do ducto onfalomesentérico são causadas pela persistência de remanescentes de ducto vitelino, o qual liga o saco embrionário ao intestino médio (íleo) durante o período gestacional precoce. Normalmente o ducto vitelino diminui, estreita-se e desaparece completamente pela 7ª ou 8ª semana. Falhas nesse processo de involução resultam em uma variedade de lesões, tais como divertículo de Meckel (82%), cordão sólido (10%), fístula intestinal completa (6%) ou cisto ou seio umbilical (2%)[18]. A fístula intestinal completa e o seio são identificados no nascimento com a mucosa intestinal ou mecônio no umbigo. O cordão sólido, estendendo-se entre o íleo e a superfície umbilical, pode causar obstrução intestinal. O divertículo de Meckel é uma causa comum de sangramento gastrointestinal durante o início da infância (ver Capítulos 47 e 56)[18]. Essas lesões descritas anteriormente requerem excisão cirúrgica, incluindo o íleo adjacente, com restauração da continuidade intestinal por anastomose término-terminal.

HÉRNIA UMBILICAL

A hérnia umbilical é causada pelo fechamento fascial atrasado ou incompleto da linha alba, no local de fixação do cordão umbilical. Sua incidência é elevada e pode ocorrer em até 40% da população negra ao nascimento, mas resolve-se na maioria das crianças até os 2 anos de idade[5,17]. O encarceramento ou estrangulamento do conteúdo herniário é muito raro na população pediátrica, mas isso pode ser problemático em crianças mais velhas. O reparo cirúrgico é freqüentemente recomendado para crianças acima de dois anos de idade[14,16].

A hérnia umbilical é causada por um defeito fascial na fixação do cordão umbilical, o qual permite ao conteúdo abdominal, tal como intestino e omento, herniar para dentro do espaço subcutâneo revestido pelo peritônio e coberto com pele. Esse é o defeito cirúrgico pediátrico mais comum, ocorrendo em aproximadamente 1 em cada 6 neonatos. A incidência de hérnia umbilical é de 25-40% da população negra e de 3-5% na população caucasiana. As razões dessa diferença racial são desconhecidas[18]. A hérnia umbilical é mais comum no sexo feminino e em bebês prematuros; 75% das crianças abaixo de 1.500 g no nascimento apresentam hérnia umbilical.

A maioria dos bebês é assintomática. O desaparecimento espontâneo da hérnia ocorre antes da idade de 2 anos nas crianças com um defeito fascial menor do que 1,5 cm. Portanto, crianças com hérnia umbilical deverão ser mantidas sob observação até os 2 anos de idade[16]. Devido à maior incidência de encarceramento intestinal ou estrangulamento na população mais velha, as crianças com mais de 2 anos da idade devem ser submetidas a herniorrafia, cuja operação é executada ambulatorialmente[40]. Através de uma incisão semilunar ao longo da margem inferior da protrusão, o saco herniário é dividido e fechado por uma dupla camada de sutura com fio de polivicril interrompida sobre o peritônio e a margem fascial. O prognóstico é excelente, com recidiva incomum.

HÉRNIA INGUINAL

A hérnia inguinal indireta é muito comum em cirurgia pediátrica[16]. Em centros de cirurgia pediátrica, mais de 50% dos procedimentos cirúrgicos eletivos são reparo de hérnia inguinal. Em fetos masculinos, o processo vaginal forma-se justaposto ao gubernáculo e estende-se do anel inguinal interno, através do canal inguinal para baixo para o fundo da bolsa escrotal[36]. Em mulheres, o processo é muito atenuado. O processo vaginal está evidente em mais de 90% das crianças masculinas no nascimento. O processo se oblitera espontaneamente durante o primeiro ano de vida na maioria das crianças. Em cerca de 5% das crianças, o processo vaginal falha em fechar, permitindo o desenvolvimento de hidrocele e/ou hérnia inguinal. A hérnia inguinal em crianças é exclusivamente indireta, com o conteúdo abdominal, tal como intestino, omento ou apêndice, fazendo protrusão para dentro do saco herniário, através do anel inguinal interno[12]. O reparo cirúrgico da hérnia inguinal está indicado na sua detecção, freqüentemente como cirurgia ambulatorial, para evitar encarceramento, desconforto ou dor na região envolvida[38].

A hérnia inguinal em crianças pequenas é sempre indireta, permitindo ao conteúdo abdominal fazer protrusão para dentro do saco herniário (processo vaginal pérvio). A incidência é de 1%-5% na população geral e é mais comum nos prematuros. A incidência é de cerca de 30% em crianças pesando menos do que 1.000 g no nascimento[15]. A proporção masculino:feminino é de 8 ou 10 para 1. Uma tendência familiar tem sido observada. Cinqüenta a 60% das hérnias inguinais ocorrem no lado direito, 30% no lado esquerdo, e 10%-20% são bilaterais. São mais comuns do lado direito devido à descida mais tardia do testículo direito e, conseqüentemente, à obliteração do processo vaginal desse lado.

A protrusão na região inguinal ou região escrotal é freqüentemente detectada pela mãe. O diagnóstico é baseado na história e inspeção visual da protrusão inguinoescrotal. Na palpação da região inguinal pode haver um "sinal de seda" positivo, o qual é uma sensação semelhante à fricção da roupa de seda entre os dedos da mão. A menos que haja evidência de protrusão inguinal, não confirmamos o diagnóstico com base somente no sinal da seda positivo. A ultra-sonografia, a herniografia e a ressonância magnética podem ser úteis no diagnóstico de hérnia inguinal[6,9,11].

A cirurgia é o único tratamento. A operação pode ser executada ambulatorialmente em qualquer idade. Contudo, se o paciente é prematuro, freqüentemente aguardamos por 2-4 meses após o nascimento e mantemos o paciente monitorizado por 24 horas após a cirurgia. O princípio de reparo da hérnia é a ligação-sutura do saco herniário ao nível do anel interno[23]. Preferimos o fechamento simultâneo do anel interno com a fáscia transversal. A exploração contralateral para possível hérnia, está indicada em crianças abaixo da idade de 2 anos em nossa clínica, especialmente se a hérnia inicial é no lado esquerdo. Entretanto, muitos cirurgiões fazem a exploração contralateral de rotina por via videolaparoscópica, principalmente em crianças com menos de 5 anos[10,30]. A recorrência se dá em menos de 1% dos pacientes, freqüentemente nos prematuros e com doenças metabólicas congênitas. O curso pós-operatório é usualmente sem complicações.

REFERÊNCIAS BIBLIOGRÁFICAS

1. Aite L, Trucchi A, Nahom A, Spina V, Bilancioni E, Bagolan P. Multidisciplinary management of fetal surgical anomalies: the impact on maternal anxiety. Eur J Pediatr Surg 12:90-4, 2002.
2. Barlow B, Cooper A, Gandhi R, Niemirska M. External silo reduction of the unruptured giant omphalocele. *J Pediatr Surg* 22:75-76, 1987.
3. Canty TG, Collins DL. Primary fascial closure in infants with gastroschisis and omphalocele: A superior approach *J Pediatr Surg* 18:707-12, 1983.
4. Carlton GR, Towne BH, Bryan RW, Chang JHT. Obstruction of the suprahepatic inferior vena cava as a complication of giant omphalocele repair. *J Pediatr Surg* 1979;14: 733-4.
5. Crump EP. Umbilical hernia: Occurrence of the infantile type in negro infants and children. *J Pediatr* 40:214-233, 1952.
6. Dattola P, Alberti A, Dattola A, Giannetto G, Basile G, Basile M. Inguino-crural hernias: preoperative diagnosis and postoperative follow-up by high-resolution ultrasonography. A personal experience. *Ann Ital Chir* 73:65-8, 2002.
7. De Ugarte DA, Boechat MI, Shaw WW, Laks H, Williams H, Atkinson JB. Parasitic omphalopagus complicated by omphalocele and congenital heart disease. *J Pediatr Surg* 37:1357-8, 2002.
8. Ein SH, Rubin S. Gastroschisis: Primary closure of silon pouch. *J Pediatr Surg* 1980;15:549-52.
9. Erez I, Rathause V, Vacian I, Zohar E, Hoppenstein D, Werner M, Lazar L, Freud E. Preoperative ultrasound and intraoperative findings of inguinal hernias in children: A prospective study of 642 children. *J Pediatr Surg* 37:865-8, 2002.
10. Geisler DP, Jegathesan S, Parmley MC, McGee JM, Nolen MG, Broughan TA. Laparoscopic exploration for the clinically undetected hernia in infancy and childhood. *Am J Surg* 182:693-6, 2001.
11. Graf JL, Caty MG, Martin DJ, Glick PL. Pediatric hernias. *Semin Ultrasound CT MR* 2002;23:197-200.
12. Grosfeld JL. Current concepts in inguinal hernia in infants and children. *World J Surg* 13:506-15, 1989.
13. Halbertsma FJ, van Oort A, van der Staak F. Cardiac diverticulum and omphalocele: Cantrell's pentalogy or syndrome. *Cardiol Young* 12:71-4, 2002.
14. Halpern LJ. Spontaneous healing of umbilical hernias. *JAMA* 182:851-2, 1962.
15. Harper RC, Carcia A, Sia C. Inguinal hernia: A common problem of premature infants weighing 1000 grams or less at birth. *Pediatrics* 56:112-5, 1975.
16. Heifetz CJ, Bilsel ZT, Gaus WW. Observation on the disappearance of umbilical hernia in infancy and childhood. *Surg Gynecol Obstet* 116:467-73, 1963.
17. Jelliffe DB. Racial incidence of umbilical hernia. *J Trop Med Hyg* 57:270-2, 1954.
18. Jona JZ. Umbilical anomalies. In: Swenson's pediatric surgery (5th ed.), Ed John G Raffensperger, Appleton & Lange, Norwalk, Connecticut, USA, 1990.
19. Kanagawa SL, Begleiter ML, Ostlie DJ, Holcomb G, Drake W, Butle MG. Omphalocele in three generations with autosomal dominant transmission. *J Med Genet* 39:184-5, 2002.
20. Kimura K, Soper RT. Use of pledgets in the repair of abdominal wall defects. *J Pediatr Surg* 17:64-6, 1992.
21. Koivusalo A, Lindahl H, Rintala RJ. Morbidity and quality of life in adult patients with a congenital abdominal wall defect: a questionnaire survey. *J Pediatr Surg* 37:1594-601, 2002.
22. Leon G, Chedraui P, Miguel GS. Prenatal diagnosis of Cantrell's pentalogy with conventional and three-dimensional sonography. *J Matern Fetal Neonatal Med* 12:209-11, 2002.
23. Levitt MA, Ferraraccio D, Arbesman MC, Brisseau GF, Caty MG, Glick PL. Variability of inguinal hernia surgical technique: A survey of North American pediatric surgeons. *J Pediatr Surg* 37:745-51, 2002.
24. Luck SR, Sherman JO, Raffensperger JG. Gastroschisis in 106 consecutive newborn infants. *Surgery* 98:677-83, 1985.
25. Lunzer H, Menardi G, Brezinka C. Long-term follow-up of children with prenatally diagnosed omphalocele and gastroschisis. *J Matern Fetal Med* 10:385-92, 2001.
26. Mahour GH. Omphalocele. *Surg Gyn Obstet* 143:821-8, 1976.
27. Molenaar JC, Tibboel D. Gastroschisis and omphalocele. *World J Surg* 17:337-41, 1993.
28. Mollirt D, Ballantine TVN, Grosfeld JL. A critical assessment of fluid requirement in gastroschisis. *J Pediatr Surg* 13:217-9, 1978.
29. Muraji T, Tsugawa C, Nishijima E, et al. Gastroschisis: A 17-year experience. *J Pediatr Surg* 24:343-5, 1989.

30. Perlstein J, Du Bois JJ. The role of laparoscopy in the management of suspected recurrent pediatric hernias. *J Pediatr Surg* 35:1205-8, 2000.
31. Rowe MI, Marchildon MD. Inguinal hernia and hydrocele in infants and children. Surg Clin North Am 61:1137-45, 1981.
32. Sander S, Elicevik M, Unal M. Elastic bandaging facilitates primary closure of large ventral hernias due to giant omphaloceles. *Pediatr Surg Int* 17:664-7, 2001.
33. Sakellaris G, Petrakis I, Vlazakis S, Kakavelakis K, Vasiliou M, Antipas S, Ntolatzas T. Management of neglected giant omphalocele with Gore-tex in a child aged 8 years. *Minerva Pediatr* 54:455-8, 2002.
34. Saxena A, Willital GH. Omphalocele: clinical review and surgical experience using dura patch grafts. *Hernia* 6:73-8, 2002.
35. Segel SY, Marder SJ, Parry S, Macones GA. Fetal abdominal wall defects and mode of delivery: a systematic review. *Obstet Gynecol* 98:867-73, 2001.
36. Shrock P. Processus vaginalis and gubernaculum. *Surg Clin North Am* 51:1263-92, 1971.
37. Stoll C, Alembik Y, Dott B, Roth MP. Risk factors in congenital abdominal wall defects (omphalocele and gastroschisi): a study in a series of 265,858 consecutive births. *Ann Genet* 44:201-8, 2001.
38. Strauch ED, Voigt RW, Hill JL. Gangrenous intestine in a hernia can be reduced. *J Pediatr Surg* 37:919-20, 2002.
39. Stringel G, Blocker SH. Omphalocele closure: Surgical technique with preservation of the amniotic sac. *J Pediatr Surg* 21:1081-1083, 1986.
40. Tagge EP, Hebra A, Overdyk F, Burt N, Egbert M, Wilder A, Williams A, Roland P, Othersen HB Jr. One-stop surgery: evolving approach to pediatric outpatient surgery. *J Pediatr Surg* 34:129-32, 1999.
41. Thakur A, Chiu C, Quiros-Tejeira RE, Reyen L, Ament M, Atkinson JB et al. Morbidity and mortality of short-bowel syndrome in infants with abdominal wall defects. *Am Surg* 68:75-9, 2002.
42. Thompson J, Fonkalsrud EW. Reappraisal of skin flap closure for neonatal gastroschisis. *Arch Surg* 111:684-7, 1976.
43. Tosh PP, Kimura K. Left-sided gastroschisis. *J Pediatr Surg* 28:1543-4, 1993.
44. Towne B, Peters G, Chang JHT. The problem of "Giant Omphalocele". *J Pediatr Surg*15:543-8, 1980.
45. Verswijvel G, Gyselaers W, Grieten M, Van Robaeys J, Palmers Y. Omphalocele: prenatal MR findings. *JBR-BTR* 85:200-2, 2002.
46. Waldman JD, Fellows KE, Paul MH, Muster AJ. Angulation of the inferior vena cava-right atrial junction in children with repaired omphalocele. *Pediatr Radiol* 5:142-4, 1977.
47. Weber TR, Au-Fliegner M, Downard CD, Fishman SJ. Abdominal wall defects. *Curr Opin Pediatr* 14:491-7, 2002.
48. Yazbeck S. The giant omphalocele: A new approach for a rapid and complete closure. *J Pediatr Surg* 21:715-7, 1986.

148

CAPÍTULO

Doenças Adquiridas do Umbigo

Clementino Zeni Neto

Hérnia Umbilical Adquirida

Apesar de as hérnias umbilicais congênitas serem mais comuns (Capítulo 147) as adquiridas podem aparecer em qualquer época da vida e são geralmente devidas a aumento da pressão intra-abdominal, ascite volumosa, tumores intra-abdominais e obesidade.

Podem também ser secundárias a colocação de trocarte umbilical nas cirurgias videolaparoscópicas (ver Capítulo 13).

O diagnóstico é relativamente simples, sendo feito através da história clínica e do exame físico. As principais complicações são o estrangulamento e o encarceramento da hérnia. A hérnia encarcerada também deve ser tratada cirurgicamente, ou, quando o paciente não apresenta condições cirúrgicas, o conteúdo do saco herniário deve ser reduzido sempre que possível. Os pacientes com hérnias umbilicais adquiridas e portadores de ascite volumosa e cirrose hepática devem ser avaliados individualmente quanto à função hepática, à condição cirúrgica do paciente e ainda à necessidade de cirurgia[3,14,15,16]. O tratamento consiste em herniorrafia umbilical, reservando-se o tratamento conservador para os pacientes que não apresentam condições para tratamento cirúrgico.

Granuloma Umbilical

O granuloma de umbigo ocorre quando existe a formação de tecido de granulação em excesso e é geralmente devido à infecção secundária no coto umbilical[23]. A apresentação clínica geralmente é de uma massa avermelhada na região umbilical, friável que pode ou não apresentar secreção, geralmente serossanguinolenta. Essa condição ocorre geralmente nas primeiras semanas de vida e é semelhante ao granuloma piogênico que ocorre em outros locais. O tratamento é através da aplicação local de nitrato de prata, que geralmente leva à resolução completa do granuloma. Em adultos, pode ocorrer a formação de granulomas na região de incisão umbilical em colecistectomias videolaparoscópicas devido a fragmentos de cálculos biliares que podem permanecer nessa região durante a retirada da vesícula biliar; esse fato é mais comum nos pacientes obesos.

Cisto Pilonidal

Essa afecção é rara no umbigo. Manifesta-se pela drenagem de secreção purulenta pelo umbigo, fato que ocorre devido à perda da continuidade da pele quando um ou mais pêlos se alojam no umbigo[20,23]. Esse trajeto torna-se infectado, permitindo assim drenagem crônica de secreção purulenta pelo trajeto fistuloso. O tratamento consiste na excisão do cisto, do trajeto fistuloso e de todos os pêlos.

Onfalite

Onfalite é definida como a presença de eritema e edema da região umbilical com ou sem drenagem de secreção pelo umbigo. A infecção é quase sempre bacteriana[11,17,20,21,24].

A onfalite do recém-nascido tornou-se mais rara com as medidas profiláticas atuais.

O coto umbilical desvitalizado é um local predisponente ao desenvolvimento de bactérias. Geralmente é causada pelo *Staphylococcus aureus*, podendo estar associada a outras bactérias. A higiene inadequada do coto umbilical no recém-nascido é a principal causa de onfalite nessa fase da vida. Geralmente apresenta-se com dor local acompanhada de eritema e edema local. Devido à relação com a circulação umbilical e comunicação da veia umbilical com a circulação sistêmica, a onfalite é uma causa freqüente de abscesso hepático, pneumonia, artrite, septicemia e outras. Quando ocorre no recém-nascido, é uma causa freqüente de trombose de veia porta. O diagnóstico deve ser feito o mais rapidamente possível, e o tratamento deve ser iniciado imediatamente, consistindo no tratamento local com curativos adequados, drenagem e desbridamento dos tecidos desvitalizados. Nos casos graves, é necessária a utilização de antibioticoterapia sistêmica [21]. A avaliação cuidadosa da evolução é muito importante. Os casos leves de onfalite geralmente respondem com drenagem local. Entretanto, alguns casos podem evoluir rapidamente de uma infecção localizada para um fasciite necrotizante da parede abdominal, que necessita de drenagem adequada, desbridamento dos tecidos desvitalizados e uso sistêmico de antibióticos.

Quando ocorre em adultos, geralmente se deve à higiene inadequada e a anatomia da região (umbigo com abertura estreita e profunda), sendo mais comum nos obesos. Clinicamente, apresenta-se com dor local, eritema e edema local, podendo ou não haver drenagem de secreção purulenta local. Freqüentemente a secreção é fétida devido à presença de bactérias anaeróbicas. Limpeza local com povidona-iodo e manutenção da pele seca são suficientes na maioria dos casos. O uso de antibióticos por via sistêmica depende diretamente da extensão local da infecção, bem como da presença de doenças associadas, como, por exemplo, *diabetes mellitus*. Na maioria dos pacientes diabéticos o tratamento com ampla drenagem e o uso de antibióticos deve ser iniciado imediatamente após o diagnóstico.

ENDOMETRIOSE

A endometriose caracteriza-se pela presença de tecido endometrial extra-uterino. No caso de endometriose umbilical, a paciente queixa-se de dor e aumento de volume local, que pode estar relacionado com o ciclo menstrual. Geralmente ocorre devido a implante cirúrgico decorrente da realização de cesariana. A endometriose primária é rara, com uma prevalência de 0,5% a 1,0%[1,4,10,13,19]. O diagnóstico é clínico, no qual se pode observar a presença de um nódulo cutâneo doloroso à palpação e cujos sintomas geralmente pioram durante o ciclo menstrual. O tratamento de escolha é a excisão cirúrgica completa da lesão umbilical. O tratamento da endometriose é apresentada no Capítulo 78.

CORPO ESTRANHO DE UMBIGO

A presença de restos de cálculos biliares no umbigo após colecistectomia videolaparoscópica pode causar, na fase aguda, um abscesso e, na fase crônica, um granuloma de corpo estranho que se manifesta com dor local e um nódulo palpável no umbigo. Este nódulo deve ser removido completamente[11,17,23].

Outra forma de corpo estranho umbilical é devido ao acúmulo de sujeira no umbigo, que geralmente ocorre devido à higiene inadequada dessa região. Umbigos anatomicamente profundos e estreitos, que geralmente são observados após abdominoplastias ou em obesos, predispõem a esta condição. O acúmulo de células epiteliais descamadas e material sebáceo pode levar à formação de um cálculo umbilical (onfalito). O tratamento é feito com limpeza correta e retirada do corpo estranho.

TUMORES UMBILICAIS

Os tumores umbilicais podem ser benignos ou malignos e, quando malignos, podem ser primários ou metastáticos. Os tumores benignos são raros e podem ser adenomas, tumores desmóides, hemangiomas e tumores de células granulares.

Os tumores malignos podem ser primários ou secundários. Os primeiros são raros e podem ser teratomas, desmóides (Capítulo 153), ou adenocarcinomas oriundos dos remanescentes do úraco.

Os tumores secundários ou metastáticos são mais comuns, originam-se geralmente do aparelho digestivo (mais freqüente) ou de órgãos pélvicos, mas podem ser provenientes de qualquer órgão[2,6,8,9,18]. Podem ser devidos à implantação de tumores abdominais após procedimentos laparoscópicos realizados para diagnóstico ou tratamento de neoplasias malignas intra-abdominais[8]. As metástases umbilicais podem ocorrer por extensão contígua ou através do ligamento falciforme ou úraco, disseminação arterial, venosa ou linfática, e por implantação de células neoplásicas livres na cavidade abdominal.

Os tumores metastáticos umbilicais são conhecidos pelo epônimo "nódulo da Irmã Mary Joseph" e indicam uma neoplasia avançada e, portanto, um prognóstico ruim[4,5]. A Irmã Mary Josephy, uma enfermeira que trabalhava com o Dr. William Mayo, foi a primeira pessoa a observar que um nódulo umbilical firme era freqüentemente associado com neoplasia maligna intra-abdominal. Posteriormente, o Dr. Hamilton Baily descreveu a lesão e a denominou em homenagem à Irmã Mary Joseph[2,18].

Apesar de o umbigo corresponder a somente uma pequena porção da parede abdominal, 10% de todos os tumores da pele da parede abdominal anterior ocorrem no umbigo, assim demonstrando a importância do exame do umbigo no diagnóstico de neoplasia maligna visceral metastática[8].

O diagnóstico é feito através da presença de um nódulo umbilical, geralmente endurecido, doloroso e com história de curta duração. Na presença de tal situação a conduta correta é a retirada deste nódulo para confirmação diagnóstica.

REFERÊNCIAS BIBLIOGRÁFICAS

1. Abrech L, Tron V, Rivers J. Cutaneous endometriosis. *Int J Dermatol* 34:261-2, 1995.
2. Bakri YN, Subhi J, Hashim E, Senoussi M. Umbilical metastasis (Sister Joseph's nodule) from carcinoma of the vagina. *Acta Obstet Gynecol Scand* 70:509-10, 1991.

3. Belghiti J, Rueff B, Fekete F. Umbilical hernia in cirrhotic patients with ascites, prevalence, course, and management. *Gastroenterology* 84: 1363A, 1983.
4. Bergqvist A. Extragenital endometriosis: a review. *Eur J Surg* 158:7-12, 1992.
5. Blumberg NA: Infantile umbilical hernia. *Surg Gynecol Obstet* 150: 187-92, 1980.
6. Blumenthal NJ. Umbilical tumors, a case report and review of the literature. *S Afr Med J* 58:457-8, 1980.
7. Brustman L, Seltzer V. Sister Joseph's nodule: Seven cases of umbilical metastasis from gynecologic malignancies. *Gynecol Oncol* 19:155-62, 1984.
8. Coelho JCU, Nigro MVAS, Medeiros CWL. Implante tumoral em sítio do trocarter após colecistectomia laparoscópica. *Rev Col Bras Cir* 27:279-281, 2000.
9. Daw E, Riley S. Umbilical metastasis from squamous carcinoma of the cervix. Case report. *Br J Obstet Ginecol* 89:1066, 1982.
10. Firilas A, Soi A, Max M. Abdominal incision endometriomas. Am Surg 60:259-61, 1994.
11. Goldberg R, Pritchard B, Gelbard M. Umbilical inflammatory conditions: case report and differential diagnosis. *J Emerg Med* 10:151-6, 1992.
12. Gray SW, Skandalakis JE. The anterior abdominal wall. In: Gray SW, Skandalakis JE (eds): Embryology for Surgeons. Philadelphia WB Saunders, 387-441, 1972.
13. Igawa HH. Umbilical endometriosis. *Ann Plast Surg* 29:266-8, 1992.
14. Kirkpatrick S, Schubert T. Umbilical hernia rupture in cirrhotics with ascites. *Dig Dis Sci* 33:762-5, 1988.
15. Leonetti JP, Aranha GV, Wilkinson WA, et al. Umbilical herniorrhaphy in cirrhotic patients. *Arch Surg* 119:442-5, 1984.
16. Maclellan DG, Watson KJR, Farrow HC, et al. Spontaneous paracentesis following rupture of an umbilical hernia. *Aust N Z J Surg* 60:555-6, 1990.
17. Molderez CM, Wouters KB, Bergmans GB, et al. Umbilical discharge: A review of 22 cases. *Acta Chir Belg* 95:166-9, 1995.
18. Patel KS, Watkins RM. Recurrent endometrial adenocarcinoma presenting as an umbilical metastasis (sister Mary Joseph's Nodule). *Br J Clin Pract* 46:69-70, 1992.
19. Purvis R, Tyring S. Cutaneous and subcutaneous endometriosis: surgical and hormonal therapy. *J Dermatol Surg Oncol* 20:693-5, 1994.
20. Rowe MI, O'Neill JA, Grosfeld JL, et al. Disorders of the umbilicus. In Rowe MI, O'Neill JA, Grosfeld JL, et al. (eds): Essentials of pediatric surgery. St Louis Mosby 1995.
21. Samuel M, Freeman NV, Vaishnav A, et al: Necrotizing fasciitis: A serious complication of omphalitis in neonates. *J Pediatr Surg* 29:1414-16, 1994.
22. Sawin RS, Schaller RT, Tapper D, et al: Early recognition of neonatal abdominal wall necrotizing fasciitis. *Am J Surg* 167:481-4, 1994.
23. Steck WD, Helwig EB. Umbilical granulomas, pilonidal disease, and the urachus. *Surg Gynecol Obstet* 120:1043-57, 1965.
24. Swanson SI. Omphalith. *Arch Dermatol* 128:1265-70, 1992.

149

CAPÍTULO

Peritonite

José de Ribamar Sabóia de Azevedo
João Gustavo Celani Duarte

Introdução

Peritonite é o termo utilizado quando um processo inflamatório intra-abdominal se estende para o peritônio, seja ele de origem intra ou extraperitoneal. Esse processo inflamatório possui características diversas, variando em gravidade desde quadros leves até estados com importantes repercussões sistêmicas, chamados de uma forma geral de sepse de origem abdominal, ou, simplesmente, sepse abdominal.

As causas são diversas e, até meados do século XVIII, patologias inflamatórias intra-abdominais como apendicite aguda, uma das mais freqüentes causas de peritonite, elevavam os índices de mortalidade na população, pois não se dispunha de métodos anti-sépticos, de antibióticos, além do fato de não se ter disponível a anestesia, que mais tarde proporcionou o maior desenvolvimento das técnicas operatórias, trazendo benefícios também para o tratamento das peritonites. O conceito de lavagem das mãos, introduzido por Semmelweis, o conceito de esterilização, introduzido por Lister, e o reconhecimento da microbiologia, por Pasteur, foram fatos marcantes. A cirurgia abdominal desenvolveu-se, com diminuição dos casos de sepse abdominal pós-operatória.

Anualmente, dezenas de milhões de pacientes são internados devido a peritonites das mais diversas causas, com elevados custos devidos ao tratamento das causas básicas e suas complicações, que têm sua gravidade aumentada devido às características anatômicas e fisiológicas do peritônio.

O peritônio é o maior espaço extravascular do organismo, com superfície que se aproxima à da pele, sendo que dois terços dele são capazes de promover trocas com o intravascular devido à sua capacidade absortiva e secretora de membrana semipermeável. Trata-se de uma membrana serosa de origem mesodérmica com folheto único de células planas sobre uma membrana basal e um tecido conjuntivo subjacente constituído por adipócitos, macrófagos, linfócitos, fibroblastos e mastócitos, além de fibras elásticas e colágenas.

A cavidade peritoneal é um espaço virtual contido entre o peritônio parietal e o folheto visceral, que reveste a maior parte das vísceras intra-abdominais. Nessa cavidade existe um volume de líquido que varia entre 50 e 100 ml, com função de lubrificação e com uma pequena atividade imunológica, devido basicamente à presença do complemento. Do ponto de vista citométrico, o líquido peritoneal apresenta cerca de 300 células/mm^3 dos quais metade é constituída por macrófagos e cerca de 40% são linfócitos. Esse líquido possui um movimento circulatório que, de uma forma geral, desce em direção ao fundo-de-saco pela região central do abdômen e ascende em direção ao diafragma pelos sulcos parietocólicos, auxiliado pela pressão aspirativa durante o movimento expiratório desse músculo (Fig. 149.1). Na superfície diafragmática do peritônio existem linfáticos especiais, com poros capazes de absorver macromoléculas e partículas numa íntima relação com a contração do diafragma, o que justifica a precocidade com que uma peritonite atinge proporções sistêmicas.

Classificação

De acordo com o meio de contaminação da cavidade peritoneal, a peritonite é classificada como primária, secundária ou terciária.

Peritonite Primária

Ocorre geralmente nos paciente portadores de alguma afecção crônica acompanhada de ascite, com debilidade imunológica. As principais doenças predisponentes são insuficiência renal crônica, síndrome ne-

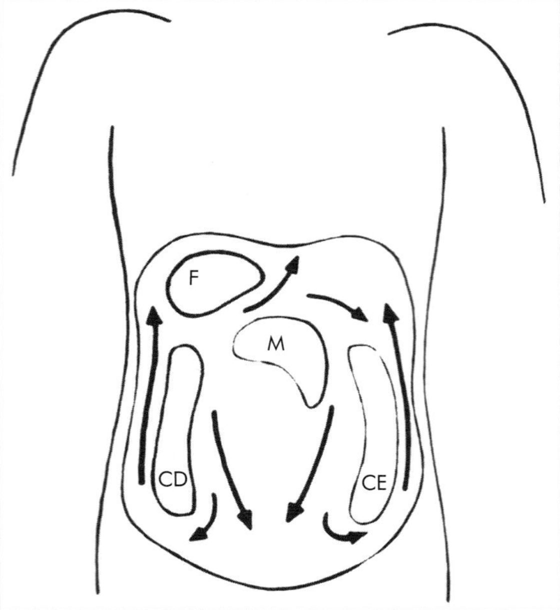

Fig. 149.1 — *Circulação do líquido peritoneal. F: área nua do fígado; M = raiz do mesentério; CD = cólon direito; CE = cólon esquerdo.*

frótica e cirrose hepática, cuja ascite o conteúdo protéico apresenta uma relação entre o plasma e o líquido ascítico menor que 1,1. A via de contaminação costuma ser a hematogênica e o germe mais comum é o *Streptococcus pneumoniae*. A translocação bacteriana é outro mecanismo importante de contaminação. Outros germes podem contaminar o líquido ascítico pela via hematogênica, como *Staphylococcus aureus*, *Staphylococcus epidermidis*, *Escherichia coli*, *Candida albicans* etc. O diagnóstico geralmente é suspeitado quando ocorre uma piora ou descompensação clínica da doença crônica. A confirmação diagnóstica é feita com a coleta de líquido ascítico para análise citométrica, de coloração pelo Gram e cultura. A cultura para germes comuns leva cerca de 2 a 3 dias para começar a demonstrar crescimento de algum germe. Assim sendo, a suspeita clínica acrescida de uma contagem de polimorfonucleares maior que 500/μl no líquido ascítico já autoriza o tratamento empírico, baseado nos germes mais comuns.

Peritonite Secundária

Essa é a causa mais comum de peritonite. Geralmente decorre de um processo inflamatório de algum órgão intra-abdominal que irrompe para a cavidade peritoneal, contaminando-a. Inflamação, supuração, necrose ou perfuração idiopática de um órgão intra-abdominal e procedimentos cirúrgicos são os principais fatores predisponentes. Outra causa freqüente de peritonite secundária é a manipulação inadequada de cateteres de diálise peritoneal, principalmente nos programas de CAPD (*Continuous Ambulatory Peritoneal Dialisis*). Punções repetidas da cavidade peritoneal para alívio de ascite em pacientes portadores de cirrose hepática ou carcinomatose peritoneal, por exemplo, também podem levar à contaminação e peritonite.

Nas peritonites secundárias, os germes são aqueles que colonizam o trato gastrointestinal. Portanto, torna-se imperioso conhecer a microbiota que habita os diversos segmentos do aparelho digestivo.

O estômago, o duodeno e o jejuno proximal são colonizados basicamente por germes deglutidos, provenientes da orofaringe. São geralmente germes gram-positivos e anaeróbicos em pequena quantidade ($< 10^4$/ml), já que a acidez gástrica e a motilidade desses segmentos impedem a proliferação e a aderência dos germes. Doenças obstrutivas nesse nível ou o uso de inibidores da acidez gástrica (bloqueadores H_2 ou da bomba de prótons, antiácidos) aumentam a infectividade dessas bactérias devido à sua proliferação e à depuração reduzida.

No jejuno distal e íleo a flora aumenta para cerca de 10^8/ml e no cólon chega a 10^{12}/g de fezes. São centenas de espécies diferentes, mas apenas uma pequena quantidade é infectante. Desses, os mais comuns são gram-negativos aeróbicos, como *Escherichia coli*, *Klebsiella* sp., *Proteus* sp., *Enterobacter* sp.; entre os gram-positivos, destacamos o *Enterococcus faecalis*; como exemplos de germes anaeróbicos mais comuns podemos citar *Bacteroides fragilis*, *Clostridium* sp., *Fusobacterium* sp., *Peptostreptococcus* sp., estes mais presentes no cólon.

A peritonite será devida a um ou vários desses germes, dependendo do segmento do trato gastrointestinal que esteja acometido. Em cerca de 80% a 85% dos casos, *E. coli*, *Klebsiella* sp. e *Proteus* sp. são isolados nas culturas de líquido peritoneal. Já entre os anaeróbios, o mais freqüentemente isolado é o *Bacteroides fragilis*. Essa freqüência pode variar em função de o paciente estar em uso de antimicrobianos, principalmente se estiver em ambiente hospitalar. Na maioria das culturas, são isolados múltiplos germes, tanto aeróbicos quanto anaeróbicos. Nos pacientes hospitalares ou em uso prolongado de antimicrobianos, a incidência de *Pseudomonas aeruginosa* pode variar entre 8% e 28%. Uma característica desse germe nessas situações é que costuma ser multirresistente a antibióticos. Outro patógeno que surge de forma selecionada é o *Enterococcus faecalis*, com freqüência de aproximadamente 15%. Isso se deve, provavelmente, ao uso indiscriminado de antibióticos, principalmente as cefalosporinas de 3ª geração.

Peritonite Terciária

Trata-se da complicação da peritonite primária ou secundária. Aqui vemos paciente com quadros complicados, geralmente de evolução longa, freqüentemente em pós-operatório e, às vezes, em peritoneostomia. São casos de uso prolongado de antimicrobianos, com seleção de germes — bactérias e fungos — que em outras circunstâncias apresentariam baixa patogenicidade. Os principais exemplos são *Staphylococcus epidermidis* e *Candida albicans*. Outras espécies de fungos e bactérias, como pseudomonas e enterococos, também podem ser isoladas no líquido peritoneal.

O quadro clínico é o de sepse, com febre baixa, hipotensão arterial, oligúria e hipercatabolismo. Podem haver sinais de irritação peritoneal (ver adiante) e os diagnósticos clínico e por imagem costumam ser inconclusivos. A cirurgia pouco auxilia no tratamento e sua maior importância está no fato de permitir a coleta de material para cultura. Reoperações programadas nesses casos, por outro lado, podem prejudicar o prognóstico, pois aumentam a resposta inflamatória sistêmica, podendo evoluir para falência orgânica múltipla. O tratamento irá se basear na utilização de drogas orientadas pelo antibiograma, além da terapia de suporte hemodinâmico, respiratório etc. Costuma ser necessário o uso de antibióticos de amplo espectro, além de antifúngicos mais potentes, potencialmente hepatotóxicos e de custo elevado. O prognóstico depende do suporte oferecido ao paciente e de suas reservas metabólicas.

Outros Tipos de Peritonite

Peritonite Pós-Operatória. Geralmente se deve à deiscência de anastomoses, com extravasamento insidioso do conteúdo luminal, seja ele bile, suco pancreático ou líquido entérico. Quando não há bloqueio por parte do omento ou de vísceras vizinhas, o acúmulo de secreção no peritônio livre provoca um quadro precoce (dentro de 24 a 48 horas) de peritonite difusa, com todos os sinais e sintomas da peritonite em geral (ver adiante). O tratamento irá requerer reoperação também precocemente. A mortalidade associada à sepse abdominal pós-operatória pode chegar a 35% nos casos de diagnóstico e tratamento precoces, aumentando para até 65% se a identificação e o tratamento forem tardios.

Nos casos em que há bloqueio omental ou visceral, o quadro é mais arrastado e o desconforto abdominal pode ser confundido com a dor pós-operatória considerada aceitável. O diagnóstico é mais tardio, por volta do 5º ao 7º dia pós-operatório, quando já ocorre a formação de abscessos bloqueados. O quadro clínico é o de infecção sistêmica, com febre, hipotensão, oligúria e queda do estado geral. No abdômen, pode haver massa dolorosa palpável, mas localizações posteriores, retroperitoneais ou subfrênicas, podem ser de difícil identificação clínica. Há necessidade de utilização de métodos de imagem, notadamente a tomografia computadorizada, que permite a localização precisa da coleção e, em muitos casos, o tratamento com punção e drenagem guiadas por esse exame. Isso também pode ser obtido com a ultra-sonografia, mas o fato de esse método ser aparelho e operador-dependente limita sua utilização. À drenagem associam-se antimicrobianos em regimes terapêuticos. Outras medidas podem ser necessárias, como suporte nutricional (nutrição enteral ou parenteral) para o tratamento da fístula que pode ter se formado da deiscência.

Peritonite Traumática. Pode ocorrer nos traumatismos abdominais, sejam eles fechados ou abertos. No traumatismo penetrante do abdome, o diagnóstico e a indicação do tratamento ficam mais óbvios, devido à perfuração de vísceras maciças ou ocas por projétil de arma de fogo, arma branca ou outro objeto. A indicação de cirurgia é indiscutível. Nos casos de traumatismo abdominal fechado, uma lesão visceral pode facilmente passar despercebida devido à dor que o paciente possa apresentar por causa da contusão, mascarando uma laceração de víscera maciça ou perfuração de víscera oca. A presença de sangue na cavidade peritoneal pode gerar todos os sinais e sintomas de peritonite (ver adiante), e a instituição de tratamento conservador deve ser feito com muita cautela. Isso porque pequenas perfurações do tubo digestivo podem se misturar com o sangue, que fornece um ótimo meio de cultura para crescimento e proliferação bacterianos. O paciente evolui rapidamente para um quadro séptico, tendo seu prognóstico bastante agravado. O diagnóstico dessas lesões requer muita perspicácia e treinamento em trauma por parte do cirurgião. Uma vez identificada a lesão, o tratamento cirúrgico deve ser prontamente indicado. Nos casos de perfuração de víscera oca tratada precocemente com cirurgia (dentro de 2 horas do trauma), o uso de antibiótico deve ser apenas profilático, em dose única. Nas perfurações de até 6 horas de evolução, pode-se instituir uma profilaxia estendida, com doses subseqüentes nas primeiras 24 ou 48 horas. O diagnóstico tardio requer tratamento prolongado, como nas peritonites supurativas agudas (ver adiante). A escolha da droga adequada deve ser baseada no conhecimento da flora no local da perfuração.

Peritonite Granulomatosa. Trata-se de uma afecção crônica, com formação de granulomas e possibilidade de formação de aderências e, conseqüentemente, obstrução intestinal. São causas mais freqüentes a tuberculose peritoneal, a actinomicose peritoneal e a irritação por talco, fios ou outros corpos estranhos. Outras infecções também podem evoluir para a forma granulomatosa, como nocardiose, histoplasmose, estrongiloidíase etc.

A tuberculose acomete o abdômen em cerca de 2% dos casos, podendo atingir o omento, trato gastrointestinal, fígado, baço e peritônio, este representando cerca de 0,7% dos casos. Essas incidências tendem a aumentar com o aumento do número de casos de infecção pelo HIV, principalmente em países em desenvolvimento. O quadro peritoneal geralmente tem início bastante insidioso, durante vários meses, em que o paciente apresenta febre baixa, anorexia, perda de peso e dor abdominal leve e difusa, sem características específicas. Doença pulmonar ativa está presente em menos de 15% dos casos, mas a radiografia de tórax está anormal em cerca de 50% dos pacientes. Ascite pode estar presente no exame físico em 80% dos casos, mas em 95% deles é detectável à ultra-sonografia. Nesses casos, o exame do líquido ascítico pode auxiliar no diagnóstico. A paracentese pode revelar líquido contendo leucometria de 250 a 4.000 células/mm^3 e com mais de 70% de linfócitos. A proteína do líquido ascítico está superior a 2,5 g/dl em 85% dos casos. A pesquisa de BAAR e a cultura desse líquido raramente são positivas (menos de 20%). O diagnóstico definitivo é obtido por laparoscopia, que revela nódulos peritoneais que podem ter vísceras aderidas. A biópsia geralmente revela necrose caseosa, e o BAAR e a cultura são positivos em cerca de 90% dos casos. O tratamento tem duração de no mínimo 6 meses e deve conter 3 a 4 drogas antituberculosas.

A actinomicose peritoneal é causada por um germe gram-positivo microaerófilo ou anaeróbico, o *Actinomyces israelii*, que habita normalmente a orofaringe e que se torna patogênico quando penetra o organismo (cirurgia dentária, laceração traumática da gengiva, por exemplo). Trata-se de uma infecção rara, de evolução crônica e com formação de abscessos, fístulas, aderências e granulomas. O quadro clínico inicial geralmente simula doenças inflamatórias como apendicite aguda ou colecistite aguda, que não se confirmam. O diagnóstico correto somente é estabelecido quando surge uma fístula enterocutânea ou massa palpável. O diagnóstico é firmado através da biópsia do trajeto fistuloso, que deve idealmente ser ressecado. A cultura geralmente é positiva, e o tratamento é feito com penicilina G, 10 a 20 milhões de unidades por semana, por via parenteral, durante duas a quatro semanas, seguida por penicilina V oral, na dose de 500 mg a cada 6 horas, durante semanas a meses. Pacientes alérgicos a penicilinas podem fazer uso de sulfametoxazol, 2 a 4 g diariamente. A associação de antibiótico e cirurgia geralmente é curativa, mas o diagnóstico retardado pode deixar seqüelas nas vísceras acometidas.

A irritação peritoneal que o talco das luvas cirúrgicas provoca é subclínica até que se formem granulomas que provoquem aderências intestinais e, em alguns casos, suboclusões intestinais. A biópsia desses granulomas demonstra reações tipo corpo estranho e a melhor maneira de prevenir é evitando o contato do talco com o peritônio. Processo semelhante pode ocorrer com fios de sutura. Os fios trançados, multifilamentados e inabsorvíveis como algodão, seda ou linho podem provocar tal reação principalmente os de maior numeração (2, 1, 0, 2-0). Atualmente dispõe-se de fios absorvíveis monofilamentados de absorção lenta, multifilamentados de absorção rápida etc., o que permite a maior adequação do fio à finalidade a que se destina seu uso, de forma a se evitar essa reação de corpo estranho.

Peritonite Química. Duas são as situações clássicas em que ocorre. A primeira é a peritonite causada pelo extravasamento de contraste durante exame. Uma perfuração do trato gastrointestinal pode estar bloqueada e a insuflação de contraste pode causar o desbloqueio e a passagem para fora da alça, levando a um quadro agudo de dor e irritação peritoneal. O contraste iodado tende a ser mais fluido e, por isso, se difunde mais rapidamente, levando a um estado de peritonite difusa. Já o contraste baritado é mais espesso e pode provocar uma reação mais localizada e do tipo granulomatosa, se não tratada precocemente. O tratamento é sempre cirúrgico, até porque o retardo pode significar evolução para peritonite bacteriana secundária.

A outra situação típica de peritonite química é a fase inicial da perfuração de doença péptica, em que o conteúdo ácido proveniente do estômago provoca intensa reação irritativa peritoneal. A dor tende a ser lancinante, levando a uma contração involuntária da musculatura abdominal anterior. O não-reconhecimento imediato leva ao extravasamento de líquido entérico, e a peritonite química evolui para uma peritonite bacteriana secundária. O tratamento também é cirúrgico.

Outras causas de peritonite química são: coleção biliosa estéril, coleção de suco pancreático, hematomas intraperitoneais etc.

FISIOPATOLOGIA

A peritonite infecciosa é uma condição potencialmente grave, devido a uma série de eventos desencadeados por respostas locais e sistêmicas.

A resposta à peritonite pode ser dividida em três fases: a fase peritonítica inicial, com a resposta local, a fase sistêmica, com início quase concomitante, e a fase de formação de abscessos, mais tardia.

O primeiro mecanismo é a resposta inflamatória local peritoneal, quando ocorrem hiperemia no peritônio e exsudação (devido à vasodilatação e aumento da permeabilidade capilar local), resultando em aumento do volume líquido na cavidade peritoneal. Esse aumento da permeabilidade capilar permite o afluxo de leucócitos, principalmente neutrófilos e macrófagos. Estes, juntamente com as células mesoteliais peritoneais, produzem uma série de mediadores inflamatórios que regularão a resposta inflamatória peritoneal e sistêmica à peritonite. Os macrófagos produzem interleucina (IL) 1 e fator de necrose tumoral (TNF). Já as células mesoteliais produzem IL-1, IL-6 e IL-8, além de fator estimulador de colônias de granulócitos (gCSF) e macrófagos. Esse fator irá estimular a maturação e a liberação de neutrófilos pela medula óssea. Quanto maior ou mais prolongado é o estímulo infeccioso, maior a porcentagem de células jovens colocadas em circulação pela medula óssea ("desvio para a esquerda" no leucograma), em resposta. A IL-1 é responsável pela produção de febre (pirógeno endógeno) e é um estimulador da produção de proteínas de fase aguda no fígado, principalmente a proteína C reativa (PCR), que será um importante marcador de melhora ou de complicação (ver adiante). A IL-6 atua estimulando a produção de prostaglandinas (vasodilatação, agregação plaquetária e aumento da permeabilidade capilar), bem como de TNF, que também estimula a agregação de neutrófilos. A IL-8 aumenta a capacidade fagocítica dos macrófagos e ativa a cascata do complemento, que age como opsonina, aumentando ainda mais a capacidade fagocítica dos macrófagos. Ocorrem, ainda, agregação de polimorfonucleares e degranulação de mastócitos peritoneais, perpetuando a resposta de exsudação, permitindo com isso a transformação do fibrinogênio presente no exsudato em fibrina, por ação da tromboplastina liberada por células mesoteliais, macrófagos e também pela cápsula polissacarídica do *Bacteroides fragilis*, levando à formação de abscessos pela aderência de alças intestinais e omento. A fibrina bloqueia o processo inflamatório, mas tem a desvantagem de dificultar o acesso dos mecanismos de defesa e a chegada de antimicrobianos (ver em Tratamento).

Do ponto de vista de depuração mecânica do peritônio, os linfáticos subdiafragmáticos absorvem bactérias que ali chegam pela circulação do líquido peritoneal. Após absorção, ocorre fagocitose nos gânglios linfáticos próximos a esses vasos. Acontece que na contaminação da cavidade peritoneal quanto maior a infecção, menor a capacidade depuradora desses vasos. Com isso, as bactérias ganham linfáticos subesternais e o ducto torácico, atingindo a circulação sistêmica em aproximadamente 12 minutos, gerando bacteremia e resposta sistêmica (sepse). A propagação da infecção e a resposta a ela poderão causar uma disfunção respiratória e renal, gerando desequilíbrio hidroeletrolítico e ácido-básico. A manutenção desse estado gera um estado hipercatabólico, compromete a estabilidade hemodinâmica, hepática e hematopoética, num quadro de falência múltipla de órgãos e sistemas, o que implica uma mortalidade que pode ultrapassar 65%. Daí a potencial gravidade da peritonite.

MANIFESTAÇÕES CLÍNICAS

Do ponto de vista semiológico, as peritonites apresentam uma rica variedade de sinais e sintomas que permitem a suspeição e, em alguns casos, a determinação da causa da peritonite.

Inicialmente, costuma haver um desconforto epigástrico ou mesogástrico maldefinido, às vezes com dor tipo cólica, que pode ser facilmente confundido com gastroenterite. Isso se deve à inervação do peritônio visceral, pouco mielinizada, não permitindo uma localização mais precisa, bem como dificultando uma melhor qualificação da dor. Conforme o processo inflamatório vai se alastrando e atingindo o peritônio parietal, essa dor vai se tornando mais localizada, com aspecto de "aperto" ou "fisgada", e tende a ser mais constante, podendo já haver contratura muscular voluntária, bem como o paciente pode assumir posturas antálgicas. Até esse momento, costuma haver anorexia ou hiporexia, náuseas e, às vezes, vômitos, independentemente da ingestão de alimentos. O paciente pode apresentar febre baixa, que não costuma ultrapassar os 38°C, mas esse é um sinal inconstante, principalmente nas faixas etárias mais avançadas, quando todas as manifestações podem ser mais tardias. Nas faixas etárias mais jovens, por outro lado, é comum a febre logo no início da apresentação, geralmente em seguida a sintomas respiratórios superiores, gerando confusão e, conseqüentemente, retardo no diagnóstico. Febre alta (acima de 38,5°C) pode significar sepse grave.

Na avaliação da dor, deve-se direcionar a atenção para fatores desencadeantes ou atenuantes, irradiações, relação com os movimentos ventilatórios e o tempo de evolução. O exame físico evidencia sinais positivos na dependência da doença que o paciente apresente, mas alguns sinais são comuns a todas as causas de peritonite. Inicialmente, à ausculta, pode-se observar um aumento do movimento peristáltico, de caráter irritativo, que tende a evoluir para aquietação e hipoperistaltismo posteriormente. Nesse momento, a percussão revela hipertimpanismo, pois não mais ocorre propulsão dos gases. Além disso, a estase leva à proliferação bacteriana e ao aumento da produção de gás, principalmente por germes anaeróbicos. À palpação, o cirurgião deve tomar muito cuidado com a avaliação da irritação peritoneal. A descompressão súbita dolorosa (sinal de Blumberg, descrito originalmente para a apendicite aguda) tem especificidade de apenas 50%, uma vez que a vibração da parede intestinal distendida pode provocar no paciente sensação dolorosa semelhante à da peritonite, causando confusão. O examinador deve, portanto, procurar outros sinais que o auxiliem nessa avaliação, como, por exemplo, a presença de massas, plastrões; o borborigmo aumentado de alças intestinais paréticas junto a um processo inflamatório, a contratura muscular, que pode ser voluntária ou involuntária, dependendo do quanto o processo inflamatório tenha provocado irritação à parede abdominal. Nesse ponto, cabe lembrar que a dor excessiva pode atrapalhar o exame físico, e, às vezes, é preferível administrar analgésico ao paciente e aliviar a dor a um nível suportável para que se possam obter mais informações da palpação profunda do abdome. Quando já existe abscesso formado, é freqüente que se possa palpar massa localizada, bloqueada, sobretudo nas apendicites e nas diverticulites agudas. As peritonites pélvicas devem ser avaliadas também com os toques retal e vaginal, à procura de dor localizada, massas ou flutuações, indicando coleções líquidas.

Exames Complementares e Diagnóstico

O uso racional de exames complementares é fundamental para que se possa diagnosticar precisamente a doença e, principalmente, indicar o tratamento, sobretudo quando se pretende lançar mão de técnicas minimamente invasivas, com pequenas incisões ou por videolaparoscopia. A interpretação do exame depende de uma boa avaliação clínica prévia: "Quem não sabe o que procura não sabe interpretar o que acha" (Claude Bernard).

Exames Laboratoriais. O hemograma pode revelar aumento do hematócrito, que pode ser devido à desidratação por vômitos ou perda hídrica para o "terceiro espaço" (volume líquido não sujeito a trocas), tanto intraperitoneal quanto dentro de alças intestinais paréticas. O leucograma deve mostrar aumento do número global de leucócitos, principalmente de neutrófilos e de células jovens. Quanto mais grave é a infecção, mais são lançadas células imaturas para o sangue periférico, podendo surgir mielócitos e metamielócitos nos casos extremos. Teste de afoiçamento deve ser solicitado quando há história individual ou familiar de anemia falciforme, pois microinfartos podem simular abdome agudo cirúrgico, mas o tratamento consiste apenas em hidratação venosa generosa e analgesia.

Exames bioquímicos também se fazem necessários. A dosagem de escórias nitrogenadas auxilia na predição do grau de desidratação do paciente; os eletrólitos indicam o nível das perdas nos vômitos ou para o "terceiro espaço"; a amilase pode estar elevada nos casos de pancreatite aguda, mas também se eleva nos casos de perfuração de víscera oca ou de isquemia enteromesentérica. A dosagem sérica de albumina ou da PCR-titulada (PCR-t) tem o objetivo de avaliar a evolução após a introdução do tratamento, com queda da PCR-t e elevação da albumina — se ocorrer nova elevação da PCR-t, deve-se procurar por complicações ou reinfecções. A glicemia é importante, pois estados infecciosos podem levar à descompensação de *diabetes mellitus*, mas glicemias muito elevadas podem significar diabetes não-tratado, e quadros de cetoacidose podem simular abdômen agudo. Até aqui, não se pode esperar fazer um diagnóstico anatômico ou etiológico, mas se tem uma boa noção das repercussões sistêmicas da peritonite.

A avaliação do EAS (elementos anormais e sedimentos) da urina auxilia como rastreamento para doenças do trato urinário, mas pode mostrar alterações compatíveis com irritação das vias urinárias por um processo retroperitoneal, quais sejam: piúria, hematúria, presença de muco, sem que haja flora bacteriana aumentada, cilindrúria etc.

Em pacientes portadores de ascite, a análise do líquido ascítico pode auxiliar no diagnóstico diferencial entre peritonites primária e secundária. A peritonite secundária tende a apresentar um líquido ascítico com predominância de neutrófilos, glicose abaixo de 50 mg/dl, proteína acima de 1 g/dl e desidrogenase lática (LDH) acima do valor plasmático normal. A presença de bile ou de fibras alimentares determina o caráter secundário da peritonite. Por outro lado, uma contagem de polimorfonucleares acima de 500/μl sugere peritonite primária com acurácia de 96%.

Exames de Imagem. A rotina radiológica de abdômen agudo revela apenas sinais indiretos sugestivos do diagnóstico, mas ainda tem importante papel na exclusão de determinadas patologias. Por exemplo, a presença de pneumonia de bases pulmonares, às vezes de impossível suspeição à ausculta respiratória, pode ser afastada com a radiografia de tórax; a presença de pneumoperitônio é bem visualizada também na radiografia do tórax em posição ortostática, sob as cúpulas diafragmáticas (Fig. 149.2), mas pode ser identificada junto ao fígado na exposição abdominal ântero-posterior com raios horizontais no paciente em decúbito lateral esquerdo. Cabe ressaltar que o pneumoperitônio somente é visto em cerca de 70% das perfurações gastroduodenais, 30% a 40% das perfurações do intestino delgado e 40% a 50% das perfurações colônicas. Já os filmes abdominais em posição ortostática podem demonstrar distensões de alças intestinais — a presença de distenção ao nível do jejuno, do íleo ou acometendo o cólon é de grande importância anatômica. A presença de alças "sentinelas" com níveis hidroaéreos localiza topograficamente o processo inflamatório (Fig. 149.3). A presença de gás na topografia do fígado pode sugerir fístula colecistoentérica ou íleo biliar, se houver obstrução ao nível do intestino delgado distal (Fig. 149.4). Já a radiografia de abdome com exposição ântero-posterior em posição supina pode evidenciar apagamento da imagem do músculo psoas, sugerindo processo retroperitoneal (Fig. 149.5). O apagamento da gordura pré-peritoneal pode sugerir a extensão do processo inflamatório para a parede abdominal.

O papel da ultra-sonografia (US) é identificar os processos pélvicos, principalmente quando se pensa nos órgãos genitais internos femininos. Os abscessos tuboovarianos, as salpingites ou as rupturas de cistos ovarianos (sejam eles hemáticos, endometrióticos ou infecciosos) são mais bem avaliados inicialmente pela ultra-sonografia. Quando se suspeita de afecção da vesícula ou das vias biliares, é a US a primeira escolha em exame por imagem. A sensibilidade nesses casos é superior a 80%, e a especificidade ultrapassa os 90%. Também nos casos de apendicite aguda (Fig. 149.6), o

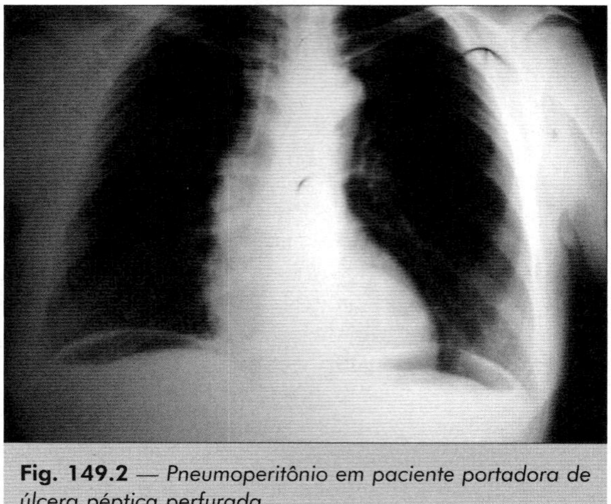

Fig. 149.2 — *Pneumoperitônio em paciente portadora de úlcera péptica perfurada.*

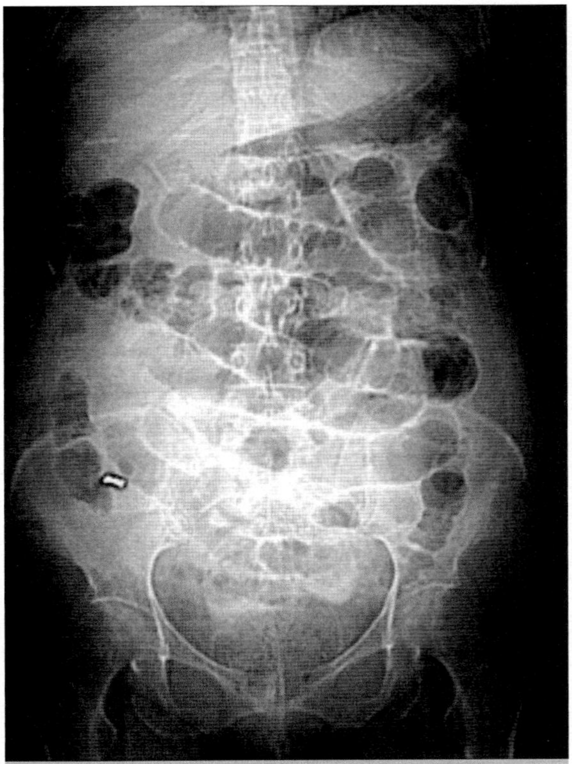

Fig. 149.3 — *Bloqueio de alças de intestino delgado na apendicite aguda, com alças distendidas assemelhando-se à obstrução intestinal.*

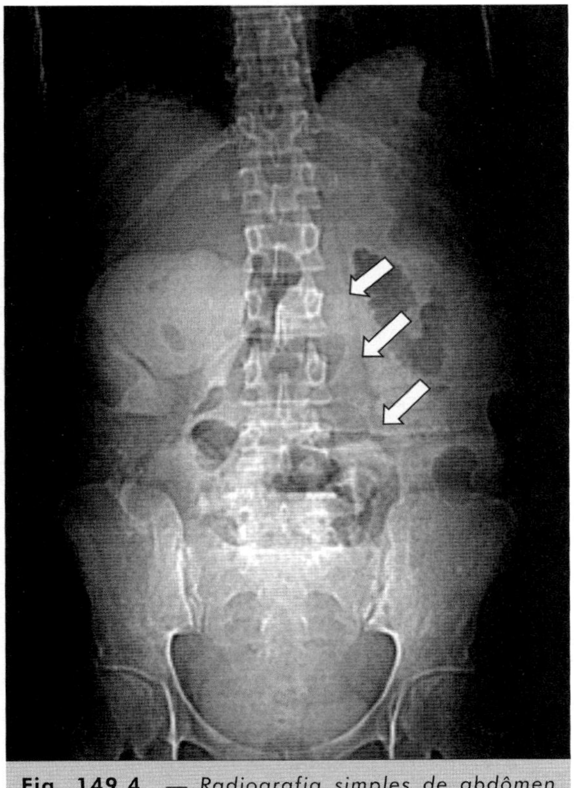

Fig. 149.4 — *Radiografia simples de abdômen demonstrando concavidade da coluna vertebral para a direita e apagamento da sombra do psoas à direita, devido a abscesso retroperitoneal — apendicite aguda. Do lado esquerdo a sombra do psoas é bastante nítida.*

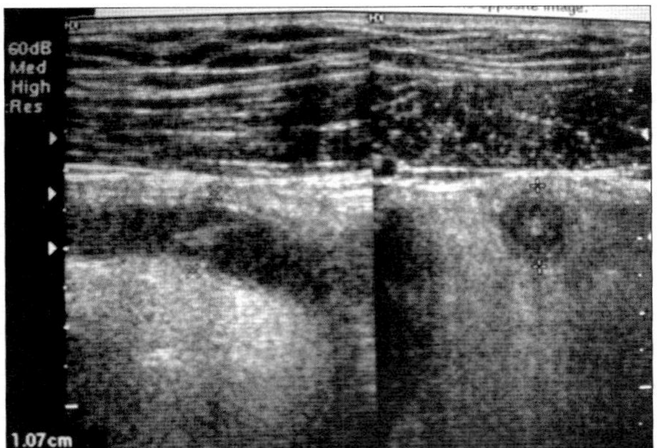

Fig. 149.5 — *Ultra-sonografia abdominal mostrando o apêndice vermiforme em visão longitudinal (à esquerda) e transversal (à direita). Note a presença de fecalito no interior do órgão, que apresenta medidas bastante aumentadas (normal: 0,6 cm) e coleção líquida subjacente.*

diagnóstico é confirmado em cerca de 90% dos casos. Os limites do método ocorrem quando a distensão abdominal leva à interposição de gás entre o transdutor do aparelho e a região doente, impossibilitando sua visualização. Por isso, não é a melhor escolha para avaliação do retroperitônio.

A tomografia computadorizada (TC) é o exame com maior sensibilidade e especificidade na avaliação das peritonites, com acurácia superior a 95%. Avalia bem as vísceras sólidas, permite a avaliação do retroperitônio, e o uso de contrastes oral e venoso permite individualização de estruturas vizinhas. Às vezes, o diagnóstico de afecções pélvicas é mais difícil, mas a correlação com dados clínicos, laboratoriais e radiográficos ou ultra-sonográficos determina o diagnóstico. A avaliação da quantidade e extensão de coleções e abscessos é mais bem feita com a TC (Fig. 149.7). O grande papel da TC é nas peritonites pós-operatórias, em que praticamente nenhum outro exame por imagem tem a mesma confiabilidade. As modificações anatômicas após uma cirurgia com ressecção ou após anastomoses intestinais, biliodigestivas ou enteropancreáticas são mais bem avaliadas pela TC com contraste oral e venoso. Esse exame permite a localização precisa de coleções e abscessos, servindo como guia para drenagens percutâneas por agulha. No infarto enteromesentérico, a presença de gás intramural é determinante, bem como ascite hemorrágica, infiltração da gordura mesentérica e parada na progressão do contraste venoso durante a fase arterial (Fig. 149.8).

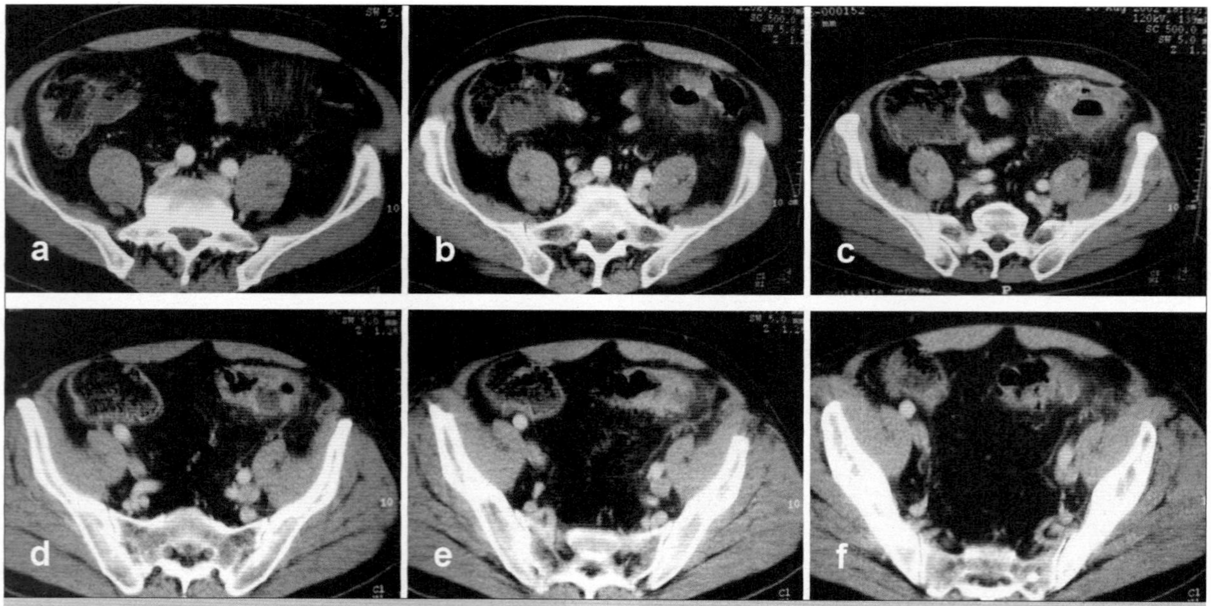

Fig. 149.6 — *Diverticulite do sigmóide (diagnóstico tomográfico). Note, na seqüência, que o abscesso se estende desde a junção cólon esquerdo–sigmóide (a) até a junção retossigmóide (f).*

Outros Exames. A gasometria arterial, o coagulograma e outros exames laboratoriais têm como finalidade avaliar o grau de comprometimento sistêmico da doença, não servindo para fins diagnósticos. Nesse sentido, um exame de imagem que deve ser feito sob anestesia geral e que em última instância pode ser realizado é a videolaparoscopia, que permite visão direta da afecção, e, não raro, o seu tratamento por essa via de acesso.

Uma vez indicado o tratamento cirúrgico, é de grande importância a coleta de material para cultura e teste de sensibilidade a antimicrobianos (TSA), principalmente em peritonites pós-operatórias, nos pacientes de longa hospitalização e nos imunodeprimidos, que estão sujeitos a infecções por germes oportunistas, ou naqueles pacientes em longos cursos de antibióticos. Nesses casos, é importante fazer pesquisa para fungos, pois a peritonite por *Candida* sp. pode levar a uma mortalidade de até 52% nesses pacientes. Além disso, é importante o conhecimento da microbiologia em cada nosocômio, pois os agentes etiológicos irão variar, sobretudo, nas peritonites terciárias.

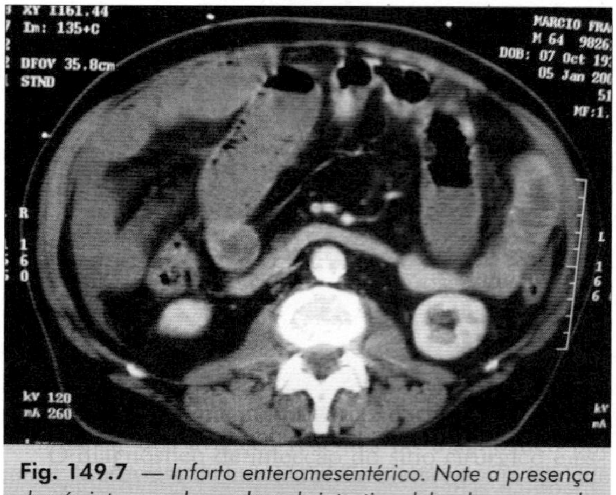

Fig. 149.7 — *Infarto enteromesentérico. Note a presença de gás intramural nas alças de intestino delgado e a parada da progressão do contraste venoso no nível troncular dos ramos da artéria mesentérica superior (angioTC, fase arterial).*

TRATAMENTO

O tratamento do paciente com peritonite consiste em três etapas, que podem ser concomitantes: medidas de suporte, antimicrobianos e cirurgia.

Medidas de Suporte

A primeira de todas as medidas é a instalação de uma via venosa para hidratação, à base de cristalóides, dando-se preferência às soluções de Ringer lactato. A reposição eletrolítica também é feita conforme necessário. A segunda medida é a analgesia e a administração de medicações antieméticas ou pró-cinéticas conforme demanda. Em pacientes com quadros mais graves de inflamação sistêmica, a reposição de albumina pode ser necessária. Suporte ventilatório aos pacientes sépticos é mandatório, às vezes através de intubação orotraqueal e ventilação mecânica. Deve-se proteger a mucosa gástrica quanto à doença ulcerosa por estresse (úlcera de Curling) com bloqueadores H_2

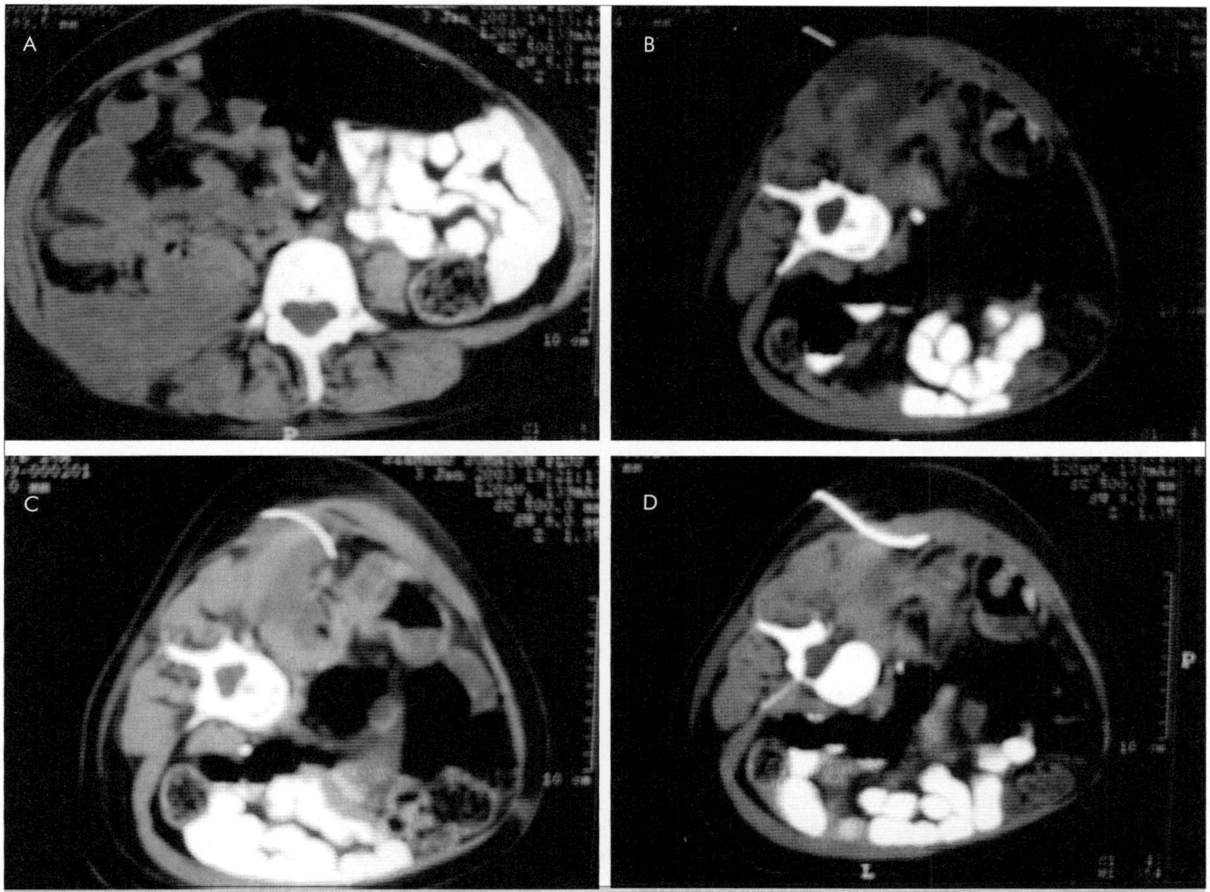

Fig. 149.8 — *Abscesso paracecal em paciente portadora de doença de Crohn. (a) Marcação (b), colocação do fio-guia (c) e drenagem (d) guiadas por TC. (Cortesia do Dr. Fábio Noro, Hospital Barra d'Or, Rio de Janeiro.)*

(cimetidina, ranitidina) ou bloqueadores da bomba de prótons (omeprazol, pantoprazol).

A instalação de cateter nasogástrico alivia a distensão abdominal e elimina os vômitos; já o cateter vesical tem a função de monitorizar o débito urinário, que não deve ser inferior a 30 ml/h.

Outras medidas, como uso de drogas vasoativas, hemotransfusão, transfusão de plasma fresco ou plaquetas, hemodiálise ou plasmaférese, terão indicação conforme o estado do paciente, mas são procedimentos comuns no paciente com quadro de sepse abdominal grave.

Uso de Antimicrobianos

O uso racional dos antimicrobianos requer o conhecimento da flora bacteriana local em cada nível do tubo digestivo, auxiliado pelas culturas e pelo TSA.

A maioria das infecções intraperitoneais deve ser coberta para germes gram-negativos e para anaeróbios, principalmente o *Bacteroides fragilis*. Os esquemas mais tradicionalmente utilizados associam aminoglicosídeos para cobertura a gram-negativos (p. ex.: são utilizadas a gentamicina na dose de 3 a 5 mg/kg/dia ou a amicacina na dose de 15 mg/kg/dia) a antianaeróbios (cloranfenicol 50 a 100 mg/kg/dia; clindamicina 20 a 50 mg/kg/dia; ou metronidazol 7,5 mg/kg/dia). Essas drogas são utilizadas com alguma reserva devido aos efeitos colaterais possíveis. Os aminoglicosídeos são nefrotóxicos e ototóxicos; o cloranfenicol pode causar aplasia de medula. A clindamicina pode ser responsável pelo desenvolvimento de colite pseudomembranosa e também deve ser usada com cautela. Além disso, a maioria das infecções hospitalares já se mostra resistente a essas drogas. Opções amplamente aceitas para a cobertura dos gram-negativos são as cefalosporinas de 3ª geração (cefotaxima 40 a 100 mg/kg/dia; ceftriaxona 50 a 100 mg/kg/dia; ceftazidima 50 a 100 mg/kg/dia, esta com ação antipseudomonas) e as quinolonas (ciprofloxacino 7 a 20 mg/kg/dia, também com ação antipseudomonas). Em casos de infecções hospitalares resistentes, outras drogas podem ser utilizadas, como, por exemplo, o imipenem ou o aztreonam (50 a 200 mg/kg/dia), com poucos efeitos colaterais relatados, na cobertura contra gram-negativos. Associando-se um antianaeróbio como a clindamicina ou o metronidazol, obtém-se uma eficácia superior a 90%.

Recentemente, com o desenvolvimento de resistência por parte dos germes hospitalares e o conseqüente encarecimento dos esquemas antimicrobianos devido à crescente necessidade de associações, novas drogas têm surgido como promissoras opções como monoterapia. Elas geralmente combinam betalactâmicos com inibidores das betalactamases, como a ticarcilina/clavulanato (200 a 300 mg/kg/dia), ampicilina/sulbactam (3 g 6/6h) ou a piperacilina/tazobactam (2 a 3 g 4/4 ou 6/6 h).

A duração do tratamento antimicrobiano irá depender da gravidade do quadro. Nos casos não-complicados, o tratamento geralmente dura entre 3 e 7 dias ou por 24 h após ter cessado a febre. Nos casos mais complicados, pode durar 14 dias ou mais, sendo fatores determinantes a normalização do leucograma (abaixo de 11.000/mm^3), a normalização da PCR-t ou a ausência de febre. As peritonites por fungo (*Candida* sp.) devem ser tratadas por períodos prolongados, geralmente não menos que 14 dias, podendo ser utilizada a anfotericina B (1 mg/kg/dia) ou o fluconazol (200 mg/dia). Essas drogas são altamente hepatotóxicas e a necessidade de uso prolongado torna mandatória a análise diária do hepatograma (transaminases, fosfatase alcalina, bilirrubinas, gamaglutamiltranspeptidase).

Tratamento Cirúrgico

Deve ser indicado com base nos exames de imagem e no estado clínico do paciente. A maioria dos casos de peritonite supurativa aguda secundária requer tratamento cirúrgico.

Via de regra, a incisão deve ser a mediana, pois permite fácil e rápido acesso à cavidade peritoneal e pode ser estendida cranialmente até o apêndice xifóide e caudalmente até a pube, proporcionando visualização ampla da cavidade peritoneal. No entanto, casos mais leves de infecção localizada podem ser abordados por incisões menores, localizadas, como, por exemplo, as incisões sobre o quadrante inferior direito no tratamento da apendicite aguda. Em crianças até 2 anos, dá-se preferência às incisões transversas.

Mais modernamente, a videolaparoscopia tem se mostrado um método bastante eficaz e seguro no tratamento cirúrgico das peritonites. O desenvolvimento de pinças diversas que se adequam a cada tipo de tecido ou que podem ser utilizadas em situações especiais, juntamente com o desenvolvimento da eletrocirurgia, que permite selagem de vasos, coagulação ultra-sônica, além de outros materiais, como colas de fibrina etc., deram conforto e segurança ao cirurgião, que se encontra cada vez mais familiarizado com o método. A grande vantagem é a invasão mínima, que, por outro lado, permite acesso a toda a cavidade peritoneal, se mostrando mais eficiente e seguro que as laparotomias por miniincisões. Até mesmo o acesso ao retroperitônio pode ser feito utilizando-se o aparelho de videolaparoscopia, seja para resolução videolaparoscópica de determinada patologia, seja para auxiliar em cirurgia de incisão mínima (cirurgia videoassistida). Outra vantagem do método é a proteção da parede abdominal: como todo o material é veiculado através de trocartes, não há contato de substâncias contaminadas com a parede, diminuindo drasticamente o índice de abscessos de parede no pós-operatório.

Quando se indica tratamento cirúrgico, o objetivo é a erradicação do foco infeccioso, sempre que possível. Isso porque os bloqueios inflamatórios ou outras condições locais às vezes impõem abordagens iniciais mais conservadoras, como a drenagem simples ou as exteriorizações (p. ex.: uma perfuração do sigmóide por corpo estranho — pode-se retirar o objeto, desbridar o tecido inflamado da borda da perfuração e "abocar" a alça aberta na pele, numa colostomia "em alça" para reconstrução tardia do trânsito intestinal). Após a remoção do tecido ou órgão doente, deve-se tentar remover todo o pus, fibrina e tecido desvitalizado da cavidade, através de ampla lavagem com solução salina aquecida a 37°C ou, como já foi sugerido experimentalmente, clorexidina diluída em soro fisiológico, por apresentar grande efeito bactericida e não provocar irritação peritoneal. Nos casos em que a primeira abordagem foi de drenagem ou exteriorização, uma segunda intervenção deve ser feita conforme necessidade. Uma extensa discussão a respeito de quando reoperar (se de forma programada ou a demanda) tem favorecido a conduta por demanda. Isso porque o ato cirúrgico, por si só, provoca uma enorme resposta inflamatória sistêmica, e num paciente que já canaliza suas defesas para o combate à infecção, uma cirurgia pode significar a descompensação de funções vitais. Um abscesso drenado pode evoluir para a formação de uma fístula, por exemplo, a ser tratada conservadoramente. Se houver necessidade de cirurgia, ela será feita em melhores condições clínicas. Também de forma conservadora, pode-se abordar coleções residuais após uma primeira laparotomia utilizando-se a punção e drenagem guiada por TC.

O uso de drenos também deve ser respaldado por critérios bem rígidos. A peritonite difusa geralmente não requer drenagem, mas se o foco for localizado e apresentar risco de nova morbidade (p. ex.: um ceco isquêmico devido a uma apendicite aguda grave necrótica, sob risco de fístula do coto apendicular), esse foco pode e deve ser drenado, dando-se preferência à drenagem do tipo fechada tipo Jackson-Pratt próxima ao foco. Por outro lado, abscessos localizados, depois de desbloqueados, irrigados e com o foco removido, são rotineiramente drenados com drenos fechados. É importante ressaltar que a função do dreno é permitir a saída de secreção residual ou orientar uma fístula que se forme, eventualmente. Uma vez que não cumpra mais essas funções ou o paciente não apresente mais esses riscos, o dreno pode ser retirado.

Outra situação especial é a peritoniostomia. Ela deve ser indicada em situações muito distintas: pacientes muito graves, com peritonites fibrinopurulentas de longa duração; ou pacientes em que se fazem necessárias reoperações múltiplas, para facilitar a via de acesso e poupar a parede abdominal de diversas aberturas e fechamentos. Nesse caso, a peritoniostomia deve ser revista a cada 24 ou 48 h, com lavagem com soluções salinas aquecidas e proteção com material plástico inabsorvível sob tela de Marlex® ou Prolene®, ou simplesmente com tela de Goretex®. Uma característica interessante do peritônio é a capacidade de deslocar coleções para a borda da peritoniostomia, principalmente se auxiliado por drenos. A abertura é fechada tardiamente depois de ter sido completamente erradicado o foco séptico e tratadas as complicações, como abscessos, fístulas etc.

COMPLICAÇÕES

Conforme dissemos no início do capítulo, a peritonite é uma condição intra-abdominal que rapidamente apresenta repercussões sistêmicas. Daí suas complicações serem basicamente relacionadas a essa característica.

As complicações mais graves decorrentes de uma peritonite são as relacionadas com a síndrome da resposta inflamatória sistêmica (SIRS) e com a sepse. Portanto, todo esforço deve ser feito para se estabelecer um diagnóstico e instituir um tratamento antes que a infecção tome tais proporções. Por outro lado, uma vez instalados esses quadros, deve-se ter a capacidade de reconhecê-los para iniciarmos as medidas de tratamento e suporte necessárias. Quanto mais formos capazes de nos anteciparmos às complicações, menores serão as morbidades. Menor também será a mortalidade. Uma complicação que pode surgir nos pacientes mais graves em que sejam necessárias várias intervenções ou que requeiram antibióticos por períodos prolongados é a peritonite terciária, principalmente por *Candida* sp. Essa condição deve ser ativamente pesquisada, pois a mortalidade nesses casos pode atingir os 52%.

Complicações locais e que podem estar relacionadas ao ato cirúrgico envolvem formação de abscessos residuais, fístulas, aderências entre alças intestinais que podem causar obstrução intestinal, hemorragias etc. O cirurgião deve ser meticuloso, delicado e, sobretudo, técnico em seus atos para minimizar as chances de ocorrerem tais complicações.

No futuro, a perspectiva é que inibidores dos mediadores inflamatórios (anticorpos monoclonais) sejam utilizados para frear a resposta inflamatória patológica responsável por grande parte da morbidade e da mortalidade da sepse abdominal.

REFERÊNCIAS BIBLIOGRÁFICAS

1. Akriviadis EA, Runyon BA. Utility of an algorithm in differentiating spontaneous from secondary bacterial peritonitis. *Gastroenterology* 98: 127-33, 1990.
2. Albillos A, Cuervas-Mons V, Millan I, et al. Ascitic fluid polymorphonuclear cell count and serum to ascitis albumin gradient in the diagnosis of bacterial peritonitis. *Gastroenterology* 98: 134-40, 1990.
3. Andreu M, Sola R, Sitges-Serra A, et al. Risk factors for spontaneous bacterial peritonitis in cirrhotic patients with ascitis. *Gastroenterology* 104: 1133-8, 1993.
4. Bartlett JG. Intra-abdominal sepsis. *Med Clin N Am* 79: 599-617, 1995.
5. Belligan GJ, Xu p, Cooksley H, et al. Adhesion molecular-dependent mechanisms regulate the rate of macrophage clearance during the resolution of peritoneal inflammation. *J Exp Med* 196: 1515-21, 2002.
6. Bohnen JMA. Operative management of intra-abdominal infections. *Infect Dis Clin N Am* 6: 613-25, 1992.
7. Bondar VM, Rago C, Cottone FJ, et al. Chlorhexidine lavage in the treatment of experimental intra-abdominal infection. *Arch Surg* 135: 309-14, 2002.
8. Cameron JS. Host defenses in continuous ambulatory peritoneal dialysis and the generation of peritonitis. *Pediatr Nephrol* 9: 647-62, 1995.
9. Capdevila O, Pallares R, Grau I, et al. Pneumococcal peritonitis in adult patients. *Arch Intern Med* 161: 1742-8, 2001.
10. Chen S-C, Lin F-Y, Hsieh Y-S, et al. Accuracy of ultrasonography in the diagnosis of peritonitis compared with the clinical impression of the surgeon. *Arch Surg* 135: 170-3, 2002.
11. Dayal Y, DeLellis RA. The gastrointestinal tract — the peritoneum. In. Cotran RS, Kumar V, Robbins SL. Robbins pathologic basis of disease. Ed. W.B. Saunders, Philadelphia, 4th ed., p. 905, 1989.
12. Dupon H, Paugam-Burtz C, Muller-Serieys C, et al. Predictive factors of mortality due to polymicrobial peritonitis with Candida isolation in peritoneal fluid in critically ill patients. *Arch Surg* 137: 1341-6, 2002.
13. Fink MP. The role of cytokines as mediators of the inflammatory response. In: Beauchamp RD, Evers BM, Mattox KL. Sabiston textbook of surgery. The biological basis of modern surgical practice. Ed. W.B. Saunders, Philadelphia, 16th ed., pp. 28-44, 2001.
14. Fry DE. Surgical infections and choice of antibiotics. In: Beauchamp RD, Evers BM, Mattox KL. Sabiston textbook of surgery. The biological basis of modern surgical practice. Ed. W.B. Saunders, Philadelphia, 16th ed., pp. 171-88, 2001.
15. Garcia-Tsao G. Identifying new risk factors for spontaneous bacterial peritonitis: how important is it? *Gastroenterology* 104: editorials, 1993.
16. Hoefs JC. Diagnostic paracentesis: a potent clinical tool. Gastroenterology 98: 230-6, 1990.
17. Lamme B, Boermeester MA, Reitma JB, et al. Meta-analysis of relaparotomy for secondary peritonitis. *Br J Surg* 89: 1516-24, 2002.
18. Mullins RJ. Fluid, electrolytes and shock. In: Beauchamp RD, Evers BM, Mattox KL. Sabiston textbook of surgery. The biological basis of modern surgical practice. Ed. W.B. Saunders, Philadelphia, 16th ed., pp. 45-67, 2001.
19. Pinto Bravo Neto G. Sepse abdominal. In: Vieira OM, Chaves CP, Manso JEF, Eulálio JMR. Clínica Cirúrgica: fundamentos teóricos e práticos. Ed. Atheneu, Rio de Janeiro; vol. 1, pp. 519-31, 2000.
20. Runyon BA, Canawati HN, Akriviadis EA. Optimization of ascitic fluid culture technique. *Gastroenterology* 95: 1351-5, 1988.
21. Runyon BA, McHutchison JG, Antillon MR, et al. Short-course versus long-course antibiotic treatment of spontaneous bacterial peritonitis. A randomized controlled study of 100 patients. *Gastroenterology* 100: 1737-42, 1991.
22. Sawyer MD, Dunn DL. Antimicrobial therapy of intra-abdominal sepsis. *Infect Dis Clin N Am* 6: 545-70, 1992.

23. Shands Jr JW. Empiric antibiotic therapy of abdominal sepsis and serious perioperative infections. *Surg Clin N Am* 73: 291-306, 1993.
24. Sinan T, Sheikh M, Ramadan S, et al. Computed tomography (CT) features in abdominal tuberculosis: 20 years experience. *BMC Med Imag* 2: 3, 2002.
25. Sittig KM, Rohr MS, McDonald JC. Abdominal wall, umbilicus, peritoneum, mesenteries, omentum and retroperitoneum. In: Beauchamp RD, Evers BM, Mattox KL. Sabiston textbook of surgery. The biological basis of modern surgical practice. Ed. W.B. Saunders, Philadelphia, 16th ed., pp. 769-82, 2001.
26. Thorwald J. O século dos cirurgiões. Ed. Hemus, São Paulo, 1976.
27. Zügel N, Siebeck M, Geiâler B, et al. Circulating mediators and organ fuction in patients undergoing planned relaparotomy vs conventional surgical therapy in severe secondary peritonitis. *Arch Surg* 137: 590-9, 2002.

150

CAPÍTULO

Abscessos Intra-Abdominais

Álvaro Antônio Bandeira Ferraz
Edmundo Machado Ferraz

Introdução

Os abscessos intra-abdominais são coleções purulentas contidas dentro da cavidade peritoneal, bem definidas e isoladas dos demais órgãos através de aderências, alças intestinais, mesentério, grande omento, ou mesmo através de outros órgãos. Esses abscessos usualmente contêm material necrótico e bactérias e são conseqüentes a uma inflamação aguda ou crônica. O acúmulo de líquido na cavidade peritoneal por um processo inflamatório pode levar, na sua fase de resolução, à coleção de líquido infectado dentro de recessos anatômicos na cavidade peritoneal. Contudo, cerca de dois terços ocorrem adjacentes a uma víscera com processo inflamatório, sem que, necessariamente, se instale um processo de peritonite[62]. Quando a peritonite ocorre, ela também pode dar lugar a uma inflamação aguda, com formação de coleção de líquido purulento nesses espaços septados[22].

Os abscessos podem ser solitários ou múltiplos, e podem se desenvolver dentro de um órgão sólido. Várias são as causas dos abscessos intra-abdominais. Quando a contaminação bacteriana se origina de um abscesso intra-abdominal, a contaminação é freqüentemente derivada da microflora gastrointestinal endógena[66].

Os abscessos intra-abdominais têm sido geralmente classificados do ponto de vista anatômico. Em 1973, Altemeier *et al.*[5] classificaram-nos em três categorias: intraperitoneais, retroperitoneais e viscerais. De acordo com sua localização anatômica, os abscessos intra-abdominais podem ser denominados também de diferentes maneiras: abscesso subfrênico, abscesso de pequeno omento e abscesso entre alças. Os abscessos intraperitoneais e extraviscerais originam-se, basicamente, por duas circunstâncias: (1) após a resolução de uma peritonite difusa, em que o processo infeccioso persiste em um determinado local da cavidade; ou (2) como resultado de perfuração de uma víscera, resultado de um processo inflamatório, isquêmico, lesão traumática, ou de extravazamento de uma anastomose[66].

Um abscesso pode desenvolver-se até 48 horas depois de uma perfuração do trato gastrointestinal. O vazamento de anastomose dentro da cavidade peritoneal pode levar, também, à formação de um abscesso intracavitário em um período que varia predominantemente entre o quinto e o sétimo dia pós-operatório[66].

Por outro lado, os abscessos que se desenvolvem em órgãos sólidos, como o fígado ou o baço, ocorrem após disseminação hematogênica da infecção de um foco localizado a distância. O tempo necessário para a formação de um abscesso intra-abdominal varia de alguns dias a alguns anos[66].

Em 1980, Fry *et al.*[28] descreveram uma mortalidade para abscessos de pequeno omento de 60%. A mortalidade que os autores referiram para abscessos das goteiras parietocólicas foi de 29%. Hinsdale e Jaffe[36], em 1984, referiram uma mortalidade de 44% para abscessos de pequeno omento e de 0% para abscessos de goteiras parietocólicas.

Anatomia dos Espaços Intra-Abdominais

O peritônio corresponde a uma delgada membrana serosa de origem mesotelial que forra toda a cavidade abdominal com um folheto parietal, a somatopleura, e o folheto visceral, a esplancnopleura. No homem, corresponde a uma cavidade fechada e, na mulher, comunica-se com o exterior através das tubas uterinas. Esse fato predispõe esse sexo à infecção intra-abdominal por contaminação ascendente do trato genital[22]. De forma absoluta, a cavidade peritoneal não contém órgão algum, todos se encontram em posição retroperitoneal. No entanto, a projeção anterior dos órgãos abdominais com a serosa esplâncnica faz com que apenas o duodeno, o pâncreas e os rins se posicionem em situação retroperitoneal. A superfície da serosa peritoneal é de aproximadamente 2 m^2 em um adulto de 70 kg, correspondendo à área da pele. Considerando a grande permeabilidade da serosa peritoneal, pode-se avaliar a repercussão dos processos inflamatórios que aí se instalam. Em condições fisiológicas, encontram-se na cavidade peritoneal aproximadamente 100 ml de líquido claro citrino, que tem a função de lubrificação.

A incidência de alguns tipos de abscessos intra-abdominais tem variado nos últimos anos. Anteriormente, a apendicite aguda perfurada era a causa mais comum de abscesso subfrênico, o que não ocorre nos dias atuais. Mais recentemente, a incidência de abscesso secundário aos divertículos do cólon aumentou. À medida que a vida média da população aumenta, essa incidência também se eleva[62].

Abscessos dentro da cavidade abdominal localizam-se predominantemente em três áreas: (1) espaço subfrênico; (2) espaço intermesentérico, incluindo as goteiras parietocólicas e espaços entre alças; (3) pelve.

A formação de abscesso na pelve e no espaço subfrênico decorre da coleta de líquidos infectados na posição deitada ou por gravidade. A pressão negativa exercida pelos movimentos diafragmáticos durante a respiração também tende a aspirar líquido infectado nos espaços subdiafragmáticos.

Estudos com materiais contrastados introduzidos na cavidade peritoneal durante laparotomia demonstram que o contraste se movimenta com rapidez ao longo das goteiras parietocólicas, para cima e para baixo, coletando-se tanto nos espaços subfrênicos quanto na pelve[66].

Em 1973, Altemeier *et al.*[5] descreveram 540 casos de abscessos intra-abdominais, os quais estão relacionados na Tabela 150.1 de acordo em a sua localização.

Na Tabela 150.2 encontram-se as fontes da infecção nos abscessos intra-abdominais de acordo com Altemeier *et al.*[5].

Em algumas regiões, os abscessos intra-abdominais podem ser conseqüentes a doenças que predominam nessas áreas geográficas. Por exemplo, no Nordeste brasileiro, a esplenectomia associada a derivações ou a ligaduras intra-esofágicas de varizes é freqüentemente utilizada no tratamento das varizes esofágicas secundárias à esquistossomose. Portanto, os abscessos subfrênicos pós-esplenectomia constituem causa freqüente de abscessos intra-abdominais nessas regiões[18,21].

Tabela 150.1
Abscessos Intra-Abdominais

Intraperitoneal	Nº de Casos	%
Localização		
Quadrante inferior direito	86	16
Quadrante inferior esquerdo	28	5
Pélvico	27	5
Subfrênico	27	5
Subepático	10	2
Entre alças	8	1
Gigante (ferradura)	6	1
Pequeno omento	2	0,3
Subtotal	194	36
Retroperitoneal		
Anterior	92	17
Posterior	79	15
Retrofascial	32	6
Subtotal	203	38
Visceral		
Hepático	69	13
Pancreático	34	6
Tuboovariano	26	5
Vesícula/vias biliares	13	2
Rins	1	0,2
Subtotal	143	26
Total	540	100

**Altemeier WA* et al.[5]

PATOGENIA

O peritônio, constituído por uma vasta membrana serosa, tem grande capacidade dialisadora. Experimentalmente, verifica-se uma acentuada capacidade de troca entre o líquido da cavidade peritoneal e o plasma. Essa capacidade dialisadora da membrana tem sido utilizada para o tratamento de doenças renais crônicas por meio de diálise peritoneal e também para a administração de drogas. De forma semelhante, substâncias tóxicas produzidas por bactérias durante processos infecciosos peritoneais são absorvidas com repercussões sistêmicas, condições que aumentam significativamente a letalidade da peritonite e do abscesso. A capacidade de absorção do peritônio é maior no início do processo inflamatório — fase de congestão — e diminui com a evolução e a formação do edema intersticial, invertendo a intensidade do fluxo através do peritônio, que passa a secretar mais, condição que leva ao grande seqüestro de líquidos e eletrólitos dos espaços orgânicos ativos[1,2,7,10].

Do ponto de vista etiológico, as bactérias que provocam abscessos intraperitoneais são as mesmas que provocam as peritonites bacterianas secundárias: uma mistura de organismos entéricos aeróbicos e anaeróbicos. As exceções são os abscessos por pneumococos após peritonite pneumocócica primária e os abscessos pélvicos gonocócicos após doenças inflamatórias pélvicas, embora organismos anaeróbicos mistos tenham sido isolados mais freqüentemente nos últimos[2]. A forma-

Tabela 150.2
Fontes de Infecção nos Abscessos Intra-Abdominais

Doença Básica	Nº de Casos	%
Apendicite	97	19
Doenças pancreáticas (pancreatite, tumor)	60	12
Doenças genitourinárias	59	12
Doenças das vias biliares	32	6
Diverticulite	37	7
Actinomicose	19	4
Septicemia	20	4
Osteomielite	18	4
Tumores com perfuração	17	3
Trauma	17	3
Úlcera péptica	8	2
Vazamento de anastomose	7	2
Amebíase	5	1
Enterite regional	3	0,6
Miscelânia	19	4
Origem desconhecida	42	9
Total	501	100

**Altemeier* et al.[5]

ção de um abscesso dentro da cavidade peritoneal é um processo lento, representando o sucesso do organismo em localizar a contaminação, porém, ao mesmo tempo, sua falência em destruir completamente a bactéria e neutralizar seus produtos tóxicos.

A infecção bacteriana, inevitavelmente, provoca dano tissular, liberação de fatores vasoativos que aumentam a permeabilidade capilar e produzem edema tissular. A liberação de fatores quimiotáxicos resulta em mobilização e diapedese de leucócitos para o desempenho da fagocitose. Os neutrófilos auxiliados pelas opsoninas envolvem o material bacteriano, e terminam por destruí-lo. Numa peritonite generalizada, o fibrinogênio exsudado é rapidamente modificado e transformado em fibrina, que irá produzir aderências entre superfícies serosas, limitando o processo infeccioso através da formação de aderências[22].

O dano tissular intenso, a trombose de capilares e o aparecimento de tecido necrótico acarretam a liberação de enzimas, particularmente pelos anaeróbios. O clostrídio também produz enzimas histolíticas que aumentam e estendem o dano tissular, promovendo extensa invasão de planos aponeuróticos ou fasciais. Quando a formação do abscesso progride, uma membrana piogênica composta primariamente de fibrina se desenvolve e localiza o processo infeccioso.

Os linfáticos normalmente permanecem pérvios durante as infecções intra-abdominais, permitindo a limpeza de corpo estranho e de microorganismos. Todavia, quando o número de bactérias excede a 10^5 e ocorre a infecção, os linfáticos tornam-se incapazes de remover essa quantidade, aumentando o processo infeccioso. Se a infecção está associada a corpo estranho, a erradicação pela opsonização e fagocitose não tem sucesso. Em ambos os casos, a história natural desse evento é a formação de um abscesso.

Os neutrófilos que entram na cavidade do abscesso não retornam ao compartimento intravascular. Eles morrem num período de 3 a 5 dias. Enzimas lisossômicas liberadas pelos neutrófilos que estão em processo de destruição incluem colagenase, elastose, proteinase e ativadores da fibrinolisina, que atuam para liquefazer o conteúdo do abscesso. Liquefação do abscesso é também promovida por um aumento de osmolaridade de seu conteúdo.

A densidade de bactérias que exceda 10^5 microorganismos por grama de tecido ou por milímetro de líquido orgânico é bem estabelecida como necessária para produzir infecção clínica na ferida cirúrgica[39], no trato urinário[38], no trato biliar[23] ou ainda na árvore respiratória[55]. A quantidade de inóculo peritoneal necessária para matar um indivíduo ou para provocar o abscesso permanece desconhecida. A disseminação que ocorre dentro da cavidade peritoneal reduz a densidade bacteriana e pode, em última análise, facilitar a defesa orgânica. A virulência do inóculo bacteriano é modificada por numerosos fatores locais e sistêmicos[24]. A hemoglobina aumenta a virulência bacteriana na peritonite. Tecido desvitalizado ou corpo estranho, de maneira similar, potencializa a ação bacteriana. Hipóxia sistêmica e hipovolemia prejudicam a capacidade de defesa do organismo em relação ao patógeno[24]. Diabetes, obesidade e corticosteróides também favorecem o desenvolvimento da infecção[24].

O caminho percorrido pelo líquido dentro da cavidade abdominal está bem estabelecido. O líquido intraperitoneal tende a se localizar nos espaços subfrênicos, pélvicos e goteiras parietocólicas[8]. Essa disseminação inicial que ocorre permite transformar um processo localizado em generalizado; contudo, esse processo funciona como um redutor da densidade de microorganismos, facilitando sua posterior absorção e fagocitose.

Aspectos Metabólicos e Fisiopatológicos

Após a contaminação da cavidade peritoneal, um complexo mecanismo de defesa é ativado. As principais fases desse mecanismo são: absorção de bactérias e localização do processo, em forma de abscesso.

A resposta inicial do peritônio à contaminação bacteriana é caracterizada por hiperemia, exsudação e um aumento do fluxo de células fagocitárias. Contudo, a absorção dessas bactérias pelos vasos linfáticos começa antes mesmo de qualquer ativação das células fagocitárias[33]. Em menos de 6 minutos após a injeção intraperitoneal de bactérias, foi evidenciada sua presença nos vasos linfáticos[31]. Essa absorção é restrita à face peritoneal do diafragma[4]. Sob circunstâncias normais, os tecidos linfáticos removem eficientemente as bactérias ou outras partículas presentes na contaminação[32]. O fluxo lento, porém constante, extracelular "lava" as bactérias e as encaminha para os linfáticos eferentes e linfonodos, onde são fagocitadas pelos macrófagos.

A ativação dos mecanismos de defesa celular e humoral é o próximo passo na defesa peritoneal da agressão bacteriana. Um intenso fluxo de células fagocitárias migra para o peritônio. Inicialmente, predominam os macrófagos, mas em questão de horas o número de neutrófilos é superior.

O processo inflamatório desencadeado resulta em uma desgranulação de mastócitos e liberação de histamina e outras substâncias vasoativas, aumentando a permeabilidade capilar e a migração de células polimorfonucleares. Essas células fagocitárias, além da fagocitose, atuam como mediadoras na liberação do fator de necrose tumoral e na ativação do complemento[12].

Apesar de a intensa reação inflamatória inicial ser protetora, a maior defesa peritoneal é a ativação do complemento pela célula lesada, conduzindo à quimiotaxia com afluxo de polimorfonucleares, permitindo a opsonização e a fagocitose dos microorganismos[25].

O último mecanismo utilizado pelo peritônio contra a infecção é a tentativa de localizá-la. Após a atuação das substâncias vasoativas e o aumento da permeabilidade capilar, um exsudato rico em proteínas, contendo fibrinogênio, é excretado para a cavidade peritoneal. Esse material, juntamente com a tromboplastina e a protrombina, liberados pelas células danificadas, forma a fibrina[42]. A fibrina tende a isolar a bactéria do resto da cavidade peritoneal, prevenindo assim a disseminação da infecção e formando o abscesso.

A cápsula de fibrina que se forma em torno do abscesso provavelmente impede o fluxo de células fagocitárias, complemento, anticorpos e opsoninas, que são capazes de imobilizar e matar a bactéria. A penetração do antibiótico também fica prejudicada. O conteúdo de abscesso torna-se relativamente anaeróbico, permitindo a proliferação de bactérias virulentas anaeróbicas que ordinariamente são incapazes de crescer dentro de tecidos. A presença de neutrófilos é necessária para a formação de abscesso. Está demonstrado experimentalmente que a injeção local de bactérias resulta num aporte de neutrófilos para o local em até 4 horas[48]. Se a bactéria for destruída pelo antibiótico antes de 4 horas, nenhum abscesso se forma. Se o antibiótico for administrado após 4 horas, quando os neutrófilos estão presentes, é provável que ocorra o abscesso, mesmo na presença de morte bacteriana.

Outro fato importante é que o conteúdo do abscesso é hipertônico, o que resulta no aumento do fluxo de líquido e numa expansão gradual da cavidade abscedada, que tende a dissecar e se expandir através de planos de menor resistência.

Microorganismos aprisionados por fibrina não são removidos por drenagem cirúrgica, a menos que a fibrina seja totalmente removida[35]. Da mesma forma, antibióticos são menos capazes de atingir a bactéria quando ela se encontra aprisionada por fibrina[34].

A persistência de bactérias em camadas de fibrina pode levar, e facilitar, à formação do abscesso intracavitário[10]. Quando se desenvolve a peritonite experimental em ratos, verifica-se que os testes de hipersensibilidade cutânea suprimem-se num período de até 24 horas[8]. A presença de supressão nos testes de hipersensibilidade sugere pior prognóstico da infecção[6].

Outros estudos de peritonite experimental sugerem que o tratamento apresenta benefícios no início do processo, usualmente até 6 horas depois de desencadeada a infecção, mas o efeito é muito pequeno, ou inexistente, se o antibiótico é administrado algumas horas após esse desencadeamento[10]. Esses dados são relevantes na situação clínica porque implicam que os antibióticos e, talvez, o tratamento cirúrgico tenham efeito menor à medida que o tempo passa depois de iniciado o processo. A prática clínica tem demonstrado que operações de peritonite generalizada realizadas mais de 24 horas após o desencadeamento da infecção são associadas a aumento significativo da mortalidade em comparação com operações realizadas dentro das primeiras 24 horas[7]. O aumento do tempo permite a proliferação bacteriana intraperitoneal, a invasão de espaços adjacentes e o comprometimento da capacidade de defesa do organismo[7].

As alterações sistêmicas e metabólicas que ocorrem após a contaminação bacteriana não diferem das reações ocorridas em resposta ao trauma, ou seja, liberação de catecolaminas, aumento da secreção de hormônio adrenocortical, em secreção de aldosterona e hormônio antidiurético.

As alterações sistêmicas à infecção peritoneal, particularmente a ação das citocinas e da biologia celular em resposta à infecção e à sepse, são fundamentais, e dois tópicos são importantes na fisiopatologia do abscesso cavitário: (1) a participação do trato gastrointestinal na gênese do abscesso; e (2) o sinergismo bacteriano.

A grande maioria das bactérias implicadas nos abscessos intracavitários é de bactérias gram-negativas, anaeróbicas, e enterococos[25]. A *Escherichia coli* é a principal bactéria gram-negativa presente nessas culturas. Essa bactéria é de grande virulência, capaz de causar peritonite difusa isoladamente[17] e de multiplicar-se em áreas bem oxigenadas e em ambiente anaeróbico[25].

O principal representante do grupo dos anaeróbios é o *Bacteroides fragilis* que é, das bactérias anaeróbicas, a mais resistente ao oxigênio[65] e aos antibióticos[25]. Sua atuação isolada não causa a morte ou sinais de sepse próprios da *Escherichia coli*[27].

O enterococo também é uma bactéria que merece atenção especial[3]. Isoladamente, em condições normais, ele não é capaz de causar a morte. Possui uma parede celular impermeabilizante, que possibilita crescimento em condições bastante adversas e, em associação, pode dificultar a cura por antibióticos.

Parece não haver sinergismo entre o enterococo e o bacteróides quanto à mortalidade. Essas bactérias isoladamente não causam abscesso, mas, quando combinadas, são capazes de formar abscesso cavitário[52]. O mesmo achado foi identificado quando o *Bacteroides fragilis* e a *Escherichia coli* foram estudados. A virulência dessa última associação é bastante aumentada na presença da hemoglobina[45].

O sinergismo bacteriano é um tema bastante amplo e pouco compreendido, necessitando de estudos mais amplos quanto ao seu real valor fisiopatológico. Os estudos analisados descrevem apenas reações presenciadas, havendo a necessidade de se estabelecer as relações sinérgicas e sua repercussão etiológica e clínica.

Outro tópico bastante controverso e que merece uma análise cuidadosa diz respeito ao papel do trato gastrointestinal, particularmente o superior, na gênese, na manutenção e no tratamento dos pacientes infectados. Quando, em 1988, Marshall *et al.*[44] chamaram a atenção para o fato de que a flora bacteriana isolada de um paciente com insuficiência de múltiplos órgãos e sistemas (IMOS) era a mesma encontrada no trato gastrointestinal superior, estavam levantando a hipótese de que o trato gastrointestinal superior funcionaria, na IMOS, como um abscesso não-drenado. Apesar de comprovada a translocação bacteriana, não se conseguiu identificar qual o real valor desse fenômeno.

À luz dos conhecimentos atuais, podemos afirmar que o intestino convive, em condições normais, numa relação simbiótica com a microflora, estabelecendo uma barreira de proteção aos microorganismos patogênicos. Quando essa relação é quebrada, ocorre translocação desses patógenos, através da parede intestinal[51], mas ainda não foi determinada qual a repercussão clínica desse evento e se ele é causa ou efeito da IMOS. Essa hipótese foi novamente aventada em outra publicação de Marshall *et al.* em 1993[45].

DIAGNÓSTICO

O diagnóstico preciso de um abscesso intra-abdominal é um dos mais sérios desafios na prática clínica. Um diagnóstico precoce do abscesso intra-abdominal é crucial, pois o aumento na duração da infecção antes de ser instituído o tratamento leva a uma elevada mortalidade[11]. Contudo, existem razões que justificam o retardo no diagnóstico. Do ponto de vista do cirurgião, são basicamente três fatos: o primeiro, a tendência de o cirurgião subestimar sua própria complicação pós-operatória; segundo, o medo de o cirurgião operar sem o diagnóstico definitivo e, por último, a relutância desse em operar um paciente que vem evoluindo pessimamente no pós-operatório e que se apresenta demasiadamente grave para retornar à sala de cirurgia[54].

A dificuldade em diagnosticar abscesso intra-abdominal aumenta quando o paciente foi submetido a uma cirurgia[2]. Em pacientes operados, os achados abdominais são usualmente pequenos e freqüentemente mascarados por analgésicos ou pela presença de dor provocada pela própria cirurgia[10]. Mais freqüentemente, febre inexplicada ou a presença de leucocitose e íleo paralítico persistente são os únicos sinais de uma infecção a ser detectada no pós-operatório[2]. Na ausência de alterações no exame físico, é difícil para um cirurgião admitir que seu paciente evoluiu para uma complicação e que esta complicação pode requerer reoperação[9].

HISTÓRIA CLÍNICA

A história clínica cuidadosa seguida por um exame físico com as mesmas características é importante para afastar causas extra-abdominais de sintomas abdominais, tais como infecção respiratória em pacientes submetidos a cirurgia. A história de intervenção prévia é importante. Na eventualidade de suspeita de infecção intra-abdominal, é extremamente importante caracterizar se ocorreu abertura do trato gastrointestinal e se houve cirurgia na presença de contaminação ou de secreção purulenta. No paciente com abscesso intra-abdominal o único achado presente confiável e que predomina na grande maioria dos casos é a febre[24].

EXAME FÍSICO

O exame físico de um paciente com suspeita de abscesso intra-abdominal é na grande maioria das vezes negativo. Nenhum achado evidencia a presença do abscesso na grande maioria dos pacientes[2].

Os pacientes com um abscesso intra-abdominal, particularmente aqueles não-submetidos a tratamento cirúrgico, apresentam-se com aspecto de cronicamente doentes. Queixas extra-abdominais, como taquicardia, dispnéia e calafrios, podem estar presentes. O paciente pode também apresentar dor. Ao exame, apresenta-se evitando qualquer tipo de movimento e mantendo a pelve e os joelhos fletidos. Febre, taquicardia, taquipnéia e hipotensão podem estar presentes. Pacientes no decurso do pós-operatório imediato apresentam dor que se confunde com a dor referida na própria cicatriz. Contudo, esse tipo de paciente pode se apresentar distendido, com sinais de sudorese e hipotensão, taquicardia e dados que sugiram ao cirurgião um quadro de choque séptico em processo de instalação. A presença de massa palpável no abdômen ocorre em aproximadamente 7% dos pacientes[24,28]. O exame proctológico é um dado de valor, particularmente em coleções pélvicas que possam levar à compressão do reto.

EXAMES COMPLEMENTARES

Laboratório

O paciente com abscesso intra-abdominal usualmente apresenta leucocitose de 15.000 a 20.000 células/mm^3 com desvio para a esquerda. A falta de especificidade da contagem leucocitária não indica o tipo da complicação e freqüentemente se confunde com a própria evolução pós-operatória imediata[67].

Hiperglicemia, glicosúria, intolerância à nutrição parenteral total, queda da albumina, elevação da fosfatase alcalina, transaminase oxalacética, desidrogenase lática e bilirrubinas também sugerem a presença de infecção[64].

A hiperbilirrubinemia ocorre em cerca de 50% dos pacientes com abscesso intra-abdominal[60,67]. A hemocultura é um teste de valor não apenas para identificar o agente etiológico mas, também, para estabelecer o foco primário de infecção. Uma bacteremia por *Staphylococcus* pode afastar o diagnóstico de abscesso intra-abdominal. A presença de *Bacteroides fragilis* após uma cirurgia de cólon pode sugerir fortemente a presença de abscesso intracavitário[24].

Pacientes que desenvolvem febre, calafrios e hemocultura positiva são de alto risco, e o choque séptico pode ocorrer precocemente. A leucocitose com desvio à esquerda é o achado usual do abscesso intra-abdominal; porém, pode não ocorrer, se o paciente for imunoincompetente[8]. A imunoincompetência se estabelece no decurso da própria evolução pós-operatória, e um paciente que não era anérgico ao iniciar seu tratamento cirúrgico comporta-se como tal em virtude das complicações que apresenta. Deterioração na função hepática, com hiperbilirrubinemia, elevação de enzimas hepáticas seguida de icterícia clínica, são dados importantes que levam à suspeita de sepse intra-abdominal e de um provável processo de falência de múltiplos órgãos e sistemas que piora o prognóstico do paciente[20,21,26].

Radiologia

A radiologia simples de abdômen pode demonstrar a presença de nível hidroaéreo, e a radiografia de tórax com paciente em pé pode identificar um derrame pleural unilateral ou presença de nível hidroaéreo subdiafragmático e assim contribuir para o diagnóstico de um abscesso intra-abdominal. Estudo contrastado do trato gastrointestinal também pode ser útil em casos selecionados. Contraste no estômago pode, através da compressão e da separação de uma imagem hidroaérea fazer o diagnóstico de um abscesso subfrênico. O enema opaco pode demonstrar extravasamento da anastomose e compressão por abscesso adjacente a uma área de ressecção. Quando o paciente se encontra no decurso de pós-operatório e se verifica a presença de drenos intracavitários, pode-se utilizar essa via de acesso para realizar injeção de material de contraste e verificar a presença ou não de coleções intra-abdominais.

Ultra-Sonografia

A ultra-sonografia tem se mostrado um exame de grande valor no diagnóstico do abscesso intra-abdominal. É facilmente realizada, de baixo custo, não requer retardo de realização e de interpretação e não é um procedimento invasivo. Métodos de avaliação portáteis facilitam a tomada de exame na própria cabeceira do paciente ou na Unidade de Terapia Intensiva. Contudo, alguns inconvenientes podem ser relatados: o contato direto da pele com o transdutor em paciente operado pode despertar dor abdominal; o exame pode tornar-se difícil em função de feridas abertas com coleções purulentas ou presença de estomas que dificultam a realização e o contato com a pele.

Cintilografia

A cintilografia com gálio tem sido referida por alguns autores[10] como apresentando um percentual de positividade de cerca de 90%. A razão da captação seletiva do gálio pela infecção ou pelo abscesso não está ainda totalmente esclarecida. Alguns autores acreditam que o gálio se ligue aos leucócitos após a administração endovenosa, porém leucócitos isolados demonstram, apenas, absorção de 6% a 7% da substância. Captação de gálio também ocorre em paciente portador de abscesso e que se apresenta granulocitopênico. A cintilografia com gálio-67 demora cerca de 48 horas. Como o gálio é secretado dentro do trato gastrointestinal, é necessária a preparação intestinal com catárticos ou enema para prevenir essa interferência. A demora de 48 horas necessária para o diagnóstico é bastante inconveniente para pacientes no decurso de pós-operatório imediato. A presença de íleo gastrointestinal e de suturas intestinais limita bastante o gálio como meio diagnóstico para o abscesso intra-abdominal. Sua concentração em áreas operadas recentemente, limita a sua utilidade em pacientes submetidos a laparotomia a poucos dias[2,24].

Tomografia Computadorizada

A tomografia computadorizada apresenta uma precisão superior a 90%. Está indicada em todo paciente cujo estado se deteriora após uma cirurgia intra-abdominal e quando a causa da piora não pode ser determinada por outros métodos. A tomografia computadorizada é um processo útil na identificação e localização de abscessos intra-abdominais. A ultra-sonografia abdominal parece ser intermediária entre o gálio e a tomografia computadorizada na utilidade do diagnóstico. Apesar de a ultra-sonografia ser menos cara e evitar radiação, é de difícil interpretação na vigência de dilatação intestinal, evento freqüente em pacientes submetidos a intervenção cirúrgica. No caso de uma paciente grávida, a ultra-sonografia tem preferência sobre qualquer outro tipo de exame. Como todos os outros métodos, a tomografia também tem grande limitação no paciente operado recentemente. A presença de ar livre na cavidade peritoneal altera os detalhes anatômicos. Intestino distendido e presença de íleo gastrointestinal limitam o uso de contraste e podem interferir também com a resolução da tomografia. A presença de *clipes* metálicos, suturas com fio de aço e de drenos intra-abdominais cria artefatos que podem prejudicar a interpretação da tomografia. Contudo, o seu grande valor tem sido a precisão do diagnóstico anatômico, tornando a tomografia o método auxiliar preferencial para exploração complementar desse tipo de paciente.

Ressonância Nuclear Magnética

Esse método também tem sido utilizado no diagnóstico do abscesso intra-abdominal, com um alto índice de precisão diagnóstica, porém raramente é necessário e é de alto custo.

OUTROS PROCEDIMENTOS INVASIVOS

Laparoscopia

A laparoscopia é um procedimento invasivo que poderia ter indicação na tentativa de diagnóstico de um abscesso intra-abdominal. Contudo, a sua limitação, particularmente em pacientes submetidos a tratamento cirúrgico, torna o exame pouco exeqüível nessas circunstâncias. Pode, todavia, ser utilizada para confirmação de suspeita ou localização de coleções isoladas intra-abdominais em pacientes sem antecedentes cirúrgicos[59,61].

Laparotomia

A laparotomia é um procedimento agressivo e muitas vezes mandatório para se estabelecer o diagnóstico de uma coleção intra-abdominal. Quando a sepse intra-abdominal é fortemente suspeitada mas não pode ser provada, especialmente em pacientes portadores de falência de múltiplos órgãos, diversos autores recomendam a laparotomia exploradora como procedimento diagnóstico e terapêutico[2,22,29,36,54,57]. Em pacientes com contínua evidência de sepse, mesmo na ausência de confirmação diagnóstica, a laparotomia exploradora precoce é preferível em comparação a métodos diagnósticos que demandem muito tempo em tentar esclarecer uma fonte oculta de infecção. A morbidade de uma laparotomia exploradora negativa é mínima quando comparada à demora no tratamento de uma sepse abdominal[7,49].

TRATAMENTO

O ponto-chave do tratamento do abscesso intracavitário se baseia no controle efetivo do foco infeccioso. No entanto, podemos estabelecer que o sucesso no tratamento dependerá de três princípios fundamentais, que regem a terapêutica do abscesso cavitário: suporte hemodinâmico, metabólico e nutricional eficaz; drenagem efetiva do abscesso; e antibioticoterapia.

Suporte Hemodinâmico, Metabólico e Nutricional Eficaz

O hipercatabolismo causado pela infecção determina uma reação neuro-hormonal e imunológica que gera alterações profundas na homeostase do paciente, propiciando condições metabólicas que podem deteriorar sua evolução clínica[10]. Um suporte nutricional e metabólico visa essencialmente fornecer substratos com o intuito de minimizar esse estado catabólico e fornecer ao paciente séptico componentes que possam melhorar sua resposta imunológica[22]. O suporte hemodinâmico tem como objetivo maximizar o suporte de oxigênio aos tecidos através de uma reposição hidroeletrolítica adequada, utilização de agentes inotrópicos e vasoativos e uma boa ventilação pulmonar[22]. O suporte metabólico tem como medida mais eficaz o controle do foco infeccioso.

O estado nutricional do paciente infectado geralmente encontra-se comprometido, piorando o estado de catabolismo que, associado à reação séptica, agrava o seu estado geral. O suporte nutricional deve ser agressivo, através, preferencialmente, de nutrição enteral. A nutrição enteral apresenta uma nítida vantagem na modulação da resposta inflamatória, diminuindo a resposta do TNF[22]. A instituição de nutrição enteral melhora a defesa do organismo e reduz a translocação bacteriana, através de uma redução da resposta catabólica, diminuição dos níveis de cortisol no plasma e prevenção da atrofia da mucosa intestinal[22]. Caso a função intestinal esteja inadequada, nutrição parenteral deve ser iniciada. A terapia nutricional, além de prevenir e tratar deficiências de componentes dietéticos, tem sido utilizada na forma de se obter respostas semelhantes a agentes farmacológicos, de tal maneira que possa melhorar a resposta imune dos pacientes frente a determinados tipos de agressões. Uma grande variedade de nutrientes tem função imunoestimuladora. Os nutrientes que mais se destacam na imunomodulação de pacientes sépticos são: arginina, glutamina, aminoácidos de cadeia ramificada, ácidos graxos ômega-3, e suas combinações (ver Capítulo 4).

Drenagem Efetiva do Abscesso

O tratamento efetivo do abscesso intracavitário deve obedecer a três princípios fundamentais[61]:

1. Drenagem do abscesso.
2. Debridamento de tecidos infectados e/ou inviáveis.
3. Tratamento definitivo da fonte contaminante, responsável pela formação do abscesso.

Abscesso intra-abdominal é sinônimo de drenagem. A drenagem do abscesso cavitário poderá ser feita de maneira percutânea ou aberta[24]. Analisando o tipo de drenagem e correlacionando com o escore de APACHE II, não houve diferença entre os tipos de drenagens em pacientes com baixo risco de mortalidade. No entanto, em pacientes graves, com elevados escores de APACHE II, melhores resultados foram obtidos quando o abscesso foi tratado de maneira aberta[40]. Associam-se excelentes resultados com a drenagem percutânea quando alguns requisitos estão presentes:

1. Coleção líquida unilocular bem estabelecida.
2. Rota de drenagem bem estabelecida.
3. Materiais e equipamentos adequados.

A drenagem cirúrgica estaria portanto, indicada:

1. Falha da drenagem percutânea.
2. Abscessos múltiplos.
3. Abscessos associados a patologias abdominais e a fístulas.

O importante é que a drenagem seja efetiva.

Uma outra opção para a drenagem do abscesso intracavitário é a drenagem aberta por abordagem limitada. A decisão de empregar uma abordagem limitada na exploração geral do paciente com abscesso depende de duas variáveis[24]. Primeiro, se o abscesso foi anatomicamente definido pela avaliação diagnóstica. Abordagem limitada necessita de um diagnóstico preciso da localização anatômica e de uma razoável certeza de que o paciente não é portador de abscessos múltiplos. Segundo, de que maneira o paciente se comporta frente ao processo séptico? Se o paciente se apresenta estável do ponto de vista hemodinâmico e em relação ao quadro séptico, pode ser submetido a uma drenagem limitada, desde que o cirurgião tenha certeza de que está abordando a única coleção existente no interior da cavidade abdominal. Todavia, pacientes descompensados do ponto de vista clínico, sépticos, com falência de múltiplos órgãos estabelecida não podem ser submetidos a risco de uma drenagem limitada, a qual pode ser inadequada, principalmente na vigência de múltiplos abscessos ou em casos de difícil localização, como os abscessos que se situam entre alças e que têm de ser convenientemente explorados durante uma laparotomia exploradora.

Abscessos pélvicos são acessíveis à drenagem por via transretal ou transvaginal após aspirações com agulha. Tipos especiais de abscessos, como o subfrênico, podem ser submetidos a uma drenagem cirúrgica extra-serosa. Os abscessos subfrênicos usualmente são de grande volume e relativamente fáceis de localizar e determinar com precisão. A quantidade de pus drenado dentro da cavidade peritoneal pode levar o paciente à septicemia e a choque. Dessa forma, a drenagem extra-serosa é recomendável em comparação com a drenagem via cavidade peritoneal ou via cavidade pleural. Nos abscessos volumosos, as loculações são incomuns, e a cavidade é drenada de modo adequado por via extra-serosa. Essas são as razões pelas quais os abscessos subfrênicos devem ser submetidos a uma drenagem cirúrgica por via extra-serosa.

Um problema controverso tem sido o uso de dreno em paciente portador de abscesso intra-abdominal. Os drenos devem ser empregados para drenagem de abscessos localizados. Devem ser situados de forma a permitir uma drenagem adequada por gravidade. Drenos com aspiração em sistema fechado são preferíveis. Quando o intestino forma uma parte da parede do abscesso, a drenagem por aspiração deve ser feita cautelosamente. Drenos de sucção podem levar à lesão da parede intestinal, com aparecimento de fístula enterocutânea, que complicará a evolução do paciente. Dessa forma, a aspiração contínua da drenagem deve ser efetuada por um período máximo de 72 horas. Quando a drenagem diminuir, o dreno deve ser mobilizado ou retirado tão logo execute a sua função, que é de evacuar a coleção purulenta. Em algumas situações, quando o paciente evolui com febre persistente, leucocitose, ou quando se suspeita de que a drenagem está sendo feita de maneira inadequada, a presença do dreno pode facilitar a realização de um fistulograma, o qual pode esclarecer a respeito da presença de uma coleção não eficientemente drenada, e dessa forma facilitar a indicação da correta utilização do dreno.

Um outro aspecto a ser considerado diz respeito à lavagem da cavidade peritoneal quando o paciente é submetido a laparotomia exploradora para drenagem do abscesso intra-abdominal[18,30]. Após abordagem da coleção purulenta, o cirurgião deve lavar adequadamente a cavidade peritoneal com solução salina em temperatura ambiente. A eficácia da lavagem peritoneal com antibiótico ou iodo-povidona é controvertida[30,34].

Alguns trabalhos têm recomendado a lavagem peritoneal contínua[61]. Entretanto, outros estudos não demonstraram benefício desse método na diminuição da mortalidade do paciente portador de abscesso intra-abdominal. A lavagem peritoneal contínua também pode provocar outros problemas, tais como distúrbios hidroeletrolíticos, complicações respiratórias por hiperidratação, formação de fístula, diluição de opsoninas e contaminação pelo líquido de lavagem ou pelo próprio dreno com bactérias da flora hospitalar, como estafilococo, Cândida ou pseudomonas[59,61]. Todo sistema de drenagem peritoneal ainda apresenta a desvantagem de formação de aderência em torno do cateter. O líquido de lavagem termina circulando apenas nessas áreas isoladas, deixando o restante da cavidade abdominal inadequadamente perfundido.

Um outro aspecto é o desbridamento peritoneal radical, como foi proposto por Hudspeth em 1975[37]. O procedimento envolve uma intervenção extremamente demorada, com remoção de todo exsudato ou fibrina presente na superfície intestinal ou peritoneal. A proposta do autor era remover as bactérias remanescentes que normalmente ficam aprisionadas no depósito fibrinoso da parede peritoneal ou da parede intestinal[37]. Polk e Fry[56] realizaram um estudo prospectivo randomizado sobre o desbridamento peritoneal radical e demonstraram, 5 anos após, que não havia influência na mortalidade ou na incidência de formação de abscesso. Muitos cirurgiões observaram que o desbridamento em casos avançados pode provocar hemorragia considerável. Em nossa opinião, desbridamento deve ser realizado de forma não-exaustiva, perfeccionista e levando a um exagero na retirada de material na parede abdominal ou na serosa intestinal. Em seguida, deve-se lavar copiosamente a cavidade peritoneal até que o líquido aspirado seja limpo. Todo líquido deve ser aspirado antes do fechamento da cavidade abdominal.

Abscessos múltiplos repetidos podem levar o cirurgião a considerar a utilização de peritoniostomia como método de tratamento da cavidade peritoneal, deixando-a inteiramente aberta para permitir drenagem contínua de líquido, como se se tratasse de uma cavidade única abscedada. Inicialmente realizado por Steiberg (1979), esse tipo de procedimento, mesmo sendo de exceção, tem a vantagem de tornar mais fácil a reoperação, inclusive a reoperação programada. Permite uma melhora da condição respiratória do paciente, a qual pode estar comprometida pela compressão acentuada do diafragma pela distensão intestinal[41].

Contudo, ocorrem algumas desvantagens com esse método, tais como perda maciça de líquido e de proteína pelas superfícies expostas com inflamação, fístulas intestinais, evisceração de conteúdo abdominal e freqüente necessidade de suporte ventilatório. A incidência de evisceração e a possível formação de fístula podem ser minimizadas pelo uso da tela de Marlex. Contudo, alguns autores têm relacionado a presença de fístula enterocutânea com aderências à tela de Marlex assim utilizada.

Recentemente tem-se utilizado tela de Velcron nas peritoniostomias[68]. Os resultados apresentados por Wittmann *et al.*[69] mostraram uma nítida vantagem desse método em relação à peritoniostomia e às reoperações programadas, quando analisados em relação à mortalidade. Esse método também minimiza o problema do fechamento da parede abdominal.

O outro método também proposto para pacientes com múltiplos e repetidos abscessos intra-abdominais é a reexploração abdominal planejada a cada 24/48 horas. Esse método teoricamente apresenta algumas vantagens: (1) remoção intermitente de líquidos, bactérias e material necrótico do interior da cavidade abdominal; (2) detecção precoce de sepse persistente, vazamento de anastomose ou tecido necrótico: (3) diminuição da perda de líquido e de proteína; (4) possibilita a avaliação persistente da regressão do processo infeccioso. A reexploração abdominal planejada apresenta algumas desvantagens: a primeira, o repetido uso da anestesia; a segunda, a lesão da aponeurose ou da parede abdominal. Em último lugar, uma menor incidência de aparecimento de fístulas tem sido relacionada a esse procedimento[41,58]. A reoperação programada deve ser interrompida quando a cavidade se apresentar limpa, devendo ser novamente considerada se houver agravamento do quadro clínico.

Uso de Antibiótico

Pacientes estáveis, portadores de coleção purulenta única, bem limitada, precisamente diagnosticada por método radiológico de imagem, podem ser submetidos a drenagem cirúrgica, extra-serosa ou por punção, com ou sem o auxílio da ultra-sonografia ou da tomografia computadorizada, com uma dose única de antibiótico, realizada 30 a 60 minutos antes do procedimento. O antibiótico deve cobrir anaeróbios e bactérias gram-negativas aeróbicas[43].

Excetuando-se esses casos, a maioria dos pacientes portadores de abscessos intra-abdominais tem indicação de uso prolongado de antimicrobiano.

A antibioticoterapia, na maioria das vezes, é iniciada de maneira empírica e deverá cobrir uma flora polimicrobiana, composta essencialmente por germes gram-negativos e anaeróbicos. A realização do Gram é extremamente recomendada, e a realização da cultura indicará a sensibilidade correta das bactérias patógenas. A Surgical Infection Society[17] apresentou recomendações em relação à escolha de antibióticos no tratamento da infecção intra-abdominal, com base em trabalhos clínicos e nos conhecimentos da farmacocinética e do perfil de segurança dos antibióticos. Não se justifica um tratamento específico para Cândida. Essa terapia está recomendada em pacientes imunossuprimidos, portadores de abscessos complexos e peritonite terciária. Alguns outros patógenos têm sido demonstrados na infecção intra-abdominal, sendo o enterococo aquele que tem despertado especial interesse. Esse microorganismo tem sido identificado com maior freqüência, possivelmente selecionando-o com o uso exagerado da cefalosporina na fase aguda da peritonite. Embora a capacidade patogênica do enterococo seja discutível, parece existir uma ação sinergística com a *Escherichia coli* e uma discutível ação com o *B. fragilis*[26,52,53]. Especificamente em relação ao *Enterococcus*, não se recomenda tratamento específico quando se trata de uma infecção polimicrobiana de um abscesso adquirido na comunidade. Quando da identificação do Enterococcus em um processo residual ou recorrente, deve-se garantir um tratamento ativo contra esse patógeno[17].

Não se justifica antibioticoterapia por período prolongado. Após a remoção do foco infeccioso, a antibioticoterapia deverá ser mantida até que o paciente apresente:

- Normalização do leucograma por mais de 48 horas.
- Ausência de picos febris por mais de 48 horas.
- Ausência de anorexia.
- Nível de consciência restabelecido.

A utilização inadequada de antibióticos, principalmente nesse tipo de paciente, pode determinar infecção por patógenos multirresistentes e liberação maciça de endotoxinas. A liberação de endotoxinas determinadas pela ação de antibióticos está relacionada a um aumento da mortalidade e deve ser considerada na escolha do esquema terapêutico[17].

Novos esquemas antimicrobianos têm sido avaliados, com promissores resultados iniciais, como nas infecções estafilocócicas multirresistentes (teicoplanina, quinupristin, oxazolidona), nas monoterapias (ertapenem) e com novas e potentes fluorquinolonas.

Trabalhos de Onderdonk *et al.*, em 1974 e 1976[52,53], demonstraram a importância dos anaeróbios, entre os quais o *B. fragilis*, na patogenia da infecção intraperitoneal. Está também claramente demonstrado o papel dos gram-negativos aeróbicos, predominando entre eles a *Escherichia coli*. Alguns trabalhos sugerem que a exposição dos anaeróbios ao ar ambiente durante a laparotomia torna desnecessária a antibioticoterapia específica contra esse tipo de agente bacteriano[26,56]. Por outro lado, outros trabalhos[49] demonstraram que o *B. fragilis* é capaz de proliferar em tecidos diretamente expostos ao oxigênio da atmosfera, e, dessa forma, pode desenvolver-se patogenicidade relacionada com sua presença, o que justificaria a utilização da antibioticoterapia específica para anaeróbios. O metronidazol e a clindamicina estabelecem uma cobertura adequada contra microrganismos anaeróbicos[7]. A combinação de uma dessas drogas com um aminoglicosídeo irá cobrir a maioria dos patógenos usualmente presentes nesse tipo de complicação.

Bons resultados têm sido relatados com as cefalosporinas de 3ª geração[24]. A associação do metronidazol com a cefalosporina de 3ª geração do tipo ceftriaxona em doentes graves também tem sido recomendada por diferentes autores. Vale salientar, contudo, que a cultura com realização de antibiograma é que ditará o melhor esquema a ser utilizado, mesmo porque o problema da resistência bacteriana é próprio de cada hospital.

REFERÊNCIAS BIBLIOGRÁFICAS

1. Ahrenholz DH, Simmons RL. Peritonitis and other intra-abdominal infections In: Simmons RL, Howard RJ. Surgical infections diseases. 1 ed., USA, Apleton-Century Grofts, 1982.
2. Ahrenhoz DH, Simmons RL. Intra-abdominal infections. In: Condon RE, DeCosse JJ. Surgical care II. 1 ed., USA, McGraw-Hill Book Company, 1982.
3. Albuquerque PC. Infecção peritoneal enterocócica: Modelo experimental em ratos imunossuprimidos. Tese para obtenção do grau de Mestre do CCS-UFPE, 1991.
4. Allen L. The peritoneal stoma. *Anat Rec* 67:89, 1936.
5. Altemeier WA, Culbertson WR, Fullen WD, CD. Intra-abdominal abscesses. *Am J Surg* 125: 70-9, 1973.
6. Azevedo JRS, Barroso Filho F, Monte Filho AP. Peritonite. In: Coelho JCU. Aparelho digestivo clínica — cirurgia. Medsi, Vol. 2, 1539-45, 1996.
7. Bohnen JM, Boulanger M, Meakins JL, McLean APH. Prognosis in generalized peritonitis. Relation to cause and risk factors. *Arch Surg* 285-90, 1983.
8. Bohnen JM, Christou NV, Chinasson L, Devoe IW, Meakins JL. Anergy secondary to sepsis in rats. Relation to outcome. *Arch Surg* 119: 117-20, 1984.
9. Bohnen JM. Treatment of intra-abdominal sepsis. *Can J Surg* 27: 222-34, 1984.
10. Bohnen JM. Intra-abdominal sepsis: peritonitis and abscess In: Meakins JL. Surgical infection in critical care medicine. 1 ed., London, Churchill Livingstone, 1985.
11. Burke JF. The effective period of preventive antibiotic action in experimental incisions and dermal lesions. *Surgery* 50: 161-8, 1961.
12. Christou NV, Mannick JA, West. MA, Kaspar DI. Lymphocyte macrophage interactions in the response to surgical infections. *Arch Surg* 122:239, 1987.
13. Cohn I, Cotlar AM, Atik M et al. Bile peritonitis. *Ann Surg* 152: 827-35, 1960.
14. Davis JH, Yull AB. The red blood cell: an essential component of the toxicity of strangulation intestinal obstruction. *Proc Soc Exp Bio Med* 108: 252-3, 1961.
15. Doberneck RC, Mittelman J. Reappraisal of the problem of intra-abdominal abscess. *Surg Ginecol Obstet* 154: 875-9, 1982.
16. Dunn DL, Barke RA, Lee JT, et al. Mechanism of the adjuvant affect of hemoglobin. *Surgery* 94: 487-93, 1983.
17. FELAC - Federação Latino-Americana de Cirurgia. Ferida e infecção cirúrgica. Bogotá, Colômbia, 2001.
18. Ferraz EM. Manual de controle de infecção em cirurgia do Colégio Brasileiro de Cirurgiões. 1 ed., São Paulo, Editora Pedagógica Universitária, 1982.
19. Ferraz EM. A biologia e bases fisiopatológicas da infecção cirúrgica. In Ferraz EM. Manual de controle de infecção em cirurgia do Colégio Brasileiro de Cirurgiões. 1 ed., São Paulo, Editora Pedagógica Universitária, 1982.
20. Ferraz EM. Avaliação do risco do paciente à infecção. In: Ferraz EM. Manual de controle de infecção em cirurgia do Colégio Brasileiro de Cirurgiões. 1 ed., São Paulo, Editora Pedagógica Universitária, 1982.
21. Ferraz EM. Infecção no paciente imunoincompetente. In: Ferraz EM. Manual de controle de infecção em cirurgia do Colégio Brasileiro de Cirurgiões. 1 ed., São Paulo, Editora Pedagógica Universitária, 1982.
22. Ferraz, AAB; Ferraz EM. Sepse abdominal. In: Colégio Brasileiro de Cirurgiões — Programa de atualização em uso de antibióticos em cirurgia. 3:1-22, 2002.
23. Flemma RJ, Flint LM, Osterhout S, Shingeten WU. Bacteriological study of biliary tract infection. *Ann Surg* 166:563, 1967.
24. Fry DE. Pathogenesis and management of postoperative surgery of the abdomen. 1 ed., USA, Marcel Dekker Inc., 1986.
25. Fry DE. Pathophysiology and management of postoperative intra-abdominal abscess. In: Fry DE. Reoperative surgery of the abdomen. 1 ed., USA, Marcel Dekker Inc., 1986.
26. Fry DE, Garrison RN, Polk HC. Clinical implications in Bacteroides bacteremia. *Surg Gynec Obstet* 149: 189-92, 1979.
27. Fry DE, Kaelin CR, Rink RD. Oxidative metabolism in experimental bacteroides fragilis bacteremia. *J Surg Res* 28: 501-6, 1980.
28. Fry DE, Garrison RN, Heitch RC, et al. Determinants of death in patients with intra-abdominal abscess. *Surgery* 88: 517-23, 1980.
29. Fry DE, Parlstein L, Fulton RL, Polk HC. Multiple system organ failure. *Arch Surg* 115: 136-40, 1980.

30. Gilmore OJA. A reappraisal of the use of antiseptics in surgical practice. *Ann Royal Coll Surg Engl* 59:2-12, 1977.
31. Hau T. Bacteria, toxin, and the peritoneum. World J Surg 14: 167-75, 1990.
32. Hau T, Ahrennholz DH, Simmons RL. Secondary bacterial peritonitis: The biologic basis of treatment. *Curr Probl Surg* 16:1-65, 1979.
33. Hau T, Hoffmann R, Simmons RL. Mechanism of the adjuvant effect of hemoglobin in experimental peritonitis. I. In vivo inhibition of peritoneal leukocytosis. *Surgery* 83: 223, 1978.
34. Hau T, Nishikawa R, Phuangsab A. Irrigation of the peritoneal cavity and local antibiotics in the treatment of peritonitis. *Surg Gynec Obstet* 156: 24-30, 1983.
35. Hau T, Nischikawa R, Phuangsab A. The effect of bacterial trapping by fibrin on the efficacy of systemic antibiotics in experimental peritonitis. *Surg Gynec Obste*t 157: 252-6, 1983.
36. Hinsdale JG. Jaffe BM. Re-operation foi intra-abdominal sepsis. Indications and results in a modern critical care setting. *Ann Surg* 199: 31-6, 1984.
37. Hudspeth AS. Radical surgical debridement in the treatment of advanced generalized bacterial peritonitis. *Arch Surg* 110: 1-233-36, 1975.
38. Kass EH. Bacteriuria and the diagnosis of infection in the urinary tract. *Arch Int Med* 100: 709, 1957.
39. Krizec TJ. Robson MC, Kho E. Bacterial growth and skin graf survival. *Surg Forum* 18: 518-9, 1967.
40. Levison MA, Zeigler D. Correlation of APACHE II score, drainage technique and outcome in postoperative intra-abdominal abscess. *Surg Gynecol Obste*t 172:89-94, 1991.
41. Maddaus MA, Simmons RL. Leave the abdomen open for peritonitis: Yes, no maybe? *Adv Surg* 21: 1-18, 1987.
42. Majno G, Palade GE. Studies on Inflammation: 1 The effect of histamine and serotonine on vascular permeability. An electron microscopic study. *J Biophys Biochem Cytol* 11: 571, 1961.
43. Marangoni DV, Ferraz EM, Antibioticoprofilaxia, In: Zanon U, Neves J. Infecções hospitalares. Prevenção, diagnóstico e tratamento. 1 ed., Rio de Janeiro, Medsi, 1986.
44. Marshall JC, Christou NV, Meakins JL. The microbiology of multiple organ failure: the proximal GI tract as an occult reservoir of pathogenesis. *Arch Surg* 123: 309-15, 1988.
45. Marshall JC, Christou NV, Meakins JL, The gastrointestinal tract. The "undrained abscess" of multiple organ failure. *Ann Surg* 218: 111-9, 1993.
46. Mathias CAC. Atividade mioelétrica do intestino delgado na infecção peritoneal experimental. Tese para Obtenção de Mestre, do CCS-UFPE, 1993.
47. McGowan K, Gorbach SL. Anaerobes inmixed infections. *J Inf Dis*144: 181-6, 1981.
48. Miles AA, Miles EM, Burke J. The value and duration of defense radiations of the skin to the primary treatment of bacteria. *Brit J Exp Path* 38: 79-96, 1957.
49. Nathens AB, Rotstein OD. Antimicrobial therapy for intraabdominal infection. *Am J Surg* 172:1s-6s, 1996.
50. Norwwod RJ, Civetta J. Abdominal scanning in critically ill surgical patients. *Ann Surg* 202: 166-75, 1985.
51. Offenbartl K, Bengmark S. Intrabdominal infections and gut origin sepsis. *World J Surg* 14: 191-5, 1990.
52. Onderdonk AB, Bartlett JO, Seigler SL, Gorbach SL. Microbial synergy in experiment intra-abdominal abscess. *Infection and Immunity* 13: 22-6, 1976.
53. Onderdonk AB, Weinstein WM, Sullvas NM et al. Experimental intra-abdominal abscecess in rats: quantitative bacteriology in infected animals. *Infection and Immunity* 10: 1.256-9, 1974.
54. Pitcher WD. Musher DM. Critical importance of early diagnosis and treatment of intra-abdominal infeccion. *Arch Surg* 117:328-3, 1982.
55. Polk HC. Quantitative tracheal cultures in surgical patients requiring mechanical ventilatory assistance. *Surgery* 485-91, 1975.
56. Polk HC, Fry DE. Radical peritoneal debridement for established peritonitis. The results of a prospective randomized clinical trial. *Ann Surg* 192:350-5, 1980.
57. Polk HC. Shields CL. Remote organ failure a valid sign of occult intra-abdominal infection. *Surgery* 81:310-3, 1977.
58. Rasslan S. Uso e abuso das reoperações programadas nas infecções peritoneais. *Editorial Ver Col Bras Cir* 14:99-100, 1987.
59. Richardson JD, Flint LM, Polk HC Peritoneal lavage: a useful diagnostic adjunct for peritonitis. *Surgery* 94: 826-9, 1983.
60. Rotstein O. Peritonitis and intra-abdominal abscesses. In: Meakins JL. Surgical infection diagnosis and treatment. Scientific American, Inc; New York, 329-51, 1994.
61. Schein M, Marshall JC. Source control — A guide to the management of surgical infections. Springer, New York, 2002.
62. Simmons RL. Surgical infection diseases. 1 ed., USA, Appleton-Century-Crofts, 1982.
63. Stone HH. Kolb LD, Geheber BS. Incidence and significance of intraperitoneal anaerobic bacteria. *Ann Surg* 181: 705-15, 1975.
64. Suigerman HJ, Peyten JW, Greenfield LJ. Gram-negative sepsis. *Cur Probl Surg* 18: 406-75, 1981.
65. Tally FP, Stewwart PR, Sutter VL, Rosenblatt JE. Oxygen tolerance of fresh clinical anaerobic bacteria. *J Clin Microbiol* 161-4, 1975.
66. Wilson SE. Intra-abdominal abscess. In: Wilson SE, Finegold SM Williams RA. Intra-abdominal infections. 1 ed., USA, McGraw-Hill Book Company, 1982.
67. Wilson SE, Finegold SM, Williams RA. Infections. 1 ed., USA, McGraw-Hill Book Company, 1982.
68. Witmann DH, Aprahamiam C, Bergstein JM. Erapenlauage, advanced diffuse peritonitis managed by planned multiple laparotomies utilizing zipper, slide fastener, and velcro for temporary abdominal closure. *World J Surg* 14:218, 1990.
69. Wittman DH, Syrrakos B, Wittman MM. Advances in the diagnosis and treatment of intraabdominal infection. In: Nichols RL. Surgical sepsis: 1993 and Beyond Prob Gen Surg 10:604-27, 1993.

CAPÍTULO 151

Doenças Inflamatórias da Parede Abdominal

Júlio Cezar Uili Coelho
Jorge Eduardo Fouto Matias

Infecção da Ferida Operatória

A doença inflamatória mais comum da parede abdominal é a infecção da ferida operatória, que ocorre em 3% a 11% das incisões cirúrgicas abdominais. A incidência de infecção varia conforme o tipo de ferida: limpa, 2,0%; limpa-contaminada, 7,5%; contaminada, 15%; e infectada (suja), 40%.

As feridas limpas são definidas como as que apresentam as seguintes características: atraumáticas, eletivas, primariamente fechadas, sem a colocação de drenos e ausência de penetração dos tratos gastrointestinal, respiratório ou urinário. Exemplos, herniorrafia e mastectomia. As bactérias associadas a infecções desse tipo de ferida são geralmente provenientes do ambiente cirúrgico ou da flora da pele do paciente. *Staphylococcus aureus* e *S. epidermidis* são as bactérias mais comuns.

Nas feridas limpas-contaminadas, ocorre penetração do trato gastrointestinal, respiratório ou urinário, mas com pouco extravasamento pequeno do seu conteúdo. Exemplos são a colecistectomia e a enterectomia eletiva. As bactérias associadas a infecções desse tipo de ferida são geralmente provenientes da flora endógena do órgão penetrado durante a operação.

Feridas contaminadas incluem as traumáticas com menos de 8 horas de contaminação, aquelas em que ocorreram quebra importante da técnica operatória, houve grande extravasamento do trato gastrointestinal, respiratório ou urinário, ou em que ainda existia inflamação aguda não-purulenta na região operatória; exemplo, apendicectomia por apendicite inicial. As bactérias associadas a infecções desse tipo de ferida são também geralmente provenientes da flora endógena do órgão penetrado durante a operação.

Feridas infectadas incluem as traumáticas com mais de 8 horas de evolução, presença de tecido desvitalizado, ou quando existia infecção purulenta ou perfuração de víscera na região operatória; exemplo, apendicectomia por apendicite supurada e operação por diverticulite aguda supurada. As bactérias associadas a infecções desse tipo de ferida são as que ocasionaram a infecção no órgão operado.

Recentemente, o CDC (Centers for Disease Control and Prevention) dos Estados Unidos revisou as definições e terminologias das infecções da ferida operatória[11]. O termo infecção da ferida operatória deve ser substituído por infecção do sítio cirúrgico. Todas as infecções pós-operatórias que ocorrem no local da operação são agora denominadas infecção do sítio (local) cirúrgico. Esta é subdividida em incisional superficial (envolvendo somente a pele e o tecido celular subcutâneo), incisional profunda (envolvendo as camadas musculares e fáscias da incisão) e órgão/ espaço (envolvendo qualquer parte anatômica que foi aberta ou manipulada durante o procedimento cirúrgico, exceto a incisão).

O diagnóstico de infecção do sítio cirúrgico é estabelecido quando ocorre dentro de 30 dias da operação ou em até 1 ano se foi utilizada prótese pelo menos um dos seguintes dados: (1)drenagem de secreção purulenta pela incisão com ou sem cultura positiva; (2) sinais locais de infecção (dor ou sensibilidade, edema localizado, rubor ou calor) e abertura deliberada da incisão pelo cirurgião, a menos que a cultura seja negativa; (3) culturas positivas de líquidos ou tecidos obtidos assepticamente; e (4) diagnóstico de infecção estabelecido pelo cirurgião. As seguintes condições não devem ser consideradas infecção do sítio cirúrgico: presença de secreção purulenta limitada ao redor do fio de sutura, infecção de episiotomia, infecção no local da circuncisão (postectomia) de recém-nato e infecção de feridas de queimaduras.

O índice de risco do NNIS (National Nosocomial Infections Surveillance) americano é amplamente utilizado em vários países, inclusive no Brasil e é obtido pelo escore do ASA (Anesthesia Society of America), duração da operação e grau de contaminação, que são aplicados a dados coletados prospectivamente. Um ponto é atribuído a cada um dos seguintes: ASA maior do que 2, ferida contaminada ou infectada e duração da operação superior a T horas, em que o T é o 75º percentil da duração da operação específica.

Os principais fatores que aumentam a incidência de infecção do sítio cirúrgico são a duração e o tipo de operação realizada, a idade do paciente, a presença de obesidade, *diabetes mellitus*, desnutrição, uso de corticóides, imunodepressão e falha nas técnicas adequadas de antisepsia e cirurgia. Fatores que reduzem a hipoxemia e o fluxo sangüíneo na ferida operatória, como choque hipovolêmico e uso de vasoconstritores, aumentam o risco de infecção do sítio operatório.

Os sintomas geralmente aparecem 3 a 4 dias após a operação, mas podem ocorrer mais tardiamente nos pacientes que estão recebendo ou que receberam antibióticos. As manifestações da infecção são dor, edema, eritema e supuração da incisão. Entretanto, dor e febre podem ser as únicas manifestações clínicas nos caso de infecção localizada abaixo da fáscia.

O tratamento consiste em drenagem e, se necessário, desbridamento da ferida operatória. O uso sistêmico de antibióticos é necessário somente nos pacientes com celulite intensa, manifestações clínicas sistêmicas e no paciente extremamente imunodeprimido.

Infecção Necrotizante de Tecidos Moles

Trata-se de uma infecção muito grave associada à necrose extensa do tecido subcutâneo, fáscia e/ou músculo, com disseminação rápida do processo infeccioso para o tecido subjacente.

Essa condição também é conhecida como fasciite necrotizante, gangrena estreptocócica, gangrena gasosa, gangrena sinergística bacteriana, mionecrose clostrídica e gangrena de Fournier. O termo infecção necrotizante de tecidos moles é mais adequado do que os termos anteriores, os quais se referem indevidamente a apenas parte do tecido lesado (fasciíte; mionecrose) ou a alguns agentes etiológicos (*Streptococcus* ou *Clostridium*). Essas infecções geralmente não são limitadas à fáscia (fasciíte) ou ao músculo (mionecrose), e a maioria dos casos é causada por uma flora bacteriana mista de gram-positivos e negativos aeróbicos e anaeróbicos. Os *Clostridium* sp. são as bactérias mais comuns. Fungos também podem causar necrose extensa de pele, tecido celular subcutâneo e músculo, principalmente em pacientes imunodeprimidos, mas a evolução das infecções causadas por fungos é muito mais lenta que a causada por bactérias.

A lesão inicial é geralmente um procedimento cirúrgico abdominal, inclusive laparoscopia ou um trauma abdominal, muitas vezes pequeno, tal como escoriações ou contusões[15]. Ocasionalmente, pode ser secundária a uma infecção abdominal como apendicite aguda ou tumores do intestino grosso perfurados[5,7,14]. A infecção necrotizante do abdômen também pode ocorrer nas feridas operatórias, ao redor de colostomia ou ileostomia. Infecções aparentemente benignas da parede abdominal, como a onfalite neonatal, podem raramente dar origem a infecção necrotizante[16]. Pacientes idosos com *diabetes mellitus*, desnutrição e aterosclerose têm maior predisposição a essa infecção grave.

O diagnóstico não é difícil quando ocorrem necrose e bolhas de pele ou enfisema subcutâneo[3]. Entretanto, os achados clínicos iniciais são geralmente mínimos, e a pele subjacente pode ter o aspecto normal ou apresentar celulite discreta[15]. O envolvimento da pele subjacente é tardio e caracteriza-se por edema ou celulite. Bolhas e áreas de necrose da pele com coloração azulada ou púrpura são observadas nas formas bastante avançadas[3]. Toxicidade sistêmica ocorre freqüentemente. A tomografia computadorizada é um método de elevada sensibilidade para detectar gás nos tecidos moles e determinar a extensão da necrose.

O tratamento consiste em múltiplas incisões amplas na área afetada, com desbridamento e excisão de todos os tecidos necróticos. A excisão de toda a massa muscular necrótica é imperativa. Essas infecções caracterizam-se por não apresentarem delimitação nítida. Assim, o paciente deve ser observado cuidadosamente, e reexplorações cirúrgicas devem ser realizadas precocemente quantas vezes forem necessárias[3]. Debridamentos extensos, que deixam grandes defeitos na parede abdominal, podem ser necessários. O objetivo do tratamento é a remoção de todo o tecido necrótico; a preocupação com a estética e com a reconstrução é deixada para mais tarde, após a resolução do processo infeccioso.

Antibióticos contra bactérias gram-positivas e negativas, inclusive anaeróbicas, devem ser iniciados por via sistêmica no pré-operatório. O valor da câmara hiperbárica é controvertido. Antitoxinas não têm valor terapêutico ou profilático e portanto não devem ser utilizadas.

Referências Bibliográficas

1. Basoglu M, Gul O, Yildirgan I, Balik AA, Ozbey I, Oren D. Fournier's gangrene: review of fifteen cases. Am Surg 63:1019-21, 1997.
2. Buffara VA Jr, Brenner S, De Souza FJ, Marchesini JB, Malafaia O, Coelho JCU, Campos ACL. Fasciíte necrotizante. Experiência com 25 casos. *Rev Bras Colo-Proct* 8:51-5, 1988.
3. Coelho JCU, Lerner H, Murad I. The influence of the surgical scrub on the hand bacterial flora. *Int Surg* 69:305-7, 1984.
4. Coelho JCU, Vianna RMM, Cunha CA, Duarte C, Milcheski D. Fasciíte necrotizante limitada a região pré-peritoneal. *Rev Col Bras* Cir 25:354-6, 1998.
5. Gibbs J, Cull W, Henderson W et al. Preoperative serum albumin level as a predictor of operative mortality. *Arch Surg* 134:36-42, 1999.
6. Golshami S, Simons AJ, Der R, Ortega AE. Necrotizing fasciitis following laparoscopic surgery. Case report and review of the literature. *Surg Endosc* 10:751-4, 1996.

7. Grief R, Akca O, Horn EP, et al. Supplemental perioperative oxygen to reduce the incidence of surgical-wound infection. Outcomes Research Group. *N Engl J Méd* 342:161-7, 2000.
8. Groth D, Henderson SO. Necrotizing fasciitis due to appendicitis. *Am J Emerg Med* 17:594-6, 1999.
9. Horan TC, Gaynes RP, Martone WJ, et al. CDC definitions of nosocomial surgical site infections, 1992: A modification of CDC definitions of surgical wound infections. *Am J Infect Control* 20:271-4, 1992.
10. Kingston D, Seal DV. Current hypotheses on synergistic microbial gangrene. *Br J Surg* 77:260-4, 1990.
11. Kurtz A, Sessler DI, Lenhardt R. Perioperative normothermia to reduce the incidence of surgical-wound infection and shorten hospitalization. Study of Wound Infection and Temperature Group. *N Engl J Med* 334:1209-15, 1996.
12. Pryor JP, Piotrowski E, Seltzer CW, Gracias VH. Early diagnosis of retroperitoneal necrotizing fasciitis. *Crit Care Med* 29:1071-3, 2001.
13. Roy PK, Patel SC, Kataria YP. Necrotizing fasciitis of abdominal wall in AIDS. *Dig Dis Sci* 46:1139-42, 2001.
14. Sy ED, Liu CS, Huang SM, Shan YS. Cecal perforation presenting as abdominal-wall necrotizing fasciitis. *Pediatr Surg Int* 17:215-7, 2001.
15. Ward RG, Walsh MS. Necrotizing fasciitis: 10 years experience in a district general hospital. *Br J Surg* 78:488-9, 1991.
16. Weber DM, Freeman NV, Elhag KM. Periumbilical necrotizing fasciitis in the newborn. *Eur J Pediatr Surg* 11:86-91, 2001.

CAPÍTULO 152

Hematoma da Bainha do Músculo Reto Abdominal

Orlando Jorge Martins Torres
Arnaldo de Jesus Dominici

Introdução

O hematoma da bainha do músculo reto abdominal referido por Virchow em 1857 é entidade conhecida desde a antiguidade, tendo sido descrito por Hipócrates[7]. Cullen e Brodel, em 1937, demonstram anatomicamente a lesão. Segundo esses autores, a artéria epigástrica, por ser tortuosa e apresentar ramos longos antes de penetrar na massa muscular, é acometida em local onde não há proteção da bainha aponeurótica[6]. Na região inferior do músculo reto abdominal, qualquer esforço com distensão e ruptura lesa a mesma e seus ramos[5,10,13]. Por ser doença relativamente incomum, freqüentemente tem seu diagnóstico dificultado, simulando muitas vezes condições intra-abdominais de urgência[6,11,14,16].

O conhecimento anatômico do músculo reto do abdome como constituinte da parede abdominal anterior é importante para o diagnóstico seguro da doença. Três a quatro inserções tendinosas têm sido identificadas em cada músculo reto abdominal. Essas são comumente vistas ao nível da margem costal (superior), na metade da distância entre a margem costal e a cicatriz umbilical (média) e na região da cicatriz umbilical (inferior). A bainha do músculo reto abdominal é formada pelas aponeuroses dos músculos oblíquo externo, oblíquo interno e transverso do abdômen e a fáscia transversal. Esses elementos são dispostos de acordo com o segmento do músculo reto abdominal. O músculo reto abdominal apresenta uma bainha anterior e outra posterior. A bainha anterior é formada pela aponeurose do músculo oblíquo externo e pelo folheto anterior da aponeurose do músculo oblíquo interno na região que vai da inserção das costelas até a metade da distância da cicatriz umbilical ao púbis. A bainha posterior, nesse nível, é formada pelo folheto posterior da aponeurose do oblíquo interno, aponeurose do músculo transverso do abdômen e pela fáscia transversal. Da metade da distância da cicatriz umbilical até o púbis, a bainha anterior é formada pelas aponeuroses dos músculos oblíquo externo, oblíquo interno e transverso do abdômen, enquanto a bainha posterior é formada apenas pela fáscia transversal (Fig. 152.1). Dessa forma, o músculo reto abdominal é separado do peritônio nesse nível somente pela fáscia transversal, deixando uma área aponeurótica nesse limite denominada linha semicircular de Douglas. Medialmente os músculos retos abdominais direito e esquerdo são separados pela linha alba, constituída pela união desses folhetos aponeuróticos. Com isso, apenas acima da linha semcircular de Douglas não há comunicação entre os músculos retos abdominais[7,10,16,19].

O músculo reto abdominal é irrigado em sua porção superior pela artéria epigástrica superior (ramo da artéria mamária interna) e em sua porção inferior pela artéria epigástrica inferior, que se origina da artéria ilíaca externa. A artéria epigástrica inferior se anastomosa com a artéria epigástrica superior e origina vários ramos musculares em sua face posterior. Duas veias epigástricas inferiores acompanham a artéria para se anastomosarem com as veias epigástricas superiores[5,7,19].

Etiologia e Patogenia

O hematoma da bainha do músculo reto abdominal pode ocorrer em diferentes situações, mas a lesão do músculo ou a ruptura dos vasos epigástricos inferiores parece ser o evento inicial[7,12].

O hematoma é mais comum em mulheres, possivelmente devido à menor massa muscular para proteger os vasos. Outras condições são as alterações associadas com a gestação. A proporção mulher/homem é de 2:1 a 3:1. A doença pode ocorrer em qualquer idade na vida adulta, porém acomete com maior freqüência pacientes após a 5ª década, sendo rara em crianças. Tem sido demonstrado ser a raça negra mais freqüentemente acometida pela doença [2,11,17].

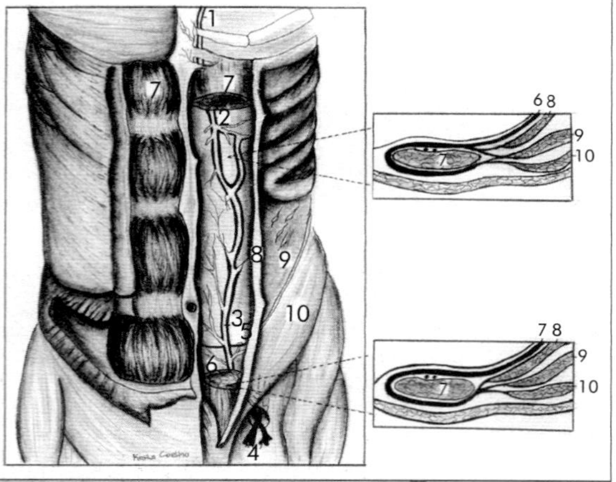

Fig. 152.1 — *Anatomia da bainha do músculo reto do abdômen. Do rebordo costal até a metade da distância do umbigo ao púbis (linha semicircular ou de Douglas), a bainha posterior é formada pela fáscia transversal, aponeurose do músculo transverso do abdômen e folheto posterior da aponeurose do músculo oblíquo interno. Abaixo da linha semicircular, a bainha posterior é formada somente pela fáscia transversal. Os vasos epigástricos localizam-se entre a bainha posterior e o músculo reto do abdômen. (1) artéria e veia mamária interna; (2) artéria e veia epigástrica superior; (3) artéria e veia epigástrica inferior; (4) artéria e veia femoral; (5) linha semicircular ou de Douglas; (6) fáscia transversal; (7) músculo reto do abdômen; (8) músculo transverso do abdômen; (9) músculo oblíquo interno; (10) músculo oblíquo externo.*

O hematoma da bainha do músculo reto abdominal localiza-se mais freqüentemente abaixo do umbigo (90% dos casos), onde existe pequeno suporte para o músculo, pois a bainha posterior do músculo reto do abdômen termina na linha semicircular de Douglas, havendo somente uma intersecção tendínea. A porção inferior da bainha do reto é mais extensa e fraca, com maior capacidade de distensão e contração muscular, e onde existem ramos vasculares mais longos. Acima do umbigo, além de ser menos comum, o hematoma tende a ser pequeno, pois existe considerável suporte das intersecções tendíneas, da bainha posterior e das cartilagens costais. Quase sempre os hematomas são unilaterais[10,14].

Os fatores que favorecem a lesão são: (1) trauma direto ou indireto, incluindo cirurgia prévia ou complicações de laparoscopia; (2) lesões com degeneração muscular (degeneração hialina de Zenker, obesidade, neoplasias, miopatias), doenças do colágeno; (3) associação à solicitação mecânica excessiva, tal como gravidez e parto, exercícios físicos, vômitos, tosse, convulsões, tétano, ato de defecar, ato de levantar, espirrar; (4) uso de anticoagulantes (trauma direto com a injeção e hipocoagulabilidade), discrasias sangüíneas; (5) esforço físico associado a determinadas condições preexistentes como as doenças cardiovasculares (hipertensão arterial, aterosclerose, doença cardíaca isquêmica, insuficiência cardíaca congestiva), o alcoolismo, ascite, cicatrizes e tumores. A formação do hematoma pode ser caracterizada como "espontânea" quando nessas condições não houver um esforço físico associado; (6) causas idiopáticas[4,8,9,12,13,15,18,20].

O uso sistêmico de anticoagulantes tem sido freqüentemente associado com hematoma de músculo reto abdominal. Pacientes recebendo injeções subcutâneas profiláticas com baixas doses de heparina podem apresentar hematomas extensos e, algumas vezes, fatais. Nesse caso, geralmente está associado ao esforço da musculatura abdominal por diferentes situações[10,12,20].

Na gravidez, ocorre após os 30 anos de idade e em multíparas. Durante a gestação, a metade superior do abdome passa a ser a sede de maior freqüência de localização desse hematoma. Ocorre mais freqüentemente no terceiro trimestre devido à contração brusca do músculo reto abdominal, levando à ruptura das fibras musculares com laceração de pequenos vasos intersticiais ou mesmo da artéria epigástrica[5,7].

QUADRO CLÍNICO

A forma típica associa quatro elementos: dor, massa, equimose e conservação do estado geral; entretanto, a clínica varia segundo a intensidade do quadro. Geralmente se inicia com dor abdominal, unilateral, causando rigidez da parede abdominal sem ultrapassar a linha mediana, de forma aguda, súbita, que aumenta progressivamente e que permanece localizada na sede do hematoma. Quando a hemorragia é lenta, a dor será gradativa e de menor intensidade. Apesar de estar localizada mais freqüentemente no local da ruptura, ela pode também ser generalizada e confundida com doenças intra-abdominais. Isso é mais comum quando o hematoma se estende abaixo da linha semilunar, onde somente a fáscia transversal separa o músculo do peritônio. Podem ocorrer anorexia, náuseas, vômitos, taquicardia e sintomas urinários. Febre baixa também pode ser observada[10,14,20].

Na história clínica devemos estar atentos para o relato de trauma, tosse durante infecções respiratórias, constipação intestinal, exercícios musculares, doenças vasculares, terapia anticoagulante. O paciente pode apresentar sinais de choque hipovolêmico quando a perda sangüínea for excessiva[2,3,7,11].

Durante o exame físico do abdome podemos palpar uma massa dolorosa na projeção da bainha do músculo reto abdominal. A massa abdominal é visível em 95% a 100% dos pacientes, apresenta aspecto fusiforme, de características fixas e limites mediais nítidos e laterais imprecisos, sem motilidade durante as incursões respiratórias, e ocasionalmente pode ser notado um aumento rápido de tamanho no local onde os pacientes descrevem como sensação de distensão. Os músculos laterais do abdome encontram-se flácidos[7,10,11].

O sinal de Fothergill consiste na elevação do tronco e contração simultânea da musculatura da parede abdominal, estando o paciente em decúbito dorsal, a massa tumoral persiste palpável e bem-definida ou se torna mais proeminente e unilateral, o que não ocorre com massas intra-abdominais. Essa massa não pode ser movida de um lado para o outro. Pode ser possível sentir ranhuras entre a porção final retraída do músculo rompido. Sensibilidade e espasmo mais freqüentemente estão presentes [2,5,7,20].

A dissecção sangüínea da bainha dos músculos pode resultar no aparecimento de equimose ao redor da cicatriz umbilical (sinal de Cullen) ou no flanco (sinal de Grey-Turner). Esses sinais, quando presentes, aparecem 2 a 5 dias após o início dos sintomas[4,5,6,15,16].

Quando o sangramento é volumoso e com extensão inferior, pode causar obstrução do fluxo urinário ou irritação da bexiga, compressão do reto, invadir o espaço de Retzius, atingir a linha mediana e fazer com que o quadro seja semelhante a uma urgência abdominal ou pélvica devido à irritação peritoneal e/ou retroperitoneal, com íleo paralítico. O exame bimanual, seja através do toque vaginal ou retal, é muito importante, pois o hematoma pode ser palpado como uma massa no toque retovaginal[5,10,18].

DIAGNÓSTICO

O diagnóstico tem sido dificultado pela situação de emergência que pode se apresentar ou por ser uma doença pouco conhecida. Ele é baseado inicialmente na história clínica e no exame físico detalhado. Quando a doença é considerada, o diagnóstico é normalmente fácil. Os erros são mais freqüentes quando não se pensa no hematoma da bainha do músculo reto abdominal como causa de dor abdominal intensa, de início gradual e que se desenvolve em muitas horas, mas que pode ser abrupto[10,11,14].

A presença de febre e anemia pode ser indicadora de hematoma da bainha do músculo reto abdominal. Os exames laboratoriais são inespecíficos, e o hemograma pode revelar anemia e leucocitose que servem para controle de evolução da doença. A punção exploradora com agulha pode ser hemorrágica ou negativa. Não deve ser realizada pelo risco de promover infecção do hematoma e por se confundir em algumas situações com o diagnóstico de hemoperitônio. A radiografia simples e estudos com bário são de pouco valor diagnóstico[1,2,10,11].

A ultra-sonografia abdominal pode mostrar que a massa está confinada à bainha do músculo reto abdominal quando localizada acima da linha semicircular ou, quando se estende lateralmente, através da linha média ou inferiormente até a pelve, quando abaixo da linha semicircular de Douglas. Esse exame proporciona informação rápida e acurada sobre o tamanho da massa, sua localização e características físicas. Seu contorno é liso, regular e bem delimitado. Pode apresentar ecos internos quando o hematoma contém coágulos ou quando já foi iniciada sua reabsorção. Algumas vezes pode ser confundido com massa anexial caso não se observe relação com a parede abdominal. A ultra-sonografia é bem aceita pelo paciente e pode ser utilizada de forma seriada para acompanhar a resolução do hematoma. Podem ser evidenciadas uma primeira fase de conteúdo homogêneo na primeira hora, uma fase com formação de coágulo e outra com reorganização e redução da dimensão anterior[3,4,5,13].

A tomografia computadorizada do abdômen é o principal método de diagnóstico para estudo de massa da parede anterior do abdômen, especialmente o hematoma da bainha do músculo reto abdominal. Os achados são de alargamento do músculo reto abdominal, presença de fluido dentro da bainha e presença de coágulo confinado à parede abdominal. Nos hematomas localizados acima da linha semicircular de Douglas, a linha alba impede a progressão do hematoma para o lado oposto. Abaixo desse nível o sangue pode passar livremente através da linha alba ou ir para a pelve. Pode ser observado o deslocamento da bexiga e de outros órgãos pélvicos pelo hematoma[1,3,6,15].

TRATAMENTO

O tratamento pode ser clínico expectante baseado no tamanho do hematoma, na progressão da lesão e na severidade dos sintomas. Geralmente é utilizado para aqueles hematomas de pequeno porte, não-expansivos, com poucos sintomas, e em pacientes idosos com estado geral comprometido e naqueles com diagnóstico certo[2,7,18,20]. O tratamento clínico consiste em repouso em posição semi-sentada, compressas de gelo no local e analgésico. Caso haja tosse, devem ser administrados sedativo e antitussígeno. A suspensão da terapêutica anticoagulante deve ser realizada, quando houver[18,20]. É importante lembrar que a evolução de um hematoma não-tratado cirurgicamente pode ser variável. Ele pode ser completamente reabsorvido, pode sofrer processo de reorganização e ossificação secundária ou transformar-se em fibroma (tumor desmóide de parede)[2,7,10]. Da mesma forma, um grande hematoma em evolução pode, se não evacuado imediatamente, causar necrose muscular e mesmo exsanguinação[2,4,10,14,17,20].

O tratamento cirúrgico está indicado quando houver dúvidas quanto ao diagnóstico, naqueles pacientes com sintomatologia importante, naqueles com expansão tumoral palpável e em hematomas complicados por anticoagulação. Nesses casos está indicada a intervenção cirúrgica precoce[2,4,10,12,17].

Nos hematomas espontâneos da gestação, a resolução geralmente é espontânea. O risco maior está na recidiva e na não-absorção, uma vez que raramente se calcificam ou infectam. Nesses casos, a cirurgia está indicada quando o hematoma não for reabsorvido, em infecção secundária ou associação com hemoperitônio[5,10].

A cirurgia para o hematoma da bainha do músculo reto abdominal consiste em incisão paramediana, evacuação do hematoma (coágulo), hemostasia eventual em casos de lesão muscular e reconstituição da bainha muscular. Quando o hematoma é determinado por uma lesão do músculo reto e de vaso epigástrico, a exploração local e a ligadura da artéria epigástrica inferior se fazem necessárias. O ponto exato do sangramento pode ou não ser identificado durante o ato cirúrgico. A drenagem deve ser realizada de acordo com o grau de destruição muscular. A simples aspiração do hematoma por agulha não é aconselhada pela possibilidade de contaminação e infecção, com formação de abscesso[4,10,17,18,20].

Para minimizar os riscos de formação de hematoma em uso de anticoagulação, tem sido recomendado que a agulha seja posicionada em ângulo agudo para facilitar a injeção subcutânea, que a injeção seja feita na coxa e que seja realizada a cada 12 horas. No hematoma espontâneo da gestação, se esta não estiver a termo, o tratamento é clínico. Na paciente a termo ou em trabalho de parto, está indicada a interrupção da gravidez, independentemente da gravidade do quadro, devido à elevada incidência de morte fetal intra-útero e possível morte materna nesses casos[5,12].

O prognóstico geralmente é bom com o tratamento clínico. A mortalidade no paciente cirúrgico varia de 4% a 25%, provavelmente devido à idade avançada e a suas co-morbidades[2,11,12,14].

REFERÊNCIAS BIBLIOGRÁFICAS

1. Anzalotta J. What is your diagnosis? Left rectus abdominis sheat hematoma. *Bol Asoc Med P R* 83: 467-467, 1991.
2. Azevedo JRS, Cunha MAR, Branco MMC, Cunha AAM, Monte Filho AP, Duarte AM, D'Almeida LAV. Hematoma da bainha do reto abdominal. *Ars Cvrandi Gastroenterol* 4: 35-38, 1985.
3. Blum A, Bui P, Boccaccini H, Bresler L, Claudon M, Boissel P, Regent D. Imagerie des formes graves de l´hematome des grands-droits sous anticoagulants. *J Radiol* 76: 267-273, 1995.
4. Cavezzi A, Ragazzi G, Lonardi R, Tuscana G. Ematoma del muscolo retto addominale quale complicanza della terapia anticoagulante con eparina calcica. *Minerva Cardioangiol* 45: 273-277, 1997.
5. Celani MFS, Gonçalves IPS, Mendonça M, Pereira VB, Silva RAP. Hematoma espontâneo do reto-abdominal na gestação. Relato de um caso e revisão da literatura. *J Bras Ginecol* 96: 237-240,1986.
6. Cullen TS, Brodel M. Lesions of the rectus abdominis muscle simulating na acute intra-abdominal condition. *Bull John Hopkins Hosp* 61: 295-299, 1937.
7. Dubinski IL. Hematoma of the rectus abdominis muscle: case report and review of the literature. *J Emerg Med* 15: 165-167, 1997.
8. Faguer C. Hématome du grand droit. Incident ou accident de la coelioscopia: une observation. *J Gynecol Obstet Biol Reprod* 21: 908-910, 1992.
9. Franco A, Jimenez L, Munoz C, Chulia M, Marco P, Munoz E. Hematoma del músculo reto anterior abdominal como primera manifestación de una enfermidad linfoproliferativa en el postransplante renal. *Nefrologia* 20: 559-562, 2000.
10. Guivarch M, Boche O, Roullet-Audy JC, Mosnier H. 33 hématomes du muscle grand droit abdominal en milieu chirurgical. *Chirurgie* 116: 602-608, 1990.
11. Martinez NR, Sgarbi EC, Sgarbi JM, Sgarbi ST. Hematoma de músculo reto abdominal: diagnóstico diferencial com abdômen agudo. *Ars Cvrandi Gastroenterol* 2: 16-21, 1983.
12. Naschitz JE, Tsikonov I, Yeshurun D. Hematoma of rectus abdominis muscle and sheath. *Am J Gastroenterol* 91: 621-622, 1996.
13. Orsitto E, Pignatelli V, Savino A, Kiferle M, Ruiu V. L' ecografia nella diagnosi dell'ematoma spontaneo del muscolo retto anteriore dell'addome. *Minerva Chir* 44: 2393-2395, 1989.
14. Podesta A, Casigliani R, Sommariva S, Chiapuzzo E, Saggese MP. Considerazioni sui cosiddetti ematomi spontanei dei muscoli retti anteriori riproducenti sindromi di addome acuto chirurgico. *Minerva Chir* 44: 1579-1592, 1989.
15. Shur GM, Green AE. Rectus abdominis sheat hematoma as a complication of tetanus: diagnosis by computed tomography scanning. *Clin Imaging* 13: 82-86, 1989.
16. Staff D, Heudebert G, Young MJ. Hematoma of the rectus abdominis manifested as severe pain in the right lower quadrant. *South Med J* 84: 1275-1276, 1991.
17. Teske JM. Hematoma of the rectus abdominis muscle. *Am J Surg* 71: 689-695, 1946.
18. Tsapatsaris NP. Low-dose heparin: a cause of hematoma of rectus abdominis. *Arch Int Med* 151: 597-599, 1991.
19. Whetzel TP, Huang V. The vascular anatomy of the tendinous intertersections of the rectus abdominis muscle. *Plast Reconstr Surg* 98: 83-89, 1996.
20. Wolf KM. Rectus abdominis hematoma after heparin injection. *South Med J* 85: 785-785, 1992.

153

CAPÍTULO

Tumores do Peritônio e da Parede Abdominal

Jorge Eduardo Fouto Matias
Henri Joyeux

TUMORES DO PERITÔNIO

Introdução

Apesar de podermos dividir os tumores do peritônio em primários e secundários, o melhor exemplo, e talvez o único, de tumor primariamente originário do peritônio é o mesotelioma peritoneal primário. O termo "primário" serve para diferenciá-lo da invasão do peritônio por outros mesoteliomas malignos de origem extraperitoneal, tais como da pleura ou túnica vaginal[3]. O mesotelioma peritoneal primário ainda pode ser maligno ou benigno, localizado ou difuso[2,10,35].

Os tumores originários de órgãos intra-abdominais são os que mais freqüentemente podem, ao longo de sua evolução, apresentar lesões secundárias acometendo o peritônio (tumor secundário), mas também podem ocorrer em casos de neoplasias mais distantes do peritônio, uma vez que a disseminação para essa serosa pode se dar tanto por implantação ou contigüidade como por via linfática ou hematogênica.

De especial interesse entre os tumores peritoneais secundários é o grupo dos pseudomixomas peritoneais. Trata-se do envolvimento difuso da cavidade peritoneal por material gelatinoso, resultado do implante e do desenvolvimento, na serosa, de células epiteliais provenientes de tumores malignos ou benignos, na maioria dos casos de origem ovariana ou apendicular, císticos, rompidos na cavidade peritoneal[27,28,31].

Podem existir tumores peritoneais secundários cujas origens são neoplasias benignas. Tal é o caso de determinados cistos ovarianos ou leiomiomas uterinos[22] que, desprendendo-se do órgão de origem, vão fixar-se secundariamente no peritônio como lesões únicas ou múltiplas.

Finalmente, uma miscelânea de outras lesões pode fazer parte do diagnóstico diferencial (tuberculose ou endometriose peritoneais), ou ser consideradas como situações especiais, como, por exemplo, a esplenose peritoneal[24].

Mesotelioma Peritoneal

A pleura é o local mais freqüente de aparecimento do mesotelioma. A variante peritoneal é rara, com uma incidência estimada de 1 caso novo por ano em 1 milhão[21,35]. Os mesoteliomas malignos estão intimamente relacionados à exposição a um carcinógeno ambiental específico, as fibras de asbesto[8,21,36]. O risco é significativo não só para os trabalhadores da indústria têxtil e mineiros (exposição primária) como também para os que trabalham diretamente com os produtos derivados do asbesto (exposição secundária), ou mesmo para aqueles presentes em ambientes onde o produto tenha sido utilizado (exposição terciária)[30]. Entretanto, nos casos de mesotelioma peritoneal, uma história nítida de exposição ao asbesto é obtida com menos freqüência do que nos casos da localização pleural[8,36]. Outros fatores que não a exposição ao asbesto podem estar envolvidos nos casos de mesotelioma peritoneal maligno. Assim, foram descritos casos de mesotelioma peritoneal após radioterapia para tratamento de outras doenças malignas[4], bem como mesotelioma que se desenvolveu na região de extravasamento de contraste radiológico (dióxido de tório) anos após uma colangiografia[23].

Pacientes com mesotelioma peritoneal apresentam ascite, massa e dor abdominais[5,36]. Oclusão intestinal e distúrbios da coagulação também podem fazer parte da apresentação clínica[1,8,35].

O diagnóstico histológico definitivo é particularmente difícil. O exame citológico do líquido ascítico confirma a malignidade, mas em geral é incapaz de fazer a diferenciação histológica entre adenocarcinoma e mesotelioma. A imuno-histoquímica pode diferenciar os mesoteliomas peritoneais de origem ovariana dos carcinomas serosos de ovário com extenso comprometimento peritoneal[26]. Histologicamente, o mesotelioma maligno pode ser epitelial, sarcomatóide ou misto.

A estratégia terapêutica atual consiste em cirurgia para a tentativa de retirada de todas as lesões com mais de 1 centímetro, quimioterapia (doxorrubicina e cisplatina ou ciclofosfamida) sistêmica ou intraperitoneal seguida de radioterapia abdominal externa[17,33,35].

O mesotelioma peritoneal tem tendência à invasão local (fígado, parede abdominal, diafragma, retroperitônio, trato gastrointestinal e bexiga). Devido a uma sobrevida média que não ultrapassa 8 a 12 meses após o diagnóstico, alguns centros preconizam simples medidas de suporte (paliativas) para tais pacientes. Entretanto, formas raras de mesotelioma peritoneal (papilífero diferenciado e cístico) estão associadas a uma longa sobrevida mesmo isentos de qualquer tratamento.

Pseudomixoma Peritoneal

Essa lesão resulta do extravasamento para o peritônio do conteúdo de neoplasias císticas (cistoadenomas e cistoadenocarcinomas mucinosos) de origem, na maioria das vezes, no ovário e no apêndice cecal[15,31,39]. Neoplasias de outros órgãos abdominais também podem dar origem a pseudomixomas no peritônio[9,19]. Quando o tumor primário se rompe, células viáveis implantam-se na serosa, dividem-se, produzem mucina e suscitam um certo grau de reação inflamatória do peritônio. O resultado é a formação de ascite. Como o material gelatinoso acumulado difere quimicamente da mucina, a entidade recebeu o nome de pseudomixoma[12,38]. Alguns autores defendem a idéia de que o termo pseudomixoma deve designar apenas os casos de neoplasias malignas (adenocarcinomas mucinosos) e onde se encontram células epiteliais em meio ao conteúdo peritoneal[14]. Entretanto, a tendência predominante é de englobar nesse termo neoplasias benignas e malignas com extravasamento mucinoso, localizado ou difuso[19]. O paciente pode desenvolver pseudomixoma mesmo anos após a lesão primária ter sido ressecada[31,39].

O ovário é um local de origem comum de neoplasias primárias causadoras de pseudomixoma peritoneal acometendo mulheres em torno das 5ª e 6ª décadas de vida. O apêndice cecal é em geral o local de origem nos homens. A idade média de pacientes com pseudomixomas originados do apêndice é de 46 anos e de 59 anos para os casos originados nos ovários[19]. Em mulheres, pode existir dificuldade em se estabelecer definitivamente a origem da neoplasia (apêndice ou ovário)[27,28].

A gravidade e a progressão da doença estão associadas essencialmente ao grau de malignidade da neoplasia primária subjacente e à extensão do acometimento peritoneal[9,19].

O diagnóstico clínico é dificilmente estabelecido antes do ato cirúrgico e deve ser baseado na presença de ascite gelatinosa, numa evolução clínica arrastada e na ausência de metástases extraperitoneais[15]. Em geral os pacientes apresentam dor abdominal leve, massa palpável e perda de peso insidiosa e prolongada. Notase ainda uma discordância entre os achados do exame clínico e o bom estado geral apresentado[39]. Tomografia axial computadorizada e ressonância nuclear magnética podem ser úteis no diagnóstico do pseudomixoma.

A estratégia cirúrgica depende em muito da extensão da doença durante a exploração da cavidade peritoneal, e múltiplas ressecções cirúrgicas de segmentos intestinais podem ser necessárias[33]. A abordagem inicial para o controle da neoplasia primária engloba a avaliação dos ovários e do apêndice cecal. Se tais estruturas são completamente normais ou já foram ressecadas anteriormente, deve-se investigar outros órgãos como portadores potenciais de lesões primárias, tais como úraco, fundo uterino, ducto onfalomesentérico, via biliar principal, pâncreas, estômago e alças intestinais[15,31].

A ressecção agressiva e completa das lesões proporciona o melhor tratamento e prognóstico[15,19]. Múltiplas intervenções cirúrgicas podem ser necessárias para controle de recidivas ou oclusão intestinal. Muitos pacientes podem manter-se durante anos com essa forma de tratamento[15]. Em certos casos de carcinose peritoneal por adenocarcinoma mucinoso do cólon ou do ovário, a quimioterapia adjuvante intraperitoneal com 5-fluorouracil pode ser eficaz no controle da superfície peritoneal[11,40]. A radioterapia, quando empregada para o tratamento de recidivas, tem-se mostrado de pouco ou nenhum valor, associada a um risco importante de fibrose e oclusão intestinal. Quimioterapia sistêmica suplementar, agentes mucolíticos, ouro radioativo e uricloratorina não provaram ser benéficos.

Em geral, a morte é devida à oclusão intestinal, fístulas, peritonite ou embolia pulmonar e não à invasão visceral ou à doença metastática[15,31,39].

TUMORES DA PAREDE ABDOMINAL

Introdução

Vários são os tipos de tumores benignos e malignos (primários e secundários) que podem se desenvolver na parede ântero-lateral do abdome.

Felizmente, 80% das lesões neoplásicas da parede abdominal são de caráter benigno, obedecendo distribuição de freqüência similar à de outros locais de tecidos moles do organismo[6,7]. O tumor benigno mais comum tem sua origem no panículo adiposo (lipoma); as lesões epiteliais (papilomas), vasculares (hemangiomas), conjuntivas (fibromas) e nervosas (neurofibromas) são menos freqüentes. Os neurofibromas, quando múltiplos e associados a outras lesões dérmicas hiperpigmentadas, fazem parte do contexto da neurofibromatose (doença de von Recklinghausen).

De maneira geral, o tratamento adequado das neoplasias benignas da parede abdominal é realizado através de simples biópsia excisional, como se pratica em outras regiões do corpo.

Tumor Desmóide da Parede Abdominal

O termo desmóide significa uma neoplasia fibroblástica benigna que se origina do tecido fibrótico da aponeurose ou da fáscia muscular. Pode ocorrer em toda a musculatura mas possui predileção pela parede abdominal[7], em especial pela região inferior[7] e pelo músculo reto do abdome. É mais freqüente em mulheres[7,16], em geral dentro de 1 ano após um parto, por isso a sugestão de os traumas de parto (hematomas) estarem implicados na sua origem. Apresenta freqüência elevada em cicatrizes cirúrgicas abdominais. Quando associado a pólipos intestinais (síndrome de Gardner), sua incidência é centenas de vezes superior à daqueles sem pólipos[16]. Outras possíveis associações são com a contratura de Dupuytren, fibrose plantar e fasciíte pseudo-sarcomatosa.

A classificação em tumores extra-abdominais, intra-abdominais e da parede abdominal tem importância prognóstica na decisão terapêutica[7]. Apesar de classificados como benignos, os tumores desmóides possuem certas características de malignidade: falta de limites bem definidos; ausência de cápsula; infiltração de tecidos adjacentes e, principalmente, elevado índice de recidivas pós-ressecção. Entretanto, seu crescimento é lento e progressivo, podendo atingir grandes volumes sem nunca apresentar metástases. Sua microscopia é composta de fibroblastos maduros, uniformes em tamanho e forma, com raras atipias e mitoses.

O quadro clínico é comum a todos os tumores da parede abdominal, ou seja, massa abdominal e/ou sensação de peso abdominal. A palpação do abdome durante a contração da musculatura abdominal permite diferenciar os tumores intra-abdominais (estes tornam-se impalpáveis) dos da parede abdominal, os quais se tornam fixos e permanecem palpáveis (sinal de Fothergrill). A ultra-sonografia pode auxiliar nessa diferenciação[20].

Algumas lesões podem causar certa dificuldade no diagnóstico diferencial, principalmente em pacientes obesos (hérnias e hematomas da parede abdominal).

O tratamento consiste em ressecção local ampla, com excisão de pele, músculo e peritônio, quando necessário, obrigando por vezes ao emprego de material sintético para a reconstrução da parede abdominal[6]. Mesmo após tratamento adequado, a taxa de recidiva varia de 20% a 70% a longo prazo. Recentemente, evidências de redução dos riscos de recidiva locorregional com o uso de radioterapia foram relatadas[25,29,34]. Apesar de a associação de antiinflamatórios não-esteróides e de ácido ascórbico poder inibir o tumor desmóide[37], relatos de recidiva precoce durante o uso de tamoxifeno, indometacina e ácido ascórbico têm sido descritos em casos de tumores desmóides na síndrome de Gardner[16].

Tumores Malignos

Felizmente os tumores malignos da parede abdominal não ultrapassam mais do que 20% de todas as neoplasias aí localizadas. A parede abdominal pode ser sítio de tumores malignos primários e secundários.

Os sarcomas representam 50% dos tumores malignos primários[13,32], sendo os mais comuns o sarcoma neurogênico, o sinovioma e o rabdomiossarcoma. Os carcinomas mais freqüentes são os epidermóides, o basocelular e o adenocarcinoma. Os melanomas são raros nessa região e localizam-se ao redor da cicatriz umbilical, com péssimo prognóstico devido às ricas drenagens linfática e venosa locais. Os carcinomas epidermóides têm predisposição a se desenvolver no interior de lesões teciduais, como cicatrizes, queimaduras, fístulas e dermatites actínicas. Esse têm pior prognóstico se comparados aos do mesmo tipo histológico implantados em pele sã. O tratamento é a excisão ampla; a hipertermia tem sido empregada com relativo sucesso em alguns casos. A quimioterapia e a radioterapia têm pouco efeito.

Os tumores malignos secundários são, em geral, metástases de carcinoma de ovários, estômago, útero, brônquios, rins, mamas e cólons. Na maioria das vezes, a lesão localiza-se na região umbilical. Sua presença significa doença maligna avançada, em muitos casos inoperável. Justifica-se a ressecção de metástases da parede abdominal apenas quando são o resultado de implante em cicatriz cirúrgica[18].

REFERÊNCIAS BIBLIOGRÁFICAS

1. Anderson JH, Stewart CJ, Hansell DT, Anderson JR. Peritoneal mesothelioma. *Postgrad Med J* 66:866-868, 1990.
2. Antman KH. Clinical presentation and natural history of benign and malignant mesothelioma. *Semin Oncol* 8:313-320, 1981.
3. Antman KH, Cohn S, Green M. Malignant mesothelioma of the tunica vaginalis testis. *J Clin Oncol* 2:447-451, 1984.
4. Antman KH, Corson JM, Li FP. Malignant mesothelioma following radiation exposure. *J Clin Oncol* 1:695-700, 1983.
5. Asensio JA, Goldblatt P, Thomford NR. Primary malignant peritoneal mesothelioma: a report of seven cases and a review of the literature. *Arch Surg* 125:1477-1481, 1990.
6. Baliski CR, Temple WJ, Arthur K, Schachar NS. Desmoid tumors: a novel approach to local control. *J Surg Oncol* 80:96-99, 2002.
7. Biermann JS. Desmoid tumors. Curr. *Treat. Options Oncol* 1:262-266, 2000.
8. Britton M. The epidemiology of mesothelioma. Semin. *Oncol*. 29:18-25, 2002.
9. Chejfec G, Rieker WJ, Jablokow VR, Gould VE. Pseudomyxoma peritonei associated with colloid carcinoma of the pancreas. *Gastroenterology* 90:202-205, 1986.
10. Churg A, Colby TV, Cagle P, Corson J, Gibbs AR, Gilks B, Grimes M, Hammar S, Roggli V, Travis WD. The separation of benign and malignant mesothelial proliferations. *Am J Surg Pathol* 24:1.183-1200, 2000.

11. Elias DM, Ouellet JF. Intra-peritoneal chemohyperthermia: rationale, technique, indications, and results. *Surg Oncol Clin N Am* 10:915-933, 2001.
12. Fisher ER. Pseudomyxoma cystadenoma: a misnomer? *Obstet Gynecol* 4:616-621, 1954.
13. Gorelkin L, Constantino MJ, Majmudar B. Granular cell tumor of the abdominal wall musculature. *South Med J* 71:857-858, 1978.
14. Higa E, Rosal J, Pizzimbono CA, Wise L. Mucosal hyperplasia, mucinous cystadenoma, and mucinous cystadenocarcinoma of the appendix. *Cancer* 32: 1525-1541, 1973.
15. Hinson FL, Ambrose NS. Pseudomyxoma peritonei. *Br J Surg* 85:1332-1339, 1998.
16. Itoh H, Ikeda S, Oohata Y. Treatment of desmoid tumors in Gardner's syndrome: report of a case. *Dis Colon Rectum* 31:459-461, 1988.
17. Lederman GS, Recht A, Herman T. Long term survival in peritoneal mesothelioma: the role of radiotherapy and combined modality treatment. *Cancer* 59:1882-1886, 1987.
18. Ledesma EJ, Tseng M, Mittelman A. Surgical treatment of isolated abdominal wall metastasis in colorectal cancer. *Cancer* 50:1884-1887, 1982.
19. Limber GK, King RE, Silverberg SG. Pseudomyxoma peritonei: a report of ten cases. *Ann Surg* 178:587-593, 1973.
20. Lineaweaver W, Vlasak M, Muyshondt E. Ultrasonic examination of abdominal wall and groin masses. *South Med J* 76:590-592, 1983.
21. Loggie BW. Malignant peritoneal mesothelioma. *Curr Treat Options Oncol* 2:395-399, 2001.
22. Mansour F, Darai E, Felgeres A. Disseminated peritoneal leiomyomatosis: a propos of a case. *Rev Fr Gynecol Obstet* 87:431-433, 1992.
23. Maurer R, Egloff B. Malignant peritoneal mesothelioma after cholangiography with thorotrast. *Cancer* 36:1381-1385, 1975.
24. Molan M, Siri G, Bocchiotti GD. Peritoneal splenosis: report of a case and pathogenetic considerations. *Minerva Chir* 44:1311-1314, 1989.
25. Nuyttens JJ, Rust PF, Thomas CR Jr., Turrisi AT 3rd. Surgery versus radiation therapy for patients with aggressive fibromatosis or desmoid tumors: a comparative review of 22 articles. *Cancer* 88:1517-1523, 2000.
26. Ordonez NG. Role of immunohistochemistry in distinguishing epithelial peritoneal mesotheliomas from peritoneal and ovarian serous carcinomas. *Am J Surg Pathol* 22:1203-1214, 1998.
27. Prat J. Ovarian tumors of borderline malignancy (tumors of low malignant potential): a critical appraisal. *Adv Anat Pathol* 6:247-274, 1999.
28. Ronnett BM, Shmookler BM, Sugarbaker PH, Kurman RJ. Pseudomyxoma peritonei: new concepts in diagnosis, origin, nomenclature, and relationship to mucinous borderline (low malignant potential) tumors of the ovary. *Anat Pathol* 2:197-226, 1997.
29. Samuels BL. Management of recurrent desmoid tumor after surgery and radiation: role of cytotoxic and non-cytotoxic therapies. *Surg Oncol* 8:191-196, 1999.
30. Selikoff U, Churg J, Hammond EC. Asbestos exposure and neoplasia. *JAMA* 188:142-146, 1964.
31. Sherer DM, Abulafia O, Eliakim R. Pseudomyxoma peritonei: a review of current literature. *Gynecol Obstet Invest* 51:73-80, 2001.
32. Shiu MH, Flancbaum L, Hajdu SI. Malignant soft tissue tumor of the anterior abdominal wall. *Arch Surg* 115:152-155, 1980.
33. Sugarbaker PH. Management of peritoneal-surface malignancy: the surgeon's role. *Langenbecks Arch Surg* 384:576-587, 1999.
34. Suit H, Spiro I. Radiation in the multidisciplinary management of desmoid tumors. *Front Radiat Ther Oncol* 35:107-119, 2001.
35. Taub RN, Keohan ML, Chabot JC, Foutain KS, Plitsas M. Peritoneal mesothelioma. *Curr Treat Options Oncol* 1:303-312, 2000.
36. van Gelder T, Hoogsteden HC, Versnel MA. Malignant peritoneal mesothelioma: a serie of 19 cases. *Digestion* 43:222-227, 1989.
37. Waddell WR, Germer RE. Indomethacin and ascorbate inhibit desmoid tumors. *J Surg Oncol* 15:85-89, 1980.
38. Weaver CH. Mucocele of appendix with pseudomucinous degeneration. *Am J Surg* 36:523-526, 1937.
39. Wirtzfeld DA, Rodriguez-Bigas M, Weber T, Petrelli NJ. Disseminated peritoneal adenomucinosis: a critical review. *Ann Surg Oncol* 6:797-801, 1999.
40. Witkamp AJ, de Bree E, van Goethem R, Zoetmulder FA. Rationale and technique of intra-operative hyperthermic intraperitoneal chemotherapy. *Cancer Treat Rev* 27:365-374, 2001.

154

CAPÍTULO

Hérnias Abdominais*

José Félix Patiño Restrepo

Introdução

A hérnia abdominal é uma protrusão de um órgão ou víscera através de um orifício ou defeito na parede abdominal, por causa congênita ou adquirida. A hérnia geralmente está contida em um saco peritoneal, porém uma hérnia pode existir desprovida de saco peritoneal, o que se denomina prolapso. As hérnias da parede abdominal são hérnias externas, uma vez que fazem protrusão para o exterior do abdômen. As hérnias internas são as que ocorrem no interior da cavidade abdominal, sem haver exteriorização.

A hérnia e seu reparo cirúrgico são um capítulo extensamente estudado e de profundo interesse por parte dos cirurgiões. Uma contribuição moderna de grande importância foi o estudo da anatomia cirúrgica da região inguinal por Robert E. Condon[31,32], estudo que esclareceu o entendimento da morfologia das hérnias e racionalizou sua técnica operatória. As recentes revisões de Skandalakis *et al.*[131,132] sobre a embriologia e as bases anatômicas da herniorrafia inguinal são de notável valor prático e devem ser consultadas pelos cirurgiões que realizam herniorrafias.

Segundo Read[113,115], o conceito de "ruptura" para indicar herniação se atribui a Galeno (129-200 d.C), que estabeleceu que a hérnia se deve à ruptura do peritônio com distensão da fáscia e dos músculos da parede abdominal. São importantes as contribuições de Guy de Chauliac (1300-1368 d.C.), Caspar Stromayer (séc. XVI) e Pierrô Franco (1500-1561 d.C.), revisadas por Andrade[6] em um artigo que reproduz algumas das belas ilustrações da operação de Stromayer em 1959. O magnífico livro de Stromayer, cujo manuscrito foi descoberto em 1909, só viria a ser publicado em 1929[113].

Capítulo traduzido pelas Dras. Carolina Gomes Gonçalves e Anne Karoline Groth.

Ambroise Paré (1510-1590), considerado como o fundador da cirurgia moderna, descreve o uso de fundas e a operação de dissecção do saco herniário e a "ligadura áurea" (com fio de ouro).

São clássicas as contribuições de Bassini (1844-1924), Marcy (1837-1924), discípulo norte-americano de Lister, Halsted (1852-1922), McVay (1911-1987) e outros cirurgiões do final do século XIX e começo do século XX, que definiram a anatomia patológica e as principais técnicas operatórias que estão em voga na atualidade. Eduardo Bassini é considerado o "pai da herniorrafia inguinal". Quando seu trabalho clássico apareceu na Itália em 1887 e em 1888 já havia mais de 100 casos operados por sua técnica original[143].

A técnica cirúrgica que mereceu mais ampla acolhida para o tratamento da hérnia inguinal no adulto foi a reparo utilizando o ligamento de Astley Cooper (técnica de McVay), descrita pela primeira vez em 1898, segundo Nyhus[92], pelo cirurgião Georg Lotheissen (1868-1935)[74] de Viena. Mas foi Chester B. McVay quem a popularizou, depois de seu clássico artigo com J. Anson, de 1949. Anson foi professor de anatomia na Northwestern University, e realizou com McVay estudos detalhados sobre a anatomia da região inguinofemoral. Em 1958, McVay fez a avaliação do conceito básico de reparação da parede posterior utilizando o ligamento de Cooper[82,83,85]. Esse procedimento se conhece universalmente hoje como a técnica de McVay, segundo o epônimo proposto por H. Harkins[92].

Outra técnica de grande lógica anatômica é a reparação anterior utilizando o trato iliopúbico, bem descrita por Condon[30,32].

A técnica de Shouldice é, na verdade, um ressurgimento, aperfeiçoado do procedimento original de Bassini[15]. De fato, a operação de Bassini se realiza em um só plano, enquanto a de Shouldice se realiza de forma estratificada em vários planos.

Mais recentemente se popularizou a abordagem posterior pré-peritoneal, a qual havia sido revivida e preconizada por Nyhus, pelo que foi proposto o correspondente epônimo para designá-la: operação de Nyhus[101,102].

Foi na década de 1990 que houve modificações revolucionárias no tratamento das hérnias inguinais. A introdução do conceito da herniorrafia com livre-tensão deixou em um segundo plano os antigos métodos tradicionais baseados em sutura simples (p. ex.: Bassini, Halsted, McVay, Shouldice) e deu espaço para os reparos baseados na colocação de telas (Lichtenstein, mesh plug, Nyhus e reparo laparoscópico).

O último avanço na reparação herniária está representado pela hernioplastia laparoscópica, procedimento que se encontra atualmente estabelecido e em pleno desenvolvimento. Fatores socioeconômicos poderosos levaram à revisão das condutas ortodoxas e dos antigos paradigmas. Está aumentando a tendência a se realizarem procedimentos que sejam mais seguros, menos onerosos e que permitam retorno ao trabalho mais rapidamente[73], com substituição das herniorrafias tradicionais pelas técnicas de hernioplastia com próteses[34].

TIPOS E CLASSIFICAÇÃO DAS HÉRNIAS ABDOMINAIS

Classificação anatômica

A. Parede abdominal
   1. Epigástrica
   2. Umbilical
   3. Incisional ou ventral
   3. De Spigel
   5. De Littre
   6. Lombar ou dorsal
   7. Obturadora
   8. Ciática

B. Perineais

C. Inguinocrurais
   1. Inguinal (direta, indireta, mista e deslizante)
   2. Femoral ou crural

Nyhus propôs uma classificação muito racional das hérnias inguinais, a qual será discutida mais adiante.

DEFINIÇÕES

Primária. Hérnia que se apresenta pela primeira vez *de novo*, que não sofreu intervenção previamente.

Recidivante ou Recorrente. É aquela que sofreu intervenção previamente e que se reproduz fazendo protrusão no mesmo lugar da anterior.

Hérnia redutível. É a hérnia cujo conteúdo regride espontaneamente ou mediante manipulação para a cavidade abdominal.

Hérnia irredutível ou encarcerada. É a que se mantém em estado de protrusão crônica, ou aquela que não pode ser reduzida mediante manipulação.

Hérnia estrangulada. É a hérnia encarcerada que evolui para gangrena devido a comprometimento vascular.

Hérnia de Richter. Apenas uma parede do intestino está encarcerada (geralmente a borda antimesentérica) (Fig. 154.1). Essa hérnia é especialmente perigosa porque a porção encarcerada do intestino pode necrosar e perfurar na ausência de sintomas obstrutivos. As manifestações clínicas podem ser de fístula intestinal ou de massa dolorosa associada a náuseas, vômitos e distensão abdominal. Pode ocorrer com qualquer tipo de hérnia, mas é mais comum na femoral.

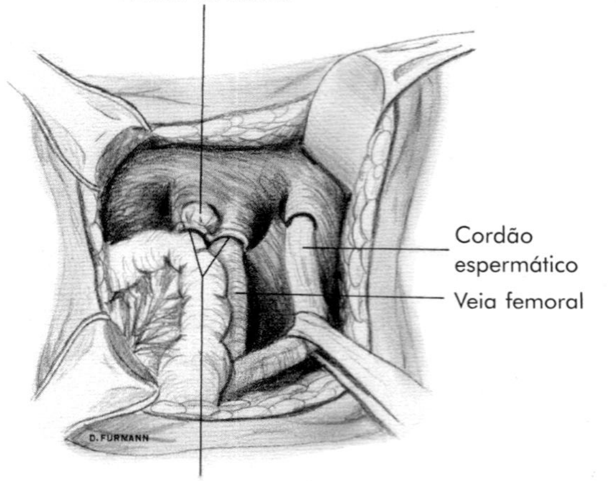

Fig. 154.1 — *Hérnia de Richter. Apenas a borda antimesentérica do intestino delgado encontra-se encarcerada no canal femoral.*

Hérnia deslizante. O saco herniário é parcialmente formado pela parede de uma víscera. Ocorre mais freqüentemente nas hérnias inguinais indiretas grandes e de longa duração, principalmente nas inguinoescrotais. O ceco é mais freqüentemente envolvido no lado direito, e o cólon sigmóide, no esquerdo. A maior importância em reconhecer esse tipo de hérnia é o cuidado que se deve ter no reparo para evitar lesão (perfuração) do intestino grosso ou da bexiga urinária.

Hérnia de Littre. Hérnia envolvendo um divertículo de Meckel. O diagnóstico pré-operatório é muito difícil porque o paciente não apresenta sintomas de obstrução intestinal. Se ocorrer estrangulamento, os sintomas de apresentação são de abscesso e fístula intestinal.

Hérnia de Spiegel. É também conhecida como hérnia ventral lateral espontânea. A hérnia se dá através da linha semilunar e da borda lateral do músculo reto abdominal. A linha semilunar é a transição entre o músculo transverso e a sua aponeurose, que se estende das costelas ao osso púbico. Na porção superior, essa transição ocorre atrás do músculo retoabdominal. O lugar mais comum é abaixo da linha semicircular de Douglas, que é localizada a cerca da metade da distância entre o umbigo e a sínfise púbica. A linha semicircular é conseqüente à disposição da aponeurose do músculo oblíquo interno Superiormente à linha, essa aponeurose se divide em duas para envolver o músculo reto abdominal, enquanto inferiormente à linha toda a aponeurose do músculo oblíquo interno localiza-se anteriormente ao músculo reto abdominal. O diagnóstico da hérnia de Spiegel é difícil, e a precisão diagnóstica pré-operatória é de somente 50%. A ultra-sonografia e a tomografia computadorizada podem auxiliar no diagnóstico.

Hérnia obturadora. Hérnia através do canal obturador. Normalmente, a membrana que reveste o canal obturador permite a passagem justa dos vasos e nervo obturadores. A dilatação dessa abertura (forâmen) pode permitir a passagem de uma alça intestinal e seu encarceramento e estrangulamento. Quando ocorre compressão do nervo obturador, o paciente refere dor na face medial da coxa. O canal obturador é formado pela união do osso púbico e do ísquio. É fechado pelo periósteo, fáscia endoabdominal e peritônio, exceto pelo estreito canal obturador, pelo qual passam a veia, artéria e nervo obturador da pelve para a face medial da coxa.

Hérnia ciática. Hérnia através do forâmen do grande ciático. O paciente pode apresentar-se com aumento de volume ou massa na região glútea ou infraglútea, que causa desconforto quando fica em pé.

Hérnia perineal. Hérnia na região perineal. São raras e podem ser congênitas ou ocorrer após ressecção abdominoperineal do reto (operação de Miles), prostatectomia ou remoção de outros órgãos pélvicos.

Hérnia de Grynfeltt. Hérnia através do triângulo lombar superior ou de Grynfeltt-Lesshaft, que é limitado superiormente pela 12ª costela e pelo ligamento lombocostal, medialmente pelo grupo muscular paraespinhal e lateralmente pelo músculo oblíquo interno.

Hérnia de Petit. Hérnia através do triângulo de Petit ou lombar inferior, que é limitado inferiormente pela crista ilíaca, posteriormente pela borda livre do músculo latíssimo dorsal e anteriormente pela borda do músculo oblíquo externo.

Hérnia em Pantaleão. O saco herniário é composto por hérnia direta e indireta, "cavalgando" sobre os vasos epigástricos inferiores.

Hérnia de Cooper. Hérnia envolvendo o canal femoral cujo trajeto continua até o saco escrotal ou lábios maiores.

EPIDEMIOLOGIA E PREVALÊNCIA

A hérnia abdominal é uma entidade de elevada prevalência na população, tanto adulta como infantil. Segundo Ayala *et al.*[10], a incidência de hérnia abdominal na população é entre 3% a 8%, sendo que é de 5 a 6 vezes mais comum no sexo masculino.. Cerca de 75% de todas as hérnias ocorrem na região inguinal, e aproximadamente 50% são hérnias inguinais indiretas e 24% hérnias inguinais diretas[37]. As hérnias incisionais e ventrais representam aproximadamente 10% de todas as hérnias, e as femorais, apenas 3%. As hérnias incomuns são responsáveis pelos 5% a 10% restantes. A grande maioria das hérnias ocorre em homens. A hérnia mais comum tanto em homens como em mulheres é a hérnia inguinal indireta. As hérnias femorais são mais comuns em mulheres, mas, como já foi mencionado anteriormente, a hérnia inguinal indireta é muito mais comum do que as femorais, tanto nas mulheres como nos homens. Ao longo de suas vidas, 25% dos homens e apenas 2% das mulheres desenvolverão hérnias inguinais. As hérnias são mais comuns no lado direito[37].

Deveney[37] cita as seguintes cifras relativas à prevalência dos diferentes tipos de hérnias:

- Inguinocrurais, 75%
- Incisionais e ventrais, 10%
- Umbilicais, 3%
- Outras, 3%

As hérnias podem ser congênitas, adquiridas ou mesmo congênito-adquiridas.

ETIOPATOGENIA

Os fatores responsáveis pelo desenvolvimento das hérnias são divididos em duas categorias: os de origem congênita e os defeitos adquiridos. Os fatores congênitos são responsáveis pela maioria das hérnias inguinais.

Congênitas

- *Defeitos da estrutura musculoaponeurótica.* Anormalidades no desenvolvimento da parede abdominal podem dar lugar ao aparecimento de áreas débeis através das quais se originam as protrusões herniárias. O exemplo mais claro é o processo vaginal permeável, dando origem às hérnias inguinais indiretas.
- *Alterações na ultra-estrutura dos tecidos.* Vários fatores biológicos e intracelulares estão intimamente relacionados com a formação das hérnias. Foi observada diminuição na concentração de hidroxiprolina, componente do colágeno, nas aponeuroses de pacientes com hérnias inguinais. Há descrições de proliferação anormal de fibroblastos em culturas de bainha anterior de reto em pacientes com hérnia. Além disso, na ultra-estrutura do colágeno há observação da distribuição irregular das miofibrilas[107,108,112,116].

- *Anormalidades congênitas.* Extrofia da bexiga urinária e anormalidades pélvicas podem causar anormalidades do canal inguinal, levando à formação de hérnias inguinais indiretas.

Defeitos Adquiridos

Condições físicas "herniogênicas", ou seja, que favorecem a aparição de hérnias no adulto.

- *Idade e sexo.* As hérnias são mais freqüentes em idades mais precoces, principalmente pela presença de defeitos anatômicos de origem congênita que persistiram e também devido ao fato de os tecidos ainda não terem alcançado seu pleno desenvolvimento. Na idade avançada há maior freqüência de hérnias, principalmente devido à deterioração dos tecidos pelo processo de envelhecimento. Nesses casos, há maior freqüência de hérnias diretas. As hérnias inguinais são notoriamente mais freqüentes no homem, enquanto as hérnias crurais (femorais) e umbilicais ocorrem com maior freqüência na mulher.
- *Obesidade.* Aumenta a incidência de hérnias pelo enfraquecimento dos tecidos devido à adiposidade, pela elevação da pressão abdominal, pelo relaxamento da parede abdominal e de seus orifícios e pela formação de lipomas que arrastam a serosa e facilitam a formação de sacos herniários. Tipicamente, o fator da obesidade se associa às hérnias umbilicais e incisionais.
- *Enfermidade cardíaca.* Insuficiência cardíaca congestiva, ascite e dispnéia são fatores importantes.
- *Enfermidade pulmonar crônica.* A doença pulmonar obstrutiva crônica, que causa considerável aumento da pressão intra-abdominal, é um importante fator na etiopatogenia das hérnias adquiridas, assim como a tosse crônica.
- *Tabagismo.* Foi demonstrada relação entre tabagismo e hérnias inguinais[116]. Através do uso de produtos de clivagem do fibrinogênio, foi observada atividade de elastases de neutrófilos no plasma de fumantes[145]. Os níveis de atividade elastolítica circulante são significativamente maiores que o normal em pacientes fumantes com hérnia inguinal direta[21,112,116].
- *Hipertrofia prostática.* A obstrução vesical resulta em aumento da pressão intra-abdominal, um importante fator herniogênico.
- *Enfermidades genitourinárias femininas.* A cistocele e a retocele podem interferir na micção e produzir efeitos similares aos da hiperplasia prostática.
- *Hipertensão portal.* Favorece a formação de hérnais umbilicais e inguinais, pelo aumento da pressão intra-abdominal causado pela ascite. As hérnias umbilicais nesses pacientes apresentam maior risco de perfuração.
- *Gestação.* Tem relação com hérnia umbilical. Também se associa à maior incidência de hérnias crurais.
- *Hérnia bilateral.* A detecção de uma hérnia inguinal exige o exame clínico rigoroso do lado contralateral. A hérnia contralateral pode ser sincrônica mas muito pequena, o que pode dificultar a detecção num primeiro momento, ou metacrônica, de aparecimento posterior.
- *Enfermidades colônicas.* Entidades que produzem aumento da pressão intra-abdominal de forma direta ou indireta, pelo esforço de evacuar, também predispõem à formação de hérnias. Nesse grupo se encontram obstipação crônica, cólon redundante, doença diverticular dos cólons e câncer de cólon.

DIAGNÓSTICO

O quadro clínico de um paciente com hérnia abdominal geralmente é referido como um abaulamento na parede, associado a aumento de volume e dor aos esforços. Às vezes os pacientes queixam-se de parestesias relacionadas à irritação ou compressão de nervos inguinais pela hérnia. As manifestações clínicas podem ser secundárias a complicações do estrangulamento da hérnia: oclusão intestinal, perfuração e fístula intestinal e abscesso.

Na maioria dos casos as hérnias são diagnosticadas apenas pelo exame clínico. Entretanto, hérnias mais complexas ou hérnias internas eventualmente requerem exames de imagem ou mesmo o exame de herniografia para sua confirmação[61,62,104].

HÉRNIAS DA REGIÃO INGUINAL

Introdução

A hérnia inguinal resulta da falha das estruturas musculoaponeuróticas profundas. Fundamentalmente, é ocasionada pela anormalidade do músculo transverso e da fáscia transversal (hérnias diretas) ou pela persistência do conduto peritoneovaginal (hérnias indiretas). O reparo das hérnias inguinais permanece como um dos procedimentos mais realizados pelo cirurgião geral. A região inguinal vem sendo extensamente estudada pelos anatomistas e cirurgiões, e ainda existem divergências quanto à existência de certas estruturas. Vários autores ressaltam a necessidade da restituição da integridade anatômica da fáscia transversal para a cura da hérnia, não importando a técnica utilizada para seu reparo[93,94].

Anatomia da Região Inguinal

O conhecimento da anatomia da região inguinal é fundamental para a compreensão das hérnias dessa região. Serão apresentados neste capítulo os pontos anatômicos mais importantes, essenciais para o entendimento da classificação e das várias formas de tratamento cirúrgico propostas para essa patologia[33,48,109].

Canal inguinal. Os limites do canal inguinal são formados anteriormente pela aponeurose do músculo oblíquo externo, posteriormente pela aponeurose do músculo transverso e a fáscia transversal. A borda superior é formada pelo músculo oblíquo interno e a inferior, pelo ligamento inguinal e lacunar. A parede posterior ou "assoalho" do canal inguinal é a estrutura mais importante do ponto de vista anatômico e cirúrgico (Figs. 154.2 a 154.4). No "assoalho"do canal inguinal pode ser definido um espaço anatômico chamado de triângulo de Hasselbach, cujos limites são definidos pelos vasos epigástricos inferiores, pela parede lateral do músculo reto abdominal e pelo ligamento inguinal. Esse triângulo é importante para a classificar as hérnias dessa região. Hérnias que ocorrem dentro dos limites desse triângulo são consideradas hérnias diretas, enquanto as hérnias que ocorrem lateralmente em relação aos limites do triângulo de Hasselbach são consideradas hérnias indiretas[33,48,109].

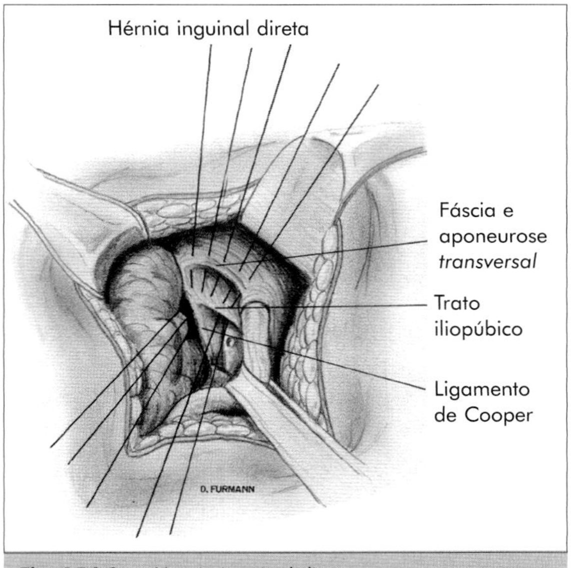

Fig. 154.3 — *Hérnia inguinal direta.*

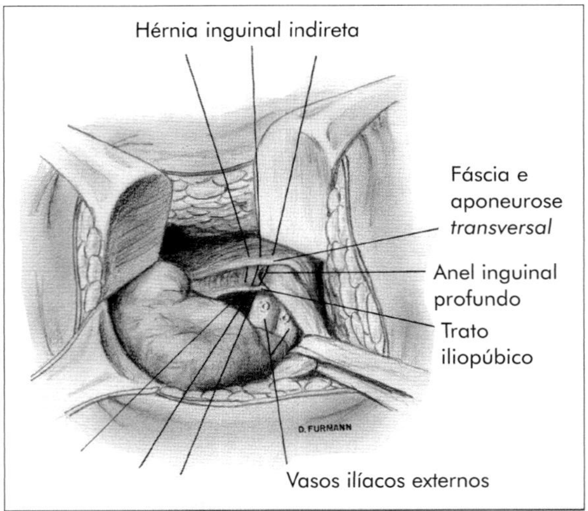

Fig. 154.2 — *Hérnia inguinal indireta.*

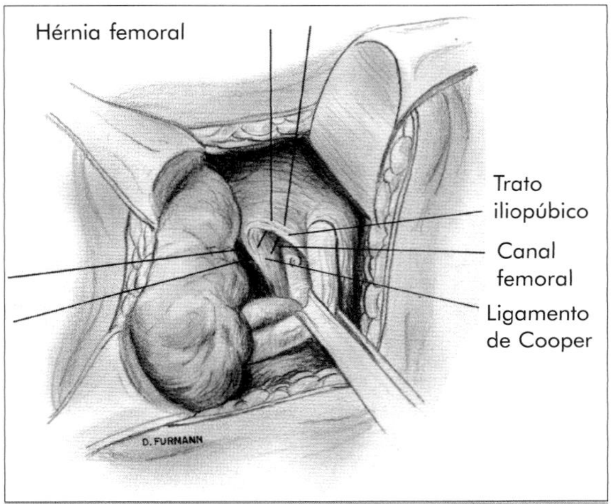

Fig. 154.4 — *Hérnia inguinal femoral.*

Aponeurose do músculo oblíquo externo. Constitui a porção mais superficial da região inguinal, e sua aponeurose dá origem ao ligamento inguinal.

Ligamento inguinal. É constituído pela porção terminal inferior e espessada da aponeurose do músculo oblíquo externo. Constitui o limite inferior do canal inguinal.

Ligamento lacunar. É constituído pela porção mais fina, lateral e inferior da inserção do ligamento inguinal.

Músculo oblíquo interno. Constitui a porção superior do canal inguinal. A face medial de sua aponeurose, juntamente com fibras da borda do músculo transverso, constitui o tendão conjunto, próximo ao tubérculo púbico (o tendão conjunto está presente em 10% dos casos).

Músculo transverso e fáscia transversal. Formam o assoalho do canal inguinal. Juntos, são as estruturas mais importantes na patologia das hérnias inguinais. A fáscia transversal é considerada a continuação descendente do músculo transverso e de sua aponeurose. A reconstituição dessas estruturas, seja através de telas ou suturas, é essencial para a correção dos defeitos herniários[117].

Ligamento de Cooper. Tem forma e extensão constantes e representa o periósteo reforçado do ramo superior da pube, na sua face posterior. Tem importância no reparo cirúrgico das hérnias femorais e das inguinais diretas extensas[109].

Trato iliopúbico. É uma condensação fibrosa da fáscia endoabdominal que se estende do arco iliopectíneo até a espinha ilíaca ântero-superior e lábio interno da asa do ílio. Passa por cima dos vasos femorais. Essa estrutura constitui uma porção da bainha femoral. É a estrutura mais inferior da lâmina musculoaponeurótica profunda e marca a borda inferior do músculo transverso abdominal. O trato iliopúbico é uma estrutura importante no reparo de hérnias femorais e no reparo pré-peritoneal de hérnias inguinais.

Espaço pré-peritoneal. É o espaço cujo limite interno é o peritônio, e o externo, a fáscia transversal. Suas bordas laterais e inferiores são indefinidas, uma vez que se continua com os outros tecidos extraperitoneais e retroperitoneais. Contém tecido adiposo, vasos linfáticos, vasos sangüíneos e nervos. O ducto deferente atravessa esse espaço, seguindo em uma direção medial e caudal[7].

Hérnia Inguinal Indireta (ou Oblíqua Externa)

É a hérnia mais freqüente. É formada por um saco peritoneal que se exterioriza pelo ânulo inguinal profundo lateralmente aos vasos epigástricos (Fig. 154.2). Na maioria dos casos o saco herniário encontra-se dentro do cordão espermático, na posição ântero-medial (correspondendo à persistência do canal peritoniovaginal). A extensão do saco herniário é variável, geralmente vai até o cordão espermático, porém pode ultrapassar o ânulo inguinal superficial e estender-se até o saco escrotal (hérnia inguinoescrotal). Nos idosos, pode estar acompanhada de debilidade e dilatação do ânulo inguinal profundo e de destruição da parede posterior do canal inguinal, no triângulo de Hasselbach, onde tal parede está representada apenas pela fáscia transversal e por escassas fibras do músculo transverso do abdômen. A incidência é de 3% a 5% em recém-nascidos masculinos. A freqüência de complicações em crianças e adultos jovens é baixa, uma vez que a única anormalidade é o saco herniário congênito, de modo que em crianças o reparo consiste apenas em ligadura alta do saco. Nos adultos, devido às alterações anatômicas da parede do canal inguinal, o reparo da hérnia exige também a restauração da parede posterior do canal inguinal, fundamentalmente a fáscia transversal (Fig. 154.2)[28,33].

Hérnia Inguinal Direta

Ocorre comumente em homens de idade avançada. Exterioriza-se no triângulo de Hasselbach, medialmente aos vasos epigástricos (Fig. 154.3). É rara antes dos 40 anos e é excepcional na mulher. É de evolução lenta e em geral não produz complicações de encarceramento e estrangulamento, que são mais comuns na hérnia indireta. Aparece como uma protrusão através de uma fáscia transversal debilitada, no triângulo de Hasselbach, medial aos vasos epigástricos inferiores. A debilidade (adquirida) da fáscia trasversal é a causa primária desse tipo de hérnia[28].

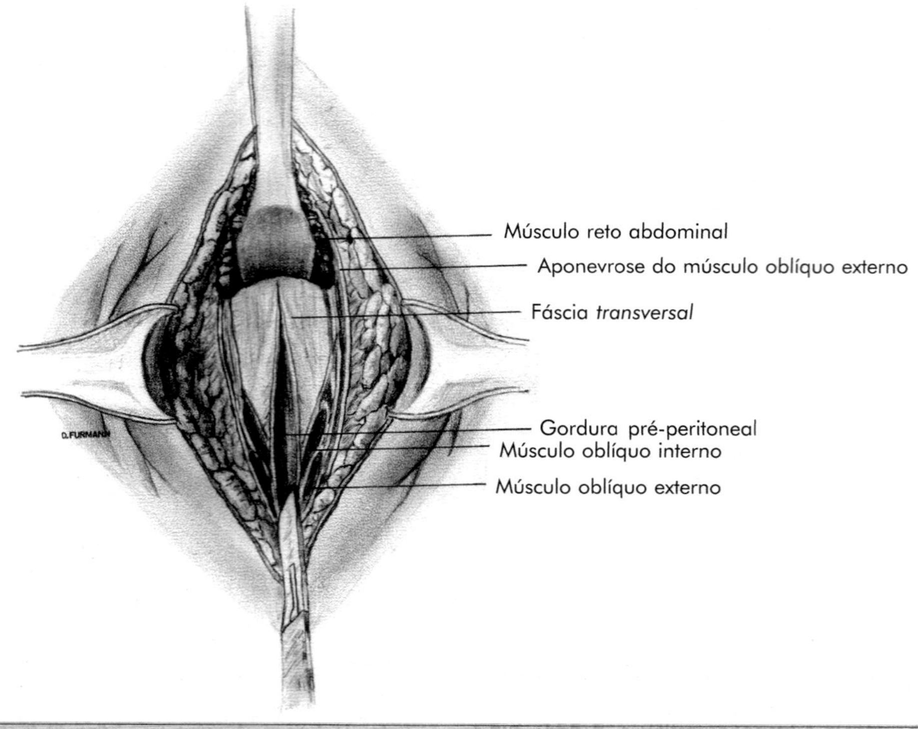

Fig. 154.5 — *Ilustração da técnica de acesso posterior para correção das hérnias inguinal e femoral.*

Hérnia Femoral (Hérnia Crural)

É mais comum em mulheres com mais de 30 anos. No homem, se acompanha de hérnia indireta em quase metade dos casos[28]. Ocorre através de um espaço limitado cujos limites são: superiormente o trato iliopúbico, inferiormente o ligamento de Cooper, lateralmente a veia femoral e medialmente a inserção do trato iliopúbico no ligamento de Cooper (Fig. 154.4). Durante a correção cirúrgica desse tipo de hérnia é imprescindível o uso de uma técnica que inclua o fechamento do espaço femoral, seja através de técnicas abertas (McVay), ou da abordagem pré-peritoneal ou laparoscópica. São essenciais a dissecção cuidadosa e a retirada do saco herniário, e a correção do espaço femoral, seja através de telas ou da aproximação do trato iliopúbico ao ligamento de Cooper. O uso de próteses de marlex ou prolene vem sendo cada vez mais utilizado no reparo das hérnias femorais.

Tabela 154.1
Classificação das Hérnias da Região Inguinocrural Segundo L. M. Nihus e cols.

Tipo I — Hérnia inguinal indireta Ânulo inguinal interno normal (hérnias pediátricas)
Tipo II — Hérnia inguinal indireta Ânulo inguinal iterno dilatado, mas parede inguinal intacta; vasos epigástricos inferiores não deslocados
Tipo III — Defeitos da parede posterior A. Hérnia inguinal direta B. Hérnia inguinal indireta Ânulo inguinal interno dilatado, com destruição ou atenuação da fáscia transversal no triângulo de Hesselbach (hérnias escrotais, deslizantes) C. Hérnia femoral
Tipo IV — Hérnias recorrentes

Classificação das Hérnias da Região Inguinal

Existem muitas classificações para as hérnias inguinais; entre elas, as mais difundidas são as de Gilbert (modificada por Rutkow e Robins), Nyhus, Bendavid e Stoppa[53,54,121,139]. O propósito dessas classificações é proporcionar uma linguagem comum de comunicação entre os cirurgiões, assim como permitir um meio de comparação entre os diversos procedimentos cirúrgicos. Em 1991, Nyhus, Klein e Rogers propuseram uma classificação nova e muito útil das hérnias da região inguinal, fundamentada nas alterações anatômicas que dão lugar aos diferentes tipos de herniação[89] (Tabela 154.1). Essa classificação, por sua simplicidade, é atualmente a mais difundida. Muito já foi escrito a respeito da classificação das hérnias e sobre o conceito da "individualização do reparo herniário", porém a tendência atual é poder avaliar os diferentes procedimentos cirúrgicos através da comparação de seus resultados em um grupo homogêneo de pacientes (com tipos de hérnias semelhantes)[88,89,95].

Avaliação Pré-Operatória

Herniografia. Está indicada nos casos de hérnias complicadas, indiretas ou diretas, recidivantes, com encarceramento crônico, ou nos casos de hérnias femorais em homens. É um procedimento bastante inócuo e de alta retribuição diagnóstica[61,62,104,133]. A herniografia é também valiosa em pacientes com sintomatologia de dor e moléstias inguinais nos quais não se detecta clinicamente uma hérnia. Nem todos os pacientes requerem herniografia, e o procedimento se reserva para os casos complexos, para os pacientes com hérnias recidivantes ou com diagnóstico incerto.

Profilaxia de infecção. A cirurgia para hérnia inguinal é classificada como uma cirurgia limpa, portanto inicialmente não havia indicação de antibioticoprofilaxia. Entretanto, com a introdução dos reparos em que se utilizam próteses, o uso de profilaxia está indicado. A prevenção deve utilizar antibióticos de amplo espectro. Geralmente é utilizada uma cefalosporina de 1ª ou 2ª geração em dose única ou no máximo por 24 horas[36].

Escolha do Procedimento Cirúrgico

Persiste a controvérsia sobre o procedimento cirúrgico ideal para corrigir a hérnia inguinal[103,106]. Da mesma forma, ainda não há um consenso quanto à melhor anestesia para o procedimento.

A escolha do procedimento ainda é baseada no tipo da hérnia. A falta de resistência dos tecidos e a precariedade das suturas sob tensão falam a favor da colocação de próteses nas hérnias que apresentam enfraquecimento da parede posterior do canal inguinal (Nyhus III e IV). Com a utilização de próteses, o índice de recidiva nesses tipos de hérnia é extremamente baixo, sendo 1,5% para a técnica de Stoppa[81,137] e de menos de 1% para a técnica de Lichtenstein e a técnica de "rolha de tela" (*mesh plug*)[5,68,125]. Além disso, a colocação da prótese é um reparo com ausência de tensão, que contribui para a diminuição da dor pós-operatória.

A colocação da prótese no espaço pré-peritoneal, na face profunda do plano musculoaponeurótico, proposta por Stoppa e Rives, é a técnica mais lógica. Nessa situação, a prótese é aplicada contra a parede pela pressão intra-abdominal. A prótese fica protegida das complicações infecciosas superficiais. Entretanto, essa técnica tem o inconveniente de se apresentar sobre os vasos ilíacos e a bexiga, o que pode dificultar se houver necessidade de acesso a essas estruturas. Atualmente essa técnica está reservada aos casos de hérnias com altos índices de recidivas, com exclusão dos pacientes com patologias prostáticas, vesicais ou dos vasos iliacofemorais[135,136].

A colocação da prótese sobre o músculo oblíquo interno e a fáscia transversal proposta por Lichtenstein é um método amplamente utilizado atualmente, tendo a vantagem de ser realizada sob anestesia local[72].

A cirurgia laparoscópica tem uma série de vantagens, como menor dor pós-operatória e o retorno mais rápido às atividades habituais[25]. Entretanto, o uso da videocirurgia necessita, na maioria dos casos, de anestesia geral, apresentando um custo acentuadamente maior[13,73,97,146]. Vários estudos, incluindo metaanálises atuais, têm comparado a cirurgia aberta e a cirurgia laparoscópica para hérnia, e a conclusão na maioria deles é que os resultados da cirurgia laparoscópica são semelhantes aos da cirurgia aberta quando há a utilização de prótese, e os benefícios dessa técnica estão intimamente relacionados à capacidade técnica do cirurgião com esse novo método[67,126,147].

Para as hérnias do tipo I de Nyhus em pacientes jovens, a simples ressecção do saco herniário é geralmente suficiente. Nos adultos com hérnias do tipo II, a tendência atual é para a colocação de tela pré-peritoneal. Entretanto, nesses casos, ao se comprovar que o ânulo evidentemente está dilatado mas a parede posterior é de boa qualidade e intacta, a colocação da tela não é imprescindível, podendo ser utilizadas técnicas de reparo convencionais, como Bassini, McVay, entre outras.

Nas hérnias do tipo III, que apresentam um componente variável de fraqueza da parede posterior do canal inguinal, o procedimento de escolha durante muitos anos foi a técnica de Shouldice ou de McVay; entretanto, essas técnicas vêm sendo completamente substituídas pela colocação de próteses. O procedimento utilizado para a colocação da prótese pode ser por via aberta, através das técnicas de Lichtenstein ou de Rives pela via inguinal, ou pela via retroperitoneal, pela via de Nyhus, ou através da videocirurgia.

Para as hérnias recidivadas, invariavelmente a conduta atual é a colocação de prótese, sendo que a técnica utilizada geralmente depende da preferência do cirurgião.

Anestesia

Nos procedimentos de reparo da hérnia inguinal pode ser utilizada anestesia geral, locorregional ou local. Há um grande número de cirurgiões que preferem a anestesia local, especialmente quando se utiliza a técnica canadense de Shouldice. A anestesia local ocasiona menos complicações, como náuseas, vômitos e cefaléia, do que a anestesia geral[66,144]. A anestesia locorregional, por outro lado, ocasiona com maior freqüência retenção urinária[66,71]. A anestesia local tem as vantagens de redução do tempo de hospitalização, complicações anestésicas e dor pós-operatória[46,70,81,89]. Cirurgiões latino-americanos também têm sido partidários da anestesia local[42,47,119]. Ainda não há um consenso sobre qual a melhor técnica utilizada; entretanto, a que permanece ainda como a mais difundida é a técnica locorregional. A tendência atual é pelo procedimento cada vez menos invasivo, de forma que a anestesia local pode ocupar um espaço importante no futuro.

Técnicas de Reparo Cirúrgico das Hérnias Inguinais

Operação de Marcy

Henry O. Marcy (1837-1924), cirurgião de Boston e de Harvard, discípulo de Lister, foi quem primeiro descreveu a cura da hérnia inguinal indireta mediante o fechamento do ânulo inguinal interno (ou profundo) utilizando a fáscia transversal e apenas esta, diferentemente das técnicas de Bassini e Halsted, que utilizavam a fáscia transversal mas suturada ao ligamento inguinal. As primeiras publicações de Marcy antecederam as de Bassini e Halsted[60].

Esse procedimento é utilizado apenas em hérnias simples, em que o único defeito é um anel interno dilatado (Nyhus do tipo I).

Reparo Utilizando o Ligamento de Cooper (Técnica de McVay)

Consiste basicamente na aproximação do tendão conjunto (quando este está presente) ou da borda do músculo transverso abdominal ao ligamento de Cooper, a partir do tubérculo púbico lateralmente ao canal femoral (Fig. 154.4)[24,123,124]. O canal femoral precisa ser estreitado nos casos em que essa técnica é utilizada para a correção de hérnias femorais.

O reparo que utiliza o ligamento de Cooper tem baixos índices de recidiva, cerca de 1,5% para operações primárias, 3,5% para reparos de hérnias diretas e 2,4% para operações de hérnias recorrentes, segundo Rutledge. Contudo, Cavanaugh afirma que a taxa geral de recidiva para as hérnias inguinais e femorais é de aproximadamente 10%[24,38]; essa cifra, que parece excessiva, talvez seja correta em seguimentos a longo prazo, de mais de 15 anos.

A taxa de recidiva para hérnias diretas, hérnias indiretas volumosas e hérnias recidivantes é considerável com as operações tradicionais, assim como a taxa de complicações testiculares, de tal forma que a tendência crescente é a progressiva substituição das técnicas convencionais pelas técnicas com introdução de próteses, principalmente a hernioplastia pré-peritoneal ou as técnicas de livre tensão[88,89].

Procedimento de Bassini

Consiste na aproximação do tendão conjunto e do músculo oblíquo interno ao ligamento inguinal (de Poupart)[143]. Esse reparo vem sendo cada vez menos usado devido aos resultados superiores das técnicas que utilizam próteses.

Reparo Anterior ao Trato Iliopectíneo (Operação de Condon)

Condon preconizou o reparo anterior ao trato iliopúbico (Figs. 154.2 e 154.3). O trato iliopúbico é uma estrutura aponeurótica que marca a borda inferior do músculo transverso abdominal, borda que é de natureza mista muscular e aponeurótica. O defeito herniário, tanto nas hérnias diretas como nas indiretas, localiza-se na substância do músculo transverso, e é precisamente sobre essa capa que se realiza o reparo.

O reparo de Condon se faz mediante suturas separadas, a 5-7 mm de distância uma da outra, que unem a borda do transverso abdominal (que muitos denominam "tendão conjunto") ao trato iliopúbico. As suturas mais laterais ligam até o ânulo inguinal interno e logram seu fechamento medial; mas, além disso, o reparo total do ânulo se efetua mediante a colocação de outras suturas laterais ao cordão espermático. Como em outros reparos, o ajuste do fechamento do ânulo se determina pela ponta de uma pinça hemostática grande. Condon aconselha uma incisão de relaxamento no reparo das hérnias diretas[30,32].

Técnica de Shouldice

A técnica de Earl Shouldice foi preconizada pelos cirurgiões do Hospital Shouldice de Toronto e por outros grupos. A operação consiste na imbricação, em três ou quatro camadas, da fáscia transversal e das fibras do transverso e do oblíquo interno, que se suturam ao trato iliopúbico e ao ligamento inguinal (ou de Poupart), procedimento que se realiza sob anestesia local e para todo tipo de hérnia.

Com essa técnica, o índice de recorrência reportado pelos cirurgiões do Hospital Shouldice é de menos de 1%[55,56,96]. Resultados igualmente satisfatórios foram informados em outros centros[10,11,12,19,20,41].

Procedimento de Rives

É a colocação de prótese no espaço pré-peritoneal através da via inguinal (anterior), de forma que a prótese ultrapasse os limites da zona de fraqueza inguinal e seja aplicada à face profunda da parede pela pressão abdominal, abaixo do plano muscular.

Procedimento de Alexandre

É uma variante da técnica de Rives que realiza uma dissecção mais ampla do espaço pré-peritoneal, com secção dos vasos epigástricos. A tela grande de 18 × 15 cm é deixada no espaço pré-peritoneal sem fixação. Um reparo de McVay é realizado anteriormente à prótese[3].

Hernioplastia Livre de Tensão (Técnica de Lichtenstein)

Lichtenstein, de Los Angeles, preconizou a herniorrafia livre de tensão (*tension-free hernioplasty*) como o procedimento lógico para o reparo das hérnias inguinais. O autor sustenta que desde a primeira verdadeira herniorrafia por Bassini, há mais de 100 anos, todas as operações têm um fator negativo comum: a tensão sobre as suturas, resultante da aproximação de estruturas distantes, fator que Lichtenstein considera uma das principais causas da recidiva da hérnia inguinal[72].

Lichtenstein realiza uma técnica de abordagem anterior, realizada sob anestesia local, que consiste no implante de uma prótese que é fixada à bainha do reto anterior e ao chamado "tendão conjunto", ao ligamento inguinal e ao ânulo interno. O local da inserção da prótese é acima do plano muscular (músculo oblíquo interno e transverso), o que contraria o conceito de Rives e Stoppa[136]. Na descrição original, a fixação da tela é realizada através de suturas contínua frouxa[5,144]. Ele ressalta a importância da borda ínfero-medial da tela, a qual deve ultrapassar o tubérculo púbico. O material de sua preferência é o Marlex[72].

Outra técnica de reparo com prótese colocada sem tensão e sem suturas (*sutureless repair* ou *mesh plug*), por abordagem anterior, mas com um segunda prótese reforçando a parede posterior, foi descrita por Gilbert, de South Miami. Esse autor também utiliza polipropileno, porém prefere prolene, que é uma malha menos densa que o marlex. Ele afirma que a técnica pode ser utilizada em 40% dos pacientes com hérnia primária e recorrente e em 75% dos pacientes com hérnia indireta[52,54]. Outra técnica semelhante é a de Rutkow e Robbins[122], descrita em 1993. Difere da técnica de Gilbert pelo formato do tampão da tela (*plug*), que invariavelmente é de forma cônica e pode ser utilizado tanto em hérnias indiretas como nas diretas.

Abordagem Pré-Peritoneal

Há dois tipos de procedimentos que podem ser realizados pela via pré-peritoneal: (1) a simples herniorrafia reparativa, mediante o fechamento do ânulo inguinal interno e a sutura do tendão aponeurótico do transverso ("tendão conjunto") ao trato iliopectíneo ou a ligamento de Cooper[93] (**técnica de Nyhus**); e (2) reparo da parede posterior mediante implante de prótese de dacron (marlex ou prolene), preconizada principalmente pelos autores franceses[118,136,138,140] e recentemente também utilizada por Nyhus[102]. A operação é fácil de se executar e tem uma evidente lógica anatômica e mecânica, além de ser bem tolerada pelo paciente. Não está indicada nas crianças e nos adultos jovens com hérnias do tipo I de Nyhus, casos em que a operação de Marcy ou outras técnicas de reparo anterior são mais preconizadas.

Nas hérnias inguinais femorais da mulher, a abordagem pré-peritoneal provou ser efetiva, e nesses casos geralmente não requer implante de prótese (técnica de Nyhus)[93,94,101].

Vários autores destacaram as vantagens do prolene sobre outros materiais, tais como marlex ou goretex, no reparo das hérnias inguinais[23] e de grandes defeitos da parede abdominal[134].

Segundo Nyhus[93], Thomas Annandale, de Edinburgo, foi quem primeiro apresentou o conceito da abordagem peritoneal em 1876.

Em estudo de Nyhus *et al.*[90], a taxa de recidiva após reparo de hérnias recidivantes com implante de próteses foi nula, e outras séries registraram índices muito baixos de recidiva, variando de 1%[136] a 1,2%[118].

O implante da prótese pela via inguinal anterior também tem sido um procedimento satisfatório em muitos centros[23,69]. Porém, Nyhus[93] ilustra pelo princípio de Pascal que o implante pré-peritoneal é mais lógico do ponto de vista biofísico e oferece maior segurança. Na técnica de Riganault, a prótese não precisa ser suturada, pois a distribuição da pressão intra-abdominal de forma parelha sobre a malha da prótese a mantém fixa.

Técnica cirúrgica (Nyhus). A incisão cutânea é horizontal, à direita e acima da sínfise pubiana (Fig. 154.5). A dissecção é feita até o espaço pré-peritoneal, após divulsão das fibras do músculo oblíquo interno e transverso. É realizada secção do espaço pré-peritoneal, com prolongamento da incisão medial, lateral e inferiormente. Dessa forma, os sacos herniários podem ser visualizados como divertículos peritoneais, os quais (sacos diretos ou indiretos) são separados dos elementos do cordão e reduzidos, e o reparo da hérnia é realizado através de suturas com fio monofilamentar aproximando o tendão conjunto ao trato iliopúbico. Atualmente, como já mencionado, Nyhus prega a utilização de prótese, além das suturas, para correção das hérnias inguinais, principalmente as diretas.

Procedimento de Stoppa. É um procedimento livre de tensão, mas realizado por via pré-peritoneal, e não por via inguinal. É também chamada de reforço peritoneal com prótese gigante (*giant prosthetic reinforcement of the visceral sac*). O procedimento pode ser utilizado para o reparo de todas as hérnias inguinais, porém é reservado para os casos de hérnias complexas, com alto risco de recidiva e hérnias recidivantes. A característica essencial da técnica de Stoppa é a colocação de uma grande tela substituindo a fáscia transversal na região inguinal, a qual se estende além do orifício miopectíneo. A prótese é mantida no lugar devido à pressão intraluminal e pelo crescimento de tecido conjuntivo ao redor e dentro da prótese. A tela adere ao peritônio e o deixa inflexível, de forma que ele não pode fazer protrusão através de defeitos parietais. Não há necessidade de corrigir o defeito parietal (parede abdominal). Essa técnica difere das outras porque seu objetivo é conter o peritônio e não reparar o defeito abdominal[140].

Hernioplastia Laparoscópica

O interesse no reparo intra-abdominal das hérnias da região inguinal por via laparoscópica se iniciou em 1977 por Ger, que aplicou *clipes* metálicos para fechar o colo do saco herniário no decorrer de laparoscopias realizadas com propósitos diferentes de herniorrafias[49,51].

Apesar de não ser minimamente invasiva, a abordagem laparoscópica das hérnias possui várias vantagens em relação à abordagem aberta. Primeiramente, a diminuição acentuada da dor e da disfunção pós-operatória. Além disso, as regiões inguinal e femoral podem ser inspecionadas bilateralmente, de forma que hérnias bilaterais podem ser corrigidas de uma só vez e hérnias contralaterais não diagnosticadas previamente (segundo relatos ocorrem em 25% a 50% dos pacientes) podem ser reparadas concomitantemente[35,98]. Por outro lado, a herniorrafia laparoscópica evita o local de cirurgia prévia em hérnias recorrentes, diminuindo os riscos de lesão de nervos ou orquite isquêmica.

As desvantagens da herniorrafia laparoscópica incluem a violação da cavidade peritoneal, a necessidade de tela, a necessidade de cirurgia geral e o elevado custo do procedimento.

1. *Cirurgia laparoscópica transabdominal pré-peritoneal (TAPP).* Em 1991, Arregui[9] relatou técnica de reparo pré-peritoneal que tornou técnica laparoscópica muito utilizada.

O peritônio é incisado superiormente ao assoalho inguinal, e o defeito herniário é dissecado. Sacos herniários indiretos de volume moderado são dissecados e reduzidos. Sacos herniários volumosos são ocasionalmente seccionados, e o saco distal é deixado *in situ*, levando à possibilidade de formação de hidrocele, porém diminuindo os índices de hematoma. A tela é posicionada e fixada no ligamento de Cooper e ao lado interno do tendão conjunto, não colocando suturas lateralmente aos vasos epigástricos. Existem variações da técnica que incluem mobilização do cordão espermático, colocação da tela envolvendo o cordão espermático no espaço pré-peritoneal, entre outras. Relatos atuais demonstram bons resultados com baixos níveis de recidiva[64,67].

2. *Cirurgia laparoscópica com técnica de colocação intraperitoneal de prótese.* Foi preconizada por Fitzgibbons *et al.* e Franklin[44,45]. Desde seus relatos iniciais, Fitzgibbons abandonou essa técnica devido

a complicações relacionadas à possível erosão intestinal pela tela[44,45]. De acordo com essa técnica, uma prótese é utilizada para cobrir o defeito da parede abdominal. A prótese fica exposta no interior da cavidade peritoneal, com os correspondentes riscos potenciais. Além disso, trabalhos como o de Omaha[43], demonstraram que o reparo de hérnias diretas teve como complicação a recidiva por herniação da prótese e do peritônio através do defeito da parede abdominal. Franklin continua a utilizar uma variação dessa técnica. Entretanto, essa técnica vem sendo cada vez menos utilizada, estando praticamente em desuso.

3. *Cirurgia laparoscópica totalmente extraperitoneal (TEP).* Desde sua nomenclatura, essa técnica parece um contra-senso, uma vez que a definição de laparoscopia implica a entrada da cavidade peritoneal; mas, como se realiza com instrumentos de laparoscopia, apesar de todo o procedimento ser realizado fora da cavidade abdominal, recebeu tal denominação.

Os autores desenvolveram essa técnica com o objetivo de evitar as complicações associadas à incisão do peritônio ou à colocação intraperitoneal da prótese. Dessa forma, o reparo pré-peritoneal com o uso de prótese preconizado por Stoppa foi realizado pela via laparoscópica[110].

A tela de polipropileno é colocada entre o lado interno da parede abdominal e o peritônio, fixando a tela no ligamento de Cooper e no anel aponeurótico. Após a conclusão do reparo, pode ser realizada uma inspeção intraperitoneal para confirmar a colocação adequada da prótese. Entretanto, alguns autores[76] realizam essa técnica sem a peritoneoscopia, evitando, dessa forma, totalmente a cavidade peritoneal. Para a disseção do espaço pré-peritoneal, pode ser utilizado tanto um balão de dissecção como o próprio laparoscópio.

Esse tipo de reparo é tecnicamente mais difícil, mas está associado a menos complicações e índices de recorrência do que a técnica transabdominal pré-peritoneal.

A introdução e o posicionamento da prótese são realizados graças ao laparoscópio, após a criação de um pré e retropneumoperitônio. Na França, os trabalhos de Stoppa e de Rives[136,138] já demonstraram a eficácia do reforço com próteses pré e retroperitoneais, assim como a excelente tolerância a essas próteses.

Inicialmente, o método era reservado às hérnias inguinais indiretas de médio volume nos homens. Atualmente, podem ser tratadas hérnias inguinais indiretas com componente direto, hérnias diretas, hérnias inguinais bilaterais, hérnias inguino-escrotais, hérnias recidivadas e hérnias femorais. Relatos atuais mostram que técnica totalmente extraperitoneal pode, inclusive ser realizada com anestesia local, com bons resultados[39,46].

Nos últimos 15 anos, a herniorrafia laparoscópica realizou a transição de procedimento experimental para técnica estabelecida. Com o aumento das capacidades técnicas laparoscópicas na comunidade cirúrgica, muitos cirurgiões se questionam sobre quando indicar o procedimento laparoscópico para a correção da hérnia de seus pacientes.

A técnica totalmente extraperitoneal é a preferida, devido aos seus menores índices de complicação e de recorrência[111]. Pacientes que não podem tolerar a anestesia geral ou que apresentam várias cirurgias prévias em abdômen inferior não devem ser submetidos à herniorrafia laparoscópica.

Os índices de complicação e recorrência, apesar de inicialmente terem se apresentado maiores do que nas técnicas tradicionais, atualmente são equivalentes ou menores em centros com experiência em laparoscopia. Trabalhos prospectivos randomizados relatam que, quando os pacientes são selecionados adequadamente e os cirurgiões são treinados, a herniorrafia laparoscópica pode ser realizada com índices de recorrência e complicações aceitáveis[110,147].

Complicações das Cirurgias para Correção das Hérnias Inguinais

Testículos. Orquite isquêmica e atrofia testicular são as duas possíveis complicações que acometem o testículo após herniorrafias inguinais. Apresentam-se como dor, edema e endurecimento do testículo associado à febre baixa. Essa condição pode progredir para atrofia testicular.

A fisiopatologia da orquite isquêmica provavelmente tem início com a congestão venosa intensa dentro do testículo secundária a trombose das veias do cordão espermático[142].

Vaso deferente. Trauma no vaso deferente pode ser por transecção ou obstrução. A transecção geralmente ocorre em reparos abertos, principalmente nas hérnias recidivadas. A obstrução pode ocorrer através do pinçamento excessivo, causando fibrose de intensidade variada na luz do vaso.

Hidrocele. É uma complicação pouco comum das cirurgias para correção de hérnias inguinais. Provavelmente está relacionada à esqueletização do cordão espermático e à dissecção excessiva do saco herniário e do ânulo inguinal interno. Além disso, a persistência da parte proximal do saco herniário indireto pode ser um fator predisponente.

Seromas. Na região inguinal são raramente de relevância clínica. Entretanto, com a introdução das próteses, há uma tendência maior à formação de seromas.

Vasculares. Lesões da veia femoral podem ser causadas por suturas próximas à parede anterior da veia, ou por compressão da veia femoral por uma sutura colocada muito lateralmente, próxima ao ligamento de Cooper. Lesão da artéria femoral pode acontecer durante a reconstrução da parede posterior próximo ao anel inguinal profundo; nesse local, a artéria femoral se situa 1 a 1,5 cm abaixo da fáscia transversal[22].

Bexiga urinária. A bexiga é posterior e medial à parede inguinal posterior e pode estar aderida ou "deslizar" numa hérnia direta ou femoral. Além disso, retenção urinária, principalmente após anestesias locorreginonais, é uma complicação comum das herniorrafias inguinais.

Intestinos. Nos casos de encarceramento ou estrangulamento da hérnia há envolvimento direto do intestino, necessitando de inspeção rigorosa e, até mesmo, em alguns casos de resseção de alças. Indiretamente, pode haver laceração ou até mesmo ruptura de uma alça na presença de hérnia deslizante.

Infecção. Pode complicar todos os tipos de cirurgia. Mulheres têm maior índice de infecção que homens. Hérnias encarceradas, recorrentes, umbilicais e femorais também apresentam maiores taxas de infecção, respectivamente, 7,8%, 10,8%, 5,3% e 7,7%. A presença de prótese também aumenta os índices de infecção[130].

A presença de infecção não exige necessariamente a retirada da prótese, a não ser que esta se encontre mergulhada em um abscesso ou banhada por secreção purulenta. Infecções tardias também podem acontecer na presença de próteses, até mesmo meses ou anos após o implante.

Recidiva. Permanece como a complicação mais comum da cirurgia para hérnias inguinais. Varia de 2,3% a 20,0% para hérnias inguinais e de 11,8% a 75% para hérnias femorais.

Uma revisão recente da literatura revela as seguintes taxas de recidiva para os diferentes procedimentos cirúrgicos realizados para correção da hérnia inguinal[18].

- *Bassini:* recidiva, 2,9% a 25,0%; re-recidiva, 6,5% a 13,4%.
- *Shouldice:* recidiva, 0,2% a 2,7%; re-recidiva, 2,9% a 6,36%.
- *McVay:* recidiva, 1,5% a 15,5%; re-recidiva, 2,4% a 5,5%.
- *Nyhus:* recidiva, 3,2% a 21,0%; re-recidiva, 9,5% a 27,0%.

Para cirurgia que usam prótese (tela), as taxas de recidiva são as seguintes:

- *Nyhus:* recidiva, 0% a 1,7%; re-recidiva, 0% a 1,7%.
- *Rives:* recidiva, 0% a 9,9%; re-recidiva, 1,7% a 3,2%.
- *Stoppa:* recidiva 0% a 7%; re-recidiva, 0% a 8%.
- *Técnicas com livre tensão:* recidiva, 0% a 1,7%; re-recidiva, 0% a 3,4% Mesh Plug: recidiva, 0% a 1,6%; re-recidiva, 0,5% a 1,6%.

Antibióticos sistêmicos devem ser utilizados como profilaxia na herniorrafia inguinal quando há uso de próteses. Se o paciente não for alérgico a penicilina, pode ser usada uma dose única na indução anestésica, ou, 30 a 60 minutos antes da indução, de uma cefalosporina de 1ª ou 2ª geração[27].

Outras Hérnias da Parede Abdominal

HÉRNIA UMBILICAL. A grande maioria tem origem congênita. É mais comum em afro-americanos, mas geralmente tem fechamento espontâneo até os 2 anos de idade. Se não houver fechamento até os 5 anos, usualmente há necessidade de tratamento cirúrgico.

Em adultos geralmente é adquirida, tendo como fatores predisponentes: ascite, gestação, distensão abdominal. A correção cirúrgica é simples, raramente há necessidade do uso de tela (prótese). Recidiva é incomum.

HÉRNIA EPIGÁSTRICA. São hérnias da linha alba. São de difícil diagnóstico em pacientes obesos. O paciente geralmente apresenta queixas de dor ou tumefação em região epigástrica. Pode facilmente ser confundida com lipomas. Deve ser diferenciada de diátese do reto abdominal, condição que não requer cirurgia. A correção cirúrgica da hérnia epigástrica usualmente é realizada apenas com sutura simples, não havendo necessidade de implante de tela. Deve-se ressaltar que as hérnias epigástricas são freqüentemente múltiplas, devendo ser realizada uma inspeção rigorosa da aponeurose adjacente à hérnia durante a cirurgia.

HÉRNIA INCISIONAL (VENTRAL). Ocorre devido à cicatrização inadequada de uma incisão prévia. Está relacionada a fatores locais, sistêmicos e imunológicos responsáveis pela cicatrização. Entre os principais fatores de risco para hérnia incisional podemos citar: obesidade, desnutrição, ascite, uso de corticosteróides, hematoma pós-operatório, infecção de parede, gestação, diálise e qualquer situação que aumente a pressão intra-abdominal. O fator mais importante é a infecção da parede abdominal.

Na grande maioria dos casos há necessidade de implante de prótese. Em alguns raros casos, quando o defeito na aponeurose é pequeno, pode-se realizar a ráfia primária.

A cirurgia laparoscópica vem sendo empregada com sucesso nas correções de hérnias incisionais. Trabalhos recentes têm demonstrado bons resultados, com menores índices de complicação e pequeno tempo de internação; entretanto, há necessidade de estudos randomizados e controlados com maior tempo de seguimento, para avaliar os índices de recorrência[40,57,100].

Referências Bibliográficas

1. Aegineta P. In: Surgery. Books VI e VII. The Classic of Surgery Library. Birmingham, 1985.
2. Albucasis. On surgery and instruments. The Welcome Institute of the History of Medicine. London, 1973.
3. Alexandre JH, Bouillot JL. Recurrent inguinal hernia: Surgical repair with a sheet of DacronÒ mesh by the inguinal route. *Eur J Surg* 162:29-33, 1996.
4. Amid PK, Lichtenstein IL. Long-term results and current status of the Lichtenstein open tension-free hernioplasty. *Hernia* 2:89-94, 1998.

5. Amid PK. Lichtenstein open tension-free hernioplasty. In: Kurzer M, Kark AE, Wantz GE (eds): Surgical management of abdominal wall hernias. London, Martin Dunitz, 1998.
6. Andrade Péres E. Desarrollo histórico de la herniorrafia inguinal. *Rev Col Cir* 3:182, 1988.
7. Annibali, RG. Surgical anatomy of the inguinal region and lower abdominal wall form the laparoscopic perspective. In: Hernia. 4a. ed. Nyhus LM, Condon RE (eds). Philadelphia, JB Lippincot, 1995.
8. Arcelus Imaz I. Hernias abdominales. In: Cirurgia. Tratado de patologia y clínica quirúrgicas. Editado por H. Duran Sacristán e colaboradores. Interamericana. McGraw-Hill. Madrid, Volume 2:1943, 1993.
9. Arregui ME. Laparoscopic preperitoneal herniorrhaphy. Presented at the Society of American Endoscopic Surgeons Annual Meeting, Monterey, CA, April 1991.
10. Ayala LA, Belloso RM, Souchon E, Zavaleta DE. Hernias. In: Tratado de Cirurgia. R Romero Torres, Editor Principal. Segunda edição. Volume I. p. 1108 e seguintes. Interamericana, McGraw-Hill, México DF, 1993.
11. Ayala LA, Scolton E, Alfonso R, Rodríguez E. Hernioplastia por técnica de Shouldice: reporte acumulativo. *Rev Venezol* Cir 39:1, 1986.
12. Bardavid C. Hernias inguinales. Técnica de Shouldice. *Rev Chil Cir* 45:264, 1993.
13. Barkun JSs, Wxler MJ, Hinchey EJ, Thibeault D, Meakins JL. Laparoscopic versus open inguinal herniorraphy: preliminary results of a randomized controlled trial. *Surgery* 118:703-710, 1995.
14. Barroetavea JL, Herszage L, Barroetavea JL et al. Hernia inguinal y faascia transversal. *Rev Argent Cir* 60:97, 1990
15. Barroetavea JL, Herszage L, Barroetavea JL, Cantalapiedra Alvares, A. Bassini versus Shouldice. Revisión histórica-bibliográfica. *Rev Argent Cir* 60:97, 1991.
16. Bassini E. Sopra 100 casi di cura radicale dell'ernia inguinale operata col metodo dell'autore. *Arch ed Tai Soc Ital Chir* 5:315, 1888.
17. Bassini E. Sulla cura radicale dell'ernia inguinale. *Arch Soc Ital Chir* 4:380, 1887.
18. Bendavid R. Expectations of hernia surgery (inguinal and femoral). In: Principles and practice of surgical laparoscopy. Paterson-Brown S, Garden J (eds). Philadelphia, WB Saunders, pp 387-414, 1994.
19. Berliner SD. Adult inguinal hernia. Pathofisiology and repair. *Surg Annu* 15: 307-29, 1983.
20. Berliner SD. An approach to groin hernia. *Surg Clin N Am* 64:197-213, 1984.
21. Bielecki K, Puawski R. Is cigarette smoking a causative factor in the development of inguinal hernia? *Pol Tyg Leck* 43:974, 1988.
22. Brown R. Kinateder RJ, Rosenberg N. Ipsilateral thrombophlebitis and pulmonary embolism after Cooper's ligament herniorrhaphy. *Surgery* 87:230-232, 1980.
23. Capozii JA, Berkenfield E, Cherry JK. Repair of inguinal hernia in the adult with prolene mesh. *Surg Gynecol Obstet* 167: 124, 1988.
24. Cavanaugh DG. Herniorrafia. *Trib Méd (Colombiana),* 79: 1, 1989.
25. Champault G, Rizk N, Catheline JM, Riskalla H, Boutelier P. 25. Hernies de L'aines. Traitement laparoscopique pré-péritonéal versus opération de Stoppa. Étude randomisée: 100 cas. *J Chir* 133: 274-280, 1996.
26. Cheatle GL. An operation for the radical cure of inguinal and femoral hernia. *Brit Med J* 2: 68, 1920.
27. Classen DC, Scott Evans R, Pestonik SL. The timing of prophylactic administration of antibiotics and the risk of the surgical-wound infections. *N Engl J Med* 326:281-286, 1992.
28. Clave P, Guillaumes S, Luis F. Hérnias inguino-crurais y pelvianas. In: Enfermidades digestivas. Villarde F et al. (eds) Ediciones CEA SA. Madrid, 1990
29. Condon RE. Anterior iliopubic tract repair. In: Hernia, 4a. ed. Nyhus LM, Condon RE (eds): JB Lippincot. Philadelphia, 1995.
30. Condon RE. Anterior iliopubic tract repair. In: Hernia. 3a. ed. Nyhus LM, Condon RE (eds). JB Lippincott. Philadelphia, 1989.
31. Condon RE. Surgical anatomy of the transverses abdominis and transversalis fascia. *Ann Surg* 173:81, 1971.
32. Condon RE. The anatomy of inguinal region and its relation to groin hernia. In: Hernia. 3a. ed. Nyhus, Condon RE (eds) JB Lippincott. Philadelphia, 1989.
33. Cooper AP. The anatomy and surgical treatment of inguinal and congenital hernia. London, Longman, 1804.
34. Corcione F, Cristinzio FC, Maresca M, et al. Primary inguinal hernia: The held-in mesh repair. *Hernia* 1:37, 1997.
35. Crawford DL, Hiatt JR, Phillips EH. Laparoscopy identifies unexpected groin hernias. Presented at the Annual Scientific Session of Southern California Chapter, American College of Surgeons, Palm Springs, CA, January, 1998.
36. D'Amico DF, Parimbelli P, Ruffolo C. Antibiotic prophylaxis in clean surgery: breast surgery and hernia repair. *J Chemother* 13(1):108-11, 2001.
37. Deveney KE. Hernias and other lesions of the abdominal wall. In: Current surgical diagnosis & treatment. 10. Ed. Edited by LW Way. Prentice-Hall International Inc. Appleton & Lange, East Norwich, CYT; 713-723, 1994.
38. Dubbs W, MacLeod W, O'Connel T. Restoration of the shutter mechanism in inguinal herniorraphy. *Am J Surg* 139:461, 1980.
39. Edelman DS, Misiakos EP, Moses K. Extraperitoneal laparoscopic hernia repair with local anesthesia. *Surg Endosc* 15:976-80, 2001.
40. Eitan A, Bickel A. Laparoscopically assisted approach for postoperative ventral hernia repair. *J Laparoendosc Adv Surg Tech* A 12:309-11, 2002.
41. Escallón J. Herniorrafia inguinal. Técnica de Shouldice modificada. *Rev Colomb Cir* II: 69, 1987.
42. Ferreira RA, Freitas LLV, Giarino JL, et al. Hernioplastia inguinal sob anestesia local. *Rev Col Bras Cir* 19:255, 1992.
43. Filipi CJ, Fitzgibbons RJ, Salerno GM, Hart RO. Laparoscopic herniorrhaphy. *Surg Clin North Am* 72: 1109, 1992.
44. Fitzgibbons RJ, Caps J, Cornet DA, et al. Laparoscopic inguinal herniorrhaphy: Results of a multicenter trial. *Ann Surg* 221:3-13, 1995.
45. Franklin M. Laboratory rationale for intraperitoneal placement of mesh in inguinal repair. In: Hernia 93: Advances or controversies. Indianapolis, IN, 1993.
46. Frezza EE, Ferzli G. Local and general anestesia in the laparoscopic preperitoneal hernia repair. *JSLS* 4:221-24, 2000.
47. García O, Varela JA, Alvarez D, Baquero F. Herniorrafia inguinal con anestesia local: experiência en el Hospital de La Samaritana. *Rev Colomb Cirurgía* 7:17, 1991.
48. Gardner E, Gray DJ, O'Rahilly R: Blood vessels, lymphatic drainage, and nerves. In: Anatomy: A regional study of human structure, 4th ed. Philadelphia, WB Saunders, 1975.
49. Ger R, Mishrick A, Hurvitz J. Management of groin hernias by laparoscopy. *World J Surg* 17:46, 1993.
50. Ger R, Monroe K, Divivier R, Mishrick A. Management of indirect inguinal hernias by laparoscopic closure of the neck of the sac. *Am J Surg* 159:370, 1990.
51. Ger R. The management of certain abdominal hernia by intraabdominal closure of the neck of the sac — a preliminary communication. *Ann R Coll Surg Engl* 64:342, 1982.
52. Gilbert AI. Sutureless repair of inguinal hernia. *Am J Surg* 163:331, 1992.
53. Gilbert AI. An anatomic and functional classification for the diagnosis and treatment of inguinal hernia. *Am J Surg* 157:331, 1989.
54. Gilbert AI. Prosthetic adjuncts to groin hernia repair: A classification of inguinal hernia. *Contemp Surg* 32:28, 1988.
55. Glassow F. Inguinal hernia repair. A comparison of the Shouldice and the Cooper ligament repair of the posterior wall. *Am J Surg* 131:303, 1976.
56. Glassow F. The Shouldice repair for inguinal hernia. In: Hernia. 2. ed. Nyhus L M, Condon RE (eds). JB Lippincott, Philadelphia, 1978.

57. Goodney PP, Birkmeyer CM, Birkmeyer JD. Short-term outcomes of laparoscopic and open ventral hernia repair: a meta-analysis. *Arch Surg* 137:1161-65, 2002.
58. Grant AM. EU Hernia Trialist Collaboration. Laparoscopic versus open hernia repair: meta-analysis of randomised trials based on individual patient data. *Hernia* 6:2-10, 2002.
59. Gray SW, Skandalakis JE, McClusky DA. Atlas of surgical anatomy for general surgeons. Baltimore, Williams & Wilkins, 1985.
60. Griffith CA. The Marcy repair for indirect inguinal hernia: 1870 to present. In: Hernia. 3. ed. Nyhus LM, Condon RE.(eds) JB Lippincott. Philadelphia, 1989.
61. Gullmo A, Brommé A, Smedberg S. Herniography. *Surg Clin North Am* 64: 229, 1984.
62. Gullmo A. Herniography. *World J Surg* 13:560, 1989.
63. Halsted WS. The radical cure of inguinal hernia in the male. The operative treatment of hernia. The cure of the more difficult as well as the simpler inguinal ruptures. In: Surgical papers by William Stewart Halsted. The Johns Hopkins Press. Baltimore 1924.
64. Hawasli A, Thao U, Chapital A. Laparoscopic transabdominal preperitoneal inguinal hernia repair for recurrent inguinal hernia. *Am Surg* 68:303-307, 2002.
65. Irribarrem C, Ortiz JA, Cappi RA, et al. La Plástica de Shouldice en el tratamiento de la hernia inguinal. *Rev Argent Cir* 61:131, 1991
66. Job CA, Fernandes MA, Dorph DJ, Bercher AM. Inguinal hernia repair. Comparison of local, epidural, and general anesthesia. *N Y State Med* 79: 1730-1733, 1979.
67. Kapiris SA, Brough WA, Royston CM, O'Boyle C, Sedman PC. Laparoscopic transabdominal preperitoneal (TAPP) hernia repair. A 7-year two-center experience in 3017 patients. *Surg Endosc* 15:972-75, 2001.
68. Karl AE, Kurzer MN, Belsham PA. Three thousand one hundred seventy-five primary inguinal hernia repair: advantages of ambulatory open mesh repair using local anesthesia. *J Am Coll Surg* 186:447-55, 1998.
69. Kauffaman M, Weissberg D. Repair of recurrent inguinal hernia with Marlex Mesh. Surg Gynecol Obstet 160:505, 1985.
70. Kawji R, Feichter A, Fuchsjäger N, Kux M. Postoperative pain and return to activity after five different types of inguinal herniorrhaphy. *Hernia* 3:31-35, 1999.
71. Leaverton GH, Garnjobst W. Comparison of morbidity after spinal and local anesthesia in inguinal hernia repar. *Am Surg* 38:591-93, 1972.
72. Lichtenstein IL, Shulman AG, Amid PK, Montloor MM. The tension-free hernioplasty. *Am J Sur* 158:188, 1989.
73. Liem MSL, Van Der Graap Y, Van Steensel CJ, Boelhouwer RU, Clervers GJ, Meijer WS, et al. Comparison of conventional anterior surgery and laparoscopic surgery for inguinal hernia repair. *N Engl J Med* 336:1541, 1997.
74. Lotheissein G. Radikaloperation der Schenkelhernien. *Zentrabl Chir* 25:548, 1898.
75. Lyons AS, Petrucelli RJ, II. Historia de la medicina. Edições Doyama SA. Barcelona, 1980.
76. MacKernan JB, Laws HL. Laparoscopic repair of inguinal hernias using a totally extraperitoneal prosthetic approach. *Surg Endosc* 7:26-28, 1993.
77. Malangoni MA, Condon RE. Preperitoneal repair of acute incarcerated and estrangulated hernias of the groin. *Surg Gynecol Obstet* 162:65, 1986.
78. Marcy HO. A new use of carbolized categut ligatures. *Boston Med Surg J* 85:315, 1871.
79. Marcy HO. The anatomy and surgical treatment of hernia. Appleton. New York, 1892.
80. Marcy HO. The cure of hernia. *JAMA* 8:589, 1887.
81. Mathonnet M, Cubertfond P, Gainant A. Bilateral inguinal hernias: giant prosthetic reinforcement of the visceral sac. *Hernia* 1:93-95, 1997.
82. McVay CB, Anson BJ. Inguinal and femoral hernioplasty. *Surg Gynecol Obstet* 88:473, 1949.
83. McVay CB, Chapp JD. Inguinal and femoral hernioplasty. The evaluation of a basic concept. *Ann Surg* 148:499, 1958.
84. McVay CB. Groin hernioplasty: Cooper's ligament repair. In: Hernia. 4. ed. Nyhus LM, Condon RE (eds). JB Lippincott. Philadelphia, 1995.
85. McVay CB. Groin hernioplasty: Cooper's ligament repair. In: Hernia. 3. ed. Nyhus LM, Condon RE (eds). JB Lippincott. Philadelphia, 1989.
86. McVay CB. Pre-peritoneal hernioplasty. *Surg Gynecol Obstet* 123:349, 1966.
87. Nyhus LM, Condon RE, Harkins HN. Clinical experiences with preperitoneal hernia repair for all types of hernia of the groin. *Am J Surg* 100:234-244, 1960.
88. Nyhus LM, Klein MS, Rogers FB. Inguinal hernia. *Curr Probl Surg* 28:403, 1991.
89. Nyhus LM. Hernia repair: a plea for a diverse approach. In: Skandalakis LJ, Gadacz TR, Mansberger AR Jr, Mitchell WE Jr, Colborn GL, Skandalakis JE (eds). Modern hernia repair. New York: The Parthenon Publishing Group, 109-12, 1996.
90. Nyhus LM, Pollak R, Bombeck CT, Donahue PE. The preperitoneal approach and prostetic buttress repair for recurrent hernia. The evolution of a technique. *Ann Surg* 208:733, 1988.
91. Nyhus LM, Stevenson JK, Listerud MB, Harkins HN. Preperitoneal herniorrhaphy. A preliminary report in fifty patients. *West J Surg Obst Gynecol* 67:48, 1959.
92. Nyhus LM. Editorial comment to history of hernia treatment. In: Zimmerman LM, Zimmerman JE (eds). Hernia. JB Lippincott. Philadelphia, 1978.
93. Nyhus LM. The preperitoneal approach and iliopubic tract repair of inguinal hernia. In: Hernia. 3. ed. Nyhus LM, Condon RE. JB Lippincott. Philadelphia, 1989.
94. Nyhus LM. The recurrent groin hernia: Therapeutic solutions. *World J Surg* 13:541, 1989.
95. Nyhus LM. Individualization of hernia repair: A new era. *Surgery* 114:1, 1993.
96. Obney N. Shouldice technique for repair of inguinal hernia. *Bull N Y Acad Med* 55:863, 1979.
97. Paganini AN, Filiciotti F, Tamburini A, Panti N, Carle F, et al. Randomized trial of laparoscopic versus open tension-free inguinal hernia repair. *Surg Endosc* 11:178, 1997.
98. Panton ONM, Panton RJ. Laparoscopic hernia repair. *Am J Surg* 167:535-537, 1994.
99. Paré A. The apologie and treatise of Ambroise Paré containing the voyages made into diverse places with many of his writings upon surgery. Keynes G. Falcon Educational Books. London, 1951.
100. Parker HH 3rd, Nottingham JM, Bynoe RP, Yost MJ. Laparoscopic repair of large incisional hernias. *Am Surg* 68:530-33, 2002.
101. Patiño JF, Garcia-Herreros LG, Zundel N, et al. Hernioplastia preperitoneal con prótesis. *Rev Colomb Cirurgía* 7:74, 1992.
102. Patiño JF, Garcia-Herreros LG, Zundel N. The Nyhus posterior preperitoneal operation. *Surg Clin North Am* 78(6):163-174, 1998.
103. Patiño JF. La hernia inguinal. *Rev Latinoam Cir* 1:147, 1989.
104. Patiño JF, Londoño E, Espinosa H, Silva H. La herniografia. Un método de diagnóstico en pleno renacimiento. *Rev Colomb Cirurgía* 5:91, 1990.
105. Patiño JF. A history of the treatment of hernia. In: Hernia. 4. ed. Nyhus LM, Condon RE (eds). JB Lippincott. Philadelphia, 1995.
106. Patiño JF. La hernia inguinal. *Rev Colomb Cirurgía III*:171, 1988.
107. Peacock EE Jr, Madden JW. Studies on the biology and treatment of recurrent inguinal hernia: Morphologic changes. *Ann Surg* 179:567, 1974.
108. Peacock EE Jr. Biology of hernia. In: Hernia. 2. ed. Nyhus LM, Condon RE (eds). JB Lippincott. Philadelphia, 1974.
109. Pélissier E. Anatomie chirurgicale des hernies de l'aine. Encycl Méd Chir, Techniques chirurgicales — Appareil digestif, 40-105, 2000.
110. Phillips EH, Carroll BJ, Fallas MJ. Laparoscopic preperitoneal inguinal hernia repair without peritoneal incision. *Surg Endosc* 7:159-162, 1993.

111. Ramshaw B, Shuler FW, Jones HB, Duncan TD, White J, Wilson R, Lucas GW, Mason EM. Laparoscopic inguinal hernia repair: lessons learned after 1224 consecutive cases. *Surg Endosc* 15:50-4, 2001.
112. Read RC. Attenuation of the rectus sheath in inguinal herniation. *Am J Surg* 120:610, 1979.
113. Read RC. Historical survey of the treatment of hernia. In: Hernia. 3. ed. Nyhus LM, Condon RE (eds). JB Lippincott. Philadelphia, 1989.
114. Read RC. Preperitoneal exposure. *Curr Probl Surg* 17:39, 1967.
115. Read RC. The development of inguinal herniorrhaphy. *Surg Clin North Am* 64:185, 1984.
116. Read RC. Collagen syntheses and direct inguinal herniation. In: Arregui ME, Nagan RF (eds). Inguinal hernia: advances and controversies? Oxford, England, Radcliffe Medical, 1994.
117. Read RC. The transversalis and peritoneal fasciae — A reevaluation. In: Hernia. 4. ed. Nyhus LM, Condon RE (eds). Philadelphia, JB Lippincott, 1995.
118. Rignault DP. Preperitoneal prosthetic inguinal hernioplasty through a Pfannenstiel approach. *Surg Gynecol Obstet* 163:465, 1986.
119. Rodrigues AJ Jr, Mittelstaedt WE, Bevilacqua RG, Birolini D. Anestesia local por bloqueio de campo no tratamento ambulatorial das hérnias inguinais. *Rev Col Bras Cir* 19:195, 1992.
120. Rosenthal D, Walters MJ. Preperitoneal synthetic mesh placement for recurrent hernias of the groin. *Surg Gynecol Obstet* 163:285, 1986.
121. Rutkow IM, Robbins AW. Classification systems and groin hernias. *Surg Clin North Am* 78:1117-27, 1998
122. Rutkow IM, Robbins AW: Tension-free inguinal herniorrhaphy: A preliminary report on the "mesh plug" technique. *Surgery* 114:3-8, 1993.
123. Rutledge RH. Cooper's ligament repair for adult groin hernias. *Surgery* 87:601, 1980.
124. Rutledge RH. Cooper's ligament repair: a 25-year experience with a single technique for all groin hernias in adults. *Surgery* 103:1, 1988.
125. Schulman AG, Amid PK, Lichtenstein IL. A survey of non-expert surgeons using open tension-free mesh patch repair for primary inguinal hernias. *Int Surg* 80:35-36, 1995.
126. Schultz C, Baca I, Gotzen V. Laparoscopic inguinal hernia repair. *Surg Endosc* 15:582-85, 2001.
127. Schultz L, Graber J, Pietrafitta J, Hickok D. Laser laparoscopic herniorrhaphy: a clinical trial and preliminary results. *J Laparosc Surg* 1:141, 1990.
128. Schultz LS, Graber JN, Hickok DF: Transabdominal preperitoneal laparoscopic inguinal herniorrhaphy: Lesson learned and modifications. In: Arregui ME, Nagan RF (eds). Inguinal hernia: advances or controversies? Oxford, Radcliffe Medical Press, 301-306, 1994.
129. Silva NC, Lanna Sobrinho JMD, Santos RIC, et al. Tratamento cirúrgico da hérnia inguinal pela técnica de Shouldice. *Rev Col Bras Cir* 17:94, 1990.
130. Simchen E, Rozin R, Wax Y. The Israeli study of surgical infection of drains and the risk of infections in operations for hernia. *Surg Gynecol Obstet* 170:331-337, 1990.
131. Skandalakis JE, Colborn GL, Androulakis JA, et al. Embryology and anatomic basis of inguinal herniorrhaphy. *Surg Clin North Am* 73:799, 1993.
132. Skandalakis JE, Gray SW, Skandalakis LJ, et al. Surgical anatomy of the inguinal area. *World J Surg* 15:498, 1989.
133. Smedberg SGG, Broomé AEA. Herniography. In: Hernia. 3. ed. Nyhus LM, Condon RE (eds). JB Lippincott. Philadelphia, 1989.
134. Stone HH, Fabian TC, Turlekson ML, Jurkiewicz MJ. Management of acute full-thickness loses of the abdominal wall. *Ann Surg* 193:612, 1981.
135. Stoppa RE, Diarra B, Verhaeghe PJ, Henry X. Some problems encountered at re-operation following repair of groin hernias with pre-peritoneal prostheses. *Hernia* 2:35-38, 1998.
136. Stoppa RE, Rives JL, Warlaumont CR, et al. The use of Dacron in the repair of hernias of the groin. *Surg Clin North Am* 64:269, 1984.
137. Stoppa RE, Warlaumont CR, Verhaeghe PJ, Romero ER, M'balla-N'di CJ. Prosthetic repair in the treatment of groin hernias. *Int Surg* 71:154-158, 1986.
138. Stoppa RE, Warlaumont CR. The preperitoneal approach and prosthetic repair of groin hernia. In: Hernia. 3. ed. Nyhus LM, Condon RE (eds). JB Lippincott. Philadelphia, 1989.
139. Stoppa RE. Classification of hernias. In: Hernias and surgery of the abdominal wall. Chevrel JP (ed). Springer-Verlag, Berlin, p, 175, 1998.
140. Stoppa RE. The preperitoneal approach and prosthetic repair of groin hernia. In: Hernia. 4. ed. Nyhus LM, Condon RE (eds). JB Lippincott, 1995.
141. Wagh PV, Read RC. Deffective collagen synthesis in inguinal herniation. *Rev Surg* 30:394, 1973.
142. Wantz GE. Testicular complications of inguinal hernioplasty. *Probl Gen Surg* 12:219-224, 1995.
143. Wantz GE. The operation of Bassini as described by Attilio Catterina. *Surg Gynecol Obstet* 168:67-80, 1989.
144. Wantz GE. Experience with the tension-free hernioplasty for primary inguinal hernias in men. *J Am Coll Surg* 183:351-56, 1996.
145. Weitz JI, Crowley KA, Landamn SL, et al. Increased neutrophil elastase activity in cigarette smokers. *Ann Intern Med* 107:680-2, 1987.
146. Wellwood J, Sculpher MJ, Stoker D, Nicholls GJ, Geddes C, Whitehead A, et al. Randomized controlled trial of laparoscopic versus open mesh repair for inguinal hernia: outcome and cost. *Br Med J* 317:103-110, 1998.
147. Wright D, Paterson C, Scott N, Hair A, O'Dwyer PJ. Five-year follow-up of patients undergoing laparoscopic or open groin hernia repair: a randomized controlled trial. *Ann Surg* 235:333-337, 2002.

11

PARTE

Retroperitônio, Mesentério e Omento

155

CAPÍTULO

Cistos do Retroperitônio, Mesentério e Omento

Raul Chatagnier Filho
Bernardo de Toledo Barros Chatagnier

Devido à similaridade no que se refere à sua origem, apresentação, diagnóstico e tratamento, para efeito didático e com o intuito de uma melhor compreensão, os cistos do mesentério, omento e retroperitônio serão abordados em conjunto nos seguintes aspectos: etiopatogenia, microscopia, análise do seu conteúdo e meios de diagnóstico. Em virtude das suas particularidades, abordaremos de maneira separada o que se refere ao quadro clínico e ao tratamento.

Introdução

Cisto mesentérico é definido como sendo uma tumoração cística localizada no mesentério. Os cistos mesentéricos são entidades raras, grande parte deles não produz sintomas, sendo geralmente diagnosticados durante investigação por outra causa ou no ato cirúrgico para tratamento de afecção diversa[1,11,15,16,21,26].

Pelo fato de as estruturas do omento e do mesentério se originarem de extensões anteriores do retroperitônio, os cistos do omento e do mesentério são estudados junto com os cistos do retroperitônio[1,9,10].

Estes cistos poderão ser simples ou múltiplos, uni ou multiloculares, ocorrendo desde o meso do jejuno até o meso do reto, tendo localização predominante no mesentério ileal[6,15,16,21]. A distribuição desses cistos, de acordo com a freqüência, é: meso do delgado 50%, mesocólon 33%, mesorreto 10%, retroperitônio < 5% e mais raramente no omento[6].

Histórico

A primeira descrição de cisto mesentérico foi realizada em 1507 por Benineni, na Itália, após o exame de necropsia de um menino de 8 anos[10,16,21]. Em 1850, Tillaux realizou com sucesso a primeira ressecção de um cisto mesentérico[16,21]. Em 1883, Pean, para tratamento de um cisto mesentérico, realizou sua marsupialização[16]. Desde então, mais de 1.000 casos de cistos mesentéricos têm sido relatados na literatura, onde o tema é abordado sob os mais variados aspectos[16].

Incidência

Cistos mesentéricos, retroperitoneais e de omento são entidades raras, sendo muito variada a sua incidência, relatada desde 1 para cada 6.000 pacientes até 1 para 250.000 pacientes, perfazendo a incidência média de 1 para 105.000 pacientes[10,11,16,18,21,26].

Os cistos se apresentam em qualquer grupo etário, relatados desde a vida intra-uterina até em pacientes idosos[11], com predominância até a quarta década de vida, quando são diagnosticados 70% dos casos[11,16,26]. Um terço de todos os casos é pediátrico, ocorrendo 5% desses no primeiro ano de vida, quando a apresentação geralmente é aguda, sendo responsável por 1 para 20.000 das admissões pediátricas, devido à rápida progressão dos sintomas[16].

Etiopatogenia

A causa precisa desses cistos não é bem clara[3]. Há muitas teorias considerando a etiologia desses cistos, a maioria delas envolvendo anormalidades do sistema linfático[11,16,20,26]. O crescimento de tecido linfático com malformação congênita, mal posicionado ou ectópico, ou então de falha da fusão das folhas mesentéricas durante o desenvolvimento embrionário são hipóteses possíveis[6,11,16]. A obstrução e/ou a degeneração das saídas dos canais linfáticos também têm sido propostas[6,11,16].

CARACTERÍSTICAS DO SEU CONTEÚDO

O volume de seu conteúdo fluido tem sido relatado como sendo desde 75 ml a 8 litros, tendo sua média em torno de 2 litros[1]. Esse conteúdo poderá ser seroso, quiloso, hemático ou misto[1,13]. Às vezes, a consistência desse líquido poderá ser espessa[13]. Os cistos serosos são caracterizados por fluido claro, cor de palha, de composição química semelhante à do plasma, sendo encontrados principalmente no mesocólon[6,15]. Os cistos quilosos estão usualmente situados no mesentério do intestino delgado e seu conteúdo apresenta alta proporção de lipídios, guardando relação com sua origem linfática[6,15].

MICROSCOPIA DA PAREDE

A maioria possui uma camada epitelial cubóide ou colunar, com ausência de morfologia atípica[16]. A camada epitelial pode ser destruída por aumento do conteúdo cístico[16]. Nesses casos, a parede do cisto contém tecido fibrocolagenoso infiltrado com células inflamatórias crônicas[16]. Os cistos mesentéricos podem ser diferenciados dos linfangiomas císticos pela falta de tecido linfóide ou muscular liso[16].

Calcificação da parede do cisto pode existir quando há alta concentração de cálcio no seu conteúdo, mas esse fato é incomum[1].

CLASSIFICAÇÃO

Muitas classificações de cistos mesentéricos têm sido feitas de acordo com sua origem. Beahrs *et al.*[1,13] dividiram os cistos mesentéricos em 4 grupos:

a) embriológicos

b) traumáticos ou adquiridos

c) neoplásicos

d) infecciosos ou degenerativos

CISTOS DO MESENTÉRIO E DO OMENTO

Os cistos do omento raramente são diagnosticados antes da cirurgia, principalmente porque são muito infreqüentes[12,24]. Embora possam ocorrer em qualquer idade, 70% deles são diagnosticados antes dos 30 anos de idade[1,11], mas, quando ocorrem em crianças, a maioria dos casos é por volta dos 15 anos[1,16].

Ao exame físico, diferentemente do cisto do mesentério, apresenta mobilidade em todos os sentidos, o que nos permite suspeitar da sua localização, e conseqüentemente, diagnosticá-lo[16].

Os cistos do mesentério são os mais freqüentes desses três tipos de lesões císticas[16], podendo localizar-se em qualquer parte entre o duodeno e o reto, embora a maioria se localize no mesentério do intestino delgado, principalmente no mesentério do íleo terminal[1,11].

O tipo mais comum de cisto mesentérico é o linfangioma[13,22], mas poderão ocorrer outras lesões císticas no mesentério, que incluem o teratoma cístico e o mesotelioma cístico[12,13].

Quadro Clínico

A apresentação clínica dos cistos mesentéricos é variada, dependendo de seu tamanho, localização, presença ou ausência de complicações[16]. Em virtude desses fatores, os cistos mesentéricos poderão se apresentar das seguintes formas:

a) *Assintomáticos:* a ausência de manifestações clínicas torna o diagnóstico muito difícil[13]. É mais provável que os sintomas ocorram quando o cisto atinge mais que 5 cm de diâmetro[21,26]. Em mais de 40% desses casos, os cistos são descobertos incidentalmente durante cirurgia abdominal ou devido a outros fatores, pois os pacientes não apresentam nenhum tipo de sintoma, doloroso ou não, e a massa abdominal tem crescimento lento[1,13,16,21]. A perda de peso pode ser notada em alguns pacientes, mas a causa é desconhecida[1,7].

b) *Dor abdominal crônica:* muitos pacientes apresentam dor abdominal difusa, não-localizada, desconforto, anorexia e perda de peso[16]. A dor poderia resultar da tração da raiz do mesentério, sendo geralmente crônica e constante, com localização na região lombar, ou manifestar-se como cólicas abdominais, associadas a náuseas, vômitos, diarréia ou constipação intestinal[1,13,16,21].

c) Abdome agudo em forma de obstrução intestinal (vólvulo, compressão extrínseca) e por complicações no cisto (ruptura, infecção ou hemorragia)[1,14,16]. Quando se apresenta na forma obstrutiva, temos dor abdominal em cólica, anorexia, mal-estar, náuseas, vômitos e distensão abdominal[16]. A dor também poderá ser devida à infecção, torção ou distensão rápida do cisto devido à hemorragia em seu interior[16]. Essas complicações ocorrem em aproximadamente 1/3 dos pacientes adultos e em 2/3 dos pacientes pediátricos[1,16,24]. A origem da infecção é de difícil explicação, mas a presença de *E. coli* em seu interior indica que a fonte mais provavelmente é de origem intestinal. Bactérias podem migrar também através dos linfáticos, com base na suposta idéia de que os cistos eram de origem linfática. Os pacientes poderão apresentar febre, nos casos de infecção do cisto, ou apresentarem-se com anemia, nos casos de hemorragia no interior do cisto[16].

Em crianças, a apresentação de cisto mesentérico é freqüentemente de forma aguda, devido ao seu rápido crescimento em uma confinada cavidade abdominal, causando um grande grau de obstrução intestinal, pois o cisto tende a ser do mesmo tamanho que os apresentados em adultos[16].

A transformação maligna de cistos mesentéricos foi relatada em < 3% dos casos e mais provavelmente é vista no grupo de pacientes idosos, em que ocorreram alguns casos de sarcoma e poucos casos de adenocarcinoma[8,23].

O exame abdominal poderá revelar massa de consistência elástica, com mobilidade apenas no plano transversal[9,11,13,16,20,26].

Diagnóstico

Exames Laboratoriais

Os exames sangüíneos não são úteis para fazer o diagnóstico, pois somente mostrarão alterações nos casos em que houver complicações nos cistos, tais como hemorragia ou infecção[16]. O exame do conteúdo do cisto permite a avaliação da composição bioquímica do líquido (seroso, quiloso, hemorrágico) e das características bacterioscópicas, bem como pesquisa de células neoplásicas[8,23].

Métodos de Imagem

A função dos exames radiológicos é demonstrar a natureza dessas massas abdominais, mas somente através da cirurgia o diagnóstico histológico definitivo pode ser estabelecido[1,13,25,26].

Radiografia Simples de Abdômen (Fig. 155.1)

O deslocamento do gás intestinal ou raramente a presença de calcificações poderão ser observados na radiografia simples do abdômen[1,16,19], ou ainda a visualização da massa abdominal[1].

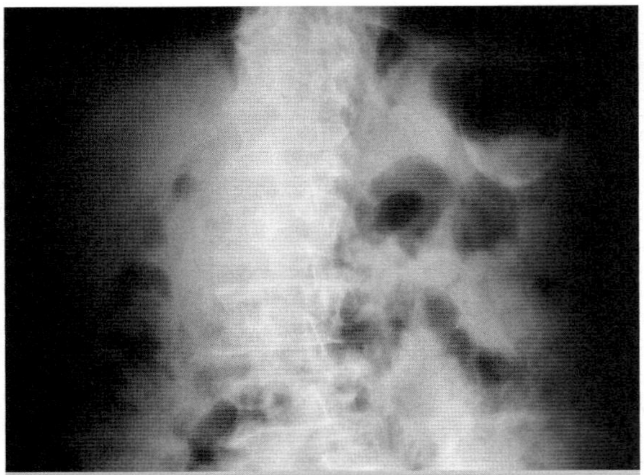

Fig. 155.1 — *Radiografia simples de abdômen mostrando cisto mesentérico com calcificação.*

Radiografia Gastrointestinal Contrastada

A radiografia contrastada alta ou baixa do aparelho digestivo pode mostrar um efeito de massa por compressão extrínseca da víscera, com mucosa intestinal preservada[6]. Os exames radiológicos contrastados eram os principais métodos utilizados na investigação dos cistos no passado[1,25].

Ultra-Sonografia e Tomografia Computadorizada (Figs. 155.2 e 155.3)

Atualmente, com o uso do ultra-som (US) e da tomografia (TC), o correto diagnóstico e a localização desses cistos podem ser feitos em quase todos os casos[1,5,19,21]. O US é o procedimento mais eficiente para sua detecção, mas é pouco preciso para a localização visceral do cisto, enquanto a TC permite maior precisão quanto à sua origem e relação com as estruturas adjacentes[13].

O US é muito usado para a demonstração da massa cística, mas ineficiente para visualização de septações e conteúdo de seu fluido, não sendo capaz de detectar a presença de resíduos[16].

O US é mais barato, mais seguro e mais acessível que a TC e a RM, e é recomendado como o exame de imagem de escolha para iniciar a investigação dos cistos[13,16].

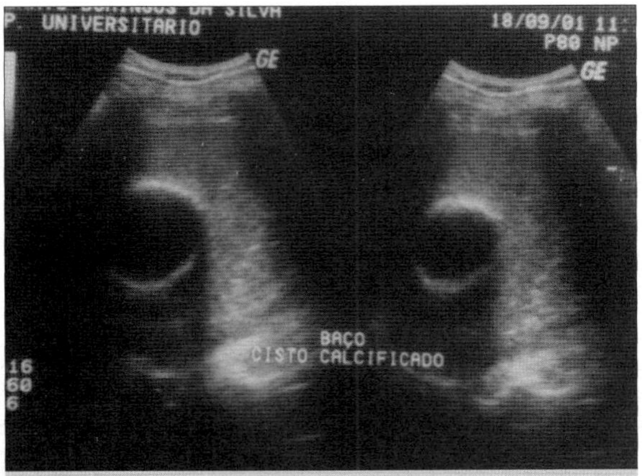

Fig. 155.2 — *Ultra-sonografia mostrando cisto do mesentério.*

Ressonância Magnética (Fig. 155.4)

É o melhor método radiológico para se determinar o comportamento das lesões císticas, tais como seroso ou hemorrágico[13]. Sempre que não temos o diagnóstico ou origem precisa, a ressonância magnética (RM) fornece imagem mais precisa do que a da TC[16,21].

O diagnóstico diferencial inclui teratoma do mesentério, tumores císticos de musculatura lisa e cisto mesotelioma[16,19]. O exame tomográfico mostrará a calcificação periférica dos teratomas[16]. Os tumores císticos de musculatura lisa podem, ocasionalmente ser formados, por degeneração do estroma ou necrose tumoral[16]. Radiologicamente, podem ser indistinguíveis do cisto mesentérico[16]. Os cistos mesoteliomas são multiloculares e classicamente ocorrem em mulheres na meia-idade[16].

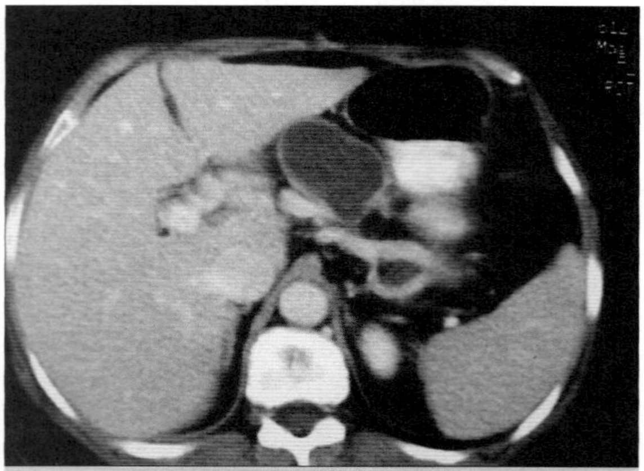

Fig. 155.3 — *Tomografia de abdome mostrando cisto do omento.*

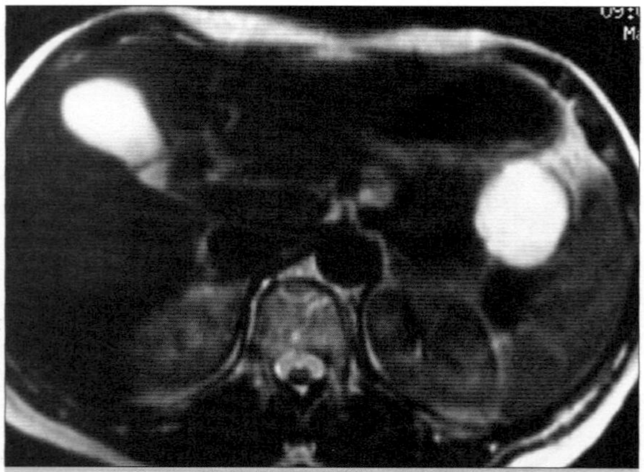

Fig. 155.4 — *Ressonância magnética mostrando cisto mesentérico.*

Tratamento

O tratamento cirúrgico é indicado para os pacientes que apresentam sintomas[11]. No cisto do omento, o tratamento cirúrgico consiste em realizar sua completa remoção, apresentando muitos bons resultados[12,20,26].

O tratamento de escolha do cisto mesentérico é a sua total ressecção cirúrgica, pois sua recorrência é incomum[1,9,11,13,15,16,21,26]. Além disso, a ressecção do cisto teria como vantagem o fato de poder eliminar tecido neoplásico (que é uma raridade) e eliminar outras complicações representadas por vólvulo, obstrução a montante e infecção do cisto[4,11]. Em algumas ocasiões, é realizada conjuntamente ressecção de um pequeno segmento intestinal, devido ao íntimo envolvimento do pedículo vascular desse segmento pela tumoração cística, ou porque houve lesão de seu pedículo vascular durante a dissecção do cisto[1,20,21,26]. Pacientes com linfangioma de mesentério mais freqüentemente necessitam de pequenas ressecções intestinais para que haja sua completa remoção[16].

Cisto do Retroperitônio

Os cistos do retroperitônio são raros, representando cerca de 5% das lesões císticas abdominais[16]. São mais freqüentemente diagnosticados incidentalmente no transoperatório ou então ao exame físico de paciente com tumoração abdominal assintomática[1]. Têm consistência elástica, com localização geralmente paramediana esquerda ou direita, geralmente fixos aos planos profundos ou com pouca mobilidade[1,10].

Além dos sintomas já referidos para os cistos do mesentério, poderão apresentar sintomas referentes às relações com as estruturas do retroperitônio, tais como sintomas urinários, devido à compressão do ureter; neurológicos, por compressão de nervos; queixas vasculares, manifestadas por hemorróidas ou turgência venosa em membros inferiores[1,10].

Os exames radiológicos diagnósticos, também seguem o mesmo procedimento adotado referido para os cistos do mesentério, ou seja, ressonância magnética, ultra-sonografia (Fig. 155.5) e tomografia computadorizada (Fig. 155.6), com a ênfase de que poderão ser efetuados estudos urográficos contrastados para comprovar os sintomas urinários decorrentes de sua localização, ou ultra-sonográfico dirigido à identificação da causa das queixas hemorroidárias ou varicosas[1].

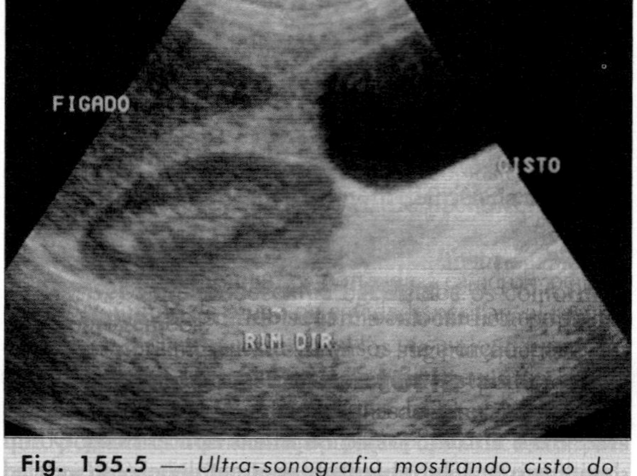

Fig. 155.5 — *Ultra-sonografia mostrando cisto do retroperitônio.*

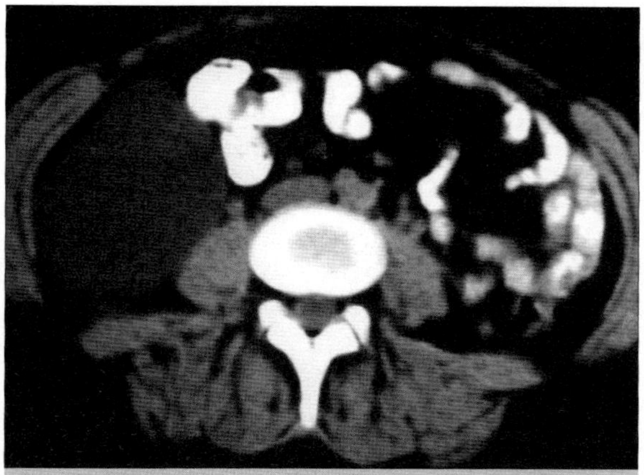

Fig. 155.6 — *Tomografia computadorizada mostrando cisto do retroperitônio.*

O tratamento cirúrgico é realizado através de sua ressecção, que habitualmente é mais difícil do que a efetuada nos cistos do omento ou do mesentério, pela estreita relação que apresentam com importantes estruturas retroperitoneais[1,21], e às vezes, também pela dificuldade em determinar seus limites, tornando as recidivas mais freqüentes que as que ocorrem no tratamento dos outros cistos[1,9,21,26]. Em algumas ocasiões, devido à impossibilidade em efetuar-se uma completa e segura ressecção, pode ser necessário realizar a marsupialização ou drenagem do cisto retroperitoneal[26].

A título de miscelânea sobre o tratamento cirúrgico dos cistos do omento, do mesentério e do retroperitônio, podemos dizer que:

a) aspiração simples é associada a elevado índice de recidiva[11]. Não é recomendada aspiração percutânea em regiões sujeitas à infestação de cisto hidático[1];

b) drenagem ou excisão parcial do cisto não são recomendadas pela tendência à recidiva[1,16,21];

c) marsupialização não é aceitável, não pela ocorrência de recidivas, mas também pelo risco de infectar o cisto e/ou de reoperações por persistente drenagem cutânea de conteúdo cístico[16];

d) punção transoperatória com o intuito de facilitar sua ressecção não deverá ser executada quando houver suspeita de malignidade desse cisto, pois poderemos contribuir para a sua disseminação na cavidade abdominal[21];

e) laparoscopia tem sido utilizada para realizar o diagnóstico e a localização da massa cística, mas atualmente está sendo cada vez mais usada para o tratamento cirúrgico dos cistos aqui abordados. Deverá ser realizada por cirurgião com experiência com o método para obter-se todas as vantagens que ele proporciona[11,15,16,18,21]. O método cirúrgico laparoscópico deverá ser evitado na suspeita de malignidade, pois, para a remoção intracavitária da lesão cística necessitará de seu prévio esvaziamento, o que poderá contaminar a cavidade abdominal com células neoplásicas[11]. Também não deverá ser utilizada a cirurgia laparoscópica frente à possibilidade de o cisto ser hidático[17].

Mortalidade

Atualmente o tratamento cirúrgico dos cistos abdominais é bastante seguro, tendo sua taxa de mortalidade situada entre 0%-3%[1].

Referências Bibliográficas

1. Alwan HH, Eid AS, Alsharif IM. Retroperitoneal and mesenteric cysts. *Singapure Med J* 40:160-164, 1999.
2. Behs OH, Judd ES, Dockerty MB. Chylous cyst of the abdomen. *Surg Clin North Am* 30:1081-1096, 1950.
3. Bodai BI, Jung W, Marr C. Omental cyst: case report and review of the litherature. *Contemp Surg* 22:83-86, 1983.
4. Burkett JS, Pickleman J. The rationale for surgical treatment of mesenteric and retroperitoneal cysts. *Am Surg* 60:432-435, 1994.
5. Chou YH. Mesenteric and omental cysts. An ultrasonografic and clinical study of 15 patients. *Gastrointest Radiol* 16:311-314, 1991.
6. Emir H, Yesildag E, Sahin I, Tekant G, Senyuz OF. A case of mesenteric cysts caused by abdominal tuberculosis. *Eur J Pediatr Surg* 10:402-403, 2000.
7. Ford JR. Mesenteric cysts: review of the literature with report of unusual case. *Am J Surg* 99:878-884, 1960.
8. Heidi N. Primary retroperitonneal mucinous cyst adenocarcinoma. *Cancer* 15:2117-2121, 1988.
9. Kurtz RJ, Heimann TM, Holt J, Beck AR. Mesenteric and retroperitoneal cysts. *Ann Surg* 203:109-112, 1986.
10. Lee J, Song YS, Park CS, Kim B. Mullerian cysts of the mesentery and retroperitoneum: A case report and litherature review. *Pathology International* 48:902-906, 1998.
11. Mason JE, Soper NJ, Brunt M. Laparoscopic excision of mesenteric cysts. *Surg Laparosc, Endosc & Percutan Tech* 11:382-384, 2001.
12. Mazumdar A, Vaiphei K, Verma GR. Multiple dermoid cysts of omentum. *J Postgrad Med* 43:41-42, 1997.
13. Mihmanli I, Erdogan N, Kurugoglu S, Aksoy SH, Korman U. Radiological workup in mesenteric cysts:insight of a case report. *J Clin Imaging* 25:47-49, 2001.
14. Mollitt DR, Ballantine TVN, Grosfield JL. Mesenteric cysts in infancy and childhood. *Surg Gynecol Obstet* 147:182-184, 1978.
15. Morrison CP, Wemyss-Holden AS, Maddern GJ. A novel technique for the laparoscopic resection of mesenteric cysts. *Surg Endosc* 16:219, 2002.
16. O'Brien MF, Winter DC, Lee G, Fitzgerald EJ,O'Sullivan GC. Mesenteric cysts:a series of six cases with a review of the literature. *Ir J Med Sci* 168:233-236, 1999.
17. Perek A, Numan F, Perek S, Durgun V, Kapan M, Aykuter G. Management of patient with hepatic-thoracic-pelvic and omental hydatid cysts and post-operative bilio-cutaneous fistula:a case report. *Hepato-Gastroenterology* 46:2202-2207, 1999.
18. Roll S, Azevedo JL, Campos F, Gorski W, Azevedo. Laparoscopic resection of a mesenteric (mesothelial) cyst. *Endoscopy* 29:59, 1997.
19. Ros PR, et. al. Mesenteric and omental cysts: histologic classification with imaging correlation. *Radiology* 164:327-323, 1987.

20. Sabiston Jr DC. Tratado de cirurgia. 15th ed. Rio de Janeiro, Ed. Guanabara Koogan, 1999.
21. Shamiyeh A, Rieger R, Schrenk P, Wayand W. Role of laparoscopic surgery in treatment cysts. *Surg Endosc* 13:937-939, 1999.
22. Stoupis C, Ros PR, Abbitt PL, Burton SS, Gauger J. Bubbles in the belly: imaging of cystic mesenteric or omental masses. *Radiographics* 14:729-737, 1994.
23. Tykka M, Koivitniemi. Carcinoma arising in mesenteric cyst. *Am J Surg* 129:709-711, 1975.
24. Vanek VW, Phillips AK. Retroperitoneal, mesenteric and omental cyst. *Arch Surg* 119:838-842, 1984.
25. Walker AR, Putman TC. Omental, mesenteric and retroperitoneal cysts: Clinical study of 3 cases. *Ann Surg* 178:13-19, 1973.
26. Way LW, Dorherty GM. Current surgical, diagnosis & treatment. 11th ed. USA, The McGraw-Hill Companies, 2003.

CAPÍTULO 156

Tumores do Retroperitônio, Mesentério e Omento

Marcos F. Moraes
Florentino de A. Cardoso Filho

TUMORES RETROPERITONEAIS

A primeira descrição de um tumor retroperitoneal é atribuída a Morgagni (1682-1771), em 1761, que relatou um lipoma, em autópsia de uma mulher de 60 anos. Todavia, Lobsteins, em 1829, foi o primeiro a utilizar o termo "tumores retroperitoneais". Bassini, em 1889, descreveu um cistoadenoma retroperitoneal primário. Mas a descrição mais clássica sobre os tumores retroperitoneais primários foi feita por Pack e Tabah, em 1954, reunindo um importante estudo de 120 casos do Memorial Hospital de Nova York[22].

Os limites superior e inferior do retroperitônio são os músculos diafragma e o diafragma pélvico, respectivamente. O limite lateral é demarcado pela borda lateral do músculo quadrado lombar, o anterior, pela camada posterior do peritônio parietal, parte posterior do fígado, porções dos cólons ascendente, descendente e reto, e um segmento do duodeno, e o limite posterior, medialmente pelo músculo psoas, lateralmente pelo músculo quadrado lombar e mais lateralmente pela porção tendinosa do músculo transverso do abdômen (Fig. 156.1).

Segundo Pastel e Tubiana, citados por Salvadori[28], um tumor retroperitoneal é primário se estiver no espaço retroperitoneal, for histogeneticamente independente dos órgãos adjacentes e histologicamente primitivo.

INCIDÊNCIA

Os tumores retroperitoneais são raros, correspondendo a menos de 0,1% dos tumores malignos nos EUA. Cerca de um terço dos tumores malignos retroperitoneais são sarcomas de partes moles[6]. Se analisarmos os sarcomas, 10% a 20% ocorrem no retroperitônio[12,25]. Num período de 26 anos no Memorial Hospital de Nova York, corresponderam a 0,2% dos tumores[22]. Cerca de 15% deles eram benignos[12,22], não havendo predominância de sexo[2,9,10], e as raças foram acometidas igualmente. Os tumores do retroperitônio ocorrem em qualquer idade, mas o pico máximo de incidência está na 5ª e na 6ª décadas de vida. Cerca de 15% dos acometidos têm menos de 10 anos de idade[22,29].

PATOLOGIA

O conteúdo do espaço retroperitoneal é heterogêneo, pois contém órgãos, artérias, veias, linfáticos, nervos, músculos, fáscias, tecidos gordurosos e fibrosos e remanescentes primitivos do trato urogenital. Daí, po-

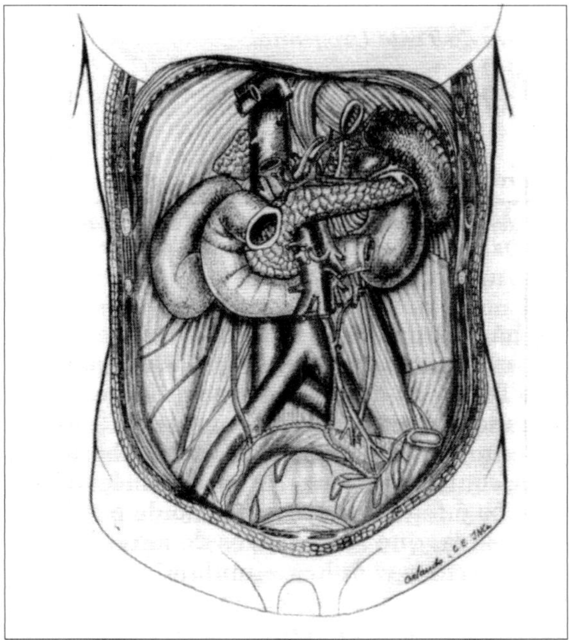

Fig. 156.1 — *Anatomia do retroperitônio.*

dem advir vários tipos histopatológicos de tumor, originários dos vários tecidos presentes (Tabela 156.1).

As variedades malignas são mais freqüentes, correspondendo a cerca de 85% dos tumores. Dentre os tumores benignos, o mais freqüente é o lipoma, vindo a seguir os leiomiomas, os fibromas e os teratomas, existindo referências de vários outros tumores benignos, entre eles tipos raros como o linfangioma cístico[16] e o hibernoma; este último foi descrito pela primeira vez por Merkel, em 1906, que o chamou de "pseudolipoma"[27]. O lipoma ocorre mais freqüentemente no espaço retroperitoneal do que na região intraperitoneal e pode atingir grandes volumes e ter diagnóstico tardio[8,32]. Os lipomas retroperitoneais são mais comuns em mulheres, e a faixa etária predominante é dos 40 aos 50 anos[8]. O tratamento de escolha é a excisão cirúrgica. Todo esforço deve ser feito para ressecar esses tumores, porque às vezes trata-se na verdade de lipossarcoma de baixo grau de malignidade[8]. Tem sido sugerida a determinação de marcadores genéticos como critério adicional para estabelecer o diagnóstico diferencial entre tumores benignos e malignos do tecido adiposo[11]. Brasfield e Das Gupta[4], numa série de 39 tumores gordurosos do retroperitônio, encontraram 35 como malignos.

Tabela 156.1 Classificação dos Tumores Retroperitoneais *
1. Tumores de Origem Mesodérmica a) De tecido adiposo b) De tecido conjuntivo c) De músculo liso d) De músculo estriado e) De nódulos linfáticos f) De vasos linfáticos g) De vasos sangüíneos h) De origem desconhecida
2. Tumores de Origem Nervosa a) Da bainha nervosa b) Do sistema nervoso simpático c) Do tecido cromafim e adrenocortical heterotópico
3. Tumores do Trato Urogenital
4. Tumores de Remanescentes Embrionários
5. Tumores Malignos Metastáticos

* *Modificado de Ackerman LV. Atlas of tumor pathology, Washington, D.C., 1954*

O tumor desmóide, nome primeiramente usado por Johannes Muller (1801-1858) em 1838[6], e a fibromatose são capazes de invadir agressivamente os tecidos vizinhos, simulando um verdadeiro sarcoma[9]. Portadores da síndrome de Gardner ou polipose adenomatosa familiar têm maior propensão a desenvolver tumor desmóide intra-abdominal[26], e estes têm grande propensão à recorrência. Daí ser óbvia a importância de distingui-los dos tumores benignos e malignos verdadeiros, devido às implicações terapêuticas. Alguns autores chegam mesmo a afirmar que esses tumores não são benignos, mas, ao contrário, representam sarcomas de baixo grau de malignidade, devendo ser tratados como tal[26].

Os tumores malignos do retroperitônio são de várias linhagens, mas há nítida predominância dos sarcomas[1,14], com suas variedades histológicas. Stout (1885-1967) publicou em 1932 uma monografia que classificava os sarcomas de partes moles levando em consideração: histogênese, grau de malignidade, incluindo atividade mitótica, assim como organização celular e do estroma[6].

Na etiologia dos sarcomas de partes moles são identificados fatores físicos (exposição a radiação, exposição química) e genéticos (neurofibromatose, polipose colônica familiar etc.). Encontram-se algumas alterações nos sarcomas de partes moles (genes RB-1 e p53, translocações cromossômicas), sugerindo mutações genéticas em células mesenquimais pluripotenciais dando origem a clones malignos[6].

Na maioria das séries atuais o lipossarcoma é o mais freqüente[14,28], vindo a seguir o leiomiossarcoma, o rabdomiossarcoma e o fibrossarcoma (Tabela 156.2). Sarcoma sinovial primário do retroperitônio também ocorre, mas é raro[31]. Linfomas, carcinomas[20] e tumores indiferenciados ocorrem também no retroperitônio. Lipossarcomas são lesões malignas do tecido adiposo. A primeira classificação de lipossarcomas deu-se em 1944, por Stout[6]. Entre 12% e 40% ocorrem no retroperitônio, e cerca de 35% desses originam-se na gordura perirrenal[2,3]. Usualmente têm crescimento lento, mas podem tornar-se volumosos; possuem uma pseudocápsula[13], e sua malignidade é avaliada pelo grau histológico, que varia segundo seus subtipos. O lipossarcoma tem quatro subtipos histológicos: bem diferenciado, mixóide, células redondas e pleomórfico[9,10]. Alguns autores referem o fibroblástico como um quinto subtipo[13]. Especula-se o lipossarcoma como originário de lipoma benigno[3,10] ou após traumatismo[10].

Lipossarcomas multicêntricos foram descritos. Os lipossarcomas bem diferenciados podem exibir invasão local agressiva, embora não tendem a metastatizar, diferentemente dos tipos célula redonda e pleomórfico, que são considerados pela maioria dos autores como de alto grau de malignidade. Os locais preferidos para metástases são os pulmões e o fígado[6]. Leiomiossarcomas não têm sua origem facilmente explicável no espaço retroperitoneal, apesar de muitas estruturas conterem músculo liso, como vasos sangüíneos, cordão espermático e remanescentes dos ductos de Wolff Müller. Os leiomiossarcomas são mais freqüentes no retroperitônio[10]. São tumores malignos pseudocapsulados de músculo liso. Seu grau de malignidade depende do número de mitoses, celularidade, diferenciação, vascularização e quantidade de necrose[10,13]. Podem atingir grandes tamanhos, invadindo estruturas adjacentes. A via preferencial de disseminação é a corrente sangüínea, sendo o fígado e os pulmões os locais mais freqüentes de metástases.

Rabdomiossarcomas são tumores malignos de músculo estriado, com alto grau de malignidade. São descritos três tipos de rabdomiossarcoma: pleomórfico, alveolar e embrionário. Os tipos alveolar e embrionário são mais comuns na infância. O tipo pleomórfico, raro em crianças, é altamente anaplásico, tendo pequenas e grandes células, com um ou mais núcleos bizarros. É um tumor agressivo e de prognóstico ruim. Hawkins e Camacho-Velásquez[15] correlacionaram forma e prognóstico do rabdomiossarcoma em crianças e concluíram que anaplasia celular é associada a uma incidência significativamente aumentada de prognóstico sombrio.

Fibrossarcomas são tumores malignos compostos de células e fibras derivadas de fibrócitos. São raros no retroperitônio, têm crescimento lento, mas podem atingir grandes dimensões. Metastatizam menos freqüentemente que outros tumores mesodérmicos, e a via preferencial é a sangüínea, sendo ocasional a via linfática. Os pulmões são os locais mais freqüentes de metástases.

QUADRO CLÍNICO

O quadro clínico dos tumores do retroperitônio não os caracteriza, isto é, nem sempre sugere o seu diagnóstico. De um modo geral, os sintomas clínicos são mais ou menos graves, na dependência da precocidade ou não do diagnóstico, já que grandes tumores podem ser totalmente assintomáticos. Muitos pacientes apresentam-se com massa abdominal assintomática. Dor abdominal é o sintoma clínico mais comum, ocorrendo em cerca de 70% dos pacientes, seguida de perto pela presença de massa abdominal, que em algumas estatísticas supera a dor abdominal. A dor é incaracterística e maldefinida. Perda de peso é outra queixa freqüente, embora existam relatos de ganho ponderal, que foi atribuído a volumosa massa tumoral. Náuseas, vômitos e anorexia podem ocorrer, assim como diarréia e constipação e, menos freqüentemente, hematêmese e ascite, devido à compressão da veia porta ou metástase peritoneal e sintomas sugestivos de obstrução intestinal parcial ou completa. Dor e edema de membros inferiores podem ocorrer, e na maioria das vezes são causados pela compressão vascular atribuída ao crescimento tumoral abundante. Sintomas urinários podem estar presentes, como hematúria, disúria, urgência e até obstrução ureteral, como descrito por Kanzaki[16], causada por um linfangioma cístico. Paraplegia e incontinência podem representar infiltração ou compressão diafragmática ou metástase pulmonar. Em crianças são mais comuns febre, anemia e dilatação superficial das veias abdominais. Salvadori[28] considera a febre típica de grandes lipossarcomas, especialmente se recorrente. Outra causa comum de febre é a necrose tumoral[10].

Hipoglicemia e sintomas associados podem ser ocasionalmente vistos com sarcoma retroperitoneal, presumivelmente pela capacidade que esses tumores têm de secretar uma substância semelhante à insulina[3,10].

DIAGNÓSTICO

Acredita-se que o diagnóstico de tumor retroperitoneal seja tardio na grande maioria das vezes, mas o tipo exato de tumor usualmente só pode ser conhecido por laparotomia e biópsia.

Anamnese cuidadosa e um exame físico incluindo toque retal são fundamentais para o raciocínio diagnóstico, já que o diagnóstico clínico presuntivo pode ser feito considerando fatores como idade e sexo do paciente, localização do tumor, evidências de sua atividade funcional, juntamente com sinais físicos e radiográficos.

Os estudos radiográficos são importantes. A radiografia simples do tórax e do abdômen, seriografia do estômago e do duodeno, trânsito de delgado, enema opaco e pielograma endovenoso e retrógrado têm duplo propósito, pois podem excluir tumores originários nos tratos gastrointestinal e urinário e podem sugerir o

Tabela 156.2
Histologia do Sarcoma de Partes Moles Retroperitoneal

Autores	Lipossarcoma		Leiomiossarcoma		Rabdomiossarcoma		Fibrossarcoma		Outros	
	Nº	%	Nº	%	Nº	%	Nº	%	Nº	%
Pack *et al.*[22]	17	27,9	5	8,2	22	36,0	6	9,8	11	18,1
Braasch *et al.*[3]	6	16,2	2	5,4	1	2,7	16	43,2	12	32,5
Salvadori *et al.*[28]	16	37,0	10	23,0	7	16,0	5	12,0	5	12,0
Harrison *et al.*[14]	11	47,8	5	21,7	3	13,0	1	4,3	3	13,0

diagnóstico de massa retroperitoneal pelas mudanças ocorridas no contorno ou na posição de um ou mais desses órgãos[22]. Dentes, ossos e calcificações podem sugerir o diagnóstico de teratoma, embora calcificações também ocorram em neuroblastomas. Aerogramas perirrenais e pneumorretroperitônio foram usados no passado. Arteriografias e venografias podem ser úteis para estudar a vascularização dos tumores, assim como definir melhor o tamanho e a posição deles.

A ultra-sonografia, a tomografia computadorizada e a ressonância magnética são de grande valor, já que têm maior precisão para localizar, definir e delimitar o tumor, assim como sugerir a provável origem, estudando-se, por exemplo, a sua densidade (Fig. 156.2).

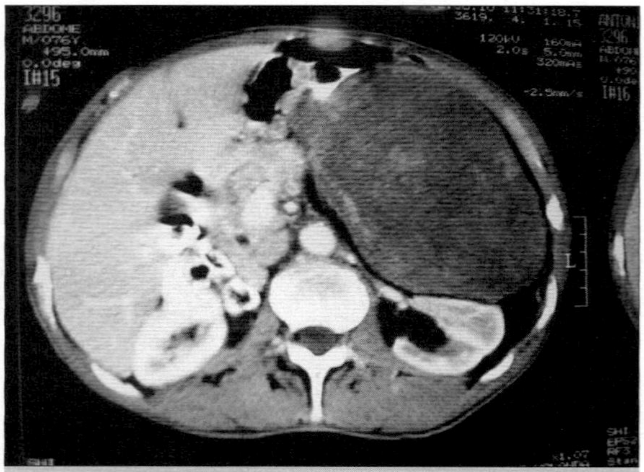

Fig. 156.2 — *Tomografia computadorizada evidenciando lipossarcoma gigante do retroperitônio.*

O diagnóstico diferencial deve ser feito com: lesões renais (hidronefrose, doença policística e hipernefroma), tumores do trato gastrointestinal, cistos e tumores pancreáticos, neoplasias do fígado, esplenomegalia, tumores adrenais, feocromocitoma do gânglio simpático, tumores do ovário e tumores pediculados do útero, abscesso tuboovariano e aneurisma da aorta abdominal.

TRATAMENTO

O melhor tratamento para os tumores do retroperitônio é a excisão cirúrgica radical, com margens adequadas e às vezes ressecção de órgãos adjacentes. Porém, isso nem sempre é possível devido ao crescimento indolente, fazendo o tumor atingir grandes proporções e conseqüente diagnóstico tardio, já com franca invasão de estruturas nobres. Ressecção completa do tumor é usualmente possível na maioria dos pacientes, mesmo em se tratando de lesão recorrente, em que cerca de dois terços dos pacientes têm seus tumores totalmente ressecados[6]. Embora seja comum a ressecção de órgãos adjacentes, ressecções mais extensas de órgãos não parecem ter impacto na sobrevida a longo prazo[6]. A base para a não-ressecção é a presença de doença intraperitoneal ou o envolvimento vascular extenso.

Muito se relatou sobre a melhor via de acesso, e inúmeras foram as propostas. Todavia, a incisão longitudinal ampla possibilita uma boa exposição da maioria dos tumores, e, caso haja necessidade, poder-se-á fazer prolongamento com vistas à ressecabilidade do tumor; mas se há disseminação, principalmente para os órgãos peritoneais, aborda-se o tumor e resseca-se um fragmento a fim de que possa ser feita biópsia por congelação. Quer se trate de tumor benigno ou maligno, a melhor terapêutica é a ressecção, e, mesmo quando esta não puder ser completa ou radical, muitos pacientes se beneficiarão de ressecções parciais, devido ao crescimento lento da maioria desses tumores, da possibilidade de novas ressecções e até mesmo da terapêutica completa com radioterapia e quimioterapia. Em alguns casos, a ressecção parcial do tumor alivia os sintomas por algum período. Tem sido sugerido que pacientes selecionados com lipossarcoma retroperitoneal podem ter aumento de sobrevida com ressecção incompleta do tumor[30]. Por ser a ressecção radical a melhor terapêutica para os tumores malignos, são de fundamental importância um estudo pré-operatório detalhado e um preparo operatório rigoroso, pois não é raro incluir-se órgãos à ressecção do tumor, como, por exemplo, baço, rim, cólon e estômago. Por isso, é mandatório o conhecimento da função renal através de pielograma venoso, assim como um adequado preparo dos cólons. Podendo ser uma cirurgia de grande porte, esta deverá ser realizada por cirurgião habilitado, haja vista que cerca de um quarto dos pacientes inicialmente rotulados como inoperáveis na verdade não o é, como mostra uma estatística do Memorial Hospital de Nova York, em que 30 pacientes de 54 tidos como inoperáveis foram reoperados e 14 (46,7%) tiveram seu tumor totalmente ressecado[22]. Convém delimitar a área de ressecção ou de tumor residual com *clipes* metálicos, para que seja facilitada a terapêutica radioterápica, se esta ocorrer. A morbimortalidade que acompanha a ressecção do tumor é variável de acordo com a experiência da equipe cirúrgica, sendo maior quando se inclui órgãos adjacentes à ressecção.

A radioterapia é outra modalidade terapêutica utilizada para os tumores retroperitoneais[17], sendo, às vezes, a de escolha no caso dos linfomas. A radioterapia tem várias indicações. Pack e Tabah[22] citam cinco: (1) tumor inoperável; (2) tumor recorrente após ressecção; (3) tumor residual; (4) tumor radiossensível (linfomas); (5) adjuvante à cirurgia. O uso de radioterapia intra-operatória acompanhada de radioterapia pós-operatória pode aumentar o controle local da doença, mas aparentemente não tem influência na sobrevida global[24]. A quimioterapia poderá ser útil nos linfomas ou nos tumores avançados, mas é pouco utilizada na maioria dos tumores pela baixa resposta e alta toxicidade. Combinação de modalidades terapêuticas tem sido estudada, e há evidências de melhorias no controle local e sobrevida em casos selecionados[19,24,25,30,35].

PROGNÓSTICO

O prognóstico dos tumores benignos tratados com excisão completa é bom e a cura ocorre. Mas, se tratados com excisão parcial, a recidiva ocorre na grande maioria dos casos.

Em se tratando de tumor maligno, o prognóstico depende de vários fatores, como extensão da doença, tipo histológico, grau de diferenciação, cirurgia realizada etc. O grau histológico é importante fator prognóstico[5]. Em revisão de 500 pacientes com sarcoma retroperitoneal de partes moles, tratados no Memorial Sloan Kettering Cancer Center de Nova York, somente o grau histológico foi variável de sobrevida estatisticamente significativo, após ressecção completa do tumor[18].

A recidiva local após cirurgia é alta, variando de 53% a 68%, sendo o abdômen o local mais comum de recidiva[12]. O tempo médio de recorrência é 16 meses. Usualmente a recidiva local é a causa da morte. Metade dos pacientes que desenvolvem recidiva local também desenvolve metástases a distância, sendo pulmões e fígado os locais mais freqüentemente acometidos. A sobrevida mediana é de 72 meses para pacientes com doença primária, 28 meses para pacientes com recidiva local da doença e 10 meses para pacientes com metástases[6].

TUMORES DO MESENTÉRIO

Em 1897 Herzog e Harris, fizeram o primeiro levantamento dos tumores sólidos do mesentério e catalogaram somente 56 casos da literatura[34], comprovando assim a sua raridade. Os tumores sólidos são ainda mais raros que os císticos. Há relato de carcinoma originário em cisto do mesentério[33], assim como de linfangioma cístico do mesentério apresentar-se como abdômen agudo[7]. Os cistos do mesentério são discutidos no Capítulo 156.

Os tumores que podem acometer o mesentério são: lipoma, fibroma, leiomioma, hemangioma e suas variedades malignas: lipossarcoma, fibrossarcoma, leiomiossarcoma, assim como o tumor desmóide. Weinberger e Ahmed[34] fazem referência à fibromatose como o tumor sólido mais comum envolvendo o mesentério. Este tem um crescimento bem diferenciado, não-encapsulado, sem características malignas ao nível celular, podendo invadir a parede intestinal, com tendência a recorrência, principalmente se a ressecção for limitada. Não dá metástases, pode ser encontrado em associação com a síndrome de Gardner. Não responde à radioterapia e pode apresentar-se com complicações, tais como obstrução intestinal, perfuração e peritonite.

O tumor desmóide, quando intra-abdominal, tem o mesentério do intestino delgado como o local de incidência mais freqüente. De acordo com Pasciak e Kozlowski[23], corresponde a 0,1% de todos os tumores, ocorre em qualquer idade fértil, é geralmente solitário, podendo atingir grandes dimensões, e é localmente invasivo. Sua etiologia é incerta. A hormonal é fortalecida pelo predomínio em mulher fértil e porque a maioria desses tumores expressa receptores estrogênicos. Todavia, 30% dos pacientes portadores da síndrome de Gardner terão um tumor desmóide e 50% destes serão do mesentério, o que favorece a teoria genética. O tratamento é eminentemente cirúrgico, e o exame por congelação é importante para a observação de margens livres à ressecção. A recidiva situa-se em torno de 25%, podendo atingir até 57% na síndrome de Gardner[23].

O tumor maligno sólido normalmente tem sintomatologia inespecífica, e a manifestação clínica é usual quando da invasão de estruturas adjacentes, sendo portanto de diagnóstico tardio. Fibrossarcoma do mesentério, não relacionado à síndrome de Gardner, é extremamente raro. Das Gupta[8] refere ter operado um caso, com o diagnóstico feito à laparotomia, e o tumor foi irressecável. O paciente morreu 8 meses após o diagnóstico inicial, com metástases pulmonares. A cirurgia é o tratamento de escolha, com margens de ressecção adequadas. O prognóstico depende principalmente da extensão da doença, do tipo histológico e do grau de diferenciação tumoral. As várias modalidades terapêuticas, quer cirurgia, radioterapia ou quimioterapia, são pouco eficazes quando se trata de doença avançada ou metastática, fazendo com que o prognóstico seja sombrio e a morte advenha em pouco tempo.

TUMORES DO OMENTO

Os tumores sólidos primários do omento são extremamente raros. Quando ocorrem, um terço deles é maligno. Em contraste, o envolvimento metastático tumoral é bastante freqüente: usualmente ovários, estômago, cólon ou pâncreas, geralmente associados à ascite. O tumor metastático do ovário é o mais comum. Os tumores primários benignos mais comuns são: lipoma, fibroma, leiomioma e neurofibroma. Usualmente é um achado, e a simples ressecção do tumor leva à cura[21]. Os lipomas do omento são raros, mas são os mais freqüentes se analisarmos todos os lipomas da cavidade peritoneal, provavelmente devido à grande quantidade de tecido gorduroso. Das Gupta[8] faz referência a um sarcoma de omento diagnosticado na Universidade de Illinois, cujo paciente tinha um hemoperitônio devido à ruptura de um tumor ricamente vascularizado. Os tumores malignos primários mais encontrados são: leiomiossarcoma, fibrossarcoma, lipossarcoma, rabdomiossarcoma, osteossarcoma extra-esquelético, mesotelioma, teratoma, hemangioendotelioma e hemangiopericitoma[36]. O leiomioma é considerado o tumor sólido mais freqüente, seguido pelos seus correspondentes malignos, leiomioblastoma e leiomiossarcoma. Os tumores malignos disseminam por invasão direta e implantes, são extremamente agressivos e matam por comprometimento de órgãos abdominais vitais. Os sintomas são freqüentemente vagos, e a apresentação como massa abdominal palpável é tardia. O diagnóstico é sugerido pela ultra-sonografia e pela tomografia computadorizada. O tratamento de eleição é a cirurgia, mas esta normalmente é paliativa. A omentectomia total é o procedimento mais realizado, necessitando-se, às vezes, estender-se a uma colectomia de transverso. O prognóstico é ruim pelo diagnóstico tardio e pela rápida disseminação. Os cistos do omento são discutidos no Capítulo 156.

REFERÊNCIAS BIBLIOGRÁFICAS

1. Adam YG, Oland J, Halevy A, Reif R. Primary retroperitoneal soft-tissue sarcomas. *J Surg Oncol* 25:8-11, 1984.
2. Binder SC, Katz B, Sheridan MFB. Retroperitoneal liposarcoma. *Ann Surg* 187:257-61, 1978.
3. Braasch JW, Mon AB. Primary retroperitoneal tumours. *Surg Clin North Am* 47:663-78, 1967.
4. Brasfield RD, Das Gupta, TK. Lipossarcoma. *CA Cancer J Clin* 20:3,1970.
5. Brennan, MF. Retroperitoneal sarcoma: Time for a national trial? *Ann Surg Oncol* 9:324-325, 2002.
6. Brennan, MF, Lewis, JJ. Diagnosis and Management of Soft Tissue Sarcoma. London, Martin Dunitz, 2002.
7. Cardoso Filho, FA, Landim FM, Perdigão FB. Linfangioma cístico do mesentério: uma rara apresentação de abdômen agudo. *Rev Col Bras Cir* 27:139-140,2000.
8. Das Gupta, TK, Chaudhuri, PK. Tumors of the soft tissues. 2nd ed., Stanford, Connecticut, Appleton & Lange, 1998.
9. De Vita Jr VT, Hellman S, Rosemberg AS. Cancer: Principles & practice of oncology. 5th ed., Lippincott Company, Philadelphia, 1998.
10. Enzinger FM, Weiss SW. Soft tissue tumors. Mosby, St Louis, Missouri, 1998.
11. Foa C, Mainguené C, Dupré F, e al. Rearrangement involving chromosomes 1 and 8 in a retroperitoneal lipoma. *Cancer Genet Cytogenet* 133:156-159, 2002.
12. Gleen J. Retroperitoneal sarcoma: An unsolved problem. *Prob Gen Surg* 24:309-21, 1985.
13. Hajdu SI. Diferential diagnosis of soft tissue and bone tumours. Lea & Febiger, Philadelphia, 1986.
14. Harrison LB, Gutierrez E, Fischer JJ. Retroperitoneal sarcomas: The Yale experience and a review of the literature. *J Surg Oncol* 32:159-64, 1986.
15. Hawkins HK, Camacho-Velásquez JV. Rhabdomyosarcoma in children: Correlation of form and prognosis in one institution's experience. *Am J Surg Pathol* 11:531-42, 1987.
16. Kanzaki S, Arata A, Suyama B, et al. Urethral obstruction owing to retroperitoneal cystic lymphangioma. *J Urol* 138:370-1, 1987.
17. Kinsella TJ, Sindelar WF, Lack E, et al. Preliminary results of a randomized study of adjuvant radiation therapy in resectable adult retroperitoneal soft tissue sarcomas. *J Clin Oncol* 6:18-25, 1988.
18. Lewis JJ, Leung D, Woodruff JM, Brennan, MF. Retroperitoneal soft tissue sarcoma: Analysis of 500 patients treated and followed at a single institution. *Ann Surg* 228:355-65,1988.
19. Meric F, Hess KR, Varma DG, et al. Radiographic response to neoadjuvant chemotherapy is a predictor of local control and survival in soft tissue sarcomas. *Cancer* 95:1120-1126, 2002.
20. Nelson H, Benjamin B, Alberty R. Primary retroperitoneal mucinous cystadenocarcinoma. *Cancer* 61:1117-12, 1988.
21. O'Brien JG, Allen JE, Queem TA. Leiomyoma of the omentum in a child. *J Pediat Surg* 21:981-2, 1986.
22. Pack GT, Tabah EJ. Primary retroperitoneal tumors: A study of 120 cases. *Surg Gynecol Obstet* 993:209-31, 1954.
23. Pasciak RM, Kozlowski JM. Mesenteric desmoid tumor presenting as an abdominal mass following salvage cystectomy for invasive bladder cancer. *J Urol* 138:145-6, 1987.
24. Petersen IA, Haddock MG, Donohue JH, et al. Use of intraoperative electron beam radiotherapy in the management of retroperitoneal soft tissue sarcomas. *Int J Radiat Oncol Biol Phys* 52:469-475, 2002.
25. Pisters PW, O'Sullivan B. Retroperitoneal sarcomas: combined modality treatment approaches. *Curr Opin Oncol* 14(4):400-405, 2002.
26. Posner MC, Shiu MH, Newsome JL, et al. The desmoid tumor: not a benign disease. *Arch Surg* 124:191-196, 1989.
27. Rigor VU, Goldstone SE, Jones J, et al. Hibernoma: A case report and discussion of a rare tumor. *Cancer* 57:2207-11, 1986.
28. Salvadori B, et al. Surgical treatment of 43 retroperitoneal sarcomas. *Europ J Surg Oncol* 12:29-33, 1986.
29. Schwartz SY. Principles of surgery. 7th ed. McGraw-Hill, Oregon, 1998.
30. Shibata D, Lewis JJ, Leung D, Woodruff J, Brennan MF. Role for incomplete resection in the management of retroperitoneal liposarcomas? *J Am Coll Surg* 193:373-379, 2001.
31. Shmookler BM. Retroperitoneal synovial sarcoma. A report of four cases. *Am J Clin Pathol* 77:686-91, 1982.
32. Shouzhu Z, Xinhua Y, Xumin L, et al. Giant retroperitoneal pleomorphic lipoma. *Am J Surg Pathol* 11:557-62, 1987.
33. Tykka H, Koivuniemi A. Carcinoma arising in a mesenteric cyst. *Am J Surg* 129:709-11, 1975.
34. Weinberger HA, Ahmed MS. Mesenchymal solid tumours of the omentum and mesentery: Report of four cases. *Surgery* 82:754-9, 1987.
35. Wendtner CM, Abdel-Rahman S, Krych M, et al. Response to neoadjuvant chemotherapy combined with regional hyperthermia predicts log-term survival for adult patients with retroperitoneal and visceral high-risk soft tissue sarcomas. *J Clin Oncol* 20:3156-3164,2002.
36. Williams R, White H. The greater omentum: It's applicability to cancer surgery and cancer therapy. *Curr Prob Surg* 23: 808-12, 1986.

157

CAPÍTULO

Hematoma e Fibrose do Retroperitônio

William Abrão Saad
Eleazar Chaib
William Abrão Saad Júnior
Marcelo Augusto F. Ribeiro Júnior

HEMATOMA RETROPERITONEAL

Definição

Refere-se ao acúmulo de sangue no espaço retroperitoneal, que se estende posteriormente ao saco da cavidade peritoneal e envolve anteriormente grande número de vísceras e estruturas vasculares dos tratos gastrointestinal, geniturinário, vascular, musculoesquelético e sistema nervoso[50].

Etiologia

- *Lesões do Trato Gastrointestinal.* (1) Esôfago distal; (2) segunda, terceira e quarta porções do duodeno; (3) pâncreas; (4) parte posterior do cólon (ascendente, descendente); (5) flexuras do cólon e do reto.
- *Lesões do Trato Geniturinário.* (1) Rins; (2) glândulas adrenais; (3) ureteres; (4) bexiga.
- *Lesões Vasculares.* (1) Aorta abdominal; (2) veia cava inferior; (3) ramos retroperitoneais do sistema porta.
- *Lesões Musculoesqueléticas.* (1) Psoas; (2) quadrado lombar; (3) músculos ilíacos; (4) diafragma; (5) corpos vertebrais.
- *Iatrogênicas.* (1) Após passagem de trocartes para laparoscopia[4,24]; (2) após passagem de filtros de veia cava inferior[9,53]; (3) após realização de litotripsia extracorpórea[26]; (4) após cateterismo da artéria femoral para realização de angioplastia[17,23].
- *Medicamentosa.* Pacientes com antecedente de uso de anticoagulantes podem apresentar hematomas de retroperitônio de maneira espontânea.
- *Causas Raras.* Traumatismos da região inguinal tendem a ser raros, entretanto em casos de trauma nessa região, com comprometimento da região genital, e presença de hematoma local volumoso, deve-se realizar tomografia para afastar a possibilidade dessa rara etiologia do hematoma de retroperitônio[1].

Incidência

A incidência do hematoma retroperitoneal baseia-se na etiologia; para traumas fechados varia de 67% a 80% e para lesões penetrantes, de 20% a 33%[14,19]. Em casos, como, por exemplo, após litotripsia extracorpórea, sua incidência é bastante baixa, da ordem de 0,2% a 0,66%[26], sendo sua ocorrência da ordem de 0,5% após procedimentos de punção da artéria femoral para cateterismo cardíaco.

Mecanismo de Ação

O mecanismo de ação em pacientes que sofreram trauma fechado é mais bem descrito como desaceleração súbita de movimento, podendo causar contato com compressão, desaceleração com deformação ou ambos[13]. A magnitude da lesão está relacionada com a energia cinética na hora do impacto. Nos pacientes que sofrem lesões penetrantes os mecanismos são: (a) contato de partes do corpo com instrumento penetrante; (b) contato de partes do corpo com o projétil, fragmentos, dentes ou espículas ósseas e (c) cavidades resultantes de projéteis de alta velocidade.

Classificação

— Na Linha Média — Supra e inframesocólico.

— Lateral — Perirrenal; paraduodenal e pericolônico.

— Pélvico.

— Portal e Retro-hepático.

Quadro Clínico

Os sintomas do hematoma retroperitoneal são, mais comumente, a infecção dos órgãos lesados no retroperitônio do que do hematoma em si. A dor no abdômen anterior, flanco, costas e pelve pode estar presente, dependendo da etiologia. A tríade clássica que caracteriza o hematoma do retroperitônio é denominada tríade de Lenk, que consiste em dor lombar aguda, sintomas de sangramento interno (choque hipovolêmico) e tumefação lombar[38]. Ao exame físico podem-se notar choque hipovolêmico, geralmente em pacientes com fraturas pélvicas, ferimentos penetrantes da aorta, veia cava inferior ou grandes vasos. O sinal de Grey-Turner, que se caracteriza pela presença de manchas equimóticas nos flancos, ser de aparecimento tardio, não é de muita ajuda no diagnóstico precoce de hematoma retroperitoneal.

Diagnóstico

Exames Laboratoriais

Os achados laboratoriais incluem anemia, hematúria, quando houver lesões anais associadas ou da bexiga ou, ainda, sangramento uretral em pacientes masculinos, quando houver fratura pélvica. A hiperamilasemia, principalmente nas primeiras 24-48 horas após a lesão, pode indicar lesão pancreática ou duodenal[31,48]. Podem-se observar também alterações da função renal em decorrência da compressão exercida junto aos ureteres e conseqüente elevação dos níveis de uréia, creatinina e diminuição de volume urinário[20].

Trauma Fechado

Radiografia Simples Abdominal

Apagamento da sombra do músculo psoas e deslocamento de bolhas gasosas abdominais por massa sugerem a presença de hematoma retroperitoneal[36]. Ruptura duodenal retroperitoneal: Ar no lado direito, escoliose da coluna lombar para a esquerda, ar na frente da primeira vértebra lombar (radiografia com incidência lateral de abdome).

Pielografia Endovenosa

Indicada em pacientes com hematúria, desde que estáveis clinicamente e sem comprometimentos acentuado da função renal.

Uretrocistograma Retrógrado

Indicado em pacientes com hematúria e suspeita de fratura pélvica, com objetivo de excluir ruptura de bexiga e lesões da uretra, principalmente em pacientes do sexo masculino vítimas de trauma.

Colangiopancreatografia Retrógrada

Bom exame quando houver suspeita de lesão pancreática ductal em paciente pouco sintomático[5,15,46].

Arteriografia

Para excluir presença de trombose arterial secundária a dilaceração; pode mostrar lesões de ramos distais da artéria ilíaca interna: glútea superior, pudenda interna, artérias obturadoras.

Ultra-Sonografia Abdominal

Método utilizado em ampla escala para avaliação inicial de pacientes com trauma abdominal, principalmente por tratar-se de equipamento de fácil deslocamento. Apresenta limitação para avaliação da retrocavidade, porém geralmente tem grande precisão na definição de líquidos intracavitários. A presença de coleções anecóicas na retrocavidade pode sugerir a presença do hematoma. Deve-se considerar a alta incidência (45%) de falso-positivos em pacientes que apresentem motivos clínicos para edema, como ICC, hipoproteinemia, hiperidratação etc., pois o edema retroperitoneal pode simular a presença de líquido, principalmente antes de se realizar procedimentos mais invasivos[51].

Tomografia Computadorizada

Representa atualmente o exame de eleição para a avaliação dos pacientes vítimas de trauma abdominal em condições hemodinâmicas estáveis, pela capacidade de visibilização das estruturas intracavitárias. É mais usada que a pielografia endovenosa na avaliação renal e de fraturas pélvicas[10]. Dos exames de imagem, representa o de melhor resolução para avaliar o fígado, baço e retroperitônio.

Lavagem Peritoneal Diagnóstica

Vem sendo substituída pela tomografia computadorizada. A lavagem peritoneal complementa o estudo em paciente com trauma fechado e hematoma retroperitoneal, principalmente nos casos em que há instabilidade hemodinâmica e em casos de indisponibilidade de acesso rápido à tomografia. A incidência de lesão intraperitoneal em pacientes com fratura pélvica varia de

16% a 45%[9,34,35], e a lavagem peritoneal pode ajudar no diagnóstico diferencial. Existe, no entanto, grande número de falso-positivos em pacientes com fratura pélvica e hematoma retroperitoneal[3,18,21,47]. Em pacientes hemodinamicamente estáveis a tomografia computadorizada é melhor que a lavagem peritoneal[7]. Em pacientes instáveis faz-se lavagem peritoneal para determinação rápida do sangramento intraperitoneal[12,33].

Trauma Penetrante

Radiografia Simples Abdominal

Pode ser útil para localizar o projétil e, com isso, estimar o seu trajeto.

Cistograma e Pielografia

Podem ser úteis em lesões da bexiga e hematúria a esclarecer.

Tomografia Computadorizada

Lesões penetrantes da parte posterior do duodeno, pâncreas, cólon ascendente, rins e estruturas vasculares.

Tratamento Conservador

Hematoma Retroperitoneal após Trauma Fechado

Pacientes com perda de sangue intra-abdominal significativa e peritonite, após trauma fechado, devem ser submetidos a laparotomia. Muitos pacientes podem ter lesões de vísceras intra-abdominais (rim, baço, fígado) e ossos da pelve, com hematoma retroperitoneal, e se apresentam hemodinamicamente estáveis ou oligossintomáticos. Esses pacientes podem ser observados. Tal conduta conservadora vem se tornando cada vez mais freqüente nesse grupo de pacientes, principalmente em centros que disponham de UTI especializada no tratamento da vítima de trauma e serviço de tomografia disponível durante período integral, que facilita o acesso ao método quando ocorrem sinais de instabilidade.

Pacientes com Hematoma Retroperitoneal Perirrenal

Geralmente tem surgimento pós-trauma não-operatório, apresentando-se com hematúria, lesão renal limitada e hematoma retroperitoneal perirrenal[7,29,36,49].

Aproximadamente 95% dos pacientes com trauma renal incluem-se nesse grupo[27]. Se os exames como pielografia venosa, nefrograma, ultra-som, tomografia e arteriografia mostrarem contusão renal, está indicado o tratamento conservador[8,27]. No entanto, como regra geral, pacientes com laceração medular profunda, extravasamento urinário extenso, avulsão polar com mais de 20% do rim afetado e hematúria retroperitoneal perirrenal nos exames radiológicos devem ser submetidos a exploração renal. Lesões iatrogênicas do rim pós-litotripsia extracorpórea, também podem, raramente, necessitar de abordagem cirúrgica para sua resolução[26].

Pacientes com Hematoma Retroperitoneal Pélvico

Pacientes com hematomas retroperitoneais pélvicos associados a fraturas pélvicas sangram de vários locais e geralmente não são levados a tratamento cirúrgico para controle do sangramento. Pode-se diminuir o sangramento com a fixação das fraturas externas[2,16,28,52], enquanto sangramento de pequenas veias deve ser tamponado[31]. Quando o sangramento pélvico é intenso, pode-se tentar a embolização[31,32,33]. A indicação cirúrgica para esses pacientes inclui: (1) pacientes com choque hemorrágico associado a fraturas pélvicas ou lesões intra-abdominais[31,32]; (2) pacientes com ruptura de hematoma por lesões perineais (fraturas pélvicas abertas)[25,40]; (3) pacientes com extensas lesões vasculares contidas pelo hematoma retroperitoneal[30,44].

Tratamento Cirúrgico

Atualmente a conduta em casos de estabilidade hemodinâmica, sem comprometimento de outras estruturas abdominais, tende a ser conservadora com observação criteriosa do paciente.

Na presença de lesões vasculares, pode-se utilizar a radiologia intervencionista, com o objetivo de se evitar a indicação cirúrgica, quando as condições do paciente assim permitirem.

A laparoscopia diagnóstica pode ser utilizada na exploração da cavidade, representando uma técnica minimamente invasiva, porém devemos lembrar que o pneumoperitônio pode, em pacientes que apresentam choque hipovolêmico, ser deletério, representando um fator agravante à evolução de tais casos, conforme demonstrado em estudos experimentais[45].

Com o advento da alta qualidade de imagem proporcionada pela tomografia, vem se tornando viável a realização de punção percutânea de coleções retroperitoneais tanto para diagnóstico quanto para tratamento, com baixos índices de morbimortalidade e sucesso terapêutico da ordem de 87,2%[41].

Hematoma Retroperitoneal após Trauma Abdominal Fechado

Linha Média: (1) supramesocólico — abrir o hematoma; (2) inframesocólico — abrir o hematoma.

Lateral: (1) perirrenal — não abrir se a pielografia venosa, a ultra-sonografia e a tomografia mostrarem rins intactos; (2) paraduodenal — abrir o hematoma para excluir perfuração duodenal; (3) pericolônico — abrir o hematoma para excluir lesão cólica se não for associada a hematoma pélvico[42]. Os traumas do tipo explosão do cólon são raros porém de alta mortalidade se não diagnosticados precocemente. Devem sempre ser lembrados pelo alto potencial de gravidade e por poderem simular um hematoma de retroperitônio[11].

Pélvico: não abrir se houver: fratura pélvica, crescimento lento, pulsação arterial intacta nos testículos e ureterocistograma e cistograma normais.

Portal e retro-hepático: (1) portal — abrir o hematoma para excluir lesão do colédoco e da veia porta; (2) retro-hepático — controverso. Não abrir em pacientes estáveis.

Hematoma Retroperitoneal após Trauma Abdominal Penetrante

Linha média: (1) supramesocólico — abrir o hematoma; (2) inframesocólico — abrir o hematoma.

Lateral: (1) perirrenal — abrir o hematoma (obter controle proximal e distal dos vasos); (2) paraduodenal — abrir o hematoma; (3) pericolônico — controverso.

Pélvico: abrir o hematoma.

Portal e retro-hepático: controverso. Não abrir em pacientes estáveis se não houver hemorragia óbvia após tratamento de ferimento hepático.

FIBROSE RETROPERITONEAL

Definição e Prevalência

A fibrose retroperitoneal idiopática foi descrita pela primeira vez em 1905, pelo urologista francês Albarram[2]. Tornou-se entidade clínica estabelecida em 1948, quando John K. Ormond, urologista do Hospital Henry Ford em Detroit, relatou dois casos[42].

A fibrose retroperitoneal idiopática caracteriza-se por uma inflamação crônica, não específica, do retroperitônio. É também denominada doença de Ormond, inflamação retroperitoneal com fibrose vascular periférica e periaortite.

A fibrose retroperitoneal idiopática é uma afecção rara, cuja prevalência é de 1 caso por 200.000 habitantes[17]. Ocorre geralmente nas 5ª e 6ª décadas de vida. A idade média do início dos sintomas é, aproximadamente, de 50 anos, sendo que em 70% dos pacientes o diagnóstico é feito entre os 30 e os 60 anos[8]. Pode ainda ocorrer, mais raramente, em pacientes com menos de 15 anos de idade[10]. A relação entre os sexos masculino e feminino é de 3:1, e as formas idiopáticas são mais freqüentes em homens do que em mulheres, numa proporção de 2:1.

Etiologia

Sabe-se que dois terços dos casos de fibrose retroperitoneal idiopática são considerados idiopáticos, sem qualquer causa específica. Entretanto, De Luca *et al.* avaliaram a possibilidade da predisposição genética como fator etiológico para fibrose, testando a presença de imunofenótipo HLA-B27, o qual foi positivo em 44% dos casos estudados[16,22,30,32]. Recentemente Bani-Hani *et al.*, apontaram o consumo de tabaco e a hipertensão arterial como fatores de risco para pacientes que se enquadravam no grupo de etiologia indeterminada ou idiopática[5].

Os principais fatores etiológicos são:

I. Idiopática

II. Associada a drogas
- — Alcalóides
- — Analgésicos
- — Bloqueadores beta-adrenérgicos
- — Anti-histamínicos
- — Anticonvulsivantes
- — Alfametildopa
- — Reserpina
- — Hidralazina
- — Anfetamina
- — Haloperidol
- — Anfetamina
- — Haloperidol
- — Clorotiazida

III. Tumores do retroperitônio
- — Periureteral
- — Linfomas
- — Sarcomas
- — Carcinóides

IV. Aneurisma da aorta
- — Fibrose perianeurismal
- — Aneurisma "inflamatório"

V. Doenças do tecido conjuntivo, inflamações crônicas e lesões do espaço retroperitoneal
- — Hematoma retroperitoneal
- — Infecções do trato urinário ou retroperitônio
- — Operações pélvicas ou abdominais
- — Radioterapia
- — Infusão no retroperitônio com agentes esclerosantes
- — Processos inflamatórios intra-abdominais (enterites regionais, abscessos abdominais, diverticulite, apendicite, ruptura da vesícula biliar, colite ulcerosa e endometriose)[8,13,14,15,30,32,33]

VI. Miscelânea
- — Paniculite mesentérica
- — Vasculites
- — Paniculite de Weber-Christian
- — Fibrose esclerosante
- — Histoplasmose[6]
- — Cirrose biliar primária[47]

Patologia

A fibrose retroperitoneal idiopática aparece grosseiramente como uma massa dura de tecido fibrótico, de coloração acinzentada, consistindo em fibras colágenas e fibroblastos. Os achados mais precoces podem incluir uma reação inflamatória não-específica subaguda, constituída de leucócitos polimorfonucleares, linfócitos, células plasmáticas e eosinófilos. Várias formas de vasculite, calcificação e formação granulomatosa estão usualmente associadas[39]. Freqüentemente envolvem a aorta, a veia cava inferior e os ureteres bilateralmente. O processo localiza-se geralmente entre o hilo renal e o promontório sacral, com o centro da placa fibrótica ao nível das quarta e quinta vértebras lombares, sobrepondo-se à bifurcação da aorta abdominal.

O processo fibroso pode estender-se ao longo das artérias ilíacas, difundir-se pela artéria mesentérica superior e também se espalhar através do diafragma para o mediastino. Pode haver acometimento do músculo psoas. O enclausuramento dos ureteres tende a desviá-los para a linha mediana, e, com a progressão da doença, podem desenvolver-se hidronefrose e graus variáveis de insuficiência renal.

Quadro Clínico

Os sinais e sintomas da fibrose retroperitoneal idiopática estão relacionados com as estruturas envolvidas, principalmente compressão dos ureteres, da veia cava inferior, da aorta e seus ramos e dos vasos gonadais.

Os ureteres são as estruturas mais freqüentemente comprimidas, provavelmente por oferecerem menor resistência à compressão[38]. A obstrução ureteral, embora insidiosa e assintomática, pode resultar em dor nos flancos e ângulos costovertebrais, cólica ureteral, oligúria, anemia e eventual falência renal.

A compressão da veia cava inferior, quando muito acentuada, pode causar edema das extremidades inferiores, do escroto, bem como tromboflebite das pernas.

O envolvimento dos vasos gonadais e linfáticos retroperitoneais pode resultar em hidrocele e desconforto escrotal. Com o progresso da fibrose, os vasos ilíacos e a aorta podem ser comprimidos, eventualmente evoluindo com claudicação e gangrena das extremidades inferiores[36].

A estenose das artérias renais pode originar hipertensão renovascular[41], e a oclusão das artérias mesentéricas superior e inferior pode levar à isquemia intestinal[38].

Mais raramente, a fibrose retroperitoneal idiopática pode resultar em obstrução biliar, hemorragia digestiva alta por hipertensão portal e quadros obstrutivos intestinais[12,44]. O comprometimento do mediastino pode ocasionar a síndrome da veia cava inferior, com pericardite constritiva e hipertensão pulmonar[41].

Os pacientes podem apresentar ainda sintomas inespecíficos, como dor nas costas (mais de 70% dos casos), fadiga, perda de peso e febre baixa[30].

Diagnóstico

O diagnóstico é feito com base em achados clínicos, laboratoriais e anatomopatológicos e por meio de métodos de imagem.

Exames Laboratoriais:

Os achados laboratoriais são inespecíficos. O exame de urina é tipicamente estéril, a anemia é comum e 94% dos pacientes apresentam elevação da velocidade de hemossedimentação. Outros achados são gamopatia policlonal com hipoalbuminemia, presença de auto-anticorpos tireoidianos, teste de Coombs positivo e presença de anticorpos antimúsculo liso. O comprometimento renal está presente em 75% dos casos, com elevação dos níveis séricos de uréia, porém com creatinina normal[45].

Exame Anatomopatológico

Com as modernas técnicas de biópsia guiadas por tomografia, tornou-se factível a realização da biópsia, aspirativa com agulha fina com grande segurança para o paciente, principalmente quando os quadros clínicos e de imagem são altamente sugestivos[46].

A biópsia a céu aberto ainda hoje representa o padrão ouro no diagnóstico da fibrose retroperitoneal idiopática. Apesar de ser assim considerada, requer a exploração cirúrgica e constitui método invasivo e muitas vezes desnecessário[40].

Exames de Imagem

Diferentes modalidades de métodos de imagem são empregadas no diagnóstico da fibrose retroperitoneal idiopática; entre os mais utilizados estão:

Pielograma endovenoso: Pode demonstrar estreitamento dos ureteres ao nível de L5 com desvio medial, dilatação pielocalicial e dos ureteres proximais à obstrução[4,20].

Urografia excretora: Apresenta achados variáveis e não-específicos, como obstrução assimétrica e desvio medial dos ureteres ao nível de L5, podendo haver variações[7,20].

Cavografia inferior: Estreitamento homogêneo da veia cava inferior até o nível da coluna lombar inferior ou do sacro superior, podendo, em alguns casos, apresentar-se obstruída[25].

Aortografia: Pode mostrar estreitamento irregular da aorta distal e ilíaca e, de acordo com o grau de fibrose retroperitoneal, pode apresentar hipervascularização no local da placa fibrosa[29].

Linfangiografia: Dilatação e tortuosidade dos vasos linfáticos com demora da passagem de contraste através dos linfonodos periaórticos[50]. Entretanto, esse exame pode ser normal nos casos em que a fibrose retroperitoneal idiopática está muito avançada[24].

Trânsito intestinal: Pode mostrar compressão extrínseca da luz do órgão.

Cintilografia com gálio: Na fase inicial da fibrose retroperitoneal idiopática, durante o desenvolvimento da placa fibrótica, quando o processo inflamatório é muito ativo, a cintilografia pode demonstrar captação do radionucleotídeo na área periaórtica[8,9,34].

Ultra-sonografia, tomografia computadorizada e ressonância nuclear magnética: São técnicas valiosas para o estabelecimento do diagnóstico da fibrose retroperitoneal idiopática, porém com limitações no estabelecimento do diagnóstico diferencial entre afecções benignas e malignas do retroperitônio como linfomas, sarcomas ou adenopatias metastáticas [7,18,20].

Segundo Amis, a evolução de longo prazo da fibrose faz com haja um amadurecimento da placa fibrótica com deposição de tecido denso e baixa concentração de células infrativas, facilitando a diferenciação de tal tecido por meio da ressonância magnética[3].

Tomografia por emissão de pósitron (PET-Scan): Atualmente tal método vem sendo empregado como alternativa para o diagnóstico diferencial entre fibrose retroperitoneal e linfomas malignos de retroperitônio. No primeiro grupo (fibrose), onde se avaliou a captação da 2-desoxi-2[f-18]fluoro-d-glicose (f-18DG), pode-se notar uma baixa captação da substância quando comparada à captação por parte de linfonodos para-aórticos de um linfoma maligno[19,31].

Tratamento

O tratamento depende do estágio em que a doença é diagnosticada. Os objetivos são conservar a função renal, por desobstrução do fluxo urinário, e prevenir a progressão de fibrose. Na maior parte dos casos em que a fibrose retroperitoneal não tem como etiologia as neoplasias e o estádio de doença for inicial, o tratamento precoce com corticóides poderá reduzir a necessidade de tratamento cirúrgico[49].

Se a fibrose retroperitoneal idiopática decorre do uso de alguma droga, esta deve ser suspensa imediatamente, porém às vezes a fibrose estabelecida continua a evoluir mesmo com a sua retirada.

Nas formas idiopáticas o tratamento consiste, mais comumente, na ureterólise (liberação dos ureteres da placa fibrosa); o prognóstico geralmente é excelente, com taxas de sucesso acima de 90%[45], com ou sem corticoterapia concomitante[1].

O uso exclusivo de corticóides no tratamento da fibrose retroperitoneal idiopática é tema ainda controverso, sendo mais efetivo nas fases precoces da doença em que há obstruções dos ureteres, representadas por edema e inflamação, embora percam a eficácia na fibrose estabelecida. Podem, ainda, ser utilizados com bons resultados, após ureterólise e reimplante intraperitoneal dos ureteres.

Pulsoterapia oral ou endovenosa com metilprednisolona, na dosagem de 40 mg/kg/dia por 3 dias (não se excedendo 1 g/dia), seguida de 1mg/kg/dia por 3 meses, tem sido usada como tratamento primário da fibrose retroperitoneal em alguns pacientes[21]. O acetato de medroxiprogesterona, 1 g intramuscular a cada 2 semanas por 1 ano, seguido de 1 g, por via oral mensalmente, por 18 meses, tem sido utilizado para o tratamento de mulheres com fibrose retroperitoneal idiopática recorrente, atingindo bons resultados[6]. Recentemente Kardar *et al.*[27] propuseram um esquema de tratamento com prednisolona 60 mg/dia em dias alternados durante 2 meses, sendo então reduzido progressivamente nos 2 meses subseqüentes até atingir a dose de 5 mg. Manteve-se o tratamento durante 2 anos, sendo observados alívio de sintomas e diminuição da massa em 9 dos 12 casos acompanhados, com ausência de efeitos colaterais significativos no grupo estudado.

Frente às indicações do envolvimento do linfócito T na patogenia da FR, vem se indicando, em casos em que não há respostas aos corticóides, a utilização de ciclosporina, um potente inibidor de citocinas pró-inflamatórias, na dose de 5 mg/kg/dia, com resultados animadores[35].

Outra alternativa terapêutica é a combinação do emprego da metilprednisolona com técnicas endourológicas para se promover o desbloqueio endoscópico dos ureteres[23].

A aneurismectomia é em geral usada juntamente com a ureterólise para o tratamento de fibrose perianeurismal.

A laparotomia exploradora está indicada em todos os pacientes com suspeita de fibrose retroperitoneal idiopática. Após exame inicial, a ureterólise é realizada, e a liberação dos ureteres deve ser feita com reimplantação em posição intraperotoneal. Devem ser liberados lateralmente, interpondo-se a gordura intraperitoneal entre eles e o tecido fibrótico, ou envolvidos em *flap* de omento. Corticóides podem ser utilizados com bons resultados após ureterólise. Se houver comprometimento de grandes vasos, os procedimentos para a liberação dos vasos ou de *bypass* devem ser utilizados[15,38,48].

Outro método que vem ganhando espaço no tratamento das complicações da fibrose retroperitoneal é a laparoscopia. Por meio desta permite-se observar a região acometida, liberar-se os ureteres, realizar biópsias para confirmação diagnóstica e preparar um *flap* de omento para ser interposto entre os ureteres e vasos retroperitoneais. Como vantagem aponta-se um menor tempo operatório e uma recuperação abreviada[11,28,37].

Nos casos relacionados com patologias malignas o tratamento baseia-se na remoção cirúrgica do tumor primário, porém os resultados são precários[8].

REFERÊNCIAS BIBLIOGRÁFICAS

Hematoma Peritoneal

1. Acea NB, Gómez FC, Blanco FN. Hematoma retroperitoneal secundário a traumatismo inguinal. *Cir Pediatr* 10:128-30, 1997.
2. Baumgartner F, White GH, White RA, Bongart F, Smith C, Klein SR. Controversies in the management of retroperitoneal hemorrhage associated with pelvic fratures. *J Natl Med Assoc* 87:33-8, 1995.
3. Baylis SM, Lansing EH, Glas WW. Traumatic retroperitoneal hematoma. *Am J Surg* 103:477-80, 1962.
4. Bhoyrul S, Vierra MA, Nezhat CR, Krummel TM, Way LW. Trocar injuries in laparoscopic surgery. *J Am Coll Surg* 192:677-83, 2001.
5. Bosymski EM, Orlando RC, Holt JW. Traumatic disruption of the pancreatic duct demonstrated by endoscopic retrograde pancreatography. *J Trauma* 21:244-5, 1981.
6. Brotman S, Soderstrom CA, Oster-Granite M et al. Management of severe bleeding in fractures of the pelvis. *Surg Gynecol Obstet* 153:823-6, 1981.
7. Cass AS, Cass BP. Immediate surgical management of severe renal injuries in multiple injured patients. *Urology* 21:140-5, 1983.
8. Cass AS, Bubrick M, Luxemberg M, et al. Renal trauma found during laparotomy for intra-abdominal injury. *J Trauma* 25:997-1000, 1985.
9. Cavallaro A, Amato D, Cavallaro G, Rossi P. Su una rara complicanza del filtro cavale de Greenfield. *Ann Ital Chir* 69:655-9, 1998.
10. Dunn EI, Berry PH, Connally JD. Computed tomography of the pelvis in patients with multiple injuries. *J Trauma* 23:378-83, 1983.
11. Duruisseau O, Msika S, Molassoko JM, Brochard M, Bedrici Y, Coblence JF. Posttraumatic retroperitoneal rupture of the right colon simulating a retroperitoneal hematoma. *J Trauma* 42:741-2, 1997.
12. Evers BM, Cryer HM, Miller FB. Pelvic fracture hemorrhage. Priorities in management. *Arch Surg* 124:422-4, 1989.
13. Feliciano DV, Parterns of injury. In: Mattox KL, Moore EE, Feliciano DV (eds). Trauma East Norwalk: Appleton & Lange, 91-103, 1988.
14. Greco JG, Perry Jr JF. Retroperitoneal hematoma following trauma: its clinical significance. *J Trauma* 20:733-6, 1980.
15. Gougeon FW, Legros G, Archambault A, et al. Pancreatic trauma: a new diagnostic approach. *Am J Surg* 132:400-2, 1976.
16. Gylling SF, Ward RE, Holcroft JW, et al. Immediate external fixation of unstable pelvic fractures. *Am J Surg* 150:721-4, 1985.
17. Haviv YS, Nahir M, Pikarski A, Shiloni E, Safadi R. A late retroperitoneal hematoma mimicking acute appendicitis — an unusual complication of coronary angioplasty. *Eur J Med Res* 1:591-2, 1996.
18. Hawkins L, Pomerantz M, Eiseman B. Laparotomy at the time of pelvic fracture. *J Trauma* 10:619-23, 1970.
19. Henão E, Aldrete JS. Retroperitoneal hematomas of traumatic origin. *Surg Gynecol Obstet* 161:106-16, 1985.
20. Hessmann M, Rommens P. Bilateral ureteral obstruction and renal failure caused by massive retroperitoneal hematoma: is there a pelvic comportment syndrome analogous to abdominal comportment syndrome? *J Orthop Trauma* 12:553-7, 1998.
21. Hubbard SG, Bivins BA, Sachatello CR, Griffen WO. Diagnostic errors with peritoneal lavage in patients with pelvic fractures. *Arch Surg* 144:844-6, 1979.
22. Huttinen VM, Slatis P. Postmortem angiography and dissection of the hypogastric artery in pelvic fractures. *Surgery* 73:545-62, 1973.
23. Kent KC, Moscocci M, Mansour KA, DiMattia S, Gallagher S, Kuntz R, Skillman JJ. Retroperitoneal hematoma after cardiac catheterization: prevalence, risk factors, and optimal management. *J Vasc Surg* 20:905-10, 1994.
24. Leron E, Piura B, Ohara E, Mazor M. Delayed recognition of major vascular injury during laparoscopy. *Eur J Obstet Gynecol Reprod Biol* 79:91-3, 1998.
25. Maull KI, Sachatello CR, Ernst CB. The deep peritoneal laceration an injury frequently associated with open pelvic fractures: a need for aggressive, surgical management. A report of 12 case and review of the literature. *J Trauma* 17:685-96, 1977.
26. Maziak DE, Ralph-Edwards A, Deitel M, Wait J, Watt HJ, Marcuzzi A. Massive perirenal and intra-abdominal bleeding after shock-wave lithotripsy: case report. *Can J Surj* 37:329-32, 1994.
27. McAninch JW. Genitourinary trauma. In: Mattox KL, Moore EE, Feliciano DV (eds.) *Trauma.* East Norwalk: Appleton & Lange, 537-52, 1988.
28. Mears DC, Fu FH. Concept of external skeletal fixation of the pelvis. *Clin Orthop* 151:65-72, 1980.
29. Morgensen P, Agger P, Ostegaard AH. A conservative approach to the management of blunt renal trauma. *Br J Urol* 52:338-41, 1980.
30. Motsay GJ, Manlove C, Perry JF. Major venous injury with pelvic fracture. *J Trauma* 1969;9:343-6.
31. Mucha P Jr. Pelvic fractures. In: Mattox FH, Moore EE, Feliciano DV (eds.) *Trauma*. East Norwalk: Appleton & Lange, 505-18, 1988.
32. Mucha Jr P, Farnell MB. Analysis of pelvic fracture management. *J Trauma* 24:379-86, 1984.
33. Mucha Jr P. Recognizing and avoiding complications with pelvic fractures. *Infections in Surgery* 4:53-5,58, 1985.
34. Murr PC, Moore EE, Lipscomp R, Johnston RM. Abdominal trauma associated with pelvic fracture. *J Trauma* 20:919-23, 1980.
35. Peltier LF. Complications associated with fracture of the pelvis. *J Bone Joint Surg* 47:A1060-9, 1965.
36. Peterson NE. Intermediate degree blunt renal trauma. *J Trauma* 17:425-35, 1977.
37. Panetta T, Sclafani SJA, Goldstein Aset, et al. Percutaneous transcatheter embolization for massive bleeding from pelvic fractures. *J Trauma* 25:1021-9, 1985.
38. Rapp N, Audibert G, Gerbaud PF, Grosdidier G, Laxenaire MC. Hématome rétropéritonéal spontané: cause rare de choc hémorragique. *Ann Fr Anesth* 13:853-6, 1994.
39. Reynolds BM, Balsano NA. Venography in pelvic fractures: a clinical evaluation. *Ann Surg* 173:104-6, 1971.
40. Richardson JD, Harty J, Amim M, Flit LM. Open pelvic fractures. *J Trauma* 22:533-8, 1982.
41. Risse JH, Keuters P, Günther RW. CT guided percutaneous drainage of retro- and extraperitoneal abcesses and fluid collection. *Rofo Fortschr Geb Rontgenstr Neuen Bildgeb Verfahr* 168:281-6, 1998.
42. Schumpelick V, Ambacher T, Riesener KP. Current therapy of injuries of the colon and retroperitoneum. *Chirurg* 70:1269-77, 1999.

43. Selivanov V, Chi HS, Alverdy JC, et al. Mortality in retroperitoneal hematoma. J Trauma 1984;24:1022-7.
44. Smejkal R, Izant T, Born C, et al. Pelvic crush injuries with occlusion of the iliac artery. *J Trauma* 28:1479-82, 1988.
45. Steinman M, da Silva LE, Coelho IJ, Poggetti RS, Bevilacqua RG, Birolini D, Rocha e Silva M. Hemodynamic and metabolic effects of CO_2 pneumoperitoneum in an experimental model of hemorrhagic shock due to retroperitoneal hematoma. *Surg Endosc* 12:416-20, 1998.
46. Taxier M, Silvak Jr MV, Cooperman AM, Sullivan Jr BH. Endoscopic retrograde pancreatography in the evaluation of trauma to the pancreas. *Surg Gynecol Obstet* 150:65-8, 1980.
47. Trunkey DD, Chapman MW, Lim RC, Dunphy JE. Management of pelvic fractures in blunt trauma injury. *J Trauma* 14:912-23, 1974.
48. Urakcheev SHK. Surgical care in duodenal injuries. *Vestn Khir Im II Grek* 157:72-5, 1998.
49. Vermilion CD, McLaughlin AP, Pfister RC. Management of blunt renal trauma. *J Urol* 106:478-84, 1971.
50. Weil PH. Management of retroperitoneal trauma. *Curr Prob Surg* 20:539-620, 1983.
51. Wachsberg RH, Singh-Panghaal S. Retroperitoneal edema: sonographic mimic of retroperitoneal fluid collection. *Abdom Imaging* 23:103-6, 1988.
52. Wild JJ, Hanson GW, Tullos HS. Unstable fractures of the pelvis treated by external fixation. *J Bone Joint Surg* 64A:1010-20, 1982.
53. Woodward EB, Farber A, Wagner WH, Cosman DV, Cohen JL, Silverman J, Levin PM, Frish DM. Delayed retroperitoneal arterial hemorrhage after inferior vena cava (IVC) filter insertion: case report and literature review of caval perforations by IVC filters. *Ann Vasc Surg*16:193-6, 2002.

Fibrose Retroperitoneal

1. Abercombie GF, Vinnicombe J. Retroperitoneal fibrosis: Practical problems in management. *J Urol* 52:443-5, 1980.
2. Albarran J. Retention renale per peri-ureterite: libertation externe de l'uretere. *Assoc Fr Urol* 9:511-17, 1905.
3. Amis ES. Retroperitoneal Fibrosis. *Am J Roentgenol* 157:321-9, 1991.
4. Arger PH, Stolz JL, Miller WT. Retroperitoneal fibrosis: an analysis of the clinical spectrum and roentgenographic signs. *Am J Roentgenol* 119:812-21, 1973.
5. Bani-Hani KE, Bani-Hani IH, Al-Heiss HA, Omari HZ. Retroperitoneal fibrosis. Demographic, clinical and pathological findings. *Saudi Med J* 23:711-5, 2002.
6. Barnhill D, Hoskins W, Burke T, et al. The treatment of retroperitoneal fibromatosis with medroxyprogesterone acetate. *Obstet Gynecol* 70:502-4, 1987.
7. Brun B, Laursen K, Sorensen. In: Lorentzen JE, Kristensen JK. CT in retroperitoneal fibrosis. *Am J Roentgenol* 17:535-8, 1981.
8. Buff DD, Bogin MB, Faltz LL. Retroperitoneal fibrosis: a report of selected cases and a review of the literature. *NY State J Med* 89:511-6, 1989.
9. Bullock N. Idiopathic retroperitoneal fibrosis (editorial). BMJ 1988; 297:240-1.
10. Calder HL, McArthur JE, Allan DG, Prentice NG. Retroperitoneal fibrosis in childhood: case report and review. *NZ Med J* 94:213-5, 1981.
11. Castilho LN, Mitre AI, Iizuka FH, Fugita OE, Colombo JR, Arap S. Laparoscopic treatment of retroperitoneal fibrosis: report of two cases and review of the literature. *Rev Hosp Clin Fac Med São Paulo* 55:69-76, 2000.
12. Cazador CA, Feliu RB, Garcia JR, Calpe RM. Hematoma retroperitoneal secundário a tratamento anticoagulante como causa de dor abdominal. *Rev Esp Enf Digest* 83:133-5, 1993.
13. Cerney JC, Scott T. Non-idiopathic retroperitoneal fibrosis. *J Urol* 105:49-55, 1971.
14. Chapelon C, Ziza JM, Godeau P. Les fibroses rétropéritoneales. *Presse Méd* 17:432-6, 1988.
15. Cooksey G, Powell PH, Singh M, Yeates WK. Idiopathic retroperitoneal fibrosis: a long term review after surgical treatment. *Br J Urol* 54:628-31, 1982.
16. De Luca S, Terrone C, Manserro A, Rocca Rossetti S. Aetiopathogenesis and treatment of idiopathic retroperitoneal fibrosis. *Ann Urol (Paris)* 32:153-9, 1998.
17. Debuyne FMJ, Bogman MJJT, Ypma AFGV. Retroperitoneal fibrosis in the scrotum. *Eur Urol* 8:45-8, 1982.
18. Degesys GE, Dunnick NR, Silverman PM, et al. Retroperitoneal fibrosis: use of CT in distinguishing among possible causes. *Am J Roentgenol* 146:57-60, 1986.
19. Drieskens O, Blockmans D, Van den Bruel A, Mortemans L. Riedel's thyroiditis and retroperitoneal fibrosis in multifocal fibrosclerosis: positron emission tomographic findings. *Clin Nucl Med* 27:413-5, 2002.
20. Fagan CJ, Larrieu AJ, Amparo EG. Retroperitoneal fibrosis: ultrasound and CT features. *AGR* 133:239-43, 1979.
21. Field C, Arnold W, Gloster ES, et al. Steroid therapy as treatment for idiopathic fibrosis of the retroperitoneal and mediastinum. *Pediatrics* 78:936-8, 1986.
22. Gilkeson GS, Christensen CW, Rice Jr. Retroperitoneal fibrosis: the forgotten connective tissue disease. *N C Med J* 50:192-4, 1989.
23. Gómez Veiga F, Chantada Abal V, Souza Escandón A, Rodríguez Garcia J, et al. Fibrosis retroperitoneal idiopática: tratamento combinado esteroideo y endourológico. *Actas Urol Esp* 16:17-24, 1992.
24. Halvertadt DB. Problems in the use of urography and lymphangiography in the diagnosis of idiopathic retroperitoneal fibrosis. *J Urol* 99:423-6, 1968.
25. Harris RD. The etiology of inferior vena cava obstruction and compression. *Crit Rev Diagn Imaging* 8:57-86, 1976.
26. Hughes D, Buckley J. Idiopathic retroperitoneal fibrosis is a macrophage rich process implications for its pathogenesis and treatment. *Am J Surg Pathol* 17:482-90, 1993.
27. Kardar AH, Kattan S, Lindstedt E, Hanash K. Steroid therapy for idiopathic retroperitoneal fibrosis: dose and duration. *J Urol* 168:550-5, 2002.
28. Kava BR, Russo P, Conlon KC. Laparoscopic diagnosis of malignant retroperitoneal fibrosis. *J Endourol* 10;535-8, 1996.
29. Kees CJ. Angiographic staining and hypervascularity in a case of fibrous retroperitonitis. *Radiology* 113:329-30, 1974.
30. Koep L, Zuidema GD. The clinical significance of retroperitoneal fibrosis. *Surgery* 81:250-7, 1977.
31. Kubota K, Yamada K, Yoshioka S, Yamada S, Ito M, Ido T. Differential diagnosis of idiopathic fibrosis from malignant lymphadenopathy with PET and F-18 fluorodeoxyglucose. *Clin Nucl Med* 17:361-3, 1992.
32. Lepor H, Walsh PC. Idiopathic retroperitoneal fibrosis. *J Urol* 122:1-6, 1979.
33. Lewis CT, Molland EA, Marshall VR, et al. Analgesic abuse, ureteric obstruction and retroperitoneal fibrosis. *Br Med* J 2:76-8, 1975.
34. Liebman R. Positive gallium scan in retroperitoneal fibrosis. *Am J Roentgenol* 141:949-50, 1983.
35. Marzano A, Trapani A, Leone N, Actis GC, Rizzetto M. Treatment of idiopathic retroperitoneal fibrosis using cyclosporin. *Ann Rheum Dis* 60:427-8, 2001.
36. Mathew CV, Shanabo A, Zyka I, Eklof B. Retroperitoneal fibrosis with large-vessels obstruction: an uncommon vascular disorder. *Acta Chir Scand* 151:475-80, 1985.
37. Mattelaer P, Boeckmann W, Brauers A, Wolff JM, Jakse G. Laparoscopic ureterolysis in retroperitoneal fibrosis. *Acta Urol Belg* 64:15-8, 1996.
38. Miles RM, Brok J, Martin C. Idiopathic retroperitoneal fibrosis: a sometime surgical problem. *Am Surg* 50:76-84, 1984.
39. Mitchinson MJ. The pathology of idiopathic retroperitoneal fibrosis. *J Clin Pathol* 23:681-9, 1970.
40. Monev S. Idiopathic retroperitoneal fibrosis: prompt diagnosis preserves organ function. *Cleve Clin J Med* 69:160-6, 2002.

41. Morad N, Strongwater SL, Eypper S, Woda BA. Idiopathic retroperitoneal and mediastinal fibrosis mimicking connective tissue disease. *Am J Med* 82:363-6, 1987.
42. Ormond Jk. Bilateral ureteral obstruction due to envelopment and compression by an inflammatory retroperitoneal process. *J Urol* 59:1072-9, 1948.
43. Parums DV, Choudhury RP, Shields SA, Davies AH. Characterization of inflammatory cells associated with "idiopathic retroperitoneal fibrosis". *Br J Urol* 67:564-8, 1991.
44. Realini S, Reiner M, Bernasconi S, Pedrinis E. Fibrose rétropéritonéale et hypertension portale. Schweiz Med Wochenschr 123:26-8, 1993.
45. Srinivas V, Dow D. Retroperitoneal fibrosis. *Can J Surg* 27:111-3, 1984.
46. Stein AL, Bardawil RG, Silverman SG, Cibas ES. Fine needle aspiration biopsy of idiopathic retroperitoneal fibrosis. *Acta Cytol* 41:461-6, 1997.
47. Tang KH, Schofield JB, Powell-Jackson PR. Primary biliary cirrhosis and idiopathic retroperitoneal fibrosis. a rare association. *Eur J Gastroenterol Hepatol* 14:783-6, 2002.
48. Tiptaft RC, Costello AJ, Paris Am, Blandy JP. The long-term follow-up of idiopathic retroperitoneal fibrosis. *Br J Urol* 54:620-4, 1982.
49. Van Bommel EF. Retroperitoneal fibrosis. *Neth J Med* 60:231-42, 2002.
50. Webb AJ, Dawson-Edwards P. Non-malignant retroperitoneal fibrosis. *Br J Surg* 54:508-18, 1967.

A

B

C

D

E

F

G

H

I

J

K

L

M

N

O

P

Q

R

S

T

U

V

W

X

Y

Z

edelbra

Impressão e Acabamento
E-mail: *edelbra@edelbra.com.br*
Fone/Fax: *(54) 520-5000*
Impresso em Sistema CTP